Handbuch der Gerontologie
Band 1 · Innere Medizin

Handbuch der Gerontologie

Herausgegeben von Dieter Platt

Band 1 · Innere Medizin

Das Gesamtwerk enthält

Band 1 · Innere Medizin
Band 2 · Gynäkologie
Band 3 · Augenheilkunde
Band 4 · Chirurgie, Neurochirurgie, Orthopädie, Anaesthesie
Band 5 · Neurologie, Psychiatrie
Band 6 · Hals-Nasen-Ohrenheilkunde

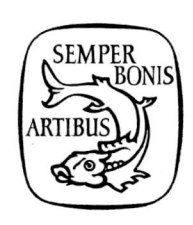

Gustav Fischer Verlag · Stuttgart · New York · 1983

Innere Medizin

Mit Beiträgen von

H.-Ch. Benöhr	R. P. Linke	D. Seybold
K. Breddin	E. Lux	P. Spiegel
I. Falck	M. Martin	R. Steinmetz
H. Franke	D. P. Mertz	A. Störmer †
U. Geßler	D. Michel	J.-D. Summa
K. Hengst	R. Pilgrim	W. T. Ulmer
H. J. Holtmeier	D. Platt	H. Wagner
Th. Hossdorf	W. Rösch	H. Will
U. Jehn	J. Rustemeyer	W. Wilmanns
H. J. Krzywanek	T. Schütte	H. Zumkley

Herausgegeben von
Dieter Platt, Erlangen–Nürnberg

186 Abbildungen und 137 Tabellen

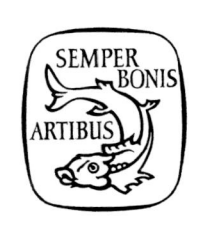

Gustav Fischer Verlag · Stuttgart · New York · 1983

CIP-Kurztitelaufnahme der Deutschen Bibliothek

Handbuch der Gerontologie / hrsg. von Dieter Platt.
Stuttgart ; New York : Fischer
NE: Platt, Dieter [Hrsg.]
Bd. 1. Innere Medizin / mit Beitr. von H.-Ch. Benöhr ... – 1983.
  ISBN 3-437-10735-6
NE: Benöhr, Hans-Christian [Mitverf.]

© Gustav Fischer Verlag · Stuttgart · New York · 1983
Wollgrasweg 49 · 7000 Stuttgart 70 (Hohenheim)
Alle Rechte vorbehalten
Gesamtherstellung: Passavia Druckerei GmbH, Passau
Printed in Germany

ISBN 3-437-10735-6

Mitarbeiter

Prof. Dr. H.-Ch. Benöhr
Eberhard-Karls-Universität Tübingen
Medizinische Klinik
Otfried-Müller-Straße
7400 Tübingen 1

Prof. Dr. K. Breddin
Zentrum Innere Medizin
Theodor-Stern-Kay 7
6000 Frankfurt/Main

Prof. Dr. I. Falck
Innere Abteilung des Städt. Krankenhauses
für Chronische- und Alterskranke
Sophie-Charlotten-Str. 115
1000 Berlin 19

Prof. Dr. H. Franke
Medizinische Universitäts-Klinik
Poliklinik
8700 Würzburg

Prof. Dr. U. Geßler
Institut für Nephrologie
Universität Erlangen-Nürnberg, 4. Med. Klinik
Kontumazgarten 14
8500 Nürnberg 80

Prof. Dr. K. Hengst
Medizinische Klinik und Poliklinik,
Abt. Innere Medizin
Domagkstr. 3
4400 Münster i. W.

Prof. Dr. med. H. J. Holtmeier
Fachgebiet Ernährungsphysiologie
d. Universität Hohenheim (Stuttgart)
Fruwirthstraße 31
7000 Stuttgart 70 (Hohenheim)

Prof. Dr. Th. Hossdorf
Medizinische Klinik und Poliklinik
Abt. Innere Medizin, Domagkstr. 3
4400 Münster i. W.

Prof. Dr. U. Jehn
Ludwig Maximilians-Universität, München
Klinikum Großhadern, Medizinische Klinik III
8000 München 70

Dr. H. J. Krzywanek
Zentrum der Inneren Medizin der Universität
Theodor-Stern-Kai 7
6000 Frankfurt/Main

Priv.-Doz. Dr. R.P. Linke
Institut für Immunologie der Universität
Schillerstr. 42
8000 München 2

Dr. E. Lux
Institut für Nephrologie an der Universität
Erlangen-Nürnberg und 4. Med. Klinik,
Klinikum Nürnberg
Kontumazgarten 14–18
8500 Nürnberg 80

Prof. Dr. med. M. Martin
Abt. Innere Medizin
Städt. Kliniken Duisburg
Zu den Rehwiesen 9
4100 Duisburg 1

Prof. Dr. D.P. Mertz
Klinik am Park
Postfach 2340
4934 Horn-Bad Mainberg 2

Prof. Dr. D. Michel
Stiftsklinik Augustinum
Stiftsbogen 74
8000 München 70

Dr. R. Pilgrim
Inst. f. Nephrologie an der Universität
Erlangen-Nürnberg und 4. Med. Klinik,
Klinikum Nürnberg
Kontumazgarten 14–18
8500 Nürnberg 80

Prof. Dr. D. Platt
Institut für Gerontologie
Universität Erlangen-Nürnberg
2. Medizinische Klinik, Klinikum Nürnberg
Flurstraße 17
8500 Nürnberg

Prof. Dr. W. Rösch
Krankenhaus Nordwest, Medizinische Klinik
Steinbacher Höhe 2–26
6000 Frankfurt a. M.

Prof. Dr. J. Rustemeyer
Henriettenstiftung
Rehabilitationsklinik
Schwemannstraße 19
3000 Hannover 71

Dr. T. Schütte
Klinikum Nürnberg
2. Medizinische Klinik
Flurstr. 17
8500 Nürnberg

Priv.-Dozent Dr. D. Seybold
Krankenhaus Hohe Warte
8580 Bayreuth 2

Dr. P. Spiegel
Institut für Nephrologie
an der Universität Erlangen-Nürnberg
und 4. Med. Klinik, Klinikum Nürnberg
Kontumazgarten 14–18
8500 Nürnberg 80

Dr. med. Ruth Steinmetz
Pädagogische Hochschule
Scharnhorststraße 100
4400 Münster i. W.

Prof. Dr. A. Störmer †
München

Dr. med. J. D. Summa
2. Med. Klinik, Klinikum Nürnberg
Flurstr. 17
8500 Nürnberg

Prof. Dr. W. T. Ulmer
Med. Universitäts-Klinik und Poliklinik der Berufs-
genossenschaftlichen Krankenanstalten
Bergmannsheil
Hunscheidt-Str. 1
4630 Bochum 1

Prof. Dr. H. Wagner
Med. Universitäts-Klinik mit Poliklinik
Universität Münster
Domagkstr. 3
4400 Münster i. W.

Dr. H. Will
Institut für Nephrologie
an der Universität Erlangen-Nürnberg
und 4. Med. Klinik, Klinikum Nürnberg
Kontumazgarten 14–18
8500 Nürnberg 80

Prof. Dr. W. Wilmanns
Med. Klinik III
Ludwig Maximilians-Universität München
Klinikum Großhadern
Marchioninistraße 15
8000 München 15

Prof. Dr. H. Zumkley
Med. Universitäts-Poliklinik
Domagkstr. 3
4400 Münster i. W.

Vorwort

Die prozentuale Zunahme älterer Menschen sowie die Verdoppelung der mittleren Lebenserwartung seit der Mitte des vorigen Jahrhunderts unterstreichen die Bedeutung der Gerontologie.

Im Jahre 1909 erschien im «New York Medical Journal» von I.L. Nasher ein kurzer Beitrag mit dem Titel «Geriatrics». In diesem Artikel wurde von dem Autor erstmals – analog zu «Pediatrics» – die Bezeichnung «Geriatrics» geprägt. Hiernach stellt das Alter eine bestimmte Lebensspanne dar, in der neben physiologischen Alternsveränderungen zunehmend krankhafte Veränderungen auftreten. Ein Charakteristikum des Alters ist die Zunahme gleichzeitig auftretender Erkrankungen. Dies wirft sowohl in diagnostischer als auch in therapeutischer Hinsicht Probleme auf. So wird eine invasive Diagnostik nur dann zu verantworten sein, wenn – unabhängig vom Alter –, die Begleitkrankheiten es zulassen, therapeutische Konsequenzen zu ziehen, ohne daß dadurch der Gesundheitszustand des Patienten weiter verschlechtert wird. In diesem Zusammenhang sind sowohl operative Eingriffe als auch pharmako-therapeutische Maßnahmen zu nennen. Während noch vor einem halben Jahrhundert operative Eingriffe oberhalb des 60. Lebensjahres als Kunstfehler galten, werden heute auch über 100jährige mit Erfolg operiert. Physiologische und pathologische Organveränderungen beeinflussen Pharmako-Kinetik und -Dynamik. Bei dem derzeitigen Wissensstand der klinischen Pharmakologie im Alter sollte die Verordnung von Pharmaka bei geriatrischen Patienten nur nach strengster Indikation erfolgen. Diese wenigen Beispiele zeigen, von welcher Bedeutung die Zusammenstellung von Krankheiten geriatrischer Patienten ist und welcher Stellenwert Diagnostik und Therapie älterer Menschen zukommt. Eine Verbesserung von Diagnostik und Therapie im höheren Lebensalter kann nur durch den Ausbau der Grundlagenforschung garantiert werden.

Dies zeigt sich deutlich auch in der Entwicklung der experimentellen Gerontologie, die nur dadurch einen sprunghaften Aufschwung erleben konnte, weil die Fortentwicklung im Bereich der Molekularbiologie und Genetik die Voraussetzungen schuf. Seit dem Erscheinen des letzten deutschen Handbuches in der BRD sind fast 20 Jahre vergangen. Die Herausgabe eines neuen Handbuchs erscheint daher mehr als gerechtfertigt. Die Handbuchreihe wurde in 6 Bänden geplant, um nicht nur Gerontologen die Möglichkeit zu geben, eine umfassende Darstellung für die spezielle Bibliothek zur Verfügung zu haben, sondern auch den speziellen Fachgebieten den Schwerpunkt Alter in getrennter Form vorzustellen.

Der vorliegende erste Band weist auf die Bemühungen des Herausgebers und des Verlags hin, Spezialisten auf den einzelnen Gebieten gewonnen zu haben. In den folgenden Bänden werden die Schwerpunkte »Gynäkologie, Augenheilkunde, Chirurgie, Neurochirurgie, Anästhesie, Urologie, Orthopädie, Neurologie und Psychiatrie sowie Hals-Nase-Ohren-Heilkunde« abgehandelt. Allen Mitarbeitern der Handbuchreihe danke ich für ihre wertvolle Mühewaltung, dem Gustav Fischer Verlag, besonders Herrn Bernd von Breitenbuch und seinen Mitarbeitern, für langjährige gute Zusammenarbeit und verständnisvolle, redaktionelle Unterstützung.

Erlangen-Nürnberg, im Mai 1983

D. Platt

Inhalt

Allgemeiner Teil ... 1

1 Grundprinzipien der Pflege und Betreuung älterer Menschen ... 3
J.-D. Summa, T. Schütte und D. Platt

1.1 Allgemeine Entwicklungen in der Krankenpflege ... 3
1.2 Besonderheiten der Pflege und Betreuung älterer Menschen ... 3
1.3 Wichtige Pflegeverrichtungen beim älteren Patienten ... 4
1.3.1 Vorbeugende Maßnahmen gegen häufige Immobilisierungsfolgen ... 4
1.3.2 Vorbeugung vor Kontrakturen ... 5
1.3.3 Lagerung ... 5
1.3.4 Dekubitusprophylaxe ... 6
1.3.5 Pneumonieprophylaxe ... 6
1.3.6 Thromboseprophylaxe ... 6
1.3.7 Urininkontinenz ... 6
1.3.8 Stuhlinkontinenz ... 7
1.3.9 Bettgymnastik ... 7
1.3.10 Mobilisierung außerhalb des Bettes ... 8
1.4 Mobilisierung des Apoplexiepatienten ... 8
1.5 Ganzheitliche Pflege des älteren Patienten ... 10
1.5.1 Bewahrung der Unversehrtheit der Person und der Beziehungen zur Umwelt ... 10
1.5.2 Einstellung des Patienten auf veränderte Realitäten ... 11
Literatur ... 12

2 Rehabilitative Maßnahmen ... 13
J. Rustemeyer

2.1 Begriffsbestimmung ... 13
2.2 Bedeutung der geriatrischen Rehabilitation ... 13
2.3 Gesetzliche Grundlagen; Kostenträger ... 13
2.4 Biologische Grundlagen der Rehabilitation im Alter ... 14
2.4.1 Physiologische Kennzeichen des alternden Organismus ... 14
2.4.1.1 Reduziertes Adaptationsvermögen und vergrößerte interindividuelle Variation ... 14
2.4.1.2 Nachweismethoden und Meßwerte zur Bestimmung der körperlichen Leistungsfähigkeit im Alter ... 15
2.4.2 Pathophysiologische Kennzeichen: Alternstypische Variation der klinischen Symptome und Multimorbidität; Ausmaß und Konsequenzen ... 15
2.4.3 Belastbarkeitsbegrenzung und Belastungserfordernis ... 16
2.4.4 Trainierbarkeit im Senium ... 16
2.4.5 Trainingsmodalitäten beim alten Behinderten ... 17
2.5 Die Indikation zur Rehabilitation im Alter ... 17
2.5.1 Allgemeine Richtlinien ... 17
2.5.2 Die Beurteilung der Rehabilitationsbedürftigkeit ... 18
2.5.3 Die Beurteilung der Rehabilitationsmöglichkeit ... 18
2.5.4 Ausschlußkriterien der Rehabilitation ... 19
2.6 Mittel und Methoden der geriatrischen Rehabilitation ... 20
2.6.1 Personelle Mittel: Das Rehabilitationsteam ... 20
2.6.1.1 Ärztlicher Bereich ... 20
2.6.1.2 Physiotherapie (Krankengymnastik) ... 20
2.6.1.3 Ergotherapie (Beschäftigungstherapie) ... 22
2.6.1.4 Logopädie ... 23
2.6.1.5 Physikalische Medizin ... 24
2.6.1.6 Sozialarbeiter ... 24
2.6.1.7 Psychologie ... 24
2.6.1.8 Aktivierende Pflege ... 24
2.6.2 Institutionelle Mittel: Die Rehabilitationsstätten ... 25
2.6.2.1 Teilstationäre Rehabilitationsstätte: Die geriatrische Tagesklinik ... 25
2.6.2.2 Stationäre Einrichtungen ... 26
2.6.3 Ambulante Rehabilitationsmaßnahmen ... 27

2.6.3.1	Nach Maßgabe der örtlichen Gegebenheiten	27
2.6.3.2	Maßnahmen nach Maßgabe des Rehabilitanden: Abgrenzungskriterien	27
2.6.4	Sonstige therapeutische Hilfseinrichtungen im Dienste der geriatrischen Rehabilitation	28
2.6.4.1	Hilfsmittel-Depot	28
2.6.4.2	Sozial- und Gemeindeschwesternstationen	28
2.6.5	Weitere Hilfen und Hilfsdienste: Essen auf Rädern, Besorgungsdienste; beschützende Werkstätten	28
2.7	Die praktische Durchführung der geriatrischen Rehabilitation am Beispiel der Maßnahmen im Rehabilitationskrankenhaus	28
2.7.1	Anfangsmaßnahmen (Frühphase, bedside therapy)	29
2.7.2	Indoor-Gehphase	30
2.7.3	Abschlußphase mit outdoor-Therapie	30
2.7.4	Überleitung, Nachsorge und Reintegration	30
2.8	Ergebnisse geriatrischer Rehabilitationsmaßnahmen	31
	Literatur	31

3 Geriatrie in der täglichen Praxis ... 33
A. Störmer

3.1	Historische Aspekte – die Berufung des praktizierenden Arztes	33
3.2	Bevölkerungsaufbau und geriatrische Praxisfrequenz	34
3.3	Die Krankheiten im Alter – Einteilung und Begriffe	35
3.4	Die geriatrische Sprechstunde	36
3.4.1	Der geriatrische Patient	36
3.4.2	Der zwischenmenschliche Kontakt – die Anamnese	37
3.4.3	Diagnostische Verfahrensweise	38
3.4.4	Das ärztliche Gespräch – Interaktion zwischen Arzt und Patient	39
3.4.5	Emotionelle Anliegen – psychologische Gesprächsführung	40
3.4.6	Sterbehilfe – Hilfe beim Sterben	41
3.4.7	Sexualität im Alter	42
3.5	Geriatrische Therapie in der ärztlichen Praxis	42
3.5.1	Grundlagen der geriatrischen Arzneimitteltherapie	42
3.5.2	Betreuung depressiver Alterspatienten durch den Hausarzt	43
3.5.3	Schlafstörungen – eine Crux des Alters	44
3.5.4	Physikalische Therapie und Sport im Alter	45
3.5.5	Die Ernährung alter Menschen	46
3.5.6	Hausärztliche Betreuung des alten Menschen	46
3.5.7	Kommunikationsbereitschaft in der geriatrischen Praxis	47
3.5.8	Rehabilitation, Langzeitbehandlung und Nachsorgebetreuung	48
3.5.8.1	Stellenwert des Begriffs «Allgemeine medizinische Rehabilitation»	48
3.5.8.2	Gezielte Rehabilitationsmaßnahmen bei speziellen Krankheiten	50
3.5.8.3	Die onkologische Nachsorge – Interventionsgerontologie	51
3.5.9	Bildungsarbeit im Alter – rehabilitative Gegebenheiten	52
3.6	Zusammenarbeit der geriatrischen Praxis mit den ambulanten Pflegekräften – Das Bundessozialhilfegesetz	53
3.7	Präventivgeriatrie als Aufgabe der ärztlichen Praxis – aktuelle Chancen	55
3.8	Vorbereitung auf das Alter aus der Sicht der Praxis – Probleme einer Geragogik	56
	Literatur	58

Spezieller Teil ... 63

1 Pneumologie ... 65
W. T. Ulmer

1.1	Einleitung	65
1.2	Die biochemische Basis des Alterns des bronchopulmonalen Systems	65
1.2.1	Humorale, zelluläre, immunologische Faktoren	65
1.2.2	Änderungen der kollagenen und elastischen Elemente	66
1.3	Änderungen der Lungenfunktion mit zunehmendem Alter	67
1.3.1	Alterung der äußeren Atmung	67
1.3.2	Einfluß des Alters auf die Strömungswiderstände im Lungenkreislauf	70

1.4	Bronchitis	70
1.4.1	Akute Bronchitis	70
1.4.2	Bronchitis-Diagnose	71
1.4.3	Bronchiolitis	71
1.4.4	Chronische Bronchitis	72
1.5	Obstruktive Atemwegserkrankungen	72
1.6	Lungenemphysem	74
1.6.1	Diagnose des Lungenemphysems	74
1.6.2	Verschiedene Formen des Lungenemphysems	75
1.6.3	Beurteilung der Bedeutung eines Lungenemphysems	75
1.7	Restriktive Lungenerkrankungen	76
1.8	Pneumonien	76
1.9	Lungentumoren und Bronchialkarzinom	77
1.10	Pleuritis	78
1.11	Pneumothorax	79
1.12	Alterstuberkulose	79
1.13	Lungenembolie	80
1.13.1	Kleine Lungenembolien	80
1.13.2	Große Lungenembolien	80
1.13.3	Lungeninfarkt	82
1.14	Cor pulmonale	82
1.14.1	Akutes Cor pulmonale	82
1.14.2	Chronisches Cor pulmonale	83
	Literatur	83
2	**Herz, Kreislauf, Gefäße und Gerinnung**	**86**
2.1	**Herz**	**86**
	D. Michel	
2.1.1	Altersabhängige funktionelle Veränderungen des kardiozirkulatorischen Systems	86
2.1.1.1	Verhalten in Ruhe und unter Belastung	86
	Kardiales Minutenvolumen und Schlagvolumen	86
	Maximale Sauerstoffaufnahme und arteriovenöse Sauerstoffdifferenz	86
	Herzfrequenz	87
	Kreislaufwiderstände	87
	Kardiodynamik	88
	Metabolische Änderungen	89
2.1.1.2	Trainierbarkeit	90
2.1.2	Alternsabhängige strukturelle Veränderungen des kardiozirkulatorischen Systems	91
2.1.2.1	Herzgewicht	91
2.1.2.2	Myokard	91
2.1.2.3	Reizleitungssystem	93
2.1.2.4	Herzklappen	93
2.1.2.5	Koronargefäße	93
2.1.2.6	Perikard	94
2.1.3	Funktionelle Bedeutung der strukturellen Alternsveränderungen	95
2.1.4	Das sogenannte Altersherz	96
2.1.5	Besonderheiten der Symptomatik	98
2.1.5.1	Akustische kardiale Befunde	98
2.1.5.2	Karotispulskurve	99
2.1.5.3	Elektrokardiogramm	99
2.1.5.4	Echokardiogramm	99
2.1.5.5	Röntgenbefunde	100
2.1.6	Besonderheiten der Nosologie	100
2.1.6.1	Herzinsuffizienz	100
2.1.6.2	Kardiale Rhythmusstörungen	101
2.1.6.3	Koronarsklerotische Kardiopathie	103
	Angina pectoris	103
	Myokardinfarkt	105
2.1.6.4	Varia	106
	Endokarditis, erworbene Herzklappenfehler	106
	Hypertroph-obstruktive Kardiomyopathie	107
	Mitralklappenprolaps	107
	Chronisches Cor pulmonale	108

2.1.7	Besonderheiten der Therapie	108
2.1.7.1	Patientencompliance	108
2.1.7.2	Herzglykoside	110
	Pharmakodynamik und Pharmakokinetik	111
	Indikation	111
	Wahl des Glykosids	113
	Dosierung	113
	Therapiekontrolle	114
	Glykosidintoleranz und -intoxikation	115
2.1.7.3	Diuretika	115
	Indikation	115
	Nebenwirkungen	116
	Wahl des Diuretikums	116
	Kaliumsubstitution	117
2.1.7.4	Vasodilatatoren	117
2.1.7.5	Antianginosa	117
2.1.7.6	Betasympathikolytika	117
2.1.7.7	Antiarrhythmika	117
2.1.7.8	Künstliche Schrittmacher	118
2.1.7.9	Kardiochirurgie	119
	Aortokoronarer Venenbypass	119
	Aortenklappenersatz	119
	Mitralklappenersatz	120
	Literatur	120
2.2	**Arterieller Blutdruck**	**129**
	D. Michel	
2.2.1	Das «normale» Blutdruckverhalten in Abhängigkeit vom Alter	129
2.2.2	Hypertonie	130
2.2.2.1	Definition	130
2.2.2.2	Häufigkeit	130
2.2.2.3	Pathophysiologie	131
2.2.2.4	Klinik	132
2.2.2.5	Hypertoniefolgen	134
	Herz	135
	Gehirn	136
	Nieren	136
	Gliedmaßenarterien	137
2.2.2.6	Therapie	138
	Allgemeine Überlegungen	138
	Medikamentöse Therapie	140
2.2.3	Hypotonie	142
2.2.3.1	Definition	142
2.2.3.2	Häufigkeit	142
2.2.3.3	Pathophysiologie	142
2.2.3.4	Klinik	144
2.2.3.5	Therapie	146
	Literatur	146
2.3	**Periphere Arterien**	**150**
	M. Martin	
2.3.1	Physiosklerose/Arteriosklerose	150
2.3.1.1	Allgemeines	150
2.3.1.2	Die Rolle von Fibrinablagerungen	150
2.3.1.3	Die Rolle von Thrombozytenablagerungen	151
2.3.1.4	Verkalkungsprozesse	151
2.3.1.5	Versuch einer zusammenfassenden Betrachtung	151
2.3.2	Obliterierende Arteriosklerose (Arteriosclerosis obliterans)	151
2.3.2.1	Pathologisch-anatomische Gesichtspunkte	151
	Kleine Gefäße	151
	Mittelgroße Gefäße	152
	Große Gefäße	152

	Eigenschaften obturierender Thromben	152
	Zusammenfassende Betrachtung	152
2.3.2.2	Entwicklungsgeschichte chronisch arterieller Gefäßverschlüsse im Lichte angiographischer Befunde vor und nach Fibrinolysetherapie	152
2.3.2.3	Häufigkeit und Altersabhängigkeit arteriosklerotischer Verschlüsse (periphere arterielle Verschlußkrankheit = PAVK)	155
2.3.2.4	Lokalisation arteriosklerotischer Verschlüsse	156
2.3.2.5	Chronisch arterielle Verschlußkrankheit und Risikofaktoren (Hypertonie, Rauchen, Hyperlipidämie, Diabetes mellitus)	157
	Retrospektive Studien	157
	Prospektive Studien	157
2.3.2.6	Prophylaxe der PAVK durch Ausschalten der Risikofaktoren	157
	Allgemeines	157
	Zigarettenrauchen	158
	Diabetes mellitus	158
	Lipide	158
	Hypertonie	158
	Literatur	159
2.4	**Gerinnung**	**161**
	M. Martin	
2.4.1	Übersicht über Gerinnung und Fibrinolysemechanismen	161
2.4.1.1	Einteilung der Gerinnungsfaktoren	161
	Prothrombingruppe (II, VII, IX, X)	161
	Fibrinogengruppe (I, V, VIII, XIII)	161
	Kontaktgruppe (XI, XII)	161
2.4.1.2	Ablauf der intravasalen Gerinnung	161
	Thrombozytäre Reaktionen	161
	Erste Stadien der Extrinsic-Gerinnung	161
	Erste Stadien der Intrinsic-Gerinnung	162
	Fibrinbildung	162
2.4.1.3	Fibrinolyse	162
2.4.1.4	Inhibitoren der Fibrinolyse	163
2.4.2	Übersicht häufig verwendeter Gerinnungs- und Fibrinolysetests	162
2.4.2.1	In vitro-Thrombozytenadhäsivität	163
2.4.2.2	Thrombozytenaggregation	163
2.4.2.3	In vivo-Thrombozytenfunktion	163
2.4.2.4	Partielle Thromboplastinzeit (PTT)	163
2.4.2.5	Prothrombinzeit (Quickwert)	163
2.4.2.6	Thrombotest	163
2.4.2.7	Thrombelastographie (TEG)	163
2.4.2.8	Fibrinolyseaktivatoren	163
2.4.3	Spezielle Altersveränderungen	163
2.4.3.1	Thrombozyten	163
2.4.3.2	Faktor V	164
2.4.3.3	Faktor VII	164
2.4.3.4	Faktor VIII	164
2.4.3.5	Faktor IX	164
2.4.3.6	Fibrinogen	164
2.4.3.7	Gruppentests	164
	PTT	164
	Thrombotest	164
	TEG	164
2.4.3.8	Antikoagulantienwirksamkeit	164
2.4.3.9	Körpereigene Fibrinolyse	165
2.4.4	Abschließender Kommentar	165
	Literatur	165
3	**Nierenfunktion und Nierenerkrankungen im Alter**	**167**
	D. Seybold, R. Pilgrim, E. Lux, P. Spiegel, H. Will und U. Geßler	
3.1	Veränderungen der Morphologie und der Nierenfunktion im Alter	167
3.1.1	Morphologie	167

3.1.1.1	Pathologische Anatomie der alternden Niere	167
3.1.1.2	Radiologische Veränderungen	167
3.1.1.3	Sonographische Veränderungen	167
3.1.2	Nierenfunktion im Alter	168
3.1.2.1	Glomeruläre Filtrationsrate	168
3.1.2.2	Renaler Plasmafluß	168
3.1.2.3	Serumkonzentration harnpflichtiger Substanzen	168
3.1.2.4	Tubulusfunktion im Alter	168
	Verdünnungs- und Konzentrationsfähigkeit	168
	Störung der Natriumresorption	169
	Störung der tubulären Säureausscheidung	169
3.1.3	Wasser- und Elektrolythaushalt im Alter	169
3.1.3.1	Änderungen der Flüssigkeitsräume	169
3.1.3.2	Hormonale Veränderungen im Alter mit den Auswirkungen auf den Wasser- und Elektrolythaushalt	169
	Plasma-Renin-Aktivität	169
	Aldosteronsekretionsrate	169
	ADH-Sekretion	169
3.1.3.3	Extrarenale altersbedingte Veränderungen mit Einfluß auf den Wasser-, Elektrolyt- und Säure-Basen-Haushalt	170
3.1.3.4	Klinik der Störungen des Wasser-, Elektrolyt- und Säure-Basen-Haushaltes im Alter	170
3.2	Besonderheiten der Klinik und Therapie von Nierenerkrankungen im Alter	170
3.2.1	Pyelonephritis und interstitielle Nephritis	170
3.2.1.1	Pyelonephritis	171
3.2.1.2	Sonderformen der Pyelonephritis	173
	Xanthogranulomatöse Pyelonephritis	173
	Großzellige Pyelonephritis	173
3.2.1.3	Interstitielle Nephritis	173
3.2.1.4	Nekrotisierende Papillitis	174
3.2.2	Diabetische Glomerulosklerose	174
3.2.3	Vaskuläre Nierenerkrankungen (benigne Nephrosklerose, maligne Nephrosklerose, Niereninfarkt)	175
3.2.3.1	Benigne Nephrosklerose	175
3.2.3.2	Maligne Nephrosklerose	175
3.2.3.3	Niereninfarkt	176
3.2.4	Glomerulonephritis	176
3.2.4.1	Akute Glomerulonephritis bei alten Patienten	177
3.2.4.2	Nephrotisches Syndrom	177
3.2.4.3	Mesangioproliferative Glomerulonephritis	179
3.2.4.4	Glomerulonephritis bei Systemerkrankungen	179
3.3	Chronische Niereninsuffizienz im Alter	179
3.3.1	Ätiologie und Häufigkeit	179
3.3.2	Indikationen zur Dialyse	179
3.3.3	Besonderheiten der chronischen Niereninsuffizienz im Alter	180
3.3.4	Ätiologie der chronischen Niereninsuffizienz	180
3.3.5	Ergebnisse der Langzeitdialyse im Alter	180
3.3.6	Schlußfolgerungen	181
3.4	Akutes Nierenversagen	181
3.4.1	Prärenales akutes Nierenversagen	181
3.4.2	Renales akutes Nierenversagen	182
3.4.2.1	Ätiologie	182
3.4.2.2	Therapie	183
3.4.2.3	Dialyseindikation	183
3.4.2.4	Prognose des akuten Nierenversagens	184
	Literatur	184

4 Verdauungssystem . . . 189

4.1 Leber und Gallenwegssystem . . . 189
D. Platt

4.1.1	Physiologische Veränderungen der Leber	189
4.1.1.1	Morphologie	189

4.1.1.2	Stoffwechsel	189
	Proteine	189
	Pharmaka	189
	Farbstoffe	189
4.1.1.3	Durchblutung	189
4.1.2	Pathologische Veränderungen der Leber	190
4.1.2.1	Virushepatitis	190
	Hepatitis A	190
	Hepatitis B	190
4.1.2.2	Zirrhose	190
4.1.2.3	Leberkarzinom	191
4.1.2.4	Fettleber	191
4.1.3	Physiologische Veränderungen des Gallenwegssystems	191
4.1.4	Pathologische Veränderungen des Gallenwegssystems	191
4.1.4.1	Cholezystitis	191
	Akute Cholezystitis	191
	Chronische Cholezystitis	192
4.1.4.2	Cholelithiasis	192
4.1.4.3	Cholangitis	192
4.1.4.4	Gallenblasen- und Gallenwegskarzinom	192
	Literatur	193
4.2	**Pankreas**	**194**
	D. Platt	
4.2.1	Physiologische Veränderungen	194
4.2.1.1	Morphologie	194
4.2.1.2	Stoffwechsel	194
	Exokriner Stoffwechsel	194
4.2.2	Pathologische Veränderungen	195
4.2.2.1	Pankreatitis	195
	Akute Pankreatitis	195
	Chronische Pankreatitis	196
4.2.3	Pankreaskarzinom	196
	Literatur	197
4.3	**Der alternde Verdauungstrakt: Allgemeiner Teil**	**198**
	W. Rösch	
4.3.1	Ösophagus	198
4.3.2	Magen	199
4.3.3	Dünndarm	199
4.3.4	Dickdarm	199
4.3.5	Iatrogene Erkrankungen des Verdauungstrakts	200
4.3.5.1	Ösophagus	200
4.3.5.2	Magen	200
4.3.5.3	Dünndarm	201
4.3.5.4	Dickdarm	201
	Literatur	201
4.4	**Erkrankungen des Verdauungstrakts im Alter: Spezieller Teil**	**202**
	W. Rösch	
4.4.1	Speiseröhre	202
4.4.1.1	Motilitätsstörungen der Speiseröhre	202
	Presbyösophagus	202
	Funktionsstörungen des oberen Ösophagussphinkters	203
	Funktionsstörungen des tubulären Ösophagus und des unteren Ösophagussphinkters	204
	Idiopathischer diffuser Ösophagospasmus	205
	Erkrankungen mit Sphinkterinsuffizienz	206
4.4.1.2	Tumoren der Speiseröhre	207
	Benigne Tumoren und Zysten	207
	Ösophaguskarzinom	208
4.4.1.3	Hiatushernien	209

4.4.2	Magen	212
4.4.2.1	Gastritis	212
	Akute Gastritis	212
	Chronische Gastritis	212
4.4.2.2	Magentumoren	214
	Benigne Magentumoren	214
	Magenkarzinom	215
4.4.2.3	Peptisches Ulkus	218
4.4.2.4	Der operierte Magen	222
	Postgastrektomie-Malabsorption	222
	Postgastrektomie-Anämie	222
	Skelett- und Kalziumstoffwechselstörungen	223
	Magenstumpfkarzinom	223
4.4.3	Durchblutungsstörungen an Dünn- und Dickdarm	224
4.4.3.1	Akuter Mesenterialinfarkt	225
4.4.3.2	Hämorrhagische Enteropathie – Perfusionsischämie	226
4.4.3.3	Fokale Ischämie	227
4.4.3.4	Mesenterialvenenthrombose	227
4.4.3.5	Angina abdominalis (Dyspragia intermittens)	228
4.4.3.6	Ischämische Kolitis	228
4.4.4	Dickdarm	230
4.4.4.1	Divertikulose – Divertikulitis	230
4.4.4.2	Kolonpolypen	232
4.4.4.3	Das kolorektale Karzinom	235
4.4.4.4	Angiodysplasie des Kolons	239
	Literatur	240

5 Hämatopoetisches System . . . 250

5.1 Erkrankungen des erythrozytären Systems . . . 250
H.-Ch. Benöhr

5.1.1	Einleitung	250
5.1.2	Anämien im Alter	252
5.1.3	Blutungsanämien	252
5.1.4	Eisenmangelanämie	252
5.1.5	Vitamin B_{12}-Mangel	255
5.1.5.1	Krankheitsbild	256
5.1.5.2	Therapie	257
5.1.6	Folsäuremangel	257
5.1.7	Anämie bei Vitamin C-Mangel	259
5.1.8	Anämie bei Eiweißmangel	259
5.1.9	Sideroblastische Anämie	259
5.1.10	Aplastische Anämien	260
5.1.10.1	Isolierte Erythrozytenaplasie	261
5.1.11	Anämie bei chronischen Erkrankungen	261
5.1.11.1	Chronische Niereninsuffizienz	261
5.1.11.2	Chronische Lebererkrankungen	261
5.1.12	Hämolytische Anämien	261
5.1.12.1	Hereditäre Sphärozytose (Kugelzellikterus)	262
5.1.12.2	Thalassämien	262
5.1.12.3	Anämien durch Enzymdefekte	262
5.1.12.4	Immunhämolytische Anämien	263
	Inkomplette Wärmeantikörper	263
	Kälteagglutinine	264
	Bithermische Hämolysine und Iso-Antikörper	264
	Paroxysmale nächtliche Hämoglobinurie	264
5.1.13	Polyzythämie und Polyglobulie	265
5.1.13.1	Polyzythaemia vera	265
5.1.13.2	Sekundäre Polyglobulien	266
	Literatur	266

5.2	**Hämatopoetisches System: Leukozyten**	269
	U. Jehn und W. Wilmanns	
5.2.1	Reaktive Veränderungen der Leukozyten	269
5.2.1.1	Leukopenie	269
	Pathophysiologische Grundlagen und Einteilung	269
	Diagnose	269
	Therapie	269
5.2.1.2	Leukozytose	270
	Definition und Vorkommen	270
	Diagnose	270
	Therapie	271
5.2.2	Leukämien	271
5.2.2.1	Akute Leukämien	271
	Definition	271
	Häufigkeit	271
	Klinische Symptomatologie	272
	Einteilung und Diagnose	272
	Prognose	274
	Therapie	274
5.2.2.2	Präleukämische Zustände, Smoldering-Leukämie	278
5.2.2.3	Chronische Lymphadenose (CLL) und verwandte Krankheitsbilder	278
	Zuordnung	278
	Klinische Symptomatologie	278
	Diagnose und Differentialdiagnose	278
	Therapie	279
5.2.2.4	Chronisch myeloische Leukämie (CML) und myeloproliferative Syndrome	279
	Klinische Symptomatologie	279
	Diagnose und Differentialdiagnose	279
	Therapie	280
	Literatur	280
5.3	**Thrombozyten**	281
	K. Breddin und H. J. Krzywanek	
5.3.1	Einleitung	281
5.3.1.1	Bildung um Umsatz der Thrombozyten	281
5.3.1.2	Physiologische Aufgabe der Thrombozyten	282
5.3.1.3	Thrombozytenadhäsion und -aggregation, Thromboseentstehung	282
5.3.1.4	Stase und Thrombogenese	283
5.3.1.5	Thrombozyten, Thrombose und Atherosklerose	283
5.3.1.6	Gefäßwandschäden und Beziehungen zwischen Thrombose und Atherosklerose	284
5.3.1.7	Thrombusorganisation und Atherosklerose	284
5.3.1.8	Thrombose als Komplikation der Atheriosklerose	284
5.3.2	Methoden zur Beurteilung der Thrombozytenfunktion	284
5.3.2.1	Allgemeines	284
5.3.2.2	Methoden zur Erfassung der Plättchenhaftneigung/Retention	285
5.3.2.3	Beurteilung der Thrombozytenausbreitung	285
5.3.2.4	Formwandel der Thrombozyten	285
5.3.2.5	Volumenverteilung der Thrombozyten	285
5.3.2.6	Messung der induzierten Thrombozytenaggregation	286
	ADP-induzierte Aggregation (Endkonzentration 10^{-6} molar)	286
	Kollageninduzierte Aggregation	286
5.3.2.7	Messung der spontanen Aggregation	286
	Plättchenaggregationstest nach Breddin und Bauke (1965) (PAT I)	286
	Photometrischer Plättchenaggregationstest nach Breddin et al. (1975) (PAT III)	286
	Erfassung der spontanen Aggregation in Aggregometern mit Magnetrührung	286
5.3.2.8	Gerinnselretraktion nach Benthaus (1959) in der Modifikation nach Breddin (1968)	287
5.3.2.9	Messung der Thrombozytenüberlebenszeit	287
5.3.2.10	Bestimmung von Plättcheninhaltsstoffen im Plasma	288
5.3.3	Klinisch bedeutsame Störungen der Thrombozytenfunktion	288
5.3.3.1	Angeborene Funktionsdefekte	288
	Thrombasthenie Glanzmann	288
	Riesenplättchen-Thrombopathien	288

		Storage pool disease (Hermansky-Pudlak-Syndom)	289
		Aspirin-like disease	289
5.3.3.2		Erworbene Thrombozytopathien	289
5.3.3.3		Erworbene Thrombozytopenien	289
5.3.3.4		Idiopathische thrombozytopenische Purpura	290
5.3.3.5		Idiopathische Immunthrombozytopenien	290
5.3.3.6		Arzneimittelinduzierte Thrombozytopenien	290
5.3.3.7		Immunthrombozytopenie	291
5.3.3.8		Thrombozytopenien durch verminderte Thrombozytopoese im Knochenmark	291
5.3.3.9		Toxisch medikamentöse thrombozytopenische Purpura	291
5.3.4		Veränderungen der Thrombozyten, die die Entwicklung von Thrombosen begünstigen	291
5.3.4.1		Thrombozytose und Thrombose	291
5.3.4.2		Behandlung der Thrombozytose	292
5.3.4.3		Thrombotisch-thrombozytopenische Purpura	292
5.3.4.4		Störungen der Thrombozytenfunktion und gesteigerte Thromboseneigung	292
5.3.4.5		ADP-, kollagen- und adrenalininduzierte Aggregation	293
5.3.4.6		Spontane Thrombozytenaggregation	294
5.3.4.7		In vivo zirkulierende Plättchenaggregate	294
5.3.4.8		Verkürzte Thrombozytenüberlebenszeit und Thromboseneigung	294
5.3.4.9		Bestimmung von Thromboseinhaltsstoffen zur Erkennung einer Thromboseneigung	295
5.3.5		Thrombozytenfunktionshemmende Medikamente	295
5.3.5.1		Acetylsalicylsäure	295
		Epidemiologische Hinweise und Pilotstudien	295
		Klinische ASS-Studien bei Zustand nach Myokardinfarkt	295
5.3.5.2		Klinische Studien bei chronisch arterieller Verschlußkrankheit mit thrombozytenfunktionshemmenden Medikamenten	297
5.3.5.3		Aggregationshemmer zur Prophylaxe des Schlaganfalls	297
5.3.5.4		Wirkungsmechanismus der Acetylsalicylsäure	298
5.3.5.5		Wirkungsmechanismus von Dipyridamol	300
5.3.5.6		Weitere Thrombozytenfunktionshemmer	300
5.3.5.7		Klinische Untersuchungen mit Prostacyclin	300
5.3.5.8		Eine differenzierte Indikation für Antikoagulantien und Thrombozytenfunktionshemmer nach Gefäßoperationen	300
		Literatur	301

6	**Altern und Immunsystem**	309
	R.P. Linke	
6.1	Einleitung	309
6.2	Thymusinvolution	309
6.3	Abnahme T-Zell-vermittelter Funktionen	310
6.4	Einfluß auf die Antikörperbildung	310
6.5	Zunahme monoklonaler Immunglobuline	311
6.6	Zunahme der Autoaggression	311
6.7	Alterserkrankungen	312
6.8	Therapeutische Ansätze	312
6.9	Abschließende Bemerkungen	313
	Literatur	313

7	**Stoffwechsel, Elektrolyte und Schilddrüse**	314
7.1	**Diabetes mellitus im höheren Lebensalter**	314
	Th. Hossdorf, K. Hengst und H. Wagner	
7.1.1	Definition und Klassifikation	314
7.1.1.1	Primärer Diabetes mellitus	314
7.1.1.2	Sekundärer Diabetes mellitus	314
7.1.1.3	Subklinischer Diabetes mellitus	314
7.1.2	Epidemiologie des Altersdiabetes	315
7.1.3	Ätiologie und Pathogenese	315
7.1.4	Pathophysiologie	316
7.1.5	Diagnostik	317
7.1.6	Therapie des Altersdiabetes	319
7.1.6.1	Diätetische Maßnahmen	319

7.1.6.2	Muskeltraining beim alten Diabetiker	319
7.1.6.3	Orale Antidiabetika	320
	Sulfonylharnstoffe	320
	Biguanide	321
7.1.6.4	Insulintherapie beim Altersdiabetiker	322
7.1.6.5	Therapieziel und Stoffwechselkontrolle	323
7.1.7	Akute Komplikationen	324
7.1.7.1	Koma diabeticum	324
7.1.7.2	Hypoglykämien	326
7.1.8	Chronische Komplikationen	327
7.1.8.1	Diabetische Mikroangiopathie	327
	Retinopathia diabetica	328
	Diabetische Nephroangiopathie	328
	Diabetische Glomerulosklerose	329
	Renale Arterio-Arteriolosklerose	329
7.1.8.2	Diabetische Makroangiopathie	329
7.1.8.3	Pyelonephritis	330
7.1.8.4	Diabetische Neuropathie	331
7.1.9	Prognose und Spätsyndrom	332
	Literatur	333
7.2	**Gicht**	**341**
	D.P. Mertz	
7.2.1	Definition, Pathophysiologie, Biochemie und pathologische Anatomie von Hyperurikämie und Gicht	341
7.2.1.1	Primäre Gicht: Definition, Stadieneinteilung	341
7.2.1.2	Harnsäure	341
7.2.1.3	Hyperurikämie	341
7.2.1.4	Sekundäre Hyperurikämie	342
7.2.1.5	Bildung und Ausscheidung der Harnsäure	343
7.2.1.6	Pathogenese der primären Hyperurikämie	343
	Anomalien der renalen Harnsäureausscheidung	343
	Vermehrte Harnsäurebildung	344
7.2.1.7	Auslösung des akuten Gichtanfalls	344
7.2.1.8	Pathogenetische Vorgänge bei der chronischen Gicht	344
7.2.2	Klinisches Bild der Gicht als Gelenkerkrankung	345
7.2.2.1	Häufigkeit	345
7.2.2.2	Soziale Faktoren	345
7.2.2.3	Der erste Gichtanfall	346
7.2.2.4	Interkritische Phasen und chronisches Stadium	347
7.2.2.5	Knochen- und Weichteiltophi	347
7.2.2.6	Haut- und Augenveränderungen	348
7.2.3	Gichtnephropathie und arterielle Hypertension bei Gicht	348
7.2.3.1	Pathogenese	349
7.2.3.2	Pathologische Befunde	350
	Pyelonephritis	350
	Gefäßveränderungen	351
	Hochdruck	351
7.2.3.3	Klinik und Röntgenbefunde	352
7.2.4	Ist die Gicht noch als eine Krankheit des mittleren und höheren Alters anzusehen?	352
7.2.5	Die Gicht als Allgemeinkrankheit	353
7.2.5.1	Die Verflechtung der Risikofaktoren	353
7.2.5.2	Fettsucht	353
7.2.5.3	Gicht und andere Stoffwechselstörungen/arterielle Hypertension	353
7.2.5.4	Leber	354
7.2.5.5	Gefäße	354
7.2.6	Sekundäre Gicht	354
7.2.7	Diagnose und Differentialdiagnose	355
7.2.7.1	Gichtverdächtige Symptome	355
7.2.7.2	Sicherung der Gichtdiagnose	355
7.2.7.3	Erweiterte Gichtdiagnostik	355
7.2.7.4	Abgrenzung	356
7.2.8	Therapie von Gicht und Hyperurikämie	356

7.2.8.1	Asymptomatische Hyperurikämie	356
7.2.8.2	Akuter Gichtanfall	356
7.2.8.3	Interkritische Phasen/chronisches Stadium	357
7.2.8.4	Diät	357
7.2.8.5	Bewegungstherapie	357
7.2.8.6	Medikamentöse Therapie	357
7.2.8.7	Operative Therapie	358
7.2.8.8	Gichtnephropathie	358
	Literatur	358

7.3 Elektrolyte 360
H. Zumkley

7.3.1	Einleitung	360
7.3.2	Natrium- und Wasserhaushalt	360
7.3.2.1	Dehydration	360
7.3.2.2	Hyperhydration	361
7.3.3	Kaliumhaushalt	361
7.3.3.1	Hypokaliämie	361
7.3.3.2	Hyperkaliämie	363
7.3.4	Kalziumhaushalt	364
7.3.4.1	Hyperkalzämie	364
7.3.4.2	Hypokalzämie	365
7.3.5	Magnesiumhaushalt	366
7.3.5.1	Hypermagnesiämie	366
7.3.5.2	Hypomagnesiämie	366
	Literatur	367

7.4 Schilddrüse im Alter 368
K. Hengst, Th. Hossdorf und H. Wagner

7.4.1	Morphologie und Physiologie der Schilddrüse im Alter	368
7.4.1.1	Morphologische Veränderungen	368
7.4.1.2	Physiologie der Schilddrüse im Alter	369
7.4.2	Schilddrüsendiagnostik beim geriatrischen Patienten	373
7.4.2.1	TSH-Test, TRH-TSH-Test	373
7.4.2.2	Gesamtthyroxinkonzentration, freies Thyroxin, Bindungsproteine, Parameter für das freie T_4	374
7.4.2.3	Gesamttrijodthyronin, freies T_3	374
7.4.2.4	In vivo-Diagnostik	375
7.4.3	Hyperthyreose im Alter	376
7.4.4	Endokrine Orbitopathie	381
7.4.5	Thyreoiditis	381
7.4.6	Hypothyreose im Alter	381
7.4.7	Myxödemkoma	384
7.4.8	Blande Struma	384
7.4.9	Struma maligna	386
	Literatur	387

8 Ernährung 392

8.1 Ernährungsgewohnheiten 392
R. Steinmetz

8.1.1	Zum Begriff und zur theoretischen Einordnung von Ernährungsgewohnheiten	392
8.1.2	Zur Problematik der empirischen Ermittlung von Ernährungsgewohnheiten	393
8.1.3	Ergebnisse von empirischen Untersuchungen	395
8.1.3.1	Lebensmittelauswahl	395
8.1.3.2	Nahrungszubereitung	398
8.1.3.3	Mahlzeitensystem	399
8.1.4	Möglichkeiten zur Beeinflussung von Ernährungsgewohnheiten	400
	Literatur	401

8.2	Ernährung und Nährstoffzufuhr	402
	H. J. Holtmeier	
8.2.1	Allgemeines	402
8.2.2	Gruppe 1: Ernährung von Säuglingen, Kindern und Jugendlichen	403
8.2.3	Gruppe 2: Ernährung im mittleren Alter	403
8.2.4	Gruppe 3: Ernährung des alternden Menschen	405
8.2.4.1	Nährwertrelationen	405
8.2.4.2	Bedeutung der Nährwertträger (Eiweiß, Fett, Kohlenhydrate) in der Altersernährung	405
	Eiweiß	405
	Fette	407
	Kohlenhydrate	410
8.2.5	Nahrungsbedarf im Alter	412
8.2.6	Zur Fehlernährung des alternden Menschen	412
8.2.7	Ernährung und Arteriosklerose im Alter	415
8.2.8	Wasserbedarf des älteren Menschen	417
8.2.9	Salzbedarf im Alter	417
8.2.10	Prozentual an der Gesamtsterblichkeit an Koronarkrankheiten gesehen nehmen die Todesfälle im Mittleren Alter ab und häufen sich extrem im hohen Alter als ganz ‹natürlicher› Lebensabgang	418
	Literatur	419

9	Infektionskrankheiten	423
	I. Falck	
9.1	Einleitung	423
9.2	Erkrankungen durch Bakterien	425
9.2.1	Streptokokkeninfektionen und Scharlach	425
9.2.2	Erysipel (Wundrose – Streptodermia cutanea lymphatica)	425
9.2.3	Gasbrand	425
9.2.4	Diphtherie	425
9.2.5	Aktinomykose (Strahlenpilzerkrankung)	425
9.2.6	Tuberkulose	425
9.2.6.1	Epidemiologie	426
9.2.6.2	Altersverschiebung	426
9.2.6.3	Tuberkulinreaktion	426
9.2.6.4	Tuberkulose der tracheobronchialen Lymphknoten	427
9.2.6.5	Diagnostik	427
9.2.6.6	Miliartuberkulose	428
9.2.6.7	Organtuberkulose	428
	Meningitis tuberculosa	428
	Urogenitaltuberkulose	429
9.2.6.8	Therapie	429
9.2.7	Lepra	429
9.2.8	Tularämie	430
9.2.9	Morbus Bang (Brucellosen)	430
9.2.10	Leptospirosen	430
9.2.11	Listeriose (Granulomatosis infantiseptica)	430
9.2.12	Rickettsiosen	430
9.2.12.1	Typhus exanthematicus (Fleckfieber) und Wolhynisches Fieber (Fünftagefieber)	430
9.2.13	Tetanus (Wundstarrkrampf)	430
9.2.14	Milzbrand (Anthrax)	430
9.2.15	Botulismus	431
9.2.16	Pseudomonas aeruginosa	431
9.3	Erkrankungen durch Viren	431
9.3.1	Pocken (Variola)	431
9.3.2	Viruserkrankungen der Haut	431
9.3.2.1	Molluscum contagiosum	431
9.3.2.2	Herpes simplex	431
9.3.2.3	Herpes am Auge	431
9.3.2.4	Herpes zoster	431
	Zoster ophthalmicus	432
	Zoster-Meningoenzephalitis	432
	Zoster oticus	432

9.3.3	Varizellen	432
9.3.4	Infektiöse Mononukleose (Monozytenangina, Pfeiffersches Drüsenfieber)	433
9.3.5	Adenovirusinfektionen	433
9.3.6	Poliomyelitis anterior	433
9.3.7	Coxsackievirusinfektionen	433
9.3.8	Virusgrippe	433
9.3.8.1	Grippeimpfung	433
9.3.9	Mumps (Parotitis epidemica)	434
9.3.10	Masern	434
9.3.11	Röteln	434
9.3.12	Tollwut (Lyssa, Rabies, Hydrophobie)	434
9.3.13	Marburger Affenseuche	435
9.3.14	Virusenzephalitis	435
9.3.15	Creutzfeldt-Jakobsche Krankheit	435
9.3.16	Arboviren	435
9.3.17	Stomatitis epidemica (Maul- und Klauenseuche)	435
9.3.18	Hepatitis infectiosa	435
9.4	Erkrankungen durch Chlamydien	436
9.4.1	Trachom	436
9.4.2	Ornithose (Psittakose)	436
9.4.3	Katzen Kratzkrankheit (Lymphoreticulosis benigna)	436
9.5	Pilzinfektionen	436
9.5.1	Hefen	436
9.5.2	Histoplasmose, Sporotrichose, Kryptokokkose	436
9.6	Erkrankungen durch Protozoen	436
9.6.1	Amöbiasis	436
9.6.2	Lambliasis intestinalis	437
9.6.3	Trichomoniasis	437
9.6.4	Malaria	437
9.6.5	Toxoplasmose	437
9.7	Erkrankungen durch Parasiten	437
9.7.1	Skabies	437
9.7.2	Kopfläuse (Pediculosis humanus capitis)	437
9.7.3	Trichinose	437
9.7.4	Schistosomiasis (Bilharziose)	437
9.7.5	Würmer (Helminthen)	438
9.7.5.1	Oxyuris vermicularis	438
9.7.5.2	Bandwürmer (Zestoden)	438
	Echinococcus cysticus und alveolaris	438
	Zystizerkose	438
9.8	Infektiöse Erkrankungen von Organsystemen	438
9.8.1	Geschlechtskrankheiten	438
9.8.1.1	Lues	438
9.8.1.2	Gonorrhoe	438
9.8.2	Enteritis infectiosa (infektiöse Darmerkrankungen)	438
9.8.2.1	Salmonellosen	438
9.8.2.2	Weitere Erreger	439
9.8.2.3	Reisedurchfälle	439
9.8.2.4	Yersinien	439
9.8.2.5	Koli-Enteritis	440
9.8.2.6	Staphylokokkenenteritis	440
9.8.2.7	Ruhr (Bakterienruhr, bakterielle Dysenterie, Shigellose)	440
9.8.2.8	Typhus abdominalis	440
9.8.3	Meningitis infectiosa	440
9.8.3.1	Viruskrankheiten mit besonderem Befall des ZNS	440
9.8.3.2	Meningitis purulenta	440
9.8.4	Pneumonieformen	440
9.8.4.1	Pneumokokkenpneumonien	440
9.8.4.2	Streptokokkenpneumonien	440
9.8.4.3	Atypische Pneumonien	440
9.8.4.4	Legionärskrankheit	441
9.8.5	Sepsis	441
	Literatur	441

10	Wesen und Bedeutung der Polypathie und Multimorbidität in der Altersheilkunde H. Franke	449
10.1	Einleitung	449
10.2	Die Leiden und Krankheiten im höheren Lebensalter	449
10.2.1	Vorkommen und Häufigkeit der Multimorbidität und Polypathie	449
10.2.2	Aktive Krankheiten und ruhende Altersgebrechen	451
10.2.3	Begleitkrankheiten und Kombinationskrankheiten – Bedeutung der kardialen Polypathie im Alter	452
10.3	Klinik der Mehrfacherkrankungen bei Betagten	452
10.3.1	Genese der Mehrfacherkrankungen im Alter	452
10.3.2	Besonderheiten der Anamnese- und Befunderhebung	453
10.3.3	Klinische Charakteristika bei kranken Betagten	454
10.3.3.1	Allgemeine Gesichtspunkte	454
10.3.3.2	Lungenerkrankungen	454
10.3.3.3	Alterschirurgie und Traumatologie	455
10.3.3.4	Orthopädie	456
10.3.3.5	Alterspsychiatrie	456
10.4	Die Polypathie bei Höchstbetagten	457
10.4.1	Pathologisch-anatomische Befunde	457
10.4.2	Sektionsbefunde und Todesursachen bei über Hundertjährigen	458
10.4.3	Klinische Charakteristika der Überhundertjährigen	460
10.4.4	Kriterien der Langlebigkeit	463
10.5	Therapieprinzipien im höheren Lebensalter unter Berücksichtigung der Polypathie	467
	Literatur	469
11	**Pharmakotherapie im Alter** D. Platt	471
11.1	Einführung	471
11.2	Pharmakokinetik	471
11.2.1	Absorption	471
11.2.2	Verteilung	472
11.2.2.1	Plasmaproteine	472
11.2.2.2	Erythrozyten	472
11.2.2.3	Gewebezusammensetzung	472
11.2.3	Stoffwechsel	473
11.2.4	Ausscheidung	475
11.2.4.1	Nieren	475
11.2.4.2	Leber	476
11.2.5	Nebenwirkungen	476
11.2.5.1	Glykoside	477
11.2.5.2	Diuretika	477
11.2.5.3	Antihypertonika	477
11.2.5.4	Analgetika	477
11.2.5.5	Antikoagulantien	477
11.2.5.6	Sedativa	478
11.2.5.7	Antiparkinsonpharmaka	478
11.2.5.8	Antidepressiva	478
11.3	Allgemeine Prinzipien der Pharmakotherapie	478
11.4	Geriatrika	478
	Literatur	479
Sachregister		483

A ALLGEMEINER TEIL

1 Grundprinzipien der Pflege und Betreuung älterer Menschen

J.-D. Summa, T. Schütte und D. Platt

1.1 Allgemeine Entwicklungen in der Krankenpflege

Schon immer beeinflußten die vorherrschenden Auffassungen über Gesundheit und Krankheit in einer bestimmten Epoche die Theorie der Krankenpflege. Mitte des vorigen Jahrhunderts – über Krankheitsursachen existieren erst wenig Kenntnisse – versteht Florence Nightingale (1877) unter Krankenpflege, «dem Patienten die bestmöglichen Bedingungen schaffen, damit die Natur auf ihn einwirken kann». Lange Zeit bleibt es bei diesem Modell der Krankenpflege mit dem Hauptgewicht auf Anleitung zum sorgfältigen Beobachten und zur Ausführung von Pflegeverrichtungen. Mit der Entwicklung der Naturwissenschaften verändern sich auch die Anforderungen an die Krankenpflege. Neben die sorgfältige Beobachtung und das Ausführen von Pflegeverrichtungen tritt die Beobachtung von Symptomen zur Weiterleitung an die Ärzte und das Ausführen ärztlicher Verordnungen. Die Schwester wird mehr und mehr zur Gehilfin des Arztes, und es werden ihr teilweise ärztliche Verrichtungen übertragen. In der Ausbildung wird das Hauptgewicht auf die Vermittlung von naturwissenschaftlichen Prinzipien und Kenntnissen über Krankheiten und deren Behandlung gelegt.

In den sechziger und siebziger Jahren werden schließlich die Krankenpflegetheorien durch die Vorstellungen der humanistischen Psychologie (Carl Rogers, 1970) und die Prinzipien der psychosomatischen Medizin und daraus abgeleiteten Modellen von King (1971), Levine (1973), Rogers (1970), Roper et al. (1980) sowie Roy (1976) geprägt. Hildegard Peplau schließlich definiert in ihrem Lehrbuch «Interpersonal Relation in Nursing» 1961 die Krankenpflege als «Beziehungsprozeß». Im Vordergrund soll für die Schwester der Patient als Mensch stehen mit seinen physischen, psychischen und sozialen Bedürfnissen, und nicht in erster Linie die Diagnose seiner Krankheit. Weitere Krankenpflegemodelle werden auf der Grundlage der «Beziehungs- und Bedürfnistheorie» konzipiert (Henderson, 1965; Orlando, 1961).

Unter Einbeziehung psychosomatischer Prinzipien wird die Krankenpflege als Teil eines Problemlösungsprozesses gesehen. Die Schwester hilft dem Patienten in seinem Anpassungsprozeß an die mit der Erkrankung einhergehenden inneren und äußeren Veränderungen, mit denen er sich bei seiner Gesundung auseinandersetzen muß. Der Patient ist in dem Ausmaß gesund, als es ihm gelingt, sich den Veränderungen sinnvoll anzupassen und Probleme und Belastungen durch das Lernen von adäquaten Verhaltensweisen zu bewältigen. Diese Entwicklung der Krankenpflege hat die Grundlage für eine individualisierte, patientenorientierte Pflege und Betreuung geschaffen, wie sie für den älteren kranken Menschen gefordert wird (Abdellah et al., 1960).

1.2 Besonderheiten der Pflege und Betreuung älterer Menschen

Die Pflege und Betreuung des alten Menschen war in letzter Zeit auf dem Hintergrund neuer Erkenntnisse einem raschen Wandel unterworfen. Insbesondere zwei Aspekte sollen hervorgehoben werden.

a) Im Gegensatz zu früher vorherrschenden passiven Betreuungs- und Pflegemodellen gewinnen heute aktivierende Maßnahmen für den älteren, häufig multimorbiden und oft von chronischer Krankheit und Behinderung bedrohten Patienten immer mehr an Bedeutung. Dadurch wird der Gefahr, daß ältere Patienten nicht nur krank im Bett liegen, sondern durch das Bett krank werden, entgegengewirkt.

b) Die geistigen Kräfte des alternden Menschen müssen intakt gehalten werden, denn der Verlust an geistigen Fähigkeiten kann in kurzer Zeit einen hohen Grad an körperlicher Hilflosigkeit bewirken. In diesem Zusammenhang konnte die psychologische Langzeitforschung des Bonner Arbeitskreises entscheidende Hinweise über die Fehlinterpretation des sog. Defizitmodells im Alter geben und vielmehr die positiven Erfahrungen von «Lernen im Alter» zur Bewältigung neuer Lebenssituationen aufzeigen (Lehr, 1974).

Die Pflege des älteren Patienten soll aktivierend sein und von einer ganzheitlichen Sicht des Patienten gelenkt werden. Der alternde Organismus zeichnet sich durch sein herabgesetztes Adaptationsvermögen aus. Dieses Phänomen bezieht sich sowohl auf die physische wie die psychische Anpassungsfähigkeit. Dazu treten Probleme auf, welche durch die mit dem Alter zunehmende Häufigkeit und Schwere der Erkrankungen verursacht werden sowie durch deren gleichzeitiges Auftreten und häufig chronischen Verlauf charakterisiert sind (Zilli, 1971). Im Falle einer akuten Erkrankung führen diese Besonderheiten zu schwerwiegenden Problemen. Der Patient braucht infolge des akuten Krankheitsbildes Bettruhe. Wenn diese und die damit verbundene Immobilisation jedoch länger andauern, macht sich der Mangel an körperlicher Bewegung nachteilig bemerkbar. Versteifungen, Kontrakturen, Dekubitalulzera, Thrombosen, Lungenembolien u. a. sind die Folge. Nach einigen Wochen kann der Schaden an einzelnen Organen und deren Funktionen soweit fortgeschritten sein, daß ein klinisches «Immobilisationssyndrom» eintritt (Zilli, 1971).

Bei manchen älteren Patienten entwickelt sich dieses Syndrom im Rahmen einer akuten Erkrankung sehr schnell. Bei anderen stellt es die letzte Stufe eines fortschreitenden Verfalls körperlicher und seelischer Belastbarkeit dar. Eine leichte zusätzliche Schädigung, wie z. B. ein banaler Infekt, vermag dann den vollständigen Zusammenbruch herbeizuführen. Wir wissen heute, daß bei älteren, chronisch kranken Menschen nur die aktivierende Pflege sowie die Anwendung von interdisziplinären Mobilisierungsmaßnahmen helfen kann. Durch Aktivierung der Restleistungsfähigkeit mit Hilfe abgestufter und wohl abgestimmter Techniken, insbesondere auch der Krankengymnastik und der Beschäftigungstherapie, läßt sich nach heutigen Erfahrungen die Leistungsfähigkeit bei vielen älteren Menschen erhalten bzw. wiedererreichen.

Im Rahmen der Korrektur des Defizitmodells des Alterns fließen zunehmend psycho-soziale Aspekte in die Pflege und Betreuung des alten Menschen ein. Wie die Immobilisierung den physischen Zustand des alten Patienten entscheidend beeinflußt, verkümmern auch geistige Funktionen des Menschen durch Nicht-Gebrauch. «Fördern durch Fordern» ist ein wichtiger Rat für alle, die mit älteren Kranken, aber auch Gesunden umgehen. Häufig stehen jedoch die subjektiven Beeinträchtigungen des alten, kranken Patienten an letzter Stelle im Aufgabenkatalog des Pflegepersonals. Es sind aber letzten Endes alle Bemühungen am Patienten wenig erfolgreich, wenn es nicht gelingt, durch Eingehen auf seine individuellen Bedürfnisse, Empfindungen und Gefühle und durch Akzeptieren dieser inneren Vorgänge eine aktive Auseinandersetzung mit einer verbleibenden Teilbehinderung in Gang zu setzen und eine konstruktive Anpassung an sein «So-Sein» zu erreichen (Henderson, 1965). Aus der gegenseitigen Abhängigkeit von funktionellen Beeinträchtigungen als «objektiver» Funktionsstörung und «subjektivem» Erleben ergibt sich zugleich auch die eminente Bedeutung des Pflegepersonals bei der notwendigen integrativen Therapie durch die Angehörigen der verschiedenen Disziplinen (Zinnecker-Malmann, 1976). Das theoretische Fundament einer praxisbezogenen Interventionsgerontologie stellte Lehr (1978) in ihrer Vergleichsuntersuchung relevanter deutscher und amerikanischer Zeitschriften vor.

In der Rolle des Patienten, insbesondere des Patienten im Krankenhaus, ergeben sich für die Älteren noch weniger Möglichkeiten, die noch vorhandenen seelisch-geistigen und sozialen Fähigkeiten zu trainieren. Im Gegenteil, hier droht die Gefahr der Verkümmerung vorhandener Kapazitäten, verstärkt noch durch den Umstand der «Stigmatisierung» durch eine verbliebene Behinderung. In der Folge kommt es zu einer weiteren negativen Tönung des Selbstbildes, welches die letzten Spuren von Aktivität noch weiter einschränkt.

Die Rolle der Krankenschwester ist nach diesen Erkenntnissen von nicht zu unterschätzender Bedeutung. Sie steht dem ihr anvertrauten Patienten nicht nur in seinem Bemühen um Wiedergewinnung der Gesundheit und in der Auseinandersetzung mit Krankheit, Schmerz, Leiden und Sterben bei. Sie muß den Einzelnen darüber hinaus in seinem Anpassungsprozeß an körperliche, seelische und soziale Veränderungen, die im Zusammenhang mit Krankheit und Alter eintreten, unterstützen. Durch ihre besondere Beziehung zum Patienten erfährt sie, was er in der jeweiligen Situation vordringlich braucht. Sie trägt dazu bei, den Grad seiner Hilfsbedürftigkeit abzuklären, erfaßt leichter seine noch verbliebenen Fähigkeiten und erkennt am ehesten seine Bedürfnisse und Probleme. Sie gewährt neben pflegerischen Maßnahmen mitmenschliche Zuwendung und Begleitung, Beratung und Information, gibt Anleitung zu angepaßter Lebensweise und Unterstützung bei den Aktivitäten des täglichen Lebens, welche der Patient infolge seines Zustandes nicht mehr oder noch nicht wieder allein erbringen kann. Sie muß ihm dabei helfen, die erhaltenen Kräfte zu mobilisieren mit dem Ziel weitestmöglicher Wiederherstellung der Körperfunktionen, der geistigen Fähigkeiten sowie der Beziehung zu Familie und Umwelt. Sie muß vorwiegend unterstützend die größtmögliche Selbständigkeit des Patienten in allen Belangen des täglichen Lebens fördern. Oft muß sie ihm auch helfen, mit unvermeidlichen Abhängigkeiten und Einschränkungen leben zu lernen, und sie muß dem Patienten auch dabei helfen können, sein Sterben zu erkennen und den unvermeidlichen Tod anzunehmen.

1.3 Wichtige Pflegeverrichtungen beim älteren Patienten

1.3.1 Vorbeugende Maßnahmen gegen häufige Immobilisierungsfolgen

Die Pflege des alten Menschen ist grundsätzlich schwieriger als die des jungen Patienten. Aufgrund der altersbedingten Verminderung der Adaptationsfähigkeit des Organismus bzw. der Multimorbidität muß die Pflege beim alten Menschen auch gleichzeitig eine Prophylaxe vor drohenden oder sich verschlimmernden Zweiterkrankungen sein. Dazu kommt, daß beim gleichzeitigen Vorliegen mehrerer Erkrankungen einzelne Krankheitsstadien länger bestehen oder sogar in eine chronische Verlaufsform übergehen können. Die mit der erzwungenen Bettruhe während der Akutphase der Erkrankung einhergehende Immobilisierung birgt eine Reihe von Risiken. Zur ohnehin verminderten Anpassung an kardiopulmonale Belastungen gesellt sich bei verlängerter Bettruhe durch Hypoventilation eine reduzierte Sauerstoffaufnahme. Eine Minderung des Schlag- und Minutenvolumens führt zu hypotonen

Blutdruckreaktionen mit Neigung zu orthostatischen Kollapszuständen (Chobanian et al., 1974). Die Atmung wird beim bettlägerigen Patienten oberflächlich, die äußere Atemarbeit nimmt zu, die Zwerchfellbeweglichkeit ist z.T. durch ein meteoristisches Abdomen vermehrt behindert. Als Folge des vergrößerten Totraums ist die alveoläre Ventilation reduziert. Die Expektoration des Bronchialsekrets ist durch verschiedene Faktoren, wie Lagerung, Grunderkrankung oder Komplikationen erschwert. Die Folge ist eine Zunahme bronchopulmonaler Infektionen.

Als Folge des Verlustes motorischer Aktivität verringern sich sensorische Stimuli, insbesondere im Bereich der unteren Extremitäten und des Rumpfes. Physiologische Reflexe, wie Gleichgewichtsreaktionen, Überwindung der Schwerkraft, Koordination und Raumempfinden, werden abgeschwächt. Durch Nichtgebrauch kommt es zur Atrophie, insbesondere jener Muskulatur, die der Schwerkraft entgegenwirkt. Nicht nur Stehen und Gehen werden zunehmend unsicherer, sondern schließlich auch das Aufrichten im Bett, die Umlagerung vom Bett in den Stuhl oder Sessel, und letzten Endes verliert der alte Patient sogar die Fähigkeit, selbständig sich im Bett zu bewegen, zu drehen oder gar aufzurichten. Dies erschwert insbesondere seine Körperpflege und hindert ihn an regelmäßiger oder ausreichender Nahrungs- und Flüssigkeitszufuhr.

Wenn die Körperhaltung aufgrund der Abnahme der neuromuskulären Leistungsfähigkeit schließlich nicht mehr vom Patienten selbst kontrolliert werden kann und synergistische und antagonistische Muskelwirkungen erlahmen, wird zunehmend auch die Bewegungsfähigkeit der Gelenke eingeschränkt. Schrumpfungen und Kontrakturen von Gelenkkapselbändern und Verkürzungen von Muskeln und Sehnen können letztlich über Versteifungen, insbesondere der Schulter-, Hüft-, Knie- und Fußgelenke, in ungünstiger Stellung zum vollständigen Verlust der Gehfähigkeit führen und sogar das Stehen unmöglich machen. Osteoporotische Umbauvorgänge im Zusammenhang mit der Bettlägerigkeit bzw. verminderter Mobilität erhöhen darüber hinaus die Frakturanfälligkeit des alten Patienten.

Als Folge der Immobilisierung können sich auf die Akuterkrankung verschiedene den Krankheitsverlauf komplizierende Zweiterkrankungen aufpropfen: Hypostatische Pneumonien, Dekubitalulzera, Thrombophlebitiden, insbesondere der tiefen Beinvenen, Harnwegsinfekte, Blasen- und Mastdarmentleerungsstörungen, Schluckbeschwerden, Exsikkosen und letzten Endes Verwirrtheitszustände im Sinne eines organischen Psychosyndroms.

Vorbeugende Maßnahmen gegen Immobilisierungsfolgen sind grundsätzlich einfacher als die Behandlung der Zweiterkrankung.

Jeder, der einen älteren Patienten zu betreuen hat, sollte sich immer bewußt sein, daß eingeschränkte körperliche Aktivitäten und längeres Liegen für einen älteren Menschen wesentlich gefährlicher sind als für einen jungen Menschen. Der ältere Patient sollte deshalb nie länger als unbedingt notwendig im Bett oder Lehnstuhl gehalten werden. Pflegepersonal, aber auch Angehörige oder Bekannte und Verwandte müssen zur möglichst fühzeitigen physischen Mobilisierung und psychischen Motivierung des Patienten beitragen. Von dieser Regel existieren nur wenige Ausnahmen, bei denen eine frühzeitige Mobilisierung Schaden verursachen kann. Dazu gehören z.B. die ersten Tage nach einem frischen Herzinfarkt oder eine dekompensierte Herzinsuffizienz.

1.3.2 Vorbeugung vor Kontrakturen

Die Folge der Inaktivität von Gelenken, Gelenkkapseln, Bändern und Muskeln ist die Fixation des Gelenks in fehlerhafter Stellung. Von Bedeutung sind beim alten Menschen insbesondere Kontrakturen von Schulter-, Hüft-, Knie- und Fußgelenk. Die Vorbeugung besteht in der richtigen Lagerung, der frühzeitigen Mobilisierung und in Bewegungsübungen. Die Lagerung soll dabei in der jeweiligen Bewegungsmittelstellung erfolgen und kann durch Kissen, Schaumgummiquader, Decken und Sandsäcke unterstützt werden. Im Bett gehört zur Vermeidung einer Spitzfußstellung als Gegenlager eine Bettkiste an die Füße (moderne Krankenhausbetten besitzen bereits stufenlos verstellbare Fußteile).

Passive Bewegungsübungen können in der Regel sofort beginnen, sobald der Patient bettlägerig wird. Jedes Gelenk muß täglich mindestens zwei Mal je nach Einschränkung durchbewegt werden. Bei allen passiven Bewegungsübungen müssen der jeweilige Arm oder das jeweilige Bein mit beiden Händen gehalten werden. Das nächstliegende Gelenk muß fixiert bleiben. Wichtig sind dabei langsame Bewegungen mit großem Bewegungsausmaß sowie das Strecken der Gliedmaßen. Sobald die akute Krankheitsphase abgeklungen ist – in der Regel so frühzeitig wie möglich – sollten aktive Bewegungsübungen angeschlossen werden.

1.3.3 Lagerung

Die jeweilige Lagerung wird sich immer nach dem Krankheitsbild und dem Befinden des Patienten richten, so z.B. Oberkörperhochlagerung bei Herzkranken mit Dyspnoe. Die erforderliche Lagerung entspricht dabei nicht immer den Wünschen des Patienten. Man sollte sich aber bemühen, den Kranken seinen besonderen Körperformen und seiner Gewohnheitshaltung entsprechend zu lagern, wo immer es die Umstände erlauben. Die Lagerung sollte darüber hinaus den Patienten anregen, ja sogar dazu herausfordern, sich von Zeit zu Zeit selber zu betätigen und die Stellung von Kopf, Rumpf und Gliedmaßen seinem Bedürfnis entsprechend zu verändern. Nun ist nicht jeder bettlägerige Kranke in der Lage oder auch gewillt, die Möglichkeiten zur Aktivität auch zu nutzen. In solchen Fällen muß er mehrmals am Tag umgelagert werden, wobei der Patient, soweit es ihm möglich ist, mitarbeiten soll. Nur die eigene Beteiligung bringt ihn der Wiederherstellung des alten Kräftezustandes näher. Um das Sichheben und Bewegen des Patienten zu erleichtern, sollten

Bettgalgen, Haltegurte, Zügel über dem Patienten bzw. am Fußende angebracht werden.

1.3.4 Dekubitusprophylaxe

Prädilektionsstellen für Dekubitalgeschwüre stellen alle Aufliegestellen des Körpers dar, vor allem, wenn sie auch noch schlecht durchblutet werden. Etwa 75% dieser Druckschädigungen entwickeln sich demnach am Kreuzbein, an Fersen und Knöcheln sowie an den Hüften in absteigender Reihenfolge. Der ältere Patient muß immer wieder darauf hingewiesen werden, sich selbst häufig umzulagern. Kann der Patient den Ratschlägen nicht nachkommen, besonders wenn eine hochgradige Schwäche oder gar weitgehende Lähmung vorliegt bzw. er geistig erheblich abgebaut hat, muß er intermittierend gelagert werden. Dabei sollte in folgendem Turnus etwa alle 2 Stunden die Position geändert werden: Rückenlage – linke Seitenlage – Rückenlage – rechte Seitenlage usw. Arzt und Schwester sollten sich darüber im Klaren sein, daß die Gabe von Beruhigungs- und Schlafmitteln bei dekubitusgefährdeten Patienten ein zusätzliches Risiko darstellt, so daß schon aus diesem Grund diesbezügliche Verordnungen einer strengen Indikation unterliegen müssen.

Zum Schutz besonders gefährdeter Patienten sind zusätzlich Kissen mit viskös-elastischen Füllungen, Fersenschoner, Umwicklung der Fersen, Knöchel und Knie mit Watte, Wasser- und Luftkissen sowie Schaumgummiblöcke zu empfehlen. Schaumstoffe haben dabei den Vorteil der Luftdurchlässigkeit, nehmen dafür aber Gerüche williger an. Gründliche Beseitigung von Urin, Kot oder Schweiß durch häufiges Waschen mit lauwarmem Seifenwasser sowie die Verwendung von geruchbindenden Einmalwindeln ist daher notwendig, u.a. auch, um weitere Schädigungen der Haut zu verhindern. Darüber hinaus sind gründliches Abtrocknen und leichtes Einfetten der Haut mit neutralen Salben sowie häufiger Wäschewechsel und Benutzung von Einwegunterlagen erforderlich.

1.3.5 Pneumonieprophylaxe

Die abhängigen Lungenpartien werden bei Bettruhe schlecht ventiliert und minderdurchblutet. Die Abnahme der Immunabwehr und alterstypische Veränderungen der Atemwege erhöhen die Infektionsgefährdung des Respirationstraktes. Eine hinzutretende Pneumonie führt zu einer weiteren Kreislaufbelastung des alten Patienten und darf nicht bagatellisiert werden. Zur Prophylaxe sollten täglich mehrmals Atemübungen mit dem Patienten durchgeführt werden. Der Kranke soll kräftig aus- und einatmen und dabei die Atemexkursionen des Thorax und des Zwerchfells mit den Händen, die er an die Rippenbögen oder auf den Bauch hält, kontrollieren. Eine ausreichende Durchlüftung der Krankenzimmer, die Vermeidung von Zugluft sowie notfalls ein ausreichender Wärmeschutz durch Decken sind selbstverständlich.

1.3.6 Thromboseprophylaxe

Die beste Thrombosevorbeugung ist die Erhaltung und Wiederherstellung der Beweglichkeit. Dabei wird die venöse Stase durch die Pumpenfunktion des muskulären Apparates verhindert. Durch Verbesserung der Strömungsverhältnisse lassen sich die Gefahren, die von den Altersveränderungen der Gefäßwand ausgehen, herabsetzen. Dazu gehören eine ordnungsgemäße Lagerung mit um etwa 15 cm erhöhtem Bettende sowie bettgymnastische Übungen vom passiven Bewegen gelähmter Körperglieder bis zur aktiven Bewegung der Extremitäten durch den Patienten selbst. Sehr wertvoll für die Thromboseprophylaxe der unteren Extremitäten sind dabei sogenannte Bettfahrräder.

Auch die Anwendung von Bürstenmassagen ist hilfreich, falls keine Kontraindikation besteht, wie z.B. eine akute Thrombophlebitis. Zu den wichtigsten Vorbeugungsmaßnahmen gehören jedoch Kompressionsverbände oder Kompressionsstrümpfe. Der Stützverband übernimmt dabei teilweise die Aufgaben der Muskulatur bei der Verbesserung der Strömungsverhältnisse im venösen System. Zu beachten ist, daß beim Wickeln nur elastische Binden verwendet werden, daß so peripher wie möglich begonnen wird und keine Faltenbildung auftritt, da sonst Druckstellen entstehen. Elastische Binden und Strümpfe müssen grundsätzlich bis zur Leiste reichen, wenn sie einen Sinn haben sollen. Thrombosegefährdet sind in erster Linie immobile, bettlägerige Patienten, Patienten mit Adipositas, Diabetes mellitus oder Herzinsuffizienz. Letztere sind, insbesondere im Zusammenhang mit einer diuretischen Therapie und dadurch möglicher erhöhter Blutviskosität thromboseanfällig.

1.3.7 Urininkontinenz

Der ältere Patient ist häufig nicht in der Lage, seine Miktion selbständig zu kontrollieren. Eine Reihe von Ursachen müssen schrittweise ausgeschlossen werden: Harnwegsinfekte, Prostataleiden, Streßinkontinenz, senile Vaginitis, neurogene Blasenstörungen bei apoplektischen Insulten oder Krankheitsbilder mit vorübergehenden oder manifesten Verwirrtheitszuständen. Häufig können Medikamente Harninkontinenz verursachen. Dazu gehören nicht nur Diuretika sondern auch Pharmaka mit anticholinergischer Wirkung, wie trizyklische Antidepressiva oder Anti-Parkinsonmittel. Aber auch Beruhigungs- und Schlafmittel mit stark sedierender Eigenschaft können Inkontinenz auslösen. Emotionelle Störungen bei Verlust von Angehörigen, Verwirrtheit und Desorientierung nach Milieuwechsel (Klinikeinweisung, Unterbringung in einem Alten- oder Pflegeheim) kommen ebenfalls als auslösende Faktoren für Harninkontinenz in Frage.

In erster Linie muß zunächst einmal die eigentliche Ursache für die Harninkontinenz geklärt werden. So kann möglicherweise durch eine transurethrale Prostataresektion oder durch antibiotische Therapie einer Zystitis ein zufriedenstellender therapeutischer

Effekt erzielt werden. Bei manchen Patienten liegt jedoch ein multifaktorielles Geschehen vor, und die Inkontinenz erweist sich letzten Endes als irreversibel. Bei der Pflege, aber auch zur Vorbeugung vor Inkontinenz beim älteren Patienten ist zu beachten, daß der Patient körperlich möglichst aktiv gehalten wird und, soweit es sein Zustand erlaubt, ermuntert wird, immer wieder aufzustehen. Die aufrechte Position an sich verhindert schon in vielen Fällen die Inkontinenz. Leicht verwirrte Patienten sollten regelmäßig aufgefordert werden, die Toilette aufzusuchen bzw. dorthin begleitet werden. Eine Einschränkung der Flüssigkeitszufuhr nach 6 Uhr abends ist bei Patienten zu empfehlen, die besonders nachts inkontinent sind. Als nützlich erweist sich auch das Aufstellen von Nachtstühlen und Urinflaschen bzw. Urinbecken neben dem Bett inkontinenter Patienten. Der Kranke wird dadurch daran erinnert, wie wichtig es ist, «trocken» zu bleiben.

Stellt sich nach Scheitern aller therapeutischen Maßnahmen heraus, daß die Inkontinenz irreversibel ist, bleibt nur der Dauerkatheter als einzige Lösung. Ist ein Dauerkatheter auf längere Zeit erforderlich, empfiehlt sich in jedem Falle die Katheterisierung über eine suprapubische Fistel, worunter die Inzidenz aufsteigender Infekte erheblich vermindert ist. Um eine Retraktion der Blase zu vermeiden, ist das Abklemmen des Katheters in regelmäßigen Abständen unumgänglich, ebenso wie ein Austausch des Katheters zur Vermeidung aszendierender Harnwegsinfektionen. Die Notwendigkeit der «Katheterpflege» gehört zu den selbstverständlichen pflegerischen Maßnahmen. Zur Erhaltung der Mobilität des Patienten eignen sich darüber hinaus besonders Einwegplastikbeutel, die der Patient unter Umständen auch an einem Hüftgürtel hängend mit sich führen kann.

1.3.8 Stuhlinkontinenz

Ein noch quälenderes, gelegentlich auch kaum zu bewältigendes Problem stellt die Stuhlinkontinenz des alten Patienten dar. Grundsätzlich kann jedoch dazu bemerkt werden, daß die Stuhlinkontinenz des geriatrischen Patienten durch bestimmte Vorsorgemaßnahmen vermeidbar ist oder aber durch entsprechende Behandlung auch heilbar ist. Eine Ausnahme bilden lediglich Patienten mit ausgeprägter arteriosklerotischer oder seniler Demenz, die als sog. Kotschmierer ihren Stuhl an sich, im Bett, an Gegenständen des Zimmers oder an erreichbaren Wänden verschmieren. Diese für Besucher, Mitpatienten und nicht zuletzt auch für das Personal unangenehmen, ja zum Teil entwürdigenden Situationen, können nur durch sorgfältige Überwachung und konsequente, wiederholte Anwendung von Maßnahmen beherrscht werden, die einer wenigstens annähernd kontrollierten Stuhlentleerung dienen. Durch Beachten der Umstände, die beim Einzelnen zur Stuhlentleerung führen, z.B. nach dem Frühstück, nach einem heißen Getränk, nach einem Spaziergang oder durch Setzen auf die Toilette oder den Nachtstuhl kann es gelingen, die Anzahl unkontrollierter Defäkationen wenigstens einzuschränken oder gar zu verhindern. Im übrigen leisten in solchen Fällen, wie auch bei der Harninkontinenz, die modernen Hygieneartikel, von der Anwindel über den Schaumspray bis zu Mitteln der Desinfektion und Hautpflege wertvolle Hilfe. Mit ihnen sollte nicht gespart werden müssen, um Infektionen des Magen-Darm-Trakts und der Harnwege oder Schädigungen und Entzündungen der Haut bei diesen Patienten zu verhindern.

Stuhlinkontinenz bei geriatrischen Patienten ist in der Regel aber ein Symptom für eine Störung oder Krankheit, die häufig sogar nicht in unmittelbarem Zusammenhang mit dem eigentlichen Organ der Stuhlentleerung, dem Rektum, stehen. Man unterscheidet Inkontinenz durch Verstopfung, die bei geriatrischen Patienten besonders häufig auftritt. Es kommt zum Steckenbleiben härterer Stuhlmassen im Enddarm, an denen vorbei der Patient meist mehrmals täglich unkontrolliert mehr oder weniger geformte Stühle entleert. Bett, Wäsche und Patient sind in der Regel ständig verschmutzt. Ursache für diese Inkontinenz sind Mangel an Ballaststoffen in der Nahrung und mangelnde Bewegung. Die Diagnose kann praktisch durch eine rektale Untersuchung gestellt werden, und durch entsprechende Umstellung der Nahrung bzw. der Verhaltensweise ist dem Patienten am ehesten zu helfen.

Stuhlinkontinenz in Form durchfallähnlicher Stühle ist bei älteren Patienten in erster Linie auf den unsachgemäßen Gebrauch von Laxantien zurückzuführen. Essen und Stuhltätigkeit sind bei älteren Menschen oft ein zentrales Problem. Durch Umweltveränderungen, Umstellung der Nahrung oder Medikamenteneinnahme kann über eine vorübergehende Obstipation ein Laxantienabusus diese Stuhlinkontinenz auslösen. Zur Verhütung dieser Art von Inkontinenz ist also darauf zu achten, daß nicht leichtfertig Laxantien verabreicht werden.

Stuhlinkontinenz durch gastroenteritische Infekte, durch Antibiotikagaben bzw. andere Medikamente – an ihrem meist akuten Auftreten und entsprechenden klinischen Symptomen leicht erkennbar – sind ursächlich zu therapieren.

1.3.9 Bettgymnastik

Es kann nicht genug betont werden, daß der Schwerpunkt der Pflege älterer Patienten in der Bewegungsbehandlung zu liegen hat. Nur so können letztlich komplikationsträchtige Zweiterkrankungen vermieden werden. Wenn irgend möglich, sollten selbst bei schweren Erkrankungen wiederholt leichte gymnastische Übungen durchgeführt werden. Diese Übungen richten sich selbstverständlich nach dem Kräftezustand des Patienten und dürfen nur so oft Anwendung finden, wie es dem Patienten ohne starke Ermüdung oder Überforderung möglich ist. Um einem stärkeren Kräfteverfall vorzubeugen und zu verhindern, daß der Patient sich völlig hilflos fühlt, wenn er zum ersten Mal wieder das Bett verlassen kann, sind folgende Übungen angebracht, die je nach

Befinden wiederholt und zunehmend intensiver angewandt werden können:
Beugen und Spreizen der Zehen, Fußkreisen;
Flexion und Extension der Unterschenkel,
Beugen und Spreizen der Finger;
Zirkumduktion der Hände;
Flexion und Extension der Arme;
abwechselndes Anheben der Beine;
Heben und Senken des Beckens;
wiederholtes Aufrichten und Zurücksinkenlassen des Oberkörpers.

1.3.10 Mobilisierung außerhalb des Bettes

Der nächste Schritt in der zunehmenden Belastung besteht darin, den Patienten zum Sitzen am Bettrand zu bringen und ihn aus dem Bett heraus in einen entsprechend sicheren Lehnstuhl umzulagern. Da das Gehen nach längerer Bettruhe erst wieder mühsam erlernt werden muß, sind anfänglich 2 Schwestern und Pfleger als Begleitung notwendig. Äußerst hilfreich können dabei Gehlifter sein, die dem Patienten die Sicherheit geben, nicht stürzen zu können.

Insbesondere bei der Einübung der Fertigkeiten des täglichen Lebens wie Waschen, Anziehen, Auskleiden oder Toilettenbenutzung gilt, daß das Ziel der aktivierenden Pflege darin bestehen muß, die Hilfestellungen durch das Pflegepersonal überflüssig zu machen. Das erfordert anfänglich zusätzlichen Zeitaufwand, denn es ist kurzfristig einfacher, wenn die Schwester den Patienten zum Beispiel ankleidet, langfristig ist es aber sowohl für den Patienten wie für die Schwester sinnvoller, nur dann z.B. beim Ankleiden behilflich zu sein, wenn es gar nicht anders geht. Bei der Einübung der Aktivitäten des täglichen Lebens gilt für das Pflegepersonal: Bereit sein zum Helfen, aber dem Patienten soweit als möglich eigene Leistung abzufordern. Geduld, Einfühlungsvermögen und Rücksichtnahme, aber auch Festigkeit, die manchmal wie Härte aussehen kann, sind notwendig, wenn es gilt, dem Patienten Wünsche zu versagen und eigene Aktivitäten abzuverlangen. Sie sind auf Dauer aber die einzig richtige Einstellung, will man dem alten Menschen wieder zu möglichst großer Selbständigkeit verhelfen.

1.4 Mobilisierung des Apoplexiepatienten

Es kann im Rahmen dieser Ausführungen nicht gezielt auf Besonderheiten der Pflege und Betreuung bei den verschiedenen im Alter gehäuft vorkommenden Erkrankungen eingegangen werden. Wenn jedoch speziell auf die Pflege des Apoplexiepatienten Wert gelegt wird, dann deshalb, weil beim älteren Menschen dieses häufige Krankheitsbild hohe Anforderungen an den Einzelnen hinsichtlich Pflege und Betreuung stellt. Andernfalls wird eine erfolgreiche Rehabilitation des Patienten von Anfang an erschwert oder gar unmöglich.

Es ist das Verdienst der Physiotherapeutin Bertha Bobath (1980) Richtlinien entwickelt zu haben, die eine konsequente Betreuung des Schlaganfallpatienten ermöglichen. Als Folge der zerebralen Schädigung ist das Zusammenspiel der zentralen Strukturen lädiert, und dadurch sind u.a. Haltung und Bewegung des menschlichen Körpers gestört. Nicht die Wiedererlangung der Muskelkraft, wie häufig irrtümlich angenommen, sondern die Wiedergewinnung der Kontrolle über seine Bewegungen stellen das zentrale Problem des Hemiplegikers dar. Beim Apoplexiepatienten kommt es zu abnormen Haltungs- und Bewegungsmustern. Das Grundprinzip der Betreuung dieser Patienten besteht in der Hemmung der Spastizität. Um das pathologische Haltungsmuster zu vermeiden, muß eine spasmushemmende Lagerung durchgeführt werden. Die Spontanhaltung des Hemiplegikers zeigt Abb. 1-1. Die Korrektur der spontanen Lage des Hemiplegikers zeigt Abb. 1-2. Der Kopf des Hemiplegikers wendet sich im abnormen Haltungsmuster auf die gesunde Seite. Er muß mit Kissen in eine mittlere Stellung gebracht werden, damit sich die pathologische Haltung der linken oberen Extremität (Adduktion im Schulter-, Flexion im Ellenbogen- und Handgelenk) besser lösen lassen. Im spastischen Muster wird die linke Beckenseite nach dorsal gedrückt, was durch Unterlage eines Kissens verhindert wird. Ebenso wird der Arm von der Schulter her unterlegt, die Hand flach gelagert, die Finger werden gespreizt und wenn möglich durch eine Schaumgummimanschette um die Finger in dieser Stellung gehalten. Die Außenrotation des Beines muß ebenso wie die Beugung im Kniegelenk durch die Lagerung mit Hilfe eines Kissens, das der Außenseite des Oberschenkels Halt gibt, ausgeglichen werden sowie eine Spitzfußstellung verhindert werden (Abb. 1-2).

Bei der Lagerung des Patienten auf die gesunde Seite (Abb. 1-3) gelten die gleichen Grundsätze.

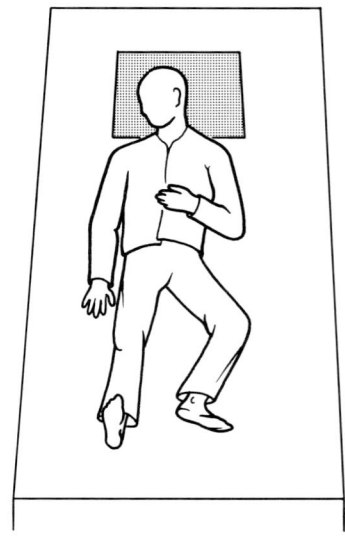

Abb. 1-1: Die Spontanhaltung des Hemiplegikers bei Hemiparese links (n. Chappius, 1981)

Durch das Nachvornenehmen der Schulter und der gelähmten oberen Extremität kann das spastische Muster vermieden werden. An der Hüfte wird die dorsale Abweichung durch Vorziehen der Hüfte verhindert, das Bein durch Lagerung auf einem Kissen vor der Innenrotation bewahrt. Bei der Lagerung auf die kranke Seite gilt entsprechendes, wie der Abb. 1-4 zu entnehmen ist. Da der Patient die Lagerung auf der kranken Seite als unangenehm empfindet, soll er am Anfang nur kurz, d. h. 10 bis 15 Minuten, in dieser Position verbringen. Beim Sitzen im Bett gelten die gleichen Grundsätze (Abb. 1-5).

Das zweite Prinzip der Bobathschen Behandlung, das für die Pflege von Bedeutung ist, besteht in der Vermeidung von Massensynergien und assoziierten Reaktionen. Diese löst der Patient beispielsweise aus, wenn er seine Lage im Bett ändern will und sich dazu mit einer Hand am Bettbügel hochzuziehen versucht. Es kommt zum Beugespasmus in Arm und Hand der gelähmten Seite und zu einem Streckspasmus des gelähmten Beines. Das Lagern muß mit dem Patienten geübt werden, um die falschen Bewegungsmuster zu verhindern. Spasmushemmend ist das Falten der Hände. Der intakte Arm zieht den gelähmten nach vorn und wirkt damit der Adduktion im Schultergelenk, der Flexion im Ellenbogengelenk sowie der Flexion und Pronation im Handgelenk entgegen. Die betreuende Person hilft bei der Bewegung, indem sie dem gebeugten linken Bein eine Stütze bietet. Der Patient kann sich nun selbst mit Hilfe des gesunden Beines nach oben verschieben (Abb 1-6).

Das dritte Bobathsche Behandlungsprinzip kommt beim Aufsitzen des Patienten am Bettrand zur Geltung, nämlich das Bahnen von Gleichgewichtsreaktionen. Der Patient muß lernen, seine Körpermitte neu zu finden. Es wird mit ihm geübt, sein Körpergewicht sowohl auf die kranke wie auf die gesunde Seite zu verlagern (Abb. 1-7).

Die weiteren Mobilisierungsmaßnahmen, welche bereits komplexere Bewegungen des gelähmten Patienten verlangen, müssen von den Schwestern in enger Abstimmung mit der Physiotherapeutin durch-

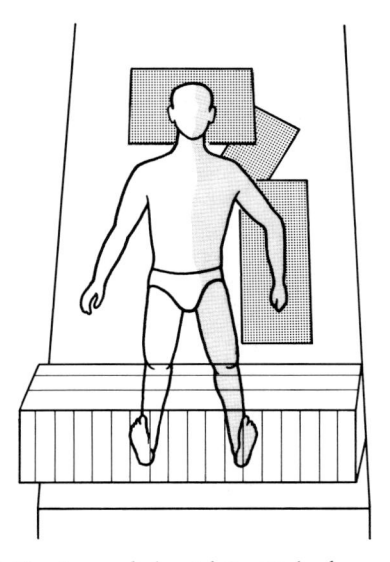

Abb. 1-2: Hemiparese links, richtige Rückenlagerung (nach Chappius, 1981)

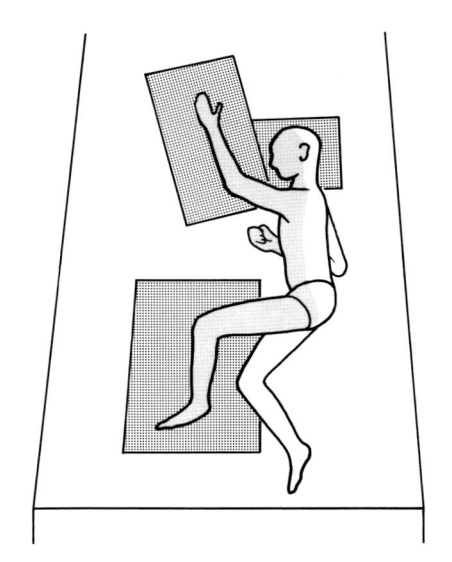

Abb. 1-3: Hemiparese links, Lagerung auf der gesunden Seite (nach Chappius, 1981)

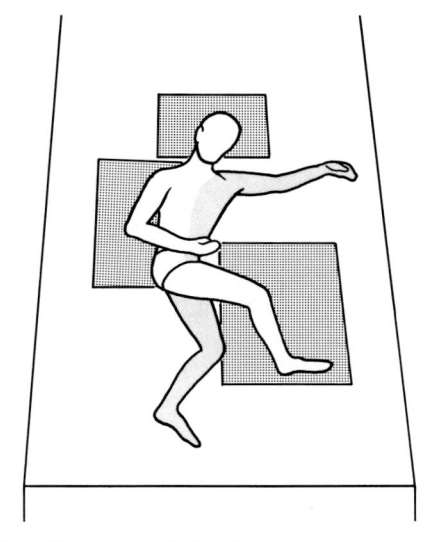

Abb. 1-4: Hemiparese links, Lagerung auf der kranken Seite (nach Chappius, 1981)

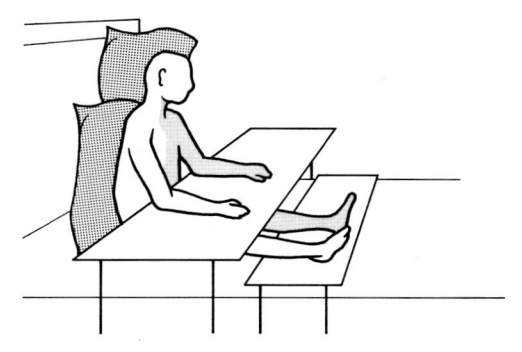

Abb. 1-5: Hemiparese links, richtige Lagerung im Sitzen (nach Chappius, 1981)

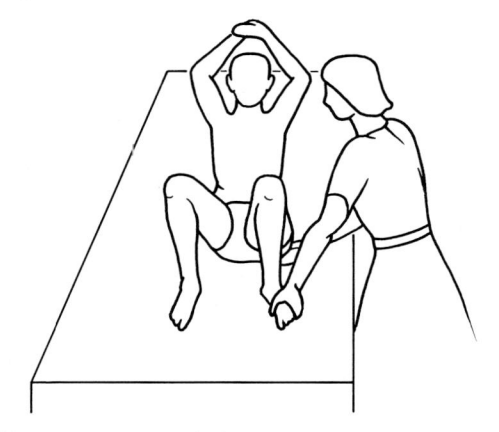

Abb. 1-6: Hemiparese links, unterstütztes Verschieben im Bett (nach Chappius, 1981)

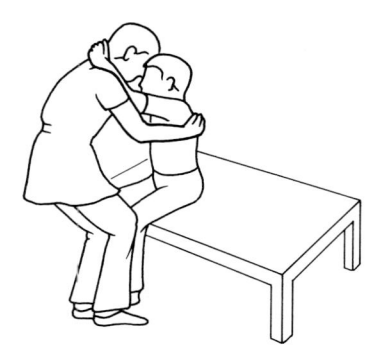

Abb. 1-7: Hemiparese links, korrektes Umlagern in den Rollstuhl (nach Chappius, 1981)

geführt werden, die hier auch die Aufgabe einer Trainerin des Pflegepersonals übernimmt. Dies gilt bis hin zu der Phase, in der sich der Patient in den Aktivitäten des täglichen Lebens üben muß. Die Einhaltung der entsprechenden Behandlungsrichtlinien ermöglicht es nach den gewonnenen Erfahrungen, die Patienten einer Rehabilitation zuzuführen, die es ihm erlaubt, trotz der Behinderung so lange, so gut und so selbständig wie möglich sein Leben zu führen und auch seinen Neigungen und Wünschen entsprechend zu gestalten.

Darüber hinaus erleichtert und beschleunigt der möglichst frühzeitige Einsatz von Hilfsmitteln, wie Vierfuß-Gehhilfen, Rollator und Gehwagen, an denen der Patient auch durch das Pflegepersonal trainiert werden kann, die frühzeitige Mobilisierung.

1.5 Ganzheitliche Pflege des älteren Patienten

Ziel dieser Maßnahmen ist es, dem Patienten die Fähigkeit zur Anpassung an die veränderten Umstände zu vermitteln, diese zu stärken und dadurch zu einer Gesundung beizutragen. Welche pflegerischen Verrichtungen, welches Wissen und Verständnis im physiologischen Bereich erforderlich sind, war Gegenstand der bisherigen Ausführungen. Gerade der ältere Patient erlebt jedoch seine Krankheit als etwas Belastendes, ja sogar Entmutigendes, weil er leicht an seinen Fähigkeiten zweifelt, mit den aufgetretenen und noch auf ihn zukommenden Schwierigkeiten fertig zu werden. Im Lebenslauf eines älteren Menschen finden sich eine Fülle von Erfahrungen, die ihn lehren, daß er gegenüber äußeren Einflüssen und Gegebenheiten machtlos ist, z.B. gegenüber dem körperlichen Abbau, dem Tod des Ehepartners, dem Verlust eines Nahestehenden, dem Umgang mit Behörden oder sozialen Einrichtungen, gegenüber den Veränderungen in Bezug auf gewachsene und für ihn wertvolle Kontakte, um nur einige zu nennen.

Beim kranken alternden Menschen müssen seine Persönlichkeit und seine Gesundheit bzw. seine Krankheit als Ganzes begriffen werden im Sinne von ständig aufeinander einwirkenden Systemen, wie es Erikson (1968) mit den Worten ausdrückte: «Die Vorstellung von einem Ganzen betont die gesunde, organische und in Entwicklung befindliche Gegenseitigkeit zwischen den verschiedenen Funktionen und Teilen eines Ganzen, dessen Grenzen fließend und offen sind».

Werden die geistigen Kräfte des älteren Menschen nicht intakt gehalten oder geweckt, kann deren Verlust in kurzer Zeit einen hohen Grad körperlicher und seelischer Hilflosigkeit bewirken.

1.5.1 Bewahrung der Unversehrtheit der Person und der Beziehungen zur Umwelt

Der ältere Patient braucht deshalb auch psychische Betreuung. Diese muß zwei Prinzipien folgen: Bewahrung der Unversehrtheit der Person und Erhaltung der Beziehung zur Umwelt (Levine, 1973). Die Bewahrung der Unversehrtheit der Person ist nötig in einer Situation, in der der Patient sich selbst der Institution Krankenhaus mit ihren immanenten Strukturen und automatisierten Mechanismen ausgeliefert sieht, die in ihm Gefühle der ängstlichen Beklemmung, des Bedrücktseins, Aufgeregtseins und einer gesteigerten Hilflosigkeit hervorrufen können. Die schwierige Aufgabe in der Betreuung besteht darin, Gefühle, Bedürfnisse und Probleme zu erfahren und dementsprechend ihm mitmenschliche Zuwendung und Begleitung sowie Information und Beratung zu gewähren.

Das bedeutet, eine partnerschaftliche Beziehung zum Patienten aufzubauen und ihn nicht als ein pflegerisches Objekt zu sehen. Daß ein Gefühl des Untergeordnetseins und des Ausgeliefertseins gar nicht erst aufkommt, kann zum Beispiel schon dadurch erreicht werden, daß man den Patienten fragt, wo er gerne den Blumenstrauß haben möchte, und dieser nicht gerade dahin gestellt wird, wo er der Schwester gefällt. Damit der Patient nicht geradezu in Hilflosigkeit eingeübt wird, muß ihm reichlich Gelegenheit gegeben werden, seine Umwelt zu beeinflussen. Es muß vermieden werden, über das allernotwendigste Maß hinaus seine Umgebung und seine Lebensumstände von außen zu «gestalten». «Lassen wir ihm seine verschiedenen vor sich ausgebreiteten Utensilien und raffen sie nicht mit preußischem Ordnungssinn weg!» (Füsgen, 1980). Oder: Wer seine Zimmertür geschlossen wünscht, sollte sie nicht offenstehen lassen müssen.

Es reicht nicht, dem Patienten Medikamente und Diät zu verordnen, er muß seine Diät verstehen, er muß wissen, welche Medikamente er im einzelnen einnimmt, und er sollte auch über deren Wirkungen und mögliche Nebenwirkungen für ihn verständlich aufgeklärt sein. Zur Verminderung ängstlicher Unsicherheit muß der Patient gelehrt werden, Fragen zu stellen und seine Zweifel und Befürchtungen auch mitzuteilen. Die persönliche Integrität erhalten heißt Achtung vor dem Patienten haben, Sorgfalt üben bei der Pflege, Beachten eines individuellen Eigenraumes, Respektieren seiner Gefühle – insbesondere auch des Schamgefühls – und seiner absoluten Entscheidungsfreiheit. Zur aktivierenden ganzheitlichen Pflege ist mehr Zeit erforderlich, aber diese Zeit wird reichlich zurückgewonnen, weil der Kranke und gegebenenfalls auch seine Familie Partner werden, statt passive Befehlsempfänger zu bleiben.

An diesen Beispielen wird deutlich, daß die Bewahrung der Unversehrtheit der Person untrennbar mit der Beziehung des Patienten zu seiner Umwelt verbunden ist. Es ist unabdingbar notwendig, daß dem Patienten geholfen wird, mit seiner Familie, seinen Freunden und Bekannten in Kontakt zu bleiben. Stehen feste Besuchszeiten in den Kliniken dem entgegen, so müssen in entsprechenden Fällen Ausnahmeregelungen möglich sein und auch ausgeschöpft werden. Zur Umwelt des Patienten im weiteren Sinne gehören auch seine geistigen und kulturellen Neigungen und Tätigkeiten. Es sollte ihm deshalb die Möglichkeit gegeben werden, diesen entsprechend zu denken und zu handeln, Zerstreuung zu suchen oder Abwechslung zu finden. Zur Wiederherstellung einer geistigen, sozialen und emotionalen Normalität können schon Kleinigkeiten beitragen, wie das zur Verfügung stellen von Tageszeitungen oder Büchern, die Möglichkeit, mit anderen Patienten Karten zu spielen, und ähnliche Dinge. Die Kommunikation mit anderen kann gefördert werden, indem Patienten, die gleiche Probleme haben, Gruppen bilden, gemeinsam ihren Neigungen nachgehen, ihre Erfahrungen austauschen und ihre Befürchtungen und Hoffnungen mit anderen teilen.

1.5.2 Einstellung des Patienten auf veränderte Realitäten

Zahlreiche Methoden sind entwickelt worden, um die psychische Situation der Menschen im hohen Alter zu verbessern, Methoden, die über das bisher Gesagte hinaus in die Pflege älterer Menschen eingehen können. Vor allem unter den Hochbetagten finden sich Patienten, die sich in ihrer Umwelt nicht mehr voll zurechtfinden. Sie sind zeitweise oder andauernd örtlich und zeitlich desorientiert. Mit der Technik der Realitätsorientierung (Ritter-Vosen, 1977) wird versucht, diesen Patienten pragmatisch wieder Minimalkenntnisse ihrer Umwelt zu vermitteln. Bei den täglichen funktionalen Kontakten zwischen Patienten und Pflegepersonen werden den Patienten bewußt auch immer gezielt Informationen über ihre Umwelt geliefert. So erfährt ein verwirrter Mensch mehrmals am Tag Datum und Uhrzeit. Der Patient und seine Kontaktpersonen werden grundsätzlich mit Namen angeredet. Darüber hinaus erhalten die Patienten durch klare Schrifttafeln mit großen Buchstaben (Zimmernummer, Bad, WC, Küche usw.) Hinweise auf zeitliche und örtliche Gegebenheiten. Reale Objekte (Blumen, Zeitungen, tägliche Gebrauchsgegenstände u. ä.) bieten sich zum Benennen und Kennenlernen an. Heute liegen erst wenige methodisch zuverlässige Untersuchungen über die Wirkung der Hilfen zur Realitätsorientierung vor (Brook et al., 1975). Eine positive Bewertung der Erfolge dieser Technik, auch durch das Pflegepersonal, läßt die Anwendung dieser Methode jedoch auch bei Patienten als geeignet erscheinen, die bisher als therapieresistent und hoffnungslos verwirrt galten.

Neben den bisher erwähnten Grundprinzipien der Pflege und Betreuung des älteren Menschen hat die psychologische Forschung eine Reihe von wertvollen Ansätzen zur psychosozialen Betreuung geliefert. Die Überprüfung ihrer Anwendbarkeit für den klinisch Tätigen ist allerdings noch nicht abgeschlossen. Ausgangspunkt für zahlreiche Studien ist dabei zumindest implizit die «Disuse-Hypothese» (Lehr, 1974). Demnach stellt sich ein höheres Leistungsniveau im Alter durch die Entwicklung von Fähigkeiten und Fertigkeiten während früherer Lebensperioden ein. In Anlehnung an das Sprichwort «wer rastet, der rostet» sollen daher auch im Alter geistige Fertigkeiten durch Übungen gefördert und erhalten werden. In einer für das Krankenpflegepersonal interessanten Untersuchung versuchten Salter und Salter (1975) an überwiegend desorientierten Patienten einer geriatrischen Klinik durch eine Kombination von Maßnahmen verschiedene geistige und körperliche Funktionen zu üben. Die Autoren arbeiteten einmal mit der Technik der Realitätsorientierung. Daneben wurde Wert darauf gelegt, daß die Patienten im Rahmen ihrer Fähigkeiten Aktivitäten des täglichen Lebens wie Essen, Waschen, Körperhygiene, Anziehen, Benutzung der Toilette, Gehen, Treppensteigen, Baden wiedererlernten. Ein zeitliches Limit bestand nicht. Letztlich sollte jeder Patient an einer Freizeitaktivität teilnehmen. Bei guten Leistungen wurden Belobigungen ausgesprochen und Belohnungen gegeben. Fast alle Patienten machten Fortschritte in diesen Aktivitäten des täglichen Lebens. So konnten sich von den 15 Personen, die sich vorher nicht mehr allein ankleiden konnten, nach vier Monaten 10 ohne Hilfe und 3 mit Hilfe anziehen. 9 Personen hatten sich so gebessert, daß sie in weniger pflegeintensive Abteilungen oder zu ihren Familien entlassen werden konnten.

In einer ganzen Reihe weiterer Untersuchungen konnte gezeigt werden, daß bei älteren Patienten durchaus Erfolge in Richtung auf größere Selbständigkeit zu erzielen sind, wenn die Devise «Fördern durch Fordern» berücksichtigt wird. Alle Untersuchungen zeigen aber, mit wieviel Geduld und Zeitaufwand gerechnet werden muß, wenn man zu sichtbaren Erfolgen gelangen will. Aus pragmatischen Gründen steht diese Zeit häufig nicht zur Verfügung, um so mehr muß bei jedem Patienten individuell geprüft werden, welche Schritte in der Nachversorgung notwendig sind, um ihm möglichst große physische und psychische Unabhängigkeit, auch nach durchgemachter Krankheit, wiederzugeben. Um vor den Anforderungen bei der Pflege und Betreuung des älteren Menschen bestehen zu können, müssen diejenigen, die Krankenpflege und Krankenbetreuung ausüben, stets das Interesse und den Wunsch haben, weiterhin sich zu entfalten und zu reifen. Gewiß muß eine Ausbildung stattfinden, die es dem Einzelnen ermöglicht, die Herausforderung der Pflege und Betreuung des älteren Menschen anzunehmen. Hierzu ist es notwendig, schon während der Ausbildung anzufangen, die Prinzipien der neuen ganzheitlichen Pflege beim älteren Menschen in die Tat umzusetzen. Nicht mehr nur eine Lebensverlängerung des älteren Patienten durch eine medizinisch einwandfreie Pflege, sondern die Förderung der für das Individuum maximal erreichbaren Gesundheit und Leistungsfähigkeit muß das Ziel werden, an dem wir uns orientieren.

Literatur

ABDELLAH, F.G., BELAND, J.L., MARTIN, A., MATHENEY, R.V.: Patient-centered Approaches to Nrusing New York: Macmillan, 1960

BBATH, B.: Die Hemiplegie Erwachsener, Stuttgart, Thieme, 1980

BROO, P., DEGUN, G., MATHER, N.: Reality orientation, a therapy for psychogeriatric patients: a controlled study. British Journal of Psychiatry 1975/127, p. 42–45

CHOBANIAN, A.V., LILLE, R.D., TERCYAH, A.: The metabolic and hemodynamic effects of prolonged bedrest in normal subjects. Circulation 49, 551 (1974)

ERIKSON, E.: Identity-Youth and Crisis, New York, W.W. Norton Company, 1968, p. 81

FÜSGEN, I.: Pflege und Betreuung des chronisch kranken, alten Menschen zu Hause, Stuttgart, Thieme 1980

HENDERSON, V.: Grundregeln der Krankenpflege, Weltbund der Krankenschwestern, Genf, 1965

KING, I.: Toward a Theory of Nursing. New York, Wiley, 1971

KOBB, U.: Die Misere des Subjekts in der geriatrischen Rehabilitation. Z. Gerontologie, 12/1979, S. 417–425

LEHR, U.: Psychologie des Alterns, 2. Auflage. Quelle und Meyer, Heidelberg, 1974

LEHR, U.: Psychologische Aspekte, aktuelle gerontologie 8/1978, S. 37–48

LEVINE, M.E.: An Introduction to Clinical Nursing. 2. Auflage, Philadelphia: Davis 1973

LEVINE, M.E.: Holistic Nursing. Nursing Clinics of North America, Vol. 6, Nr. 2, June 1971, p. 253–263

NIGHTINGALE, F.: Ratgeber für Gesundheits- und Krankenpflege, 2. Auflage, Leipzig: Brockhaus 1877

ORLANDO, I.: The Dynamic Nurse-Patient Relationship. New York: Putman, 1961

PEPLAU, H.: Interpersonal Relations in Nursing. New York: Putnam, 1961

POLETTE, R.: Les soins infirmiers. Theories et concepts. Paris: Le Centurion, 1978

RITTER-VOSEN, XENIA: Der ältere Mensch als Adressat agogischer Zuwendung. Inaugural-Dissertation an der Philosophischen Fakultät, Köln, 1977

ROGERS, C.: The theoretical Basis of Nursing. Philadelphia: Davis 1970

ROGER, N., LOGAN, W., THIERNEY, A.J.: The Elements of Nursing. Edinburgh: Livingston, 1980

ROY, C.: Introduction to Nursing, an Adaption Model. Englewood Cliffs: Prentice Hall, 1976

SALTER, C.: Effects of an individualized activity program

SALTER, C.A.: On Elderly patients. The gerontologist 1975, 15, p. 404–406

SCHUBERT, R. (Hrsg.): Diagnostische und therapeutische Probleme in der Multimorbidität in der Geriatrie. Ber. Symposium d. Dt. Ges. f. Gerontol. (Febr. 1971 in Nürnberg), Banaschewski-Verl., München, 1972

SELIGMAN, M.E.P.: Erlernte Hilflosigkeit. Urban u. Schwarzenberg, München 1979

ZILLI, A.: The immobilisation syndrome in the elderly patient. Mod. Geriatrics, 1971, I, 478–484

ZINNECKER-MALLMANN, K.: Aktuelle Diskussion: Erfahrungsbericht einer Psychologin im Altersheim. act. geront. 1976/6, S. 437–440

2 Rehabilitative Maßnahmen

J. Rustemeyer

2.1 Begriffsbestimmung

Das aus dem Lateinischen stammende Wort «Rehabilitation», ins Deutsche etwa mit «Wiederherstellung einer Fähigkeit, eines Könnens» zu übertragen, ist zum Kennwort und Begriff eines umfassenden Konzepts geworden, durch Krankheit oder Behinderung beeinträchtigten Menschen in bestmöglicher, alle betroffenen Lebensbereiche einbeziehender Weise zu helfen. Nach der Definition Wiedemanns (1977) ist Rehabilitation das Bemühen um «die objektivierte Idee von der denkbar besten Koordinierung des gesellschaftlichen und einzelpersönlichen Interesses», dessen Ergebnis nicht immer eine restitutio ad integrum, aber doch eine restitutio ad optimum sein kann und muß.

Daß dieses Konzept nicht allein von medizinischen Maßnahmen getragen wird, sondern ein interdisziplinäres Ausmaß haben muß, liegt auf der Hand. Wichtige Teilbereiche sind u.a. in der Soziologie, Psychologie und auch Pädagogik gelegen.

Die nachfolgenden Ausführungen werden schwerpunktmäßig auf den medizinischen Bereich ausgerichtet sein, wobei jedoch versucht wird, die Kooperation mit den begleitenden nichtmedizinischen Arbeitsgebieten deutlich werden zu lassen.

2.2 Bedeutung der geriatrischen Rehabilitation

Der gewaltige Aufschwung, den die Rehabilitation als Gesamtmaßnahme in der Bundesrepublik Deutschland in den letzten drei Jahrzehnten genommen hat, hat mehrere Ursachen, von denen lediglich die Auswirkungen des Zweiten Weltkriegs und die wachsende Bedeutung berufsfähigkeitserhaltender Maßnahmen genannt werden sollen. Ein Rehabilitationsbemühen am Menschen jenseits des Berufsalters fand in den ersten 1 1/2 Jahrzehnten nach dem Zweiten Weltkrieg in der BRD nur in spärlichem Umfang statt, während in anderen europäischen Ländern und in den USA schon damals umfangreiche Erfahrungen in der geriatrischen Rehabilitation mit ermutigenden Ergebnissen gewonnen wurden. Erst der Druck des ständig wachsenden Anteils alter Menschen an der Gesamtbevölkerung und damit der zunehmenden Zahl rehabilitationsbedürftiger Betagter, die infolge der fortschreitenden Umstrukturierung des Familiengefüges von der Groß- zur Kleinfamilie mit Absonderung der alten Generation nicht mehr im Familienverband versorgt und gepflegt werden konnten, führte auch bei uns zur Einrichtung geeigneter Institutionen zur Rehabilitation älterer Menschen. Der alle Möglichkeiten übersteigende Bedarf an Pflegeplätzen und die erdrückenden sozialen Belastungen förderten diese Bemühungen, deren wichtigstes Ziel aus sozialpolitischer Sicht die Erhaltung bzw. Wiederherstellung der Selbsthilfefähigkeit des alternden Bürgers ist.

Gewonnene Erfahrungen und erzielte Erfolge begünstigten diese Entwicklung. Die Folge ist eine seit Jahren in ständigem Wachsen begriffene Zahl durchgeführter Rehabilitationsmaßnahmen an über 65jährigen Rehabilitanden (Bronisch, 1975) und geriatrischer Rehabilitationseinrichtungen.

2.3 Gesetzliche Grundlagen; Kostenträger

Neue gesetzliche Regelungen und Erlässe erbrachten erweiterte Möglichkeiten für die Durchführung rehabilitativer Maßnahmen, die nunmehr *allen* Bundesbürgern unabhängig vom Lebensalter rechtlich zustehen (Scholz, 1980). Die administrativen Einzelheiten der gesetzlichen Grundlagen der Rehabilitation können in diesem Rahmen nicht abgehandelt werden. Hingewiesen sei lediglich auf die Meldepflicht des Arztes über jeden Behinderten und Rehabilitationsfähigen und auf den Einsatz des Meldebogens nach Paragraph 368 s RVO. (Einzelheiten s. entsprechende Fachliteratur, u.a. Jung, 1975; Scholz, 1980; Flörkemeier, 1980.)

Die Frage nach dem *Kostenträger* richtet sich u.a. nach Art, Ort und ggf. Institution der jeweiligen Rehabilitationsmaßnahme. Grundsätzlich sind die LVA und BfA, unter bestimmten Voraussetzungen auch die Berufsgenossenschaften, aber beim über 65jährigen Behandlungsbedürftigen überwiegend die gesetzlichen und privaten Krankenversicherungen zuständig. Einzelheiten mögen auch hier der einschlägigen Fachliteratur entnommen werden (u.a. Stroebel, 1975).

Ziel der Bestrebungen ist die «Koordinierung des gesellschaftspolitischen und einzelpersönlichen Interesses» im Sinne einer möglichst effizienten Kosteneinsparung sozialer Belastungen einerseits und andererseits einer optimalen Verbesserung der Lebensqualität des Individuums bis ins Alter. Inwieweit jedoch damit die vom politischen Podium deklarierte «Chancengleichheit» für den altgewordenen Bürger als Rehabilitand erreichbar ist, ist naturgemäß weniger eine Frage gesetzlicher Regelungen als vielmehr eine solche der nachfolgend dargelegten biologischen Gegebenheiten im Senium.

2.4 Biologische Grundlagen der Rehabilitation im Alter

2.4.1 Physiologische Kennzeichen des alternden Organismus

Rehabilitationsprogramme folgen in jedem Lebensalter einem mehr oder weniger allgemeingültigen Basiskonzept. Im Involutionsalter unterscheidet sich der alternde Organismus jedoch durch eigene Besonderheiten von den üblichen Merkmalen des reifen Alters, und zwar in einem Umfang, der eine gesonderte Betrachtung und Berücksichtigung bei den meisten Rehabilitationsmaßnahmen erfordert. Entsprechend qualifizierte Ausbildungsstätten sollten daher das für die geriatrische Rehabilitation notwendige Fachwissen vermitteln (Strax, 1979).

Ein näheres Eingehen auf die besonderen physiologischen Merkmale des alten Menschen ist im Rahmen einer Abhandlung über Rehabilitation nicht möglich. Ich beschränke mich daher auf die Erwähnung zweier im gegebenen Zusammenhang relevanter Eigenheiten von grundlegender Bedeutung:

2.4.1.1 Reduziertes Adaptationsvermögen und vergrößerte interindividuelle Variation

Der ältere Mensch ist generell durch ein mehr oder weniger großes biologisches Defizit gegenüber dem jüngeren gekennzeichnet (Strehler, 1959). Dieses Defizit ist u.a. das Ergebnis einer Entwicklung, welche von vielen Autoren auf die alterstypische Reduktion des Adaptationsvermögens bezogen wird, die als Charakteristikum des Alterns lehrsatzartig herausgestellt wurde (Verzár, 1965; Boulière, 1948; Lorenz, 1965; Shock, 1962; Bronisch, 1975).

Rezessive Adaptationskraft ist eine Grundeigenschaft jeder alternden lebenden Substanz und in gleicher Weise wie das Altern selbst eine Funktion der Zeit. Das Adaptationsvermögen ist die Fähigkeit jedes Organismus, seine lebenserhaltenden inneren Erfordernisse (inneres Milieu, Homöostase) den Umweltbedingungen (äußeres Milieu) erfolgreich anzupassen. Bei jedem höheren Lebewesen ist es die Resultante aus der Wirkung zahlreicher z.T. konkurrierender Einzelfaktoren, z.B. der nachlassenden Organfunktion einerseits und der aus Erfahrungsbildung gewonnenen Kompensationsmechanismen andererseits. Beim Menschen überwiegen vom 5. Lebensjahrzehnt an die involutiven und degenerativen Prozesse in solchem Umfange, daß sich (bei graphischer Darstellung) ein Adaptationsfähigkeitsverlust mit immer steiler abfallendem Kurvenverlauf ergibt (Erbslöh, 1969).

Das jeweilige aktuelle Ausmaß der Einschränkung des Adaptationsvermögens bestimmt (namentlich bei Projektion auf die zugehörigen Umweltbedingungen) die Größenordnung der individuellen Rehabilitations*bedürftigkeit* und zugleich diejenige der individuellen Rehabilitations*fähigkeit*. Es determiniert u.a. den Grad der körperlichen Belastbarkeit als wichtigstes Kriterium der körperlichen Rehabilitation.

Der Abfall der allgemeinen Leistungskurve ist umso steiler, je schneller und schwerer die Organverschlechterungen verlaufen und je ineffektiver die Kompensationsmechanismen werden. D.h. beim sog. «gesunden» Altern findet sich ein relativ flacher Kurvenabfall (s. Abb. 2-2), und je mehr der Alterungsprozeß dem Pathologischen nähert oder schon in diesen Bereich eintritt, umso steiler abwärts wendet sich die Kurve. Dabei sind die Übergänge vom noch Normalen zum schon Pathologischen umso fließender, je älter das Individuum ist.

Schon hierdurch wird die Beurteilung der Rehabilitierbarkeit alter Behinderter erschwert, in noch stärkerem Maße aber durch die alterstypische vergrößerte interindividuelle Variation. Letztere findet ihren Ausdruck in der mit zunehmendem Alter ständig wachsenden Streubreite aller physiologischen und pathophysiologischen Meßwerte und Verhaltensweisen (Verzár, 1965; Welford, 1958; Gottstein et al., 1963; Thomae, 1980). Abb. 2-1 macht deutlich, daß die Leistungsentwicklung im Alter dem oben angegebenen Abfall der Leistungskurve folgt, daß dabei aber die individuellen Leistungen z.T. hoch über und z.T. weit unter den Mittelwerten liegen. Damit kann die Abschätzung der körperlichen Belastbarkeit alter Rehabilitanden überaus schwierig sein. Zahlenangaben über Normwerte im hohen Alter sind problematisch wegen der enormen Variation und wegen der fließenden Übergänge vom noch Normalen zum schon Pathologischen. Die meisten Untersuchungen enden beim 65. oder 70. Lebensjahr; im Bereich der darüberliegenden Altersgruppen wird extrapoliert. So ist auch die Angabe über die maximale Pulsfrequenz (200 minus Lebensalter in Jahren) im hohen Alter nur begrenzt zutreffend.

Das oft zitierte große Risiko körperlich trainierender Rehabilitationsmaßnahmen im Alter läßt sich daher nur durch sorgfältige ärztliche Befunderhebung mit bestmöglicher Bestimmung der *individuellen* Belastbarkeitsgrenze, ggf. unter Einbeziehung geeigneter Meßmethoden (z.B. Ergometrie-EKG und Spiroergometrie), vor Beginn einer belastenden Behandlung und durch engmaschige klinische Kontrollen während der Behandlung senken.

Bei alten Rehabilitanden, die für Ergometrie-Untersuchungen ungeeignet sind, und bei Fehlen entsprechender

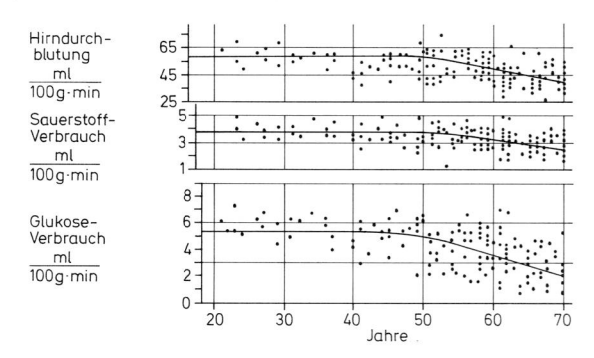

Abb. 2-1: Hirndurchblutung, Sauerstoffversorgung und Glucoseverbrauch bei gesunden Probanden in Abhängigkeit vom Alter (Gottstein, 1967)

Meßplätze kann auf folgende Weise eine grobe Bestimmung der Belastbarkeit erreicht werden: Der Arzt läßt den Probanden z. B. mittels einer krankengymnastischen Übung unter ständiger Kontrolle von Puls, Atmung, Blutdruck und möglichst auch intermittierender EKG-Schreibung submaximal belasten. Von dem registrierten höchsten Pulsfrequenzwert werden ca. 20 Schläge/min. subtrahiert. Die so gewonnene Pulszahl wird als oberer Grenzwert für die körperlich trainierende Rehabilitation gesetzt. Sie entspricht in etwa sowohl der allgemeinen Empfehlung: 180 minus Lebensalter als obere Pulsrichtzahl für körperliches Training, als auch der sog. $^3/_4$-Belastung (s.u.), hat jedoch den Vorteil einer individuellen Bestimmung. Die Belastungsdauer sollte mindestens 5 Minuten und maximal 20 minuten betragen, der Einsatz ein- bis maximal zweimal täglich erfolgen.

2.4.1.2 Nachweismethoden und Meßwerte zur Bestimmung der körperlichen Leistungsfähigkeit im Alter

Im vorgegebenen Rahmen können nur kurze Hinweise auf wenige der gängigsten Nachweismethoden und Meßwerte gegeben werden, die sich bei der Erfassung der Leistungsbreite des alten Menschen bewährt haben: Die Bestimmung der *maximalen O_2-Aufnahme* gesunder Probanden zeigt im Alternsgang vom 20. bis 80. Lebensjahr ein Absinken um etwa 50%, wie es die Abb. 2-2 darstellt. Dieser Rückgang resultiert im kardialen Bereich aus der Abnahme des maximalen *Herzzeitvolumens*, welches seinerseits limitiert wird durch das immer stärker reduzierte maximale *Schlagvolumen* und durch die Herabsetzung der *maximalen Pulsfrequenz* (für welche die schon genannte grobe Regel gilt: maximale Minutenfrequenz = 200 minus Alter in Jahren).

Im pulmonalen Bereich ist die Abnahme der *maximalen Ventilationsleistung* zu nennen (s. Abb. 2-3), vom 20. bis 70. Lebensjahr sich gleichfalls um ca. 50% verringernd infolge des fortschreitenden Elastizitätsverlustes des Lungengewebes und des knöchernen Thorax, auch ablesbar am Verhalten des *Atemgrenzwertes*. (Weitere Einzelheiten mögen den entsprechenden speziellen Kapiteln dieses Bandes sowie der einschlägigen Fachliteratur entnommen werden, z.B. Hollmann et al., 1978.)

2.4.2 Pathophysiologische Kennzeichen: Alternstypische Variation der klinischen Symptome und Multimorbidität; Ausmaß und Konsequenzen

Es ist nicht nur die schwierige Beurteilbarkeit der Belastbarkeitsgrenze die Alleinursache der bekannten hohen Quote an Zwischenfällen bei der körperlichen Rehabilitation Betagter. Die alterstypische vergrößerte Variation tritt auch in der Form einer außerordentlichen Vielfalt und Wechselhaftigkeit der Abwandlung der vom Menschen im mittleren Lebensalter gewohnten und bekannten klinischen Symptome hervor. Alle Symptome können verstärkt oder undeutlicher als üblich auftreten, ganz anders ausfallen oder völlig fehlen, und zwar umso häufiger und variabler, je älter der Rehabilitand ist.

Von besonderer Relevanz im Bereich der körperlichen Rehabilitation ist die Häufigkeit oligo- oder asymptomatischer Herzinfarkte, z.B. unter krankengymnastischer Behandlung. Die üblichen, Gefahren signalisierenden Symptome, z.B. einer körperlichen Überlastung, können fehlen oder so untypisch oder abgeschwächt sein, daß sie nicht oder nicht richtig gedeutet werden (Schulz, 1975). Hierauf ist ein Teil der gefürchteten, plötzlich auftretenden tödlichen Komplikationen bei der körperlich trainierenden geriatrischen Rehabilitation zurückzuführen.

Die stärkste Einengung der Rehabilitationsmöglichkeiten im Senium bewirkt jedoch die alterstypische Multimorbidität (Schubert, 1975). Nicht nur die Zahl, sondern auch die Schwere der gleichzeitig vorliegenden Krankheiten nimmt im Alternsgang kontinuierlich zu (Rustemeyer, 1968). Wir ermittelten bei mehrjährigen Erhebungen an unserem Patientengut einen Mittelwert von 4,5 gleichzeitig vorliegenden Krankheiten, was in etwa den meisten Angaben der Literatur entspricht (Brocklehurst, 1980). Dabei liegt die Konstellation der krankhaften Veränderungen häufig so, daß nicht nur eine addi-

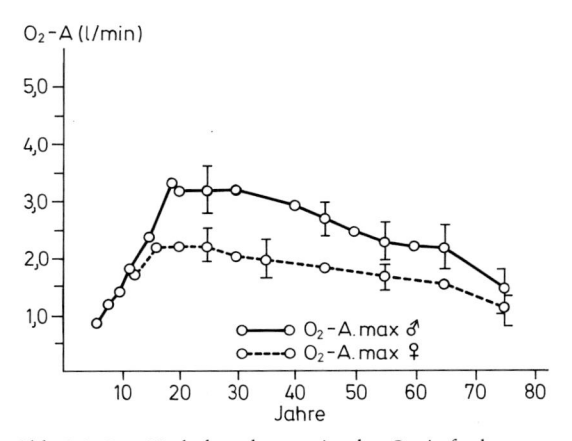

Abb. 2-2: Das Verhalten der maximalen O_2-Aufnahme pro Minute bei gesunden männlichen und weiblichen Personen im Laufe des Lebens (n = 2834) (Hollmann, 1980)

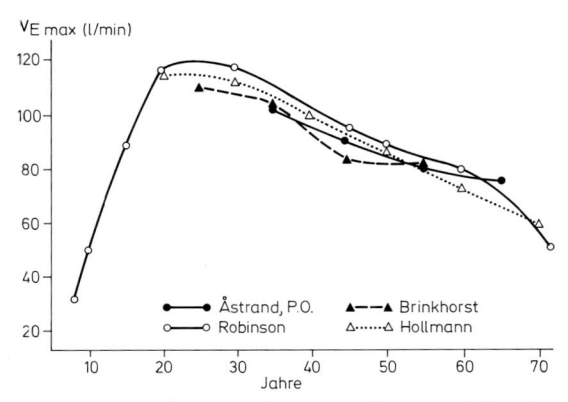

Abb. 2-3: Das Verhalten der maximalen Ventilation bei maximaler dynamischer Arbeit großer Skelettmuskelgruppen gesunder Personen verschiedenen Alters. Vergleichende Werte mehrerer Untersucher (nach Hollmann, 1978)

tive, sondern eine potenzierte beeinträchtigende Wirkung auf die körperliche Rehabilitierbarkeit bewirkt wird: z.B. durch die Kombination einer kardialen Insuffizienz mit einer pathologischen Einschränkung der Atemleistung, einer Adipositas und mit schweren Arthrosen der Hüft- und/oder Kniegelenke (s. Häufigkeitsskala der Krankheiten der über 65jährigen des Statistischen Bundesamtes; Rustemeyer, 1968). Die Ungunst dieser Kombination braucht nicht näher erörtert zu werden.

Es gehört daher zum klinischen Alltag der körperlichen geriatrischen Rehabilitation, daß geeignete Maßnahmen zur Vergrößerung oder sogar erst zur Schaffung eines Rehabilitationspotentials vorangestellt werden müssen. So waren etwa 84% unserer Patienten bei der Aufnahme ganz oder überwiegend bettlägerig. 62% hatten eine oder mehrere dekompensierte Krankheit(en) (am häufigsten dekompensierte Herzinsuffizienz), so daß die klinische Regelbehandlung bis zur Rekompensation im Vordergrund stand. Es ist aber nachdrücklich darauf hinzuweisen, daß rehabilitative Maßnahmen in richtig bemessener Intensität und geeigneter Methode schon im Stadium der Dekompensation, ja sogar der Intensivbehandlung einsetzen sollten, natürlich mit Ausnahme derjenigen akuten Erkrankungen, die eine absolute Ruhigstellung des Patienten erfordern. In vielen Fällen, z.B. bei der Hemiplegie nach Hirninfarkt, kann das Ausbleiben der frühen Bewegungstherapie zum Immobilisationssyndrom (Zilli, 1980) führen und die Rehabilitierbarkeit erheblich beeinträchtigen oder sogar weitgehend unmöglich machen, u.a. durch unüberwindbare Gelenkkontrakturen oder -fehlstellungen. Dieser an sich allgemeingültige Hinweis hat in der geriatrischen Rehabilitation besondere Bedeutung, weil in keinem Lebensalter eine so schicksalentscheidende Diskrepanz zwischen Bewegungserfordernis und Bewegungsbereitschaft besteht wie im Alter. Die Häufigkeit von Gelenkversteifungen nach gelenknahen Frakturen, Paresen etc. steigt im Alternsgang oberhalb des 7. Lebensjahrzehnts sprunghaft an. Die Frühmobilisierung gilt daher als eine der Hauptforderungen bei der geriatrischen Rehabilitation.

2.4.3 Belastbarkeitsbegrenzung und Belastungserfordernis

Ein weiteres typisches Dilemma der körperlichen geriatrischen Rehabilitation liegt in folgendem Problem: Während die dargelegten Schwierigkeiten und Risiken einerseits größte Vorsicht bei jeder belastenden körperlichen Rehabilitationsmaßnahme verlangen und eher eine zurückhaltende Behandlungsweise fordern sollten, zeigt die Erfahrung, daß andererseits häufig kein befriedigendes und den therapeutischen Aufwand rechtfertigendes Rehabilitationsergebnis erreicht wird, wenn die Bewegungstherapie nicht doch bis in die Nähe der Grenze der Belastbarkeit vordringt. Sie verbleibt sonst im trainingsineffektiven Bereich und verpufft. Die sog. $^2/_3$-Belastung, die in der Rehabilitation als Faustregel gilt, muß nach neueren Erfahrungen beim alten Patienten eher eine $^3/_4$-Belastung sein, wie unter Abschn. 2.4.1 angegeben. Die von manchen Rehabilitationsstätten trotz langzeitiger Maßnahmen erbrachten relativ niedrigen Besserungsquoten sind teilweise auf eine ungenügende Trainingsintensität zurückzuführen. Mut und Legitimation zur effektiven Belastung seines alten Behinderten kann aber nur der sorgfältige und einschlägig erfahrene Rehabilitator haben.

2.4.4 Trainierbarkeit im Senium

Das bis hierher aufgezeigte Bild der geriatrischen Rehabilitation erweckt ohne den nachfolgenden Aspekt einen unzutreffend negativen Eindruck. Die gesamte Leistungsfähigkeit des gealterten Organismus ist zwar reduziert, aber keineswegs aufgehoben. Vielmehr ist bis ins höchste Alter hinein generell eine Trainierbarkeit mit nachfolgender Leistungsverbesserung erhalten – sofern nicht unüberwindbare Krankheitsprozesse entgegenstehen – und zwar sowohl im körperlichen als auch im psychischen Bereich. Dieser Sachverhalt ließ sich im Rahmen der Grundlagenforschung auch im Tierversuch nachweisen, wie neben anderen Forschern Verzàr (1965) an alten und sehr alten Versuchstieren nach körperlichem und psychischem Training eindrucksvoll zeigen konnte. Hollmann (1980) hat in mehreren Untersuchungen die körperliche Trainierbarkeit des Menschen bis ins 8. Lebensjahrzehnt an einer Reihe physiologischer Parameter dargestellt (s. Abb. 2-4).

Auf die erhaltene psychische Trainierbarkeit, z.B. im Sinne des bis ins Senium bestehenden und auch dann noch steigerungsfähigen Lern- und Erinnerungsvermögens, haben u.a. Thomae (1973; 1980) und Lehr (1972; 1975) in zahlreichen Veröffentlichungen hingewiesen.

Die erhaltene Trainierbarkeit als eine auch der allgemeinen Erfahrung geriatrisch tätiger Ärzte entsprechende Tatsache ist eine der Grundlagen der Berechtigung rehabilitierender Maßnahmen auch im hohen Alter.

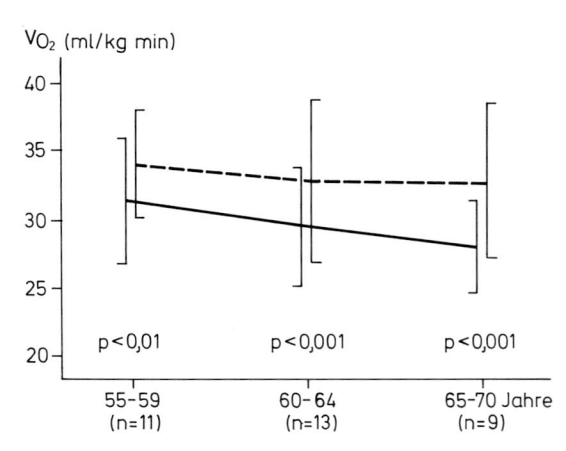

Abb. 2-4: Das Verhalten der maximalen O_2-Aufnahme (ml/min/kg) vor (———) und nach (- - - -) einem 10wöchigen Ausdauertraining 55- bis 70jähriger Personen (nach Liesen, zitiert nach Hollmann, 1980)

2.4.5 Trainingsmodalitäten beim alten Behinderten

Entsprechend der Vielfalt der Einzelaspekte, die bei der Rehabilitation des betagten Individuums Berücksichtigung erfordern, können hier keine Einzelheiten zum praktischen Vorgehen angeführt werden. Es sollen lediglich einige allgemeingültige Gesichtspunkte folgen.

Bei körperlichen Rehabilitationsmaßnahmen sind grundsätzlich solche Übungen zu vermeiden, die mit kurzzeitigen maximalen oder auch submaximalen Muskelbelastungen einhergehen (langzeitige verbieten sich von selbst und lassen sich im Alter auch kaum erbringen). Dies gilt sowohl für Bewegungsarbeit (z.B. bei Lauf- oder Treppenbelastung) als auch für isometrische Spannungsarbeit. Die Gründe liegen einmal in der (Patho-)Physiologie des gealterten Muskels selbst (ungünstige Auswirkung rein anaerober Energielieferung usw.; Hollmann, 1980), ferner in dem im Alter überproportionalen systolischen Blutdruckanstieg bei starker körperlicher Anstrengung und der damit sowie mit dem reaktiven Pulsfrequenzanstieg verbundenen kardialen Belastung, die zu einem intolerablen Sauerstoffdefizit im Myokard mit Infarktfolge führen kann. Aber auch ein ausgesprochenes Ausdauertraining überfordert den Untrainierten leicht (Kraus, 1978). Am besten geeignet sind harmonisch-rhythmische Bewegungsabläufe, die dem natürlichen Bewegungsverhalten des älteren Menschen entsprechen und der individuellen Leistungsfähigkeit des Behinderten angemessen sind. Dabei sollte immer wieder die gesamte (noch) gegebene Beweglichkeitskapazität des Behandelten ausgeschöpft werden. Je mehr Muskeln und Muskelgruppen sinnvoll in den Übungsablauf einbezogen werden können, umso wirkungsvoller ist im allgemeinen die Therapie. Daher stellt das Schwimmen im warmen Wasser auch im Alter den Idealfall einer körperlichen Übung dar. Alle Bewegungsabläufe sollen gut verstanden und nachvollzogen werden können. Überforderungen sind zu vermeiden. Häufig muß die Auswahl der wichtigsten Maßnahmen nach Art einer richtig bemessenen Schwerpunktbildung (s. Abschn. 2.5.3) vorgenommen werden. Resümee: gemäßigte muskuläre Bewegungsübungen, die mit der o.g. $^{2}/_{3}$- bis $^{3}/_{4}$-Belastung des Herz-Kreislauf-Systems vereinbar sind, nach dem Prinzip: Nicht zu lange, dafür lieber öfter (Rusk, 1977). Mit der damit zugleich beachteten Grundforderung geriatrischer Rehabilitation: «maximale Wirkung bei minimaler Gefährdung» wird zumeist auch das erreichbare Trainingsoptimum gewonnen.

2.5 Die Indikation zur Rehabilitation im Alter

2.5.1 Allgemeine Richtlinien

Die Indikationsstellung zu Rehabilitationsmaßnahmen folgt unter Ausrichtung auf die eingangs dargelegte Definition und Zielsetzung des Begriffs «Rehabilitation» (s. Abschn. 2.1) im Senium den gleichen grundlegenden Richtlinien wie in allen anderen Altersbereichen. Mit zunehmendem Lebensalter verliert jedoch die Determinante «Erwerbsfähigkeit» an Gewicht und diejenige der Selbsthilfefähigkeit tritt immer mehr in den Vordergrund.

Rehabilitationsmaßnahmen sind im allgemeinen ein Angebot und eine Leistung der Gesellschaft für das hilfsbedürftige Individuum. Es liegt nahe, daß auch bei der Indikationsstellung das gesellschaftliche Interesse üblicherweise etwa gleichwertig neben dem Individualinteresse rangiert. Die Wahrung beider Interessen am selben Rehabilitationsobjekt bereitet meist keine Schwierigkeiten, sofern mit der Wahrnehmung des Gemeinschaftsinteresses auch das persönliche Interesse gewahrt wird und umgekehrt, was ganz überwiegend der Fall ist.

Während des Berufsalters richten sich beide Interessen auf die Erhaltung der Berufsfähigkeit des Rehabilitanden. Beim Rentner liegt das Hauptinteresse der Gesellschaft darin, die Pflegebedürftigkeit des Behinderten zu vermeiden, klein zu halten oder aufzuschieben (Bennett, 1980). Da Pflegebedürftigkeit fast immer eine mehr oder weniger große Einbuße an Unabhängigkeit und Selbstbestimmungsmöglichkeit bedeutet, oft sogar den Verlust des gewohnten Lebensraums, pflegen sich auch hier Gemeinschafts- und Einzelinteresse zu decken. Im Senium kommt es aber dennoch häufiger als bei der allgemeinen Rehabilitation der Jüngeren zu divergierenden Rehabilitationsbedürfnissen der beiden Interessensbereiche, die dem Rehabilitator schwierige Entscheidungen abverlangen. Dem Arzt sollte jedoch die körperliche und seelische Hilfsbedürftigkeit seines alten Patienten die primäre Richtschnur bei jeder Überlegung zur Indikation geriatrischer Rehabilitation sein.

Die Frage, welche Bedeutung dem *Alter* des Behinderten als limitierendem Faktor bei der Indikationsstellung zu Rehabilitationsmaßnahmen zukommt, ist damit zu beantworten, daß das kalendarische Alter wenig aussagt über die biologische Leistungsfähigkeit (Shock, 1962). Wie bereits ausgeführt, ist Rehabilitation aufgrund der erhaltenen Trainierbarkeit auch im hohen Alter noch möglich und wirksam. Eine Begrenzung nach Lebensjahren ist daher nicht vertretbar. Die Indikation muß in jedem Alter individuell gestellt werden.

Nach allgemeiner Erfahrung gelten folgende Lebenssituationen als die drei typischen Indikationsbereiche geriatrischer Rehabilitation:

1. Noch hilfsbedürftiger Zustand nach durchgemachter *akuter Erkrankung* zur Rückgewinnung der Fähigkeit, das gewohnte Leben (z.B. in der eigenen Wohnung) wieder zu meistern: kurative Rehabilitation.

2. Im Status *chronischer Krankheit oder Behinderung* zur erzielbaren Verbesserung oder Vermeidung der Verschlechterung der Situation (z.B. zur Erhaltung des Verbleibens in der eigenen Wohnung): «erhaltende oder conserving Rehabilitation».

3. Bei *drohender Verschlechterung* des Gesundheitszustandes zur Abwendung der Bedrohung (z.B. bei drohendem Verlust der Selbsthilfefähigkeit): «präventive Rehabilitation» (Steinmann).

2.5.2 Die Beurteilung der Rehabilitationsbedürftigkeit

Das Fundament der Indikationsstellung muß u.a. die Einschätzung des Ausmaßes der Rehabilitationsbedürftigkeit sein. Auch hier ist die angemessene Beurteilung oftmals weitaus schwieriger als beim Jüngeren. Nicht zuletzt spielt die Frage nach der noch verbliebenen Lebenserwartung mit hinein wie auch diejenige nach dem noch erhaltenen *bewußten* Leben und Erleben. Sehr hohes Alter und stärkere mentale Beeinträchtigung führen den Rehabilitator naturgemäß zu zurückhaltenderer Indikationsstellung.

Mehrere Aspekte sind einzubeziehen: Das Maß der Rehabilitationsbedürftigkeit sollte stets
- am betroffenen Individuum selbst,
- an dessen sozialem (personalem) Umkreis (Familie, Betreuer) und Lebensraum (Wohnbereich) und
- am Interesse der Gemeinschaft

synoptisch geprüft werden. Voraussetzung dafür ist eine medizinische und soziale Befunderhebung bzw. Situationsanalyse.

An die medizinische Befundung des Patienten richten sich die Fragen:
1. Wie groß ist der vorliegende Schaden (impairment)?
2. Wie stark ist die damit verbundene funktionelle Beeinträchtigung (disability)?
3. Wie eingreifend ist die resultierende Behinderung der Lebensführung (handicap)?
4. Wie groß ist das Ausmaß des körperlichen und psychischen Leidens unter der Gesamtbehinderung und deren Auswirkungen?

Die soziale Situationsanalyse umfaßt u.a. die Punkte:
1. Wie stark wird der soziale Umkreis des Behinderten (Bezugspersonen) durch die Auswirkung der Behinderung beeinträchtigt?
2. Wie groß ist die Diskrepanz zwischen den Anforderungen der gegebenen äußeren Lebens*situation* (z.B. im eigenen Wohnbereich) und den infolge der Behinderung reduzierten Lebens*möglichkeiten* des Behinderten?

Im Gemeinschaftsinteresse liegt eine Abschätzung der Rehabilitationsbedürftigkeit nach Gesichtspunkten der Wirtschaftlichkeit.

Es ist nicht möglich, für die Urteilsbildung über die Rehabilitationsbedürftigkeit des Betagten allgemeinverbindliche Richtlinien aufzustellen. Die Einstufung der Dringlichkeit und des Ausmaßes wird immer dem Ermessen des Rehabilitators einen relativ weiten Spielraum lassen. Entscheidend sind stets die beiden erwähnten Dimensionen:
- Umfang und Schwere der objektiven krankhaften Veränderungen und Behinderungen und
- Gewicht des dadurch bewirkten subjektiven Leidens des Behinderten und/oder seiner mitbetroffenen Bezugspersonen.

Bei großzügiger Betrachtungsweise wird man bei der Mehrzahl alter Menschen besserungsbedürftige körperliche Beeinträchtigungen nachweisen können. Ein ubiquitäres Therapieren und Rehabilitieren ist jedoch weder möglich noch nötig, da viele Funktionseinbußen spontan ausreichend kompensiert werden. Sobald das Ausmaß des eingetretenen Schadens aber zu einer manifesten Bedrohung der gesundheitlichen und/oder sozialen Intaktheit des Betroffenen geworden ist, sind Rehabilitationsmaßnahmen grundsätzlich indiziert. Die Einschätzung des richtigen Umfanges derselben sowie auch evtl. Kontraindikationen ergeben sich u.a. aus der Beurteilung der Rehabilitationsmöglichkeiten.

2.5.3 Die Beurteilung der Rehabilitationsmöglichkeit

Der Beurteilung der Rehabilitations*bedürftigkeit* ist die Prüfung der Rehabilitations*möglichkeit*, zunächst gemessen am Rehabilitanden selbst, gegenüberzustellen (zu den Möglichkeiten nach Mitteln und Methoden s. Abschn. 2.6). Zur Erfassung der letzteren ist wiederum zuerst die medizinische Begutachtung heranzuziehen:
1. Wie groß sind die organisch und funktionell intakt gebliebenen «Reserven» (Rehabilitationspotential)?
2. Was läßt sich bei Ausnutzung des Rehabilitationspotentials an funktioneller Wiederherstellung oder Verbesserung erreichen?
3. In welchem Maße ist damit eine Verbesserung der Lebensqualität (evtl. auch nur i.S. einer Leidensverringerung) erzielbar?

Sodann die soziale Fragestellung:
1. Kann durch Rehabilitationsmaßnahmen (ggf.) die Beeinträchtigung des sozialen Umkreises des Behinderten aufgehoben oder auf ein tolerables Maß gesenkt werden?
2. Kann (ggf.) bei der zu erwartenden Restbehinderung eine Adaptation der verbleibenden Lebensmöglichkeiten an den gegebenen (evtl. zu modifizierenden), dem Behinderten zugehörigen Lebensraum erreicht werden?
3. Ist der erforderliche Aufwand im Verhältnis zu dem zu erwartenden Erfolg vertretbar?

Unter 2.4.1 wurde auf die z.T. erhebliche Verringerung des Leistungsvermögens und der Belastbarkeit auch des gesunden alten Menschen und unter 2.4.2 auf die alterstypische Multimorbidität hingewiesen. Es bedarf keiner näheren Ausführung, daß das Rehabilitationspotential im Senium a priori mehr oder weniger eingeschränkt ist, und es gilt abzuschätzen, in welchem Umfang die aktuellen Rehabilitationschancen schon dadurch reduziert werden.

Die Beurteilung der Rehabilitationsmöglichkeit

i.S. des Rehabilitations*maximums* ergibt sich aus der Gegenüberstellung der Gesamtheit der körperlichen Beeinträchtigung (impairment, disability und handicap) und des Rehabilitationspotentials.

Während beim Menschen im Berufsalter im allgemeinen das Rehabilitationsmaximum angestrebt wird, ist es beim Betagten in der Regel weder praktikabel, noch sinnvoll, das theoretisch erreichbare Maximum anzusteuern. Hier sollte vielmehr die Indikationsstellung zur Rehabilitation unter kritischer Einbeziehung aller Gesichtspunkte erwogen werden, die die besondere Situation des alten Menschen kennzeichnen. Allen voran ist die Multimorbidität zu nennen, die einer maximalen Rehabilitation im Alter entgegensteht: Bei vier und mehr gleichzeitig vorliegenden Krankheiten und Behinderungen ist es oft nicht möglich, **alle** an sich besserungsfähigen Leiden therapeutisch anzugehen, ohne den Therapierten (und oft auch die Therapeuten sowie die verfügbaren zeitlichen und finanziellen Möglichkeiten) zu überfordern. Vielmehr müssen hier Schwerpunkte gesetzt werden, wobei in zielgerechter Weise das Wichtigste erfaßt und das weniger Wichtige ausgeblendet wird. Orientierungshilfe zur Schwerpunkterfassung sind die Entscheidungsmerkmale, die zur Bestimmung des individuellen Rehabilitationsziels führen: Diejenigen Behinderungen zur Therapie auswählen, deren Verbesserung dem Behinderten den größten Gewinn an Lebensqualität verspricht.

Auch im mitbetroffenen sozialen Bereich läßt sich häufig ein voller Ausgleich jeglicher Beeinträchtigungen nicht erzielen. Hier muß – je größer die soziale Auswirkung, um so mehr – gleichfalls nach dem Schwerpunktprinzip geordnet und ausgewählt werden.

Auf diesem Wege wird sich somit aus Sicht, Abwägung und Auswahl das individuelle Rehabilitations*optimum* des Rehabilitanden herauskristallisieren. Mit den zur Urteilsbildung nötigen soziologischen und psychologischen Kenntnissen kann der Arzt gelegentlich überfordert sein. Ihm steht die Hinzuziehung geeigneter Fachkräfte, z.B. der zuständigen Sozialämter, zur Verfügung, oder es bietet sich die Ratsuche beim Team einer geriatrischen Rehabilitationsklinik an. Der mit den persönlichen, familiären und Wohnverhältnissen vertraute Hausarzt wird aber meistens zur Erkennung des anzusteuernden Rehabilitationsziels seines Patienten gelangen.

2.5.4 Ausschlußkriterien der Rehabilitation

Als wichtigste Ausschlußkriterien einer erfolgversprechenden Rehabilitation gelten:

1. Irreparable körperliche Veränderungen (z.B. nicht mehr mobilisierbare und nicht operativ angehbare Endstadien von entzündlichen, degenerativen oder posttraumatischen Gelenkerkrankungen).
2. Irreparable psychische Veränderungen (z.B. nicht besserungsfähige psychische Beeinträchtigungen wie senile Demenz).
3. Fehlende Motivation.

Irreparable körperliche Veränderungen: Hier bezieht sich der Rehabilitationsausschluß lediglich auf die betroffenen körperlichen Veränderungen selbst; der Rehabilitand kann in allen übrigen Körperbereichen durchaus rehabilitierbar sein, z.B. i.S. des Kompensationstrainings.

Irreparable psychische Veränderungen: Zu stark herabgesetzte psychische Leistungsfähigkeit bewirkt im Alter besonders häufig eine Begrenzung der Rehabilitationsmöglichkeit, da Rehabilitation ganz überwiegend ein Lernprozeß ist. Wenn ein Rehabilitand nicht mehr in der Lage ist, eine therapeutische Anleitung zu verstehen, nachzuvollziehen und in eine eigene Funktionsausübung umzusetzen, ist im allgemeinen die Grenze der Rehabilitierbarkeit erreicht. Ob eine psychische Beeinträchtigung jedoch als irreparabel anzusehen ist, sollte erst nach sorgfältiger internistischer und neurologischer Untersuchung entschieden werden. Nicht selten sind behebbare, überwiegend auf dem innermedizinischen Sektor gelegene krankhafte Veränderungen die Ursache einer zerebralen Dekompensation wie dekompensierte Herzinsuffizienz mit zerebraler Hypoxie, stärkere Blutdruckanomalien, entgleister Diabetes mellitus, renale Insuffizienzen, Anämien oder auch entzündliche Prozesse der Atmungsorgane, der ableitenden Harnwege usw. Besteht hingegen eine primäre zerebrale Ursache, so ist leider von einer medikamentösen Therapie nicht viel zu erwarten.

Fehlende Motivation: Fehlende Motivation ist nur dann als Ausschlußkriterium anzusehen, wenn sie als unüberwindbar gelten muß, z.B. infolge irreparabler psychischer Veränderungen. Häufig stößt der Rehabilitator bei einer ersten Kontaktnahme mit einem alten Behinderten auf Ablehnung infolge Resignation, die sich als Ergebnis der (oft schon langen) Konfrontation des Leidenden mit der eigenen Hilflosigkeit und seiner Annahme der Rolle des «schwachen Greises» bildete. Eine verständnisvoll und einfühlend vorgetragene Darstellung der heute bestehenden Möglichkeiten der Hilfe vermag bei erhaltener Einsichtsfähigkeit des Behinderten fast immer eine Motivation zu erreichen. Erfahrungsgemäß wirkt es sich günstig aus, die noch Unmotivierten bei Rehabilitationsmaßnahmen zuschauen und sie mit schon Rehabilitierten sprechen zu lassen.

Freilich gibt es auch Unmotivierte, die ihre Rolle als Empfänger von Hilfeleistung und Zuwendung anderer nicht aufgeben wollen. Hier wären aufgedrängte Rehabilitationsmaßnahmen sogar fehl am Platze, weil solche Behinderte immer wieder in ihre alte Rolle zurückfallen (oder auch von den Angehörigen wieder hineingedrängt werden).

2.6 Mittel und Methoden der geriatrischen Rehabilitation

2.6.1 Personelle Mittel: Das Rehabilitationsteam

Die Träger der Rehabilitation sind die mit der Durchführung aller Maßnahmen beruflich befaßten Personen – auch Rehabilitationsteam genannt, sofern diese in unmittelbarer Kooperation stehen (wie z.B. an einer Rehabilitationsklinik).

Entsprechend dem Konzept der modernen Rehabilitation, die eine umfassende Verbesserung der *Gesamt*situation des Rehabilitanden mit Einbeziehung seines sozialen Umfeldes anstrebt, muß das Rehabilitationsteam interdisziplinär formiert sein, eine Notwendigkeit, die vornehmlich die **geriatrische** Rehabilitation aufweist, u.a. durch die Multimorbidität und die gehäufte soziale Problematik.

Mitglieder des Rehabilitationsteams sind Ärzte, Krankengymnasten, Ergotherapeuten (Beschäftigungs- und Arbeitstherapeuten), Logopäden, Vertreter der physikalischen Medizin, Sozialarbeiter, Psychologen und Mitglieder der aktivierenden Pflege.

Auf manchen Gebieten der Rehabilitation gibt es weitere wichtige Teammitglieder. Vor allen wäre der Seelsorger zu nennen mit seinem wichtigen Beitrag zur psychischen Rehabilitierung. Auch Kunst- und Musiktherapeuten, Diätassistenten und pädagogische Fachkräfte können dazugehören, ferner «Rehabilitationshelfer im zweiten Glied» wie Optiker, Hör- und Zahntechniker sowie vorrangig Bandagisten bzw. Fachkräfte für Orthetik und Prothetik. In der körperlichen geriatrischen Rehabilitation gelten jedoch die nachfolgend vorgestellten Berufsgruppen als die eigentlichen Teambildner.

2.6.1.1 Ärztlicher Bereich

In der o.g. Aufzählung bedeutet die Reihenfolge keine Rangordnung. Eine übergeordnete Stelle nimmt lediglich der ärztliche Bereich ein. Der Arzt stellt die Indikation zur Rehabilitation, er übernimmt den größten Teil der Diagnostik und legt den Rehabilitationsplan fest (unter Hinzuziehung des Teams), er ist Koordinator der praktischen Durchführung der Rehabilitation (Scholz et al., 1975), ordnet den Einsatz aller anderen Mitglieder des Rehabilitationsteams einzeln an und – vor allem – er ist der Träger der Verantwortung.

Der Kern des ärztlichen Bereichs sollte ein(e) in internistischer und geriatrischer Rehabilitationsmedizin erfahrene(r) Arzt(gruppe) sein. Ergänzend gehört aber auch hier – dem interdisziplinären Erfordernis entsprechend – ein konsiliarärztlicher Kreis dazu, dessen Vertreter insbesondere den Fachgebieten Orthopädie und Neurologie angehören sollten.

Der Kern aber ist es, bei dem alle Fäden des vielfältigen Wirkbereichs der Rehabilitation zusammenlaufen. Er ist ständiger Empfänger, Bearbeiter und Absender aller Informationen, ohne die eine effektive Teamarbeit nicht möglich ist. Er bestimmt immer wieder neu das Maß der Belastung bei der körperlichen Rehabilitation. Er ist Motivator und Motor sowohl bei seinen Rehabilitanden als auch bei seinen Rehabilitatoren im ständigen Kampf gegen Resignation und Erlahmung. Von seinem Einsatz hängen in vergleichsweise größtem Maße Erfolg oder Mißerfolg der geriatrischen Rehabilitation ab.

Sein diagnostisches, therapeutisches und – last not least – organisatorisches Arbeitsfeld kann an dieser Stelle nicht annähernd vollständig umrissen werden. Von ihm werden fundierte Kenntnisse aller Teilgebiete der Rehabilitation verlangt. Der breite Rahmen der heutigen Interventionsrehabilitation erfordert jedoch auch im ärztlichen Bereich in wachsendem Maße die Verfügbarkeit eines interdisziplinären Teams, dessen Fachvertreter ihm mit Information und Aktion helfend zur Seite stehen.

Verbindliche *Zahlenangaben* zum angemessenen ärztlichen *Stellenplan* von Rehabilitationsstätten sind schwierig, da die erforderliche Arztzahl von vielen Faktoren abhängt, wie Art und Schwere der behandelten Behinderungen und Krankheiten, Art, Umfang und Intensität der Maßnahmen, mittlere Verweildauer der Rehabilitanden usw. Daher sind Zahlennennungen, namentlich für teilstationäre Einrichtungen, problematisch. Für stationäre Institutionen gelten in der BRD die Anhaltszahlen der Deutschen Krankenhausgesellschaft (1974), die sich m.E. bewährt haben:

Geriatrische Krankenhäuser der sog. Akutversorgung (qualifizierte geriatrische Rehabilitationskliniken und -abteilungen):
1 Arzt : 12,0 Patienten.

Häuser der sog. Langzeitversorgung (Rehabilitationskliniken mit langen Liegezeiten und Langzeitkrankenhaus):
1 Arzt : 19,6 Patienten.

Da die meisten Einzelheiten dieses Beitrags die Zuständigkeit des ärztlichen Bereichs betreffen, mögen die Ausführungen sich an dieser Stelle auf die gegebenen Hinweise beschränken.

2.6.1.2 Physiotherapie (Krankengymnastik)

Die moderne Rehabilitation hat den überlegenen Wert aktiver Übungsmaßnahmen **des** Rehabilitanden gegenüber den früher bevorzugten passiven Maßnahmen **am** Rehabilitanden wie Massage, Packungen und Bäder erkannt. Dadurch ist die Krankengymnastik bei körperlichen Rehabilitationsmaßnahmen in eine Spitzenposition vorgestoßen. Sie kommt nach eigenen Erfahrungen in ca. 80% der körperlichen geriatrischen Rehabilitation und bei über 90% der Patienten aktiver geriatrischer Rehabilitationskliniken zum Einsatz.

Ihr Tätigwerden setzt eine eigene anamnestische Erfragung bewegungstherapeutisch relevanter Einzelheiten des Patienten und seiner Lebensbedingungen (unter Einbeziehung von eventuellen Problemen seiner Wohnsituation wie Treppen usw.) und eine eigene krankengymnastisch orientierte Untersuchung des zu behandelnden Körperbereichs voraus. Der praktische Einsatz beginnt schon bei der Frühmobilisation, welche gerade beim alten Bettlägerigen mit betonter Gründlichkeit erfolgen sollte wegen der bei ihm gegebenen besonders großen Gefahr bedrohlicher Komplikationen (Thrombosen, Embolien, Pneumonien) und Dauerschäden (Gelenkversteifungen, Fehlstellungen, Kontrakturen), begünstigt durch die alterstypische Immobilität (vergl. auch Abschn. 2.4.1.2).

Es folgt das große Arbeitsfeld der *aufbauenden Bewegungstherapie*, die unter der Hauptforderung der geriatrischen Rehabilitation stehen sollte: ständige Ausrichtung auf das individuelle Rehabilitationsziel.

Im Gegensatz zum jüngeren Behinderten, bei dem auch allgemeine Übungen wie Gruppengymnastik, freies Schwimmen usw. ein gestecktes Rehabilitationsziel erreichen lassen, hängt der Rehabilitationserfolg beim betagten Rehabilitanden, je älter umso mehr, von gezielten Maßnahmen ab, die individuell problemorientiert sein sollten. Ist das Rehabilitationsziel die Erhaltung oder Wiedererlangung der Selbsthilfefähigkeit, so ist das gesamte krankengymnastische Rehabilitationsprogramm darauf auszurichten (Buchwald, 1952). Das setzt bei den Therapeuten eine ausreichende Kenntnis der hier beachtlichen Probleme des Behinderten voraus, zu gewinnen durch die erwähnte eigene Befragung des Patienten und durch gute Kooperation des Rehabilitationsteams mit Auswertung der Informationen der anderen. Denn die persönlichen Lebensumstände und gegebenen mobilen und immobilen Wohn(ungs)verhältnisse erfordern dabei weitmöglichste Berücksichtigung.

Diese zeitlich meist umfangreichste Therapiephase erfolgt unter Einsatz von Übungsgeräten, z.B. Gehhilfen wie Gehwagen, Gehgestelle, Gehbarren, ferner – meist nur in Rehabilitationsstätten zu finden – von Behandlungswerkzeugen zur Beübung größerer funktionell zusammengehörender Bereiche des Bewegungsapparates wie die sog. «Widerstandsbank» und das «Ruderboot» (s. Abb. 2-5; Einzelheiten s. Rustemeyer, 1980). Die Praxisbezogenheit der Krankengymnastik in der geriatrischen Rehabilitation mag u.a. an einer funktionellen Übungstreppe deutlich werden, deren verstellbare Stufen den Abmessungen der Einstiegsstufen der ortsüblichen öffentlichen Verkehrsmittel (Straßenbahn, Stadtbus) angepaßt werden können. Zum krankengymnastischen Tätigkeitsgebiet gehören auch der Einsatz von und das Training an Prothesen und Orthesen.

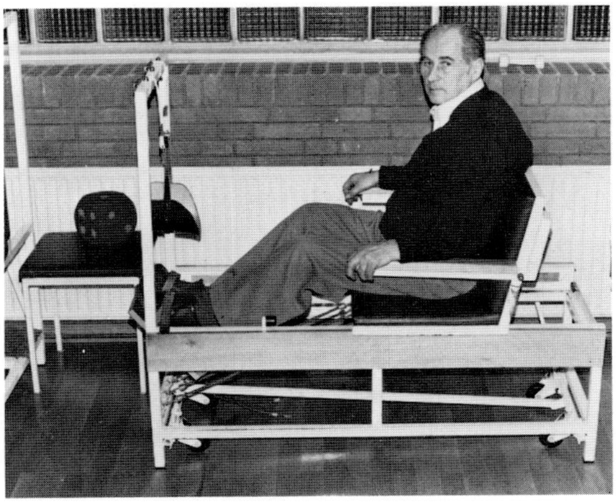

Eine Grundforderung an die krankengymnastische Behandlung des alten Menschen ist die Kenntnis und Beachtung der reduzierten Adaptationsfähigkeit mit allen sich ergebenden Konsequenzen, was u.a. von H. Beineke (1978) in lehrreicher Weise dargelegt wird.

Den Abschluß bildet die krankengymnastische Reintegrationshilfe i.e.S., d.h. das Zurückführen des Behinderten in sein zu bewältigendes Alltagsleben. Sein Leistungszustand muß an diesen Erfordernissen kontrolliert werden. Darum sollte bei jedem alten Rehabilitanden nach Möglichkeit eine krankengymnastische outdoor-Behandlung mit Gehübungen im Freien an die Innenbehandlung angeschlossen werden (Rusk, 1971), am besten (wie an qualifizierten Rehabilitationsstätten) auf einem Gehübungsgelände. Wo nötig und möglich, sollten auch noch ein Verkehrsmittel- und Verkehrstraining zur Durchführung kommen (s. Abschn. 2.7.3). Die Angehörigen oder sonstigen Betreuungspersonen sind ggf. hinzuzuziehen, um sie mit den verbliebenen Behinderungen ihres Betreuten vertraut zu machen, ihnen die richtige Art der Hilfeleistung zu zeigen (evtl. einzutrainieren) und sie womöglich in eine selbst auszuübende oder assistierende Weiterbehandlung des alten Behinderten einzuweisen. Falls nach einer stationären Behandlung noch eine Fortsetzung der krankengymnastischen Behandlung nötig ist, gehört es auch zur Reintegrationshilfe der Therapeutin, sich mit der niedergelassenen, weiterbehandelnden Krankengymnastin in Verbindung zu setzen und die Behandlung mit eingehender Informierung auf diese überzuleiten. Dabei sollte die Sicherheit im Begehen der Wohnung besonders berücksichtigt und ggf. trainiert werden.

Nicht selten lassen sich im Senium nur sehr eingeschränkte Erfolge erzielen. Die geriatrische Krankengymnastik verfolgt aber zugleich ein systematisches Kompensationstraining zur weitestgehenden Abschwächung der Auswirkung unbeeinflußbarer Behinderungen, u.a. bis hinab zum Rollstuhltraining, um dem Betroffenen den ihm noch verbliebenen Lebensraum zu erschließen.

Für Angaben zur notwendigen *Anzahl* von Krankengymnastinnen an Rehabilitationsstätten gelten ähnliche Probleme wie auf dem ärztlichen Sektor (s. Abschn. 2.6.1.1). Fest steht, daß manche Zahlenangaben der Literatur, die sich auf den Einsatz von Krankengymnasten und Ergotherapeuten im klinisch-geriatrischen Arbeitsfeld beziehen (s. Clemens, 1979), für die geriatrische *Rehabilitation* unzutreffend (zu niedrig) sind. Nach eigenen Erfahrungen bewährt sich an Rehabilitationskliniken der Akutversorgung der Schlüssel:

– 1 Krankengymnastin : 12 Patienten.

(Dabei können bis zu ⅓ der Kräfte auch sog. Nachpraktikanten sein.) An anderen geriatrischen Rehabilitationseinrichtungen kann der Schlüssel je

Abb. 2-5: Das sogenannte «Ruderboot»

22 J. Rustemeyer

nach Intensität der krankengymnastischen Behandlung auf das Doppelte bis Dreifache (Langzeitkrankenhaus) anwachsen.

2.6.1.3 Ergotherapie (Beschäftigungstherapie)

Aufgaben und Arbeitsgebiet der Ergotherapie umfassen

1. sog. funktionelle Übungen mit dem Ziel der Verbesserung von Beweglichkeit, Kraft und Koordinationsvermögen.
2. Maßnahmen des sog. Selbsthilfetrainings, und zwar

a) als Selbsthilfegrundtraining zur Erhaltung oder Wiedererlangung der Grundfertigkeiten selbständigen Lebens wie Essen und Trinken, An- und Auskleiden, Körperflege, Toilettenbenutzung

b) als erweitertes Selbsthilfetraining mit Einschluß der zur eigenen Versorgung nötigen Fertigkeiten wie Mahlzeiten zubereiten, im Wohnbereich zurechtkommen (Küchen-, Badbenutzung), ggf. bis hin zum sog. Haushaltstraining mit Einkaufstraining.

3. Anleitung zu sinnvollen, funktionell nützlichen und kreativen, psychisch anregenden Aktivitäten auch handwerklicher oder sogar spielerischer Art.

Hinzu gehört auch hier der Einsatz von und das Training an Prothesen, Orthesen und Hilfsmitteln.

Auch die erfolgreiche Ergotherapie setzt eine anamnestische Befragung des Rehabilitanden nach dessen Lebensumständen voraus, soweit sie für die ergotherapeutischen Maßnahmen von Bedeutung sind, wie häusliche Probleme der Selbsthilfe und Selbstversorgung. Die Ergotherapie ist in der geriatrischen Rehabilitation die unverzichtbare direkte Partnerin der Krankengymnastik. Eine voll wirksame Kooperation erfordert eine intensive, innerhalb klinischer Einrichtungen möglichst tägliche, gegenseitige Information über Stand und Ablauf der Therapie.

Der Einsatz der Ergotherapie erfolgt nach eigenen Erfahrungen in nur wenig geringerem Umfang bzw. Häufigkeit als der der Krankengymnastik, nämlich bei 60 bis 65% der körperlichen geriatrischen Rehabilitationsmaßnahmen und bei 70 bis 80% der Patienten geriatrischer Rehabilitationskliniken. Auch sie hat frühestmöglich, sobald der Zustand des Patienten es zuläßt, zur Erzielung der Frühmobilisation einzusetzen. Sie beginnt z.B. mit einfachsten funktionellen Extremitätenübungen und mit dem Selbsthilfegrundtraining (Jordan, 1968) und strebt zusammen mit der Krankengymnastik eine möglichst schnelle Überwindung der Bettlägerigkeit an.

Nach Abschluß der ergotherapeutischen bedside-Therapie folgen sog. funktionelle Übungen i.e.S., an Rehabilitationsstätten in Behandlungsräumen mit Therapiegeräten, die einen ergänzenden Effekt zu den oben erwähnten krankengymnastischen Übungswerkzeugen haben, wie der Beuger-Strecker- und der Abduktor-Adduktor-Webstuhl u.ä. (s. Abb. 2-6 u. 2-7). Etwa gleichzeitig kommt das erweiterte Selbsthilfetraining zur Durchführung. In noch stärkerem Maße als bei der Krankengymnastik ist hier die Ausrichtung auf die persönlichen Lebensumstände, die Art der Betreuung (alleinstehend?), die Wohn- und Haushaltsverhältnisse usw. erforderlich. Bei ambulanter Rehabilitation erfolgt das Training in der Wohnung des Behinderten mit Schwerpunkt in den sog. Problemzonen (Küche, Bad, WC), in Rehabilitationseinrichtungen in den entsprechenden Übungsräumen (s. Abschn. 2.6.2.2.2 u. 2.7.2). Funktionell schwerwiegende Behinderungen erfordern ein hohes Maß an Erfahrung, Einfallsreichtum und Geschicklichkeit seitens der Ergotherapeutin, um auch hier über Kompensationsmechanismen und Einsatz von Hilfsmitteln die Selbsthilfefähigkeit zu erreichen. Ähnlich wie die Krankengymnastik muß auch die Ergotherapie gegen Ende der Behandlung

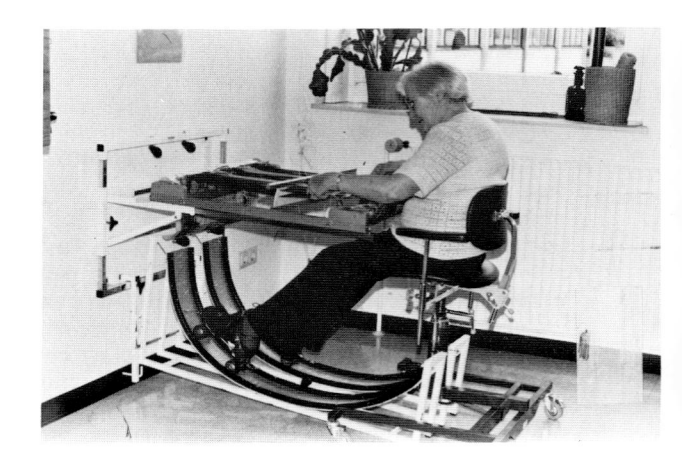

Abb. 2-6: Beuger-Strecker-Webstuhl

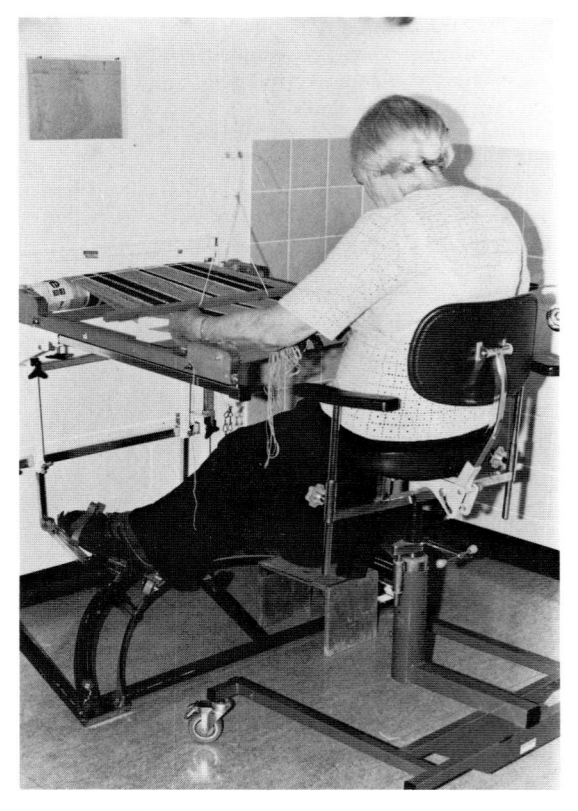

Abb. 2-7: Abduktor-Adduktor-Webstuhl

eine Reintegrationshilfe i.e.S. leisten, d.h. eine Überleitung in das möglichst selbständige häusliche Leben. Auch dies geschieht am dafür geeigneten Patienten u.a. anhand des sog. Einkaufstrainings (s. Abschn. 2.7.3), weiterhin aber auch hier unter Heranziehung der Bezugspersonen wie Angehörige und Betreuer, die in ähnlicher Weise wie bei der Krankengymnastik in den richtigen Umgang mit dem Behinderten eingewiesen und ggf. zu Hilfeleistung und weiterem Training angeleitet werden. Wenn der Rehabilitand nach stationärer Behandlung zur Gewährleistung der Reintegration noch einer ambulanten ergotherapeutischen Weiterbehandlung bedarf, sorgt die Kliniktherapeutin durch Kontaktnahme mit einer niedergelassenen Kollegin für die richtige Fortführung der Maßnahmen in der Wohnung des Patienten, namentlich in den Problemzonen. Und sie übernimmt ggf. auch die Beschaffung und das Einüben von Hilfsgeräten – falls verfügbar, über ein Hilfsmittel-Depot (s. Abschn. 2.6.4.1). (Die notwendigen ärztlichen Verordnungen erfolgen durch Kooperation zwischen Klinik- und Hausarzt.)

Der besondere rehabilitative Wert der Ergotherapie liegt darin, daß jegliche ergotherapeutische Maßnahme mit der körperlichen Übung ein *psychisches* Training verbindet – vor allem ein Training des Konzentrationsvermögens und des Neugedächtnisses – ein Umstand, dessen Bedeutung in keinem Einsatzbereich größer ist als in der geriatrischen Rehabilitation.

Zur Angabe von *Bedarfszahlen* an Ergotherapeutinnen siehe die entsprechenden Ausführungen bei der Krankengymnastik (Abschn. 2.6.1.2). Als Schlüssel für geriatrische Kliniken der Akutversorgung gilt nach eigenen Erfahrungen:
– 1 Ergotherapeutin : 15 Patienten.

Zum Anteil der Nachpraktikanten und zu den Schlüsselzahlen für andere stationäre Rehabilitationseinrichtungen s. Abschn. 2.6.1.2.

Mobile Ergotherapie

Bei den schwereren, stationär rehabilitierten Behinderungen hat sich die Einsetzung einer mobilen Ergotherapeutin bewährt: Eine zum Team einer Rehabilitationsstätte (z.B. geriatrische Rehabilitationsklinik) gehörende Ergotherapeutin hat die Aufgabe, im vorgerückten Stadium der stationären Behandlung die Wohnung des Patienten zu begutachten, die aus funktioneller Sicht im Blick auf die Behinderungen wichtigen Einzelheiten dem Rehabilitationsteam mitzuteilen und dieses so zu befähigen, evtl. zu erwartende Probleme durch gezieltes Therapieren abzuwenden. Zugleich prüft die mobile Ergotherapeutin, ob die vorliegende Behinderung Veränderungen oder Ergänzungen an der Wohnung erfordert (Veränderungen an WC, Waschbecken, Badewanne; Anbringung von Haltegriffen, Handläufen etc.). Sie macht zutreffendenfalls konkrete Änderungsvorschläge, bespricht diese mit dem Patienten, den Angehörigen und ggf. dem Wohnungsbesitzer und veranlaßt nötigenfalls auch selbst die Durchführung. Kurz vor Beendigung der stationären Behandlung testet sie bei einem mehrstündigen «Probewohnen» alle wichtigen Funktionsabläufe des Behinderten in dessen Wohnung und/oder sie besucht ihn 1 bis 2 Tage nach der Entlassung. Letzteres wiederholt sie so oft, bis Gewißheit besteht, daß die Reintegration gelungen ist, oder sie übergibt die Behandlung nach Absprache mit dem Hausarzt an eine niedergelassene Ergotherapeutin. Ihre Kooperationspartner sind neben dem Hausarzt des Rehabilitanden der regional zuständige Sozialarbeiter (oder das Sozialamt), die Gemeindeschwester oder Sozialstation und die Träger von Hilfsdiensten (wie Essen auf Rädern, Besorgungsdienste etc., s. 2.6.4.2 u. 2.6.5 sowie Abb. 2-8). Falls der Rehabilitand nach seiner Rückkehr in die Wohnung noch Hilfsmittel benötigt, so beschafft sie diese (bei Verfügbarkeit) von einem Hilfsmittel-Depot (s. 2.6.1.1) oder veranlaßt deren Beschaffung (ggf. auf dem ärztlichen Verordnungswege). Auch die Sorge für den richtigen Einsatz der Geräte gehört zu ihren Aufgaben.

Nach bisher vorliegenden Erfahrungen bewährt sich ein **Schlüssel** von
– 1 mobile Ergotherapeutin : 100 bis 150 Klinikpatienten.

2.6.1.4 Logopädie

In den Fällen einer eingetretenen therapierbaren Sprachbehinderung (im Alter wohl am häufigsten nach zerebrovaskulärem Insult) sollte eine Sprachtherapie eingesetzt werden, möglichst durch eine Fachkraft, da die primär zerebral bedingten Aphasien eine genaue diagnostische Differenzierung wie auch eine differenzierte Therapie erfordern (Wepman, 1967). Das Prozedere ist zumeist mühevoll und langwierig. Aber die Unfähigkeit, sich verständlich zu machen, gehört zu den quälendsten Krankheitserlebnissen überhaupt, und jeder sprachliche Zugewinn, oft erst nach Monaten erreicht, ist für den Betroffenen von größtem Wert (Campiche, 1976). Die Behandlung sollte unter intensivem Kontakt vor allem mit der Ergotherapie erfolgen und ggf. nach

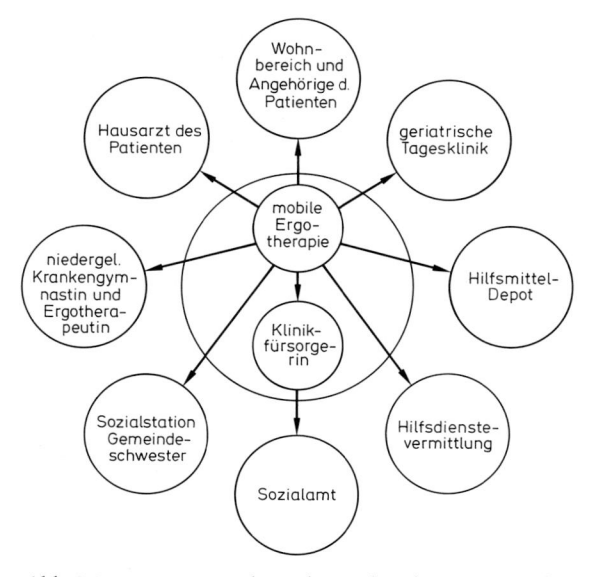

Abb. 2-8: Kooperationsbereiche und Arbeitspartner der mobilen Ergotherapeutin

Abschluß der stationären Behandlung ambulant fortgesetzt werden.

Zahlenangaben zum Bedarf geriatrischer Rehabilitationsstätten an Logopäden sind praktisch nicht möglich, da das auf Sprachtherapie angewiesene Patientengut von Einrichtung zu Einrichtung stark variiert. Als grober Anhalt mag gelten, daß nach eigenen Erfahrungen ca. 25% der Patienten mit Hirninfarktfolgen einer logopädischen Behandlung bedürfen. Clemens (1979) gibt den Einsatz von Logopäden an stationären geriatrischen Institutionen mit 21 bis 24% (Häufigkeit durchgeführter Therapiemaßnahmen) an. Es kann davon ausgegangen werden, daß
– 1 Logopädin : 70 bis 75 Patienten
als Orientierungsgröße für eine geriatrische Rehabilitationsklinik angemessen ist.

2.6.1.5 Physikalische Medizin

Die physikalische Medizin umfaßt die Anwendung von Wärme, Kälte, Licht, Wasser, Massage und Elektrizität. Obwohl alle diese Anwendungen auch im Rahmen der Krankengymnastik zum Einsatz kommen, sind sie bei ihrer Applikation am *passiven* Patienten die Domäne des Arbeitsbereichs von Masseur und medizinischem Bademeister. Ihr Wert liegt aus der Sicht der geriatrischen Rehabilitationsmedizin vornehmlich bei der Unterstützung der bewegungstherapeutischen Maßnahmen. So können vor allem elektro-, thermo- und hydro-therapeutische Behandlungen eine entscheidende Hilfe bei chronisch-entzündlichen und degenerativen Gelenkveränderungen sowie beim Zervikal- und Lumbalsyndrom infolge degenerativer Wirbelsäulenveränderungen sein. Eine ins Einzelne gehende Aufzählung bzw. Beschreibung der Indikationen und Anwendungen kann im vorgegebenen Rahmen nicht erfolgen, erscheint hier aber auch weniger wichtig, da beides im geriatrischen Bereich den gleichen Richtlinien unterliegt wie bei jüngeren Patienten. Zu beachten ist jedoch, daß alle Anwendungen mit besonderer Vorsicht, unter Vermeidung extremer Temperaturen und mit sorgfältiger Beobachtung der Reaktionen des alten Patienten durchgeführt werden. Packungen und Bäder sollten nur als Teilanwendungen erfolgen. Vor unkritischer Verordnung solcher Maßnahmen, wie oft an Badeorten zu beobachten, ist zu warnen. Bei der Behandlung betagter Behinderter sind auch von den Vertretern der physikalischen Therapie ausreichende altersmedizinische Sachkenntnisse zu fordern.

Zum *Stellenplan* physikalischer Therapeuten an geriatrischen Rehabilitationsstätten ist zu bemerken, daß er umso geringer ausfallen kann, je größer die Zahl der Krankengymnasten ist. Ein Schlüssel von
– 1 Masseur bzw. med. Bademeister : 50 Patienten
dürfte in den meisten Fällen richtig bemessen sein.

2.6.1.6 Sozialarbeiter

Angesichts der überaus häufigen sozialen Probleme als Begleiterscheinung einer medizinischen Rehabilitationsbedürftigkeit alter Menschen hat die Leistung des Sozialarbeiters im Rahmen der geriatrischen Rehabilitation besonderes Gewicht. Schon bei der Urteilsbildung über Indikation und Durchführung der Rehabilitation ist die genaue Kenntnis der sozialen Situation des alten Behinderten unentbehrlich. Ohne den Sozialarbeiter wäre der Arzt hinsichtlich Arbeitsbelastung und Sachverstand oft überfordert. Dies gilt vor allem für die Bewältigung der Reintegration betagter Rehabilitanden.

Es hat sich bewährt, den Rehabilitationsstätten einen eigenen Sozialarbeiter als Mitglied des Rehabilitationsteams zuzuordnen. Durch ihn werden u. a. die Übergangsphase (Vorbereitung und Durchführung der Entlassung) und die nachgehende Betreuung bearbeitet, und zwar in enger Zusammenarbeit mit allen Gliedern des Teams der Klinik (insbes. der mobilen Ergotherapeutin) und den außerstationären Kooperationsbereichen wie Gemeinde- und Sozialstationen, Hilfsdienstvermittlungen usw., wie unter 2.6.4.1 und 2.6.4.2, 2.6.5 und auf der Abb. 2-10 aufgezeigt.

Die erforderliche Größe des *Stellenplans* für die Sozialarbeiter hängt u. a. vom Durchschnittsalter der Patienten und von der durchschnittlichen Schwere der Behinderungen (beides pflegt in Relation zum Ausmaß der sozialen Hilfsbedürftigkeit zu stehen) sowie von der mittleren Verweildauer der Rehabilitanden ab. Da das Tätigwerden des Sozialarbeiters im Unterschied zu therapeutischen Maßnahmen nicht regelmäßig anfällt, ist die Abschätzung des Stellenplans besonders schwierig. Fachliche und zahlenmäßige Einzelheiten mögen daher der einschlägigen Literatur entnommen werden.

2.6.1.7 Psychologie

Auch die Eingruppierung eines Psychologen in das Rehabilitationsteam ist das Ergebnis entsprechender Erfahrungen. Der alte Behinderte leidet unter seiner Beeinträchtigung und dem damit einhergehenden Gefühl der endgültigen Hilflosigkeit oftmals in stärkerem Maße als der überwiegend erfolgsoptimistische jüngere. Er braucht mehr Hilfe von außen bei der psychischen Auseinandersetzung mit seinem Schicksal. Bei ausbleibender Hilfe unterliegt er einer vergleichsweise großen Suizidgefahr. Mit seinem breiten Einsatzbereich trägt der Psychologe gleichfalls wesentlich zur Entlastung des Arztes und zur Wirkungsverstärkung des Rehabilitationsteams bei. (Zur Bedeutung der Psychologie für die Rehabilitation im Senium sei auf die einschlägige Literatur verwiesen, u. a. Lehr, 1975.)

2.6.1.8 Aktivierende Pflege

Von der früher ausschließlich ausgeübten bedienenden Pflege grenzt sich die aktivierende Pflege mit eigener Zielsetzung ab, die durch zwei Sätze umrissen wird:
1. «Never do anything for the patiente he can himself».
2. Da, wo du hilfst, tue es so, daß deine Hilfeleistung zugleich ein Selbsthilfetraining für den Patienten ist.

Die richtige Ausführung der aktivierenden Pflege beim alten Behinderten setzt gewisse rehabilitationsmedizinische, bewegungstherapeutische, aber auch altersphysiologische und -psychologische Kenntnisse voraus, ebenso Überzeugungskraft zur Motivation und Geduld. Ihre Aufgabe besteht u. a. darin, sich in die Arbeit der Krankengymnastik und Ergotherapie einzugliedern – insbes. bei den Übungen zur Selbsthilfe – diese unter ständiger gegenseitiger Absprache zu unterstützen und fortzuführen (Steinmann, 1976; Hackler, 1976).

Beispiel: An einem Patienten wird auf dem Wege zur Frühmobilisierung durch die Ergotherapeutin als Selbsthilfegrundtraining ein Ankleidetraining ausgeführt. Nach gutem Fortschritt wohnt die zuständige Krankenschwester dem Training bei, übernimmt die Trainingstechnik und führt das Anziehtraining zunächst an Wochenenden, dann auch alltäglich weiter, bis sie nur noch aufsichtsführend dabei zu sein braucht und der Patient selbständig ist. Ein nur scheinbar leichtes Beispiel, denn bei schweren Behinderungen erfordert die Vermittlung der jeweils richtigen Anziehtechnik eine Fülle von Kenntnissen, die nur von Fachkräften übermittelt werden können.

Durch geeignete Weiterbildung, die an jeder größeren Rehabilitationseinrichtung durch Ärzte, Ergotherapeuten und Krankengymnasten angeboten werden sollte, gibt es inzwischen eine im Wachsen begriffene Zahl an Pflegekräften mit Fortbildung in aktivierender Pflege, die an Rehabilitationsstätten und von Sozial- und Gemeindestationen aus schon wertvolle rehabilitierende Aufgaben selbständig ausführen können. Bei ausreichender Verbreitung können die Träger der aktivierenden Pflege eine tragende Funktion in der geriatrischen Rehabilitation ausüben.

Zahlenangaben sind mir nur auf der Grundlage der Anhaltszahlen der Deutschen Krankenhausgesellschaft (1974) für die Besetzung der Krankenhäuser mit Pflegekräften allgemein möglich, wonach ein Schlüssel von 1 Pflegekraft : 2,79 Patienten zugrunde zu legen ist. Dieser Schlüssel wird nur selten realisiert. Erfahrungsgemäß ist ein Zahlenverhältnis von
- 1 Pflegekraft : 3 Patienten tolerabel und – je nach Anteil der pflegeintensiven Patienten – für die meisten geriatrischen Rehabilitationseinrichtungen zutreffend.

2.6.2 Institutionelle Mittel: Die Rehabilitationsstätten

Als Vorbedingung einer idealen Rehabilitation des alten Menschen hat eine abgestufte Kette von Einrichtungen teilstationärer und stationärer Behandlungsmöglichkeiten zu gelten, die der individuellen Rehabilitationsbedürftigkeit des einzelnen gerecht wird. Nur ein solches gestuftes Angebot im Rahmen eines integrierten medizinischen Versorgungssystems verwirklicht optimale Rehabilitationsbedingungen sowohl aus der Sicht des alten Behinderten als auch im Hinblick auf größtmögliche Wirtschaftlichkeit.

2.6.2.1 Teilstationäre Rehabilitationsstätte: Die geriatrische Tagesklinik

Die Aufgabe der geriatrischen Tagesklinik ist die Durchführung von Heilmaßnahmen an solchen geriatrischen Patienten, bei denen eine ambulante Behandlung aus Gründen der Art oder Schwere der Krankheit oder Behinderung und/oder aus sozialen Gründen nicht möglich ist, die aber noch keiner stationären Behandlung bedürfen. Die Bezeichnung «teilstationär» soll den – hauptsächlich zeitlich – geringeren Leistungsumfang einer Tagesklinik gegenüber einer Normalklinik kennzeichnen: Der Patient der geriatrischen Tagesklinik verbringt die Abende und Nächte sowie üblichermaßen die Wochenenden in seiner Wohnung und sucht nur tagsüber die Klinik auf. Das setzt voraus, daß er nicht bettlägerig ist und daß ihm die regelmäßigen Transporte zur Klinik und zurück zugemutet werden können. (Häufig halten diese Institutionen dafür eigene Fahrzeuge bereit.)

Leistungsfähige Tageskliniken verfügen über ein volles Rehabilitationsteam und alle zur körperlichen Rehabilitation nötigen therapeutischen Einrichtungen (Brocklehurst, 1964; 1979). Sie sind insoweit beim geeigneten Patienten den stationären Rehabilitationsstätten etwa ebenbürtig (Cosin, 1954) und verbinden eine große Effizienz mit einer beachtlichen Wirtschaftlichkeit (es braucht z.B. nur in *einer* Schicht, d.h. über 8 Stunden gearbeitet zu werden). Weitere Vorteile liegen darin, daß der alte Behinderte seine gewohnte Umgebung nicht verliert und daß ggf. die betreuenden Angehörigen tagsüber ihrer Berufstätigkeit nachgehen können (Huber, 1974). Aus ähnlichen Gründen, wie bei der geriatrischen Rehabilitationsklinik erörtert, hat es sich bewährt, die Tagesklinik im Nahbereich eines leistungsfähigen Krankenhauses anzusiedeln.

Die teilstationären Einrichtungen sind sowohl für kurz- und mittelzeitige als auch für langzeitige Rehabilitationsmaßnahmen zuständig und geeignet. Ihr Indikationsbereich ergibt sich aus ihrer Mittelstellung zwischen ambulanten und stationären Behandlungsmöglichkeiten. Den meisten Tageskliniken, ist eine poliklinische Beratungsstelle zugeordnet, die den niedergelassenen Ärzten bei Fragen der Indikation und Durchführung geriatrischer Rehabilitationsmaßnahmen zur Verfügung steht.

Die optimale *Zahl der Plätze* wird mit 30 bis 50 angegeben.

Ergänzend sollen noch die sog. geriatrischen *Tagesstätten* erwähnt werden. Ihr Schwerpunkt liegt im Gegensatz zu den Tageskliniken auf dem *betreuerischen* Sektor mit dem Hauptziel, dem nicht mehr nennenswert besserungsfähigen alten Behinderten die Pflegeheimeinweisung zu ersparen oder aufzuschieben und bei den betreuenden Angehörigen den Verlust der Berufsarbeit zu vermeiden. Auch viele Tagesstätten haben ein gewisses Angebot an Rehabilitationsmaßnahmen, was zumindest i.S. der «erhaltenden oder conserving Rehabilitation» unbedingt geboten erscheint. Hier ist der Einsatz von Pflegekräften der aktivierenden Pflege (2.6.1.8) von besonderer Wichtigkeit. Tagesstätten sind gleichfalls für kurz-, mittel- und langzeitige Betreuung eingerichtet.

2.6.2.2 Stationäre Einrichtungen

Die geriatrische Rehabilitationsklinik und die Abteilung für geriatrische Rehabilitation

Erfordert die anstehende Rehabilitation eine *stationäre* Durchführung, so wird eine geriatrische Rehabilitationsklinik zuständig sein, sofern die gegebene Rehabilitationsbedürftigkeit mit kurz- bis mittelzeitiger Behandlung (d.h. innerhalb von 6 bis 12 Wochen) behebbar oder wesentlich besserungsfähig zu sein verspricht (Brocklehurst, 1980).

Zwar kann stationäre Rehabilitation auch an allgemeinen Krankenhäusern vorgenommen werden. Die vergleichenden Ergebnisse und Erfolge sprechen aber für die geriatrische Spezialinstitution. Denn die regulären Krankenhausabteilungen können mit ihrer Betriebsstruktur den besonderen Rehabilitationsbedürfnissen des *alten* Behinderten nicht gerecht werden. Sie sind auf Akutbehandlung ausgerichtet, auf die Beseitigung einer akuten krankheitsbedingten Bedrohung. Es geht ihnen mehr um die Erhaltung des Lebens als biologischem Phänomen und weniger um Wert und Inhalt des Lebens. Sie bieten nur die bedienende Pflege und haben keine Möglichkeit einer überleitenden Entlassung und nachgehenden Betreuung.

Die leistungsfähige Rehabilitationsklinik sollte als selbständite Einrichtung konzipiert sein, allerdings möglichst im Verbund mit einem die wichtigsten Fachrichtungen umfassenden Allgemeinkrankenhaus, oder dort als selbständige, leistungsfähige Fachabteilung (WSI-Studie, 1975) mit eigenem einschlägig weitergebildetem therapeutischem Team und unter eigener Leitung eines entsprechend ausgebildeten und erfahrenen Arztes.

Die Aufnahme der Patienten erfolgt im allgemeinen nicht unter notfall- und intensivtherapeutischen Bedingungen und sollte tunlichst nicht unter einem pflegerischen Aspekt stehen, sondern nur unter dem der klinischen Rehabilitation. Da die ein- und überweisenden Ärzte z.T. nicht über die zur richtigen Indikationsstellung nötigen Kenntnisse verfügen, empfiehlt sich stets ein eingehendes ärztliches Aufnahmegespräch und ggf. eine konsiliarische Begutachtung des aufzunehmenden Patienten durch einen Arzt der Rehabilitationsklinik bzw. -abteilung. Zur Beurteilung der von «draußen» einzuweisenden Patienten bewährt sich eine Überweisungsambulanz an der Rehabilitationsklinik.

Neben einem leistungsfähigen Rehabilitationsteam sollte die Klinik das gesamte Rüstzeug besitzen, das für die Erfüllung ihrer vielfältigen Aufgaben notwendig ist. Dazu gehören als Grundausstattung alle *diagnostischen* Einrichtungen eines Allgemeinkrankenhauses mit Betonung des innermedizinischen Fachgebiets. Da die Geriatrie jedoch ein fachübergreifender, interdisziplinärer Arbeitsbereich ist, sollten neben allen wichtigen Konsiliarärzten auch alle diagnostischen Möglichkeiten eines *Groß*krankenhauses ohne belastende Transporte des Patienten erreichbar sein. Gleiches gilt bei innermedizinisch ausgerichteter hauseigener *therapeutischer* Grundausstattung für alle darüber hinausgehenden Therapieanlagen. Hinzu kommt die spezifische rehabilitationsmedizinische Material- und Raumausstattung wie Übungsgeräte und -anlagen für die Krankengymnastik, Ergotherapie und Logopädie, hier aber nicht begrenzt auf die allgemein übliche Gerätschaft, sondern ergänzt und erweitert durch die umfangreiche Sonderausrüstung, die die geriatrische Rehabilitation erfordert. Hierzu gehören Apparategruppen, an denen auch sehr alte und sturzgefährdete Behinderte Übungen ausführen können, die weitestgehend dem praktischen Bedarf des alten Menschen gerecht werden (z.B. zur Wiedergewinnung der Selbsthilfefähigkeit), sowie Übungsräume, die dem häuslichen Bereich des Rehabilitanden, insbes. den Problemzonen entsprechen wie Übungsküchen, Übungsbadezimmer, Übungs-WC usw. (s. 2.6.1.2 und 2.6.1.3). Eine auch nur annähernd vollständige Aufzählung und Beschreibung würde den vorgegebenen Rahmen sprengen. (Einige Geräte werden unter 2.7.1–2.7.3 vorgestellt.)

Über das zum Reintegrationsbemühen gehörende Selbsthilfe- und Haushaltstraining hinaus ermöglichen manche geriatrische Rehabilitationskliniken ein erweitertes Training der Lebensführung und -bewältigung, u.a. mit Hilfe der schon erwähnten outdoor-Therapie (vergl. 2.6.1.2). Sie vollzieht sich auf einem Gehübungsgelände, einem Verkehrsmittelpark und auf der Verkehrsstraße vor dem Klinikareal sowie (im ergotherapeutischen Bereich) in den kliniknahen Ladengeschäften und Supermärkten (s. 2.6.1.3 und 2.7.3). Über die Reintegrationshilfe mittels nachgehender Rehabilitationsmaßnahmen der Klinik durch mobile Ergotherapie und Sozialarbeiter wurde bereits berichtet (s. 2.6.1.3.1 und 2.6.1.6). Sie kommt als Überblick noch einmal auf der Zusammenstellung der Kooperationsbereiche der Rehabilitationsklinik auf Abb. 2-10 zur Darstellung.

Ergänzende *Zahlenangaben*: Als günstigste Größe geriatrischer Rehabilitationskliniken gilt allgemein eine Bettenzahl zwischen 80 und 120. Stellenplan-Schlüssel der Mitglieder des Rehabilitationsteams siehe 2.6.1.1–2.6.1.8.

Mittlere Verweildauer: Eine von mir 1979 durchgeführte Erhebung an 9 geriatrischen Rehabilitationskliniken der BRD ergab mittlere Verweildauern zwischen 5 und 12 Wochen mit einem Mittelwert von fast genau 8 Wochen.

Das Langzeitkrankenhaus und das Pflegeheim mit Rehabilitationsangebot

Bei gegebener Rehabilitationsbedürftigkeit, die offensichtlich nur mit sehr langzeitiger Therapie (länger als 3 bis 4 Monate) hinreichend besserungsfähig und zugleich auf stationäre Behandlung angewiesen ist, kommen das Langzeitkrankenhaus oder das Krankenhaus für Chronischkranke mit Rehabilitationskapazität zur Wahl. Es ist vorrangig zuständig für Patienten, bei denen Bettlägerigkeit infolge stationär behandlungsbedürftiger Organleiden gegeben ist. Wenn die Bettlägerigkeit nur durch allgemeine Hinfälligkeit bedingt ist, ist ein Pflegeheim mit Rehabilitationsangebot vorzuziehen. In beiden Fällen kommen – schon wegen der dann gewöhnlich bestehenden geringen Belastbarkeit – kleiner bemessene Rehabilitationsmaßnahmen zum Einsatz wie Durchbewegen der Extremitäten, Atemübungen und Selbsthilfegrundtraining, entsprechend der hier vorwiegend erhaltenden (conserving) Rehabilitation. Dennoch ist auch in diesen Fällen immer die Besserung und nach Möglichkeit sogar die Entlassung aus der Einrichtung anzustreben, bei vorhandenen pflegebereiten Angehörigen evtl. über die Zwischenstufe einer Überführung in die Betreuung einer Tagesklinik oder -stätte.

Die Angaben über die bestgeeignete *Bettenzahl* bewegen sich zwischen etwa 100 und mehreren Hundert. Stellenplanschlüssel siehe 2.6.1.1–2.6.1.8.

2.6.3 Ambulante Rehabilitationsmaßnahmen

2.6.3.1 nach Maßgabe der örtlichen Möglichkeiten

Vor einer Einweisung in eine Rehabilitationsstätte sollte stets die Frage geklärt werden, ob nicht ambulante Rehabilitationsmaßnahmen ausreichende Besserungsaussichten bieten, wenn alle örtlich verfügbaren Möglichkeiten ausgeschöft werden. Diese müssen dem Arzt allerdings bekannt sein.

Die personellen Möglichkeiten

Auch beim ambulanten Rehabilitationsbemühen sollten die oben als Rehabilitationsteam aufgeführten Fachvertreter einsetzbar sein, z.B. in Form der niedergelassenen Krankengymnastin, Ergotherapeutin und Logopädin, der regional zuständigen Fürsorgerin und der in aktivierender Pflege ausgebildeten Mitarbeiterin der Gemeinde- und Sozialstation. Vor allem die ersten beiden Bereiche sind zur Erhaltung oder Wiedererlangung des Selbsthilfevermögens im Wohnareal des Behinderten, nämlich bei ihrem Einsatz in dessen Wohnung, von besonderer Effizienz. Der verordnende Hausarzt muß aber eine detaillierte, von Sachkenntnis getragene, problemorientierte Anweisung geben. Bei guter gegenseitiger Abstimmung ist der gleichzeitige Einsatz von Krankengymnastik und Ergotherapie dem nachgeordneten (z.B. zuerst ausschließlich krankengymnastische Übungen und erst nach deren Abschluß ergotherapeutische Behandlung) überlegen.

Vorhandene Bezugspersonen wie Angehörige des Behinderten sollten je nach Eignung und Möglichkeit nach fachkundiger Anleitung (z.B. durch die Krankengymnastin und Ergotherapeutin) zu den Rehabilitationsbemühungen mit herangezogen werden, wodurch der Wirkungsgrad der ambulanten Rehabilitation oft entscheidend vergrößert werden kann.

Die instrumentellen Möglichkeiten

An instrumentellen Hilfen für die ambulante Rehabilitation sind die Geräte der niedergelassenen Krankengymnastin, Ergotherapeutin, Logopädin und der Gemeinde- und Sozialstationen (die erfahrungsgemäß noch besser rehabilitationstherapeutisch ausgestattet werden sollten) zu nennen. Eine wirksame Bereicherung ist auch hier die Verfügbarkeit eines Hilfsmittel-Depots (s. 2.6.4.1), durch dessen Geräte die Rehabilitationsmöglichkeiten erheblich erweitert werden. Ein großer Vorteil liegt zusätzlich in dem Umstand, daß diese Geräte beim Rehabilitanden lange Zeit verbleiben können. Wo kein Hilfsmittel-Depot erreichbar ist, können die nötigen Geräte auf dem Verordnungswege (z.T. mit, z.T. ohne Kassenbeteiligung) beschafft werden.

2.6.3.2 Maßnahmen nach Maßgabe des Rehabilitanden; Abgrenzungskriterien

Die Indikationsstellung zur ambulanten Rehabilitation richtet sich erstrangig nach den Gesamtumständen des Behinderten selbst, und zwar nach den medizinischen wie auch nach den sozialen.

Zu den Entscheidungskriterien über die Abgrenzung ambulant rehabilitierberer Fälle von denjenigen, bei denen eine vorstationäre oder stationäre Rehabilitation vorzuziehen ist, gehört folgende Fragestellung:

1. Sind die Behinderungen und ggf. (Begleit-) Krankheiten des zu beurteilenden Rehabilitanden grundsätzlich sowie nach vorliegender Art und Schwere mit ambulanten Rehabilitationsmaßnahmen ausreichend zu bessern?

2. Ist die Belastbarkeit des Behinderten ausreichend hoch oder besteht Gefahr beim körperlichen Training, die eine klinische Überwachung erfordert?

3. Sind die einzusetzenden personellen und instrumentellen Mittel und Methoden nach Art und Umfang für die ambulante Behandlung des vorliegenden Falles geeignet und verfügbar?

4. Ist der Rehabilitand, falls hilfsbedürftig, während einer ambulanten Rehabilitation ausreichend betreut?

Nur die sorgfältige Klärung aller 4 Fragepünkte kann zu einer richtigen Entscheidung führen. Die Beurteilung der ersten 3 Einzelfragen erfordert ein Ausmaß an einschlägiger Erfahrung, das dem urteilenden Arzt gelegentlich nicht ausreichend zu Gebote steht. Auch hier kann eine Ratsuche bei einer mit den örtlichen Möglichkeiten vertrauten Ambulanz einer Rehabilitationsklinik hilfreich sein.

Es unterliegt keinem Zweifel, daß eine große Zahl rehabilitationsbedürftiger und ambulant rehabilitierbarer alter Menschen gar nicht, zu spät oder erfolglos behandelt wird, weil es an den nötigen therapeutischen Voraussetzungen fehlt, namentlich an gut ausgebildeten niedergelassenen Ergotherapeutinnen und Logopäden sowie an Mitgliedern der aktivierenden Pflege. Insbesondere liegt ein großes Arbeitsfeld einer potentiell überaus effektiven präventiven Rehabilitation (Steinmann, 1978) noch weitgehend brach, dessen große Bedeutung auch aus den Untersuchungen von Wild, Nayak und Isaacs (1981) sowie von Gryfe, Amies und Ashley (1977) zutage tritt. Dadurch erleiden zahllose Betagte ein vermeidbares benachteiligtes Altersschicksal (Hunt, 1980), und es resultieren die allbekannte Überfüllung der stationären geriatrischen Rehabilitations- und Pflegeheimeinrichtungen sowie eine erhebliche Belastung des Sozialbudgets. Hier sollte durch geeignete Förderungsmaßnahmen Abhilfe angestrebt werden.

2.6.4 Sonstige therapeutische Hilfseinrichtungen im Dienste der geriatrischen Rehabilitation

2.6.4.1 Hilfsmittel-Depot

Sowohl bei der ambulanten Rehabilitation als auch bei der Reintegration nach stationären und vorstationären Rehabilitationsmaßnahmen stellt ein Hilfsmittel-Depot eine
– Erleichterung der Durchführung und eine
– Verbesserung der Effizienz dar.

Ein solches Depot beinhaltet alle bewährten Hilfsgeräte, die erfahrungsgemäß bei den häufigsten körperlichen Behinderungen im Alter zur Bewältigung der Anforderungen des täglichen Lebens erfolgreich eingesetzt werden. Dazu gehören Gehhilfen wie Handstöcke, Unterarmstützen, sog. Gehwagen und Punktroller, reziproke Gehgestelle etc., Selbstfahrer-Rollstühle (auch für einhändige Bedienung), verstellbare Spezialsitze und -betten, weiter Hilfsgeräte zum Greifen, Waschen, Anziehen, Essen und Trinken, Hilfen im Haushalt wie Einhändergeräte, Haft- und Fixiervorrichtungen für Töpfe etc., Sicherungsvorrichtungen an Badewannen, WC-Aufsätze usw. Alle Hilfsmittel stehen für den Einsatz durch Ärzte und therapeutische Fachkräfte (Ergotherapeuten, Krankengymnasten, aktivierende Pflegekräfte) zur Verfügung. In bewährten Modelleinrichtungen ist die zuständige Stadtverwaltung die Trägerin (Friedrich et al., 1974). Alle Geräte können kostenlos entnommen werden und verbleiben so lange bei dem Behinderten, bis feststeht, daß dieser nicht nur vorübergehend, sondern auf Dauer ein solches Hilfsmittel benötigt. Erst dann erfolgt die Versorgung mit eigenen Geräten, von denen einige kostenmäßig von den Krankenkassen übernommen werden, andere selbst bezahlt werden müssen.

2.6.4.2 Sozial- und Gemeindeschwesternstationen

Auch diese Einrichtungen können Beiträge zur Rehabilitation alter Behinderter leisten. Wie erwähnt, ist vor allem dann ein wirksamer rehabilitativer Effekt zu erwarten, wenn die Mitglieder der Einrichtung eine Weiterbildung in aktivierender Pflege erfahren haben, wodurch sie befähigt sind, die pflegerische Behandlung i.S. einer rehabilitierenden Verfahrensweise durchzuführen (2.6.1.8). Sie können damit im Alleingang oder – noch besser – in Teamarbeit mit anderen Rehabilitatoren (s. Ergotherapeutin und Krankengymnastin) maßgeblich zur Verbesserung der Lebenssituation behinderter alter Menschen beitragen (Hackler, 1976).

2.6.5 Weitere Hilfen und Hilfsdienste: Essen auf Rädern, Besorgungsdienste; beschützende Werkstätten

Der Vollständigkeit halber sollen einige Einrichtungen genannt werden, die zwar nicht therapeutisch im engeren Sinne, aber dennoch wichtiger Bestandteil geriatrischen Rehabilitations- und Reintegrationsbemühens sind.

Das Angebot «Essen auf Rädern» als Mahlzeitenbringdienst existiert bereits in zahlreichen Gemeinden. Die Gerichte sind abwechslungsreich, preiswert, und vielerorts können sogar Diäten geliefert werden. Darüber hinaus besteht ein weit gestreutes Angebot an Hilfsdiensten verschiedenster Art wie Wäschedienst und allgemeine Besorgungsdienste, über welche die örtlichen Sozialämter sowie die Zentralstellen karitativer und sonstiger fürsorgerischer Einrichtungen Auskunft erteilen (Schreiber, 1976).

Es liegt auf der Hand, daß damit zahlreiche Probleme der Erhaltung der Selbsthilfefähigkeit und Unabhängigkeit im Alter gemeistert werden können.

Ergänzend zu erwähnen sind die in einigen Städten eingerichteten sog. beschützenden Werkstätten, die vielfältige Möglichkeiten einer handwerklichen Tätigkeit anbieten. Hier können gesunde wie auch behinderte Betagte, soweit ihre Behinderung es zuläßt, nach eigenem Gefallen und selbstbestimmtem Ausmaß hobbyartige und auch gewerbeähnliche Arbeiten ausführen, mit denen zusätzlich verdient werden kann. Die Werkstätten stehen z.T. unter ärztlicher und immer unter fürsorgerischer Aufsicht. Ihr Wert liegt vor allem in der Wiedererlangung und Aufrechterhaltung der Lebensaktivität und des Umweltkontaktes alter Menschen.

Aber auch Altentagesstätten und Altenclubs leisten Beiträge zur Rehabilitation, z.B. durch Mahlzeitenangebote, Vermittlung von Hilfen (auch gegenseitiger Hilfen) und Möglichkeiten zu körperlicher und geistiger Aktivität. Hier handelt es sich vorwiegend um karitative und private Einrichtungen.

2.7 Die praktische Durchführung der geriatrischen Rehabilitation am Beispiel der Maßnahmen im Rehabilitationskrankenhaus

Wie erwähnt, folgt die körperliche Rehabilitation generell einem gemeinsamen Grundkonzept zum Erreichen der Ziele, die schon durch die Definition des Begriffes «Rehabilitation» umrissen werden (s. 2.1). Die in den vorausgegangenen Kapiteln behandelten Eigenheiten des alternden Organismus erfordern jedoch bei den meisten Maßnahmen ein methodisch entsprechend ausgerichtetes Vorgehen (worauf in den zugehörigen Einzelabschnitten hingewiesen wurde).

Besonders herauszuheben sind die folgenden 3 Gesichtspunkte:
1. das vergrößerte Risiko schädigender Auswirkungen körperlich trainierender Rehabilitationsbehandlungen,
2. die Notwendigkeit einer richtig gewählten Schwerpunktbildung in der Auswahl der Maßnahmen,
3. die konkrete Orientierung aller Maßnahmen am angemessenen individuellen Rehabilitationsziel.

Die Bedeutung von Punkt 1 mag in den entsprechenden Abschnitten (2.4.1.1 und 2.4.1.2) ausreichend dargelegt worden sein.

Punkt 2 und insbesondere 3 sollen am nachfolgenden Beispiel einer klinischen Rehabilitation in einem geriatrischen Rehabilitationskrankenhaus ergänzend verdeutlicht werden.

2.7.1 Anfangsmaßnahmen (Frühphase, bedsidetherapy)

Rehabilitation ist ein dynamischer Prozeß, dessen zahlreiche Komponenten vielfältig miteinander verwoben sind und sich z.T. überlappen. Zwar sind die Behandlungsphasen im Ablauf aneinandergereiht, aber eine exakte zeitliche Abgrenzung der einzelnen Abschnitte ist oft nicht möglich oder nicht sinnvoll.

So gehören zwar die Diagnostik und die Bestimmung des Rehabilitationsziels an den Anfang der Maßnahmen, aber gemäß der modernen Forderung nach frühestmöglichem Beginn der rehabilitierenden Aktivitäten sollte mit einfachen mobilisierenden Therapieformen schon begonnen werden, sobald eine Kontraindikation gegen jegliche (d.h. auch passive) Bewegungstherapie ausgeschlossen ist. Damit beginnen die ersten Maßnahmen oft schon vor dem Abschluß der Diagnostik und vor der endgültigen Festlegung des Rehabilitationsziels. Denn die Aufnahmeuntersuchung ist üblicherweise durch einige zusätzliche diagnostische Schritte zu ergänzen, die oft eine Reihe von Tagen in Anspruch nehmen. In dieser Zeit intensiver Beobachtung des Patienten reift auch die Bestimmung seiner Belastbarkeitsgrenze und seines individuellen Rehabilitationsziels.

Demgemäß werden die bewegungstherapeutischen und Trainingsmaßnahmen, dem jeweiligen letzten Erkenntnisstand folgend, nach Art und Intensität ständig modifiziert und zielbezogen ausgerichtet.

Nach unserer Erfahrung ist das Patientengut von geriatrischen Rehabilitationskrankenhäusern bei der Aufnahme weitaus überwiegend bettlägerig (in der eigenen Einrichtung ca. 90%). Daher beginnt die Darstellung des Rehabilitationsablaufs auf der Abb. 2-9 mit der sog. Liegephase. (Auf die Eintragung der Diagnostik wurde verzichtet.)

Welcher Art die zur Durchführung gelangenden Behandlungsmaßnahmen sind, hängt naturgemäß von der jeweiligen Behinderung bzw. Krankheit ab, ferner von der Belastbarkeit des Patienten und vom Grad der erzielbaren und erzielten Besserung. (Letzteres gilt insbesondere für die outdoor-Therapie.) Es kann daher nachfolgend nur ein allgemeiner Rehabilitationsablauf ohne Bezogenheit auf ein bestimmtes Krankheitsbild aufgezeigt werden, und zwar – bei Zugrundelegung der Abb. 2-9 – lediglich mit Berücksichtigung der Krankengymnastik und Ergotherapie, da eine Gesamtdarstellung aller kooperierenden Rehabilitationsbereiche den gegebenen Rahmen sprengen würde. (Zu weitergehenden Einzelheiten muß auf die Fachliteratur verwiesen werden, u.a. Rusk, 1977; Licht, 1968.)

Gleich nach der Aufnahme des Patienten beginnen bewegungs- und ergotherapeutische Maßnahmen: Im krankengymnastischen Bereich möglichst häufige (mehrmals tägliche) passive und zunehmende aktive Bewegungsübungen aller Extremitäten, Atem- und ggf. Aufrichteübungen; im ergotherapeutischen Bereich einfache funktionelle Extremitätenübungen, u.U. an leichten bettseitigen Therapiegeräten, sowie Selbsthilfegrundtraining (s. 2.6.1.3). Es folgen Maßnahmen beider Therapiegruppen am zunächst nur aufgerichteten, später frei sitzenden Patienten i.S. des Belastungstrainings, zur Gleichgewichtsübung und zur Vorbereitung des Stehens, u.a. mit Bewegungsübungen gegen Widerstand zur Muskelkräftigung und mit Fortführung des Selbsthilfegrundtrainings.

Die Stehphase wird mit kurzen Stehübungen am Bett eingeleitet (oft sind anfangs zwei Hilfspersonen nötig) und bis zum freien Stehen fortgesetzt.

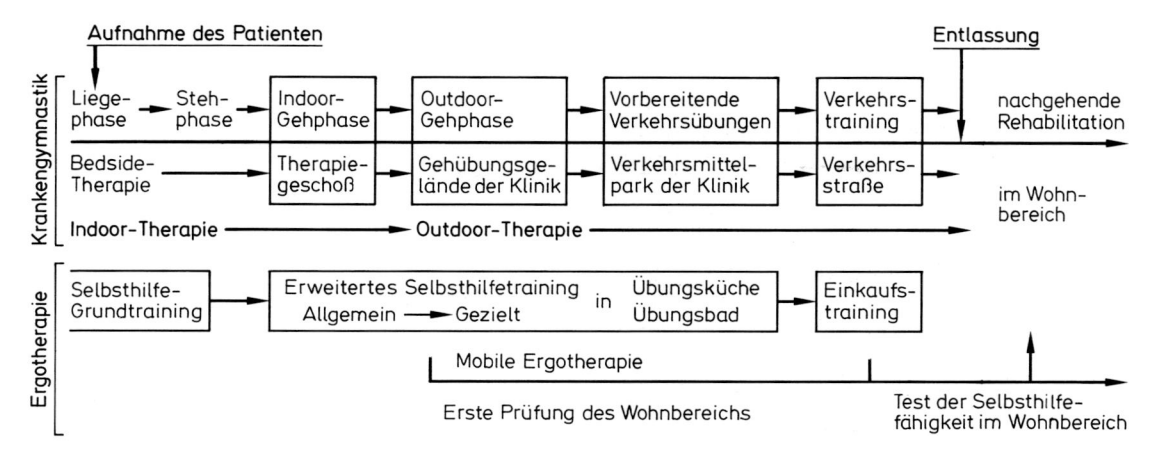

Abb. 2-9: Behandlungsphasen der klinischen Rehabilitation in einer geriatrischen Rehabilitationsklinik

Der Beginn der Gehphase stellt häufig die härtesten Anforderungen an Therapeuten und Patienten. Nicht selten müssen zwei, ja sogar drei Helfer eingesetzt werden, bis die für den alten Behinderten typische ängstliche Verkrampfung überwunden ist. Ggf. müssen Gehhilfen (vom Gehwagen bis zum Handstock) und/oder Orthesen (wie leichte Schienungen der verschiedensten Art, z.B. zur Kniestabilisierung) verwendet werden.

2.7.2 Indoor-Gehphase

Mit Fortschreiten des Gehvermögens (erste Übungen im Krankenzimmer) wird die bedside-Phase beendet; Ort der Behandlung werden die Therapieräume, in denen die Gehübungen am sog. Gehbarren fortgesetzt werden können. (Dieser sollte eine Überlänge von mindestens 6 Metern haben, da Betagte diese Strecke brauchen, um überhaupt «Tritt zu fassen».)

Mit Überwinden der bedside-Phase erweitern sich die therapeutischen Möglichkeiten erheblich, namentlich in Richtung praxisbezogener Übungen. Als Basistherapie sollte das Bewegungsbad hinzukommen, das zur Wiedergewinnung des Bewegungs- und Gehvermögens die besten Dienste leistet und auch im hohen Alter viel besser verträglich ist, als gemeinhin angenommen wird. Unterstützt wird die Therapie im krankengymnastischen Bereich durch die schon unter 2.6.1.2 erwähnten Geräte zur gezielten Beübung bestimmter funktionell zusammengehöriger Teile des Bewegungsapparates, z.B. durch die sog. Widerstandsbank und das Ruderboot (s. Abb. 2-5). In dieser Phase folgen auch Vorübungen zu dem späteren Verkehrsmitteltraining, u.a. an der gleichfalls schon genannten Übungstreppe mit verstellbaren, den Einstiegsstufen der öffentlichen Verkehrsmittel angleichbaren Stufenhöhen (2.6.1.2).

Parallel zu diesen Übungen kommen in der Ergotherapie Geräte zum Einsatz, die einen Komplementäreffekt zu den krankengymnastischen Behandlungen erbringen, wie die unter 2.6.1.3 vorgestellten Beuger-Strecker- und Abduktor-Adduktor-Webstühle zur Beübung aller vier Extremitäten (s. Abb. 2-6 und 2-7). Im zeitlichen Rahmen der indoor-Therapie beginnt auch das erweiterte Selbsthilfetraining, und zwar zuerst i.S. eines allgemeinen Trainings zur Anbahnung der Adaptation an die veränderten Bedingungen des Lebens und der Selbsthilfe, wie sie sich oft nach durchgemachten Erkrankungen (z.B. Apoplexien) oder Traumen (z.B. Frakturen, Amputationen) in einschneidender Weise ergeben. Nach gewissem Fortschritt erfolgt der erste Besuch der mobilen Ergotherapeutin in der Wohnung des Rehabilitanden zur Beurteilung der Frage, in welchen Bereichen bei dem Behandelten mit Schwierigkeiten zu rechnen ist (vgl. 2.6.1.3.1). Die so informierten zuständigen Ergo- und Bewegungstherapeutinnen des Klinikteams sind nunmehr in der Lage, mit dem Behinderten gezielt auf die Beherrschung aller Wohnungsprobleme zuzuarbeiten, z.B. durch weitgehende Imitation der häuslichen Küchenverhältnisse in der variablen Übungsküche der Klinik.

2.7.3 Abschlußphase mit outdoor-Therapie

Mit dem Erreichen eines sicheren Gehvermögens im Gebäude beginnt bei jedem geeigneten Patienten die outdoor-Therapie, und zwar unter krankengymnastischer Anleitung zunächst auf dem Gehübungsgelände der Klinik: Gehwege sich steigernder Schwierigkeitsgrade von Sand- über Kies- bis zu Schotterwegen oder von Kleinpflaster bis zu Grobsteinpflaster, Wege mit absichtlich schlecht verlegten Platten, Gefällestrecken, Freitreppen usw. Der alte Behinderte soll dabei nicht nur die körperliche Geschicklichkeit, sondern auch die psychische Sicherheit erlangen, wieder alle Wegearten zu meistern, um damit den «Mut nach draußen» zurückzugewinnen und zugleich der Gefahr der Isolation zu entgehen.

Es schließen sich «vorbereitende Verkehrsübungen» im Verkehrsmittelpark der Klinik an: An PKW, Stadtbus, Eisenbahnwagen u.ä. wird der ausreichend belastbare alte Rehabilitand in Einzeltherapie individuell befähigt, mit seiner jeweiligen Behinderung fertigzuwerden und die Benutzung dieser besonders für den Großstadtmenschen so wichtigen Verkehrsmittel wieder zu beherrschen. Dann kommt die Übung der Praxis als «Verkehrstraining» auf der Verkehrsstraße vor der Klinik: Der Patient muß unter dem Schutz der Therapeutin Straßenbahn, Stadtbus usw. wiederholt benutzen. Er wird dabei in ein seiner Behinderung entsprechendes verkehrsgerechtes Verhalten eingewiesen.

Hinzu kommt durch die Ergotherapeutin ein Einkaufstraining in den kliniknahen Ladengeschäften und Supermärkten. Der alte Patient lernt, wieder mit Geld, Ware und mit Verkaufspersonal umzugehen, alle Scheu zu überwinden und Selbstvertrauen zu gewinnen. Er lernt dabei zugleich, auf die bei seiner Behinderung wichtigen Gesichtspunkte zu achten, z.B. auf die Auswahl der richtigen Nahrungsmittel und Kleidungsstücke.

Vor der Entlassung des Rehabilitanden prüft die mobile Ergotherapeutin nochmals dessen Wohnung dahingehend, ob eventuell noch Änderungen oder Ergänzungen vorgenommen werden müssen, damit er allen Anforderungen notwendiger häuslicher Funktionen wieder gerecht wird. Diesen unter 2.6.1.3.1 kurz beschriebenen Aufgaben der mobilen Ergotherapeutin kommt bei dem Bemühen um die Reintegration des alten Behinderten besonders große Bedeutung zu. Wo keine mobile Therapeutin verfügbar ist, sollte eine niedergelassene ergotherapeutische Fachkraft in Kooperation mit dem vorbehandelnden Rehabilitationsteam diese Aufgabe übernehmen. Auch der Einsatz von Hilfsmitteln aus dem Hilfsmittel-Depot gehört hier hinein (s. 2.6.4.1).

2.7.4 Überleitung, Nachsorge und Reintegration

Die Reintegration des alten Behinderten erfordert Sorgfalt und Sachkenntnis sowohl bei der Vorbereitung und Durchführung der Entlassung aus der Rehabilitationsstätte als auch bei der nachgehenden

Betreuung. Das Rehabilitationsteam der Klinik, vor allem Arzt, Sozialarbeiter, Krankengymnasten sowie mobile oder stationäre Ergotherapeuten, bereiten die Entlassung und Rückführung des Patienten in seinen Wohnbereich vor, indem sie sich rechtzeitig mit den Kooperationspartnern (s. Abb. 2-10) in Verbindung setzen und – jeder auf seinem Fachgebiet, aber in ständiger gegenseitiger Absprache – «draußen» alle erforderlichen weiterführenden Maßnahmen und Hilfeleistungen veranlassen. So ist es realisierbar, alle vorhandenen Möglichkeiten zu sichten und i.S. einer umfassenden nachgehenden Rehabilitation für die Reintegration einzusetzen. Denn es hat sich erwiesen, daß es – im Gegensatz zu jüngeren Rehabilitanden – beim Betagten oft nicht genügt, den Klinikbehandelten soweit zu bringen, daß er sich unter den Bedingungen der Rehabilitationsstätte wieder frei bewegen kann. Zu Haus ist er ohne die Hilfen der Klinik häufig den Anforderungen seines Alltags nicht gewachsen. Die Folgen sind Entmutigung, Selbstaufgabe, häusliche Dekompensation und die bekannte große Zahl sog. Rückläufer (Rückeinweisungen in das Krankenhaus) und Pflegeheimeinlieferungen trotz aufwendiger vorausgegangener Rehabilitationsmaßnahmen, ja sogar Suizide, insbesondere bei Verwitweten.

Alte Behinderte sollten nach der Entlassung aus stationärer Behandlung nicht ohne Beobachtung und ggf. Hilfe bleiben. Dies gilt vor allem für Alleinstehende. Bewährt hat sich die schon geschilderte nachgehende Betreuung durch eine mobile Ergotherapeutin, die mit ihrer genauen Kenntnis der aktuellen Probleme den Betagten regelmäßig in seiner Wohnung aufsucht, ggf. nachbehandelt, bis dieser sein – möglichst selbständiges – Leben wieder fest ergriffen und Mut und Fähigkeit zum Weitermachen gewonnen hat. Dabei arbeitet sie vor allem eng mit dem behandelnden Hausarzt zusammen, zugleich aber auch weiterhin – je nach Notwendigkeit – mit den anderen Kooperationspartnern der Abb. 2-8. Auch hier kann eine niedergelassene Ergotherapeutin die Rolle der mobilen Therapeutin einnehmen.

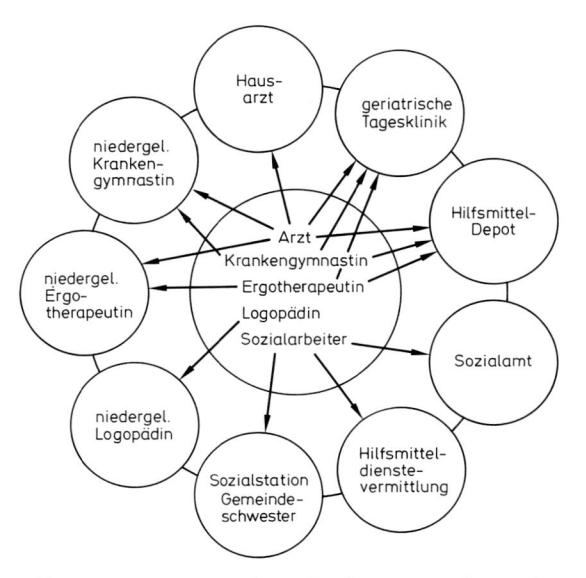

Abb. 2-10: Kooperationsbereiche der geriatrischen Rehabilitationsklinik (zentraler Kreis)

Oftmals führt erst die Gesamtheit der Maßnahmen beim alten Menschen zur echten, d.h. dauerhaften Reintegration und damit zur Wiedergewinnung lebenswerten Lebens (Smith, 1979).

2.8 Ergebnisse geriatrischer Rehabilitationsmaßnahmen

Es liegt auf der Hand, daß beim Rehabilitationsbemühen am alten Behinderten nur ein Teil der Rehabilitanden alle aufgezeigten Behandlungsphasen durchlaufen und das Idealziel erreichen kann. Mit zunehmendem Alter sinkt naturgemäß die Erfolgsquote; jedoch wird der therapeutische Effekt im wesentlichen bestimmt vom Umfang und Schweregrad der endgültigen funktionellen Einbußen.

Obwohl das Patientengut bei einer Rehabilitationsklinik immer eine negative Auslese rehabilitationsbedürftiger Fälle repräsentiert (insbesondere in Bezug auf die von anderen Krankenhäusern übernommenen Patienten), sind in der Literatur bemerkenswerte Erfolge berichtet worden. Die Angaben weichen jedoch z.T. erheblich voneinander ab und bewegen sich zwischen 46% (Huber, 1970) und 81% (Böger, 1979). Dazu ist zu bemerken, daß diesbezügliche Zahlenangaben aus der Literatur auch kaum vergleichbar sind, da weder das behandelte Patientengut nach Alter, Art und Schwere der Krankheiten bzw. Behinderungen usw. noch die angewandten Rehabilitationsmethoden, Behandlungszeiten etc. vergleichbar sind und außerdem von unterschiedlichen Kriterien und Definitionen der jeweils zugrundegelegten Rehabilitationsergebnisse ausgegangen wird. So sind die relativ großen Differenzen der angegebenen Zahlen zu erklären. In letzter Zeit in der BRD begonnene systematische Untersuchungen auf einigen klar umrissenen Teilgebieten der geriatrischen Rehabilitation mit exakt definierten Fragestellungen und Erhebungen werden voraussichtlich den Wert stationärer Rehabilitationsmaßnahmen am über 65jährigen Rehabilitanden in vergleichbaren Zahlen klar herausstellen.

Literatur

BEINEKE, H.: Krankengymnastische und physikalische Maßnahmen im Alter. Therapiewoche 28, 7680–7688 (1978)
BENNETT, A.E.: Cost-effectiveness of rehabilitation for the elderly. Gerontologist 20, 284–287 (1980)
BÖGER, J.: Statistik Malteser-Krankenhaus Berlin 1979
BROCKLEHURST, J.C.: The work of a geriatric dayhospital. Geront. clin. 6, 151–166 (1964)
BROCKLEHURST, J.C.: Die geriatrische Tagesklinik. Rehab. 18, 117–122 (1979)
BROCKLEHURST, J.C.: Geriatrische Rehabilitation. Schwerpunkte der Geriatrie 6. Dr. E. Banaschewski, München 1980
BRONISCH, F.W.: Spezielle Zielsetzung bei alten Menschen. In: Rehabilitation. Thieme, Stuttgart 1975

BUCHWALD, E.: Physical rehabilitation for daily living. McGraw-Hill Book Company, New York–Toronto–London 1952

BOURLIÈRE, F.: Excitability and aging. J. Geront. 3, 191–195 (1948)

CAMPICHE, B., M. GASSER u. E. LOEBELL: Zur Rehabilitation zentralorganischer Sprach- und Sprechstörungen. Z. Geront. 9, 233–240 (1976)

CLEMENS, W.: Analyse geriatrischer und gerontopsychiatrischer Einrichtungen in der BRD. Schriftenreihe Deutsch. Zentrum f. Altersfragen. Berlin 1979

COSIN, L.: The place of the day-hospital in the geriatric unit. Practioner 1972, 552–559 (1954)

DEUTSCHE KRANKENHAUSGESELLSCHAFT: Anhaltszahlen für die Besetzung der Krankenhäuser mit Ärzten. Empfehlung der DKG v. 9.9.74. Das Krankenhaus 66, 427–428 (1974)

DEUTSCHE KRANKENHAUSGESELLSCHAFT: Anhaltszahlen für die Besetzung der Krankenhäuser mit Pflegekräften. Eempfehlung der DKG v. 9.9.74. Das Krankenhaus 66, 420–426 (1974)

ERBSLÖH, F.: Neurologie der Alterns- und Aufbrauchskrankheiten des Zentralnervensystems. In: G. SEIFERT: Alterns- und Aufbrauchskrankheiten des Gehirns. G. Fischer, Stuttgart 1969

FLÖRKEMEIER, V.: Die Rehabilitation Behinderter als neue Aufgabe für den Kassenarzt. Deutscher Ärzteverlag, Köln 1980

FRIEDRICH, J., J. HÖCKER: Das Hilfsmittellager im Altenzentrum Geibelstr. Z. Fürsorgewesen Städt. Sozialamt Hannover. Eberlein, Hannover 1974

GOTTSTEIN, U., A. BERNSMEIER u. J. SEDLMEYER: Der KH-Stoffwechsel des menschlichen Gehirns. Klin. Wschr. 41, 943 (1963)

GRYFE, C.J., A. AMIES u. M.J. ASHLEY: A longitudinal study of falls in an elderly population: incidence and morbidity. Age Aging 6, 201–210 (1977)

HACKLER, E.S.: Expanding the role of nurses in rehabilitation. Geriatrics 31, 77–79 (1976)

HOLLMANN, W., H. LIESEN, R. ROST u. K. KAWAHATS: Über das Leistungsverhalten und die Trainierbarkeit im Alter. Z. Geront. 11, 312–324 (1978)

HOLLMANN, W.: Höheres Alter, Arbeit und Training. In: Sportmedizin-, Arbeits- und Trainingsgrundlagen. Schattauer, Stuttgart–New York 1980

HUBER, F.: Das geriatrische Tagesspital. Akt. Geront. 6, 369–379 (1974)

HUBER, F.: Felix-Platter-Spital Basel, Jahresbericht 1970

HUNT, T.E.: Practical considerations in the rehabilitation of the aged. J. Americ. Geriatr. Soc. 78, 59–64 (1980)

JORDAN, R.J.: Rehabilitation and medicine. Waverly Press. Inc., Baltimore 1968

JUNG, K.: Gesetzliche Grundlagen. In: Rehabilitation. Thieme, Stuttgart 1975

KEIDEL, W.D.: Probleme der Adaptation aus physiologischer Sicht. Akt. Geront. 5, 1–16 (1975)

KRAUS, H.: Reconditioning aging muscles. Geriatrics 33, 93–96 (1978)

LEHR, U.: Psychologie des Alterns. Quelle und Meyer, Heidelberg 1972

LEHR, U.: Die psychologischen Veränderungen im Alter als Voraussetzung der Rehabilitation. Akt. Geront. 5, 291–304 (1975)

LICHT, S.: Rehabilitation and medicine. Waverly Press. Inc., Baltimore 1968

LORENZ, K.: Über tierisches und menschliches Verhalten. R. Pieper u. Co., München 1965

RUSK, H.A.: Rehabilitation and medicine. The C.V. Mosby Company, St. Louis 1977

RUSTEMEYER, J.: Die körperliche Gesundheit älterer Menschen. In: Die Gesundheit im Alter (Schrift i.A. des Bundesministeriums f. d. Gesundheitswesen). Bartmann, Frechen 1968

RUSTEMEYER, J.: Möglichkeiten und Grenzen der Langzeittherapie und Rehabilitation im höheren Lebensalter. Internist. Praxis 20, 515–524 (1980)

SCHOLZ, J.F. u. K.A. JOCHHEIM: Rehabilitation. Thieme, Stuttgart 1975

SCHOLZ, J.F.: Rehabilitation: Aufgabe des niedergelassenen Arztes. Der niedergelassene Arzt 26, 42–59 (1980)

SCHREIBER, T.: Erhaltung der Selbständigkeit älterer Menschen. Schriftenreihe des Bundesministeriums f. Jugend, Familie u. Gesundheit. Bd. 33, Kohlhammer, Stuttgart 1976

SCHUBERT, P.: Probleme der Adaptation aus geriatrischer Sicht. Akt. Geront. 5, 115–124 (1975)

SCHULZ, F.H.: Besonderheiten der Symptomatik und Diagnostik beim alten Menschen. Scriptum Geriatricum. Urban und Schwarzenberg, München–Berlin–Wien 1975

SHOCK, N.W.: Biological aspects of aging. Columbia University Press, New York 1962

SMITH, R.T.: Rehabilitation of the disabled: the role of social network in the recovery process. Int. Rehab. Med. 1, 63–72 (1979)

STEINMANN, B.: Aktive Rehabilitation in der Geriatrie. Akt. Geront. 6, 223–230 (1976)

STEINMANN, B.: Medizinische Aspekte des Alterns. Internist 19, 405–409 (1978)

STRAX, T.E. u. J. LEDEBUR: Rehabilitating the geriatric patient: potential and limitations. Geriatrics 34, 99–101 (1979)

STREHLER, B.L.: Origin and comparison of the effects of time and high-energy radiations on living system. Quart. Rev. Biol. 34, 117–142 (1959)

STROEBEL, H.: Bemerkungen zur Rehabilitation aus juristischer Sicht. In: Rehabilitation, Thieme, Stuttgart 1975

THOMAE, H.: Kalendarisches und biologisches Alter: Das Problem der Persönlichkeitsänderungen im mittleren und höheren Alter. Der prakt. Arzt 10, 2–9 (1973)

THOMAE, H.: Formen psychologischer Anpassung im Alter. Temp. Medic. 6, 10–13 u. 7, 23–26 (1980)

VERZÁR, F.: Experimentelle Gerontologie. Enke, Stuttgart 1965

WELFORD, A.T.: Aging and human skill. Oxford Univ. Press 1958

WEPMAN, J.M.: Aphasia: diagnostic description and therapy. In: Stroke rehabilitation. Warren H. Green, Inc., St. Louis 1967

WILD, D., U.S. NAYAK u. B. ISAACS: How dangerous are falls in old people at home? Brit. Med. J. 282, 266–268 (1981)

WIEDEMANN, E.: Rehabilitation und Medizin. In: Rehabilitation. Springer, Berlin–Heidelberg–New York 1977

WIRTSCHAFTS- u. SOZIALWISSENSCHAFTLICHES INSTITUT DES DEUTSCHEN GEWERKSCHAFTSBUNDES (WSJ): Die Lebenslage älterer Menschen in der Bundesrepublik. WSJ-Studie Nr. 31, Köln (1975)

ZILLI, A.: Das Immobilisationssyndrom bei älteren Menschen. Schwerpunkte der Geriatrie 6. Dr. E. Banaschewski, München 1980

3 Geriatrie in der täglichen Praxis

A. Störmer

3.1 Historische Aspekte – die Berufung des praktizierenden Arztes

Die Geriatrie ist eine noch junge Wissenschaft, ein spätes Kind der naturwissenschaftlichen Biologie. Sie ist das Fachgebiet von den Krankheiten des Alters und den Erkrankungen im Alter, deren anfängliche, rein empirisch orientierte Betrachtungsweise und deskriptive Arbeitsmethode kaum 5 Jahrzehnte zurückliegen. Obwohl schon die alten Griechen und besonders Galenus von Pergamon sich Vorstellungen über den Vorgang des Alterns gemacht hatten – «De sanitate tuenda» – finden sich in den Überlieferungen der langen Jahrhunderte des Mittelalters keine gedanklichen Hinweise, die sich von den frühzeitigen Anschauungen freigemacht hatten. Die niedrige Lebenserwartung in dieser Langzeitperiode – lag doch die mittlere Erlebenszeit im Jahre 1870 noch bei 36 Jahren – konnte für die kleine Randgruppe der Betagten in der allgemeinen Praxis kein gezieltes Interesse erwecken. Erst das Werk des baltischen Arztes J.B. Fischer über eine Anatomie und Physiologie des gesunden Greisenalters bedeutete 1754 eine Loslösung aus mittelalterlichen Vorstellungen und vermochte erstmals dem praktizierenden Arzt neue Anregungen über diese Lebensphase zu vermitteln. Auch der große Albrecht v. Haller hat in seinen «Grundzügen der Physiologie für Vorlesungen» 1790 sich allgemein physiologischen Problemen des Alterns gewidmet: «Einen Stillstand gibt es überhaupt nicht, weil beständig von der ersten Empfängnis an durch einen ununterbrochenen Fortgang die Natur zur Abnahme führt.»

Wesentlich praxisbezogener äußerte sich der Autor des ersten deutschsprachigen, 1839 im ENKE-Verlag erschienenen zweibändigen Lehrbuches «Die Krankheiten des höheren Lebensalters», der königlich bayerische Gerichtsarzt Dr. Carl Canstatt in dem Vorwort seines Werkes, wenn der junge Arzt die «Vernachlässigung dieses interessanten Gebietes der Pathologie in unserer Zeit der Spezialisierung der einzelnen Teile der Wissenschaft» beklagt. Das hohe Alter bedeute doch die Lebensspanne des Krankseins, in dem sich die Grenzen zwischen Gesundheit und Krankheit oft nur sehr schwer voneinander trennen ließen. Gerade diese Gründe sollten in dem praktischen Arzt das Verlangen rege werden lassen, mit den Krankheiten dieser Periode auf das genaueste vertraut zu werden. Es liegt der Gedanke nicht fern, daß Canstatt die Anregung zu seiner Konzeption durch das 44 Jahre vorher erschienene Werk «Makrobiotik, die Kunst, das menschliche Leben zu verlängern» von Christoph Wilhelm Hufeland, dem Arzt Goethes und Wielands, erhalten hat, durch eine Abhandlung also, die erstmals den Gedanken einer umfassenden Prophylaxe im Sinne der heute in gleicher Weise gültigen Zielsetzung einer präventiven Medizin und einer Früherfassung sich anbahnender Krankheiten dem Arzt der Praxis besonders als Aufgabe gestellt ist. Aber erst mit der Veröffentlichung des Nürnberger Ordinarius der medizinischen Abteilung des Allgemeinen Krankenhauses Nürnberg, Lorenz Geist, war auf Grund langjähriger Spitalerfahrungen und 500 eigener Greisensektionen dieses Arztes die Altersheilkunde ein legitimes Kind der wissenschaftlichen Medizin geworden. Viele Äußerungen in seinem heute noch lesenswerten Werk «Klinik der Greisenkrankheiten» sind auch jetzt noch durch ihren praxisnahen Charakter aufschlußreich und unseren heutigen wissenschaftlichen Erfahrungen entsprechend.

So wurde also schon zu Beginn der naturwissenschaftlichen Ära der Gedanke einer umfassenden Gerohygiene an den Arzt der Praxis herangetragen, also in einer Zeitepoche, in der die im Vergleich zur heutigen Situation kleine Zahl der alten Menschen nach den Gepflogenheiten der am Subsidiarprinzip orientierten Gesellschaft in der Großfamilie ein psychisch und auch sozial behütetes Leben führte.

Etwa ein Jahrhundert später stellte Max Bürger mit seiner altersabhängigen Krankheitslehre, der biorrheutischen Nosologie, den von Hufeland, Canstatt und Geist, später auch von Schlesinger, Müller-Deham in Wien sowie von anderen Autoren angesprochenen Arzt der Praxis mitten in die Probleme eines Lebensabschnittes, bei dem man von keiner materiellen und geistig-psychischen Wesenseinheit sprechen kann.

Für den alten Menschen bilden die psychosomatischen, die sozialen und ökologischen Zusammenhänge die Biographie seines Lebens und die Grundlage seiner Existenz im Alter. Genetisch determiniert ist nur die Reaktionsdisposition der Individualität des alten Patienten, das Spannungsfeld wird ein Leben lang von der Umwelt, von der Sozietät bestimmt. In diese umfassende Problematik der Daseinsbewältigung durch den alternden und alten Menschen, in die realen Beziehungen der Rollen- und Identitätsfindung, auch einer wirklichkeitsnahen Zukunftsplanung muß sich der praktizierende Arzt als der Geriater der vordersten Linie, als die Schlüsselfigur der praktischen Geriatrie, eingespannt sehen (Störmer, 1972). Daß er als der Arzt der täglichen Praxis dabei mehr als der Spezialist die tragende Rolle spielt, muß den spezifischen, für das Humane entscheidenden Freiheitsraum in dem Arzt-Patienten-Verhältnis bilden, das alle Möglichkeiten fürsorgerischer, gesunderzieherischer und – erhaltender Tätigkeit einbezieht, die durch Krankheit, Alterung, Siechtum und den Tod entstehenden Situationen impliziert. So steht der geriatrisch tätige Arzt vor der

Tatsache, daß er in seinem Wirkungsbereich mehr als nur Mediziner sein muß, in dem es nicht nur auf Einzelkenntnisse sondern vor allem auf Integration und Menschlichkeit ankommt. Integration bedeutet eine dem Individuum angepaßte Lebensstufe. Menschlichkeit heißt Verstehen des Lebens und des Vergehens.

3.2 Bevölkerungsaufbau und geriatrische Praxisfrequenz

Es ist verständlich, daß die erhebliche relative und auch absolute Zunahme älterer und alter Menschen ihren Niederschlag für die Tätigkeit in der ärztlichen Praxis gefunden hat. Konnten die Fortschritte der medizinischen Forschung ganz besonders in diesem Jahrhundert dazu beitragen, daß das durchschnittliche Lebensalter ständig zunahm, so bewirkten große Kriege, daß die Bevölkerungspyramide durch die starke Reduzierung jüngerer Jahrgänge bedeutende Veränderungen erfuhr. Andere wesentliche Faktoren, der Geburtenrückgang in der Nachkriegszeit, das altersmäßige Vorrücken der Herzinfarkte, eine wachsende Beteiligung der jüngeren Menschen an Verkehrsunfällen haben zu einer weiteren Formveränderung dieser Pyramide geführt, die sich in einer zahlenmäßigen Zunahme der älteren Mitbürger ausdrückt (Abb. 3-1).

Diese schnelle Änderung im Aufbau der Bevölkerung in der BRD mußte zu einem zentralen Problem des Gemeinschaftslebens führen und die ärztliche Versorgung in der täglichen Praxis vor vielseitige und neue Aufgaben stellen. Auf Grund der verbreiteten medizinischen und volkswirtschaftlichen Sicherung ist im Laufe dieses Jahrhunderts die allgemeine Lebenserwartung in imponierendem Ausmaß in allen Kulturstaaten angestiegen. Der Anteil der über 65 Jahre alten Menschen betrug im Jahre 1961 noch 10,8%, bis Ende 1970 war dieser Prozentsatz auf 15,2% angestiegen mit der Tendenz eines weiteren Anstieges bis 1980 auf 16,2%. Jeder siebte Bürger in der BRD ist heute über 65 Jahre alt, wobei der Anteil der Frauen mit 5,4 Millionen = 16% den der Männer dieses Alters mit 3,3 Millionen oder 11% der Gesamtbevölkerung übertrifft. Überraschenderweise zeigen gleichzeitig die Zahlen der 70- bis 80jährigen Alten den relativ größten Anteil. Nach demographischen Analysen wird im Zeitraum bis 1990 die Gruppe der 75- bis 80jährigen um etwa 17% zunehmen, jene der 80- bis 85jährigen aber um rund 50%. Im Jahre 2000 werden in den Industrieländern 231 Millionen über 60jährige leben, in der Dritten Welt jedoch 354 Millionen, d. h. über 65% mehr als heute.*)

Rund 3,5% der alten Menschen leben in Heimen, etwa 8% der 70jährigen sind pflegebedürftig, ab dem 80. Lebensjahr steigt dieser Prozentsatz auf über 25% an. Nach der Psychiatrie-Enquête 1976 bedürfen ungefähr 14% der über 65jährigen einer ambulanten, 1% einer geschlossenen psychiatrischen Behandlung.

Diese individuelle Note des Altwerdens beobachtet der Arzt der Praxis seit Jahren in seiner Sprechstunde, und zwar sowohl der praktische Arzt als auch der Arzt für Allgemeinmedizin sowie der Internist.

*) Quelle: Department of Economic and Social Affairs, Population Studies Nr. 49.

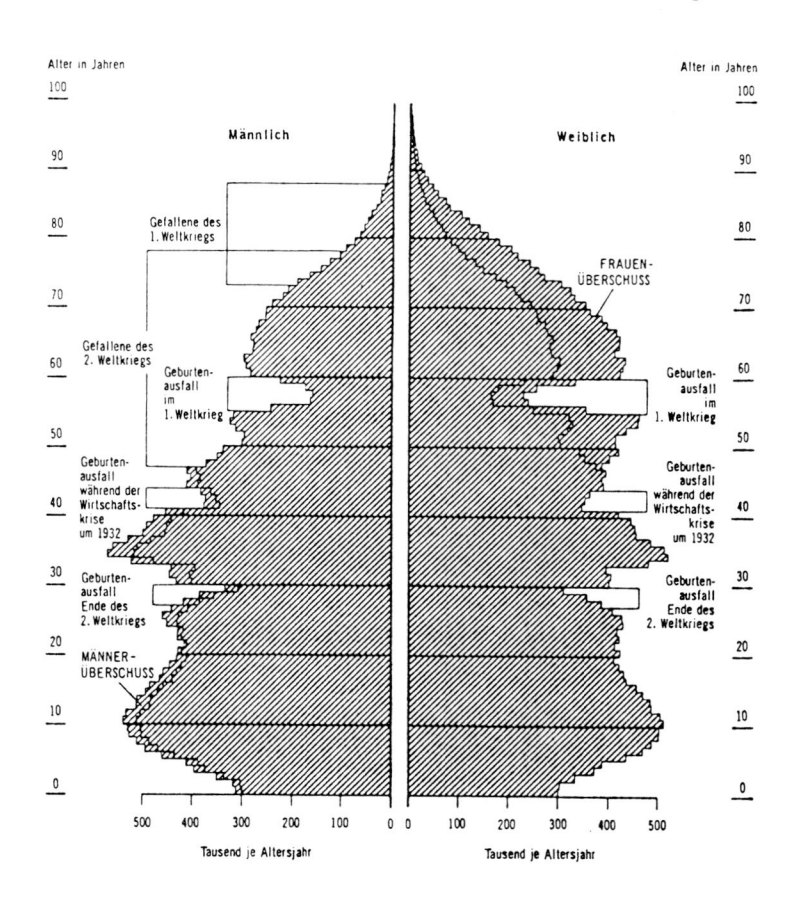

Abb. 3-1: Altersaufbau der Wohnbevölkerung in der BRD am 31.12.1974 (Quelle: Statistisches Bundesamt 76 0276)

Tab. 3-1: Altersverteilung der Patienten der eigenen Praxis

Erhebungsjahr	Alter ≥ 60	≥ 65	≥ 70	≥ 75	≥ 80	≥ 85 Jahre
1968	57 %	36 %	28 %	13,5 %	5,8 %	1,9 %
1973	55 %	35 %	31 %	18 %	8 %	2,5 %
1975	56,4 %	35,8 %	32,8 %	19,1 %	9,1 %	3,1 %

Einen Einblick in die Zusammensetzung des Krankengutes der eigenen Praxis, die jedoch nach Art der Klientel nicht allgemein repräsentativ sein kann, vermittelt die Tabelle 3-1.

3.3 Die Krankheiten im Alter – Einteilung und Begriffe

Das Alter ist die mit Krankheiten am stärksten belastete Zeitspanne des menschlichen Lebens. Für den praktizierenden Arzt hat sich eine Systematik der das Alter belastenden Krankheiten bewährt. So sind primäre Alterskrankheiten, wie Alterstuberkulose, Altersulkus, Arthrose, Alterserkrankungen der Sinnesorgane, um nur einige zu nennen, von Krankheiten, die im Alter auftreten, zu unterscheiden. Diese können ohne jede kausale Bindung an das Alter auftreten, wie etwa eine Pneumonie, eine Salmonelleninfektion usw. Andererseits können Krankheiten schon in frühen Jahren, selbst in der Jugend vorgelegen haben, etwa ein juveniler Diabetes, ein Asthma bronchiale, die als «alternde» Krankheiten später das Alter belasten.

Weiterhin hat sich der von Schubert eingeführte Begriff der kombinierten und komitierenden Krankheiten durchaus für die geriatrische Klientel bewährt. Die kombinierten Krankheiten stehen in einem Kausalzusammenhang, wie etwa: Bronchitis, Bronchopneumonie, Lungenobstruktion. Die komitierenden Erkrankungen begleiten den Alternsgang ohne direkten kausalen Zusammenhang mit dem Alter, es sei denn, daß man mit Steinmann (1974) in den altersinvolutiven Veränderungen selbst «Risikofaktoren» sieht. Insgesamt sind kombinierte Krankheiten seltener als komitierende.

Als erschwerendes Moment, besonders für den Arzt der ersten Stunde, den Hausarzt, spielt die Multimorbidität im Alter, die von Linzbach (1973) und Franke (1972) für viele Situationen des Alters mit einigem Recht auch als Polypathie bezeichnet wird, eine große Rolle. Multimorbidität ist mehr als Vielfältigkeit von Krankheitszuständen, sie bedeutet die additive Verknüpfung von 2 oder mehreren verschiedenen Krankheiten, die, wie gesagt, auch kettenartig verlaufen können. Der praktizierende Arzt muß versuchen, die behandlungsbedürftigen Symptome oder auch Krankheiten schwerpunktmäßig zu ordnen, wobei die Grundkrankheit keineswegs im Vordergrund der Diagnostik und Therapie zu stehen braucht. Mit steigendem Alter nimmt die Zahl der Diagnosen zu, um etwa mit dem 80. Lebensjahr einen gewissen Höhepunkt erreicht zu haben.

Der Annahme, daß die Hochbetagten von 90 und mehr Jahren unter günstigen genetischen und auch ökologischen Bedingungen diese Altersstufe erreicht haben, entspricht die Auffassung von Franke (1972), die er bei dem Studium der Großzahl der über 100jährigen auch hinsichtlich der mehr konstant gebliebenen Multimorbidität gewinnen konnte.

Bei dem eigenen Krankengut der geriatrisch ausgerichteten Praxis konnten bei den über 65jährigen Patienten mit einem Durchschnittsalter von 72,6 Jahren in der Übersicht eines Jahres folgende Zahlen einer Multimorbidität ohne Einberechnung der so gut wie obligaten Altersveränderungen der Sinnesorgane errechnet werden, wie sie in Tabelle 3-2 aufgeführt sind.

Man erkennt, es gibt kaum Krankheiten, die nicht mit mehr oder weniger gewandelten Symptomen und Verlaufsformen auch im Alter vorkommen. Gerade diesen Panoramawandel im Rahmen der Multimorbidität des fortschreitenden Lebensalters beobachtet der Arzt in der täglichen Praxis häufiger und meist als erster Beobachter der krankhaften Veränderungen. Er weiß, daß die klinische Regel, alle Abwegigkeiten und Krankheiten seiner alten Patienten möglichst auf einen Nenner zu bringen, in der Altersheilkunde keine Gültigkeit hat; vielmehr

Tab. 3-2: Zahlenangaben zur Multimorbidität in der eigenen Praxis bei den über 65jährigen Patienten (Durchschnittsalter 72,6 Jahre)

Diagnose	männlich	weiblich
Hypertonie	60	72
Latente Herzinsuffizienz	25	27
Manifeste Herzinsuffizienz	10	27
Herzinfarkt	8	2
Koronarsklerose	9	9
Varizen, Thrombosen	8	8
Lungenemphysem	48	23
Bronchitis	18	11
Cholelithiasis	4	9
Leberzirrhose	6	–
Nephrolithiasis	4	3
Pyelitis, Zystitis	5	11
Prostatahypertrophie	25	–
Prostatakarzinom	5	–
Kolonkarzinom	3	1
Mammakarzinom	–	2
Diabetes mellitus	10	11
Gicht	4	2
Arthrose, Spondylose, Koxarthrose	11	18
Durchschnittliche Zahl der Diagnosen pro Patient	4,3	5,3

muß er die verschiedenen krankhaften Abläufe und Funktionsstörungen in ätiopathogenetischer Beziehung analysieren, um für sein kreatives Handeln nach einer Art Schwerpunktdiagnostik zu verfahren. Es ist fernerhin zu bedenken, daß das biologische Alter in den meisten Fällen nicht mit dem kalendarischen korrespondiert, daß es nicht «den» 70jährigen und nicht «den» 80jährigen gibt.

3.4 Die geriatrische Sprechstunde

3.4.1 Der geriatrische Patient

Alter macht noch keinen Alten. Der persönlichen Einstellung des alten Patienten zu seiner Lebenssituation, seiner Erwartungshaltung, kommt entscheidende Bedeutung für sein Gesamtbefinden zu. Persönliche Aktivität, auch in einer neuen Lebensphase nach Ausscheiden aus dem Beruf, Zufriedenheit mit der Änderung seiner sozialen Lage, die meist mit einer Abnahme sozialer Verpflichtungen verbunden ist, die Bereitschaft zu einer Bejahung seiner Alterssituation sind erwünschte Zeichen einer Anpassungsfähigkeit.

Rund 90 % der älteren und alten Menschen stehen in der Obhut eines praktizierenden Arztes. In der Regel sind diese Patienten dem Arzt schon bekannt, und oftmals hatte er als der Arzt der Familie die Möglichkeit zu weitgehenden Erkenntnissen über Lebensgewohnheiten, Schicksale und Sorgen gehabt. In der Göttinger Studie von Krauss hatten 30 % ihren Arzt bis zu 5mal, 22 % 6–10mal und 35 % 11mal und häufiger im letzten Jahr besucht. Etwa ein Drittel der Probanden waren von ihrem Arzt in dieser Zeit ein- oder mehrmals zu Hause aufgesucht worden. Mit zunehmender Minderung des Gesundheitszustandes wird der Praxiskontakt größer. Der am häufigsten konsultierte Facharzt ist der Ophthalmologe.

Der alte Patient, der in seinen Lebensgewohnheiten zur Beharrlichkeit neigt, fühlt sich nicht selten mit seinem mit ihm älter gewordenen Arzt freundschaftlich verbunden und will seine oft vielseitigen Beschwerden und Krankheiten nicht von so und so vielen Spezialisten behandelt wissen, sondern fühlt sich in den zwischenmenschlichen Beziehungen und dem Wechselgespräch mit dem vertrauten Arzt geborgen. So ist es auch verständlich, daß eigentlich schon immer der Hausarzt der eigentliche Geriater war.

Schwieriger stellt sich zuweilen das Kontaktproblem, wenn etwa der alte, oft einsam und isoliert lebende Mensch den Arzt noch nicht kennt. Nicht selten wird der Betagte von seinen Kindern oder den Angehörigen dem Arzt zugeführt, mehr oder weniger freiwillig. Es kann dann sowohl eine innere Absperrung des Patienten, auch eine Angstsymptomatik eintreten, die nur ein geschickt eingeleitetes Gespräch durchbrechen läßt. Nur Geduld und Nachsicht des Arztes können den Bann dann lösen. Nach eigener Erfahrung ist die Bereitschaft zu erklärenden Auskünften bei der Großzahl der älteren und alten Patienten durchaus vorhanden, wenn eine Kontaktstörung nicht direkte Folge einer Krankheit ist.

Nun konnte die große Bonner Längsschnittstudie mit aller Deutlichkeit herausstellen, daß ererbte Begabung, Schulbildung, Lernvermögen und berufliche Aktivität wesentliche Determinanten der Verhaltenssituation im Alter sind (Lehr, 1972, 1978), die den abbaubedingten Persönlichkeitsveränderungen entgegenwirken. Nur bei einem geringen Prozentsatz der über 65 Jahre alten Menschen kommt es zu einer Verstärkung des sogenannten «Defizitmodells» des Alters, wie es die Allgemeinheit immer noch von dem alten Menschen üblicherweise hat, wenn diese im Bild des alten Menschen defizitäre Wesens- und Charakterzüge überbewertet, wie etwa die Abnahme der Vitalität, eine somatische und geistige Verlangsamung, Nachlassen der Merkfähigkeit, die Unfähigkeit zur Integration, schließlich eine Umkehr früherer Wesenszüge und dabei eine altersbedingte Rigidität in den Mittelpunkt stellt (Schulte, 1970). Daß bei dieser Einschätzung einer kleinen Randgruppe vielfach psychiatrische Beurteilungen eine bevorzugte Rolle spielen, geht schon aus der Charkterisierung des Defizit-Modells durch Gruhle (1938) hervor. Dieses von dem Autor entworfene negative Bild des hilflosen, bemitleidenswerten Alten dürfte aber auf Grund der neueren Erkenntnisse nicht der Norm entsprechen. Vordergründig stellt auch der Sprechstundenkontakt immer wieder heraus, daß Krankheit die wichtigste Determinante einer Persönlichkeitsänderung im Alter ist. Bei den Bonner longitudinalen Untersuchungen zeigte sich, daß intellektuelle Kapazität und Reagibilität bis ins höchste Alter erstaunlich konstant bleiben, sofern keine äußeren Umstände den alten Menschen aus seinem psychischen Gleichgewicht bringen, wie etwa der Verlust gleichaltriger Freunde oder von Familienmitgliedern, ferner ungünstige Wohnsituation, Streßzustände mit Erwartungsangst einhergehend, daß vielmehr die Kompensationsmöglichkeiten durch geistig-seelische Leistungen sogar noch erstaunlich gut bleiben.

Alter ist oft, wie H. Thomae (1969, 1970) vor Jahren gesagt hat, «soziales Schicksal»: Verlust der sozialen Rolle, Beendigung der beruflichen Tätigkeit, Zwangspensionierung, von manchen der Betroffenen als der Beginn des Alterns empfunden, Restriktionen der damit verbundenen Basis, oftmals überwertet, Änderung des Lebensraumes, des Lebensrhythmus, Aufgabe des Pflichten- und Funktionskreises in der herangewachsenen Familie, der Verlust der Geborgenheit in der Gesellschaft. Alle diese Faktoren können die alternde Persönlichkeit so verändern, daß depressive, auch aggressive Reaktionen auftreten, die auch chronifizieren können. Klagen über Einsamkeit sind dann oft der subjektive Ausdruck dieses sozialen Strukturwandels oder auch Folge der freiwillig auf sich genommenen Isolation.

Man erkennt, neben seinen ärztlich-medizinischen Problemen ist der Hausarzt verpflichtet, sich vordringlich mit Fragen zu beschäftigen, die über das Existentielle hinaus die Individualität des alten Menschen in den Vordergrund stellen. Eine ganze Reihe von Funktionen korreliert höher mit soziologischen Variablen als mit dem Lebensalter. So darf der Arzt den Alterungsprozeß nicht nur aus der Vorstellung eines defizitären Ablaufs sehen, sondern im wesentlichen unter dem Gesichtspunkt der Kompensations- und Adaptationsmöglichkeiten, also von der Gesamtpersönlichkeit her. Geriatrie ist immer Individual-Medizin.

Auch wenn nur etwa 5 % der Menschen des 2.–5. Lebensjahrzehnts die dritte Lebensphase als eine günstige betrachten, so zeigt immer wieder die Beschäftigung mit dem geriatrischen Patienten in der Praxis, daß Alter und Altern von den Menschen dieser Altersgruppe selbst akzeptiert werden. Nach eigenen Erfahrungen stellt der 60jährige seinen Altersstatus bei seiner Tätigkeit und seinen Planungen durchaus in Rechnung. Grundsätzlich bedauern ältere Menschen nicht das Altern, wenngleich sie das ausgesprochen betonte Attribut «alt» und eine pauschale Einstufung in die Kategorie der Alten ablehnen. Rund 30 % der 80jährigen fühlen sich noch nicht alt, sie empfinden die Ausgeglichenheit in ihrer Einstellung zum Leben als eine Bereicherung. Auch die Gießener Studie von Boetticher (1975) berichtet, daß 52 % der Probanden sich als jünger aussehend wähnten als ihre Altersgenossen und nur 6 % sich als älter fühlten, 41 % gesundheitlich besser und 11 % schlechter als ihre Gleichaltrigen. Der alte Mensch braucht zu einem harmonischen Leben ein positives Selbstbild, das bei jeder Konsultation durch den vertrauten Arzt bestärkt werden sollte. Ein solches positives Selbstbild haben vor allen Dingen jene Alten, die aus ihrem sozialen Pflichtenkreis heraus das Gefühl haben, noch gebraucht zu werden und somit anerkannt zu sein (Thomae, 1969; 1970).

Aus diesen Selbsteinschätzungen der alten Patienten ergeben sich wichtige Erkenntnisse für die geriatrische Praxis: Die Einstellung des älteren Menschen zu seinem Altersdasein und zu seiner Umwelt, zur Gesellschaft und zu seinem eigenen Erleben wird ebenso von der Verhaltensweise seiner Mitmenschen, den ökologischen Gegebenheiten wie durch biologische Veränderungen geprägt. Es ist eine der vornehmsten ärztlichen Aufgaben, die Sorge für die physisch-psychische Gesundheit durch eine individuell orientierte soziale Integration zu fördern (Zimmermann, 1977), wobei das frühere qualifizierte Berufsniveau sicherlich eine Rolle spielt.

3.4.2 Der zwischenmenschliche Kontakt – die Anamnese

Nicht selten liegen beim alten Patienten Besonderheiten vor, die auch zu Schwierigkeiten bei der Erhebung der Krankheits- und Lebensvorgeschichte führen können. Eine gewisse Hilflosigkeit, die vielleicht schon mit den Zeichen einer intellektuellen Einengung verbunden sein kann, darf den Arzt nicht zu der wohlgemeinten Anrede mit dem üblichen Attribut «Opa oder Oma» und dem damit verbundenen «Du» verleiten, da sich mancher dieser Alten durch dieses ärztliche Verhalten erst seiner Schwäche bewußt wird und sich noch stärker in sich abschließt. Insgesamt darf man aber von der Annahme ausgehen, daß der größte Teil der alten Sprechstundenbesucher sich körperlich noch in einem rüstigen, geistig auch unauffälligen Zustand befindet, der mindestens dem Vitalitätsgrad I der Nomenklatur von Franke (1972, 1979) entspricht.

Demgemäß bezeichneten von den 1200 Probanden der Gießener Studie 18 % ihre physische Befindlichkeit als ausgezeichnet, 39 % als ziemlich gut, 29 % als befriedigend und nur 14 % als schlecht oder sehr schlecht. Auch die Göttinger Stichprobe über 350 70jährige Bürger ergab, daß die gesundheitliche Verfassung älterer Menschen besser ist als es der verbreiteten negativen Erwartung entspricht. Der Anteil der Patienten in schlechtem Zustand (22,9 %) fand sich erst jenseits des 85. Lebensjahres. Demgegenüber konnte die Studie von O. Blume (1973) allerdings keine so günstige Korrelation zwischen dem subjektiven Befinden der alten Patienten und der ärztlichen Einstufung feststellen.

Man erkennt aus diesen Daten, daß die Erhebung einer gezielten Anamnese beim alten Menschen in der Regel keine Schwierigkeit bereiten dürfte. Gewisse Gedächtnislücken pflegen dann und wann aufzutreten, wenn die Frage nach Art und Beginn der geklagten Beschwerden gestellt wird, wenn gerichtete Fragen des Arztes auf nähere Zusammenhänge zielen oder wenn die üblicherweise zu erfragende Berufsanamnese die biographische ergänzen soll. Das Bemühen um Vollständigkeit der Anamnese muß aber stets das Ziel haben, frühere Erkrankungen zu erfassen, die als Erstkrankheit ätiopathogenetisch für Altersleiden wichtig gemessen sein können. Oft hat der alte Patient sich außerdem mit diesem oder jenem Leiden als schicksalhaft abgefunden, um es nicht für erwähnenswert zu halten. Der alte Patient wird deshalb einige Beschwerden ungewollt seinem Arzt nicht mitteilen, so daß dieser häufig ganz systematisch nach vermeintlichen Krankheitszeichen fahnden muß. Je nach dem Bildungsgrad des Probanden, der schon bei dem Bericht über die eigene Krankheits- und Familiengeschichte eine gewisse Einschätzung seiner vitalen Möglichkeiten erlaubte, wird man die Aufschlüsse über die soziale und soziologische Anamnese für das Gesamtbild werten.

Die Anamneseerhebung beim betagten Menschen erfordert infolge des langen Explorationsfadens, der auch das soziale Verhalten, die besonderen Interessen, die Urlaubs- und Freizeitgestaltung mit einbeziehen muß, meist mehr Zeit. Keinesfalls darf der alte Mensch durch Hast und Ungeduld verunsichert werden. Der Arzt muß den Faktor Zeit unbedingt einkalkulieren, wenn er, wie das in der geriatrischen Praxis unabwendbar ist, die Gesamtpersönlichkeit mit ihrer lebenslangen Biographie erfassen will, d. h. mit der richtigen Einschätzung der so häufigen psychosomatischen Krankheitsbilder, geistig-seelischen Einbußen oder sonstigen Beschränkungen des Lebensraumes. Bei diesen oft noch recht rüstigen Menschen kann die richtige Einschätzung einer latenten Depression auch hinsichtlich Familie, Umwelt, Tun und Lassen erkenntnisbildend sein.

Der alte Mensch möchte sich grundsätzlich gerne aussprechen, der Arzt sollte ihn nicht unnötig unterbrechen. Langsame und deutliche Sprache ist schon mit Rücksicht auf die häufige Schwerhörigkeit des Kranken wichtig. Eine einfache Formulierung der Fragen kann unnötigen Mißverständnissen vorbeugen. – Die umfassende Nachfrage nach der bisherigen Medikation, nach Einnahmeart, Menge und zeitlicher Dauer ist unerläßlich. Die Konsumtion von «Stärkemitteln» und Geriatrika wird oft hartnäckig verschwiegen. Man darf aber annehmen, daß mindestens 40% der alten Patienten ihr «Mittel gegen das Altern» sehr schätzen, die 80jährigen in reicherem Maße als die erst 65jährigen; je höher das Einkommen, umso höher der Verbrauch der Drogen (Boetticher, 1975). Das Bundesministerium für Jugend, Familie und Gesundheit hat geschätzt, daß die 8 Millionen Alten jährlich etwa 2 Milliarden DM für Geriatrika und Kräftigungsmittel ausgeben. – Die organbezogene Anamnese sollte beim alten Menschen immer in Rechnung stellen, daß selbst schwerwiegende Erkrankungen im Alter oft absolut schmerzfrei verlaufen, daß viele der Herzinfarkte oder sogar eine Blinddarmperforation bei über 70jährigen nicht immer mit einer Schmerzsymptomatik empfunden werden.

Ganz ohne Zweifel kommt dem Stellenwert der Anamnese sowohl für die Diagnose wie Therapie eine überragende Bedeutung zu. Sie ist heute leider in der Praxis oft noch unterprivilegiert. Mein Lehrer E. von Romberg äußerte einmal, daß er für die Vorgeschichtsaufnahme seiner Sprechstundenpatienten meist längere Zeit benötige als für den ganzen Untersuchungsgang mit Beratung. Nach Anschütz (1980) sind bei 78% der Sprechstundenpatienten Rückschlüsse auf das Krankheitsbild möglich. Anamnestische Gründlichkeit und anamnestischer Spürsinn bedeuten oft eine aussagefähige Vorfelddiagnostik.

3.4.3 Diagnostische Verfahrensweise

Die Summe der Beschwerden, Symptome und pathogenetischen Zusammenhänge in oft einzigartiger Konstellation auf der einen Seite, die nicht immer vorhandene Bereitschaft des Patienten zu einer umfassenden Untersuchung können den Arzt zu Verunsicherungen bei seinem diagnostischen Vorgehen verleiten. Es muß aber gelingen, den betagten Menschen zur Mitarbeit zu motivieren, was gerade dadurch geschehen kann, daß man den kleinen Altersleiden und Klagen genügende Aufmerksamkeit schenkt. Die eigene Verfahrensweise hat niemals auf eine Ganzkörperuntersuchung verzichten brauchen, die schon im Hinblick auf die meist vorhandene Multimorbidität unbedingt geboten ist. Selbst bei wiederholten Konsultationen wurde von einer solchen Maßnahme nicht Abstand genommen. Mindestens jedes halbe Jahr sollte eine derartige Routineuntersuchung vorgenommen werden.

Schon die persönliche Inempfangnahme des Patienten und die Begleitung vom Wartezimmer in den ärztlichen Untersuchungsraum können durch einen ersten Eindruck dem Arzt in mancher Hinsicht wichtige Hinweise geben. Körperliche Haltung, Gang, Körperbewegung, Grad der Sicherheit, Beherztheit, Schüchternheit, Ängstlichkeit, vermitteln sehr schnell erste Erkenntnisse hinsichtlich des Vitalitätsgrades, auch der geistigen Struktur der Persönlichkeit. Das Verstehen und Deuten der Körpersprache, Gestik und Mimik, sind wichtig für den für sinnliche Wahrnehmungen und nonverbale Mitteilungen geschulten Arzt (Luban–Plozza, 1979, 1981). Aber erst die genaue körperliche Untersuchung, zu der die eigene Erfahrung niemals eine fehlende Bereitschaft feststellen konnte, kann auch dem Erfahrenen erst Auskunft geben über die Vielzahl der im allgemeinen und in geriatrischer Sicht vorliegenden Beschwerden.

Bei jeder Untersuchung ist die Feststellung des Gewichtes notwendig. Man betrachtet den Zustand des Fettgewebes, die Beschaffenheit der Haut, Turgor, Faltenbildung, Grad der Durchblutung (perniziöse Anämie, Dehydration), Vorhandensein von Präkanzerosen, achtet auf Nägel- und Haarveränderungen. Man beurteilt die Schleimhäute auch in Richtung einer Glossitis oder atrophischer Veränderungen. Man prüft die lymphogenen Zonen, supraklavikular, axillar, inguinal, denkt an die Tumorhäufigkeit im Alter und tastet die weibliche Brust, die Schilddrüse usw. ab. Bei der Häufigkeit von Magen-Darm-Beschwerden spielt ein defektes Gebiß oft eine Rolle. – Bei der Untersuchung des Herzens und der Blutgefäße wird man aus der perkutorischen Herzgröße, den auskultatorischen Phänomenen, besonders über der Aorta, sich ebenso ein Bild über den Grad des vasalen Alterungsprozesses machen, wie durch die wichtige Palpation der peripheren Gefäße, bei der auch die Prominenz, Schlängelung und Konsistenz der A. temporalis beachtet wird. Ebenso wird man bei der wichtigen Suche nach Stenosen der großen extrakraniellen Gefäße autochthone Karotisgeräusche, besonders bei Hypertonikern, auch Diabetikern, richtig werten (Wolf, 1981).

Die im Alter häufigen Erkrankungen im venösen Bereich der Strombahn mit der Komplikation diagnostisch oft unerkannter Mikroembolien in die Lungen werden die diagnostische Aufmerksamkeit auch stets auf diesen Bereich lenken. Die Abklärung der häufigen Rhythmusstörungen des Herzens ist besonders beim digitalisierten Patienten wichtig. Das alterstypische Lungenemphysem mit der Neigung zu chronischen Bronchitiden muß auch hinsichtlich der gestörten pulmonalen Funktion diagnostisch eingeordnet werden. – Eine Palpation der pulsierenden Bauchaorta ist oft durch die schlaffen Bauchdecken möglich. Die Auskultation des Iliakabereiches läßt nicht selten Stenosengeräusche erkennen, die eine Dysbasia intermittens erklären. Die digitale Exploration kann leider nur in höchstens 10% der Fälle einen Tumor des unteren Darmbereiches feststellen, eine Rektoskopie ist auch beim alten Menschen von geübter Hand zumutbar. Das Vorliegen von Hämorrhoiden schließt andere Blutungsquellen nicht aus. Im Alter ist das Kolonkarzinom der häufigste abdominale Tumor. – Die vielseitigen Störungen des Bewegungsapparates, wie sie im vorgeschrittenen Alter in degenerativ-arthrotischer Form geläufig sind, müssen schon wegen der aussichtsreichen Besserung der Funktion durch physikalische Maßnahmen und die Möglichkeit einer Motilitätsbesserung durch chirurgisch-orthopädische Einflußnahme zeitig erkannt und hinsichtlich ihres funktionellen Stellenwertes eingeschätzt werden. Die Bedeutung der Heberdenschen Knoten, jene ab 50. Lebensjahr zwischen der 2. und 3. Fingerphalanx auftretenden Exostosen, muß richtig gewertet werden. Beim vitalen alten Menschen sind die Sehnenreflexe erhalten, nach Rückert und Michel (1970) werden sie aber mit zunehmendem Alter träger, klinisch am eindrucksvollsten bei der Auslösung des Achillessehnenreflexes zu erkennen; ursächlich ist an die Schilddrüsenunterfunktion, Diabetes mellitus, Hyperkalzämie zu denken. – Über die geistig intellektuelle Situation hat sich der Diagnostiker meist schon beim Erheben der Krankheitsvorgeschichte ein Bild gemacht und Störungen der Merkfähigkeit, angstbetonte oder depressive Äußerungen richtig eingeschätzt, auch Angaben über Unsicherheit beim Gehen oder beim Bücken, Umfallneigung und Schwindelgefühl, und schließlich auch Klagen über den gestörten Schlafrhythmus in sein diagnostisches Grundkonzept eingebaut. – Darüber hinaus lohnt es sich, auch den kleineren Altersleiden Aufmerksamkeit zu schenken, das Ausmaß der Presbyopie und der Presbyakusis abzuschätzen. Eine Fundoskopie gibt Aufschlüsse auch über allgemeine arteriosklerotische Gefäßveränderungen, eine diabetische Retinitis und evtl. auch den Grad einer Hypertonie. Man beachte Fußanomalien, denen beim alten Menschen nicht selten Unfälle anzulasten sind. Man wird Inguinalhernien überprüfen und operieren lassen, wenn es der Zustand des alten Patienten noch erlaubt.

Wenn grundsätzlich jede Therapie eine diagnostische Tätigkeit voraussetzt, so kann dieser Leitsatz bei der Multimorbidität im Alter nicht bedeuten, daß die oft schwierige Diagnostik stets vor der Therapie abgeschlossen sein muß, zumal den einzelnen erfaßten Krankheitszuständen für die Gesamtheit der Persönlichkeit eine andere Bedeutung zukommt. So wäre auch jede Diagnostik beim alten Menschen gegenstandslos ohne die Wertung des Habitusbildes, der jeweiligen spezifischen Disposition, der Krankheitstendenz und ohne die Erkenntnis, daß die pathophysiologische Fundierung der Konstitution bis in die Veränderungen des Charakters und die geistig-psychischen Abwegigkeiten reichen. In 80–90 % der Fälle genügen Anamnese und Befund zur Klärung des Krankheitsbildes. In 10 bis 20 % bedarf die Diagnostik eines zusätzlichen technischen Aufwandes. Auch die neuen Dimensionen der medizinischen Diagnostik, Computertomographie und Ultraschallverfahren, sind dem alten Menschen zumutbar.

Die **Labordiagnostik** ist auch in der geriatrischen Sprechstunde für eine umfassende Diagnosefindung nicht fortzudenken. Zweckmäßigerweise erfolgen die chemischen und mikroskopischen Untersuchungen von Blut und Urin routinemäßig zu Beginn des Untersuchungsganges. Nach eigener Erfahrung ist das Labor in der geriatrischen Praxis dem großen Routinelabor vorzuziehen. Manche Untersuchungen können schon während der oft längeren Konsultation fertiggestellt und der alte Patient entsprechend beschieden werden. Viele und unnötige Manipulationen schätzt der alte Patient nicht, obwohl ihm der Wert der Blutuntersuchung und der Bestimmung enzymatischer Größen meist sehr wohl bekannt ist.

Der Diagnostiker muß allerdings einige Altersabhängigkeiten innerhalb des sogenannten Normalbereiches biologischer Werte beachten.

Jenseits des 50. Lebensjahres tritt eine Neigung zur Hypokaliämie ein (Digitalisintoxikation); ferner nimmt die Glucosetoleranz ab, wobei die Blutzuckerkonzentration bei Belastung um etwa 13 mg/dl pro Dezennium zunimmt. Signifikant ist die Altersabhängigkeit bei der alkalischen Phosphatase nach dem 60. Lebensjahr. Insgesamt liegt der Wert vieler Parameter beim alten Manne (Kreatinin, Albumin, Cholesterin, Eisen, Hormone, BKS, GOT, Harnsäure) immer höher als der bei der gleichaltrigen Frau, einige dieser Werte weisen Tagesschwankungen auf (Cholesterin, Kalium, saure Phosphatase). Vor und nach einer Hauptmahlzeit ermittelte Cholesterinwerte differieren um etwa 10 % (Gerbig, 1979). EKG und Röntgendurchleuchtung sollten routinemäßig erfolgen. Spezialuntersuchungen wie Magen-Breipassage, Darmeinlauf, Cholezystogramm usw. müssen beim alten Menschen immer nach sorgfältiger Indikationsstellung geplant werden. Die Ultraschall-Doppler-Sonographie bei Verdacht auf ein Pankreaskarzinom, Gallenblasenerkrankung usw. hat den sehr zu schätzenden Vorteil der geringen Belastung des Patienten bei einem hohen Aussagewert. Die Computer-Tomographie bedeutet einen großen Fortschritt der Diagnostik besonders im Bereich des Schädels und Gehirns; sie ist dem alten Patienten zumutbar (Gerhardt, 1978).

Arzt und Patient haben den gleichen Wunsch nach einer Gründlichkeit aller diagnostischen Maßnahmen, die nicht durch unnötige Untersuchungen kompliziert werden. Nach wie vor hat der Leitsatz zu gelten: Die geriatrische Medizin schließt eine mehrdimensionale Betrachtung ein, die dem ganzen Menschen gerecht wird, die Wissenschaftlichkeit mit dem praktischen Tun verbindet und die Menschlichkeit dabei nicht ausschließt.

3.4.4 Das ärztliche Gespräch – Interaktion zwischen Arzt und Patient

In dem paradoxen Widerspruch zwischen dem wissenschaftlich-medizinischen Potential des modernen Arztes der Praxis und der Fähigkeit, dieses auch im täglichen Gespräch mit seinem alten oder gar betagten Patienten zu nützen, besteht oft ein Dilemma, das dem ärztlichen Handeln in der Arzt-Patienten-Beziehung künstliche Grenzen setzen kann. «Es ist immer der ganze Mensch und Mitmensch, der Mensch in seiner Natur und mit seiner Geschichte, der die Beziehungen zwischen Patient und Arzt vermittelt und verkörpert» (H. Schipperges, 1968). Der geriatrische Patient ist im wahrsten Sinne des Wortes Individualität. Er ist in doppelter Hinsicht ein individueller Patient: Da ist auf der einen Seite in der Regel eine ganze Summe von Beschwerden und pathogenetischen Zusammenhängen in einzigartiger Konstellation, auf der anderen der geistige und psychosoziale Hintergrund im Laufe langer Jahre zu einer ganz persönlichen Lebensbiographie zusammengewachsen. Somatik, Psyche, Sozietät und Multifaktorität zwingen zu einer viel stärkeren Differenzierung hinsichtlich aller Hinweise auf Diagnose und Lebensvoraussage. Der Hausarzt muß also ein viel größeres Repertoire hinsichtlich der persönlichkeitsbezogenen Anordnungen und Ratschläge ausschöpfen, über genügendes Vermögen der Menschenführung und auch über Kenntnisse, um ggf. auf die Möglichkeiten der gesetzlichen Hilfen, der Altenhilfe, etwa die des Bundessozialhilfegesetzes, hinweisen zu können.

Es besteht nun kein Zweifel, daß ein nicht geringer Teil der alten Patienten sich von ihrem Arzt nicht genügend informiert fühlt. Neben dem viel beklagten Zeitmangel im stereotypen Ablauf der täglichen Sprechstunde mag die Annahme eines defizitären Aufnahmevermögens seines alten Patienten für den Arzt Anlaß sein, ein ihm unnötig erscheinendes Gespräch zu unterlassen. Aber gerade das, was der alte Patient nicht weiß, sondern nur undeutlich vermutet, verursacht ihm quälende Sorgen. Gewiß bedeutet es oft einen wesentlichen Störfaktor in der therapeutischen Allianz zwischen Arzt und Patient, daß durch die Lektüre von Zeitungen und Zeitschriften dem Laien medizinisches Halbwissen vermittelt wurde und ihn verunsicherte, aber diese Tatsache sollte gerade die besondere Verantwortung des Hausarztes zur Führung eines sachgemäßen Gespräches bestärken. Er soll über seinen Patienten nicht entscheiden, sondern in einer gemeinsamen Beratung, die auch den Patienten zu Worte kommen läßt und in vertraulicher Form den Sinn seiner Ratschläge und Maßnahmen sowie deren Zusammenhänge erläutern. Hinter allen Verordnungen muß der Mensch mit seinem mitfühlenden Herzen stehen. Ängste, Depressionen, Verstimmungen, Schuldgefühle müssen durch das informative Gespräch ausgeräumt werden, so daß der alte Patient zu einer menschlichen Auffassung seines Alterszustandes finden kann, wenn ihm die Humanität auch in der Person seines Arztes gegenübertritt. Gerade das beruhigende Gespräch zweier gleichwertiger Partner kann die altersbedingte Scheu abbauen, dem alten Menschen, der sich oft selbst schon aufgegeben hat, neuen Inhalt und Sinn für das Leben geben. Mag der Arzt auch im Stadium der Diagnostik eine Art Autorität gewesen sein, so muß er bei dem so wichtigen nachfolgenden Gespräch Berater, Helfer und Freund sein. Gewiß, der Spielraum des Arztes für die Beeinflussung der gewünschten Lebensform seines Patienten ist meist beschränkt. Die Chancen der richtigen Weichenstellung steigen jedoch mit dem Grad der ärztlichen Überzeugungskraft und des individuellen Einfühlungsvermögens. Glücklicherweise zeigt die tägliche Praxis, daß das Vertrauen gerade der alten Patienten in ihren Hausarzt nach wie vor erhalten ist (H. Schaefer und M. Blohmke, 1977).

Der Arzt darf nicht vergessen, daß der geriatrische Patient eine mindestens dreimal so große Betreuungszeit erfordert, daß Schwerhörigkeit, Nachlassen der Merkfähigkeit und des Frischgedächtnisses eine Aussprache auch mit Zeitverlust in Kauf nehmen muß. Daß die schriftliche Information beim leicht vergeßlichen Alten die mündliche Unterredung und Verordnung wesentlich ergänzen kann, ließ sich durch eine groß angelegte Untersuchung außer Frage stellen (Ellis et al., 1979). Diese Autoren rieten, den Patienten mit schriftlichen Informationen zu versehen, die nicht nur für ihn selbst wertvoll sind, sondern auch für jeden Arzt, den der Patient etwa mit Spezialfragen aufsucht. Die eigene Verfahrensweise bestand in einem noch in Anwesenheit des Patienten erstellten Diktat mit Erläuterung der auch dem Laien verständlichen Diagnose, evtl. deren Bedeutung für das altersgerechte Weiterleben und die prognostischen Aussichten. Von einer bekannten Erkrankung vermag der alte Patient sich zu distanzieren, da ihm die bedrohliche Ungewißheit genommen ist. Allgemeine Ratschläge mit Betonung der Heilmaßnahmen, der Hinweis auf eine evtl. Dauertherapie, ferner für die Lebensweise, fehlten niemals. Die Erfahrungen waren durchaus günstig. Eine oft pedantische Befolgung dieser Anordnungen war das Ergebnis. Meist wurden die Verordnungen bei den folgenden Besuchen wieder mitgebracht, nicht selten in zeitlicher Folge gut eingeordnet. Eine derartige, auch dem Arzt dienliche Maßnahme garantiert zweifellos eine gewissenhafte Befolgung aller Ratschläge und macht den Patienten aufgeschlossener für spätere Besprechungen.

Die Erfolge, über die M.J. Halhuber und C. Halhuber (1980) nach Durchführung von Patientenseminaren sowie Gesprächen in der Gruppe (auch Balint-Gruppen) berichten (s. auch Oesterreich, 1977 und Luban-Plozza, 1979, 1981) sind auch für den Arzt der Praxis beachtenswert. Die Durchführung derartiger Gruppengespräche in der allgemeinen Praxis dürfte der nahen Zeit angehören (s. dazu die 1981 erschienen Werke von H. Radebold, H. Bechtler, S. Pina, sowie von L. Lowy). Ein praktizierender Arzt berichtete mir, daß er in regelmäßigen Abständen für seine Diabetiker und auch für andere Krankheitsgruppen, wie Hypertoniker, Koronarsklerotiker usw. im Anschluß an die Sprechstunde einen Lehrkurs mit Aussprache abhielt. Zweifellos sind die Erwartungen und Anforderungen an die Gesprächsbereitschaft des Hausarztes und praktizierenden Arztes größer geworden und werden sich noch weiterhin steigern. Das ärztliche Gespräch in angstfreier Begegnung, auf der Gefühlsebene von Patient und Arzt ist der Kern einer Psychotherapie des praktizierenden Arztes, besonders wenn dieser als Haus- und Familienarzt Vertrauter und Betreuer ist. Selbst wenn der Patient einem Facharzt überwiesen werden muß, soll er dann keinesfalls das Gefühl haben, abgeschoben zu sein; wahrscheinlich wird er auch seinen vertrauten Hausarzt gerne wieder aufsuchen.

3.4.5 Emotionelle Anliegen – psychologische Gesprächsführung

Nicht selten werden emotionelle Anliegen bei dem Sprechstundengespräch von dem alten und betagten Patienten an den Arzt herangetragen. In unvermeidbarer Weise bedeutet gerade für den älteren und alten Menschen das Erleben des Altwerdens etwas ganz Persönliches, da die eingeschränkte Zukunftsperspektive stärker in das Bewußtsein tritt. Der Arzt würde einer Verantwortung im Rahmen der geriatrischen Tätigkeit nicht gerecht werden, wenn es seine Einstellung nicht ermöglichen würde, die seinen Patienten oft bedrückenden Fragen der Daseinsbewältigung angesichts der wirklichkeitsnahen Zukunftsorientierung in das Gesamtkonzept des Vertrauensverhältnisses einzubeziehen. Gewiß ist es ein sehr empfindliches Thema (Munnichs, 1965), und man kann auch dem Arzt kein einfaches Konzept für diese sich oft spontan ergebende Situation an die Hand geben.

Das Gebiet der Thanatologie, die Frage des eigenen Endlichkeitserlebens ist in der praktischen Geriatrie noch ganz in das individuelle humane Denken des praktizierenden Arztes gestellt. Eine kognitive Erarbeitung dieser Problematik ist allerdings in den letzten Jahren angelaufen (Erlemeier, 1972; Störmer, 1975).

Der geriatrisch tätige Arzt wird beim Gespräch oft spontan erkennen, daß von dem Großteil der alten Probanden die Endlichkeit des Daseins als eine vertraute Gegebenheit erlebt wird, daß allerdings auch einige Betagte Angst vor dem Unausweichlichen, Furcht vor dem Ungewissen äußern oder noch keine sichere Einstellung gefunden haben.

Eine gewisse Krisenzeit wird dem ärztlichen Berater oft um das 60. Lebensjahr auffallen, etwa bei Beendigung der Berufstätigkeit, bei einer schweren Erkrankung usw. Der

Tod eines Angehörigen, besonders auch eines Altersgenossen führt den alten Menschen oft spontan zum Gespräch mit seinem Arzt. In ganz besonderem Maße neigen Eheleute zu einer offenen, meist gewünschten Aussprache über die konkreten Probleme der Nachsorge für den überlebenden Partner, wobei die von Ihnen vermutete größere Erfahrung des Arztes in diesen Lebensfragen angesprochen wird. Soziale und persönlichkeitsspezifische Momente spielen bei der Erörterung dieses Problemkreises eine große Rolle. Der intelligente Mensch mit einer gewissen philosophischen Gesamteinstellung und individueller Lebenserfahrung wird zumeist eine gereiftere Einstellung verraten, so daß dem allgemeinen Bildungsgrad eine bedeutsame Rolle für die Gesprächsführung zukommt.

Die täglichen Probleme der Praxis verlangen vom ärztlichen Gesprächspartner mitmenschliches Einfühlungsvermögen, je nach dem Bildungsgrad des Patienten, nach der religiösen Einstellung des oft vorsichtig retardierenden Hilfesuchenden, wenn Arzt und Patient oft fürchten, sich mit der Fragestellung über Sinn und Zweck des Daseins überhaupt in unlösbare philosophische und auch religiöse Konflikte zu verstricken. Aber, ist es der Dialog nicht wert, wenn dadurch der Zustand eines Bereitseins und Akzeptierens begrenzter Möglichkeiten zum Durchbruch kommt mit dem Gefühl eines «erneuten Engagements auf Distanz» (Munnichs, 1968)?

3.4.6 Sterbehilfe – Hilfe beim Sterben

Das Problem der Sterbehilfe bei seinem alten Patienten spricht das ethische Verhalten des Arztes in seiner ganzen Tiefe an. Sein Handeln am Sterbebett resultiert aus der oft schon lange Jahre bestehenden Arzt-Patienten-Beziehung. Menschlichkeit, Vertrauen, Geborgenheit, Verständnis, Wissen, Kraft und Liebe sind die Imponderabilien dieses Mensch-zu-Mensch-Verhältnisses.

Die Sterbehilfe ist ein Thema, das in der letzten Zeit allzusehr in den Mittelpunkt des öffentlichen Gespräches gekommen ist und auch in Gazetten und Illustrierten breite, oft tendenziöse Erörterung gefunden hat. Man denke an die Bestrebungen der Dt. Gesellschaft für Humanes Sterben, die den «Gnadentod» als ärztliche Handlung legalisieren wollen. 1974 haben Steinmann und Gsell dieses Problem in umfassender Weise dargelegt. R. Schubert hat 1974 das Thema «Unerlaubte und erlaubte Euthanasie in der Geriatrie» in seiner Erlanger Antrittsvorlesung tiefgründig und erschöpfend diskutiert. Alken und Erhardt nahmen zu diesem Problem am 7.3.77 auf dem Internationalen Fortbildungskongreß der Bundesärztekammer in Gastein ausführlich Stellung, in gleicher Weise Fritsche (1979).

Der praktizierende Arzt kann den humanitären Grenzfragen, die das Gebiet der Sterbehilfe, der Hilfe beim Sterben, berühren, nicht ausweichen. Er ist der Mittler der menschlich-ärztlichen Hilfe, mit der er den Schwerkranken und Sterbenden das Leiden in jeder nur möglichen, aber vertretbaren Weise zu erleichtern und lindern versucht, wenn möglich, ohne durch sein Handeln dieses Leben zu verkürzen, denn Sterbehilfe ist Lebenshilfe in Extremsituationen. Der Begriff «passive Sterbehilfe» verliert bei dieser Einstellung ihren konkreten Wert. Er bedeutet eine Ermessensfrage des gewissenhaften Arztes, der andererseits jede Übertherapie einer technisierten Medizin als Humanitätsterror am Sterbebett seines alten Patienten bei einem naturgesetzlichen Geschehen vermeidet.

Auch wenn heute für rund 70% der Alten das Krankenhaus die letzte Pflegestätte ist, und bei den verbleibenden 30% häufig ein plötzliches Ereignis das Leben beendet – ein Großteil der Myokardinfarkte, Apoplexien und Lungenembolien im Alter überlebt die ersten Krankheitsstunden nicht – so spielt der Arzt auf dem Wege zum Tode seines alten Patienten stets eine wichtige Rolle, auch wenn diese mehr menschlicher als medizinischer Art ist.

Man hat wohl mit einigem Recht gesagt, daß nur ein Arzt, der sich mit der Vorstellung vom eigenen Tod vertraut gemacht hat, den Bedingungen gerecht werden kann, welche die Hilfe beim Sterben verlangt. Mag auch der größere Teil der alten Menschen im Terminalstadium des Lebens schwer ansprechbar, verwirrt, sogar bewußtlos oder komatös sein, so bleiben doch einige dieser Patienten geistig klar und situationsgegenwärtig. Gerade diese Menschen, die ihr Schicksal ahnen oder sogar erkannt haben, brauchen das ärztlich-menschliche Verstehen, sie brauchen vor allen Dingen die Gegenwart des Arztes. Der Arzt kann durch das Erkennen und Mitempfinden der auftretenden Angstgefühle oft mehr helfen als mit den üblichen Tranquilizern und Sedativa (Hodkinson, 1980).

Soll der praktizierende Arzt nun dem alten Schwerkranken und Sterbenden die tragische Diagnose und Prognose sagen? Auch für diese Frage gibt es menschlich gesehen keine bindenden Regeln, sondern nur eine individuelle Verfahrensweise, die sich ausschließlich nach der Einstellung des Patienten richtet. Gewiß, nicht wenige dieser alten Menschen gehen mit innerer Ausgeglichenheit und Würde dem Tode entgegen, jedoch treten bei anderen auch aggressive Verstimmungen auf, die den Gedanken an eine Extremsituation unbedingt verdrängen wollen. So hat Frau Kübler-Ross (1977) über verschiedene Stadien des Sterbens berichtet, die sie als Reaktion des Patienten bei ihren vielen Gesprächen auf den drohenden Tod beobachtet hat und die sich von Verleugnung, Zorn und Traurigkeit bis zur friedlichen Annahme der Realität ausdrückten.

Ich selbst habe mich nicht überwinden können, den vollen Ernst der Prognose dem Schwerkranken zu sagen, auch wenn ich merkte, daß er über sein wahrscheinliches Schicksal Kenntnis hatte. Seine meist zaghafte Bitte um eine Bestätigung konnte in einem ruhigen Gespräch ihm doch noch eine gewisse Hoffnung geben, die in der Regel auch gerne akzeptiert wurde. Wahrscheinlich bedeutet sie in diesem Augenblick keine objektive Vermittlung sondern einen Vorgang zwischen Betreuer und Betreutem. So glaube ich, keinen Vertrauensbruch im Arzt-Patienten-Verhältnis begangen zu haben, zumal auch der Sterbende meist noch einen Hoffnungsschimmer zu empfinden scheint, so lange er seinen Arzt in seiner Nähe fühlt. Meist hatte ein dem Zustand entsprechendes Gespräch ein Klima geschaffen, in dem auch der alte Patient seine eigenen Überzeugungen finden konnte, um in Ruhe und Würde zu sterben.

Sinngemäß schrieb ein Schweizer Landarzt, der eine große Berggemeinde als alleiniger Arzt betreut: «Wohl niemand als der alte Mensch sollte sicherer sein, daß er seinen persönlichen Arzt und damit seine konstante medizinische und seelische Betreuung findet, wo er sie auch braucht» (Irniger, 1977).

3.4.7 Sexualität im Alter

Auch die Sexualität im Alter ist oftmals mit Problemen belastet, die in das ärztliche Gespräch eingehen. Wir wissen, daß Sexualität bis ins hohe Alter für Mann und Frau nicht nur möglich, sondern auch wichtig sein kann. Sexualität gibt dem Alternden Selbstsicherheit und fördert den menschlichen Kontakt. Die Fähigkeit der Frau, auch im Alter noch zum Orgasmus zu kommen, ist zum mindesten bei regelmäßigem Kontakt nicht begrenzt. Auf ärztliches Befragen geben die meisten älteren Menschen auch ihren Wunsch nach sexuellen Beziehungen zu, wobei allerdings gewisse Moralvorstellungen wesentlich sein können. Die gestörte Partnerbeziehung ist viel häufiger die Ursache für die mit dem Alter abnehmenden Wünsche, nicht etwa ein Nachlassen der Libido (Cyran, 1979).

Bezüglich der Sexualität beim Manne gilt, daß auf der einen Seite die Potentia generandi bis ins hohe Alter erhalten bleiben kann. Krankheiten bedingen indes Einschränkungen. Auf der anderen Seite läßt die Potentia coeundi besonders nach dem 60. Lebensjahr fortschreitend nach. Bei adäquater Partnerschaft ist der befriedigende Beischlaf vielfach noch im 7. und 8. Lebensjahrzehnt durchaus möglich (Nikolewski, 1980).

Ärztliche Aufgabe im Gespräch gilt der Ermunterung zu einer lebensgerechten und altersentsprechenden Befriedigung. Mancher ältere und alte Mensch kann durch die Gesprächsführung vor einer Kontaktlosigkeit und Vereinsamung bewahrt werden und einen glücklichen Lebensabend finden.

3.5 Geriatrische Therapie in der ärztlichen Praxis

3.5.1 Grundlagen der geriatrischen Arzneimitteltherapie

Die wissenschaftlichen Erkenntnisse einer Pharmakologie beim alten Menschen befinden sich noch in ihren Anfängen. Die medikamentöse Therapie der geriatrischen Praxis fußt vorwiegend noch auf empirischen Erfahrungen. Die klinische Pharmakologie als angewandte Wissenschaft ist ein noch junges Forschungsgebiet, das hinsichtlich der Pharmakodynamik und Pharmakokinetik das Verhalten von Arzneimitteln bisher vorwiegend beim Gesunden studiert hat. Wenn sie aber Aussagen machen soll über Dosierung, unerwünschte Wirkungen und Interaktionen von Pharmaka und deren Komplikationen beim älteren und betagten Menschen, so sind als vordergründige Gesichtspunkte zu nennen:

1. Die andersartige Ansprechbarkeit auf Medikamente infolge der physiologischen Altersinvolution.
2. Die verlängerte Adaptationsfähigkeit und gestörte Homöostase im Alter.
3. Die im Alter fast immer vorhandene Multimorbidität und die somit meist notwendige Verordnung mehrerer Medikamente.

Hinsichtlich der Pharmakodynamik haben die Erfahrungen der Praxis gezeigt, daß die jedem Medikament anhaftenden unerwünschten Begleiterscheinungen im Alter verstärkt sind. Patienten, die über 50 Jahre alt sind, müssen etwa dreimal häufiger mit Nebenerscheinungen rechnen als jüngere (Coper, 1969). Dabei ist für die Ansprechbarkeit und Reaktionsgröße das biologische Alter maßgebend. Infolge der im Alter verminderten Adaptationsfähigkeit verlaufen die Anpassungsvorgänge verzögerter und störanfälliger.

Der Arzt, der sich täglich mit der multifaktoriellen Problematik der geriatrischen Arzneimitteltherapie konfrontiert sieht, muß sich um eine klare Definition der im Alter wesentlich bestimmenden Pharmakokinetik bemühen, durch die im weitesten Maße die Bioverfügbarkeit des Arzneimittels, die Konzentration im Blut und den Körperflüssigkeiten definiert wird, wobei sich die pathophysiologischen Faktoren des Alters zu den Veränderungen der Pharmakokinetik grundsätzlich addieren. Eine rationale Gerontopharmakologie muß somit eine genügende Kenntnis der pharmakokinetischen Eigenschaften einer Substanz voraussetzen (Platt, 1977). Die Veränderungen der intestinalen Resorption, des Bindungsvermögens des Serumalbumins, der metabolischen und exkretorischen Elimination gelten neben der Einschränkung des Extrazellulärraums für arzneiliche Substanzen und der altersabhängigen spezifischen Reaktionsfähigkeit der Rezeptoren an der Organoberfläche als wesentliche Determinanten der biologischen Verfügbarkeit, zu denen sich die pathologischen Faktoren der jeweiligen Alterssituation addieren (Schubert, 1974; Steinmann, 1980).

Diese vielen Möglichkeiten, die dem Pharmakon auf seinem Weg im alternden menschlichen Organismus begegnen, verdeutlichen, daß die Geriatrie auch auf diesem Sektor eine Individualmedizin ist. Sie muß die arzneiliche Dosierung den funktionellen Einschränkungen (Kreatinin-Clearance) anpassen. Andererseits zeigt die dargelegte Problematik einer ambivalenten Wirksamkeit, daß nur wenige feste Leitsätze für die geriatrische medikamentöse Therapie gesichert sind, daß vielmehr eine ganze Reihe iatrogener Schädigungen durchaus im Bereich der Möglichkeiten liegen.

Als Arzneimittelgruppen, die nach heutigen Kenntnissen und Erfahrungen in der Geriatrie vom behandelnden Arzt besondere Beachtung verlangen, gehören insbesondere: Medikamente für Herz- und Kreislauferkrankungen einschließlich Diuretika, Analgetika, Hyposedativa, Psychopharmaka, Antidiabetika, Antikoagulantien und Antibiotika.

In diesem Zusammenhang bringen Berichte vom Internistenkongreß des Jahres 1977 auch für die praktische ärztliche Arbeit wichtige Ergänzungen. Nach H. Kewitz kamen bei einer Gesamtzahl von 2000 Patienten 6% mit Arzneimittelnebenwirkungen zur klinischen Aufnahme, wobei als Auslöser von lebensbedrohlichen Nebenwirkungen in 47% der Fälle das Digoxin stand, gefolgt von Diuretika und Antibiotika. Komplikationsreich war die gleichzeitige Therapie mit Digitalis und einem Diuretikum, wie das bereits früher von Doberauer und Twerdy (1973) betont wurde. Ergänzend, aber mit erheblichen Abweichungen gegenüber diesen Befunden berichtete der Pathologe H.H. Jansen auf der gleichen Tagung über 10000 Obduktionen des Heidelberger und Darmstädter Pathologischen Instituts, bei denen in 257 Fällen eine morphologisch faßbare Schädigung einer Pharmakonwirkung feststellbar war, und zwar bildete in 34% der Fälle der Medikamentenschaden die Haupttodesursache, wobei in erster Linie Cortisonwirkungen anzuschuldigen waren, ferner 14mal Schädigungen des hämopoetischen Systems, 28mal Fälle durch Antibiotika bedingte Enterokolitiden und schließlich Blutungen nach Antikoagulantientherapie sowie Nephropathien nach Analgetikaverabfolgung. In der neueren Literatur und nach eigenen Erfahrungen in einer umfangreichen Gutachtertätigkeit sind am häufigsten klinisch relevante Wechselwirkungen mit Kumarinen zu beobachten (Kahl, 1978).

Aus diesen Berichten ist ersichtlich, daß auch die Anwendungsdauer eines Pharmakons ein wesentliches Wirkungsmoment darstellt. Die chronischen und degenerativen Erkrankungen des Alters verlangen ebenso wie die onkologischen Nachsorgefälle meist eine Langzeittherapie. In diesem oft verschlungenen Bereich kurativer Versorgung sind die Schädigungsmöglichkeiten vielseitig und oft schwer durchschaubar. Man denke an die irreversiblen Hör- und Gleichgewichtsschäden nach Verabfolgung von Aminoglykosidantibiotika wie Gentamycin, Streptomycin, Neomycin usw., die beim alten Menschen schon bei unternormaler Dosierung auftreten können (Gillmann, 1980).

Die wenigen bisher greifbaren Tatsachen zeigen, daß beim alten Menschen ebenso eine verstärkte wie verminderte Medikamentenreaktion eintreten kann. Auch die Multimorbidität macht dem Arzt die Medikation nicht leicht, denn sie führt oftmals zwangsweise zu einer Multimedikation, wenn die Polysymptomatologie den alten Menschen zu durchaus notwendigen Konsultationen in die Sprechstunde der Kollegen der einzelnen Fachgebiete führt und eine Vielzahl jeweils sinnvoll verordneter Medikamente ihn ratlos macht und letztlich zum therapeutischen Nihilismus verleitet. Die Gefahr von Interaktionen und Inkompatibilitäten ergibt sich bei jeder medikamentösen Vieltherapie. So bleibt dem Hausarzt, dem die Multimorbidität mit ihren individuellen und spezifischen Schwerpunkten bei seinen alten Patienten bekannt ist, die Aufgabe, eine Art medikamentösen Ordnungsgefüges, ein therapeutisches Wertungsschema durchzuführen, das nach den jeweils vordergründigen Behandlungsanzeigen ausgerichtet ist. Diese sachbedingte Einschränkung bedeutet in der Geriatrie jedoch nicht, daß man die Hauptdiagnose therapeutisch in den Vordergrund stellen muß.

So vorteilhaft in der Altersmedikation nach Kewitz (1977) die Bevorzugung einer Monotherapie auch ist, so wird der Arzt gerade in Anbetracht der Vielzahl pathogener Faktoren nicht immer ohne Pharmakakombinationen auskommen, besonders wenn mehrere behandlungsbedürftige Krankheiten eine zeitliche Folgetherapie nicht erlauben und dem Patienten die Einnahme der Vielzahl von Medikamenten erspart bleiben soll. Der geriatrische Therapeut muß sich aber wohl überlegen, welche Einzelkomponenten er verordnet, und welche Wirkung jedes Pharmakon in der Einzel- und Kombinationstherapie entfaltet, sowie welche Hemmwirkungen und Antagonismen eintreten können. Er muß auch an nicht offenbarte Barbiturateinnahme denken bzw. an die Möglichkeit, daß ein eigenmächtiges Absetzen dieses Mittels infolge der veränderten Enzymfunktion der Leber toxische Reaktionen auslösen kann.

Der alte Mensch nimmt nicht gerne mehr als 3, höchstens 4 Medikamente. Eine solche Einschränkung läßt sich auch fast immer erreichen, wenn die im Rahmen der Multimorbidität des Alters oft vielseitige Therapie nach dem Prinzip einer Indikationslehre ausgerichtet wird. Im eigenen Erfahrungsbereich mußte eine rationale Therapiegestaltung erfolgen bei einer Arztfrau, die mit 12 verschiedenen Arzneimitteln aus längerer stationärer Behandlung entlassen worden war mit der Auflage, 26mal am Tage zu einem der Pharmaka zu greifen. Und weiter: Die knappe schriftliche Verordnung – es gibt keinen älteren Patienten, der nicht zu allererst über Vergeßlichkeit klagt – mit kurzer Angabe des Sinnes und Zwecks der jeweiligen Medikation garantiert als kleine Mehrbelastung des Hausarztes gerade beim alten Menschen eine gewissenhafte Befolgung.

3.5.2 Betreuung depressiver Alterspatienten durch den Hausarzt

Die Depression des alten Menschen ist in der täglichen Praxis immer ein Problem, zumal sie in unterschiedlichem, meist multifaktoriellem Gewand auftritt. Insgesamt leiden 0,8 bis 1% der Bevölkerung an einer endogenen Depression (G. Gross, 1980). Die Bedeutung der Thematik wird aber aus der Tatsache ersichtlich, daß 10% der hausärztlichen Patienten wegen einer depressiven Erkrankung behandelt werden müssen (Lauter, 1975; 1980). Oftmals muß die ärztliche Beratung eingreifen, wenn Konflikte zwischen den Generationen ausgebrochen sind, wenn die Bewältigung der Einsamkeit oder sozialer Notleiden, schließlich das Schicksal der Verwitweten zu depressiven Störungen geführt hat, oder wenn sich eine larvierte Depression mit vordergründigen psychovegetativen Störungen eingestellt hat. Der Patient erwartet dann nicht nur ein Rezept, sondern auch das Gespräch von Mensch zu Mensch. Die notwendige Psychotherapie ist also eine Angelegenheit des Hausarztes, auch wenn er einige Patienten dem Facharzt überweisen muß (Lauter, 1975; 1980).

Auch Hippius (1979) sieht in der praxisnahen Versorgung dieser psychischen Kranken eine wesentliche Aufgabe des Hausarztes. Etwa 90% der Patienten mit psychischen Störungen werden in den Praxen von Ärzten behandelt, die keine psychiatrische Ausbildung besitzen; aber diesen Ärzten wird durchaus die Fähigkeit eines guten Erkennens dieser Störungen von Hippius zugesprochen. Auch der gelegentlichen Behandlung eines suizidalen alten Patienten stimmt er zu: «Es gehört sicher zu den ärztlich besonders eindrucksvollen Erlebnissen, wenn es gelingt, einen alten Menschen im Rahmen einer ambivalenten Behandlung über eine suizidale Krise hinwegzubringen.» Fortbildungsveranstaltungen sollten praktizierende Ärzte fördern, damit sie mehr und mehr in die Behandlung dieser psychisch Kranken eingeschaltet werden können.

Der Arzt muß auf den psychisch Kranken eingehen, er muß ihn sich über seine Nöte und Probleme aussprechen lassen, ohne ihn durch häufige Unterbrechungen zu irritieren. Er muß versuchen, den Patienten zu beruhigen, ohne etwa zu versuchen, diesem seine Depression auszureden. So erstrebenswert es ist, den Patienten zu sinnvollen Aktivitäten zu bewegen, so falsch ist eine globale Ermunterung zur Aktivitätsvermehrung. Mit dem depressiven Patienten versucht er, die negativen Bewertungen über sich selbst, die Umwelt und die Zukunft in ihrer realen Bedeutung zu erörtern, den Sinneszusammenhang zu deuten, ein nicht immer leichtes Unterfangen einer vordringlichen unspezifischen psychotherapeutischen Maßnahme des Hausarztes (Lauter, 1975; 1980).

Gute psychotherapeutische Behandlungsmöglichkeiten bestehen für funktionelle oder reaktive psychische Störungen von Alterspatienten auch bei Bevorzugung von gruppen-psychotherapeutischen Maßnahmen (Oesterreich, 1980; Radebold et al., 1981).

Im Rahmen der psychischen Alterationen des alten Menschen ist immer der Frage einer Suizidalität besondere Aufmerksamkeit zu schenken. Die Prognose der endogenen Depression wird weitgehend von der Suizidalität bestimmt (Gross, 1980). In den meisten zivilisierten Ländern ist die Suizidrate mit zunehmendem Alter ansteigend, der Häufigkeitsgipfel der geglückten Selbstmorde, des Bilanzsuizids (auf einen Suizidversuch beim alten Menschen kommen zwei tödliche Suizide) liegt im 6. und 7. Lebensjahrzehnt. Meist handelt es sich um Kranke aus dem Formenkreis der endogenen Depression (Lindner, 1978), bei denen sich auf die endogenen Basisfaktoren exogene Komponenten aufgepfropft haben. Je massiver die zugrundeliegende psychische Wesensveränderung, umso geringfügigere Konfliktsituationen genügen, um suizidale Handlungen auszulösen. Allzuoft ist die Befürchtung des Patienten, daß sich mit fortschreitendem Alter die Auswirkungen seines chronischdegenerativen Leidens verstärken würden, der Grund für das Auftreten des Gefühls der Sinnlosigkeit eines weiteren Daseins, ein Appell an die Aufmerksamkeit des Hausarztes, da ein Alterssuizid oft minutiös vorbereitet wird. Gespräche mit Selbstmordinhalten müssen beim alten Menschen stets als ernst gemeinte Drohungen gewertet werden. Insbesondere muß die Äußerung «keine Zukunft mehr zu haben» mit allen Mitteln vom Arzt korrigiert werden. Der Hausarzt ist meist der erste Arzt, dem sich der alte Patient mitteilt. Er sollte seine Möglichkeiten, in Gesprächskommunikation wirksam zu werden, nicht unterschätzen. Das Gespräch über die persönliche und soziale Situation, insbesondere das Problem der inneren und äußeren Isolation und Vereinsamung ist oft entscheidend.

Durch zahlreiche Untersuchungen und Erfahrungen in der täglichen Praxis ist die Tatsache belegt, daß der Einsatz von individuell dosierten Psychopharmaka die Verhaltensweise des alten Patienten positiv beeinflussen kann (Kanowski, 1973). Antidepressiva haben eine etwa 65%ige Erfolgsquote. Für die Wahl des Pharmakons sind Ätiologie und Erscheinungsbild des Kranken ausschlaggebend (Jellinger, 1980). Alle psychotropen Medikamente müssen einschleichend dosiert werden, um delirante Verwirrtheitszustände zu vermeiden. Man beginnt in der Praxis zweckmäßigerweise mit einem Drittel der Dosis und steigert nur langsam. Milde Neuroleptika (Atosil, Protactyl) sind bei Angst- und Spannungszuständen sowie bei Schlafstörungen indiziert. Indikationen für Thymoleptika stellen endogene Depressionen, Involutionsdepression und das sogen. ängstlich-agitierte Syndrom dar. Vorwiegend aktivierend wirken Mittel wie Alival, Pertofran, stimulierende Noveril, anxiolytisch dämpfend Tryptizol, Tofranil usw. Bei Spannungs- und Erregungszuständen genügen oft Tranquilizer wie Valium, Tavor, Adumbran usw. (Kielholz u. Pöldinger, 1981).

Bei den Neuroleptika treten als Komplikation Symptome am Nervensystem auf, unter denen die extrapyramidalen motorischen die wichtigsten sind. Nach Benkert und Hippius (1974) liegt ein Dopaminmangel im extrapyramidalen System, dem Striatum, der Störung zugrunde. Absetzen und Kombination mit Schlafmitteln können delirante Symptome hervorrufen (H. Meyer, 1977). Bei antidepressiver Therapie mit Thymoleptika muß der Arzt auch die Möglichkeit des Auftretens atropinähnlicher anticholinergischer Nebenwirkungen ins Auge fassen. Bei Depressionen im höheren Alter ist die Auslösung von deliranten Verwirrtheitszuständen nicht selten (Walcher, 1977). Auch Tranquilizer sollten niemals sorglos und leichtfertig verordnet werden (Hippius, 1979): «Kein Mißtrauen gegenüber den Tranquilizern als Arzneimittel. Sorge macht lediglich die Art des Umgangs mit diesen Medikamenten.» Das Tranquilizer-Rezept sollte nicht ein Ersatz für das ärztliche Gespräch sein. Man vergegenwärtige sich auch, daß Psychopharmaka zu den häufigsten Suizidmedikamenten geworden sind.

3.5.3 Schlafstörungen – eine Crux des Alters

Rund 50 % der über 60jährigen klagen in der Sprechstunde über schlechten Schlaf; dabei läßt sich durchweg keine Korrelation zwischen Tagesaktivität und Schlafbedürfnis eruieren. So meint Brückel (1975), daß die Frage, ob der Mensch im Alter weniger Schlaf benötige, oder ob er schlechter schlafen kann, nicht befriedigend zu beantworten sei. Es ist aber wahrscheinlich, daß es weniger auf die Schlafdauer als auf die Qualität des Schlafes ankommt. Die Tiefschlafphasen nehmen mit steigendem Alter, d.h. im Verlauf der ontogenetischen Entwicklung des Gehirns, mehr und mehr ab, in nicht gleichem degressivem Ausmaß die Traumphasen, die REM-Phasen, die als die wesentlichen Abschnitte für die zerebrale Regeneration gelten. Gewiß können körperliche Erkrankungen, Schmerzen, auch seelische Belastungen, also eine situative Bedingtheit zu Schlafstörungen führen, aber die Grundursache ist «das Alter».

So löst die zerebrovaskuläre Insuffizienz als trophotrope Störung mit einer verzögerten Autoregulation der Gehirndurchblutung in der vagotonen Nachtphase durch einen zerebralen Sauerstoffmangel einen Weckreiz aus. Auch kann häufig eine latente Herzinsuffizienz mit im Spiele sein, wenn die bestehende Durchblutungsverminderung verstärkt wird und den Arzt auf dringende therapeutische Notwendigkeiten hinweist.

Im allgemeinen Überblick kann man nicht von einem Eigenrhythmus des Altersschlafes sprechen, etwa in dem Sinne, daß bei einem Patienten eine Einschlafstörung besteht, bei dem anderen dahingegen eine Durchschlafstörung mit zu frühem Erwachen, d.h. mit einem Wachzustand, der keineswegs mit Unruhe oder Erregungszeichen, mit dem Zwang zum Umhergehen verbunden ist, dessen wesentliches Zeichen vielmehr das Nicht-wieder-einschlafen-Können darstellt. Bei dem gleichen Patienten können derartige Phasen durchaus abwechseln. Diese individuellen Schwankungen der Schlaffunktion sind als altersphysiologische Abläufe anzusehen.

Der Arzt sollte auf die Aushändigung eines Rezeptes seine Hilfe keinesfalls beschränken. Seine differentialdiagnostischen Überlegungen müssen ebenso somatische Beschwerden wie auch vordergründige Lebensprobleme des alten Menschen in die Erwägungen einbeziehen (Kaiser, 1975; 1979).

Die Verordnung von Schlafmitteln verlangt insbesondere beim alten Menschen eine ausgewogene Dosierung, denn alle Schlafmittel können beim alten Menschen zu psychischen und auch physischen Abhängigkeiten führen. Ein Wirkungsverlust des Schlafeffektes durch Gewöhnung tritt nach etwa 7 Tagen ein; die Halbwertzeit dieser Medikamente im Blut ist beim alten Menschen im allgemeinen verlängert (Coper, 1969). Das trifft auch für die Benzodiazepine zu. Die Behandlung mit reduzierter Dosierung ist deshalb eine Notwendigkeit. Sie sollte nach Möglichkeit im Rahmen eines zeitlich begrenzten Therapieplanes erfolgen. Bei den häufigen chronischen Schlafstörungen des Alters ist jedoch eine Langzeittherapie, vielfach sogar eine Dauertherapie nicht zu umgehen. Die geringer werdende therapeutische Breite dieser Medikamente stellt den Arzt vor schwierige Aufgaben, wenn etwa die anfangs verordneten Tranquilizer, auf die der Patient auch gut ansprach, keine Wirkung mehr entfalten. Ein Wechsel des Präparates ist dann unumgänglich. Leider ist es aber nicht möglich, einen Patienten mit einer Pharmakaauswahl zu belasten, es sollte aber nach Möglichkeit immer ein kurzfristiger Medikamentenwechsel angestrebt werden, schon um eine zu lange Nachwirkung (hang-over) bei notwendig werdender höherer Dosierung und eine zu schnelle Gewöhnung an ein Präparat zu vermeiden.

Nach Coper (1969) sollten beim alten Menschen bromidhaltige Harnstoffderivate wegen der langen Halbwertzeit des freigesetzten Bromids von über 12 Tagen Dauer nicht verordnet werden. Eine absolute Kontraindikation gegen Barbiturate besteht m.E. nicht, wenn diese Medikamente nicht laufend verabfolgt werden. Eine sehr belastende Schlafumkehr ist aber selbst bei einer normalen Dosierung dieser hypnotischen Mittel nicht immer vermeidbar.

3.5.4 Physikalische Therapie und Sport im Alter

Es ist eine alte Erfahrung, daß körperliche Aktivität ein hohes Lebensalter bei psychophysischem Wohlbefinden erreichen läßt. Daß ein solches erfolgreiches Altern von einer Vielzahl von Faktoren in sehr komplexen Wechselbeziehungen abhängt, konnten die zahlreichen Beobachtungen (Kohlrausch, 1967; Nökker, 1973), die experimentellen Studien über Trainierbarkeit im Alter (Hollmann, 1972, 1978; Jockl, 1970) sowie die Ergebnisse der Bonner Langzeitstudie (Lehr, 1972; Schmitz-Scherzer, 1975) unter Beweis stellen: Körperliche Aktivität ist eine der wichtigsten Voraussetzungen für ein erfolgreiches Altern. Körperliche Alternsvorgänge, morphologische und funktionelle Veränderungen des Bewegungsapparates, der stoffwechselaktiven Muskulatur, des Bindegewebes, der Kreislauforgane sowie die Umbauvorgänge des knöchernen Thorax und des Lungengewebes ähneln individual-spezifisch denen, die auch der Mangel an Bewegung im Gefolge hat.

Nach Hollmann (1972, 1978) sind die Hauptbeanspruchungsformen Koordination, Flexibilität, Kraft, Schnelligkeit und Ausdauer in die Beurteilung der Alterstrainierbarkeit einzubauen. Die Beeinflußbarkeit durch ein geeignetes körperliches Training für das kardio-pulmonale System gilt auf Grund zahlreicher Parameter – maximale Sauerstoffaufnahme, minimale ventilatorische und Diffusionskapazität der Lunge, maximales Herz-Zeit-Volumen, Ergometrie-EKG, Enzymaktivitäten usw. – als erwiesen. Durch experimentelle Befunde an einer repräsentativen Zahl von 70- bis 75jährigen Männern konnte in 10- bis 12wöchigem Ausdauertraining die trainingsbedingte Adaptation der älteren Menschen unter Beweis gestellt werden. Nach Lang (1976) sind für den älteren Menschen die Sportarten geeignet, die auf eine Verbesserung der Ausdauerleistung hinzielen. Auch das Fitness-Training der 50- bis 70jährigen im Institut für Sport und Sportwissenschaften der Universität Heidelberg wurde längst in die prophylaktische Rehabilitation eingebaut (Neumann, 1976). Es gelingt, eine überdurchschnittliche Leistungsfähigkeit in den verschiedenen motorischen Beanspruchungsformen bis in das hohe Alter zu erzielen. Treibt jemand bis ins hohe Alter Sport, so ist nach Reindell u. Kindermann (1979) die Bildung von Kollateralen möglich, so daß es zu keinem Herzinfarkt kommt. Nach Lang (1982) sind auch physiotherapeutische Heilmaßnahmen, wie sie in dem vorbildlichen Rehabilitationszentrum Charleroi großzügig durchgeführt werden, ein sinnvolles und hilfreiches Therapieprinzip; jedoch sind sie beim älteren Patienten, bei dem man grundsätzlich eine latente Kreislauferkrankung annehmen muß, als eine indifferente Begleitmaßnahme eines Behandlungskonzeptes zu sehen: Zunahme der Herzarbeit durch Erhöhung des Herzzeitvolumens, der Herzfrequenz und des Blutdrucks; die Belastungsintensität des Ergometertrainings sollte unter 60% der maximalen Leistungsfähigkeit liegen; Meidung anstrengender Gymnastik bei bereits erhöhtem Pulmonalisdruck (Lungenemphysem). Das Belastungsniveau bei den Anwendungen soll auf einem dem Zustand adäquaten Milieu liegen. Komplikationsträchtig sind Belastungen mit einer Pulssteigerung über 120/min oder gehäufte Herzrhythmusstörungen.

Der Hausarzt kann eine große Rolle als Fürsprecher des Altersturnens, das gerne von den Alten als dummes Zeug abgetan wird, übernehmen. Es genügt aber nicht, seinen Patienten zu sagen «Sie sollten sich mehr bewegen». Der Arzt muß die Behandlung durch Übung und Sport besprechen und auf den Patienten abstimmen. Übungen, die das Gleichgewichtsgefühl stärken, andere, die auch die Sphinkterbeherrschung bessern (Brocklehurst, 1973), die Durchblutung und Beweglichkeit der Extremitäten steigern, die Rückenmuskulatur kräftigen, ist erhöhte Bedeutung zuzumessen. Bis ins hohe Alter zeigt die Skelettmuskulatur als Resultat sportlicher Betätigung eine Bereitschaft zur Hypertrophie, in jedem Falle aber zur Bremsung der Inaktivitätsatrophie. Dem Arzt, der selbst beim Sport die echte

Freude und Entspannung erlebte, fällt es nicht schwer zu verstehen, welche Bedeutung der körperlichen Aktivität für die seelische Verhaltensweise zukommt (Kuhlmann, 1975). Man denke an den Ursprung des Wortes Sport; es kommt von disporare: vergnügen, zerstreuen!

3.5.5 Die Ernährung alter Menschen

Jedem geriatrisch tätigen Arzt ist bekannt, daß alte Menschen vielfach an Essensgewohnheiten hängen, auch wenn diese nicht mehr altersgerecht sind, daß vor allen Dingen alleinstehende Senioren sich mit einer einseitigen, qualitativ ungenügenden, vielfach nach wirtschaftlichen Gesichtspunkten ausgerichteten Kost begnügen, die einer Mangelernährung gleichkommt (Holtmeier, 1979). Es sind meist Junggesellen oder Witwer, die kaum kochen können oder sich zu lange an strenge Diätvorschriften, etwa bei einer atrophischen Gastritis, einem Magengeschwür oder anderen intestinalen Beschwerden gehalten haben. Bei einer solchen Dysalimentation kann die ungenügende Versorgung mit Vitaminen, Kalzium und Eisen, nicht selten auch mit lebenswichtigen Aminosäuren im Vordergrund stehen. In einer derartigen oft sogar überkalorischen Ernährungsform werden Fette und Mehlprodukte reichlich, Gemüse, Obst, Rohkost und auch Kartoffeln wenig verzehrt, Milch- und Milchprodukte als Kalziumträger zu selten genossen. In manchen Fällen ist die Kauffähigkeit eingeschränkt. Nichts wäre falscher, als in diesen Fällen eine Schonkost zu verordnen, aus der Erwägung heraus, daß man an den Altersorganismus nicht zu große Anforderungen stellen darf. Eine reizlose Schon- oder gar Breikost ist das sicherste Mittel, um den Alten die Lust am Leben und alle Initiative zu nehmen. Das Prinzip der Altersernährung heißt für den Arzt nicht Schonung um jeden Preis, sondern individuell gesteuerte Beanspruchung durch Schonung und Übung.

Mit zunehmendem Alter sinkt infolge der allgemein im Involutionsvorgang abnehmenden Aktivitäten der Energiebedarf. Bis zum 70. Lebensjahr hat die Muskulatur 30% und mehr an Gewicht und Masse verloren, das meist osteoporotisch veränderte Skelett hat eine entsprechende Gewichtseinbuße erfahren. In den meisten Fällen bleibt aber das Gewicht dank einer allgemeinen Zunahme des Fettgewebes konstant oder steigt sogar an. Infolge des verminderten Energieverbrauchs nimmt im Alter auch die Gesamtkalorienmenge ab. Es werden geringere Nahrungsmengen aufgenommen, ohne daß im allgemeinen an der Qualität und auch der Zusammensetzung der Ernährung sich Wesentliches ändert. Man weiß, daß im Alter mit dem verminderten Ansprechen vegetativer Funktionen oft das Hunger- und Durstgefühl mehr oder weniger nachlassen kann und defizitäre Symptome einer Exokarenz möglich werden.

Es gibt insgesamt kaum Hinweise, daß die involutiven morphologischen und funktionellen Veränderungen wesentliche Auswirkungen auf die resorptive und metabolische Nahrungsverarbeitung haben (Rösch, 1977). Beim gesunden Alten ist die Abnahme der Kalorienzufuhr meist gering. Chronische Krankheiten haben dahingegen oft zur Folge, daß weniger Kalorien aufgenommen werden, akute Erkrankungen führen beim alten Menschen meist zu starker und oft langfristiger Einwirkung auf die Energieaufnahme. Proteinverluste werden im Alter langsamer ersetzt, katabole Zustände schwerer überwunden (Canzler, 1979).

Unzweifelhaft sind in der geriatrischen Praxis Beweise für Mangelerscheinungen von Vitamin A, Thiamin, Riboflavin kaum anzutreffen (Michel, 1973, 1980). Auch der Eisenmangel im Serum, der dem geringeren Eisenbedürfnis im Alter entsprechen könnte, wird in der täglichen Praxis selten festgestellt. Dahingegen lassen sich auch frühere Angaben bestätigen, daß eine Störung der Kalziumbilanz besonders bei einem längeren Zustand nach Billroth II-Operation zur diätetisch schwer beeinflußbaren Osteoporose selbst mit Wirbelkörperinfraktionen führen kann. Der alte Mensch neigt zu niedrigem Kalium-Serumspiegel, wie schon von Bürger (1965) betont wurde.

Das Übergewicht ist zweifellos die häufigste Folge von Ernährungsfehlern, die meist von einer erhöhten Kalorienzufuhr in der Vergangenheit herrühren. Nach Heepe (1975) sind 40% der über 50jährigen übergewichtig. Stark verschoben hat sich im allgemeinen das Verhältnis der wichtigen Energieträger Fett und Zucker (durchschnittlich 145 resp. 133 g pro Person und Tag) bei deutlicher Verzehrabnahme der vitamin- und ballaststoffreichen Lebensmittel Brot und Kartoffeln. Die Obesitas ist stets ein Faktor, der die Mortalitätsrate erhöht und durch den oft langsamen Entwicklungsgang der konsekutiven Krankheiten besonders im höheren Alter schicksalhaft wird und somit auch auf die Lebenserwartung größten Einfluß hat (Platt, 1975; Wolfram, 1980). Eine Analyse der Lebensgewohnheiten von eineiigen Zwillingen ergab, daß die tägliche Kalorienaufnahme eine deutlich unterschiedliche Lebensdauer zur Folge hatte. Eine Herabsetzung des Gewichtes im Alter ist jedoch schwierig zu erzielen; sie sollte nicht forciert durchgeführt werden. Eine Reduzierung der Kost unter 1500 Kalorien ist beim alten Menschen erfahrungsgemäß nicht ratsam. Der Arzt muß bedenken, daß mit zunehmendem Alter der Grundumsatz infolge der verminderten Stoffwechselaktivität der Körper- und Muskelaktivität absinkt.

Über die Richtzahlen für den Energiebedarf eines Menschen jenseits des 60. Lebensjahres siehe Kapitel Ernährung.

3.5.6 Hausärztliche Betreuung des alten Menschen

Der Hausbesuch bei einem chronisch kranken geriatrischen Patienten oder bei einem alten Kranken mit einem langen Krankenlager hat einen erheblichen Stellenwert und stellt für den behandelnden Arzt einen wesentlichen Faktor der ärztlichen Versorgung dar. Für manchen einsamen Alten bedeutet der Hausbesuch seines Arztes den einzigen Lichtblick in seinem Dasein. Die Zahl der alten Menschen, die auf Grund ihres beschränkten Motilitätsvermögens ständig an das Haus gebunden sind, und bei denen je nach ihrer individuellen Krankheitssituation routinemäßig Hausbesuche notwendig sind, dürfte nicht allzu gering sein. Die offene Betreuung von Betagten wird aber in den nächsten Jahren häufiger notwendig sein, da gerade die Altersklasse der über 80jährigen in deutlicher Zunahme begriffen ist. Allgemein darf man annehmen, daß die Häufigkeit der körperlichen Behinderungen nach dem 65. Lebensjahr zunimmt. So fanden Akhtar und Mitarb. (1973) unter den über 85jährigen 80 % mit einer schweren Behinderung, die es ihnen unmöglich machte, den Arzt (Treppensteigen) aufzusuchen.

Da diese Problematik eine sich verstärkende Tendenz zeigt, haben Autoren wie Anderson (schon 1974) in Großbritannien und Junod (1975) in Genf auf die Wichtigkeit einer organisierten präventiven Tätigkeit in diese Richtung hingewiesen. So schlägt Anderson (1974) Hausbesuche bei Patienten vor, die das 70. Lebensjahr überschritten haben. Diese Routinebesuche könnten zwischenzeitlich auch durch eine gute Gemeindeschwester durchgeführt werden, um auf diese Weise möglichst viele Patienten noch in einem Frühstadium der Erkrankung zu erfassen.

Da nun die Gruppe der Betagten die größte Anzahl der Chronischkranken stellt, ergeben sich für den Hausarzt neben seiner rein ärztlichen Sprechstundentätigkeit auch hinsichtlich der Überwachung der pflegerischen Maßnahmen bei seinen Krankenbesuchen eine weitere Anzahl von Betreuungsmaßnahmen. Die Angehörigen sind auf die notwendige altersgerechte Pflege hinzuweisen und auch über ihre Durchführung zu belehren. Die individuelle pflegerische Betreuungsform muß gerade bei diesen alten Menschen mit ihrer eingeschränkten Mobilität die wesentliche Aufgabe für die Verhinderung eines langen Siechtums sein.

So wird der praktizierende Arzt bei den Besuchen des Bettlägerigen sofort sehen, ob die Höhe des Bettes dem Verhältnis entspricht, daß der Patient möglichst selbst aufstehen kann. Die wohlgemeinte Lagerung in einer Großzahl weicher Kissen wird er durch eine nicht zu weiche Matratze ersetzen, um eine zu starke Dorsalkrümmung der Wirbelsäule zu vermeiden, notfalls eine Sperrholzunterlage wählen. Bei gelähmten Patienten wird er evtl. eine Schaumgummiunterlage anordnen. Möglichkeiten zum Selbstaufrichten durch einen Bettgalgen, notfalls durch ein Seil am Fußende des Bettes angebracht, müssen evtl. improvisiert werden. Besonders beim Chronischkranken ist auf eine sachgemäße Lagerung, die eine zu starke und langdauernde Druckbelastung einzelner Körperregionen im Gefolge hat, zu achten. Ein entsprechender häufiger Lagewechsel muß eingeübt werden. Die Lagerung soll der Krankheit angepaßt sein, evtl. unter Zuhilfenahme von Spreukissen, Sandsäcken, so etwa bei abduzierter Lagerung des hemiplegischen Armes. Jeder Arzt weiß, wie schnell Gelenke bei neurologischen Erkrankungen versteifen. Die richtige Unterweisung für die Durchführung passiver Bewegungen, die unbedingt in gewisser Regelmäßigkeit von den Angehörigen durchzuführen sind, können ein qualvolles Dahinsiechen vermeiden. Unnötig der Hinweis, daß die Entstehung eines Dekubitus sowie von Gewebsnekrosen und Ulzerationen beim Hemiplegiker, Adipösen, aber auch bei stark abgemagerten alten Patienten mit aller Sorgfalt vermieden werden müssen. Entsprechende Kontrollen muß der Hausarzt bei jedem seiner Besuche machen. Schaumgummiunterlagen, Watte- oder Schaumgummiringe, das glatt gezogene Bettlaken, Lagewechsel, Auffrischen der Haut, Vorsicht mit Bettflaschen und Wärmekissen, die stets mit einer Umhüllung bzw. einem wasserdichten Überzug zu versehen sind, gehören in den Wartungsbereich der zur sachgemäßen Pflege angewiesenen Angehörigen. Auch eine regelmäßige Mundpflege muß von diesen durchgeführt werden. Tritt eine hochfieberhafte Erkrankung hinzu, so können kalte Wadenwickel die medikamentöse und übrige Therapie unterstützen. Auch auf eine dem Alterszustand entsprechende Ernährung ist ärztlicherseits hinzuweisen, Milch und Milchspeise als Kalziumträger, auch Quarkspeisen, Obstsäfte und Kompotte sind zu empfehlen. Eine genügende Flüssigkeitszufuhr ist unbedingt geboten, beim alten Kranken fehlt oft das Durstgefühl. Das gewohnte Glas Wein wird man nach Möglichkeit nicht verbieten. Über die Darmtätigkeit berichten die Angehörigen meist spontan; der alte Mensch neigt zur Obstipation. Das Sammeln der Gesamturinmenge wird oft zweckmäßig sein, besonders bei Herz- und Nierenkrankheiten. Die Crux bei der häuslichen Behandlung des Bettlägerigen sind stets Thrombose und Thrombophlebitis. Oberstes Gesetz ist deshalb, den Patienten so früh und so oft wie möglich und vertretbar aufstehen und auch etwas herumgehen lassen. Besonders gefährdet sind adipöse alte Patienten und Varizenträger. Eine wichtige Aufgabe des Hausarztes ist es, nach der Entlassung seines alten Patienten aus einem Krankenhaus darauf zu achten, daß er wieder beginnt, sich körperlich zu betätigen, ohne sich andererseits zu viel zuzumuten. Frische Thromben müssen auch beim alten Menschen sofort fibrinolytisch behandelt werden. Oberstes Gesetz ist: Man soll den alten Patienten nur während der absolut notwendigen Dauer im Bett behalten. Jede Tätigkeit muß jedoch vom Hausarzt geregelt und genau vorgeschrieben werden.

In einer gründlichen Studie konnte D.F. Chebotarev (1969) zeigen, daß bei 60- bis 80jährigen Probanden bereits nach Einhaltung einer 6tägigen strengen Bettruhe mangelhafte Kompensationsmöglichkeiten des kardiovaskulären und respiratorischen Systems, der Gewebsatmung und der hormonalen Funktion nachweisbar wurden. Der Autor weist auf die Notwendigkeit frühzeitiger und systematischer Belastung bettlägeriger Kranker hin.

Alle Maßnahmen dieser Art müssen mit den Angehörigen besprochen werden, auch die Tageszeit des Aufstehens und die Zeitspanne, wie lange der Patient aufsitzen und sich bewegen soll. Jeder Arzt weiß, daß seine Vorschriften zu Hause weniger streng beachtet werden. Im Rahmen dieser häuslichen Betreuung des Chronischkranken ist andererseits zu bedenken, daß durch ein Übermaß an Hilfeleistungen dem Patienten nicht nur Gutes erwiesen wird.

3.5.7 Kommunikationsbereitschaft in der geriatrischen Praxis

Über den Erfolg der therapiebezogenen Gesprächsführung des Arztes mit seinem geriatrischen Patienten liegen noch keine eindeutigen Ergebnisse vor. Zwar erscheinen im neueren umfangreichen Schrifttum immer wieder Berichte und Hinweise über «Compliance» und «Non-Compliance», Worte, die sich allgemein eingebürgert haben. Diese Berichte sprechen aber die dritte Lebensphase nur sehr selten in spezifischer Weise an. Man wird aber nicht fehlgehen, zwischen Jung und Alt andersartige Verhältnisse hinsichtlich der Kommunikationsbereitschaft und des Therapiebewußtseins zu erwarten.

In sehr gründlicher und für den praktizierenden Arzt instruktiver Weise hat sich E. Weber (1980) mit dem Problem des Therapiebewußtseins des Patienten neuerdings auseinandergesetzt, und zwar unter Wertung einer sehr umfangreichen Literatur. Nach Ansicht der Autorin sind die Ergebnisse durchweg erschreckend, gleichgültig welchen Patientenbereich man analysierte. Ein Viertel bis die Hälfte aller Patienten nehmen ihre Medikamente nicht ein. Die Einschätzungen der Ärzte über die Befolgung ihrer Anweisungen liegen etwas höher. Eine Korrelation zwischen Alter, Geschlecht, Bildungsgrad, Beruf, Rasse und der Compliance lag im allgemeinen nicht vor. Die Gruppe der über 55 Jahre alten Probanden schnitt bei manchen Studien aber besser ab. Die Anzahl der gleichzeitig verordneten Medikamente und die über den Tag verteilten Einzelgaben bestimmen weitgehend den Grad der Compliance. Je einfacher das Verordnungsschema war und je weniger es die Lebensgewohnheiten veränderte, umso besser wurde es befolgt. Den wichtigsten Grund für die Non-Compliance stellt die Komplexität des Therapieschemas dar.

Neuerdings setzt sich der englische Psychologe Ph. Ley (1980) ausführlich mit diesen Fragen auseinander, wobei er auch auf die Gründe der Fehlverhaltungen eingeht. Es finden sich die kurzen Hinweise, daß ältere Patienten «mehr vergessen hatten als jüngere», anderseits aber der Vermerk «daß ältere Patienten mehr behalten als jüngere» (Ley und Spelman, 1967).

Diese letztere Ansicht entspricht den Erfahrungen in der eigenen Praxis insofern, als dann, wenn die Verordnung in genügend verständlicher und eindringlicher Weise erfolgt war, die Kommunikationschance eine wesentlich bessere war. Bei genügender Aufklärung über Notwendigkeit, Sinn und Zweck der Verordnung nimmt der alte Mensch in den meisten Fällen die Ratschläge ernst, und ganz bestimmt wird «Compliance» erheblich durch Zufriedenheit, gegenseitiges Verstehen und Vertrauen bestimmt. Kurzinformationen erhöhen die korrekte Zusammenarbeit, bei Langzeitbehandlung besonders der Multimorbiden scheint das nicht immer der Fall zu sein (Jork, 1978, Sehrey, 1980).

Aufschlußreich ist die Erkenntnis, daß alte Menschen mit höherem Einkommen mit Arzneien «vorsichtiger» umgehen (Boetticher, 1975). In einer groß angelegten Studie haben skandinavische Autoren (1971/72) mit 1148 über 70 Jahre alten Patienten ein Drittel des gesamten Altenkollektivs einer schwedischen Stadt überprüft. 32% der Probanden nahmen keine Medikamente. Durchschnittlich entfielen aber 3,1 Medikamente auf eine Person. Frauen hatten einen größeren Arzneimittelkonsum. Wenige Probanden nahmen mehr Medikamente als verschrieben worden waren. Eine Mindereinnahme war dahingegen häufiger, etwa der herzinsuffiziente Patient: «Wenn ich es gerade nötig habe», der Hypertoniker: «Ich habe nichts mehr verspürt».

Man muß sich bei diesen Ergebnissen fragen, ob die Bedeutung der ärztlichen Information in genügender Weise beachtet worden war. Erfahrungen des Veterans Administration Medical Center in East Orange in Arztpraxen ergaben, daß Aufklärungsform und Medikamenteneinnahme korrelieren. Bei gründlicher Information lagen 68% positive Resultate vor, in der weniger orientierten Kontrollgruppe erfolgte nur in 46% eine exakte Arzneieinnahme. Ähnliche Ergebnisse erzielte J. Takala (1979) in seiner Helsinki-Gruppe. Man erlebt es allerdings häufig, daß der Verbrauch sogenannter «Stärkungsmittel», hinter denen sich Geriatrika als Wunschmittel zur Verjüngung verbergen, verschwiegen und erst zögernd auf eine gezielte Befragung zugegeben wird. Die drei wesentlichen Gründe, die Ley (1980) für die Non-Compliance alter Patienten anführte,

1. der Patient hat den Arzt nicht verstanden,
2. der Patient hat vergessen, was ihm gesagt wurde,
3. der Patient war zu schüchtern, um noch einmal zu fragen.

kann die Ergänzung der Beratung durch eine schriftliche Information aus dem Wege räumen. Immer muß der Arzt bei den recht zahlreichen schwerhörigen Patienten bedenken, daß aus einer gewissen Bescheidenheit heraus körperlich-sensorische Versagenszustände von Seiten des Patienten nicht zu einer Belastung des Beraters werden sollen, daß aber in diesen Fällen schriftliche Hinweise ihren Zweck erfüllen. Auch ein mangelhaftes Intelligenzniveau des Patienten ist auf diese Weise ausgleichbar, da sich Familie und Verwandte besser einschalten können. Ley und Mitarb. (1980) konnten zeigen, daß die Fehler dieser Patienten bei der Medikamenteneinnahme eine Verminderung von 17 auf 5% erfuhren, wenn die Patienten verständliche Hinweise über die Medikation erhalten hatten.

Ein nicht unwesentlicher Grund für eine mangelhafte Befolgung der ärztlichen Vorschriften ist besonders beim alten Menschen in dem Tenor der umfangreicher gewordenen Beipackzettel zu suchen (Aumüller, 1968). So verdienstvoll die nahezu 100%ige Vollständigkeit und Bereitschaft der pharmazeutischen Unternehmen ist, der behördlichen Forderung entsprechend, in voller Breite und uneingeschränkt Arzt und Patienten zu informieren, so dürfte dieses Verfahren nicht unbedingt geeignet sein, die Zuverlässigkeit der Patienten zu erhöhen. Gerade beim geriatrischen Patienten ist erfahrungsgemäß durch dieses Überangebot an Information eine Verängstigung und Verunsicherung eingetreten, bei der eine ärztliche Belehrung nicht immer erfolgreich ist, «denn es steht ja gedruckt». Sinngemäß schlagen Hermann und Mitarb. (1978) vor, zur Erstellung geeigneter Packungsbeilagen eine Gruppe von unabhängigen Fachberatern, bestehend aus klinischen Pharmakologen, Klinikern, Apothekern und Verbrauchern zu bilden.

Der praktizierende Arzt ist die zentrale Figur, die in dem Patienten das Therapiebewußtsein stärken kann. Ein ausgeglichenes therapeutisches Bündnis, das eine etwas häufigere Konsultation mit dem alten Patienten erfordert, wird dann das Ausmaß der Befolgung seiner Anordnungen sichtbar erhöhen (Blohmke, 1979).

3.5.8 Rehabilitation, Langzeitbehandlung und Nachsorgebetreuung

3.5.8.1 Stellenwert des Begriffs «Allgemeine medizinische Rehabilitation»

Wenn heute der Begriff «Rehabilitation» einen eigenen Stellenwert erhalten hat, so wissen wir, daß es Wiederherstellungsbemühungen im Sinne der sogenannten Heilbehandlung schon im früheren deutschen Reich gegeben hat. Die geriatrische Rehabilitation hat in den beiden letzten Jahrzehnten zunehmend den Charakter eines gesundheitspolitischen Leitthemas angenommen. Im Gegensatz zu der früheren Prävalenz einer passiven Betreuung und Pflege des älteren und alten Menschen hat sich die Gerontorehabilitation in der ganzen Tiefe und Breite aktivierender Maßnahmen zur Bewältigung der besonderen Lebenslagen und der meist verzahnten Krankheitssituationen durchgesetzt. Man muß bedenken, daß in Anbetracht der meist bestehenden Chronizität der Krankheiten und Leiden im Alter keine spontane Rekonvaleszenz erfolgt, sondern eine Besserung und Hemmung des Zustandsbildes nur durch eine allgemeine und gezielte meist Langzeitrehabilitation erreicht werden kann. Allerdings wurde die frühere Betonung der Irreversibilität von chronischen Krankheiten und Abbauprozessen von vielen Geriatern mit Recht kritisiert. Rehabilitation kann auch Erhaltung, sie muß im Alter nicht Besserung bedeuten. Andererseits jedoch schließt eine kurative Therapie rehabilitative Maßnahmen nicht aus, vor allen Dingen, wenn sie in der Zeit der Nachsorge eines Leidens oder einer Krankheit rezidivverhütenden Charakter oder den einer sekundären Prophylaxe annehmen kann.

Es besteht ein grundsätzlicher Unterschied zur Akutmedizin, der dem praktizierenden Arzt im geriatrischen Spannungsfeld entgegentritt. In dieser Lebensperiode der multiplen involutiven Abwandlungen in allen Organsystemen, den mit krankhaften Einbußen oftmals gekoppelten Vorgängen, muß die medizinische Hilfe in einer Kooperation mit der psychosozialen Einflußnahme ganz auf den gezielten, bestmöglichen Ausgleich und die Überwindung körperlicher und geistig-seelischer Veränderungen konzentriert sein, damit der alte Mensch seinen Platz in der Gesellschaft erhalten bzw. wieder gewinnen kann. Es besteht also bei meist komplexen Krankheitszuständen, die aus individuell verschiedenen Anteilen zusammengesetzt sind, gewissermaßen eine Summationspathologie, in die Steinmann (1967, 1978) die Polysymptomatik des Alters einordnet. Erst mit einer solchen Einstellung werden Interventionsmaßnahmen sinnvoll.

Die Aufgaben der Praxis, durch den vielseitigen therapeutischen und betreuerischen Auftrag charakterisiert, sind zweifellos sehr umfangreich; sie schließen eine Aufarbeitung der sich psychodynamisch an der Gestaltung der am Altern beteiligten biographischen Erfahrungen ein. Zielgruppen sind die Alterspatienten, häufig auch Personen ihrer Umwelt und die Gesellschaft.

Eine sachgemäße Unterstützung seiner Betreuungsaktivität durch geriatrische Rehabilitationsinstitutionen wie etwa das vorbildliche Rehabilitationszentrum «Le Rayon de soleil» bei Charleroi ist dem praktizierenden Arzt noch versagt.

Die Zahl der geriatrischen Kliniken in der BRD ist, ausgenommen vielleicht in Westberlin, noch gering. Es bestehen noch derartige Kliniken an der Ruhruniversität in Herne, der Medizinischen Hochschule Lübeck, dem Akademischen Lehrkrankenhaus Duisburg und dem Marienhospital Erlangen. Ein Ansatz für eine tagesklinische Betreuung findet sich erst in Frankfurt-Hoechst (KARG) und an den psychiatrischen Universitätskliniken Köln (Bergener, 1974) und Hamburg-Ochsenzoll (Lauter, 1975). Schon im Jahre 1963 glaubte deshalb der mit dem Gutachten über die Frage der zweckdienlichen stationären Unterbringung geriatrischer Patienten beauftragte Arbeitsausschuß, daß die Errichtung selbständiger Abteilungen für chronische und geriatrische Patienten in Anlehnung an das Schwerpunktkrankenhaus in einem eigenen altersgerecht erstellten Bau und in enger räumlicher Verbindung mit den diagnostischen Einrichtungen des Krankenhauses unter der Leitung eines in Geriatrie und Gerontologie erfahrenen Chefarztes die beste Garantie für eine sachgemäße Rehabilitation sei. Ein Optimum an Besserung des alten Patienten zum Verbleiben in der Häuslichkeit sollte das wesentliche Ziel sein. In einer solchen Einstufung der Geriatrie dank ihres interdisziplinären Charakters und als Bindeglied und Koordinationsstelle zu den anderen Fachgebieten sah das aus Klinikern fast aller Disziplinen zusammengesetzte Gutachtergremium den besten Weg für die gezielte Rehabilitation des alten Menschen, besonders dann, wenn durch die Angliederung einer Tagesklinik mit halbstationärer Behandlung dem praktizierenden Arzt die Möglichkeit gegeben war, in bestimmten Krankheitsfällen die Fortsetzung spezifisch ausgerichteter therapeutischer Maßnahmen auch mit zeitlichen Wiederholungen durchführen zu lassen. Man bedenke, daß über 300 derartige Tageskliniken in Großbritannien (Brocklehurst, 1970) und 11 in der Schweiz (Wertheimer, 1974; Huber, 1974) das Beispiel erfolgreicher Nachsorgemöglichkeiten zur Entlastung des praktizierenden Arztes längst gegeben haben. Die Jahrestagung der Schweizerischen Gesellschaft für Gerontologie hat dem Thema: «Die geriatrische Tagesversorgung» einen Verhandlungstag gewidmet und darüber 15 Vorträge im Heft 7 und 8 der Ars Medizi 1981 veröffentlicht. Leider hat die umfangreiche Krankenhausplanung in den beiden letzten Dezennien diesen Notwendigkeiten trotz der steigenden Zahl der Alten und Hochbetagten nicht Rechnung getragen. Inzwischen ist besonders für die Schweiz ein breites Spektrum von Tageseinrichtungen entwickelt worden – Tagesheime, Tagespflegeheime, Tageskliniken verschiedener Ausrichtung.

Nur in einigen Krankenhäusern der BRD ist eine in genügender Breite und Tiefe durchgeführte geriatrische Rehabilitation mit guten Nachsorgemaßnahmen anzutreffen, wie etwa in den Berliner Kliniken für Chronischkranke (Falck, 1978; Böger, 1970, 1979), in dem Diakonischen Werk in Hofgeismar (Leutiger) oder in dem geriatrischen Krankenhaus des Henriettenstiftes in Hannover-Kirchrode (Rustemeyer), wo die ordnende ärztliche Hand bis in die altersadäquat auszurichtenden häuslichen Belange bei der Nachsorge reicht. Bei einem mittleren Alter von 70 Jahren und einer mittleren Verweildauer von 41 Tagen ist bei 80% (!) der Patienten eine Rückführung in den früheren Lebenskreis möglich, so daß der beim alten Menschen erzielte Rehabilitationserfolg dem im mittleren Lebensalter erreichten kaum nachzustehen braucht. Rustemeyer (1982) gibt auf Grund seiner jahrelangen praktischen Erfahrungen einen ausgezeichneten Überblick über Indikationen, aber auch Grenzen der rehabilitativen Möglichkeiten in Anbetracht des herabgesetzten Adaptationsvermögens des alten Menschen in altersmäßig stets abfallendem Kurvenverlauf, er führt die vielseitigen Methoden der geriatrischen Rehabilitation an mit einer Rückführungsquote in die Häuslichkeit von 81%. (Vgl. hierzu seine Ausführungen in Kapitel A 2 dieses Bandes.) Das Akutkrankenhaus konzentriert sich in der Regel, wie jeder praktizierende Arzt weiß, auf die Behandlung der jeweils akuten Erkrankung, ohne in genügender Weise auf die Leiden und sonstigen Eigentümlichkeiten dieser alten Menschen hinsichtlich motivierender Versorgung, Häuslichkeit und Pflegebedürftigkeit genügendes Interesse zu verwenden, mit dem Erfolg, daß unberechtigte Ängste oft neurotisch fixiert werden und der Wunsch nach Wiederherstellung sogar einer Hoffnungslosigkeit Platz gemacht hat.

Im geronto-psychiatrischen Bereich wird die Unterbringung von verhaltensgestörten, psychiatrisch erkrankten älteren Menschen in einer eigenen Station, die nicht zur Absonderung führen darf, angestrebt (Oesterreich, 1980). Spezielle Therapieformen erstrecken sich auf medikamentöse, allgemein medizinische und besonders rehabilitative Versorgung. Therapeutische Angebote dieser Art finden u. a. in den gerontopsychiatrischen bzw. geriatrischen Abteilungen von Berlin, Düsseldorf, Hamburg–Ochsenzoll, München und im Bereich der Schweiz statt.

3.5.8.2 Gezielte Rehabilitationsmaßnahmen bei speziellen Krankheiten

Noch immer entfallen in der BRD über 50 % der Todesfälle auf Erkrankungen des Herz- und Kreislaufsystems. Die maßgeblichen Richtlinien für die Rehabilitation der im Vordergrund stehenden Koronarerkrankungen gehen auf die erfolgreichen Bemühungen von M. J. Halhuber zurück, der in seiner kardiologischen Klinik Bernried am Starnberger See seit Jahren bei diesen Kranken mit einem wohldurchdachten und erprobten Behandlungsschema und stufenweiser Belastung wertvolle Rehabilitationsarbeiten geleistet und in regelmäßigen Fortbildungskursen der ärztlichen Praxis nahegebracht hat.

In seinem Werk «Rehabilitation nach Herzinfarkt» hat Schenk (1979) einen Plan vorgelegt, allen Berliner Schwerpunktkrankenhäusern ambulante Rehabilitationsabteilungen zur Infarktrehabilitation anzugliedern, die zweckmäßigerweise vom praktizierenden Arzt in Anspruch genommen werden können. Darüberhinaus gibt es nach Mitteilung von C. Halhuber (1980) etwa 180 ambulante Koronarübungs- und -trainingsgruppen, so daß der Ersatz einer stationären Frührehabilitation durch eine Koronargruppe bei Beachtung einiger wesentlicher Richtlinien möglich ist:

1. subjektive Beschwerdefreiheit bei komplikationslosem Verlauf, wenig ausgedehntem Infarkt,
2. Fehlen von Begleiterkrankungen,
3. gute Motivation,
4. Kooperationsbereitschaft des Patienten,
5. konfliktfreie Lebensumstände.

Die Gruppenteilnehmer müssen die Solltrainingsintensität ebenso einhalten wie die subjektive Belastungsbreite erlernen, desgleichen eine individuelle Dosierung und Belastbarkeit. Nach Hollmann (1972) ist in der unmittelbaren Erholungsphase nur Üben erlaubt, Training erst ab einer Leistungsgrenze von 1 Watt/kg Körpergewicht. Üben bedeutet eine systematische Wiederholung gezielter Muskelanspannungen zum Zweck der Leistungssteigerung, im Gegensatz zum Training, das keine morphologischen Korrelate bedingt. Der Wettcharakter schließt jeden Sport aus. Vordringlich ist die Entängstigung und Wiedergewinnung des Vertrauens zur eigenen Körperlichkeit. – Unumstritten sind die Erfolge: Fast 60 % der Erkrankten wurden wieder arbeitsfähig, davon die Hälfte bereits im 6. Monat.

Für den Hausarzt muß die alte Erfahrung gelten, daß bei seinem rehabilitierten Patienten ein zu großer Bewegungsmangel als Risiko zu werten ist, das Schäden an Herz und Kreislaufsystem wieder verursachen und somit die mühsam erreichte Belastbarkeit und Leistungssteigerung mindern kann.

Die Chancen der Schlaganfallpatienten, ob durch Hirnblutung oder Erweichung (nach Reisner [1982] im Verhältnis 1 : 6,2) oder die seltenere Embolie hervorgerufen, sind schlecht, wenn man nicht schon in der frühesten Phase der Erkrankung beginnt, ihn zu rehabilitieren (Steinmann, 1976; Rabe, 1978). Nun wird der akute Schlaganfall allerdings meist sofort zur stationären Intensivbehandlung eingewiesen. Muß der praktizierende Arzt aber eine Hausbehandlung durchführen, so sollten Arzt, Angehörige und bestenfalls eine betreuende Schwester den Halbseitengelähmten bereits während der Akutbehandlung lege artis lagern, umlagern, bewegen und durchbewegen. Die Ruhelage muß bequem und schmerzfrei sein, sie darf die Atmung nicht behindern. Mit der therapeutischen Lagerung begegnet man Beugungssynergien am Arm und Strecksynergien am Bein. Sämtliche Gelenke müssen mehrmals am Tage in allen physiologischen Bewegungsausschlägen mobilisiert werden. Sekundären Neuropathien und Muskelatrophien wird somit vorgebeugt. Die Mitarbeit des Kranken muß einsetzen, sobald das Bewußtsein aufgehellt ist. Ein lernfähiger, trainierbarer und kooperationsfreudiger Patient sollte bald in einer Rehabilitationsabteilung weiter behandelt und funktionell durch Gymnasten, Phonator und Logopäden geschult werden. Einen ausgezeichneten Bericht über mögliche Hilfsmaßnahmen bei chronischen Hemiplegikern hat J. Böger (1970) gegeben.

Mehr oder weniger akut deuten oft flüchtige oder nur kurzdauernde zerebrale Ausfallerscheinungen die latente kardiale Dekompensation an (Bernsmeier, 1979). Infolge Absinken des Blutdruckes oder des Minutenvolumens entwickelt sich das klinische Bild der zerebrovaskulären Insuffizienz. Diese ischämischen Syndrome sind allzuoft Vorzeichen des drohenden Insultes. Selbst wenn beim alten Menschen die Möglichkeiten einer Erhöhung des zerebralen Minutenvolumens beschränkt sind (Gottsein, 1974), steht bei der Rehabilitation die Herz-Kreislauf-Behandlung für den praktizierenden Arzt an erster Stelle. Durch Besserung der Herzleistung vermag der Hausarzt, der zumeist diese Situation zuerst erlebt, die durch Hyperventilation bedingte Hypokapnie zu durchbrechen.

Die Erkrankungen der Atmungsorgane haben im Alter eine besondere Bedeutung; sie entscheiden oft über das Schicksal des Herzkranken, hat man doch besonders im betagten Alter die hypostatische Pneumonie vielfach «Freund der Alten» genannt. Man kann damit rechnen, daß der alveolare Gasaustausch schon ab dem 30. Lebensjahr sich pro Lebensdekade um 8 % verringert. Bis zum 70. Lebensjahr hat sich die Alveolarzahl um 40 % vermindert, entsprechend auch die Alveolarfläche. Längere Bettlägerigkeit bringt bei einer komplizierenden chronischen Bronchitis wegen verzögerter Rückbildungstendenz weitere Risiken mit sich. Die bakterielle Besiedelung infolge einer langdauernden Bronchitis führt in 10 bis 40 % zum Asthma bronchiale. So spielt die chronische Bronchitis als eine der häufigsten Erkrankungen im Alter in der täglichen Praxis des Arztes eine große

Rolle für eine gezielte Rehabilitation, die eine Krankheitskette verhindern kann.

Die Vielzahl der rheumatischen Erkrankungen unterscheidet sich durch die völlig verschiedenartige Ätiologie, Morphologie, Serologie und klinische Phänomenologie. Die den Geriater in erster Linie interessierende Gelenkerkrankung ist die Arthrose als reine Gelenkerkrankung. Der Mechanismus ist der Verschleiß des Gelenkknorpels, begünstigt durch genetische und mechanische Faktoren. Das Synovialgewebe wird durch Abbauprodukte der untergehenden Knorpelsubstanzen entzündlich gereizt, es entsteht eine unspezifische Synoviitis. Bei 80 % der über 60jährigen lassen sich röntgenologisch bereits arthrotische Veränderungen einzelner Gelenke im Sinne des präarthrotischen Frühstadiums feststellen (Hakkenbroch, 1979). In diesen frühen Fällen bestehen noch keine Schmerzen und Bewegungseinschränkungen. Frühzeitige entzündungshemmende Therapie, hydrotherapeutische Maßnahmen und Bewegungsbehandlungen können sich bei diesen Patienten im Sinne einer sekundären oder prophylaktischen Rehabilitation günstig auswirken. Ähnliches gilt für die Spondylitis ankylosans, bei der sich der Umbauprozeß der Wirbelsäule ohne erkennbaren entzündlichen Charakter primär vollzieht. Die frühzeitige Erfassung der ersten Umwandlungsprozesse kann den Ablauf der sehr belastenden Erkrankungen auch mit Besserungen verzögern. Die effektive Hilfe des Hausarztes mit konsequenter Physiotherapie ist umso wichtiger, als die Versorgung mit Funktionshilfen, Organisationen mit funktionellem und psychologischem Hintergrund Schwachstellen in der Versorgung der Arthrotiker sind.

Man muß annehmen, daß nahezu 3 % aller Männer, die das 65. Lebensjahr erreichen, einen Gichtanfall erleiden (Gröbner und Zöllner, 1979). Ein erhöhter Serum-Harnsäurespiegel ist im Alter noch häufiger anzutreffen. Besonders gefährdet sind Diabetiker und Übergewichtige. Präventive Rehabilitation und Gichtprophylaxe, die in der Dauertherapie besonders durch diätetische Maßnahmen eine Verminderung des Harnsäurebestandes des Körpers anstreben, haben zwar nicht den akuten Gichtanfall und die Zunahme der Harnsäurenephrolithiasis, aber die noch in den zwanziger und dreißiger Jahren häufigen chronisch destruierenden Gelenkveränderungen und Gichtgeschwüre seltener werden lassen.

3.5.8.3 Die onkologische Nachsorge – Interventionsgerontologie

700000 Krebskranke leben in der BRD unter uns. 200000 bis 230000 Menschen erkranken jährlich an Krebs und 150000 Krebskranke sterben jährlich an ihrem Malignom (Medica, 1981). 80 % aller Tumorpatienten bleiben nach M. Franke vom Bundesministerium für Jugend, Familie und Gesundheit ohne ausreichende ärztliche Nachsorge. Jeder 5. Einwohner stirbt an den Folgen einer Tumorkrankheit. Eine Zunahme der Krebshäufigkeit im Alter ist gesichert (Oeser, 1973). Allein 87 % der Sterbefälle an einem kolorektalen Karzinom sind älter als 60 Jahre (Weiss, 1980). Wenn viele maligne Tumoren beim Menschen Folge der Einwirkung einer exogenen Noxe sind, die etwa über einen Summationseffekt, vielleicht im Sinne einer Synkarzerogenese zur Tumorbildung führt, dann kommt die Rolle des Alters deutlich zum Ausdruck. Je älter der Mensch wird, umso höher ist die Gesamtdosis der eingewirkten Krebsnoxen. Liegen außerdem noch tumorbegünstigende Organveränderungen vor, dann sind die Voraussetzungen für die Krebsentstehung gegeben (Thomas, 1981).

Neben der Krebsverhütung, der Krebsfrüherkennung im präventiv-medizinischen Sinne und der Krebstherapie, die bei einigen Krankheitssituationen dieser Art optimale Chancen bietet, – etwa 30 % der malignen Tumoren können geheilt werden (Oeser, 1979; Schmähl, 1980) – gehört die onkologische Nachsorge unter Einschluß der medizinischen und sozialen Rehabilitation des Krebskranken zu den besonderen Obliegenheiten des Hausarztes. Es kann nicht die Aufgabe der klinischen Versorgung der Krebskranken sein, die gesamte Behandlung zu zentralisieren. Die Kranken sollen vielmehr möglichst zu Hause in ihrer gewohnten Umgebung behandelt werden, also größtenteils ambulant durch den Hausarzt, aber unter ebenso optimalen Bedingungen wie in der Krebsklinik (F. Heß, 1977); als Risikopatient bedarf er der dauernden Überwachung (Erhardt, 1980). Hier tritt die Praxis in ihr Recht, besonders wenn bei nachgewiesener Dissemination eine systematische Langzeittherapie mit Zytostatika in den Vordergrund der Behandlung tritt. Diese Betreuung muß sicherstellen, daß bei der ambulanten Behandlung nichts versäumt wird. Die Güte der Therapie des Hausarztes hängt von der Bereitschaft zur onkologischen Fortbildung sowie der Kooperationsbereitschaft ab, letztlich aber vom Engagement aller Beteiligten. So ist es wohl nur selten Aufgabe des Hausarztes, eine der heute komplizierten und mit Komplikationsmöglichkeiten verbundene Zytostatika-Behandlungen im Alleingang durchzuführen. Er wird als wesentliches Glied eines Ärzteteams eng mit der Klinik, der onkologischen Nachsorgeeinheit bzw. dem jeweiligen Krebszentrum in Partnerschaft zusammenarbeiten.

Derartige Krebszentren sind bereits vielerorts auch an fast allen Universitätskliniken eingerichtet worden. Man schätzt, daß es bisher über 20 derartige Zentren in der BRD gibt, wobei das Zentrum der Hochschule Hannover über eine besonders glückliche und erfolgreiche Kooperation von Klinik und Praxis berichtete (Diehl, 1979). Ohne derartige funktionstüchtige Tumorzentren dürfte eine geordnete Therapieführung onkologischer Patienten in der Praxis nicht mehr möglich sein.

Meist sind Polychemotherapie-Programme durchzuführen, vielfach kurzfristige, aber auch hochdosierte Mehrfachtherapie-Abläufe in bestimmten Intervallen, die sich nach der Proliferationskinetik des betreffenden Tumors richten. Derartige differente Behandlungen auf Grund biochemischer Feststellungen können nicht im alleinigen Ermessen des Hausarztes liegen. Der Situation entsprechend obliegt diesem neben den medikamentösen Maßnahmen die so wichtige psychische Führung, das intensive Bemühen, die Einstellung seines Kranken und die seiner Umgebung zur Krebskrankheit realistisch zu gestalten, auf die Möglichkeiten sozialer Hilfen hinzuweisen, evtl. Kuren in onkologischen Nachsorgekliniken zu erwirken usw. Die Tatsache, daß psychosoziale Bedingungen den Verlauf einer Krebserkrankung so häufig beeinflussen, ist ein wesentlicher Grund, die Wichtigkeit der psychosozialen Aspekte in die Erörterungen mit dem Patienten und seinen Angehörigen einzubeziehen. Der Krebskranke wünscht seinen Hausarzt, den Arzt seines Vertrauens und nicht die Institution (Ott, 1978). Heute kann der Arzt die Schmerzwahrnehmung mit Hilfe von Neuroleptika und Antidepressiva derart dämpfen, daß viel weniger Betäubungsmittel notwendig sind. Gibt man diese in regelmäßigen Abständen, bevor der Schmerz wieder auftritt, kann der Patient in einem erträglichen Zustand gehalten werden (Steinmann, 1976; Birkmayer, 1979).

Neben diesen akuten Fällen obliegt auch die nicht kleine Zahl der Patienten, die ihren Krebs «überlebten», der weiteren Fürsorge des praktizierenden Arztes, wobei diese besondere Krebsnachsorge bei Laryngektomierten, den Kolostomiepatienten nach Darmkrebsoperation und den Patientinnen nach Mammaamputation von der allgemeinen Krebsnachsorge unterschieden werden kann. Bei diesen Patienten stehen neben der Risikobeobachtung noch andere Gesichtspunkte im Gesamtbetreuungssystem zur Diskussion.

Von den 14 236 Malignomkranken, über die Trüb (1970) statistisch berichtete, waren 34,9% über 60 Jahre alt und 7,76% 70 Jahre und älter. Im Alter ab dem 60. Lebensjahr erschienen in dieser Statistik in erster Linie Träger von HNO-Neoplasien, Lungen-Bronchial-Krebsen und Tumoren des Magen-Darm-Traktes. Auch für diese Krankengruppen ergaben sich für den betreuenden Hausarzt eine ganze Reihe gezielter, auf die Krebsnachsorge ausgerichtete Maßnahmen:

a) Sorge um Laryngektomierte Patienten. Für die etwa 5000 Kehlkopflosen in der BRD hat die 1964 gegründete Vereinigung der Kehlkopflosen in der BRD e.V., Sitz Heidelberg, Voss-Straße 5, bereits mehrere Ortsverbände gegründet mit der Zielsetzung: Sprachkurse, ggf. Umschulung, umfangreiche Rehabilitation (Gsell, 1964).

b) Sorge für Kolostomiepatienten (Ileostomie, Kolostomie). 1972 wurde die Deutsche Ileostomie-Kolostomie-Vereinigung e.V. in 6201 Breckenheim gegründet. Ortsgruppen sind für die etwa 5000 Anus praeter-Träger im Aufbau. Hilfsangebote betreffen Fragen des Berufs, soziale Angelegenheiten, Belange der Rehabilitation, Veranstaltungen von Mitgliedertreffen, Informationssendung, Ernährungsbeihilfen usw.

c) Rehabilitation von Mastektomiepatientinnen. Hier spielen Fragen der Kosmetik und Entstellung eine große Rolle, ferner Belange wirtschaftlicher Beihilfen, in kosmetischer Beziehung Brustersatz durch Prothesen, schließlich Maßnahmen für Armbewegungen und Muskelrehabilitation.

d) Rehabilitation nach Operation von Gesichts- und Mundkrebsen. Die vielseitigen Probleme betreffen plastische Nachoperationen, Sprachschulung und Berufswechsel.

Es ist verständlich, daß zahlreiche Tumorkranke sich in diesen Selbsthilfegruppen einfinden, und zwar nicht nur aus der Vorstellung eines Notbehelfes heraus, sondern um sich in diesen Gemeinschaften gegenseitig zu stützen. So empfinden es die meisten Patienten als eine Erleichterung, mit Leidensgenossen frei und offen über ihre Krankheit zu sprechen, und zwar mit dem Erfolg, daß ihre Minderwertigkeitsangst gebannt und eine resignative Selbstisolierung verhindert wird.

Das Aufgabengebiet des Hausarztes im onkologischen Bereich ist groß, auch wenn Kureinweisungen in onkologische Nachsorgekliniken, ferner der Kontakt mit den gemeinnützigen Vereinigungen und Einrichtungen ihn teilweise entlasten können. Die seit 10 Jahren bestehende Beratungsstelle der Bayer. Krebsgesellschaft hat allein im Jahre 1979 2510 Beratungen durchgeführt.

3.5.9 Bildungsarbeit im Alter – rehabilitative Gegebenheiten

Nachdem die große Bonner Längsschnittstudie schon sehr frühzeitig den landläufig postulierten physiologischen altersmäßigen Intelligenzabfall grundsätzlich korrigieren konnte, war eigentlich das Eis gebrochen. In immer größeren Ausmaße luden die Volkshochschulen zu ihren Bildungsvorträgen und Kursstunden ein, im eigenen Praxisbereich wurde das Bestreben einzelner alter akademisch vorgebildeter Patienten, universitäre Vorlesungen zu belegen, recht oft unterstützt. Die 1973 von Vellas gegründete Université du troisième âge de Toulouse gab einen neuen Auftrieb, allerdings zu Beginn dieser Pilot-Studie mit einem einfachen, noch anspruchslosen Programm.

Die Bewegung hat Wellen geschlagen. Die Internationale Vereinigung für die Universitäten des dritten Alters gab auf dem Kongreß im Oktober 1979 in Nancy bekannt, daß etwa 100 Institutionen dieser Art bislang gegründet wurden, vorwiegend von Frankreich ausgehend, sich über fast alle westeuropäischen Länder erstreckend, um auch in der DDR, Polen und sogar im französischen Kanada Wurzeln zu schlagen. Oft wird der universitäre Charakter als richtunggebend bezeichnet, dann aber ebenso häufig als obsolet abgelehnt, in anderen Fällen wiederum wird die Zuhörergruppe auch auf die Erwachsenenjahrgänge ausgerichtet. Durch eine vielfach erfolgte Dezentralisation wurde das Spezifische der Toulouser Gründung weitgehend abgewandelt.

Wenn in Frankreich bei der Bildungsarbeit für den alten Menschen Tendenzen zur Beteiligung an Forschung sich abzuzeichnen beginnen und es auch das Ziel ist, einen Beitrag zur Verringerung «bildungsbedeutender Defizite» zu leisten, so dürfte doch für den alten Menschen die Erhöhung bzw. die Erhaltung der Lebensaktivität und die Beteiligung an der allgemeinen Bildung und dem rasch fortschreitenden Wissensgut, nicht an einer speziellen Berufsausbildung, vorrangig den altersgerechten Bestrebungen und Bedürfnissen entsprechen. Gewiß könnte man auch eine gezielte Ausbildung über Altersfragen in die Kompetenz der Alten stellen und die Intelligenz und das Erfahrungspotential dieser Gruppe nutzen, um sie für die Arbeit mit Älteren und die Verbesserung der Lebenssituation dieser Menschen zu qualifizieren.

Diese Fragen wurden vom 5.–7. Dezember 1979 in einem Symposion an der Universität Oldenburg diskutiert (Fülgraff, 1980; Rosenmayr, 1980; Schneider, 1980; Pfaff und Veelken u.a.), ohne daß für den deutschsprachigen Raum sich eine Lösung der Problematik finden ließ. Sicherlich ist Rosenmayr rechtzugeben, daß die Bildungsbereitschaft älterer Menschen nicht durch ein Aufpfropfen von ihnen fremden Wissensgehalten befriedigt werden kann und soll, er sieht aber auch in den Universitäten nicht die berufene Stätte für diese Altenbildungsarbeit. Schneider (1980) nennt das bisherige Verfahren ein der Universität unwürdiges, unwissenschaftliches Vorgehen und bevorzugt ein Angebot von Ausbildungsgängen, die eine befriedigende Tätigkeit für einige Lebensjahre ermöglichen. Fülgraff (1980) vertritt den Standpunkt, daß sich Hochschulen des 3. Lebensalters weder an Leistungen im herkömmlichen Sinne noch an Prüfungen orientieren sollen. Die Autorin denkt dabei an Angebote, die sich an ältere Erwachsene richten, die aus anderen Gesellschaftsstrukturen ausgegliedert sind und deren Lebenssituation insbesondere auf diese Weise verbessert werden kann. Schon 1976 hatte Tews Zweifel an der Effizienz dieser Altenbildung geäußert und Forderungen an diesen Bereich als nicht gerechtfertigt gehalten.

Trotz der uneinheitlichen Schlußfolgerungen dieses Symposions sind inzwischen in diesem Bestreben erfreuliche Fortschritte erzielt worden. Die Universität Frankfurt hat eine Seniorenuniversität mit festem Arbeitsprogramm verwirklicht (Karsten, 1979), die Altenakademie der Universität Dortmund hat Studiengänge mit dem Schwerpunkt Geragogik eingerichtet und ebenso wie die Gesamthochschule Kassel – diese mit Studenten gemeinsam – durchgeführt, den Abschluß vorwiegend auf eine Tätigkeit in der Altenhilfe ausgerichtet. In Kassel hat sich der Kontakt zwischen jung und alt von beiden Seiten als erwünscht erwiesen.

Man sieht, die Frage der Altenbildung ist noch im Fluß. Daß aber Seniorenbildung auch über dem Rahmen der Bemühungen der Volkshochschulen für Schichten der Altersbevölkerung, die sich von den Themen und Kursen dieser verdienstvollen Institutionen nicht angesprochen fühlen, auch hohe Bedeutung haben kann, sei an dem Beispiel der 1979 gegründeten «Seniorenuniversität Basel» dargelegt.

Nach Genf und Fribourg hat die Seniorenuniversität in Basel in ähnlicher Weise ihre Pforten geöffnet und gleich im 1. Wintersemester 1979 mit einer Begrenzung auf 2300 Studenten und Studentinnen einen numerus clausus einführen müssen. Der ausgezeichnete Vortragsplan, entworfen von einer Kommission unter dem Vorsitz von Prof. Zollinger, berührt praktisch alle wissenschaftlichen Gebiete, die Vorlesungen werden von ordentlichen Professoren, auch von Emeriti und Dozenten der Universität gehalten. Der starke Andrang hat viele Doppelvorlesungen, alle im größten Hörsaal, der Aula der Universität, notwendig gemacht. Die Struktur der Teilnehmer betraf $^2/_3$ Frauen, $^1/_3$ Männer, $^1/_4$ 60 bis 65, $^1/_3$ 65–70, $^1/_4$ 71–75 Jahre alt, die restlichen älter als 75 Jahre. 15 % waren Akademiker, 20 % Hausfrauen, 20 % Sekretärinnen, 15 % Sozialberufe, 8 % Kaufleute, 8 % Handwerker, 14 % andere Berufe und vereinzelte Zuhörer aus dem Arbeiterstand.

In diesen Verfahrensweisen von Frankfurt, Dortmund, Kassel und Basel liegt zweifellos ein nachahmenswertes Beispiel vor: Training der Geistesfunktionen zur Erhöhung einer optimistischen Grundeinstellung, um die geschenkten Jahre mit Leben zu erfüllen. Es bietet sich eine hervorragende Chance der Rehabilitation an, die tunlichst als Langzeittherapie eingesetzt werden sollte, da sie alle Bereiche der geriatrischen Betreuung angeht, besonders bei einer Altersschicht, deren Bildungsgrad von den anderen Medien nicht in entsprechender Weise angesprochen wird.

Zur Unterbauung dieser Konsequenz sei noch ein Beispiel einer interessanten Studie angeführt: Über akademisches Lernen bei alten Menschen in Australien berichteten G. Naylor und E. Harwood (1977). Die Autoren stellten eine Gruppe von 80 alten Personen mit durchschnittlicher Schulbildung – 50 % der Leute waren Volksschüler – zusammen, die sich verpflichteten, zweimal wöchentlich am Deutschunterricht der Universität teilzunehmen und täglich mindestens 1 Stunde für das Deutschstudium zu verwenden. In die Versuchsplanung ging ein, daß häufig Prüfungen eingelegt wurden, um die Lernfortschritte genau zu erfassen. Das Resultat dieser Studie war recht erfolgreich. Nach 3–6 Monaten zeigte sich bei den Prüfungen durch den Lehrkörper des Instituts, daß 37 der älteren Kursteilnehmer Leistungen aufwiesen, die ebenso gut oder besser waren als die von der gleichen Stelle geprüften Realschüler, die 5 Jahre lang Deutschunterricht erhalten hatten. Keiner dieser Alten aber zeigte schlechtere Leistungen als Realschüler nach einem ganzen Jahr Unterricht. Die alten Kursteilnehmer klagten nach diesen anstrengenden 6 Monaten nicht über Ermüdung. Der Kurs wurde 2 Jahre lang durchgeführt, von einigen der alten Personen freiwillig noch länger.

Sicherlich ist nicht jeder ältere Mensch grundsätzlich zu solchen akademischen Lernleistungen befähigt, aber dieser Versuch beweist, daß – sofern Gesundheit, Intelligenz, Selbstvertrauen vorhanden sind – ältere Menschen ebensogut wie jüngere Neues erlernen können, eine Tatsache, die von der geriatrischen Praxis in individuell gestalteter Weise aufgegriffen werden sollte. Funktionen, auch geistige, die nicht gebraucht werden, verkümmern. Schulung und Weiterbildung vermögen den geistig-psychischen Alterungsprozeß zu verlangsamen. Information und Motivation müssen vom Arzt in richtiger Einschätzung der aktiven, noch zukunftsbezogenen Grundeinstellung seines alten Patienten ausgehen.

3.6 Zusammenarbeit der geriatrischen Praxis mit den ambulanten Pflegekräften – Das Bundessozialhilfegesetz

Aus zahlreichen Befragungen ist bekannt, daß rund 95 % der alten Menschen nicht in einem Pflegeheim ihren Lebensabend verbringen wollen, daß sie einen solchen Aufenthalt meist auch gar nicht finanzieren können (Dieck, 1976). Die ambulante Nachsorge mit rehabilitiven Maßnahmen bringt deshalb für die geriatrische Praxis eine Mehrbelastung, die diese vielfach alleine selbst mit Hilfe der Angehörigen nicht erbringen kann. So sieht sich auch das Ministerium für Jugend, Familie und Gesundheit für diesen vielseitigen Zweig geriatrischer Betreuung durchaus verpflichtet, wenn es erst kürzlich dazu

a) Bereitstellung der notwendigen Pflege, auch als häusliche Pflege,

b) hohe Qualität der Pflege,
c) Sicherung der Pflegekosten

als vordringlich herausgestellt hat.

Die ambulanten Dienste, so erfreulich auch ihr Ausbau in den letzten Jahren ist, werden nur als eine Verlängerung der ambulanten Krankenhilfe angesehen, die Zahl der eingesetzten Fachkräfte als noch zu gering bezeichnet (Radebold, 1973). Nur etwa 4–5% der in der ambulanten Pflege tätigen Personen sind hauptamtliche Kräfte, darüber hinaus muß die Pflege von Angehörigen oder Freunden, nicht zuletzt ohne zureichende Kenntnisse und ohne Hilfsmittel geleistet werden. Die alten Bedürftigen müssen als die schwächsten Glieder unserer Gesellschaft eingestuft werden, obwohl sie in besonderem Maße Anspruch auf Hilfe und Solidarität haben (F. Zander, 1979).

Rund 90% aller kranken Menschen werden zu Hause von ihrem Arzt behandelt. Der praktizierende Arzt kommt bei einer nicht geringen Zahl der alten Menschen im Rahmen der häuslichen Behandlung nicht ohne Hilfen aus. Nicht immer sind die Angehörigen zeitlich zu einer wesentlichen Unterstützung in der Lage, der alte, selbst hinfällige Ehepartner ist überfordert. Wenn sich in der BRD die jetzige Zahl von ca. 2,9 Millionen 75jähriger nach Vorberechnungen im Laufe dieses Jahrzehnts um ca. 30% steigern wird, und man mit mindestens 5% schweren Pflegefällen rechnen muß, so verlangt dieser Alterswandel mehr Alten- und Krankenhilfe von Seiten der Helfer und Schwestern der Sozialstationen, der Nachbarschaftshilfen und Nachsorgestationen (E. Grassl, 1980). So hat der Landesverband der niedergelassenen Ärzte Deutschlands zu einer viel engeren Verzahnung der praktizierenden Ärzte mit den Sozialstationen im Sinne einer optimalen Arbeit aufgerufen. Mit diesen Hilfskräften muß der behandelnde Arzt zusammenarbeiten, ihre Arbeit am Patienten beaufsichtigen und in vieler Hinsicht ihr Berater und ihr Ausbilder sein. Diese Helfer und Schwestern, die ihre pflegerische Arbeit streng nach ärztlicher Anweisung verrichten, können für den Hausarzt hervorragende, der Nächstenliebe und Humanität verschriebene Helfer sein, so daß selbst Schwerkranke oft im häuslichen Milieu verbleiben können.

Wenn es z. B. nach der letzten Statistik des Bayer. Staatsministerium für Arbeit und Sozialfürsorge im bayerischen Raum 1635 ambulante Pflegeeinrichtungen gab, und zwar: 72 Sozialstationen, 1052 Krankenpflegestationen, 123 Haus- und Familienpflegestationen, 174 Dorfhelferinnenstationen, 203 Nachbarschaftshilfen, so führt dieser Bericht nur 5 Altenbetreuungszentren an, nennt allerdings 123 Mahlzeitendienste, 192 Altenwohnanlagen, 131 Altentagesstätten und 1606 Altenclubs. Bezeichnet man von amtlicher Seite aus die ambulanten Pflegekräfte als «die größte und stärkste Säule der sozialen Dienste», so lassen sich trotzdem in der ambulanten Versorgung der alten Menschen noch große Lücken feststellen. So forderte der Seniorenbeirat in München erst kürzlich die Schaffung einer neuen Altenpflegeschule, da die bisherige Ausbildung von jährlich etwa 200 bis 220 Altenpflegern und -pflegerinnen den Mangel an diesen Kräften nicht beheben könne. Die Verwirklichung der Konzeption der ambulanten Altenhilfe ist aber auf Mitarbeiter angewiesen, die für die speziellen Aufgaben der sozialen Gerontologie besonders qualifiziert sind (Radebold, 1973). Leider aber weiß man, daß der Mangel an diesen Arbeitskräften in der offenen Altenhilfe nicht nur eine Frage der fehlenden Ausbildungskräfte ist, sondern vielmehr ein Problem der Finanzierung. Es ist daher nicht verwunderlich, daß mancher alte Mensch die kostspielige Heimunterbringung als Ausweg wählt.

Mögen zweifellos noch viele Mängel bestehen, so sollte der praktizierende Arzt und Hausarzt sich über das Bestehen aller örtlichen Krankenpflegestationen, Sozialstationen, Nachbarschaftshilfen genügende Kenntnisse verschaffen und auch einen persönlichen Kontakt mit diesen Institutionen aufnehmen. In München liegt ein derartig ausgerichtetes Nachschlagewerk vor: «Wer hilft in München Menschen?» (E. Grassl, Reiners Verlag 1975).

In weitestem Sinne gehört die gesamte Aufklärungsarbeit zur Altersfürsorge. Als Beispiel seien genannt: Dt. Ges. f. Ernährung «Die Ernährung älterer Menschen», Bundesministerium f. Jugend, Familie und Gesundheit: mehrere Schriften «Sonniger Herbst», Aufklärung über Probleme der älteren Verkehrsteilnehmer, besonders der Fußgänger mit ihrer überhöhten Mortalitätsziffer durch Verkehrsunfälle. Außerdem veröffentlicht der Presse- und Informationsdienst des Kuratoriums Deutsche Altershilfe alle 2 Monate einen Bericht über alle aktuellen Fragen der Altenarbeit in der BRD, Hinweise über Aus- und Fortbildung, Urlaubs- und Erholungsmöglichkeiten für ältere Mitbürger, Angebote der Volkshochschulen, Gruppenarbeit mit Senioren, insgesamt mit einem Überblick über alle Neuerungen, Geschehnisse und Aktivitäten in der Altenarbeit und Altershilfe.

Es ist nicht verständlich, daß viele alte Menschen an den mannigfachen Möglichkeiten, die das humane Bundessozialhilfegesetz bietet, vorbeigehen, obwohl es an einer Öffentlichkeitsarbeit etwa von Seiten des Kuratoriums Deutsche Altershilfe und der Aufklärungsarbeit der Sozialämter und Fürsorgestellen keinesfalls fehlt. Viele alte Menschen verbleiben lieber in Armut, anstatt ihren Anspruch auf Unterstützung wahrzunehmen. Eine offizielle Befragung im Großraum München ergab, daß sich praktisch jeder zweite scheute, staatliche Leistungen zu beanspruchen. – Ganz offensichtlich ist es eine wichtige Aufgabe des betreuenden Hausarztes, diese Fehlmeinungen seiner alten Patienten abbauen zu helfen und sie über ihre Rechte aufzuklären.

Nach den Informationen des Bundesministers für Jugend, Familie und Gesundheit Nr. 2 1980 liegt eine Zusatzstatistik vom Staatlichen Bundesamt in Wiesbaden vor, nach der rund 20 bis 30% der häuslichen Pflegefälle von Sozialhilfe abhängig sind. 63,5% dieser Personen sind älter als 50 Jahre. Der Anteil der Alleinstehenden steigt mit höherem Alter beträchtlich an und beträgt bei den über 70jährigen 70% (52,5% Frauen und 12,7% Männer). – Die weiteren Konsequenzen aus dieser sozialen Verfügung ergeben sich hinsichtlich der rechtlichen Stellung in der Gesellschaft; sie haben bereits angefangen, in der Allgemeinheit Wurzeln zu schlagen. Die Alten fühlen sich zum mindesten in der Gesamtheit nicht mehr durch die mehr passiv ausgerichtete Betreuung in Altenclubs und die meist mit Sorgfalt ausgerichteten Altenveranstaltungen sinngemäß angesprochen und erfüllt. Sie wollen auch nicht mehr verwaltet werden. Darüber hinaus haben Frühinvalidität sowie die Flexibilität der Altersgrenze mit Vorziehung der Berentungs- und Pensionierungstermine eine nicht kleine lernfähige und nach vorwärts blickende Generation der «jungen Alten» auf den Plan gerufen, Menschen mit Selbstbewußtsein und regen Interessen sowie dem Wunsch zu einer eigenen Identitätsentwicklung. Insgesamt bilden die Alten 21–22 % der Wahlberechtigten. Die Bildung von Seniorenräten in fast allen Städten, von Beiräten in den Altenheimen aus freier Wahl der Insassen, entsprechen den neuen Bedürfnissen der modernen sozialen Fürsorge. Hausarzt und praktizierender Arzt müssen die großen Möglichkeiten der Altenhilfe in ihr Betreuungskonzept einbauen.

3.7 Präventivgeriatrie als Aufgabe der ärztlichen Praxis – aktuelle Chancen

Die meisten chronischen Erkrankungen im Alter haben einen lebenslangen Entwicklungsgang durchlaufen. Neben geriatrischen Faktoren lassen Familien- und Zwillingsforschung vermuten, daß oft multiple defekte Gene ursächlich im Spiel waren. Darüber hinaus steht die ganze Palette exogener Noxen zur Diskussion, so die überkalorische Ernährung als Ursache der Adipositas, der mit ihr in gewisser Koordination stehende Bluthochdruck, metabolische Störungen und Hyperlipoproteinämie, Erhöhung des Cholesterin- und Triglyzeridspiegels, ferner der Nikotinabusus, Streßsituationen im täglichen Leben oder defizitäre Situationen des Alters wie Bewegungsmangel aus physischer oder psychischer Begründung. So ist auch die Krankheit Arteriosklerose keine schicksalhafte pathologische Altersveränderung, sondern eine echte Krankheit des arteriellen Systems (Hauss, 1975, 1979). Die klinisch manifeste Arteriosklerose zieht nicht nur ein normales Altersgeschehen in frühere Lebensjahre vor, sondern sie ist für das physiologische Altern der Gefäße schicksalsentscheidend.

Nach der Formulierung von H. Schaefer gilt der Grundsatz, daß die Lebenserwartung weitgehend eine Funktion der Lebensführung ist und als Indikator für die Leistungsfähigkeit der Medizin betrachtet werden kann. Schaefer konnte nachweisen, daß die Entwicklung der Lebenserwartung der Männer seit 1950 entscheidend durch das rasche Anwachsen von nur 6 Todesursachen geprägt wurde:

Koronare Herzkrankheit
Bronchialkrebs
Leberzirrhose
Bronchitis
Verkehrsunfälle
Diabetes mellitus.

Alle diese Krankheiten haben eines gemeinsam: sie lassen sich wirksam durch präventive Maßnahmen bekämpfen, denn eine ganze Reihe moderner menschlicher Verhaltensweisen korreliert eng mit der kardiovaskulären Mortalität (Schettler, 1977, 1980). Mit anderen Worten bedeutet diese Tatsache, daß sich ärztliches Handeln im wesentlichen auf eine Behandlung des Kranken beschränkt hat, anstatt ihn zu aktiver Mitarbeit zu gewinnen.

Amerikanische Autoren zweifeln nicht mehr an der Annahme, daß es insbesondere die Hypertoniebehandlung ist, die zur drastischen Senkung der Herzinfarkt- und Apoplexiezahlen in den USA geführt hat (R. Levy, 1979).

Cholesterin- und Triglyzeridspiegel im Serum sind weitgehend ernährungsabhängig. Rund 20 % Hyperlipoproteinämien wurden in noch gesunden Kollektiven gefunden. Man konnte auch nachweisen, daß bei Cholesterinwerten unter 160 mg % und Neutralfettwerten zwischen 40 bis 60 mg % die Intimaschaumzellen verschwinden und in der Gefäßwand abgelagerte Lipide abtransportiert werden (Nash, 1980). Man weiß, daß VLDL und LDL ausgesprochen atherogene Risikofaktoren sind, während dem HDL eine protektive Wirkung durch Abtransport des Cholesterins aus der Zelle zugesprochen wird.

Neuerdings wurden Zweifel an der ursächlichen Bedeutung des erhöhten Cholesterinwertes im Blut als eines «klassischen» Risikofaktors der Arteriosklerose und des Herzinfarktes geäußert (Amer. Societies of Experimental Biology; auch Holtmeier, Vortrag auf der Tagung der Sektion Klinische Geriatrie, 1979 in Erlangen). Die bekannten epidemiologischen Daten (Framingham-, auch Eberbach-Wiesloch Studie des Heidelberger Instituts für Herzinfarktforschung unter E. Nüssel, 1979) dürften eine wertvolle Ergänzung gefunden haben durch Ergebnisse biochemischer Forschungen, die der Biosynthese spezifischer Prostaglandine durch den Einfluß der ungesättigten Fettsäuren als Präkursoren die wesentliche präventive Aufgabe bei den degenerativen Herz- und Gefäßerkrankungen zusprechen.

Katecholaminstimulation ist neben hypoxämischen Einflüssen der wirksame Faktor nach Nikotinkonsum.

Bei der Obesitas vergesellschaften sich indirekte Einwirkungen auf die Koronarien durch Hypertonie und Diabetesfolgen sowie durch die des Risikofaktors Hyperlipidämie.

Im Streß, dessen biochemische Reaktionen bislang noch nicht hinreichend bekannt sind, steht der Anstieg der Nebennierenrindenhormone im Mittelpunkt; beim Bewegungsmangel dürfte dem Anstieg der LDL-Proteine als besonders atherogene Faktoren große Bedeutung zukommen im Gegensatz zum Lauftraining, bei dem ein signifikanter Anstieg der HDL im Serum bei deutlichem Abfall der LDL registriert wurde (Hollmann, 1972).

Als weitere Schwerpunkte einer geriatrischen Vorsorge und Prävention sind die Affektionen des Respirationstraktes zu nennen, bei denen das chronisch bronchitische Syndrom durch frühe Maßnahmen bekämpft werden muß, ebenso die entzündlichen Erkrankungen der Harnwege, die in den Altersjahren einen chronischen Gestaltswandel annehmen; weiterhin, wenn 75 % der Diabetiker älter als 50 Jahre sind und bei 58 % der Herzinfarkte von der Wiesbadener Diagnostikklinik positive Suchtests gefunden wurden, so zeichnet sich der Wert einer frühzeitigen Einflußnahme zur Vermeidung der schicksalhaften Makro- und Mikroangiopathie des Alters ab. Ferner ist zu bedenken, daß die Gicht häufig mit Hypertonie, Diabetes mellitus und Adipositas korreliert und primär die Arteriosklerose fördert. Die Hyperurikämie als zweithäufigste Stoffwechselerkrankung ist bei 2–3 % der Bevölkerung zu erwarten.

Wie wenig das Laienpublikum über die Bedeutung der Risikofaktoren noch aufgeklärt ist, zeigt eine Mitteilung von V. Tobiasch (1979), der 100 Männer, die 115 Herzinfarkte durchgemacht hatten, nach ihrer Meinung über die ursächlichen Faktoren ihrer Krankheit befragte (Tab. 3-3).

Diese Erörterungen über schwerpunktmäßig bedeutsame Systemerkrankungen und Krankheitszustände, die in ihrem weiteren Entwicklungsgang meist in chronischer und komplikationsreicher Verlaufsform die Altersjahre in besonderem Maße be-

Tab. 3-3: Laienantworten über die Krankheitsursachen des Herzinfarkts

Angegebene Ursache	Häufigkeit der Angabe
Streß	10
Arbeitsüberlastung, Hetze	33
Ärger	14
Rauchen	13
Keine Erklärung	12
Falsche Ernährung	10
Aufregung	9
Akute körperliche Überlastung	6
Angst, Kummer, Sorgen	6
Zurückliegende körperliche Anstrengung	5
Veranlagung	5
Bewegungsmangel	3
Infekte	3
Operation, Unfall	3

lasten, verdeutlichen, daß auch für die praktische Geriatrie die stärkere Betonung präventiver Maßnahmen ein unumgängliches Gebot der Gegenwart geworden ist, daß das Schwergewicht des diagnostischen Vermögens in das Vor- und Anfangsstadium der Erkrankung zu verlegen ist, praktisch vom Augenblick des Individuallebens an, und nicht selten schon in der pränatalen Periode. Im Kindesalter sind die Möglichkeiten präventiver Maßnahmen besonders groß. Es gilt der Grundsatz, daß jede Lebensphase die gesunden und pathologischen Charakteristika der nächsten schafft, daß jede Behandlung, die Folgezustände verhütet, eine präventive Wirkung auf Altersleiden hat. Altersheilkunde und Altersfürsorge sind individual- und sozialmedizinische Disziplinen, längst nicht mehr einseitig kurativ verpflichtend, sondern im vermehrten und permanenten Maße der Prophylaxe und Prävention zugehörig. Es ist somit dem ärztlichen Geschick des praktizierenden Arztes anheimgegeben, manche Änderung von Lebensgewohnheiten und Konsumeigenschaften im kollektiven und gesundheitsspezifischen Rahmen bei diesen mit großer Penetranz für sich allein, aber häufig in Additionen auftretenden Zivilisationsschäden zu erzielen. Der Arzt muß den Patienten nicht nur symptomatisch behandeln, sondern auch überzeugen und zu aktiver Mitarbeit gewinnen. In der Geriatrie ist die Kunst der Lebensführung von besonderer Bedeutung, die ärztliche Verantwortung ist dabei ein ethisches Grundprinzip.

Die Erkenntnis der Notwendigkeit einer stärkeren Orientierung zur präventiven Geriatrie des praktizierenden Arztes kann die Problematik der sogenannten Vorsorgeuntersuchungen nicht übersehen oder gar ausklammern. Dieses umfangreiche Aufgabengebiet geht in erster Linie die tägliche Praxis an. Allgemeine Vorsorgeuntersuchungen bedeuten nicht nur präventive Geriatrie, sondern entsprechen den Grundsätzen einer modernen Ganzheitsmedizin.

Die Einführung derartiger vorsorglicher Untersuchungen als Pflichtleistung der gesetzlichen Krankenkassen ist bisher ohne eine gezielte Ausrichtung auf die am stärksten krankheitsbelasteten Altersjahre ausgerichtet worden. Ältere Menschen gehen auch seltener zu den gebotenen Vorsorgeuntersuchungen.

Dieses Ziel einer gesundheitlichen Verbesserung der geschenkten Erlebenszeit spricht in erster Linie wiederum den praktizierenden Arzt an. Ähnlich wie beim Jugendarbeitsschutzgesetz ist die Ärzteschaft aufgerufen, an diesen vorbeugenden Maßnahmen im Dienste der allgemeinen Gesundheit, die im besonderen Maße den Altersjahren zugutekommt, teilzunehmen.

Diesem Prinzip können allgemeine Vorsorgeuntersuchungen entsprechen, die spätestens mit dem 40. Lebensjahr beginnen müssen und alle 5 Jahre wiederholt werden sollen, und die nach eigenen Berechnungen – an anderer Stelle wurden darüber genauere Ziffern genannt – ein jährliches Volumen von etwa 3,5–6 Millionen Ganzkörperuntersuchungen bei über 200 Millionen derartiger Maßnahmen in der jährlichen ärztlich-praktischen Tätigkeit verlangen. Nur umfassende vorsorgliche Maßnahmen sind aber in der Lage, die körperlich-geistig-seelische Gesundheit als Funktion der Zeit zu sichern, wenn man bedenkt, daß heute nur rund 16 % der wichtigsten malignen Erkrankungen des Mannes in den Bereich der Vorsorge fallen, bei der Frau etwa 40–45 %, daß also letztlich nur eine beschränkte Krebsprophylaxe in die Wege geleitet wurde. Statistische Erhebungen konnten zeigen, daß die Ausrottung aller Tumore und aller Herz-Kreislauf-Erkrankungen einen durchschnittlichen Gesamtlebensgewinn von etwa 15 Jahren erbringen würde (Platt, 1976).

Schon 1966 hat der Präsident der Ärztekammer Schleswig-Holstein, E. Christiani, auf dem 4. Fortbildungskongreß der Bundesärztekammer in Montecatini Therme gefordert, das alte Gut, die Krankheitsvorbeugung durch moderne Einsichten und Erkenntnisse systematisch in die ärztliche Praxis einzusetzen, wobei eine gezielte Vorsorge jenseits des 40. Lebensjahres, alle paar Jahre eine Vorsorgeuntersuchung mit der damit verbundenen wichtigen Dokumentation vorzusehen sei. Eine derartige Aufgabe, die gleichzeitig der Gesundheitserziehung und -leitung dienen könnte, muß, um das Ziel zu erreichen, von dem Arzt übernommen werden, der die Lebensgeschichte seines Patienten kennt, dem Hausarzt.

3.8 Vorbereitung auf das Alter aus der Sicht der Praxis – Probleme einer Geragogik

Die Kenntnis, daß sowohl physisches wie psychisches krankhaftes Altern durch Fehlentwicklungen der frühen Jugendzeit vermieden werden kann, sollte Gegenstand einer sachlichen öffentlichen Diskussion sein. Mit Recht fragt heute mancher Geriater: «Warum fangen wir erst mit dem Bemühen um eine gesundheitsgerechte Lebensform an, wenn die ersten Warnsignale da sind?» Es werden Probleme der Geragogik (H. Mieskes, 1971), die Erziehung als Gesamtprozeß jedes Menschen während seines ganzen Lebens angesprochen, so wie W. Braun (1980) diese Frage als Grundlage einer Gerontagogik für die

Vorbereitung auf das Alter formuliert hat. Ganz persönlich muß der Mensch jeder Altersstufe durch seine Lebensführung selbst dazu beitragen, daß die Erwartungen für die Jahre der 3. Lebensphase nicht enttäuscht werden. Schon im Kindesalter sind die Möglichkeiten vorsorgerischer Maßnahmen groß. Die Kinderheilkunde ist längst vorbeugende Medizin geworden, die in das Jugendarbeitsschutzgesetz ausmündet.

Entscheidende Determinanten der psychischen Entwicklung im höheren Alter werden schon in der Kindheit festgelegt, die dann auch durch den Einfluß der Umgebungsvariablen im Alter nicht völlig neu geprägt werden können (Thomae, 1969). Eine insgesamt negative Einstellung der Jugend, auch der jungen Erwachsenen gegenüber dem Alter ist geläufig, sie betrifft 83,6 % von 500 durch U. Lehr (1978) befragten Probanden. Die ungünstige Beurteilung des Alters ist stärker, je jünger die Befragten sind. Eine wichtige Rolle bei der Korrektur dieser Fehleinschätzungen spielt neben den Pädagogen zweifellos der Haus- und Familienarzt, der diese Erwartungshaltungen gegenüber dem höheren Alter schon im Hinblick auf die dadurch erschwerte eigene Anpassung an diesen Lebensabschnitt berichtigen muß. Aus dieser Sicht befürworten auch S. Eitner und A. Eitner (1979) die langfristige Vorbereitung auf das Alter durch Einbeziehung von Fragen der Einstellung zum Altern und zum alten Menschen schon im Kindes- und Jugendalter, da es darauf ankomme, die Erwartungshaltung des jungen Menschen gegenüber seinem eigenen Alter und Altern hoffnungsvoll zu gestalten. Über entsprechende günstige Erfahrungen ihrer sachgemäßen Bemühung bei Jugendlichen konnten die Autoren bereits berichten.

Im weiteren Lebensablauf spielt das Berufsende im Zukunftsbezug der älteren Menschen oft eine vielfältige Rolle, nämlich ob eine positive Einstellung zur konkreten Planung der Zukunft führt, oder ob eine ablehnende Haltung jede Vorausschau blockiert.

Man weiß, daß Männer und Frauen der oberen Schicht keineswegs zur Tatsache des beruflichen Ausscheiden-Müssens eine positive Einstellung haben, daß sie aber dennoch für diese Zeit vorplanen und sich auch innerlich vorbereiten. Menschen der Mittelschicht heißen die Pensionierung eher willkommen, man plant aber nicht so systematisch. Die Unterschicht hat das Berufsende am stärksten herbeigesehnt, indes wird die Zukunft nicht eingeplant, so daß auch die Anpassung an die neue Situation ziellos ist. Es ist deshalb nicht verwunderlich, daß von den Arbeitern, die den Großteil dieser Gruppe bilden, bereits nach einem Jahr vielfach die Rückkehr in den Beruf gewünscht wird (Lehr, 1973).

Schon im März 1973 hat die Deutsche Gesellschaft für Gerontologie in einem Symposion Empfehlungen für die Praxis erarbeitet, die der Vorbereitung auf das Alter und der Humanisierung der Lebensbedingungen der alten Menschen im gesellschaftlichen Leben galten. Danach soll die Beeinflussung der oft negativen Erwartungshaltung durch die Schaffung einer realistischen Vorstellung von der zukünftigen Situation durch konkrete Planungen im Bereich der Gerohygiene auf den verschiedenen Lebensgebieten für die Zeit nach der Pensionierung zu einem höheren psycho-physischen Wohlbefinden beitragen. Allein die Tatsache, daß die Menschen nach der Berufsaufgabe durchschnittlich noch 10–20 Jahre Erleben vor sich haben, dürfte derartige Maßnahmen sinnvoll erscheinen lassen. So waren es die Pre-Retirement-Association und das Glasgow-Retirement-Council in Großbritannien, die schon zu Beginn der 60er Jahre gezielte Vorbereitungskurse von kürzerer und längerer Zeitdauer in einer großen Anzahl von Betrieben einrichteten, oft kurzfristig vor der Pensionierung, aber oft auch jüngere Erwachsenengruppen einschließend. Dabei wurden gesundheitliche Fragen (gesundes Essen, Diät, Medikation im Alter, Gesundheitsvorsorge durch Sport und Gymnastik) ebenso angesprochen wie finanzielle Belange des Alterns (Sparen, Geldanlage, Steuern, Altersversorgung, Versicherung, Altershilfen, Hilfsorganisationen) und soziale Probleme im Alter (Wohnung, Vereinsaktivitäten, persönliche und soziale Kontakte, Freizeitgestaltung, Urlaub usw.).

In der BRD liegen auf diesem Gebiete der praktischen Vorbereitung nur wenige Erfahrungen vor. Nur einige Betriebe sind bislang diesem Beispiel gefolgt, sozialgerogische, berufsbegleitende Maßnahmen ihren Gefolgschaftsmitgliedern anzubieten. Die eigene Erfahrung bezieht sich auf eine 1^1/$_2$tägige Diskussion mit Männern aus dem gehobenen Arbeitsstand, Werkmeistern, Vorarbeitern in der Altersklasse von etwa 50 Jahren, die mit ihren Ehefrauen in Weltenburg eine Gruppe unter andragogischer Leitung von Sitzmann bildeten. Nach einem knapp einstündigen, leicht verständlichen Vortrag bei Meidung jeder schwer verständlichen ärztlichen Ausdrucksweise setzte eine ungewöhnlich lebhafte diskussionelle Unterhaltung ein, die am nächsten Vormittag nach einem gemeinsamen Frühstück über mehr als 3 Stunden in zwangloser Weise von allen Teilnehmern über einschlägige Fragen fortgesetzt wurde. Selten habe ich bei einer Tagung, die einen gewissen ärztlichen Charakter trug, mehr Dankesäußerungen erfahren.

Es bedarf zweifellos auf diesem Gebiet noch weiterer Erkenntnisse. Nach eigener Erfahrung sollte der Satz: «Mit 40 an 70 denken»! ein Leitmotiv sein, da eine frühzeitige und wiederholte Aussprache des älter werdenden Menschen in erster Linie mit seinem Arzt, aber auch mit Psychologen, Soziologen, Andragogen und Gerontagogen vielversprechender erscheint als etwa ein Lehrkurs mit einem gedrängten Angebot des Wissensstoffes kurz vor dem beruflichen Ausscheiden. Was dem Älteren in der geballten Form der Belehrung und Motivierung zugemutet wird, bedeutet für ihn eine zu große Belastung, besonders wenn er unvorbereitet war.

Will die moderne medizinische Wissenschaft das Problem des gesunden Alters und des Wohlbefindens in den Ruhestandsjahren bewältigen, so muß die Aufgabe immer mehr eine der Gerohygiene, der Gesundheitsleitung- und -erziehung werden. Gesundheitserziehung kann aber nur effektiv sein, wenn sie auf persönlicher Beeinflussung fußt, der Beratung des Menschen nicht nur in seiner somatischen, sondern auch psychischen und sozialen Verhaltensweise und Lebenssituation. Fehlsteuerungen müssen primär erfaßt werden, da ihre Auswirkungen im Stadium einer späteren Chronizität nicht ausgeglichen werden können. Gesundheitserziehung muß von dem Hausarzt oder praktizierenden Arzt übernommen werden, dem die Lebensgeschichte seines Patienten vertraut ist. Je nach der individuellen Verhaltensstruktur seines Patienten wird er eine gezielte Vorbereitung auf das berufliche Ausscheiden im zwischenmenschlichen Gespräch anstreben oder durch

Motivierung zur Teilnahme an Lehr- und Orientierungsveranstaltungen als objektive Voraussetzung für eine geordnete Existenzsicherung in der Altersruhezeit. Er wird ihn zum Nachdenken über seine zukünftige Situation anregen und Entscheidungen und Klarheiten mit ihm erarbeiten. Dabei wird der Arzt die Notwendigkeit erkennen, daß die Allgemeinmedizin dabei in viel stärkerem Maße psychologische, soziologische und geragogische Aspekte berücksichtigen muß, daß diese Disziplinen oftmals schwerpunktmäßig in den Vordergrund treten, denn Geriatrie in der täglichen Praxis, die bisher in Lehre und Forschung auf universitärer Ebene noch nicht genügende Beachtung gefunden hat, bedeutet für den ärztlichen Berater mehr als nur in einer naturwissenschaftlich ausgerichteten Welt zu leben.

Literatur

AKHTAR, A. J.: Disability and dependence in the elderly at home. Age and Aging 2, 102 (1973)

ALKEN, C. E.: Internat. Fortbildungskongreß der Bundesärztekammer in Gastein am 7. 3. 77

AMER. HYPERTENSION DETECTION AND FOLLOW-UP-PROGRAM. Jama 242, 2562–2571 (1979)

AM-Kongreß: Die geriatrische Tagesversorgung (in der Schweiz). ARS Medici 71, 344–364 und 396–418 (1981)

AMMON, G.: The National Institute for the Care of the Seriously Ill and Dying. Fortschr. Med. 95, 529–530 (1977)

ANDERSON, W. F.: Preventive aspects of geriatric med. J. Amer. Ger. Soc. 22, 385–392 (1974)

ANSCHÜTZ, F.: Die Bedeutung der Anamnese für den klinischen Entscheidungsprozeß. Diagnostik 13, 1–2 (1980)

AUMÜLLER, J.: Münch. Med. Wschr. 120, 34 (1978)

BENKERT, O., H. HIPPIUS: Psychiatrische Pharmakotherapie. Springer, Berlin–Heidelberg–New York 1974

BERGENER, M.: Symposion in Haar am 26. 4. 1974

BERNSMEIER, A.: Die intermittierende zerebrale Ischaemie Internistische Welt 10, 327–331 (1979)

BIRKMEYER, W.: Seelische Probleme der unheilbaren Kranken im Alter. akt. geront. 9, 465–467 (1979)

BLOHMKE, M.: Die Umwelt als wesentlicher Faktor in Entwicklung und Ablauf von Krankheiten und Patientenverhalten sowie Arzt-Patienten-Verhältnis aus der Sicht des Sozialmediziners. Therapiewoche 29, 1098 (1979)

BLUME, O.: Krankheit und Pflegebedürftigkeit der älteren Generation. Schwerpunkte in der Geriatrie, Bd. 3, 121–125, Banaschewski, München-Gräfelfing 1973

BOCKELMANN, P.: Strafrecht des Arztes. Langenbeck Klin. Chir. 322, 44 (1968)

BÖGER, J.: Rehabilitation des Apoplektikers. Veröffentl. der Dtsch. Ges. f. Gerontol. Bd. 4. Steinkopff, Darmstadt 1970, S. 278–282

BÖGER, J.: Interventionsmöglichkeiten im Geriatrischen Krankenhaus. Ztschr. f. Geront. 12, 133–140 (1979)

BOETTICHER, K. W.: Aktiv im Alter. Econ, Düsseldorf–Wien 1975

BRAUN, W.: Grundfragen einer Gerontologie. akt. geront. 10, 271–278 (1980)

BROCKLEHURST, J. C.: Geriatric day hospital. King Edward Hospital Fund 1970

BROCKLEHURST, J. C.: Textbook of Geriatric Medicine and Gerontology. Churchill Livingstone, Edinburgh 1973

BRÜCKEL, K. W.: Grundzüge der Geriatrie. Urban u. Schwarzenberg, München–Berlin–Wien 1975

BÜRGER, M.: Altern und Krankheit als Problem der Biomorphose. VEB G. Thieme, Leipzig 1965

CANZLER, H.: Multimorbidität und Ernährung im Alter. Vortrag in Grainau–Eibsee 1979

CHEBOTAREV, D. F.: Referat. Ztschr. f. Gerontol. 2, 81–82 (1969)

COMFORT, A.: The biology of senescence. Churchill Livingstone, Edinburgh–London 1979

COPER, H.: Geriatrika. Anspruch und Wirksamkeit. Dtsch. Ärzteblatt 75, 1069–1073 (1969)

COPER, H., S. KANOWSKI: Geriatrika. Theoretische Grundlagen, Erwartungen, Prüfung, Kritik. Hippokrates 47, 303–319 (1976)

COPER, H., G. SCHULZE: Pharmakotherapie im Alter. Urban u. Schwarzenberg, München–Wien–Baltimore 1980

CUMMING, E., W. HENRY: Growing old, the process of disengagement. Basic Books Inc., New York 1961

CYRAN, W.: notabene medici 9, 1057–1058 (1979)

DENGLER, H. J.: Pharmakokinetik heute – eine Bilanz. Internist 19, 533–539 (1978)

DIECK, M.: Finanzielle Aspekte der Krankheitsbehandlung und Rehabilitation älterer Menschen. akt. geront. 6, 389–398 (1976)

DIEHL, V.: Onkologische Kooperationsmodelle. Dtsch. Ärzteblatt 40, 2565–2569 (1979)

DOBERAUER, W., E. TWERDY: Spezielle klinische Pharmakologie. Klinische Pharmakologie und Pharmakotherapie. Urban & Schwarzenberg, München–Wien–Baltimore 1973. S. 955–966

ERHARDT, H.: Internat. Fortbildungskongreß der Bundesärztekammer in Gastein 1977

ERHARDT, H.: Nachsorge onkologischer Patienten in Klinik und Praxis. Dtsch. Ärzteblatt 77 (Heft 1), 40–44 (1980)

EITNER, S., A. EITNER: Jugend und Alter. Ztschr. f. Alternsforschung 34, 385–391 (1979)

ELLIS et al.: Doctors orders: controlled trial of supplementary written informations of patients. Brit. Med. J. 403 (1979)

ERLEMEIER, N.: Psychologische Forschungen zum Todesproblem. Ztschr. f. Geront. 5, 32–39 (1972)

FALCK, I.: Die sogen. Geriatrika im Kreuzfeuer. Ztschr. f. Gerontol. 8, 325–327 (1975)

FALCK, I.: Möglichkeiten psychologischer Intervention im Krankenhaus für Chronischkranke. Symposion Rehabilitationszentrum Neckarsgmünd 23.–24. 2. 1978

FALCK, I.: Interventionsmöglichkeiten im Geriatrischen Krankenhaus. Ein Erfahrungsbericht. Ztschr. f. Gerontol. 12, 130–132 (1979)

FRANKE, H.: Polypathie und Multimorbidität bei Langlebigen und Hundertjährigen. Ärztl. Praxis 24, 1373 (1972)

FRANKE, H.: Herz und Kreislauf bei Hundertjährigen. Münch. Med. Wschr. 4, 85 (1973)

FRANKE, H.: Geriatrie. Taschenbuch der Allgemeinmedizin. Springer, Berlin–Heidelberg–New York 1979

FRANKE, H.: Über das physiologische und pathologische Schlaf- und Wachverhalten von Betagten. Ztschr. f. Gerontol. 12, 185–199 (1979)

FRANKE, H.: Die Polypathie der Hochbetagten. Ärztl. Praxis 26, 911–912 (1980)

FRANKE, H., A. SCHRAMM: Herz- und Kreislaufbefunde im höchsten Lebensalter. akt. geront. 10, 137–147 (1980)

FREDENHAGEN, W.: Das Tagesheim Egliseeholz. akt. geront. 4, 387–390 (1974)

FRITZSCHE, P.: Grenzbereich zwischen Leben und Tod – juristische und ethische Probleme. Thieme, Stuttgart 1979

FÜLGRAFF, B.: Überblick über den gegenwärtigen Entwicklungsstand von Universitäten für die ältere Generation. akt. geront. 10, 397–352 (1980)

FÜSGEN, J.: Altersabhängigkeit der Divertikulose. akt. geront. 3, 143–164 (1977)
GERGIB, K.: 20. Fortbildungstag in Westerland/Sylt 1979
GERHARDT, P.: Aussagewert und Grenzen neuer Diagnoseverfahren. Dtsch. Ärzteblatt 77 (Heft 19), 247–248 (1978)
GILLMANN, H.: Medikamentöse Langzeittherapie. Kongreß der Saarländ.-Pfälzischen Intern. Ges. 7.–9.3.1980, Bad Dürkheim
GLATZEL, H.: Fettleibigkeit und soziale Situation. Med. Welt 10, 355–362 (1980)
GOTTSTEIN, U.: Behandlung der zerebralen Mangeldurchblutung – eine kritische Übersicht. Internist 15, 575–587 (1974)
GOTTSTEIN, U., E. BETTINGHAUSEN: Unterschenkeldurchblutung von Diabetikern – quantitative plethysmographische Untersuchungen. Herz–Kreislauf 11, 521–527 (1979)
GRASSL, E.: Bayer. Ärzteblatt Heft 2, 172–174 (1980)
GRIES, F.A.: Die Bedeutung der Diabetestherapie für die Entwicklung diabetischer Komplikationen. Internistische Welt 12, 387–395 (1979)
GRÖBNER, W., N. ZÖLLNER: Therapie der primären und sekundären Gicht. Internistische Welt 2, 38–41 (1979)
GROSS, G.: Vortrag 8. Fortbildungstagung Neurologie und Psychiatrie. 28.–30. 3. 1980 in Erlangen
GRUHLE, H.W.: Das seelische Altern. Ztschr. f. Altersforschung 1, 2, 89–95 (1938)
GSELL, O.: Krankheiten der über Siebzigjährigen. H. Huber, Bern–Stuttgart 1964
GSELL, O.: Gedanken über Lebensverlängerung und Ethik im höheren Lebensalter. akt. geront. 4, 427–433 (1974)
GSELL, O.: Nachsorge für Krebskranke – auch ein geriatrisches Problem. akt. geront. 5, 197–205 (1975)
GSELL, O.: Gerontologie auf dem Lande. Betagte in Land- und Berggebieten. akt. geront. 7, 169–178 (1977)
HACKENBROCH, M.H.: Wie entstehen Arthrosen; Fakten und Hypothesen. Diagnostik 12, 181–183 (1979)
HADNAGY, C. et al.: Gastro-duodenal ulcers of the old age. akt. geront. 2, 396 (1980)
HALHUBER, M.J., C. HALHUBER: 1. Norddeutsches Partnerseminar Hamburg 12.1.1980
HALHUBER, M.J., H. MILZ: Praktische Präventiv-Kardiologie. Urban u. Schwarzenberg, München–Berlin–Wien 1972
HAUSS, W.H.: Pathogenese und konservative Therapie der Arteriosklerose. Klinikarzt 8, 789–808 (1979)
HAUSS, W.H., W. OBERWITTLER: Geriatrie in der Praxis. Springer, Berlin–Heidelberg–New York 1975
HEEPE, F.: Ernährung. Geriatrie in der Praxis. In: H.W. HAUSS, W. OBERWITTLER (Hrsg.): Springer, Berlin–Heidelberg–New York 1975
HEIM, F.: Pharmakologische Aspekte der Arzneimittelbehandlung im Alter. Schwerpunkte in der Geriatrie, Bd. 5. Banaschewski, München-Gräfelfing 1978
HERMANN, F., A. HERXHEIMER, U.D.W. LIONEL: Package inserts for prescribed medicines: what minimum information do patients need? Brit. Med. J. 21, 1132 (1978)
HESS, F.: Vortrag Internat. Tagung der Ges. für Humanökologie in Wien. Mai 1977
HIPPIUS, H.: Psychiatrie. Taschenb. f. Allgemeinmedizin. Springer, Berlin–Heidelberg–New York 1979
HIPPIUS, H.: Interview. Euromed 2 (1979)
HODKINSON, H.M.: Geriatrie im Abriß. Hippokrates, Stuttgart 1980
HOLLMANN, W.: Sport und körperliches Training als Mittel der Präventivmedizin in der Kardiologie. Sportmedizin 23, 1–16 (1972)
HOLLMANN, W. et al.: Über Leistungsverhalten und Trainierbarkeit im Alter. Ztschr. f. Gerontol. 4, 312–324 (1978)
HOLTMEIER, H.J.: Ernährung des alternden Menschen. Georg Thieme, Stuttgart 1979
HUBER, F.: Das geriatrische Tagesspital mit besonderer Berücksichtigung der Erfahrungen der Tagesklinik im Felix-Platter-Spital Basel. akt. geront. 4, 369–379 (1974)
IRNIGER, W.: Ärztliche Altersfragen in einer Berggemeinde des Kantons Appenzell. akt. geront. 7, 211–213 (1977)
JANSEN, H.H.: Vortrag Internisten-Kongreß Wiesbaden 1977
JELLINGER, K.: Besonderheiten der Psychopharmakotherapie im Alter. akt. geront. 10, 291–304 (1980)
JOCKL, E.: Alter und Leistung. Zweites Bad Sodener Geriatrisches Gespräch. Schattauer, Stuttgart 1970
JONESCU, V.: Die Hyperlipoproteinämie in der Allgemeinpraxis. Med. Welt 30, 1816–1818 (1979)
JORK, K.: Multimorbide sind «non-compliant». Ztschr. Allgem. Med. 54, 1787–1791 (1978)
JUNOD, J.P.: La prospective hospitalière gériatrique et sa nécessaire humanisation. VI Congrès Internat. de Géront. Sociale Paris 1975
KAHL, G.F.: Interaktionen von Arzneimitteln: Ein Problem bei der Therapie. Internist 19, 366–374 (1978)
KAISER, H.: Der gestörte Schlaf. Genese und Therapie. Taschenbuch. Dtsch. Ärzte-Verlag, Köln 1975
KAISER, H.: Differentialdiagnose der Schlafstörungen im Alter. Ztschr. f. Geront. 12, 207–212 (1979)
KANOWSKI, S.: Pharmakotherapie der Altersdepressionen. akt. geront. 3, 281–293 (1973)
KARG, B.: Schwerpunkte in der Geriatrie 6. Banaschewski, München-Gräfelfing (1980)
KARSTEN, A.: pers. Mitteilung
KATER, F.: Ärztl. Praxis 95, 3913–3914 (1979)
KEWITZ, H.: Vortrag Internisten-Kongreß 1977 in Wiesbaden
KIELHOLZ, P., W. PÖLDINGER: Die Bedeutung der Tranquilizer in der Depressionsbehandlung. Dt. Ärzteblatt 77 (Heft 3), 82–86 (1981)
KOHLRAUSCH, W.: Physikalische Therapie im Alter. Alter und Alterskrankheiten. In: Freiburger Fortbildungskurse, Bd. 3, Hrsg. R. Gaedike, Stuttgart 1967
KÜBLER-ROSS, E.: Interviews mit Sterbenden. Kreuz-Verlag, Stuttgart 1977
KUHLMANN, F.: Ziele und Methoden der Seniorengymnastik. akt. geront. 5, 551–553 (1975)
LANG, E.: Geriatrie-Grundlagen für die Praxis. G. Fischer, Stuttgart 1976
LANG, E.: Belastbarkeit des alternden Patienten durch physiotherapeutische Maßnahmen. Akt. Geront. 13, 54–59 (1982)
LAUTER, H.: Epidemiologische Aspekte alterspsychiatrischer Erkrankungen. Nervenarzt 45, 277–288 (1975)
LAUTER, H.: Vortrag auf dem 14. Dtsch. Kongreß f. Allgemeinmedizin am 26.6.80 in Freiburg
LEHR, U.: Psychologie des Alterns. Quelle u. Meyer, Heidelberg 1972
LEHR, U.: Grundlagen, Aufgaben und Methoden der Vorbereitung auf die Pensionierung. Schwerpunkte in der Geriatrie, Bd. 3. Banaschewski, München-Gräfelfing 1973
LEHR, U.: Die psychologischen Veränderungen im Alter als Voraussetzung der Rehabilitation. akt. geront. 5, 291–304 (1975)
LEHR, U.: Körperliche und geistige Aktivität – eine Voraussetzung für ein erfolgreiches Altern. Ztschr. f. Geront. 4, 290–299 (1978)
LEHR, U.: Interventionsgerontologie, Band 11, Praxis der Sozialpsychologie. Steinkopff, Darmstadt 1979
LEHR, U.: Die Bedeutung der Lebenslaufpsychologie für die Gerontologie. akt. geront. 10, 257–269 (1980)
LEVY, R.: Interview. Münch. Med. Wschr. 121, 1626 (1979)
LEY, PH.: Verstehen und Behalten von Anweisungen,

Kommunikationsfehler in Klinik und Praxis. Arzt und Patient **2**, 71–79 (1980)
LEY, PH., M.S. SPELMAN: Communicating with patients. Staples Press, London 1967
LEY, PH. et al.: A method for decreasing medication errors made by patients. Psychological Med. **6**, 599 (1976)
LINDNER, O.: Vortrag, 25. Dt. Kongreß f. Ärztl. Fortb. Berlin, Juni 1978
LINZBACH, A.J., E. AKUAMOA-BOATENG: Die Altersveränderungen des menschlichen Herzens. Klin. Wschr. **51**, 156–163 (1973)
LOWY, L.: Soziale Arbeit mit älteren Menschen. Ein Lehrbuch. Lambertus-Verlag Freiburg 1981
LUBAN-PLOZZA, B.: Bildung zum Arzt. Dtsch. Ärzteblatt **76**, (Heft 43), 2839–2841 (1979)
LUBAN-PLOZZA, B.: Balint-Arbeit als therapeutisches Hilfsmittel. Der inf. Arzt **8**, 33–35 (1981)
MARTIN, E.: Prolongation de la vie éthique en gériatrie. act. geront. **4**, 419 (1974)
MARTIN, E., J. JUNOD: Ein kurzes Lehrbuch der Geriatrie. H. Huber, Bern–Stuttgart–Wien 1975
MEYER, H.H.: Neuroleptika. 11. Veldener Symposion. Hrsg. von H. LECHNER und O. SCRINZI. Banaschewski, München-Gräfelfing 1977
MICHEL, D.: Geriatrika: Geschäftigkeit wegen des Alters oder Geschäft mit den Alten. Münch. Med. Wschr. **115**, 1900–1905 (1973)
MICHEL, D.: Vorbeugung der Arteriosklerose auf pädiatrischer Ebene. akt. geront. **4**, 197–202 (1974)
MICHEL, D.: Medikamentöse Behandlung karzinombedingter Schmerzen. akt. geront. **9**, 481–483 (1979)
MICHEL, D.: Über Wert oder Unwert der sogen. Geriatrika. Bayer. Ärzteblatt **4**, 327–333 (1980)
MIESKES, H.: Geragogik – ihr Begriff und ihre Aufgaben innerhalb der Gerontologie. akt. geront. **1**, 279–283 (1971)
MUNICHS, J.M.A.: Die Auseinandersetzung mit der Endlichkeit als entwicklungspsychologisches Problem. Zschr. f. Geront. **1**, 257–266 (1968)
NAYLOR, G., E. HARWOOD: Das akademische Lernen alter Menschen. akt. geront. **7**, 397–400 (1977)
NASH, D.: Wissenschaftliche Sitzung der Heart Ass., Miami Beach, 17.4.80
NEUMANN, O.: Art, Maß und Methoden von Bewegung und Spiel bei älteren Menschen, Bd. 31 der Schriftenreihe des Bundesmin. f. Jugend, Familie u. Gesundheit. Kohlhammer, Stuttgart 1976
NIKOLEWSKI, W.: Altern und Sexualität aus der Sicht des Andrologen. akt. geront. **10**, 115–117 (1980)
NÖCKER, J.: Bedeutung des Sports für die Vorbereitung auf das Alter. Schwerpunkte in der Geriatrie, Bd. 3. Banaschewski, München-Gräfelfing 1973
NÜSSEL, F.E.: Vortrag: Moderne Aspekte der klinischen Epidemiologie am Beispiel der WHO-Studie in Mannheim (März 1979)
OESER, H.: Dtsch. Ärzteblatt **76**, 45, 2988–2989 (1979)
OESER, H.: Krebs: Schicksal oder Verschulden. Thieme, Stuttgart–New York 1979
OESTERREICH, K.: Rehabilitation in der Geriatrie. Med. Welt **28**, 1171–1176 (1977)
OESTERREICH, K.: Psychiatrie des Alterns. Quelle u. Meyer, Heidelberg 1981
OTT, G.H.: Krebsvorsorge, eine Gemeinschaftsaufgabe von Klinik und Praxis. Vortrag 19. Seminar f. ärztl. Fortb. Westerland/Sylt 1979
PAUL, H.A.: IX. Geriatrisches Gespräch Bad Soden. Schattauer, Stuttgart–New York 1977
PLATT, D.: Die Bedeutung der Ernährung für Lebensdauer und Altern. akt. geront. **5**, 505–512 (1975)
PLATT, D.: Biologie des Alterns. Quelle und Meyer, Heidelberg 1976
PLATT, D.: Fortschritt und Fortbildung in der Medizin. Symposion der BÄK am 12.–15.10.1977 in Köln
Probleme der Sterbehilfe in einem Spital für Chronisch-Kranke. Ärztl. Praxis **26**, 1086–1089 (1976)
RABE, J.: Hemiplegiebehandlung und Hemiplegikerrehabilitation. Med. Welt **36**, 1326–1329 (1979)
RADEBOLD, H.: Ausbildungsprobleme im Arbeitsfeld der Geriatrie. Wege zum Menschen, **25**, 49–56 (1973)
RADEBOLD, H.: Die Altersdimension. Prax. Psychotherapie u. Psychosomatik **25**, 29–36 (1980)
RADEBOLD, H., H. BECHTLER, J. PINA: Psychosoziale Arbeit mit älteren Menschen. Lambertus-Verlag, Freiburg 1973
RADEBOLD, H., H. BECHTLER, J. PINA: Therapeutische Arbeit mit alten Menschen. Ein Handbuch. Lambertus-Verlag, Freiburg 1981
REINDEL, H., W. KINDERMANN: Organische Funktion und sportliche Leistung. Ärztl. Praxis **80**, 3272–3277 (1977)
REISNER, H.: Die akuten zerebrovaskulären Syndrome. Nervenheilkunde **1**, 42–53 (1982)
RITTER, H.: Das gastroduodenale Ulkus bei Patienten einer geriatrischen Abteilung. akt. geront. **7**, 131–134 (1977)
RÖSCH, W.: Der alternde Verdauungstrakt. akt. geront. **7**, 115–120 (1977)
ROSENMAYR, L.: Senioren an die Universität? Wege und Irrwege der Altersbildung. akt. geront. **10**, 337–346 (1980)
RÜCKERT, A., D. MICHEL: Zur Frage des Einflusses des Alters auf den Achillessehnenreflex. Zschr. f. Gerontol. **3**, 313–318 (1970)
RUSTEMEYER, J.: Erfahrungen mit der Konzeption der Klinik für medizinische Rehabilitation und Geriatrie der Henrietten-Stiftung Hannover. akt. geront. **5**, 305–308 (1975)
RUSTEMEYER, J.: Rehabilitation und Alter. Med. Welt **33**, 561–565 (1982)
SACKETT, D.L., R.B. HAYNESS: Compliance with therapeutic regimens. John Hopkins University Press, Baltimore 1976
SPANG, K.: Das Altersulkus am Magen und Zwölffingerdarm. G. Thieme, Stuttgart 1948
SVANBERG, A.: Variables related to affective mental disorders in the elderly. akt. geront. **9**, 461–463 (1979)
SCHAEFER, H.: Plädoyer für eine neue Medizin. Piper & Co., München 1981
SCHAEFER, H., M. BLOHMKE: Herzkrankheiten durch psychosozialen Streß. Hüthig, Heidelberg 1977
SCHENK, K.E.: Ambulante Rehabilitation nach Herzinfarkt. Karger, Basel–München 1979
SCHETTLER, G.: 3. Bayer. Presseseminar über Infarktprävention am 3.3.1977 in Mayschloß-Lochmühle
SCHETTLER, G.: Pathophysiologie, Klinik und prognostische Bedeutung der Hyperlipoproteinämien. Dtsch. Ärzteblatt **77**, 11, 661–668 (1980)
SCHIPPERGES, H.: Utopie der Medizin. O. Müller, Salzburg 1968
SCHMÄHL, D.: Die Bedeutung der experimentellen Onkologie für die Humanmedizin. Vortrag Dtsch. Krebskongreß München 1980
SCHMITZ-SCHERZER, R.: Ernährung – alterspsychologische Aspekte. akt. geront. **5**, 513–517 (1975)
SCHNEIDER, H.D.: Die Öffnung der Universitäten in der Schweiz für alle Erwachsenen. Daten und Empfehlungen. akt. geront. **10**, 363–367 (1980)
SCHREY, A.: Zweibahnstraße. Med. Welt **31**, XXVIII–XXIX (1980)
SCHUBERT, R.: Schwerpunkte in der heutigen Geriatrie und auf dem Gebiet der inneren Medizin. Therapiewoche **16**, 413 (1966)

SCHUBERT, R.: Differentialtherapie bei der Multimorbidität in der Geriatrie. akt. geront. 2, 139 (1972)
SCHUBERT, R.: Systematik der geriatrischen Multimorbidität. Gerontology, H. Huber, Bern 1973
SCHUBERT, R.: Medikamentöse Unverträglichkeiten im Rahmen der geriatrischen Multimorbidität. akt. geront. 3, 417–422 (1973)
SCHUBERT, R.: Risikofaktoren und Risikokrankheiten in der Geriatrie. akt. geront. 4, 515–519 (1974)
SCHUBERT, R.: Erlaubte und unerlaubte Euthanasie in der Geriatrie. Antrittsvorlesung an der Univ. Erlangen 1974. akt. geront. 4, 669–677 (1975)
SCHULTE, W.: Neue Wege der Geroprophylaxe in der Psychiatrie. Veröffentl. der Dtsch. Ges. f. Geront. Bd. 4. Steinkopff, Darmstadt 1970. S. 15–21
STEINMANN, B.: Probleme der Lebensverlängerung im höheren Alter. akt. geront. 4, 395–399 (1974)
STEINMANN, B.: Aktive Rehabilitation in der Geriatrie. akt. geront. 6, 223–230 (1976)
STEINMANN, B.: Probleme der Sterbehilfe beim Patienten im Spital für Chronischkranke. Ärztl. Praxis 26, 1080–1089 (1976)
STEINMANN, B.: Allgemeine Krankenpflege. In: Lehrbuch der Therapie, 6. Auflage, Hrsg. W. HADORN u. P. STUCKI, H. Huber, Bern–Stuttgart–Wien 1978
STEINMANN, B.: Krankheiten im Alter. Diagnostik 14, 329–331 (1978)
STEINMANN, B.: Physiologische Altersveränderungen als Risikofaktoren. akt. geront. 10, 149–154 (1980)
STEINMANN, B.: Bemerkungen zur Geriatrie. Schweiz. Rundschau-Med. 69, 412–417 (1980)
STÖRMER, A.: Aufgaben des praktischen Arztes in der Geriatrie. Schwerpunkte in der Geriatrie, Bd. 1. Banaschewski, München-Gräfelfing 1972
STÖRMER, A.: Das medikamentöse Ordnungsprinzip in der geriatrischen Therapie. Ärztl. Praxis 21, 1145–1147 (1972)
STÖRMER, A.: Die geriatrische Sprechstunde. XIII. Europ. Fortbildungskurs. Banaschewski, München-Gräfelfing 1975
STÖRMER, A.: Endlichkeitserleben in der geriatrischen Praxis. Schwerpunkte in der Geriatrie, Bd. 4. Banaschewski, München-Gräfelfing 1975
STÖRMER, A.: Grundsätze in der geriatrischen Therapie. Therapiewoche 27, 5415–5422 (1977)
TAKALA, J.: Circulation 59, 540 (1979)
TEWS, H.P.: Soziologie des Alterns. Quelle u. Meyer, Heidelberg 1971
TEWS, H.P.: Grenzen der Altenbildung. Zschr. f. Geront. 1, 58 (1976)
THOMAE, H.: Altern als soziales Schicksal. In: Gesundheit im Alter. Frechen 1969
THOMAE, H.: Theory of aging and cognitive theory of personality. Human Development 13, 1–16 (1970)
THOMAE, H.: Psychologische Aspekte einer Geroprophylaxe im Jugend- und frühen Erwachsenenalter. Schwerpunkte in der Geriatrie, Bd. 3. Banaschewski, München-Gräfelfing 1973
THOMAS, C.: Die Bedeutung der Umweltfaktoren für die Karzerogenese im Alter usw. Akt. Geront. 11, 43–46 (1981)
TOBIASCH, V.: Patientenmeinungen über Risikofaktoren. Dtsch. Ärzteblatt 76, 43, 2829–2830 (1979)
TOELLER, M.: Diabetesdiät – akademischer Standpunkt und praktische Notwendigkeiten. Internistische Welt 3, 99–106 (1980)
TRÜB, P.: Fürsorge und Nachbehandlung der Krebskranken unter Berücksichtigung der Ernährung, der Probleme der Krebsbekämpfung. Landesausschuß für Krebsbekämpfung (1964) 47, sowie Kampf dem Krebs 12 (1970)
VISCHER, A.L.: Die Unterbringung der alten Chronischkranken. Schweiz. Rundschau, Med. Praxis 46, 72 (1957)
WALCHER, W.: Thymoleptika. 11. Veldener Symposion 1977. Hrsg. v. H. LECHNER und O. SCRINZI. Banaschewski, München-Gräfelfing
WEBER, E.: Therapiebewußtsein der Patienten. Internist 21, 318–324 (1980)
WEISS, W.: Die Frühdiagnose des Dickdarmkrebses im Alter. akt. geront. 10, 78–87 (1980)
WERTHEIMER, J.: Activité d'un hôpital de jour intégré, rattaché à un secteur Psycho-Geriatrique. akt. geront. 4, 381–386 (1974)
WIDMER, L.K., et al.: Risikofaktoren und Gliedmaßenarterienverschluß. Dtsch. Med. Wschr. 94, 94 (1969)
WOLF, P.A., et al.: A symptomatic carotid bruit and risk of stroke. J. Am. Med. Ass. 245, 1442–1445 (1981)
WOLFRAM, G.: Unsere Ernährung heute. Vortrag auf dem Seminar der Dt. Gesellschaft f. Ernährung am 12./13. 9. 1980 in Mainz
ZANDER, F.: Informationen des Bundesministeriums f. Jugend, Familie und Gesundheit am 25. 8. 79 auf der Dritten Bielefelder Seminarwoche
ZIMMERMANN, R.E.: Alter und Hilfsbedürftigkeit. Enke, Stuttgart 1977
ZIMMERMANN, R.E.: Soziologische Aspekte des Alterns. akt. geront. 8, 49–55 (1978)

B Spezieller Teil

1 Pneumologie

W. T. Ulmer

1.1 Einleitung

Es besteht kein Zweifel, daß die Lunge sowohl biochemische als auch pathologisch-anatomische wie funktionelle Änderungen im Laufe des Lebens erfährt, die sich als Alterung bezeichnen lassen.

Dieses Altern der Lunge umfaßt deutlicher als bei allen anderen Organen zweierlei Bereiche, die sich theoretisch gut trennen lassen, in der Realität aber oft nicht zu trennen sind. Einmal «altert» die Lunge wie jedes andere Organ durch die endogenen alterstypischen Abläufe, wodurch alle Teilaspekte, Morphaea, Funktion, und hier auch besonders die Abwehrleistung, betroffen werden. Dieses endogene Altern hat bei der Lunge seine organspezifischen Aspekte, wie sie jedem anderen Organ oder Organsystem eigen sind.

Zum anderen «altert» die Lunge, weil sie sich in besonderer Art mit exogenen Faktoren ständig auseinandersetzen muß. Mit jedem Atemzug werden einige Hundert Bakterien inhaliert, mit denen das broncho-pulmonale System fertig werden muß. Das gleiche gilt für Viren, die dieses System, insbesondere in den Virus-Infektzeiten, ganz besonders belasten. Nicht nur Erreger sind abzuwehren. Auch Staubteilchen, wie Gase und Dämpfe in unterschiedlicher Aggressivität, erfordern ein ständiges Abstimmen der Abwehr auf die Aggression von außen.

Das für ein gutes Funktionieren dieses Organsystems notwendige Anfeuchten und Aufwärmen der Atemluft von durchschnittlich 10 l/min auf 100% Feuchtigkeit und 37 °C ist eine Grundvoraussetzung für eine einwandfreie Funktion dieses Organs. Diese enorme Leistung fordert eine besondere Anpassungsfähigkeit, deren Überforderung ebenfalls zu den exogenen Belastungen gehört, die zum «exogenen Altern» gehören. Einmal ist das ständige exogene Gefordertwerden notwendig, um in der Leistung und Abwehr angepaßt und gerüstet zu sein, zum anderen ist es selten möglich, daß dieses Gleichgewicht zwischen Reiz und Reaktion immer so ausgewogen bleibt, daß sich nicht da und dort Störungen einstellen, die irreversible Schäden hinterlassen. Die Summation dieser irreversiblen Schäden ist sicher der andere Teil der Alterung des bronchopulmonalen Systems.

In der Endphase des gealterten bronchopulmonalen Systems wird man nicht immer sicher entscheiden können, welchen Anteil die endogenen und welchen Anteil die exogenen Abläufe hatten. Gerade beim bronchopulmonalen System haben wir in der Geriatrie mit einem derartigen exogen und endogen veränderten Organ zu rechnen. Diese Vorgänge bedingen, daß eine Reihe von Erkrankungen erst im höheren Lebensalter manifest werden, und sie bedingen, daß sie nicht selten anders ablaufen als im nicht gealterten Organ.

1.2 Die biochemische Basis des Alterns des bronchopulmonalen Systems

1.2.1 Humorale, zelluläre, immunologische Faktoren

Wie auch bei anderen Organen, ist bislang nicht allzuviel über die biochemische Basis des Alterns des bronchopulmonalen Systems bekannt. Über spezielle Altersvorgänge der immunologischen, der zellulären wie der ziliaren Abwehrmechanismen, die alle von eminenter Bedeutung sind, ist kaum etwas Näheres beschrieben. Diese Abwehrfunktionen sind auch nur zum Teil isoliert an das bronchopulmonale System gebunden. Sie sind abhängig von humoralen, endokrinen, zirkulatorischen wie hämatologischen Faktoren, womit sie in die Situation des Gesamtorganismus eingebettet sind. Dies bedeutet, daß ein auch nur wenig gealtertes bronchopulmonales System bei einem älteren Menschen stärker gefährdet sein kann, da die für die Abwehr benötigten Funktionen, die von anderen Organsystemen zu leisten sind, nicht mehr adäquat aufgebracht werden. Insofern erfordert ein an und für sich unauffälliges Respirationsorgan bei älteren Menschen immer besonders beachtet zu werden, da sich pathologische Vorgänge sehr rasch einstellen können, rascher und mit ernsteren Folgen als bei Personen, die sich im Vollbesitz ihrer Organleistungen befinden.

In der Lunge ist eine Großzahl von immunologischen Reaktionen bekannt. Das Anwachsen des entsprechenden Wissens bei den verschiedenen Krankheitsbildern ist für die verschiedenen zellulären wie humoralen Systeme sehr bedeutsam. Ein guter Überblick findet sich bei Kirkpatrick und Reynolds (1976). Obwohl sicher besondere Altersabhängigkeiten noch nicht bekannt sind, spricht doch vieles dafür, daß im höheren Lebensalter derartige Abwehrleistungen nicht mehr in gleicher Art ablaufen wie beim noch nicht gealterten Organismus. Schon am Übergang vom Kindesalter zum Erwachsenenalter gibt es sichere Unterschiede. So wissen wir ziemlich sicher, daß Hyposensibilisationsbehandlungen gegen Pollen-Allergien bei Kindern wesentlich erfolgreicher verlaufen als bei Erwachsenen (Norman, 1976).

1.2.2 Änderungen der kollagenen und elastischen Elemente

Etwas besser ist unser Wissen über Änderungen der kollagenen und elastischen Elemente in der Lunge mit zunehmendem Alter. Die Beschaffenheit dieser Elemente ist weitgehend verantwortlich für die atemmechanischen Grundlagen des bronchopulmonalen Systems. Die Atemmechanik legt die Grundlagen für die Ventilierbarkeit der Lunge, wobei verminderte Dehnbarkeit zu restriktiven Funktionsstörungen führt. Eine verminderte Dehnbarkeit bedingt auch eine gesteigerte Atemarbeit, gesteigerte Atemarbeit bedeutet Atemnot.

Umgekehrt verursacht eine gesteigerte Dehnbarkeit eine Vergrößerung des Lungenvolumens, wobei meist bei stärkerem Ausmaß die Bronchien enger gestellt werden (Kowalski et al., 1979). Hieraus resultieren Krankheitsbilder wie das Lungenemphysem oder dann das obstruktive Emphysem. Da derartige Prozesse oft nicht gleichmäßig in allen Lungenbezirken ablaufen, kommt es auch zu lokalen Emphysemblasen und zum bullösen Emphysem. Spielen sich derartige die elastischen und kollagenen Fasern zerstörende Prozesse in den Bronchialwandungen ab, so können hieraus Bronchiektasen entstehen.

Von den kollagenen Fasern, die normalerweise in der Lunge nicht gespannt sind, aber im Grenzbereich der Dehnbarkeit der elastischen Fasern eine Haltefunktion erfüllen, sind keine besonderen biochemischen Alterungsprozesse bekannt (Hance und Crystal, 1976). Mit zunehmendem Alter ändert sich der Kollagengehalt der Lunge nicht (Wright et al., 1960; Pierce et al., 1961; Pierce und Ebert, 1965). Der Durchmesser der einzelnen Kollagenfasern im interalveolären System nimmt aber gelegentlich bis zum Doppelten des bei Jugendlichen zu erhebenden Befundes mit zunehmendem Lebensalter deutlich zu (Stephens et al., 1971). So kommt es doch, obwohl der Totalgehalt an Kollagen und Elastin sich mit dem Alter nicht wesentlich ändert, zu Änderungen in der Lokalisation wie in der gegenseitigen Lagerung dieser Fasern zu altersabhängigen Verschiebungen dieser Proteine. Die bedeutendsten Änderungen dieser Art finden im Lungenparenchym statt.

Da anzunehmen ist, daß das Freiwerden proteolytischer Enzyme bei nicht genügender inhibitorischer Aktivität entscheidend für «altersabhängige» Strukturveränderungen verantwortlich ist, sollen einige hierfür erarbeitete Mechanismen erwähnt werden.

Elastin- wie Papainexposition der Lunge verändern die elastische Retraktionskraft signifikant (Koo et al., 1974; Johanson et al., 1972) mit entscheidender Änderung der Geometrie der Alveolen. Hierauf beruhen auch die durch entsprechende Enzyme experimentell erzeugbaren Lungenemphyseme (Tsaltas, 1958; Gross et al., 1965; Islam et al., 1974; 1977). Auch in diesen emphysematösen Lungen wird keine Änderung im Gesamt-Kollagen oder Elastingehalt gefunden (Kilburn et al., 1971). Dennoch wird die Elastinstruktur nach morphologischen Untersuchungen durch derartige Enzymeinwirkungen sicher verändert (Johanson et al., 1972; 1973). Auch wurde eine gewisse Degradation der Kollagenfasern beschrieben (Kilburn et al., 1971). Die Destruktion der interalveolären Septen durch Proteasen zeigt an, daß es zu lokalen Veränderungen in der Lungenstruktur an entscheidenden Stellen kommen kann mit massiven funktionellen Folgen, obwohl die Menge des Bindegewebes, welches verändert wurde, sehr gering ist.

Bei den elastischen Fasern der Lunge, die für die Dehnbarkeit und Bronchusweite wahrscheinlich stärker verantwortlich sind als die kollagenen Fasern, wurden doch typische Alternsvorgänge erkannt (Horwitz et al., 1976). Der Glykosamintyp variiert mit dem Alter der Lunge (Wusteman et al., 1968). Die Synthese von Glykosaminglykan nimmt in der Lunge, nach Untersuchungen an Ratten, mit zunehmendem Alter ab (Horwitz und Crystal, 1975).

Wie bedeutsam die Auseinandersetzung des bronchopulmonalen Systems mit den inhalativen Bakterien ist, zeigen auch die Untersuchungen von Wusteman et al. (1968), nach denen Tiere, die unter pathogenfreien Bedingungen aufgewachsen sind, viel weniger Glykosaminglykan, besonders Hyaluronsäure und Heparinsulfat, bilden als Tiere, die unter normalen Bedingungen großgezogen wurden. Die Inhaltaion von proteolytischen Enzymen zerstört elastische Fasern, was sowohl lichtmikroskopisch als auch elektronenmikroskopisch nachzuweisen ist (Johanson et al., 1973; 1972; 1971). Auch Enzyme aus polymorphkernigen Leukozyten (Marco et al., 1971) wie von Alveolarmakrophagen (Kimbel et al., 1972), wie Bakterienproteasen (Blackwood et al., 1973) sind hierzu befähigt.

Wenn auch die Gesamtmenge des Elastins nicht oder kaum durch derartige proteolytische Einwirkungen verändert wird, so sind doch typische Aufbauänderungen derartiger Lungen nachweisbar. Die amorphe Elastinkomponente nimmt ab, während die mikrofibrilläre Elastinkomponente erhalten bleibt (Johanson et al., 1973). Bei massivem Proteasen-Inhibitormangel, wie bei den Patienten mit alpha$_1$-Antitrypsindefizit, scheint auch in den emphysematösen Lungen der Elastingehalt vermindert zu sein (Adamson, 1972).

So mögen bei weniger fortgeschrittenen Veränderungen, wie wir sie beim Altersemphysem zu sehen gewohnt sind, mehr lokalisierte Veränderungen der elastischen Elemente in ihrer Zusammensetzung entscheidend am Altern des bronchopulmonalen Systems an den Elementen beteiligt sein, deren Intaktheit für die einwandfreie Funktion der Lunge entscheidend ist. Die nachlassende Funktion des bronchopulmonalen Systems, insbesondere im hohen Alter, findet in derartigen Veränderungen der Strukturelemente der Lunge eine befriedigende Erklärung.

1.3 Änderungen der Lungenfunktion mit zunehmendem Alter

Die rhythmische Ventilation zur Aufrechterhaltung normaler arterieller Blutgase ist von der äußeren Atmung her gesehen eine der Grundfunktionen der Lunge. Die Passage des gesamten Herzzeitvolumens mit normalen Strömungswiderständen, was gleichbedeutend mit normalem Druck in der A. pulmonalis ist, ist die zweite Grundfunktion der Lunge. Beide Funktionseinheiten zeigen eindeutige Alterungsvorgänge.

1.3.1 Alterung der äußeren Atmung

Während der Ausatmung, beginnend vom Endpunkt der maximalen Inspiration, was der totalen Lungenkapazität entspricht, ist der Strömungswiderstand in den Atemwegen sehr niedrig. Er liegt bei 1–2 cm $H_2O/l \cdot s^{-1}$. Mit zunehmender Verkleinerung des Lungenvolumens beginnt, abhängig vom Alter der Lunge unter bestimmten Krankheitszuständen, auch abhängig vom Schweregrad der Krankheit, bei immer größeren Lungenvolumina der Strömungswiderstand in den Atemwegen erheblich anzusteigen. Abbildung 1-1 zeigt diese Zusammenhänge. In Höhe der Residualluft ist dann der Strömungswiderstand in den Atemwegen so hoch, daß trotz noch erheblicher Luftvolumina in den Lungen nichts mehr hiervon ausgeatmet werden kann.

Mit zunehmendem Lebensalter verschiebt sich die Strömungswiderstandsvolumenkurve zu immer höheren Lungenvolumina. Hierdurch steigen mit zunehmendem Lebensalter das Strömungswiderstandsanstiegsvolumen und die Strömungswiderstandsanstiegskapazität signifikant an (Abb. 1-2 und 1-3) (Islam et al., 1978).

Wie erheblich diese Alterungsvorgänge sind zeigt das Ergebnis, daß das Strömungswiderstandsanstiegsvolumen in Prozent der Vitalkapazität im Alter von 20 Jahren ca. 12% beträgt, im Alter von 70 Jahren aber bei 40% liegt (Abb. 1-2). Die Strömungswiderstandsanstiegskapazität beträgt in Prozent der Totalkapazität im Alter von 20 Jahren ca. 35%, im Alter von 70 Jahren dann über 70%. Auf diesen atemmechanischen Alterungsprozessen der Lunge beruhen im wesentlichen die bekannten Altersabhängigkeiten des intrathorakalen Gasvolumens (IGV), der Vitalkapazität (VC) wie des 1-Sekundenwertes.

In der Funktionsdiagnostik der Lunge werden für das gleiche Gasvolumen unterschiedliche Bezeichnungen verwendet: Funktionelle Residualluftkapazität (FRC) bzw. intrathorakales Gasvolumen (IGV). FRC wird gebraucht, wenn die Bestimmung mit der Heliumverdünnungsmethode durchgeführt wurde, IGV wird gebraucht, wenn die Bestimmung mit dem Ganzkörperplethysmographen durchgeführt wurde. Berechtigt ist diese unterschiedliche Terminologie, da bei krankhaften Zuständen, bei gefesselter Luft, erhebliche Unterschiede bei diesen Lungenvolumina vorliegen, wobei IGV größer als die FRC gemessen wird.

Aufgrund dieser alterungsbedingten atemmechanischen Veränderungen kommt es auch zu einem fortschreitenden Absinken der arteriellen Sauerstoffdrucke.

Das IGV nimmt sicher zum Teil wegen der Zunahme der Strömungswiderstandsanstiegskapazität (Islam, 1980) mit zunehmendem Lebensalter deutlich zu (Abb. 1-4).

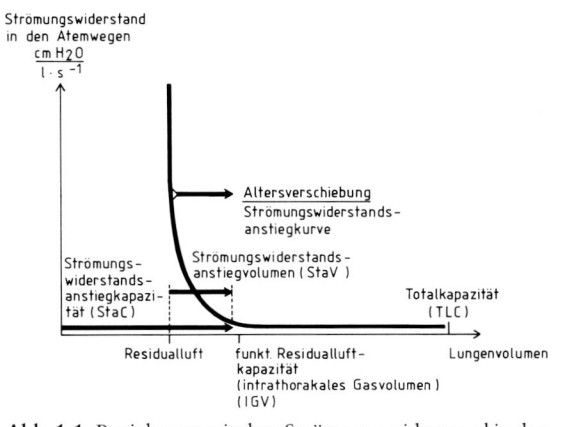

Abb. 1-1: Beziehung zwischen Strömungswiderstand in den Atemwegen und Lungenvolumina. Bei praktisch gleichbleibender Totalkapazität während des Lebensalters verschiebt sich die Strömungswiderstandsvolumenkurve mit zunehmendem Lebensalter zu höheren Lungenvolumina

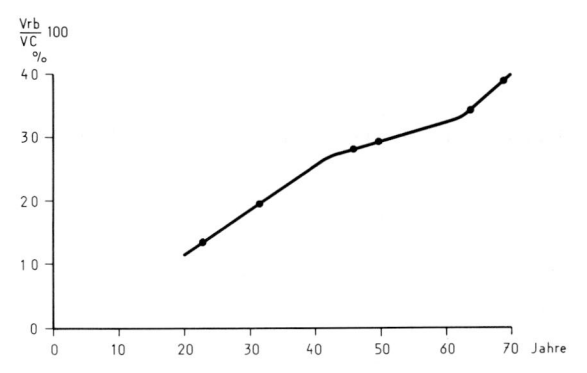

Abb. 1-2: Beziehung zwischen Strömungswiderstandsanstiegsvolumen in Prozent der Vitalkapazität und dem Lebensalter (r = 0,802; p < 0,001) (nach Islam et al., 1978)

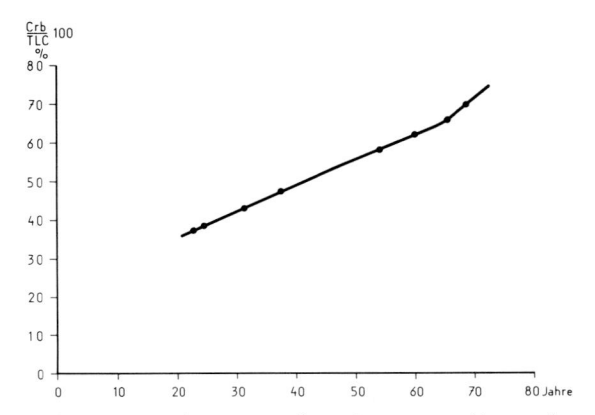

Abb. 1-3: Beziehung zwischen Strömungswiderstandsanstiegskapazität in Prozent der Totalkapazität und dem Lebensalter (r = 0,857; p < 0,001) (nach Islam et al., 1978)

Das IGV ist auch in erheblichem Ausmaß vom Körpergewicht (Broca-Index) abhängig. Es wird mit dem Übergewicht immer kleiner. Dieser Zusammenhang ist für die Geriatrie bedeutsam, da mit zunehmendem Alter im Mittel, und manchmal sehr deutlich, eine Zunahme des Körpergewichtes vorhanden ist. Die Alterung der Lunge würde eine Vergrößerung des IGV erforderlich machen. Das Übergewicht läßt die Zwerchfelle nicht entsprechend tiefer treten. Die Ventilierbarkeit der Lunge wird hierdurch noch schlechter (Abb. 1-4).

Die Vitalkapazität nimmt vom 20.–65. Lebensjahr um ca. 22% ab. Auch hier zeigt der größer werdende Broca-Index einen weiteren den Wert negativ verändernden Einfluß (Abb. 1-5).

Der 1-Sekundenwert nimmt mit zunehmendem Lebensalter auch erheblich ab. Abbildung 1-6 zeigt die Ergebnisse eigener Messungen mit den Standardabweichungen (1 S) im Vergleich zu den Ergebnissen verschiedener Autoren, deren Sollwerte in der Literatur niedergelegt sind. Selbst für die in der Literatur niedergelegten Mittelwerte finden sich Abweichungen in den Extremen von bis zu 18%. Daß eine größere Zahl von Autoren mit den Ergebnissen, die sich aus den Sollwertformeln errechnen lassen, relativ gut übereinstimmende Werte erzielen, zeigt Abbildung 1-7.

Hiernach liegen die Ergebnisse nach Rühle und Matthys (1976) bis zu denjenigen nach Berglund et al. (1963) relativ dicht zusammen. Die 1-Sekundenwerte in Prozent der Vitalkapazität – ein sehr wertvoller Maßstab, insbesondere zum Erkennen von Atemwegsobstruktionen – fallen nach den Sollwertformeln von Anderhub et al. (1974) eindeutig zu hoch aus. Die Werte von Rühle und Matthys (1976) liegen teilweise sehr niedrig, während das Gros der Sollwerte zwischen 74 und 83% liegt.

Die Alterungsvorgänge der Lunge, welche die Atemmechanik beeinflussen, zeigen auch Rückwirkung auf den Gasaustausch. Die hierdurch hervorgerufene Beeinflussung der Ventilation/Perfusion

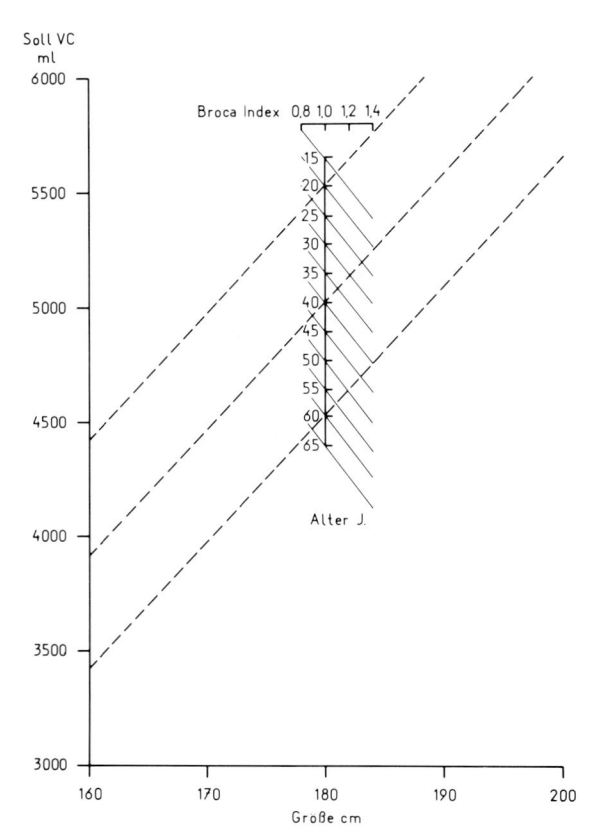

Abb. 1-5: Beziehung zwischen Sollwert der Vitalkapazität und der Körpergröße, dem Lebensalter und dem Broca-Index.

$$\text{Broca-Index} = \frac{\text{Körpergewicht (kg)}}{\text{Körpergröße (cm)} - 100}$$

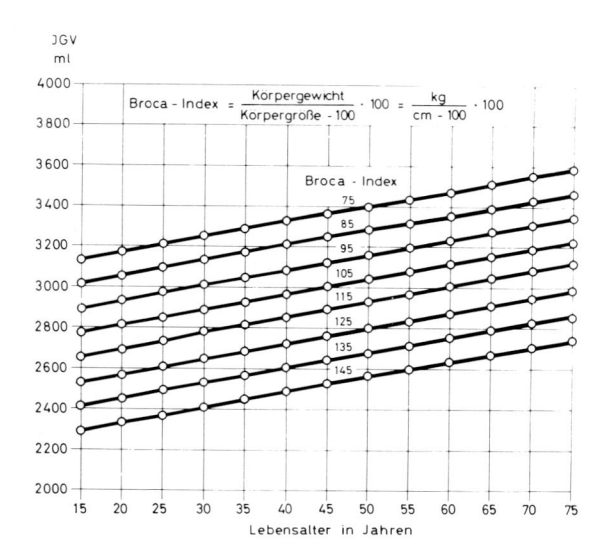

Abb. 1-4: IGV in Abhängigkeit vom Lebensalter und Broca-Index bei gesunden Männern (aus Ulmer et al., 1976)

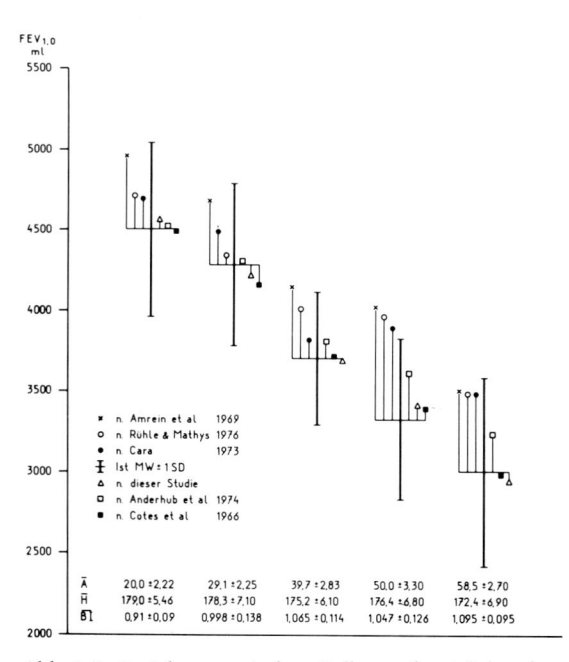

Abb. 1-6: Beziehung zwischen Sollwert des 1-Sekundenwertes (FEV_1) und verschiedenem Lebensalter, Körpergröße und Broca-Indizes nach eigenen Ergebnissen (Islam, 1978) im Vergleich mit den Ergebnissen anderer Autoren. $\bar{A}$ = Alter in Jahren, $\bar{H}$ = Körpergröße in cm, $\bar{B}$ = Broca-Index

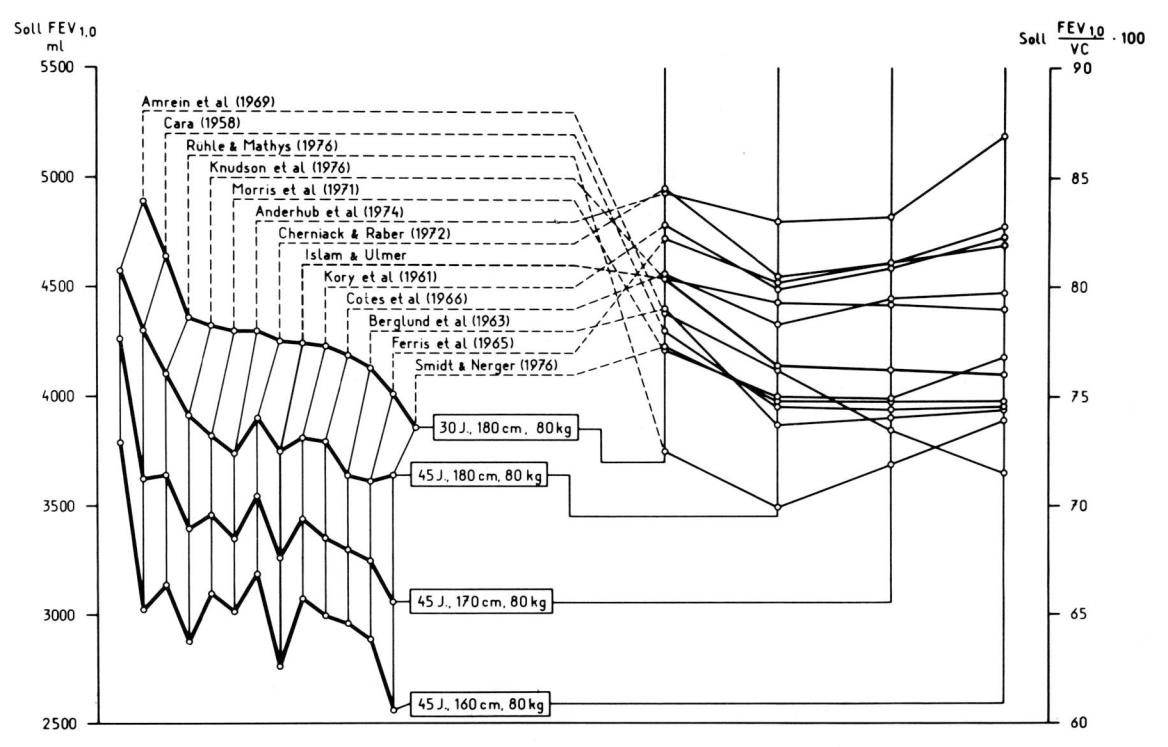

Abb. 1-7: Beziehung zwischen Sollwert der 1-Sekundenwerte in absoluten Werten (FEV_1) (linke Ordinate) und dem Sollwert des 1-Sekundenwertes in Prozent der Vitalkapazität (rechte Ordinate) für verschiedene Lebensalter, verschiedene Körpergrößen und Körpergewichte nach verschiedenen Autoren

führt zu einer größeren Inhomogenität des Ventilations-/Perfusions-Quotienten in verschiedenen Abschnitten der Lunge. Ventilations-/Perfusions-Inhomogenität bedingt aufgrund des s-förmigen Verlaufes der Sauerstoff-Dissoziationskurve, im Gegensatz zum annähernd linearen Verlauf der CO_2-Dissoziationskurve in dem infrage kommenden Bereich eine isolierte arterielle Hypoxämie, bei annähernd unbeeinflußten Kohlensäureverhältnissen. Die verteilungsströmungsbedingte arterielle Hypoxämie («Partialinsuffizienz») ist weitgehend linear vom Lebensalter abhängig (Ulmer und Reichel, 1963) (Abb. 1-8).

Mit zunehmendem Lebensalter nimmt hiermit bei Männern der arterielle Sauerstoffdruck vom 15. bis zum 70. Lebensjahr um 14 mm Hg ab. Ein Anstieg des Broca-Index von 0,75 auf 1,45 bedeutet eine Abnahme des arteriellen Sauerstoffdruckes um weitere 7 mm Hg.

Frauen zeigen im Mittel bei gleichem Lebensalter und gleichem Broca-Index 2–3 mm Hg höhere Sauerstoffpartialdrucke. In diesen Mittelwerten kommen somit ebenfalls die unterschiedlichen Rauchgewohnheiten der Geschlechter zum Ausdruck, da Tabakraucher im Mittel etwas niedrigere Sauerstoffdrucke zeigen als Nichtraucher. Von den Frauen rauchen nach epidemiologischen Studien ca. 30 %, bei den Männern ca. 75 %.

Wenn mit dieser altersbedingten Abnahme des arteriellen Sauerstoffdruckes auch noch keine bedrohlichen Werte erreicht werden, so sind doch sicher die Reserven nicht unerheblich eingeschränkt. Mit der Standardabweichung können ältere gesunde Personen schon nahe an die Grenze kommen, von der ab kreislaufsensible Reaktionen, im Sinne der Druckerhöhung im Lungenkreislauf, ausgelöst werden. Ab 60 mm Hg arteriellem Sauerstoffdruck ist mit derartigen hypoxiebedingten Widerstandserhöhungen des Pulmonaliskreislaufes zu rechnen (von Euler und Liljestrand, 1946; Kowalski et al., 1981).

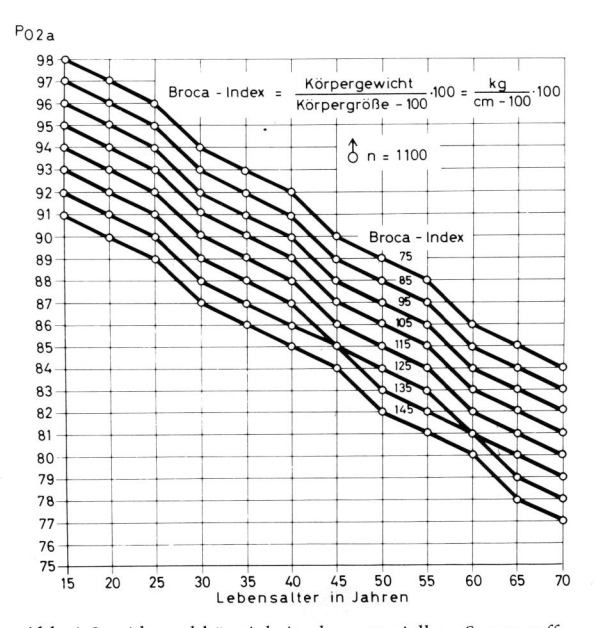

Abb. 1-8: Altersabhängigkeit des arteriellen Sauerstoffdruckes für verschiedene Broca-Indizes bei gesunden Männern (nach Ulmer et al., 1976)

Formeln für die Sollwerte der spirometrischen Meßgrößen finden sich bei den in den Abbildungen 1-6 und 1-7 eingetragenen Autoren sowie bei entsprechenden Lehrbüchern über die Lungenfunktion (Ulmer et al., 1976; Cotes, 1965).

1.3.2 Einfluß des Alters auf die Strömungswiderstände im Lungenkreislauf

Obwohl im Niederdrucksystem, zu dem auch die A. pulmonalis zählt, arteriosklerotische Veränderungen, so wie sie im Systemkreislauf mit zunehmendem Lebensalter geläufig sind, nicht auftreten, kommt es doch im Lungenkreislauf mit zunehmendem Lebensalter zu Veränderungen, die am ehesten als Elastizitätsverlust zu deuten sind (Abb. 1-9 und 1-10).

Abbildung 1-9 zeigt, daß mit schon geringer körperlicher Belastung der systolische Blutdruck mit zunehmendem Alter bei gleichbleibenden diastolischen Werten deutlich ansteigt. Erstaunlich ist, daß sich dieser Anstieg der Blutdruckamplitude mit weiter zunehmender körperlicher Belastung nicht weiter verstärkt. Sollte dieses Ergebnis auch von anderen Autoren bestätigt werden, so muß angenommen werden, daß mit zunehmendem Alter zunehmend größere Drucke nötig sind, um sonst kaum durch-

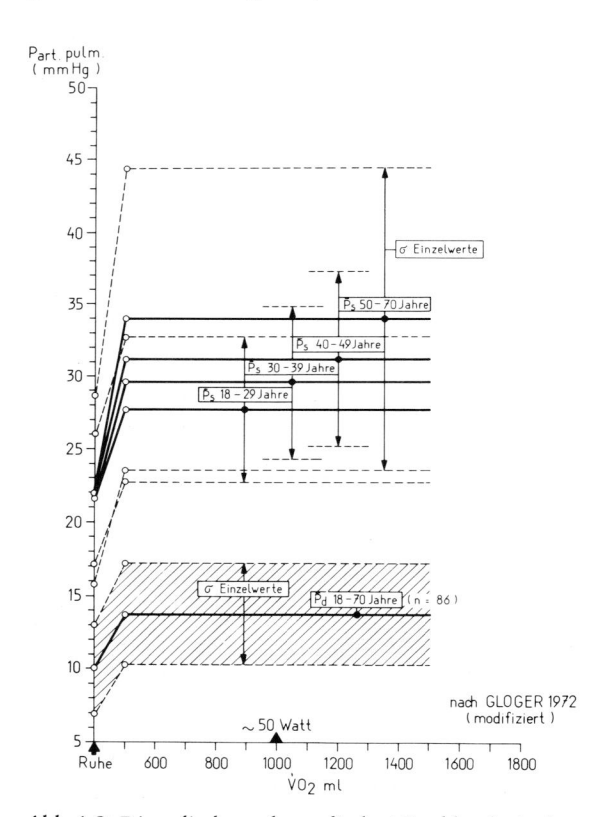

Abb. 1-9: Diastolische und systolische Mitteldrucke in der A. pulmonalis in Ruhe und bei körperlicher Belastung (O_2-Verbrauch) in verschiedenen Altersgruppen. Die Pfeile geben den 1-Sigma-Streubereich der Einzelwerte an (nach Gloger, 1972)

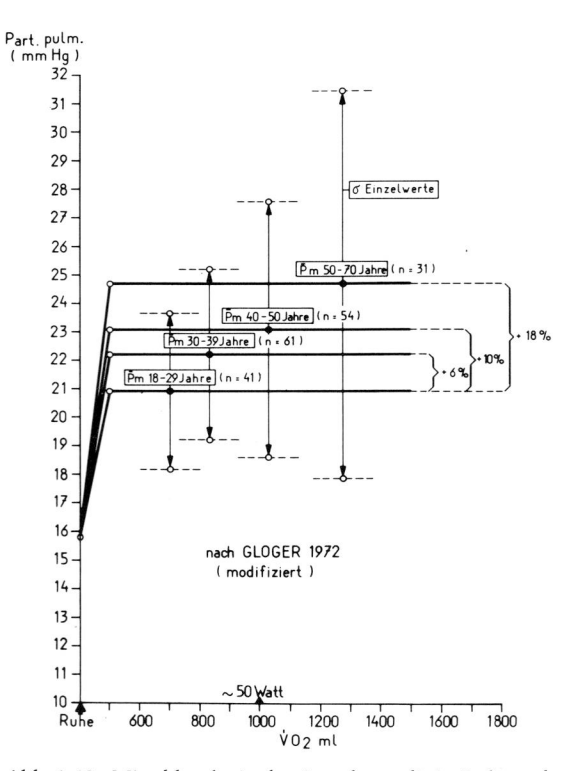

Abb. 1-10: Mitteldrucke in der A. pulmonalis in Ruhe und bei körperlicher Belastung (O_2-Verbrauch) in verschiedenen Altersgruppen. Die Pfeile geben den 1-Sigma-Streubereich an (nach Gloger, 1972)

blutete Gefäßbezirke bei geringer körperlicher Arbeit zu eröffnen.

Entsprechend steigen die Mitteldrucke in der A. pulmonalis mit zunehmendem Lebensalter, allerdings mit erheblicher individueller Streuung, schon bei geringer körperlicher Belastung deutlich an. Bei 50- bis 70jährigen ist der Druckanstieg bei körperlicher Belastung in der A. pulmonalis um 80% höher als bei 18- bis 29jährigen (Abb. 1-10). Ohne Zweifel bedeutet dies auch eine Einschränkung der Belastungsreserven des bronchopulmonalen Systems.

1.4 Bronchitis

1.4.1 Akute Bronchitis

An einer akuten Bronchitis erkranken in sehr unterschiedlichen Zeitintervallen alle Personen im Laufe ihres Lebens mehrmals. Diese Diagnose, die auf dem Symptom Husten basiert, kann mit und selten ohne Auswurf einhergehen: produktive, unproduktive (trockene) Bronchitis.

Sie ist nur insofern ein Problem für die Geriatrie, als ernstere Bronchitiden leichter im höheren Lebensalter angehen und besonders dann, wenn sie sich in den Bronchiolen abspielen (Hartung, 1979), zu schweren Krankheitsbildern führen. Diese Bronchiolitiden heilen bei älteren Personen wesentlich schlechter aus als bei jüngeren, was die Bedeutung der Abwehrleistung des bronchopulmonalen Systems unterstreicht, die mit zunehmendem Alter schlechter wird. Insbesondere ist darauf zu achten, daß bei derartigen Bronchiolitiden die typische Bronchitissymptomatik spärlich sein kann und auskultatorisch auch nur mäßig verminderte Atemgeräusche mit fein- bis feinstblasigen RGs vorwiegend in den unteren Lungenpartien nachweisbar werden. Häufiger werden derartige bronchitische Symptome auch als Zeichen einer von anderen Krankheiten beeinflußten Minderung der Abwehrleistung manifest. Immer droht dann die Bronchopneumonie, und immer drohen dann zunehmende Gasaustauschstörungen. Ein Absinken des arteriellen Sauerstoffdruckes unter 60 mm Hg bei älteren Personen sollte immer überprüfen lassen, ob nicht eine Bronchiolitis angegangen ist.

Die Therapie der Bronchiolitis stellt schwere Probleme bei älteren Personen, wobei vor allem darauf hinzuweisen ist, daß prophylaktische Maßnahmen rechtzeitig eingeleitet und konsequent durchgeführt, sicher in vielen Fällen das Angehen einer derartigen Bronchitis verhüten können. Neben dem Alter, das eindeutig die biologischen Abwehrleistungen des bronchopulmonalen Systems reduziert, spielt die Immobilität der älteren Menschen eine entscheidende Rolle. Atemgymnastische Übungen, Aufforderung zum Durchatmen und auch das Erzwingen vertiefter Atmung, wie entsprechende Lagerungsbehandlung, Seitenlagerung, flache Lagerung bei leichter Kopftieflage, Abklopfen und Aufforderung zum Abhusten sind hier entscheidende Hilfen. Neben der klassischen Therapie mit Antibiotika und Sekretolytika wird jeweils auch zu prüfen sein, ob kleine Nebennierenrindenhormondosen nicht von Nutzen sein können. Wir sahen häufig, daß mäßig akute Bronchiolitiden unter dem Einsatz kleiner Nebennierenrindenhormondosen rasch abgeklungen sind. Wenn Inhalationen möglich sind, sollte Beclometason als Dosier-Aerosol (Sanasthmyl, Viarox) in einer Dosierung von 3 × 2 bzw. 3 × 1 Hub jeweils vor den Mahlzeiten inhaliert werden. Dort, wo die Handhabung von Dosier-Aerosolen nicht mehr möglich ist, genügen meist 5–7,5 mg Prednisolon/die oder Äquivalentdosen eines anderen Glucocorticosteroids für gute klinische Ergebnisse.

Da von den Antibiotika Tetracycline in 95 % zu guten Resultaten führen, ist ein Antibiogramm im allgemeinen nicht erforderlich. Von den Sekretolytika haben sich Bisolvon oder Mucosolvan wie auch ätherische Öle, wie z.B. das Ozothin, gut bewährt.

1.4.2 Bronchitis-Diagnose

Für die klinisch relevante Diagnose einer akuten Bronchitis bestehen meist keine größeren Schwierigkeiten, da die mehr oder weniger adäquate Verschlechterung des Allgemeinzustandes mit dem Auftreten oder der Verschlimmerung des Hustens die richtige Diagnose stellen läßt.

Schwieriger ist dies für die Diagnose einer chronischen Bronchitis, die ja nach dem CIBA-Symposium definiert ist durch länger als 3monatiges Husten in zwei aufeinanderfolgenden Jahren. Der erfahrene Kliniker wird die Willkür dieser Definition empfinden, zumal er häufig schon früher als nach zwei Jahren Beobachtung eine Bronchitis als chronisch einzustufen in der Lage ist.

Chronisch meint in diesem Zusammenhang eigentlich eine Symptomatik: Husten, der nicht mehr auf längere Sicht ganz zu beseitigen ist, wobei gewöhnlich eine starke Rezidivneigung zu entsprechenden Exazerbationen besteht. Schwieriger als mit dieser definitorischen Problematik liegen die Probleme in der Definition «Bronchitis» = Husten. Hier ist jeweils die Frage nach der klinischen Relevanz wie nach der Ätiologie dieser Bronchitis-Krankheit zu stellen.

Zunächst muß immer geprüft werden, ob es sich «nur» um eine Bronchitis handelt. Bronchitiden treten bei vielen Viruserkrankungen als Begleitbronchitiden auf. Hinter einer Bronchitis kann auch eine Tuberkulose oder eine Pleuritis exsudativa stecken, woran bei der heutigen Seltenheit dieser Krankheiten leider manchmal recht spät gedacht wird. Vor allem steckt hinter der Bronchitis gerade bei älteren Probanden häufiger eine Linksherzinsuffizienz. Immer sind Blutdruckverhalten, Herzgröße, Funktionsfähigkeit des Klappenapparates, Erregungsbildung und -rückbildung wie Zustand nach Myokardinfarkt zu überprüfen, um eine extrapulmonale Ursache einer Bronchitis auszuschließen bzw. sie dann adäquat zu therapieren.

Auch ein Bronchialkarzinom beginnt häufiger mit bronchitischen Symptomen. Gerade bei über 45jährigen sollte bei dem Auftreten einer hartnäckigen Bronchitis immer die Möglichkeit eines Bronchialkarzinoms als Ursache bedacht werden.

1.4.3 Bronchiolitis

Je älter ein Patient ist und je anergischer der Organismus geworden ist, um so eher können Bronchiolitiden auftreten, die bis auf geringes Knisterrasseln klinisch sonst weitgehend stumm verlaufen. Unerkannt verlaufen solche Bronchiolitiden akut oder subakut, im Greisenalter nicht selten tödlich (Hartung, 1979). Besonders im Verlaufe von apoplektischen Insulten wie bei Stoffwechselentgleisungen bei Diabetes oder Nierenversagen, ebenso aber auch nach Kreislaufkollaps kommt es zu derartigen ernsten Bronchiolitiden. Eine erhöhte Atemfrequenz bei verminderter Atemtiefe kann Anzeichen einer derartigen dann schon fortgeschrittenen Bronchiolitis sein.

Eine zunehmende Minderung des arteriellen Sauerstoffpartialdruckes entspricht ebenfalls der fortschreitenden Schwierigkeit der Ventilation des Alveolarraumes. Schließlich entwickeln sich, wenn unbehandelt, bronchopneumonische Herde, und die Bronchopneumonien sind dann wesentliche Ursache eines deletären Ausganges. Erhöhte Temperaturen wie Leukozytose, können weitgehend fehlen. Auch das Röntgenbild ist bei diesen Patienten, die u.U. nur im Bett röntgenologisch zu untersuchen sind, nicht sehr aussagekräftig. Sorgfältige Beobachtung dieser Patienten und entsprechende prophylaktische Maßnahmen können sicher bei adäquater Therapie das eine oder andere Krankheitsbild beherrschen. Besteht eine Bronchitis über längere Zeit – häufig verläuft sie auch schubartig – dann liegt entsprechend der Definition des CIBA-Guest-Symposiums eine chronische Bronchitis vor.

1.4.4 Chronische Bronchitis

Entgegen der Definition des CIBA-Guest-Symposiums wird jeder erfahrene Arzt in der Lage sein, eine chronische Bronchitis zu akzeptieren, wenn eine Bronchitis über längere Wochen bis Monate therapieresistent ist. Die Stärke einer chronischen Bronchitis reicht von leichteren Formen mit mehrmalig täglichem Anhusten bis zu massiveren Störungen des allgemeinen Zustandes, wobei auch wieder verschiedene Formen zu unterscheiden sind. Zunächst sei aber darauf verwiesen, daß es sich bei der Diagnose um ein eigenständiges, z.T. idiopathisches Krankheitsbild handelt, wobei chronische Bronchitiden bei spezifischen Erkrankungen, wie z.B. der Tuberkulose oder als ausgesprochene Begleitkrankheit, gewöhnlich nicht gemeint sind. Die Krankheit kann weitgehend nur mit unproduktivem Husten einhergehen, sie kann aber auch mit unterschiedlichen Sputummengen vorkommen bis hin zur Bronchorrhoe. Die großen Sputummengen lassen immer an Bronchiektasen als Ursache denken (Hilpert, 1979), wobei in höherem Alter eine weiterreichende Diagnostik nicht notwendig ist, da sich therapeutisch keine besonderen Konsequenzen ergeben. Die Bronchiektasen-Bronchitis ist in jedem Fall im höheren Lebensalter wie eine normale chronische Bronchitis zu behandeln.

Sowohl der ständige Husten als auch die ständige Sputumproduktion können derartige Patienten erheblich belasten. Sie sind dann in jedem Fall behandlungsbedürftig. Bei Exazerbationen sind Antibiotika angezeigt, wobei Tetracycline meist Hervorragendes leisten (Bürgi, 1968; Kammler, 1979; Ulmer, 1972). Aber bei das Allgemeinbefinden stärker tangierenden Bronchitiden können Nebennierenrindenhormone angezeigt sein. Schon kleine Dosen in der Größenordnung von 2,5–7,5 mg Prednisolon(äquivalent) pro Tag bringen derartigen Patienten durch die Verminderung ihrer Beschwerden erhebliche Erleichterung. Immer sollte versucht werden, ob die Patienten ein Dosier-Aerosol noch adäquat handhaben können, da mit dem Beclometason als Dosier-Aerosol (Sanasthmyl, Viarox) mit dreimal 2 Hüben, jeweils 2 Hübe vor den Mahlzeiten inhaliert, etwa 5 mg Prednisolon weitgehend ohne systemische Wirkung mit sehr guter lokaler Wirkung gegeben werden können (Schmidt, 1973; Ulmer, 1975; Bürgi, 1974).

Neben diesen einfachen unkomplizierten Bronchitiden, die praktisch ohne Dyspnoe einhergehen, kommt in höherem Lebensalter auch immer häufiger die obstruktive Bronchitis zur Beobachtung. Die obstruktive Bronchitis ist eine, und zwar die häufigste Form der obstruktiven Atemwegserkrankungen, denen erhöhte Strömungswiderstände in den Atemwegen per definitionem gemeinsam sind.

1.5 Obstruktive Atemwegserkrankungen

Die erhöhten Strömungswiderstände in den Atemwegen, die allen obstruktiven Atemwegserkrankungen gemeinsam sind, sind die entscheidende Ursache der Dyspnoe dieser Patienten. Wenn sich die obstruktive Atemwegserkrankung langsam progredient entwickelt, sind wir oft erstaunt, höhere pathologische Strömungswiderstände in den Atemwegen zu messen, ohne daß diese Patienten ihre Atembehinderung besonders bemerken. Die ohnehin schon reduzierte Aktivität läßt diese Patienten gar nicht mehr in den Dyspnoe-Bereich kommen, oder die Patienten haben sich so an ihre eingeschränkte pulmonale Leistungsfähigkeit adaptiert, daß sie diese nicht mehr als etwas Besonderes realisieren. Die Diagnose «obstruktive Atemwegserkrankung» stellt eine Sammlung ätiologisch sehr unterschiedlicher Krankheitsbilder dar, die häufig mit den klinischen Diagnosen «obstruktive Bronchitis, obstruktive Emphysembronchitis, asthmatoides Emphysem, Asthma bronchiale, etc.» bezeichnet werden. Wir sind in der Lage, heute auch ätiologisch verschiedene Formen der obstruktiven Atemwegserkrankungen zu unterscheiden (Tab. 1).

Diese Unterscheidung ist auch von erheblicher klinischer Bedeutung, da die einzuschlagende Therapie in Art und Dosierung weitgehend von diesen ätiologischen Grundlagen abhängt.

Abbildung 1-11 zeigt, wie sich mit Hilfe der Strömungswiderstandsmessung in den Atemwegen (totale Resistance = R_t) (Ulmer und Reif, 1965) das Kollektiv der Normalen ($R_t < 3,5$ cm $H_2O/l\ s^{-1}$) deutlich vom Kollektiv der Kranken unterscheiden läßt. Bei Frauen wie bei Männern nimmt die Häufigkeit erhöhter Strömungswiderstände in den Atemwegen mit zunehmendem Lebensalter immer mehr zu. 50- bis 70jährige zeigen ca. dreimal so häufig pathologische Strömungswiderstände in dem Atemwegen wie 30- bis 50jährige. Je mehr die Entspannung, wie z.B. beim Lungenemphysem, eine Rolle spielt, um so weniger gut sprechen diese Patienten auf die bronchodilatatorische Therapie an. Dennoch sollten auch diese Patienten bronchodilatatorisch behandelt werden, da schon eine geringe Abnahme

Tab. 1. Verschiedene Formen obstruktiver Atemwegserkrankungen

Exobronchiale Atemwegsobstruktion (Entspannungsobstruktion)
– Übergewicht
– Emphysem

Endobronchiale Atemwegsobstruktion
– Allergie
– chronischer Infekt
– chronischer Reizzustand der sensiblen Rezeptoren
– Linksherzinsuffizienz
– Zustand nach Lungenembolie

der Strömungswiderstände in den Atemwegen, einhergehend mit einer adäquaten Abnahme des intrathorakalen Gasvolumens (Kowalski und Ulmer, 1977; Kowalski et al., 1977), als erhebliche Erleichterung der Atemnot wie als Erweiterung der Belastungsfähigkeit empfunden wird.

Bronchodilatation rund um die Uhr ist dann angezeigt, am zweckmäßigsten mit einem Dosier-Aerosol in der Kombination eines Beta 2-Rezeptorenstimulators mit einem Atropinabkömmling, wie sie z.B. im Berodual® vorliegt. Eine Dosierung von täglich dreimal 1 Hub bis zu 2 Hüben in dreistündlichen Abständen ist entsprechend dem Beschwerdebild vorzunehmen.

Bei den Infektobstruktionen sind Glucocorticosteroide angezeigt, wobei als Richtlinie zu dienen hat: Soviel wie nötig, sowenig wie möglich. Eingehende Richtlinien für Dosierung, Anwendungsform und verschiedene Präparate finden sich bei Ulmer (1979). Das Nebenwirkungsmuster einer Glucocorticoid-Langzeittherapie sieht bei älteren Patienten anders aus als bei jüngeren. Das Cushing-Gesicht wird seltener beobachtet, da offensichtlich höhere Dosen erforderlich sind. Die Osteoporose kann aber zum Problem werden. Entscheidend ist, daß sich die Patienten körperlich systematisch belasten. Die adäquate körperliche Belastung ist die beste Osteoporose-Prophylaxe. Patienten, die der Aufforderung, täglich mehrmals leichte gymnastische Übungen und Spaziergänge durchzuführen, nachkommen, hatten in keinem Fall Probleme von seiten einer steroidinduzierten Osteoporose. Ohne Frage wurde die Gefahr in Relation zum Nutzen einer derartigen sorgfältig eingestellten Therapie überschätzt. Die konsequente Therapie mit Bronchodilatatoren, Glucocorticoid-Steroiden und Abfangen jeder Exazerbation mit Antibiotika schenkt derartigen Patienten meist viele Jahre eines durchaus noch lebenswerten Lebens.

Bei den älteren Patienten wird die Infektobstruktion immer häufiger. Die Virulenz des bronchitischen Geschehens bestimmt dann weitgehend die Stärke der Atemwegsobstruktion. Warum bei älteren Patienten immer häufiger das bronchopulmonale System nicht mehr in der Lage ist, mit der chronischen Infektion fertig zu werden, ist letztlich unbekannt, wenn auch Teilaspekte partielle Erklärungsmöglichkeiten liefern (Rasche, 1979; Kammler und Ulmer, 1979). Daß unter Nebennierenrindenhormon-Therapie auch sonstige Nebenwirkungen, wie Glaukom, Ulcus ventriculi und diabetische Stoffwechsellage, zu bedenken sind, sei erwähnt, kann aber nicht davon abhalten, die notwendige Therapie durchzuführen. Diese Nebenwirkungen lassen sich bei unseren geriatrischen Patienten immer evtl. in Zusammenarbeit mit den anderen Fachdisziplinen gut beherrschen, meist ohne daß die Therapie mit Glucocorticosteroiden abgesetzt werden muß.

Da im höheren Lebensalter häufiger Lungenembolien vorkommen, sei darauf verwiesen, daß Lungenembolien zur Atemwegsobstruktion führen können. Eine ablaufende Lungenemboliekrankheit kann eine obstruktive Atemwegserkrankung verschlimmern (Islam und Ulmer, 1979; Ulmer et al., 1978). Auf diesen Zusammenhang sei hier vor allem auch deshalb verwiesen, da bei den Patienten mit Dyspnoe bei einer Lungenembolie eine gleichzeitig bestehende obstruktive Atemwegserkrankung ebenfalls mit Bronchodilatatoren behandelt werden kann, was diesen Patienten deutliche Erleichterung bringt.

Trotz aller therapeutischer Möglichkeiten ist die Lebenserwartung dieser Patienten mit chronischer Atemwegsobstruktion im Mittel um 2 Jahre gegenüber der allgemeinen Sterbekurve verkürzt (Ulmer, 1980b; Farzin und Ulmer, 1980). Die therapeutischen Erfolge lassen sich aber leicht aufzeigen, da derartige Patienten innerhalb der letzten 20 Jahre unter der genannten konsequenten Therapie einen Lebenserwartungszugewinn von 12 Jahren hatten. Besonders gefährdet sind Patienten mit vorwiegend anfallsweiser schwerer Atemwegsobstruktion und solche mit großen Sputummengen bei gleichzeitig bestehendem schweren Emphysem.

Während die Patienten mit starker Dynamik ihres Krankheitsgeschehens an einem akuten Asthmaanfall zugrunde gehen können, verschlechtert sich die klinische Situation bei den Patienten mit «chronisch obstruktiver Emphysembronchitis» nicht dadurch, daß die Atemwegsobstruktion immer schlimmer wird. Im Rahmen der Erkrankung werden die arteriellen Blutgase immer schlechter; es entwickelt sich ein chronisches Cor pulmonale.

Diese beiden Faktoren, arterielle Blutgase und die Situation des rechten Herzens, wobei die Dekompensation immer schlechter zu rekompensieren ist, bei terminaler Bronchopneumonie und häufig terminalen kleinen Lungenembolieschüben, besiegeln dann das Schicksal dieser Patienten (Bugalho et al., 1981).

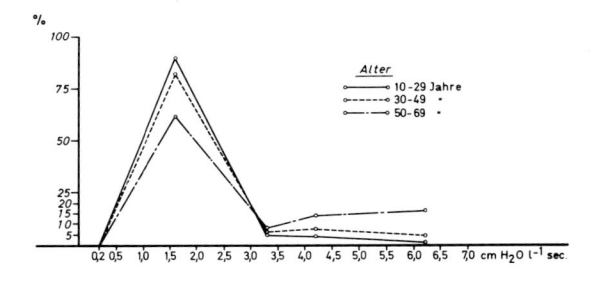

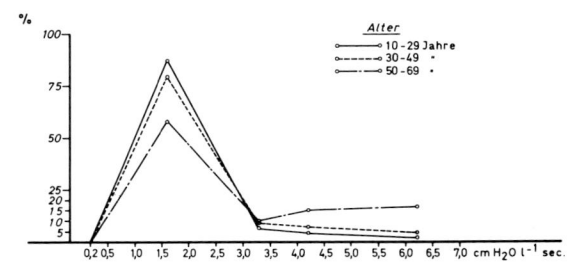

Abb. 1-11: Verteilung der intrabronchialen Strömungswiderstände in Abhängigkeit vom Lebensalter bei Männern und Frauen

1.6 Lungenemphysem

Jede Atemwegsobstruktion geht mit einem vermehrten Luftgehalt der Lunge einher, da bei der weitgehend passiven Ausatmung diese gegen erhöhte Strömungswiderstände nur zustande kommen kann durch eine vermehrte Vorspannung (= vermehrter Luftgehalt) der Lunge (Ulmer et al., 1966). Dieser vergrößerte Luftgehalt der Lunge ist reversibel und hat nichts mit dem Lungenemphysem zu tun. Die strenge Beziehung, wie sie zwischen erhöhten Strömungswiderständen in den Atemwegen und dem Luftgehalt der Lunge besteht, wurde in den letzten Jahren von Islam et al. (1977) wie von Kowalski und Ulmer (1977) eingehend bearbeitet (Abb. 1-12).

Zur Diagnose des Lungenemphysems gehören destruktive Veränderungen, d. h. irreversible Schäden, die als Gefügedilatation des Azinus (Giese, 1961; Hartung, 1964) bezeichnet werden können. Diese diffusen Prozesse sind irreversibel im Sinne der pathologischen Anatomie. Sie sind aber ebenso irreversibel im Sinne des vermehrten Luftgehaltes der Lunge und damit der Meßgröße «intrathorakales Gasvolumen». Die diffusen Prozesse, die von lokal begrenzten emphysematösen Veränderungen der Lungenstruktur abzugrenzen sind, wurden auch als seniles Emphysem bezeichnet, weil sie mit zunehmendem Lebensalter immer häufiger und immer deutlicher zur Darstellung kommen. Inwieweit aber doch eine über Jahre und Jahrzehnte stattfindende Summation entzündlicher Prozesse mit konsekutivem emphysematösem Umbau bei begrenzter antiproteolytischer Aktivität den entscheidenden Mechanismus, im Gegensatz zu rein senil degenerativen Prozessen darstellt, ist noch nicht entschieden. Dieses normale Altersemphysem bleibt im allgemeinen ohne wesentliche Rückwirkungen auf den Organismus, solange nicht eine Atemwegsobstruktion auf dem Boden einer chronischen Bronchitis (Infektobstruktion) hinzukommt, was dann zu einer sekundären Umformung (Hartung, 1964) des Emphysems führt, bis der emphysematöse Umbau der Lunge ein solch schweres Ausmaß angenommen hat, daß der Patient am Rande der Totalkapazität ohne weitere inspiratorische Reserven atmet (s. Abb. 1, S. 67) und eine stärkere Ausatmung durch den Anstieg der Strömungswiderstände bei der Entspannungsobstruktion nicht mehr möglich ist.

1.6.1 Diagnose des Lungenemphysems

Die typische Thoraxverformung wie der Faßthorax und der vergrößerte Tiefendurchmesser sind nur indirekte Zeichen. Auch die tiefstehenden Zwerchfelle und entsprechende röntgenologische Veränderungen (Stender, 1979; Ferlinz, 1979) geben nur Anhaltspunkte, welche praktisch nur den vermehrten Luftgehalt der Lunge wiederspiegeln und somit nicht über die Reversibilität oder die pathologisch-anatomisch fixierte Destruktion aussagen können. Zusammen mit der klinischen Beobachtung und der Anamnese lassen sich aber doch schon relativ gültige Aussagen gewinnen.

Aus ganzkörperplethysmographischen Messungen ist es gut möglich, den Anteil des reversiblen Volumen pulmonum auctum vom irreversiblen Anteil wie dem irreversiblen destruktiven Emphysem abzugrenzen (Abb. 1-13).

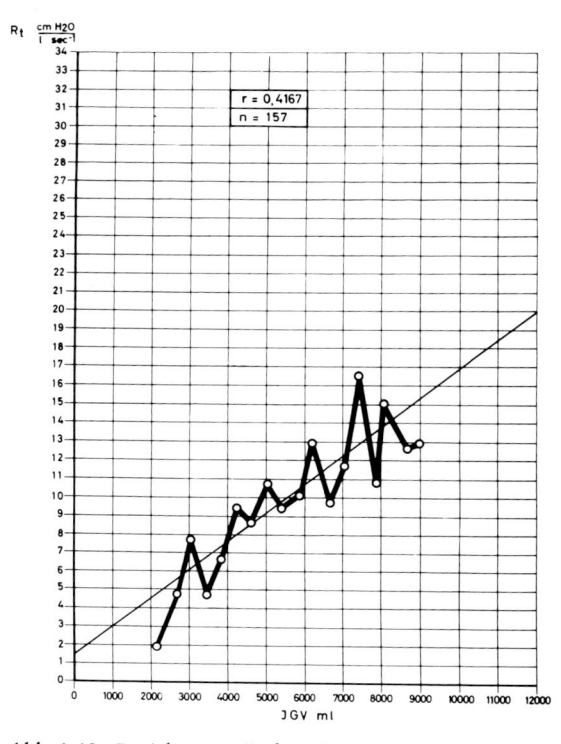

Abb. 1-12: Beziehung zwischen Strömungswiderstand in den Atemwegen (R_t) und intrathorakalem Gasvolumen von 157 Patienten mit obstruktiver Atemwegserkrankung

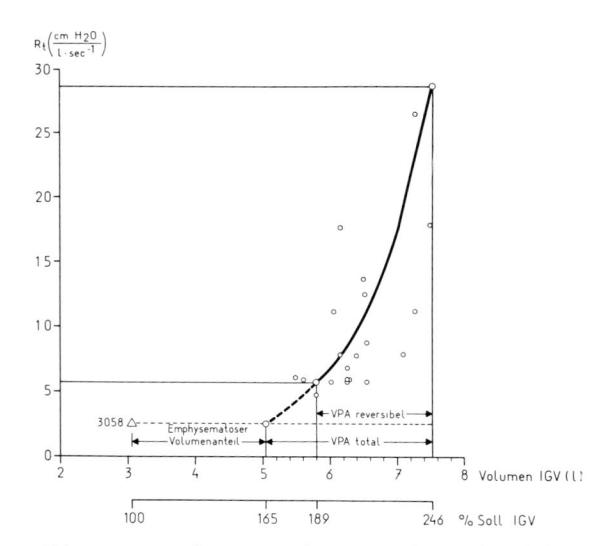

Abb. 1-13: Beziehung zwischen R_t und intrathorakalem Gasvolumen (absolute Werte in Litern und Prozent des Sollwertes) bei einem einzelnen Patienten mit chronisch obstruktiver Atemwegserkrankung im Verlauf der Therapie. Die Volumen pulmonum auctum-Komponente und die emphysematöse Komponente des intrathorakalen Gasvolumens sind deutlich zu erkennen.

Diese Unterscheidungsmöglichkeit im reversiblen Anteil und irreversiblen Anteil einer Lungenüberblähung wie in dem emphysematösen Anteil gibt für die Therapie wie für die prognostische Beurteilung wesentliche Hinweise.

1.6.2 Verschiedene Formen des Lungenemphysems

Neben diesen azinären diffusen Emphysemen gibt es auch lokal sich entwickelnde emphysematöse Veränderungen mit zum Teil sehr großen Bullae, die das umgebende Lungengewebe komprimieren können und dort zu Atelektasen und zusätzlicher Entspannungsobstruktion führen, ohne daß das gesamte Lungengewebe emphysematös umgebaut ist. Lokale emphysematöse Veränderungen werden auch um Narben als Narbenemphysem oder um silikotische Knötchen als perifokale Emphyseme oder unter Pleuraschwielen als gefügedestruktive Emphyseme bezeichnet. Gelegentlich finden sich in emphysematösen Lungen erhebliche sklerosierte Stränge, die gleichzeitig eine Verminderung der Dehnbarkeit verursachen. Solche emphysematösen Lungensklerosen (Otto, 1976) bieten dann ein Mischbild zwischen Atemwegsobstruktion und Lungenrestriktion, entsprechend zusammengesetzt sind die Funktionsmuster.

Das klassische diffuse Lungenemphysem wird beim alpha$_1$-Antitrypsinmangel (Laurell und Eriksson, 1963) meist schon in jüngeren Jahren gesehen. Dieser empirische Ansatz, daß der alpha$_1$-Antitrypsinmangel für die diffuse Emphysembildung verantwortlich ist, konnte durch die unabhängig hiervon von Gross et al. (1964, 1965) durchgeführten Versuche, in denen durch Papaingabe in den Lungen typische emphysematöse Veränderungen hervorgerufen wurden, gestützt werden. Inzwischen besteht an diesem Konzept durch weltweite Bestätigung der alpha$_1$-Antitrypsinmangel-Theorie der entsprechenden Emphyseme bei derartigen Patienten, wie der Versuche von Gross und Mitarbeiter, kein Zweifel mehr (Ferlinz, 1979; Islam et al., 1974). Diese Patienten entwickeln schon in jüngeren Jahren ein schweres Emphysem, meßbar durch entsprechende Vermehrung des intrathorakalen Gasvolumens. Lange Zeit kann die Atemwegsobstruktion in Ruhe fehlen. In Ruhe geht es diesen Patienten zunächst noch ganz gut. Unter Belastung werden aber bald die Grenzen der totalen Lungenkapazität und der Strömungswiderstandsanstiegskapazität erreicht, womit die Atemnot beginnt. Erst bei Vergrößerung des intrathorakalen Gasvolumens über $+70-80\%$ des Sollwertes hinaus kommt es dann zur diffusen Entspannungsobstruktion, was die klinische Situation durch die dann schon in Ruhe geklagte Atemnot deutlich verschlechtert. Es ist anzunehmen, daß Belastungen des bronchopulmonalen Systems durch Staub, insbesondere durch Tabakrauch, die Emphysementwicklung derartiger Patienten deutlich rascher vorantreibt. Solche Patienten müssen vor inhalativen Belastungen geschützt werden. Bronchodilatatorische Therapie hilft die Grenzen der Strömungswiderstandsanstiegskapazität zu kleineren Volumina zu verschieben. Jeder Infekt sollte mit Antibiotika rechtzeitig abgefangen werden. Beim Angehen einer chronischen Bronchitis kann durch die Glucocorticoidtherapie ein sonst rasches Fortschreiten der Emphysembildung gehemmt werden. So erreichen heute derartige Patienten auch ein höheres Lebensalter und können in der Geriatrie noch sachgemäßer Behandlung bedürfen.

1.6.3 Beurteilung der Bedeutung eines Lungenemphysems

Ein Lungenemphysem schränkt die ventilatorischen Reserven immer beträchtlich ein. Kommt es zu einer zusätzlichen Belastung des bronchopulmonalen Systems, so können diese Reserven rasch überschritten werden. Besondere Gefahren bestehen darin, daß diese Lungen mit ihren Bronchien in ihrer Abwehrleistung erheblich reduziert sind. Eine Bronchitis geht viel leichter an, oder die schon bestehende chronische Bronchitis exazerbiert leicht bis zur Bronchopneumonie, womit die Reserven weiter eingeengt werden.

Das Absinken des arteriellen Sauerstoffdruckes unter 60 mm Hg kann als Grenze angesehen werden, von der an eine zusätzliche Belastung des rechten Herzens infolge der reflektorischen, hypoxiebedingten Widerstandszunahme im Lungenkreislauf zu befürchten ist (Bugalho et al., 1979). Eine gleichzeitig bestehende Atemwegsobstruktion kann verschlimmert oder erst ausgelöst werden, womit die zusätzliche Atemarbeit den Kreislauf weiterhin fordert. Während so ein Lungenemphysem eine fixierte Einschränkung der Reserven bedeutet, gefährdet die Atemwegsobstruktion die Patienten vor allem durch ihre oft sehr ausgeprägte Dynamik, wobei die Obstruktionsspitzen die kritischen Phasen für diese Patienten bedeuten.

Die arterielle Hypoxie läßt sich in vielen Fällen recht gut durch Sauerstoffzufuhr von 1–1,5 l/min über eine Nasensonde beherrschen, obwohl nicht selten eine erhebliche pulmonale Kurzschlußdurchblutung einer befriedigenden Aufsättigung des gemischten arteriellen Blutes entgegensteht. Meistens lassen sich diese Patienten aber, unter Ausnutzung der heute gegebenen therapeutischen Möglichkeiten, in eine erträgliche steady state-Situation bringen. Unter sorgfältiger Führung sind solchen Patienten auch noch größere chirurgische Eingriffe zumutbar, wenn alle prophylaktischen und therapeutischen Möglichkeiten genutzt werden, die eine drohende respiratorische Insuffizienz verhüten können. In den letzten Jahren mußten wir uns wiederholt bei derartigen Patienten zu größeren operativen Eingriffen entschließen. Die Toleranz gegenüber derartigen Belastungen ist im allgemeinen größer als zunächst vermutet wird, vorausgesetzt, das respiratorische steady state kann aufrechterhalten werden. Unsere heutigen therapeutischen Möglichkeiten tragen hierzu ganz erheblich bei.

1.7 Restriktive Lungenerkrankungen

Erkrankungen, die mit einer verminderten Dehnbarkeit der Thoraxwand oder des Lungengewebes einhergehen, werden unter dem Terminus restriktive Funktionsstörungen zusammengefaßt.

Lassen wir alle Restriktionen, die in der Thoraxwand lokalisiert sind, wie massive Schwartenbildungen, Rippenresektionen oder Kypho-Skoliosen (Meister, 1980) außer Betracht, so bleibt eine größere Reihe verschiedener Erkrankungen, die zu Narbenbildung und Sklerosierung in der Lunge isoliert oder im Rahmen von Systemerkrankungen, wie z.B. bei der Sklerodermie oder bei anderen Immunkrankheiten, führen und damit eine Minderung des Lungengewebes verursachen. Vor allem gehören die idiopathischen Lungenfibrosen in diese Reihe. Eine Abnahme der Dehnbarkeit der Lunge vom Normalwert von 0,22 l/cm H_2O auf Werte unter 0,11 l/cm H_2O wird für diese Patienten belastend. Mit zunehmendem Lebensalter und mit gleichzeitig einsetzendem emphysematösem Umbau kommt es bei diesen Patienten dann zu einer zusätzlichen Entspannungsobstruktion. Häufig entwickeln sich etwa zur gleichen Zeit dann bronchitische Symptome. In dieser Phase sind die respiratorischen Reserven dieser Patienten äußerst begrenzt. Nur noch geringe Ausmaße einer zusätzlichen Atemwegsobstruktion werden toleriert. Patienten mit restriktiver Lungenerkrankung sind deshalb mit zunehmendem Lebensalter, auch wenn die restriktive Erkrankung zum Stillstand gekommen ist, besonders gefährdet. Eine konsequente Lungenfunktionsdiagnostik kann derartige Mischbilder differenzieren, was für die therapeutischen Ansätze bei diesen Patienten von großer Bedeutung ist. Wir sahen Patienten, deren auf eine schwere Restriktion aufgepfropfte Atemwegsobstruktion sehr gut auf die antiobstruktive Therapie ansprach, so daß mit der Beseitigung dieser Komponente diesen Patienten auch im höheren Lebensalter ein größeres Ausmaß an Aktivität wieder zurückgegeben werden konnte (Abb. 1-14).

Derartige Patienten mit Lungenfibrosen und entsprechendem restriktiven Funktionsbild sollten besonders sorgfältig überwacht werden, da sich bei rechtzeitigem Therapieeinsatz neue Schübe der restriktiven Erkrankung verhüten lassen, und da andererseits das Angehen einer zusätzlichen Atemwegsobstruktion gute therapeutische Möglichkeiten bietet.

Restriktive Erkrankungen, in Form von idiopathischen Lungenfibrosen oder auf dem Boden einer Systemerkrankung, können auch im Greisenalter auftreten und progredient verlaufen. Bei diesen Verläufen sind keine Besonderheiten für die Geriatrie zu beachten. Nicht selten kommen derartige Lungenfibrosen zum Stillstand oder zeigen, unter der Therapie mit Glucocorticosteroiden, Immunsuppressiva und gegebenenfalls Endoxan als Zytostatikum, eine deutliche Besserung. Derartige Patienten können jahrelang, trotz erheblicher röntgenologischer Veränderungen (Abb. 1-14), gut leistungsfähig bleiben.

Differentialdiagnostisch muß aber bei den Lungenfibrosen immer bedacht werden, ob es sich nicht doch um eine Lymphangitis carcinomatosa in der Lunge handelt, insbesondere bei einer Karzinomanamnese. Die Röntgenbilder können im höheren Alter größere differentialdiagnostische Schwierigkeiten bieten. Derartige pulmonale karzinomatöse Aussaaten können über mehrere Jahre laufen, wobei sich immer wieder die Differentialdiagnose Lungenfibrose oder Lungenkarzinomatose stellen kann (Abb. 1-15).

1.8 Pneumonien

Unter den Lungenentzündungen ist es auch im höheren Alter zweckmäßig, zwischen Lobärpneumonien und Bronchopneumonien zu unterscheiden. Was die Erreger anlangt, so stehen die bakteriellen Pneumonien neben den Viruspneumonien. Alle diese Formen kommen in der Geriatrie eher häufiger vor als in jüngeren Lebensdekaden.

Ohne Röntgenaufnahme werden die Pneumonien oft nicht erkannt, da die Symptomatik im Alter oft weniger eindeutig auf die Lunge hinweist als bei jüngeren Patienten. Die Temperaturerhöhung kann weniger stark ausgeprägt sein, die Leukozytose und Linksverschiebung des Blutbildes kann fehlen; und die Kurzatmigkeit ist, wenn die Patienten stärker benommen sind, oft schwer zu erkennen. Auch der Auskultationsbefund kann im Stich lassen. Da häufig dann mit der pneumonischen Belastung es auch zur Linksherzinsuffizienz mit entsprechender Lungenstauung kommt, kann das Bild unübersichtlich werden.

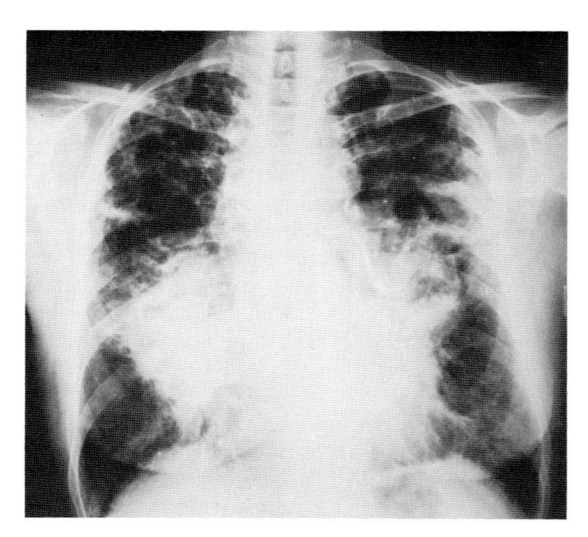

Abb. 1-14: Röntgenbild einer Patientin mit ausgebranntem Morbus Boeck, die ohne Komplikation vier Kinder geboren hat, Hochgebirgswanderungen ohne Beschwerden zurücklegen konnte. Die als Spätkomplikation aufgetretene Atemwegsobstruktion konnte therapeutisch gut beherrscht werden und brachte der Patientin ihre frühere Belastungsfähigkeit wieder

Die genaue Anamnese, die sorgfältige Beobachtung des Patienten und die differentialdiagnostische Beurteilung der Thoraxaufnahme wird dann doch zur richtigen Diagnose führen. Auch Mykoplasmen-Pneumonien mit relativer Symptomarmut haben wir im höheren Lebensalter gesehen.

Prävention ist ein in der Geriatrie gerade für die Pneumonien entscheidendes Prinzip. Atemübungen, aktive Bewegungen, Umlagerungen, Abhustenlassen sind einfache Maßnahmen mit großen Erfolgen. Sauerstoffgabe hilft dem alternden Organismus bei eingeschränkter Lungenfunktion in vielfältiger Weise, wobei 1,5 bis 2 l Sauerstoff über eine Nasensonde, auch über längere Zeit, ohne Gefahr gegeben werden können. Ältere Patienten können oft nur schwer abhusten, da sie die erforderlichen Respirationsdrucke nicht mehr aufbringen. Bei zähem Sputum ist die Möglichkeit des Abhustens oft besonders erschwert. Die Sputumverflüssigung durch Sekretolytika kann erhebliche Entlastung bringen. Da ältere Patienten häufig unter einem Flüssigkeitsdefizit stehen, ist die Zufuhr ausreichender Flüssigkeitsmengen eine wesentliche Voraussetzung zur Sekretolyse. Immer müssen allerdings die mögliche Kreislaufbelastung und die mögliche Linksherzinsuffizienz bedacht werden, da gerade latente Linksherzinsuffizienzen den Boden für Bronchopneumonien im Alter bereiten.

1.9 Lungentumoren und Bronchialkarzinom

Mit dem Auftreten von einzelnen oder mehreren Verschattungen in der Lunge ist im höheren Alter immer an das Angehen eines Bronchialkarzinoms oder an das Angehen von Metastasen zu denken. Meist helfen schon die sorgfältig erhobene Anamnese zusammen mit einem bronchoskopisch oder mediastinoskopisch gewonnenem histologisch untersuchten Material, die Diagnose zu stellen (Abb. 1-15).

Alveolarzellkarzinome sind absolut selten, kommen aber auch im höheren Lebensalter vor.

Die Therapie, wobei meist nur Zytostatika-Kombinationen mit Röntgenstrahlen infrage kommen, soll an die Tumorart und das Alter der Patienten angepaßt sein, aber doch so schonend durchgeführt werden, daß nicht eine kurze Lebensverlängerung um den Preis kaum noch lebenswerter Wochen oder Monate, die sonst noch erträglich verlaufen wären, erkauft wird.

Immer aber ist in der Geriatrie an ein Bronchialkarzinom zu denken, wenn ein hartnäckiger Husten vorliegt, wenn Blut im Auswurf beobachtet wird. Auch eine Bronchopneumonie kann das erste Zeichen eines Bronchialkarzinoms sein. Nicht selten verbirgt sich hinter einer Segment- oder Lappenatelektase ein obturierendes Bronchialkarzinom. Häufiger kommen auch Patienten zur Untersuchung, bei denen ein Pleuraerguß nachzuweisen ist, der als Folge eines Bronchialkarzinoms auftrat. Sanguinolente Verfärbung des Ergusses macht den bösartigen Tumor sehr wahrscheinlich. Nach einer Studie in Nordrhein-Westfalen sterben 0,59% der Nichtraucher und 7,53% der Raucher an Bronchialkarzinom. Dies bedeutet eine Überhäufigkeit der Raucher gegenüber den Nichtrauchern von 1:12,72 (Ulmer, 1981) (Abb. 1-16).

Die Altersverteilung der Sterblichkeitskurve an Bronchialkarzinom für Raucher und Nichtraucher zeigt Abbildung 1-17.

Abbildung 1-17 zeigt, daß das Bronchialkarzinom bei Nichtrauchern eigentlich eine Alterskrankheit ist.

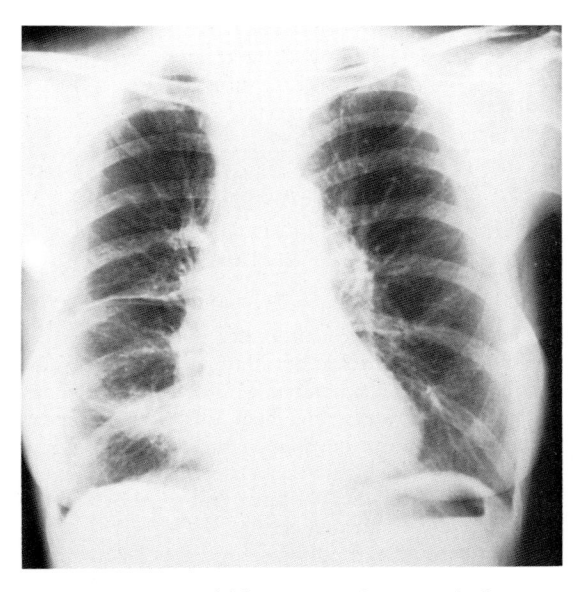

Abb. 1-15: Röntgenbild eines Patienten mit Lungenmetastasen 3 Jahre nach der Entfernung eines karzinomatösen Dickdarmpolypen

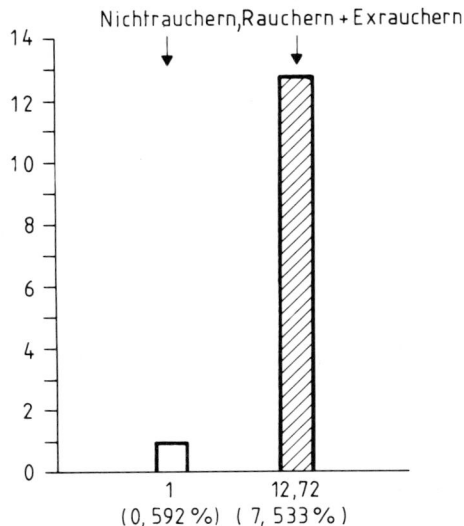

Abb. 1-16: Verhältnis der Bronchialkarzinomhäufigkeit bei Nichtrauchern und Rauchern

78 W. T. Ulmer

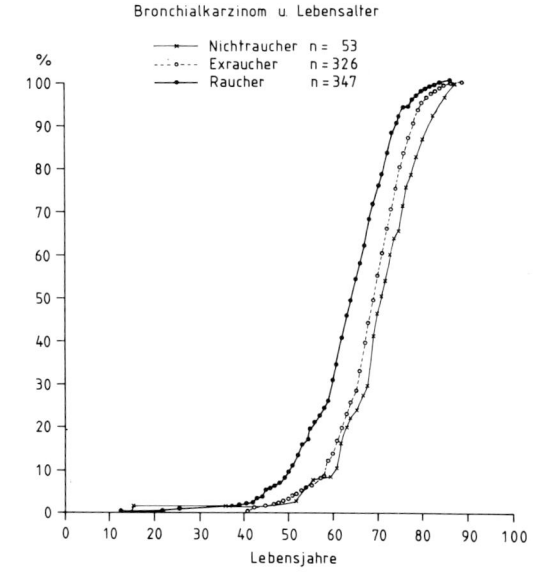

Abb. 1-17: Sterblichkeitskurve bei Rauchern, Exrauchern und Nichtrauchern an Bronchialkarzinom

Das mittlere Sterbealter der Nichtraucher an Bronchialkarzinom liegt bei 70,62 Jahren, wobei dasjenige der nichtrauchenden Männer im Mittel bei 75 Jahren liegt. Hiermit liegt das Sterbealter an Bronchialkarzinom bei den nichtrauchenden Männern über der allgemeinen Lebenserwartung. Raucher sterben im Mittel um 7,04 Jahre früher an Bronchialkarzinom als Nichtraucher.

Im höheren Lebensalter schreitet ein Bronchialkarzinom aufgrund der geringeren Wachstumspotenz häufig relativ langsam voran. Lebenserwartungen nach Diagnosestellung bis zu 4 Jahren und länger wurden beobachtet, wenn auch im Mittel die Lebenserwartung doch wesentlich niedriger liegt. Das biologische Lebensalter und die Funktion der Gesamtlunge entscheiden über die Operationsfähigkeit, die durchaus auch noch in höherem Lebensalter gegeben sein kann. Die zytostatische Kombinationsbehandlung entsprechend den erprobten Schemata sollte immer solange versucht werden, solange die Behandlung nicht nur noch ein aussichtsloses quälendes Leiden verlängert. Hier ein rechtes Maß zu finden, erfordert Erfahrung und ärztliches Handeln.

1.10 Pleuritis

Pleuraergüsse werden bei älteren Personen häufiger beobachtet. Sie können mit Schmerzen bei einer Pleuritis carcinomatosa oder bei einer Lungenembolie einhergehen. Schmerzfreie Pleuraergüsse sind meist Zeichen der Linksherzinsuffizienz. Diese Stauungsergüsse werden häufiger rechtsseitig als linksseitig, aber auch beidseitig beobachtet. Häufig finden sich bei der Thoraxaufnahme auch die Zeichen der Lungenstauung und Anhaltspunkte für eine Herzschädigung, für deren Art auch das Elektrokardiogramm, die Auskultation wie die Echokardiographie wesentliche Hinweise geben. Bei Eiweißverlust oder Eiweißsynthesestörungen kann bei der verminderten Leistungsfähigkeit der Kapillargefäße des älteren Menschen auch hierdurch die Ergußbildung gefördert werden.

Die eigentliche Pleuritis bei der Pleurakarzinose kann als Pleuritis sicca anfänglich ebenso schmerzhaft verlaufen wie bei einer Pleuritis, die im Verlauf einer Pneumonie oder bei einer Lungeninfarzierung nach Lungenembolie auftritt. Auch bei der Pleuritis exsudativa specifica können atemsynchrone Pleuraschmerzen über längere Zeit bestehen.

Die Schmerzen werden geringer oder verschwinden im allgemeinen, wenn aus der trockenen Pleuritis eine feuchte wird, womit dann der mehr oder weniger ausgeprägte Pleuraerguß nachzuweisen ist.

Jeder Pleuraerguß, der nicht eindeutig erklärt werden kann, ist als Pleuritis exsudativa specifica zu behandeln. Dies gilt auch im höheren Lebensalter. Eine Beschleunigung der Blutkörperchensenkung, eine Leukozytose, ein Reizhusten wie Pleuraschmerzen können das Krankheitsbild begleiten. Die Erreger lassen sich häufig nicht fassen. Insbesondere bei älteren Patienten können die unspezifischen Entzündungszeichen wie auch die sonst häufiger nachweisbaren Temperaturerhöhungen fehlen. Die tuberkulostatische Therapie ist aber erfolgreich und bestätigt nicht selten die Vermutungsdiagnose (Kuntz, 1968). Die tuberkulostatische Therapie sollte nach den Regeln der Tuberkulosebehandlung für einen Zeitraum von 3–6 Monaten durchgeführt werden. Kontrollen sind erforderlich, da nach einer (unbehandelten) Pleuritis exsudativa specifica in einem hohen Prozentsatz eine Organtuberkulose folgt, was durch die ausreichende Therapie sicher vermieden werden kann.

Dem nach einer Lungenembolie meist mit der Infarzierung auftretenden Pleuraerguß geht fast immer eine Pleuritis sicca mit entsprechenden atemsynchronen Schmerzen voraus. Bei älteren Patienten kann die Anamnese weitgehend leer sein. An die mit dem Emboliereignis einhergehenden Kreislaufbeschwerden kann sich der Patient mit dem Lungenembolieerguß häufig nicht mehr erinnern, da bei geriatrischen Patienten ähnliche Kreislaufbeschwerden häufig zum normalen Erfahrungsgut gehören. Thrombosen, die klinisch ja oft nur faßbar werden, wenn eine Thrombophlebitis besteht oder wenn größere Venen verschlossen werden, können sich dem Nachweis ganz entziehen. So sollte bei einem Pleuraerguß sonst unbekannter Genese auch immer in Erwägung gezogen werden, ob nicht eine Lungenembolie über die Infarktpleuritis Ursache des Ergusses ist. Sorgfältige Anamneseerhebung, klinische Untersuchung, Röntgenkontrolle und sanguinolentes Sputum (Kontrolle!) helfen dann doch häufiger die Diagnose stellen. Elektrokardiographische Veränderungen treten nur bei ausgedehnten Lungenembolien auf und sind meist sehr flüchtig (Ulmer et al., 1978).

1.11 Pneumothorax

Der Pneumothorax ist keine besondere Alterskrankheit. Er kommt aber bei älteren Patienten relativ häufiger vor, wobei Einrisse von Emphysemblasen oder Kavernen verantwortlich zu machen sind. Der Pneumothorax zeigt aber bei älteren Menschen einige Besonderheiten, die hier der Erwähnung bedürfen (Ludwig und Kienzle, 1978).

1. Die Diagnose mit klinischen Methoden kann schwierig sein, da auch so schon ein hypersonorer Klopfschall und ein abgeschwächtes Atemgeräusch vorhanden sein können.

2. Mit dem Pneumothoraxereignis können Schmerzen auftreten, die sich mit der auftretenden Atemnot auf das Herz verlagern und dann zu verhängnisvollen Fehldiagnosen (Herzinfarkt, Lungenembolie) führen können.

3. Da bei älteren Patienten häufiger schon eine obstruktive Atemwegserkrankung mit Atemnot besteht, wird eine Verschlimmerung der Atemnot als Asthmaanfall (Obstruktionsanfall) gedeutet, obwohl ein aufgetretener Pneumothorax die Ursache der entscheidenden Verschlimmerung ist. Deshalb sollte immer bei einem Asthmaanfall auch bei einem altbekannten Patienten ein Pneumothorax ausgeschlossen werden.

4. Der ältere Patient toleriert im Mittel den Pneumothorax, besonders wenn Vorerkrankungen wie obstruktive oder restriktive Erkrankungen der Lunge oder eine Linksherzinsuffizienz bestehen, die damit verbundene Einschränkung der Gasaustauschfläche schlechter als jüngere Personen.

Wenn wir bei jugendlichen Patienten bis zum Anlegen einer Saugdrainage mit der Hoffnung der Spontanrückbildung u.U. 3–6 Tage zuwarten können, so ist das Anlegen einer Saugdrainage bei älteren Patienten meist frühzeitig angezeigt. Ausnahme kann ein partieller Pneu sein, besonders wenn er wegen Pleuraverwachsungen nur partiell aufgetreten ist. Bei dem Auftreten von Atembeschwerden sollte bei älteren Patienten aber immer unverzüglich die Saugdrainage angelegt werden. Zuwarten setzt kontinuierliche sorgfältige Beobachtung des Patienten voraus.

5. Bei älteren Patienten kommt es häufiger als bei Jugendlichen nach längerem Bestehen eines Pneumothorax unter der Absaugbehandlung, insbesondere in den Unterfeldern der Lunge, zu einem massiven diffusen Alveolarinfiltrat (Abb. 1-18), welches der Wiederausdehnung deutlichen Widerstand entgegensetzt und u.U. zusätzlich zu einer ungleichmäßigen Ausdehnung der Lunge führt. Hier besteht auch eine Infektionsgefahr, die antibiotisch abgedeckt werden muß.

1.12 Alterstuberkulose

Die Tuberkulose stellt bei älteren Patienten in mehrerer Hinsicht ein besonderes Problem. Eine weitgehend stabilisierte Tuberkulose kann mit der Abnahme der Abwehrkräfte wieder an Aktivität gewinnen, wobei die typische Tuberkulosesymptomatik kaschiert sein kann. Ältere Tuberkulosepatienten bedürfen deshalb der besonderen Überwachung und Betreuung, da ja eine derartige Quelle immer wieder Neuansteckungen verursacht. Das Sterbealter an Tuberkulose liegt im höheren Lebensalter (Abb. 1-19).

Sicher spielt auch die relativ gute Behandlungsmöglichkeit der Tuberkulose eine Rolle dafür, daß das Sterbealter zu immer höheren Jahrgängen verschoben wurde.

Eine weitere Besonderheit der Tuberkulose ist, daß infolge der narbigen Verziehungen und Strukturverluste der Lunge mit dem Altern des Gesamtorgans die ventilatorische Insuffizienz manifest wird. Der früher ohne wesentliche Leistungsreserven ertragene

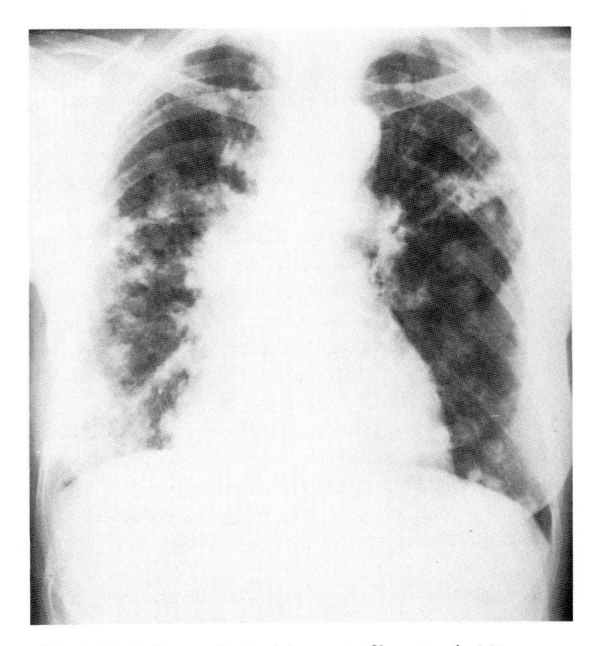

Abb. 1-18: Pulmonale Atelektaseninfiltration bei Pneumothorax während der Wiederausdehnungsphase nach Saugdrainage

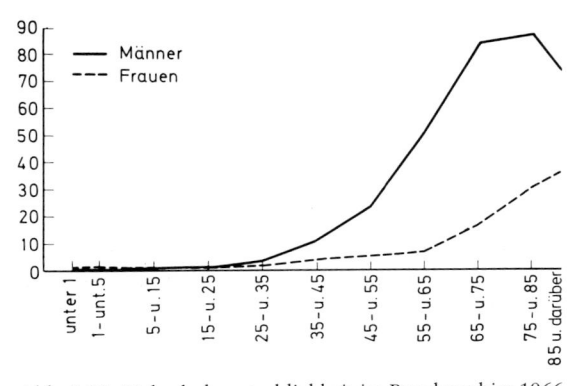

Abb. 1-19: Tuberkulosesterblichkeit im Bundesgebiet 1966 nach Alter und Geschlecht je 100 000 Einwohnern der gleichen Altersgruppe (nach Statistischem Bundesamt aus Tuberkulose-Jahrbuch 1966/67, Bd. 15)

Zustand nach Defektheilung einer Tuberkulose wird dann zur zunehmend stärkeren Leistungsbegrenzung. Auf dem Boden einer narbig ausgeheilten Tuberkulose, auch besonders bei Pleuraverschwielungen entwickelt sich mit zunehmendem Lebensalter nach jahrelanger Beschwerdefreiheit häufiger auch eine obstruktive Atemwegserkrankung mit obstruktiver Bronchitis. Die Bronchitis ist häufig unspezifisch, und das Krankheitsbild entspricht demjenigen einer unspezifischen Atemwegsobstruktion. Die adäquate Behandlung bringt meist gleich gute Ergebnisse wie bei der idiopathischen nicht auf tuberkulöse Veränderungen zurückzuführenden Atemwegsobstruktion. Sorge vor der erforderlichen Nebennierenrindenhormontherapie ist nicht notwendig, da die erforderlichen Dosen keine Reaktivierung der alten Tuberkulose fördern, im Gegenteil wird durch die Hemmung der Entzündungsvorgänge in der Lunge durch die niedrig dosierte Glucocorticoid-Therapie (siehe S. 73) die Reaktivierung ebenso eher verhindert wie auch durch die unter der Therapie zu erzielende beträchtliche Minderung der Hustenanfälle. Bei der herabgesetzten Abwehrlage älterer Patienten sollte aber immer bedacht werden, daß alle Formen der Lungentuberkulose bis zur Miliartuberkulose, wenn auch relativ selten, mit relativer Symptomenarmut vorkommen können. Die Röntgen- und Sputumuntersuchungen, u. U. auch die des Magensaftes mit dem Mikroskop, in der Kultur wie im Tierversuch, sollten beim geringsten Verdacht veranlaßt werden.

1.13 Lungenembolie

Mit nachlassender kardiozirkulatorischer Vitalität und nachlassender körperlicher Aktivität, insbesondere bei Vorerkrankungen im Sinne eines Status varicosus, drohen dem älteren Menschen Lungenembolien.

1.13.1 Kleine Lungenembolien

Ganz besonders häufig treten kleine Lungenembolien im Gefolge von Herz- und Lungenerkrankungen auch bei sonstigen entzündlichen wie karzinomatösen Erkrankungen auf. Neben den als Emboliequelle ganz überwiegenden unteren Extremitäten kommen auch Beckenvenen, besonders bei Prostatakarzinomen oder Uteruserkrankungen oder nach entsprechenden operativen Eingriffen, infrage. In den letzten Jahren wurden auch Lungenembolien aus den oberen Extremitäten häufiger beobachtet, wobei die Venenthrombose als Folge von länger liegenden venösen Sonden entstanden war. Gerade bei älteren Patienten sollten derartige venöse Zugänge deshalb nicht länger als unbedingt erforderlich belassen werden.

Bei den Lungenembolien sind vor allem zwei Formen zu unterscheiden. Die kleinen Lungenembolien können ohne alle Kreislaufsymptomatik vorkommen, dennoch sind Husten und nach einigen Tagen Auswurf Hinweissymptome. Auch Pulsfrequenzanstieg und mäßige Atemnot können an eine kleine Lungenembolie denken lassen. Röntgenologisch fallen dann auch häufiger ein oder auch einige relativ fleckige Infiltrate auf. Im Endstadium anderer schwerer Erkrankungen sind es häufig derartige kleine rezidivierende Lungenembolien, die dann die unmittelbare Todesursache darstellen. Die kleine Lungenembolie ist dann der letzte Tropfen, welcher das kardiozirkulatorische System zum Versagen bringt.

Bei schweren Erkrankungen kann es auch zur rezidivierenden Lungenembolie kommen, die bei ungenügender Lyse oder Organisation zur zunehmenden Einengung der Lungenstrombahn führt, womit sich ein subakutes Cor pulmonale entwickelt. Dieses Cor pulmonale kann gerade bei älteren Personen, auch wenn die Grundkrankheit, die für die Lungenembolie verantwortlich war, beseitigt ist, zur massiven Rechtsherzdekompensation führen. Es sei aber darauf verwiesen, daß im allgemeinen durch Spontanlyse und durch Spontanorganisation auch bei zunächst hohen Drucken in der A. pulmonalis und schon erhöhtem zentralen Venendruck eine weitgehend normale Kreislaufsituation nach wenigen Stunden bis zu einigen Wochen wieder erreicht wird (Ulmer et al., 1978).

1.13.2 Große Lungenembolien

Bei der großen Embolie sind drei Phasen zu unterscheiden (Abb. 1-20) (Ulmer, 1980a).

Auch bei den großen Lungenembolien ist die Thrombose als Ursprungsort der Lungenembolie nur in einem Drittel der Patienten vorher klinisch relevant (Ludwig, 1966). Im Stadium I kommt es u. U. zu einer kurzen Bewußtlosigkeit, aus welcher der Patient nach einigen Sekunden bis Minuten wieder «auftaucht», was immer in diesem Alter dann zu typischen differentialdiagnostischen Erwägungen führt: Zerebrovaskuläre Insuffizienz, Herzrhythmusstörungen (Sick sinus-Syndrom, Überleitungsstörung). In dieser Phase I sterben über 90 % der Patienten mit akuten großen tödlich verlaufenden Lungenembolien.

Wird die Gegenregulationsphase erreicht mit Anstieg der Katecholaminaktivität und Zentralisation des Kreislaufes (Wrabetz et al., 1979), so sind die Kreislaufverhältnisse in dieser Phase äußerst labil. Unvorsichtige Umlagerung oder Sedierung können die Katastrophe einleiten. Innerhalb von 6 Stunden sinkt gewöhnlich der Druck in der A. pulmonalis zu 50 % spontan ab (Ulmer, 1980a; Fred et al., 1966). Auch bei einer zweiten großen Lungenembolie, die nach ca. 6 Wochen eintritt, kann die Spontanlyse des Thrombus wieder zu vollständiger Normalisierung der Kreislaufverhältnisse führen (Abb. 1-21) (Könn et al., 1962).

Bei weniger als 10 % der Patienten kommt es aber zu einer nicht genügenden Spontanlyse. Für diese Patienten ist die Streptokinase-Therapie bzw. die Thrombektomie zu diskutieren. Diese Eingriffe beinhalten besonders in der Geriatrie ein sehr hohes

Pneumologie 81

Risiko und bedürfen deshalb sorgfältiger Indikationsstellung. Die Überwachung der Druckverhältnisse in der A. pulmonalis in den ersten 6–12 Stunden gibt hier wichtige Indikationshilfen.

Ist ein Druckabfall in der A. pulmonalis in der Größenordnung von 30% innerhalb der ersten 6 Stunden zu beobachten, so kann mit einer weiteren vollständigen Normalisierung der Kreislaufverhält-

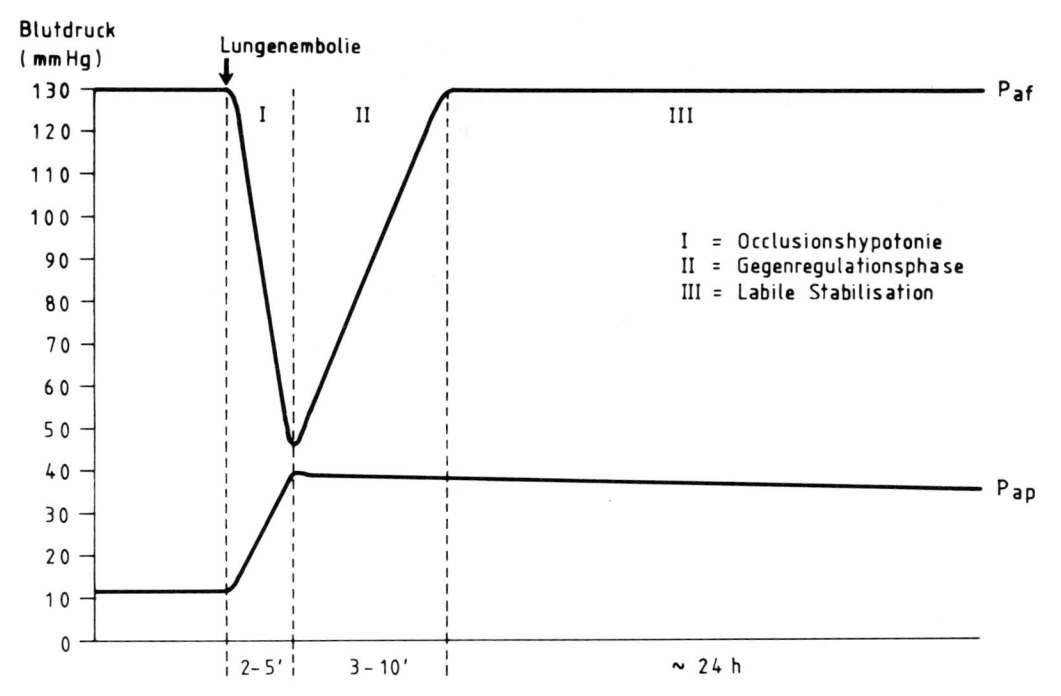

Abb. 1-20: Die drei Phasen der Lungenembolie: I. Okklusionshypotonie, II. Gegenregulationsphase, III. labile Stabilisation

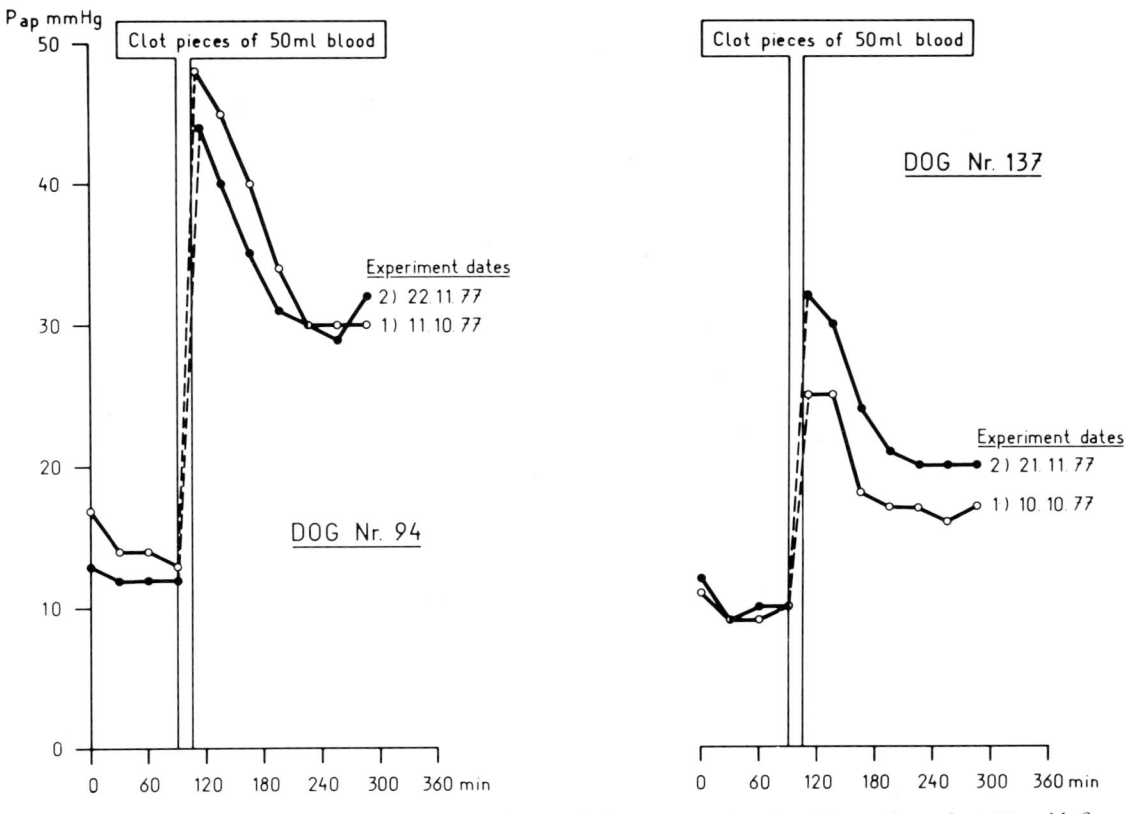

Abb. 1-21: Druck in der Arteria pulmonalis bei zweimaliger Embolisierung in circa 6wöchigem Abstand mit Verschluß von größeren Gefäßen

nisse im Lungenkreislauf gerechnet werden. Konstant bleibender Druck in der A. pulmonalis mit Werten über 30–35 mm Hg führt im allgemeinen zur Dauerinsuffizienz des rechten Herzens. Das ältere (rechte) Herz ist weniger hypertrophiefähig und damit weniger gut in der Lage, eine größere Druckbelastung zu tolerieren als das jüngerer Patienten.

In den Phasen I–III der akuten Lungenembolie kann die Inhalation hoher Sauerstoffkonzentrationen lebensentscheidend sein. Auch kann ein kleiner venoarterieller Bypass mit Hilfe einer kleinen Herz-Lungen-Maschine den Anschluß an eine stabilere Phase III ohne zusätzlich größere gefährliche Eingriffe sicherstellen (Islam und Ulmer, 1979).

Eine große Lungenembolie führt auch zu Schwierigkeiten für das linke Herz infolge der mangelnden Koronarperfusion. So kann das klinische Bild auch dem einer Linksherzinsuffizienz gleichen. Gerade in der Geriatrie, wo Linksherzinsuffizienzen aus verschiedenen Gründen häufiger vorkommen, sollte auch an die Lungenembolie als (seltenere) Ursache gedacht werden.

Durch die Linksinsuffizienz kommt es zur Reizung pulmonaler Rezeptoren, die für den Bronchomotorentonus mitverantwortlich sind (Islam et al., 1977). Hierdurch entsteht ein überempfindliches Bronchialsystem, und insbesondere bei Patienten mit schon bestehender Atemwegsobstruktion kann ein schwerer Asthmaanfall ausgelöst werden (Gurewich et al., 1963; Windebank et al., 1973). Immer sollte deshalb bei auftretender Atemnot bei einer Lungenembolie überprüft werden, ob nicht eine Atemwegsobstruktion einsetzt. Inhalationen von Bronchodilatatoren, wie Atrovent oder Berodual, aus einem Dosier-Aerosol helfen nicht nur symptomatisch. Durch den raschen Abbau der erhöhten Strömungswiderstände in den Atemwegen werden auch die erhöhte Atemarbeit und die nicht unerhebliche zusätzliche Kreislaufbelastung herabgesetzt.

1.13.3 Lungeninfarkt

Der Verlauf einer Lungenembolie wird auch damit entschieden, ob sich ein Lungeninfarkt entwickelt. Bei Lungenembolien wird mit einer Häufigkeit zwischen 10% (Moser, 1977) und 59% (Vollmar und Rüdinger, 1972) das Auftreten eines Lungeninfarktes beobachtet. Das Nichtsehen des Lungeninfarktes im Röntgenbild kann somit die Diagnose der Lungenembolie keinesfalls ausschließen. Ein Lungeninfarkt kommt zustande, wenn für das Lungenbronchialgewebe, welches normalerweise von 3 Bereichen aus mit Sauerstoff versorgt werden kann: von der A. pulmonalis, von den Bronchialarterien und von den Atemwegen, zumindest 2 Versorgungsmöglichkeiten ausgefallen sind. Da der Lungeninfarkt häufiger bei vorbestehender Linksherzinsuffizienz beobachtet wird, ist so auch bei älteren Lungenembolieepatienten die Lungeninfarkthäufigkeit größer als bei jüngeren. 70–90% der Lungeninfarkte entstehen in den Unterlappen (Marshall, 1965), was wieder darauf hinweist, daß der erhöhte Venendruck und die verminderte Ventilationsmöglichkeit eine wichtige Rolle spielen.

Auch entstehen Atelektasen leicht in embolisierten Lungen, da in der nicht mehr perfundierten Lunge der Surfactant-Faktor nicht mehr genügend gebildet wird (Moser, 1977; Finley et al., 1964). Die Alterslunge hat hier schon mit großer Wahrscheinlichkeit größere Probleme.

Die Prognose des Lungenembolieepatienten hängt weitgehend von dem verbliebenen Gefäßquerschnitt in der Lunge wie von der Hypertrophiefähigkeit des rechten Ventrikels ab. Ohne Frage ist der ältere Patient hier durch Vorbelastungen, sowohl was das Lungengefäßsystem anlangt als auch was die Hypertrophiefähigkeit des rechten Ventrikels angeht, stärker gefährdet. Bei ca. 10% der Patienten bleiben Perfusionsdefekte über die 6. Woche hinaus manifest. Besonders sind ältere Patienten von einer ungenügenden Lösung des Embolus betroffen (Chait et al., 1967; Symbas et al., 1971). Auffallend ist die Kreislauflabilität derartiger Patienten und eine häufiger langanhaltende Neigung zu plötzlichen Schweißausbrüchen. Temperaturen, die bei einem Lungeninfarkt deutlich über 38 °C ansteigen, lassen den Verdacht auf eine Infektion im Sinne der Infarktpneumonie aufkommen. Wieder ist der ältere Patient ganz besonders gefährdet. Das Fieber kann trotz schon florider Infektpneumonie fehlen. Sonstige Entzündungszeichen sind im Alter ebenfalls unzuverlässig. Der rechtzeitige Einsatz von Antibiotika kann nur teilweise die entscheidende Verschlechterung vermeiden. Atemübungen, Abhusten und alles, was die Abwehrleistung des Organismus zu steigern in der Lage ist, kann das Angehen einer Infektion im infarzierten Gebiet vermeiden.

Thromboseprophylaxe mit allen zu Gebote stehenden Mitteln sollte bei älteren Patienten als wirksamer Schutz gegen alle hier aufgeführten Gefahren stets intensiv betrieben werden.

1.14 Cor pulmonale

1.14.1 Akutes Cor pulmonale

Die akute pulmonalbedingte vermehrte Belastung des rechten Herzens wird als akutes Cor pulmonale bezeichnet. Vorwiegend handelt es sich hierbei um Zustände nach Lungenembolien. Die Häufigkeit von Lungenembolien in der Geriatrie wurde schon im vorhergehenden Abschnitt beschrieben. Eine unzweifelbare Besonderheit des akuten Cor pulmonale in der Geriatrie ist die verminderte Belastbarkeit des Herzens. So kommt es schon zum Versagen des rechten Herzens bei Druckbelastungen, welchen ein jüngeres Herz durchaus noch gewachsen ist. Wahrscheinlich ist zumindest ein entscheidender Faktor die eingeschränkte Koronarreserve derartiger Herzen, die auf einen ausreichenden Füllungsdruck für die Koronardurchblutung angewiesen sind. Gerade dieser koronare Perfusionsdruck sinkt aber entsprechend dem Absinken des Systemdruckes bei Lungenembolien ab. Eine weitere meist unerwartete Beobachtung ist dann eine in diesem Zustand zusätzlich auftretende Linksherzinsuffizienz mit Lungenödem. Auf therapeutische Möglichkeiten wurde oben (siehe S. 80) schon hingewiesen.

1.14.2 Chronisches Cor pulmonale

Das chronische Cor pulmonale ist die chronische primär pulmonalbedingte vermehrte Belastung des rechten Herzens, die entsprechend der World-Health-Organisation (1963) nicht allein funktionell definiert sein kann und deshalb auch als Hypertrophie des rechten Herzens pathologisch-anatomisch faßbar sein muß. Alle chronischen pulmonalen Erkrankungen der obstruktiven wie der restriktiven Funktionsreihe können zum chronischen Cor pulmonale führen.

Neben der pulmonalen Grundkrankheit sind es
a) die Dauer der Erkrankung mit ihren intermittierenden Schüben, oder mit ihrer progressiven Verschlechterung und
b) die zunehmende arterielle O_2-Druckerniedrigung bei sonst unter der adäquaten Therapie häufig unverändert bleibender Lungenfunktion und
c) das zunehmende Lebensalter und hier besonders das Alter des Herzens, welches die schließliche Dekompensation des rechten Herzens bedingen.

Abgesehen von akuter Entwicklung bei einem Obstruktionsanfall sterben diese Patienten am dekompensierten chronischen Cor pulmonale, welches entsprechend der unter a) und c) angeführten Ursachen auch als typische Erkrankung des höheren Alters aufgefaßt werden kann. Bei entsprechend älteren Patienten kann das rechte Herz schon bei Ruhedrucken um 25 mm Hg dekompensieren (Ulmer, 1979 b).

Die Therapie hat sich ganz auf die Lunge zu konzentrieren, da entscheidende Besserung nur über eine Verbesserung der Lungenfunktion zu erreichen ist. Dort, wo dies nicht möglich ist, hilft Digitalis nicht viel (Hargreave, 1965; Fishman, 1976). Da diese Herzen unter der arteriellen Hypoxämie besonders digitalisempfindlich sind, ist auch das Auftreten von digitalisbedingten Rhythmusstörungen besonders zu beachten. Von größerem therapeutischen Nutzen sind Saluretika und Aldosteronantagonisten.

Literatur

Adamson, J.: In: C. Mittman (ed.): Pulmonary emphysema and proteolysis. Edt. by Acad. Press, New York 1972, S. 257–258

Amrein, R., R. Keller, H. Joos, H. Herzog: Neue Normalwerte für die Lungenfunktionsprüfung mit der Ganzkörperplethysmographie. Dtsch. med. Wschr. 94, 1785 (1969)

Anderhub, H.P., R. Keller, H. Herzog: Spirometrische Untersuchung der forcierten Vitalkapazität, Sekundenkapazität und maximalen Atemstromstärke bei 13798 Personen. Dtsch. med. Wschr. 99, 33–38 (1974)

Berglund, E., G. Birath, J. Bjure, G. Grimby, I. Kjellmer, L. Sandovist, B. Soderholm: Spirometric studies in normal subjects. Forced expirograms in subjects between 7 and 70 years of age. Acta med. scand. 173, 185–192 (1963)

Blackwood, C.W., Y. Hosannah, E. Perman, S. Keller, I. Mandl: Experimental emphysema in rats: Elastolytic titer of inducing enzyme as determinant of the response. Proc. Soc. Exp. Biol. Med. 144, 450–454 (1973)

Bohlig, H.: Röntgen: Lunge und Pleura. Thieme, Stuttgart 1975

Bürgi, H.: Zit. bei Bopp, K.P.: Chronische Bronchitis. Zusammensetzung und Eigenschaften des Bronchialsekrets. Schattauer, Stuttgart–New York 1968, S. 35.

Bürgi, H.: Neue Aspekte der Kortikosteroidtherapie. Ther. Umschau 31, 817 (1974)

Bugalho de Almeida, A.A., D. Schött, I. Zimmermann, W.T. Ulmer: The influence of airways obstruction on pulmonary circulation in chronic obstructive airway disease. Med. Toracica, 202 (1979)

Bugalho de Almeida, A.A., F. Telhada, W.T. Ulmer: Die Compliance-/Volumenbeziehung bei Gesunden, Lungenfibrosen und Emphysematikern. Prax. Pneumol. 34, 739–745 (1980)

Cara, M.: Auswertung einer statistischen Untersuchung der ventilatorischen Funktionsgrößen bei normalen Personen. Europ. Gemeinschaft f. Kohle u. Stahl, Arbeitsdokument 6082/58 d (1958)

Cegla, U.H.: Die idiopathische fibrosierende Alveolitis. Thieme, Stuttgart 1977

Chait, A., D. Summers, N. Krasnow, B.M. Wechsler, Observations on the fate of large pulmonary emboli. Amer. J. Roentgenol. 100, 364 (1967)

Cherniack, R.M., M.B. Raber: Normal standards for ventilatory function using an automated wedge spirometer. Am. Rev. Respirat. Disease 106, 38 (1972)

Ciba: Terminology, definitions and classification of chronic pulmonary emphysema and related conditions. A report of the conclusion of a Ciba Guest Symposium. Thorax 14, 286 (1959)

Cotes, J.E.: Lung function. Blackwell Scientific Publication, Oxford 1965

Cotes, J.E., C.E. Rossiter, I.T.T. Higgins, J.C. Gilson: Average normal values for the forced expiratory volume in white Caucasian males. Brit. Med. J. I, 1016 (1966)

Euler, U.S. von, G. Liljestrand: Observations on the pulmonary arterial blood pressure in the cat. Acty physiol. scand. 12, 301 (1946)

Farzin, I., W.T. Ulmer: Die Lebenserwartung von Patienten mit chronisch obstruktiver Atemwegserkrankung. Prax. Pneumol. 34, 158–168 (1980)

Ferlinz, R.: Das Lungenemphysem. In: Handbuch der inneren Medizin Bd. IV/2. Springer, Berlin–Heidelberg–New York 1979, S. 377–429

Ferrris, B.G., Jr., D.O. Anderson, R. Zickmantel: Prediction values for screening tests of pulmonary function. Am. Rev. Respirat. Disease 91, 252 (1965)

Finley, T.N., W.H. Tooley, E.W. Swenson, R.G. Gardner, J.A. Clements: Pulmonary surface tension in experimental atelectasis. Am. Rev. Respirat. Disease 89, 372 (1964)

Fishman, A.P.: Chronic cor pulmonale. Am. Rev. Respirat. Disease 114, 775 (1976)

Fred, H.L., M.A. Axelrod, J.M. Lewis, J.K. Alexander: Rapid resolution of pulmonary thromboemboli in man. J. Amer. Med. Ass. 196, 1137 (1966)

Giese, W.: Die allgemeine Pathologie der äußeren Atmung. In: Handbuch der allgem. Pathologie. Bd. V/1. Springer, Berlin–Göttingen–Heidelberg 1961

Gloger, K.: Die Altersabhängigkeit des Pulmonalarteriendruckes während stufenweise gesteigerter Ergometerarbeit. Z. Kreisl.-Forsch. 61, 728 (1972)

Gough, J.: The pathogenesis of emphysema. In: The lung. Williams & Wilkins Co., Baltimore 1968

Gross, P., M.A. Babyak, E. Tolker, M. Kaschak: Enzymatically produced pulmonary Emphysema. A preliminary report. J. Occup. Med. **6**, 481 (1964)

Gross, P., E.A. Pfitzer, E. Tolker, M.A. Babyak, M. Kaschak: Experimental emphysema. Its production with papain in normal and silicotic rats. Arch. environm. Hlth. **11**, 50 (1965)

Gurewich, V., D. Thomas, M. Stein, St. Wessler: Bronchoconstriction in the presence of pulmonary embolism. Circulation **27**, 339 (1963)

Hance, A.J., R.G. Crystal: Collagen. In: The biochemical basis of pulmonary function. Volume 2. Marcel Dekker, Inc., New York–Basel 1976

Hargreave, F.E.: Digitalis and cor pulmonale. Brit. Med. J. **II**, 943 (1965)

Hartung, W.: Lungenemphysem; Morphologie, Pathogenese und funktionelle Bedeutung. Springer, Berlin–Göttingen–Heidelberg–New York 1964

Hartung, W.: Pathologische Anatomie der Bronchitis und Bronchiektasie, des Lungenemphysems und der Atelektase. In: Handbuch Inn. Med. Bd. IV/2. Springer, Berlin–Heidelberg–New York 1979, S. 143–203

Hilpert, P.: Bronchiektasie: Klinik. In: Handbuch Inn. Med. Bd. IV/2, Springer, Berlin–Heidelberg–New York 1979, S. 347–376

Horwitz, A.L., R.G. Crystal: Content and synthesis of glycosaminoglycans in the developing lung. J. Clin. Invest. **56**, 1312 (1975)

Horwitz, A.L., N.A. Elson, R.G. Crystal: Proteoglycans and elastic fibers. In: The biochemical basis of pulmonary function. Marcel Dekker, Inc., New York–Basel 1976, S. 273

Islam, M.S.: Mechanism of controlling residual volume and emptying rate of the lung in young and elderly healthy subjects. Respiration **40**, 1–8 (1980)

Islam, M.S., K. Buckup, W.T. Ulmer: Altersabhängigkeit der mechanischen Eigenschaften der Lunge. Dtsch. med. Wschr. **103**, 1482–1485 (1978)

Islam, M.S., G. Könn, W.-P. Oellig, W.T. Ulmer, W. Weller: Experimentelles proteolytisches Lungenemphysem und die Lungenfunktion. Pneumonologie **151**, 55 (1974)

Islam, M.S., W.-P. Oellig, W. Weller: Respiratory damage caused by longterm inhalation of high concentration of sulphur-dioxide in dogs. Res. exp. Med. **171**, 211 (1977)

Islam, M.S., W.T. Ulmer: Der Strömungswiderstand in den Atemwegen und das Lungenvolumen. Dtsch. Med. Wschr. **102**, 1187 (1977)

Islam, M.S., W.T. Ulmer: Zum Pathomechanismus und zur Behandlungsmöglichkeit der akuten schweren Lungenembolie. Therapiewoche **29**, 5512–5532 (1979)

Islam, M.S., W.T. Ulmer: Standardisierung der Lungenfunktion. 1981, in Vorbereitung

Johanson, W.G., Jr., A.K. Pierce, R.C. Reynolds: The evolution of papain emphysema in the rat. J. Lab. Clin. Med. **78**, 599–607 (1971)

Johanson, W.G., Jr., A.K. Pierce, R.C. Reynolds: Effects of elastase, collagenase and papain on structure and function of rat lungs in vitro. J. Clin. Invest. **51**, 288–293 (1972)

Johanson, W.G., Jr., R.C. Reynolds, T.C. Scott, A.K. Pierce: Connective tissue damage in emphysema. An electron microscopic study of papain-induced emphysema in rats. Am. Rev. Respirat. Disease **107**, 589–595 (1973)

Kammler, E.; W.T. Ulmer: Die primäre chronische, nichtobstruktive Bronchitis. In: Handbuch Inn. Med. Bd. IV/2. Springer, Berlin–Heidelberg–New York 1979, S. 304–346

Kilburn, K.H., A.R. Dowell, P.C. Pratt: Morphological and biochemical assessment of papain-induced emphysema. Arch. Intern. Med. **127**, 884 (1971)

Kimbel, P., B. Mass, T. Ikeda, G. Weinbaum: Emphysema in dogs induced by leucocyte contents. In: Ch. Mitman (Hrsg.): Pulmonary Emphysema and Proteolysis. Academic Pres, New York 1972, S. 411

Kirkpatrick, Ch., H.Y. Reynolds: Immunologic and infections reactions in the lung. Volume 1. Marcel Dekker, Inc., New York–Basel 1976

Knudson, R.J., R.C. Slatin, M.D. Lebowitz, B. Burrows: The maximal expiratory flow-volume curve: normal standards, variability and effects of age. Am. Rev. Respirat. Disease **113**, 587–600 (1976)

Könn, G., P. Berg: Experimentelle chronische pulmonale Hypertonie und ihre Rückwirkung auf Herz und Arterien. Verh. dtsch. Ges. Path. **46**, 268 (1962)

Koo, K.W., J.A. Hayes, H.M. Hagen, D.E. Leith, C. Franzblau, G.L. Snider: Lung volumes and mechanics following elastase and collagenase in hamsters. Clin. Res. **22**, 508 A (1974)

Kory, R.C., R. Callahan, H.G. Boren, J.C. Syner: The veterans administration – Army cooperative study of pulmonary function. I. Clinical spirometry in normal men. Amer. J. Med. **30**, 243–258 (1961)

Kowalski, J., M.S. Islam, A.A. Bugalho de Almeida, W.T. Ulmer: Experimentelle Untersuchungen über kardiopulmonale Relationen bei Hypoxie, Hyperkapnie und Atemwegsobstruktion. Versuche an Hunden. Respiration **40**, 178–193 (1981)

Kowalski, J., B. Rasche, A.A. Bugalho de Almeida, K. Hochstrasser, W.T. Ulmer: Klinisch-funktionelle Emphysemdiagnostik und immunologische Korrelationen. Klin. Wschr. **57**, 521 (1979)

Kowalski, J., B. Rasche, W.T. Ulmer: Alpha$_1$-Antitrypsinmangelsyndrom und Lungenemphysem (Lungenfunktion und Verlauf). Prax. Pneumol. **31**, 950 (1977)

Kowalski, J., W.T. Ulmer: Atemwegsobstruktion, Emphysem und Volumen pulmonum auctum. Verh. Dtsch. Inn. Med. **83**, 1472 (1977)

Kuntz, E.: Die Pleuraergüsse. Urban und Schwarzenberg, München–Berlin–Wien 1968

Laurell, C.-B., S. Eriksson: The electrophoretic alpha$_1$-globulin pattern of serum in alpha$_1$-antitrypsin deficiency. Scand. J. clin. Lab. Invest. **15**, 132 (1963)

Ludwig, H.: Prophylaxe thromboembolischer Komplikationen und Behandlung der akuten Lungenembolie. Münch. med. Wschr. **108**, 1035 (1966)

Ludwig, J., G.D. Kienzle: Pneumothorax in a large autopsy population. Amer. J. clin. Path. **70**, 24 (1978)

Marco, V., B. Mass, D.R. Meranze, G. Weinbaum, P. Kimbel: Induction of experimental emphysema in dogs using leucocyte homogenates. Am. Rev. Respirat. Disease **104**, 595–598 (1971)

Marshall, R.: Pulmonary embolism. Thomas, Springfield, Ill. 1965

Meister, R.: Atemfunktion und Lungenkreislauf bei thorakaler Skoliose. Thieme, Stuttgart 1980

Morris, J.F., A. Koski, L.C. Johnson: Spirometric standards for healthy non-smoking adults. Am. Rev. Respirat. Disease **103**, 57 (1971)

Moser, K.M.: State of the Art. pulmonary embolism. Am. Rev. Respirat. Disease **115**, 829 (1977)

Norman, Ph.S.: Immunotherapy (desensitization) in allergic conditions of the respiratory tract. In: Immunologic and infectious reactions in the lung. Vol. 1. Marcel Dekker, Inc., New York–Basel 1976, p. 164

Otto, H.: Bedeutung, Morphologie und Einteilungsprinzipien des chronischen destruktiven Lungenemphysems. Atemwegs- und Lungenkrankheiten **2**, 95 (1976)

Pierce, J.A., R.V. Ebert: Fibrous network of the lung and its change with age. Thorax **20**, 469–476 (1965)

Pierce, J.A., J.B. Hocott, R.V. Ebert: The collagen and elastin content of the lung in emphysema. Ann. Intern. Med. 55, 210 (1961)

Rasche, B.: Das Sputum. In: W.T. Ulmer (Hrsg.): Handbuch Inn. Med. Bd. IV/2, Bronchitis, Asthma, Emphysem. Springer, Berlin–Heidelberg–New York 1979

Rühle, K.H., H. Matthys: Kritische Auswahl von Sollwerten für ein Computer-Programm zur Routine-Lungenfunktions-Diagnostik. Pneumonologie 153, 223 (1976)

Schepping, M., H.-K. Breddin: Die Lungenembolie. Häufigkeit, Pathophysiologie, Symptomatologie, Diagnostik und Therapie. Dtsch. Ärzteblatt 72, 1039 (1975)

Schmidt, O.-P.: Praktische Durchführung der Corticoidbehandlung bei Atemwegskrankheiten. Medizin 68, 1622 (1973)

Sennekamp, J.: Lungenprozesse im Gefolge von Immunkomplex-Reaktionen (Typ III). Atmungs- und Lungenkrankheiten 2, 81 (1975)

Smidt, U., K. Nerger: Sollwerte – Normalwerte – Referenzwerte. Atemwegs- und Lungenkrankheiten 2, 174–191 (1976)

Stender, H.St.: Röntgenologische Veränderungen bei chronischer Bronchitis, Bronchiektasie, Asthma und Emphysem. In: Handbuch Inn. Med. – Bronchitis, Asthma, Emphysem – Bd. IV/2. Springer, Berlin–Heidelberg–New York 1979, S. 236–291

Stephens, R.J., G. Freeman, M.J. Evans: Ultrastructural changes in connective tissue in lungs of rats exposed to NO_2. Arch. Intern. Med. 127, 873 (1971)

Symbas, P.N., W.F. Jacobs, R.C. Schlant: Chronic pulmonary arterial embolization of thrombosis. Amer. J. Cardiol. 28, 342 (1971)

Tsaltas, T.T.: Papain-induced changes in rabbit cartilage. J. Exp. Med. 108, 507 (1958)

Ulmer, W.T.: Die chronische Bronchitis. Klinik, Pathophysiologie, Therapie. Wissenschaftl. Dienst, Roche 1972

Ulmer, W.T.: Richtlinien für eine moderne medikamentöse Therapie. Med. Welt 26, 922 (1975)

Ulmer, W.T.: Klinisches Bild der nichtatopischen Atemwegsobstruktion. In: Handbuch Inn. Med. – Bronchitis, Asthma, Emphysem – Bd. IV/2. Springer, Berlin–Heidelberg–New York 1979a, S. 675–771

Ulmer, W.T.: Chronisches Cor pulmonale bei Atemwegsobstruktion. In: Handbuch Inn. Med. » Bronchitis, Asthma, Emphysem – Bd. IV/2. Springer, Berlin–Heidelberg–New York 1979b, S. 692

Ulmer, W.T.: Tierexperimentelle Studien zur Lungenembolie und Postembolie-Lunge. Prax. Pneumol. 34, 295–300 (1980a)

Ulmer, W.T.: Lebenserwartung von Patienten mit chronisch obstruktiver Atemwegserkrankung gestern und heute. Dtsch. med. Wschr. 105, 1133–1135 (1980b)

Ulmer, W.T.: Das Bronchialkarzinom im Stadt/Landfaktor. Thieme, Stuttgart 1982

Ulmer, W.T., J. Kowalski: Emphysema and airway obstruction. In: Mechanisms of airways obstruction in human respiratory disease, A.A. Balkema, Cape Town 1979, S. 253

Ulmer, W.T., J. Kowalski, M.S. Islam, A.A. Bugalho de Almeida: Klinik und Diagnostik der akuten Lungenembolie. Verh. Dtsch. Ges. inn. Med. 84, 298 (1978)

Ulmer, W.T., G. Reichel: Untersuchungen über die Altersabhängigkeit der alveolären und arteriellen Sauerstoff- und Kohlensäuredrucke. Klin. Wschr. 41, 1 (1963)

Ulmer, W.T., G. Reichel, D. Nolte: Die Lungenfunktion. Thieme, Stuttgart 1976

Ulmer, W.T., E. Reif: Die obstruktiven Erkrankungen der Atemwege. Dtsch. med. Wschr. 90, 1803 (1965)

Ulmer, W.T., E. Reif, W. Weller: Die obstruktiven Atemwegserkrankungen. Thieme, Stuttgart 1966

Vollmar, F., K.D. Rüdiger: Statistische Untersuchungen zur Häufigkeit von Lungenembolien und häm. Lungeninfarkten im Obduktionsgut. Zbl. allg. Path. path. Anat. 115, 138 (1972)

Windebank, W.J., G. Boyd, F. Moran: Pulmonary thrombeoembolism presenting as asthma. Brit. Med. J. I, 90 (1973)

World Health Organization: Chronic cor pulmonale: report of an expert committee. Circulation 27, 954 (1963)

Wrabetz, W., H. Fabel, W. Hartmann, P. Langhorst, P. Lungenheimer, W. Ruge: Pathophysiologische Mechanismen bei sofortigem Tod durch Lungenembolie. Atemwegs- und Lungenkrankheiten 5, 302 (1979)

Wright, G.W., J. Kleinerman, E.M. Zorn: The elastin and collagen content of normal and emphysematous human lungs. Am. Rev. Respirat. Disease 81, 938a (1969)

Wusteman, F.S., D.B. Johnson, K.S. Dodgson, D.P. Bell: The use of «normal» rats in studies on the acid mucopolysaccharides of lung. Life Sci. 7, 1281 (1968)

2 Herz, Kreislauf, Gefäße und Gerinnung

2.1 Herz

D. Michel

2.1.1 Altersabhängige funktionelle Veränderungen des kardiozirkulatorischen Systems

2.1.1.1 Verhalten in Ruhe und unter Belastung

Es ist eine jedem Laien geläufige banale Feststellung, daß die Leistungsfähigkeit des Menschen mit zunehmendem Alter geringer wird. Diese Leistungsminderung beruht, wie entsprechende Untersuchungen wahrscheinlich machen konnten, nicht oder nur zu einem geringen Teil auf einer Funktionseinbuße der Skelettmuskulatur. Sie geht vielmehr überwiegend zu Lasten einer mit dem Altern fortschreitenden Einschränkung der Funktionsbreite des kardiozirkulatorischen Systems (Michel, 1977). Diese Einschränkung ist registrier- und quantifizierbar (Bürger, 1960; Reindell et al., 1967; Zapfe, 1974). Im Mittel wurde ein Leistungsabfall des Herzkreislaufsystems um rund 1% pro Jahr ab 30. Lebensjahr errechnet (Brandfonbrenner et al., 1955; Reindell et al., 1967).

Im einzelnen ergibt sich:

Kardiales Minutenvolumen und Schlagvolumen

Bereits unter Ruhebedingungen nehmen Minuten- und Schlagvolumen, bestimmt nach dem Fickschen Prinzip oder mit der Farbstoffverdünnungsmethode, altersbezogen nahezu kontinuierlich ab (Abb. 2-1), wobei dieser Befund bei Tier und Mensch übereinstimmend erhoben wurde (Gebhardt, 1971; Schneider, 1971; Robberts et al., 1976; Gerstenblith, 1980; Frenzel und Must, 1982). Die mitgeteilten Werte stimmen gut überein; sie bewegen sich zwischen 6,5 und 7,0 l/min. in der dritten Lebensdekade und 3,9–4,0 l/min. nach dem 70. Lebensjahr für das Minutenvolumen und zwischen 80 bis 100 ml bei Jüngeren und 60 bis 70 ml nach dem 65. Lebensjahr für das Schlagvolumen.

Auch mit Isotopentechnik fanden Lammerant et al. (1961) eine Abnahme des auf die Körperoberfläche bezogenen Minutenvolumens (Herzindex) von 3,97 l/min/m² in der dritten Lebensdekade auf 2,92 l/min/m² in der fünften Lebensdekade. Mit gleicher oder ähnlicher Methode, aber auch echokardiographisch wurde von anderen Autoren jedoch eine altersabhängige Reduzierung des kardialen Minutenvolumens bzw. der kardialen Ejektionsfraktion vermißt (Proper und Wall, 1972; Gardin et al., 1979; Caird, 1980; Port et al., 1980).

Methodische Besonderheiten dürften für diese Diskrepanzen verantwortlich zu machen sein. Nicht zuletzt bei Berücksichtigung der Alterswandlungen anderer Kreislaufgrößen ist an der Tatsache, daß das kardiale Auswurfvolumen altersabhängig abnimmt, kaum ein Zweifel möglich. Übereinstimmung herrscht bezüglich des Verhaltens unter körperlicher Belastung: Je älter der Mensch, desto deutlicher ist die Verminderung zumindest seines Minuten- und Schlagvolumens unter maximaler Belastung, ein Verhalten, das aber bereits bei submaximaler Belastung erkennbar wird (Gebhardt, 1971; Weisfeldt, 1980; Hollmann et al., 1981). Unter körperlicher Belastung muß im Alter mit einer Abnahme des Schlagvolumens bereits bei Frequenzen um 120–130/min (kritische Herzfrequenz) gerechnet werden. Bei jüngeren Probanden fand sich eine Senkung der Ejektionsfraktion unter 60% bei Belastung lediglich in 2%, bei Personen jenseits des 60. Lebensjahres aber in 45% der Fälle (Port et al., 1980).

Die Abnahme des maximalen Minutenvolumens im Alter hat ihre Ursache in einer limitierten maximalen Gesamtkapazität des Herzens, die ihren Ausdruck sowohl in einer Herabsetzung der maximalen Frequenz als auch einer Verminderung des maximalen Schlagvolumens findet (Weisfeldt, 1980).

Maximale Sauerstoffaufnahme und arteriovenöse Sauerstoffdifferenz

Da die maximale Sauerstoffaufnahme einmal vom maximalen Herzminutenvolumen, zum anderen von

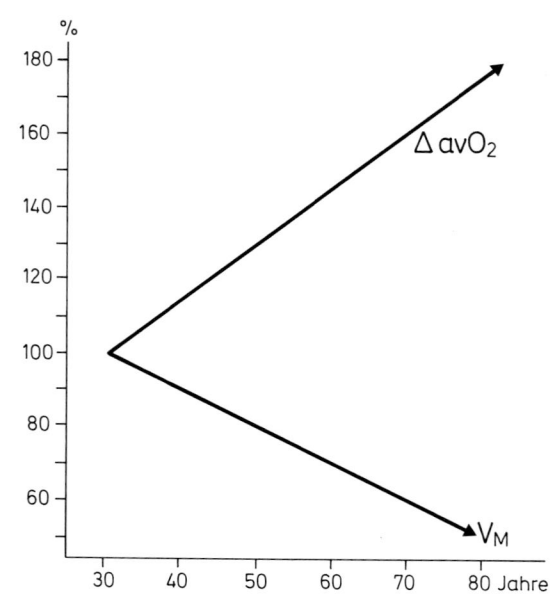

Abb. 2-1: Schematische Darstellung der «Altersabhängigkeit» des Herzminutenvolumens (V_M) und der arteriellen av. O_2-Differenz (Δ av.O_2). Ausgangspunkt: «Normalwert» um das 30. Lebensjahr = 100%.

der maximalen Sauerstoffextraktion (= maximale avO_2-Differenz) abhängig ist, das maximale Herzminutenvolumen aber der Herzfrequenz und dem Schlagvolumen direkt korreliert ist, muß jede altersabhängige Änderung der Frequenz und/oder des Schlagvolumens die maximale Sauerstoffaufnahme ändern (Raven und Mitchell, 1980). Folgerichtig muß die altersbezogene Abnahme der kardialen Auswurfvolumina mit einer entsprechenden Abnahme der maximalen Sauerstoffaufnahme kombiniert sein. In guter quantitativer Übereinstimmung verringert sich die maximale Sauerstoffaufnahme um das 60. Lebensjahr, verglichen mit dem 30. Lebensjahr, beim Mann um 25–35%, bei der Frau um 20–25% (Hollmann et al., 1981; Hollmann et al., 1982). Die maximale Sauerstoffaufnahme als Bruttokriterium des kardiopulmonalen Systems gilt heute als einer der aussagefähigsten Altersparameter (Abb. 2-2). Da kalkulierbar ist, wann die Kurve der Sauerstoffaufnahme die Kurve des Sauerstoffbedarfs des Körpers unterschreitet, läßt sich anhand der alterskorrelierten Abnahme der Sauerstoffaufnahme vermuten, daß um das 120. Lebensjahr die Sauerstoffaufnahme den Sauerstoffbedarf des Organismus nicht mehr zu decken vermag, die «natürliche» Lebensgrenze des Menschen mithin bei etwa 120 Jahren zu suchen ist (Platt, 1976).

Der Abnahme der maximalen Sauerstoffaufnahme geht eine Verminderung des totalen Blutvolumens und des Gesamthämoglobins parallel. Die pro Pulsschlag geförderte Sauerstoffmenge (O_2-Puls) erfährt durch das Altern jedoch kaum eine Änderung (Gebhardt, 1971; Hollmann und Hettinger, 1980). Der aus Herzvolumen und Sauerstoffpuls errechnete Herzvolumenleistungsquotient steigt im Alter leicht an, bleibt aber «überwiegend» innerhalb der Norm, nämlich unter 70 (Reindell et al., 1967; DeVries und Adams, 1972).

Aus pulmonalen Gründen nehmen der Sauerstoffpartialdruck und die Sauerstoffsättigung des arteriellen Blutes altersabhängig ab (Loew und Thews, 1962). Schon frühzeitig – lange vor Einsetzen erkennbarer kardialer Insuffizienzsymptome – resultiert aus der altersbedingten Abnahme des Herzminutenvolumens, besonders unter Belastung, eine Vergrößerung der arteriovenösen Sauerstoffdifferenz durch vermehrte periphere Ausschöpfung, also überwiegend durch eine Senkung der venösen Sauerstoffsättigung (Hollmann et al., 1982; Zapfe, 1982). Das Ausmaß dieser Vergrößerung erreicht zwischen dem 30. und 70. Lebensjahr rund 70%! Einem Wert der arteriovenösen Sauerstoffdifferenz von 3,5–4,5 Volumenprozent vor dem 30. Lebensjahr steht ein Wert von 5–7 Volumenprozent jenseits des 70. Lebensjahres gegenüber (Gebhardt, 1971). Die besondere Bedeutung dieses Verhaltens der arteriovenösen Sauerstoffdifferenz muß wohl darin gesehen werden, daß hier altersabhängig, also bereits ohne Belastungs- oder Ruheinsuffizienz des Herzens ein Mechanismus angezapft wird, der bei Jüngeren als eine der möglichen Kompensationen einer verminderten peripheren Durchblutung infolge myokardialer Dekompensation wirksam wird.

Herzfrequenz

Die mittlere Ruhepulsfrequenz weicht im Alter weder im Liegen noch im Stehen wesentlich von den Werten Jüngerer ab (Teraoka, 1978; Waddington et al., 1979). In zwei eigenen Untersuchungsreihen differierte bei weitgehend nivelliertem Altersablauf die mittlere Pulsfrequenz zwischen dem 30. und 80. Lebensjahr um ± 3/min (Michel, 1957, 1960). Dennoch scheint die «intrinsic»-Frequenz des Herzens, geprüft mit Vagus- und Betablockade, im Alter niedriger zu sein als in der Jugend (Jose und Collison, 1970). Auch pflegt die Herzfrequenz im Alter weniger labil zu sein (Jose und Collison, 1970; Waddington et al., 1979), und die respiratorische Arrhythmie macht einer mehr isorhythmischen Herztätigkeit als Ausdruck einer Verminderung der autonomen Reaktivität des Vagus oder des Sinusknotens Platz (Davis, 1975; Hellman und Stacy, 1976).

Unterschiedlich verhält sich offenbar die Pulsfrequenz bei submaximaler Belastung alter Versuchspersonen. Beobachtet wurden sowohl adäquate als auch stärkere Pulsbeschleunigungen (DeVries et al., 1972), während Bertel et al. (1980) negieren, daß bei Alten die Herzfrequenz durch Belastung nennenswert über 130/min zu steigern sei.

Diese Feststellung gilt zumindest für die maximal erreichbaren Schlagfrequenzen nicht. Sie betragen im 3. Lebensjahrzehnt 195 ± 10/min und um das 70. Lebensjahr 165–170 ± 10/min (Hollmann et al., 1982), wobei aber, wie erwähnt (S. 86), Frequenzen über 120–130/min kaum noch von einer weiteren Zunahme des Schlagvolumens begleitet werden.

Zusammenfassend läßt sich sagen, daß das Verhalten der Pulsfrequenz bei Betagten in markanter Weise durch ein charakteristisches Phänomen des Alters gekennzeichnet ist: Abnahme der Adaptation.

Kreislaufwiderstände

Ebenfalls etwa ab 30. Lebensjahr nehmen der periphere (einschl. vaskulärem und extravaskulärem Koronarwiderstand) und der elastische Gefäßwiderstand kontinuierlich zu (Hartleb et al., 1957; Franke und Carstensen, 1962; Wezler, 1969; Weisfeldt, 1980; Frenzel und Hust, 1982; Hollmann et al., 1982).

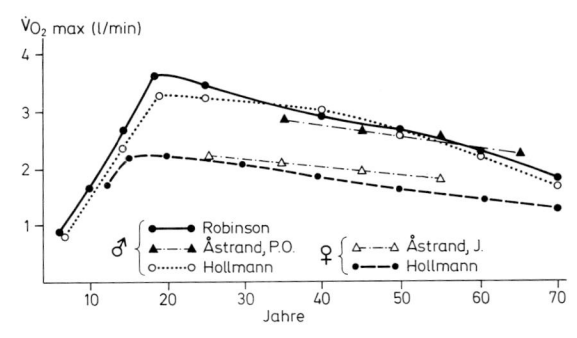

Abb. 2-2: Maximale O_2-Aufnahme/min. als Bruttokriterium der kardiopulmonalen Leistungsfähigkeit, gemessen an repräsentativen Personengruppen des 6. bis 70. Lebensjahres bei Fahrradergometerbelastungen im Sitzen oder bei Laufbandbelastungen. Robinson: Amerikanische Studie, Åstrand: Schwedische Studie, Hollmann: Deutsche Studie (n. Hollmann et al., 1982)

Auch wenn die Erhöhung des peripheren Strömungswiderstandes wegen der alterskorrelierten Abnahme des kardialen Auswurfvolumens nicht zwangsläufig zu einer Steigerung des Blutdrucks führen muß, so erfährt der systolische Blutdruck im Alter zumindest unter Belastung unabhängig vom Ruheblutdruck einen inadäquaten Anstieg (S. 132), der bei jedem gegebenen Wert einer Belastung eine Zunahme der Nachlast und des Sauerstoffbedarfs beinhalten muß (Weisfeldt, 1980). Ähnliches gilt für die mit der Erhöhung des elastischen Widerstandes verbundene progrediente Verschlechterung der Windkesselfunktion des alternden Menschen.

Kardiodynamik

Eine weitgehende Altersunabhängigkeit wird für folgende kardiale Funktionsparameter angenommen:

- Elementare Fähigkeit, Druck zu entwickeln (Alpert et al., 1967; Lakatta et al., 1975a; Spurgeon et al., 1977).
- Inotrope Effekte auf Einflüsse, die keiner Vermittlung über Membranrezeptoren bedürfen (Lakatta et al., 1975a; Gerstenblith et al., 1979).
- Zeitlicher Ablauf der elektrischen De- und Repolarisation (Cavoto et al., 1974; Lakatta et al., 1975b). Für die PQ- und frequenzbezogene QT-Zeit gilt dies allerdings nur mit Einschränkungen (S. 99).

Altersabhängigkeit wird demgegenüber derzeit für nachstehende Funktionen des linken Ventrikels unterstellt (Weisfeldt, 1980):

- Verlängerung der Relaxations- bzw. Kontraktionsdauer.
- Negativ chrono- und inotrope Effekte, kombiniert mit verminderter Vasodilatation, als Folge einer verminderten Ansprechbarkeit auf sympathische Impulse.
- Abnahme der diastolischen Compliance.
- Zunahme der Impedanz des linken Ventrikels.

Manche Autoren sehen in der bei Mensch und Tier nachgewiesenen Verlängerung des aktiven Calciumabhängigen Prozesses der Relaxation im Anschluß an die systolische Kontraktion des Herzens einen der kennzeichnendsten kardialen Alterungsvorgänge (Harrison et al., 1964; Dock, 1966; Weisfeldt, 1980). Da entsprechende Veränderungen unter Betablockade fehlen (Lakatta et al., 1975b), wurde an eine mögliche ursächliche Bedeutung des Sympathikus gedacht, des weiteren aber auch «spezifische» alterskorrelierte Veränderungen im Relaxationssystem des kardialen sarkoplasmatischen Retikulums (Froehlich et al., 1978) oder Alterationen im Bereiche der kontraktilen Proteine, die für die Kontraktion und Relaxation bedeutsam sind, bzw. ihrer Stimulation durch Ca^{++} vermutet. Diskutiert wurden ferner: Sekundärphänomene als Folge einer altersbedingten Zunahme der Herzmuskelmasse, Auswirkungen der Inaktivität des Alters, Abnahme der Schilddrüsenfunktion (Yin et al., 1977; Weisfeldt, 1980).

So ungelöst das Problem letztlich ist, so bedeutsam muß die Verlängerung der Erschlaffungsphase für die kardiale Funktion im Alter eingeschätzt werden. Verlängerung der Relaxation ist gleichbedeutend mit einer Zunahme der gesamten Kontraktionsphase, was wiederum eine Verkürzung der Diastole und damit eine Abnahme der Perfusionszeit impliziert. Verlängerung der Relaxation ist aber auch gleichbedeutend mit einer Erhöhung des früh-, mittel- und enddiastolischen Drucks einschließlich seiner Konsequenz einer subendokardialen Minderperfusion. Bei schneller Herzaktion kann bei verlängerter Erschlaffungsphase der nächste Herzschlag beginnen, noch ehe die Relaxation vollständig beendet ist. Auch eine derartige inkomplette Relaxation kann schließlich in eine Erhöhung des enddiastolischen Drucks münden, die durch Rückkopplung über den sinistroatrialen Druck eine venöse pulmonale Drucksteigerung und eine Abnahme der pulmonalen Compliance nach sich zieht. Ohne daß systolische Kontraktion oder diastolische Steifheit des Myokards beeinflußt sein müssen, kann auf diese Weise eine Symptomatik resultieren, die einer Linksherzinsuffizienz entspricht. Über additive Effekte dieses Vorgangs mit anderen durchblutungsmindernden Faktoren oder mit anderen Störungen des Kontraktionsablaufes im Sinne einer Leistungsabnahme bei vermehrter Anforderung und damit über die praktische Bedeutung der Relaxationsverlängerung im Alter läßt sich derzeit nur spekulieren.

Zusätzlich sind aber auch Änderungen des systolischen Kontraktionsablaufes in Abhängigkeit vom Alter bekannt, die sich mit der Feststellung umschreiben lassen, daß es dem alternden Herzen zunehmend schwerer wird, ein normales funktionelles Niveau aufrechtzuerhalten oder wiederherzustellen (Hollmann, 1964; Nöcker, 1965; Kataski und Masuda, 1969; Skinner, 1973; Harris, 1975; Raven und Mitchell, 1980; Goldberg und Roberts, 1981). Konkret wurden nachgewiesen: alterskorrelierte Abnahme der maximalen Verkürzungsgeschwindigkeit des Herzmuskels (Gebhardt, 1971; Heller und Whitehorn, 1972), Abnahme der inotropen Antwort auf Calcium (Goldberg und Roberts, 1978). Bedeutung erlangen diese Faktoren offenbar in erster Linie unter Belastung. Während unter Ruhebedingungen pulmonaler Kapillardruck (also linksventrikulärer enddiastolischer Druck), rechtsventrikulärer Druck, Venendruck und die regionalen systolischen Wandbewegungen des linken Ventrikels weitgehend normal oder gar niedriger sind, als der Norm Jugendlicher entspricht, kommt es unter Belastung zu disproportionierten Anstiegen dieser Druckwerte und zu häufigen regionalen Kontraktionsanomalien (Granath et al., 1964; Gebhardt, 1971; Port et al., 1980).

Übereinstimmend hiermit zeigen die mit nichtinvasiver Methodik meßbaren dynamischen Kontraktionswerte des Herzens (Anspannungszeit, Austreibungszeit, Umformungs- und Druckanstiegszeit, Q-II. Ton-Intervall) selbst bis in das höchste Lebensalter keine oder nur geringe Veränderungen ohne praktische Bedeutung (Michel, 1957, 1960; Gebhardt, 1971; Willems et al., 1971; Tammaro et al., 1978). Trotz geringen Anstiegs verblieben in eigenen Untersuchungsreihen Mittelwerte und Streuung innerhalb des normalen Referenzbereiches (Abb. 2-3).

Eine altersabhängige Zunahme der Steifheit des Herzens, tierexperimentell nachgewiesen (Spurgeon et al., 1977; Templeton et al., 1979), geht in erster Linie zu Lasten einer Vermehrung des Bindegewebsgehaltes. Unter Ruhebedingungen hat dieses Faktum eine geringere innere systolische Verkürzung zur Folge, für die Diastole bleibt es bedeutungslos, so lange das enddiastolische Volumen nicht erhöht ist (Weisfeldt, 1980). Während Belastung muß aber auch eine vermehrte Steifheit des Myokards zu einer rascheren und ausgiebigeren enddiastolischen Druckerhöhung mit konsekutiver Drucksteigerung im linken Vorhof und kleinen Kreislauf führen, auch wenn es denkbar ist, daß eine alterskorrelierte Impedanzzunahme durch eine Vermehrung der Muskelmasse (S. 92) zum Teil kompensiert werden kann bzw. wird.

Für eine altersabhängige Änderung der Ansprechbarkeit des Herzens und Kreislaufsystems auf sympathische Impulse gibt es direkte und indirekte Hinweise und Beweise:

- Die Antwort des Herzens auf Phenylephrin oder Barorezeptorenreflexe nimmt ab (Gribbin et al., 1971; Rothbaum et al., 1974), unabhängig von einer verminderten Empfindlichkeit der Barorezeptoren (Joseph et al., 1980).
- Der positiv-chronotrope Effekt von Katecholaminen wird im Alter geringer (Goldberg und Roberts, 1976; Goldberg und Roberts, 1978; Yin et al., 1978; Lakatta, 1979).
- Die inotrope Druckentwicklung unter Noradrenalin nimmt in Abhängigkeit vom Alter ab (Lakatta et al., 1975a).
- Mit zunehmendem Alter läßt sich eine Abnahme der Betarezeptorenaktivität nachweisen (Fleisch, 1980).
- Unter Betablockade erfolgt zwar keine altersabhängige Beeinflussung der Ruhefrequenz des Herzens, durch Phenylephrin-Infusion wird unter Betablockade aber im Alter ein stärkerer Anstieg der linksventrikulären enddiastolischen Dimensionen induziert (Yin et al., 1978).
- Beim Valsalva-Manöver wird pressorisch, unabhängig von der Körperhaltung, im höheren Alter eine geringere Frequenzbeschleunigung registriert (Bürger und Michel, 1957; Godden et al., 1978; Kalfleisch et al., 1978).
- Elektrische Stimulation verschiedener zerebraler Regionen bewirkt eine unterschiedliche Reizbarkeit jener Zentren, die für die Hämodynamik Bedeutung haben (Frolkis et al., 1975; Frolkis et al., 1977).

- Im Alter verursacht Adrenalin eine geringere Gefäßdilatation als in jüngeren Altersstufen (Fleisch et al., 1970; Weisfeldt, 1980).

Es bleibt vorerst unklar, ob diese verminderte Ansprechbarkeit auf Katecholamine im Alter auf Änderungen oder bisher unbekannten Besonderheiten der Membranrezeptoren oder später metabolischer Schritte beruht. Sicher erscheint lediglich, daß sich, nachdem Calcium keinen analogen inotropen Effekt aufweist und eine Altersabhängigkeit der postextrasystolischen Kontraktionspotenzierung unter gepaarter Stimulation fehlt (Gerstenblith, 1979), hinter dieser reduzierten Responsivität keine allgemeine Abnahme der Kontraktilität des Herzens im Alter verbergen dürfte (Weisfeldt, 1980).

Vagale Impulse gehen, zum Teil wenigstens, offenbar mit einer verstärkten Wirkung einher, wie aus der häufig übermäßigen Frequenzverlangsamung auf Karotissinusdruck oder -massage bei betagten Patienten geschlossen werden kann (Franke, 1963; Levy und Zieske, 1969; Smiddy et al., 1973; Ritsch, 1975).

Summarisch läßt sich aus diesen Befunden ableiten, daß der alte Mensch nur in abgeschwächter Form noch in der Lage ist, auf Reize aus der Umwelt und aus dem eigenen Organismus in so adäquater und effizienter Weise zu reagieren wie in der Jugend (Joseph et al., 1980). Auch hier zeigt sich das für das Alter kennzeichnende Merkmal einer Abnahme der Adaptation.

Metabolische Änderungen

Gegenüber Behauptungen oder Befunden, nach denen erhebliche Änderungen des Stoffwechsels, der Enzymaktivitäten oder der Atmungskette des Herzens im Laufe des Lebens, insbesondere aber im Alter, resultieren, ist Skepsis geboten. Derartige Änderungen wären mit dem Leben kaum vereinbar (Hansford, 1980).

Tatsächlich dominieren, sofern überhaupt, geringfügige Abweichungen einzelner Stoffwechsel-

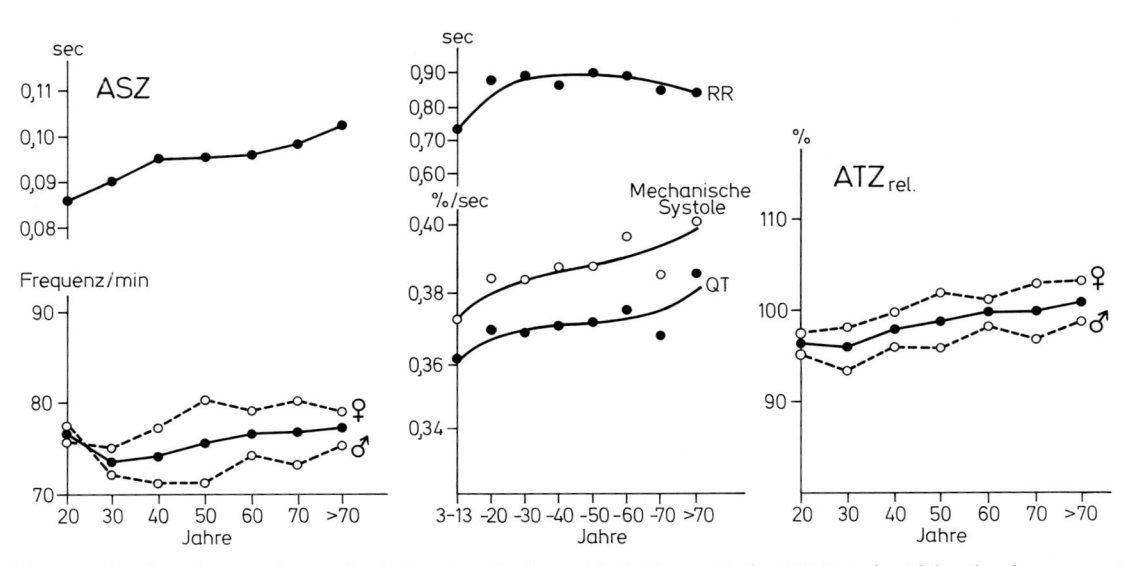

Abb. 2-3: Altersbeziehungen der mechanischen Systolendauer (Q-II. Herzton), der QT-Zeit des Elektrokardiogramms in Korrelation zur Herzfrequenz (RR = Pulsperiodendauer) (n = 800) sowie der Anspannungs- (ASZ) und frequenzbezogenen Austreibungszeit (ATZ rel.) (n = 409), bestimmt mit der Methode nach Blumberger (nach Michel, 1957, 1960).

größen im höheren Alter. Ergebnisse, die sich vorwiegend auf tierexperimentelle Beobachtungen stützen, besagen, daß der Wassergehalt minimal abnimmt (Bürger und Lohmann, 1963), daß bei kontrollierter Perfusion glykolytische Stoffwechselstufen keine Unterschiede zwischen Jung und Alt aufweisen (Abu-Erreish et al., 1977) und daß für die Hexokinaseaktivität ebenfalls keine Altersdifferenzen nachgewiesen werden können. Altersunterschiede wurden beim Hund auch für die Phosphorkreatinkinase- und CK-MB-Aktivität im Myokard vermißt, ein Befund, der zugleich gegen eine altersbedingte Atrophie des Herzens spricht (Borchard, 1978). Möglich erscheint demgegenüber ein geringer Abfall der Phosphorylase-Aktivität im Laufe des Lebens, evtl. verbunden mit einer Verschiebung des Gleichgewichts Phosphorylase A zu Phosphorylase B.

Mitochondriale Enzymaktivitäten nehmen wahrscheinlich im Laufe des Lebens etwas ab. Betroffen sein sollen die Fettsäureoxidation, der Tricarbonsäurezyklus und die oxidative Phosphorylierung (Chen et al., 1972; Hansford, 1980). Ehe daraus auf eine alternskorrelierte Abnahme der Mitochondrienzahl geschlossen wird, sollte bedacht werden, daß bei einem Vergleich der spezifischen Aktivität der Zytochromoxidase-Beta-Hydroxyacyl-COA-Dehydrogenase in Mitochondrienpräparationen und -homogenaten keine Abnahme der Mitochondrien des Gewebes im Alter erkennbar war (Abu-Erreish und Sanadi, 1978).

Nach anderen Autoren bleibt die Volumendichte der Mitochondrien konstant, wobei eine Abnahme des mitochondrialen Einzelvolumens durch eine Zunahme der Mitochondrienzahl kompensiert werden soll (Kment et al., 1966; Fleischer et al., 1978). Lediglich Herbener (1976) hat bei alten Tieren eine Verminderung der Mitochondrien gefunden.

Verglichen mit jugendlichen Herzen, ist die Sauerstoffaufnahme im alten Herzen, bezogen auf das Gewicht, leicht vermindert (Abu-Erreish et al., 1977), bezogen auf die Leistung aber zu hoch (Nohl und Hegner, 1978). Aus diesen Befunden kann zusammenfassend der vorsichtige Schluß gezogen werden, daß die Möglichkeiten des alten Herzens, Sauerstoff zu utilisieren, vermindert sind (Harris, 1975).

In Übereinstimmung mit den erwähnten Befunden, nach denen Herz und Kreislauf des alten Individuums Sympathikusreize in abgeschwächter Form beantworten, lassen sich eine Abnahme des kardialen Katecholamingehaltes mit steigendem Alter (Angelakos et al., 1969; Roberts und Goldberg, 1976) und eine Reduzierung der Speichergranula des sympathischen Nervensystems in verschiedenen Herzabschnitten, abgeleitet aus dem Verhalten der Dopamin-Beta-Hydroxylase-Aktivität, bringen (Brisse et al., 1982). Derartige Beobachtungen stützen die Annahme eines präsynaptischen Defizits im Katecholaminstoffwechsel der sympathischen Herznerven im Alter (Roberts und Goldberg, 1975).

2.1.1.2 Trainierbarkeit

Das beim Alten zu beobachtende Spektrum an kardiovaskulären Reaktionen ähnelt dem des Untrainierten ohne Rücksicht auf das Lebensalter (Schneider, 1971). Hier soll nicht auf Besonderheiten eines Trainings und seiner Motivation bei alten Menschen eingegangen werden, sondern lediglich eine Antwort auf die Frage gesucht werden, ob ein derartiger «Trainingsrückstand» im höheren Lebensalter aufgeholt werden kann, ob Herz und Kreislauf im Alter überhaupt noch trainier- und konditionierbar sind. Die allgemeine Feststellung, eine «Besserung» durch Training sei möglich (DeVries, 1970; Gebhardt, 1971; Asmussen und Mathiasen, 1972; Robinson et al., 1975; Suominen et al., 1977; Niinimaa und Shepherd, 1978; Platt, 1981; Hollmann et al., 1982), ist zwar ermutigend, besagt aber nicht allzu viel. Diese Feststellung läßt sich jedoch quantifizieren. Auf S. 87 wurde herausgestellt, daß als Bruttokriterium der kardiopulmonalen Leistungsfähigkeit die maximale Sauerstoffaufnahme gelten kann, diese aber alternskorreliert absinkt. Es darf als erwiesen gelten, daß diese Abnahme durch ein entsprechendes körperliches Training nicht nur verzögert oder aufgehalten, sondern sogar rückgängig gemacht werden kann (Raven und Mitchell, 1980; Hollmann et al., 1982), und zwar über eine trainingsbedingte Zunahme des Schlagvolumens in Ruhe und unter Belastung. Das Minutenvolumen bleibt im submaximalen Bereich unverändert, erfährt im maximalen Belastungsbereich aber eine entsprechende Steigerung, während im submaximalen Bereich die Pulsfrequenz abnimmt. «Extreme Fitness» soll bis in das höchste Lebensalter möglich sein (Raven und Mitchell, 1980), kann freilich kaum das Ziel eines rationalen körperlichen Trainings im Alter sein.

Bei Trainierten beträgt die maximale Sauerstoffaufnahme in der 5. Lebensdekade um 58 ml O_2/kg/min, im Alter von 70–75 Jahren um 40 ml O_2/kg/min (Pollock et al., 1974). Unter «extremen» Trainingsbedingungen und -bemühungen wurden um das 70. Lebensjahr Werte von 53–57 ml O_2/kg/min registriert (Cantwell und Watt, 1974; Kaman et al., 1978).

Unter einem standardisierten Trainingsprogramm, das übliche Alltagsbelastungen beinhaltet, sind derartige «Superergebnisse» selbstverständlich nicht zu beobachten und nicht zu erwarten, auch hierbei sind aber günstige Trainingseffekte zu objektivieren (Lang et al., 1975 a). Die ältesten Teilnehmer zeigten unter diesen Bedingungen die geringste Frequenzbeschleunigung, benötigten aber die längste Zeit für die Bewältigung des Programms. Psychische Belastungen führen bei alten Probanden zu einer geringeren Frequenzbeeinflussung als bei jungen.

Als weitere Besonderheit war die eingeschränkte Fähigkeit des Alten, seitens des Herzens und Kreislaufs auf Reize aus der Umwelt in adäquater und effizienter Weise zu reagieren, genannt worden (S. 89). Dieses Verhalten ist durch körperliches Training nicht zu normalisieren (Cohen und Shmavonian, 1967; Lang et al., 1975 a).

2.1.2 Alternsabhängige strukturelle Veränderungen des kardiozirkulatorischen Systems

In gleicher Weise wie bei den funktionellen alternsbezogenen Veränderungen besteht bei den strukturellen Befunden die Schwierigkeit, Vorgänge, die allein alternsbedingt sind, von solchen pathologischer Natur zu trennen. Hinzu kommt: Nicht alle alten Menschen weisen die beschriebenen Veränderungen auf, noch sind sie auf das Alter beschränkt (Hutchins, 1980)!

2.1.2.1 Herzgewicht

Das Verhalten des Herzgewichts im Alternsablauf war nicht bloß lange Zeit ein brisant-strittiges Thema, sondern wurde auch zur Grundlage eines der wesentlichen Irrtümer der kardiologischen Gerontologie, nämlich dem der physiologischen Herzinsuffizienz des Alters (S. 96).

Heute darf als gesichert gelten, daß das Herzgewicht – absolut oder relativ (auf das Körpergewicht bezogen) – zumindest bis in das 9. Lebensdezennium zunimmt (Linzbach et al., 1973; Oeser et al., 1979; Hutchins, 1980; Frenzel et al., 1982). Die maßgeblichen Meßwerte stammen von Linzbach und Akuamoa-Boateng (1973), deren Material im Gegensatz zu früheren Studien vor allem auch für die höheren und höchsten Altersstufen als repräsentativ einzustufen ist (Abb. 2-4). Danach erfährt das Herzgewicht zwischen dem 30. und 80. Lebensjahr eine annähernd gleichmäßige absolute Zunahme von 1,0 g/anno beim Mann und von 1,6 g/anno bei der Frau. Dies bedeutet, daß in der genannten Lebensspanne das Herzgewicht beim Mann von durchschnittlich 370 g auf 420 g und bei der Frau von 300 g auf 380 g ansteigt. Bei Hochbetagten kommt es zwar dann wieder zu einer Gewichtsverringerung, auch jetzt aber bleibt das Herzgewicht noch über jenem der 30jährigen. Eine auffallend geringe Streuung im Alter, die an sich als altersunüblich bezeichnet werden kann, wird als Ausdruck einer gewissen Selektion des zur Verfügung stehenden Obduktionsmaterials beurteilt (Linzbach, 1972).

Das mittlere relative, also körpergewichtsbezogene Herzgewicht, steigt von 0,55 auf 0,85 an.

Die alternskorrelierte Gewichtszunahme basiert überwiegend auf einer Vermehrung der Muskelmasse. Die Ansicht, daß hierfür eine Zunahme des epikardialen Fettes verantwortlich sein könnte (Reiner et al., 1969) ist genau so als obsolet zu bezeichnen wie die Annahme einer alternsabhängigen Gewichtsabnahme. Es gibt keine Altersatrophie des Herzens, die lange Zeit, gestützt auf Gewichtsmessungen von Rössle und Roulet (1932), als alternsphysiologischer Vorgang bewertet worden ist. Diese inzwischen korrigierten Meßwerte beruhten in den höheren Altersklassen auf sehr kleinen Fallzahlen und ließen zudem das Körpergewicht unberücksichtigt.

Eine Atrophie des Herzens ist in jedem Lebensalter ein pathologischer Befund und hat eine definierte Erkrankung zur Voraussetzung.

2.1.2.2 Myokard

In ähnlicher Weise wie die moderne Forschung frühere Ansichten über eine Altersatrophie des Herzens nicht zu bestätigen vermochte, lehnt sie auch eine Altersfibrose als physiologisches Geschehen ab (Hort, 1971).

Der *Bindegewebsgehalt* narbenfreier Herzen erfährt, gewichtsbezogen, keine, zumindest keine

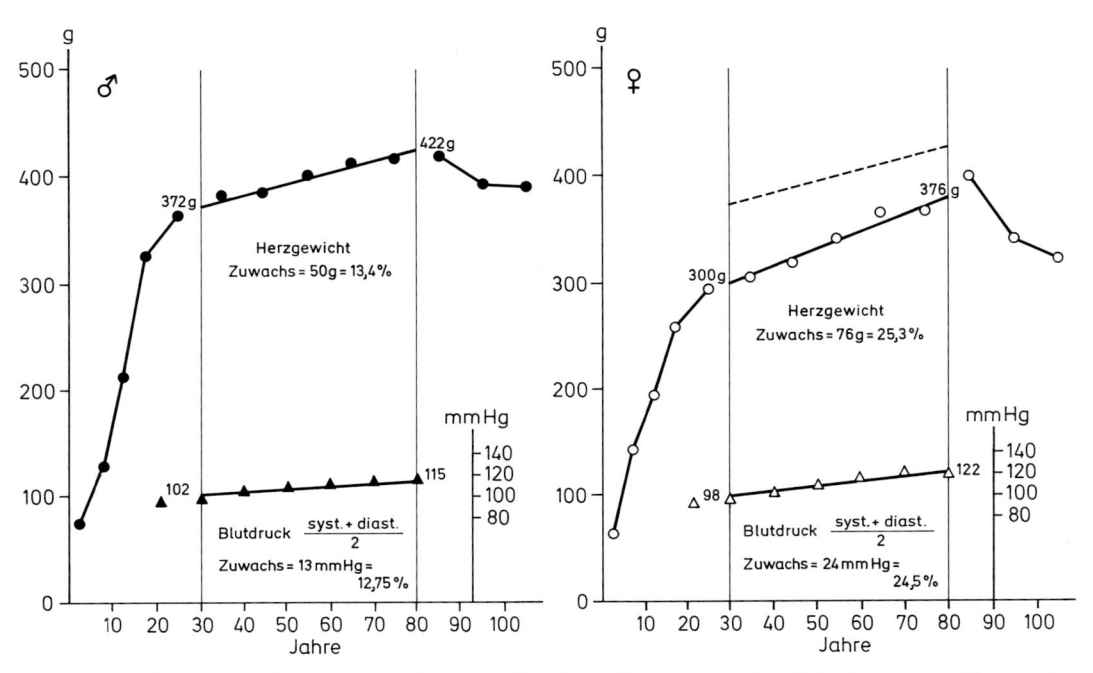

Abb. 2-4: Konkordantes Verhalten von arteriellem Mitteldruck und Herzgewicht in Abhängigkeit vom Alter (nach Linzbach et al., 1973)

signifikante Zunahme (Montford und Perez-Tamayo, 1962; Knieriem, 1964; Lenkiewicz et al., 1972; Sasaki et al., 1976, zitiert nach Frenzel und Hust, 1982) und beträgt 20–30% des Ventrikelmyokards.

Konstant bleibt auch der Kollagenanteil (Hutchins, 1980), das *Kollagen* zeigt aber qualitativ die alterstypischen Veränderungen einschließlich Zunahme des Hydroxyprolingehaltes des Herzmuskels (Ito et al., 1980; Mangold et al., 1981).

Verfestigung, nicht Vermehrung ist das Altersschicksal des kardialen Bindegewebes bzw. Kollagens (Linzbach, 1958; Verzár, 1965), und in einzelne Ergebnisse, die als Bindegewebszunahme des alternden Herzens interpretiert wurden, sind wahrscheinlich Veränderungen eingegangen, die auf koronarsklerotische Prozesse zu beziehen sind (Lindner, 1972; Frenzel und Hust, 1982).

Auch an den *kontraktilen Elementen* lassen sich lichtmikroskopisch keine relevanten Unterschiede zwischen jung und alt nachweisen (Sachs et al., 1977, zitiert nach Frenzel und Hust, 1982), wenn auch Myosinlösungen aus alten Rattenherzen nach ATP-Zusatz einen geringeren Viskositätsverlust erleiden (Bürger und Lohmann, 1963), die Muskelfasern jenseits des 80. Lebensjahres etwas dicker werden und ein geringer Muskelfaserausfall mit Kompensation durch Hypertrophie erhaltener Fasern besonders in den inneren Wandschichten des Herzens nicht ungewöhnlich ist (Hort, 1971). Greisenherzen sind nicht schlechter kapillarisiert als Herzen von Personen jüngeren Alters.

Elektronenmikroskopisch fanden sich im Alter häufig irreguläre Myofibrillen (Tomanek et al., 1972; Travis und Travis, 1972). Das Alter berücksichtigende Untersuchungen des endoplasmatischen Retikulums und des Golgi-Apparates des Herzens stehen aus.

Einen gewöhnlichen und für die Funktion wahrscheinlich belanglosen Befund alter Herzen stellt Fettgewebe zwischen den Muskelbündeln dar, das in fortgeschrittenen Fällen unter Bevorzugung des interatrialen Septums als lipomatöse Hypertrophie imponieren kann (Hutchins, 1980).

Als drittes «typisches Attribut» der Alterung des Herzens wurde und wird zum Teil auch jetzt noch die Ablagerung von *Lipofuszin* angesehen. Auch wenn es die Bezeichnung «Alterspigment» führt, wissen wir inzwischen, daß sein Auftreten nicht an ein höheres Lebensalter gebunden ist. Die Tatsache, daß kardiales Lipofuszin in Abhängigkeit vom Alter linear ansteigt (Strehler, 1962; Platt, 1976; Roberts et al., 1976; Hutchins, 1980), weist diese Substanz damit allenfalls als alterstypisches, nicht aber als altersspezifisches Pigment aus (Quadbeck, 1974). Zudem pflegt es selbst bei Patienten jenseits des 80. Lebensjahres in sehr niedriger Konzentration angetroffen zu werden. Die altersabhängige Zunahme pro Lebensdekade wurde mit 0,3% des Herzvolumens beziffert. Es tritt im allgemeinen im Alter um so stärker hervor, je schmäler die Herzmuskelfasern sind (Hort, 1971).

Lipofuszin stellt ein lipidhaltiges Pigment dar, das vorwiegend schwer lösliche ungesättigte Fettsäuren und Protein enthält (Gedigk und Fischer, 1959; Malkoff und Strehler, 1963), an den Kernpolen abgelagert und als Produkt einer lysosomalen Degeneration von Mitochondrien bzw. von Zellorganellen oder als Restkörper intrazellulärer lysosomaler Abbauvorgänge angesehen wird (Hort, 1971; Travis und Travis, 1972; Topping und Travis, 1974; Wildenthal et al., 1977).

Wie dem auch sei, Lipofuszinniederschläge bedeuten letztlich nichts anderes als einen Indikator vorausgegangener Zellschädigungen (Frenzel und Hust, 1982). Da diese ohne kausale Beziehung zum Alter mit zunehmender Lebensdauer unspezifisch und aus verschiedenen Gründen zwangsläufig immer häufiger werden müssen, erklärt sich ihre Zunahme mit fortschreitendem Alter.

Analoge Überlegungen und Schlußfolgerungen wie für die Lipofuszinablagerungen gelten für die *basophile Degeneration* und für die sehr seltene *vakuoläre Degeneration*. Auch sie schreiten mit zunehmendem Alter fort (Geipel, 1972; Hutchins, 1980), wobei es sich um die Ablagerung eines Polysaccharids handelt, als dessen Herkunft ein gestörter Glykogenstoffwechsel, basierend auf einem erworbenen Enzymdefekt, vermutet wird.

Betroffen sind stets nur einzelne Muskelzellen.

Weitaus größeres Interesse haben *Amyloidablagerungen* in senilen Herzen zu beanspruchen, deren tatsächliche Häufigkeit und Bedeutung als klinische und pathologische Entität freilich recht unterschiedlich beurteilt werden. Methodische Schwierigkeiten dürfen in erster Linie für sehr schwankende Inzidenzangaben angeschuldigt werden, die sich um Werte zwischen 10–55% bewegen (Pomerance, 1965, 1966; Wright et al., 1969; Dorra et al., 1978; Westermark et al., 1979 u. a.).

Der Ablagerungsmechanismus ist unbekannt; möglicherweise handelt es sich um ein Degenerationsprodukt der Muskelzellen selbst. Das senile Amyloid, das das weibliche Geschlecht bevorzugt, ist streng von der primären Amyloidose abzugrenzen. Von der Ablagerung betroffen sind bei diesem «gewöhnlichen Befund bei Alten» das Myokard, das kollagene Bindegewebe, die Media intramuraler Gefäßabschnitte und gelegentlich die Herzklappen (Buja et al., 1970; Frenzel und Hust, 1982). Prädilektionsort sind die Vorhöfe und hier wiederum die Herzohren (Beneke et al., 1970). Die Veränderungen zeigen meist nur geringe Ausdehnung und sind herdförmig angeordnet. Sie imponieren als homogener fluoreszierender Niederschlag im retikulären Netzwerk, das die Muskelzellen umgibt (Hutchins, 1980). Atrophien oder gar Nekrosen von Muskelfasern, die vom Amyloid ummauert werden, sind selten.

Kardiales Amyloid besteht zumindest aus zwei Fraktionen (Westermark et al., 1980). Die Fraktion, die sich bei Fällen mit ausschließlichem atrialem Niederschlag des Amyloids – etwa 80% der Fälle von senilem Amyloid – findet, sei dadurch gekennzeichnet, daß sie Tryptophan, aber kein Protein enthält.

Gegenwärtig stellt das senile Amyloid des Herzens sicher ein interessantes gerontologisches Faktum dar, Folgerungen bezüglich einer Bedeutung für die Geriatrie haben jedoch weitere klinische Prüfungen und vergleichende anatomisch-pathologisch-klinische Studien zur Voraussetzung (Michel, 1967).

2.1.2.3 Reizleitungssystem

Herausragende, zugleich aber «gewöhnliche» Befunde im höheren Alter sind eine Abnahme der Schrittmacherzellen des Sinusknotens (P-Zellen) und der Fasern des infranodalen Leitungssystems sowie deren Ersatz durch Bindegewebe, zum Teil auch durch Fett (Lew, 1954; Davies und Pomerance, 1972; Ridolfi et al., 1977; Hombach, 1981). Die P-Zellen verringern ihren Umfang im Verlaufe des Lebens bis auf 20 % der ursprünglichen Zahl, der linke Faszikel des Hisschen Bündels um 50 %.

Bedeutsamere Befunde haben möglicherweise Messungen erbracht, die mit Mikroelektroden vorgenommen worden sind. Ohne auf das Reizleitungssystem beschränkt zu sein, machten sie bei alten Ratten und Kaninchen eine Abnahme der Amplitude und Dauer des Aktionspotentials in Fasern des Purkinje-Systems wahrscheinlich (Rosen et al., 1978; Roberts und Goldberg, 1979), die dafür sprechen könnten, daß mit zunehmendem Alter fundamentale Änderungen auf Membranebene bzw. der transmembranären Aktivität mit Beeinflussung des Kationenaustausches ablaufen (Goldberg und Roberts, 1981). Insbesondere scheint die Membranpermeabilität für Ca^{++} durch das Alter modifiziert zu werden (Paroli und Gesmundo, 1973).

Unabhängig von diesen speziellen Befunden wird die Frage nach bedeutsamen alternsbedingten Änderungen der Membranpermeabilität widersprüchlich und eher im negativen Sinne beantwortet.

2.1.2.4 Herzklappen

Normale Klappen bleiben dünn, alternde Klappen sklerosieren unter Ausweitung des Klappenrings und Einlagerung von Kalk (Sell und Scully, 1965; Hort, 1971; Schenk, 1971; Krovetz, 1975; Pomerance, 1975). Diese «typischen» Altersveränderungen, die das linke Herz bevorzugt betreffen, wurden in unterschiedlicher Häufigkeit beschrieben. Sie gehen mit einem Starrerwerden der Klappen einher, wofür zunehmende Quervernetzungen des Kollagens verantwortlich gemacht werden (Verzár, 1962; Lindner, 1972). Eine Atheromatose das aortalen Mitralklappensegels mit oder ohne noduläre Veränderungen an den Schließungsrändern wird nach dem 55. Lebensjahr als obligater Befund angesehen (Hort, 1971). Auch die Aortenklappe erfährt, bezogen auf die Klappenoberfläche, eine lineare Erweiterung mit dem Alter als Folge einer Dilatation der Aorta, verursacht durch einen relativen Verlust an elastischem Gewebe unter Zunahme des Kollagens in der Media aortae (Hutchins, 1980).

Verkalkungen des Annulus fibrosus bezifferte Pomerance (1975) mit 10 % jenseits des 50. Lebensjahres, Schenk (1971) gab gar einen Wert von 48 % an. Nicht selten ist dieser Befund mit einer ausgeprägten kalzifizierenden Aortensklerose kombiniert. Echokardiographische Untersuchungen scheinen dafür zu sprechen, daß diese Verkalkungen des Annulus fibrosus nicht, wie meist angenommen, im fibrösen Ansatzring der Mitralklappe, sondern im Raum zwischen posteriorem Mitralsegel und Hinterwand des linken Ventrikels lokalisiert sind. Lediglich posteriore submitrale Verkalkungen entsprechen dem, was bisher unter Mitralringverkalkungen verstanden worden ist. Anteriore submitrale Verkalkungen sind selbst im höheren Alter wesentlich seltener (D'Cruz et al., 1979).

Obwohl die Umwelteinflüsse für die Klappen – das Blut – weitgehend konstant bleiben, ähneln die valvulären Alternsvorgänge jenen des Bindegewebes anderer Standorte (Beneke et al., 1967). Im Vordergrund stehen Vermehrung und Hyalinisierung des kollagenen Bindegewebes, wobei chemische Bindungen zunehmen, die lösliche Kollagenfraktion sich aber verringert (Friske und Cremer, 1977). Es kommt im Laufe des Lebens zu einer Abnahme der Fibrozyten pro Flächeneinheit. Der Wassergehalt der Klappen nimmt etwas weniger ab als im Bindegewebe anderer Lokalisation. Mikroskopisch imponieren zunehmend Fibrose, Kollagenfragmentation, Lipideinlagerungen und die erwähnte Kalzifizierung. Eine Abgrenzung gegenüber abgelaufenen entzündlichen Prozessen ist, besonders an der Aortenklappe, oft nicht möglich (Frenzel und Hust, 1982).

Valvuläre herdförmige Lipidablagerungen sollen jenseits des 55. Lebensjahres in fast 100 % der Fälle zu beobachten sein (Pomerance, 1967). Die Lipide stammen wahrscheinlich aus dem Blut; am Ort der Ablagerung bilden sich später knötchenförmige Verkalkungen.

Mukoide Degenerationen der Mitralklappe wurden 1975 (Pomerance) noch als sehr seltener Altersbefund beschrieben. Bei der überraschenden Zunahme derartiger Degenerationen bei der Gesamtbevölkerung bleibt abzuwarten, in welchem Umfange zukünftig auch ältere Menschen einbezogen werden.

Valvuläre Amyloidablagerungen wurden beobachtet (Buja et al., 1970), im Rahmen des senilen kardialen Amyloids spielen sie aber praktisch keine Rolle.

2.1.2.5 Koronargefäße

Die Schwierigkeit, reine Alternsveränderungen von pathologischen arteriosklerotischen Prozessen abzugrenzen, ist bei den Kranzgefäßen des Herzens besonders groß. Alternsbedingte Veränderungen weisen zwar meist eine räumliche und zeitliche Kontinuität auf, während die koronare Arteriosklerose herdförmig auftritt und durch eine zeitliche Diskontinuität gekennzeichnet ist, mehr als eine sehr allgemeine Regel mit vielen Ausnahmen stellt dieser Definitionsversuch aber nicht dar. Zunahme der Gefäßlichtung, der Wanddicke und der Gefäßlänge wurden als charakteristische «alternsphysiologische» Koronargefäßveränderungen beschrieben (Krug, 1972), der Annahme einer Kalibervergrößerung als Alternsvorgang aber für den speziellen Fall der Kranzgefäße widersprochen (Hutchins et al., 1977). Längenzunahme führt zu einer mit dem Alter fortschreitenden Schlängelung der epikardialen Koronaräste, ein Befund, der sich in vivo koronarangiographisch eindrucksvoll demonstrieren läßt (Abb. 2-5). Für die Zunahme der Wanddicke zeichnet eine Verbreiterung der Gefäßintima verantwortlich. Schon bei 30jährigen überschreitet die Breite der Intima jene der Media (Frenzel und Hust, 1982).

Die intramuralen Arterien und die Arteriolen zeigen in lockerer Abhängigkeit vom kalendarischen Alter, eine Aufsplitterung der Elastica interna, polsterförmige Intimabeete und Degeneration der Media. Entsprechende Befunde lassen sich bei alten Menschen in rund 90% der Fälle erheben, und zwar oft unabhängig von Art und Schwere arteriosklerotischer Veränderungen in den extramuralen Gefäßabschnitten (Linzbach, 1972). Die Zunahme der Wanddicke der Arteriolen erstreckt sich auf beide Ventrikel, erreicht im linken Ventrikel aber ihre stärksten Ausmaße (Auerbach et al., 1971). Gegenüber Menschen vor dem 45. Lebensjahr beläuft sich die Wanddickenzunahme nach dem 70. Lebensjahr auf knapp 70%!

Fibröse Plaques treten erstmals in der 2. Lebensdekade auf. Ihre Häufigkeit und Ausdehnung nehmen von Dekade zu Dekade zu. Komplizierte Plaques – fibröse Plaques mit sekundären Blutungen, Thrombosen oder Verkalkungen – werden erstmals in der 4. Lebensdekade beobachtet (Oeser et al., 1979). Sie zeigen im allgemeinen nur geringe Ausdehnung, können aber zu Lichtungseinengungen bis zur Gefäßokklusion führen.

Als Modell für alternsphysiologische Koronargefäßveränderungen dient vor allem die arterioskleroseresistente Ratte. Die «normale» Gefäßalterung beginnt bei ihr in der mittleren Lebensphase und erreicht ihr Maximum im höheren Alter. Auch sie kann zum Gefäßverschluß führen (Wexler, 1964). Die hauptsächlichsten Veränderungen bestehen in einer Verdickung der Media. Betroffen sind vor allem die intramuralen Arterien. Fokale Myokardveränderungen als Folge einer Durchblutungsdrosselung sind bei der alten Ratte nicht ungewöhnlich (Tomanek, 1980). Selbst bei alten Ratten sind aber größere extramurale Koronargefäßäste frei von Veränderungen, die den Koronarfluß behindern können (Weisfeldt et al., 1971). Vordergründig reflektieren die Veränderungen der Media Alternsvorgänge.

Elektronenoptisch, nicht hingegen lichtmikroskopisch bei Routinefärbung, können sich Nekrosefragmente glatter Muskelzellen finden (Joris und Majno, 1974). Es wurde die Frage aufgeworfen, ob sie die Lebensfähigkeit der Arterienwand zu begrenzen vermögen.

Unterschiede zwischen normal alternder Ratte und der koronaren «Physiosklerose» des Menschen bestehen bezüglich der Kapillaren. Bei der Ratte nimmt die Kapillardichte ab (Rakusan und Ponpa, 1964; Patek et al., 1968; Tomanek, 1970), wenn auch eine Kapillarproliferation im Alter noch möglich ist. Beim Menschen bleibt demgegenüber die Kapillardichte mit einem Verhältnis Muskelfaser: Kapillare = 1:1 konstant. Das menschliche Herz kennt keine «Wipfeldürre» (Bürger, 1957).

Die Basalmembranen erfahren alternsabhängig eine Dickenzunahme, die Endothelzellen eine Höhenabnahme.

Der normalen Gefäßalterung direkt korreliert ist ein Anstieg der ATPase-Aktivität, der bei Arteriosklerose nicht gefunden wurde (Tomanek, 1980). Ihm parallel geht eine Verminderung der Plättchenaggregation (Kirk, 1965). In Übereinstimmung damit könnte stehen, daß Prostacyclin, der stärkste derzeit bekannte Thrombozytenaggregationshemmer, bei arterioskleroseresistenten Tierspezies (z.B. Ratte) quantitativ weitaus erheblicher in der Gefäßwand produziert wird als bei arterioskleroseempfindlichen Tieren (z.B. Zwergschwein) (Sinzinger et al., 1978; Leithner et al., 1980). Zur Deutung bieten sich freilich nur Hypothesen an; zum Alter in Beziehung zu setzende quantitative Änderungen konnten bisher nicht nachgewiesen werden.

2.1.2.6 Perikard

Im Laufe des Lebens ändern sich die elastischen Eigenschaften des Herzbeutels, dem eine Art Korsettfunktion zugeschrieben wird, die einer Überdehnung des Herzens entgegenwirkt. Seine oberflächlichen Schichten erfahren, insbesondere über dem Ausflußtrakt des rechten Ventrikels und über den Koronargefäßen, eine Verdickung ihrer kollagenen Fasern, die Hauptbestandteil des Perikards sind.

Das Herzbeutelgewebe wird dadurch rigider und

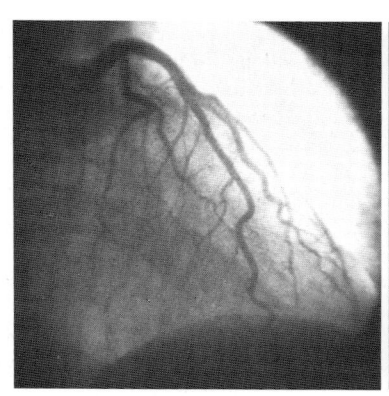

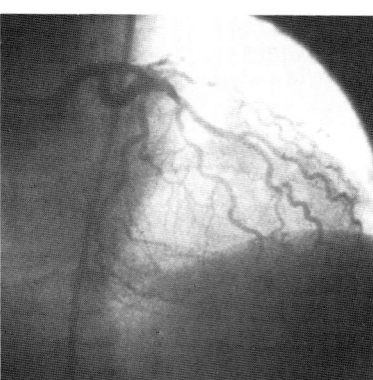

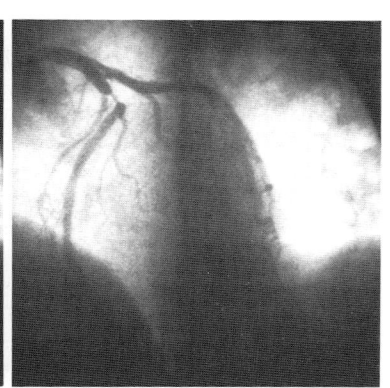

Abb. 2-5: Koronarangiogramme: «Jugendliche» gestreckte Kranzgefäße (links), «physiologisch gealterte» mäanderförmig gewundene Kranzgefäße (Mitte), pathologisch stenosiertes Kranzgefäß (rechts)

die Volumendehnungskurve verläuft zwar steiler, die Kapazität des Herzbeutels – um 5 ml H$_2$O – bleibt davon aber, bezogen auf das Herzgewicht, unbeeinflußt (Hort, 1970, 1971; Frenzel und Hust, 1982), ist mithin praktisch alternskonstant. Der Herzbeutel wird nicht enger.

Ursache dieser Veränderungen sind degenerative Vorgänge an den elastischen Fasern des Perikards und hyaline Umwandlungen kollagener Fasern. Mikroskopisch zeigt sich im Alter nicht selten unter Verklumpung der elastischen Fasern eine herdförmige Anordnung dieser Vorgänge.

2.1.3 Funktionelle Bedeutung der strukturellen Alternsveränderungen

Für die Einschätzung der kardialen Situation des höheren und höchsten Lebensalters muß ausschlaggebend sein, welche funktionelle Bedeutung den als alternsphysiologisch erkannten morphologischen Veränderungen beizumessen ist. In diese Überlegungen sollte kritisch einbezogen werden, daß beim Menschen die Beurteilung durch Überlappung alternsphysiologischer und alterspathologischer Vorgänge erheblich erschwert wird und daß eine Übertragung tierexperimenteller Ergebnisse auf menschliche Verhältnisse allein schon wegen des Fehlens einer der diffus oder lokalisiert stenosierenden Koronarsklerose adäquaten Arteriosklerose der Kranzgefäße bei den meisten Versuchstieren mit einem gewichtigen Fragezeichen zu versehen ist. Derzeit darf als erwiesen gelten:

Aus dem Elastizitätsverlust des Herzbeutels erwachsen dem alten Menschen keine funktionellen Konsequenzen.

Die pathologischen Anatomen scheinen sich einig, daß die altersbedingten Veränderungen der Klappen des linken Herzens einschließlich des Klappenrings selbst dann nur ausnahmsweise hämodynamische Folgen nach sich ziehen, wenn Verkalkungen erheblicher Ausdehnung und noduläre Läsionen an den valvulären Schließungsrändern vorhanden sind. Lediglich in sehr fortgeschrittenen Fällen soll sich eine Mitralinsuffizienz oder Aorteninsuffizienz ausbilden können. Auch in diesen Fällen resultiert jedoch nur ein geringes Regurgitationsvolumen ohne nachhaltige Volumenbelastung des linken Ventrikels. Nicht ganz so eindeutig wird die Möglichkeit einer hämodynamisch relevanten Aortenstenose bei Aortenklappensklerose beurteilt. Mehrheitlich wird eine signifikante Aortenstenose auf dem Boden einer allein alternsbedingten Klappensklerose abgelehnt. Praktisch stets seien zusätzliche Schädigungen oder abnorme Mechanismen der Klappenbewegung zu fordern (Pomerance, 1966, 1967).

Gleiches gilt wahrscheinlich auch für jene Verkalkungen des Mitralklappenringes, die zur Ursache einer gravierenden Mitralinsuffizienz oder einer Herzinsuffizienz werden (Schneider et al., 1979).

Für die im Alter frequenten Störungen der Reizleitung und -bildung des Herzens gilt expressis verbis, was für die Herzklappen gesagt wurde. Ein möglicher Zusammenhang dieser Rhythmusanomalien mit alternsabhängigen Degenerationen, Myokardfibrosen, Klappenringverkalkungen, Lipofuszin-, Fett- oder Amyloidablagerungen wurde zwar immer wieder zur Diskussion gestellt, stets jedoch lautete die Antwort, daß derartige Beziehungen theoretisch denkbar wären, praktisch aber, wenn überhaupt, nur eine geringe Rolle spielen können (Page, 1970; Sims, 1972; Thery et al., 1977; Rossi, 1978; Schneider et al., 1979; Frenzel und Hust, 1982), weil allein die anatomischen Gegebenheiten klinisch vermutbare Korrelationen kaum zu stützen vermögen. Auch hier trifft also zu, daß ohne zusätzliche Störungen und pathologische Vorgänge alternsphysiologische Veränderungen Anomalien der Reizleitung oder -bildung kaum zu begünstigen vermögen. Am ehesten ließen sich isolierte Alternsprozesse noch als wesentliche Ursache für Beeinträchtigungen der Reizbildung im Sinusknoten denken: Abnahme der Zahl der P-Zellen und alternsspezifische Modifikationen der Membranpermeabilität für Ca^{++} könnten für eine Abnahme der Automatismen des Sinusknotens verantwortlich oder wesentlich mitverantwortlich sein. Darüber hinaus wäre auch vorstellbar, daß durch eine Zunahme des ionisierten intrazellulären Kalziums ventrikuläre Arrhythmien und Blockbilder gefördert werden können (Paroli und Gesmundo, 1973).

Morphologische Untersuchungen haben bisher kein Substrat erbracht, das eine nachlassende Leistungsfähigkeit des Herzmuskels im Altersablauf oder plötzliches Sistieren jeglicher Herztätigkeit verständlich machen könnte. Vermutet wurde viel, bewiesen nichts. So wurde wegen der Abnahme der Dehnbarkeit der Ventrikelwand als Folge der alternsabhängigen Bindegewebsverfestigung, Lipofuszin- oder Amyloideinlagerung an eine Störung der diastolischen Kammerfüllung nach dem Vorbild der konstriktiven Kardiopathie gedacht (Strehler et al., 1959; Seban et al., 1975). Tatsache aber scheint zu sein, daß ein signifikantes klinisches kardiales Amyloid allenfalls die Ausnahme, nicht aber die Regel ist (Wright et al., 1975), daß Lipofuszineinlagerungen allein auch dann nicht zu einer Herzschwäche führen, wenn mehr als 10% des Herzvolumens durch dieses «Alterspigment» besetzt sind (Hort, 1971) und daß die Bedeutung der alternsinduzierten erhöhten Rigidität des Myokards unbekannt ist.

Weiterhin wurde eine Abnahme der Fähigkeit, kontraktiles Protein in die Muskelzellen einzubauen, diskutiert. Dominierendes Faktum aber ist, daß das Herz bis in das hohe Alter, wenn auch in quantitativ etwas geringerem Ausmaße, fähig ist, zu hypertrophieren und DNA zu synthetisieren.

Der Schluß einer verminderten Anpassungsfähigkeit freilich bleibt. Doch handelt es sich hierbei um kein spezielles kardiales Problem. Verminderte Anpassungsfähigkeit wogegen? In erster Linie gegenüber den Auswirkungen alterstypischer, aber alternsunabhängiger Erkrankungen. Zum wiederholten Male wäre damit festzustellen, daß mit Wahrscheinlichkeit nicht alternsspezifische Veränderungen, sondern das Hinzutreten pathologischer Prozesse die

Situation komplizieren oder gar prekär gestalten kann.

Die Bedeutung der intramuralen Gefäßveränderungen ist umstritten. Linzbach (1972) mißt ihnen einen Einfluß auf die Abnahme der kardialen Leistungsfähigkeit zu, Wegelin hat einen solchen vor vielen Jahren (1944) verneint. Mit Injektionstechnik konnte beim alten Menschen herdförmig eine verminderte Durchblutung des subendokardialen Myokards nachgewiesen werden, ein Befund, der im mittleren Lebensalter selten war und in der Jugend nie vorkam (Ichikawa und Matsubara, 1977). Trotz dieser Altersstaffelung erlaubt diese Feststellung natürlich keine kausalen Rückschlüsse.

Ältere Ratten reagieren auf Hypoxie mit ausgeprägteren Mitochondrienschäden als junge (Sulkin und Sulkin, 1967). Ob die Zunahme der Kollagenfibrillen um die Kapillaren eine Barriere für den Stoffaustausch errichten kann, ist bei Mensch und Tier ein offenes Problem wie die Hypothese einer Beeinträchtigung der Kapillarpermeabilität aus anderen biorheutischen Gründen. Experimente mit markierten Substanzen könnten ohne Hinweis auf ihre Ursache für eine reduzierte Kapillarpermeabilität sprechen (Sobel, 1970). Für die Sauerstoffextraktion ergaben Versuche am Langendorff-Herzen der Ratte demgegenüber keine altersbezogene Herabsetzung (Weisfeldt et al., 1971). Der für die Ratte postulierte Satz, daß durch die alternsabhängige Abnahme des Kapillarbettes der maximale Koronarfluß im Alter limitiert und dadurch eine für die Herzmuskelfunktion nicht bedeutungslose Divergenz zwischen Herzgewicht und Koronardurchblutung heraufbeschworen wird (Tomanek, 1980), hat für den Menschen keine Gültigkeit, da bei ihm kein alterskorrelierter Kapillarschwund stattat.

Gegenwärtig scheint es, daß jeder neue Befund mehr Fragen aufwirft als beantwortet. Bei dieser Sachlage muß auch die Frage gestellt werden, ob die Altersveränderungen der Gefäße hämodynamisch und/oder metabolisch zustande kommen und ob sie Auftreten oder Fortschreiten der pathologischen Koronarsklerose begünstigen können (Frenzel und Hust, 1982). Jede Antwort auf diese Frage hat heute noch spekulativen Charakter.

Morphologische Charakteristika des Herzens, die erlauben, das funktionelle Alter festzulegen, existieren nicht (Hutchins, 1980).

2.1.4 Das sogenannte Altersherz

Der Ausdruck «Altersherz» stammt von Spang (1954). Verwendet als Synonym für «Kardiosklerose», war er als umfassender Begriff für alle pathologischen Intimaprozesse der Koronarien und des Endokards gedacht, die im zeitlichen Zusammenhang mit der physiologischen Periode des Alters zu klinischen Erscheinungen führen.

Ausgegangen wurde von einer zeitlichen Koinzidenz und nicht von einer kausalen Verknüpfung. Charakterisiert werden sollte die alltägliche Erfahrung einer verminderten Anpassungsbreite, herabgesetzten Leistung und besonderen Anfälligkeit des kardiozirkulatorischen Systems älterer Menschen, wenn auch Spang (1964) selbst bezweifelte, daß mit diesem Begriff ein klar abgrenzbarer und behandlungsbedürftiger Zustand definiert sei.

Hiergegen ist kaum etwas einzuwenden, zumal die der pathologischen Arteriosklerose inhärenten Intimaprozesse in den Vordergrund gerückt und lediglich fakultative Behandlungsbedürftigkeit betont wurden.

In der Folgezeit nahm sich die pharmazeutische Industrie dieses Begriffes an, kreierte mit «Altersherz» eine neue Insuffizienzform des Herzens mit einer von kardialen Insuffizienzen bekannter Ursache abgetrennten Behandlungsindikation, die außerhalb der Bundesrepublik praktisch niemand kennt oder anerkennt. Für diese Indikation wurde eine Fülle von Substanzen mit Glykosidcharakter, isoliert, vor allem aber kombiniert, vorgeschlagen, die zwar in der Pharmakopoe genannt werden, in der Therapie der klinisch relevanten Herzinsuffizienz aber niemals einen bemerkenswerten Platz eingenommen haben (Michel, 1977a).

Zur theoretischen Begründung wurde auf Untersuchungsbefunde von Wezler (1942, 1958) zurückgegriffen. Wie Abb. 2-6 demonstriert, hat Wezler ab 50. Lebensjahr ein Auseinanderweichen der Kurven für die Herzarbeit, bzw. -leistung einerseits und für das Herzgewicht andererseits gefunden und, da immer mehr und mehr Arbeit nicht von immer weniger und weniger Herzmuskel geleistet werden kann,

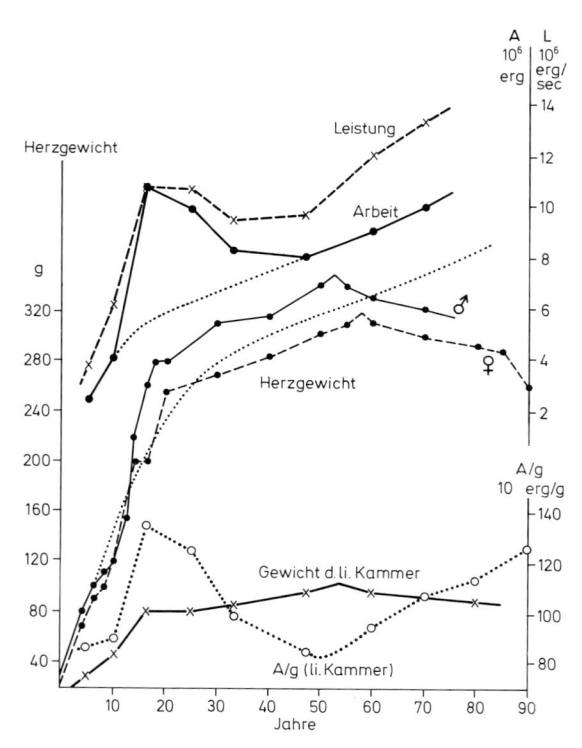

Abb. 2-6: Graphik, die zur Annahme einer «physiologischen» Altersinsuffizienz des Herzens geführt hat: Um das 55. Lebensjahr weichen die Kurven für den arteriellen Blutdruck bzw. für die nach Wezler und Boeger berechnete Herzarbeit und -leistung einerseits und die Kurve des den Tabellen von Rössle u. Roulet entnommenen Herzgewichtes scherenförmig auseinander (nach Wezler, 1942)

aus dieser Schere von geforderter und möglicher kardialer Leistung auf eine «physiologische Altersinsuffizienz» geschlossen, deren Beginn er etwa um das 50. Lebensjahr ansetzte. In der Folgezeit wurden Begriffe wie «Altersherz», «altersbedingte Belastungsinsuffizienz» oder «altersbedingtes Näherrücken der Insuffizienzgrenze» synonym gebraucht.

Heute wissen wir, daß diesen Begriffen als Fundament die falsche Voraussetzung einer «physiologischen Altersatrophie» des Herzens diente. Die Herzgewichte entstammten den Tabellen von Rössle und Roulet (1932), in denen, wie bereits erwähnt, die hohen Altersklassen lediglich durch sehr wenige Fälle repräsentiert sind (zwei Herzen von Personen über 90 Jahre, zwölf Herzen von Personen über 80 Jahre) und das relative Herzgewicht unberücksichtigt bleibt.

Diese Zahlen wurden inzwischen anhand der Meßergebnisse von 7112 Fällen, darunter allein 508 Herzen von Toten, die nach dem 90. Lebensjahr verstorben sind, korrigiert (Linzbach und Akuamoa-Boateng, 1973). Es darf nunmehr als bewiesen gelten, daß absolutes und relatives Gewicht in fast linearer Weise langsam ansteigen (Abb. 2-4) und die Kurven für diese Zunahme des Herzgewichts und die Änderungen des Blutdrucks nicht divergierend, sondern parallel verlaufen. Der Schluß auf ein «harmonisches Altern» von Struktur und Funktion des Herzens liegt angesichts dieser Befunde nahe, und eine Atrophie des Herzens als «normales Altersschicksal» darf vergessen werden.

Wenn aber ein normal alterndes Herz auf Belastungen mit unveränderter Effizienz zu antworten vermag (Hansford, 1980), wenn seine Funktion durch reine Alternsveränderungen nicht nennenswert beeinträchtigt wird (Frenzel und Hust, 1982), dann müssen für die im Alter häufigen, quantitativ allerdings unterschiedlichen Einschränkungen der kardiovaskulären Funktion zusätzliche Prozesse ausschlaggebend sein. Disharmonisch wird das Gleichgewicht zwischen Struktur und Funktion nicht durch alternsphysiologische morphologische Veränderungen, sondern durch pathologische funktionelle und morphologische Vorgänge, die alternsunabhängig sind, aber mit dem Altern in erheblichem Umfange zeitlich koinzidieren, und denen sich der Herzmuskel dank seiner Fähigkeit, bis in das hohe Alter hypertrophieren zu können, anzupassen vermag. Durch diese Fähigkeit kann das Herz im Alter nicht allein die stetige Zunahme der Nachlast in mehr oder weniger optimaler Weise ausgleichen, sondern auch durch Hypertrophie intakter Muskelfasern den Verlust zugrundegegangener Myofibrillen kompensieren. Als zellkonstantes Organ kann das Herz freilich zugrundegegangene Muskelfasern nur funktionell, nicht aber strukturell ersetzen.

Abb. 2-7 demonstriert, daß für den allmählichen Anstieg des arteriellen Mitteldrucks und die damit im Zusammenhang stehende Gewichtszunahme des Herzens ganz überwiegend eine Arteriosklerose der Kranzgefäße sowie eine hypertonogene Arteriolosklerose und Erhöhung des peripheren Strömungswiderstandes von kausaler Bedeutung sind (Linzbach und Akuamoa-Boateng, 1973; Lakatta, 1979). Zu ihnen gesellen sich mit linearer Abhängigkeit zum Alter weitere pathologische Prozesse unterschiedlichen Krankheitswertes, die schließlich zu dem typischen Merkmal des Alters, der Polypathie des Herzens und des Gesamtorganismus führen (Franke, 1972; Pommerance, 1976; Leder, 1979; Franke und Schramm, 1980). Durch diese Polypathie wird nicht allein die adaptative Antwort des Herzens und Kreislaufs auf Belastungen unterschiedlicher Art modifiziert und begrenzt (Zapfe, 1982), sondern die Summation pathologischen Geschehens mündet schließlich auch in eine latente oder manifeste Herzinsuffizienz.

Quantitativ und qualitativ progrediente kardiozirkulatorische Leistungsminderungen bzw. die sie verursachende oder mit ihnen identische latente Herzinsuffizienz im Alter werden folglich durch definierte Erkrankungen und nicht durch objektivierbare Alternsveränderungen oder durch eine uns noch unbekannte Alterskrankheit des Herzens hervorgerufen.

Damit entbehren nicht allein Begriffe wie «physiologische Altersinsuffizienz», «Näherrücken der Insuffizienzgrenze», «altersbedingte Belastungsinsuffizienz» der wissenschaftlichen Grundlage, auch dem Begriff «Altersherz» als geriatrisch-klinischer Entität ist die Diskussionsbasis entzogen. Hinter diesem Begriff verbergen sich in über 85% der Fälle mehr oder weniger diskrete klinische Erscheinungen einer hypertensiven und/oder koronarsklerotischen Kardiopathie. «Altersherz» umschreibt damit in unzutreffender und bagatellisierender Weise einen eindeutig pathologischen Tatbestand, der mit dem Alter

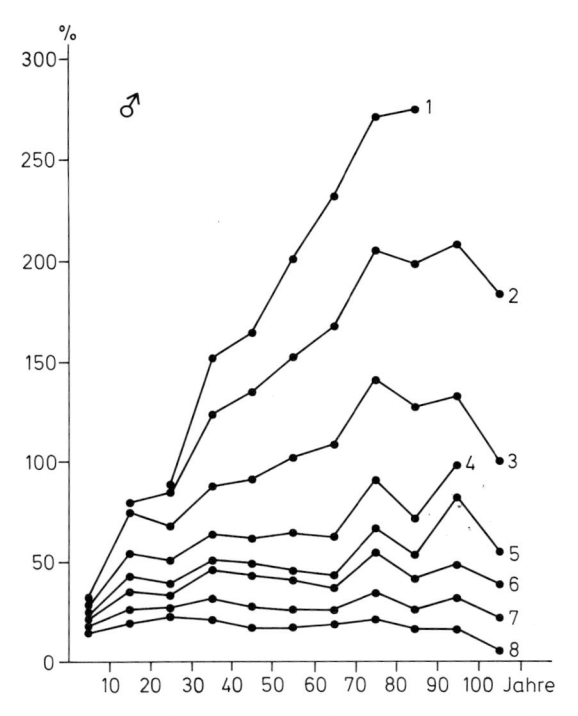

Abb. 2-7: Zunahme pathologischer Prozesse bzw. definierter Erkrankungen als Ursache funktioneller und struktureller kardialer Veränderungen im Altersablauf (nach Linzbach et al., 1973)

zeitlich, aber nicht kausal im Zusammenhang steht (Michel, 1977a).

Ausdrücke wie «Altersherz», «physiologische Altersinsuffizienz», «altersbedingte Belastungsinsuffizienz» oder «Näherrücken der Insuffizienzgrenze» sollten selbst als Synonyme für eine behandlungsbedürftige Herzerkrankung im Alter nicht mehr gebraucht werden, da sie dazu verleiten, auf eine ätiologische Abklärung, auch wenn deren Wert begrenzt sein mag, zu verzichten (Zapfe, 1974).

2.1.5 Besonderheiten der Symptomatik

Grundsätzlich darf davon ausgegangen werden, daß keine prinzipiellen Unterschiede normaler und abnormer kardiovaskulärer Befunde in Abhängigkeit vom Lebensalter bestehen, alternsphysiologische und vor allem alterspathologische Vorgänge und Prozesse können aber bestimmte Symptome abschwächen oder akzentuieren. Auch ein Wandel in der Interpretation einzelner Befunde ist auf diese Weise möglich. Entscheidende Abweichungen vom «normalen Befund» gehen praktisch stets zu Lasten krankhafter Veränderungen, und pathologische Befunde behalten auch im höheren Lebensalter ihre pathologische oder pathognomonische Bedeutung, ohne daß dadurch in funktioneller Hinsicht etwas ausgesagt sein muß. Auch im Alter bestimmt also die Objektivierung von Krankheitssymptomen, ob und welche Diagnosen gestellt werden können, und was allenfalls Vermutung bleibt.

Ein diagnostischer Grundsatz, der für die Jugend und das frühe Erwachsenenalter gilt, nämlich daß ein Patient nur an einer Krankheit leidet, verliert allerdings im Alter seine Gültigkeit. Diese Lebensperiode ist durch Multimorbidität gekennzeichnet, und die Aufgabe des Arztes besteht nicht allein darin, die Mehr- oder Vielzahl der bei einem Patienten vorliegenden Erkrankungen zu erkennen, sondern auch darin, die Wertigkeit der einzelnen Komponenten abzuschätzen. Diese Taxierung wird zum wesentlichen Ausgangspunkt wünschenswerter oder erforderlicher weiterer diagnostischer Maßnahmen und der einzuschlagenden Therapie. Schwerpunktdiagnostik und daraus abgeleitete Schwerpunkttherapie haben insbesondere auch im Hinblick auf die Polypathie des Herzens und Kreislaufsystems im Alter als geriatrische Grundforderung zu gelten.

Angesichts der Tatsache, daß sämtliche Symptome einer kardialen Leistungsminderung, die routinemäßig, also ohne invasive Maßnahmen zu erfragen und festzustellen sind, letztlich keine Spezifität besitzen, werden die Schwierigkeiten einer Einordnung kardialer Symptome und Beschwerden offenkundig. Jede anamnestische Angabe ist vieldeutig, jeder erhobene Befund erlaubt mehrere Schlüsse. Mißdeutungen liegen nahe (Gerstenblith, 1980), und zwar auch unabhängig von den geläufigen Verständigungsschwierigkeiten beim Umgang mit alten Patienten und ihren Angehörigen. Hinzu kommt die sehr unterschiedliche Bewertung kardiozirkulatorischer Beschwerden und Symptome durch den alten Patienten selbst.

Um bei einem Beispiel zu bleiben: Von Patienten jenseits des 70. Lebensjahres klagt die knappe Hälfte über das Symptom «Atemnot». Diese Patienten haben etwa zu gleichen Teilen eine pulmonale und kardiale Erkrankung, die für diese Atemnot verantwortlich gemacht werden könnte. Bei rund einem Fünftel der Patienten mit Atemnot läßt sich aber keine Beziehung zu einer Erkrankung herstellen (Landahl et al., 1980). Ähnliches gilt für bei der Basisuntersuchung feststellbare und auf eine Herzinsuffizienz weisende Befunde: Eine fühlbare Leber ist im Alter häufig Ausdruck eines Zwerchfelltiefstandes, ihre für die Bestimmung der Gesamthöhe wichtige kraniale Begrenzung wegen Lungenemphysems nicht perkutierbar; pulmonale Rasselgeräusche lassen sich wegen stauungsunabhängiger chronischer Bronchitiden beim alten Menschen nur ausnahmsweise einordnen; Beinödeme, symmetrisch oder asymmetrisch, sind wesentlich häufiger als bei Patienten jüngerer Altersklassen Ausdruck einer venösen Insuffizienz oder – was die Beurteilung besonders erschweren kann – einer Kombination von venöser und kardialer Insuffizienz.

2.1.5.1 Akustische kardiale Befunde

Erster und *zweiter Herzton* erfahren mit zunehmendem Alter einen Frequenz- und Amplitudenverlust, der aber nur in Ausnahmefällen ihre Identifizierung verhindert. Die inspiratorische Spaltung büßt an Deutlichkeit ein (Shaver et al., 1974) und läßt sich auch durch tiefe Inspiration weniger eindrucksvoll provozieren als bei jüngeren Patienten. Sicher pathologische Prozesse können diesem Verhalten nicht zugeordnet werden.

Paradoxe Spaltungen des zweiten Herztons, die auch ohne Vorliegen eines Linksschenkelblocks mit steigendem Alter zunehmen und mit einer Häufigkeit bis zu 25% gefunden worden sind (Slodki et al., 1969), gehen dagegen stets auf krankhafte Veränderungen zurück, wobei im höheren Alter in zunehmendem Maße koronarsklerotische Kardiopathien Bedeutung erlangen.

Dritte und *vierte Herztöne* lassen sich mit steigendem Alter immer häufiger phonokardiographisch registrieren, aber auch hören, und zwar um so besser, je älter der Patient ist. Während sich sichere Beziehungen zwischen einem Vorhofton und einer Herzerkrankung im Alter oft nicht aufstellen lassen (Spodick und Quarry, 1974; Gerstenblith, 1980) und ursächlich an eine allgemeine Abnahme der linksventrikulären Compliance gedacht wurde (Kino et al., 1976), kommt einem dritten Herzton beim Fehlen einer linksventrikulären Volumenbelastung erhebliche funktionsdiagnostische Bedeutung zu. Ausgeprägter und häufiger als in jüngeren Altersklassen ist er jenseits des 60. Lebensjahres Initialsymptom einer Herzinsuffizienz oder für dieses Syndrom fast pathognomonisch und sollte deshalb auch eine entsprechende Therapie initiieren.

Eine eindeutige alternsabhängige Zunahme läßt sich für *systolische Geräusche* beobachten, die zum dominierenden akustischen Befund des alten Menschen werden. Sie sind überwiegend über der Basis lokalisiert, haben Crescendo-Decrescendo-Charakter, sind vom ersten und zweiten Herzton meist durch ein freies Intervall getrennt und wurden bei mehr als 60% unausgewählter Untersuchungspersonen im 70. Lebensjahr und später erfaßt (Zapfe, 1982). Geräusche, die erstmals nach dem 50. Lebensjahr auftreten, werden, soweit ein «klassischer» Klappenfehler ausgeschlossen werden kann, etwas unscharf turbulenten Strömungen als Folge sklerosierter oder kalzifizierter Klappen zugeteilt (Lang, 1971; Schneider et al., 1979). Differentialdiagnostisch sollte auch im Alter bei systolischen Intervallgeräuschen jedoch stets an die Möglichkeit einer Aortenstenose mit und ohne hämodynamische Bedeutung, an eine Papillarmuskeldysfunktion, meist als Ausdruck einer ischämischen Herzerkrankung, an einen Mitralklappenprolaps und selbst an eine obstruktive Kardiomyopathie, bei systolischen Sofortgeräuschen an eine relative Atrioventrikularklappeninsuffizienz gedacht werden.

Diastolische Sofortgeräusche einer relativen Aorteninsuffizienz gelangen im Alter zwar auch etwas häufiger zum Nachweis, erreichen aber zahlenmäßig bei weitem nicht die Bedeutung systolischer Geräusche.

2.1.5.2 Karotispulskurve

Die mit üblicher Methodik registrierte Karotispulskurve weist ab 50. Lebensjahr bei unverändert normaler halber Anstiegszeit zunehmend einen spätsystolischen Gipfel auf, verursacht durch regressive Umbauvorgänge des aortalen Windkessels. Soweit eine stärkere Sklerosierung der Aortenklappen fehlt, bleibt die Inzisur erhalten (Lang, 1971).

Für die aus der Karotispulskurve direkt meßbare Austreibungszeit des linken Ventrikels wurden differierende Befunde in Abhängigkeit vom Alter mitgeteilt, und zwar ohne Bezug zur Herzfrequenz und zum Blutdruck (Michel, 1957, 1960; Friedmann und Davinson, 1969; Sjögren, 1971; Shaw et al., 1973; Gerstenblith, 1980). Ähnliches gilt für die indirekt zu ermittelenden isometrischen Kontraktionsphasen. Übereinstimmung herrscht dagegen bezüglich der bereits erwähnten Zunahme der aus der mit Elektrokardiogramm und Herzschall simultan registrierten Herzspitzenstoßkurve leicht ablesbaren Relaxationsperiode, für die zwischen 3. und 9. Lebensdekade eine Verlängerung um 40% gemessen worden ist (Harrison et al., 1964).

Neben methodischen Unterschieden sind für diskrepante Befunde Krankheitsprozesse und Interaktionen alternsphysiologischer und alterspathologischer Vorgänge wohl allein ausschlaggebend, nicht hingegen funktionelle Veränderungen im Rahmen einer «normalen» Alterung. Eine besondere Bedeutung muß diesen Befunden, von der Verlängerung der Relaxationszeit abgesehen, abgesprochen werden.

2.1.5.3 Elektrokardiogramm

Folgende elektrokardiographischen Kriterien wurden als alternsphysiologisch erkannt bzw. angesehen (Michel, 1957, 1958; Pipberger et al., 1967; Simonson et al., 1967; Simonson, 1972, Nakano et al., 1979; Franke und Schramm, 1980 u. a.):

Zunahme der PQ-Zeit mit Überschreiten des oberen Grenzwertes («graue Haare des Reizleitungssystems»). Werten unter 0,14 Sekunden kann im Greisenalter eine Präexzitation zugrunde liegen.

Kontinuierliche Linksabweichung des QRS-Vektors, u. U. verbunden mit einer Zunahme der präkordialen Höhe der R-Zacke. Abnehmende Vitalität und Bettlägrigkeit haben häufig eine fortschreitende Linksüberdrehung und Niederspannung zur Folge (Nakano et al., 1979; Franke und Schramm, 1980).

Eine deutlicheres Q_I ist bei alten Menschen nicht zwangsläufig infarktverdächtig.

Die frequenzbezogene QT-Zeit nimmt alternsabhängig zu.

Veränderungen der ST-Strecke stellen in keinem Lebensalter einen Befund ohne besondere Ursache dar.

Diskrepanzformen der T-Zacke ($T_I < T_{III}$ bei Linkstyp) sind zumeist eine relativ harmlose Anomalie.

Nach dem 60. Lebensjahr werden supraventrikuläre und ventrikuläre Extrasystolen von geringer Frequenz als zu vernachlässigender Befund eingestuft.

Alle weiteren Abweichungen vom normalen Kurvenverlauf sind auch im höchsten Alter als pathologisch zu bewerten. Sie finden sich bei Männern häufiger als bei Frauen (Simonson, 1972; Mihalik und Fisch, 1974). Ursächlich kommen vorrangig ischämische und hypertensive Einflüsse in Betracht. Entsprechende Elektrokardiogrammveränderungen können bereits lange Zeit vor Auftreten subjektiver Beschwerden vorhanden sein. Auf eine Abnahme des U-Vektors bei degenerativen Veränderungen des Purkinje-Systems und der Papillarmuskeln im höheren Alter wurde besonders aufmerksam gemacht (Ždichynec, 1977). Bei senilem Amyloid des Herzens sollen unspezifische, aber eindeutig abnorme Elektrokardiogrammabweichungen dreimal häufiger als bei Gleichaltrigen ohne Amyloid vorkommen (Dorra et al., 1978).

Bei Personen, die älter als 100 Jahre waren, fanden sich in 18% praktisch normale Elektrokardiogramme (Franke und Schramm, 1980).

2.1.5.4 Echokardiogramm

Die Einfachheit der Durchführung und die Möglichkeit beliebiger Wiederholungen sollten die echokardiographische Untersuchungsmethode besonders für das höhere Lebensalter prädestinieren. Die Praxis scheint das Gegenteil zu beweisen. Nur 7–11% der Untersuchten waren älter als 70 Jahre und 2–4% älter als 75 Jahre (Schneider et al., 1979; Michel, 1981b). Die Ursache für diese überraschende Tatsache ist vor allem darin zu suchen, daß der Anteil auswertbarer echokardiographischer Befunde mit zunehmendem Alter rasant absinkt (Tab. 2-1), da sowohl die erforderliche Kooperation seitens des Patienten geringer wird und sich vor allem das von der Mitarbeit des Patienten und der Fähigkeit des

Tab. 2-1: Anteil auswertbarer echokardiographischer Befunde der Aorta und des linken Ventrikels in Abhängigkeit vom Alter

Alter	auswertbare Echos der Aorta	des linken Ventrikels
30 bis 50 Jahre	95 Prozent	90 Prozent
70 bis 100 Jahre	75 Prozent	30 Prozent

Untersuchers unabhängige echokardiographische Fenster so verkleinert, daß die Ausbeute beurteilbarer Echokardiogramme gering wird.

In der Diagnostik altersabhängiger Befunde besitzt die Echokardiographie Bedeutung für den Nachweis von Mitralringverkalkungen – 8 % der Patienten jenseits des 64. Lebensjahres (DeBono und Warlow, 1979) – und Aortensklerosierungen. Darüber hinaus finden alternsphysiologische Veränderungen kaum einen Niederschlag. Zwar scheinen im Altersablauf die Dimensionen des rechten Ventrikels, des linken Vorhofs und der Aortenwurzel zu-, die frühdiastolische Schließungsbewegung der Mitralklappe und die Bewegungsamplitude der Hinterwand des linken Ventrikels abzunehmen, die Unterschiede gegenüber jüngeren Altersstufen bleiben jedoch innerhalb des normalen Referenzbereiches. Diese Feststellung hat insbesondere auch Gültigkeit für die Innendurchmesser des linken Ventrikels, die zirkumferentielle Faserverkürzung und die zur Erfassung von Volumengrößen aus diesen Meßwerten abgeleiteten mathematischen Manipulationen (Derman, 1972; Luisada et al., 1975; Gardin et al., 1877; Valdez et al., 1977; Yin et al., 1978; Gardin et al., 1979; Schneider et al., 1979). Eine gewisse Ausnahme macht offenbar die auf die Körperoberfläche bezogene Wanddicke des linken Ventrikels, die von 4,3 mm/m² vor dem 45. Lebensjahr kontinuierlich bis 5,7 mm/m² nach dem 65. Lebensjahr ansteigt (Gerstenblith et al., 1977), und zwar ohne Bezug zum systolischen Blutdruck.

Mithin ergeben sich für die Echokardiographie im Alter die gleichen Indikationen wie in anderen Altersperioden, die Objektivierung der Mitralringverkalkung und Aortenklappensklerose ausgenommen. Die Aussagefähigkeit der Methode wird aber durch extrakardiale altersbedingte Faktoren markant eingeschränkt, und zwar um so mehr, je älter die zu untersuchende Person ist.

2.1.5.5 Röntgenbefunde

Als kennzeichnendes Altersmerkmal der röntgenologischen Herzsilhouette imponiert eine zunehmende aortale Konfiguration. Sie ist wesentlich eindrucksvoller als Größenänderungen des Herzens (Gebhardt, 1971; Harris, 1975; Franke, 1981; Goldberg und Roberts, 1981). Auch wenn das Herzvolumen von durchschnittlich 760 ml in der 4. Lebensdekade auf rund 820 ml zwischen dem 60. und 65. Lebensjahr zunimmt, steht die Vielfalt der Abwandlungen der aortalen Grundform des Herzens im Alter ganz im Vordergrund (Schmidt, 1971). Ein «normaler» Röntgenbefund ist damit wenig geeignet, zur Prognose der kardialen Situation im Alter beizutragen (Franke und Schramm, 1980).

Eine Herzvergrößerung pathologischen Ausmaßes ist auch beim alten Menschen stets Ausdruck einer myokardialen Insuffizienz, schließt man die nicht ganz seltenen Perikardergüsse und die sehr seltenen Herztumoren aus.

2.1.6 Besonderheiten der Nosologie

2.1.6.1 Herzinsuffizienz

Es kann hier nicht der Ort sein, in den Streit um die Definition des Begriffes der Herzinsuffizienz einzugreifen (Loogen, 1981). Das Syndrom «Herzinsuffizienz» wird bezüglich Ätiologie, Pathogenese und Symptomatik zwar nicht durch das Alter determiniert, das Alter des Patienten setzt aber gewisse Akzente, indem es Eintritt, Erscheinungsbild und Verlauf einer Herzinsuffizienz zu modifizieren vermag (Michel, 1965).

Ätiologisch stehen im Alter koronare und/oder hypertensive Kardiopathie (S. 134) im Vordergrund (> 80%). Klappenerkrankungen, Cor pulmonale, Kardiomyopathie oder gar kongenitale Angiopathien kommen als Ursache einer Herzinsuffizienz auch im Alter vor, treten aber im Vergleich zu früheren Altersstufen markant zurück. Wenn sich bei einem Teil der unter der Symptomatik einer Herzinsuffizienz verstorbenen Alten selbst der Pathologe außerstande sieht, die Ursache des Herzmuskelversagens aufzuklären, ergibt sich daraus keine Berechtigung, ein «seniles Herzversagen» oder eine «obskure Herzschwäche des Greisenalters» zu postulieren. Derartige Fälle zeigen lediglich die Grenzen unserer Untersuchungsmethoden und unseres Wissens auf.

Banalen Infekten kommt bei bestehender kardialer Grundkrankheit im Alter wesentlich häufiger eine auslösende Rolle für ein myokardiales Versagen zu als bei jüngeren Patienten. Arrhythmien haben hierbei nicht selten einen bahnenden Einfluß. Bronchopulmonale Infekte dominieren und sind therapeutisch zu berücksichtigen. Weitere häufiger auslösende Ursachen: Harnwegsinfekte, körperliche Be- oder Überlastung, Unterbrechung oder Absetzen einer bis dahin durchgeführten und indizierten kardiotonischen Therapie, Anämien. Im wesentlichen handelt es sich also um polypathische Einflüsse im Rahmen der Multimorbidität des Alters.

Bronchopulmonale Prozesse wirken bei kardialer Insuffizienz im Senium meist auch als Schrittmacher für einen letalen Ausgang.

Wenn pathogenetisch die Herzinsuffizienz mit einer Störung entweder der Energieverwertung oder der Energiebereitstellung des Herzens in Verbindung gebracht wird, muß einer unzureichenden Energiebereitstellung im Alter wahrscheinlich eine größere Bedeutung beigemessen werden als bei jüngeren Patienten. Als Kompensationsmöglichkeit des im Stadium der Insuffizienz in Ruhe und/oder unter Belastung verminderten kardialen Auswurfvolumens bei oder trotz erhöhten Füllungsdrucks kommt nur die Erhöhung des Herzminutenvolumens über adäquate Änderungen der Vor- und Nachlast sowie der Kontraktilität in Betracht. Eine zweite Möglichkeit, nämlich die Förderung eines abnorm niedrigen Schlagvolumens unter Beibehaltung eines normalen Füllungsdrucks, kann bei der Herzinsuffizienz im Alter kaum einen Kompensationsmechanismus darstellen, da bei der in dieser Lebensperiode gewöhnlich schon reduzierten Organdurchblutung eine Normalisierung oder gar Erhöhung des kardialen Auswurfvolumens unverzichtbar ist. Als erschwerender Faktor für jegliches Kompensationsbestreben kommt beim alten herzinsuffizienten Patienten mit seinen fast obligaten koronarsklerotischen Veränderungen hinzu, daß bei ihm die an sich lineare Beziehung zwischen Sauerstoffverbrauch und Koronardurchblutung verloren geht, da eine Erhöhung des Sauerstoffbedarfs nicht durch eine entsprechende Durchblutungssteigerung ausgeglichen werden kann.

Von der Verminderung des kardialen Auswurfvolumens wird im Alter besonders die zerebrale Strombahn betroffen. Ausfalls- oder Störerscheinungen seitens des Gehirns scheinen dann auszubleiben, wenn eine Abnahme des Minutenvolumens durch eine Zunahme des zerebralen Minutenvolumenanteils und eine Vergrößerung der lokalen arteriovenösen Sauerstoffdifferenz kompensiert werden kann. Diese Möglichkeit ist im Alter offenbar nicht allein wegen der mehr oder weniger regelmäßig vorhandenen zerebralsklerotischen Veränderungen begrenzt.

Es nimmt nicht wunder, daß unter diesen Voraussetzungen das Bild der Herzinsuffizienz im Alter häufiger durch zerebrale Symptome als Folge des verminderten Minutenvolumens (forward failure) als durch die Erscheinungen einer Stauung vor dem insuffizienten Herzen (backward failure) geprägt wird. Hinweissymptome sind unmotivierte, meist relativ plötzliche Abnahmen der geistigen und körperlichen Leistungsfähigkeit, allgemeine Müdigkeit und Teilnahmslosigkeit, auffälliges Nachlassen des Gedächtnisses, Schwindel, Schlafstörungen, nächtliche Unruhe, Erregungs- und Verwirrtheitszustände (Michel, 1965; Čebotarev, 1979; Zapfe, 1982). Der Fehlschluß, diese Symptome auf eine zerebralsklerotische Enzephalopathie allein zu beziehen (Cohn, 1974), kann die wirksame kardiotonische Therapie wesenlich verzögern.

Als weitere Besonderheiten der Herzinsuffizienz im höheren Alter sind zu nennen:
Die kardiale Dekompensation entwickelt sich häufig auffallend protrahiert. Ihre Erkennung setzt deshalb eine subtile Krankenbeobachtung sowie das Erfragen und Vergleichen anamnestischer Details voraus. Das Warten auf spontane Angaben oder Symptomenschilderungen durch den alten Patienten kann verhängnisvoll sein. Der behandelnde Arzt muß sich wesentlich mehr auf das, was er sieht, hört und fühlt, als auf das, was der Patient sagt oder klagt, verlassen.

Hat sich erst einmal eine latente Herzinsuffizienz manifestiert, scheint der Übergang in eine Ruheinsuffizienz im hohen Alter rascher zu erfolgen (Schimert und Schimmler, 1971).

Sämtliche Herzinsuffizienzsymptome sind unspezifisch. Überschneidungen mit anderen Ursachen (z.B. bronchopulmonale Erkrankungen, respiratorische Insuffizienz, venöse Insuffizienz, zerebrovaskuläre Insuffizienz, körperliche Inaktivität) sind im Alter ungemein häufig, erschweren die richtige Zuordnung einzelner Symptome und stellen eine permanente Herausforderung zu einer präzisen Differentialdiagnostik dar.

Eine absolute Arrhythmie ist im Greisenalter, besonders wenn sie plötzlich einsetzt, viel häufiger ein «direktes» Symptom einer Herzinsuffizienz als in früheren Lebensdezennien.

Ein dritter Herzton muß im höheren Lebensalter, soweit keine hämodynamisch relevante Mitral- oder Aorteninsuffizienz vorliegt, als myokardiales Insuffizienzsymptom gewertet werden. Einem vierten Herzton kommt diese Bedeutung nur in abgeschwächter Form zu

Beinödeme, symmetrisch oder asymmetrisch, sind wegen häufiger begleitender venöser Prozesse nur ein unsicheres Insuffizienzsymptom.

Hüsteln oder Räuspern bei Lagewechsel, insbesondere beim Hinlegen, sind im Alter in hohem Maße auf eine Linksherzinsuffizienz verdächtig.

Je «typischer» die Symptome einer kardialen Dekompensation bei einem alten Patienten sind, desto ausgeprägter pflegt die Herzinsuffizienz zu sein.

2.1.6.2 Kardiale Rhythmusstörungen

Störungen der Reizbildung und -leitung des Herzens treten im Alter bevorzugt auf (Abb. 2-8), und zwar sowohl in Ruhe als auch unter normaler oder «extremer» Belastung (Lang et al., 1975 b; Michel, 1976; Nelius, 1979). Mehr als die Hälfte aller zu beobachtenden kardialen Arrhythmien finden sich bei Patienten jenseits des 70. Lebensjahres. Ursächlich werden zwar vorwiegend degenerative Veränderungen des Myokards und des spezifischen Leitungssystems verantwortlich gemacht, der nächstliegende Gedanke aber, in koronaren und/oder hypertensiven Gefäßveränderungen die Hauptursache zu sehen, hält einer objektiven Überprüfung nicht stand. In weniger als der Hälfte der Fälle nur lassen sich koronarangiographisch bei klinisch relevanten Rhythmusstörungen kritische Koronarstenosen objektivieren (Bachmann, 1974). Dennoch kann kein Zweifel bestehen, daß Rhythmusstörungen im Alter ausschließlich vor dem Hintergrund pathologischer Veränderungen des Herzmuskels gesehen werden müssen (Hombach, 1981). Für die praktische ärztliche Tätigkeit sind diese ätiologischen Unsicherheiten ohne wesentliche Bedeutung, da bei der Vielzahl der entsprechenden Störungen nicht die Ursache, sondern Art, Ausmaß und Auswirkungen über die einzuschlagenden Maßnahmen entscheiden. Eine Hyperthyreose sollte als mögliche Ursache im höheren Alter nicht vergessen werden.

Subjektiv werden kardiale Arrhythmien im Alter auffallend wenig empfunden, was ebenfalls als indirekter Hinweis auf ihre organische Natur gewertet werden kann. So ist es nicht ungewöhnlich, daß selbst normfrequentes Vorhofflimmern bei Alten jenseits des 90. Lebensjahres von überraschend geringem Einfluß sein kann (Franke und Schramm, 1980). Klinisch erlangen Rhythmusstörungen im Alter vor allem aus folgenden Gründen Bedeutung:

Wesentliche oder anhaltende Über- oder Unterschreitungen des Frequenzbereiches zwischen 60 und 100/min werden im höheren Alter schlecht toleriert, insbesondere werden Tachykardien kaum oder nur kurzfristig vertragen (Gerstenblith, 1980). Additive, zum Teil auch multiplikative Effekte mit der Grundkrankheit sind zu unterstellen (Hodkinson und Pomerance, 1979).

Frequenz- oder arrhythmiebedingte Abnahmen des Herzzeitvolumens führen wegen der meist gleichzeitig vorliegenden arteriosklerotischen Veränderungen früher als in jüngeren Jahren zu kritischer Drosselung der Organdurchblutung. Besonders betroffen sind hierbei das Gehirn und das Herz, gelegentlich auch die Nieren. Bereits bei intakten zerebralen Gefäßen reduzieren Vorhofflimmern die Gehirndurchblutung bis zu 40% und Kammertachykardien bis zu 70% (Hombach, 1981).

Organische Veränderungen und funktionelle Störungen, die zu Rhythmusstörungen führen, die als potentielle Letalfaktoren aufzufassen sind (z.B. Kammerflimmern, Asystolien), kommen im Alter häufiger vor.

Wie betont, betrifft die Häufigkeitszunahme im Alter praktisch sämtliche klinisch bedeutsamen kardialen Rhythmusstörungen. Abb. 2-8 kann jedoch nur einen Trend widerspiegeln. Entscheidend wären absolute Zahlen, die nicht existieren, und zwar auch trotz moderner elektrokardiographischer Bandspeicheruntersuchungen nicht. Sie erlauben lediglich Angaben zur Häufigkeit während des Untersuchungszeitraumes, ermöglichen auf diese Weise allerdings Rückschlüsse auf die wahrscheinliche klinische Bedeutung. Anamnestische Angaben über Schwindel, Synkopen u.a. sollten nach gegenwärtiger Ansicht jedoch nur dann auf im Langzeitelektrokardiogramm verifizierte Rhythmusstörungen bezogen werden, wenn sie nachweislich mit ihnen koinzidieren. Unabhängig von den subjektiven Erscheinungen lassen sich bei einer Großzahl alter Patienten oder Heimbewohner komplexe supraventrikuläre und ventrikuläre Rhythmusstörungen nachweisen (Menci, 1970; Steinmann und Kunz, 1978; Abdon und Nilsson, 1979; Glasser et al., 1979; Kamm et al., 1980; Hombach, 1981). Im Vordergrund stehen Extrasystolen, besonders ventrikulären Ursprungs, zusammengesetzte supraventrikuläre und ventrikuläre Arrhythmien sowie Vorhofflimmern und -tachykardien. Nur in etwas mehr als einem Drittel der über 75jährigen wurden Rhythmusanomalien vermißt.

Av.-Blöcke III. Grades sind entgegen einer häufigen Meinung eine Seltenheit. Sie wurden in weniger als 1% bei Personen jenseits des 80. Lebensjahres gefunden (Menci, 1970). Sie gehen im höheren Alter nicht selten auf einen trifaszikulären Schenkelblock zurück, der sich aus einem mono- oder bifaszikulären Schenkelblock und insbesondere bei der Kombination eines Rechtsschenkelblocks mit einem links-anterioren Hemiblock in rund einem Drittel der Alten, bevorzugt bei Männern, entwickelt (Gleichmann et al., 1972; Variale und Kennedy, 1972; Rodstein et al., 1979). Die Gefahr eines totalen Av.-Blocks wurde jenseits des 80. Lebensjahres im ersten Jahr nach Feststellung eines Schenkelblocks mit 1,5%, für die nächsten 4 Jahre mit 2,5% beziffert. Stenosierende Gefäßveränderungen in mindestens zwei koronaren Hauptästen scheinen Voraussetzung für diese Komplikation zu sein.

Zwei Syndrome beanspruchen besonderes geriatrisches Interesse:

Sick-Sinus-Syndrom: Dieses Syndrom, das sich im letzten Jahrzehnt als wesentliche neue Indikation für die Schrittmachertherapie herauskristallisiert hat, findet sich in 85% der Fälle bei Patienten jenseits des 50. und in mehr als 60% jenseits des 60. Lebensjahres. Es ist gekennzeichnet durch isolierte und kombinierte supraventrikuläre, gelegentlich auch durch binodale Rhythmusstörungen, primär hervorgerufen durch einen Ausfall oder eine Dysfunktion des Sinusknotens (Beller et al., 1971; Caplan et al., 1973; Alber, 1974; Bleifeld et al., 1974; Alber und Michel, 1975; Michel, 1976; Blömer et al., 1977; Gann et al., 1979). Hervorzuhebende Erscheinungen des Syndroms sind «persistierende» Sinusbradykardie (ca. 85% unserer Fälle), partielle oder komplexe sinuatriale Blockierungen (ca. 80%), Bradykardie-Tachykardie-Syndrom (sinuaurikuläre Blockierungen, ektope supraventrikuläre Tachykardien, Vorhofflimmern oder -flattern; ca. 50%), Vorhofflimmern oder -flattern (ca. 33%; Zugehörigkeit problematisch), supraventrikuläre Extrasystolen (ca. 50%).

Zur Diagnosesicherung tragen bei: Verminderte Reaktion auf Atropin, Nachweis einer verlängerten Sinusknotenerholungszeit (> 1 sec) nach künstlicher Vorhofstimulation.

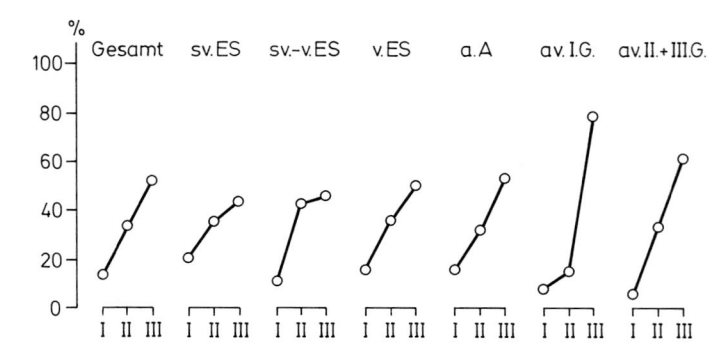

Abb. 2-8: Häufigkeit wesentlicher Rhythmusstörungen in Abhängigkeit vom Alter in Prozent ihres Gesamtauftretens, registriert bei elektrokardiographischen Routineuntersuchungen. – I: Alter bis 50 Jahre; II: 50–70 Jahre alt; III: Älter als 70 Jahre. Jede Altersgruppe besteht aus mehr als 1000 Personen. – sv. ES: supraventrikuläre Extrasystolen; v. ES: ventrikuläre Extrasyteolen; sv.-v. ES: kombinierte supraventrikulär-ventrikuläre Extrasystolen; a.A.: absolute Arrhythmie bei Vorhofflimmern oder -flattern; av. I.G.: Verlängerung der atrioventrikulären Überleitung; av. II. + III. G.: av.-Block II.und III. Grades (nach Michel, 1975)

Peristierende Sinusbradykardien als alleiniges Symptom beeinträchtigen die Lebenserwartung (Fünf-Jahres-Überlebensrate) alter Patienten nicht (Gann et al., 1979). Bei kombinierten Symptomen drohen bei ausgesprochen chronischem Verlauf synkopale Zustände bzw. Symptome einer zerebralen Minderdurchblutung, Herzinsuffizienz und arterielle Embolien.

Hypersensitiver Karotissinus: Es handelt sich um ein elektiv geriatrisches Krankheitsbild, das von manchen Autoren als Variante des Sick-Sinus-Syndroms eingeordnet wird. Ihm liegt eine Hypersensibilität des Karotissinus gegenüber pressorischen bzw. mechanischen Reizen zugrunde, die zu mehr oder weniger langen Ausfällen der Funktion des Sinus- oder Av.-Knotens mit der Möglichkeit zerebraler Ausfallserscheinungen oder Adams-Stokesscher Anfälle führt (Franke, 1963). Der Ventrikelstillstand tritt abrupt auf, kurze Verlängerung der Sinuszyklusdauer und der Av.-Leitung kann vorausgehen.

Von einem hypersensitiven Karotissinus wird gesprochen, wenn bei einseitigem Druck oder einseitiger Massage der Karotisgabel (rechts meist wirksamer als links) ein Kammerstillstand von mehr als 2 Sekunden resultiert, von einem Karotissinus-Syndrom, wenn dieser Stillstand mit klinischen Erscheinungen verbunden ist. Nur in diesen Fällen ergibt sich eine Indikation zur Schrittmachertherapie (Hartzler und Maloney, 1977).

Hypersensitivität des Karotissinus setzt arteriosklerotische Veränderungen, Koronararterien eingeschlossen, voraus (Gribbin et al., 1971; Manikar und Clark, 1975) und wird auf diese Weise zu einem indirekten Symptom einer koronaren Herzerkrankung.

2.1.6.3 Koronarskerotische Kardiopathie

Sowohl Media- als auch Intimaläsionen der Kranzgefäße nehmen mit steigendem Alter zu. Ab 20. Lebensjahr werden mit wachsender Häufigkeit Veränderungen der Koronararterien objektivierbar, die dem Formenkreis der Arteriosklerose zugehörig sind. Sie erreichen ihr Maximum (50–80%) um das 90. Lebensjahr und nehmen in der 10. und 11. Lebensdekade als Ausdruck einer Auslesesterblichkeit wieder etwas ab (Pomerance, 1968; Linzbach und Aknamoa-Boateng, 1973; Kober et al., 1980; Tomanek, 1980; Frenzel und Hust, 1982). Die Frage, ob alternsphysiologische Vorgänge (z.B. Mediaveränderungen) als wesentliche Voraussetzung für die Entwicklung einer Koronararteriosklerose und für die klinische Manifestation einer Koronarinsuffizienz angesehen werden müssen, fand bisher keine Klärung (Bertelsen, 1963; Tomanek, 1980). Für die praktische Medizin ist entscheidend, daß sämtliche wesentliche Gefäßveränderungen, gleichgültig ob sie einer Physio- oder Pathosklerose zugerechnet werden können oder müssen, eindeutig alterskorreliert sind, folglich mit fortschreitendem Alter auch eine Zunahme aller klinischer Erscheinungsformen der koronaren Herzkrankheit – Angina pectoris, Herzinsuffizienz, Herzinfarkt – resultieren muß. Dennoch ist die koronare Herzerkrankung nicht zu den altersspezifischen Erkrankungen zu zählen. Es gibt nur eine Koronarinsuffizienz **im** Alter, keine Koronarinsuffizienz **des** Alters.

Angina pectoris

Eine «lehrbuchmäßige» Angina pectoris hat im Alter nahezu stets fortgeschrittenere Einengungen mehrerer koronarer Hauptäste zur Ursache. Typische Stenokardien werden im Alter aber seltener. Einmal fehlen mangels ausreichender körperlicher Aktivität häufig die Voraussetzungen für die Anfallsauslösung, zum anderen ist eine echte Vermehrung atypischer Erscheinungen unverkennbar, indem zumindest die Schmerzintensität ab- und die Anfallsdauer zunehmen. Diabetiker scheinen hierbei bevorzugt. Präkordiale Schmerzen fanden sich im Alter häufiger als in jüngeren Jahren bei Patienten, die auch über Claudicatio intermittens klagten. Nicht selten geben sie einen mit mehr oder weniger intensiver Angst verbundenen «Würgegriff zum Hals» an. In anfallsweiser Dyspnoe muß im Alter ein charakteristisches Anfallsäquivalent gesehen werden (Gerstenblith, 1980; Landahl et al., 1980; Michel, 1981c). Nach dem 80. Lebensjahr läßt die Neigung zu Angina pectoris nach (Franke und Schramm, 1980). Auch vorher erlaubt jedoch eine negative Anamnese bei alten Patienten keinen Ausschluß einer relevanten koronaren Herzerkrankung. Wo Zusammenhänge mit äußeren Einflüssen angegeben werden oder zu erfragen sind, überwiegen physische Belastungen. Psychische Belastungen entfallen jedoch im Alter nicht völlig. Eine alterskorrelierte Zunahme der sog. «hypokinetischen Form» einer Angina pectoris und Koronarinsuffizienz im Zusammenhang mit nächtlichen Frequenz- und Blutdruckabfällen wurde diskutiert. Die Ergebnisse der modernen Schlafforschung und die Befunde nächtlicher Langzeit-Elektrokardiogramme bei Patienten mit koronarer Herzerkrankung wecken Zweifel an einer wesentlichen Bedeutung dieses Pathomechanismus.

Der differentialdiagnostische Wert eines prompten Nitroeffektes wird ebenfalls fragwürdig, da betagte Patienten nicht selten auch eine günstige Wirkung nach Analgetikaeinnahme schildern.

Obwohl der Arcus lipoides am Auge (Gerontoxon) mit fortschreitendem Alter stetig zunimmt, stellt er keinen Gradmesser für die Schwere einer Arteriosklerose der Kranzgefäße im Senium dar (Immich et al., 1967; Schimert und Schimmler, 1971).

Der röntgenologische Nachweis von Koronarkalk wird bei Koronarsklerose Älterer weitaus häufiger geführt als bei jüngeren Patienten, hat aber prognostisch eine weniger ominöse Bedeutung (Frink et al., 1970). Weder bezüglich Lokalisation, noch bezüglich Ausdehnung verhalten sich derartige Verkalkungen, deren Existenz als Indiz gewertet, aber nicht einer koronaren Herzerkrankung von klinischer Bedeutung gleichgesetzt werden kann, proportional zur morphologischen Schwere der Erkrankung. Bei ausgedehnten Verkalkungen liegt allerdings meist eine fortgeschrittene koronare Mehrgefäßerkrankung vor, und Verkalkungen aller 3 Hauptäste weisen wenigstens auf eine Stenose von 75% Lichtungseinengung und mehr hin. Dennoch besagen röntgenologisch objektivierbare koronare Gefäßverkalkungen nicht viel mehr, als daß «irgend eine Form» einer koronaren Herzerkrankung vorliegt. Um das 70. Lebensjahr wurden positive Befunde bei 68% der Männer und 57% der Frauen erhoben. Betroffen ist vor allem der R. interventricularis ant., während die rechte Kranzarterie im höheren Alter sehr selten einbezogen ist. Die Wahrscheinlichkeit hämodynamisch wirksamer Koronarstenosen vergrößert sich, wenn ausgedehnte Verkalkungen mit typischer Angina pectoris und pathologischen Ruhe-Elektrokardiogrammveränderungen kombiniert vorkommen. In mehr als 80% dieser Fälle lag dieser Symptomentrias eine klinisch bedeutsame koronare Herzerkrankung zugrunde, während sich bei asymptomatischen Fällen lediglich in weniger als 50% Stenosierungen meist geringeren Grades fanden (Vikhert und Zhdavor, 1975; Dietz, 1978; Gradaus et al., 1981).

Im Alter wird die koronare Herzerkrankung zur wesentlichen Ursache einer perkussorisch und röntgenologisch erfaßbaren Herzvergrößerung (Hodkinson, 1979). Diese Herzvergrößerung ist dann aber unspezifisches Symptom einer Herzinsuffizienz (S. 100), nicht jedoch Charakteristikum der sie verursachenden Grundkrankheit. Mit etwa 85% stellt die koronare Herzerkrankung mit und ohne gleichzeitige Hypertonie die mit Abstand häufigste Ursache einer latenten oder manifesten Herzinsuffizienz im Alter dar (Schimert und Schimmler, 1971).

Koronarangiographisch wurden bei symptomatischer koronarer Herzerkrankung sowohl altersunabhängige konstante als auch mit dem Alter bezüglich Lokalisation, Ausdehnung und Schwere progrediente Kranzgefäßbefunde (Abb. 2-9) erhoben (Michel et al., 1976; Kober et al., 1980). Der objektive Nachweis einer klinisch bedeutsamen stenosierenden Koronarerkrankung ist im Alter schwierig, sieht man von der in dieser Periode im wesentlichen nur zur Abklärung operativer Konsequenzen indizierten, dann aber auch «ohne» Alterslimit durchführbaren Koronarangiographie ab. Die Diagnosesicherung einer Koronarinsuffizienz hat in jedem Lebensalter die Provokation eines myokardialen Sauerstoffmangels zur Voraussetzung, diese wiederum ist an eine körperliche Belastung ausreichenden und quantifizierbaren Ausmaßes gebunden. Ergometerbelastungen in ihrer verschiedenen Form lassen sich beim alten Koronarpatienten aber nur gelegentlich in suffizienter Weise vornehmen. Belastungs-Elektrokardiogramm und nuklearmedizinische Untersuchungen als tragende Säulen moderner nichtinvasiver Koronardiagnostik können im Alter folglich nur ausnahmsweise die Diagnose stützen.

Das Ruhe-Elektrokardiogramm ist für diesen Zweck unbrauchbar, sieht man von typischen Infarktresiduen ab, und mit dem Echokardiogramm lassen sich allenfalls bei bekannter Diagnose Rückschlüsse auf kardiodynamische Folgen ziehen.

Bezüglich Brauchbarkeit und Wertigkeit des Isoproterenoltestes (Kuramoto et al., 1978) fehlen meines Wissens Erfahrungen in Europa. Der Pyridamoltest hat sich uns nicht bewährt.

Bei entsprechender Erfahrung und Patientenbeobachtung werden damit Intuition und Abstraktion seitens des behandelnden Arztes zu wesentlichen Ausgangspunkten für die Erkennung einer klinisch relevanten koronaren Herzerkrankung im Alter. Nicht zuletzt kann der kontrollierte und kritisch bewertete therapeutische Versuch zu einem wichtigen Schritt im diagnostischen Programm werden.

Die Tatsache, daß die koronare Herzerkrankung mit zunehmendem Alter unter den Todesursachen weit an erster Stelle rangiert, bedarf keiner besonderen Erwähnung. Die Mortalität beläuft sich um das 60. Lebensjahr auf rund 20% und überschreitet im 85. Lebensjahr die 50%-Grenze (Peterson et al., 1972; Roberts und Goldberg, 1975; Tomanek, 1980; Falck, 1982 u.v.a.). Nur 40% der Koronar-

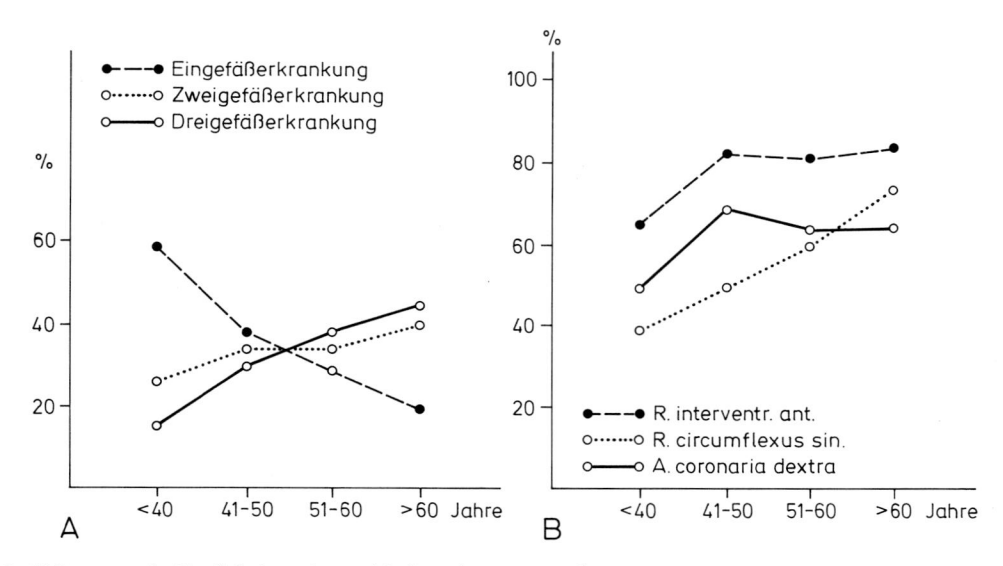

Abb. 2-9: A) Prozentuale Häufigkeit angiographisch nachgewiesener koronarer Ein-, Zwei- und Drei-Gefäß-Stenosen und -Verschlüsse (Grad II–IV) in Abhängigkeit vom Alter. – B) Prozentuale Häufigkeit der angiographisch nachgewiesenen Lokalisation koronarer Gefäßeinengungen vom Grad II–IV in Abhängigkeit vom Alter (nach Michel et al., 1976)

kranken jenseits des 60. Lebensjahres hat die Chance, länger als 5 Jahre zu leben (Franke, 1981), auch wenn die Häufigkeit des plötzlichen Herztodes, der in 80–90% eine ischämische Herzerkrankung zur Ursache hat, nach dem 60. Lebensjahr zurückzugehen scheint (Baltimore-Studie, 1969; Kannel et al., 1976; Koch, 1980). Manche Autoren sehen im Lebensalter die einzige entscheidende Variable für die Prognose der koronaren Herzerkrankung (Peterson et al., 1972). Der aus den USA für die Zeit von 1968 bis 1976 berichtete Rückgang der koronaren Mortalität um 20,7% betrifft alle Altersgruppen gleichermaßen (Stern, 1979).

Während das Alter mithin zu einem eigenständigen Risikofaktor für die koronare Herzerkrankung wird, ergibt sich für die «klassischen» Risikofaktoren ein völlig unübersichtliches Bild:

Sie sollen mit dem Alter zahlenmäßig zu- – einzelne, so das Zigarettenrauchen und die Hypertonie – aber auch abnehmen (Schimert und Schimmler, 1971; Kannel und McGee, 1979; Heyden, 1981). Andere Autoren vermißten eine Altersabhängigkeit zumindest für Risikofaktoren «erster Ordnung» (Michel et al., 1976; NYE et al., 1979; Vigorita et al., 1980).

Unabhängig von ihrer zahlenmäßigen Häufigkeit soll die prognostische Signifikanz wesentlicher Risikofaktoren im Alter sinken – genannt wurden vor allem Hyperlipidämie, Zigarettenrauchen, Übergewicht, Typ A, Kohlenhydratstoffwechselstörungen (Gordon et al., 1977; Rodstein, 1980) –, nach anderen Erhebungen unverändert bleiben – genannt wurden Hypertonie, Zigarettenrauchen Übergewicht (Kannel et al., 1976, 1980).

Patienten mit und ohne Angina pectoris sollen sich im Alter bezüglich der Risikofaktoren Polyglobulie, Hyperlipidämie, Blutdruck- und Kohlenhydratstoffwechselstörungen nicht unterscheiden (Bertolasi et al., 1974; Hort, 1974; Landahl et al., 1980).

Schlußfolgerung: Man sollte im Alter besser von Risikoindikatoren als von Risikofaktoren sprechen. Dieses Attribut dürfen offenbar besonders erhöhter Blutdruck, erhöhte Werte des LDL-Cholesterins und Linkshypertrophie im Elektrokardiogramm in Anspruch nehmen. Es muß heute jedoch als höchst zweifelhaft angesehen werden, daß durch eine Elimination oder Korrektur von Risikoindikatoren im Alter Häufigkeit und Verlauf einer koronaren Herzerkrankung beeinflußt, Komplikationen dieser Erkrankung vermindert oder das Leben verlängert werden können (Kannel, 1974; Borhani, 1977; Kannel et al., 1980).

Myokardinfarkt

Wie bei den anderen Manifestationsformen einer koronaren Herzerkrankung nimmt auch die Inzidenz des Herzinfarktes mit steigendem Alter zu. Frische Infarkte erreichen nach Obduktionsbefunden ihr Maximum mit 10–15% in der 9. Lebensdekade, Infarktnarben mit 40% in der 10. Dekade (Linzbach und Akuamoa-Boateng, 1973). In ähnlicher Weise wie Erstinfarkte scheinen auch Reinfarkte das höhere Lebensalter besonders zu gefährden (Jahnecke, 1974). Eine abnehmende Tendenz zu ausgedehnteren Infarkten mit fortschreitendem Alter wurde behauptet (Sugiura et al., 1979).

Folgende Besonderheiten der Symptomatik und des Verlaufs des Herzinfarktes im höheren Alter erscheinen bemerkenswert:

Auch im Senium stellt der Schmerz bei frischem Herzinfarkt das führende Symptom (etwa 60%) dar, selbst wenn er nur in einem Viertel der Fälle die typische Infarktcharakteristik aufweisen soll (Pathy, 1967; Librach et al., 1976). Ihm folgen Dyspnoe (etwa 40%) und gastrointestinale Beschwerden (etwa 15%).

Die Angaben über die Häufigkeit stummer, also schmerzfreier Infarkte, schwanken im Schrifttum zwischen 5 und 52%. Aufschlußreich ist in diesem Zusammenhang die Differenz zwischen einer retro- und einer prospektiven Studie der gleichen Untersucher: 41% schmerzfreie Infarkte in der retrospektiven, 5% in der prospektiven Studie (Lindner, 1975). Im Gegensatz zu einer häufig vertretenen Ansicht fehlen Beweise für eine nennenswerte Zunahme schmerzloser Herzinfarkte im Alter. Entgegengesetzte Annahmen beruhen wahrscheinlich auf einer ungenügenden Analyse des oft atypischen Beschwerdebildes (Librach et al., 1976).

Derartige atypische Beschwerdebilder, für die Magen-Darm-Störungen, kurzfristige Ohnmachtszustände, plötzliche Herzinsuffizienz und Rhythmusstörungen, aber auch das Fehlen infarktcharakteristischer humoraler Veränderungen und Symptome des sogenannten akuten Syndroms bestimmend zu werden pflegen, sollen sich besonders bei kleineren Infarktnekrosen finden (Kipshidze und Chapizde, 1973; Schulz et al., 1980).

Die typischen Infarktveränderungen des Elektrokardiogramms werden durch das Alter nicht modifiziert. Während des akuten Krankheitsstadiums decken Bandspeicheraufzeichnungen bei alten Infarktpatienten aber deutlich häufiger Salven von Tachykardien und komplexen ventrikulären Rhythmusstörungen sowie passagere Schenkelblockbilder auf (Zapfe, 1968), als man es bei jüngeren Patienten gewohnt ist. Beim Fehlen einer Infarktsymptomatik, aber beim Vorliegen einer Angina pectoris wies das Elektrokardiogramm jenseits des 70. Lebensjahres bei 27% der untersuchten Männer und bei 12% der untersuchten Frauen Infarktveränderungen auf. Bei gleichaltrigen Patienten ohne Angina pectoris betrugen die entsprechenden Zahlen 3 bzw. 2% (Landahl et al., 1980). Alte Patienten mit röntgenologisch nachweisbaren Koronargefäßverkalkungen zeigten in 32% das elektrokardiographische Bild eines abgelaufenen transmuralen Infarktes (Gradaus et al., 1981).

Symptome einer Herzinsuffizienz (Beinödeme, Lungenödeme, Stauungsleber) wurden nach dem 60. Lebensjahr doppelt bis dreimal so häufig wie vor diesem Zeitpunkt festgestellt, ohne daß das Alter hierfür als entscheidender Faktor angeschuldigt werden konnte (Wright et al., 1954; Hutchins, 1980).

Die Problematik des Kreislaufschocks beim fri- Herzinfarkt unterscheidet sich nicht in Abhängigkeit vom Lebensalter, sie nimmt im höheren Alter aber wegen verringerter Adaptionsfähigkeit der Kreislaufperipherie weiter zu (Schimert und Schimmler, 1971; Geddes et al., 1980).

Extrakardiale Thrombosen im Rahmen der initialen Inaktivierung nach frischem Herzinfarkt sind im Alter besonders zu fürchten.

Während des Akutstadiums und im weiteren Verlauf scheinen beim Herzinfarkt im höheren Lebensalter häufig Hirninfarkte ohne charakteristische Symptome abzulaufen. Bei Obduktionen dementer Alterspatienten fanden sich Hirninfarkte in 42% jener Fälle, bei denen Herzinfarkte vorausgegangen waren, dagegen nur in 10% bei Patienten ohne durchgemachte Infarkte. Umgekehrte Prozentsätze ergaben sich für die Alzheimersche Erkrankung als Demenzursache (Hontela und Schwartz, 1979).

Die Aufnahme in ein Krankenhaus erfolgt beim alten Infarktpatienten gegenüber dem jungen verzögert (Hofvendahl, 1979; Ždichynec, 1978), und zwar vergeht im Durchschnitt etwa die dreifache Zeit zwischen ersten Krankheitssymptomen und Klinikaufnahme. Für diese Verzögerung muß im wesentlichen eine ablehnende oder abwartende Haltung des Patienten selbst oder seiner Angehörigen verantwortlich gemacht werden. Auf Intensivstationen gibt es für Infarktpatienten heute praktisch keine Altersbegrenzung mehr. In gleicher Weise werden altersabhängige Indikationen von Reanimationsmaßnahmen, deren Ergebnisse sich im Alter praktisch kaum von jenen bei jüngeren Patienten unterscheiden, heute übereinstimmend verneint.

Die Infarktletalität wächst mit steigendem Alter erheblich. Sie wurde vor dem 70. Lebensjahr pauschal mit 33%, danach mit rund 60% beziffert (Donat, 1971). Diese Tatsache als solche ist wesentlicher als die Prozentsätze. Im Krankenhaus weisen unter allen vergleichbaren Krankheitsgruppen Infarktpatienten die höchste Sterblichkeit überhaupt auf (Hofvendahl, 1978), obwohl plötzlicher Herztod und Frühmortalität bei älteren Patienten, wie schon erwähnt, eine geringere Rolle spielen. Es ist unklar, warum der alte Infarktkranke hier besser abschneidet, zumal eine geringere Neigung zu lebensbedrohlichen Arrhythmien nicht bestätigt werden konnte. Unter dem Bild einer instabilen Angina pectoris ablaufende Innenschichtischämien scheinen im Alter unverhältnismäßig häufig tödlich zu enden (Geer et al., 1980). Auch in der Postinfarktperiode ist der alte Infarktpatient wieder eindeutig schlechter gestellt. Einen Monat nach Infarkteintritt lebten noch 81% der jüngeren (unter 40 Jahre) und 51% der älteren Patienten (über 60 Jahre), ein Jahr danach noch 79% der Jüngeren und 48% der Älteren und 4 bzw. 5 Jahre später zwar noch 71% der Jüngeren, aber lediglich noch 25% der Älteren (Ždichynec, 1978).

Unter den Faktoren, die für die zum Teil drastisch höhere Infarktsterblichkeit im Alter den Ausschlag geben dürften, muß in erster Linie die Infarktgröße genannt werden. Sie bestimmt Qualität und Quantität der Kontraktilität des Restmyokards, entscheidet damit über Auftreten oder Ausbleiben einer Herzinsuffizienz. Die Herzinsuffizienz wird aber zur am meisten zu fürchtenden Komplikation. Sie wurde bei 15% von Infarktpatienten in der 5. Lebensdekade, aber bei 58% der Patienten in der 8. Lebensdekade gefunden (Wollheim, 1968). Jenseits des 65. Lebensjahres aber sterben zwei Drittel der Patienten, wenn ein frischer Herzinfarkt eine Herzinsuffizienz nach sich zieht (Librach et al., 1976). Dieser Prozentsatz wird nur noch in jenen Fällen übertroffen, bei denen sich zum Herzinfarkt eine zerebrovaskuläre Insuffizienz gesellt.

Ob neben der myokardialen Insuffizienz auch eine altersabhängige Abnahme kardiovaskulärer Kompensationsmechanismen meßbare Bedeutung für die erhöhte Sterblichkeit alter Infarktpatienten erlangen kann (Kipshidze und Chapizde, 1973), ist unbewiesen.

Ventrikelrupturen als seltene Todesursache nach oder bei Herzinfarkt ereignen sich mehrheitlich jenseits des 60. Lebensjahres.

2.1.6.4 Varia

Endokarditis, erworbene Herzklappenfehler

Ersterkrankungen, -manifestation oder Rezidive einer rheumatischen Endokarditis gehören im höheren Lebensalter heute zu den extremen Raritäten. Bei bekanntem Herzklappenfehler kann die akute Verschlimmerung eines bis dahin stationären Krankheitsbildes auch im höheren Lebensalter auf einen endokarditischen Schub weisen (Zapfe, 1982).

Bakterielle Endokarditiden stellen demgegenüber, wenn auch mit zeitabhängigen größeren Häufigkeitsschwankungen, keine ungewöhnliche Erkrankung im Alter dar. Bis zu einem Drittel der Patienten mit bakterieller Endokarditis können älter als 60 Jahre sein (Finland und Barnes, 1970). Eine Zunahme von Endokarditiden, hervorgerufen durch Staphylococcus aureus oder albus, Enterokokken und gramnegative Keime, war zumindest vorübergehend auffällig (Steinmann, 1971).

Präexistierende rheumatische Klappenläsionen scheinen im Alter, zumindest soweit es symptomatische oder hämodynamisch wirksame Formen betrifft, keine Voraussetzung für die Entwicklung einer bakteriellen Endokarditis zu sein. Manche degenerative und damit altersphysiologische Klappenveränderungen können Schrittmacherdienste übernehmen.

Die Symptomatik der bakteriellen Endokarditis ist im Alter nicht selten abgeschwächt, «verschleiert» und über lange Krankheitsphasen wenig dramatisch, was zu verzögerter Diagnosestellung und verspätetem Behandlungsbeginn und damit zu ungünstigen therapeutischen Voraussetzungen führen kann. Dies ist um so bedenklicher, als die Prognose der bakteriellen Endokarditis im Alter nicht günstig zu sein pflegt, nimmt man Endokarditiden aus, die durch Streptococcus viridans oder Staphylococcus albus hervorgerufen sind. Eine bakterielle Endokarditis ist bei alten Patienten in Erwägung zu ziehen, wenn sich eine akute Erkrankung mit einem akuten Herzbefund kombiniert. Septische oder höhere Temperaturen müssen nicht vorliegen.

Die Häufigkeit postendokarditischer Herzklappenfehler wird bei Patienten, die das 70. Lebensjahr überschritten haben, mit 4 bis 5% angegeben (Steinmann, 1971; Nelius, 1979b). Es handelt sich ganz überwiegend um bereits länger bestehende und ins Alter «mitgebrachte» Vitien.

Die Ätiologie von Herzklappenfehlern ändert sich von Lebensdekade zu Lebensdekade (Pomerance, 1968). Mit fortschreitendem Alter werden degenerative Klappenveränderungen wahrscheinlich immer häufiger zur Ursache einer valvulären Stenose oder Insuffizienz. Besonders betroffen ist die Aortenklappe. Über die hämo- bzw. kardiodynamische Bedeutung derartiger klappensklerotischer Vitien herrschen unterschiedliche Meinungen. Zumindest für einzelne Fälle haben erhebliche Auswirkungen als gesichert zu gelten. Für die einzuschlagende Therapie einschließlich operativer Klappenkorrekturen sind allein diese hämodynamischen Folgen ausschlaggebend, nicht die Ätiologie.

Klappenfehler ohne nennenswerten Stenose- oder Insuffizienzeffekt rufen im Alter häufig kaum Beschwerden hervor. Sie bleiben im Rahmen der Multimorbidität nicht selten hinter anderen kardiovaskulären oder pulmonalen Erkrankungen weitgehend verborgen oder lassen sich wegen häufig im Alter vorkommender Geräusche schwer einordnen.

Die Echokardiographie als wichtiges Untersuchungsverfahren ermöglicht mit zunehmendem Alter aus methodischen Gründen selten diagnostisch zuverlässige Befunde. Das Elektrokardiogramm kann Hinweise auf einen Klappenfehler enthalten, wenn eine sichere Linkshypertrophie oder Rechtsherzbelastungszeichen erkennbar sind. Röntgenologisch nachweisbare Klappenverkalkungen sind im Alter häufig und nicht als Symptom eines Klappenfehlers mit hämodynamischer Auswirkung zu verwerten. Insgesamt muß eingeräumt werden, daß die Symptomatik einer nicht arteriosklerotischen Herzerkrankung im Alter nur wenig von der Ätiologie beeinflußt wird und daß das Erscheinungsbild relativ uniform und unspezifisch durch Herzvergrößerung, akustische Anomalien, Rhythmusstörungen, Elektrokardiogrammabweichungen, myokardiale Insuffizienz und thromboembolische Komplikationen geprägt zu werden pflegt (Steinmann, 1971).

Auch wenn die diagnostischen Schwierigkeiten mit ansteigendem Alter aber zunehmen, so erlaubt doch bei entsprechender Erfahrung die Synopsis der nichtinvasiven Untersuchungsbefunde die akkurate Erkennung erworbener Herzklappenfehler bis in das höchste Lebensalter (Tam, 1979).

Hypertroph-obstruktive Kardiomyopathie

Primäre Kardiomyopathien scheinen, da ihre Diagnose definitionsgemäß den Ausschluß einer anderen Herzerkrankung verlangt, allein wegen dieser im höheren Lebensalter kaum jemals zu erfüllenden Voraussetzung als geriatrisches Problem zu entfallen. So sehr diese Feststellung für kongestiv-dilatative, latente und konstriktive Formen zutrifft, so wenig hat sie Gültigkeit für hypertroph-obstruktive Kardiomyopathien. Sie sind im Alter wesentlich häufiger, als bisher angenommen wurde. Bei Überwiegen des weiblichen Geschlechts wird ein erheblicher Prozentsatz, nach manchen Autoren mehr als 50%, der hypertroph-obstruktiven Kardiomyopathien erst nach dem 60. Lebensjahr erfaßt (Karsnow und Stein, 1978; Tarquini et al., 1978; Berger et al., 1979; Bethge, 1979; Petrin und Tavel, 1979). Sie laufen im allgemeinen unter unzutreffenden Vordiagnosen wie Herzinsuffizienz, Hypertonie oder koronare Herzkrankheit, die Patienten klagen über Mattigkeit, Atemnot, Stenokardien, synkopale Zustände oder allgemeine Leistungsschwäche (Alday et al., 1973). Wegen Symptomenüberlagerung ist die Diagnosestellung im Alter sicher erschwert. Entscheidende Untersuchungsmethode ist die Echokardiographie, die bei einmaliger Anwendung allerdings nur in rund 30% der Fälle diagnostisch brauchbare Befunde liefert (Berger et al., 1979). Als wegweisendes Symptom ist das stets vorhandene, wenn in der Intensität auch wechselnde, durch Atemmanöver, Preßdruck und Lagewechsel variierbare hochfrequente systolische Geräusch mit mittel- bis spätsystolischem Maximum und Punctum maximum zwischen linkem Sternalrand und Herzspitze herauszustellen, meist kombiniert mit Vorhoftönen und doppeltem Spitzenstoß.

An eine hypertroph-obstruktive Kardiomyopathie sollte bei alten Patienten gedacht werden, wenn neben einem auffälligen Geräusch, das die aufgezählten Kriterien aufweist, Linkshypertrophie, Brustschmerzen, Synkopen oder Therapierefraktärität bestehen bzw. anamnestisch angegeben werden.

Es wird angenommen, daß die überraschende Häufigkeit hypertroph-obstruktiver Kardiomyopathien im Alter einen lange Zeit weitgehend symptomlosen natürlichen Verlauf dieser Erkrankung dokumentiert, so daß sie erst im höheren Lebensalter symptomatisch wird (Karsnow und Stein, 1978). Nachdem aber in manchen Untersuchungsreihen bis zu 80% klinisch bedeutsame Hypertonien gefunden worden sind, die der Erkennung der obstruktiven Kardiomyopathie jahrelang vorausgingen, wurde auch eine ätiologische Bedeutung eines arteriellen Hochdrucks für die hypertroph-obstruktive Kardiomyopathie des höheren Lebensalter diskutiert (Petrin und Tavel, 1979).

Mitralklappenprolaps

Die «moderne» Erkrankung des Mitralklappenprolaps-Syndroms sei deshalb kurz aufgeführt, weil sie im Alter häufig nicht jenen benignen Verlauf aufweist, der für jüngere Menschen weitgehend charakteristisch ist, und weil zum andern eine stetige Zunahme dieses Krankheitsbildes in einer geriatrischen Klientel zu erwarten ist. Während in jüngeren Jahren funktionelle Beschwerden überwiegen, muß in fortgeschrittenem Alter mit einer höheren Quote an ernsten Komplikationen dieser Klappenanomalie, sei sie Ausdruck einer myxomatösen Degeneration der Klappen selbst oder Folge einer meist ischämischen Papillarmuskeldysfunktion, gerechnet werden. Zu nennen sind vor allem hämodynamisch wirksame Mitralinsuffizienzen, myokardiale Insuffizienzen und Rupturen von Chordae tendineae, die in der Regel mit akut oder protrahiert auftretenden Symptomen einer Linksherzinsuffizienz einhergehen (Ronan et al., 1971; Singh et al., 1972; Tresch et al., 1979).

Die diagnostischen Möglichkeiten und Schwierigkeiten sowie die therapeutischen Konsequenzen unterscheiden sich nicht in den verschiedenen Altersstufen. Wegen des häufigeren Auftretens schwerwiegender Komplikationen bei älteren Patienten aber stellt sich auch die Frage eines Klappenersatzes im Alter nicht so selten. Nach Tresch et al. (1979) besteht die Notwendigkeit eines Mitralklappenersatzes wegen eines Mitralklappenprolaps-Syndroms bei rund 15% der mit dieser Erkrankung behafteten alten Patienten.

Chronisches Cor pulmonale

In krassem Gegensatz zur koronarsklerotischen und/oder hypertensiven Kardiopathie verliert das chronische Cor pulmonale mit fortschreitendem Alter zunehmend an Bedeutung. Bei Autopsien fand sich jenseits des 60. Lebensjahres ein chronisches Cor pulmonale in 6% jener Fälle, bei denen eine Herzinsuffizienz vorlag und nur in 2% der Fälle ohne Herzinsuffizienzzeichen (Pomerance, 1968). Ähnliche Zahlen teilten Linzbach und Akuamoa-Boateng (1973) mit.

Diese Tatsache mag überraschen, sie scheint aber zu belegen, daß die vielfältigen Ursachen für ein chronisches Cor pulmonale das Herz in jüngeren Jahren bereits derart belasten und in Mitleidenschaft ziehen, daß das Gros der betroffenen Patienten vor Erreichen eines höheren Lebensalters stirbt. Zugleich scheint diese Tatsache aber auch ein Hinweis zu sein, daß die häufigen bronchopulmonalen Affektionen des höheren Lebensalters – bei mehr als 90% der über 70jährigen sollen obstruktive oder entzündliche bronchiale Veränderungen unterschiedlicher Dignität bestehen (Schüren, 1978, Zapfe, 1982) – das Herz weniger belasten als analoge, pathophysiologisch aber offenbar wesentlich schwerwiegendere Prozesse in jüngeren Jahren, so daß ihre Einflüsse von Erkrankungen, die vorwiegend das linke Herz affizieren, übertroffen und überdeckt werden.

Für die Genese, Klinik und Therapie des chronischen Cor pulmonale ergeben sich keine altersabhängigen Gesichtspunkte. Die Dunkelziffer pulmonaler Embolien als Ursache eines chronischen Cor pulmonale dürfte allerdings um so größer werden, je älter der Patient ist.

2.1.7 Besonderheiten der Therapie

Eine Zusammenstellung der Medikamente, die 100 Patienten jenseits des 70. Lebensjahres zum Entlassungszeitpunkt aus der Klinik empfohlen oder rezeptiert wurden (Tab. 2-2), mag über den ungefähren Bedarf geriatrischer Patienten orientieren, soweit sie krankenhausbehandlungsbedürftig sind oder waren (Michel et al., 1978). Bei ambulanten Patienten fällt unter den herz- und kreislaufaktiven Substanzen den Diuretika, Antihypertonika und Herzglykosiden ebenfalls die dominierende Rolle zu, wenn auch in anderer prozentualer Abstufung (Landahl et al., 1978). Nur rund ein Drittel der ambulanten Patienten nahm keine Medikamente ein. Von Interesse dürfte

Tab. 2-2: Häufigkeit der Verordnung bestimmter Arzneimittelgruppen bei Patienten jenseits des 70. Lebensjahres (n = 100, Zeitpunkt: Entlassung aus der Klinik) (Michel et al., 1978).

Häufigkeit der Verordnung	Arzneimittelgruppen
67%	Herzglykoside
25 bis 30%	Diuretika
	Nitroverbindungen
20%	Antihypertensiva
15 bis 19%	β-Sympathikolytika
	Sedativa
10 bis 14%	Antiarrhythmika
	Antihypotonika
	Antidiabetika
	Antibiotika
	Antikoagulantien
	Spasmolytika
	Urikosurika
	Psychopharmaka
	Antirheumatika
5 bis 9%	Antazida
	Fermentpräparate
	Schilddrüsenpräparate
	Tremorpräparate
	Antiasthmatika
	Antitussiva

auch sein, daß von «steinalten» Patienten weniger als 20% Digitalis benötigten bzw. eingenommen haben (Franke, 1981).

Allgemein gilt, daß kardiale Erkrankungen im Alter mit gleichen Medikamenten behandelt werden wie in jüngeren Jahren. Gewisse Ausnahmen bestehen jedoch insofern, als für manche Pharmaka, insbesondere solche, die auf das autonome Nervensystem einwirken oder eine zerebrale Durchblutungsminderung nach sich ziehen können (z.B. bestimmte Antihypertensiva), eine relative oder gar absolute Kontraindikation bestehen kann. Weiterhin gibt es Pharmaka, für die im Alter kein Bedarf mehr gegeben sein kann (z.B. gewisse Hormonpräparate), und Interaktionen mit anderen Arzneimitteln im Rahmen der Multimorbidität und einer häufigen, oft auch übertriebenen Polypragmasie spielen im Alter eine größere Rolle als in der Jugend, sind also sorgfältiger zu beachten und möglichst zu vermeiden.

2.1.7.1 Patientencompliance

Die tatsächliche oder vermeintliche Notwendigkeit zur Polypragmasie beinhaltet das Problem der Compliance, mag darunter nun ein Maß für das Arzt-Patienten-Verhältnis einschließlich der damit zusammenhängenden therapeutischen Motivation oder die Bereitwilligkeit und Zuverlässigkeit des Patienten verstanden werden, ärztliche Verordnungen einzuhalten. Die Bedeutung der Compliance für die geriatrisch-kardiologische Therapie zeichnet sich bisher allenfalls in Umrissen ab, läßt aber bereits erkennen, daß Non-Compliance auf therapeutischen Sektoren, die für den betagten Patienten mit latenter oder manifester Herzinsuffizienz von vitaler Bedeutung sein können, nicht ohne Belang zu sein scheint (Gundert-Remy et al., 1976; Weber, 1977; Michel et al., 1978). Wenn unabhängig vom Alter für den Durchschnitt der Patienten zutrifft, daß zwei Drittel bei wechselndem Verhalten von Tag zu Tag die ihnen verordneten Medikamente nicht, nur vereinzelt oder unregelmäßig einnehmen, bedarf es keiner Prophetie, um bei alten Patienten einen noch höheren Prozentsatz vorauszusagen.

Die für Non-Compliance jüngerer Patienten angegebenen Hauptgründe, nämlich Verunsicherung durch die Angaben auf dem Beipackzettel und Angst, süchtig oder impotent zu werden, dürften im Alter allenfalls eine untergeordnete Rolle spielen. Mit Indolenz des alten Menschen als Ursache für Non-Compliance zu argumentieren, erscheint nur berechtigt, wenn darunter vordergründig Gedächtnisstörungen (insbesondere Neugedächtnis) und nicht bewußte Ablehnung oder generelle Interesselosigkeit verstanden werden. Nicht selten verbirgt sich hinter der Non-Compliance des alten Menschen wahrscheinlich ein zu oberflächlicher ärztlicher Verordnungsstil, der die für den alten Patienten unbedingt notwendigen Details über Häufigkeit, Art und Zeitpunkt der Medikamenteneinnahme außer Acht läßt. Diese Details sind um so weniger zu vernachlässigen, je indizierter, also lebenswichtig, die Einnahme eines bestimmten Medikamentes für den alten Patienten ist. Folgende Punkte scheinen darüber hinaus bemerkenswert:

Voluminöse Medikamente (z.B. Tabletten mit einem Durchmesser von mehr als 0,5 cm) werden im Alter überwiegend abgelehnt.

Flüssige Medikamente werden vom alten Patienten zwar lieber genommen, bereiten aber, wenn in Tropfenform verordnet, wegen des meist verminderten Sehvermögens Schwierigkeiten beim Abzählen.

Der bloße Umgang mit Tropfflaschen oder Tuben gestaltet sich für den alten Patienten hindernisvoll (Nordquist et al., 1978).

Trotz oder gerade wegen der Multimorbidität des Alters sollte Schwerpunktbehandlung oberster therapeutischer Grundsatz sein.

Zu bevorzugen sind Medikamente mit langer Halbwertszeit, da sie nur ein- höchstens zweimal/die eingenommen werden müssen. Arzneimittelkombinationen mit effektiven Einzelkomponenten dürfen deshalb im Alter einen breiteren Raum beanspruchen als in jüngeren Jahren.

Die erste Einnahme darf nicht zu Nebenwirkungen führen (Coper, 1977), was die Notwendigkeit einer niedrigen Initialdosierung unterstreicht.

Die «therapeutische Allianz» mit Angehörigen alter Patienten ist zu suchen (Pippig, 1977).

Tab. 2-3: Leitsätze für die Glykosid-Therapie im Alter (nach Michel, 1981a)

Pharmakologische Feststellung	Konsequenz
1. Die geringe therapeutische Breite der Digitalisglykoside hat für jedes Lebensalter Gültigkeit (die optimale therapeutische Dosis beträgt im höheren Alter etwa 50–70% der toxischen Dosis).	Sie muß in Kauf genommen, aber bei der Dosierung berücksichtigt werden. Die Indikation zur Glykosid-Therapie wird dadurch nicht berührt.
2. Alle Glykoside wirken über den gleichen Rezeptor (Membran-ATPase); dieser Rezeptor vermittelt dosisabhängig sowohl den therapeutischen als auch den toxischen Glykosid-Effekt.	Therapeutische und toxische Glykosid-Wirkung lassen sich nicht dissoziieren.
3. Alle Glykoside haben etwa die gleiche Distanz zwischen erwünschter therapeutischer und unerwünschter toxischer Wirkung.	Glykoside mit geringerer toxischer Wirkung können zwangsläufig auch nur geringere therapeutische Effekte entfalten. Es handelt sich praktisch stets um ein pharmakokinetisches, nicht aber um ein pharmakodynamisches Problem.
4. Der Glykosid-Effekt wird im wesentlichen durch die Konstanz des Wirkspiegels bestimmt. Sie verhält sich u.a. proportional zur Vollständigkeit der Resorption.	Unvollständige oder ungleichmäßige enterale Resorption, wie sie bei den Digitaloiden der Fall ist, läßt sich mit der Forderung nach einer optimalen oder «ausreichenden» Therapie nicht vereinbaren. Es gibt im Alter keine «kleine» oder «große» Herztherapie, sondern nur eine suffiziente oder insuffiziente und damit sinnvolle oder nutzlose Glykosidbehandlung.
5. Äquivalente Glykosid-Dosen sind äquipotent. Meßbare Wirkungsunterschiede einzelner Digitalis-Reinglykoside haben sich bislang nicht nachweisen lassen.	Eine Differentialtherapie mit Digitalisglykosiden ist, von Besonderheiten der Glykosidelimination abgesehen, (z.B. Niereninsuffizienz), nicht in Sicht.
6. Die Bioverfügbarkeit der hierzulande angebotenen Präparate von Digitalisreinglykosiden weist keine wesentlichen Unterschiede auf (Rietbrock et al., 1977).	Gleiche Nominaldosen eines Glykosids entsprechen auch dann gleichen Wirkdosen, wenn Präparate verschiedener Firmen verglichen oder ausgetauscht werden.
7. Die Problematik der Digitalis-Therapie im Alter resultiert hauptsächlich aus Fragen der Dosierung und der Diagnose einer latenten Herzinsuffizienz.	Alterstypische und -spezifische Besonderheiten des Organismus und die Indikation entscheiden über das Procedere einer Digitalistherapie im Alter, weniger dagegen Art und Besonderheiten des Glykosids (wobei ein potentes Glykosid als selbstverständlich vorauszusetzen ist).

2.1.7.2 Herzglykoside

Trotz mancher Vorschläge für eine Änderung oder «Entschärfung» der Digitalisbehandlung ist für das Alter vorerst keine echte Alternative zu dieser Therapie in Sicht. Diuretika und Vasodilatatoren sind zwar therapeutische Adjuvantien, vermögen, zumal im Alter vermehrt mit Nebenwirkungen behaftet, Digitalis aber weder zu ersetzen noch zu verdrängen. Für die praktische Glykosidtherapie lassen sich 7 Leitsätze aufstellen (Tab. 2-3), die durch alternsphysiologische Änderungen mit möglichem Effekt auf die Glykosidtoleranz (Tab. 2-4) modifiziert werden können bzw. müssen (Michel, 1977b, 1981a).

Tab. 2-4: Alternsphysiologische Änderungen, die zur Glykosid-Toleranz in Beziehung stehen können (nach Michel, 1981a)

Alternsphysiologische Vorgänge	Beziehungen zur Glykosidtoleranz im Alter
Biorheutische Transmineralisation (insbesondere Abnahme von Kalium und Zunahme von Natrium in Zellen und Herzmuskel)	Es haben sich bisher keine Hinweise ergeben, daß bei physiologischem Ausmaß der Transmineralisation ein Kalium-Verlust resultiert, der bei der Glykosid-Therapie praktische Bedeutung erlangt; eine solche kann aber erzeugt werden, wenn biorheutischer und iatrogener (häufig im Alter: z.B. Laxantien, Diuretika, postoperativ) oder pathologischer Kalium-Verlust (z.B. Erbrechen, Durchfälle) interagieren.
Abnahme der Gesamtproteine, insbesondere der Albumine	Theoretisch kann Hypoprotein- bzw. Hypalbuminämie zu einer verminderten Eiweißbindung des Glykosids und damit zu einer Zunahme der wirksamen freien Substratkonzentration führen. Praktische Bedeutung scheint dieser Möglichkeit unter physiologischen Verhältnissen nicht zuzukommen, zu fürchten wäre sie allenfalls bei Digitoxin, da die Eiweißbindung aller anderen Glykoside unter 50% liegt (Krebs, 1980). Auch hier können Arzneimittel-Interaktionen von Einfluß sein: Die freie Substratmenge nimmt im Alter mit der Zahl gleichzeitig verabreichter Medikamente zu (Wallace et al., 1976).
Abnahme des hepatischen Metabolismus	Sie betrifft nahezu allein Digitoxin, nicht dagegen Digoxin und seine Derivate. Nicht physiologische, aber pathologische Einschränkungen der Leberfunktion lassen eine Zunahme der Plasmadigitoxin-Konzentration erwarten; gleiches gilt für Arzneimittel-Interaktionen (Enzym-Induktion).
Änderungen der Membranrezeptoren-Aktivität	Altersabhängige Änderungen am spezifischen myokardialen Glykosid-Rezeptor scheinen nicht vorzuliegen (Erdmann et al., 1977). Wäre die alterskorrelierte Abnahme der ATPase von Erythrozyten-Membranen (Platt et al., 1974) als generelles Geschehen zu werten, müßte eine Ab-, aber keine Zunahme von Glykosid-Intoleranzen erwartet werden.
Abnahme der Resorption aus dem Magen-Darm-Kanal	Obwohl die sekretorischen und motorischen Funktionen des Intestinaltrakts und seiner Anhangsorgane alternsphysiologische Einbußen erleiden, sind die bisher festgestellten Änderungen der Arzneimittelresorption nicht so erheblich, daß sie klinisch ins Gewicht fallen (Caird et al., 1972; Chavaz et al., 1974; Taylor et al., 1974); zu erwarten wäre zudem eine Wirkungsabschwächung, von der insbesondere jene Glykoside betroffen sein müßten, deren Resorption schon beim jungen Menschen weniger als 50% beträgt (sämtliche Glykoside außer Digoxin, seinen Derivaten und Digitoxin) (Krebs, 1980). Die theoretisch zu postulierende Resorptionsverminderung mit steigendem Alter gewinnt gelegentlich durch Interaktion mit den in dieser Lebensperiode häufig genommenen Laxantien an Bedeutung.
Abnahme des Verteilungsvolumens, vor allem durch Verringerung des Gesamtwassers und der quergestreiften Muskulatur (Gliedmaßen)	Die alternsphysiologische Verkleinerung des Verteilungsvolumens muß bei gleicher Dosis und sonst gleichen Bedingungen zu einer Erhöhung der Glykosid-Konzentration im Plasma und in den Glykosid-inkorporierenden Organen (z.B. Myokard) führen, mithin zumindest die Möglichkeit der Entwicklung von Intoleranzen beinhalten; praktische Bedeutung erlangt dieser Vorgang bei Untergewicht (fettfreie Körpermasse).
Abnahme der glomerulären Filtration	Rückwirkungen sind ausschließlich bei Glykosiden zu erwarten, die renal eliminiert werden (Digoxin, Strophanthin). Bei einer gegebenen Dosis steigt die Digoxin-Konzentration im Plasma ab einer Verminderung des renalen Blutflusses bzw. des Glomerulusfiltrats auf 50% der Norm an (Flasch et al., 1976); dieser Wert wird alternsphysiologisch im Mittel um das 70. Lebensjahr erreicht. Bei «nierengesunden» alten Patienten verhält sich der Digoxin-Plasmaspiegel dosisproportional.

Pharmakodynamik und Pharmakokinetik

Als hinreichend erwiesen darf angesehen werden, daß im Akutversuch äquivalente Dosen differenter Digitalisglykoside und des Strophanthins in allen Altersstufen zu etwa gleichen hämodynamischen Effekten führen (Michel et al., 1978; Hausamen und Peters, 1976; Rowe, 1981). Auch tierexperimentell konnten keine Unterschiede der aktiven Spannungsentwicklung des Myokards junger und alter Tiere nachgewiesen werden. Eine vermutete Abnahme des inotropen Effektes bei der Ratte (Gerstenblith et al., 1975) war bisher offenbar nicht zu bestätigen. Daraus folgt, daß sich die Pharmakodynamik der in Betracht kommenden Herzglykoside zumindest hinsichtlich der angestrebten therapeutischen kardialen Wirkung bei alten Patienten nicht in einem Maße von jungen Patienten unterscheidet, das bei der Behandlung zu berücksichtigen wäre.

Weiterhin hat aber als gesichert zu gelten, daß bei langfristiger Anwendung therapeutisch effektiver Herzglykoside Intoleranzerscheinungen und toxische Symptome bei älteren Menschen unter sonst gleichen Bedingungen häufiger auftreten als bei jüngeren (Dall, 1965; Ewy et al., 1969; Evered und Chapman, 1970; Smith und Haber, 1971; Michenfelder, 1973; Lipsky, 1975; Chung und Chung, 1976; Goldberg und Roberts, 1980). Dies läßt Einflüsse des Alters auf die Pharmakokinetik vermuten. Objektiviert werden konnte bisher:

Nach gleicher Digoxindosis werden beim Menschen jenseits des 80. Lebensjahres unter Verlängerung der Halbwertszeit etwa doppelt so hohe Glykosidplasmakonzentrationen erreicht wie bei Jüngeren, während zur Erzielung gleicher Plasmakonzentrationen niedrigere Dosen genügen (Wollenberger et al., 1963; Ewy, 1969; Chamberlain et al., 1970; Bayliss et al., 1972; Kirstein et al., 1973; Haasis, 1980).

Patienten mit toxischen Digoxinplasmakonzentrationen (> 2 ng/ml) sind im Mittel durch höheres Lebensalter, höhere Serumharnstoffwerte und durch eine herabgesetzte Kreatinin-Clearance gekennzeichnet (Smith und Haber, 1971, Smith, 1979) wobei die alternsphysiologische Abnahme der Kreatinin-Clearance von einer analogen Verminderung der Digoxin-Clearance begleitet zu sein scheint (Bloom et al., 1966; Larbig und Haasis, 1975; Grosse-Brockhoff et al., 1977; Schwarz-Fischer, 1976; Estler, 1981).

Bei normaler Nierenfunktion gibt bei gleicher Digoxindosis im Alter das Körpergewicht [Untergewicht (fettfreie Körpermasse) = reduzierter Verteilungsraum] für die Plasmakonzentration den Ausschlag (Kaufmann, 1978; Schneider und Ruiz-Torres, 1978; Michel, 1981).

Im Alter treten toxische Glykosideffekte mitunter schon bei Digoxinplasmakonzentrationen unter 2 ng/ml auf; bei diesen Fällen liegt meist eine koronarsklerotische Kardiopathie vor (Dall, 1965; Smith und Haber, 1971).

Diese Fakten erlauben den Schluß, daß als wesentlichste Ursachen für Änderungen der Glykosidpharmakokinetik mit steigendem Alter nicht das Alter per se, sondern alternsphysiologische, von Fall zu Fall jedoch unterschiedliche Abnahmen der Nierenfunktion und das im Alter nicht ungewöhnliche Untergewicht anzunehmen sind. Sie führen zu erhöhten Digoxinplasmakonzentrationen, die höhere, unter Umständen toxische Konzentrationen im Myokard bzw. am Glykosidrezeptor der Membran nach sich ziehen. Extrakardiale Faktoren genügen mithin, um die große Mehrzahl altersabhängiger Toleranzunterschiede zu erklären (Michel, 1974). Hinzu kann eine in ihrem Wesen bisher ungeklärte erhöhte Glykosidempfindlichkeit bei koronarer Herzerkrankung, der wesentlichsten kardialen Krankheit des alten Menschen, kommen.

Publikationen, die wahrscheinlich machen, daß das Herz alter Patienten bei niedrigeren Glykosidkonzentrationen im Herzmuskel oder bei oral verabreichten Herzglykosiden zweiter Ordnung hämo- oder kardiodynamische Wirkungen entfaltet, wie sie für Digitalis bei Herzinsuffizienz jüngerer Patienten regelhaft sind, sind mir nicht bekannt. Dies impliziert, daß die Herzinsuffizienz des alten Menschen aber auch nicht zum Übungsplatz einer eigenwilligen Erfahrungsmedizin gemacht werden darf. Auf persönlichen Eindrücken beruhende, wissenschaftlich nicht geprüfte oder auswertbare Erfahrungen an einer begrenzten Fallzahl sind kein Ersatz für meß- und analysierbare Ergebnisse.

Indikation

Die zitierten Ergebnisse der Compliance-Forschung und die Erfahrungen bei Glykosidauslaßversuchen im Alter zwingen zu einem erneuten Überdenken der Indikationen der Therapie mit Herzglykosiden in dieser Lebensperiode. Diese Ergebnisse und Erfahrungen stützen die pauschale Behauptung, alte Patienten würden zu oft und zu schnell digitalisiert. Diese Studien lehren uns, daß wahrscheinlich die Mehrzahl der Patienten verordnete Herzglykoside nicht oder in ineffektiver Dosis einnimmt, ohne daß dadurch Herzinsuffizienzsymptome heraufbeschworen werden müssen, und die Glykosidauslaßversuche besagen letztlich das gleiche, wenn auch unter einem etwas anderen Vorzeichen. Weglassen des Herzglykosides, das ursprünglich zur «Dauerbehandlung» gedacht und eingesetzt worden war, führte lediglich bei jedem 4. oder 5. alten Patienten zum Auftreten kardialer Insuffizienzerscheinungen oder anderweitiger Funktionsverschlechterungen (Dall, 1970; Kirsten et al., 1973; Fonrose et al., 1974; McHaffie et al., 1978; Dubouloz et al., 1979; Johnston et al., 1979).

Diese Ergebnisse sprechen einmal dafür, daß die Indikation zur Glykosidtherapie im Alter häufig ungerechtfertigt oder zu großzügig gestellt wird, und daß zum anderen eine Glykosidtherapie nicht zwangsläufig als Dauertherapie konzipiert, sondern Auslaßversuche nach «längerer» Behandlungsdauer und bei stabiler Herz- und Kreislaufsituation zumindest erwogen, besser noch unter subtiler Kontrolle des Patienten durchgeführt werden sollten.

Die Ursache einer zu großzügigen Indikationsstellung ist wahrscheinlich darin zu suchen, daß sich, je älter der Mensch ist, die Diagnose der latenten Herzinsuffizienz durch Symptomenüberlagerungen und «-angleichungen» um so schwieriger gestaltet. Hinzu kommt, daß durch den Begriff «Altersherz» nur zu leicht falsche Vorstellungen und unberechtigte therapeutische Aktivitäten geweckt werden. Die Verwendung von Digitaloiden zweiter Ordnung, letztlich also eine praktizierte Placebo-Therapie, kann nicht zur Rechtfertigung einer unzutreffenden Therapieindikation dienen.

Eine in derartigen Fällen mitunter empfohlene probatorische Digitalisierung stellt wegen unzuverlässiger Beurteilungskriterien des Behandlungseffektes kaum einen Ausweg dar, wird wahrscheinlich aber nicht selten zum Startpunkt einer nicht indizierten Digitalistherapie einschließlich der ihr im Alter innewohnenden größeren Gefährdung.

Generell läßt sich sagen, daß beim alten Patienten die gleichen Indikationen für eine Glykosidtherapie Gültigkeit haben (Tab. 2-5 bis 2-7) wie beim jüngeren, daß aber ihre Problematik und die Häufigkeit limitierender Faktoren größer sind.

Tab. 2-5: Unproblematische Indikationen (Michel, 1981a)

1. Bisher nicht digitalisierte Patienten mit manifester Herzinsuffizienz
2. bisher nicht digitalisierte Patienten mit Herzvergrößerung nennenswerten Ausmaßes
3. bisher nicht digitalisierte Patienten mit schneller absoluter Arrhythmie
4. bisher nicht digitalisierte Patienten mit eindeutiger latenter Herzinsuffizienz

Die Empfehlung einer prophylaktischen Digitalisierung vor, während und nach größeren operativen Eingriffen, bei Infekten oder bei mutmaßlicher zerebraler Insuffizienz hat Befürworter und Gegner (Heilbrunn und Hardin, 1963; Lipsky, 1975; Zapfe, 1982). In Anbetracht der schwierigen Erfolgsbeurteilung und möglicher Interaktionen mit Narkotika, Anästhetika und anderen Medikamenten und operations- oder infektbedingten Störungen des Elektrolyt- und Säure-Basen-Haushaltes wird heute eher zur Zurückhaltung geraten, zumal bei intensiver Überwachung rechtzeitig mit einer Glykosidtherapie begonnen werden kann, falls die objektiven Gegebenheiten sie erforderlich machen. Es konnte nie bewiesen werden, ob das Auftreten einer Herzinsuffizienz durch prophylaktische Glykosidmedikation verhindert oder hinausgeschoben werden kann.

Eine Digitalisierung als therapeutische und dann nicht mehr als prophylaktische Maßnahme sollte unter den erwähnten Voraussetzungen aber wohl stets vorgenommen werden, wenn eine Herzvergrößerung besteht.

Fleckenstein (1976) hat wegen drohender Spasmen der Koronar- oder Mesenterialgefäße mit konsekutiver Koronarinsuffizienz, Herz- oder ischämischen Darminfarzierungen bei arteriosklerotisch präformierten Gefäßen vor jeglicher Anwendung von Herzglykosiden im Alter ge-

Tab. 2-6: Problematische Indikationen (Michel, 1981a)

Befund	Problematik	Vorgehen
1. Digitalisierte Patienten mit manifester Herzinsuffizienz	sowohl Unter- als auch Überdosierung können Ursache der ausbleibenden Rekompensation sein	Bestimmung der Glykosid-Serumkonzentration; wenn vertretbar, Glykosid-Pause, bis Ergebnis der Konzentrationsbestimmung zur Verfügung steht; in der Zwischenzeit evtl. Therapie mit Diuretika und, wenn Blutdruck nicht zu niedrig ist, mit peripheren Vasodilatatoren
2. digitalisierte Patienten mit Herzvergrößerung	die Herzvergrößerung kann in diesen Fällen Ausdruck sowohl einer Unter- als auch einer Überdosierung sein	wie unter 1.
3. digitalisierte Patienten mit schneller absoluter Arrhythmie	die Existenz der schnellen Form der Arrhythmie kann Folge sowohl einer Unter- als auch einer Überdosierung sein	wie unter 1.
4. nicht digitalisierte Patienten mit Herzinsuffizienz und langsamer oder mittelschneller absoluter Arrhythmie	im Alter besteht Gefahr einer übermäßigen Frequenzsenkung und damit die Gefahr einer durch Bradyarrhythmie unterhaltenen Herzinsuffizienz	Therapiebeginn mit niedriger Dosierung und kurzfristigen Kontrollen. Anpassung der Glykosiddosis an den Effekt; wenn starke Frequenzsenkung eintritt und Herzinsuffizienz bestehen bleibt, ist meist ein künstlicher Schrittmacher nicht zu umgehen
5. digitalisierte Patienten mit Herzinsuffizienz und langsamer oder mittelschneller absoluter Arrhythmie	niedrige Frequenz verhindert Rekompensation	soweit keine Unterdosierung besteht (Serumdigoxin-Konzentration!), ist die Implantation eines künstlichen Schrittmachers meist dringlich
6. nicht gesicherte latente (Belastungs-)Insuffizienz	Schwierigkeit der Diagnose, da vielfältige Symptomenüberschneidungen mit alternsphysiologischen Einschränkungen, mangelnder körperlicher Bewegung und pulmonalen Prozessen bestehen	vor Behandlungsbeginn versuchen, die Diagnose zu sichern; wenn digitalisiert wird, dann mit normaler altersbezogener Dosierung; die sog. «kleine» Glykosid-Therapie ist weder eine Lösung noch ein Ausweg

Tab. 2-7: Keine Indikation und Kontraindikationen
(Michel, 1981a)

Keine Indikation: Alter per se

Kontraindikationen
absolut: Digitalisintoxikation
Fehlen einer Indikation

relativ: Bradyarrhythmie ⎫ vorwiegende
höhergradige av-Blockierungen ⎬ «Alterskrank-
Sick-Sinus-Syndrom ⎭ heiten»

schwere Elektrolyt-Anomalien (insbesondere Hypokaliämie, Hyperkalzämie und Hyperkaliämie), hypertrophe obstruktive Kardiomyopathie

---

warnt, bzw. deren Kombination mit einem Calciumantagonisten empfohlen und dadurch nicht unwesentlich zur Verunsicherung der therapierenden Ärzte beigetragen. Dieser Argumentation ist entgegenzuhalten, daß zum einen Koronarspasmen in der Humanmedizin nicht als Attribut der Digitalisierung apostrophiert werden können, und daß andererseits allein bei Beachtung der Häufigkeit einer Digitalistherapie im Alter im Vergleich zur Seltenheit einer ischämischen Enteropathie (Shanbour und Jacobsen, 1972; Ewe und Baas, 1977) nennenswerte kausale Beziehungen unwahrscheinlich werden. Zudem ist nicht einmal erwiesen, ob bei oraler Therapie die Herzglykoside überhaupt vasokonstriktorisch wirken (Lucchesi, 1977).

Wahl des Glykosids

Hoffnungen auf differentialtherapeutische Möglichkeiten durch den Gebrauch verschiedener Glykoside haben sich bisher zerschlagen. Für die Wahl des Herzglykosides – Digitaloide zweiter Ordnung scheiden aus – sind damit Schnelligkeit der Resorption, Art und Ausmaß der Elimination oder Metabolisierung, also das Verhältnis von Effizienz zur Steuerbarkeit, sowie die persönliche Erfahrung des Therapeuten ausschlaggebend. Wegen ihrer besseren Steuerbarkeit werden zumindest im deutschen Raum das mittellang wirkende Digoxin und seine acetylierten oder methylierten Derivate bevorzugt. Gute Steuerbarkeit ist in der Geriatrie um so bedeutsamer, als kurzfristige und nicht vorhersehbare Änderungen des Glykosidbedarfes des alten Menschen nicht ungewöhnlich sind.

In den letzten Jahren sind wiederholt die Vorteile des Digitoxins gegenüber dem Digoxin bei eingeschränkter Nierenfunktion diskutiert (Große-Brockhoff et al., 1977; Peters et al., 1977) und grundsätzlich der Einsatz von Digitoxin bei Niereninsuffizienz gefordert worden (Rasmussen et al., 1972). Ob aus der Tatsache, daß mit zunehmendem Alter die glomeruläre Filtration physiologisch abnimmt, bereits gefolgert werden kann, im Alter dem Digitoxin den Vorzug zu geben, wird unterschiedlich beantwortet. Zwischen altersbedingter Einschränkung der Glomerulusfunktion und einer krankheitsbedingten Niereninsuffizienz bestehen quantitativ so erhebliche Unterschiede, daß sich ein Analogieschluß kaum rechtfertigen läßt. Der Preisgabe der besseren Steuerbarkeit des Digoxins stehen zwar die klinischen Erfahrungen gegenüber, daß Digitoxin bei Niereninsuffizienz nicht zusätzlich kumuliert (Storstein, 1981), aber auch eine Reihe ungeklärter Details.

So wird Digitoxin bei gesunder Leber zwar zu 60–70 % hepatisch metabolisiert, doch können dabei Digitoxin und seine primären Metabolite durch Hydroxylierung in pharmakologisch aktive Substanzen der Digoxinreihe übergehen (Doherty, 1968; Caird, 1972; Goldberg und Roberts, 1980; Estler, 1982). Über das Ausmaß dieser Biotransformation bestehen lediglich vage Vorstellungen.

Etwa 25 % des Digitoxins nehmen am enterohepatischen Kreislauf teil. Nach Abkupplung ist auch dieser Anteil pharmakologisch noch aktiv. Die endgültige Elimination des größten Teiles von Digitoxin und seiner Metaboliten erfolgt ebenfalls über die Nieren. Über die quantitative Bedeutung einer im Alter nicht seltenen Einschränkung der Leberfunktion läßt sich nur mutmaßen.

Wesentlicher als derartige Spekulationen erscheint die Tatsache, daß bei mit Digoxin und Digitoxin behandelten Alterspatienten keine Unterschiede bezüglich der Intoxikationsquote eruiert werden konnten (Beller et al., 1971). Soweit man nicht über ausgedehnte Erfahrungen mit Digitoxin verfügt, ist man derzeit eingedenk der Tatsache, daß kein Glykosid kumuliert, wenn es richtig dosiert wird (Estler, 1982), wohl nicht schlecht beraten, bei alternsphysiologischer Einschränkung der Nierenfunktion bis dahin verwendetes Digoxin beizubehalten, die Digoxindosis aber zu reduzieren.

Dosierung

Über die Notwendigkeit, die Glykosiddosis im Alter zu verringern, besteht keinesfalls jene Einhelligkeit der Meinung, die eigentlich erwartet werden müßte. Den Feststellungen, daß der Dosisbereich im Alter eingeengt ist (Goldberg und Roberts, 1980; Rowe, 1981) und daß ein Alter von mehr als 60 Jahren als Risikofaktor für eine Glykosidtherapie zu werten ist (Ogilvie und Ruedy, 1972; Weiss und Teufel, 1979), steht die durch klinische Untersuchungsreihen belegte Ansicht gegenüber, daß, sofern Körpergewicht und Nierenfunktion normal sind, auch im Alter Digoxin «normal» zu dosieren ist (Aravanis, 1969; Lang, 1974; Goldberg und Roberts, 1980; Haasis, 1980) und daß wegen der großen interindividuellen Schwankungen der Alternsvorgänge keine grundsätzliche Dosisreduzierung empfohlen werden kann (Estler, 1982).

Für den Fall einer Niereninsuffizienz oder eines Untergewichtes werden für Digoxin Dosierungsschemata, Dosierungsformeln und «Dosierungshilfen» angeboten, die in der Regel das Alter als variable Größe einbeziehen.

Genannt seien für Patienten mit alternsphysiologischer Einschränkung der Nierenfunktion die Formel von Kaufmann (1978):

$$\text{Zahl der Tabletten}^{+)} = \frac{\text{Körpergewicht (kg)}}{0{,}4 \times (50 + \text{Alter in Jahren})}$$

+) 0,25 mg Digoxin (1 Tabl.) entspricht 0,2 mg Acetyldigoxin oder 0,1 mg Methyldigoxin

und für Patienten mit pathologisch eingeschränkter Nierenfunktion das Dosierungsdiagramm (Abb.

2-10) von Dettli et al. (1971) sowie die Formel von Cockcroft und Gault (1976):

$$\text{Digoxin (mg)} = \frac{(140 - \text{Alter in Jahren}) \times \text{Körpergewicht (kg)}}{72 \times \text{Serumkreatinin (mg\%)}}$$

Nicht ohne Interesse kann in diesem Zusammenhang sein, daß die Prozentsätze einer Über-, Unter- und optimalen Dosierung, geprüft anhand der Plasmadigoxinkonzentration, bei mathematisch festgelegter und bei intuitiver Dosierung nahezu übereinstimmten (Johnston et al., 1979).

Die alte Forderung der Geriatrie, die Digoxindosis in strenger Abhängigkeit von Wirkung und Nebenwirkung zu «titrieren», erfährt durch diese Beobachtung Stütze und Bestätigung. Durch ein solches Vorgehen wäre nicht allein der gegenwärtig gern propagierten Behauptung, daß zu hoch dosiert werde, der Boden zu entziehen, auch der Gefahr einer Unterdosierung würde auf diese Weise vorgebeugt. Untersuchungen über die Größe dieser Gefahr liegen nicht vor; nicht allein im Alter dürfte die diesbezügliche Dunkelziffer aber nicht klein sein.

Da mithin auch der Gebrauch von Sättigungsdosen im Alter erhebliche Risiken beinhalten muß (Caird, 1972), wird für die geriatrische Digoxintherapie, von begründeten Ausnahmen abgesehen, auch initial die Anwendung von Erhaltungsdosen empfohlen. Die Behandlung mit Digitoxin muß demgegenüber stets mit Sättigungsdosen begonnen werden.

Therapiekontrolle

Interkurrente Erkrankungen, begleitende ausgeprägtere Toleranzschwankungen, aber auch unmotivierte Änderungen des Glykosidbedarfs bei älteren Patienten machen engmaschige Therapiekontrollen unumgänglich. Sie dienen «nebenbei» dem Arzt-Patienten-Verhältnis und haben gleicherweise den Nachweis von Überdosierungserscheinungen wie die Erfassung von Unterdosierungen zum Ziele.

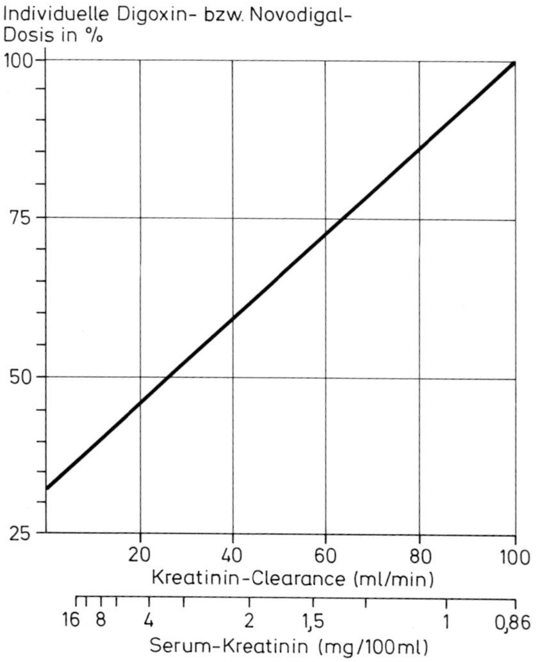

Als Screeningmethode sind Pulskontrollen und Herzauskultation zur Feststellung von Arrhythmien und unmotivierten Frequenzänderungen unter Glykosidtherapie geeignet. Zur Objektivierung und Dokumentation dieser Rhythmusanomalien steht das Elektrokardiogramm zur Verfügung.

Ob eine Arrhythmie oder andere während einer Digitalistherapie auftretende und auf toxische Glykosideffekte verdächtige Symptome tatsächlich Ausdruck einer Überdosierung oder ob sie Insuffizienzerscheinungen sind, läßt sich durch die Bestimmung der Plasmadigoxinkonzentration rasch klären. Gerade für die Digitalisierung alter Menschen, die stets Problempatienten dieser Therapie sind, besitzt diese relativ moderne Kontrollmöglichkeit einen hohen Stellenwert. Obwohl die Analyse der Digoxinplasmakonzentration nicht alles gehalten hat, was man sich von ihr versprach, muß sie als derzeit beste Methode der Therapieüberwachung bezeichnet werden. Keine Methode liefert rascher ein zuverlässigeres Ergebnis!

Bei einer Plasmakonzentration unter 1,6 ng/ml stellen ätiologisch fragliche Symptome auch im höheren Alter höchstens in einem Verhältnis von 1:9 Intoxikationserscheinungen dar (Geiger und Rietbrock, 1976), bei Plasmakonzentrationen über 3,0 ng/ml hingegen praktisch in jedem Falle. Bei grenzwertigen oder leicht erhöhten Plasmakonzentrationen sind toxische Glykosidwirkungen im Alter häufiger und schwerwiegender als in der Jugend (Haasis, 1980). Ferner ist für den alten Patienten von Bedeutung, daß insbesondere bei Untergewicht oder Einschränkung der Nierenfunktion bereits bei therapeutischen Digoxindosen toxische Symptome und erhöhte Plasmaspiegel auftreten können. Andererseits führt eine Erhöhung der Digitalisdosis zu einer Verbesserung der Ventrikelfunktion, so lange die Plasmakonzentration im therapeutischen Bereich bleibt (Hoeschen und Cuddy, 1975). Werte um 0,5 ng/ml und darunter sind mit einer therapeutischen Glykosidwirkung nicht vereinbar und signalisieren Non-Compliance (Chavaz et al., 1974; Rietbrock et al., 1977).

Bei strenger Randomisierung toxischer und nichttoxischer Glykosideffekte wurden für den Digoxin-RIA eine Spezifität von 89% und eine Sensitivität von 62% angegeben (Bernabei et al., 1980). Falsch positive Ergebnisse wurden praktisch nicht beobachtet. Die Häufigkeit von 38% falsch negativer Ergebnisse unterstreicht aber, daß der Serumdigoxinspiegel nur im Zusammenhang mit dem Zustandsbild bewertet werden sollte (Braun, 1980). Diese Einschränkungen sind zwar zu bedenken, nur eine durch Bestimmung der Plasmakonzentration kontrollierte und revidierte Dosierung aber ermöglicht bei einer Vielzahl geriatrischer Problempatienten eine Adjustierung an den therapeutischen Bereich und bewahrt vor unerwünschten und zu fürchtenden toxischen Reaktionen (Johnston et al., 1979).

Indiziert ist die Bestimmung der Digoxinplasmakonzentration im Alter bei
– unklaren Arrhythmien unter Glykosidtherapie,
– unklaren auf Digitalisintoleranz verdächtigen kardialen oder extrakardialen Symptomen,

Abb. 2-10: Schema zur Digoxindosierung in Abhängigkeit vom Serumkreatinin und der Kreatininclearance. Auf der Ordinate kann die individuell angepaßte «Dauerdosis» in Prozent der «üblichen» Erhaltungsdosis abgelesen werden (nach Ohnhaus et al.: Dtsch. med. Wschr. 1974, S. 1797)

- Verdacht auf Non-Compliance,
- Risikopatienten (Tab. 2-8 und 2-9),
- Nachweis eines erhöhten Glykosidbedarfs bei ungenügendem Glykosideffekt.

Glykosidintoleranz und -intoxikation

Intoleranz- und Intoxikationserscheinungen sind Ausdruck einer absoluten oder relativen Überdosierung bzw. einer Hyperreaktivität des Substrats (Myokard). Nur ausnahmsweise handelt es sich bei chronisch digitalisierten alten Patienten um eine absolute Überdosierung, dennoch nimmt die Häufigkeit von zu erwartenden Nebenwirkungen und von Digitalisintoxikationen im Alter zu (Bender, 1964; Schott, 1964; Ewy et al., 1969; Evered und Chapman, 1971; Thomas, 1971; Kirstein et al., 1973; Taylor et al., 1974; Goldberg und Roberts, 1980 u. a.).

20–25 % aller mit Digitalis behandelten alten Patienten sollen irgend eine Form von Intoxikation entwickeln (Hurwitz und Wade, 1969; Beller et al., 1971). Dieser Prozentsatz läßt sich bei Beachtung der Therapierisiken und einer ihnen angepaßten Dosierung auf weniger als 15 % senken (Ogilvie und Ruedy, 1972), ohne daß Nebenwirkungen völlig vermeidbar sind.

Für sämtliche Nebenwirkungen ist eine Zunahme beim älteren Patienten bekannt, ein Symptomenwandel der Intoxikationserscheinungen im Alter aber nicht übersehbar. Erscheinungen seitens des Herzens und Gehirns dominieren, Erscheinungen seitens des Intestinaltraktes treten zurück.

Als Leitsymptome seien genannt:

Kardiale Rhythmusstörungen, die unter einer Digitalistherapie auftreten oder verstärkt werden.

Entwicklung oder Zunahme einer Herzinsuffizienz während einer mit «normalen» Glykosiddosen durchgeführten Therapie.

«Allgemeine» zerebrale Erscheinungen (z.B. Abgeschlagenheit, Müdigkeit, Teilnahmslosigkeit, Sehstörungen, Schlafstörungen, Schwindel, Unruhe, Desorientiertheit), die sich während einer Digitalisbehandlung einstellen oder verschlimmern.

Anorexie (anstelle der bei Jüngeren häufigeren Übelkeit oder Erbrechen).

Die biologische Wertigkeit der zentralnervösen Wirksamkeit der Herzglykoside bedarf besonders für den alten Patienten der weiteren Abklärung. Das Serum-Kalium stellt keinen zuverlässigen Indikator für drohende Intoxikationen dar (Beller et al., 1971; Chung, 1971; Ogilvie und Ruedy, 1972), Anhaltspunkte für eine besondere Bedeutung der Elektrolyte Calcium und Magnesium für Intoxikationen im Alter fehlen (Goldberg und Roberts, 1980).

Im Alter nicht ungewöhnliche Nebenwirkungen sind die bei jüngeren Patienten nahezu unbekannten Gynäkomastie bei Männern (insbesondere links) und Verhornung des vaginalen Plattenepithels mit verminderter Gonadotropinausscheidung bei Frauen nach der Menopause. Diese Erscheinungen werden bei normaler Dosierung und normalen Digitalisplasmaspiegeln beobachtet, stellen also kein Intoxikationssymptom dar (Rowe, 1981). Sie werden auf einen «Östrogeneffekt» der Steroidstruktur der Herzglykoside bezogen (Stoffer et al., 1974).

Über die bei Verdacht auf Digitalisintoxikation oder bei gesicherter Digitalisintoleranz im Alter einzuschlagenden Maßnahmen orientiert Tab. 2-10.

2.1.7.3 Diuretika

Indikation

29 % unserer Patienten jenseits des 70. Lebensjahres erhielten langfristig – intermittierend oder dauernd – Diuretika (Tab. 2-2), und zwar mit etwa gleicher Häufigkeit kaliumsparende und kaliumeliminierende, nicht selten auch in Kombination. Diuretika gehören damit zu den im Alter häufig verabreichten Medikamenten. Als Indikationen stehen Herzinsuffizienz und Hypertonie im Vordergrund. Bei der Herzinsuffizienz wird der diuretische, bei der Hypertonie der natriuretische Effekt angestrebt. Beide sind nicht voneinander zu trennen oder unabhängig voneinander zu induzieren.

Tab. 2-8: Risikofaktoren für eine Überdosierung bei Glykosid-Therapie im Alter (Michel, 1981a)

Alternsphysiologische Vorgänge:
Abnahme des Verteilungsraumes
Abnahme der glomerulären Filtration
biorheutische Transmineralisation
Verminderung des Serumproteins bzw. Serumalbumins

pathologische Einschränkung der Nierenfunktion

Hypokaliämie, Hypomagnesiämie, Hyperkalzämie
(Laxantien, Diuretika, Antihypertensiva!)

Untergewicht

Hyperreaktivität des Substrats:
Hypoxie, koronarsklerotische Kardiopathie, frischer Herzinfarkt, Herzvergrößerung, absolute Arrhythmie, schwere Herzinsuffizienz, «langer Krankenhausaufenthalt», akute Exazerbation chronischer Herzerkrankungen

Arzneimittel-Interaktionen:
Chinidin (Interaktion am Rezeptor
oder in der renalen Elimination?)

Hypothyreose

Tab. 2-9: Risiko einer Glykosid-Unterdosierung im Alter Michel, 1981a)

Unregelmäßige Medikamenteneinnahme

Resorptionsstörungen:
Laxantien, Anticholinergika, Malabsorption

Interkurrente Erkrankungen
z.B. fieberhafte Infekte, Durchfallerkrankungen, Erbrechen

Arzneimittel-Interaktionen:
Am Rezeptor: Kalium, Diphenylhydantoin
Kalzium im zytoplasmatischen Raum: Betasympathikolytika, Calciumantagonisten
Enzym-Induktion (nur für Digitoxin von Bedeutung)

Präparatewechsel (Mischpräparate!)

Wechsel der Präparateform:
Übergang von einem Glykosid in Tropfen- auf ein Glykosid in Tabletten- oder Dragee-Form

Hyperthyreose

Tab. 2-10: Therapeutische Maßnahmen bei Digitalis-Intoxikation (Michel, 1981 a)

Maßnahme	wann?
Digitalis-Pause oder Dosisreduktion	ausreichend in etwa 90% der Fälle
Antiarrhythmika	bei fortbestehender heterotoper Reizbildung trotz Digitalis-Pause, insbesondere bei ventrikulären Extrasystolen der Klassen Lown III–V bei Beachtung der Kontraindikationen für eine orale ambulante Therapie geeignet: Diphenylhydantoin, Betasympathikolytika, Mexiletin
Kalium	als i.v.-Infusion bei Vorhoftachykardie mit Block. Cave: Av.-Block III. Grades
Atropin	Bradykardie
Stationäre Einweisung	gehäufte polytope ventrikuläre Extrasystolen, ventrikuläre Extrasystolen mit R-auf-T-Phänomen, Kammertachykardien, Sa.-Block, Av.-Block II. und III. Grades, Vorhoftachykardie mit Block, Av.-Tachykardie
Elektrotherapie (Schrittmacher, Defibrillation)	anhaltende höhergradige Sa.- oder Av.-Blockierung, ausgeprägte Bradyarrhythmie bei Vorhofflimmern mit persistierender Herzinsuffizienz Ventrikelflattern oder -flimmern

Nebenwirkungen

Das Nebenwirkungsrisiko einer diuretischen Therapie muß im Alter wesentlich höher veranschlagt werden als bei jüngeren Patienten (Estler, 1981). Es wurde deshalb davor gewarnt, im Alter bei mäßiger Herzinsuffizienz auf Diuretika zurückzugreifen, da unter dieser Voraussetzung Digitalis allein zur Rekompensation genüge (Rowe, 1981). Dieser Vorschlag, der in krassem Gegensatz zu manchen modernen Tendenzen steht, sollte in der Geriatrie aber ernst genommen werden.

Nachdem im Alter das Körpergesamtwasser physiologisch vermindert zu sein pflegt und bei rund 10% alter Menschen mit einer Hypokaliämie zu rechnen ist (Thomas, 1971), lassen sich die Hauptgefahren einer diuretischen Therapie im Alter unschwer ableiten: Exsikkose und Hypokaliämie samt ihren Folgen.

– *Exsikkose:*
1. Hämokonzentration; Abnahme des kardialen Auswurfsvolumens; Hypovolämie, evtl. kombiniert mit Verwirrtheit, präenaler Azotämie und Schocksymptomen; Blutdrucksenkung einschließlich Verstärkung oder Auslösung orthostatischer Dysregulationen, insbesondere bei bettlägrigen Patienten (Cohn, 1974; Rowe, 1981);
2. Obstipation bis zur Möglichkeit eines paralytischen Ileus;
3. Inappetenz.

– *Hypokaliämie:*
1. Alkalose mit Verminderung des ionisierten Calciums und der Gefahr erhöhter neuromuskulärer Ansprechbarkeit und tetanoider Zustände (Muskelkrämpfe, Wadenschmerzen), auch eine Hyperkalzämie kann demaskiert werden (Rowe, 1981);
2. Zunahme kardialer Rhythmusstörungen, insbesondere ventrikuläre Heterotopien unter Auftreten von QTU-Anomalien;
3. Erhöhte Digitalisempfindlichkeit bei vermehrter Rezeptorbindung des Glykosids (Erdmann et al., 1977).

Kaliumsparende Diuretika können nicht als therapeutische Alternative angesehen werden, da sie, besonders bei der im Alter nicht seltenen Kombination mit pathologischen Prozessen der Nieren und ableitenden Harnwege mit einer physiologisch eingeschränkten Nierenfunktion die nicht wesentlich geringere Gefahr einer Hyperkaliämie heraufbeschwören (McFarlane und Kennedy, 1972; Estler, 1981; Rowe, 1981). Plasmakreatininwerte über 3 mg% haben als absolute geriatrische Kontraindikation für natriumsparende Diuretika zu gelten! Andere Autoren warnen vor ihrer Anwendung bereits bei grenzwertigen Plasmakreatininkonzentrationen.

Nebenwirkungen geringerer Inzidenz, jedoch mit besonderer Bedeutung im höheren Lebensalter: Hyperurikämie bis zur manifesten Gicht, Verstärkung einer diabetischen Stoffwechselstörung, Ototoxizität.

Wahl des Diuretikums

Je proximaler ein Diuretikum in der Niere angreift, desto ausgiebiger steigert es den transtubulären Natriumtransport, desto größer ist sein diuretischer Effekt, aber auch die Gefahr gravierender Kaliumverluste.

Konsequenzen für die praktische geriatrische Therapie:

Osmotische und Schleifendiuretika (z.B. Furosemid, Etacrynsäure) sind für längerfristige Behandlungen alter Patienten ungeeignet.

Da die Wirkung der Thiazide wegen des häufig verminderten Glomerulusfiltrates abnimmt, scheinen Diuretika mit langer Halbwertszeit (z.B. Chlorthalidon) im Alter am günstigsten zu sein.

Bei intermittierender Verabreichung läßt sich die Gefahr einer Hypokaliämie auf ein Drittel reduzieren (Holzgreve, 1977).

Kaliumsparende Diuretika sind wegen der Gefahr einer Hyperkaliämie für eine langfristige oder routinemäßige Anwendung im Alter ebenfalls nicht zu empfehlen (McFarlane und Kennedy, 1972; Greenblatt und Koch-Weser, 1973).

Kaliumsubstitution

Die Indikation zu einer Kaliumsubstitution (z.B. 60 mval/die oral) besteht im Alter, wenn das Serum-Kalium unter diuretischer Therapie auf Werte unter 3,0–3,3 mval abgesunken ist oder klinische Symptome einer intrazellulären Kaliumverarmung auftreten. Eine generelle Kaliumprophylaxe scheidet aus, da sie in 60–80% der Fälle unnötig ist, andererseits aber zusätzliche Gefahren schafft (Holzgreve, 1977; Estler, 1981). Die Mehrzahl der Patienten, die unter prophylaktischer Kaliumverabreichung eine Hyperkaliämie entwickelten, war älter als 65 Jahre!

2.1.7.4 Vasodilatatoren

Kontrollierte Studien, die sich gesondert mit Wirkungen und Nebenwirkungen von Vasodilatatoren (z.B. Prazosin, Dihydralazin, Nitrate) bei belastetem oder insuffizientem Herzen im Alter befassen, stehen aus. Vorerst kann nur vor einer Dosierung dieser die Vor- und Nachlast des Herzens senkenden Substanzen gewarnt werden, bei der, beabsichtigt oder unbeabsichtigt, eine brüske Drucksenkung mit ihrem gelegentlich deletären Folgen für die zerebrale Durchblutung des alten Patienten resultiert. Initialdosen von z.B. 0,5 mg Prazosin sollten nur in begründeten Ausnahmen überschritten werden. Vasodilatatoren können nach dem jetzigen Stand nicht als Mittel der ersten Wahl bei Herzinsuffizienz im Alter anerkannt werden. Ihr Einsatz ist auf Fälle beschränkt, die sich gegenüber einer Behandlung mit Herzglykosiden und Diuretika als refraktär erweisen. Wegen negativer Effekte auf kollaterale Gefäßbereiche können bedrohliche Auswirkungen bei latenter Herzinsuffizienz nicht ausgeschlossen werden (Abate et al., 1979), Tachyphylaxie scheint bei besonders schwerer Herzinsuffizienz beobachtet worden zu sein (Desch et al., 1979).

2.1.7.5 Antianginosa

Die therapeutischen und prophylaktischen Wirkungen, aber auch die Nebenwirkungen der Nitrate in ihren derzeit angebotenen verschiedenen Zubereitungen weisen in den einzelnen Altersstufen keine bemerkenswerten Unterschiede auf (Horwitz et al., 1972; Yin, 1980). Gleiches darf, bezogen auf den antianginösen Effekt, auch für Betasympathikolytika, Molsidomin und Calciumantagonisten proponiert werden.

Die Nützlichkeit der Kombinationen von Betasympathikolytika und Nitraten ist auch für das höhere Lebensalter zu bejahen. In der Regel kommt man bei alten Patienten, nicht zuletzt wohl wegen ihrer geringeren körperlichen Aktivität, mit relativ niedrigen Dosen aus.

Kombinationen von Betasympathikolytika mit Calciumantagonisten erscheinen des negativen Einflusses beider Substanzen auf die Myokardkontraktilität wegen als unlogisch. Calciumantagonisten sind besonders dort indiziert, wo Nitrate nicht vertragen werden, Betasympathikolytika kontraindiziert sind oder – im Alter nicht ungewöhnlich – ein bradykarder Grundrhythmus besteht.

2.1.7.6 Betasympathikolytika

Ad hoc durchgeführte Untersuchungen haben im Gegensatz zu oft geäußerten Warnungen keine altersabhängig modifizierten Wirkungen und Nebenwirkungen unter betasympathikolytischer Therapie erkennen lassen (Michel, 1974b), soweit die Kontraindikationen, die für alle Altersstufen gleiche Gültigkeit haben, im höheren Lebensalter aber häufiger vorliegen, beachtet werden. Herzfrequenz, systolischer und diastolischer Blutdruck, frequenzbezogene QT-Zeit, linksventrikuläre Dimensionen und Verkürzungsgeschwindigkeit werden durch Betasympathikolytika in allen Lebensperioden gleichartig und quantitativ übereinstimmend beeinflußt (Michel et al., 1971; Yin et al., 1978; Åblad et al., 1979; Weisfeldt, 1980). Auch der angestrebte therapeutische Effekt wird durch das Alter offenbar nicht variiert. Lediglich die PQ-Zeit erfährt unter betasympathikolytischem Einfluß mit zunehmendem Alter eine progrediente Verlängerung, die jedoch allenfalls ausnahmsweise in eine iatrogene höhergradige Av.-Blockierung mündet.

Selbst im höheren Alter ist eine Betasympathikolytika-Medikation kein Anlaß, routinemäßig zusätzlich Herzglykoside zu verabreichen. Sie sind indiziert, wenn eine Linksherzinsuffizienz oder eine Herzvergrößerung besteht, sowie beim Vorliegen von Faktoren, die nach klinischer Erfahrung zur Herzinsuffizienz disponieren (Ekelund et al., 1973; Schüren, 1977). Unter Betasympathikolytika wird der positiv-inotrope Effekt der Herzglykoside abgeschwächt, ihre negativ-chronotrope Wirkung dagegen sinnvoll verstärkt, besonders bei absoluter Tachyarrhythmie (Wang et al., 1980).

2.1.7.7 Antiarrhythmika

Für die medikamentöse Behandlung kardialer Arrhythmien gelten im Alter die gleichen Indikationen, Kontraindikationen und differentialtherapeutischen Überlegungen wie in der Jugend und im mittleren Erwachsenenalter (Berman, 1979). Da jedoch die Frequenz praktisch jeglicher Reizbildungs- und -leitungsstörungen mit fortschreitendem Alter zunimmt, sind diese Überlegungen beim älteren Patienten häufiger anzustellen (Michel et al., 1978). Folgende Beobachtungen erscheinen hinsichtlich des «Altersfaktors» von Interesse:

Da Chinidin vorwiegend renal eliminiert wird, verringert die alternsbezogene Einschränkung der Nierenfunktion die Ausscheidung dieser Substanz (Freeman, 1963; DeGroff, 1974; Goldberg und Roberts, 1981). Die Folge sind im Alter höhere Blutspiegel unter einer gegebenen Chinidindosis (Michel und Nickel, 1965) und die Möglichkeit einer größeren Toxizität (Michel, 1966).

Verschiedene Antiarrhythmika, insbesondere Chinidin

und chinidinähnliche Substanzen, können zu QTU-Anomalien mit der ihnen zugeordneten elektrischen Inhomogenität im Kammerbereich führen und auf diese Weise zum Ausgangspunkt bedrohlicher ventrikulärer Arrhythmien werden. Die im Alter häufigen koronaren Ischämien und Elektrolytstörungen potenzieren diese Gefahr. Die Fähigkeit des Chinidins, atriale und ventrikuläre Reizzentren zu unterdrücken, nimmt beim Tier mit steigendem Alter ab (Goldberg und Roberts, 1976; Roberts und Goldberg, 1979; Goldberg und Roberts, 1980). Für den Menschen sind analoge Wirkungen nicht bekannt.

Der drucksenkenden und negativ-inotropen Wirkung mancher Antiarrhythmika ist im Alter vermehrte Aufmerksamkeit zu widmen. Sie kann durch Interaktion mit anderen Medikamenten, z.B. Psychopharmaka, verstärkt werden.

Wegen ihrer zerebralen Nebenwirkungen ist im Alter bei Lidocain, Mexiletin, Procainamid und Diphenylhydantoin größerer Vorsicht geboten.

Im Alter resultiert eine erhöhte Empfindlichkeit des Herzens gegenüber der die av.-Leitung verzögernden Wirkung des Lidocains und der durch diese Substanz induzierten Verlängerung des Aktionspotentials (Lichtstein et al., 1973; Roberts et al., 1976) bei gleichzeitig herabgesetzter Unterdrückung ventrikulärer Impulse (Goldberg, 1975b; Roberts und Goldberg, 1979).

Im Alter nimmt die durch Phenylhydantoin und Calciumantagonisten hervorrufbare Verlängerung des Aktionspotentials ab, gleichzeitig nimmt die Fähigkeit, den Overshoot zu unterdrücken, zu (Roberts und Goldberg, 1979; Goldberg und Roberts, 1981).

Die Reaktion gegenüber Atropin verringert sich in Abhängigkeit vom Lebensalter (Dauchot und Gravenstein, 1971; Hombach, 1981).

Die klinische Bedeutung dieser experimentellen Beobachtungen ist unbekannt. Für die praktische Therapie im Alter sollte aber bekannt sein, daß Atropin und atropinähnliche Mittel bei dem im Alter häufig vorkommenden Glaukom eine Gefahr bedeuten und alle Antiarrhythmika mit anticholinergischem Effekt (z.B. Chinidin, Disopyramid) im Alter gehäuft zu Miktionsstörungen führen.

Die bekannten Nebenwirkungen der einzelnen Antiarrhythmika sind selbstverständlich zu beachten. Ambulante Therapieversuche mit einem potenten Antiarrhythmikum sollten im Alter unter allen Umständen unterbleiben (Hochrein, 1980).

2.1.7.8 Künstliche Schrittmacher

Entsprechend ihrer Indikationen muß die Schrittmachertherapie ein evident geriatrisches Behandlungsgebiet sein. Nur 1,5% der mit einem künstlichen Schrittmacher versorgten Patienten ist jünger als 50 Jahre, 16,4% älter als 80 Jahre (Alber, 1978). Man rechnet heute mit 200–300 neuen Schrittmacherträgern pro 1 Million Einwohnern pro Jahr. Die Notwendigkeit zur Schrittmacherimplantation wächst mit steigendem Alter (Edhag und Lekholm, 1980). 50% der auf diese Weise behandelten Patienten überleben den Implantationszeitpunkt um mindestens 6 bis 8 Jahre (Irnich, 1977; Hager und Seling, 1978). Die Lebenserwartung des Schrittmacherpatienten kann jener der Normalbevölkerung gleichgesetzt werden (Himmler et al., 1977; Furman und Seymour, 1978; Golling und Leutschaft, 1979). Schrittmacherträger unter 75 Jahren haben noch eine mittlere Lebenserwartung von etwa 10 Jahren, Schrittmacherträger über 75 Jahre von rund 5 Jahren (Fitzgerald et al., 1979), Patienten mit einem Lebensalter von 80 Jahren und mehr zum Zeitpunkt der Erstimplantation eine Fünf-Jahres-Überlebensrate von 45% (Strauss und Berman, 1978).

Die Lebenserwartung der Schrittmacherpatienten wird nicht durch den Schrittmacher selbst, sondern durch die Grundkrankheit und durch Begleitkrankheiten eingeschränkt (Büchner und Dräger, 1973). Bei rund 80% der Patienten liegt als Grundkrankheit eine koronare Herzerkrankung und/oder hypertensive Kardiopathie vor (Furman, 1977; Alber, 1978).

Die Schrittmachertherapie verfolgt ein symptomatisches Ziel: Erhöhung des kardialen Auswurfvolumens über eine Anhebung der Frequenz sowie die Vermeidung von Komplikationen bestimmter Arrhythmieformen (z.B. Adams-Stokessche Anfälle, lebensgefährliche ventrikuläre Arrhythmien). Bei den meist älteren Patienten genügt hierfür das technisch einfachere und leicht zu applizierende System einer ventrikulären Impulsübertragung. Auch bei alten Patienten wird von manchen Autoren aber der physiologisch arbeitende Schrittmacher mit Vorhofsteuerung oder atrioventrikulärer sequentieller Stimulation bevorzugt (Saborowski et al., 1980).

Lebensnotwendige therapeutische Maßnahmen, die mit einer Frequenzsenkung einherzugehen pflegen (z.B. Digitalisierung) sind bei alten Patienten nicht selten erst nach Schrittmacherimplantation in optimaler Weise möglich.

Hauptindikationen: Höhergradiger Sa- und Av-Block, Sick-Sinus-Syndrom einschließlich Tachykardie-Bradykardie-Syndrom, therapierefraktäre bradykarde oder bradyarrhythmische Herzinsuffizienz, hypersensitives Karotissinussyndrom mit auf dieses Syndrom zu beziehenden synkopalen Zuständen. Im allgemeinen wird eine absolute Indikation zur Schrittmachertherapie bei Frequenzen unter 35/min, eine relative Indikation bei Frequenzen zwischen 35 und 50/min gesehen, wenn auch die klinische Symptomatik wichtiger ist als die Frequenz (Weikl und Leutschaft, 1981).

Der Geriater, der Schrittmacherpatienten zu betreuen hat, muß über Erfahrungen bezüglich der Besonderheiten und der Auswertung des Schrittmacherelektrokardiogramms, bezüglich der Störungsmöglichkeiten des Schrittmachersystems und ihrer objektiven Symptome sowie bezüglich der Überwachung von Schrittmacherträgern verfügen. Kardinalsymptom eines Systemfehlers oder des Erlöschens der Batterie ist der Frequenzabfall, der bei Lithiumbatterien mit zweiphasiger Entladungscharakteristik in zwei Stufen erfolgt. Durch eine elektronische Impulsanalyse kann die Überwachung erleichtert werden. Wir vertreten den Standpunkt, bei den überwiegend alten Patienten die Laufzeit der Batterie voll auszuschöpfen (Alber, 1978) und nicht aus einem übertriebenen Vorsorgedenken die Batterie bereits beträchtliche Zeit vor ihrem Erlöschen auszutauschen. Wichtig kann hierbei allerdings sein, sich durch Fremdimpulslöschung zu vergewissern, ob im Falle eines plötzlichen Batterieausfalls mit Eigenaktionen zu rechnen ist oder nicht.

Für die routinemäßige Überwachung der Schrittmacherpatienten, in die der Patient, der behandelnde Arzt und die Schrittmacherklinik einbezogen sind, existieren keine einheitlichen Richtlinien. Wesentlich sind kurzfristige Kontrollen unmittelbar nach jeder Batterieimplantation, bei Hinweisen auf ein vorzeitiges Batterieversagen und am Ende der programmierten Lebensdauer der implantierten Batterie.

Die unter einer Schrittmacherbehandlung zu betreibende medikamentöse Therapie richtet sich ohne Rücksicht auf den künstlichen Schrittmacher nach den jeweiligen behandlungsbedürftigen Symptomen und Erkrankungen. Vorsicht geboten ist wegen erhöhter Kreislaufgefährdung (fehlende Frequenzgegenregulation!) bei der Anwendung peripher dilatierender Pharmaka.

2.1.7.9 Kardiochirurgie

Entwicklung und Ergebnis der modernen Herzchirurgie lassen einen Ausschluß von Patienten im 8. Lebensdezennium von diesen besonderen Therapiemöglichkeiten nicht mehr rechtfertigen (Michel und Klinner, 1981). Im wesentlichen handelt es sich bei Patienten jenseits des 65. Lebensjahres um aortokoronare Bypassoperationen und um Aortenklappenersatz mit oder ohne gleichzeitige koronare Revaskularisierung, seltener um einen Mitralklappen- oder Doppelklappenersatz und in sehr wenigen Ausnahmefällen um die Korrektur einer kongenitalen Angiokardiopathie oder um die Resektion eines Herzwandaneurysma.

Kontraindikationen für jeglichen kardiochirurgischen Eingriff sind im höheren Alter inkurable Zweiterkrankungen, irreversible myokardiale Kontraktionsausfälle nennenswerten Ausmaßes sowie schwerere Störungen der Nieren-, Leber- oder Gehirnfunktion.

Aortokoronarer Venenbypass

Bei rund 50% unserer operationsbedürftigen Patienten jenseits des 65. Lebensjahres war die Operationsindikation aufgrund kritischer Stenosen, zumeist im Bereich mehrerer Koronarhauptäste, gegeben. Patienten mit dieser Operationsindikation werden in Zukunft vermutlich einen noch größeren Prozentsatz ausmachen, zumal bei natürlichem Verlauf die Sterblichkeit an koronarer Herzkrankung ab Mitte des 6. Lebensdezenniums steil ansteigt und auch bei betagten Patienten vorwiegend proximale, für die Bypassoperation also geeignete Gefäßabschnitte kritisch eingeengt sind (Kober et al., 1980).

Die Indikation zur Operation ist gegeben, wenn eine progrediente, also instabile oder eine sich subjektiv stark auswirkende stabile Angina pectoris vorliegen, mit konservativer Therapie allein keine ausreichende Beeinflussung der Beschwerden zu erzielen ist, koronarangiographisch ein Befund erhoben wurde, der eine symptomenverbessernde Revaskularisierung als möglich und aussichtsreich erscheinen läßt, und wenn keine gewichtigen Kontraindikationen vorliegen.

Die Frühsterblichkeit konnte bei Patienten im höheren Lebensalter im Laufe des letzten Jahrzehnts kontinuierlich von knapp 20% auf Werte um 4% und darunter gesenkt werden (Meyer et al., 1975; Berman et al., 1980; Kennedy et al., 1980; v. d. Emde und Rattler, 1981). Sie liegt damit unter dem Spontanrisiko einer stenosierenden koronaren Herzerkrankung.

Die Fünfjahresüberlebensrate wurde letzthin mit 97,4% angegeben (v. d. Emde und Rattler, 1981)!.

Das postoperative Ergebnis ist selbst bei Patienten nach dem 70. Lebensjahr durch Beschwerdefreiheit oder -armut in 70–93% der Fälle gekennzeichnet (Lawrie et al., 1977; v. d. Emde und Rattler, 1981). Die Quote tödlicher Infarkte soll gesenkt, die Lebenserwartung positiv beeinflußt werden (Meyer et al., 1975).

Aortenklappenersatz

Die Indikation zum Aortenklappenersatz ist im höheren Alter zu stellen, «sobald es die Befunde verlangen und keine anderen schweren Organerkrankungen bestehen» (Jones et al., 1979). Im allgemeinen verlangen es die Befunde, wenn ein Aortenklappenfehler symptomatisch wird, da sich seine Prognose ab diesem Zeitpunkt abrupt verschlechtert, oder wenn bei bisher konservativ gut kontrollierten Patienten Therapierefraktärität erkennbar wird (Samir et al., 1977; Michel, 1979). Zu den Symptomen, die die Lebenserwartung im Mittel auf 1–2 Jahre reduzieren, gehören Herzinsuffizienz, Herzvergrößerung (bei Aortenstenose), Linkshypertrophie, Angina pectoris, Synkopen und große Blutdruckamplitude (bei Aorteninsuffizienz). Für kein herzchirurgisches Zentrum sollte heute das Alter per se ein Kriterium sein, um bei den genannten Symptomen einen Klappenersatz abzulehnen.

Bei reiner Aortenstenose oder kombinierten Aortenvitien sind die unmittelbaren Operationsergebnisse und die späteren Resultate günstiger als bei reiner Aorteninsuffizienz. Zusätzliche kritische Koronarstenosen sind bei der Operation zu korrigieren, da sonst bei alten Patienten die Frühletalität erheblich ansteigt (Hancock, 1977).

Auch beim Aortenklappenersatz sind Operationskomplikationen, Früh- und Spätsterblichkeit unabhängig vom Lebensalter des Operierten im letzten Jahrzehnt drastisch zurückgegangen, wofür in erster Linie Fortschritte in der Operationstechnik, nicht dagegen Einflüsse der verwendeten Klappenmodelle verantwortlich gemacht werden. Bei Alterspatienten (über 65 Jahre) wird die Frühsterblichkeit (bis zu 4 Wochen nach der Operation) im Schrifttum mit 0–12%, die Spätmortalität in Abhängigkeit vom Beobachtungszeitraum zwischen 11 und 29% beziffert (Copeland et al., 1977; Samir et al., 1977; Struck et al., 1977; Deloche et al., 1979; Berman et al., 1980; Vanetti et al., 1980; v. d. Emde und Rattler, 1981). Übereinstimmend wird für Früh- und Spätletalität ausgesagt, daß sie durch das Alter nicht oder nur geringfügig beeinflußt werden (Fujiwara, 1979; Storstein und Efskind, 1979). Für fatale Ausgänge zeichnen in Sonderheit kardiovaskuläre Arrhythmien, Herzinsuffizienz, low output, Embolien und respiratorische Komplikationen verantwortlich.

Die Fünf-Jahres-Überlebensquote wird nach Aortenklappenersatz mit oder ohne zusätzlicher Bypassoperation mit 55–70% angegeben (Starr und Lawson, 1976; Copeland et al., 1979; Deloche et al., 1979). Sie verhält sich indirekt proportional zur präoperativen Herzgröße.

70–80% der Überlebenden führen ein «nahezu normales Leben» (Samir et al., 1977). Sie lassen sich überwiegend in die Stadien I und II der NYHA eingruppieren und leiden weder an Angina pectoris noch an Synkopen (Vanetti et al., 1980). Präoperative elektrokardiographische und röntgenologische Veränderungen pflegen sich bei Alten weniger eindrucksvoll zurückzubilden als bei Jüngeren. Dennoch schätzt der alte Operierte das Ergebnis meist positiver ein als der jüngere und als den objektiven Gegebenheiten entspricht (Michel, 1979).

Die Lebenserwartung differiert nach Aortenklappenersatz bei Patienten nach dem 65. Lebensjahr nur unwesentlich von jener der gleichalten Durchschnittsbevölkerung.

Mitralklappenersatz

Die Hauptindikation zum Mitralklappenersatz beim alten Patienten stellt eine rasch progrediente Verschlimmerung der kardiopulmonalen Situation bei bis dahin weitgehend stationärem Verlauf dar. Gewöhnlich handelt es sich um reine oder überwiegende Mitralinsuffizienzen, seltener um kombinierte Mitralklappenfehler oder Mitralstenosen. Die präoperative Hämodynamik weist keine entscheidenden Unterschiede in einzelnen Altersstufen auf.

Die Frühsterblichkeit wird in den letzten Jahren ziemlich einheitlich mit 14–25% angegeben (Struck et al., 1977; Chaffin und Dagett, 1979; Hochberg et al., 1979; Berman et al., 1980; v.d. Emde und Rattler, 1981). Sie unterscheidet sich damit nicht nur merklich vom Ergebnis nach Aortenklappenersatz, sondern liegt im Alter auch rund dreimal höher als bei jüngeren Operierten (v.d. Emde und Rattler, 1981).

Wenn trotzdem der weitere postoperative Verlauf weitaus günstiger beurteilt werden muß als der Spontanverlauf – Fünf-Jahres-Überlebensrate bei Spontanverlauf 10%, bei operierten Patienten 48% (Goppel et al., 1976) –, beleuchtet diese Tatsache wahrscheinlich am eindrucksvollsten den Nutzen der Operation bei kritisch ausgewählten Patienten mit Mitralklappenfehlern im höheren Alter. Der langfristige postoperative Verlauf hängt wesentlich vom präoperativen Schweregrad ab. Im Ausmaß der postoperativen symptomatischen Besserung konnten zwischen Jungen und Alten offenbar keine wesentlichen Unterschiede festgestellt werden (Hochberg et al., 1979).

Für einen Doppelklappenersatz muß im höheren Lebensalter wegen des wesentlich größeren Operationsrisikos die Operationsindikation besonders streng gestellt werden. Akute Insuffizienzen der Mitral- und Aortenklappe (z.B. Klappenein- oder -abriß, Sehnenfaden- oder Papillarmuskelabriß) stehen außerhalb dieser Erörterung. Sie geben wegen der stets hochbedrohlichen Situation unabhängig vom Lebensalter eine vitale Indikation zum Klappenersatz ab.

Literatur

ABATE, G., V. DI MUZIO, M.C. DI PEPE et al.: I vasodilatatori nelle scompenso cardiaco del vecchio. G. Gerontol. 27, 307 (1979)

ABDON, N.J., B.E. NILSSON: Episodic cardiac arrhythmia and femoral neck fracture. Acta med. Scand. 208, 73 (1980)

ÅBLAD, B., K. BORG, E. CARLSSON et al.: Metoprolone- a β_1-adrenoceptorantagonist. In: M.E. GOLDBERG (Hrsg.): Pharmacological and biochemical properties of drug substances. Washington 1979

ABU-ERREISH, G.M., D.R. SANADI: Age-related changes in cytochrome concentration of myocardial mitochondria. Mech. Aging Dev. Z, 425 (1978)

ABU-ERREISH, G.M., J.R. NEELY, J.T. WHITMER et al.: Fatty acid oxidation by isolated perfused working hearts of aged rats. Amer. J. Physiol. 232, 258 (1977)

ALBER, G.: Das Sick-Sinus-Syndrom. Akt. Gerontol. 4, 759 (1974)

ALBER, G.: Kontrolle und Nachbehandlung älterer Schrittmacherpatienten. Akt. Gerontol. 8, 637 (1978)

ALBER, G., D. MICHEL: Sick-Sinus-Syndrom. Fortschr. Med. 93, 478 (1975)

ALDAY, L., E. MORAYRA, L. AMUCHASTEGUI et al.: Recognizing and treating muscular subaortic stenosis. Geriatrics 28, 74 (1973)

ALPERT, N.R., H.H. GALE, N. TAYLOR: The effect of age on contractile ATPase activity and the velocity of shortening. – In: R.D. TANZ et al. (Hrsg.): Factors influencing myocardial contractility. Academic Press, New York 1967

ANGELAKOS, E.T., M.P. KING, R.W. MILLARD: Regional distribution of catecholamines in the hearts of various species. Ann. N.Y. Acad. Sci 156, 219 (1969)

ARAVANIS, C.: The use of acetyldigoxine in the aged with congestive heart failure. Geriatrics 24, 75 (1969)

ASMUSSEN, E., P. MATHIASEN: Some physiological functions in physical education students reinvestigated after 25 years. – J. amer. geriatr. Soc. 20, 379 (1972)

AUERBACH, O., E.C. HAMMOND, L. GARFINKEL et al.: Thickness of wall of myocardial arterioles in relation to smoking and age. Amer. Environ. Health 22, 20 (1971)

BACHMANN, K.: In: ANTONI, S. u. S. EFFERT: Herzrhythmusstörungen. F.K. Schattauer, Stuttgart–New York 1974

BAYLISS, E.M., M.S. HALL, G. LEWIS et al.: Effects of renal function on plasma digoxin levels in elderly ambulant patients in domiciliary practice. Brit. med. J. I, 338 (1972)

BELLER, G., T.W. SMITH, H.H. ABELMAN et al.: Digitalis intoxication; a prospective clinical study and serum level correlations. N. Engl. J. med. 284, 939 (1971)

BENDER, A.D.: Pharmacologic aspects of aging. J. amer. geriatr. Soc. 12, 114 (1964)

BENKE, G., A.D. RAKOW, L. RAKOW et al.: Beitr. Pathol. 141, 404 (1970)

BENEKE, G., W. SANDRITTER, W. SCHMITT et al.: Altersveränderungen menschlicher Herzklappen. Med. Welt 31, 1795 (1967)

BERGER, M., C. RETHY, E. GOLDBERG: Unsuspected hypertrophic subaortic stenosis in the elderly, diagnosed by echocardiography. J. amer. geriatr. Soc. 27, 178 (1979)

BERMAN, N.D.: The elderly patient in the coronary care unit. J. amer. geriatr. Soc. 27, 203 (1979)

BERMAN, N.D., T.E. DAVID, J.H. LIPTON et al.: Surgical procedures involving cardiopulmonary bypass in patients aged 70 or older. J. amer. geriatr. Soc. 28, 29 (1980)

BERNABEI, R., G.P. PERNA, L. CAROSELLA et al.: Digoxin serum concentration measurement in patients with sus-

pected digitalis-induced arrhythmias. J. cardiovasc. Pharmacol. **2**, 319 (1980)
BERTEL, O., F.R. BÜHLER, W. KIOWSKI et al.: Decreased β-adrenoreceptor responsiveness as related to age, blood-pressure and plasma catecholamines in patients with essential hypertension. Hypertension **2**, 130 (1980)
BERTELSEN, S.: The role of ground substance, collagen, and elastic fiber in the genesis of atherosclerosis. – In: M. SANDER, G.F. BOURNE (Hrsg.): Atherosclerosis and its origin. Academic Press, New York 1963
BERTOLASI, C.A., J.E. TRONGE, C.A. CARRENO et al.: Unstable angina. Amer. J. Cardiol. **33**, 201 (1974)
BETHGE, C., P. SCHWEIZER, W. MERX et al.: Idiopathische hypertrophe Subaortenstenose im Alter. Verh. dtsch. Ges. inn. Med. **85**, 804 (1979)
BLEIFELD, W., M. RUPP, D. FLEISCHMANN et al.: Syndrom des kranken Sinusknotens. – Dtsch. med. Wschr. **99**, 795 (1974)
BLÖMER, H., A. WIRTZFELD, W. DELIUS et al.: Das Sinusknotensyndrom. Perimed, Erlangen 1977
BLOOM, P.M., W.B. NELP, H. TUELL: Amer. J. med. Sci. **251**, 133 (1966)
BORCHARD, F.: The adrenergic nerves of the normal and hypertrophied heart. – In: W. BARGMANN, W. DOERR (Hrsg.): Normale und pathologische Anatomie. Bd. 33. Thieme Stuttgart 1979
BORHANI, N.O.: Primary prevention of coronary disease: a critique. Amer. J. Cardiol. **40**, 251 (1977)
BRANDFONBRENNER, M., M. LANDOWNE, N.W. SHOCK: Changes in cardiac output with age. Circul. **12**, 557 (1955)
BRAUN, M.: Der therapeutische Nutzen der enzymatischen Serumdigoxinbestimmung für geriatrische Patienten. Akt. Gerontol. **10**, 1 (1974)
BRISSE, B., H. GÜLKER, F. BENDER et al.: Altersabhängigkeit der Frequenzsteigerung nach Vagolyse. Akt. Gerontol. **12**, 20 (1982)
BÜCHNER, C., W. DRÄGER: Schrittmachertherapie des Herzens. – Forum cardiol. Nr. 14. Boehringer Mannheim 1973
BÜRGER, M.: Altern und Krankheit. – VEB Thieme, Leipzig 1960
BÜRGER, M., D. LOHMANN: Lebenswandlungen des gesunden menschlichen Herzens in ihren Beziehungen zum Alter und Geschlecht. – In: W. BARGMANN, W. DOERR (Hrsg.): Das Herz des Menschen. Thieme, Stuttgart 1963
BÜRGER, M., D. MICHEL: Funktionelle Engpässe des Kreislaufs. Lehmann, München 1957
BUJA, M.L., N.B. KHOI, W.C. ROBERTS: Clinically significant cardiac amyloidosis. Amer. J. Cardiol. **26**, 394 (1970)
CAIRD, F.J.: Metabolism of digoxin in relation to therapy in the elderly. Gerontol. Clin. **16**, 68 (1972)
CAIRD, F.J.: Radionuclid studies of the circulation in the elderly. J. clin. experim. Gerontol. **2**, 23 (1980)
CAMM, A.J., K.E. EVANS, D.E. WARD et al.: The rhythm of the heart in active elderly subjects. Amer. Heart J. **99**, 598 (1980)
CANTWELL, J.D., E.O. WATT: Extreme cardiopulmonary fitness in old age. Chest **65**, 357 (1974)
CAVOTO, F.V., G.J. KELLIHER, J. ROBERTS: Electrophysiological changes in the rat atrium with age. Amer. J. Physiol. **226**, 1293 (1974)
ČEBOTAREV, D.F.: Die Herzinsuffizienz im höheren und hohen Alter. – In: D.F. ČEBOTAREV, G. BRÜSCHKE, U.J. SCHMIDT et al. (Hrsg.): Hdb. d. Gerontol. VEB Georg Fischer, Jena 1979
CHAFFIN, J.S., W.M. DAGETT: Mitral valve replacement: a nine-years follow-up of risks and survivals. Ann. thorac. Surg. **27**, 312 (1979)
CHAMBERLAIN, D.A., R.J. WHITE, M.R. HOWARD et al.: Plasma digoxine concentrations in patients with atrial fibrillation. – Brit. med. J. III, 429 (1970)
CHAVAZ, A., L. BALANT, P. SIMONIN et al.: Influence de l'âge sur la digoxinémie et la digitalisation. Schweiz. med. Wschr. **104**, 1823 (1974)
CHEN, J.C., J.B. WARSHAW, D.R. SANADI: Regulation of endochondrial respiration in senescence. – J. cell. Physiol. **80**, 141 (1972)
CHUNG, E.K.: The current status of digitalis therapy. Med. Treatment **8**, 643 (1971)
CHUNG, E.K., L.S. CHUNG: Factors modifying the efficacy of digitalis. In: Controversy in cardiology. Springer, New York–Heidelberg–Berlin 1976
COCKCROFT, D.W., M.H. GAULT: Prediction of creatinine clearance from serum creatinine. Nephron **16**, 31 (1976)
COHEN, S.I., B.M. SHMAVONIAN: Catecholamines, vasomotor conditioning and aging. In: L. GITTMAN (Hrsg.): Endocrines and aging. C.C. THOMAS, Springfield 1967
COHN, J.N.: Indications for digitalis therapy. J. amer. med. Ass. **229**, 1911 (1974)
COPELAND, J., R.B. GRIEPP, E.B. STINSON et al.: Isolated aortic valve replacement in patients older than 65 years. J. amer. med. Ass. **237**, 1578 (1977)
COPER, H.: Vortr. 43. Nauheimer Fortbildungslehrgang, 1977
DALL, J.L.: Digitalis intoxication in elderly patients. Lancet I, 194 (1965)
DALL, J.L.: Maintenance digoxin in elderly patients. – Brit. med. J. II, 705 (1970)
DAUCHOT, P., J.S. GRAVENSTEIN: Effects of atropine on the Ecg in different age groups. Clin. Pharmacol. Ther. **12**, 274 (1971)
DAVIES, H.E.: Respiratory change in heart rate, sinus arrhythmia in the elderly. Gerontol. Clin. **17**, 96 (1975)
DAVIES, M.J., A. POMERANCE: Quantitative study of ageing changes in human sinoatrial node and internodal tracts. Brit. Heart J. **34**, 150 (1972)
D'CRUZ, I., F. PANETTA, H. COHEN et al.: Submitral calcification or sclerosis in elderly patients. Amer. J. Cardiol. **44**, 31 (1979)
DEBONO, D.P., C.P. WARLOW: Mitral annulus calcification and cerebral or retinal ischaemia. Lancet II, 383 (1979)
DE GROFF, A.C.: Drug therapy of cardiovascular disease. Geriatrics **29**, 51 (1974)
DELOCHE, A., J.N. FABRIANI, C. LELGUEN et al.: La chirurgie valvulaire au-dela de 70 ans. – Ann. cardiol. angiol. **28**, 293 (1979)
DERMAN, U.: Changes of the mitral echocardiogram with aging and the influence of atherosclerotic risk factors. Atherosclerosis **15**, 349 (1972)
DESCH, C.E., R.D. MAGORIEN, D.W. TRIFFON et al.: Development of pharmacodynamic tolerance to prazosine in congestive heart failure. Amer. J. Cardiol. **44**, 1178 (1979)
DETTLI, L.R., P. SPRING, S. RYTER: Multiple dose kinetics and drug dosage in patients with kidney disease. Acta pharmacol. toxicol. **29**, Suppl. 3, 211 (1971)
DEVRIES, H.A.: Physiological effects of an exercise training regimen upon men aged 52–88. J. Gerontol. **25**, 325 (1970)
DEVRIES, H.A., G.M. ADAMS: Comparison of exercise responses in old and young men. J. amer. geriatr. Soc. **27**, 344 (1972)
DIETZ, A.: Kalzifizierende Koronarsklerose. Fortschr. Med. **96**, 2256 (1978)
DOCK, W.: How some hearts age. J. amer. med. Ass. **195**, 442 (1966)
DOHERTY, J.E.: The clinical pharmacology of digitalis glycosides: a review. – Amer. J. med. Sci. **255**, 382 (1968)
DONAT, K.: Koronartherapie im Alter. – In: J. SCHMIDT,

E. LANG (Hrsg.): Das Herz des alternden Menschen. Perimed, Erlangen 1971

DORRA, M., A. BERGUE, B. LAGARDERE et al.: Amyloidose cardiaque sénile. – Ann. méd. Interne 129, 585 (1978)

DUBOULOZ, M., B. BORDIER, J. P. JUNOD: Arrêt du traitement digitalique chronique dans une population âgée ambulatoire: étude prospective. Akt. Gerontol. 9, 119 (1979)

EDHAG, O., A. LEKHOLM: The frequency of new pacemaker implantation in 1975, 1980 and 1990. Pace 3, 2 (1980)

EKELUND, L. G. G. JOHNSSON, L. MELCHER et al.: Effects of cedilanid-D and alprenolol in angina pectoris. Europ. J. clin. Pharmacol. 6, 113 (1973)

EMDE, J. v. d., H. RATTLER: Älteren Patienten durchaus zu einer Operation am Herzen raten. Herz/Gefäße 1, 111 (1981)

ERDMANN, E., W. KRAWIETZ, P. PRESSECK: Receptor for cardiac glycosides. – In: G. RIECKER, A. WEBER, J. GOODWIN (Hrsg.): Myocardial failure. Springer, Berlin–Heidelberg–New York 1977

ESTLER, C. J.: Alterspharmakologie. 3. Bischofsgrüner Kardiologengespräch 1981. Ref. Fortschr. Med. 99, 1022 (1981)

ESTLER, C. J.: Grundlagen der Pharmakotherapie der Myokardinsuffizienz mit Herzglykosiden beim alten Menschen. In: A. STÖRMER, E. LANG, D. MICHEL et al. (Hrsg.): Schwerpunkte in der Geriatrie, Bd. 7. E. Banaschewski, München-Gräfelfing 1982

EVERED, D. C., C. CHAPMAN: Plasma digoxin concentrations and digoxin toxicity in hospital patients. Brit. med. J. 1970, 540

EWE, K., E. U. BAAS: Durchblutungsstörungen des Intestinaltraktes. Akt. Gerontol. 7, 135 (1977)

EWY, G. A., G. G. KAPADIA, L. YTO et al.: Digoxin metabolism in the elderly. Circul. 34, 449 (1969)

FALCK, I.: Kardiologische Todesursachen im geriatrischen Krankengut. In: A. STÖRMER, E. LANG, D. MICHEL et al. (Hrsg.): Schwerpunkte in der Geriatrie, Bd. 7. E. Banaschewski, München-Gräfelfing 1982

FINLAND, M., M. W. BARNES: Ann. int. Med. 72, 341 (1970)

FITZGERALD, W. R., I. M. GRAHAM, T. COLE et al.: Age, sex and ischemic heart disease as prognostic-indications in long-term cardiac pacing. Brit Heart J. 42, 57 (1979)

FLASCH, H., N. HEINZ: Konzentration von Herzglykosiden im Myokard und im Gehirn. Arzneimittelforsch. 26, 1213 (1976)

FLECKENSTEIN, A.: Vortr. Herbsttagung d. dtsch. Ges. Kreisl. Forschung, Wien 1976

FLEISCH, J. H.: Age-related changes in the sensitivity of blood vessels to drugs. Pharmacol. Ther. 8, 477 (1980)

FLEISCH, J. H., H. M. MALING, B. B. BRODIE: β-receptor activity in aorta: variation with age and species. Circul. Res. 26, 151 (1970)

FLEISCHER, M., H. WARMUTH, K. P. BACKWINKEL et al.: Feinstrukturell morphologische Befunde an der Kammerwand des nicht belasteten menschlichen linken Ventrikels junger und alter Patienten. Virch. Arch. 380, 123 (1978)

FONROSE, H. A., N. AHLBAUM, E. BUGATSCH et al.: The efficacy of digitalis withdrawal in an institutional aged population. J. amer. geriatr. Soc. 22, 208 (1974)

FRANKE, H.: Über das Karotissinussyndrom und den sog. hyperaktiven Karotissinus-Reflex. Thieme Verlag, Stuttgart 1963

FRANKE, H.: Polypathie und Multimorbidität bei Langlebigen und Hundertjährigen. Ärztl. Prax. 24, 1373 (1972)

FRANKE, H.: Besonderheiten der Herz- und Kreislauferkrankungen im Alter. 3. Bischofsgrüner Kardiologengespräche 1981. Ref. Fortschr. Med. 99, 1022 (1981)

FRANKE, H., G. CARSTENSEN: Zur Bewertung und Behandlung arterieller Gefäßerkrankungen im Alter. Internist 3, 172 (1962)

FRANKE, H., A. SCHRAMM: Herz- und Kreislaufbefunde im höchsten Lebensalter. Akt. Gerontol. 10, 137 (1980)

FREEMAN, J. T.: Some common cardiovascular agents. In: J. T. FREEMAN (Hrsg.): Clinical principles and drugs in the aging. C. C. Thomas, Springfield 1969

FRENZEL, H., M. HUST: Morphologie des alternden Herzens. In: A. STÖRMER, E. LANG, D. MICHEL et al. (Hrsg.): Schwerpunkte in der Geriatrie, Bd. 7. E. Banaschewski, München-Gräfelfing 1982

FRIEDMAN, S. A., E. T. DAVISON: The phonocardiographic assessment of myocardial function in the aged. Amer. Heart J. 78, 752 (1969)

FRINK, R. J., R. W. ACHOR, A. L. BROWN et al.: Significance of calcification of the coronary arteries. Amer. J. Cardiol. 26, 241 (1970)

FRISKE, D., H. CREMER: Morphometrische Untersuchungen über die Altersveränderungen menschlicher Herzklappen. Verh. dtsch. Ges. Kreisl. Forsch. 43, 334 (1977)

FROEHLICH, J. P., E. G. LAKATTA, E. BEARD et al.: Studies of sarcoplasmic reticulum function and contraction duration in young adult and aged rat myocardium. J. mol. cell. Cardiol. 10, 427 (1978)

FROLKIS, V. V.: Aging of the autonomic nervous system. In: J. E. BIRREN, K. W. SCHAIE (Hrsg.): Handbook of the psychology of aging. Van Kostrand, New York 1977

FROLKIS, V. V., V. V. BEZRUKOV, V. G. SHEVCHUK: Hemodynamics and its regulation in old age. Exper. Gerontol. 10, 251 (1975)

FUJIWARA, T.: Heart valve replacement in elderly patients. Jap. J. thorac. Surg. 32, 325 (1979)

FURMAN, S.: Indications for pacing bradyarrhythmias. Amer. Heart J. 93, 523 (1977)

FURMAN, S., S. SEYMOUR: Cardiac pacing and pacemakers. Amer. Heart J. 95, 115 (1978)

GANN, D., A. TOLENTINO, P. SAMET: Electrophysiologic evaluation of elderly patients with sinus bradycardia. Ann. intern. Med. 90, 24 (1979)

GARDIN, J. M., W. L. HENRY, D. D. SAVAGE et al.: Echocardiographic evaluation of an older population without clinically apparent heart disease. Amer. J. Cardiol. 39, 277 (1977)

GARDIN, J. M., W. L. HENRY, D. D. SAVAGE: Echocardiographic measurements in normal subjects. J. clin. Ultrasound 7, 439 (1979)

GEBHARDT, W.: Physiologie und Pathophysiologie des alternden Herzens. In: J. SCHMIDT, E. LANG (Hrsg.): Das Herz des alternden Menschen. Perimed, Erlangen 1971

GEDDES, J. S., A. A. ADGEY, J. F. PANDRIGE: Prevention of cardiogenic shock. Amer. Heart J. 99, 243 (1980)

GEDIGK, P., R. FISCHER: Über die Entstehung von Lipopigmenten und Muskelfasern. Virch. Arch. 332, 431 (1959)

GEER, J. C., C. A. CARGO, W. C. LITTLE et al.: Subendocardial ischemic myocardial lesions associated with severe coronary atherosclerosis. Amer. J. Pathol. 98, 663 (1980)

GEIGER, H. J., N. RIETBROCK: Präoperative Digitalisierung. Anaesthesist 25, 405 (1976)

GEIPEL, J.: Das Alter des menschlichen Herzmuskels. In: Hdb. allgem. Pathol. Bd. VI, 4. Springer, Berlin–Heidelberg–New York 1972

GERSTENBLITH, G.: Noninvasive assessment of cardiac function in the elderly. In: M. L. WEISFELDT (Hrsg.): The aging heart. Raven Press, New York 1980

GERSTENBLITH, G., E. G. LAKATTA, H. SPURGEON et al.: Diminished ouabain sensitivity in aged myocardium. Fed. Proc. 34, 365 (1975)

Gerstenblith, G., J. Frederiksen, F.C. Yin et al.: Echocardiographic assessment of a normal adult aging population. Circul. 56, 273 (1977)

Gerstenblith, G., H. Spurgeon, A. Froehlich et al.: Diminished inotropic responsiveness to ouabain in aged rat myocardium. Circul. Res. 44, 517 (1979)

Glasser, S.P., P.I. Clark, H.J. Applebaum: Occurance of frequent complex arrhythmias detected by ambulatory monitoring. Chest 75, 565 (1979)

Gleichmann, U., L. Seipel, B. Grabensee et al.: Häufigkeit und klinische Bedeutung uni, bi- und trifazikulärer Blockbilder. Dtsch. med. Wschr. 1972, 539

Goldberg, P.B., J. Roberts: Influence of age on the pharmacology and physiology of the cardiovascular system. In: W.F. Elias, B.F. Eleftherion, P.K. Elias (Hrsg.): Special review of experimental aging research. EAR, Bar Barbor 1976

Goldberg, P.B., J. Roberts: Effects of age on cardiac contractility at various Ca^{++} concentration. Abstr. Sect. Sess. XI. internat. Congr. Gerontol. 1978, 88

Goldberg, P.B., J. Roberts: Pharmacology. In: M.L. Weisfeldt (Hrsg.): The aging heart. Raven Press, New York 1980

Goldberg, P.B., J. Roberts: Age and responsiveness to cardiovascular drugs. In: L.F. Jarvik, D.J. Greenblatt, D. Harman (Hrsg.): Clinical pharmacology and the aged patient. Raven Press, New York 1981

Goldberg, P.B., F.V. Cavoto, J. Roberts: Alterations in reactivity to antiarrhythmic agents produced by age. Clin. Res. 23, 185 (1975)

Golling, F.R., R. Leutschaft: Lebenserwartung mit Herzschrittmacher. Akt. Gerontol. 9, 111 (1979)

Gooden, B.A., G. Holdstock, J.R. Hampton: The magnitude of the bradycardia induced in patients convalescing from myocardial infection. Cardiovasc. Res. 12, 239 (1978)

Goppel, L., K.L. Froer, L. Goedelmeinen: Spätergebnisse nach künstlichem Mitralklappenersatz. Vortr. Herbsttagung dtsch. Ges. Kreisl. Forsch., Wien 1976

Gordon, T., W.P. Castelli, C.H. Jortland et al.: Predicting coronary heart disease in middleaged and older persons. J. amer. med. Ass. 238, 497 (1977)

Gradaus, D., M. Scheter, W. Mönninghoff et al.: Häufigkeit der röntgenologisch nachweisbaren Herzkranzgefäßverkalkungen bei Patienten über 65 Jahren und deren Zusammenhang mit pathologischen EKG-Veränderungen und sklerogenen Risikofaktoren. Fortschr. Med. 99, 1019 (1980)

Granath, A., B. Jonsson, T. Strandell: Circulation in healthy old men. Acta med. scand. 176, 425 (1964)

Greenblatt, D.J., J. Koch-Weser: Adverse reactions to spironolactone. J. amer. med. Ass. 253, 40 (1973)

Gribbin, B., T.G. Pickering, P. Sleight et al.: Effect of age and high blood pressure on baroreflex sensitivity in man. Circul. Res. 29, 424 (1971)

Grosse-Brockhoff, F., B. Grabensee, T.U. Hausamen: Glykosidbehandlung in Klinik und Praxis. Verh. dtsch. Ges. inn. Med. 83, 57 (1977)

Gundert-Remy, U., C. Remy, E. Weber: Serum digoxin levels in patients of a general practice in Germany. Europ. J. clin. Pharmacol. 10, 97 (1976)

Haasis, R.: Zur Glykosidtherapie in höherem Lebensalter. Akt. Gerontol. 10, 435 (1980)

Hager, W., A. Seling: Praxis der Schrittmachertherapie. Thieme, Stuttgart 1978

Hancock, E.W.: Aortic stenosis, angina pectoris and coronary artery disease. Amer. Heart J. 93, 382 (1977)

Hansford, R.G.: Metabolism and energy production. In: M.L. Weisfeldt (Hrsg.): The aging heart. Raven Press, New York 1980

Harris, R.: Cardiac changes with age. In: Goldman, R., M. Rockstein: The physiology and pathology of human aging. Acad. Press, New York 1975

Harrison, T.R., K. Dixon, R.O. Russel et al.: The relation of age to the duration of contraction, ejection, relaxation of the normal heart. Amer. Heart J. 67, 189 (1964)

Hartleb, O., D. Michel, W. Grüner: Die Pulswellengeschwindigkeit als Indikator eines biorheutischen Strukturwandels des arteriellen Systems. Lebensvers. Med. 9, 63 (1957)

Hartzler, G.O., J.D. Maloney: Cardioinhibitory carotid sinus hypersensitivity. Arch. intern. Med. 137, 727 (1977)

Hausamen, T., N. Peters: Therapiewoche 26, 4777 (1976)

Heilbrunn, A., C.A. Hardin: J. thorac. cardiovasc. Surg. 46, 13 (1963)

Heller, L.J., W.V. Whitehorn: Age-associated alteration in myocardial contractile properties. Amer. J. Physiol. 222, 1613 (1972)

Hellman, J.B., R.W. Stacy: Variation of respiratory sinus arrhythmia with age. J. appl. Physiol. 41, 734 (1976)

Herbener, G.H.: A morphometric study of age-dependent changes in mitochondrial populations of mouse liver and heart. J. Gerontol. 31, 8 (1976)

Heyden, S.: Risikofaktoren von Herz-Kreislauferkrankungen. Mod. Med. 8, 342 (1981)

Himmler, C. et al.: Herzschrittmachertherapie, auch bei alten Menschen. Dtsch. Ärzteblatt 30, 2163 (1977)

Hochberg, M.S., W.M. Derkac, D.M. Conale et al.: Mitral valve replacement in elderly patients. J. thorac. cardiovasc. Surg. 77, 422 (1979)

Hochrein, H.: Behandlung von Herzrhythmusstörungen im Alter. Akt. Gerontol. 10, 11 (1980)

Hodkinson, H.M., A. Pomerance: The clinical pathology of heart failure and atrial fibrillation in old age. Postgrad. Med. J. 55, 250 (1979)

Hodkinson, I., A. Pomerance, H.M. Hodkinson: Heart size in the elderly. J. R. Soc. Med. 72, 13 (1979)

Hoeschen, R.J., T.E. Cuddy: Dose-response relation between therapeutic levels of serum digoxin and systolic time intervals. Amer. J. Cardiol. 35, 469 (1975)

Hofvendahl, S.: Myocardial infarction among the elderly. Akt. Gerontol. 8, 553 (1978)

Hollmann, W.: Changes in the capacity for maximal and continuous effect in relation to age. In: E. Jokl, E. Simon (Hrsg.): International research in sport. C.C. Thomas, Springfield 1964

Hollmann, W., T. Hettinger: Sportmedizin – Arbeits- und Trainingsgrundlagen. F.K. Schattauer, Stuttgart–New York 1980

Hollmann, W., H. Liesen, R. Rost et al.: Über das Leistungsverhalten und die Trainierbarkeit im Alter. Akt. Gerontol. 11, 91 (1981)

Hollmann, W., H. Liesen, R. Rost: Über das Leistungsverhalten und die Trainierbarkeit des kardiopulmonalen Systems bei älteren Menschen. – In: A. Störmer, E. Lang, D. Michel et al. (Hrsg.): Schwerpunkte in der Geriatrie, Bd. 7. E. Banaschewski, München-Gräfelfing 1982

Holzgreve, H.: Diuretika und Kaliumhaushalt. In: G.H. Finger (Hrsg.): 25 Jahre Diuretika. München 1977

Hombach, V.: Rhythmusstörungen im Alter. 3. Bischofsgrüner Kardiologengespräch 1981. Ref. Fortschr. Med. 99, 1022 (1981)

Hontela, S., G. Schwartz: Myocardial infarction in the differential diagnosis of dementias in the elderly. J. amer. geriatr. Soc. 27, 104 (1979)

Hort, W.: Der Herzbeutel und seine Bedeutung für das Herz. Ergebn. inn. Med. u. Kinderheilk. 29, 1 (1970)

Hort, W.: Morphologie des alternden Herzens. – In: J. Schmidt, E. Lang (Hrsg.): Das Herz des alternden Menschen. Perimed, Erlangen 1971

HORT, W.: Die Risikofaktoren der koronaren Herzkrankheit aus anatomisch-pathologischer Sicht. Symposion «Koronarinsuffizienz», Freiburg 1974

HORWITZ, J.D., M.V. HERMAN, R. GORLIN: Clinical response to nitroglycerine as a diagnostic test for coronary artery disease. Amer. J. Cardiol. 29, 149 (1972)

HURWITZ, N., O.L. WADE: Intensive hospital monitoring of adverse reactions to drugs. Brit. med. J. I, 531 (1969)

HUTCHINS, G.M.: Structure of the aging. In: M.L. WEISFELDT (Hrsg.): The aging heart. Raven Press, New York 1980

HUTCHINS, G.M., B.H. BUKLEY, M.M. MINER et al.: Correlation of age and heart weight with tortuosity and caliber of normal human coronary arteries. Amer. Heart J. 94, 196 (1977)

ICHIKAWA, H., O. MATSUBARA: Studies on the microvasculature of human myocardium. Bull. Tokyo med. Deut. Univ. 24, 53 (1977)

IMMICH, H., H.H. JANSEN, K. PISANI: Klin. Wschr. 45, 1017 (1967)

IRNICH, W.: Biomed. Technik 22, 106 (1977), zit. n. F.R. GOLLING, R. LEUTSCHAFT: Lebenserwartung mit Herzschrittmacher. Akt. Geront. 9, 111 (1979)

ITO, A., H. YAMAGIWA, R. SASAKI: Effects of aging on hydroxyproline in human heart muscle. J. amer. geriatr. Soc. 28, 398 (1980)

JAHNECKE, J.: Risikofaktor Hypertonie. Studienreihe Boehringer, Mannheim 1974

JOHNSTON, G.D., D.G. McDEVITT: Is maintenance digoxin necessary in patients with sinus rhythm? Lancet I, 567 (1979a)

JOHNSTON, G.D., D.W.G. HARRON, D.G. McDEVITT: Can digoxin prescribing be imposed? Europ. J. clin. Pharmacol. 16, 229 (1979b)

JONES, T.W., G.I. THOMAS, L.S. STAVNEY et al.: Aortic valve replacement and the senior citizen. Amer. Surg. 45, 684 (1979)

JORIS, I., G. MAJNO: Cellular breakdown within the arterial wall. An ultrastructural study on the coronary artery in young and aging rats. Virch. Arch. 364, 111 (1974)

JOSE, A.D., D. COLLISON: The normal range and determinants of the intrinsic heart rate in man. Cardiovasc. Res. 4, 160 (1970)

JOSEPH, J.A., R. BERGER, B.T. ENGEL et al.: Age related changes in the nigrostriatum. J. Gerontol 33, 643 (1978)

KALFLEISCH, J.H., D.ô. STONE, J.J. SMITH: Evaluation of the heart rate response to the Valsalva manoeuvre. Amer. Heart J. 45, 707 (1978)

KAMAN, R.L., P.B. RAVEN, C. CARLISLE et al.: Age related changes in cardiac enzymes as a result of jogging exercise in man. Med. Sci. Sports 10, 46 (1978)

KANNEL, W.B.: Prevention of coronary heart disease by control of risk factors. J. amer. med. Ass. 227, 338 (1974)

KANNEL, W.B., D.L. McGEE: Diabetes and cardiovascular disease. J. amer. med. Ass. 241, 2035 (1979)

KANNEL, W.B., P.M. McNAMARA, P. QUICKENTON et al.: Factors related to suddenness of death from coronary disease. Amer. J. Cardiol. 37, 1073 (1976)

KANNEL, W.B., P. SORLIE, T. GORDON: Labile hypertension: a faulty concept? Circulation 61, 1183 (1980)

KAPLAN, M.B., R. LANGENDORF, M. LEV et al.: Tachycardia-Bradycardia-Syndrome. Amer. J. Cardiol. 31, 497 (1973)

KATASKI, S., M. MASUDA: Physical exercise for persons of middle and elder age in relation to their physical ability. J. Sports Med. 9, 193 (1969)

KAUFMANN, G.: Is there a need for new cardiac glycosides? In: G.A. BODEM, H.J. DENGLER (Hrsg.): Cardiac glycosides. Springer, Berlin–Heidelberg–New York 1978

KENNEDY, J.W., G.C. KAISER, L.D. FISCHER et al.: Multivariant discriminant analysis of the clinical and angiographic predictors of operative mortality from the collaborative study in coronary artery surgery. J. thorac. Surg. 80, 876 (1980)

KINO, M., A. SHAHAMATPOUR, D. SPODICK: Auscultatory perception of the fourth heart sound. Amer. J. Cardiol. 37, 848 (1976)

KIPSHIDZE, N.N., G.E. CHAPIDZE: Zur Frage der Behandlung von Herzinfarktpatienten in höherem und Greisenalter. Ref. Akt. Gerontol 7, 57 (1977)

KIRK, J.E.: Enzyme chemistry of the vascular wall. In: S.A. WESCHOWSKI, C. DENNIS (Hrsg.): Fundamentals of vascular grafting. McGraw-Hill, New York 1963

KIRSTEIN, E., M. RODSTEIN, Z. IUSTER: Digoxin in the aged. Geriatrics 28, 95 (1973)

KMENT A., J. LEIBETSEDER, H. BÜRGER: Gerontologische Untersuchungen an Rattenherzmitochondrien. Gerontologia 12, 193 (1966)

KNIERIEM, H.J.: Über den Bindegewebsgehalt des Herzmuskels des Menschen. Arch. Kreisl.forsch. 44, 231 (1964)

KOBER, G., G. PERSCHON, M. KALTENBACH: Häufigkeit, Lokalisation und Schwere der stenosierenden Koronarsklerose in Abhängigkeit vom Lebensalter. Z. Kardiol. 69, 255 (1980)

KOCH, H.U.: Prognose nach akutem Herzinfarkt. Intensivmed. 17, 246 (1980)

KRASNOW, N., R.A. STEIN: Hypertrophic cardiomyopathy in the aged. Amer. Heart J. 96, 326 (1978)

KREBS, R.: Klinische Pharmakologie der Herzglykoside. Perimed, Erlangen 1980

KROVETZ, L.J.: Age-related changes in size of the aortic valve annulus in man. Amer. Heart J. 90, 569 (1975)

KRUG, H.: Die Altersveränderungen der Blutgefäße. In: Hdb. d. allg. Pathologie, Bd. IV, 4. Springer, Berlin–Neidelberg–New York 1972

KURAMOTO, K., S. MATSUSHITA, J. MIFUNE et al.: Ecg and hemodynamic evaluations of isoproterenol test in elderly ischemic heart disease. Jap. Circul. J. 42, 955 (1978)

LAKATTA, E.G.: Alterations in the cardiovascular system that occur in advanced age. Fed. Proc. 38, 163 (1979)

LAKATTA, E.G., G. GERSTENBLITH, C.S. ANGELL et al.: Diminished inotropic response of aged myocardium to catecholamines. Circul. Res. 36, 262 (1975a)

LAKATTA, E.G., G. GERSTENBLITH, C.S. ANGELL et al.: Prolonged contraction duration in aged myocardium. J. clin. Invest. 55, 61 (1975b)

LAMMERANT, J., N. VEALL, M. DEVISSCHER: Observations of cardiac output and pulmonary blood volume in normal man. Nucl. Med. 1, 353 (1961)

LANDAHL, S., S. ROUPE, B. STEEN et al.: Angina pectoris at age 70. Akt. Gerontol. 10, 182 (1980)

LANDAHL, S., B. STEEN, A. SVANBORG: Consumption of drugs in 70-years-old people in Gothenburg. Akt. Gerontol 8, 543 (1978)

LANG, E.: Mechanokardiographische Besonderheiten des alternden Herzens. In: J. SCHMIDT, E. LANG (Hrsg.): Das Herz des alternden Menschen. Perimed, Erlangen 1971

LANG, E.: Präventive Möglichkeiten zur Erhaltung der kardialen Leistungsfähigkeit im Alter. In: R. SCHUBERT, A. STÖRMER (Hrsg.): Schwerpunkte in der Geriatrie, Bd. 3. E. Banaschewski, München-Gräfelfing 1974

LANG, E., W. WIELUCH, R. KESSEL: Das Herz des alternden Menschen unter dem Einfluß von Alltags- und Extrembelastungen. Akt. Gerontol. 5, 265 (1975b)

LANG, P.J., W.G. TROYER, C.T. TWENTYMAN et al.: Differential effects of heart rate modification training on college students, older males and patients with ischemic heart disease. Psychosom. Med. 57, 429 (1975a)

LARBIG, D., R. HAASIS: Radioimmunologische Bestimmung der Konzentration von Digoxin. In: Digitalistherapie. Springer, Berlin–Heidelberg–New York 1975

Lawrie, G.M., G.C. Morris, J.F. Howell et al.: Results of coronary bypass more than 5 years after operation in 434 patients. Amer. J. Cardiol. 40, 665 (1977)
Leder, L.D.: Über pathologische Veränderungen am Herzen im Alter. Ther. Woche 29, 7445 (1979)
Leithner, C., H. Sinzinger, G. Schernthaner et al.: Altersabhängigkeit der Prostacyclinsynthese der Blutgefäße beim Menschen. Akt. Gerontol. 10, 387 (1980)
Lenkiewicz, J.E., M.J. Davies, D. Rosen: Collagen in human myocardium as a function of age. Cardiovasc. Res. 6, 549 (1972)
Lev, M.: Aging changes in the human sinoatrial node. J. Gerontol. 9, 1 (1964)
Levy, M.N., H. Zieske: Autonomic control of cardiac pacemaker activity and atrioventricular transmission. J. appl. Physiol. 27, 465 (1969)
Librach, G., M. Schadel, M. Seltzer et al.: The initial manifestations of acute myocardial infarction. Geriatrics 31, 41 (1976)
Lichstein, E., K.D. Chadda, P.K. Gupta: Av. block with Lidocain therapy. Amer. J. Cardiol. 31, 277 (1973)
Lindner, J.: Altern des Bindegewebes. In: Hdb. d. allgem. Pathologie, Bd. VI, 4. Springer, Berlin–Heidelberg–New York 1972
Lindner, O.: Studie zur Frage der Indolenz des Herzinfarktes im Alter. Akt. Gerontol. 5, 321 (1975)
Linzbach, A.J.: Die Lebenswandlungen der Struktur des Herzens. Verh. dtsch. Ges. Kreisl.forsch. 24, 242 (1958)
Linzbach, A.J.: Das Altern des menschlichen Herzens. In: Hdb. d. allgem. Pathologie, Bd. VI, 4. Springer, Berlin–Heidelberg–New York 1972
Linzbach, A.J., E. Akuamoa-Boateng: Die Alternsveränderungen des menschlichen Herzens. Klin. Wschr. 51, 156, 164 (1973)
Lipsky, J.I.: Digitalis. In: E. Donoso (Hrsg.): Current cardiovascular topics, Vol. 1. Thieme, Stuttgart 1975
Loew, P.G., G. Thews: Klin. Wschr. 40, 1093 (1963)
Loogen, F., E. Köhler, H. Kuhn: Herzinsuffizienz: Ursachen und Diagnostik. Fortschr. Med. 99, 563 (1981)
Lucchesi, B.R.: Inotropic agents and drugs used to support the failing heart. In: M.J. Antonaccio (Hrsg.): Cardiovascular pharmacology. Raven Press, New York 1977
Luisada, A.A., K. Watanabe, P.K. Bhat et al.: Correlates of the echocardiographic waves of the mitral valve in normal subjects of various ages. J. amer. geriatr. Soc. 23, 216 (1975)
Malkoff, D.B., B.L. Strehler: The ultrastructure of isolated and in situ human cardiac age pigment. J. coll. Biol. 16, 611 (1963)
Mangold, J., S. Bittmen, B. Meister et al.: Zur Physiologie und Pathologie des Herzmuskel-Bindegewebes mit Altersunterschieden. Akt. Gerontol. 11, 200 (1981)
Manikar, G.D., A.N. Clark: Cardiac effects of carotid sinus massage in old age. Age Ageing 4, 86 (1975)
McFarlane, J.P., R.D. Kennedy: The effects of amiloride during diuretic therapy in elderly subjects. – Age Ageing 1, 103 (1972)
McHaffie, D., H. Purcell, P. Mitchell-Heggs et al.: The clinical value of digoxin in patients with heart failure in sinus rhythm. Quart. J. Med., New Series 47, 401 (1978)
Menci, U.S.: Osservazioni sul comportamento dell' electrocardiogramma in un gruppo di circa mille ultraottaartenni. G. Geront. 12, 1106 (1970)
Meyer, J., D.C. Wukasch, W. Seybold-Epting et al.: Coronary artery bypass in patients over 70 years of age. Amer. J. Cardiol. 36, 342 (1975)
Michel, D.: Mechanische Systolendauer und QT-Zeit in Abhängigkeit von Alter und Geschlecht. Z. Altersforsch. 11, 10 (1957)
Michel, D.: Die Lebenswandlungen der menschlichen Herzstromkurve. Verh. dtsch. Ges. Kreisl.forsch. 24, 104 (1958)
Michel, D.: Über die Altersabhängigkeit der dynamischen Herzzeitwerte. Z. Alternsforsch. 14, 282 (1960)
Michel, D.: Herzinsuffizienz. In: W. Doberauer, A. Hittmaier, R. Nissen et al. (Hrsg.): Hdb. d. praktischen Geriatrie. Bd. I. F. Enke, Stuttgart 1965
Michel, D.: Zur Frage eines unterschiedlichen Chinidineffektes bei alten und jungen Menschen. Proc. 7th Internat. Congr. Gerontol., Wien 1966
Michel, D.: Das Altersherz und seine Behandlung. Fortschr. Med. 85, 271 (1967)
Michel, D.: Untersuchungen zur Frage einer Therapie mit β-Rezeptorenblockern bei älteren Menschen. Akt. Gerontol. 6, 361 (1971)
Michel, D.: Wird durch das Alter die Toleranz gegenüber Herzglykosiden verändert? Akt. Geront. 4, 485 (1974a)
Michel, D.: β-Sympathikolytika in der Geriatrie. Akt. Geront. 4, 319 (1974b)
Michel, D.: Frühdiagnose und Frühbehandlung bei Herzrhythmusstörungen im Alter. Script. Geriatr. 17, 45 (1976)
Michel, D.: Das sogenannte Altersherz und seine Behandlung. Therapiewoche 27, 5425 (1977a)
Michel, D.: Altersdifferente Glykosidwirkungen, Toleranzgrenzen und Erkennen nicht erwünschter Nebenwirkungen. In: K. Hierholzer, N. Rietbrock (Hrsg.): Physiologische und pharmakologische Grundlagen der Therapie. Perimed, Erlangen 1977b
Michel, D.: Die Indikation zur Herzoperation nach dem 60. Lebensjahr. Akt. Geront. 9, 19 (1979)
Michel, D.: Digitalistherapie im Alter. Fortschr. Med. 99, 578, 609, 1026 (1981a)
Michel, D.: Ultraschallkardiographie: Wenige Indikationen bei älteren Menschen. MK ärztl. Fortbild. 31, 374 (1981b)
Michel, D.: Die Besonderheiten der Koronarinsuffizienz im Alter. 3. Bischofsgrüner Kardiologengespräch 1981. Ref. Fortschr. Med. 99, 1022 (1981c)
Michel, D., W. Klinner: Der Patient mit der künstlichen Herzklappe. Perimed, Erlangen 1981
Michel, D., H. Nickel: Chinidinblutspiegel und Chinidinausscheidung bei jungen und alten Menschen. Z. Alternsforsch. 18, 267 (1965)
Michel, D., P. Schwarzfischer, W. Miehle et al.: Internistische Pharmakotherapie im Alter: Kardiaka. In: A. Störmer, D. Michel (Hrsg.): Schwerpunkte in der Geriatrie, Bd. 5. E. Banaschewski, München-Gräfelfing 1978
Michel, D., W. Zimmermann, G. Alber et al.: Koronarangiogramm, Alter und Risikofaktoren. Akt. Geront. 6, 399 (1976)
Michenfelder, J.: Über Faktoren, die zu kardialen Glykosidnebenwirkungen disponieren. Inaug. Diss. München 1973
Mithalik, M., C. Fisch: Ecg findings in the aged. Amer. Heart J. 87, 117 (1974)
Montford, I., R. Perez-Tamayo: The muscle-collagen ratio in normal and hypertrophic human hearts. Lab. Invest. 11, 463 (1962)
Nakano, S., I. Sato, M. Matsubara et al.: Clinical evaluation of elderly patients during prolonged bedrest with special reference to the ecg findings. Jap. J. Geront. 16, 320 (1979)
Nelius D.: Herzrhythmusstörungen. In: D.F. Čebotarev, G. Brüschke, U.J. Schmidt et al. (Hrsg.): Hdb. d. Gerontologie, VEB G. Fischer, Jena 1979a
Nelius, D.: Herzklappenfehler. In: D.F. Čebotarev, G. Brüschke, U.J. Schmidt et al. (Hrsg.): Hdb. d. Gerontologie, VEB G. Fischer, Jena 1979b

NIINIMAA, V., R. J. SHEPHARD: Training and oxygen-conductance in the elderly. J. Gerontol. 33, 354, 362 (1978)

NÖCKER, J.: Die Bedeutung des Sports für den alten Menschen. In: W. DOBERAUER, A. HITTMAIR, R. NISSEN et al. (Hrsg.): Hdb. d. prakt. Geriatrie. F. Enke, Stuttgart 1965

NOHL, H., D. HEGNER: Do Mitochondria produce oxygen radicals in vivo? Europ. J. Biochem. 82, 563 (1978)

NORDQUIST, P., I. WILHELMSSON, M. HALL et al.: Wie schafft der betagte Patient das Öffnen von Arzneimittelverpackungen, das Ausgießen von Medizin aus Flaschen und das Herausdrücken von Salben aus Tuben? Akt. Geront. 8, 544 (1978)

NYE, E. R., F. O. SIMPSON, H. J. WAAL-MANNING et al.: Age, adiposity, blood pressure and blood lipids in a rural New Zealand population. N. Z. med. J. 90, 4 (1979)

OESER, J., R. FEHR, B. BRINKMANN: Aortic-coronary atherosclerosis in a Hamburg autopsy series. Virch. Arch. 384, 131 (1979)

OGILVIE, R. J., J. RUEDY: An educational program in digitalis therapy. J. amer. med. Ass. 222, 50 (1972)

PAGE, D. L.: Lipomatous hypertrophy of the cardiac interatrial septum. Hum. Pathol. 1, 151 (1970)

PAROLI, E., F. GESMUNDO: Modificazioni della reattivita ai digitalici nell' anziano. Rass. Geriatr. 15, 243 (1973)

PATEK, P. R., V. A. DE MIGNARD, S. BERNICK: Changes in structure of coronary arteries. Arch. Pathol. 85, 388 (1968)

PATHY, M. S.: Brit. Heart J. 29, 190 (1967)

PETERS, U., B. GRABENSEE, T. U. HAUSAMEN et al.: Pharmakokinetik von Digitoxin bei chronischer Niereninsuffizienz. Dtsch. med. Wschr. 102, 109 (1977)

PETERSON, D. R., D. J. THOMPSON, N. CHINN: Ischemic heart disease prognosis. J. amer. med. Ass. 219, 1423 (1972)

PETRIN, T. J., M. E. TAVEL: Idiopathic hypertrophic subaortic stenosis as observed in a large community hospital. J. amer. geriatr. Soc. 27, 43 (1979)

PIPBERGER, H. V., M. J. GOLDMAN, D. LITTMANN et al.: Correlations of the orthogonal electrocardiogram and vectorcardiogram with constitutional variables in 518 normal men. Circul. 35, 536 (1967)

PIPPIG, L.: Klinik des Altersherzens. Münch. med. Wschr. 1977, 1125

PLATT, D.: Biologie des Alterns. Quelle u. Meyer, Heidelberg 1976

PLATT, D.: Das Defizitmodell des Alters aus biologisch-medizinischer Sicht. Akt. Gerontol. 11, 177 (1981)

PLATT, D., P. SCHOCH: Effect of age and cardiac glykosides on the activity of ATPase of red cell ghost membranes. Mechan. Ageing Develop. 3, 245 (1974)

POLLOCK, M. L., H. S. MILLER, J. WILMORE: Physiological characteristics of champion american track athletes 40 to 75 years of age. J. Gerontol. 29, 645 (1974)

POMERANCE, A.: Pathology of the heart with and without cardiac failure in the aged. Brit. Heart J. 27, 697 (1965)

POMERANCE, A.: The pathology of senile cardiac amyloidosis. J. Pathol. Bacteriol. 91, 357 (1966)

POMERANCE, A.: Aging changes in human heart valves. Amer. Heart J. 29, 222 (1967)

POMERANCE, A.: Pathology of the heart in the tenth decade. J. clin. Pathol. 21, 317 (1968)

POMERANCE, A.: Aging and degenerative changes. In: A. POMERANCE, M. J. DAVIES (Hrsg.): The pathology of the heart. Blackwell Publications, Oxford 1975

POMERANCE, A.: Pathology of the myocardium and valves. In: F. I. CAIRD, L. C. DALL, R. D. KENNEDY (Hrsg.): Cardiology in old age. Plenum Press, New York–London 1976

PORT, S., F. R. COBBS, R. E. COLEMAN et al.: Effect of age on the response of the left ventricular ejection fraction to exercise. N. Engl. J. Med. 303, 1133 (1980)

PROPER, R., F. WALL: Left ventricular stroke volume measurements not affected by chronologic aging. Amer. Heart J. 83, 843 (1972)

QUADBECK, G.: Lipofuszin und Altern. In: D. PLATT (Hrsg.): Altern. F. K. Schattauer, Stuttgart–New York 1974

RAKUSAN, K., O. POUPA: Capillaries and muscle fibers in the heart of old rats. Gerontologia 9, 107 (1964)

RASMUSSEN, K., J. JERVELL, O. STORSTEIN: Digitoxin kinetics in patients with impaired renal function. Clin. pharmacol. Ther. 13, 6 (1972)

RAVEN, P. B., J. H. MITCHELL: Effect of aging on the cardiovascular response to dynamic and static exercise. In: M. L. WEISFELDT (Hrsg.): The aging heart. Raven Press, New York 1980

REINDELL, H., K. KÖNIG, H. ROSKAMM: Funktionsdiagnostik des gesunden und kranken Herzens. Thieme, Stuttgart 1967

REINER, L., A. MAZZOLENI, F. L. RODRIGUEZ et al.: The weight of the human heart. Arch. Pathol. 68, 58 (1959)

RIDOLFI, R. L., B. H. BULKLEY, G. M. HUTCHINS: The conduction system in cardiac amyloidosis. Amer. J. Med. 62, 677 (1977)

RIETBROCK, N., J. KUHLMANN, H. F. VÖHRINGER et al.: Klinische Pharmakologie herzwirksamer Glykoside. Herz/Kreisl. 9, 896 (1977)

RITCH, A. E.: The significance of carotid sinus hypersensitivity in the elderly. Gerontol. Clin. 17, 146 (1975)

ROBERTS, W. C.: The coronary arteries in coronary heart disease. Pathobiol. Ann. 5, 249 (1975)

ROBERTS, J., P. B. GOLDBERG: Changes in cardiac membranes as a function of age with particular emphasis on reactivity to drugs. In: F. J. CRISTOPALO, J. ROBERTS, A. C. ADELMAN (Hrsg.): Explorations in Aging, Vol. 61. Plenum Press, New York 1975

ROBERTS, J., P. B. GOLDBERG: Changes in basic cardiovascular activities during the lifetime of the rat. Exper. Aging Res. 2, 287 (1976)

ROBERTS, J., P. B. GOLDBERG: Changes in responsiveness of the heart to drugs during aging. Fed. Proc. 38, 1927 (1979)

ROBERTS, J., G. J. KELLIHER, C. M. LATHERS: Minireview: Role of adrenergic influences in digitalis-induced ventricular arrhythmia. Life Sci. 18, 665 (1976)

ROBINSON, S., D. B. DILL, S. P. TZANKOFF et al.: Longitudinal studies of aging in 37 men. J. app. Physiol. 38, 263 (1975)

RODSTEIN, M.: Ischemic and hypertensive heart disease in the aged. J. amer. geriatr. Soc. 28, 388 (1980)

RODSTEIN, M., L. WOLLOCH, Z. IUSTER: The natural history of iv. conduction disturbances in the aged. Amer. J. med. Sci. 277, 179 (1979)

RÖSSLE, R., F. ROULET: Maß und Zahl in der Pathologie. Springer, Berlin–Wien 1932

RONAN, J. A., R. B. STEELMAN, A. C. DELEON et al.: The clinical diagnosis of acute severe mitral insufficiency. Amer. J. Cardiol. 27, 284 (1971)

ROSEN, M. R., A. J. HORDOF, A. B. HODESS et al.: Quabain-induced changes in electrophysiologic properties of neonatal young and adult canine cardiac Purkinje fibers. Circul. Res. 43, 931 (1978)

ROSSI, L.: Ageing changes in the atrioventricular and nervous system. In: Histopathology of cardiac arrhythmias. Ambrosiana, Milano 1978

ROTHBAUM, D. A., D. J. SHAW, C. S. ANGELL et al.: Cardiac performance in the unanesthetized senescent male rat. J. Gerontol. 28, 287 (1974)

ROWE, J. W.: Aging, renal function and response to drugs. In: JARNIK, L. E., D. J. GREENBLATT, D. HARMAN:

Clinical pharmacology and the aged patient. Raven Press, New York 1981
SABOROWSKI, F., V. HOSSMANN, B. REISMANN et al.: Differentialtherapie bradykarder Herzrhythmusstörungen mit permanenter atrialer und ventrikulärer Schrittmacherstimulation unter Berücksichtigung der Hämodynamik. Akt. Gerontol. 10, 439 (1980)
SACHS, H.G., J.A. COLGAN, M.L. LAZARUS: Ultrastructure of the aging myocardium: A morphometric approach. Amer. J. Anat. 150, 63–72 (1977)
SAMIR, E.A., J.E. HUTCHINSON, M.J. SCHWARTZ: Replacing the aortic valve during the ninth decade of life. Geriatrics 32, 100 (1977)
SASAKI, R., S. ICHIKAWA, H. YAMAGIWA et al.: Aging and hydroxyproline content in human heart muscle. Tohoku J. Exp. Med. 118, 11–16 (1976)
SCHENK, K.E.: Altersveränderungen der Mitralklappe und ihre Bedeutung für die Klappenfunktion. Z. Kreisl.forsch. 60, 110 (1971)
SCHIMERT, G., W. SCHIMMLER: Klinik des sklerotischen alternden Herzens. In: J. SCHMIDT, E. LANG (Hrsg.): Das Herz des alternden Menschen. Perimed, Erlangen 1971
SCHMIDT, J.: Das alternde Herz im Röntgenbild. In: J. SCHMIDT, E. LANG (Hrsg.): Das Herz des alternden Menschen. Perimed, Erlangen 1971.
SCHNEIDER, K.W.: Biologische Daten des alternden Herzens. In: J. SCHMIDT, E. LANG (Hrsg.): Das Herz des alternden Menschen. Perimed, Erlangen 1971
SCHNEIDER, J., A. RUIZ-TORRES: Zur Frage der vieldiskutierten Digitalisempfindlichkeit des alten Menschen. Akt. Gerontol. 8, 159 (1978)
SCHNEIDER, J., H. SCHMID, H. KAFFARNIK: Echokardiographie bei älteren Poliklinik-Patienten. Akt. Gerontol. 9, 311 (1979)
SCHOTT, A.: Observations on digitalis intoxication. A plea. Postgrad. Med. J. 40, 628 (1964)
SCHÜREN, K.P.: Klinische Aspekte der alleinigen oder kombinierten Anwendung von β-Rezeptorenblockern. In: K. HIERHOLZER, N. RIETBROCK (Hrsg.): Physiologische und pharmakologische Grundlagen der Therapie. Perimed, Erlangen 1977
SCHÜREN, K.P.: Z. Gerontol. 11, 398 (1978)
SCHULZ, J., A. GUTSCHKER, W. GEISSLER et al.: Aspekte der Herzinfarktbehandlung bei Patienten im höheren Lebensalter. Akt. Gerontol. 10, 17 (1980)
SCHWARZFISCHER, P.: Serumglykosidspiegel im Alter: Probleme der Verlaufskontrolle bei Glykosidtherapie. Fortschr. Med. 94, 841 (1976)
SEBAN, C., D. JOB, I.L. CAEN et al.: Ventricular compliance and ageing. Biomed. 22, 56 (1975)
SELL, S., R.E. SCULLY: Aging changes in the aortic and mitral valves. Amer. J. Pathol. 46, 345 (1965)
SHANBOUR, L.L., E.D. JACOBSEN: Digitalis and the mesenteric circulation. Amer. J. Digest Dis. 17, 826 (1972)
SHAVER, J.A., R.A. NADOLNY, J.D. O'TOOLE et al.: Sound pressure correlates of the second heart sound. Circul. 49, 316 (1974)
SHAW, D.J., D.A. ROTHBAUM, C.S. ANGELL et al.: The effect of age and blood pressure upon the systolic time intervals in males aged 20–89 years. J. Gerontol. 28, 133 (1973)
SIMONSON, E.: The effect of age on the Ecg. Amer. J. Cardiol. 29, 64 (1972)
SIMONSON, E., L.D. CADY, M. WOODBURRY: The normal QT interval. Amer. Heart J. 63, 747 (1962)
SIMS, B.A.: Pathogenesis of atrial arrhythmias. Brit. Heart J. 34, 336 (1972)
SINGH, R., J.P. SCHRANK, S.P. NOLAN et al.: Spontaneous rupture of mitral chordae tendineae. J. amer. med. Ass. 219, 189 (1972)
SINZINGER, H., K. SILBERBAUER, O. WAGNER et al.: Prostacycline – preliminary results with vascular tissue of various species and its importance for atherosclerotic involvement. In: W. AUERSWALD, H. SINZINGER, C. LEITHNER et al. (Hrsg.): Atherogenese 3. Maudrich, Wien–München–Bern 1978
SJÖGREN, A.L.: Left ventricular wall sickness determined by ultrasound in 100 subjects without heart disease. Chest 60, 341 (1971)
SKINNER, J.S.: Age and performance. In: J. KEUL (Hrsg.): Limiting factors of physical performance. G. Thieme, Stuttgart 1973
SLODKI, S.J., A.T. HOUSSAIN, A.A. LUISADA: The Q-H interval. III. A study of the second heart sound in old age. J. amer. geriatr. Soc. 17, 673 (1969)
SMIDDY, J., H.D. LEVIS, M. DUNN: The effect of carotid massage in old men. J. Gerontol. 27, 209 (1973)
SMITH, G.R.: Use of drugs in the aged. John Hopk. med. J. 145, 61 (1979)
SMITH, T.W., E. HABER: Ann. New York Acad. Sci. 179, 323 (1971)
SOBEL, H.: Effect of age on cardiac metabolism. III. Ann. meet. Internat. Study Group for Research in cardiac metabolism, 1970
SPANG, K.: Altersherz und Kardiosklerose. Dtsch. med. Wschr. 79, 318 (1954)
SPANG, K.: Das Altersherz und seine Behandlung. Round table-Gespräch. Verh. dtsch. Ges. inn. Med. 70, 165 (1964)
SPODICK, D.H., V.M. QUARRY: Prevalence of the fourth heart sound by phonocardiography in the absence of heart disease. Amer. Heart J. 87, 11 (1974)
SPURGEON, H.A., P.A. THORNE, F.C. YIN et al.: Increased dynamic stiffness of trabeculae carneae from the senescent rat. Amer. J. Physiol. 1977, 373
STARR, A., D. LAWSON: Cardiac surgery in the elderly. Brit. Heart J. 37, 271 (1976)
STEINMANN, B.: Klinik nicht arteriosklerotischer Erkrankungen des alternden Menschen. In: J. SCHMIDT, E. LANG (Hrsg.)! Das Herz des alternden Menschen. Perimed, Erlangen 1971
STEINMANN, B., E. KUNZ: Das Herz beim betagten Hemiplegiker. Akt. Gerontol. 8, 629 (1978)
STERN, M.P.: The recent decline in ischemic heart disease mortality. Ann. intern. Med. 91, 630 (1979)
STOFFER, S.S., K.M. HYNES, N.S. GIANG et al.: Digoxin and abnormal serum hormone levels. J. amer. med. Ass. 225, 1643 (1974)
STORSTEIN, L.: Prospektive Untersuchungen zur Digitalisintoxikation. Fortschr. Med. 99, 1247 (1981)
STORSTEIN, O., L. EFSKIND: Aortic valve replacement in elderly patients. – Acta med. scand. 206, 161 (1979)
STRAUSS, H.D., N.D. BERMAN: Permanent pacing in the elderly. Pace 1, 458 (1978)
STREHLER, B.L.: Time, cells and aging. Academic Press, New York–London 1962
STREHLER, B.L., D.D. MARK, A.S. MILDVAN et al.: Rate and magnitude of age pigment accumulation in the human myocardium. J. Gerontol. 14, 430 (1950)
STRUCK, E., H. MEISSNER, P. SCHMIDT-HABELMANN et al.: Herzchirurgische Eingriffe mit Anwendung der Herzlungenmaschine bei Patienten im 7. Lebensdezennium. Herbsttag. dtsch. Ges. Kreislforsch., Kiel 1977
SUGIURA, M., K. UEDA, S. OHKAWA: Clinicopathologic aspects of ischemic heart disease in the elderly. Excerpta med. 69, 249 (1979)
SULKIN, N.M., D.F. SULKIN: Age differences in response to chronic hypoxia on the fine structure of cardiac muscle and autonomic ganglion cells. J. Gerontol. 22, 485 (1967)
SUOMINEN, H., E. HEIKKINEN, T. PARKATTI: Effect of 8 weeks physical training in muscle and connective

tissue of M. vastus lateralis in 69 year old men and women. J. Gerontol 32, 33 (1977)
TAM, P.H.: Mitral and aortic valvular disease in elderly. N.Y. State J. Med. 79, 378 (1979)
TAMMARO, A.E., F. GUARNERA, U. PICCONE et al.: Rilievi policardiografici su soggetti ultranovantenni. G. ital. Cardiol. 8, 1201 (1978)
TARQUINI, M., A. SANTORO, G. ROSSINI et al.: Rilievi ecocardiografia di cardiomiopatia ipertrofica nell' anziano. G. Gerontol. 26, 265 (1978)
TAYLOR, B.B. R.D. KENNEDY, F.I. CAIRD: Digoxin studies in the elderly. Age Ageing 3, 79 (1974)
TEMPLETON, G.H., M.R. PLATT, J.T. WILLERSON et al.: Influence of aging on left ventricular hemodynamics and stiffness in beagles. Circul. Res. 44, 189 (1979)
TERAOKA, K.: A study on evaluation of the cardiovascular regulation to tilting by noninvasive method. Jap. J. Geriatr. 15, 437 (1978)
THERY, C., B. GOSSELIN, J. LEKIEFFRE et al.: Pathology of sinoatrial node. Amer. Heart J. 93, 735 (1977)
THOMAS, J.H.: The use and abuse of digitalis in the elderly. Gerontol. Clin. 13, 285 (1971)
TOMANEK, R.J.: Effects of age and exercise on the extent of the myocardiac capillary bed. Anat. Rec. 167, 55 (1970)
TOMANEK, R.J.: Coronary vasculature of the aging heart. In: M.L. WEISFELDT (Hrsg.): The aging heart. Raven Press, New York 1980
TOMANEK, R.J., C.A. TAUNTON, K.S. LISKOP: Relationship between age, chronic exercise, and connective tissue of the heart. J. Gerontol. 27, 33 (1972)
TOPPING, T.M., D.F. TRAVIS: An electron cytochemical study of mechanisms of lysosomal activity in the rat left ventricular neural myocardium. J. ultrastruct. Res. 46, 1 (1974)
TRAVIS, D.F., A. TRAVIS: Ultrastructural changes in the left ventricular rat myocardial cells with age. J. ultrastruct. Res. 39, 124 (1972)
TRESCH, D.D., R. SIEGEL, M.H. KEELAN et al.: Mitral valve prolapse in the elderly. J. amer. geriatr. Soc. 27, 421 (1979)
VALDEZ, R., J. MOTTA, R. MARTIN et al.: Survey of a normal population with the echocardiogram. Amer. J. Cardiol. 39, 277 (1977)
VANETTI, A., G.P. DONZEAU-GOUGE, S. PERES et al.: Replacement valvulaire aortique chez 34 opérés de plus de 70 ans. Arch. Mal. Coeur 73, 1103 (1980)
VARIALE, P., R.J. KENNEDY: Right bundle branch block and left posterior fascicular block. Amer. J. Cardiol. 29, 459 (1972)
VERZÁR, F.: Wege der physiologischen Alternsforschung. In: H. KAISER (Hrsg.): Der Mensch im Alter. Umschau. Frankfurt/M. 1962
VERZÁR, F.: Biologie des Alterns. In: W. DOBERAUER, A. HITTMAIR, R. NISSEN et al. (Hrsg.): Hdb. d. prakt. Geriatrie. Bd. I. F. Enke, Stuttgart 1965.
VIGORITA, V.J., G.W. MOORE, G.M. HUTCHINS: Absence of correlation between coronary arterial atherosclerosis and severity of duration of diabetes of adult onset. Amer. J. Cardiol. 46, 535 (1980)
VIKHERT, A.M., V.S. ZHDANOV: Kaltsinoz koronarnykh arterii seritsa. Kardiologia 15, 102 (1975)
WADDINGTON, J.L., M.J. MCCULLOCH, J.E. SAMBROCKS: Resting heart rate variability in man declines with age. Experientia 35, 1197 (1979)
WALLACE, S., B. WHITING, J. RUNCIE: Factors affecting drug binding in plasma of elderly patients. Brit. clin. Pharmacol. 3, 327 (1976)
WANG, R., J. CAMM, D. WARD et al.: Treatment of chronic atrial fibrillation in the elderly, assessed by ambulatory electrocardiographic monitoring. J. amer. geriatr. Soc. 28, 529 (1980)

WEBER, E.: Compliance als unterbewertetes Problem der Pharmakotherapie. In: E. WEBER, U. GUNDERT-REMY, A. SCHREY: Patienten-Compliance. Witzstrock, Baden-Baden–Köln–New York 1977
WEGELIN, C.: Über die Arteriosklerose im Myokard. Schweiz. med. Wschr. 74, 57 (1974)
WEIKL, A., R. LEUTSCHAFT: Schrittmachertherapie im Alter. 3. Bischofsgrüner Kardiologengespräch 1981. Ref. Fortschr. Med. 99, 1022 (1981)
WEISFELDT, M.L.: Left ventricular function. In: M.. WEISFELDT (Hrsg.): The aging heart. Raven Press, New York 1980
WEISFELDT, M.L., J.R. WRIGHT, D.P. SHREINER et al.: Coronary flow and oxygen extraction in the perfused heart of senescent male rats. J. appl. Physiol. 30, 44 (1971)
WEISS, W., W. TEUFEL: Digitalisierungsprobleme im Alter. Ther. Woche 29, 884 (1979)
WESTERMARK, P., G.G. CORNWELL, B. JOHANSSON et al.: Senile cardiac amyloidosis. Excerpta med. J. C. 497, 217 (1980)
WESTERMARK, P., B. JOHANSSON, J.B. NATVIG: Senile cardiac amyloidosis. Scand. J. Immunol. 10, 303 (1979)
WEXLER, B.C.: Spontaneous arteriosclerosis in repeatedly bred male and female rats. J. atheroscler. Res. 4, 57 (1964)
WEZLER, K.: Altersanpassung im Kreislauf. Z. Altersforsch. 4, 1 (1942)
WEZLER, K.: Die physiologische Altersinsuffizienz des Herzens. Verh. dtsch. Ges. Kreisl.forsch. 24, 74 (1958)
WEZLER, K.: Physiologische Aspekte des Alterns des Herzens. Z. Gerontol. 2, 211 (1969)
WILDENTHAL, K., R.S. DECKER, A.R. POOLE et al.: Age-related alterations in cardiac lysosomes. J. mol. cell. Cardiol. 9, 839 (1977)
WILLEMS, J.L., J.R. ROELANDT, H.R. v.d. VEL et al.: The circulation time in aged. Amer. J. Cardiol. 27, 166 (1971)
WOLLENBERGER, A., J. JEHL, M.T. KARSH: Influence of age on the sensitivity of the guinea pig and its myocardium to ouabain. J. Pharmacol. exp. Ther. 108, 52 (1953)
WOLLHEIM, E.: In: Herz und Atmungsorgane im Alter. Dr. Steinkopf, Darmstadt 1968
WRIGHT, J.R., E. CALKINS: Amyloid in the aged heart: Frequency and clinical significance. J. amer. geriatr. Soc. 23, 97 (1975)
WRIGHT, J.R., E. CALKINS, W.J. BREEN et al.: Relationship of amyloid to aging. Medicine 48, 39 (1969)
WRIGHT, I.S., C.D. MARPLE, D.F. BECK: Myocardial infarction. New York 1954
YIN, F.C.: The aging vasculature and its effect on the heart. In: M.L. WEISFELDT (Hrsg.): The aging heart. Raven Press, New York 1980
YIN, F.C., G.S. RAIZES, T. GUARNIERI et al.: Age-associated decrease in ventricular response to hemodynamic stress during β-adrenergic blockade. Brit. Heart J. 40, 1349 (1978)
YIN, F.C., H.A. SPURGEON, E.G. LAKATTA et al.: Cardiac hypertrophy indexed by tibial length: Application in the aging rat. Gerontologist 17, 135 (1977)
ZAPFE, H.: Elektrokardiographische Tagesprofilstudien beim älteren Menschen. Z. Gerontol. 1, 156 (1968)
ZAPFE, H.: Das kranke Herz im Alter. Diagnostik und Therapie. Akt. Geront. 4, 235 (1974)
ZAPFE, H.: Die myokardiale Insuffizienz im höheren Lebensalter. In: A. STÖRMER, E. LANG, D. MICHEL et al. (Hrsg.): Schwerpunkte in der Geriatrie, Bd. 7. E. Banaschewski, München-Gräfelfing 1982
ŽDICHYNEC, B.: Räumliche Analyse der U-Momentanvektoren bei alternden Menschen und chronischen Herz- und Kreislauferkrankungen. Akt. Gerontol. 7, 421 (1977)
ŽDICHYNEC, B.: Resultate einer vergleichenden Studie an Männern mit Herzinfarkt unter 40 Jahren und über 60 Jahren. Akt. Geront. 8, 149 (1978)

2.2 Arterieller Blutdruck

D. Michel

2.2.1 Das «normale» Blutdruckverhalten in Abhängigkeit vom Alter

Die bisherigen Ansichten über den Einfluß des Lebensalters auf den arteriellen Blutdruck sind ein Musterbeispiel dafür, zu welch unterschiedlichen Ergebnissen Querschnitt- und Längsschnittstudien führen können. Während auf Grund von Querschnittuntersuchungen im allgemeinen eine stetige Zunahme des Blutdrucks (Saller, 1928) bis in hypertone Bereiche als «normales» Attribut der menschlichen Alterung angenommen wurde (Abb. 2-11), haben longitudinale Studien eine weitgehende Konstanz des arteriellen Blutdrucks im Verlaufe des Lebens nachweisen können (Ludwig, 1967; Oberman et al., 1967; Sičinava, 1973; Korkuško und Kalinovskaja, 1979; Tokar, 1979).

Die Ursache für diese differenten Resultate ist darin zu sehen, daß bei den Querschnittuntersuchungen keine Zunahme des systemischen Drucks, sondern «alternsphysiologisch» die Mittelwerte aus zwei Populationen, nämlich einer normotensiven und einer hypertensiven, erfaßt wurden. Da aber, wie inzwischen als erwiesen angesehen werden kann, nicht der Blutdruck, sondern die relative Häufigkeit der Blutdruckkrankheit mit dem Alter ansteigt (Hochrein et al., 1978), muß bei transversaler Betrachtung altersabhängig ein Ansteigen des mittleren Blutdrucks resultieren. Auch wenn Längsschnittstudien unter der nie erfüllten Voraussetzung erfolgen, daß die äußeren Bedingungen gleichbleiben (Gessler, 1982), darf ihr Ergebnis dahingehend interpretiert werden, daß die arterielle Hypertonie kein zwangsläufiges Altersschicksal darstellt, sondern daß «normale» Alte einen «normalen» Blutdruck haben und sich dabei wohl fühlen (Hochrein et al., 1978).

Als «normaler» Blutdruck haben bis in das höchste Lebensalter Werte bis maximal 160/95 mm Hg zu gelten (Amery et al., 1978b; Franke und Schramm, 1980; Henry et al., 1981). Einem altersabhängigen mäßigen Anstieg des mittleren systolischen Drucks bis zum 65. Lebensjahr steht ein Gleichbleiben oder eine geringe Abnahme des diastolischen Drucks etwa ab 65. Lebensjahr gegenüber (Strandell, 1964; Pflanz, 1969; Pickering, 1974; Pickering, 1976; Gerstenblith et al., 1977; Gerstenblith, 1980; Franke, 1981 u.a.). Die oft, meist aber falsch zitierte Faustregel für den altersabhängigen mittleren systolischen Blutdruck, nämlich 100 plus Lebensalter, hat also allenfalls für den oberen Bereich des systolischen Ruheblutdrucks bis zum 60. Lebensjahr Gültigkeit.

Als wesentliche Merkmale des Blutdrucks im höheren Alter sind zu nennen: «Normaler» Blutdruck oder Anhebung des Blutdrucks in den Bereich der Grenzwerthypertonie unter Vergrößerung der Blutdruckamplitude bei konstantem oder leicht erhöhtem arteriellem Mitteldruck. Für das Herz ergibt sich damit eine zwar quantitativ unterschiedliche, meist aber nur geringe und langsam fortschreitende Zunahme der Nachlast, wobei Frauen stärker betroffen zu sein scheinen als Männer (Linzbach und Akuamoa-Boateng, 1973; Franke, 1981).

Dies gilt im wesentlichen allerdings nur für den im

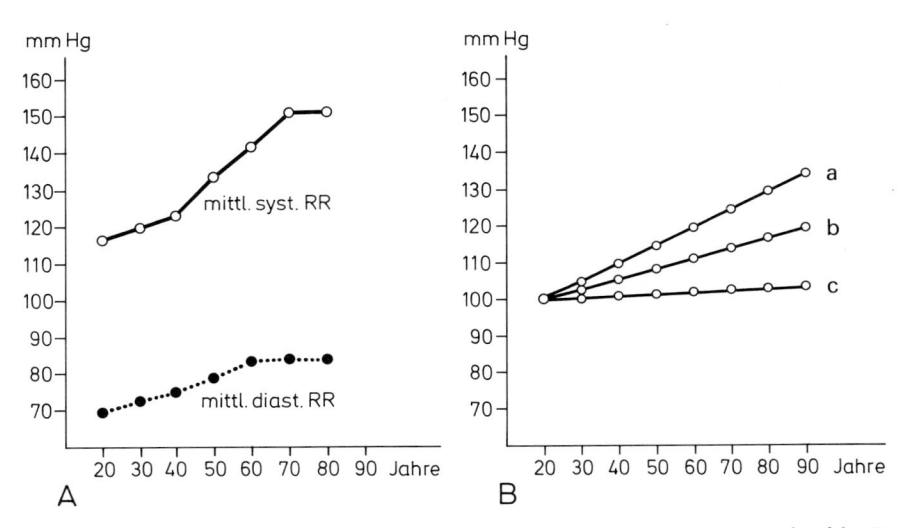

Abb. 2-11a: Beziehungen zwischen systolischem bzw. diastolischem Blutdruck und Alter, basierend auf den Ergebnissen von Querschnittuntersuchungen (nach Saller, 1928).
Abb. 2-11b: Schematische Darstellung des Zustandekommens einer «altersbezogenen» Blutdruckerhöhung, dargestellt am Beispiel des mittleren arteriellen Drucks. Die Kurve b entspricht den Mittelwerten aller Messungen. Dieser Mittelwert spiegelt jedoch keine Alterszunahme des arteriellen Drucks wider, sondern ergibt sich aus der Addition des Verhaltens einer normotensiven (c) und einer hypertensiven (a) Population.

Liegen gemessenen Ruheblutdruck und die daraus zu ziehenden hämodynamischen Folgerungen. Da situative Blutdrucksteigerungen im Alter erheblicher auszufallen und langsamer abzuklingen pflegen als in jüngeren Jahren (Steinmann, 1980), müssen bei physischen und psychischen Belastungen anhaltendere Rückwirkungen unterstellt werden, orthostatische Belastungen gehen im Alter demgegenüber häufiger mit stärkeren Blutdrucksenkungen einher (S. 143). Die «üblichen» Beziehungen zwischen Gewicht und Blutdruck sollen mit zunehmendem Alter verlorengehen (Paciaroni et al., 1979).

2.2.2 Hypertonie

2.2.2.1 Definition

Während die sogenannte Grenzwerthypertonie (140 bis 160/80 bis 95 mm Hg) ab 60./65. Lebensjahr in den noch als «normal» einzustufenden Blutdruckbereich einzuordnen ist, sind konstante Blutdruckwerte über 160/95 mm Hg auch im Alter als erhöht und mithin als Ausdruck einer Bluthochdruckkrankheit zu beurteilen. Die Erfahrungen der Framingham-Studie, nach denen eine «fixierte» Hypertonie im Alter mehr labile Blutdruckwerte aufweist als die sogenannte labile Hypertonie, daß also auf Grund der Ergebnisse einer 20jährigen Längsschnittstudie mit einer altersprogredienten Zunahme der Blutdrucklabilität zu rechnen ist (Kannel et al., 1980b), sollte hierbei nicht unbeachtet bleiben.

2.2.2.2 Häufigkeit

Inzidenz und Ausmaß der Hypertonie steigen altersabhängig eindeutig und nahezu linear an (Stamler, 1962; Mjasnikow, 1965; Schwid und Gifford, 1967; National Health Survey Washington, 1967), schematisiert dargestellt in Abb. 2-12 sowie Tab. 2-11.

Tab. 2-11: Mittlerer arterieller Druck bei essentieller Hypertonie (n = 500) in Abhängigkeit vom Alter und Geschlecht (nach Michel, 1973)

Alter	♂	♀	gesamt	(%)	Mitteldruck	♂	♀
<20	4	3	7	1,4	125	138	131
–30	11	7	18	3,6	132	141	135
–40	17	5	22	4,4	141	133	139
–50	29	31	60	12,0	139	146	143
–60	50	66	116	23,2	145	144	144
–70	69	103	172	34,3	149	147	148
–80	15	72	87	17,5	149	146	147
>80	4	14	18	3,6	152	146	147
gesamt	199	301	500	(100%)			

Westliche Industrieländer scheinen hiervon stärker betroffen zu sein. Auf rassenbezogene quantitative Unterschiede wurde aufmerksam gemacht. Wie in jüngeren Altersklassen soll auch nach dem 60. Lebensjahr die Dunkelziffer der Hypertonie erheblich sein. Nach Waern und Åberg (1979) sind rund 64% der Hypertonien bei Patienten dieses Alters entweder unbekannt oder nicht bzw. ungenügend behandelt.

Bei den im Alter nachweisbaren Bluthochdruckkrankheiten handelt es sich im wesentlichen um Hypertonien, die sich bereits in einem früheren Lebensalter manifestiert haben und bis in das höhere Alter fortbestehen. Über die Häufigkeit erst jenseits des 60. Lebensjahres auftretender Hypertonien existieren keine verbindlichen Angaben.

Nachdem also zumindest die Mehrzahl der Hypertonien des höheren Alters aus dem frühen oder mittleren Erwachsenenalter stammt, unterscheiden sich auch die Hypertonieursachen nicht wesentlich in den verschiedenen Altersstufen. Die essentielle Hypertonie dominiert auch jenseits des 60. Lebensjahres (Lang, 1976); sekundäre Hypertonieformen sind

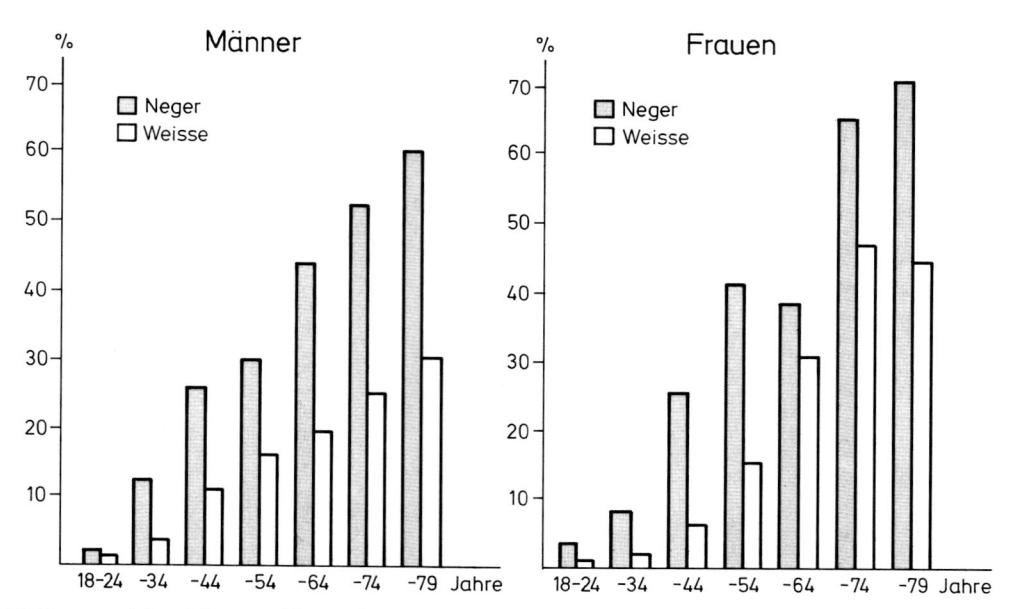

Abb. 2-12: Hypertoniehäufigkeit in Abhängigkeit vom Alter bei Weißen und bei Negern nach den Ergebnissen des National Health Survey, Washington 1967 (nach Lang, 1976).

aber nicht ungewöhnlich, selbst die durch eine Glomerulonephritis verursachte Hypertonie soll im Alter nicht seltener sein als in der Jugend (Gessler, 1982).

An eine sekundäre Hypertonie ist besonders zu denken, wenn sich der Hochdruck erst im höheren Alter manifestiert. Prozesse der ableitenden Harnwege einschließlich der Prostata spielen für diese Hypertonieformen wohl eine beherrschende Rolle, obwohl auch renovasaler und suprarenaler Hochdruck bei Betagten nicht fehlen.

Eine Sonderstellung nimmt die sogenannte systolische Hypertonie ein. Sie wird, obwohl kein altersspezifischer oder altersphysiologischer Befund, sondern ein alterstypischer pathologischer Prozeß, gelegentlich auch als «Altershochdruck» bezeichnet und ist charakterisiert (Conway, 1961; Heintz und Losse, 1969; Jahnecke, 1974; Klein, 1980) durch eine Erhöhung des systolischen Blutdrucks bei einer Blutdruckamplitude, die gleich oder größer als der diastolische Blutdruck ist, der maximal 100 mm Hg nicht überschreiten soll. Die betroffenen Patienten sollen älter als 60 Jahre und frei von anderen Ursachen für eine vergrößerte Blutdruckamplitude sein (z.B. av-Block höheren Grades, Schilddrüsenüberfunktion, Aorteninsuffizienz, arteriovenöse Fisteln, Morbus Paget).

Die Häufigkeit der systolischen Hypertonie wird im Schrifttum sehr unterschiedlich zwischen 6,6 bis 65% angegeben. Unterschiedliche Handhabungen der diagnostischen Kriterien müssen für diese erheblichen Differenzen ausschlaggebender sein als tatsächliche Inzidenzabweichungen. Pathologische Veränderungen elastischer Gefäßstrukturen werden für die systolische Hypertonie des alten Menschen verantwortlich gemacht. Es erscheint fraglich, ob sich nicht zumindest hinter einem Teil der systolischen Hypertonien eine Kombination von sklerosebedingtem Elastizitätsverlust und essentieller Hypertonie verbirgt.

2.2.2.3 Pathophysiologie

Wenn es sich bei der Hochdruckkrankheit des Alters vordergründig um aus früheren Jahrzehnten fortbestehende oder spätmanifestierte essentielle Hypertonien handelt, müssen beim alten Hypertoniker auch analoge funktionelle bzw. hämodynamische Vorgänge unterstellt werden wie bei der essentiellen Hypertonie jüngerer Altersklassen. Danach müßte die Hämodynamik des alten Hypertonikers in frühen Erkrankungsphasen durch positiv chrono- und/oder inotrope Einflüsse, durch eine Senkung des peripheren Strömungswiderstandes sowie durch eine Konstriktion der Kapazitätsgefäße und in späten Krankheitsphasen durch eine Erhöhung des peripheren Widerstandes sowie durch eine Konstanz oder Senkung des Minutenvolumens geprägt sein (Klein, 1980; Gotzen, 1981).

Einzeluntersuchungen haben folgende Fakten ergeben:

Der periphere Widerstand bleibt bei der Hypertonie im Alter gleich (Tokar, 1970; Korkuško und Kalinovskaja, 1979) oder steigt an (Master, 1961).

Das Minutenvolumen wurde erhöht (Tokar, 1970) oder vermindert gefunden (Schneider, 1971).

Die Beta-Rezeptorenempfindlichkeit nimmt ab (Gribbin, 1971; Amery et al., 1978b; Swales, 1979).

Im Alter verlaufen Blutdruckwellen dritter Ordnung langsamer und sind von kleinerer Amplitude (Steinmann, 1980). Daraus lassen sich träger ablaufende Regulationsmechanismen bzw. eine Verringerung der funktionellen Stabilität der an der Blutdruckregulation beteiligten Systeme ableiten (Čebotarev et al., 1968; Korkuško und Kalinovskaja, 1979).

Nierendurchblutung und effektiver renaler Plasmafluß nehmen beim bejahrten Hypertoniker gegenüber dem Normotonen gleichen Alters deutlich ab (Tokar, 1979). Dies könnte im Zusammenhang stehen mit einer Verminderung depressorischer Effekte (Ito et al., 1979; Krokuško und Kalinovskaja, 1979). Verbindungen zwischen diesem Befund und einer Abnahme der Plasmareninaktivität über eine Senkung der Reninsynthese, einer Verringerung der Responsivität des Renin-Angiotensin-Aldosteron-Systems und Störungen des Natrium-Wasser-Haushaltes wurden diskutiert (Ito et al., 1979; Swales, 1979). An die Möglichkeit einer konsekutiven Potenzierung vasopressorischer Adrenalineffekte wurde gedacht. Andererseits konnten aber, wie erwähnt, auch eine Abnahme der Betarezeptorensensitivität und/oder -reaktion (Bertel et al., 1980) und eine Zunahme der Vasopressinkonzentration beim Hypertoniker mit fortschreitendem Alter (Golovchenko, 1979) festgestellt werden, und die Ansprechbarkeit auf Noradrenalin schließlich scheint beim alten Tier (Kaninchen, Ratte, Hund) durchaus diskrepant zu sein (Frolkis et al., 1975; Yin et al., 1979).

Es bedarf kaum einer besonderen Betonung, daß keiner dieser Befunde, die zudem zum Teil widersprüchlich sind, in der Lage ist, die ungeklärte Pathogenese der essentiellen Hypertonie im allgemeinen und die der essentiellen Hypertonie des alternden und alten Menschen im besonderen aufzuhellen. Es handelt sich um Details, die sich mehr oder weniger in das Konzept einer Blutdruckerhöhung eingliedern lassen, pathophysiologisch aber allenfalls zu Hypothesen Anlaß geben können. Hinzu kommt, daß die Befunde beim betagten Hypertoniker mit Befunden bei normotonen Alten interferieren, die allein dem Alter bzw. alterstypischen Vorgängen nicht hypertoner Art anzulasten sind. Genannt seien Abnahme des Herzminutenvolumens, Anstieg des peripheren Strömungswiderstandes und Senkung des Plasmaspiegels für Renin-Angiotensin-Aldosteron.

Auch ist ungeklärt, ob und in welchem Maße die im Rahmen der biorrheutischen Transmineralisation (Bürger, 1960) erfolgende intrazelluläre Natriumkumulation mit Besonderheiten des Elektrolytstoffwechsels interagiert, denen für die essentielle Hypertonie eine gewisse Spezifität bei fraglicher pathogenetischer Bedeutung zugesprochen wurde. Bei essentieller Hypertonie ist der NaCl-Stoffwechsel offenbar auf zellulärer Ebene gestört. Sowohl bei Hypertonikern, als auch ihren direkten Verwandten konnten sowohl eine Hemmung des Natriumauswärtstransportes als auch eine Beschleunigung des Na-K-Gegentransportsystems mit dem Ergebnis einer intrazellulären Na-Anreicherung nachgewiesen werden (Losse, 1969; Poston, 1981; Thurau, 1981). Wenn sich, wie vermutet wird, dieser Vorgang nicht allein auf die Erythrozyten erstreckt, sondern auch Gefäßendothelien und glatte Gefäßmuskulatur einbezieht, käme er als Mechanismus mit blutdrucksteigerndem Effekt in Betracht.

Während der essentiellen Hypertonie – zumindest in ihren späteren Stadien – eine Erhöhung des peripheren Strömungswiderstandes zugrundeliegt, wird die sogenannte systolische Hypertonie des Alters überwiegend auf eine Abnahme der Elastizität der Aorta und aortennahen großen Gefäße bezogen (Lang, 1976; Amery et al., 1978b; Swales, 1979; Gessler, 1982). Abgesehen davon, daß ein reiner Elastizitätshochdruck kaum vorkommt, erklären Änderungen der Gefäßrigidität allein nicht das Auftreten der systolischen Hypertonie des Alters. Wenn einerseits die Abnahme der Elastizität der zum arteriellen Windkessel gehörenden Gefäßregion als alterstypischer pathologischer Prozeß bezeichnet werden darf, andererseits die an sich schon häufige essentielle Hypertonie mit steigendem Alter nicht unerheblich weiter zunimmt, muß es zwangsläufig bei einer nicht kleinen Zahl alter Menschen zu einer Kombination beider Vorgänge kommen. Obwohl der Einfluß der einzelnen Komponenten quantitativ kaum kalkulierbar ist, vermag die Annahme einer solchen Kombination sowohl die Besonderheiten der Hochdruckkrankheit des höheren Alters als auch die zitierten diskrepanten Befunde zu erklären, zumindest aber in Abhängigkeit von einem interindividuell unterschiedlichen Gewicht der Veränderungen der elastischen Gefäße, der peripheren Arterien und Arteriolen die Möglichkeit für eine Erklärung zu eröffnen. Gestört sind die funktionellen Wechselbeziehungen zwischen elastischem und muskulärem Anteil des arteriellen Gefäßsystems mit dem Ergebnis, daß in einem Fall vorwiegend der systolische Blutdruck erhöht und das Minutenvolumen normal oder gar erhöht, im anderen Fall systolischer und diastolischer Blutdruck eleviert und das Minutenvolumen erniedrigt sind. Möglicherweise ist das Überwiegen der einen oder anderen Komponente für die Prognose der Hypertonie im Alter wichtig. Relevante Erhöhungen sowohl des elastischen als auch des peripheren Strömungswiderstandes müssen Kontraktilität und Energetik des Herzens in einer Weise belasten (Strauer, 1980), die eine längere Lebenserwartung ausschließt. Andererseits darf die relative Prognose umso günstiger eingeschätzt werden, je dominierender die elastische Hochdruckkomponente ist, da ein Volumenhochdruck das Herz energetisch wesentlich weniger belastet als ein Widerstandshochdruck (Sarnoff et al., 1958; Tokar, 1979).

Diese Überlegungen stehen in gutem Einklang mit jenen sich in der letzten Zeit mehrenden Stimmen, die vor einer Bagatellisierung des Hochdrucks im Alter warnen. Auch im Hinblick auf das Blutdruckverhalten unter körperlicher Belastung erscheint die Ansicht von der «benignen» Hypertonie des Alters korrekturbedürftig. Während telemetrische Blutdruckkontrollen unter Belastung Korrelationen des diastolischen Blutdrucks weder zum Schweregrad noch zum Alter erkennen ließen, resultiert unter Alltagsbedingungen und bei standardisierter Belastung ein überproportionaler Anstieg des systolischen Blutdrucks (Tokar, 1979; Krönig, 1981; Lohmann, 1981a), verbunden mit einem erhöhten myokardialen Sauerstoffverbrauch bzw. -bedarf. Dieser Anstieg erscheint durchaus geeignet, bei vorgeschädigtem Gefäßsystem Komplikationen hervorzurufen. Als besonders bedeutsam muß die Tatsache herausgestellt werden, daß unter allen Belastungen der systolische Blutdruck bei sogenannter Grenzwerthypertonie im Vergleich zur stabilen Hypertonie die ausgeprägtesten Anstiege aufweist (Zerzawy, 1981).

Dieses Verhalten ist umso weniger mit der Vorstellung vernachlässigbarer Auswirkungen des systolischen Blutdrucks oder einer mäßiggradigen Hypertonie im Alter vereinbar, als die Belastung des Herzens und Kreislaufs nicht allein durch den überhöhten systolischen Blutdruck bei physischer Anstrengung, sondern auch durch die Summe der über den Tag verteilten disproportionalen Blutdruckanstiege charakterisiert ist und bestimmt wird (Franz, 1981).

2.2.2.4 Klinik

Subjektive und objektive Symptome einer Hypertonie unterscheiden sich im Alter nicht grundsätzlich von jenen jüngerer Altersklassen. Der erhöhte Blutdruck allein verursacht praktisch keine Beschwerden; geklagt und nachgewiesen werden Folgeerscheinungen der Hypertonie, basierend auf begleitenden oder provozierten arteriosklerotischen Veränderungen in verschiedenen Gefäßprovinzen oder auf der Druckbelastung des Herzens (Strauer, 1980). Besonders betroffen sind die zerebrale, koronare und renale, aber auch die periphere Strombahn (untere Gliedmaßen).

Als Besonderheiten der Klinik der Hochdruckkrankheit und ihrer Symptomatik im höheren Alter seien genannt:

Systolischer Blutdruck im Liegen, wie bereits erwähnt, minimal 160 mm Hg mit überproportionalem Anstieg bei physischer Belastung. Psychischen Belastungen scheint im Gegensatz zu opportunen Ansichten eine wesentlich geringere Bedeutung zuzukommen. Der diastolische Blutdruck ist weniger erhöht und stärkeren Schwankungen unterworfen, ein Phänomen, das mit zunehmendem Alter ausgeprägter wird.

Krisenhafte Blutdruckanstiege treten im höheren Alter seltener auf. Sie pflegen darüber hinaus von kürzerer Dauer und häufiger Folge anstatt Ursache lokaler Zirkulationsstörungen zu sein.

Markante Blutdruckschwankungen als Ausdruck einer Dysregulation sind bei orthostatischer Belastung nicht ungewöhnlich, und zwar auch ohne therapeutische Intervention. Der Blutdruck sollte deshalb bei alten Menschen stets im Liegen und Stehen gemessen werden. Bereits die Messung im Sitzen informiert häufiger über eine lageabhängige Blutdrucklabilität, als es bei jüngeren Personen der Fall ist.

Gegen Selbstmessung bestehen auch im Alter keine grundsätzlichen Einwendungen, sie stößt jedoch nicht selten auf methodische Schwierigkeiten (Gessler, 1982) und ist dann für die Verlaufskontrolle unbrauchbar.

Die Grenzwerthypertonie nach den WHO-Kriterien ist in den «normalen» Blutdruckbereich des Alters einbezogen. Ob es berechtigt ist, einen parallel verschobenen entsprechenden Bereich als «Grenzwerthypertonie des Alters» einzuführen oder anzuerkennen, ist durch Zahlen oder epidemiologische Studien nicht belegt (Gerstenblieth, 1980). Auch muß vorerst die Frage unbeantwortet bleiben, ob eine altersangepaßte Grenzwerthypertonie vom betagten Patienten toleriert werden kann oder toleriert wird.

Unabhängig von der Kombination einer essentiellen Hypertonie mit einem «alterstypischen Elastizitätshochdruck» kommt es im Alter nicht selten zu einer sekundären Nierenbeteiligung (renalisierte essentielle Hypertonie), so daß mehrere Ursachen bei einer Hypertonie des Alters nicht ungewöhnlich sind (Hochrein et al., 1978), ohne daß daraus die Diagnose einer sekundären Hypertonie mit eventuellen therapeutischen Konsequenzen abgeleitet werden darf.

Die Diagnostik umfaßt bei Hypertonien, die erstmals im Alter auftreten oder festgestellt werden, einfache und den Patienten nicht belastende, nicht-invasive Untersuchungen wie Urinstatus, Nierenfunktion (Konzentrationsvermögen: bei intakter Niere > 1025 mg/ml), Serumkreatinin oder -harnstoff, Serumelektrolyte, abdominelle Sonographie, Sequenzszintigraphie. Eingreifendere diagnostische Maßnahmen können beim alten Menschen im wesentlichen nur unter der Voraussetzung einer Therapierefraktärität und der möglichen Konsequenz einer chirurgischen Intervention diskutiert werden.

Hierbei ist zu bedenken: Eine unkomplizierte Hypertonie erhöht das Narkoserisiko im Alter nicht wesentlich, hypertone vaskuläre Schäden können den postoperativen Verlauf aber entscheidend komplizieren. Da die nicht behandelte Hypertonie durch eine äußerst geringe Regulationsbreite bei plötzlichen Änderungen des Blutvolumens gekennzeichnet ist, Patienten mit gut vorbehandelter Hypertonie andererseits in der perioperativen Phase weniger Herz- und Kreislaufprobleme aufweisen, sollten aufschiebbare Eingriffe erst nach entsprechender medikamentöser Vorbehandlung bei kontrollierten Blutdruckverhältnissen durchgeführt werden. Diese Feststellung ist gleichbedeutend mit der Forderung, daß eine laufende antihypertensive Medikation vor einem operativen Eingriff nicht zu unterbrechen oder gänzlich abzusetzen ist. Bei unaufschiebbaren Operationen muß für eine adäquate intra- und postoperative Drucksenkung gesorgt werden (Prys-Robert et al., 1971; Brunett und McCaffrey, 1972; Stoyanov et al., 1981).

Untersuchungen des Augenhintergrundes liefern wegen altersabhängiger und arteriosklerotischer Veränderungen der Retina und ihrer Gefäße weniger zusätzliche Informationen. Kontrollen des Augenhintergrundes wurden deshalb beim alten Hypertoniker erst ab einem diastolischen Blutdruck von 120 mm Hg empfohlen (Bock, 1980).

Unter den subjektiven Symptomen einer Hypertonie stehen im Alter Erscheinungen im Vordergrund, die auf zerebrale Zirkulationsstörungen deuten oder als «übliche Alterserscheinungen» fehlinterpretiert werden: Kopfschmerzen (einschließlich, gelegentlich auch ausschließlich nachts), Schwindelzustände, Schlafstörungen. Mitunter geben die Patienten spontan oder auf gezieltes Befragen eine Lageabhängigkeit eines Teiles dieser Beschwerden an.

Neben zerebralen Beschwerden klagt der alte Hypertoniker besonders über mehr oder weniger typische Stenokardien oder über belastungsabhängige Kurzatmigkeit.

Objektive neurologische Ausfalls- oder Reizerscheinungen sind bei Hypertonien, die nicht oder noch nicht zu herdförmigen zerebralen Läsionen geführt haben, eher die Ausnahme als die Regel.

Eine hypertrophe Aktion des linken Ventrikels ist auch bei erheblicher und länger bestehender Hypertonie, nicht zuletzt auf Grund eines Altersemphysems, nur selten tastbar. Ausgeprägte Hypertrophiezeichen werden aber auch im EKG meist vermißt, am ehesten lassen sie sich echokardiographisch erfassen, soweit ein auswertbares Echokardiogramm geschrieben werden kann. Es spricht manches dafür, daß auch asymmetrische Hypertrophien zumindest als Übergangsstadium bei der hypertensiven Kardiopathie auftreten können.

Durch die häufige Koinzidenz von Hypertonie und Aorten- bzw. Aortenklappensklerose findet sich bei der Bluthochdruckkrankheit des Alters neben einem lauten Aortenklappenschlußton nicht selten ein basales systolisches Crescendo-Decrescendo-Geräusch, das in der Regel nicht zum Jugulum oder in die Karotiden fortgeleitet wird. Die Sklerose des postvalvulären Aortenabschnittes ist ebenfalls Anlaß für ein häufiges Auftreten aortaler frühsystolischer Klicks. Vorhoftöne als Ausdruck eines erhöhten enddiastolischen linksventrikulären Drucks sollen demgegenüber bei alten Hypertonikern etwa gleich häufig sein wie bei jüngeren.

Wegen der die Hypertonie vielfach begleitenden stenosierenden Gefäßprozesse sollte an den typischen Gefäßauskultationsstellen regelmäßig nach vaskulären Geräuschen gesucht werden.

Im EKG fiel bei der Hypertonie des höheren Alters eine enge Korrelation zwischen systolischem Druck und Endstreckenveränderungen bzw. QT-Verlängerung auf. Entsprechende Befunde wurden mit einer Häufigkeit von 80% bei Patienten erhoben, die im Zusammenhang mit ihrer Hypertonie einen Schlaganfall erlitten hatten (Goldstein, 1979).

Das Vorhandensein elektrokardiographischer Hypertoniezeichen verschlechtert die Prognose des alten Hypertonikers (Kannel et al., 1970).

Die Hypertonie schädigt das alte Herz indirekt über arteriosklerotische Veränderungen und direkt über eine Druckbelastung (Steinmann, 1971; Strauer, 1980). Solange wesentliche indirekte Auswirkungen fehlen, resultiert bis in das höhere Alter röntgenologisch zwar eine aortale Konfiguration, aber keine Herzvergrößerung (Dieke et al., 1967; Schimert und Schimmler, 1971).

Leider sind koronarsklerotische Begleit- oder Sekundärerscheinungen beim alten Hypertoniker aber nahezu obligat. In etwa 67% der Fälle läßt sich bereits röntgenologisch Koronarkalk nachweisen (Gradaus et al., 1981). Angiographisch dominieren lokalisierte Koronarsklerosen und gewisse Kaliberverluste, nicht selten verbunden mit einem verzögerten peripheren Abfluß. Hämodynamisch wirksame Ein-, Zwei- und Drei-Gefäß-Stenosen wurden allerdings bei Hyper- und Normotonikern mit etwa gleicher Häufigkeit gefunden. Analoges gilt für Gefäßverschlüsse, Kollateralen, Anastomosen und regionale myokardiale Kontraktionsanomalien (Michel, 1975; Frick et al., 1978). Diese Befunde sind genauso auffällig und nicht ohne weiteres erklärbar wie die Tatsache, daß bei wiederholten koronarangiographischen Untersuchungen kein Einfluß der Hypertonie auf Konstanz oder Fortschreiten einmal aufgetretener Koronarstenosen zu erkennen war (Ben-Zvi et al., 1974; Kimbris et al., 1974). Andererseits treten präkordiale Schmerzen bei Hypertonikern mit und ohne koronarangiographische Stenosen mit etwa gleicher Häufigkeit auf (Horwitz, 1974). Bemerkenswert bleibt schließlich auch die klinische Erfahrung, daß bei 60 % der Hypertoniker der Bluthochdruck erst mit Auftreten koronarer Symptome diagnostiziert wird (Schoenberger et al., 1972).

2.2.2.5 Hypertoniefolgen

Gleichgültig, ob man unterstellt, daß der erhöhte Blutdruck per se (Stewart, 1980) oder Organveränderungen, die mit ihm in kausalen Zusammenhang gebracht werden, Morbidität und Mortalität des Hypertonikers erhöhen, diese Erhöhung und die Tatsache, daß davon überwiegend Patienten jenseits des 60. bis 65. Lebensjahres betroffen werden (Schneider, 1971; Lohmann, 1981 b) sind Fakten, die als medizinische Herausforderung empfunden werden müssen, über die aber schlechterdings nicht zu diskutieren ist. Am überzeugendsten läßt sich diese Behauptung bei Hypertonien belegen, die sich um die Lebensmitte manifestierten und bis in das höhere Alter, behandelt, unbehandelt oder – wahrscheinlich die Mehrzahl – ungenügend behandelt, fortbestehen. Eine gewisse Ausnahme machen Hypertonien, die sich erst im höheren Lebensalter entwickeln und nach allgemeiner Ansicht eine relativ günstigere Prognose haben, und Frauen, deren Lebenserwartung bei einer Hypertonie zwar nicht normal ist, aber doch weniger beeinträchtigt wird als bei Männern, bei denen die hypertonogene Lebensverkürzung zudem altersprogredient ist (Gordon et al., 1977; Gessler, 1982).

Kontrovers wird bis in die Gegenwart die klinische und prognostische Bedeutung der systolischen Hypertonie beurteilt: Pathologischer Prozeß oder spezifische physiologische Anpassung? Sicher gibt es im Alter Fälle von reinem Elastizitätshochdruck mit benignem Verlauf. Diese aber verallgemeinert als Prototyp des Hochdrucks im Senium herauszustellen, heißt, die epidemiologischen Daten, die weltweit bezüglich des Verlaufs und der Komplikationen bei Hypertonien erhoben und gesammelt worden sind, zu vernachlässigen oder zu verneinen. Wenn es zutreffend ist, daß sich mit fortschreitendem Lebensalter mit zunehmender Häufigkeit hinter einem Blutdruckverhalten, das die Kriterien eines Elastizitätshochdrucks erfüllt, Kombinationen von aus früheren Lebensjahrzehnten fortbestehender essentieller Hypertonie mit einem arteriosklerotischen Elastizitätshochdruck höherer Altersstufen verbergen, muß die Prognose des Hochdrucks im Alter nicht allein aus theoretischen Überlegungen vorsichtig und zurückhaltend beurteilt werden. Zumindest in gewissen, meines Erachtens nicht zu eng zu ziehenden Grenzen erscheint ein Analogieschluß zur Hypertonie und zu den Hypertoniefolgen jüngerer Altersstufen erlaubt. Späte Entwicklung – richtiger wahrscheinlich späte Feststellung –, spärliche subjektive Beeinträchtigung, vergleichsweise niedriges Niveau des diastolischen Blutdrucks beim Fehlen ausgeprägter Hypertrophiezeichen sollten nicht eine Gutartigkeit vortäuschen, die durch Störungen funktioneller Systeme, Komplikationshäufigkeit und Einschränkung der Lebenserwartung widerlegt wird (Korkuško und Kalinovskaja, 1979). Es nimmt deshalb nicht wunder, wenn sich in letzter Zeit, insbesondere auf Grund der Beobachtungen bei Langzeitstudien, die Stimmen mehren, die der sogenannten systolischen Hypertonie des Alters im Gegensatz zu einer bisher vielfach vertretenen Meinung einen benignen Verlauf als Krankheitscharakteristikum absprechen. So scheint inzwischen auch erwiesen, daß bei systolischer Hypertonie des Alters in Abhängigkeit vom systolischen Blutdruck die kardiovaskuläre Morbidität und Mortalität gegenüber Normotonikern bis zum Zehnfachen erhöht sind (Heyden, 1974; Amery et al., 1978b; Kannel und Gordon, 1978; Klein, 1980; Lohmann, 1981b). Diastolische Blutdruckwerte unter 95 mm Hg können lediglich einen gewissen korrigierenden Einfluß ausüben (Amery et al., 1978b; Genest et al., 1979). Die die Prognose verschlechternden Auswirkungen erhöhter diastolischer Druckwerte werden, wie Abb. 2-13 demonstriert, besonders augenfällig bei gleichzeitiger diabetischer Stoffwechselstörung (Heyden, 1981). Gerade diese Kombination von Hypertonie und Diabetes mellitus scheint aber im Alter immer häufiger zu werden (Steinmann und Kunz, 1978).

Die Brücke zwischen Hypertonie einerseits und der für Morbidität und Mortalität wesentlich verant-

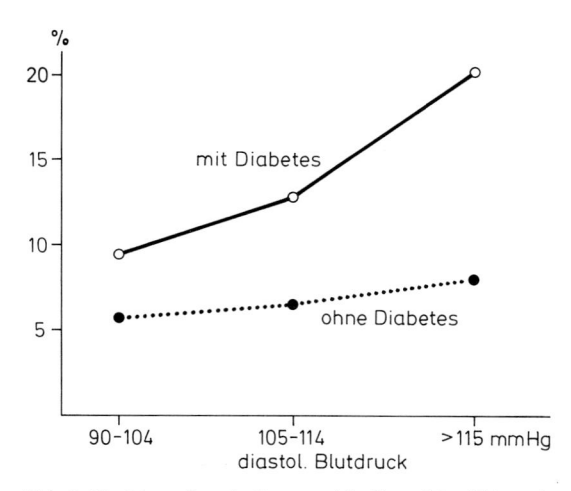

Abb. 2-13: Mortalität in Prozent (Ordinate) in Abhängigkeit vom diastolischen Druck (Abszisse) bei Hypertonikern mit und ohne Diabetes mellitus (nach Heyden, 1981).

wortlichen chronischen Organschädigungen andererseits ist in arteriosklerotischen Prozessen zu suchen, die bei etwa 60% der Hypertoniker früher und ausgeprägter auftreten, als es der allgemeinen Erfahrung entspricht (Moeller, 1964), auch wenn einzuräumen ist, daß z.B. bei jedem dritten Hypertoniker eine extramurale Koronarsklerose fehlt (Sinapius, 1976), daß hohe Blutdruckwerte von sich aus akute zerebrale oder koronare Zwischenfälle auszulösen vermögen, daß die Auswirkungen einer Hypertonie auf Gehirn- und Nierengefäße nicht zwangsläufig mit jenen auf die Kranzgefäße identisch sein müssen (Stewart, 1980) und daß eine Akzeleration arteriosklerotischer Prozesse durch eine Hypertonie bei normalen Lipiden ausbleiben soll (Robberts, 1975). Eine Förderung der Atherogenese durch eine Hypertonie wird meines Erachtens durch folgende Sektions- und klinische Beobachtungen belegt (Michel, 1975):

Arteriosklerotische Veränderungen finden sich besonders im Bereich eines stärkeren Druckaufpralls (z.B. Karotissiphon, Aortenbogen);

erhebliche und prämature arteriosklerotische Veränderungen bei renalen und suprarenalen Hypertonien, die bis in die Kindheit oder Jugend zurückgehen;

regionale Arteriosklerosen bei regionaler Hypertonie (z.B. Arteriosklerose der oberen Körperhälfte bei Aortenisthmusstenose, isolierte Arteriosklerose der A. coronaria sinistra und ihrer Äste bei transponiertem Abgang der A. coronaria dextra aus der A. pulmonalis).

Alle diese Beobachtungen machen wahrscheinlich, daß die Hypertonie für die Arteriosklerose nicht nur einen Risikoindikator, sondern einen Risikofaktor mit kausaler Beziehung darstellt. Diese Annahme erfährt eine zusätzliche Stütze durch die Beobachtung, daß atheromatöse Beete normalerweise von der Adventitia aus vaskularisiert werden, bei Hypertonie sich aber an diesen neugebildeten Gefäßen sehr rasch regressive Veränderungen wie Hyalinose, Lipoidose und Intimahyperplasie entwickeln, die die reparativen Vorgänge erschweren oder verhindern (Liebegott, 1964; Allert und Cremer, 1968).

Besondere Bedeutung bezüglich des Risikofaktors «Hypertonie» darf die Beobachtung beanspruchen, daß für Auslösung oder Förderung arteriosklerotischer Vorgänge die Tatsache einer anhaltenden Blutdruckerhöhung allein genügt, daß also kein Schwellenwert des Blutdrucks festgestellt werden konnte, der zwischen Patienten mit geringerem und mit hohem Skleroserisiko trennen läßt (Kannel et al., 1962; Kannel et al., 1971; Dörken, 1972; Lohmann, 1976).

Wenn aber die Hypertonie Auftreten und Ausmaß einer Arteriosklerose zu beeinflussen vermag, muß sie auch für die durch diese Gefäßveränderungen ausgelösten Organerkrankungen und -schädigungen mitverantwortlich sein. Die ärztliche Erfahrung lehrt, daß hierdurch besonders das Herz, das Gehirn, die Nieren und die unteren Gliedmaßen in Mitleidenschaft gezogen werden.

Herz

In jedem Lebensalter stellt die Hypertonie bzw. die hypertensive Kardiopathie das führende kardiale Krankheitsbild dar (Hochrein et al., 1978). Bei dem alternskorrelierten Ansteigen der Hypertonieinzidenz muß es nach dem 60. Lebensjahr zu einer Kulmination hypertoner kardialer Komplikationen kommen. Im Vordergrund stehen hierbei Auswirkungen und Folgen diffuser fibrosierender Herzmuskelveränderungen als Ausdruck einer hypertensiven Arteriosklerose mit oder ohne meist generalisierte Läsionen großer Koronaräste. An zweiter Stelle folgt die Koronarinsuffizienz bei stenosierender Makroarteriopathie im extramuralen Kranzgefäßbereich. Kombinationen einer Hypertonie und ihrer kardialen Komplikationen mit einer hämodynamisch relevanten Aortenstenose auf dem Boden einer Aortenklappensklerose sind im Alter nicht ungewöhnlich (Hutchins, 1980). Ein hoher arterieller Blutdruck schließt beim alten Menschen einen stenosebedingten ventrikuloaortalen Druckgradienten erheblichen Ausmaßes nicht aus!

Als Rarität kann im späteren Erwachsenenalter die Kombination Hypertonie + Aortenstenose bei bis dahin unbekannter und deshalb nicht operierter oder bei bezüglich der Hypertonie ineffektiv operierter Aortenisthmusstenose beobachtet werden (Liberthson et al., 1979). Wenn diese kongenitale Angiopathie nicht selten von Aortenklappenanomalien begleitet wird, diese mehrheitlich aber erst im späteren Leben klinische Erscheinungen verursachen, kann es zu dieser Fehldiagnosen veranlassenden zeitlichen Dissoziation des Auftretens von Symptomen einer Aortenisthmusstenose und einer Aortenklappenstenose kommen.

Wie betont, muß die Hypertonie nach dem 60. Lebensjahr als wichtigster Risikofaktor für Herzmuskelinsuffizienz und koronare Ischämie, insbesondere Herzinfarkt, bezeichnet werden, wobei die Bluthochdruckkrankheit – ausschlaggebend scheint vor allem der systolische Druck zu sein (Genest et al., 1979) – diese Komplikationen sowohl auslöst als auch deren Prognose verschlechtert. Blutdrucklabilität verkleinert das Risiko nicht (Kannel et al., 1980).

Herzinsuffizienz als Hypertoniefolge tritt im Alter um das Zwei- bis Vierfache häufiger auf als ein Herzinfarkt (Vakil, 1955). Die Abb. 2-14 und 2-15 informieren über die Beziehungen zwischen Hochdruck, kardialen Komplikationen und Alter an Hand der Erhebungen von Hochrein et al. (1978). Laut Sektionsstatistiken sterben 43 bis 58% der Hypertoniker an einer Herzinsuffizienz (Clawson, 1951; Staemmler, 1955).

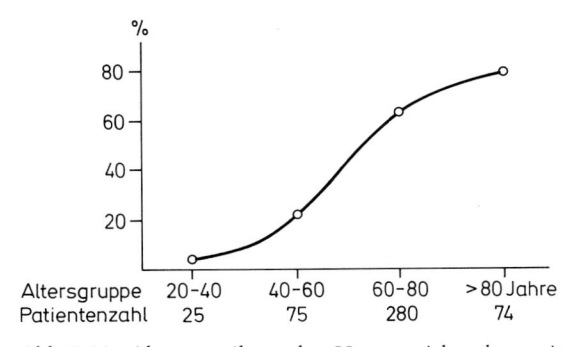

Abb. 2-14: Altersverteilung der Hypertoniekranken mit komplizierender myokardialer Insuffizienz (n = 454) (nach Hochrein et al., 1978).

50 bis 70% aller Herzinfarkte ereignen sich bei Hypertonikern (Kanther, 1963; Hauss, 1965; Jahnecke, 1974), bei großem transmuralem Vorderwandinfarkt sollen es sogar 80 bis 95% sein (Sinapius, 1965). Aber auch die Quote von «stummen» Infarkten und von Innenschichtinfarkten wurde bei Hypertonikern erhöht gefunden (Liebegott, 1964; Margolis et al., 1973). Hypertoniker mit Reinfarkt scheinen inadäquat gefährdet zu sein (Jahnecke, 1974), und die Prognose des kardiogenen Schocks wird beim Hochdruckkranken als infaust bezeichnet (Afifi et al., 1974). Als auffällig und noch der Überprüfung bedürftig sei abschließend die Beobachtung erwähnt, nach der das relative Herzinfarktrisiko bei Patienten, bei denen unter Therapie eine Senkung des diastolischen Blutdrucks unter 90 mm Hg gelang, größer war als bei Werten zwischen 100 und 119 mm Hg, während oberhalb 120 mm Hg ein Exzeßrisiko bestand (Stewart, 1979). Bei Patienten, die einen Infarkt bei diastolischen Blutdruckwerten von 90 mm Hg und darunter erlitten, war die therapeutische Drucksenkung in jedem Fall erheblich größer gewesen als bei vergleichbaren Patienten ohne Infarkt. Diese Feststellung gilt insbesondere für ältere Patienten.

Gehirn

Mehrere prospektive Studien haben gezeigt, daß die Häufigkeit der meisten Formen zerebraler Insulte (Hirninfarkt, TIA, intrazerebrale Blutung, Subarachnoidalblutung und Hirnembolie) mit dem Blutdruck korreliert (Kannel et al., 1981) und diese bei männlichen Hypertonikern um das Drei- bis Fünffache häufiger auftreten als bei Normotonikern (Heyden, 1976). Frauen sind etwas weniger betroffen. Unter 110 Hirninfarkten fanden sich in der Framingham-Studie lediglich 3 Patienten mit normalen Blutdruckwerten (Kannel, 1974).

Bereits bei systolischen Blutdrucksteigerungen zwischen 140 und 170 mm Hg resultiert eine deutliche Zunahme des Insultrisikos, das jenseits 185 mm Hg exzessive Ausmaße erreicht (Kaufmann et al., 1976). Entsprechend wurden 42% aller Hirninfarkte bei ausgeprägter Hypertonie und 26% bei Grenzwerthypertonie beobachtet (Epstein, 1974). Das Risiko scheint besonders hoch zu sein, wenn die Hypertonie zu einer Linksherzhypertrophie geführt hat, die sich elektrokardiographisch dokumentiert.

Die Tragik für die Geriatrie liegt darin, daß sich diese zerebralen Insulte, gebahnt durch jahre- oder jahrzehntelange Hypertonien, ganz überwiegend jenseits des 60. Lebensjahres ereignen. Aber nicht allein die großen Insulte mit ihren mehr oder weniger reversiblen fokalen Ausfällen bestimmen diese Tragik geriatrischer Hypertoniefolgen, eine wahrscheinlich unterschätzte Bedeutung kommt der chronischen Blutdrucksteigerung auch für die Altersdemenz zu. Es scheint heute gesichert, daß neben der Alzheimerschen Erkrankung das rezidivierende Auftreten kleiner, klinisch häufig stummer oder mit uncharakteristischen Erscheinungen verlaufender Hirninfarkte bei Hypertonie Hauptursache der Altersdemenz (Multiinfarktdemenz) ist (Task Force, 1980). Auch die Mechanismen, die bei krisenhaften Blutdruckanstiegen akute Komplikationen bzw. hypertensive Enzephalopathien hervorrufen oder fördern, können durch Alternsvorgänge begünstigt werden. Man nimmt heute an, daß unter der Voraussetzung plötzlicher erheblicher Blutdruckanstiege die Autoregulation des Gehirnkreislaufes durchbrochen wird, abnorm hohe intrazerebrale Druckwerte mit Störungen der Blut-Liquor-Schranke auftreten können, die Albumine in das Gewebe diffundieren und ein Hirnödem entstehen lassen. Das, was hier bei der Blutdruckkrise geschieht (Lassen und Agnoli, 1972; Strandgaard et al., 1973; Johannsson und Linder, 1974) dürfte durch das Alter vielfach bereits präformiert sein und die pathophysiologischen Mechanismen der Blutdruckkrise erleichtern und verstärken.

Darüberhinaus wird immer wieder auf die enge Bindung hypertensiver zerebraler Komplikationen an kardiale Schädigungen aufmerksam gemacht (Steinmann und Kunz, 1978; Zapfe, 1978). Vorbestehende Herzerkrankungen finden sich bei rund 80%, bei etwa 21% liegt Vorhofflimmern vor. Diese kardialen Prozesse gewinnen für den Insulteintritt dadurch an Bedeutung, daß sie mit Rhythmusstörungen (Tachykardie, Tachyarrhythmie, hochgradige Bradykardie) einhergehen, daß sie das kardiale Fördervolumen und damit auch den arteriellen Blutdruck kritisch senken, oder daß sie selbst durch eine Herzinsuffizienz oder ein low-output-Syndrom kompliziert sind.

Auffälligerweise soll sich die Bedeutung der Hypertonie innerhalb des letzten Jahrzehnt unseres Jahrhunderts verdoppelt haben (Steinmann und Kunz, 1978). Diese Zunahme ist eng mit einem analogen Ansteigen des Diabetes mellitus im gleichen Zeitraum verknüpft. Der besondere Einfluß des Diabetes mellitus auf zerebrale Hochdruckkomplikationen wurde mehrfach betont (Heyden, 1976; Heyden, 1981).

Nieren

Verglichen mit den kardialen und zerebralen Gefäß- und Organkomplikationen der Hypertonie tritt die klinische Bedeutung renaler Auswirkungen weit in

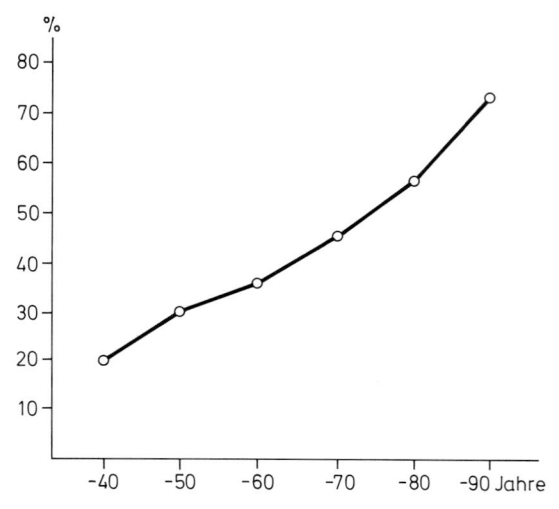

Abb. 2-15: Altersverteilung der Kombination Herzinfarkt + Hypertonie (n = 609) (nach Hochrein et al., 1978).

den Hintergrund. Dies gilt insbesondere für den älteren Patienten (Reubi, 1970). Obwohl jede Hypertonie zu einer Nephrosklerose führt, spielen sich für das Schicksal des Patienten entscheidende renale Hypertoniekomplikationen in der Regel vor dem 60. Lebensjahr ab. Dies gilt nicht allein für sekundäre renale Hypertonieformen, sondern auch für den in jedem Krankheitsstadium und bei jeder Hochdruckätiologie möglichen Umschlag in eine maligne Verlaufsform. Im höheren Alter spielt die maligne Hypertonie kaum noch eine Rolle.

Die im Alter dominierende systolische Blutdrucksteigerung übt praktisch keinen Einfluß auf das Ausmaß einer Nephrosklerose oder auf die Auslösung einer Niereninsuffizienz aus (Genest et al., 1979), was freilich nicht ausschließt, daß hypertonieunabhängige Erkrankungen der Nieren und ableitenden Harnwege hypertonieabhängige geringgradigere Funktionseinschränkungen meßbar und bedeutsam verschlechtern können.

Gliedmaßenarterien

Überraschend gering ist die Beachtung, die der Hypertonie bisher als Risikofaktor der peripheren arteriellen Verschlußkrankheit zuteil geworden ist. Obwohl im Obduktionsmaterial von drei Hypertonikern mit klinisch bedeutsamer Koronarsklerose zwei einen stenosierenden Prozeß der A. femoralis superficialis aufweisen (Sinapius, 1975), scheint die klinische Koexistenz weitaus weniger markant zu sein. Zwar streichen die Autoren der Framingham-Studie die Hypertonie als Risikofaktor – Korrelation zur Höhe des Blutdrucks – für die Claudicatio intermittens heraus (Gordon und Kannel, 1972; Hackel und Voigt, 1972), doch kommentieren sie seinen Stellenwert mit der Anmerkung: «Relativ gering, verglichen mit Nikotin und Diabetes mellitus».

Noch eindeutiger unterstreicht die Basler Studie diese Feststellung. Nach Alterskorrektur und bei Erfassung von Frühsymptomen findet sich eine periphere arterielle Verschlußkrankheit bei Hypertonie lediglich um 1,6mal häufiger als bei Normotonikern (Widmer et al., 1976). Eine andere Beurteilung drängt sich freilich dann auf, wenn es sich um eine Kombination von Risikofaktoren handelt. Eine Großzahl von Untersuchungen während des letzten Jahrzehntes hat ergeben, daß sich bei einer solchen Kombination der Einfluß der einzelnen Risikofaktoren, worin er auch bestehen mag, nicht nur addiert, sondern potenziert, und zwar in Korrelation zur Zahl der intraindividuell vorhandenen Faktoren.

Für die Gerontologie sind diese Feststellungen solange ohne Bedeutung, als nicht ad hoc vorgenommene Untersuchungen den Beweis erbringen, daß diese vorwiegend an Personen des mittleren und jüngeren Lebensalters erhobenen Gesetzmäßigkeiten auch für das höhere und höchste Alter Gültigkeit haben. Nicht wenige Überlegungen und klinische Erfahrungen sprechen gegen eine solche Annahme, soweit sie lediglich auf den Einfluß dieser Faktoren auf Entwicklung und Fortschreiten der Arteriosklerose verschiedener Gefäßprovinzen abzielt. Völlig anders freilich wird aber die Situation dann, wenn die den einzelnen Krankheiten, die u. a. unter den Risikofaktoren zu rubrizieren sind, eigenen pathologisch-anatomischen und pathologisch-physiologischen Gegebenheiten, wenn also die Konsequenzen der Multimorbidität des Alters Berücksichtigung finden. Tab. 2-12 faßt die Zahl der klinisch bedeutsamen Diagnosen bei 372 Hypertonikern zusammen (Michel, 1973). Sie dokumentiert für die Kombination Alter + Hypertonie ein Verhalten, das vom Alter allein bekannt ist.

Drei oder vier Diagnosen beim gleichen Patienten treten erstmals im dritten Lebensdezennium auf, gewinnen aber erst mit zunehmendem Alter Bedeutung. Fünf und mehr Diagnosen erscheinen ab vierter Lebensdekade, lassen aber im weiteren Lebenslauf keine altersgerichtete Beziehung erkennen.

Auf die Bedeutung hypertonieunabhängiger Erkrankungen der Nieren und ableitenden Harnwege – Prozesse des kleinen Beckens sind ihnen gleichzusetzen – wurde bereits hingewiesen. Als weitere gravierende Begleiterkrankungen sind Übergewichtigkeit und Diabetes mellitus zu nennen.

Rund 20 % der von uns selbst untersuchten Hypertoniker waren normalgewichtig. Die große Zahl der Übergewichtigen hatte das 50. Lebensjahr überschritten. Zwangsläufig muß damit aber im Alter, also in dem Lebensabschnitt mit geringsten Adaptationsmöglichkeiten, die Summation der funktionellen Auswirkungen beider Multimorbiditätskomponenten – Hypertonie und Übergewicht – auf das kardiovaskuläre System dem Zusammentreffen beider Prozesse die für Verlauf und Prognose entscheidende Bedeutung verleihen. Wenn bei Adipositas die

Tab. 2-12: Multimorbidität bei Hypertonikern in Abhängigkeit vom Alter (n = 372) (nach Michel, 1973)

Alter	Zahl der Diagnosen								prozentuale Häufigkeit							
	1	2	3	4	5	6	7	>7	1	2	3	4	5	6	7	>7
<20	5	2	–	–	–	–	–	–	71	29	–	–	–	–	–	–
–30	6	2	1	1	–	–	–	–	60	20	10	10	–	–	–	–
–40	2	3	–	2	2	2	2	–	15	25	–	15	15	15	15	–
–50	3	14	20	6	1	–	–	–	7	32	45	14	2	–	–	–
–60	5	23	21	23	8	4	2	–	6	26	24	26	9	5	3	1
–70	3	12	42	41	26	4	3	1	2	9	32	31	32	3	2	–
–80	–	2	22	20	11	7	5	–	–	3	33	30	16	10	8	–
>80	–	–	9	2	–	2	–	–	–	–	68	16	–	16	–	–
gesamt	24	58	115	95	48	19	12	1								

Hypertonie dreimal häufiger zur Todesursache wird als bei Untergewichtigkeit, dann bietet sich als Erklärung dieser Feststellung an, daß neben rein vaskulären Folgen beider Krankheitskomponenten zur Volumenbelastung des Herzens in Abhängigkeit vom Übergewicht bzw. von der vergrößerten Körperoberfläche des Adipösen in Verbindung mit mehr oder weniger ausgeprägten respiratorischen Störungen die Druckbelastung durch die Hypertonie in Kombination mit einem erhöhten Sauerstoffbedarf des Organismus und des Herzens tritt.

Wenn es heute manchem opportun erscheint, die gesundheitlichen Auswirkungen der Adipositas zu bagatellisieren, dann müssen die Konsequenzen einer solchen saloppen Auffassung in besonderem Maße den übergewichtigen alten Hypertoniker treffen, und zwar umso mehr, je übergewichtiger er ist.

Die besondere Bedeutung des Diabetes mellitus für die Hypertonie und ihren Verlauf wurde bereits erwähnt (Steinmann und Kunz, 1978; Heyden, 1981). Es erscheint bemerkenswert, daß bei unseren Patienten jenseits des 50. Lebensjahres der Prozentsatz diabetischer Hypertoniker jenen der «reinen» Hypertoniker übertrifft. Diese Beobachtung könnte entweder dafür sprechen, daß mit zunehmender Hypertoniedauer und damit selbstverständlich mit fortschreitendem Lebensalter die diabetische Stoffwechselstörung häufiger manifest wird, oder daß Beziehungen zwischen Ausmaß der Drucksteigerung und Häufigkeit eines Diabetes mellitus bestehen. Die theoretische Möglichkeit, daß auch die antihypertensive Therapie (z.B. Saluretika) Bedeutung haben könnte, läßt sich kaum stützen. Demgegenüber scheint ein anderer Gesichtspunkt nachprüfenswert. Subtile histologische Untersuchungen des Pankreas von Hypertonikern haben ausnahmslos eine stenosierende Sklerose der Arterien der Langerhansschen Inseln mit Hyalinisierung der Inseln ergeben (Liebegott, 1963). Aus diesem Befund wurde gefolgert, daß die Arteriosklerose des Hypertonikers zu einer chronischen Durchblutungsinsuffizienz der Langerhansschen Inseln und auf diesem Wege beim älteren Hypertoniker unbeschadet aller anderen zur Zuckerkrankheit disponierenden Faktoren zu einem Diabetes mellitus führen kann. Es würde sich damit um eine echte kombinierte Multimorbidität im Sinne von Schubert (1973) handeln.

Abschließend sei noch eine Beobachtung erwähnt, die eine Bedeutung der Hypertonie als «Vitalfaktor» nahezulegen scheint (Michel, 1973). Patienten, die während der Kindheit oder Jugend eine schwere Kyphoskoliose erworben haben, überleben nur ausnahmsweise das 60. Lebensjahr. Es war uns aufgefallen, daß Patienten, die dennoch das 60. Lebensjahr überlebten, in einem größeren Prozentsatz, als der Normalverteilung entspricht, zugleich an einer Hypertonie litten (zwischen dem 60. und 70. Lebensjahr 78%, nach dem 70. Lebensjahr 87%). Über die pathophysiologischen Zusammenhänge läßt sich allenfalls spekulieren. Immerhin hat eine spätere Kontrolle diese Befunde nicht nur bestätigen können, sondern mit statistischer Methodik bei krankenhausbehandlungsbedürftigen hypertonen Kyphoskoliotikern auch eine leichtere Symptomatik und eine kürzere Krankenhausverweildauer ergeben.

2.2.2.6 Therapie

Allgemeine Überlegungen

Wer in der Literatur nach verbindlichen Angaben zur Indikation einer antihypertensiven Therapie im Alter sucht, wird dieses Beginnen sehr bald wieder enttäuscht beenden. Es läßt sich kaum ein Gebiet vorstellen, auf dem die Ansichten der Experten weiter auseinanderweichen, wobei sich diese Ansichten gelegentlich innerhalb weniger Jahre diametral wandeln. Hypertonologen einerseits und Geriater andererseits scheinen kaum einen gemeinsamen Weg finden zu können. Der Forderung, daß jede, auch die leichteste Form einer Hypertonie zu behandeln sei, steht die Feststellung gegenüber, daß keine Untersuchungsreihen existieren, nach denen im Alter Komplikationen des Hochdrucks durch eine drucksenkende Behandlung verringert werden können. Da wird einerseits eine Behandlung einer ausschließlich systolischen Hypertonie für unnötig – also ineffektiv – angesehen, andererseits vor einer Senkung diastolischer Blutdruckerhöhungen gewarnt. An anderer Stelle wird dann die präventive Bedeutung einer antihypertensiven Therapie auch im Alter betont. Dieser Feststellung steht gegenüber, daß durch eine solche Therapie genauso viele Herzinfarkte ausgelöst wie verhütet werden sollen, daß alte Menschen nur ausnahmsweise drucksenkende Medikamente benötigten, daß aber letztendlich für das Alter keine Studien vorlägen, die einen Nutzen oder einen Schaden der medikamentösen Blutdrucksenkung, sei es im Hinblick auf Prävention, Morbidität oder Mortalität, unter Beweis stellen (Lang, 1976; Amery et al., 1978b; Hochrein et al., 1978; Ostfeld, 1978; Holzgreve und Middeke, 1979; Klein, 1980; Prinsley, 1980; Stewart, 1980; Lohmann, 1980a und b), derartige Studien mithin dringlich erforderlich seien (Kannel et al., 1980).

Es bedarf kaum des Hinweises, daß diese Feststellungen und Schlußfolgerungen für die Therapie und den Therapeuten einer Hypertonie im geriatrischen Bereich von geringem Nutzen sind.

An zwei Tatsachen und Problemen kommen alle diese Überlegungen freilich nicht vorbei:

Z.Zt. beruht jegliche Einstellung zur antihypertensiven Therapie im Alter auf den Erfahrungen mit dieser Therapie bei Jüngeren (Holzgreve und Middeke, 1979; Lohmann, 1981b).

Die besondere und große Gefahr der Hypertonie liegt in ihren Komplikationen, die sich in der Überzahl erst beim älteren oder hochbetagten Menschen manifestieren. Hochdrucktherapie wird damit praktisch nahezu stets zur prophylaktischen Therapie, die das Ziel verfolgt, Zahl und Auswirkungen dieser Komplikationen zu verringern.

Dieses Ziel darf auf Grund epidemiologischer Studien zumindest für zerebrovaskuläre und renale Komplikationen sowie für die Herzinsuffizienz bei hypertoner Kardiopathie als erreicht bzw. erreichbar bezeichnet werden. Theoretisch besteht mithin gar kein Grund, den alten Patienten bei diesem «großen» therapeutischen Versuch auszuschließen, soweit folgende Fragen positiv beantwortet sind:

Läßt sich der Blutdruck im Alter auf gleiche Weise senken wie bei jüngeren Menschen?

Ist der gleiche günstige Effekt einer Blutdrucksenkung auf Morbidität und Mortalität wie im Erwachsenenalter auch im höheren Lebensalter zu erwarten?

Ist die Bedeutung des Risikofaktors «Hypertonie» für die Sekundärprävention jener der Primärprävention arteriosklerotischer Prozesse vergleichbar?

Können Verträglichkeit und Nebenwirkungen der antihypertensiven Therapie in den verschiedenen Altersklassen gleichgesetzt werden?

Ohne Einschränkung kann bejaht werden, daß sich der Blutdruck im Alter in gleicher Weise senken läßt wie bei jüngeren Menschen.

Frage zwei läßt sich derzeit nicht mit der erforderlichen Eindeutigkeit beantworten. Manche Beobachtungen sprechen dafür; vorsichtige Autoren möchten ihr Urteil von den noch ausstehenden Langzeitstudien abhängig machen. Bisher scheint sich abzuzeichnen, daß zumindest bestimmte, im höheren Alter häufiger auftretende Komplikationen der Hypertonie (z.B. Erstapoplexie, Herzinsuffizienz) verhindert, verzögert oder in ihrem Verlauf günstig beeinflußt werden können. Wenn sich diese Erfahrungen weiterhin bestätigen sollten, wären sie allein Rechtfertigung genug für eine konsequente Behandlung der Hypertonie auch im höheren Lebensalter. Da sich aus den bisherigen Ergebnissen die früher häufig postulierte Prävalenz diastolischer Blutdruckerhöhungen nicht ableiten läßt, zum anderen, wie dargestellt, bei der Hypertonie des Alters zumindest bei keiner kleinen Zahl von Mischformen einer essentiellen Hypertonie mit einem Elastizitätshochdruck ausgegangen werden muß, und schließlich die Blutdruckwerte und damit auch die Kriterien der sogenannten systolischen Hypertonie intraindividuell erheblichen Schwankungen unterworfen zu sein pflegen, besteht kein Anlaß, diese Therapie auf besondere «Hypertonieformen» zu beschränken.

Auch Frage drei kann heute noch nicht verbindlich beantwortet werden, wenn auch eine Reihe von Beobachtungen wahrscheinlich zu machen scheint, daß durch eine Korrektur von Risikofaktoren Bemühungen einer Sekundärprävention arteriosklerotischer Komplikationen nicht unterstützt werden. Ohne Zweifel wäre dies ein Argument, daß der Propagierung einer antihypertensiven Therapie im Alter entgegenstehen müßte.

Verträglichkeit und Nebenwirkungen der antihypertensiven Therapie können in den verschiedenen Altersklassen zwar gleichgesetzt werden, doch bestehen quantitative Unterschiede zwischen jüngeren und älteren Hypertonikern, die bei der praktischen Therapie zu beachten sind (s. Nebenwirkungen).

Diese Unterschiede lassen sich wie bei den meisten anderen Medikamenten in dem Satz zusammenfassen, daß zur Erzielung identischer Wirkungen beim älteren Menschen meist geringere Dosen eines Medikamentes erforderlich sind als beim jüngeren, und daß die Zahl möglicher und tatsächlicher Nebenwirkungen größer ist. Für die antihypertensive Therapie im Alter leiten sich daraus die Forderungen ab:

Der Blutdruck ist grundsätzlich langsam zu senken, wobei sich die Verminderung des diastolischen Blutdrucks eventuell über Wochen, in besonders gelagerten Fällen sogar über Monate erstrecken darf (Klein, 1980).

War der diastolische Blutdruck vor Therapie deutlich erhöht, sollte er auf Werte um 100 mm Hg gesenkt werden. Die systolische Drucksenkung wird allgemein auf Werte um höchstens 150 mm Hg begrenzt.

Andere Autoren begnügen sich mit einer Senkung in den Bereich der «Grenzwerthypertonie», der im Gegensatz zu jüngeren Patienten im höheren Alter, wie betont, mit etwa 180/100 mm Hg anzusetzen wäre (Gessler, 1982).

Um eine protrahierte Blutdrucksenkung zu erreichen, sind anfangs kleine (halbe) Dosen erforderlich und je nach Effekt zu belassen oder langsam zu steigern.

Schon vorsichtige Drucksenkung kann mehr Probleme bereiten als der zu behandelnde Hochdruck. Dies trifft umso mehr für eine brüske Blutdruckerniedrigung mit absolut und relativ zu hoher Dosis des verabreichten Antihypertonikums zu, bei der vor allem schwerwiegende zerebrale, aber auch koronare Komplikationen oder Verschlechterungen der Nierenfunktion drohen.

Ergänzend ist zu betonen, daß sich diese Ausführungen zur Therapie der Hypertonie im Alter auf jene Hypertonien erstrecken, bei denen sich jenseits des 60. Lebensjahres die Frage einer Behandlung der Hypertonie erstmals stellt. Hypertoniker, die seit Jahren oder Jahrzehnten bereits behandelt werden und in das höhere Alter gelangen, werden selbstverständlich unverändert weiter behandelt, sofern die Therapie gut vertragen wird, erfolgreich war und keine Gründe für eine Unterbrechung oder einen Abbruch sprechen. In Analogie sollte dann natürlich auch eine im höheren Alter erst begonnene antihypertensive Behandlung zur Dauertherapie werden, soweit keine medizinischen Gründe zu einem anderen Vorgehen zwingen (Klein, 1980). Bei Abbruch der Therapie erreicht der systolische Blutdruck bei alten Patienten in zwei Drittel der Fälle bereits in kurzer Zeit wieder den Ausgangswert (Kuramoto et al., 1978). Daß die aus der Hypertoniebehandlung jüngerer Patienten sattsam bekannten Complianceprobleme im Alter doppeltes Gewicht erlangen, braucht kaum betont zu werden. Das Ausmaß aber verblüfft: Apoplexien und Herzinfarkte wurden beim alten Patienten, die ihnen verordnete antihypertensive Medikamente konsequent nahmen, um fast 50 % seltener beobachtet als bei inkonsequenter Einnahme (Hypertension detection and follow-up program 1979).

Zusammenfassend sei folgende Einstellung zur geriatrischen Hypertoniebehandlung vorgetragen:

Solange nicht die Wirkungslosigkeit antihypertensiver Maßnahmen beim Hochdruck (situativer Hochdruck selbstverständlich ausgenommen) erwiesen ist, besteht bei Berücksichtigung der bekannten Auswirkungen der Hypertonie auf lebenswichtige Organe und der gesicherten Besserung und Reduzierung dieser Komplikationen durch eine effektive antihypertensive Therapie in jüngeren Jahren kein Grund, im Alter von den bewährten Therapieprinzipien abzuweichen. Der Möglichkeit häufigerer und schwerwiegenderer Nebenwirkungen der antihypertensiven Therapie ist aber Rechnung zu tragen.

Diese scheinbar klare Feststellung muß zwangsläufig mit zunehmendem Alter in steigendem Maße mit Fragezeichen versehen werden. Wenn, woran niemand zweifelt, antihypertensive Therapie in erster Linie eine prophylaktische Therapie repräsentiert, müssen ihr Wert und damit ihre Indikation immer fragwürdiger werden, je weniger zu verhindern oder je größer die Diskrepanz zwischen dem durch die Prävention zu überbrückenden Zeitraum und der verbleibenden Lebenserwartung ist. Antihypertensive Maßnahmen mit Blickwinkel Prophylaxe lassen sich deshalb in der neunten Lebensdekade oder später wohl nur dort begründen, wo wegen des klinischen Verlaufs «kurzfristig» mit schwerwiegenderen Komplikationen gerechnet werden muß oder kann.

Unter effektiver antihypertensiver Therapie sind im Alter noch mehr als in jüngeren Altersgruppen medikamentöse Maßnahmen zu verstehen. Empfehlungen diätetischer Art einschließlich NaCl-Restriktion, Aufforderungen, die Kalorienzufuhr und das Körpergewicht zu reduzieren, sich zu bewegen, aber physisch und psychisch nicht zu überfordern, sind in der Geriatrie fast symbolischer Natur. Sie scheitern an den Gewohnheiten des alten Menschen, die kaum in Ausnahmesituationen geändert werden, und an den Gegebenheiten seiner Umgebung und seines Alltags, deren Änderung entweder nicht möglich ist oder abgelehnt wird (selbst in Altenwohnheimen und -pflegeheimen).

Wer Wert auf Therapietreue seines geriatrischen Patienten legt, sollte ihn nicht durch unerfüllbare Auflagen zur Non-Compliance zwingen und erziehen.

Einfacher wird die Indikationsstellung für die antihypertensive Therapie im Alter natürlich dort, wo Besonderheiten oder bereits hypertensive Komplikationen bestehen, die bei persistierender Hypertonie rezidivieren können oder deren Auswirkungen durch die Hypertonie verstärkt, verlängert oder therapeutisch schlechter angehbar werden. Hierzu gehören sämtliche hypertensiven Organopathien mit klinisch manifesten Komplikationen, insbesondere zerebrovaskuläre Störungen und Herzinsuffizienz, hypertensive Retinopathie III oder IV (sehr selten im Alter), therapeutisch schwer beeinflußbare Angina pectoris sowie die zusätzliche Existenz gravierender Risikofaktoren und Patienten mit krisenhaften Blutdruckanstiegen.

Eine Indikation zur drucksenkenden Therapie wird demgegenüber im allgemeinen bei Hypertonien verneint, die, obwohl im Alter nicht selten, Folge spezieller hämodynamischer Besonderheiten sind und mit einem normalen oder gar erniedrigten arteriellen Mitteldruck einhergehen: z.B. Hypertonie bei Aorteninsuffizienz, bei höhergradigem Av-Block, bei Hyperthyreose, bei Morbus Paget.

Absolute oder relative Kontraindikationen für eine antihypertensive Therapie ergeben sich bei frischem Herzinfarkt, bei der im Alter nicht selten mit einer Hypertonie kombinierten Aortenstenose sowie bei höhergradigen Gefäßstenosen im zerebralen Bereich, z.B. Karotisstenose, Basilarisstenose. Bei derartigen Patienten sollte, soweit eine Blutdruckeinstellung aus bestimmten Gründen erforderlich ist, die Festlegung der «organbezogenen» Blutdruckgrenze (Lohmann, 1981a) unter stationären Bedingungen erfolgen.

Medikamentöse Therapie

Die medikamentöse Therapie der Hypertonie im Alter unterscheidet sich nicht grundsätzlich von jener anderer Altersstufen, mithin nicht von der Hypertoniebehandlung generell. Sieht man vom Guanethidin ab, so wird praktisch von der pharmazeutischen Industrie kein Antihypertonikum angeboten, das, allein oder in Kombination, nicht auch zur drucksenkenden Therapie im Alter empfohlen worden wäre: Diuretika mit oder ohne kaliumsparenden Effekt, Beta-Sympathikolytika, Reserpin, Alpha-Methyldopa, Clonidin, Vasodilatatoren einschließlich Prazosin (Lang, 1976; Veterans Administration Cooperative Study, 1977, Anderson et al., 1978; Bühler et al., 1978; Emeriau und Rumeau, 1978; Hochrein et al., 1978; Kirkendall et al., 1978; Elkowitz, 1979; Morgan et al., 1979; Pedersen und Michelsen, 1979; Brocklehurst et al., 1980; Klein, 1980; Lohmann, 1981a; Lohmann, 1981b; Gessler, 1982; Niarchos, 1980; Breddin et al., 1981; Bühler, 1981; Clemens, 1981; Henry et al., 1981 u.v.a.).

Geht man von den mitgeteilten Ergebnissen aus, müßte die antihypertensive Wirkung aller Substanzen im Alter weitgehend übereinstimmen, gleichgültig ob diese Substanzen als Monotherapie, in Zweier- oder Dreierkombination verabreicht werden (Kuramato et al., 1978., 1978). Bei dieser Sachlage müssen einmal die Erfahrungen des Therapeuten mit diesem oder jenem Mittel, zum anderen aber Art, Schwere und Häufigkeit von Nebenwirkungen über die Wahl der antihypertensiven Substanz entscheiden. Wegen der Geringfügigkeit der Nebenwirkungen und wegen des Umstandes, daß sich bei der Kombination mehrerer Antihypertensiva deren Wirkung addiert, gelegentlich wohl sogar potenziert, deren Nebenwirkungen aber sich wegen der niedrigeren Dosierung der Einzelbestandteile gegenüber der Monotherapie reduzieren, etabliert sich mehr und mehr ein Behandlungsschema, das unter dem Begriff «Stufentherapie» bekannt wurde (Klein, 1980; Vetter et al., 1980; Clemens, 1981). Ausgehend von einem Basistherapeutikum (Abb. 2-16), wird bei ungenügendem Effekt ein zweites und eventuell drittes Antihypertonikum hinzugefügt, wobei in der Regel mit einer günstigen Wirkung nur bei sinnvoller Kombination von blutdrucksenkenden Mitteln mit unterschiedlichem pharmakologischem Angriffspunkt gerechnet werden kann.

Als Basistherapeutika haben sich Beta-Sympathikolytika und Diuretika der Thiazidreihe bewährt. Auch wenn manche Autoren die Diuretika als Antihypertensivum der ersten Wahl bezeichnen (Bühler, 1981; Franz, 1981), wird dieses Attribut von anderen Autoren den Beta-Sympathikolytika zuerkannt. Es erscheint weder angebracht, noch durch die medizinischen Fakten gerechtfertigt, aus dieser gegensätzlichen Ansicht einen Grundsatzstreit zu entfachen, und zwar umso weniger, als in der pragmatischen Medizin mehrheitlich die beiden ersten Stufen des Dreistufenprogramms zusammengefaßt und Diuretika und Beta-Sympathikolytika von Beginn an als freie oder fixe Kombination verabreicht werden. Entscheidend allein dürfte sein, daß beide Substanzen in der Regel ausgezeichnet toleriert werden (Forette et al., 1979) und daß über Jahre kein Wirkungsverlust zu verzeichnen ist (Berglund, 1981), daß die altersphysiologische Abnahme der glatten Gefäßmuskulatur gegenüber Beta-Stimulation (Vestal et al., 1979; Yin, 1980), die durch den thiazidbedingten Natriumentzug noch verstärkt wird, den drucksenkenden Effekt der Kombination Beta-Sympathikolytikum + Diuretikum begünstigt und daß durch Beta-Sympathikolytika die für die Folgen einer Hypertonie wahrscheinlich besonders bedeutsamen Belastungsdruckanstiege verhindert, zumindest gemindert, die Blutdruckprofile also auf diese Weise geglättet werden (Franz, 1981; Lohmann, 1981a). Weiterhin erscheint gerade für die Therapie im Alter bedeutsam, daß Beta-Sympathikolytika kaum depressive Verstimmungszustände, Müdigkeit, orthostatische Dysregulationen, Retention von Salz und Wasser, Potenzstörungen und keine Beeinflussung des Konzentrationsvermögens verursachen (Breddin et al., 1981). Antihypertensive Wirkungsunterschiede haben sich bei den einzelnen Beta-Sympathikolytika, deren Gesamtzahl kaum noch zu übersehen ist, und bei den Thiazidderivaten nicht ergeben, soweit äquipotente Dosen verabreicht werden (Clemens, 1981). Bei Plasmakreatininwerten über 2 mg% verlieren die Thiazide an Wirksamkeit. Übergang auf Schleifendiuretika wird in diesen Fällen empfohlen.

Die Kontraindikationen dieser Therapie ergeben sich aus den Kontraindikationen der Einzelsubstanzen. Alter, selbst höheres Alter, beinhaltet keine zusätzlichen bzw. altersspezifischen Kontraindikationen. Die bekannten Gegenanzeigen einer Therapie mit Beta-Sympathikolytika sind im Alter aber häufiger gegeben (z.B. Herzinsuffizienz, bronchospasti-

Prinzip antihypertensiver Behandlung

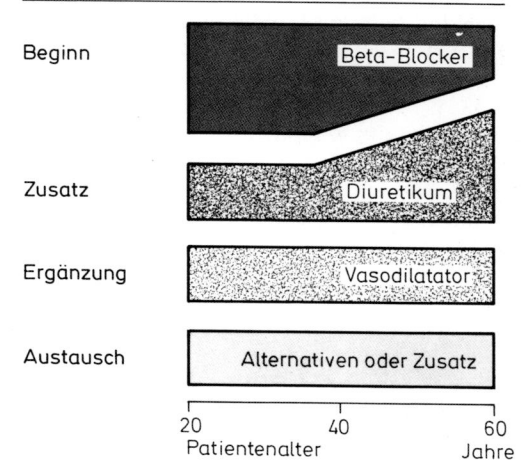

Beginn	Beta-Blocker
Zusatz	Diuretikum
Ergänzung	Vasodilatator
Austausch	Alternativen oder Zusatz

20   40   60
Patientenalter   Jahre

Abb. 2-16: Schema der Stufentherapie der Hypertonie einschließlich evtl. Modifikationen in Abhängigkeit vom Alter (nach Vetter et al., 1980).

sche Prozesse, höhergradige av-Blockierungen, Claudicatio intermittens). Die immer wieder erwähnten Auswirkungen der Therapie auf einen Diabetes mellitus oder eine Gicht nehmen in der Praxis einen nur geringen Stellenwert ein.

Bei rund 70% aller Hypertoniker läßt sich der Blutdruck mit der Kombination Beta-Sympathikolytikum + Diuretikum in den gewünschten Bereich senken. Weitere 20% sprechen auf die zusätzliche Verabreichung eines Vasodilatators an, wobei trotz unterschiedlicher Angriffspunkte Hydralazin und Prazosin etwa äquieffektiv sind (Bühler et al., 1978; Schnurr, 1980; Breddin et al., 1981; Bühler, 1981). Versagt diese Dreierkombination, müssen erhebliche regressive Gefäßveränderungen unterstellt werden. Eine Senkung des peripheren Strömungswiderstandes ist unter dieser Voraussetzung auch mit zusätzlichen Mitteln kaum noch möglich (Anderson et al., 1978).

Die Nebenwirkungen einer drucksenkenden Therapie unterscheiden sich im Alter qualitativ nicht von jenen, die bei jüngeren Patienten beobachtet werden können. Mehr oder weniger fortgeschrittene regressive Gefäßveränderungen alter Menschen in Kombination mit einer altersabhängigen Beeinträchtigung der regulativen und adaptativen Vorgänge bei plötzlichen Änderungen und Störungen der Kreislaufhomöostase führen im Alter jedoch häufiger zu Nebenerscheinungen als in jüngeren Jahren. Sie sind bei der Dosierung zu berücksichtigen, haben aber dennoch bei manchen Patienten den Abbruch der Behandlung zur Folge. Besonders betroffen sind Hypertoniker mit primär niedrigem diastolischem Druck und mit einer im Alter nicht seltenen orthostatischen Dysregulation, die, obwohl ausgangswertunabhängig, durch eine antihypertensive Therapie wesentlich verstärkt werden kann. Die dieser Störung inhärente permanente Bedrohung der Integrität des alten Patienten gewinnt auf diese Weise selbstverständlich ebenfalls an Bedeutung. Beta-Sympathikolytika üben den geringsten Einfluß auf diese Regulationsstörungen aus, die nach meiner Erfahrung im Alter zur häufigsten Kontraindikation einer antihypertensiven Therapie und zur häufigsten Ursache eines Abbruchs dieser Therapie werden. Auf keinen Fall sollte versäumt werden, bei einer blutdrucksenkenden Behandlung im Alter den Blutdruck regelmäßig im Liegen und Stehen zu messen.

Die der Beta-Sympathikolyse eigene Frequenzverlangsamung, die insbesondere bei hypertensiver und/oder koronarsklerotischer Kardiopathie mit einer im Alter häufig vorkommenden Neigung zu bradykarder Herzaktion interagieren kann, läßt sich im allgemeinen so lange vernachlässigen, als sie 60/Min. nicht unterschreitet, nicht mit einer therapieinduzierten PQ-Verlängerung einhergeht und die Frequenzanpassung bei körperlicher Belastung erhalten bleibt (Lohmann, 1981b).

Die üblichen Nebenwirkungen einer antihypertensiven Therapie brauchen, da sie im Alter mit jenen anderer Altersstufen übereinstimmen, nicht gesondert aufgeführt zu werden.

Die Therapie mit einem Beta-Sympathikolytikum verlangt bei geriatrischen Patienten nicht zwangsläufig die Verabreichung von Digitalis. Dieses Medikament ist nur dort zu geben, wo es auch ohne gleichzeitige Beta-Sympathikolytika-Medikation indiziert wäre. Der Rat, Digitalis beim alten Hypertoniker als erstes Medikament einzusetzen und Antihypertonika erst zu geben, wenn unter Herzglykosiden keine ausreichende Drucksenkung resultiert (Gessler, 1982), hat bisher genauso wenig allgemeine Anerkennung gefunden wie der Vorschlag, eine Herzinsuffizienz bei Hypertonie allein mit Antihypertensiva bzw. mit einer Senkung der Nachlast zu behandeln (Cohn, 1975; Bühler, 1981) und Herzglykoside nur zu verabreichen, wenn der Druck nicht ausreichend senkbar ist oder Antihypertonika mit negativ-inotropem Effekt Anwendung finden.

2.2.3 Hypotonie

2.2.3.1 Definition

Unter essentieller Hypotonie werden anhaltende Blutdruckwerte unter 110/60 mm Hg verstanden (Nelius, 1979; Cottier, 1980; Garnier, 1982 u. a.). In gleicher Weise wie bei der Hypertonie wird zwischen primärer und sekundärer Hypotonie unterschieden. Chronische Formen einer Hypotonie sind in der Regel im Liegen und Stehen nachweisbar. Ihre klinischen Konsequenzen sind gering.

Bedeutung für die Geriatrie besitzen weniger diese chronischen im Liegen nachweisbaren Dauerhypotonien, als vielmehr die relativen bzw. fokalen und die überwiegend passager auftretenden Hypotonien, bei denen trotz normalen oder gar erhöhten Blutdrucks als Folge von Gefäßstenosen ein intraarterieller Druckgradient auftritt mit dem Ergebnis einer poststenotischen Hypotonie und der Gefahr einer Durchblutungsdrosselung im zu versorgenden Gefäßbereich (z.B. Hirn, Herz, Gliedmaßen), und die orthostatische Dysregulation, bei der, unabhängig vom Liegeblutdruck Herzfrequenz und Blutdruck im Stehen Änderungen erfahren, die zu einer akuten Labilisierung des Kreislaufs bis zum Auftreten eines orthostatischen Kollaps führen können. Nicht der Ruheblutdruck pflegt bei dieser wichtigsten Form hypotoner Störungen chronisch beeinträchtigt zu sein, sondern die aktuelle Kreislaufreaktion beim Aufrichten des Körpers oder längeren Stehen.

Akute Hypotonien im Liegen gehören in die Symptomatik der Schocksyndrome. Sie sind nicht Gegenstand dieser Ausführungen.

2.2.3.2 Häufigkeit

Über die Häufigkeit der essentiellen chronischen Hypotonien im Alter sind mir genauso wenig verbindliche Daten bekannt wie für die relative Hypotonie. Es wird angenommen, daß etwa 2 bis 4 % der Gesamtbevölkerung unter hypotonen Symptomen leidet (Böhm, 1973). Diese Zahlen besagen nichts über die Häufigkeit der Hypotonie an sich, da sie mehrheitlich symptomlos zu bleiben pflegt.

Für die orthostatische Dysregulation ergaben sich bei eigenen Untersuchungen (Michel, 1954 und 1955b) Häufigkeiten, die in Abb. 2-17 graphisch dargestellt wurden. Danach weisen um das 50. Lebensjahr nur noch rund 50 % ein normales orthostatisches Blutdruck- und Frequenzverhalten auf; nach dem 60. Lebensjahr sind es nur noch rund 30 %. Es ist von einer kontinuierlichen Abnahme der orthostatischen Kreislaufstabilität in Abhängigkeit vom Alter auszugehen. In einem geriatrischen Pflegeheim fand Steen (1979) bei rund 25 % der Fälle orthostatische Hypotonien und pathologische Frequenzreaktionen.

2.2.3.3 Pathophysiologie

Hypotonien – gleichgültig ob primär oder sekundär, anhaltend oder passager – sind im Vergleich zur Normo- oder Hypertonie Ausdruck einer ungenügenden Förderleistung des Herzens, einer ungenügenden Füllung des Gefäßsystems oder eines herabgesetzten peripheren Strömungswiderstandes (Garnier, 9182) bzw. einer Kombination dieser Faktoren. Anatomische, vor allem aber humorale und nervöse regulatorische Einflüsse müssen in jedem Lebensalter verantwortlich gemacht werden, wenn sich der Blutdruck auf andere Werte einpegelt, als sie der «Norm» entsprechen. Im höheren Alter sollen Besonderheiten im Renin-Angiotensin-Aldosteron-System und eine gewisse Unfähigkeit des Organismus, die Natriumaus- und -zufuhr aneinander anzupassen bzw. eine ungenügende Antwort vaskulärer Noradrenalinrezeptoren auf Änderungen des Natriumgesamtpools eine Rolle spielen (Ghiminghelli und Lochtelli, 1969). Darüberhinaus wird vermutet, daß das sehr differenzierte Reglersystem selbst Alterungsvorgängen unterworfen ist (Steinmann et al., 1953; Garnier, 1972; Lang, 1967; Nelius, 1979; Garnier, 1982).

Nach einer Einteilung von Garnier (1982) finden sich Hypotonien als Folge ungenügender kardialer Förderleistung in chronischer Form bei primär myokardialen Prozessen, Herzklappenfehlern, konstriktiven Kardiopathien, Myxödem und schweren Arrhythmien, akut beim Karotissinus-Syndrom, Adams-Stokesschen Anfall sowie beim kardiogenen Schock und bei Lungenembolien. Es bedarf kaum der Erwähnung, daß, von wenigen Ausnahmen abgesehen, sämtliche aufgezählten Prozesse beim alten

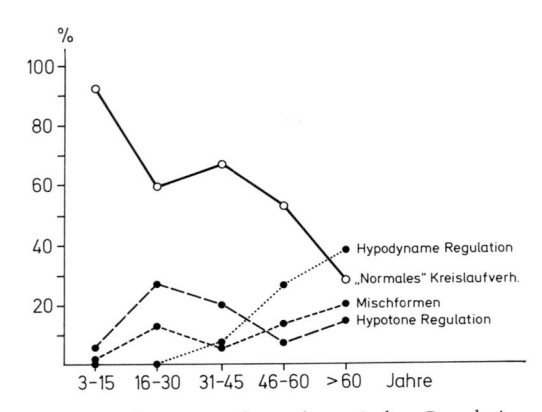

Abb. 2-17: «Altersgang» der orthostatischen Regulationsformen entsprechend der Nomenklatur von Schellong (n = 250) (nach Michel, 1955b).

Menschen nicht nur vorkommen, sondern bevorzugt auftreten.

Hypotonie infolge absoluter und/oder relativer Hypovolämie findet sich im Alter vorwiegend auf Grund einer verminderten Adaptationsfähigkeit des sklerosierten Gefäßsystems bei Kreislaufumstellungen (McLennan et al., 1980) auf Grund von akuten oder chronischen Flüssigkeits- oder Blutverlusten, von Mangelernährung, endokriner Insuffizienz oder längerer Bettlägerigkeit. Ungenügende Anpassung des peripheren Strömungswiderstandes schließlich geht im Alter zu Lasten neurologischer Erkrankungen mit Beteiligung des autonomen Nervensystems (Hirnstamminsulte, Vertebralis-Basilaris-Syndrom, diabetische und alkoholische Polyneuropathie, Morbus Parksinon, infektiös-toxische Lähmung vasomotorischer Zentren) und zu Lasten der Alterung des autonomen Nervensystems (White, 1980). Kein kleiner Prozentsatz wird iatrogen verursacht: Verordnung von Pharmaka mit neurovasotroper Haupt- oder Nebenwirkung.

Obwohl sich so eine Menge ätiologischer bzw. pathogenetischer Faktoren für abnorm niedrige Blutdruckwerte und durch diese ausgelöste Störungen und Beschwerden aufzählen läßt, gewinnt die Hypotonie im Alter ihre Bedeutung durch eine Einschränkung oder Insuffizienz der orthostatischen Kreislaufstabilität. Wie gezeigt wurde (Abb. 2-17), besteht hier eine Alternsabhängigkeit, aus der abgeleitet werden muß, daß die bei aufrechter Körperhaltung kreislaufstabilisierend eingreifenden kompensatorischen Vorgänge mit zunehmendem Alter infolge alternsphysiologischer oder -pathologischer funktioneller oder morphologischer Einflüsse unzureichend werden oder völlig versagen. Diese durch kritische Blutdrucksenkung charakterisierte orthostatische Labilität oder Insuffizienz ist, wie betont, nicht an eine Hypotonie im Liegen oder bei ruhendem Patienten gebunden. Selbstverständlich wird sie aber dort doppelt an Bedeutung gewinnen, wo sich Mechanismen, die zu einer Erniedrigung des Ruheblutdrucks in hypotone Bereiche führen, mit Fakten kombinieren, die die Kreislaufkompensation bei aufrechter Körperhaltung in Frage stellen. Dies jedoch ist in Abhängigkeit vom Alter in progredientem Ausmaße der Fall.

Vereinfacht ausgedrückt, sind für die orthostatische Stabilität oder Labilität einmal das im Stehen in die untere Körperhälfte «versackende» Volumen, dem praktisch im Verhältnis 1:1 eine Verminderung des Volumens aus der oberen Körperhälfte (oberhalb des hydrostatischen Indifferenzpunktes = etwa Nabelhöhe) parallel geht, und zum anderen Qualität und Effektivität der dadurch reflektorisch ausgelösten Kreislaufumstellungen ausschlaggebend.

In den Beinen herrscht im Liegen zwischen mittlerem arteriellem und venösem Druck ein Gefälle von rund 85 mm Hg. Im Stehen wird diese Differenz zumindest ab zweiter Minute durch den hydrostatischen Druck weitgehend ausgeglichen. Dies führt nach einer passageren Durchblutungszunahme in der Initialphase des Stehens (Barbey und Barbey, 1966; De Marées, 1974) zu einer erheblichen Volumenzunahme in den kapazitiven Gefäßen der unteren Extremitäten (versackendes Blutvolumen: 200 bis 800 ml innerhalb von 10 bis 20 sec) mit konsekutiver Verminderung des venösen Rückflusses, des zentralen venösen Drucks und des rechtsventrikulären Füllungsdrucks. Dies wiederum zieht eine Abnahme des zentralen Blutvolumens, des Herzminutenvolumens und des kardialen Auswurfvolumens nach sich (De Marées, 1977). Die bei vasomotorisch gesunden Personen rasch einsetzende Sympathikusaktivierung mit Erhöhung des peripheren Strömungswiderstandes sorgt für eine Kreislaufzentralisation, die, kombiniert mit einer Zunahme der Adiuretinproduktion und einer Aktivierung des Renin-Angiotensin-Aldosteron-Systems einen ausreichenden Blutdruck und eine genügende Durchblutung sauerstoffbedürftiger Organe (vor allem Gehirn, Herz) gewährleistet.

Die Unterscheidung in eine orthostatische Früh- und Spätreaktion ist für die Geriatrie von untergeordneter Bedeutung.

Wenn versackendes Blutvolumen und die Qualität der sekundären nervös-regulatorischen Vorgänge aber zum Kernproblem des Kreislaufverhaltens im Stehen werden, müssen alle Faktoren, die diese zentralen Größen negativ beeinflussen, die orthostatische hämodynamische Stabilität und damit letztlich die Integrität des Organismus bei aufrechter Körperhaltung in Frage stellen. Es wird zu zeigen sein, daß die Störanfälligkeit der orthostatischen Homöostase durch altersabhängige Besonderheiten nicht unwesentlich geschürt werden kann.

Das versackende Blutvolumen muß umso größer sein, je geringer die venöse Vorfüllung und je größer der Gesamtquerschnitt der Kapazitätsgefäße in den unteren Gliedmaßen sind, je größer der Gradient zwischen intravasalem und extravasalem Druck ist, andererseits muß die Größe des versackenden Blutvolumens aber auch durch die Schnelligkeit der Blutverlagerung bei Beginn des Stehens und damit vom peripheren arteriellen Strömungswiderstand und vom Venentonus bestimmt werden (De Marées, 1977). Entscheidend für das Verhalten in Orthostase wird letztlich aber stets die venöse Seite: Sie enthält 99,5% des versackten Blutvolumens (Gauer, 1972)!

Gerade das Venensystem, das selbst bei intaktem orthostatischem Kreislaufverhalten gern zur Schwachstelle für die Kreislaufzentralisation wird (Gersmeyer und Yasargil, 1970; Gauer und Lange, 1974), ist aber alternsabhängig einer Reihe von Veränderungen unterworfen, die zwangsläufig eine Zunahme des versackenden Blutvolumens mit sich bringen müssen (Schneider, 1982): Venensklerose (Vergrößerung des transmuralen Druckgradienten); Varikosis, chronische venöse Insuffizienz im Rahmen postthrombotischer Syndrome und Retikulärvarizen, deren schwere Formen im 6. Lebensdezennium dreimal häufiger sind als im mittleren Lebensalter (Zunahme der venösen Kapazität); Insuffizienz oder Verlust der Venenklappen in Kombination mit insuffizienten Vv. communicantes (Zunahme der venösen Kapazität und Abnahme der mittleren arteriovenösen Druckdifferenz als Folge des hydrostatischen Druckzuwachses), ein Befund, der ab 35. Lebensjahr zunehmend Bedeutung erlangt (May und Nissl, 1973).

Nach dem 60. Lebensjahr haben 9 von 10 Patienten pathologische Venenveränderungen (Lindemayer und Sandler, 1978), die eine abnorme Vergrößerung des versackenden Blutvolumens begünstigen und damit zu einer orthostatischen Kreislaufinsuffizienz disponieren. Hinzu kommen eine Abnahme der Muskelpumpe als Folge einer im Alter immer häufiger oder ausgeprägter werdenden Atrophie der Gliedmaßenmuskulatur (Verkleinerung des venösen Rückflußvolumens) und Störungen der Vasomotorik (niedriger peripherer arterieller Widerstand und verminderter Venentonus), für die neurologischen Erkrankungen des höheren Lebensalters dominierende Bedeutung zukommt. Genannt seien vor allem diabetische und alkoholische Polyneuropathie, perniziöse Anämie, fortgeschrittene Zerebralsklerose, Zustand nach Hirninsulten (Garnier, 1982) und neurologische Folgen eines Verschlusses einer A. carotis int. (Matsubara et al., 1979), aber auch unerwünschte Nebenwirkungen neuro- und vasotroper Medikamente.

Auch wenn die neurogen gesteuerten vasomotorischen Regulationsvorgänge für die orthostatische Kreislaufstabilität sicher bedeutsam sind, muß angesichts der beim alten Menschen möglichen Zunahme des versackenden Blutvolumens auf Grund struktureller Venenveränderungen für diese Lebensperiode die Gültigkeit der Thesen, daß bei neurologisch Gesunden keine orthostatischen Hypotonien möglich seien (Johnson et al., 1965) in Zweifel gezogen werden. Die Dominanz der altersabhängigen und -typischen Veränderungen der Venenstruktur und -funktion ist wegen der sich daraus ergebenden therapeutischen Konsequenzen von Belang.

Als weitere nicht zu vernachlässigende pathogenetische Faktoren für eine orthostatische Dysfunktion sind so häufige Begleiterscheinungen des höheren Alters wie Exsikkose oder Inaktivität bzw. Bettlägerigkeit zu nennen.

2.2.3.4 Klinik

Obwohl für die Therapie von untergeordneter Bedeutung, sollte auch im Alter versucht werden, zwischen essentieller und sekundärer Hypertonie zu differenzieren (Tab. 2-13).

Die vom Hypotoniker geklagten Beschwerden sind unspezifisch, besitzen keine altersbezogenen Akzente und unterscheiden sich praktisch nicht von jenen, die von Hypertonikern geklagt werden. Sie bestehen vor allem im Schwarzwerden vor den Augen, körperlicher und geistiger Ermüdbarkeit, Schwindel, Leeregefühl im Kopf, Kältegefühl in den Gliedmaßen, Ohrensausen, kardiotropen Mißempfindungen, Schlafstörungen, Reizbarkeit (Brähler, 1979). Das Auftreten entsprechender Veränderungen bei Lagewechsel oder aufrechter Körperhaltung ist ausdrücklich zu erfragen. Lageabhängigkeit der Beschwerden kennzeichnet die orthostatische Dysregulation, bei der sie in Extremfällen in einen orthostatischen Präkollaps oder Kollaps münden können.

Provoziert oder verstärkt werden entsprechende Symptome durch körperliche Belastungen, Fieber, heiße Bäder, sommerliche Wärme, Nahrungsaufnahme, Miktion (insbesondere beim Mann) oder Verrichtungen, die mit einem Valsalva-Effekt einhergehen, aber auch durch Anämie, schwere Arrhythmien (Abate et al., 1979) und Natriummangel (z. B. nach forcierter Diurese oder nach Erbrechen). Besonders wichtig – vor allem für die Geriatrie – sind iatrogene Hypotonien und orthostatische Regulationsstörungen. Sie spielen eine Rolle, die gar nicht überschätzt werden kann, vor allem bei der Therapie mit Antihypertonika, Diuretika, Trizyklika, Anticholinergika, Antiparkinsonmitteln, Antihistaminika, Phenothiazinen, aber auch bei antianginösen Mitteln mit venodilatierender Wirkung (z. B. Nitrate) und bei Kalziumantagonisten.

Objektive Allgemeinsymptome: Blässe, Zyanose, kalt-schweißige Haut, Tachykardie, pulsus parvus. Der Radialispuls kann im Stehen verschwinden.

Die Diagnosesicherung erfolgt durch die Blutdruckmessung im Liegen, Sitzen und/oder Stehen. Niemals genügt eine einzige Messung. Eine Hypotonie darf angenommen werden, wenn der Blutdruck im Liegen «konstant» die für diese Blutdruckanomalie kennzeichnenden Kriterien aufweist oder im Stehen für orthostatische Dysregulation charakteri-

Tab. 2-13: Differentialdiagnose der chronischen oder chronisch-rezidivierenden Hypotonie (nach Cottier, 1980)

Hypotonieform	Ursache (z. B.)	wichtigste Mechanismen
Primäre Hypotonie	«essentielle»	Regulationsstörung des autonomen Nervensystems
orthostatische Hypotonie (hyperdiastolisch)	konstitutionell, Veränderungen des Venensystems	Versacken des Blutes
Sekundäre Hypotonie		
kardiovaskuläre Hypotonie	Klappenstenose, Aortenbogensyndrom	Vermindertes Minutenvolumen
neurogene Hypotonie (hypodiastolische orthostatische Hypotonie)	Erkrankung zerebraler, spinaler und periphernervaler Art	Morphologisch definierte Störung des autonomen Nervensystems (wichtigste Form im Alter)
endokrine Hypotonie	Morbus Addison, Hypothyreose, adrenogenitales Syndrom, Hypophysenvorderlappeninsuffizienz, Bartter-Syndrom	Vermindertes Minutenvolumen (Hypovolämie, NaCl-Mangel)

stische Veränderungen zeigt. Zwischen diesen Blutdruckbesonderheiten und klinischen Erscheinungen besteht nur eine sehr lockere Korrelation, die Mehrzahl der alten Personen mit «pathologischem» hypotonem Blutdruckverhalten ist asymptomatisch (Steen, 1979; Berkman et al., 1980).

In Abhängigkeit vom Puls- und Blutdruckverhalten im Stehen wird eine hyperdiastolische – Synonym: Hypotone Regulationsstörung (Schellong und Lüderitz, 1954) – von einer hypodiastolischen orthostatischen Dysregulation – Synonyme: Hypodyname Regulationsstörung (Schellong und Lüderitz, 1954), asympathikotone Form (Thulesius und Ferner, 1972; Thulesius, 1976), idiopathische (Schirger, 1962; Garnier, 1982) – getrennt. Letztere scheint für das höhere Alter besonders bedeutsam. Sie wird auf degenerative, toxische oder medikamentöse Schädigungen des Nervensystems – olivo-ponto-zerebellarer Bereich (Mark, 1969; Evans et al., 1972), Sympathikuskerne im Rückenmark (Johnson et al., 1966), periphere Nerven – bezogen und nimmt ab 40. Lebensjahr kontinuierlich zu (Abb. 2-17). Hingegen haben die in der Jugend ungemein häufigen hypotonen orthostatischen Regulationsstörungen als Erscheinungsform des hyperkinetischen Syndroms im Alter kaum noch einen Platz.

Bei der hyperdiastolischen orthostatischen Regulationsstörung steigt der diastolische Blutdruck im Stehen um mehr als 15 mm Hg an, der systolische Blutdruck fällt ab. Die Blutdruckamplitude erfährt also eine meist sehr ausgeprägte Verkleinerung, und die Frequenz steigt markant an. Bei der hypodiastolischen Form fallen systolischer und diastolischer Blutdruck bei annähernd gleichbleibender Frequenz und Blutdruckamplitude ab.

Im Alter erfolgen die erwähnten Frequenzbewegungen weniger ausgeprägt und langsamer (White, 1980), die Änderungen des systolischen Blutdrucks sind in der Regel ausgiebiger als die des diastolischen (Teraoka, 1978).

Als Untersuchungsmethoden eignen sich zur Erfassung einer orthostatischen Kreislauflabilität im Alter wegen der Unkompliziertheit ihrer Durchführung der Schellong-Test bzw. seine Modifikation nach Thulesius.

Die bekannten orthostatischen EKG-Veränderungen (z.B. Rechtsdrehung, Amplitudenzunahme von P, ST-Senkung und T-Abflachung bis -Negativierung in den Ableitungen III und II) korrelieren nicht mit der Güte der orthostatischen Puls- und Frequenzreaktion, sind Ausdruck der sympathischen Gegenregulation und werden mit zunehmendem Alter immer seltener registriert (Abb. 2-18) (Michel, 1955a).

Bezüglich der Komplikationsmöglichkeiten einer Hypotonie oder orthostatischen Regulationsstörung ist festzuhalten, daß sie im Alter wegen der verminderten Anpassungsfähigkeit einer sklerosierten, nicht selten stellenweise stenosierten und rarefizierten Makro- und Mikrozirkulation zu schwerwiegenden Folgen führen kann (Garnier, 1982). Sie betreffen vor allem das Gehirn (ischämischer Insult, Demenz u.a.), das Herz (Angina pectoris, Herzinfarkt), die Nieren (Niereninsuffizienz), das Auge (Amaurosis intermittens), das Gehör (Hörsturz), die Gliedmaßen (Claudicatio intermittens) und das Integument (ra-

sche Entwicklung eines ausgedehnteren Dekubitus). Bei ad hoc vorgenommenen Testungen alter Patienten mit orthostatischer Hypotonie war allerdings durch dreistündiges Stehen kein negativer Einfluß auf die geistigen Funktionen zu erzielen (Myers et al., 1978).

Als häufigste und klinisch auch relevante Komplikationen sind die aus Stürzen infolge orthostatischer Dysregulation sich ergebenden Körperverletzungen, vor allem Frakturen, zu nennen. Sie ereignen sich mit Vorliebe, wenn ein orthostatisch labiler Patient aus dem Liegen sofort in den Stand übergeht (z.B. nachts), weil die Entleerung des Venensystems im Liegen ein großes orthostatisch versackendes Blutvolumen ermöglicht.

Nicht vergessen werden sollten bei den Komplikationen die nicht selten aus orthostatischen Beschwerden und Fehlleistungen (Schwindel, Unsicherheit, Angst vor Gehen und Stehen) mit folgender Immobilität resultierenden reaktiv-depressiven Verstimmungen mit ihren Auswirkungen auf den Tages- und Lebensablauf des alten Menschen.

Die früher meist bejahte Frage, ob nächtliche Druck- und Frequenzabfälle im Rahmen der sogenannten trophotropen Phase analoge Komplikationen auszulösen vermögen (relative Hypotonie), wird auf Grund der Ergebnisse der modernen Schlafforschung und telemetrischer nächtlicher Blutdruckmessungen heute zwar unterschiedlich, vorwiegend aber im negativen Sinne beantwortet.

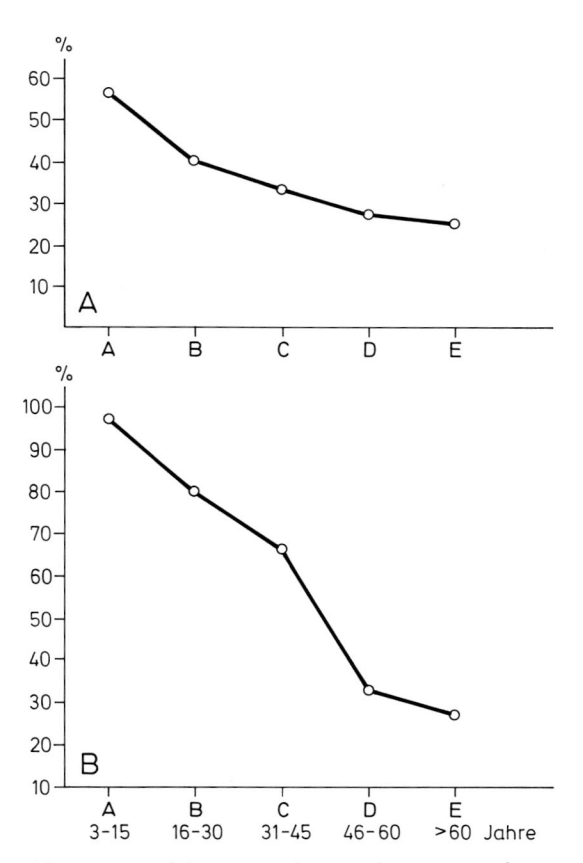

Abb. 2-18: Häufigkeit «typischer» Orthostaseveränderungen des Elektrokardiogramms in Abhängigkeit vom Alter (n = 250) (nach Michel, (1955a). – A: orthostatische ST-Senkung; B: orthostatische T-Veränderungen.

2.2.3.5 Therapie

Die Behandlung der arteriellen Hypotonie und orthostatischen hypotonen Dysregulation weist nur wenige geriatrische Besonderheiten auf. Sie ergeben sich aus der häufigen Interaktion einer Kreislauflabilität im Stehen mit zentralen Störungen der Puls- und Blutdruckregulation und mit Veränderungen des Venensystems. Wenn betont wurde, daß die bei aufrechter Körperhaltung versackende Blutmenge und damit Zustand und Funktion der venösen Strombahn die ausschlaggebende Größe für Suffizienz oder Insuffizienz der orthostatischen Kreislaufanpassung sind, muß die logische Konsequenz sein, das sich im Stehen in die untere Körperhälfte verlagernde Blutvolumen so klein wie möglich zu halten. Medikamentöse Maßnahmen spielen hierbei eine untergeordnete Rolle. Weitaus wichtiger zumindest sind die Verminderung von Immobilität und Bettlägerigkeit des alten Patienten, das Vermeiden plötzlichen Aufstehens aus dem Liegen mit sofortigem Losgehen und das Üben der Muskelpumpe in den unteren Gliedmaßen, sowie das Tragen gut angepaßter Kompressionsstrümpfe. Auf diese Weise lassen sich der venöse Gefäßquerschnitt verkleinern und der venöse Rückfluß verbessern.

Medikamentös kann dieser Effekt durch Dihydroergotamin verstärkt werden, das über eine Venokonstriktion die Speicherkapazität des Niederdrucksystems verringert (Rieckert, 1979). Maßnahmen, die der Erhöhung des peripheren arteriellen Widerstandes dienen (Sympathikomimetika), also im Sinne der physiologischen Gegenregulation wirken, erhöhen vor allem den Liegedruck und bringen deshalb bei orthostatischer Dysregulation kaum Nutzen, können statische Insuffizienzen sogar fördern (Gersmeyer und Yasargil, 1970). Ein günstiger Effekt, der dem Indometacin im Sinne einer Erhöhung des peripheren Strömungswiderstandes bei orthostatischer Störung alter Parkinsonpatienten nachgesagt wurde (Abate et al., 1979), bedarf noch der Bestätigung.

In letzter Zeit wurde mehrfach Gutes von einer Kombination des venös angreifenden Dihydroergotamins (2 mg) mit dem alpha- und beta-stimulierenden Etilefrin (20 mg) berichtet (Dihydergot plus®), von dem besonders Alte mit orthostatischer Dysregulation profitieren sollen (Muth und Jansen, 1980; Bracharz und Polzien, 1981; Lange und Echt, 1981).

Weitere Möglichkeiten:
Allgemeine Maßnahmen:
Kochsalz- und eiweißreiche Diät (zusätzliche Verabreichung von 2 bis 4 g NaCl/die), soweit keine Herzinsuffizienz besteht. Günstig wirkt gelegentlich auch morgens nach dem Aufwachen, also vor dem Aufstehen, eine Tasse Bohnenkaffee (Lang, 1976).
Medikamentös:
Absetzen oder Dosisverringerung aller Medikamente mit drucksenkendem oder orthostatisch labilisierendem Effekt.
Anstatt des Bohnenkaffees morgens ein Sympathikomimetikum (selbst bei alten Hypertonikern!).
Beta-Sympathikolytika, die bei orthostatischer Dysregulation Jugendlicher oft eine erstaunlich günstige Wirkung entfalten, sind nur bei dem im Alter seltenen hyperkinetischem Syndrom mit orthostatischer Dysregulation geeignet.

Der Empfehlung, in therapierefraktären Fällen Anabolika und vor allem Mineralokortikoide (Na-Retention, z.B. durch Astonin H) zu versuchen, sollte man bei alten Patienten nur mit Zurückhaltung folgen. Es wurden erhebliche Steigerungen des Liegeblutdrucks mit Retinopathie und Kardiomegalie beobachtet (Chobanian et al., 1979).

Wesentlich ist die Vermeidung von Maßnahmen (z.B. Diuretika), die zu einem Flüssigkeits- und Kochsalzverlust führen können.

Bei relativer Hypotonie, die eine Indikation für Vasopressoren sein kann, sind Nutzen und Nachteil einer zusätzlichen Digitalisierung abzuwägen (Nelius, 1979).

Schwere asympathikotone orthostatische Dysregulationen sind kaum einer Therapie zugängig, es sei denn, es gelingt eine Beeinflussung der zu Grunde liegenden Erkrankung. Die für hoffnungslose Fälle konstruierten Druckanzüge (die eine venöse Kompression der unteren Körperhälfte bewirken sollen) kommen für geriatrische Patienten kaum in Betracht.

Literatur

Abate, G., R.M. Polimeni, F. Cuccurullo et al.: La aritmia posturali nel vecchio. G. Gerontol. 27, 354 (1979)

Afifi, A.A., P.C. Chang, V.Y. Liu et al.: Prognostic indexes in acute myocardial infarction complicated by shock. Amer. J. Cardiol. 33, 827 (1974)

Allert, U., H. Cremer: Über die Organisation arteriosklerotischer Beete und Thromben im Koronarsystem. Verh. dtsch. Ges. Pathol. 52, 510 (1968)

Amery, A.K., R.H. Fagard, P.J. Lijnen et al.: High blood pressure above age sixty. Univ. Mich. med. Cent. J. 44, 114 (1978a)

Amery, A., H. Wasir, C. Bulpitt et al.: Aging and the cardiovascular system. Acta cardiol. 33, 443 (1978b).

Anderson, O., L. Hansson, R. Sivertsson: Primary hypertension refractory to triple drug treatment. Circulation 58, 615 (1978)

Barbey, K., P. Barbey: Die Blutverschiebung in die unteren Extremitäten bei der akuten orthostatischen Kreislaufbelastung. Med. Welt (N.F.) 33, 1963 (1966)

Ben-Zvi, J., F.J. Hildner, R.P. Janvier et al.: Progression of coronary artery disease. Amer. J. Cardiol. 34, 295 (1974)

Berglund, C.: β-blockers or diuretics in hypertension? Lancet I, 744 (1981)

Berkman, M., J.P. Magnier, M.D. Tran et al.: L'élévation tensionelle orthostatique du sujet âgé. Sem. Hôp. 56, 21 (1980)

Berthel, O., F.R. Bühler, W. Kiowski et al.: Decreased β-adrenoreceptor responsiveness as related to age, blood pressure, and plasma catecholamines in patients with arterial hypertension. Hypertension 2, 130 (1980)

Bock, K.D.: Jahrestagung der dtsch. Liga zur Bekämpfung des hohen Blutdrucks. Berlin 1980

Böhm, C.: Hypotonie und orthostatisches Syndrom. Internist 14, 511 (1973)

Bracharz, H., P. Polzien: Therapie hypotoner Kreislaufregulationsstörungen mit einer Kombination aus Dihydroergotamin plus Etilefrin. Münch. med. Wschr. 123, 177 (1981)

Brähler, E. et al.: Med. Welt 30, 723 (1979)

BREDDIN, K., H.P. WOLFF: β-Blocker bei Hypertonie. Herzmedizin **4**, 49 (1981)

BROCKLEHURST, J.C., T. HANLEY, M. MARTINI: Geriatrie für Studenten. D. Steinkopff, Darmstadt 1980

BRUNETT, W., J. MCCAFFREY: Surgical procedures in the elderly. Surg. Gynec. Obst. **134**, 221 (1972)

BÜHLER, F.R.: Stellung der beta- und alpha-Blocker im antihypertensiven Therapieplan. Herzmed. **4**, 60 (1981)

BÜHLER, F.R., W. KOWSKI, P. BOLLI et al.: Das Potential der beta-Blocker in der Hochdruckbehandlung. Internist **19**, 510 (1978)

BÜRGER, M.: Altern und Krankheit. G. Thieme, Leipzig 1960

ČEBOTAREV, D., F. KORKUŠKO, V. KALINOVSKAJA et al.: Die Hypertonie im höheren und hohen Alter. Klin. Medits **45**, 27 (1968) (russ.)

CHOBANIAN, A.V., L. VOLICER, C.P. TIFFT et al.: Mineralocorticoid induced hypertension in patients with orthostatic hypotension. N. Engl. J. Med. **301**, 68 (1979)

CLAWSON, R.J.: In: E.T. BELL (Hrsg.): Hypertension. Minnesota Press, 1951

CLEMENS, W.J.: Hochdrucktherapie. Beta-Blocker rücken auf Platz Eins. Herzmedizin **4**, 52 (1981)

COHN, J.N.: Indikation für Digitalistherapie. Akt. Geront. **5**, 489 (1975)

CONWAY, J.: Arteriosclerotic Hypertension. In: A.N. BREST, J.H. MOYER, L. FEBIGER (Hrsg.): Hypertension. Philadelphia 1961

COTTIER, H.: Pathogenese. Bd. I. Springer, Berlin–Heidelberg–New York 1980

DIEKE, M., J. MEUCHE, D. LOHMANN: Z. Alternsforsch. **20**, 14 (1967)

DÖRKEN, H.: Zur Epidemiologie und Klinik des Herzinfarktes. Internist **13**, 310 (1972)

ELKOWITZ, E.B.: Hypertension in the elderly. J. amer. Geriatr. Soc. **27**, 507 (1979)

EMERIAU, J.P., M. RUMEAU: Beta-bloquants et hypertension artérielle du sujet âgé. Nouv. Presse méd. **7**, 2803 (1978)

EPSTEIN, F.H.: Die Epidemiologie des Hochdrucks. Verh. dtsch. Ges. inn. Med. **80**, 36 (1974)

EVANS, D.J., P.D. LEWIS, O. MAHOTRA et al.: Idiopathic orthostatic hypotension. J. neurol. Sci **17**, 209 (1972)

FORETTE, F., J.F. HENRY, M.P. HENRY et al.: The treatment of hypertension in the elderly using a beta-blocker. Nouv. Presse med: **8**, 2881 (1979)

FRANKE, H.: Bischofsgrüner Kardiologengepsärch: Alterskardiologie, 1981

FRANKE, H., A. SCHRAMM: Herz- und Kreislaufbefunde im höchsten Lebensalter. Akt. Geront. **10**, 137 (1980)

FRANZ, J.W.: Sportarten mit überwiegend isometrischer Belastung bei Hypertonie kontraindiziert. Hochdruck **1**, 17 (1981)

FRICK, M., G. DAHLEN, K. BERG et al.: Serum lipids in angiographically assessed coronary atherosclerosis. Chest **73**, 62 (1978)

FROLKIS, V.V., V.V. BEZRUKOV, V.G. SHEVCHUK: Hemodynamics and its regulation in old age. Exper. Geront. **10**, 251 (1975)

GARNIER, B. (1972) zitiert nach GARNIER, B. (1982)

GARNIER, B.: Hypertonie und orthostatische Regulationsstörungen. In: A. STÖRMER, E. LANG, D. MICHEL et al. (Hrsg.): Schwerpunkte in der Geriatrie. Bd. VII, E. Banaschewski, München-Gräfelfing 1982

GAUER, O.H.: Physiologie des Menschen. Bd. III: Herz und Kreislauf. Urban und Schwarzenberg, München 1972

GAUER, O.H.: Nervous anatomy and physiology of cardiovascular control, an orthostatic regulation moderator's introduction. Cardiology **61**, (Supp. 1), 2 (1976)

GAUER, O.H., L. LANGE: Die Regulation des Niederdrucksystems. – In: H. DENGLER (Hrsg.): Das Orthostasesyndrom. K. Schattauer, Stuttgart 1974

GENEST, J., O. KUCHEL, P. LAROCHELLE: L'hypertension artérielle du sujet âgé. – Nouv. Presse méd. **8**, 3729 (1979)

GERSMAYER, E.F., C. YASARGIL: Schock- und Kollapsfibel. G. Thieme, Stuttgart 1970

GERSTENBLITH, G.: Noninvasive assessment of cardiac function in the elderly. In: M.L. WEISFELDT (Hrsg.): The aging heart. Raven Press, New York 1980

GERSTENBLITH, G., J. FREDERIKSEN, F.C.P. YIN et al.: Echocardiographic assessment of a normal adult aging population. Circulation **56**, 272 (1977)

GESSLER, U.: Besonderheiten der Hypertonie im Alter. In: A. STÖRMER, E. LANG, D. MICHEL et al. (Hrsg.): Schwerpunkte in der Geriatrie, Bd. VII. E. Banaschweski, München-Gräfelfing 1982

GHIMINGHELLI, P., R. LOCHTELLI: Aspetti del metabolismo idroelectrolitici e trattamento aldosteronico nell ipotensione. G. Gerontol. **11**, 1095 (1969)

GRADAUS, D., M. SCHELER, W. MÖNNINGHOFF et al.: Häufigkeit der röntgenologisch nachweisbaren Kranzgefäßverkalkungen bei Patienten über 65 Jahren und deren Zusammenhänge mit pathologischen EKG-Veränderungen und sklerogenen Risikofaktoren. Fortschr. Med. **99**, 1019 (1981)

GRIBBIN, zit. n. JOSEPH, J.A., B.T. ENGEL: Nervous control of the heart and cardiovascular system. In: M.L. WEISFELDT: The aging heart. Ravens Press, New York 1980

GOLDSTEIN, D.S.: The electrocardiogram in stroke. Stroke **10**, 253 (1979)

GOLOVCHENKO, S.F.: Blood vasopressin concentration of different age with hypertensive disease. Probl. endocrinol. **25**, 35 (1979)

GORDON, T., W.B. KANNEL: Predisposition to atherosclerosis in the head, heart and legs. J. amer. med. Ass. **221**, 661 (1972)

GORDON, T., W.P. CASTELLI, C. HJORTLAND et al.: Predicting coronary heart disease in middle-aged and older persons. J. amer. med. Ass. **238**, 497 (1977)

GOTZEN, R.: Hochdrucksymposion Berlin 1981, ref. Hochdruck **1**, 8 (1981)

HACKEL, F., H.V. VOIGT: Die Bedeutung der Hypertonie als Risikofaktor peripherer arterieller Durchblutungsstörungen. Ber. Ges. inn. Med. **8**, 235 (1972)

HAUSS, W.H., G. JUNGE-HÜLSING: Hochdruck und Myokardinfarkt. In: L. HEILMEYER und K.J. HOLTMEIER (Hrsg.): Hochdruckforschung. Thieme, Stuttgart 1965

HEINTZ, R., H. LOSSE: Arterielle Hypertonie. Thieme, Stuttgart 1969

HENRY, J.F., P. HENRY, F. FORETTE: L'hypertension artérielle du sujet âgé. Rev. méd. **22**, 27 (1981)

HEYDEN, S.: Risikofaktoren für das Herz. Studienreihe Boehringer 1974

HEYDEN, S.: Inzidenz der vaskulären Komplikationen und Erfolgsaussichten der Interventionsmaßnahmen bei Hypertonikern. In: E. ZEITLER (Hrsg.): Hypertonie. G. Witzstrock, Baden-Baden–Brüssel–Köln 1976

HEYDEN, S.: Risikofaktoren für Herz- und Kreislauferkrankungen. Mod. Med. **8**, 342 (1981)

HOCHREIN, H., O.A. BECK, H.N. LEHMANN: Besonderheiten in Diagnose und Therapie des Hochdrucks bei alten Menschen. Akt. Geront. **8**, 645 (1978)

HOLZGREVE, H., M. MIDDEKE: Über die Behandlungsbedürftigkeit der Hypertonie im Alter. Niere, Hochdruckkrankh. **8**, 144 (1979)

HORWITZ, H.: The diagnostic significance of anginal syndrome. J. amer. med. Ass. **229**, 1196 (1974)

HUTCHINS, G.: Structure of the aging heart. In: M.L. WEISFELDT (Hrsg.): The aging heart. Raven Press, New York 1980

Hypertension detection und follow-up program cooperative group national institutes of health. J. amer. med. Ass. **242**, 2562–2572 (1979)

Ito, K., T. Kubota, T. Yamada et al.: Changes in hormonal activities relative to the severity of essential hypertension. J. amer. geriatr. Soc. **27**, 193 (1979)

Jahnecke, J.: Risikofaktor Hypertonie. Studienreihe Boehringer 1974

Johannsson, B., L.E. Linder: Blood-brain barrier dysfunction in acute arterial hypertension induced by clamping of the thoracic aorta. Acta neurol. scand. **50**, 360 (1974)

Johnson, R.H., J.G. de Lee, D.R. Oppenheimer et al.: Autonomic failure with orthostatic hypotension due to intermediolateral column degeneration. Quart. J. Med. **35**, 276 (1966)

Johnson, R.H., A.C. Smith, J.M.K. Spalding et al.: Effect of posture on blood-pressure in elderly patients. Lancet I, 731 (1965)

Kannel, W.B.: Role of blood pressure in cardiovascular morbidity and mortality. Progr. cardiovasc. Dis. **17**, 5 (1974)

Kannel, W.B., T. Gordon: Evaluation of the cardiovascular risk in the elderly. Bull. N.Y. Acad. Med. **54**, 573 (1978)

Kannel, W.B., T.R. Dawber, D.L. McGee: Prospectives on systolic hypertension. Circulation **61**, 1179 (1980a)

Kannel, W.B., T. Gordon, W.P. Castelli et al.: Amer. int. med. **72**, 813 (1970)

Kannel, W.B., T. Gordon, M.J. Schwarz: Systolic versus diastolic blood pressure and risk of coronary disease. Amer. J. Cardiol. **27**, 335 (1971)

Kannel, W.B., A. Kagan, T.R. Dawber et al.: Geriatrics **17**, 675 (1962)

Kannel, W.B., P. Sorlie, T. Gordon: Labile hypertension: A faulty concept? – Circulation **61**, 1183 (1980b)

Kannel, W.B., P.A. Wolf, D.L. McGee et al.: Systolic blood pressure, arterial rigidity and risk of stroke. J. amer. med. Ass. **245**, 1225 (1981)

Kanther, R.: Hochdruck und Myokardinfarkt. Dtsch. med. Wschr. **98**, 216 (1963)

Kaufmann, W., V. Hossmann, U. Laaser: Hypertonie als Risikofaktor des kardiovaskulären Systems. In: E. Zeitler (Hrsg.): Hypertonie. G. Witzstrock, Baden-Baden–Brüssel–Köln 1976

Kimbris, D., P. Lavine, H. v. D. Broek et al.: Devolutionary pattern of coronary atherosclerosis in patients with angina pectoris. Amer. J. Cardiol. **34**, 295 (1974)

Kirkendall, W.M., J.J. Hammond, J.C. Thomas et al.: Prazosine and clonidine for moderately severe hypertension. J. amer. med. Ass. **240**, 2553 (1978)

Klein, W.: Moderne Hypertoniebehandlung bei älteren Patienten. Akt. Geront. **10**, 21 (1980)

Korkuško, O.V., E.G. Kalinovskaja: Mechanismen der Hochdruckentstehung im höheren Lebensalter. In: Hdb. der Gerontol. Bd. 3, Teil 1. G. Fischer, Jena 1979

Krönig, B.: Hochdrucksymposion, Berlin 1981, ref. Hochdruck **1**, 8 (1981)

Kuramoto, K., A. Seki, S. Matsushita et al.: Blood pressure elevation after withdrawal of antihypertensive drugs in the aged. Jap. J. Geriat. **15**, 562 (1978)

Lang, E.: Geriatrie. G. Fischer, Stuttgart 1976

Lange, H., P. Echt: Inn. Med. **8**, 45 (1981)

Lassen, N.A., A. Agnoli: The upper limit of autoregulation of cerebral blood flow on the pathogenesis of hypertensive encephalopathy. Scand. J. Clin. Lab. Invest. **30**, 113 (1972)

Liberthson, R.R., D.G. Pennington, M.L. Jacobs et al.: Coarctation of the aorta. Amer. J. Cardiol. **43**, 835 (1979)

Liebegott, G.: In: K. Oberdisse, K. Jahnke (Hrsg.): Fortschritte der Diabetesforschung. G. Thieme, Stuttgart 1963

Liebegott, G.: Die Morphologie der Koronarinsuffizienz. Münch. med. Wschr. **106**, 1063 (1964)

Lindemayer, H., R. Santler: Makromorphologische Veränderungen der oberflächlichen Basisvenen im höheren und höchsten Alter. In: K. Salfeld (Hrsg.): Ergebnisse der Angiologie. K. Schattauer, Stuttgart 1978

Linzbach, A.J., E. Akuamoa-Boateng: Die Altersveränderungen des menschlichen Herzens. Klin. Wschr. **51**, 156, 164 (1973)

Lohmann, F.W.: Die arterielle Hypertonie als Risikofaktor kardiovaskulärer Erkrankungen. In: E. Zeitler (Hrsg.): Hypertonie. G. Witzstrock, Baden-Baden–Brüssel–Köln 1976

Lohmann, F.W.: Differenzierte Behandlungsbedürftigkeit der Grenzwerthypertonie. Hochdruck **1**, 29 (1981a)

Lohmann, F.W.: 3. Bischofsgrüner Kardiologengespräch. Alterskardiologie, 1981b

Losse, H.: Gemeinsame pathogenetische Faktoren der verschiedenen chronischen Hypertonieformen. In: R. Heintz, H. Losse (Hrsg.): Arterielle Hypertonie. G. Thieme, Stuttgart 1969

Ludwig, H.: Schweiz. med. Wschr. **97**, 817 (1967)

Marées, H. de: Hämodynamik der orthostatischen Sofortregulation. In: H. Dengler (Hrsg.): Das Orthostasesyndrom. K. Schattauer, Stuttgart 1974

Marées, H. de: Diagnose orthostatischer Regulationsstörungen. Kurzmonographische Sandoz, Heft 19, Nürnberg 1977

Margolis, J.R., W. Kannel, M. Feinleib et al.: Clinical features of unrecognized myocardial infarction. Amer. J. Cardiol. **32**, 1 (1973)

Mark, G.: Die idiopathische orthostatische Hypotonie. Schweiz. med. Wschr. **99**, 187 (1969)

Master, M., R.P. Lasser: Blood pressure elevation in the elderly. In: A.M. Brest, J.H. Moyer, L. Febiger: Hypertension. Philadelphia 1961

Matsubara, M., J. Sato, Y. Koide et al.: Orthostatic dysregulation of systemic circulation in patients with internal carotid arterial occlusion. Jap. J. Geriatr. **16**, 536 (1979)

May, R., R. Nissl: Die Phlebographie der unteren Extremitäten. G. Thieme, Stuttgart 1973

McLennan, W.J., M.R.P. Hall, J.F. Timothy: Postural hypotension in old age. Age Ageing **9**, 25 (1980)

Michel, D.: Wandlungen einzelner Herzkreislaufdaten in Abhängigkeit vom Alter. Verh. dtsch. Ges. inn. Med. **60**, 886 (1954)

Michel, D.: Der Altersgang der Stehveränderungen des Elektrokardiogramms. Z. Altersforsch. **8**, 201 (1955a)

Michel, D.: Zur Altersabhängigkeit des I. Teiles der Schellongschen Regulationsprüfung. Z. Altersforsch. **8**, 275 (1955b)

Michel, D.: Das Problem der Multimorbidität bei Hypertonie. In: R. Schubert, A. Störmer: Schwerpunkte in der Geriatrie. Bd. 2. E. Banaschwewski, München-Gräfelfing 1973

Michel, D.: Hochdruck und Koronarerkrankungen. Z. Allgemeinmed. 1975, 1530

Mjasnikow, A.L.: Hypertonie und Atherosklerose. Moskau 1965 (russ.)

Moeller, J.: Spätprognose der Hypertonie bei Einsatz der modernen blutdrucksenkenden Mittel. Internist **5**, 352 (1964)

Morgan, T., W. Adam, S. Carney et al.: Treatment of mild hypertension in elderly males. Clin. Sci. **57**, Suppl. 5, 355 (1979)

Muth, H.H., W. Jansen: Dihydergot plus zur Langzeittherapie hypotoner orthostatischer Dysregulationen bei älteren Patienten. Fortschr. Med. **98**, 1571 (1980)

Myers, M.G., P.M. Kearns, R. Shedletsky et al.: Postural hypotension and mental function in the elderly. Canad. med. Ass. J. 119, 1061 (1978)

Nelius, D.: Hypotonie. In: Handbuch der Geriatrie. Bd. 3, Teil 1. G. Fischer, Jena 1979

Niarchos, A.P., J.H. Larragh: Hypertension in the elderly. Med. Concepts cardiovasc. Dis. 49, 49 (1980)

Oberman, A., N.E. Lane, W.R. Harlan et al.: Circulation 1967, 812

Ostfeld, A.M.: Elderly hypertensive patient. N.Y. State J. Med. 78, 1125 (1978)

Paciaroni, E., C. Gambini, G. Saccomanno et al.: Rapporti tra peso corporeo e valori pressori considerazioni clinico-statistiche. Rass. Geriatr. 15, 395 (1979)

Pedersen, O.L., E. Mickelsen: Individual factors influencing the response to a beta-adrenergic blocking agent given alone and in combination with a diuretic in arterial hypertension. Europ. J. clin. Pharmacol. 16, 311 (1979)

Pflanz, M.: Epidemiologie des normalen Blutdrucks. In: R. Heintz, H. Losse: Arterielle Hypertonie. Thieme, Stuttgart 1969

Pickering, G.: Hypertension, 2nd ed. Churchill Livingstone, Edinburgh 1974

Pickering, G.: Blood pressure. Lancet I, 1403 (1976)

Poston, L.: Evidence for a circulating sodium transport inhibitor in essential hypertension. Brit. med. J. 282, 6267 (1981)

Prinsley, D.M.: The older patient with hypertension. Austr. fam. Physic. 9, 257 (1980)

Prys-Robert, C., R. Meloche, P. Foëx: Studies of anaesthesia in relatives to hypertension. Brit. J. Anaesth. 43, 122 (1971)

Reubi, F.: Nierenkrankheiten. H. Huber, Bern–Stuttgart–Wien 1970

Rieckert, H.: Hypotonie. Springer, Berlin–Heidelberg–New York 1979

Robberts, W.C.: The hypertensive diseases. Amer. J. Med. 59, 523 (1975)

Saller, W.: Z. exper. Med. 58, 683 (1928)

Sarnoff, S.J., E. Braunwald, G.H. Welch et al.: Amer. J. Physiol. 192, 148 (1958)

Schellong, F., B. Lüderitz: Regulationsprüfung des Kreislaufs. D. Steinkopff, Darmstadt 1954

Schimert, G., W. Schimmler: Klinik der (sklerotischen) alternden Herzen. In: J. Schmidt, E. Lang (Hrsg.): Das Herz des alternden Menschen. perimed, Erlangen 1971

Schirger, A., E.A. Hines, G.D. Molnar et al.: Idiopathic orthostatic hypotension. J. amer. med. Ass. 181, 822 (1962)

Schneider, K.W.: Biologische Daten des alternden Herzens. In: J. Schmidt, E. Lang (Hrsg.): Das Herz des alternden Menschen. perimed, Erlangen 1971

Schneider, W.: Venenerkrankungen im Alter. In: A. Störmer, E. Lang, D. Michel et al. (Hrsg.): Schwerpunkte in der Geriatrie. Bd. 7, E. Banaschewski, München-Gräfelfing 1982

Schnurr, E.: Möglichkeiten und Grenzen der Hypertoniebehandlung mit einer Viererkomination. In: W. Siegenthaler, W. Vetter, A. Schrey (Hrsg.): Hypertonie. Verl. f. angew. Wissensch., München 1980

Schoenberger, J.A., J. Stamler, R.B. Sherkelle et al.: Current status of hypertension control in an industrial population. J. amer. med. Ass. 222, 559 (1972)

Schubert, R.: Klinische Bedeutung der Multimorbidität in der Geriatrie. In: R. Schubert, A. Störmer (Hrsg.): Schwerpunkte in der Geriatrie. Bd. 2. E. Banaschewski, München-Gräfelfing 1973

Schwid, S.A., R.W. Gifford: The use and abuse of antihypertensive drugs in the aged. Geriatrics 22, 6 (1967)

Sičinava, G.N.: Überhundertjährige. Kiew 1973 (russ.)

Sinapius, D.: Über Wandveränderungen bei Koronarthrombose. Klin. Wschr. 43, 875 (1975)

Sinapius, D.: Hypertonie als Risikofaktor bei koronarer Herzkrankheit und peripherer Verschlußkrankheit. In: E. Zeitler (Hrsg.): Hypertonie. G. Witzstrock, Baden-Baden–Brüssel–Köln 1976

Staemmler, M.: Die Kreislauforgane. In: Lehrbuch der speziellen pathologischen Anatomie. Bd. I. Springer, Berlin 1955

Stamler, J.: Cardiovascular diseases in the United States. Amer. J. Cardiol. 3, 319 (1965)

Steen, B.: Orthostatic tests in 85 geriatric patients in inpatient long-term care. Scand. J. soc. med. 7, 146 (1979)

Steinmann, B.: Klinik nichtarteriosklerotischer Erkrankungen des alternden Herzens. In: J. Schmidt, E. Lang (Hrsg.): Das Herz des alternden Menschen. perimed, Erlangen 1971

Steinmann, B.: Physiologische Altersveränderungen als Risikofaktoren. Akt. Geront. 10, 149 (1980)

Steinmann, B., E. Kunz: Das Herz beim betagten Hemiplegiker. Akt. Geront. 8, 629 (1978)

Steinmann, B., K. Rickenbach, A. Gianoli: Über das Verhalten der Blutdruckwellen beim normalen und erhöhten arteriellen Druck. Cardiologia 23, 154 (1953)

Stewart, J.McD.G.: Relation of reduction in pressure to first myocardial infarction in patients receiving treatment for severe hypertension. Lancet I, 861 (1979)

Stewart, J.McD.G.: Limited pressure control to «optimum» levels may reduce the rate of myocardial infarction in hypertensive subjects. Amer. Heart. J. 100, 402 (1980)

Stoyanov, M., H. Müller, G. Hempelmann: Präoperative Vorbereitung alter Patienten mit kardiovaskulärer Erkrankung aus anaesthesiologischer Sicht. Akt. Geront. 11, 64 (1981)

Strandell, T.: Circulatory studies on healthy old men. Acta med. scand. 175 (Suppl. 414), 1 (1964)

Strandgaard, S., J. Olesen, E. Skinhoj et al.: Autoregulation of brain circulation in severe arterial hypertension. Brit. med. J. I, 507 (1973)

Strauer, B.E.: Hypertensive heart disease. Springer, Berlin–Heidelberg–New York 1980

Swales, J.D.: Pathophysiology of blood pressure in the elderly. Age Ageing 8, 104 (1979)

Task force sponsored by the National Institute on Aging: Senility reconsidered. J. amer. med. Ass. 244, 259 (1980)

Teraoka, K.: A study on evaluation of the cardiovascular regulation to tilting by noninvasive method. Jap. J. Geriatr. 15, 437 (1978)

Thulesius, O.: Pathophysiological classification and diagnosis of orthostatic hypotension. Cardiology 61, (Suppl. 1), 180 (1976)

Thulesius, O., U. Ferner: Diagnose der orthostatischen Hypotonie. Z. Kreisl. forsch. 61, 742 (1972)

Thurau, K.: Hypertonie – Symptom eines gestörten NaCl-Stoffwechsels? euromed 21, 113 (1981)

Tokar, A.V.: Die arterielle Hypertonie und das Alter. Diss. Inaug., Kiew 1970 (russ.)

Tokar, A.V.: Arterielle Hypertonie im Alter. In: Handbuch der Gerontologie. Bd. 3, Teil 1. G. Fischer, Jena 1979

Vakil, R.: The heart in hypertension. Indian J. med. Sci. 9, 365 (1955)

Vestal, R.E., A.J.J. Wood, D.G. Shand: Reduced beta-adrenoceptor sensitivity in the elderly. Clin. Pharmacol. Ther. 26, 181 (1979)

Veterans administration cooperative study. J. amer. med. Ass. 237, 2303 (1977)

Vetter, W., W. Tenschert, A. Studer et al.: Moderne Pharmakotherapie der essentiellen Hypertonie. In: W. Siegenthaler, W. Vetter, A. Schrey (Hrsg.): Hypertonie. Verl. f. angew. Wissenschaft, München 1980

WAERN, U., H. ABERG: Blood pressure in 60-year-old-men. Acta med. scand. **206**, 99 (1979)
WHITE, N.J.: Heart rate changes on standing in elderly patients with orthostatic hypotension. Clin. Sci. **58**, 411 (1980)
WIDMER, L.K., A. DA SILVA, G. MADAR: Hypertonie – Risikofaktor für die periphere arterielle Verschlußkrankheit. In: E. ZEITLER (Hrsg.): Hypertonie. G. Witzstrock, Baden-Baden–Brüssel–Köln 1976
YIN, F.C.P.: The aging vasculature and its effects on the heart. In: WEISFELDT (Hrsg.): The aging heart. Raven Press, New York 1980
YIN, F.C.P., H.A. SPURGEON, H.L. GREENE et al.: Age-associated decrease in heart rate response to isoproterenol in dogs. Mech. Ageing Dev. **10**, 17 (1979)
ZAPFE, H., S. FELDMANN: Der überlebte Herzinfarkt im Alter. Akt. Geront. **8**, 459 (1978)
ZERZAWY, R.: Hochdrucksymposium Berlin 1981, ref. Hochdruck **1**, 8 (1981)

2.3 Periphere Arterien

M. Martin

2.3.1 Physiosklerose/Arteriosklerose

2.3.1.1 Allgemeines

In der Regel verändern sich große und mittelgroße Arterien mit zunehmendem Alter arteriosklerotisch. Über Altersveränderungen der Arterien wurden insbesondere von Max Bürger (1965) wertvolle Untersuchungsbefunde mitgeteilt. Es besteht eine lineare Beziehung zwischen dem Auftreten atheromatöser Wandveränderungen und dem Alter, wobei der Calcium- und Cholesteringehalt gute Kennzeichen darstellten. Derartige Veränderungen wurden von Bürger als *Physiosklerose* (die auch bei Tieren beobachtet wird) bezeichnet und von der arteriosklerotischen Verschlußkrankheit (Gefäßverschlüsse) abgetrennt.

Erste arteriosklerotische Wandveränderungen kommen bereits bei Kindern vor und stellen häufig einen Zufallsbefund im Rahmen einer Autopsie wegen anderer Erkrankungen dar.

Arteriosklerotische Wandveränderungen können nach Mittelmeier (1959) in vier Kategorien eingeteilt werden.
1. *Livides Schwellpolster (LSchP)*. Synonym: White arteriosclerotic plaque, Intimaödem.
2. *Gelbes Schwellpolster (GSchP)*. Synonym: Fatty streak.
3. *Weißes Schwellpolster (WSchP)*. Synonym: Intimanarbe, Fibrous plaque.
4. *Ulzeration (ULC)*. Synonym: ulzeriertes Atherom.

Das *livide Schwellpolster* (LSchP) ist mit einem lokalen subintimalen eiweißhaltigen Ödem identisch. Möglicherweise spielt eine vermehrte Durchlässigkeit des Endothels gegenüber Plasmaeiweißen eine Rolle.

Histochemisch wurden Histone, Mucoide, Mucopolysaccharide, Reticulin, Kollagen, Elastin, Phosphatasen und Elastasen gefunden (Lindner, 1969). Unter den zellulären Bestandteilen befinden sich elastische Muskelzellen, die entweder durch Migration aus der Muscularis oder durch Transformation aus Fibrozyten hier angesiedelt sind (Geer et al., 1961; Haust et al., 1960).

Gelbe Schwellpolster (GSchP) bieten einen ähnlichen Aufbau, wobei in dieser Phase die glatten Muskelzellen eine erhebliche Vermehrung erfahren haben und den intimalen Spalt im Bereich der Schwellpolster ausfüllen. Die Muskelzellen besitzen eine Lipideinlagerung, die soweit gehen kann, daß eine Umwandlung in sogenannte Schaumzellen beobachtet wird. Derartige umgewandelte glatte Muskelzellen können nach neuen Vorstellungen eine monoklonalen Ursprung besitzen (Benditt, 1974, Editorial Brit. Med. J. 1977). Weiterhin sind Fibrozyten vorhanden. Zusätzlich finden sich extrazelluläre Ablagerungen bestehend aus Cholesterinkristallen, lamellären Membranen, sogenannten «dense bodies», myelinartigen Formationen und Vakuolen (Balis et al., 1964). Aufgrund des Zellreichtums im Intimaspalt spricht Mittelmeier (1959) von einer «mesenchymalen Ausgleichsreaktion». Chemisch finden sich in den GSchP überwiegend Cholesterinester (Smith, 1965), sowie Sphingomyelin und Cerebroside (Böttcher, 1964).

Weiße Schwellpolster (WSchP) enthalten vorwiegend kollagenes Material. Schaumzellen treten zugunsten von Fibrozyten zurück. Kapillaren sprossen sowohl vom Lumen des betroffenen Gefäßes wie auch von der Media her in die WSchP ein (Geer et al., 1961; Haust et al., 1960). Die Interzellularflüssigkeit ist besonders eiweißreich (Krug, 1968). Mittelmeier (1959) beschreibt diese Veränderungen als «Reparationsphase».

Ulzerationen (ULC) sind eröffnete, nicht-endothelialisierte Intimawunden. Der Ulkusgrund enthält unter anderem Cholesterinkristalle und Kalk. Chemisch finden sich hohe Konzentrationen von Mucopolysacchariden (Krug, 1968). Nach Lindner (1969) finden sich Kalkniederschläge vorwiegend im Bereich freier Chondroitinsulfatverbindungen. Offenbar spielt die Mucopolysaccharidansammlung eine entscheidende Bedeutung für die Kalkausfällung (Mittelmeier, 1959).

2.3.1.2 Die Rolle von Fibrinablagerungen

Duguid veröffentlichte 1948 seine grundlegende Untersuchung über «Thrombosis as a factor in the pathogenesis of aortic atherosclerosis». Er konnte zeigen, daß Fibrinablagerungen sowohl auf lichtmikroskopisch veränderter Intima, über «Fatty streaks», über «Arerosclerotic plaques» und über Ulzerationen abgeschieden werden können. Diese «Fibrinous encrustations» werden nicht selten von Endothel überwachsen und liegen dann vom Blutstrom vollkommen abgeschieden im subintimalen Raum. Hier wandelt sich Fibrin dann entweder nekrobiotisch zu fibrösen Kondensationsprodukten um, oder es wird bindegewebig organisiert, im letzteren Fall meist durch Einwachsen von Intimazellen mit Bindegewebsfaserbildung. In einigen Fällen bleiben «fibrinoide» Substanzen liegen, die fettig degenerieren und atheromatöse Herde bilden.

Die Hypothese Duguids, arteriosklerotische Wandveränderungen primär über Fibrinabscheidungen zu erklären, wurde von Crawford und Levine (1952) voll unterstützt, interessanterweise aber auch von einigen Autoren expressis verbis abgelehnt (Geer et al., 1961) bzw. nicht erwähnt (z.B. Balis et al., 1964; Mittelmeier 1959).

2.3.1.3 Die Rolle von Thrombozytenablagerungen

Seit geraumer Zeit ist bekannt, daß die Klebrigkeit von Thrombozyten in verschiedenen In-vitro-Tests bei Vorliegen einer arteriosklerotischen Verschlußkrankheit erhöht ist (Moolten und Vroman, 1949; Horlick, 1961; Murphy und Mustard, 1962; Pflederer und Rücker, 1964; Breddin, 1965; Breddin und Bauke, 1965; Martin und Kokossulis, 1972). Hierbei wurde auch die Auffassung vertreten, daß die Zunahme der Thrombozytenklebrigkeit für die Arteriosklerose möglicherweise kausale Bedeutung habe.

Die Auffassung einer ursächlichen Bedeutung der Thrombozyten für die Entstehung der Arteriosklerose wurde in letzter Zeit besonders von der Arbeitsgruppe um Hess betont. So fanden Marshall, Hess und Staubesand 1978, daß unter den Bedingungen von CO- bzw. Zigaretteninhalation bzw. einer Cholesterinfütterung im Tierexperiment sowohl rasterelektronenmikroskopisch als auch transmissionselektronenmikroskopisch Thrombozytenadhäsionen auf den Endothelien verschiedener Arterien auftreten. Die Thrombozytenablagerungen erfolgten über geschädigte Intimazellen. Bei längerer Versuchsdauer traten neben Thrombozyten auch fibrinhaltige Mikrogerinnsel auf. Diese Veränderungen waren morphologisch mit entsprechenden Befunden an der Intima von Patienten mit arteriosklerotischen Gefäßverschlüssen nahezu identisch (Hess et al., 1974).

2.3.1.4 Verkalkungsprozesse

Offensichtlich besteht eine Affinität der Arterien für Kalkinkrustationen. Von Mayer und Stelzig (1967) wissen wir, daß schon im frühesten Kindesalter regelmäßig Kalkinkrustationen in Arterien elastischen Typs (z.B. A. iliaca communis) vorkommen. Diese siedeln sich im Verlauf der Lamina elastica interna an.

Auch die jugendliche A. femoralis läßt nicht selten bandförmige oder körnige Kalkinkurstationen erkennen. Derartige histologisch nachzuweisende Kalkablagerungen erreichen allerdings selten eine für den röntgenologischen Nachweis geeignete Dichte.

Bei Diabetikern kommen dagegen in einem hohen Prozentsatz (60 % bei 30 Jahre bestehendem Diabetes: Willms et al., 1979) röntgenologisch nachweisbare Kalkeinlagerungen in den größeren Arterien vor. Bei den letzteren handelt es sich in der Regel um eine Mediaverkalkung vom Mönckeberg-Typ (Mönckeberg, 1903).

Während die vorgenannten Formen der Kalkablagerungen Sonderformen degenerativer Arterienerkrankungen darstellen, sind Kalkinkrustationen, die in Intimaschwellherden und Ulzerationen gefunden werden, häufig anzutreffende Begleiterscheinungen im Rahmen fortgeschrittener arteriosklerotischer Wandveränderungen. Im Röntgenbild fallen fleckförmige Verkalkungen (im Gegensatz zu linearen Kalzifikationen der Mönckebergschen Mediasklerose) längs des Gefäßbandes auf.

2.3.1.5 Versuch einer zusammenfassenden Betrachtung

Obgleich der histologische Befund immer nur ein Momentanbild und niemals eine Entwicklung krankhafter Veränderungen anzeigen kann, wurden dennoch Versuche einer zeitlichen Verknüpfung der morphologisch gefundenen Umwandlungsformen gemacht. Dies schlägt sich bereits in der Nomenklatur nieder, wenn gelbe Schwellpolster (GSchP) als «Mesenchymale Ausgleichsreaktion» und weiße Schwellpolster (WSchP) als «Reparationsphase» (Mittelemeier, 1959) angesprochen werden.

Unter Berücksichtigung des spekulativen Inhalts dieser Betrachtungsweise erscheint es aber dennoch vernünftig, Entwicklungsgänge der Form

LSchP → GSchP → ULC

anzunehmen. Dies wird auch durch Beobachtung zahlreicher Übergangsformen zwischen LSchP, GSchP und ULC unterstützt, die dann als «early fatty streaks» oder «small fatty dots» etc. beschrieben werden.

Abschließend sei nochmals betont, daß die geschilderten vier Grundformen der initialen arteriosklerotischen Wandveränderungen unter der Voraussetzung, daß sie mittelgroße und große Arterien betreffen, zu keiner hämodynamisch wirksamen Lumeneinengung führen und damit klinisch stumme Altersvorgänge der Arterien darstellen.

2.3.2 Oblitierende Arteriosklerose (Arteriosclerosis obliterans)

2.3.2.1 Pathologisch-anatomische Gesichtspunkte

Kleine Gefäße

Über die Entwicklungsgeschichte und den Aufbau arteriosklerotischer Verschlüsse in kleinen und mittelgroßen Gefäßen sind vom Ende des letzten Jahrhunderts bis heute zahlreiche, im wesentlichen übereinstimmende Mitteilungen vorgelegt worden (z.B.

Winnwater, 1878; Zoege v. Manteuffel, 1893; Weiss, 1895; Bunge, 1900; 1961; Mittelmeier, 1959). Mit wenigen Ausnahmen bezogen sich diese Untersuchungen, da sie meist an den Arterien amputierter Extremitäten erhoben wurden, auf Unterschenkelarterien. Die Autoren beschreiben hier bindegeweblich-produktive, die Lichtung nahezu oder vollständig verschließende Intimapolster mit benachbarten Stagnationsthromben.

Mittelgroße Gefäße

In mittelgroßen Gefäßen vom Typ der A. femoralis bestehen Verschlußzylinder ebenfalls aus bindegewebigen Formationen. Daneben sind am Verschlußprozeß aber auch Abscheidungs- und Stagnationsthromben vorhanden. So fand Beneke 1972 oft beide morphologische Substrate (Bindegewebe, Thromben) nebeneinander innerhalb eines Arterienverschlusses vor.

Große Gefäße

Hier sind an erster Stelle pathologisch-anatomische Untersuchungen von Jäger (1932) bei 4 Patienten mit generalisierter chronisch-arterieller Verschlußkrankheit zu nennen. Zwei Patienten wiesen neben Femoralisverschlüssen zusätzlich Beckenarterien- bzw. Aortenverschlüsse auf. Die Obturate der Iliakaverschlüsse bestanden aus nicht-organisierten Thrombenmassen. Diese saßen einer durch hyaline Intimapolster mit Atheromen und Verkalkungen veränderten Gefäßwand auf. Ein chronischer Aortenverschluß bestand ebenfalls aus noch nicht organisierten thrombotischen Massen.

Klostermeyer (1950) berichtete über einen zur Sektion gekommenen Fall mit Aortenverschluß. Dieser war von nicht-organisierten Thrombusmassen ausgefüllt. Ähnliche Befunde erhob Mittelmeier (1959): «Bei stärkerer Sklerosierung ist der Organisationsprozeß offenbar gehemmt und kann sogar teilweise unterbleiben. Das Thrombenmaterial wandelt sich dann im Laufe der Zeit in bröckelig-breiige, zunächst bräunliche, später eigentümlich glänzende, mehr gelbliche Massen um. Das gleiche trifft übrigens auch für die thrombotischen Obturate der größeren elastischen Gefäßabschnitte zu, selbst wenn die Skelerose noch nicht sehr ausgeprägt ist.»

Eigenschaften obturierender Thromben

Homogenisierte Thrombusanteile waren bei In-vitro-Untersuchungen durch Plasmin, Chymotrypsin und Trypsin auflösbar. Kollagenase konnte die Thromben nicht auflösen (Beneke, 1972). Bereits 1961 und 1963 teilte Rosolleck mit, daß Thrombenmaterial aus arteriosklerotischen Gefäßen von Extremitäten, die wegen fortgeschrittener arterieller Durchblutungsstörungen amputiert werden mußten, in Streptokinaselösungen lysierbar waren. Der Autor hat schon damals daraus resultierende klinische Konsequenzen (fibrinolytische Behandlung) erkannt. Später wurde diese Thematik von der Arbeitsgruppe um Gottlob neu bearbeitet und die Beobachtung der guten Lysierbarkeit älterer Thromben bestätigt (Gottlob und Blümel, 1968; Gottlob et al., 1968).

Zusammenfassende Betrachtung

Eine Arterienobliteration auf dem Boden arteriosklerotischer Gefäßwandveränderungen kommt entweder durch bindegewebige in das Lumen hineinragende Polster, durch fibrinhaltige Thromben (die dann durch Streptokinase und Plasmin lysierbar sind) oder durch bindegewebiges Organisationsmaterial zustande. Intimapolster entsprechen in der Regel weißen Schwellpolstern (WSchP) (siehe Abschn. 2.3.1.1). Derartige bindegewebige Intimavorwölbungen können kleinere Arterien sehr schnell stenosieren bzw. verschließen. Je größer das befallene Gefäßsegment jedoch ist, desto weniger sind Schwellpolster geeignet, hämodynamisch wirksame Lumeneinengungen zu bewirken. In größeren Arterien, wie A. femoralis, A. iliaca oder Aorta spielen Intimapolster für Einschränkungen des Blutflusses überhaupt keine Rolle. Für den Blutfluß bedeutsam sind dagegen Einengungen durch ausgedehntere Thrombenabscheidungen bzw. durch Organisationsgewebe ehemaliger wandadhärenter Gerinnsel. Dies spiegelt sich in den besprochenen Autopsieberichten wieder. Die letzteren zeigen in kleineren Gefäßen vom Typ der Unterschenkelarterien vorwiegend obturierende *bindegewebige* Verschlußzylinder im Gegensatz zu großen arteriosklerotisch veränderten Arterien, in denen *thrombotische* Prozesse überwiegen.

2.3.2.2 Die Entwicklungsgeschichte chronisch-arterieller Gefäßverschlüsse im Lichte angiographischer Befunde vor und nach Fibrinolysetherapie

Wie in den vorangehenden Abschnitten beschrieben, verläuft die chronische arterielle Verschlußkrankheit in zwei Stufen. Die erste besteht in Ausbildung arteriosklerotischer Wandläsionen. Diese sind häufig in Form einer unregelmäßigen Wandkontur in Angiogrammen zu erkennen. Das pathologisch-anatomische Korrelat sind die weiter oben erwähnten Schwellherde, Ulzerationen, Narben sowie Organisationsgewebe. Die zuletzt genannten Veränderungen stellen per se noch keinen Verschlußzylinder dar, d.h. das Lumen der Arterien ist in diesem Stadium noch offen. Eine vollständige Verlegung kommt erst durch mehr oder weniger schnell wachsende Thrombusauflagerung zustande.

1968 haben unabhängig von einander 3 Gruppen in Österreich und Deutschland erstmals zeigen können, daß chronisch-arterielle Verschlüsse durch fibrinolytische Therapie beseitigt werden können (Alexander et al., 1968; Ehringer und Fischer, 1968; Schoop et al., 1968). Dies wurde später für ein größeres Krankengut bestätigt (Martin et al., 1970; Martin, 1979). Die Tatsache, daß durch fibrinolytische Behandlung chronisch-arterielle Gefäßverschlüsse auflösbar sind, ist als Beweis für die entscheidende Rolle fibrinhaltiger Thromben in der Entstehungsgeschichte arteriosklerotischer Gefäßverschlüsse zu werten.

Aus den angiographischen Befunden vor und nach der fibrinolytischen Behandlung chronischer Verschlüsse sowie unter Kenntnis der Claudicatio-

Anamnese kann gefolgert werden, daß thrombotische Appositionen über Wochen und Monate wachsen können, bis dann schließlich eine vollständige Okklusion, manifest wird. Es ist bis heute noch nicht geklärt, warum Thrombusappositionen auf arteriosklerotischer Intima bei einigen Menschen beschleunigt ablaufen und zum Verschluß führen bzw. bei anderen Menschen trotz gleicher Wandveränderung keine Thrombusauflagerungen vorkommen. Möglicherweise spielt die erwähnte Änderung der Thrombozytenadhäsivität oder auch eine Hyperkoagulabilität eine Rolle (Akazawa et al., 1975). Arteriosklerotische Gefäßverschlüsse bei Patienten mit schwerer Störung der Plättchenadhäsivität (Cronberg et al., 1970) bzw. bei Blutern (Steward und Acheson, 1957) sprechen allerdings eher gegen die Hypothese einer Hyperkoagulabilität. Abb. 2-19 stellt das Modell eines thrombotischen Verschlußgeschehens vor, wie es sich aus den Befunden an arteriosklerotisch verschlossenen Arterien vor und nach der fibrinolytischen Eröffnung abzeichnete.

Zunächst ist eine kleine intimale Läsion vorhanden. Aus noch unbekannten Gründen entwickelt sich an diesen Stellen bei einigen Patienten eine fibrinhaltige Thrombusapposition. Dies führt zur Stenosebildung. Es entsteht ein Druckgradient entlang der Einengung mit nachfolgender Bildung von überbrückenden Kollateralen.

Angiogramme, die vor und nach einer erfolgreichen fibrinolytischen Behandlung mit Eröffnung des vorher eingeengten Gefäßsegments durchgeführt wurden, liefern eine Fülle wertvoller Details zur Entwicklung arteriosklerotischer Verschlüsse. Die Betrachtung derartiger prä- und postlytischer Angiogramme erlaubt gleichsam die Uhr zurückzustellen, da die Gefäßmorphologie nach thrombolytischer Beseitigung der Einengung als identisch mit den Verhältnissen unmittelbar *vor* der Stenosebildung anzunehmen ist. Abb. 2-20 zeigt eine Thrombusapposition im Lumen der rechten Arteria iliaca communis. Die Gerinnselbildung ragt von medial her in das Gefäßlumen hinein. Nach der Lysebehandlung ist eine rauhe unebene Stelle zu erkennen, von der offensichtlich das Thrombuswachstum ausging. Manchmal ist solche Intimaveränderung nur sehr wenig ausgeprägt. In anderen Fällen sind erhebliche intimale Unregelmäßigkeiten und Ulzerationen zu erkennen. Aus diesen Befunden ist abzuleiten, daß die arteriosklerotische Intimaschädigung eine Vor-

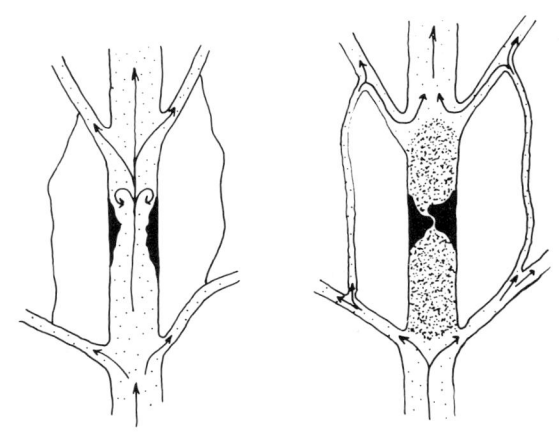

Abb. 2-19: Modell zur Entwicklung eines arteriellen Verschlusses im Rahmen degenerativer Arterienveränderungen. Im Bereich geschädigter Intimabezirka lagert sich Thrombusmaterial an (links). Nach vollständiger Verlegung des Lumens entsteht ein Gerinnungsthrombus, dessen Länge von den nächsten Kollateralabgängen bestimmt ist (rechts).

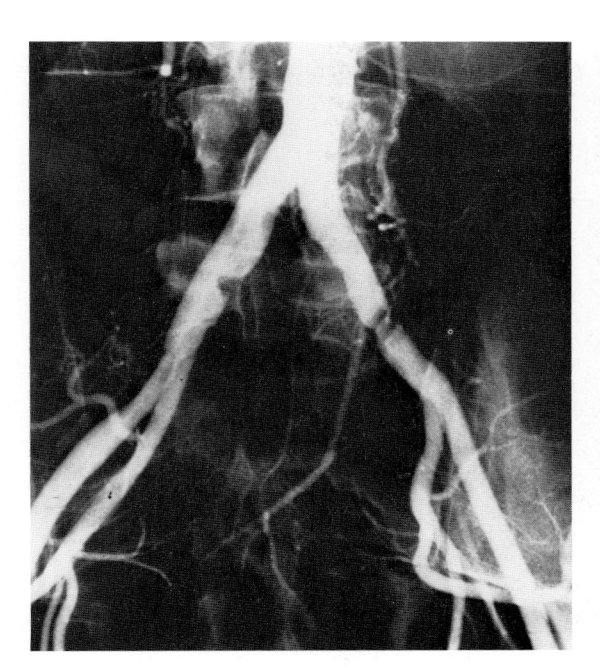

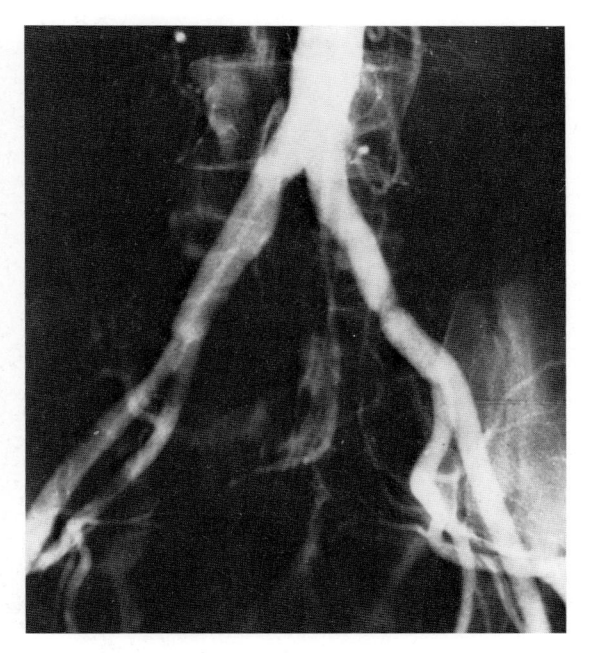

Abb. 2-20: a) zapfenförmige thrombotische Apposition, die in das Lumen der rechten Arteria iliaca comunis hineinragt. Links eine konzentrische ebenfalls thrombotische Stenose des gleichen Gefäßabschnitts. b) Zustand nach fibrinolytischer Behandlung. Die zapfenförmige Protrusion wurde aufgelöst, zurück bleibt eine etwas unregelmäßige Intimakontur. Auf der linken Seite Weitung der konzentrischen Stenose mit geringer Resteinschnürung

bedingung für Thrombusablagerungen darstellt. Von besonderer Bedeutung für das Verständnis arteriosklerotischer Gefäßverschlüsse ist, daß die Wandauflagerungen als *fibrinhaltiges* Material identifiziert werden können. Dies folgt aus der Möglichkeit, die Wandauflagerung fibrinolytisch zu beseitigen.

Vom morphologischen Gesichtspunkt gibt es Stenoseformen, die der Lyse zugängig sind bzw. die nicht auf eine Streptokinasebehandlung reagieren. Die ersten können L-Stenosen (lysefähige Stenosen) und die letzteren NL-Stenosen (nicht lysefähige Stenosen) genannt werden (Martin, 1977).

L-Stenosen sind morphologisch entweder als ebenmäßig begrenzte Protrusionen, die von einem bestimmten Areal aus in das Lumen hineinragen

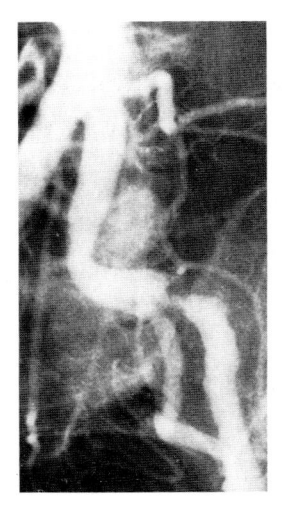

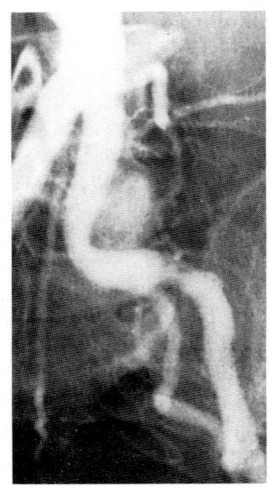

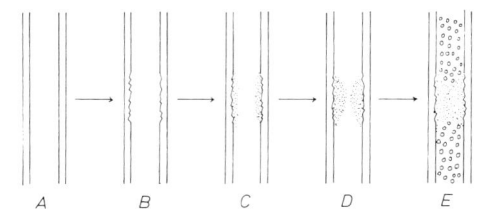

Abb. 2-21: Verhalten einer linksseitigen Iliaca-externa-Stenose vor und nach fibrinolytischer Behandlung. a) Vor der Behandlung stellt sich eine konzentrische Stenose mit unruhiger Begrenzung dar. b) Nach der fibrinolytischen Behandlung Weitung der Stenose. Zurück bleibt eine geringere Einziehung mit unruhiger Intimakontur

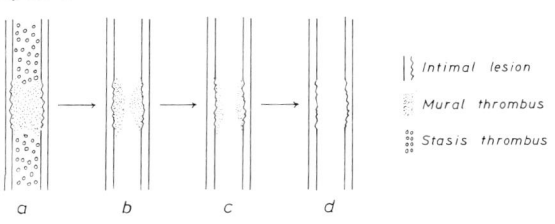

Abb. 2-23: Entwicklungsgang eines chronischen arteriellen Verschlusses ohne Organisationsvorgänge. Durch fibrinolytische Behandlung ist eine vollständige Beseitigung der Stenose möglich bei Persistenz der zum Anhaften der thrombotischen Appositionen führenden Intimaschädigung

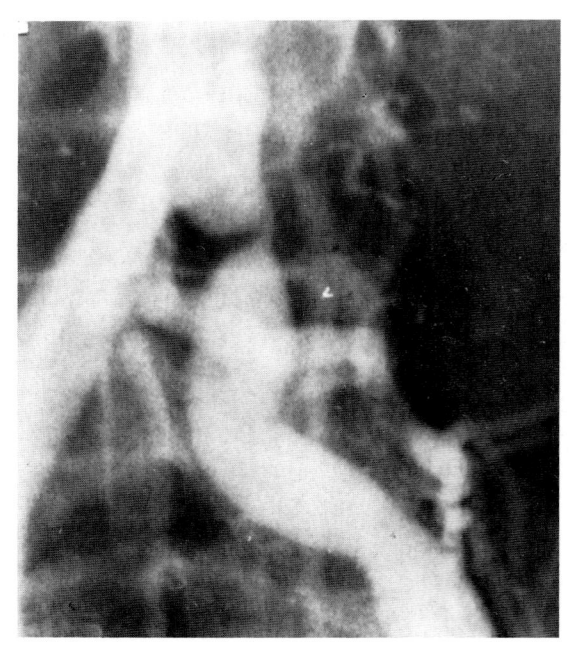

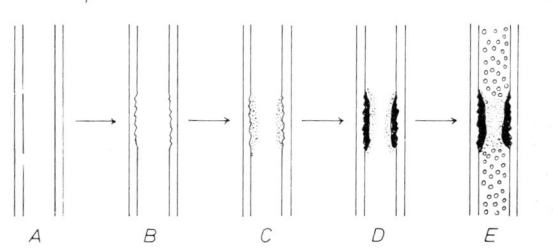

Abb. 2-22: Beispiel einer NL-Stenose (nicht-lysefähig). Die Kontur dieser Stenose ist glatt und stromlinienförmig. Das Nichtansprechen auf die fibrinolytische Behandlung spricht für eine bindegewebige Konsistenz

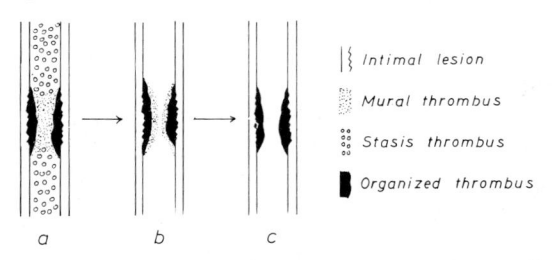

Abb. 2-24: Entwicklungsgang eines chronischen arteriellen Verschlusses mit begleitender Organisation. Zunächst lagert sich thrombotisches Material in Form eines Abscheidungsthrombus an der arteriosklerotisch geschädigten intimalen Arterienwand an. Danach kommt es von der Basis her zur partiellen Organisation. Nach Zusammentreffen der zirkulären Abscheidungsthromben in der Mitte des Gefäßes vollständiger Verschluß mit sekundärer Bildung eines Gerinnungsthrombus. Bei der fibrinolytischen Behandlung können alle thrombotischen Veränderungen aufgelöst werden. Die bindegewebig umgewandelten Bestandteile lassen hierbei jedoch eine Reststenose zurück

(Abb. 2-20) oder aber als verruköse krümelige Masse, die das Lumen einer Arterie über kurze Strecken einengt, definiert (Abb. 2-21).

NL-Stenosen sind nicht lysierbar und besitzen eine glatte stromlinienförmige Form (Abb. 2-22). Man könnte sich vorstellen, daß es eine L-NL-Transformation gibt, wobei zunächst eine thrombotische L-Stenose vorliegt, die durch Organisation dann in eine glatte nicht mehr lysefähige NL-Form überführt wird.

Sobald die zentralen Anteile einer Stenose zusammenstoßen, resultiert ein *Verschluß*. Die Verschlußlänge beruht stets auf dem Abstand der nächsten beiden Kollateralabgänge proximal und distal der ehemaligen Stenose.

Grundsätzlich sind bei derartigen thrombotischen Verschlußprozessen zwei verschiedene Gerinnungsformen zu unterscheiden. Einmal handelt es sich um einen *muralen Abscheidungsthrombus*, der über einer arteriosklerotischen Intimaläsion zu wachsen beginnt, zum anderen um einen Stagnationsanteil mit Ausdehnung bis zur nächsten Kollateralen (Abb. 2-23 und 2-24). Nach der fibrinolytischen Beseitigung von chronisch-arteriellen Verschlüssen bleibt – analog wie bei den Stenosen – meist an einem umschriebenen Intimaareal eine Konturunregelmäßigkeit bestehen. Es ist zu vermuten, daß sich an derartigen Bezirken zunächst Thrombusmaterial angelagert hat. Diese Appositionsthromben führten dann sukzessive über eine Stenosierung zum vollständigen Gefäßverschluß (Abb. 2-25).

Zusammenfassend läßt sich aus den erhobenen Befunden ableiten, daß Thrombosen für die Bildung chronischer arterieller Verschlüsse eine wichtige Rolle spielen. Die bindegewebige Organisation ist in arteriosklerotisch veränderten Arterien offensichtlich stark beeinträchtigt und erlaubt es, Gerinnselmassen noch Wochen und Monate nach dem Verschlußereignis in unorganisierter Form nachzuweisen bzw. einer fibrinolytischen Therapie zuzuführen.

2.3.2.3 Häufigkeit und Altersabhängigkeit arteriosklerotischer Verschlüsse (periphere arterielle Verschlußkrankheit = PAVK)

Über die Häufigkeit arterieller Verschlüsse in *fortgeschrittenem* Lebensalter ist bis heute noch wenig bekannt. Eine prospektive Studie über die Entstehung arterieller Verschlüsse der Basler Arbeitsgruppe (Da Silva und Widmer, 1979) konnte zeigen, daß bei Männern bis zum 70. Lebensjahr ein linearer Anstieg der Verschlußhäufigkeit beobachtet wird. So betrug die 5-Jahres-Inzidenz der peripheren arteriellen Verschlußkrankheit bei 35 bis 44jährigen 4,2% und für die über 65jährigen 18,5% (Tab. 2-14). Die Häufigkeit (Prävalenz) der Claudicatio wurde von den gleichen Autoren mit 1% für die Männer in der 5. und bei 6% der Männer in der 6. Dekade angegeben.

In einer Duisburger Untersuchungsreihe (Achy, 1981), die Patienten umfaßte, die aus internmedizinischen Gründen eingewiesen und unter anderem auch bezüglich arterieller Verschlüsse untersucht wurden, fand sich das in Tab. 2-15 zusammengefaßte Ergebnis. Die Erhebungen zeigen einen linearen Anstieg der Verschlußhäufigkeit (nur Verschlüsse, keine Stenosen kamen zur Auswertung) vom 31. bis zum 90. Lebensjahr. Die PAVK korreliert deutlich mit einer gleichzeitig manifesten koronaren Herzkrankheit (CHD). Da Silva und Widmer (1979) berichten von einer 2,5mal häufigeren CHD bei Patienten mit PAVK gegenüber Arteriengesunden. Umgekehrt entwickelten die koronar Herzkranken 2,3mal häufiger eine PAVK als die ursprünglich koronar Gesunden. Ähnliche Angaben finden sich bei Kannel et al. (1970).

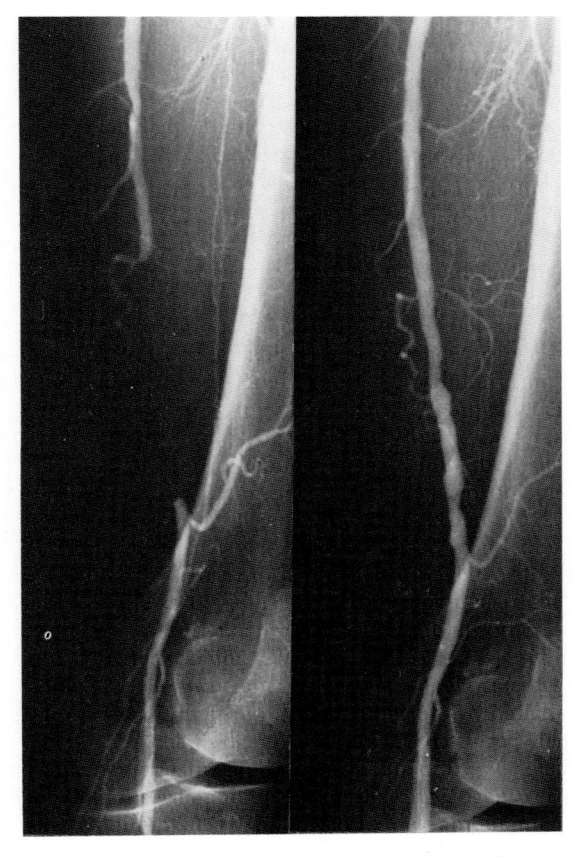

Abb. 2-25: Verschlußentstehung am Beispiel der fibrinolytisch eröffneten Arteria femoralis. a) Zustand vor fibrinolytischer Behandlung. Der thrombotische Verschluß dehnt sich zwischen den nächsten beiden Kollateralästen aus. b) Nach der Behandlung. Vollständige Durchgängigkeit des vorher verschlossenen Gefäßsegments mit intimalen Gefäßirregularitäten

Tab. 2-14: Fünf-Jahres-Inzidenz der peripheren arteriellen Verschlußkrankheit bei 2630 Männern der Basler Studie II/III (Da Silva und Widmer, 1979)

Alter	Inzidenz		
	Asymptomatisch	Symptomatisch	Gesamt
35–44 Jahre	3,2%	1,0%	4,2%
45–54 Jahre	6,5%	2,1%	8,6%
55–64 Jahre	8,8%	3,4%	12,2%
65+ Jahre	13,8%	4,6%	18,5%

Tab. 2-15: Beziehung zwischen peripherer arterieller Verschlußkrankheit (PAVK) und Alter in einem gemischten geriatrischen Krankengut

Altersgruppe	PAVK Häufigkeit		PAVK relative Häufigkeit
31–40 Jahre	0/9	=	0,0 %
41–50 Jahre	1/7	=	14,3 %
51–60 Jahre	2/17	=	11,8 %
61–70 Jahre	13/126	=	10,3 %
71–80 Jahre	49/207	=	23,7 %
81–90 Jahre	21/54	=	38,9 %

Tab. 2-16: Altersabhängigkeit des apoplektischen Insults in den USA (nach Garraway et al., 1979)

Alter	Häufigkeit
55–59 Jahre	0,25 %
60–64 Jahre	0,5 %
65–69 Jahre	0,7 %
70–74 Jahre	1,0 %
75–79 Jahre	3,0 %

Tab. 2-17: Verteilungsmuster chronisch-arterieller Verschlüsse in der Geriatrischen Klinik Duisburg. Es handelt sich um Patienten (n = 80), die wegen einer arteriellen Verschlußkrankheit eingeliefert wurden

Verschluß-Lokalisation	Zahl der Verschlüsse	relative Häufigkeit
Armarterien	3/80	3,8 %
A. iliaca	14/80	17,5 %
A. femoralis	56/80	70,0 %
A. tib. post.	7/80	8,8 %

Tab. 2-18: Verteilungsmuster chronisch-arterieller Verschlüsse bei geriatrischen Patienten (n = 86), die wegen nicht-angiologischer Krankheitsbilder eingewiesen wurden

Verschluß-Lokalisation	Zahl der Verschlüsse	relative Häufigkeit
Armarterien	1/86	1,2 %
A. iliaca	5/86	5,8 %
A. femoralis	31/86	36,5 %
A. tib. post.	49/86	57,0 %

Die Inzidenz einer Apoplexie ist ebenfalls altersabhängig. Tab. 2-16 zeigt die Apoplexiehäufigkeit in Bezug zum Alter, wie sie zwischen 1945 und 1960 in den USA gefunden wurde.

2.3.2.4 Lokalisation arteriosklerotischer Verschlüsse

Bei 85 Patienten, die wegen einer peripheren arteriellen Verschlußkrankheit (PAVK) in die Geriatrische Klinik Duisburg eingewiesen worden waren, fand sich das in Tab. 2-17 zusammengestellte Verteilungsmuster. Die entsprechende Aufstellung bei 86 Patienten, die auf Grund nicht-angiologischer Krankheitsbilder eingewiesen wurden und bei denen zufällig Arterienverschlüsse entdeckt wurden, findet sich in Tab. 2-18.

Aus den vorgelegten Zahlen ist ersichtlich, daß unter den klinische Symptome verursachenden Verschlüssen der A. femoralis-Verschluß mit 70 % klar die Führung einnimmt. Es folgen die A. iliaca- und die Unterschenkelarterienobliterationen. Ein derartiges Verteilungsmuster wurde in ähnlichen Proportionen von Krautwald und Völpel (1960) mitgeteilt. Bei den klinisch stummen Verschlüssen führten die Unterschenkelarterien, gefolgt von A. femoralis und A. iliaca.

Wird die Lokalisation chronisch-arterieller Verschlüsse mit dem Lebensalter korreliert, so ergibt sich bei den sehr alten Patienten (81–90 Jahre) ein Überwiegen von Unterschenkelarterienverschlüssen (Tab. 2-19). Dies entspricht der klinischen Erfahrung, daß der A. tib. post.-Verschluß ein außerordentlich häufiger Befund bei Hochbetagten ist. In der «jüngeren» Altersgruppe von 71–80 Jahren hielten sich die Verschlüsse von A. femoralis und A. tib. post. in etwa die Waage, und bei den 61 bis 70jährigen Patienten kam der Femoralisverschluß am häufigsten vor.

Thiele und Müller (1966) ermittelten unter 2630 Patienten mit einer arteriellen Verschlußkrankheit in 2,7 % der Fälle eine Mitbeteiligung supraaortischer Äste. Über die lokalisatorische Verteilung supraaortischer Verschlüsse gibt Tab. 2-20 Auskunft. Von klinischer Bedeutung ist der hohe Anteil von A. carotis interna-Verschlüssen, da deren Vorstufe, die Gabelstenose, einer operativen Behandlung zugänglich ist.

Tab. 2-19: Beziehung zwischen Verschlußlokalisation und Alter der Patienten. Übersicht aus der Geriatrischen Klinik Duisburg

Arter	Armarterien	Iliaca	Femoralis	Tib. post.	n
31–40 Jahre	1 (50 %)	–	–	1 (50 %)	2
41–50 Jahre	1 (10 %)	3 (30 %)	4 (40 %)	2 (20 %)	10
51–60 Jahre	–	4 (27 %)	11 (73 %)	–	15
61–70 Jahre	2 (5,1 %)	5 (13 %)	24 (62 %)	8 (21 %)	39
71–80 Jahre	–	6 (8,1 %)	38 (51 %)	30 (41 %)	74
81–90 Jahre	–	1 (3,8 %)	10 (39 %)	15 (58 %)	26
n	4	19	87	56	166

Tab. 2-20. Verteilungsmuster supraaortaler Arterienverschlüsse nach Vollmer 1967

Lokalisation	Häufigkeit
Tr. brachiocephalicus	9%
A. subclavia	16%
A. vertebralis	10%
A. carotis communis	9%
Karotisgabel	56%

2.3.2.5 Chronisch-arterielle Verschlußkrankheit und Risikofaktoren (Hypertonie, Rauchen, Hyperlipidämie, Diabetes)

Retrospektive Studien

Widmer und Mitarbeiter konnten 1969 277 Kranke, die aortographisch einen nachgewiesenen Gliedmaßenarterienverschluß zeigten, mit 2082 Probanden ohne Verschlußkriterien vergleichend untersuchen. Übergewicht war bei den Arterienkranken nicht häufiger als bei den Arteriengesunden. Dagegen waren systolische Hypertension, Betalipoproteid-Erhöhung und starker Zigarettenkonsum bei den Verschlußkranken durchweg häufiger als bei den Arteriengesunden. Cholesterinerhöhung war interessanterweise bei Verschlußkranken nicht signifikant häufiger als bei Nichtgefäßkranken.

In der Geriatrischen Klinik Duisburg wurden die Risikofaktoren Blutdruck, Cholesterin, Triglyceride, Diabetes mellitus und regelmäßiges Zigarettenrauchen bei 93 älteren Männern zwischen 66 und 70 Jahren sowie bei 100 betagten Frauen zwischen 70 und 73 Jahren mit und ohne Verschlüssen von A. iliaca und/oder A. femoralis verglichen. Wie Tab. 2-21 zeigt, waren der mittlere Systemdruck, Cholesterin- und Triglyceridkonzentration sowie Diabeteshäufigkeit in den beiden Gruppen nahezu identisch. Demgegenüber fand sich bei Verschlußkranken eine deutliche Korrelation zur Rauchgewohnheit. 80% der männlichen Gefäßpatienten waren Zigarettenraucher gegenüber 63% der Gefäßgesunden. Bei Frauen war dieser Unterschied noch eindrucksvoller: 30,6% der Gefäßpatientinnen rauchten gegenüber 14,4% der Gefäßgesunden.

Aus den erhobenen Daten ist zu schließen, daß in höherem Alter der Einfluß von Blutdruck, Cholesterin, Triglyceriden und Diabetes zurücktritt und der Risikofaktor «Alter» mehr an Bedeutung gewinnt. Ständiges Zigarettenrauchen muß aber auch für den Hochbetagten als Risikofaktor angesehen werden.

Prospektive Studien

Da Silva und Widmer (1979) fanden in der Basler Studie II/III prospektiv einen signifikanten Anstieg der 5-Jahres-Verschlußinzidenz in einem Männerkollektiv bei Diabetikern (um den Faktor 2,6) und bei Zigarettenrauchern (Männer, die zu Beginn der Beobachtungsperiode täglich 35 oder mehr Zigaretten rauchten, um den Faktor 5). Von großer Bedeutung war das exponentielle Wachsen des Risikos für eine PAVK durch Addition mehrerer Risikofaktoren.

Von Wichtigkeit ist, daß verschiedene Arterienprovinzen verschieden stark mit Risikofaktoren korrelieren. Für die Apoplexie (Verlegung intra- oder extrazerebraler Arterien) ist *Hypertonie* der entscheidende Risikofaktor. Als Faustregel kann gelten, daß die Inzidenz einer Apoplexie bei Verdopplung des systolischen Blutdrucks um den Faktor 10 ansteigt (Kannel, 1976). Cholesterinerhöhung ist dagegen für die Apoplexie *nicht* als Risikofaktor zu betrachten, Diabetes und Rauchen besitzen nur eine geringe Korrelation (Tab. 2-22).

2.3.2.6 Prophylaxe der PAVK durch Ausschalten der Risikofaktoren

Allgemeines

Der Begriff «Risikofaktor» bedeutet nicht, daß eine kausale Beziehung zu arteriellen Verschlußgeschehnissen vorhanden ist. Er schildert lediglich eine überzufällige Häufung bestimmter Merkmale (Rauchen, Hochdruck, Hyperlipidämie, Diabetes) bei arteriel-

Tab. 2-22: Entscheidende Risikofaktoren für arterielle Verschlußprozesse in verschiedenen Gefäßprovinzen

Risiko-faktoren	Cerebrum (A. carotis int., intrazerebr. Art)	Herz (Koronar-arterien)	Extremitäten (Bein-, Arm-arterien)
Lipide	∅	+	(+)
Hypertonie	++	+	(+)
Diabetes	(+)	+	+
Rauchen	(+)	+	+

Tab. 2-21: Korrelation von chronischen peripheren arteriellen Gefäßverschlüssen (PAVK) mit Risikofaktoren bei 193 geriatrischen Patienten

Lokalisation	Geschlecht	mittleres Alter	Syst. Blutdruck	Mittelwerte Cholesterin	Triglyceride	Diabetes	Anteil der Zigarettenraucher
Iliaca/	♂	66	143	233	178	21%	80%[1]
Femoralis	♀	73	157	246	175	43%	31%[2]
Gefäßgesund	♂	70	151	218	164	39%	63%[1]
	♀	71	153	228	165	31%	14%[2]

[1] $p < 0,05$
[2] $p < 0,05$

len Verschlüssen oder bei Krankheitserscheinungen, von denen angenommen wird, daß ihnen Verschlußprozesse zugrunde liegen. Ob kausale Beziehungen eine Rolle spielen, das heißt, ob zum Beispiel eine Teilursache des Femoralisverschlusses das Zigarettenrauchen ist, kann nur durch prospektive Studien mit randomisierter Zuteilung in Gruppen mit und ohne Risikofaktoren beantwortet werden.

Für verschiedene Risikofaktoren ist dies Ziel a priori unmöglich. Soll zum Beispiel der Einfluß des Zigarettenrauchens beurteilt werden, so müßte eine Gruppe Zigarettenraucher Probanden zufallsmäßig je in eine Gruppe Weiterraucher und Exraucher unterteilt werden. Jedem Kenner der Verhältnisse ist hierbei bekannt, daß die Aufstellung einer solchen Exrauchergruppe wegen fehlender Kooperation nicht möglich ist. Umgekehrt können primäre Nichtraucher aus ethischen Gründen nicht willkürlich in eine «Rauchen-Beginner-Gruppe» und eine «Weiterhin-Nichtraucher-Gruppe» eingeteilt werden.

Zigarettenrauchen

Astrup und Kjeldsen (1974) sowie Marshall et al. (1978) haben im Tierversuch eine elektronenmikroskopisch faßbare Schädigung des Gefäßendothels durch CO-Einatmung (wie sie beim Zigarettenrauchen vorkommt) nachweisen können. Asmussen und Kjeldsen (1975) fanden elektronenmikroskopisch Endothelschädigungen in den Aa. umbilicales bei Kindern, deren Mütter rauchten, im Gegensatz zum Fehlen derartiger Veränderungen bei nichtrauchenden Frauen. Die bisher vorliegenden prospektiven Studien, die primäre Nichtraucher mit primären Rauchern über längere Zeiträume bezüglich Verschlußereignissen vergleichen (z. B. die Framingham-Studie), sagen über Kausalverknüpfungen allerdings wenig aus, da ein genetischer Zusammenhang zwischen Zigarettenabhängigkeit und Verschlußkrankheit nicht auszuschließen ist. Es liegen verschiedene Mitteilungen vor, die wahrscheinlich machen, daß sich Raucher und Nichtraucher konstitutionell (d. h. genetisch) unterscheiden. So sind Blutgruppen und die Fähigkeit Phenylthioharnstoff zu schmecken verschieden in den Gruppen von Rauchern und Nichtrauchern (Thomas und Cohen, 1960; Cohen und Thomas, 1962). Weitere Hinweise auf eine genetische Komponente der Rauchgewohnheit lieferte die Zwillingsforschung (Friedberg et al., 1959; Lundman, 1966; Cederlöf et al., 1966). Für weitere Informationen siehe Thomas (1968).

Von Kannel et al. (1967) wurde mitgeteilt, daß Probanden, die definitiv mit Rauchen aufhörten, bezüglich des Herzinfarktrisikos wie Nichtraucher anzusehen sind. Wie aus den oben genannten Gründen hervorgeht, kann auch hieraus eine kausale Beziehung zwischen Rauchen und Gefäßverschluß nicht ohne weiteres abgeleitet werden. Der Entschluß zum Rauchverzicht erfolgt auf nicht-randomisierter (nicht-zufallsbedingter) Basis, und die Frage bleibt offen, ob der sich freiwillig zum Rauchverzicht Entschließende tatsächlich die Kriterien eines Zigarettenabhängigen erfüllt.

Diabetes mellitus

Ähnliche Überlegungen wie für das Rauchen gelten für den Zusammenhang von Diabetes mellitus und PAVK. Aus ethischen Gründen kann es keine randomisierte Einteilung in «Insulinpflichtiger Diabetes behandelt» und «Insulinpflichtiger Diabetes unbehandelt» geben. Für den grenzwertigen Altersdiabetes liegt allerdings eine größere randomisierte Studie (University Group Diabetes Program = UGPD, 1970) vor, in der Patienten mit Placebo, Tolbutamid und Insulin behandelt worden waren. Überraschenderweise befand sich in der Tolbutamidgruppe eine höhere Sterblichkeit an kardiovaskulären Ursachen als in der Placebogruppe. Insulin und Placebo ergaben keine Unterschiede. Weitere negative Befunde sind aus den Studien von Keen et al. (1973) und Carlstrom et al. (1974) zu entnehmen. Die genannten Ergebnisse sind allerdings nicht überall akzeptiert worden und haben teilweise zu heftigen Kontroversen Anlaß gegeben (nähere Einzelheiten siehe Clarke und Duncan, 1977).

Lipide

Dayton et al. (1969) teilten die Ergebnisse einer einfachblinden randomisierten Studie mit, in der eine cholesterinarme und an ungesättigten Fettsäuren reiche Nahrung bzw. eine normale Kost über 8 Jahre randomisiert zwei Gruppen von institutionalisierten Kriegsveteranen zugeführt wurden. Die erreichbare Cholesterinsenkung betrug im Mittel nur 12,7 %. Unterschiede im Auftreten von Gliedmaßenarterienverschlüssen war in beiden Gruppen nicht nachzuweisen.

Hypertonie

Der Bluthochdruck ist als essentieller Risikofaktor für Verschlüsse extra- und intrazerebraler gehirnversorgender Arterien sowie in etwas schwächerer Form auch für Verschlüsse anderer Arterienabschnitte zu betrachten. Im Gegensatz zu den drei vorher besprochenen Risikofaktoren (Rauchen, Diabetes, Liperhöhung) kann ein *kausaler* (und nicht nur korrelativer) Zusammenhang mit chronischen Gefäßverschlüssen angenommen werden. Hierfür stehen als Beweise «Naturexperimente» wie die Coarctatio aortae sowie Ergebnisse therapeutischer Interventionen zur Verfügung. Bei der Coarctatio aortae (Aortenisthmusstenose) besteht nur im oberen Körperbereich des Patienten ein Hypertonus, und nur in Arterien dieser Region entwickeln sich arteriosklerotische Gefäßveränderungen. Die Beinarterien, die bei dem genannten Krankheitsbild einem Niederdruckgebiet angehören und normalerweise führend bei einer arteriellen Verschlußkrankheit sind, bleiben von Gefäßverschlüssen frei (Heberer et al., 1966).

Die VA Cooperative Study Group (1970, 1972) legte Untersuchungsergebnisse einer prospektiven Studie über behandelte und nichtbehandelte Hypertoniker vor. Die Ergebnisse zeigten eine signifikante Reduzierung kardiovaskulärer und speziell apoplektiformer Ereignisse. Weitere eindrucksvolle Ergebnisse stammen von Lee et al. (1963), die eine direkte Abhängigkeit der Häufigkeit apoplektischer Insulte in Relation zur Hochdruckbehandlung feststellten.

Literatur

ACHY, B.: Verteilungsmuster arterieller Gefäßverschlüsse an den Extremitäten in einem geriatrischen Krankengut. Dissertation an der Universität Bonn 1981.

AKAZAWA, Y., M. KOIDE, E. YAMADORI: Correlation between plasma fibrinogen level and vascular complications in diabetes mellitus. Excerpta Medica W 3 EX 89, 189–195 (1975)

ALEXANDER, K., U. BUHL, D. HOLSTEN, H. POLIWODA, H. H. WAGNER: Fibrinolytische Therapie des chronischen Arterienverschlusses. Med. Klin. 63, 2067–2070 (1968)

ASMUSSEN, I., K. KJELDSEN: Intimal ultrastructure on human umbilical arteries. Observations on arteries from newborn children of smoking and nonsmoking mothers. Circulation Res. 36, 579–589 (1975)

ASTRUP, P., K. KJELDSEN: Carbon monoxide, smoking, and arteriosclerosis. Med. Clin. North. Amer. 58, 323–350 (1974)

BALIS, J. V., M. HAUST, H. MORE: Electron microscopic studies in human atherosclerosis cellular elements in aortic fatty streaks. Exp. Mol. Path. 3, 511–525 (1964)

BENDITT, E. P.: Evidence for a monoclonal origin of human arteriosclerotic plaques and some implications. Circulation 50, 650–652 (1974)

BENEKE, G.: Morphologisches Substrat der arteriellen Verschlußkrankheit. Verh. Dtsch. Ges. inn. Med. 78, 371–387 (1972)

BÖTTCHER, C. F. J.: Chemical constituents of human atherosclerotic lesions. Proc. Royal Soc. Med. 57, 792–795 (1964)

BREDDIN, K.: Über die gesteigerte Thrombocytenagglutination bei Gefäßkrankheiten. Schweiz. med. Wschr. 95, 655–660 (1965)

BREDDIN, K., J. BAUKE: Thrombocytenagglutination und Gefäßkrankheit. Blut 9, 144–164 (1965)

BUNGE: Zur Pathologie und Therapie der verschiedenen Formen der Gangrän an den unteren Extremitäten. Arch. Klin. Chir. 62, 179–187 (1900)

BUNGE: Zur Pathologie und Therapie der durch Gefäßverschluß bedingten Formen der Extremitätengangrän. Arch. Klin. Chir. 63, 467–554 (1901)

BÜRGER, M.: Altern und Krankheit als Problem der Biomorphose. 4. Aufl. Edition Leipzig 1965

CARLSTROM, S., G. PERSSON, B. SCHERSTEN: Antidiabetic treatment in the prevention of cardiovascular diseases of subjects with borderline glucose tolerance. Preliminary results of a prospective study. Acta Endocrinol. 77, Suppl. 190, 7–8 (1974)

CEDERLÖF, R., L. FRIBERGS, E. JONSSON, L. KAIJ: Respiratory symptoms and «angina pectoris» in twins with reference to smoking habits. Arch. Environ. Health 13, 726–737 (1966)

CLARKE, B. F., J. J. P. DUNCAN: Sulfonylharnstoff-Therapie. In: K. OBERDISSE (Hrsg.): Diabetes mellitus. Handbuch der inneren Medizin 5. Aufl. Bd. 7, Stoffwechselerkrankungen, Teil 2 B. Springer, Berlin–Heidelberg–New York 1977, S. 911–949

COHEN, B. H., C. B. THOMAS: Comparison of smokers and nonsmokers II. The distribution of ABO and Rh (D) blood groups. Bull. Hopkins Hosp. 110, 1–7 (1962)

CRAWFORD, T., C. I. LEVINE: The incorporation of fibrin in the aortic intima. J. Path. Bact. 64, 523–528 (1952)

CRONBERG, S., J. SILWER, I. M. NILSSON: On the incidence of atherosclerosis in patients with inborn errors of platelet stickiness. In: G. SCHETTLER (Hrsg.): Platelets and the vessel wall fibrin deposition. Georg Thieme, Stuttgart 1970, S. 144–145

DAYTON, S., M. L. PEARCE, S. HASHIMOTO, W. J. DIXON, U. TOMIYASU: A controlled clinical trial of a diet high in unsaturated fat in preventing complications of atherosclerosis Am. Heart Ass. Monograph No. 25, Circulation 15, Suppl. No. II (1969)

DUGUID, J. B.: Thrombosis as a factor in the pathogenesis of aortic atherosclerosis. J. Path. Bact. 60, 57–61 (1948)

Editorial: Monoclonal theory of atheroma. British Med. J. I., 1371–1372 (1977)

EHRINGER, H., M. FISCHER: Erfolgreiche thrombolytische Therapie bei subakuten arteriellen Thrombosen. Med. Welt 1726–1730 (1968)

FRIBERG, L., J. KAIJ, S. DENCKER, E. JONSSON: Smoking habits of monozygotic and dizygotic twins. Brit. Med. J. I, 1090–1091 (1959)

GARRAWAY, W. M., J. P. WHISNANT, A. J. FURLAN, L. H. PHILLIPS, L. T. KURLAND, W. M. O'FALLON: The declining incidence of stroke. New Engl. J. Med. 300, 449–451 (1979)

GEER, J. C., H. C. MCGILL, J. P. STRONG: The fine structure of human atherosclerotic lesions. Amer. J. Path. 38, 263–287 (1961)

GOTTLOB, R., G. BLÜMEL: Studies on thrombolysis with streptokinase. I. On the penetration of streptokinase into thrombi. Thrombos. Diathes. Haemorrh. (Stuttgt.) 19, 94–98 (1968)

GOTTLOB, R., G. BLÜMEL, F. PIZA, P. BRÜCKE, H. J. BÖHMIG: Die Lysierbarkeit operativ gewonnener menschlicher Thromben verschiedenen Alters in Streptokinase. Wien. med. Wschr. 118, 1–7 (1968)

HAUST, M. D., R. H. MORE, H. Z. MOVAT: The role of smooth muscle cells in the fibrinogenesis of arteriosclerosis. Amer. J. Path. 37, 377–389 (1960)

HEBERER, G., G. RAU, H. H. LÖHR: Aorta und große Arterien, Pathophysiologie, Klinik, Röntgenologie und Chirurgie. Springer, Berlin–Heidelberg–New York 1966

HESS, H., M. MARSHALL, M. MALLASCH: Eine einheitliche Theorie der Morphogenese aller obliterierenden Angiopathien. VASA 3, 373–385 (1974)

HORLICK, L.: Platelet adhesiveness in normal persons and subjects with atherosclerosis. Effect of high fat meals and anticoagulants on the adhesive index. Amer. J. Cardiol. 8, 459–470 (1961)

JÄGER, E.: Zur pathologischen Anatomie der Thrombangiitis obliterans bei juveniler Extremitätengangrän. 1. und 2. Mitteilung. Virchow's Arch. path. Anat. 284, 527–622 (1932)

KANNEL, W. B.: Blood pressure and the development of cardiovascular disease in the aged. In: F. I. CAIRD, J. L. C. DALL, R. D. KENNEDY (Hrsg.): Cardiology in old age. Plenum Press, New York–London 1976, S. 143–175

KANNEL, W. B., W. P. CASTELLI, P. M. MCNAMARA: The coronary profile: 12 year follow-up in the Framingham study. J. Occup. Med. 9, 611–619 (1967)

KEEN, H., R. J. JARRETT, J. D. WARD, J. H. FULLER: Borderline diabetes and their response to tolbutamide. In: CAMERINI-DAVALOS, H. S. COLO (Hrsg.): Vascular and neurological changes in early diabetes. Academic Press, New York 1973, S. 521–531

KLOSTERMEYER, W.: Zur Frage der Arterienthrombose unter dem Krankheitsbild der Endangiitis obliterans. Langenbeck's Arch. klin. Chir. 263, 545–572 (1950)

KRAUTWALD, A., W. VÖLPEL: Häufigkeit arterieller Durchblutungsstörungen der unteren Extremitäten in Beziehung zum Lebensalter und zur Lokalisation der Gefäßobliterationen. Dtsch. med. Wschr. 85, 1531–1536 (1960)

KRUG, H.: Histophotometrische Untersuchungen bei Arteriosklerose. Beitr. path. Anat. 137, 330–349 (1968)

LEE, R. E., A. W. SELIGMANN, M. A. CLARCK, P. A. ROUSSEAU: Freedom from cerebral vascular accidents during drug-induced blood pressure reduction in «benign» hypertensive diseases. Amer. J. Cardiol 11, 738–742 (1963)

LINDNER, A.: Histochemistry. In: F. G. SCHETTLER (Hrsg.): Atherosclerosis. Elsevier Publishing Company, Amsterdam–London–New York 1969

LUNDMAN, T.: Smoking in relation to coronary heart disease and lung function in twins. A co-twin control study. Acta Med. Scand. 180, Suppl. 455 (1966)

MARSHALL, M., H. HESS, J. STAUBESAND: Experimentelle Untersuchungen über den Risikofaktor Rauchen. VASA 7, 389–397 (1978)

MARTIN, M.: Neue Gesichtspunkte zur Entstehung arteriosklerotischer Gefäßverschlüsse. Z. Gerontologie 1, 126 bis 131 (1977)

MARTIN, M.: Thrombolytic therapy in arterial thromboembolism. Progress in Cardiovasculer Diseases 21, 351–374 (1979)

MARTIN, M., P. KOKOSSULIS: Die Thrombocytenadhäsivität im Nativblut Arteriosklerosekranker. Med. Welt 23 (NF) 411–416 (1972)

MARTIN, M., W. SCHOOP, E. ZEITLER: Streptokinase in chronic arterial occlusive disease. J. Amer. med. Ass. 211, 1169–1173 (1970a)

MARTIN, M., W. SCHOOP, E. ZEITLER: Thrombolyse bei chronischer Arteriopathie. Hans Huber, Bern–Stuttgart–Wien 1970b

MAYER, W. W., H. H. STELZIG: Verhaltensformen der inneren elastischen Membran der Beinarterien und ihre Bedeutung für die Mediaverkalkung. Virchow's Arch. path. Anat. 342, 361–373 (1967)

MITTELMEIER, H.: Pathologische Anatomie der obliterierenden Gefäßerkrankungen. In: H. HESS, J. KUNLIN, H. MITTELMEIER, L. SCHLICHT, B. STAMPEL (Hrsg.): Die obliterierenden Gefäßerkrankungen. Urban und Schwarzenberg, München–Berlin 1959, S. 1–144

MÖNCKEBERG, J. G.: Über die reine Mediaverkalkung der Extremitätenarterien und ihr Verhalten zur Arteriosklerose. Virchow's Arch. Path. Anat. 171, 141–167 (1903)

MOOLTEN, S. E., L. VROMAN: The adhesiveness of blood platelets in thromboembolism and hemorrhagic disorders. I. Measurement of platelet adhesiveness by glasswool filter. Amer. J. Clin. Path. 19, 701–709 (1949)

MURPHY, E. E., J. F. MUSTARD: Coagulation tests and platelet economy in atherosclerotic and control subjects. Circulation 25, 114–125 (1962)

PFLEIDERER, T., G. RÜCKER: Über Kaliumgehalt und Adhäsivität der Thrombozyten von gesunden Menschen und Patienten mit obliterierender Gefäßsklerose. Klin. Wschr. 24, 1223–1226 (1964)

ROSOLLECK, H.: Lyse von humanen Blutgerinnseln im Reagenzglas. Klin. Wschr. 39, 440–444 (1961)

ROSOLLECK, H.: Zur Wirkungsweise fibrinolytischer Substanzen. Thrombos. Diathes. Haemorrh. (Stuttgt.) 9, 459–471 (1963)

SCHOOP, W., M. MARTIN, E. ZEITLER: Beseitigung von Stenosen in Extremitätenarterien durch intravenöse Streptokinase-Therapie. Dtsch. med. Wschr. 93, 1629 bis 1633 (1968)

DA SILVA, A., L. K. WIDMER: Peripher arterielle Verschlußkrankheit. Frühdiagnose, Häufigkeit, Verlauf, Bedeutung. Hans Huber, Bern–Stuttgart–Wien, 1979

SMITH, E. B.: The influence of age and atherosclerosis on the chemistry of aortic intima. Part I: The lipids. J. Athersoklerosis Res. 5, 224–240 (1965)

STEWART, J. W., E. D. ACHESON: Atherosclerosis in a haemophiliac. Lancet I, 1121–1122 (1957)

THIELE, P., M. MÜLLER: Zu Klinik, pathologischer Anatomie und Kasuistik des Aortenbogensyndroms. Dtsch. Gesundh.-Wesen 21, 145 (1966)

THOMAS, C. B.: On cigarette smoking, coronary heart disease, and the genetic hypothesis. John Hopkins Medical Journal 122, 69–76 (1968)

THOMAS, C. B., B. H. COHEN: Comparison of smokers and nonsmokers. I. A preliminary report on the ability to taste phenylthiourea (P.T.C.). Bull. Hopkins Hosp. Med. J. 106, 205 (1960)

University group diabetes program: A study of the effects of hypoglycemic agents on vascular complications in patients with adult-onset diabetes. Diabetes 19, Suppl. 2, 747–830 (1970)

Veteran's administration cooperative study group on hypertensive Agents: Effects of treatment on morbidity in hypertension. J. Amer. Med. Ass. 213, 1143–1152 (1970)

Veteran's administration cooperative study group on hypertensive agents: Effects of treatment on morbidity in hypertensiln. III. Influence of age, diastolic pressure and prior cardiovascular disease; further analysis of side effects. Circulation 45, 991–1004 (1972)

VOLLMAR, J.: Rekonstruktive Therapie der Arterien. Thieme, Stuttgart 1967

WEISS, E.: Untersuchungen über die spontane Gangrän der Extremitäten und ihre Abhängigkeit von Gefäßerkrankungen. Dtsch. Zschr. f. Chir. 40, 1–42 (1895)

WIDMER, L. K., G. HARTMANN, F. DUCHOSAL, S. CH. PLECHL: Risikofaktoren und Gliedmaßenarterienverschluß. Dtsch. med. Wschr. 94, 1107–1110 (1969)

WILLMS, B., S. KARLHEIM, C. T. WHLERS: Untersuchungen zur diabetischen Makroangiopathie. In: R. HILD, G. SPAAN (Hrsg.): Therapiekontrolle in der Angiologie. Witzstrock, Baden-Baden–Köln–New York 1979

WINIWARTER, F. VON: Über eine eigentümliche Form von Endarteriitis und Endophlebitis mit Gangrän des Fußes. Arch. Klin. Chir. 23, 202–226 (1878)

ZOEGE VON MANTEUFFEL, W.: Über Arteriosklerose und Theumatismus an den unteren Extremitäten. Arch. Klin. Chir. 45, 221–226 (1893)

2.4 Gerinnung

M. Martin

2.4.1 Übersicht über Gerinnung und Fibrinolysemechanismen

2.4.1.1 Einteilung der Gerinnungsfaktoren

Es werden 13 klassische Gerinnungsfaktoren unterschieden:

Faktor XIII (Fibrin-Stabilisierungsfaktor)
Faktor XII (Hagemann-Faktor)
Faktor XI (Plasma Thromboplastin Antecedent)
Faktor X (Stuart-Prower-Faktor)
Faktor IX (Christmas-Faktor)
Faktor VIII (Antihämophiles Globulin)
Faktor VII (Proconvertin)
Faktor V (Proaccelerin)
Faktor IV (Calcium)
Faktor III (Thromboplastin)
Faktor II (Prothrombin)
Faktor I (Fibrinogen)
Plättchenfaktor 3 (Plättchenmembran-Phospholipid)

Entsprechend einem Einteilungsvorschlag von Hoffbrand und Pettit (1980) können drei Gruppen gesondert betrachtet werden.

Prothrombingruppe (II, VII, IX, X)

In aktivierter Form sind diese vier Faktoren Serinproteasen. Der Produktionsort ist die Leber, die Synthese ist von Vitamin K abhängig. Mit Ausnahme von Prothrombin findet während der Gerinnung keine Konzentrationsabnahme statt. Es besteht eine gute Stabilität in aufbewahrtem Plasma.

Fibrinogen-Gruppe (I, V, VIII, XIII)

Abgesehen von Faktor VIII werden die genannten vier Faktoren wenigstens teilweise in der Leber synthetisiert. Die Aktivität geht während der Gerinnung verloren. Bei Entzündungen, Schwangerschaft sowie oraler antikonzeptioneller Behandlung kommt es zu einem Ansteigen der Faktoren. Es besteht keine Vitamin-K-Synthese-Abhängigkeit.

Kontakt-Gruppe (XI, XII)

In aktivierter Form handelt es sich um Serinproteasen. Der Produktionsort ist noch nicht bekannt. Es besteht keine Vitamin-K-Synthese-Abhängigkeit.

2.4.1.2 Ablauf der intravasalen Gerinnung

Thrombozytäre Reaktionen

Intimaschädigung, insbesondere mit Freilegung subendothelialer Bindegewebsfasern, führt zur Anhaftung von Thrombozyten. Erforderlich für die Haftfähigkeit ist die Anwesenheit des von-Willebrand-Faktors (Teilkomponente von Faktor VIII). Verstärkung erfährt die Anhaftung der Plättchen durch Thrombinspuren, die wahrscheinlich auf dem Weg der Extrinsic-Gerinnung freigesetzt werden (näheres hierzu weiter unten).

Der Kontakt mit kollagenen Fibrillen bzw. Thrombin aktiviert die Synthese des Prostaglandins Thromboxan A_2 in den Thrombozyten. Unter Einwirkung dieser Substanz kommt es zur viskösen Metamorphose, d.h. zu einem Untergang der Thrombozytenmembran, Verschmelzung von Thrombozyten und Abgabe spezifischer Granula. Die letzteren enthalten ADP, Serotonin, Fibrinogen, lysosomale Enzyme und einen Heparin-neutralisierenden Faktor (F4).

ADP und Thromboxan A_2 bewirken eine weitere Plättchenaggregation mit erneuter Freisetzung der obengenannten Substanzen («self-perpetuation process»). Mit der Zeit entwickelt sich ein Plättchenthrombus der groß genug ist, eine Gefäßverletzung abzudecken (Abb. 2-26).

Durch Intimaläsion ausgelöste thrombinbildende Mechanismen laufen zum Teil parallel, zum Teil in zeitlicher Verzögerung mit der Thrombozytenaggregation ab.

Erste Stadien der Extrinsic-Gerinnung

Die sogenannte Extrinsic-Gerinnung führt bereits innerhalb weniger Sekunden zu Thrombinspuren, die unter anderem für die Auslösung der viskösen Plättchen-Metamorphose verantwortlich sind. Der Gesamtablauf ist wie folgt: Ein Gewebefaktor, der von geschädigten Intimazellen abgegeben wird (Gewebsthromboplastin) bildet mit Faktor VII und Calcium einen Komplex, der Faktor X zu Faktor Xa

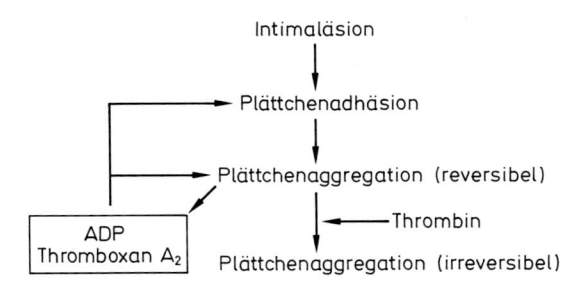

Abb. 2-26: Schematische Darstellung der thrombozytären Blutstillung

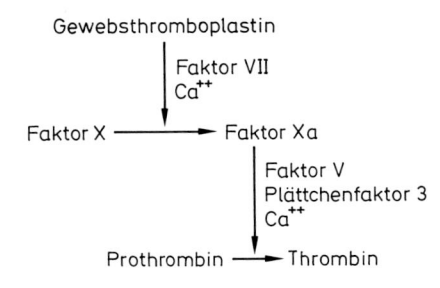

Abb. 2-27: Schematische Darstellung der ersten Stufen im Ablauf der Extrinsic-Gerinnung

aktiviert. Faktor Xa vermag als Serinprotease Prothrombin enzymatisch in das aktive Thrombin umzuwandeln. Plättchenfaktor 3 (Phospholipid), Calcium und Faktor V nehmen an den Reaktionen teil und beschleunigen die Prozesse wesentlich. Abb. 2-27 zeigt den Vorgang schematisch.

Erste Stadien der Intrinsic-Gerinnung

Die Intrinsic-Gerinnung führt ebenfalls zur Thrombinbildung. Allerdings ist dieser Weg zeitaufwendiger und benötigt mehrere Minuten. Durch Oberflächenaktivierung (z. B. freiliegendes subintimales Bindegewebe, Thrombozytenmembranen, Phospholipide) werden kleine Mengen des Hagemann-Faktors aktiviert (XII → XIIa).

Der Hagemann-Faktor selbst vermag Präkallikrein in Kallikrein umzuwandeln, das selbst eine vermehrte Hagemann-Faktor-Aktivierung bewirkt. Der Hauptangriffspunkt des aktivierten Hagemann-Faktors (Faktor XIIa) ist Faktor XI, der in Faktor XIa umgewandelt wird. Faktor XIa ist selbst (ähnlich wie Kallikrein) ein Beschleuniger der Faktor XII → XIIa Umwandlung, hat also auch Verstärkerfunktion.

Die Aktivierung des Christmas-Faktor (Faktor IX → IXa) ist der nächste Schritt im Programm der Intrinsic-Gerinnung. Sie erfolgt durch enzymatische Einwirkung des Faktors XIa unter Anwesenheit von Calcium. Der aktivierte Christmas-Faktor (IXa) ist in der Lage, Faktor X in Faktor Xa umzuwandeln. Diese Reaktion wird durch Anwesenheit von Faktor VIII, Calcium und Plättchenfaktor 3 wesentlich beschleunigt. Der neu gebildete Faktor Xa aktiviert in gleicher Form wie im Rahmen der Extrinsic-Gerinnung Prothrombin zu Thrombin. Abb. 2-28 gibt eine Zusammenfassung dieser Abläufe.

Fibrinbildung

Die letzte Phase der Blutgerinnung umfaßt die Fibrinbildung. Thrombin wandelt Fibrinogen enzymatisch unter Abspaltung der Fibrinopeptide A und B zu Fibrinmonomer um. Fibrinmonomer aggregiert zu Fibrinpolymer und Fibrin S (harnstofflöslich). Fibrin S erhält schließlich unter Einwirkung von Faktor XIIIa die definitive harnstoffunlösliche Fibrinstruktur (Abb. 2-29). Die Aktivierung von Faktor XIII zu Faktor XIIIa geschieht hierbei sowohl durch Thrombin als auch durch Faktor Xa und Calcium.

Nähere Einzelheiten über neuere Ergebnisse der Blutgerinnungsforschung siehe bei Hoffbrand und Pettit (1980), Murano (1980) sowie Kessler und Bell (1980).

2.4.1.3 Fibrinolyse

Gerinnung und körpereigene Fibrinolyse befinden sich in einem labilen Gleichgewicht. Von verschiedenen Autoren wurde angenommen, daß sich feinste Fibrinniederschläge kontinuierlich an Gefäßinnenwänden ablagern, um gleich darauf durch die körpereigene Fibrinolyse wieder aufgelöst zu werden (sog. latente Gerinnung).

Die Reaktionsteilnehmer der körpereigenen Fibrinolyse sind im wesentlichen:
a) Aktivatoren (Gewebeaktivatoren, Kallikrein)
b) Plasminogen
c) Plasmin.

Glu-Plasminogen (d. h. der NH_2-terminale Molekülanteil ist Glutaminsäure) ist die inerte Vorstufe des fibrinolytisch wirkenden Enzyms Glu-Plasmin (Summaria et al., 1974). Die Plasminogen-Plasmin-Umwandlung erfolgt durch spezifische Aktivatoren wie z. B. die besonders gut untersuchte und therapeutisch wirksame Urokinase sowie durch körpereigene andere Aktivatoren. Derartige Aktivatoren spalten im Glu-Plasminogen-Molekül eine Arginin-Valin-Brücke, wodurch eine Umwandlung in das Enzym Glu-Plasmin erfolgt (Robbins et al, 1973). Glu-Plasmin spaltet autokatalytisch den NH_2-terminalen Peptidanteil des eigenen Moleküls ab (Wallen, 1980). Die entstehende Verbindung ist Lys-Plasmin (d. h. der NH_2-terminale Molekülanteil ist jetzt nicht mehr Glutaminsäure, sondern Asparaginsäure) (Abb. 2-30).

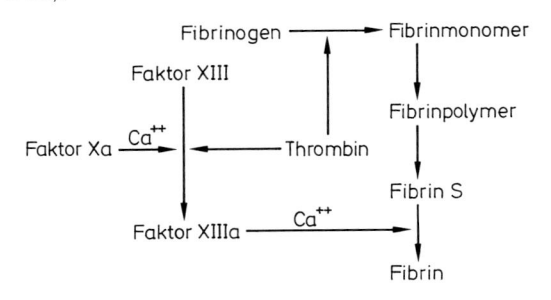

Abb. 2-29: Schematische Darstellung der letzten Gerinnungsphase

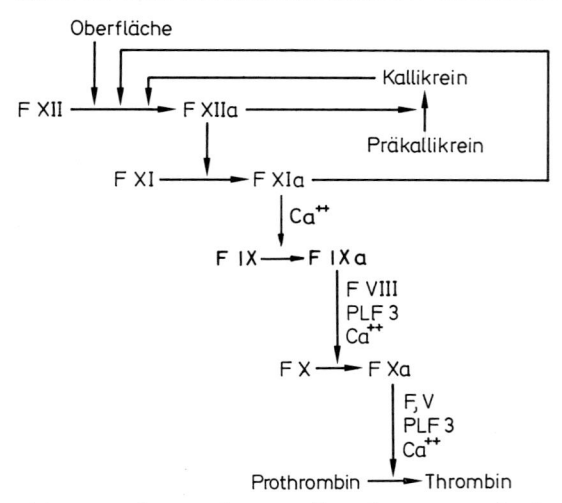

Abb. 2-28: Schematische Darstellung der ersten Stufen der Intrinsic-Gerinnung

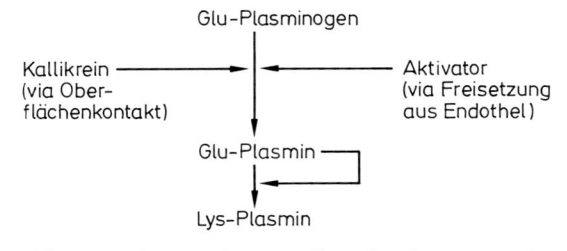

Abb. 2-30: Schematische Darstellung der Plasminogenaktivierung

Neben der im Urin erscheinenden Urokinase existieren Plasminogenaktivatoren ubiquitär in verschiedenen Geweben des Körpers. Für die intravasale, körpereigene Fibrinolyse ist besonders die durch Oberflächenaktivierung (Iatrides und Ferguson, 1961) sowie durch differente Endothelreize (Übersicht bei Nilsson et al., 1980) ausgelöste Aktivatorabgabe von Bedeutung.

Wie weiter oben ausgeführt, kommt es unter den Bedingungen der Kontaktaktivierung (Hagemann-Faktor-Aktivierung) zur Freisetzung von Kallikrein. Dieses Enzym vermag neben der Einleitung fibrinbildender Vorgänge auch eine Plasminogen-Plasmin-Umwandlung zu bewirken und damit für die Auflösung überschüssiger Fibrinablagerungen zu sorgen (Colman, 1969; Kaplan und Yecies, 1980). Weiterhin führen verschiedenste Reize auf das Endothel (verstärkter Blutdruck, Hypoxie, Adrenalineinwirkung) zur Aktivatorgabe (Nilsson et al., 1980).

Eine schematische Zusammenstellung der Plasminbildung in vivo gibt Abb. 2-30.

2.4.1.4 Inhibitoren der Fibrinolyse

Das proteolytisch wirkende Enzym Plasmin kreist nur eine begrenzte Zeit im Gefäßsystem und wird danach durch Antiplasmine neutralisiert.

Die wichtigsten Antiplasmine sind:
Alpha$_2$-Plasmininhibitor,
Alpha$_2$-Makroglobulin,
Alpha$_1$-Antitrypsin.

Nach neueren Untersuchungen ist der Alpha$_2$-Plasmin-Inhibitor als wichtigstes plasminneutralisierendes Prinzip aufzufassen. Die Bindung ist irreversibel, die Halbwertszeit im Plasma beträgt 0,5 Tage (Collen, 1980). Alpha$_2$-Makroglobulin scheint erst nach vollständigem Verbrauch von Alpha$_2$-Plasmininhibitor wirksam zu werden. Die Bedeutung des Alpha$_1$-Antitrypsin dürfte zur Zeit noch völlig ungeklärt sein.

2.4.2 Übersicht häufig verwendeter Gerinnungs- und Fibrinolysetests

2.4.2.1 In vitro-Thrombozytenadhäsivität

Prüfung des Anhaftungsvermögens der Plättchen an fremden Oberflächen (z.B. an Glasperlen, Siliconflächen, etc.).

2.4.2.2 Trombozytenaggregation

Prüfung des Anhaftungsvermögens der Plättchen untereinander. Die Aggregation wird in einzelnen Tests von verschiedenen Substanzen ausgelöst (z.B. Thrombin, Kollagen, Adrenalin, ADP, Ristocetin) oder als spontane Aggregation gemessen.

2.4.2.3 In vivo-Thrombozytenfunktion

Ermittlung der Blutungszeit nach Setzen definierter Hautverletzungen (Lanzetteneinstich in das Ohrläppchen, Lanzetteneinstich in den Unterarm mit venöser Stauung, definierter Schnitt am Unterarm nach venöser Stauung im Unterwasserbad, etc.).

2.4.3.4 Partielle Thromboplastinzeit (PTT)

Zitratplasma wird mit einer oberflächenaktiven Kaolinsuspension inkubiert und danch rekalzifiziert. Der Test mißt die Faktoren der Intrinsic-Gerinnung nach Oberflächenaktivierung.

2.4.3.5 Prothrombinzeit (Quickwert)

Zitratplasma wird mit calciumhaltiger Gewebsthrombokinase-Suspension versetzt und die sich ergebende Gerinnungszeit gemessen. Der Test bestimmt die Faktoren der Extrinsic-Gerinnung (Faktoren V, VII, X, Prothrombin).

2.4.3.6 Thrombotest

Der Thrombotest ist empfindlich für sämtliche Vitamin-K-abhängigen Faktoren (II, VII, IX, X). Ein prozentuales Absinken bedeutet entweder einen angeborenen Defekt der obengenannten Gerinnungsfaktoren oder eine wirksame Cumarinprophylaxe.

2.4.3.7 Thrombelastographie (TEG)

Die TEG-Untersuchung zeichnet kontinuierlich die Entstehung und Verfestigung eines Blutgerinsels auf. An der entstehenden Kurve können die Gerinnungszeit, die Geschwindigkeit der Gerinnselverfestigung und der Verfestigungsgrad selbst zahlenmäßig bestimmt werden.

2.4.3.8 Fibrinolyseaktivatoren

Die Vorbedingung zur Ermittlung von Fibrinolyseaktivatoren ist das Abtrennen (durch Euglobulinfällung) oder Ausschalten (durch Plasmaverdünnung) der Antiplasmine in den betreffenden Plasmaansätzen. Die Aktivator-Aktivität kann entweder durch Koagulation des antiplasminfreien Ansatzes und Bestimmen der Zeit bis zur Wiederauflösung des Gerinnsels oder durch Auftropfen des Ansatzes auf eine plasminogenhaltige Fibrinplatte mit planimetrischer Ausmessung der Lysehöfe nach mehrstündiger Inkubation bei 37 °C gemessen werden. Ferner kann eine Aktivatorkonzentration durch Plasminogenmessung ermittelt werden (mit zunehmender Aktivatorkonzentration sinkt der Plasminogenspiegel zugunsten der Plasminkonzentration ab).

2.4.3 Spezielle Altersveränderungen

2.4.3.1 Thrombozyten

Die Thrombozytenzahl nimmt mit fortschreitendem Lebensalter kontinuierlich ab. Lechner et al. (1982) fanden bei Patienten über 60 Jahre nur noch in 50 % der Fälle eine normal hohe Thrombozytenzahl. Zu ähnlichen Ergebnissen kamen Podolsak et al. (1977), die bereits zwischen 2 und 14 Jahren eine sukzessive Abnahme der Plättchenzahl feststellten.

Das Haftvermögen der Thrombozyten an Glas scheint weitgehend altersunabhängig zu sein. Wurde das überprüfte Probandenkollektiv in Patienten mit und ohne arterielle Verschlußkrankheit aufgegliedert, so lag die Thrombozyten-Adhäsivitätsrate bei Verschlußkranken signifikant höher als bei Gesunden. Altersabhängige Änderungen in den beiden Gruppen selbst waren aber nicht vorhanden (Martin und Konkossulis, 1972). Korsan-Bengtsen (1973), Slack (1964) sowie Baumgartner et al. (1967) sahen ebenfalls keine Altersabhängigkeit für die Thrombozytenadhäsivität.

Breddin und Bauke berichteten 1965 über eine deutliche Zunahme der Thrombozyten*aggregation* (PAT) bei gesunden Normalpersonen mit ansteigendem Lebensalter.

Über die Blutungszeit als Ausdruck der Thrombozyten-Funktion in vivo bestehen unterschiedliche Auffassungen. Während Briselli und Ellman (1979) keine Abhängigkeit vom Lebensalter sahen, berichteten Jorgensen et al. (1979) über eine deutliche Verkürzung bei älteren (66–70 Jahre) im Vergleich zu jüngeren (18–32 Jahre) Patienten, wobei als eine der Ursachen ein Überwiegen des intrathrombozytären proaggregatorisch wirkenden Prostaglandins (Thromboxan A_2) angenommen wurde.

2.4.3.2 Faktor V

Faktor V steigt mit zunehmendem Alter an. Chakrabarti et al. (1975) errechneten eine Aktivitätszunahme von 0,5 % pro Lebensjahr. Gedde-Dahl et al. (1975) fanden bei 20jährigen einen durchschnittlichen Wert von 99 % im Gegensatz zu 60jährigen mit 123 %.

2.4.3.3 Faktor VII

Der Faktor-VII-Plasmagehalt ist ebenfalls alterskorreliert. Es wurde bei Männern ein jährlicher Anstieg von 0,45 % und bei Frauen von 1,1 % errechnet (Chakrabarti et al., 1975). Zu gleichsinnigen Befunden kamen Dodds et al. (1975).

2.4.3.4 Faktor VIII

Über die Beziehung von Alter und Faktor-VIII-Konzentration liegen unterschiedliche Mitteilungen vor. Während Chakrabarti et al. (1975) eine Zunahme von 0,4 % pro Jahr feststellen, fanden Jeremic et al. (1976) bis 40 Jahre einen konstanten Abfall, danach aber wieder einen Anstieg. Auch Korsan-Bengtsen (1973) beobachteten bei Frauen einen leichten, nicht signifikanten Faktor-VIII-Anstieg mit zunehmendem Lebensalter. Demgegenüber berichteten Dodds et al. (1975) über eine insgesamt abfallende Tendenz mit zunehmendem Lebensalter. Interessanterweise war die Faktor-VIII-Konzentration im Plasma signifikant mit dem ABO-Blutgruppensystem korreliert (höhere Konzentration bei Trägern der Blutgruppen A und AB im Vergleich zu Trägern der Blutgruppe 0).

2.4.3.5 Faktor IX

Entsprechend den Angaben von Dodds et al. (1975) steigt die Faktor-IX-Konzentration mit zunehmendem Lebensalter an.

2.4.3.6 Fibrinogen

Verschiedene Autoren fanden einen konstanten Anstieg des Fibrinogenspiegels über alle Altersgruppen hinweg (z. B. Dodds et al., 1975; Hashimi et al., 1969). Wichtig sind weiterhin Befunde von Pola und Savi (1978), aus denen zu entnehmen ist, daß die arterielle Verschlußkrankheit bereits für sich mit relativ stark erhöhten Fibrinogenspiegeln einhergeht, daß daneben aber innerhalb des Normalkollektivs wie auch des Verschlußkollektivs eine klare Altersabhängigkeit besteht. Die Fibrinogenzunahme zwischen 40 und 70 Jahren betrug hierbei etwa 20–30 mg%. Der Konzentrationsunterschied zwischen Gesunden und Verschlußkranken war dagegen mit rund 90 mg% in den genannten Altersgruppen wesentlich höher. Die Abhängigkeit des Fibrinogenspiegels von der arteriosklerotischen Verschlußsituation wird u. a. auch von Hamer (1973) sowie Todd et al. (1973) betont.

Weitere Autoren, die benfalls ein Ansteigen der Fibrinogenkonzentration mit zunehmendem Alter fanden, hierbei aber keine Differenzierung in Verschlußkranke oder Gefäßgesunde versuchten, sind Korsan-Bengtsen (1973) sowie Hamilton et al. (1974).

2.4.3.7 Gruppentests

PTT

Nach Cawkwell (1978) verkürzt sich die partielle Thromboplastinzeit (PTT) kontinuierlich mit zunehmendem Lebensalter. So betrug die PTT bei 5jährigen 43 sec, bei 40jährigen 41 sec und bei 80jährigen 37 sec. Korsan-Bengtsen et al. (1973) sahen bei Frauen ebenfalls eine alterskorrelierte PTT-Verkürzung (allerdings nur, sofern der Test in silikonisierten Röhrchen durchgeführt wurde).

Thrombotest

Unter 110 Patienten zwischen 56 und 100 Jahren fand sich in 75 % ein erniedrigter Thrombotestwert (Hazell und Baloch 1970). Nach Vitamin-K-Gabe normalisierte sich der Thrombotestwert in den meisten Fällen. Dies kann als Ausdruck eines latenten Vitamin-K-Mangels bei älteren Menschen gedeutet werden, steht allerdings in Widerspruch zu den oben genannten Befunden einer Faktor-VII- und Faktor-IX-Zunahme in fortgeschrittenem Alter.

TEG

Die Ermittlung entsprechender thrombelastographischer Parameter ergab keine Hinweise auf eine vermehrte globale Gerinnungsbereitschaft des Blutes im Alter (Holzknecht et al., 1970). Demgegenüber bestand eine deutliche Abhängigkeit zum Vorhandensein chronisch arterieller Verschlüsse.

2.4.3.8 Antikoagulantienwirkung

Ältere Patienten benötigen für eine therapeutisch wirksame Antikoagulantieneinstellung weniger Cumarin als Jüngere (Routledge et al., 1979). Die Pharmakokinetik der Cumarin-Verbindungen (Plasmahalbwertszeit, Verteilung, Plasmaclearance, Proteinbindung) unterschied sich in den einzelnen Altersgruppen jedoch nicht (Shepherd et al., 1977; Hotraphinyo et al., 1978).

2.4.3.9 Körpereigene Fibrinolyse

Der Plasminogenspiegel bleibt nach Spöttl et al. (1970) im Alter konstant. Es besteht aber eine positive Korrelation zwischen Plasminogen-Konzentration im Plasma und arterieller Verschlußkrankheit. In gleicherweise fanden Hamilton et al. (1973) sowie Korsan-Bengtsen et al. (1973) unveränderte Plasminogenwerte trotz zunehmendem Lebensalter. Bei über 86jährigen wurde von den zuletztgenannten Autoren allerdings ein signifikanter Abfall gefunden. Dodds et al. (1975) fanden nur bei Männern einen linearen Plasminogen-Anstieg mit dem Lebensalter, bei Frauen bestand eher eine abfallende Tendenz.

Plasminogenaktivatoren werden entsprechend den Angaben von Spöttl et al. (1970) sowie Chakrabarti et al. (1975) mit zunehmendem Alter immer schwächer wirksam. Im Gegensatz hierzu fanden Hamilton et al. (1974) eine bis zum 75. Lebensjahr gleichbleibende Aktivität mit einem Anstieg in der Altersgruppe über 75 Jahre. Beim Stauen mit der Blutdruckmanschette konnten Rasche und Hiemeyer (1970) sowie Böcker (1975) bei zunehmendem Alter eine verminderte Aktivatorabgabe des Venendothels feststellen. Die Autoren schlossen aus dieser Beobachtung, daß die bekannte Häufung venöser Thrombosen im Alter mit einer verminderten körpereigenen Fibrinolyseaktivität zu tun haben könne.

Die Aktivtorbildung bei jüngeren und älteren Probanden nach körperlicher Betätigung wurde von Gibelli et al. (1972) untersucht. Die Autoren fanden unter standardisierten Bedingungen keine Unterschiede zwischen der Aktivatorabgabe älterer und jüngerer Menschen.

2.4.4 Abschließender Kommentar

Die meisten Gerinnungsparameter ebenso wie die globalen Gerinnungsansätze zeigen eine Tendenz zur Hyperkoagulabilität mit zunehmendem Alter. Fortgeschrittenes Lebensalter ist jedoch auch von einem entsprechenden Anstieg chronisch-arterieller Gefäßobstruktionen begleitet (Da Silva und Widmer, 1979). Da die chronisch-arterielle Gefäßkrankheit selbst mit einer Erhöhung verschiedener Gerinnungswerte einhergeht, mußte es oft unklar bleiben, ob Konzentrationserhöhungen der überprüften Gerinnungsparameter tatsächlich dem Alter selbst oder einer das Alter begleitenden Arteriopathie zugeordnet werden müssen.

Insgesamt dürfte aber eine geringe altersbezogene Veränderung des Gerinnungssystems im Sinne einer Hyperkoagulabilität vorhanden sein, deren klinische Bedeutung aber zur Zeit noch nicht sicher abgeschätzt werden kann.

Literatur

BAUMGARTNER, H.R., M. CRONQUIST, P. WOBMANN, F. DUCKERT: Die Messung der Thrombozytenadhäsivität. Erste Erfahrungen mit neueren Methoden. Schweiz. med. Wschr. 97, 1674–1679 (1967).

BÖCKER, H.: Der Nachweis von Plasminogenaktivatoren in Armvenen unter standardisierter lokaler Hypoxämie. Dissertation, Universität Bonn 1975

BREDDIN, K., J. BAUKE: Thrombozytenagglutination und Gefäßerkrankungen. Blut 11, 144–164 (1965)

BRISELLI, M.F., L. ELLMAN: The template bleeding time in elderly individuals. Thrombos. Haemostas. (Stuttgt.) 42, 797–798 (1979)

CAWKWELL, R.D.: Patient's age and the activated partial thromboplastin time test. Thrombos. Haemostas. (Stuttgt.) 39, 780 (1978)

CHAKRABARTI, R., M. BROZOWIK, W.R.S. NORTH, Y. STIRLING, T.W. MEADE: Effects of age on fibrinolytic activity and factors V, VII, VIII. Proc. R. Soc. Med. 68, 267–268 (1975)

COLLEN, D.: Inhibitors of fibrinolysis. In: D.L. KLINE, K.N.N. REDDY (Hrsg.): Fibrinolysis. CRC Press Inc., Boca Raton, Fl. 1980, S. 129–150

COLMAN, R.W.: Activation of plasminogen by human plasma kallikrein. Biochem. Biophys. Res. Comm. 35, 273 (1969)

DODDS, W.J., A.C. MOYNIHAN, R.E. BENSON, C.A. HALL: The value of age and sex-matched controls for coagulation studies. Brit. J. Haemat. 29, 305–317 (1975)

GEDDE-DAHL, T.W., M. JEREMIC, O. WEISERT: Factor V (Proaccelerin) concentration in 1016 blood donors. Scand. J. clin. Lab. Invest. 35, 25–30 (1975)

GIBELLI, A., M. MORPURCO, P. GIAROLA, G. BEULCKE, M. CASACCIA, C. PETRINI, C. RAMPULLA: Comparative study of coagulation, fibrinolysis and cardiorespiratory function in elderly and young subjects after exercise. J. Amer. Ger. Soc. 20, 29–62 (1972)

HAMER, J.D., F. ASHTON, M. MAYNELL: Factors influencing prognosis in the surgery of peripheral vascular disease: Platelet adhesiveness, plasma fibrinogen and fibrinolysis. Brit. J. Surg. 60, 387–389 (1973)

HAMILTON, P.J., A.A. DAWSON, D. AGSTON, A.S. DOUGLAS: The effect of age on the fibrinolytic enzyme system. J. clin. Path. 27, 326–329 (1974)

HASHIMI, J.A., N. AFROZE, S.A. SYED: Fibrinogen levels in patients suffering from acute myocardial infarction. J. Atheroscler. Res. 10, 211–281 (1969)

HAZELL, K., K.H. BALOCH: Vitamin K deficiency in the elderly. Geront. clin. 12, 10–17 (1970)

HOFFBRAND, A.V., J.E. PETTIT: Essential hematology. Blackwell Scientific Publications, Oxford–London–Edinburgh–Boston–Melbourne 1980

HOLZKNECHT, F., P. SPÖTTL, E. KNAPP, V. STEINMETZ, H. BRAUNSTEINER: A basic study on the global coagulation and fibrinolysis of hyperlipemic and atherosclerotic patients. Part 1. The role of arteriosclerosis and endogenous hypertriglyceridemia in global coagulability and fibrinolysis. Atherosclerosis 12, 415–426 (1970)

HOTRAPHINYO, K., E.J. TRIGGS, B. MAYBLOOM, A. MACLAINE-CROSS: Warfarin sodium: steady state plasma levels and patient age. Clinical and Experimental Pharmacology and Physiology 5, 143–149 (1978)

IATRIDES, S.G., J.H. FERGUSON: Effect of surface and Hagemann Factor on the endogenous or spontaneons activation of the fibrinolytic system. Thrombos. Diathes. haemorrh. (Stuttg.) 6, 411–423 (1961)

JEREMIC, M., O. WEISERT, T.W. GEDDE-DAHL: Factor VIII (AHG) levels in 1016 regular blood donors. The effects of age, sex, and ABO blood groups. Scand. J. clin. Lab. Invest. 36, 461–466 (1976)

JORGENSEN, K.A., A.S. OLESEN, J. DYERBERG, E. STOFFERSEN: Aspirin and bleeding time, dependency of age. Lancet I, 302 (1979)

KAPLAN, A.P., L.D. YECIES: Initiation of Hagemann Factor-dependent fibrionlysis. In: D.L. KLINE, K.N.N. REDDY (Hrsg.): Fibrionlysis. CRC Press Inc., Boca Raton, Fl. 1980, S. 44–69

KESSLER, C.M., W.R. BELL: Coagulation factors. In: L.S. JERRY (Hrsg.): Fundamentals of clinical hematology. Harper & Row, Publishers, Hagerstown 1980, S. 319–334

KONSTAN-BENGTSEN, K., C. BENGTSSON, E. TIBBLIN: Blood coagulation, fibrinolysis and platelet function in women aged 38, 46, 50, 54 and 60. The study of women in Gothenburg 1968–1969. Acta med. scand 193, 543–546 (1973)

KLINE, D.L., K.N.N. REDDY: Fibrinolysis. CRC Press, Inc. Boca Raton, Fl. 1980

KLINE, D.L., K.N.N. REDDY: Plasminogen activators. In: D.L. KLINE, K.N.N. REDDY (Hrsg.): Fibrinolysis. CRC Press, Inc., Boca Raton, Fl. 1980, S. 25–42

KORSAN-BENGTSEN, K., C. BENGTSSON, E. TIBBLIN: Blood coagulation, fibrinolysis and platelet function in women aged 38, 46, 50, 54, and 60. Acta med. Scand. 193, 543–546 (1973)

LECHNER, K., K. CZERWENKA, A. GASSNER, H. NIESSNER: Besonderheiten von Thrombozytopenien und Thrombozytopathie im Alter. In: J. BÖHNEL, R. HEINZ, A. STACHER (Hrsg.): Hämatologie im Alter. Urban und Schwarzenberg, Wien–München–Baltimore 1982, S. 131–134.

MARTIN, M., P. KOKOSSULIS: Die Thrombozytenadhäsivität im Nativblut Arteriosklerosekranker. Med. Welt 23 (N.F.) 411–416 (1972)

MENON, I.S., D. WEIGHTMAN, H.A. DEWAR: A comparison of blood fibrinolytic activity in children and adults. J. Assoc. Pysicians India 19, 289–292 (1971)

MURANO, G.: A basic outline of blood coagulation. Seminars in Thrombosis and Hemostasis 6, 140–162 (1980)

NILSSON, I.M., U. HEDNER, M. PANDOLFI: Physiology of fibrinolysis. In: D.L. KLINE, K.N.N. REDDY (Hrsg.): Fibrinolysis. CRC Pres Inc, Boca Raton, Fl. 1980, S. 165–184

PODOLSAK, B., A.M. MINGERS, J. ÖLLER: Thrombocyte functions, thrombelastograms and fibrinogen of healthy children and different age groups. Eur. J. Pediatr. 127, 27–39 (1977)

POLA, P., L. SAVI: Fibrinogenemia, determined immunonephelometically as a possible paramter in the evaluation of peripheral arteriosclerotic arteriopathy Atherosclerosis 29, 205–216 (1978)

RASCHE, H., V. HIEMEYER: Zur Hypofibrinolyse als Ursache der Altersthrombophilie. In: R. MARX, H.A. THIES (Hrsg.): Alter und Blutgerinnung. F.K. Schattauer, Stuttgart–New York 1970

ROBBINS, K.C., P. BERNABE, L. ARZADON, L. SUMMARIA: NH_2-terminal sequences of mammalian plasminogens and plasmin S-carboxymethyl heavy (A) and light (B) chain derivatives. J. Biol. Chem. 248, 1242–7246 (1973)

ROUTLEDGE, P.A., P.H. CHAPMANN, D.M. DAVIES, M.D. RAWLINS: Factors affecting warfarin requirements. A prospective population study. Europ. J. clin. Pharmacol. 15, 319–322 (1979)

SHEPHERD, A.M.M., D.S. HEWICK, T.A. MORELAND, I.H. STEVENSON: Age as a determinant of sensitivity to warfarin. Br. J. clin. Pharmac. 4, 315–320 (1977)

DA SILVIA, A., L.K. WIDMER: Peripher arterielle Verschlußkrankheit. Frühdiagnose, Häufigkeit, Verlauf, Bedeutung. Hans Huber, Bern–Stuttgart–Wien 1979

SLACK, J., J. SEYMOUR, L. McDONALD, E. LOVE: Lipoprotein lipase levels and platelet stickiness in patients with ischaemic heart disease and in controls, distinguishing those with an affected first-degree relative. Lancet II, 1033–1037 (1964)

SPÖTTL, F., F. HOLZKNECHT, E. KNAPP, U. STEINMETZ, H. BRAUNSTEINER: A basic study on the global coagulation and fibrinolysis of hyperlipemic and atherosclerotic patients. Part 2. Plasminogen activator, plasminogen, $Alpha_2$-macroglobulin in atherosclerosis and endogenous hypertriglyceridaemia. Atherosclerosis 12, 427–431 (1970)

SUMMARIA, L., L. AZZADON, P. BERNABE, K.C. ROBBINS: The interaction of streptokinase with human, cat. dog and rabbit palsminogen. J. Biol. Chem. 248, 4160–4769 (1974)

TODD, M., E. McDEVITT, F. McDOWELL: Stroke and blood coagulation. Stroke 4, 400–405 (1973)

3 Nierenfunktion und Nierenerkrankungen im Alter

D. Seybold, R. Pilgrim, E. Lux, P. Spiegel, H. Will und U. Geßler

3.1 Veränderungen der Morphologie und der Nierenfunktion im Alter

Im Laufe der Lebensjahrzehnte kommt es zu einer physiologischen Involution der Nieren mit einer Abnahme der Nierenleistung.

3.1.1 Morphologie

3.1.1.1 Pathologische Anatomie der alternden Niere

Als Normalgewicht beider Nieren gelten im Alter von 30 Jahren nach Rössle und Roulet (1932) für Männer 290 g und für Frauen 245 g, nach Stämmler (1952) für Männer 260–290 g, für Frauen etwa 25% weniger. Dies entspricht den Maßen von 11–12 × 5–6 × 3–4 cm (Stämmler, 1952). Während bis etwa zum 70. Lebensjahr der Gewichtsverlust noch geringfügig ist, wird er von diesem Alter an deutlicher, so daß mit 85 Jahren bei beiden Geschlechtern in der Regel Nierengewichte von etwa 180 g vorliegen. Dabei sind nach Tauchi et al. (1971) Rassenunterschiede zu vermerken. Mit dem Gewichtsverlust werden die Nieren konsistenter. Die Atrophie ergreift die Nierenrinde stärker als das Mark (Montaldo, 1940).

Der Parenchymverlust hat neben der Organverkleinerung eine Vermehrung des parapelvinen Fettgewebes zur Folge (Fibrolipomatose). Die Nierenkapsel kann verdickt sein.

Histologisch zeigt sich, daß dem Parenchymschwund eine Abnahme der Zahl der Nephrone zugrundeliegt. Die Glomeruli sind zum Teil sklerosiert, zum Teil verödet. Ihre Zahl kann bis zur Hälfte der Norm reduziert sein (Moore, 1931). Nach Kaplan et al. (1975) nimmt dabei auch die Streubreite der Sklerosierung von Glomeruli mit dem Alter zu, so daß auch sehr wenig beeinträchtigte Nieren angetroffen werden können. Die glomeruläre Basalmembran zeigt sich verdickt, die mesangiale Matrix nimmt zu, ohne daß bisher die Pathogenese hierfür hinreichend bekannt ist (Howell und Piggot, 1948; Andrew, 1971; Darmady et al., 1973; Romen, 1975). Die abhängigen Tubuli werden atrophisch oder gehen zugrunde (Oliver, 1962). Das Interstitium ist fast vollständig frei von entzündlichen Veränderungen (Montaldo, 1940). Auch die Fibrosierungstendenz ist gering. Die Arterien verlaufen stärker geschlängelt und zeigen eine Intimahyperplasie, welche die größeren Gefäße stärker ergreift (Montaldo, 1940; Hackel, 1966). Aber auch kleine Gefäße von Normotonikern zeigen Sklerose, Lipoidose und Elastose in wechselnder Ausprägung (Bell, 1950). Nennenswerte Veränderungen finden sich weder an den Pyramiden noch an den Kelchen und dem Nierenbecken. Nicht geklärt ist, ob der Parenchymschwund der Altersniere Folge der Gefäßsklerose ist oder ob er primär von den Nephronen ausgeht.

3.1.1.2 Radiologische Veränderungen

Den Befunden der Pathologen entsprechend findet sich radiologisch mit zunehmendem Alter eine Größenabnahme der Nieren (Simon, 1964), als deren Normalweite im Ausscheidungsurogramm Moell (1956) für Männer 12,9 × 6,3 cm rechts, 13,2 × 6,3 cm links und für Frauen 12,3 × 5,7 cm rechts und 12,6 × 5,9 cm links angibt. Auch die Lipomatose, gleich welcher Ursache, läßt sich urographisch (Meiisel und Apitzsch, 1978; Faegenburg et al., 1964; Olsson und Weiland, 1963) und neuerdings noch eindrucksvoller im Computertomogramm darstellen. Sie ist durch ihre Röntgendichte und auf der Basis ihrer multifokalen Lokalisation sowie ihrer irregulären Konfiguration leicht von peripelvinen Zysten abzugrenzen.

Von Vuorinen et al. (1962) wurde ein Nierenrindenindex (RCI) zur Charakterisierung gesunder und kranker Nieren angegeben. Es handelt sich dabei um einen Quotienten, der gebildet wird, indem man das Produkt aus Höhe und Breite des radiologisch abgebildeten Nierenbeckens durch das Produkt von Höhe und Breite der zugehörigen Niere teilt. Normwert dieses Quotienten ist $0,35 \pm 0,04$ (n = 106). Werte oberhalb 0,4 haben danach als sicher pathologisch zu gelten und sind entweder auf pathologische Flächenzunahme des Nierenbeckens z.B. durch eine Hydronephrose oder auf einen Parenchymschwund zurückzuführen. Hiervon ausgehend untersuchten Schramm et al. (1981) 218 Nieren und fanden eine eindeutige Zunahme des RCI in Abhängigkeit vom Alter. Da nur radiologische Normalbefunde ausgewertet wurden und somit Veränderungen, die zu einer Größenzunahme des Hohlraumsystems führen könnten, entfielen, war die Veränderung des RCI als Ausdruck einer Verkleinerung des Parenchymmantels zu interpretieren, die als normale Altersinvolution aufgefaßt wurde.

3.1.1.3 Sonographische Veränderungen

Die sonographisch gemessenen Normalmaße der Nieren betragen 11–12 × 5–6 × 4 cm (Green und King, 1975; Triller und Fuchs, 1980). Da bei einer Ultraschalluntersuchung jeweils nur schmale Scheiben der Niere abgebildet werden, ist die Reproduzierbarkeit der Nierengröße von Untersuchung zu Untersuchung nicht ganz so günstig wie im Summationsbild des Ausscheidungsurogramms. Rosenfield et al. (1978) geben bei Routineuntersuchungen Unterschiede bis zu zwei Zentimeter in kurz aufeinanderfolgenden Längenmessungen an.

Der wenig reflektierende Parenchymmantel hat eine Stärke von 1,5 cm (Triller und Fuchs, 1980), nach anderen Angaben 1,3 cm (Keller et al., 1981). Unter guten Untersuchungsbedingungen läßt sich in ihm das etwas geringer reflektierende Mark von der Nierenrinde abgrenzen. Der Zentralraum wird von stärker reflektierendem Peripelvium, von den Gefäßen und dem normalerweise kollabiertem Pyelon gebildet (Yeh et al., 1977). Die Summe von vorderer und hinterer Parenchymmanteldicke geteilt durch den dorsoventralen Durchmesser des Zentralraums im Sagittalschnitt wird etwas ungenau als Parenchym-Pyelon-Index (PPI) bezeichnet (Hust et al., 1981). Keller und Mitarbeiter (1981) fanden in einem Kollektiv von 180 nierengesunden Probanden in jüngeren (20–39 Jahre) und mittleren (40–59 Jahre) Altersgruppen für den PPI Werte um 1,8 bzw. 1,7, in der Gruppe der 60- bis 90jährigen 1,1. Dabei war keine eindeutige Abnahme von Nierenlänge und -breite feststellbar, so daß die Änderung des PPI im Alter allein auf die Reduktion der Parenchymbreite von 1,3 cm (20- bis 59jährige) auf 1,1 cm (60- bis 90jährige) zurückgeführt wurde. Bestätigt wird dies auch von Rebmann und Rettenmaier (1981), die eine Abnahme der Prenchymdicke von 1,5 auf 1,0 cm jenseits des 60. Lebensjahres angeben (n = 15). Andererseits fanden Hust und Mitarbeiter (1981) in einem Kollektiv von 102 gesunden Probanden keine Abnahme des von ihnen mit 1,6 angegebenem normalem PPI mit dem Alter.

Die Zunahme der Reflexdichte des Parenchyms, die mit einiger Sicherheit lediglich im Vergleich zu einer normalen Leber abgeschätzt werden kann, ist bei der Altersniere nur geringfügig. Dies unterscheidet sie von fortgeschrittenen Fibrosen bei interstitieller Nephritis oder chronischer Glomerulonephritis. Allerdings zeigen die beiden letzteren Erkrankungen in ihrem Verlauf Übergangsstadien, die nicht sicher von der Altersniere abgegrenzt werden können.

3.1.2 Nierenfunktion im Alter

3.1.2.1 Glomeruläre Filtrationsrate

Nach den Untersuchungen von Shock (1945, 1946) ist ein Absinken der Inulin-Clearance, beginnend mit dem 30. Lebensjahr, bekannt. Bei 80- bis 90jährigen Probanden betrug die Inulin-Clearance 50% der Durchschnittswerte von 20jährigen. Wesson (1969) beschreibt ein Absinken der Inulin-Clearance um 1 Prozent pro Jahr ab dem 4. Lebensjahrzehnt, Slack und Wilson (1976) ein lineares Absinken um 4 ml/min und Lebensdekade ab dem 20. Lebensjahr bis zum 7. Lebensjahrzehnt.

Entsprechend fand sich auch eine Abnahme der endogenen Kreatinin-Clearance mit dem Alter. Nach Graux und Mestdagh (1977) fand sich bei 65- bis 75jährigen Probanden ein Rückgang der Kreatinin-Clearance auf 106 ml/min, bei Probanden über 85 Jahren war die Kreatinin-Clearance auf 70 ml/min durchschnittlich eingeschränkt.

3.1.2.2 Renaler Plasmafluß

Ebenfalls aus der Arbeitsgruppe von Shock (1945) stammen die ersten Angaben über den eingeschränkten renalen Plasmafluß in Abhängigkeit vom Lebensalter. Mittels Diodrast-Clearance ergab sich zwischen dem 20. und 90. Lebensjahr ein Rückgang des effektiven renalen Plasmaflusses um 53% von 613 auf 289 ml/min. 1,37 m² KOF. Ähnliche Ergebnisse zeigen auch die Untersuchungen von Slack und Wilson (1976), die den effektiven renalen Plasmafluß mit der PAH-Clearance untersuchten. Graux und Mestdagh (1977) bestätigten die Befunde mittels der Isotopen-Hippuran-Clearance, die bei Nierengesunden 10- bis 30jährigen im Mittel 774 ml/min betrug, bei 40- bis 50jährigen 516 ml/min und bei über 85jährigen bis auf 228 ml/min eingeschränkt war.

Da der effektive renale Plasmafluß offenbar stärker absinkt als die glomeruläre Filtrationsrate, ergibt sich, daß die Filtrationsfraktion im Alter ansteigt.

3.1.2.3 Serumkonzentration harnpflichtiger Substanzen

Trotz der deutlichen Reduktion der Kreatinin-Clearance bei 60- bis 95jährigen fand sich nur bei 10% der Frauen und etwa 18% der Männer ein Anstieg der Serumkreatininkonzentration über 1,3 mg/dl (Migliori et al., 1976). Da auch andere Untersucher (Tammaro et al., 1976; Schramm et al., 1981; Polacek et al., 1975) keinen oder nur einen unwesentlichen Anstieg der Serumkreatininkonzentration mit dem Alter beobachteten, muß daraus geschlossen werden, daß der Einfluß der Abnahme der Kreatinin-Clearance auf die Serumkonzentration von Kreatinin durch eine verminderte endogene Kreatininproduktion ausgeglichen wird.

Die Serumharnstoffkonzentration weist in einzelnen Untersuchungsgruppen eine deutliche Altersabhängigkeit auf. Nach den Untersuchungen von Schramm et al. (1981) war bei 70- bis 79jährigen Personen der Harnstoff-Stickstoff mit 20 mg/dl gegenüber 15 mg/dl bei 20jährigen Gesunden erhöht, bei Hundertjährigen stieg er weiter auf 25 mg/dl an. Die erhöhten Serumharnstoffkonzentrationen sind nicht durch einen Katabolismus erklärt. Die Harnstoff-Clearance ist bei der im Alter häufig beobachteten Exsikkose gegenüber der Kreatinin-Clearance stärker eingeschränkt.

3.1.2.4 Tubulusfunktionen im Alter

Verdünnungs- und Konzentrationsfähigkeit

Parallel mit der Abnahme der glomerulären Filtrationsrate zeigt die Niere eine verminderte Konzentrations- und Verdünnungsfähigkeit. Während beim

Adoleszenten nach Untersuchungen von Natwornika (zit. n. Dietze, 1977) unter Durstbedingungen ein spezifisches Gewicht von 1037 im Mittel erreicht wurde, betrug bei 80jährigen das maximale spezifische Gewicht 1030.

Die verminderte Verdünnungsfähigkeit des Harnes geht mit einer verzögerten Wasserausscheidung nach Wasserbelastung einher. Während im jugendlichen Alter innerhalb von 4 Stunden eine zugeführte Wassermenge ausgeschieden wird, werden bei 80- bis 90jährigen in diesem Zeitraum durchschnittlich nur 80% der zugeführten Flüssigkeit ausgeschieden. Die verminderte Fähigkeit zur Konzentration des Harnes ist nicht durch ein Versagen der zentralen ADH-Sekretion bedingt. Eine altersabhängige verminderte Harnkonzentration konnte auch bei exogener Zufuhr von ADH nachgewiesen werden (Miller und Shock, 1953). Die verminderte Verdünnungs- und Konzentrationsfähigkeit der Niere ist keine tubuläre Funktionsstörung, sondern Folge der herabgesetzten glomerulären Filtration.

Störung der Natriumresorption

Von Bedeutung ist im Alter eine verzögerte Anpassungsfähigkeit, bei einer Natriumrestriktion die Urinnatriumausscheidung zu reduzieren. Beim gesunden jungen Patienten wird innerhalb von 24 Stunden bei einer diätetischen Natriumrestriktion auf 10 mval/Tag die renale Natriumausscheidung so rasch vermindert, daß keine bilanzmäßigen Natriumverluste resultieren. Diese Adaptationszeit ist beim älteren Patienten länger, und es resultieren daher während der Adaptationszeit bilanzmäßige Natriumverluste (Epstein und Hollenberg, 1976). Diese verminderte Fähigkeit, rasch die Natriumausscheidung der Natriumzufuhr anzupassen, ist durch die altersbedingte Einschränkung der Leistungsbreite der Nierenfunktion und der damit verbundenen höheren osmotischen Belastung des einzelnen Nephrons erklärt. Darüber hinaus wurde beobachtet, daß ältere Patienten Kochsalzinfusionen schneller als jüngere Personen renal ausscheiden. Eine distale tubuläre altersbedingte Störung der Natriumresorption wurde hierfür postuliert (Nunez et al., 1978). Zusätzlich sind hormonelle Einflüsse auf die tubuläre Natriumresorption, z.B. ein Hypoaldosteronismus, möglich (Weidmann et al., 1975).

Störung der tubulären Säureausscheidung

Unter einer Säurebelastung mit Ammoniumchlorid zeigt sich bei älteren Patienten eine verminderte Fähigkeit zur renalen Säureausscheidung unabhängig vom Grad der eingeschränkten glomerulären Filtration (Agarwal und Cabebe, 1980). Diese verminderte Ausscheidungsfähigkeit für Säuren ist charakterisiert durch einen höheren Urin-pH bei verminderter Ammoniumausscheidung. Da die Ammoniumausscheidung und die Azidifizierung im distalen Tubulus und im Sammelrohr erfolgen, scheint die Tubulusfunktionsstörung dort lokalisiert zu sein.

3.1.3 Wasser- und Elektrolythaushalt im Alter

3.1.3.1 Änderungen der Flüssigkeitsräume

Das Körperwasser nimmt bezogen auf das Körpergewicht jenseits des 5. Lebensjahrzehnts ab (Edelman und Leibman, 1959; Schwab et al., 1963). Der relative Anteil des Gesamtkörperwassers am Gesamtkörpergewicht vermindert sich um ca. 60% bei Personen bis zum 50. Lebensjahr, um 65% bei 70jährigen. Dies beruht auf einer Verminderung der intrazellulären Flüssigkeit infolge Abnahme der Muskelmasse und damit einer relativen Zunahme des Fettgewebsanteils. Fettgewebe enthält weniger Wasser als die Muskulatur. Da die Fettgewebszelle auch weniger Kalium enthält, nimmt das Gesamtkörperkalium im Verlauf der Alterungsvorgänge ab (Skukla et al., 1973). Der relative Anteil der extrazellulären Flüssigkeit am Gesamtkörpergewicht bleibt auch im Alter weitgehend konstant. Der relative Anteil der interstitiellen Flüssigkeit an den Geweben, besonders der Muskulatur, nimmt zu (Schwab et al., 1963). Die absoluten und relativen Werte des Plasmavolumens zeigen keine Altersabhängigkeit. Der höhere Natriumgehalt des Muskelgewebes bei älteren Patienten ergibt sich aus dem höheren Anteil interstitieller Flüssigkeit und nicht aus einem erhöhten intrazellulären Elektrolytgehalt (Möller et al., 1979).

3.1.3.2 Hormonale Veränderungen im Alter mit den Auswirkungen auf den Wasser- und Elektrolythaushalt

Plasma-Renin-Aktivität

Je älter der Patient, um so weniger läßt sich die Plasma-Renin-Aktivität durch Orthostase stimulieren (Crane und Harris, 1976; Weidmann et al., 1978). Diese altersbedingte verminderte Stimulierbarkeit der Plasma-Renin-Aktivität durch Orthostase ist deutlicher bei Salzrestriktion und weniger ausgeprägt bei kochsalzreicher Ernährung. Die verminderte Stimulierbarkeit der Plasma-Renin-Aktivität im Alter erklärt sich aus einer Abnahme der Reninspeicher im juxtaglomerulären Apparat oder durch die verminderte Reninfreisetzung bei geringerem Ansprechen des juxtaglomerulären Zellen auf sympathikotone Reize (Salvetti et al., 1980; Weidmann et al., 1977).

Aldosteronsekretionsrate

Auch die Aldosteronsekretionsrate ist mit zunehmenden Alter vermindert (Crane und Harris, 1976; Weidmann et al., 1978). Bei normaler Kochsalzzufuhr beträgt sie etwa 50% bei 60- bis 70jährigen Patienten im Vergleich zu 20- bis 30jährigen. Bei Salzrestriktion ist sie auf 33% der erreichten Werte von Adoleszenten reduziert.

ADH-Sekretion

Im Alter ist eine verminderte ADH-Sekretion als Folge einer gestörten Funktion der Neurohypophyse beschrieben (Yamada et al., 1979). Symptome im

Sinne eines Diabetes insipidus liegen in der Regel nicht vor, jedoch kann die verminderte Ansprechbarkeit der Neurohypophyse auf osmotischen Reiz bei älteren Patienten das so häufig beobachtete verminderte Durstgefühl trotz erhöhter Osmolalität im Extrazellulärraum erklären.

3.1.3.3 Extrarenale altersbedingte Veränderungen mit Einfluß auf den Wasser-, Elektrolyt- und Säure-Basen-Haushalt

Abgesehen von den verminderten renalen Regelmechanismen kommen zahlreiche extrarenale altersbedingte Veränderungen für Störungen des Elektrolyt- und Säure-Basen-Haushaltes vor.

a) Zerebrale Funktionsstörungen mit eingeschränktem Bewußtsein oder verminderter Fähigkeit, dem Durstgefühl nachzukommen (Fourman und Leeson, 1958).

b) Verminderte Aufnahme von Wasser und Salzen mit der Nahrung und verminderte enterale Resorption von Wasser und Salz (Abdulla et al., 1977; Dall und Gardner, 1971).

c) Häufung von gastrointestinalen Erkrankungen im Alter mit Flüssigkeits- und Elektrolytverlusten. Dabei ist zu beachten, daß infolge altersbedingter Veränderungen der Zusammensetzung der Verdauungssäfte (z.B. der Hypochlorie des Magens) die Folgen auf den Elektrolyt- und Säure-Basen-Haushalt gegenüber jüngeren Patienten differieren können.

d) Verminderte Schweißneigung und damit verminderte Flüssigkeitsverluste durch Perspiratio sensibilis und insensibilis.

e) Verminderte Kapazität zur CO_2-Abatmung infolge eines Altersemphysems und damit verminderte Kapazität zur respiratorischen Kompensation von metabolischen Störungen des Säure-Basen-Haushaltes (Shock und Yiengst, 1950).

f) Eine Herzinsuffizienz beeinflußt die renale Natrium- und Wasserausscheidung.

3.1.3.4 Klinik der Störungen des Wasser-, Elektrolyt- und Säure-Basen-Haushaltes im Alter

a) Die Kompensationsfähigkeit von Bilanzstörungen des Wasser-Elektrolyt- und Säure-Basen-Haushaltes durch renale und extrarenale Erkrankungen ist vermindert.

b) Die therapeutische Breite von Maßnahmen, die in den Wasser-, Elektrolyt- und Säure-Basen-Haushalt eingreifen, ist geringer. Unerwünschte Wirkungen einer diuretischen Therapie oder einer Infusionsbehandlung treten verstärkt auf.

c) Ein sekundäres Nierenversagen durch Wasser- und Salzmangel wird im geriatrischen Krankengut häufig beobachtet. Bei Patienten mit eingeschränkter Nierenleistung wird eine Häufung von postoperativen akuten Nierenversagen mit hoher Letalität beobachtet.

d) Im zunehmenden Alter treten gehäuft Nierenerkrankungen auf, die Ursache einer Störung des Wasser- und Salzhaushaltes sein können. Infolge der altersbedingten eingeschränkten Leistungsbreite kommt es frühzeitiger zur Dekompensation einer Niereninsuffizienz.

Bei geriatrischen Patienten ist grundsätzlich mit allen Störungen des Wasser- und Elektrolyt-Haushaltes zu rechnen (Seybold und Geßler, 1981). Wasser- oder Salzmangel bzw. -überschuß können isoliert oder in Kombination auftreten. Verminderte Serumosmolalität (Hyponatriämie) kann durch Wasserüberschuß oder Salzmangel, erhöhte Serumosmolalität (Hypernatriämie) durch Wassermangel oder Salzüberschuß bedingt sein. Im Alter entwickelt sich ein Wassermangel oft wegen der verminderten Konzentrationsfähigkeit der Nieren. Die zerebralen Komplikationen des Hypernatriämiesyndroms werden oftmals als Symptome einer zerebralen Erkrankung fehldeutet. Der Wassermangel kann rasch zu Kreislaufschock, Oligurie und Urämie führen.

Krankheitszustände, die mit isotoner Dehydrierung einhergehen, sind im Alter häufig. Wird bei der Rehydrierung zu wenig Kochsalz zugeführt, so vermindert sich die Serumnatriumkonzentration. Nicht selten werden dadurch hervorgerufene Hyponatriämiesyndrome mit Verwirrtheit und Apathie auf eine altersbedingte Zerebralsklerose bezogen.

Eine im Alter häufigere Ursache einer Hyponatriämie ist das inadäquate ADH-Syndrom. Dieses kann infolge einer zerebralen Erkrankung mit Irritation der Neurohypophyse auftreten oder durch paraneoplastische ADH-Sekretion. Ein solches inadäquates ADH-Syndrom konnte bei 50% der Patienten mit einer Hyponatriämie bei älteren Patienten nachgewiesen werden (Kleinfeld et al., 1979). Diagnostische Kriterien sind Hypervolämie, inadäquate Urinosmolalität, Hyponatriämie und Natriurese bei normaler Aldosteronsekretion und normaler Nierenfunktion.

Hyponatriämie durch Verdünnung bei Ödem- und Aszites ist auch im Alter häufig. Obwohl sich bei älteren Patienten häufig ein relativer Aldosteronmangel nachweisen läßt, sind klinische Symptome eines solchen mit Hyponatriämie oder Hyperkaliämie selten (Weidmann et al., 1980).

3.2 Besonderheiten der Klinik und Therapie von Nierenerkrankungen im Alter

Im folgenden sollen die wichtigsten Nierenerkrankungen besprochen werden, soweit sie Besonderheiten in Häufigkeit, Klinik, Verlauf und Prognose für den alten Menschen aufweisen.

3.2.1 Pyelonephritis und interstitielle Nephritis

Definition: Der Begriff der interstitiellen Nephropathie umfaßt alle entzündlichen Veränderungen des Nierenstromas. Sie kann primär auftreten und erst sekundär das Nierenparenchym in Mitleidenschaft ziehen; als Begleitnephritis bezeichnet man interstitielle Veränderungen infolge primärer Gefäß-, Glomerulus- oder Tubulusprozesse.

Nach Ätiologie und Pathomorphologie sind zwei Formen zu unterscheiden (Zollinger, 1966):

Eine destruktive (bakterielle interstitielle), bei der das Nierenparenchym lokal zerstört und durch Granulations- und später Narbengewebe ersetzt wird (Pyelonephritis);

eine nicht destruktive (abakterielle interstitielle), bei der in der Spätphase nur eine Sklerose des Interstitiums auftritt und das Parenchym nicht zerstört, wohl aber komprimiert wird (interstitielle Nephritis im engeren Sinn).

3.2.1.1 Pyelonephritis

Häufigkeit: Die akute und chronische Pyelonephritis ist auch im Alter die häufigste Nierenerkrankung (Kresbach und Schumacher, 1967). Nach pathologisch-anatomischen Untersuchungen sind beide Geschlechter etwa gleich häufig betroffen (Berning, 1959). Nach einem Häufigkeitsgipfel im Kindesalter zeigt die Pyelonephritis eine erneute Zunahme bei beiden Geschlechtern in der 6. Lebensdekade, beim Mann außerdem nach der 7. Lebensdekade. Einseitige Entzündungen sind bei beiden Geschlechtern weniger häufig als doppelseitige; letztere sind bei Männern in etwa 75%, bei Frauen in etwa 65% zu erwarten (Berning und Ruge, 1959).

Pathogenese: Pathogenetisch ist die primäre Pyelonephritis (Synonyma: nicht obstruktive, unkomplizierte Pyelonephritis) von der sekundären Pyelonephritis (Synonyma: obstruktive, komplizierte Pyelonephritis) zu unterscheiden. Erstere, definiert durch das Fehlen von vorausbestehenden Erkrankungen oder Fehlbildungen der ableitenden Harnwege, kann bei Frauen (56,3%) wesentlich häufiger als bei Männern (1,7%) erwartet werden (Berning, 1964). Als Infektionsmodus ist hierbei der hämatogene (deszendierende) Weg anzunehmen; entweder endogen durch streuende Infektionen anderer Organe oder exogen nach instrumenteller Manipulation an der Urethra über eine dadurch ausgelöste temporäre Bakteriämie.

Die sekundäre (obstruktive) Pyelonephritis ist bei Männer (98,3%) die häufigste Form der Pyelonephritis (Berning, 1964). Hierbei spielt die kanalikuläre (aszendierende) Keiminvasion als der überhaupt häufigste Infektionsweg eine entscheidende Rolle, vorausgesetzt es besteht ein morphologisch oder funktionell bedingter vesiko-uretero-renaler Reflux. Während Mißbildungen der Harnwege als prädisponierende Faktoren im Alter abnehmen, steigt die Anzahl der Harntransportstörungen infolge lokaler Faktoren an (Tab. 3-1a): Prostatakrankheiten, narbige Verengungen der Harnröhre, Nephrolithiasis, Zystitis, Tumoren von Nierenbecken, Ureteren, Harnblase und weiblichem Genitale, Descensus vaginae, neurologische Störungen der Blasenentleerung (Zollinger, 1964). Hierzu zählt auch der chronisch-rezidivierende Harnwegsinfekt nach Prostatektomie und Blasenkatheterismus (Geßler, 1975).

Tab. 3-1a: Lokal prädisponierende Faktoren der Pyelonephritis (Störungen der Urodynamik) (modifiziert nach Brühl, 1972).

Ort	Ursache
Niere:	Dysplasie
	Dystopie (mit Entleerungsstörungen)
Nierenbecken:	Steine
	Ektasie (Ureterabgangsstenose, Kelchhalsstenose)
	Tumor
Harnleiter:	Stenosen nach urologischen und gynäkologischen Operationen, Bestrahlungen
	retroperitoneale Fibrose
	Steine, Tumore (Obstruktion/Kompression)
	Entzündungen (Tuberkulose)
	Megaureter
	Ureter-Ostium-Insuffizienz (vesiko-ureteraler-renaler Reflux)
	Ureterozele
Blase:	Steine, Divertikel, Tumore, neurogene Blase
Blasenhals:	Prostatavergrößerung (Adenom, Karzinom)
Harnröhre:	Strikturen, unsachgemäße instrumentelle Eingriffe, Dauerkatheter)
	Divertikel, Klappenbildung, Meatusstenose, Phimose

Nach epidemiologischen Untersuchungen besteht eine nicht erkannte Harnwegsinfektion bei einer angeblich gesunden Bevölkerungsgruppe im Alter zwischen 14 und 65 Jahren bei Männern in 0,33%, bei Frauen in 4,86% (Fuchs et al., 1972). Ein gesetzmäßiger Anstieg der Bakteriuriehäufigkeit im höheren Lebensalter ist anscheinend nicht nachweisbar (Tauchnitz et al., 1979). Da bis heute noch keine sicheren Kriterien bekannt sind, die eine Trennung von Infektion der unteren und oberen Harnwege erlauben (Riedasch et al., 1978), muß bei jeder Harnwegsinfektion bis zum Ausschluß aller möglichen prädisponierenden Faktoren eine Beteiligung des Nierenparenchyms, d. h. eine (obstruktive) Pyelonephritis angenommen werden (Fuchs, 1976). Das Entstehen einer chronischen Pyelonephritis mit nachfolgender Urämie als Endzustand der Erkrankung durch rezidivierende Harnwegsinfekte und asymptomatische Bakteriurien in Abwesenheit prädisponierender Faktoren wird in der neueren Literatur angezweifelt bzw. verneint (Freeman, 1973; Ritz, 1977; Cotran, 1979; Losse, 1978).

Unter den allgemeinen prädisponierenden Faktoren (Tab. 3-1b) ist im Alter neben dem Diabetes mellitus und allgemeiner Abwehrschwäche der mehr oder weniger latente chronische Dehydrationszustand infolge ungenügender Flüssigkeitszufuhr und die Hypokaliämie infolge übermäßiger Abführmitteleinnahme, Leberzirrhose oder Anorexie besonders hervorzuheben. Der Diabetes mellitus begünstigt nicht nur durch die allgemeine Infektanfälligkeit, sondern wahrscheinlich auch durch die Herabsetzung der Nierendurchblutung infolge diabetischer

Tab. 3-1b: Allgemein prädisponierende Faktoren der Pyelonephritis (nach Losse, 1979).

Stoffwechselstörungen
    Diabetes mellitus
    Gicht
    Hyperkalzämie
Medikamente
    Analgetikaabusus
    Kortison-Langzeittherapie
Chronische Hypokaliämie
    Laxantienabusus
    Diuretikaabusus
    Leberzirrhose
    Anorexie
Abwehrschwäche
    hohes Alter
    konsumierende Erkrankung
    immunsuppressive Therapie
Hypertonie (?)
Schwangerschaft

Glomerulosklerose und Nephroangiosklerose die Entstehung und Unterhaltung einer Pyelonephritis (Mertz, 1976).

Klinik: Klinisch unterscheidet man eine akute und chronische Pyelonephritis, obwohl sich diese Verlaufsformen häufig nicht scharf voneinander trennen lassen. In der Mehrzahl der Fälle ist eine scheinbar akute Pyelonephritis als Schub einer chronischen Pyelonephritis anzusehen (Berning und Thiele, 1968).

Die klassische Symptomatik der akuten Pyelonephritis ist charakterisiert durch Fieber, Flankenschmerz, Pyurie, Dysurie und Pollakisurie. Hypertonie und Ödeme sind im allgemeinen nicht vorhanden. Das Vorliegen eines Hochdrucks muß den Verdacht auf eine akute Exazerbation einer chronischen Pyelonephritis nahelegen. Eine Störung der Nierenfunktion wird nur bei sehr schweren Verlaufsformen beobachtet.

Die klinischen Symptome der chronischen Pyelonephritis hängen weitgehend davon ab, ob sich die Erkrankung in einer aktiven oder einer inaktiven Phase befindet. Häufig lassen erst wiederholte Untersuchungen eine klare Abgrenzung zu. Neben den Zeichen der Harnwegsinfektion (Pyurie, Bakteriurie, Dysurie) sind Rückenschmerzen, Fieberschübe, Gewichtsabnahme, Anämie, Kopfschmerzen und Hypertonie wichtige Symptome.

Diagnostik: Die Diagnose einer chronischen Pyelonephritis wird häufig erst sehr spät gestellt, da sie stumm oder unter atypischen Symptomen verlaufen kann (Gayer, 1978). Untersuchungen an geriatrischen Patienten zeigten, daß bei gezieltem Screening in einer scheinbar nierengesunden Gruppe eine Reihe chronischer Pyelonephritiden zu finden war (Kühne, 1979). Eine Pyelonephritis ist anzunehmen, wenn ein typischer prädisponierender Faktor (Tab. 3-1a und b) und Zeichen einer Nierenbeteiligung (Tab. 3-2) vorliegen.

Eine exakte Urinuntersuchung, ist für die Diagnose der Pyelonephritis von größter Bedeutung. Die suprapubische Blasenpunktion zur Uringewinnung ist bei bettlägerigen und alten Patienten der Mittelstrahltechnik vorzuziehen (Montgomerie, 1976). Die Katheterisierung der Harnblase sollte wegen der Gefahr der Keimverschleppung (Brod, 1957) nur angewandt werden, wenn auch mit einer Hilfsperson kein Mittelstrahlurin zu gewinnen bzw. eine Blasenpunktion nicht durchführbar ist. Dies trifft besonders für ältere Patientinnen zu, bei denen wegen einer Blasenptose die perkutane Blasenpunktion mißlingen kann (Vorburger, 1980). Daneben ist bei älteren und kardial dekompensierten Patienten eine volle, die Symphyse übersteigende Blase in der Regel nicht erzielbar.

Therapie: Die akute Pyelonephritis wie auch die akut exazerbierte chronische Pyelonephritis bedarf einer gezielten Antibiose. Da die antibakterielle Chemotherapie ohne gleichzeitige Beseitigung der prädisponierenden Faktoren unter Umständen wirkungslos ist, muß sorgfältig nach einer Vorschädigung der Nieren gefahndet werden (Losse, 1979). Dabei sollten nicht nur die bekannten obstruktiven Veränderungen (Brühl, 1972) sondern auch die internistisch prädisponierenden Faktoren beachtet werden (Losse, 1979). Unter letztere zählen auch Anorexie, Diarrhoe und Erbrechen, die bei alten Menschen rasch Störungen des biologischen Gleichgewichts zur Folge haben: Dehydratation, Oligurie, Kaliummangel. Die Dosierung der Antibiotika muß wegen der Gefahr toxischer Schäden an die altersabhängige Kreatinin-Clearance bzw. dem Grad der Niereninsuffizienz angepaßt werden (Höffler, 1977).

Die asymptomatische Bakteriurie (außer bei Schwangeren) stellt nach Untersuchungen der letzten 10 Jahre keine Indikation zur antimikrobiellen Therapie dar (Freemann, 1973; Losse, 1979). Auch bei Patienten mit einer unspezifisch geschwächten Abwehrlage (alte Menschen, Tumorkranke) kann durch Behandlung symptomloser bakterieller Infekte keine eindeutige Besserung im Behandlungsergebnis erzielt werden (Lison, 1980).

Prognose: Die Prognose der chronischen Pyelonephritis ist wesentlich günstiger als die der chronischen Glomerulonephritis (Berning und Thiele, 1968). Einen Zeitraum von 15 Jahren überlebten 80% der Patienten mit chronischer Pyelonephritis, jedoch nur 40% mit chronischer Glomerulonephritis (Sarre, 1976). Eine Besonderheit im Spontanverlauf der chronischen Pyelonephritis ist die Neigung zur akuten, prinzipiell reversiblen Verschlechterung der Nierenfunktion auf dem Boden renaler oder extra-

Tab. 3-2: Zeichen der Nierenbeteiligung bei signifikanter Bakteriurie (nach Losse, 1979).

Proteinurie
Leukozytenzylinder
Störung tubulärer Partialfunktionen
    Einschränkung der Konzentrationsfähigkeit
    Hypokaliämie
    Azidose
Pathologisches Isotopennephrogramm
Sonographische und radiologische Veränderungen
Erhöhung des Serum-Kreatininspiegels

renaler Faktoren. Derartige Ereignisse können durch Aktivierung des entzündlichen Grundleidens, interkurrente Infekte anderer Lokalisation, Blutdruckkrisen, Trauma, Operation, Salz- und Wasserverlust verursacht werden.

Die intensive Behandlung der Sekundärkomplikationen der chronischen Pyelonephritis wie Hypertonie und Niereninsuffizienz hat auf die Progredienz und Langzeitprognose einen wesentlichen Einfluß. Gegenüber früherer Lehrmeinung, die Pyelonephritis als häufigste Ursache des chronischen Nierenversagens anzuschuldigen, sind nach retrospektiven Studien nur etwa $^1/_5$ aller terminal niereninsuffizienten und damit dialysepflichtigen Patienten an einer Pyelonephritis erkrankt (EDTA-Statistik 1979). Nach Sieberth (1980) beträgt bei einer durchschnittlichen Lebenserwartung von 70 Jahren die Letalität der chronischen Pyelonephritis vorwiegend auf dem Boden präexistenter Nieren- oder Harnwegsschädigungen 0,5–1°/₀₀.

3.2.1.2 Sonderformen der Pyelonephritis

Die folgenden seltenen Sonderformen der chronischen Pyelonephritis müssen in die Differentialdiagnose mit einbezogen werden.

Xanthogranulomatöse Pyelonephritis

Diese seltene Form der chronischen Pyelonephritis hat vor allem operativ-diagnostische Bedeutung (Zollinger, 1966). Das Alter der in der Weltliteratur erfaßten Patienten (etwa 100 Fälle) reichte von 9 bis 94 Jahren (Benning und Thiele, 1968; McDonald, 1981). Die meist einseitige Erkrankung geht mit einer Zerstörung des Nierenparenchyms einher, das durch ein tumorartiges, wucherndes xanthomatöses Granulationsgewebe ersetzt wird. Eine Infektion mit E. coli oder Staphylokokken wird häufig nachgewiesen. Derartige Veränderungen können röntgenologisch Tumoren oder tuberkulöse Erkrankungen der Niere vortäuschen.

Großzellige Pyelonephritis (Malakoplakie)

Diese sehr seltene Form wurde erstmals von Zollinger 1945 beschrieben und bislang unter dem Begriff der großzelligen interstitiellen Nephritis als Sonderform der chronisch-interstitiellen, nicht destruierenden Nephritis aufgefaßt (Zollinger, 1966). Neuerdings wird sie als Sonderform der Pyelonephritis angesehen. Die Pathogenese ist weitgehend unbekannt. Viele Untersucher vermuten, daß die großzellige Pyelonephritis die renale Manifestation der Malakoplakie ist (Zollinger und Mihatsch, 1978).

Ein gehäuftes Auftreten in der 6. und 7. Dekade wird beobachtet, Frauen sind häufiger betroffen als Männer. Bei Befall beider Nieren ist in den meisten Fällen mit letalem Ausgang bzw. renalem Funktionsverlust innerhalb von sechs Monaten zu rechnen, während bei einseitigem Befall unter konsequenter Behandlung des Infektes völlige Reversibilität malakoplakischer Veränderungen beobachtet worden ist (Übersicht bei Zürcher et al., 1981).

3.2.1.3 Interstitielle Nephritis

Akute interstitielle Nephritis

Definition: Die akute interstitielle Nephritis ist eine primär im Interstitium lokalisierte, in der Regel abakterielle, nicht eitrige und nicht destruierende lympho-plasmo-histiozytäre Entzündung, bei der Glomeruli, Tubuli und Gefäße zunächst intakt sind, jedoch sekundär in Mitleidenschaft gezogen werden können (Zollinger, 1966).

Häufigkeit und Pathogenese: Die akute interstitielle Nephritis wird durch die verschiedensten belebten und unbelebten Noxen hervorgerufen, wobei an erster Stelle Infektionskrankheiten und infektiöse Prozesse stehen (Losse, 1978). Diese Form der parainfektiösen interstitiellen Nephritis wurde seit der Möglichkeit der antibiotischen Behandlung seltener (Nieht, 1968). Im Unterschied hierzu werden zunehmend akute interstitielle Nephritiden beobachtet, die durch Medikamente ausgelöst werden (Tab. 3-3): entweder in Form einer durch das Medikament ausgelösten Überempfindlichkeitsreaktion oder einer direkten toxischen Schädigung (Cotran, 1979).

Klinik: Nach Erfahrungen von Laberke und Bohle (1980) wird die Diagnose fast ausschließlich am Nierenpunktat gestellt. Leichte Formen gehen lediglich mit Erythrozyturie, mäßiggradiger Proteinurie und Retention harnpflichtiger Substanzen einher; schwere Formen führen zur dialysepflichtigen Niereninsuffizienz. Im typischen Fall kommt es neben der

Tab. 3-3: Medikamentöse Ursachen der akuten interstitiellen Nephritis nach Keusch, (1982).

Häufig:
Methicillin
Ampicillin
Rifampicin
Sulfonamide
Co-Trimoxazol
Glafenin
Allopurinol

Einzelbeobachtungen:
Penicillin G
Oxacillin
Nafcillin
Carbenicillin
Cephalotin
Cephalexin
Tetrazykline
PAS
Thiazide
Furosemid
Azathioprin
Diphenylhydantoin
Phenobarbital
Clofibrat
Cimetidin
Phenylbutazon
Phenazone
Indomethacin
Fenoprofen
Naproxen
Tolmetin
Diflunisal

Hämaturie zu allergischen Begleitphänomenen wie Exanthem, Eosinophilie und Komplementabfall. Meist bestehen auch Fieber und Krankheitsgefühl. Die Nieren sind röntgenologisch groß und von glatter Oberfläche (Köhler, 1978).

Therapie: Die Therapie der leichten Formen entspricht derjenigen des Grundleidens. Bei medikamenteninduzierter akuter interstitieller Nephritis genügt meist das Absetzen der Noxe. Nur bei schwerem Verlauf ist nach histologischer Sicherung eine hochdosierte Steroidtherapie indiziert.

Chronische interstitielle Nephritis

Definition: Die chronische interstitielle Nephritis ist eine primär im Niereninterstitium lokalisierte, nicht eitrige und nicht destruierende Entzündung, die zur Sklerose des Interstitiums und dadurch zur Schrumpfung der Nieren und letztendlich terminalen Niereninsuffizienz führt (Zollinger, 1966).

Häufigkeit und Pathogenese: Die Erkrankung tritt vorwiegend beim weiblichen Geschlecht auf, über ihre tatsächliche Häufigkeit können keine sicheren Angaben gemacht werden, da in den Endstadien oft weder klinisch noch pathologisch-anatomisch eine sichere Abgrenzung gegenüber der chronischen Pyelonephritis möglich ist. Aufgrund pathologisch-anatomischer Beobachtung ist die Entwicklung einer chronisch-interstitiellen Nephritis aus der akuten Form möglich, wesentlich häufiger scheint die primär chronisch verlaufende interstitielle Nephritis zu sein. Als häufigste Ursache wurde durch die grundlegenden Untersuchungen von Spühler und Zollinger (1953) der Abusus phenacetinhaltiger Medikamente angesehen. Die chronische interstitielle Nephritis ist nicht, wie früher angenommen, eine direkte Folge der Phenacetinwirkung auf das Nierengewebe, sondern entsteht nach pathologischer Läsion der zugehörigen Papille (Heptinstall, 1976). Chronisch entzündliche Veränderungen des Niereninterstitiums können auch bei Gicht, Lues, nach Röntgenbestrahlung der Nierengegend sowie Hyperkalzämie verschiedenster Genese auftreten.

Klinik: Die Erkrankung verläuft zunächst oft jahrelang klinisch völlig stumm (Berning und Thiele, 1968). Im weiteren Verlauf kommt es neben einer schweren, unbeeinflußbaren Anämie zu den Zeichen einer tubulären Insuffizienz mit ausgeprägter Azidose sowie Störungen des Elektrolyt- und Wasserhaushaltes. Die Prognose ist, sofern die Erkrankung im Stadium der Latenz oder im frühzeitigem Stadium der tubulären Insuffizienz erkannt wird, noch relativ günstig (Losse, 1978). Durch Ausschaltung der ätiologischen Noxen und Ausgleich der Störungen des Elektrolyt-, Säure-, Basen- und Wasserhaushaltes kann der Krankheitsprozeß häufig stabilisiert werden.

3.2.1.4 Nekrotisierende Papillitis

Die Papillennekrosen, früher eine seltene Komplikation bevorzugt bei Diabetikerinnen in der 2. Lebenshälfte, haben in den vergangenen 25 Jahren als Komplikation nichtdiabetischer Nierenerkrankungen erheblich zugenommen. Ursache hierfür ist der Analgetikaabusus (Phenacetin), der zu einer Analgetika-Nephropathie (interstitielle Nephritis; siehe 3.2.1.3) führt, wobei die erste pathologische Läsion sich in der Nierenpapille entwickelt (Heptinstall, 1976; Zollinger, 1980). Die Pyelonephritis spielt hinsichtlich der Ätiologie eine ungeordnete Rolle und tritt erst sekundär auf.

Die klinischen Zeichen der Papillennekrose bestehen in Nierenkoliken und Hämaturie. Bei älteren Diabetikern kann die Diagnose jedoch Schwierigkeiten bereiten, da die Papillitis necroticans blande verlaufen kann. Neben der histologischen Untersuchung der ausgeschiedenen Papille bildet die Röntgenuntersuchung die Möglichkeit der Diagnose.

3.2.2 Diabetische Glomerulosklerose

Der Begriff der diabetischen Nephropathie wurde von Aschoff eingeführt und sollte zum Ausdruck bringen, daß die pathologischen Veränderungen an den Nieren von Diabetikern den degenerativen Nephropathien zuzuordnen sind.

Der Begriff faßt Alterationen zusammen, die als Folge von Pyelonephritis mit Papillennekrose, Arterio-Arteriolosklerose und Glomerulosklerose erkannt worden sind, die sich im Einzelfall mit unterschiedlichem Gewicht kombinieren. Die bedeutende Rolle der Pyelonephritis und der Arteriosklerose wird für den Diabetiker daraus ersichtlich, daß in etwa 83 % (Gellmann et al., 1959), nach anderen Angaben in über 70 % (Ditscherlein, 1969) aller Nieren von Diabetikern Hyalinisierungen der Arterien auftreten und damit die Arteriosklerose die häufigste Veränderung bei Diabetes mellitus ist, gefolgt von der chronischen Pyelonephritis, die nach Brod (1957) beim Diabetiker 4- bis 5mal häufiger als normal auftritt.

Hinsichtlich der Glomerulosklerose (GS) sind einmal die unspezifische diffuse Form und die unspezifische exsudative Form, zum anderen die für den Diabetes mellitus spezifische, heute als nodulär zu bezeichnende Form zu unterscheiden, die von den Erstbeschreibern Kimmelstiel und Wilson (1936) als interkapilläre Glomerulosklerose bezeichnet wurde. Letztere wird nach Zollinger (1966) in 14,2 % aller Autopsien von Diabetikern, nach Ditscherlein (1969) in 34,5 % der Nierenbiopsien bei Diabetikern (n = 764) und nach Götze (1964) nach 15jährigem Bestehen eines Diabetes melitus bei 7,6 bis 25 % der Patienten gefunden. Sie kann auch schon vor Auftreten eines klinisch manifesten Diabetes nachweisbar sein (Harrington et al., 1973).

Lichtmikroskopisch ist die diffuse GS charakterisiert durch Verdickung von Kapillarwänden und Basalmembranen, Zunahme der mesangialen Matrix und Zellzahl, die zu Kapillarobliteration führt.

Bei der nodulären GS kommen die charakteristischen knotigen eosinophilen, teils lamellierten Umformungen des Mesangiums hinzu. Mischbilder sind häufig. Exsudative Läsionen, fibrinoide Ablagerungen zwischen Basalmembran und Endothelien, begleiten besonders schwere Bilder der diffusen und nodulären GS. Die Ablagerungen enthalten im wesentlichen Mukopolysaccharide (Geiler, 1964).

Klinisch lassen sich zwei Verlaufsformen unterscheiden (Reubi, 1960):

a) Vorwiegend bei jungen Patienten ein nephrotisches Syndrom mit zunehmender Hypertonie und fortschreitender Niereninsuffizienz, wobei sich histologisch vorwiegend eine diffuse GS oder der gemischte Typ zeigt.

b) Bei älteren Patienten eine oligosymptomatische Form des Leidens mit Hypertonie wechselnder Ausprägung und einer eher diskreten Albuminurie, deren pathologisch-anatomisches Substrat eine noduläre oder gemischte GS ist.

Damit erscheint die Prognose der diabetischen GS im Alter günstiger als bei jüngeren Patienten, wenngleich für beide Gruppen gilt, daß die diabetische GS mit der Dauer und der Schwere des Diabetes mellitus korreliert. So fanden Zollinger und Mihatsch (1978) in ihren Biopsien von Diabetikern die spezifische und unspezifische GS in 78 % der Fälle mit Insulin-Therapie (n = 18), in 13 % der Fälle, die unter Therapie mit oralen Antidiabetika standen (n = 15), und nur in 6 % der Fälle der diätetisch einstellbaren Diabetiker (n = 62). Hypertonie, Proteinurie und Niereninsuffizienz korrelieren wiederum mit der Schwere namentlich der diffusen GS (Gellmann et al., 1959).

Eine spezielle Therapie der diabetischen GS ist nicht bekannt. Auch eine sorgfältige Einstellung der Patienten mit den zur Verfügung stehenden Insulinen kann die Entwicklung der GS nicht grundsätzlich verhindern.

3.2.3 Vaskuläre Nierenerkrankungen (benigne Nephrosklerose, maligne Nephrosklerose, Niereninfarkt)

3.2.3.1 Benigne Nephrosklerose (Synonym: Arteriolosklerose der Nieren)

Häufigkeit: Beim älteren Menschen mit langjähriger Hypertonie sind nahezu alle Arteriolen im unterschiedlichen Ausmaß betroffen. Zollinger und Mihatsch (1978) fanden im Autopsiematerial eine Häufigkeit der Arteriolosklerose von 0,12 %; Männer und Frauen waren etwa gleich häufig betroffen.

Pathogenese: Die meisten der Autoren betrachten als Ursache der Arteriolosklerose die Hypertonie (primäre und sekundäre Hypertonieformen) (Zollinger, 1959; Sommers und Andersson, 1973). Zollinger und Mihatsch (1978) fanden bei mittelschwerer bis schwerer Arteriolosklerose im Biopsiematerial in 71,4 % eine Hypertonie, bei leichter Arteriolosklerose in 41,2 %. Initial scheinen Gefäßspasmen eine Rolle zu spielen, als Folge davon kommt es zu intramuralem Ödem, zur Einwanderung von Plasmaelementen (C3 und IGM) (Giese, 1966) und schließlich zu fibrinoiden Ablagerungen.

Klinik: Die klinische Untersuchung des Patienten zeigt neben einem erhöhtem systolischen und diastolischen Blutdruck eventuell Veränderungen am Augenhintergrund (Verengung der Arteriolen, Spasmen, Blutungen und Exsudate) sowie die Zeichen der linksventrikulären Insuffizienz. Unspezifische Symptome wie Müdigkeit, Kopfschmerzen, Schwäche, Nervosität und Schlaflosigkeit können auftreten.

Renale Befunde: Das Urinsediment ist normal oder uncharakteristisch verändert (hyaline oder granulierte Zylinder). In seltenen Fällen kann eine Proteinurie bis zu 3 g/die auftreten. Es kommt zur Abnahme der maximalen tubulären Exkretion von PAH (TmPAH), reduziertem renalen Plasmafluß (RPF), während die glomeruläre Filtration, gemessen mit der Inulin-Clearance, im Normbereich liegt. Nach Volumenexpansion kommt es zu einer gesteigerten Natriurese und Diurese (Cottier et al., 1958; Ulrych et al., 1966). In der selektiven Nierenangiographie können Gefäßverengungen, Gefäßabbrüche, Füllungsdefekte und vermehrte Gefäßschlängelung nachgewiesen werden.

Therapie: Die Therapiemaßnahmen beschränken sich auf die Blutdrucksenkung. Bei Normalisierung des Blutdrucks kommt es zum Rückgang der Veränderungen an den Arteriolen (Niere, Retina) sowie auch zur Abnahme der Proteinurie.

3.2.3.2 Maligne Nephrosklerose (Synonym: Arteriolonekrose, maligne Hypertonie)

1914 bzw. 1916 wurde von Volhardt bzw. Fahr der Begriff der malignen Sklerose bzw. malignen Nephrosklerose geprägt. Während die primär maligne Nephrosklerose im Alter keine Rolle zu spielen scheint, kann die sekundäre maligne Nephrosklerose durchaus nach langjährigem Bestehen einer essentiellen Hypertonie auftreten. Bei der sekundär malignen Nephrosklerose im Verlaufe einer sekundären Hypertonie (z.B. Phäochromozytom) handelt es sich meist um jüngere Patienten.

Definition der malignen Nephrosklerose: Der diastolische Blutdruck liegt in der Regel über 120 mm Hg, meist in Kombination mit einem Papillenödem und einer Niereninsuffizienz unterschiedlichen Schweregrades.

Häufigkeit: Zollinger und Mihatsch (1978) fanden im Autopsiematerial die sekundär maligne Nephrosklerose in einer Häufigkeit von etwa 0,33 %. Bei Patienten mit essentieller Hypertonie besteht eine Häufigkeit zwischen 1 und 8 % (Kincaid-Smith et al., 1958; Papper und Vaamonde, 1971). Die durchschnittliche Dauer der Hypertonie betrug bei Zollinger und Mihatsch 7,8 Jahre und reicht in der Literatur von 1 bis 30 Jahre (Kincaid-Smith et al., 1958; Perera, 1955).

Pathogenese: Blutdruckerhöhung führt zu einer Permeabilitätsstörung des Endothels, Fibrinogen und Erythrozyten dringen in die Intima, teils in die Media der Gefäße ein. Linton et al. (1969) vermuten neben dem erhöhten Blutdruck eine vermehrte Gefäßdurchlässigkeit, welche zur Ablagerung von fibrinoidem Material führt, wodurch eine mikroangiopathische, hämolytische Anämie mit intravasaler Gerinnung hervorgerufen wird.

Klinik: Die maligne Nephrosklerose kann sich abrupt nach einem mehrjährigen benignen Verlauf entwickeln. Der diastolische Blutdruck liegt meist zwischen 110 und 170 mm Hg, das Fehlen eines

Papillenödems schließt eine maligne Nephrosklerose nicht aus, neurologische Symptome (Verminderung der Sehkraft, Kopfschmerzen, Verwirrtheit, generalisierte Krämpfe) sowie Gewichtsverlust können auftreten.

Laborbefunde: Peripheres Plasma-Renin und Aldosteron sind erhöht, eine hypokaliämische Alkalose kann vorhanden sein. Bei einem Teil der Patienten kommt es zu einer mäßiggradigen mikroangiopathischen, hämolytischen Anämie. Im Urinsediment können Erythrozyten und Leukozyten nachgewiesen werden. Bei der Mehrzahl der Patienten (Kincaid-Smith et al., 1958) findet sich eine Proteinurie zwischen 0,4 und 12 g/die, in 8–20% der Fälle kann es zum Auftreten einer Makrohämaturie kommen. Die endogene Kreatinin-Clearance ist in der Regel erniedrigt.

Klinischer Verlauf und Prognose: Unbehandelt ist die Prognose der malignen Hypertonie schlecht. 67% der Patienten von Kincaid-Smith et al. (1958) starben innerhalb eines Jahres infolge Herz- und/oder Nierenversagen. Eine antihypertensive Langzeittherapie verringert die Mortalitätsrate. Es konnte gezeigt werden, daß die vaskulären Veränderungen unter Therapie rückläufig sind (Pickering, 1971).

3.2.3.3 Niereninfarkt

Als Ursachen eines Niereninfarktes kommen in Frage: Embolien infolge Mitralklappenfehler, Endokarditis oder Myokardinfarkt. In seltenen Fällen, insbesondere bei älteren Menschen, wurden Embolien mit Cholesterinkristallen beobachtet. Die Cholesterinkristalle stammen von atheromatösen Veränderungen der Aorta abdominalis, sie lösen sich spontan (Umamaheswara et al., 1979) oder nach chirurgischen Eingriffen und Angiographien. Beschrieben wurden sie auch nach Antikoagulantien- (Moldveen-Geronimus und Merriam jr. 1967) und Streptokinasetherapie (Rieben et al., 1979). Niereninfarkte können auch durch Thrombosierung einer erkrankten Nierenarterie meist infolge Sklerose, Aneurysma, Trauma, in seltenen Fällen auch bei Sklerodermie oder Panarteriitis nodosa auftreten.

Häufigkeit: Zollinger und Mihatsch (1978) fanden in ca. 4% der obduzierten Patienten einen Niereninfarkt.

Klinik: Das klinische Bild hängt ab von der Größe des Infarktes und davon, ob es sich um eine anatomische oder funktionelle Einzelniere handelt oder ob beide Nieren betroffen sind. Kleine Infarkte können völlig unbemerkt bleiben. Bei größeren Infarkten kommt es zu Abdominal-, Rücken- oder Flankenschmerzen, Übelkeit, Erbrechen, Fieber, Mikro- oder auch Makrohämaturie, Proteinurie und zum Auftreten einer Hypertonie einige Tage nach dem Infarkt. Bei beidseitigem Befall oder Vorliegen einer Einzelniere kann es zur Einschränkung der Nierenfunktion kommen, eventuell zu akutem Nierenversagen mit Oligoanurie.

Diagnostik: Die Veränderungen im i.v.-Pyelogramm hängen ab von Größe und Lokalisation der Infarzierung und reichen vom Normalbefund über keilförmige Defekte bis zur stummen Niere. In der Perfusionszintigraphie mit Radioisotopen können größere Infarkte nachgewiesen werden. Die aussagefähigste Methode ist die Aortographie und selektive Nierenangiographie.

Therapie: Bei Verschluß einer Nierenhauptarterie kann eventuell durch chirurgische Intervention eine Revaskularisation der Niere erreicht werden. Als Alternative hierzu bietet sich die lokale Streptokinasetherapie mit nachfolgender Antikoagulation an.

3.2.4 Glomerulonephritis

Die zahlreichen ätiologisch und pathogenetisch definierten entzündlichen Nierenerkrankungen manifestieren sich in der vergleichsweise geringen Zahl von renalen Symptomen. Leitsymptome der Glomerulonephritis sind Hämaturie, Proteinurie mit oder ohne nephrotischem Syndrom und die Hypertonie. Jede entzündliche Nierenerkrankung kann eine Niereninsuffizienz verursachen. Je nach Zeitdauer der Entwicklung ist das Syndrom der akuten Niereninsuffizienz von dem Bild des chronischen Nierenversagens zu unterscheiden.

Die klinisch-pathologisch-anatomische Korrelation bei der Glomerulonephritis ist nicht exakt genug. Letztlich stellen wird die Diagnose aus dem Befund der Nierenbiopsie. In Tab. 3-4 ist die von uns ge-

Tab. 3-4: Pathologie und bevorzugtes klinisches Syndrom bei der Glomerulonephritis (GN) (nach Thoenes, 1979).

Pathologie	Verlauf	Klinik
Diffuse GN		
A) Nekrotisierende GN	rasch progressiv	Akutes Nierenversagen
B) Exsudative und exsudativ-proliferative GN	akut	akut nephritisches Syndrom
C) Proliferative GN		
a) intra-extrakapillär proliferative GN	rasch progressiv	Akutes Nierenversagen
b) mesangial-proliferative GN	postakut bis chronisch	chronisch nephritisches Syndrom
c) proliferativ-sklerosierende GN	chronisch	chronisch nephritisches Syndrom
d) membrano-proliferative GN	chronisch	nephrotisches Syndrom
D) Membranöse GN Perimembranöse GN	chronisch	nephrotisches Syndrom
E) Minimalläsion Minimal changes-Nephrose Minimal GN	akut-rezidivierend persistierend	nephrotisches Syndrom Mikrohämaturie asymptomatische Proteinurie
Fokal-segmental (f.s.) akzentuierte GN		
A) F.s. proliferative GN	chronisch	Hämaturie, asymptomatische Proteinurie
B) F.s. sklerosierende GN	chronisch	nephrotisches Syndrom

brauchte Nomenklatur der Glomerulonephritis nach W. Thoenes (1979) dargestellt.

Nach klinischen Gesichtspunkten unterteilen wir die Glomerulonephritis in eine akute und chronische Glomerulonephritis, wobei wir den nephrotischen, den hypertonen und den gemischten Verlauf unterscheiden.

Aufgrund dieser Abhängigkeit von der Morphologie für die Diagnosestellung der Glomerulonephritis ergibt sich die Schwierigkeit, sichere Aussagen über die Häufigkeit der Glomerulonephritis im Alter zu treffen. Je älter der Patient ist, umso mehr wird die Indikation zu einer Nierenbiopsie nur dann gestellt werden, wenn eine rasch progressive Niereninsuffizienz oder ein ausgeprägtes nephrotisches Syndrom vorliegt. Aber auch beim Vorliegen solcher relevanter Krankheitssymptome muß oft im Hinblick auf die Gefährdung des Patienten ein solcher Eingriff unterbleiben.

3.2.4.1 Akute Glomerulonephritis bei alten Patienten

Die akute Glomerulonephritis ist eine im mittleren und höheren Lebensalter seltene Erkrankung. Ellis (zit. n. Lee et al., 1966) fand bei 173 Patienten eine akute Glomerulonephritis nur bei drei Patienten über 50 Jahren und bei keinem über 60. Lee et al. (1966) publizierten Befunde über sieben Erkrankungen an einer akuten Glomerulonephritis im Alter zwischen 53 und 78 Jahren. Histologisch fanden sich bei ihnen proliferative und exsudative glomeruläre Veränderungen und zusätzlich bei einigen Patienten eine extrakapilläre Proliferation sowie fibrinoide Nekrosen. Die vorausgehenden klinischen Symptome waren sehr unspezifisch (Anorexie, Übelkeit, Erbrechen, Durchfälle). Nur zwei dieser Patienten zeigten eine typische Vorerkrankung mit Angina tonsillaris und späterem Anstieg der Antistreptolysinreaktion. Drei Patienten wiesen periphere Ödeme auf, nur zwei hatten eine arterielle Hypertension. Eine Makrohämaturie war bei fünf der Patienten nachweisbar. Alle Patienten waren anurisch und verblieben im Stadium der terminalen Niereninsuffizienz bis zu ihrem Tode. Man würde nach der heute gebräuchlichen Nomenklatur nur bei zwei Patienten von einer akuten poststreptokokkenbedingten Glomerulonephritis sprechen, bei den übrigen dürfte es sich um eine idiopathische, rasch progressive Glomerulonephritis gehandelt haben.

Der fatale Verlauf der akuten und der rasch progressiven Glomerulonephritis im höheren Lebensalter wurde auch von anderen Autoren beschrieben. In den Untersuchungen von Moorthy und Zimmermann (1980) fand sich die intra-extrakapilläre proliferierende Glomerulonephritis (rasch progressive Glomerulonephritis) in einer Häufigkeit von 16,5 % aller nierenbiopsierten Patienten über 60 Jahren gegenüber 4 % bei der Gesamtgruppe aller nierenbiopsierten Patienten unter 60 Jahren. Dies entspricht auch anderen Berichten, daß die idiopathische, rasch progressive Glomerulonephritis bei älteren Patienten häufiger auftritt als bei Jüngeren. Nach den Beobachtungen von O'Neill et al. (1979) und Bolton und Causer 1979) waren ca. 50 % der von dieser Glomerulonephritis betroffenen Patienten älter als 56 bzw. 59 Jahre.

Bei der rasch progressiven Glomerulonephritis mit intra-extrakapillärer Proliferation ist die Pathogenese bei älteren Patienten oft different von der bei jüngeren Patienten. Bei jüngeren Patienten überwiegt das Goodpasture-Syndrom mit Nachweis zirkulierender antiglomerulärer Basalmembran-Antikörper. Bei der rasch progressiven Glomerulonephritis im Alter dagegen werden in der Immunfluoreszenzmikroskopie fast ausschließlich granuläre Ablagerungen von Immunglobulin an den Glomeruli beobachtet, und nicht selten findet sich ein negativer immunhistologischer Befund. Patienten mit einem negativen immunhistologischen Befund bei der rasch progressiven Glomerulonephritis sind häufig älter; 13 von 16 Patienten, welche Stilmant et al. (1979) untersuchten, waren älter als 55 Jahre. Der Mechanismus der glomerulären Läsion bei dieser Form der rasch progressiven Glomerulonephritis ohne nachweisbaren Immunmechanismus ist unklar. Alterationen der zellulären Immunität könnten eine Rolle spielen.

Die klinischen Befunde bei rasch progressiver Glomerulonephritis sind oft uncharakteristisch; Makrohämaturie und Mikrohämaturie lassen sich fast regelmäßig nachweisen sowie eine unspezifische Proteinurie. Arterielle Hypertension fehlt oft. Die Antistreptolysinreaktion und die Serumkomplementkomponenten weisen in der Regel keine Veränderung auf (Glassock, 1978; Moorthy und Zimmermann, 1980; Seybold et al., 1980).

Die Spontanprognose dieser Nierenerkrankung ist ungünstig. Spontanremissionen sind extreme Ausnahmen. Kontroversen gibt es über den Nutzen verschiedener Therapieformen. In der Regel werden hohe Dosen Glukokortikosteroide, Zytostatika, Antikoagulantien und Plasmaseparation eingesetzt (Bolton und Causer, 1979; O'Neill, 1979; Seybold et al., 1979). Der Wert jeder einzelnen Maßnahme ist noch nicht durch kontrollierte Studien gesichert. Zu beachten ist das hohe Infektionsrisiko durch die immunsuppressive Therapie, die Risiken der Glukokortikosteroide und das Blutungsrisiko durch Antikoagulantien. Eine solche Mehrfachtherapie scheint bei rechtzeitigem Einsatz in der Frühphase der Erkrankung vor Erreichen der terminalen Niereninsuffizienz etwa bei 50 % der Patienten den Verlauf der Nierenerkrankung zu verbessern (Seybold und Geßler, 1980). Bei älteren Patienten wird dieser therapeutische Effekt auf die Nierenfunktion leider oft durch die überhöhte Morbidität und Mortalität durch die Komplikationen dieser Therapie aufgehoben.

3.2.4.2 Nephrotisches Syndrom

Das nephrotische Syndrom mit einer Proteinurie über 3 g/24 Stunden, Hypoproteinämie und Dysproteinämie ist bei älteren Patienten nur dann eine Indikation zu einer Nierenbiopsie, wenn die Diagnose der Grunderkrankung nicht durch andere Untersuchungen wahrscheinlich zu machen ist. Häufigste Ursache des nephrotischen Syndroms im Alter ist die diabetische Nephropathie. Diese stellt jedoch in der Regel keine Indikation zu einer Nierenbiopsie dar. Bei länger bestehendem Diabetes mellitus, diabetischer Retinopathie, Vorliegen einer arteriellen Hypertonie und eines nephrotischen Syndroms kann mit einer an Sicherheit grenzenden Wahrscheinlichkeit angenommen werden, daß eine diabetische Nephropathie vorliegt. Auch wenn beim nephrotischen Syndrom der Nachweis einer extrarenalen Manifestation einer Amyloidose gelingt, ist eine zusätzliche Sicherung der Diagnose durch Nierenbiopsie überflüssig.

Daher ergeben sich entsprechende Verschiebungen in der Häufigkeit der verschiedenen Ursachen eines nephrotischen Syndroms je nachdem, ob von den durchgeführten Nierenbiopsien oder von der klinischen Diagnose ausgegangen wird. Nach den Untersuchungen von Zech et al. (1982) fand sich bei 76 wegen eines nephrotischen Syndroms punktierten Patienten über 60 Jahren in 57,9 % ein primäres nephrotisches Syndrom, verursacht durch eine Glomerulonephritis. Die sekundären Ursachen eines nephrotischen Syndroms in diesem Krankengut sind in Tab. 3-5 dargestellt.

Tab. 3-5: Ätiologie des nephrotischen Syndromes bei 76 nierenpunktierten Patienten über 60 Jahre (nach Zech et al., Clin. Nephrol. 18, 232 [1982])

Ursache	Häufigkeit (%)
Glomerulonephritis	57,9
Systemischer Lupus erythematodes (SLE)	3,9
Amyloidose	13,2
Tumor	7,9
Nierenvenenthrombose (NVT)	2,6
Tumor + NVT	2,6
Myelom	3,9
Morbus Waldenström	1,3
Sonstiges	6,6

Tab. 3-6: Häufigkeit verschiedener Nierenerkrankungen bei 115 bioptisch untersuchten Patienten über 60 Jahre, verglichen mit einer Gruppe von 455 Patienten, die jünger als 60 Jahre alt waren (nach Moorthy und Zimmermann, 1980).

Erkrankung	>60 Jahre (%)	<60 Jahre (%)
Rasch progressive GN	16,5	4,0
(Peri)membranöse GN	13,0	4,6
Minimal-Changes-Nephrose	7,8	7,0
Fokal-proliferative GN	6,0	10,5
Diffus-proliferative GN	4,0	2,2
Membranoproliferative GN	1,7	9,2
Chron. GN	4,0	7,0
Glomerulosklerose	13,0	10,5
Vaskulitis	5,0	3,0
Amyloidose	4,0	1,0
Wegenersche Granulomatose	3,0	0,2
Systemischer Lupus erythematodes	1,7	13,8
Sonstige Systemerkrankungen	8,6	12,0
Verschiedenes	8,6	15,0

Sowohl nach den Untersuchungen von Zech et al. (1982) als auch nach Moorthy und Zimmermann (1980) ist die perimembranöse Glomerulonephritis im Alter am häufigsten gefolgt von der Minimal changes-Nephrose.

Moorthy und Zimmermann (1980) verglichen die relative Häufigkeit verschiedener Formen der Glomerulonephritis als Ursache des nephrotischen Syndroms bei Patienten, die jünger oder älter als 60 Jahre waren (Tab. 3-6). Auch in dieser Untersuchung fällt die relative Häufigung der perimembranösen Glomerulonephritis als Ursache des nephrotischen Syndroms im Alter auf, die Minimal changes-Nephrose war bei über und unter 60jährigen Patienten in der gleichen Häufigkeit nachzuweisen. Auch ergaben sich keine Unterschiede in der Häufigkeit der Fokalsklerose in den verschiedenen Altersklassen. Auffallend war allerdings die Differenz bei der membranoproliferativen Glomerulonephritis, die bei über 60jährigen Patienten nur bei 1,7 % gegenüber 9,2 % der Patienten nachweisbar war, die jünger als 60 Jahre alt waren.

Die relative Häufigkeit des nephrotischen Syndroms durch Minimal changes-Nephrose ist überraschend, da diese Erkrankung vorwiegend mit dem Kindes- und Jugendlichenalter assoziiert wird. Von pathogenetischer Seite erscheint von Interesse, daß die Minimal changes-Nephrose nicht nur idiopathisch auftritt, sondern auch als paraneoplastisches Syndrom, besonders bei Erkrankungen des lymphatischen Systems wie bei malignen Lymphomen. Das nephrotische Syndrom bei der Minimal changes-Nephrose verläuft auch im Alter wie bei Kindern und Jugendlichen mit plötzlicher großer Proteinurie und ausgeprägtem nephrotischem Syndrom. Häufig wird dadurch eine Hypovolämie und ein reversibles Nierenversagen verursacht. Vereinzelt wird über irreversibles akutes Nierenversagen bei älteren Patienten mit Minimal changes-Nephrose berichtet. Die Genese dieses Nierenversagens ist unklar. Vaskuläre Mechanismen werden diskutiert, möglicherweise besteht ein Zusammenhang mit einer gleichzeitigen Indomethacintherapie, welche infolge einer Prostaglandinsynthesehemmung einen verminderten renalen Blutfluß induziert.

In der Regel hat das nephrotische Syndrom durch Minimal changes-Nephrose auch beim alten Patienten eine gute Prognose (Moorthy und Zimmermann, 1980; Fawcett et al., 1971). Meist ist es steroidsensibel. Ein Teil der Patienten kommt spontan in die Remission. Auch im Alter neigt das nephrotische Syndrom zum Rezidiv. Wenn auch die Therapie mit Glukokortikoiden das Mittel der ersten Wahl ist, so wurde wegen der hohen Morbidität durch die Nebenwirkungen derselben auch vorgeschlagen, primär Cyclophosphamid oder Leukeran einzusetzen. Von beiden ist ein therapeutischer Effekt auf die Minimal changes-Nephrose nachgewiesen, Toxizität sowie die Zahl der möglichen Nebenwirkungen erscheinen geringer als unter der Therapie mit Glukokortikoiden.

Bei der perimembranösen Glomerulonephritis handelt es sich bei älteren Patienten in der Regel um eine idiopathische Glomerulonephritis. Eine Häufung von Tumoren wurde in der zitierten Untersuchung von Moorthy und Zimmermann (1980) nicht gefunden. Von Tschöpe et al. 1976) wurde bei 10% der Patienten mit nephrotischem Syndrom und perimembranöser Glomerulonephritis als Ursache ein Tumor (z.B. Bronchialkarzinom) gefunden.

Weder bei der perimembranösen Glomerulonephritis noch bei der Fokalsklerose oder der membrano proliferativen Glomerulonephritis läßt sich im Einzelfall eine sichere Prognose stellen. Auch zur Therapie gibt es keine gültige Empfehlung. Bei der untersuchten Patientengruppe von Moorthy und Zimmermann (1980) wurde bei acht über 60jährigen Patienten mit perimembranöser Glomerulonephritis eine Therapie mit Glukokortikoiden und Cyclophosphamid durchgeführt. Drei Patienten wiesen darunter eine Remission auf, zwei verstarben an einer Sepsis, die restlichen drei behielten bei stabiler Nierenfunktion eine persistierende Proteinurie. Von sieben Patienten, welche unspezifisch behandelt wurden, hatten zwei eine Remission, einer starb an Nierenversagen, die anderen blieben im Beobachtungszeitraum konstant mit Proteinurie und Nierenfunktion.

3.2.4.3 Mesangioproliferative Glomerulonephritis

Sie ist die häufigste Form der Glomerulonephritis im Erwachsenenalter. Klinisch verursacht sie in der Regel eine asymptomatische Proteinurie und/oder Mikrohämaturie und Hypertonie. Oft führt sie langsam zu einer chronischen Niereninsuffizienz. Die Symptomatik stellt oft bei jüngeren Patienten die Indikation zur Nierenbiopsie dar, für ältere Patienten ist diese Diagnose wegen der relativen Indikation zur Nierenbiopsie oftmals nur schwer zu stellen und nur aufgrund der klinischen Parameter zu vermuten. Besonders schwer ist die Abgrenzung der klinischen Symptomatik von einer im Alter häufig vorkommenden unspezifischen Nephrosklerose. Selbst das Ergebnis der Nierenbiopsie kann zu Fehldeutungen Anlaß geben.

Therapeutisch steht bei dieser Form der Glomerulonephritis die konsequente Therapie der Hypertonie im Vordergrund sowie die Therapie der chronischen Niereninsuffizienz, die sich daraus entwickelt.

3.2.4.4 Glomerulonephritis bei Systemerkrankungen

Wie bei jüngeren Patienten findet sich oft eine glomeruläre Beteiligung bei verschiedenen Systemerkrankungen. Häufiger als im jüngeren Lebensalter scheint bei älteren Patienten die Wegenersche Granulomatose vorzukommen, dagegen finden sich seltener ein systemischer Lupus erythematodes. Andere Systemerkrankungen wie die Vaskulitis kommen zumindest im Biopsiematerial nicht häufiger bei älteren Patienten vor.

3.3 Chronische Niereninsuffizienz im Alter

3.3.1 Ätiologie und Häufigkeit

Über die Häufigkeit der chronischen Niereninsuffizienz im Alter liegen bisher keine verläßlichen Zahlen vor. In einer medizinischen Klinik mit nephrologischem Schwerpunkt (IV. Medizinische Klinik des Klinikums Nürnberg) wurde in einem Jahr (1. 1. bis 31. 12. 1977) bei 28% aller stationären Patienten über 55 Jahre (n = 264) eine chronische Niereninsuffizienz im Stadium einer kompensierten Retention (Kreatinin 1,5–10 mg/dL) diagnostiziert (siehe Tab. 3-7).

Aus diesem Kollektiv hatten 97 Patienten eine Niereninsuffizienz mit Kreatininwerten über 7,0 mg/dl und befanden sich somit im prädialytischen Stadium. Bei einem Einzugsgebiet von etwa 2 Millionen Einwohner bedeutet dies einen jährlichen Zuwachs von 49 Dialysepatienten über 55 Jahre pro eine Million Einwohner (der tatsächliche Zuwachs müßte höher liegen, weil eine beträchtliche Dunkelziffer anzunehmen ist).

Bei $^2/_3$ dieser 264 Patienten war die urämische Intoxikation bzw. die Differentialdiagnose Grund der stationären Aufnahme. Bei der Gruppe der über 79jährigen dagegen ist die Niereninsuffizienz bei $^3/_4$ aller Patienten nur eine wesentliche Begleiterkrankung. Die Todesursachen der noch vor Dialysebeginn verstorbenen Patienten waren zu 55% kardiozerebrovaskuläre Erkrankungen.

3.3.2 Indikationen zur Dialyse

Obere Grenzwerte für Kreatinin und Harnstoff als Dialyseindikatoren verlieren im Alter ihre Berechtigung, da sie von der Muskelmasse und vom Katabolismus abhängig sind, diese sind häufig involutionsbedingt erniedrigt.

Eine generelle Altersbeschränkung zur chronischen intermittierenden Dialyse ist nicht mehr statthaft. Ältere Dialysepatienten bieten oft weniger psychologische Probleme als jüngere (Barley et al., 1972).

Grundsätzlich gilt jedoch als Kontraindikation eine Zweitkrankheit, die eine Rehabilitation auch unter optimaler Dialyse nicht erwarten läßt.

Hierunter zählen auch die zerebrovaskulären Krankheiten, die wegen fehlender Kooperation und

Tab. 3-7: Altersverteilung und Letalität von Patienten (n = 264; 151 Männer, 113 Frauen) mit chronischer Niereninsuffizienz im Stadium der kompensierten Retention; (IV. Medizinische Klinik des Klinikums Nürnberg, 1. 1. bis 31. 12. 1977).

Altersklasse	n = 264	Letalität
55–59 Jahre	46	21%
60–69 Jahre	116	34%
70–79 Jahre	79	38%
über 79 Jahre	23	52%

ständiger Pflegebedürftigkeit eine Reintegration ins häusliche Milieu nicht zulassen. Im Stadium der terminalen Niereninsuffizienz ist es weitaus schwieriger, zwischen der unmittelbaren urämischen Intoxikation und der durch Zweitkrankheit bedingten – nicht reversiblen – zerebralen bzw. kardialen Leistungsminderung zu differenzieren und somit eine individuelle Prognose und Indikation zu stellen (Pilgrim und Geßler, 1977). Aus diesem Grunde sollten ältere Patienten mit progredienter Niereninsuffizienz (Kreatinin höher als 3 mg/dl) frühzeitig einem Nephrologen konsiliarisch zur Begutachtung einer später notwendigen Dialyseindikation vorgestellt werden, um eine urämiebedingte Maskierung der primär zerebralen oder kardialen Insuffizienz zu erkennen.

3.3.3 Besonderheiten der chronischen Niereninsuffizienz im Alter

Der ältere Patient ist mehr noch als der jüngere sowohl in der prädialytischen Phase als auch nach Einleitung der chronisch-intermittierenden Hämodialyse durch kardiovaskuläre und zerebrovaskuläre Komplikationen gefährdet. Aus diesem Grunde muß er sorgfältig überwacht und sowohl er wie auch seine Angehörigen über die möglichen Komplikationen aufgeklärt werden. Es ist auf die Bilanzierung des Wasserhaushaltes, konsequente Einstellung der Hypertonie und ausreichende Ernährung zu achten. Besteht eine Koronar- bzw. eine Myokardinsuffizienz auch nach ausreichender antihypertensiver Therapie, so sollte bei einem Hämoglobin unter 8 g/dl die Anämie durch Transfusion frischer Erythrozyten behandelt werden.

Zum Therapieplan der prädialytischen Phase gehört zusätzlich die Überlegung, welches Dialyseverfahren später indiziert ist. Therapie der Wahl bleibt nach den bisherigen Erkenntnissen (Jacobs et al., 1981) die chronische Hämodialyse, wenn die arteriellen Gefäße einen Shunt zulassen. Bei hochgradiger stenosierender Arteriosklerose der Arteria radialis und der Arteria ulnaris bzw. der Unmöglichkeit einer Interposition der Vena saphena magna sollte wegen der geringeren Infektionsrate der Brachialisshunt einer Shuntprothese aus Teflon (z.B. Gore-Tex) trotz höheren Shuntvolumens vorgezogen werden (Zehle et al., 1979). Nur bei Unmöglichkeit eines Gefäßanschlusses ist beim augenblicklichen Stand eine Peritonealdialyse chronisch-ambulant («CAPD») indiziert. Diese Methode wird dann diskreditiert, wenn nicht eine positive, sondern negative Selektion der Patienten zur CAPD durchgeführt wird. Nach einer multizentrischen Studie von 1748 mit CAPD behandelten Patienten erleiden innerhalb von 12 Monaten 75% aller Patienten eine Peritonitis mit bis maximal 7 Episoden (Jacobs et al., 1981). Eigene Erfahrungen bestätigen dies.

Patienten über 60 Jahre müssen in der Regel der Zentrumsdialyse bzw. der Limited-Care-Dialyse zugeführt werden, da ein geeigneter Partner für die Heimdialyse in der Regel fehlt.

3.3.4 Ätiologie der chronischen Niereninsuffizienz

Die Vergleichszahlen der multizentrischen EDTA-Statistik 1979 sind unvollständig und beruhen zum Teil nur auf Verdachtsdiagnosen. Lediglich die zum Terminalstadium führenden konnatalen Zystennieren und die diabetische Nephropathie lassen sich auch noch nach Erreichen der Dialysepflichtigkeit mit Sicherheit diagnostizieren (Tab. 3-8).

3.3.5 Ergebnisse der Langzeitdialyse im Alter

Das Durchschnittsalter der Patienten bei Eintritt in die chronische intermittierende extrakorporale Hämodialyse hat von 1965 bis 1979 stetig zugenommen.

Von 600 zwischen 1965 und 1978 ins chronische Dialyseprogramm der IV. Medizinischen Klinik des Klinikums Nürnberg aufgenommenen Patienten gehörten 24% der Altersgruppe über 54 Jahre an (ältester Patient 75 Jahre); in Europa (EDTA) stieg der Anteil der Altersgruppe über 54 Jahre vom Zeitpunkt des Eintritts in die Dialyse im Jahre 1974 von 18% auf 35% 1979 bei einer Gesamtzahl von 9957 neu in die Dialyse eingetretener Patienten im Jahre 1979.

Die Langzeitprognose verschlechtert sich entsprechend dem höheren Lebensalter (Tab. 3-9). Nach fünf Jahren leben noch 40,9% in der Altersgruppe zwischen 55 und 64 Jahren und 27,4% in der Altersgruppe über 64 Jahre (Brynger et al., 1980). Ursäch-

Tab. 3-8: Ätiologie der terminalen Niereninsuffizienz.

Ursächliche Krankheit	IV. Medizinische Klinik, Nürnberg		EDTA 1979
	alle Patienten (n = 600)	Patienten über 54 Jahre (n = 94)	alle Patienten (n = 3601)
interstitielle Nephritis	32%	45%	28%
Glomerulonephritis	39%	20%	32%
Zystennieren	6,7%	5%	8%
diabetische Nephropathie	5,2%	13%	keine Angaben

Tab. 3-9: Kumulative Überlebensrate in der Klinikdialyse (EDTA-Statistik 1977–1979).

	1 Jahr (%)	2 Jahre (%)	3 Jahre (%)
Klinik-Dialyse n = 27758	87,1	76,7	69,1
Alter: 55–64 Jahre n = 5452	85,3	73,4	63,7
über 64 Jahre n = 2982	78,3	61,2	51,3

Tab. 3-10: Jährliche Todesrate pro 1000 Patienten (EDTA 1979).

Todesursache	Alle Altersgruppen	über 55 Jahre
Myokardinfarkt + Myokardischämie	13,5	25,0
Herzversagen anderer Ursache	11,6	18,2
plötzlicher Herztod	12,6	21,6
Zerebrovaskuläre Erkrankungen	15,1	23,5
pulmonale Infekte	2,9	5,2
Septikämie	7,9	10,7
Kachexie	4,7	10,0
Malignome	6,0	11,3

lich verantwortlich hierfür ist die Multimorbidität der Patienten, die am besten aus den jährlichen Todesraten/1000 Patienten (Tab. 3-10) abzulesen ist. An erster Stelle stehen mit 88°/₀₀/Jahr kardiozerebrovaskuläre Todesursachen der älteren Population im Gegensatz zu 52°/₀₀/Jahr des gesamten Dialysekollektivs. Weitere im Alter vermehrt zum Tode führende Begleiterkrankungen sind bakterielle Infektionen, Kachexie, Malignome.

Schwerwiegende nicht rehabilitierbare Begleiterkrankungen, die zu Dialysebeginn durch die urämische Symptomatik verdeckt werden, entscheiden in der Regel innerhalb von 6 Wochen das Schicksal des Patienten; je älter der Patient, umso länger benötigt er, sich psychisch und somatisch an die Dialysebedingungen zu adaptieren; nach eigenen Beobachtungen ist noch nach über einem halben Jahr seit Dialysebeginn eine Besserung der gesamten Rehabilitation zu erwarten.

3.3.6 Schlußfolgerungen

a) Das Alter alleine stellt keine Kontraindikation zur Dauerdialysebehandlung dar. Zweiterkrankungen sind dann Kontraindikationen, wenn sie alleine eine altersentsprechende Rehabilitation verhindern.

b) Zur Beurteilung der psychischen, geistigen und körperlichen Leistungsfähigkeit eines potentiell dialysepflichtigen Patienten ist eine sehr frühzeitige Konsultation eines Nephrologen erforderlich; nur wenn die urämische Intoxikation noch nicht zu zusätzlichen kardialen und zerebralen Leistungsminderungen geführt hat, kann objektiv eine Prognose gestellt werden.

c) Nur durch nephrologische Betreuung in der prädialytischen Phase kann die Letalität beim Übergang in die terminale Phase gesenkt werden.

d) Kardiovaskuläre Erkrankungen stellen das eigentlich terminierende Problem der chronischen Hämodialyse im Alter dar.

3.4 Akutes Nierenversagen

Das akute Nierenversagen ist definiert als rasche Entwicklung einer Niereninsuffizienz. Wesentliche Voraussetzung für diese Definition ist, daß die Nierenfunktion vorausbestehend normal war und keine Zeichen einer chronischen Insuffizienz nachweisbar sind. Diagnostisch entscheidend ist bei einer akuten Niereninsuffizienz der Nachweis einer normal großen oder vergrößerten, nicht strukturgestörten Niere. Die sonographische Untersuchung der Nieren liefert damit den wesentlichen diagnostischen Parameter zur Diagnose eines akuten Nierenversagens.

Wir unterscheiden die prärenale, renale und postrenale Form des akuten Nierenversagens (Tab. 3-11). Beim renalen Nierenversagen sind Nierenerkrankungen wie die Glomerulonephritis, die akute interstitielle Nephritis und die Erkrankungen der kleinen und großen Nierenarterien gegenüber dem akuten Nierenversagen nach toxischer oder ischämischer Tubulusschädigung abzugrenzen. Letzteres ist gleichbedeutend mit dem Begriff Schockniere.

Beim prärenalen Nierenversagen ist die Abnahme der glomerulären Filtration direkte Folge der verminderten renalen Durchblutung. Die Niere selbst ist funktionsfähig, nach Einsetzen einer ausreichenden Durchblutung beginnt die glomeruläre Filtration wieder. Das funktionelle Nierenversagen ist nach Beseitigung der Ursache unmittelbar reversibel.

Bei der Schockniere besteht das Nierenversagen auch nach Behebung des Kreislaufschocks. Es ist nicht unmittelbar reversibel.

3.4.1 Prärenales akutes Nierenversagen

Ein prärenales Nierenversagen kann als akutes kurzfristiges Ereignis beim Kreislaufschock jeder Genese beobachtet werden, das dabei führende Symptom ist die Oligurie. Eine höhergradige Niereninsuffizienz macht den Übergang in ein renales Nierenversagen wahrscheinlich. Ein prärenales Nierenversagen bei Niereninsuffizienz im Stadium einer kompensierten

Tab. 3-11: Ursachen der akuten Niereninsuffizienz.

A) *Prärenale Ursachen*
   Volumen- und Natriummangel-Schock
B) *Renale Ursachen*
   Akutes Nierenversagen (ANV)
   (postoperativ, posttraumatisch, septisch, nephrotoxisch)
   Akute renale Erkrankungen
   (glomerulär, interstitiell, vaskulär)
   Systemerkrankungen mit renaler Beteiligung (LE)
   Posttraumatisch (z.B. Nierenruptur)
C) *Postrenale Ursachen*
   Ureterenobstruktion oder -kompression
   (Stauung im Nierenbecken – Blase leer!)
   Blasenausgangsverschluß
   (volle Blase!)

Retention findet sich häufig bei Patienten mit einer Herzinsuffizienz, dekompensierter Leberzirrhose oder bei Wasser- und Salzmangel. Das prärenale Nierenversagen wird in jedem Fall unmittelbar durch ein inadäquates Herzzeitvolumen unterhalten. Eine Unterscheidung zwischen prärenalem und renalem Nierenversagen ist aus folgenden Urinparametern bis zu einem gewissen Grad möglich.

a) Harnmenge

Sowohl renales als auch prärenales Nierenversagen kann mit einem nicht oligurischen Verlauf zwischen 400 ml und 2000 ml pro Tag Harnausscheidung einhergehen.

b) Eine Urinosmolalität über 500 mosmol/l ist ein relativ sicheres Zeichen für ein renales Nierenversagen. Jedoch gerade ältere Patienten mit einer primären Konzentrationsstörung weisen auch beim prärenalem Nierenversagen eine Urinosmolalität zwischen 350 und 500 mosmol/l auf, womit eine sichere Unterscheidung zwischen beiden Zuständen nicht möglich ist.

c) Eine Urinnatriumkonzentration von weniger als 20 mmol/l gilt als Hinweis für ein prärenales Nierenversagen, eine Urinnatriumkonzentration von mehr als 40 mmol/l als Hinweis für ein renales Nierenversagen. Gerade Patienten mit nicht oligurischem Verlauf weisen Urinnatriumkonzentrationen zwischen 20 und 40 mmol/l auf, die eine Unterscheidung zwischen renalem und prärenalem Nierenversagen nicht erlauben. Eine zuverlässige Unterscheidung gestattet die Bestimmung der fraktionellen Natriumausscheidung (FENa = (U/P) Na/(U/P) Kreatinin × 100). Wird weniger als 1% des filtrierten Natriums im Endharn ausgeschieden, so liegt mit großer Wahrscheinlichkeit ein prärenales Nierenversagen vor.

Eine Hypovolämie kann gerade beim älteren Patienten der Beobachtung entgehen. Klinische Zeichen der Exsikkose können unter Umständen fehlgedeutet werden, relative Abnahme des Blutdrucks und Tachykardie oder Orthostase können klinische Hinweise für eine Hypovolämie sein. Besonders wichtig erscheint auch gerade beim älteren Patienten mit einer eingeschränkten Regulationsmöglichkeit des Wasser- und Salzhaushaltes die regelmäßige Kontrolle des Wasserbestandes. Der Hautturgor ist oftmals bei älteren Patienten auch ohne Dehydrierung herabgesetzt, und die Schleimhäute sind oftmals trocken. Bei gleichzeitiger Hypoproteinämie und Herzinsuffizienz können Verteilungsstörungen auftreten.

Vordringlichstes Ziel beim sekundären Nierenversagen ist die Erkennung der auslösenden Ursache und die gezielte Korrektur.

3.4.2 Renales akutes Nierenversagen

3.4.2.1 Ätiologie

Zwischen 1976 und 1979 wurden in der IV. Medizinischen Klinik des Klinikums Nürnberg 298 Patienten mit akutem Nierenversagen unterschiedlicher Ätiologie behandelt. Hiervon waren 42% der Patienten über 60 Jahre (!).

Die Ätiologie unterscheidet sich nicht wesentlich in den Altersgruppen. Mit Ausnahme der Multimorbidität existieren keine altersspezifischen Besonderheiten des akuten Nierenversagens. Die ein akutes Nierenversagen auslösende Grunderkrankung wandelt sich jedoch entsprechend moderner therapeutischer Möglichkeiten:

Durch verbesserte Schockprophylaxe einschließlich der prophylaktischen Heparinisierung haben sich die unkomplizierten akuten Nierenversagen mit guter Prognose verringert. Dagegen erleiden heute Patienten ein akutes Nierenversagen, das sie noch vor wenigen Jahren nicht erlebt hätten, weil sie vor Ausbildung des akuten Nierenversagens an ihrer Grunderkrankung verstorben wären. Die Schwere der Grunderkrankung und die Multimorbidität der Patienten verlangen eine intensive Betreuung dieses Patientengutes auf einer apparativ und personell voll ausgestatteten Intensivstation mit nephrologischem Schwerpunkt. Der Wandel der Ätiologie im Laufe der Jahre wird aus dem Vergleich zwischen 1976 und 1979 einerseits und 1966–1969 andererseits aufgezeigt (Tab. 3-12 und 3-13). Vergleicht man diese unterschiedlichen Kollektive mit akutem Nierenversagen, so hat sich die Prognose innerhalb der letzten 10 Jahre wesentlich verschlechtert: Es besteht mittlerweile eine negative Selektion durch ein um 10 Jahre höheres Durchschnittsalter (die Patienten mit postoperativem Nierenversagen sind heute durchschnittlich 16 Jahre älter, zwischen 1966 und 1969 waren sie durchschnittlich 42 Jahre alt (ältester Patient 59 Jahre), jetzt sind sie durchschnittlich 58,8 Jahre)

Tab. 3-12: Ätiologie, Alter und Letalität der 104 behandelten Patienten mit ANV zwischen 1966 und 1969 (IV. Medizinische Klinik des Klinikums Nürnberg).

Ätiologie	n	Häufigkeit (%)	Alter (Jahre)	Letalität (%)
postoperativ	17	16	42	53
posttraumatisch	10	10	33	40
internistisch	49	47	47	31
gyn.-geburtshilflich	11	11	34	18
postrenal	17	16	55	24
	104	100	45	33

Tab. 3-13: Ätiologie des akuten Nierenversagens (ANV) (IV. Medizinischen Klinik des Klinikums Nürnberg, 1976–1979).

Ätiologie	n	Häufigkeit (%)	Alter (Jahre)	Letalität (%)
postoperativ	110	37	59	76
posttraumatisch	28	9	51	82
internistisch	105	35	51	56
gyn.-geburtshilflich	16	5	36	37
postrenal	39	13	59	36
	298	100	54	62

(Tab. 3-14). Die älteste das Nierenversagen mit Hilfe der extrakorporalen Hämodialyse überlebende Patientin war 78 Jahre. Auffallend häufig sind heute pulmonale Begleiterkrankungen in über zwei Dritteln aller postoperativen Nierenversagen, die die hohe Letalität mitverursachen. Möglichkeiten zur Beatmung waren in den 60er Jahren noch nicht ausreichend vorhanden. Eine beatmungspflichtige akute respiratorische Insuffizienz verschlechtert die Prognose (Letalität 1979: 98 %). Entsprechend der verfeinerten Beatmungstechnik und der schleimhautschonenden Endotrachealtuben hat sich die Prognose der Patienten mit zwei Vitalfunktionsstörungen (akutes Nierenversagen und akute respiratorische Insuffizienz) im Jahre 1981 gebessert (Letalität jetzt: 88 %). Aus Tab. 3-15 ist eine deutliche Steigerung der Letalität entsprechend der einzelnen Altersklassen ersichtlich.

Nephrotoxische Medikamente sind als mitauslösende Ursache des Nierenversagens bei 27 % aller zwischen 1976 und 1979 mit Nierenversagen behandelter Patienten anzuschuldigen.

3.4.2.2 Therapie

Eine einmal aufgetretene Oligoanurie bei ANV aus tubulärer Ursache läßt sich therapeutisch nicht mehr beeinflussen. Das Therapieziel besteht darin, den Organismus den ausgefallenen exkretorischen Funktionen anzupassen bzw. diese Funktionen zu ersetzen und Komplikationen der Oligoanurie zu verhindern bzw. zu behandeln. Die kausale Therapie ist die Behandlung der das akute Nierenversagen auslösenden Grunderkrankung. Die Therapie besteht in der Korrektur des Wasserhaushaltes, des Elektrolythaushaltes, des Säure-Basen-Haushaltes, der Behandlung der urämischen Intoxikation, der Verhütung typischer Komplikationen, in einer der Niereninsuffizienz und dem Wasserhaushalt adaptierten Ernährung sowie in der Behandlung der Grunderkrankung unter Beachtung der toxischen Medikamentenkumulation.

3.4.2.3 Dialyseindikation

Eine intensiv-medizinische Behandlung einer vitalbedrohlichen Komplikation, z.B. der Urämie, ist nur dann ärztlich indiziert, wenn die Grunderkrankung eine mögliche Rehabilitation erwarten läßt. Interdisziplinär ist mit erfahrenen Kollegen die jeweilige individuelle Prognose und somit Indikation oder Kontraindikation besonders beim älteren Patienten zu stellen. Da der Grad der urämischen Intoxikation noch nicht quantitativ erfaßbar ist, stellen nicht die Höhe der Retentionswerte, sondern die Klinik, die Schwere der Grunderkrankung, die Komplikationen der Urämie, der Hyperkatabolismus und der Zwang zur suffizienten oralen bzw. parenteralen Ernährung die Indikation zur Dialyse. Eine absolute Indikation zur Dialyse besteht unter diesen Voraussetzungen bei einem Kaliumwert über 7 mmol/l, einem aktuellen arteriellen pH unter 7,2, einem interstitiellen Lungenödem, einem Harnstoffanstieg über 80 mg//dl Tag sowie bei akuten urämischen Komplikationen wie Perikarditis oder urämischer erosiver Gastritis.

Die extrakorporale Hämodialyse ist die Therapie der Wahl zur Behandlung des akuten Nierenversagens, insbesondere ist sie indiziert bei Hyperkatabolismus. Die Kontraindikation besteht im Antikoagulationsrisiko wie bei allen extrakorporalen Verfahren. Die Hämodialyse ist sowohl der Peritonealdialyse als auch der Hämofiltration in ihrer Dialysance deutlich überlegen. Besteht eine Kontraindikation für einen extrakorporalen Kreislauf wegen der erforderlichen Antikoagulation, z.B. Schädel-Hirn-Trauma oder nach neurologischer Blutung, so ist die Peritonealdialyse die Methode der Wahl. Die Dialyse ist täglich durchzuführen, um größere Schwankungen im Wasserhaushalt zu vermeiden. Muß wegen Hyperhydrierung mehr als 1 Liter Wasser pro Dialyse ultrafiltriert werden, ist eine isotone Filtration nach Dialyseende mit dem gleichen Dialysator vorteilhafter.

Zugang zum extrakorporalen Kreislauf

Konventionelle Methode ist der Scribner-Shunt. Voraussetzung zur Anlage eines Scribner-Shunts ist ein voluminöses arterielles bzw. venöses Gefäß, da bei Arteriosklerose bzw. multiplen venöser Thrombosen eine verminderte Flußgeschwindigkeit oder sogar Unmöglichkeit eines extrakorporalen Kreislaufes besteht. Der Scribner-Shunt hat als wesentlichen Nachteil den irreversiblen Verlust einer Extremitätenarterie zur Folge. Außerdem ist er während eines Schocks nicht benutzbar bzw. verstärkt einen

Tab. 3-14: ANV-Vergleich zwischen 1966–1969 (Gruppe I) und 1976–1979 (Gruppe II) (IV. Medizinische Klinik des Klinikums Nürnberg).

Klinisches Kriterium	I n = 104	II n = 298
Alter	45 Jahre	55 Jahre
Letalität	33 %	62 %
stationäre Behandlungsdauer der Verstorbenen (Tagen)	7 Tage	11 Tage
stationäre Behandlungsdauer der Überlebenden	35 Tage	33 Tage
Stadium der Oligo-Anurie	5,7 Tage	9,9 Tage
Stadium der Polyurie	14 Tage	12,8 Tage
Kreatinin bei Aufnahme	12 mg/dl	7,9 mg/dl
Therapie:		
HD	16 (15 %)	183 (61 %)
PD	47 (47 %)	43 (14 %)
Konservativ	39 (37 %)	72 (24 %)

Tab. 3-15: Altersverteilung und Prognose des dialysepflichtigen akuten Nierenversagens 1976–1979 (IV. Medizinische Klinik des Klinikums Nürnberg).

Altersgruppe	n	Letalität
bis 40. Lebensjahr	50	42 %
41.–60. Lebensjahr	90	67 %
61.–70. Lebensjahr	60	70 %
71.–80. Lebensjahr	42	78 %
über 80 Jahre	2	100 %
	n = 244	(63,1 %)

Tab. 3-16: Prognose des ANV in Abhängigkeit von Alter und Anzahl der Vitalfunktionsstörungen bei 298 zwischen 1976 und 1979 behandelten Patienten (IV. Medizinische Klinik des Klinikums Nürnberg).

Anzahl der Vital- funktionsstörungen	Letalität (%)			
	I	II	III	IV
unter 60 Jahre n = 170	0%	24%	74%	100%
61–70 Jahre n = 72	–	53%	97%	100%
71–80 Jahre n = 49	11%	67%	100%	–
über 80 Jahre n = 7	–	100%	–	–

kardiogenen Schock infolge seines Shunt-Volumens von durchschnittlich 250 ml/min.

In den letzten Jahren haben sich großlumige Venenkatheter zur veno-venösen extrakorporalen Dialyse bewährt. Sind mehr als zwei Dialysen erforderlich, so wird nur die Vena cava superior über die Vena subclavia bzw. Vena jugularis interna kanüliert, da bei längerer Liegezeit die Kontaminationsgefahr über die Vena femoralis zu groß ist. Neben der Infektionsgefahr (von 9,5 % Bakteriämien innerhalb von 20 Tagen) ist ein weiterer Nachteil die notwendige höhere Antikoagulation und eine um 30 % schlechtere Dialyseeffizienz gegenüber einem Scribner-Shunt. Auch bei Hypotonie ist eine veno-venöse Dialyse hiermit möglich.

3.4.2.4 Prognose des akuten Nierenversagens

Der ältere Patient, der ein akutes Nierenversagen erlitten hat, stirbt nicht, weil er älter ist, sondern weil Mehrfacherkrankungen verschiedener Organsysteme bestehen. Die Prognose (Tab. 3-16) ist somit abhängig von der Grunderkrankung und der Anzahl der Vitalfunktionsstörungen, die im Alter zunehmen. Die Prognose verschlechtert sich entsprechend der Anzahl der vitalen Funktionsstörungen und bei zunehmendem Alter. Die Patienten versterben nicht an dem akuten Nierenversagen, sondern an der Grunderkrankung bzw. ihren Komplikationen. Die Indikation zur Intensivtherapie ist insbesondere im Alter immer individuell am Krankenbett nach ausführlichem Konzil von allen behandelnden Ärzten gemeinsam zu stellen.

Literatur

ABDULLA, M., M. JÄGERSTAD, A. NORDÉN, I. QVIST, S. SVENSSON: Dietary intake of electrolytes and trace elements in the elderly. Nutr. Metab. 21, Suppl. 1, 41 (1977)

AGARWAL, B.N., F.G. CABEBE: Renal acidification in elderly subjects. Nephron 26, 291 (1980)

AHLERT, G., F. BRÜSCHKE, F. DIETZE, H. FRANKE, J. HAASE: Altersabhängige Veränderungen und normale Schwankungen der Kreatin- und Kreatininausscheidung. Z. Alternsforsch. 20, 113 (1967)

ANDREW, W.: The urinary system. In: The anatomy of aging in man and animals. Grune u. Stratton, New York and London S. 172 (1971)

ARIEFF, A.I., R.J. ANDERSON, S.G. MASSRY: Acute glomerulonephritis in the elderly. Geriatrics 26, 74 (1971)

BAERT, A.L., A. WACKENHEIM, L. JEANMART: Abdominal computer tomography. Springer, Berlin–Heidelberg–New York 1980, S. 17

BARLEY, G.L., A.J. MOCELIN, R.B. WILSON: Hemodialysis and renal transplantation in patients of the 50–80 age group. J. Amer. Geriatr. Soc. 20, 421 (1972)

BAY, W.H., T.F. FERRIS: Hypernatremia and hyponatremia: Disorders of tonicity. Geriatrics 8, 53 (1976)

BELL, E.T.: Renal diseases. 2. Aufl. Lea u. Febiger, Philadelphia 1950

BERNING, H.: Zur Klinik und Therapie der Pyelonephritis. Dtsch. med. J. 15, 629 (1964)

BERNING, H., W. RUGE: Geschlechtsbedingte Unterschiede bei der Pyelonephritis. Münch. med. Wschr. 101, 2139 (1959)

BERNING, H., K.G. THIELE: Pyelonephritis und chronische interstitielle Nephritis. In: H. SCHWIEGK (Hrsg.): Handbuch der inneren Medizin. Bd. VIII/2, Springer, Berlin 1968, S. 680

BOHLE, A., N. EICHENSEHER, H. FISCHBACH, G.H. NEILD, H. WEHNER, H.H. EDEL, E. RENNER, W. REICHEL, G. SCHÜTTLERE: The different forms of glomerulonephritis. Morphological and clinical aspects, analyzed in 2500 patients. Klin. Wschr. 54, 59 (1976)

BOHLE, A., U. HELMCHEN, D. MEYER, K.D. BOCK, L. BRÜNING, H.H. EDEL, V. HEIMSOTH, F. SCHELER: Über die primäre und sekundäre maligne Nephrosklerose. Klin. Wschr. 51, 841 (1973)

BOLTON, W.K., W.G. CAUSER: Intravenous pulse methylprednisolone therapie of acute crescentic rapidly progressive glomerulonephritis. Am. J. Med. 66, 495 (1979)

BONER, G., S. LUSTIG, M. BEN BASSAT, H. KESSLER, H. YEHOSHUA, J.B. ROSENFELD: Nephrotic syndrome in patients over 60 years of age. Abstracts VIIth International Congress of Nephrology, Montreal, D 3, 1826 (1978)

BOSWELL, D.C., G. EKNOYAN: Acute glomerulonephritis in the aged. Geriatrics 23, 73 (1968)

BROCHNER-MORTENSEN, J., S. JENSEN, P. RODBRO: Determination of plasma creatinine concentration values for assessment of relative renal function in adult patients. Scand. J. Urol. Nephrol. 11, 257 (1977a)

BROCHNER-MORTENSEN, J., S. JENSEN, P. RODBRO: Assessment of renal function from plasma creatinine in adult patients. Scand. J. Urol. Nephrol. 11, 263 (1977b)

BROD, J.: Chronische Pyelonephritis. VEB Verlag Volk und Gesundheit, Berlin 1957

BRÜHL, P.: Epidemiologische Aspekte der Pyelonephritis in der Urologie. In: LOSSE, H., G. KIENITZ (Hrsg.): Thieme, Stuttgart 1972, S. 185

BRYNGER, H., F.P. BRUNNER, C. CHAOTLER, R.A. DONKKERWOLCKE, C. JACOBS, P. KRAMER, N.H. SELWOOD, A.J. WING: Combined report on regular dialysis and transplantation in Europe, X, 1979. In: Proceedings of the European Dialysis and Transplant Association. Vol. 17, Pitman Medical Limited, Kent, England, 1980, S. 2

CAMERON J.ST.: Clinicopathologic correlations in glomerular disease. In: CHURG. J., B.J. SPARGO, F.K. MOSTOFI, M.R. ABELL (Hrsg.): Kidney disease: Present Status, Williams and Wilkins, London 1979

CHURG, J., E. GRISHMAN, M.H. GOLDSTEIN, S.L. YUNIS, J.G. PORUSH: Idiopathic nephrotic syndrome in adults, a study and classification based on renal biopsies. New Engl. J. Med. 272, 165 (1965)

COE, F.L.: The clinical and laboratory assessment of the patient with renal disease. In: BRENNER, B.M., F.C.

Rector (Hrsg.): The kidney. Saunders, Philadelphia 1976
Cotran, R.S.: Interstitial Nephritis. In: Churg, J., B.H. Spargo, F.K. Mostofi, M.R. Abell (Hrsg.): Kidney disease: Present Status. The Williams and Wilkins Company, 1979, S. 254
Cottier, P.T., J.M. Weller, J.W. Hoobler: Effect of an intravenous sodium chloride load on renal hemodynamics and electrolyte excretion in essential hypertension. Circulation 17, 750 (1958)
Cox, J.R., A. Porthouse: Effect of amiloride and hydrochlorothiazide on body fluids and electrolytes in geriatric patients with congestive cardiac failure. Geront. clin. 16, 157 (1974)
Crane, M.G., J.J. Harris: Effect of aging on renin activity and aldosterone excretion. J. Lab. Clin. Med. 87, 947 (1976)
Dall, J.L., H.S. Gardner: Dietary intake of potassium by geriatric patients. Geront. clin. (Basel 13, 119 (1971)
Darmady, E.M., J. Offer, M.A. Woodhouse: The parameters of the ageing kidney. J. Path. 109, 195 (1973)
Davies, D.F., N.W. Shock: Age changes in glomerular filtration rate, effective renal plasma flow and tubular excretory capacity in adult males. J. Clin. Invest. 29, 496 (1950)
Dietze, F.: Involutive Besonderheiten des Wasser- und Elektrolythaushaltes. Z. f. Altersforsch. 32, 429 (1977)
Ditscherlein, G.: Nierenveränderungen bei Diabetikern. Gustav Fischer, Jena 1969
Ditzel, J.: Hyponatremia in an elderly woman and inappropriate secretion of antidiuretic hormone. Acta Med. Scand. 179, 407 (1966)
Dontas, A.S., S.G. Marketos, P. Papanayiotou: Mechanisms of renal tubular defects in old age. Postgrad. Med. J. 48, 295 (1972)
Edelman, J.S., L. Leibman: Anatomy of body water and electrolytes. Amer. J. Med. Assoc. 27, 256 (1959)
Epstein, M., N.K. Hollenberg: Age as a determinant of renal sodium conservation in normal man: J. Lab. clin. Med. 87, 411 (1976)
Faegenburg, D., M. Bosniak, J.A. Evans: Renal sinus lipomatosis: Its demonstration by nephrotomography. Radiology 83, 987 (1964)
Fawcett, I.N., P.I. Hilton, N. Jones: Nephrotic syndrome in the elderly. Br. Med. J. II, 387 (1971)
Fourman, P., P.M. Leeson: Hypernatraemia and hyponatraemia with special reference to cerebral disturbances. In: Wolstenholme, G.E.W., M. O'Connor (Hrsg.): Water and electrolyte metabolism in relation to age and sex. Ciba Foundation, Coll. on Ageing. Vol. 4. Churchill, London 1958, S. 31
Freedman, L.R.: Natural history of urinary infection in adults. Kidney International 8, 96 (1975)
Freeman, R.: Does bacteriuria lead to renal failure? Clin. Nephrol. 1, (2), 61 (1973)
Fuchs, T.: Klinik der Harnwegsinfektionen beim Erwachsenen. In: Pyelonephritis. Editiones «Roche», Basel 1976 115
Fuchs, T., V. Becker, H. Gillmann, G. Gutensohn, F. Hörnstein, H. Immich, F. Orth, S. Schmidt, A. Thiess, G. Wagner: Nephrologische Ergebnisse einer kombinierten Feld- und Kontrollstudie auf Nierenkrankheiten und Diabetes mellitus in einem chemischen Großbetrieb (n = 33356). In: Losse, H., G. Kienitz (Hrsg.): Pyelonephritis. Band III. Thieme, Stuttgart 1972
Gayer, J.: Pyelonephritis. In: Hornbostel, H., W. Kaufmann, W. Siegenthaler (Hrsg.): Innere Medizin in Praxis und Klinik. Bd. II. Thieme, Stuttgart 1978, S. 87
Geiler, G.: Histochemische Untersuchungen an den Glomerula bei diabetischer Glomerulosklerose. 1. Internat. Symposion Karlsburg, 1962. In: Mohnike, G. (Hrsg.): Angiopathia diabetica. Akademie Verlag, Berlin 1964
Gellmann, D.D., C.L. Pirani, J.F. Soothill, R.C. Muercke, R.M. Kark: Diabetic nephropathy: A clinical and pathological study based on renal biopsies. Medicine 38, 321 (1959)
Gessler, U.: Störungen des Wasser- und Elektrolythaushaltes. Ärztl. Praxis 29, 1396 (1973)
Gessler, U.: Therapie und Prognose der Pyelonephritis im Alter. Bayer. Ärzteblatt 30, 243 (1975)
Gessler, U.: Das akute postoperative und posttraumatische Nierenversagen. Chirurg 47, 177 (1976)
Gessler, U.: Entgleisungen des Wasserhaushaltes im Alter häufiger. Ärztl. Praxis 36, 1341 (1980)
Gessler, U., D. Seybold: Störungen des Wasser-, Elektrolyt- und Säure-Basen-Haushaltes. In: Gross, R., P. Schölmerich (Hrsg.): Lehrbuch der Inneren Medizin. F.K. Schattauer, Stuttgart–New York 1982, S. 1027
Giese, J.: The pathogenesis of hypertension in vascular disease. Munksgaard, Kopenhagen 1966
Glassock, R.J.: A clinical and immunopathologic dissection of rapidly progressive glomerulonephritis. Nephron 22, 253 (1978)
Götze, H.: Nieren und Harnwege beim Diabetes mellitus. Internist 5, 121 (1964)
Graux, P., M. Mestdagh: Le rein de la personne âgée. Ann. Anesth. Franc. 18, 439 (1977)
Green, W.M., D.L. King: Diagnostic ultrasound of the urinary tract. J. Clin. Ultrasound 4, 163 (1975)
Guyton, A.C., D.B. Young, R.D. Manning, Y. Pan, P.R. Kastner: An overview of water and electrolyte distribution in the body. In: Bahlmann, J., J. Brod (Hrsg.): Disturbances of water and electrolyte metabolism. Karger, New York 1980, S. 6.
Hackel, F.: Alternsveränderungen der Nieren und ihre klinische Bedeutung. Z. Altersforschung 19, 221 (1966)
Harrington, J.T., S. Garella, M.M. Stilmant, J.A. Chazan: Renal failure as the initial manifestation of diabetes mellitus. Arch. Intern. Med. 132, 249 (1973)
Heptinstall, R.H.: Renal biopsies in hypertension. Br. Heart J. 16, 133 (1953)
Heptinstall, R.H.: Interstitial nephritis. Am. J. Path. 83, 214 (1976)
Heptinstall, R.H.: Hypertension and vascular diseases of the kidney. In: Kidney disease: Present status. The Williams & Wilkins Company, Baltimore 1979, S. 281
Höffler, D.: Dosierungsprobleme bei eingeschränkter Nierenfunktion. In: Gessler, U. (Hrsg.): Urämie. 1977, S. 261
Howell, T.H., A.P. Piggot: Kidney in old age. J. Geront. 3, 124 (1948)
Hussenöder, W.: Ergebnisse von 14 Jahren chronisch intermitierender Extracorporal-Hämodialyse an der IV. Med. Klinik, Nürnberg. Inaugural-Dissertation Universität Erlangen-Nürnberg, 1981
Hust, W., D. Preim, D. Bundschu: Der Parenchym-Pyelon-Index. Eine wertvolle Hilfe in der Beurteilung renaler Erkrankungen. In: Rettenemaier et al. (Hrsg.): Ultraschalldiagnostik in der Medizin. Georg Thieme, Stuttgart–New York 1981
Jacobs, C., M. Brayer, F.P. Brunner, H. Brynger, P. Kramer, N.H. Selwood: Combined report on regular dialysis and transplantation in Europe XI, 1980, part I. In: Proceedings of the European Dialysis and Transplant Association. Pitman Medical Limited, Kent, England, 1981, S. 18
Kaplan, C., B. Pasternack, H. Shah, G. Gallo: Age-related incidence of sclerotic glomeruli in human kidneys. Am. J. Pathol. 80, 227 (1975)
Keller, W., H. Weiss, J. Meissner: Korrelation zwischen Parenchymdicke, Nierenlängsdurchmesser und Körper-

oberfläche in verschiedenen Altersgruppen bei nierengesunden Erwachsenen. In: RETTENMAIER et al. (Hrsg.): Ultraschalldiagnostik in der Medizin. Georg Thieme, Stuttgart–New York 1981

KENNEDY, G.C.: Age an renal disease. In: WOLSTENHOLME, G.E.W., M. O'CONNOR (Hrsg.): Water and electrolyte metabolism in relation to age and sex. Ciba Found. Col. on Ageing, Churchill, London 1958, S. 250

KEUSCH, G.: Medikamentöse Nierenschäden. Schweiz. med. Wschr. **112**, 384 (1982)

KIMMELSTIEL, P., C. WILSON: Intercapillary lesions in the glomeruli of the kidney. Amer. J. Path. **12**, 83 (1936)

KINCAID-SMITH, P., J. MCMICHAEL, E.A. MURPHY: The clinical course and pathology of hypertension with papilloedema (malignant hypertension). Q. J. Med. **27**, 117 (1958)

KLEINFELD, M., M. CASIMIR, S. BORRA: Hyponatremia as observed in a chronic disease facility. J. Amer. Geriatrics Soc. **4**, 156 (1979)

KÖHLER, H.: Akute interstitielle Nephritis. Inn. Med. **4**, 165 (1978)

KRESBACH, E., V. SCHUMACHER: Die Bedeutung der chronischen Pyelonephritis als Alterserkrankung. Wien. Med. Wschr. **117**, 767 (1967)

KÜHNE, K.D.: Die chronische Pyelonephritis älterer und alter Patienten – ein diagnostisches Problem in der allgemeinmedizinischen Praxis. Akt. gerontol. **9**, 537 (1979)

KUHLBÄCK, B., A. ERIKSSON, H. FORSIUS: Plasma creatinine in different sex and age groups of a healthy isolated island population. Acta med. scand. suppl. **412**, 83 (1964)

KURTZ, T.W., CH. HSU: Systemic haemodynamics in nephrotic acute renal failure. Nephron **21**, 100 (1978)

LABERKE, H.G., A. BOHLE: Acute interstitial nephritis: correlations between clinical and morphological findings. Clin. Nephrology **14**, 263 (1980)

LAPIDES, J., D. ZIERDT: Compatibility of normal renal function with aging. J. Amer. med. Ass. **201**, 778 (1967)

LEE, H.A., G. STIRLIN, P. SHARPSTONE: Acute glomerulonephritis in middle aged and elderly patients. Br. med. J. II. 1361 (1966)

LINDNER, A., B. CHERRA, B.H. SCRIBNER: Accelerated atherosclerosis in prolonged maintenance hemodialysis. New England J. Med. **290**, 697 (1974)

LINTON, A.L., H. GAVRAS, R.I. GLEADLE, H.E. HUTCHISON, D.H. LAWSON, A.F. LEVER, R.F. MACADAM, G.P. MCNICOL, J.I.S. ROBERTSON: Microangiopathic haemolytic anaemia and the pathogenesis of malignant hypertension. Lancet 1, 1277 (1969)

LISON, A.E.: Therapie der chronischen Pyelonephritis. In: Schriftenreihe der Bayerischen Ärztekammer. Bd. **51**, 145 (1980)

LOSSE, H.: Intersitielle Nephritis. In: HORNBOSTEL, H., W. KAUFMANN, W. SIEGENTHALER (Hrsg.): Innere Medizin in Praxis und Klinik. Bd. II. Thieme, Stuttgart 1978, S. 105

LOSSE, H., H. LOEW, A. LISON: Neuere Aspekte der Pyelonephritis. Nieren- und Hochdruckkrankheiten **8**, 15 (1979)

LOSSE, H., A. LISON, H. LOEW: Diagnose und Therapie von Harnwegsinfektionen. Klinikarzt **8**, 18 (1979)

MACLACHLAN, M.S.F.: The ageing kidney. Lancet II, 143 (1978)

MCDONALD, G.S.A.: Xanthogranulomatous pyelonephritis. J. Path. (Edinb.) **133**, 203 (1981)

MEIISEL, P., R.E. APITZSCH: Atlas der Nierenangiographie. Springer, Berlin–Heidelberg–New York 1978, S. 97

HERZT, D.P.: Häufigkeit und Manifestationsalter der diabetischen Nephropathie. Geriatrie **6**, 550 (1976)

MIGLIORI, V., V. MATARAZZO, A. BONAZZI, F. MORABITO, S. CUPPINI: La funzione renale nell' età involutiva. G. Clin. Med. **57**, 311 (1976)

MILIEZ, P., P. TCHERDAKOFF, P. SMARCQ, L.P. REY: The natural course of malignant hypertension. In: BOCK, K.D., P.T. COTTIER (Hrsg.): Essential hypertension: An international symposium. Springer, Berlin 1960

MILLER, J.H., N.W. SHOCK: Age differences in the renal tubular response to antidiuretic hormone. J. Gerontol. **8**, 446 (1953)

MOELL, H.: Size of normal kidneys. Acta radiol **46**, 640 (1956)

MÖLLER, P., J. BERGSTRÖM, S. ERIKSSON, P. FÜRST, K. HELLSTRÖM: Effect of aging on free amino acids and electrolytes in leg skeletal muscle. Clin. Sci. **56**, 427 (1979)

MOLDVEEN-GERONIMUS, M., J.C. MERRIAM, jr.: Cholesterol embolization. From pathological curiosity to clinical entity. Circulation **35**, 946 (1967)

MONTALDO, G.: Die senile Randatrophie der Niere. Virchows Arch. path. Anat. **305**, 22 (1940)

MONTGOMERIE, J.Z.: Neuere Fortschritte auf dem Gebiet der Pyelonephritis. Wissenschaftl. Information, Fresenius-Stiftung. Akt. Nephrologie 107 (1976)

MOORE, R.A.: The total number of glomeruli in the normal human kidney. Anat. Rec. **48**, 153 (1931)

MOORTHY, A.V.: Minimal change nephrotic syndrome: benign cause of proteinuria in elderly adult. Am. J. Med. Sci. **275**, 65 (1978)

MOORTHY, A.V., S.W. ZIMMERMANN: Renal disease in the elderly: clinicopathologic analysis of renal disease in 115 elderly patients. Clin. Nephrol. **14**, 223 (1980)

MORTIN, P.A.F., N. HINGLAIS, B. NABARRA, H. KREIS: Rapidly progressive glomerulonephritis. A cinical and pathologic study. Amer. J. Med. **65**, 446 (1978)

NESSON, H.R., S.L. ROBBINS: Glomerulonephritis in older age groups. Archs. intern. Med. **105**, 23 (1960)

NIETH, H.: Akute interstitielle Nephritis. In: SCHWIEGK, H. (Hrsg.): Handbuch der inneren Medizin. Bd. VIII. Springer, Berlin 1968, S. 668

NUNEZ MACIAS, J.F., C.G. IGLESIAS, R. BONDIA: Renal handling of sodium in old people: A functional study. Age Ageing **7**, 178 (1978)

OLIVER, J.R.: Urinary System. In: LANSING (Hrsg.): Problem of ageing. William & Wilkins, Baltimore 1962, S. 631

OLSSON, O., P.O. WEILAND: Renal fibrolipomatosis. Acta Radiol. **1**, 1061 (1963)

O'NEILL, W.M. jr., W.B. ETHERIDGE, A. BLOOMER: High dose corticosteroids. Their use in treating idiopathic rapidly progressive glomerulonephritis. Arch. intern. Med. **139**, 514 (1979)

PAPPER, S.: The effects of age in reducing renal function. Geriatrics **5**, 83 (1973)

PAPPER, S., C.A. VAAMONDE: Nephrosclerosis. In: STRAUSS, M.B., L.C. WELT (Hrsg.): Diseases of the Kidney. Little, Brown and Co., Boston 1971, S. 735

PARKER, H.V., K.H. OLESEN, J. MCMURREY, B. FRISL-HANSEN: Body water compartments throughout the lifespan. In: WOLSTEHOLME, G.E.W., M. O'CONNOR (Hrsg.): Water and electrolyte metabolism in relation to age and sex. Ciba Found.-Col. on Ageing, Churchill, London 1958, S. 102

PERERA, G.A.: Hypertensive vascular disease; description and natural history. J. Chronic. Dis. **1**, 33 (1955)

PERLMANN, L.V., B.W. KENNEDY, N.S. HYNER: Primary and secondary renal failure in a total community (Tecumseh, Michigan): Preponderance in the elderly and possible antecedent factors. J. Amer. Geriatrics Soc. **1**, 25 (1974)

PICKERING, G.: Reversibility of malignant hypertension. Follow up on three cases. Lancet I, 413 (1971)

PILGRIM, R.: Das akute Nierenversagen – Ätiologie, Klinik und Therapie. Intensivbehandlung **2**, 41 (1982)

Pilgrim, R., U. Gessler: Dialyse und Rehabilitation bei alten Menschen. Nieren- und Hochdruckkrankheiten 6, 238 (1977)

Polacek, E., J. Fiserova, J. Korcakova, J. Kreisinger: Prispevek k zavisloti funkce ledvin na veku. (A contribution to the dependence of kidney function on age). Cs. Pediat. 30, 324 (1975)

Potvliege, P.R., G. De Roy, F. Dupuis: Necropsy study on glomerulonephritis in the elderly. J. Clin. Path. 28, 891 (1975)

Rebmann, W., G. Rettenmaier: Sonogramm der Altersniere im Vergleich zur Nierenfunktion. Ultraschalldiagnostik in der Medizin. Thieme, Stuttgart–New York 1981

Reubi, F.: Nierenkrankheiten. Huber, Bern 1960

Rieben, F.W., R. Waldherr, P. Oster, G. Schettler: Akutes Nierenversagen als Folge diffuser Cholesterinkristall-Embolisation unter Streptokinasetherapie. Dtsch. med. Wschr. 104, 1447 (1979)

Riedasch, G., E. Ritz, K. Möhring, J. Bommer: Antibody coating of urinary bacteria: Relation to site of infection and invasion of uroepithelium. Clinical Nephrology 10, 239 (1978)

Ritz, E., W. Tschöpe, K. Andrassy, J. Bommer: Harnwegsinfekt und Pyelonephritis. Inn. Med. 4, 71 (1977)

Rössle, R., F. Roulet: Maß und Zahl in der Pathologie. Springer, Berlin 1932, S. 63

Romen, W.: Licht- und elektronenmikroskopische Untersuchungen zur Pathogenese der altersbedingten Glomerulosklerose. Verh. Dtsch. Ges. Path. 59, 370 (1975)

Rosen, E.: Renal disease in the elderly. Med. Clin. N. Am. 60, 1105 (1976)

Rosenfield, A.T., K.J.W. Taylor, M. Crade, C.S. De Graaf: Anatomy and pathology of the kidney by grey scale ultrasound. Radiology 128, 7371978)

Rowe, J.W., R. Andres, J.D. Tobin, A.H. Norris, N.W. Shock: The effect of age on creatinine clearance in men. A cross-sectional longitudinal study. J. Geront. 31, 155 (1976)

Rowe, J.W., N.W. Shock, R.A. De Fronzo: The influence of age on the renal response to water deprivation in man. Nephron 17, 270 (1976)

Salvetti, A., R. Pedrinelli, A. Magagna, L. Poli, P. Sassano, F. Arzili: Influence of age and sodium intake on plasma renin activity of normal subjects. Nephron 26, 189 (1980)

Samiy, A.H., R.A. Field, J.P. Merrill: Acute glomerulonephritis in elderly patients: Report of seven cases over 60 years of age. Ann. intern. Med. 54, 603 (1961)

Sapir, D.G., J.H. Yardley, W.G. Walker: Acute glomerulonephritis in older patients. Johns Hopkins Med. J. 132, 145 (1968)

Sarre, H., A. Tourkantonis: Pyelonephritis. In: Sarre, H. (Hrsg.): Nierenkrankheiten. 1976, S. 405–424

Schoeppe, W.: Nieren- und Hochdruckkrankheiten. 6, 262 (1974)

Schramm, A., M. Jenett, K.-H. Gerhardt: Veränderungen der Nierenfunktion und -morphologie im Alter. Z. Gerontologie 14, 354 (1981)

Schwab, M., W. und Th. Dissmann, W. Schubert: Der Einfluß des Alters auf die Flüssigkeitsräume des Körpers. Klin. Wschr. 24, 82 (1963)

Seybold, D., K. Bauereiss: Ätiologie und Pathogenese des akuten Nierenversagens. Nieren- und Hochdruckkrankheiten 3, 88 (1977)

Seybold, D., U. Gessler: Störungen des Wasser-, Elektrolyt-, Säure- und Basenhaushalts. Klinik der Gegenwart 9, 205 (1976)

Seybold, D., U. Gessler: Diagnostik und Therapie von Nierenerkrankungen im Alter. Ernährungs-Umschau 27, 29 1980)

Seybold, D., U. Gessler: Wasser-, Elektrolyt- und Säure-Basen-Haushalt im Alter. Z. Gerontologie 14, 370 (1981)

Seybold, D., E. Lux, G.H. Thoenes, W. Thoenes, U. Gessler: Klinik und Therapie der rasch progressiven Glomerulonephritis (RPGN). In: Gessler, U., D. Seybold (Hrsg.): Glomerulonephritis, Int. Symp. Nürnberg 1979. Thieme, Stuttgart–New York 1980, S. 25–35

Seybold, D., H. Will, E. Lux: Symptomatik und Differentialdiagnose der entzündlichen Nierenerkrankungen. Pharmakotherapie 1, 9 (1982)

Shock, N.W.: Inulin, diodrast and urea clearance studies on aged human subjects. Fed. Proc. 4, 65 (1945)

Shock, N.W.: Renal function tests in aged males. Geriatrics 1, 232 (1946)

Shock, N.W., M.J. Yiengst: Age changes in the acid-base equilibrium of the blood of males. J. Geront. 5, 1 (1950)

Sieberth, H.: Konditionierende Faktoren der Pyelonephritis. In: Schriftenreihe der Bayer. Landesärztekammer, Bd. 51, 1980, S. 111

Sieberth, H.G.: Akutes Nierenversagen. Schriftenreihe INA, Bd. 14. Thieme, Stuttgart 1979

Simon, A.L.: Normal renal size: an absolute criterion. Am. J. Roentgenol. 92, 270 (1964)

Skukla, K.K., K.J. Ellis, C.S. Dombrowski, S.H. Cohn: Physiological variation of total body potassium in man. Amer. J. Physiol. 224, 271 (1973)

Slack, Th.K., D.M. Wilson: Normal renal function Mayo Clin. Proc. 51, 296 (1976)

Sommers, S.C., B.I. Andersson: Vascular morphologic changes in essential hypertension. In: Onesti, G., K.E. Kim, J.H. Moyer (Hrsg.): Hypertension: Mechanisms and management. Grune and Stratton, New York 1973

Spiegel, P., R. Pilgrim, U. Gessler: Die Bedeutung großlumiger Venenkatheter für extrakorporale Eliminationsverfahren in der Intensivtherapie. Intensivmedizin 18, 301 (1981)

Spühler, O., H.U. Zollinger: Die chronisch-interstitielle Nephritis. Z. klin. Med. 151, 1 (1953)

Stilmant, M.M., W.K. Bolton, B.C. Sturgill, G.W. Schmitt, W.G. Couser: Crescentic glomerulonephritis without immune deposits: Clinicopathologic features. Kidney int. 15, 184 (1979)

Tammaro, A.E., O. Bonaccorso, P. Gemellaro, S. Moncini, V. Noto: Considerazione di alcuni dati ematochimici per l'inquadramento funzionale del rene senile. Min. Med. 69, 1281 (1978)

Tauchi, H., F. Adachi, M. Shamoto: Age changes in the human kidney of the different races. Geront. 17, 87 (1971)

Tauchnitz, Ch., W. Ries, J. Arnold, M. Drephal: Bakteriuriehäufigkeit im Alter. act. gerontol. 9, 115 1979)

Thoenes, W.: Aktuelle Pathologie der Glomerulonephritis. Klin. Wochenschr. 57, 799 (1979)

Triller, J., W.A. Fuchs: Abdominale Sonographie. Thieme, Stuttgart–New York 1980

Tschebotarew, D.F., E.G. Kalinowskaja: Anpassungsfähigkeiten der alternden Niere. Zschr. f. Altersforschung 21, 35 (1967)

Tschöpe, W., D. Fritze, E. Ritz: Nephrotisches Syndrom als paraneoplastisches Syndrom. Nieren- und Hochdruckkrankheiten 4, 143 (1976)

Ulrych, M., J. Hofmann, J. Hejl: Cardiac and renal hyperresponsivenes to acute plasma volume expansion in hypertension. Am. Heart J. 68, 193 (1966)

Umamaheswara, R.V., A.V. Moorty, G.J. Beirne: «Spontaneous» atheroembolic disease as a cause of renal failure in the elderly. J. Amer. Geriatrics Soc. 27, 407 1979)

Vorburger, Ch.: Zur Problematik und Diagnostik des

Harnwegsinfektes. In: Schriftenreihe der Bayer. Landesärztekammer, Bd. 51, 104 (1980)

VUORINEN, P., P. ANTTILA, U. WEGELIUS, A. KAUPPILA, E. KOIVISTO: Renal cortical index and other roentgenographic renal measurements. Acta radiol. Suppl. 211, 5 (1962)

WEIDMANN, P., BERETTA-PICCOLI, Z. GLÜCK, G. KEUSCH, F.C. REUBI, R. DE CHATEL, CH. COTTIER: Hypoaldosteronism without hyperkalemia. Klin. Wschr. 58, 185 (1980)

WEIDMANN, P., C. BERETTA-PICCOLI, W.H. ZIEGLER, G. KEUSCH, Z. GLÜCK, F.C. REUBI: Age versus urinary sodium for judging renin, aldosterone and catecholamine levels: Studies in normal subjects and patients with essential hypertension. Kidney Intern. 14, 619 (1978)

WEIDMANN, P., R. DE CHATEL, A. SCHIFFMANN, E. BACHMANN, C. BERETTA-PICCOLI, F.C. REUBI, W.H. ZIEGLER, W. VETTER: Interrelations between age and plasma renin, aldosterone and cortisol, urinary catecholamines, and the body sodium/volume state in normal man. Klin. Wschr. 55, 725 (1977)

WEIDMANN, P., S. DE MYTTENAERE-BURSZTEIN, M.H. MAXWELL, J. DE LIMA: Effect of aging on plasma renin and aldosterone in normal man. Kidney Intern. 8, 325 (1975)

WESSON, L.G. jr.: Pysiology of the human kidney. Grune Stratton, New York–London 1969

WILL, H.: Ultraschall-Diagnostik der Nieren. Med. Welt 32, 847 (1981)

WING, A.J., F.P. BRUNNER, H.C. BURCK, H.J. CURLAND et al.: Dialysis and transplantation in Europe. Clin. Nephrol. 3, 4, 123 (1975)

YAMADA, T., T. ENDO, K. ITO, H. NAGATA, T. IZUMIYAMA: Age-related changes in endocrine and renal function in patients with essential hypertension. J. Amer. Geriatrics Soc. 9, 398 (1979)

YEH, H.-CH., H.A. MITTY, B.S. WOLF: Ultrasonograph of renal sinus lipomatosis. Radiology 124, 799 (1977)

ZECH, P., S. COLON, P. POINTETT, P. DETEIX, M. LABEEUW, P. LEITIENNE: The nephrotic syndrome in adults aged over 60: etiology, evolution and treatment of 76 cases Clin. Nephrology 18, 232 (1982)

ZEHLE, A., V. SCHULZ, J. KOTTMANN, N. SCHMITT, H. PICHLMAIER: Arterio-venöse Gefäßverbindungen für die Langzeitdialyse. Chirurg 50, 345 (1979)

ZOLLINGER, H.U.: Die hypertensive Arteriolopathie. Schweiz. Z. Path. Bakt. 22, 262 (1959)

ZOLLINGER, H.U.: Pathologische Anatomie und Pathogenese der Pyelonephritis. Handbuch der Urologie, Bd. IX/1. Springer, Berlin 1964

ZOLLINGER, H.U.: Niere und ableitende Harnwege. In: DOERR, W., E. UEHLINGER (Hrsg.): Spezielle pathologische Anatomie. Bd. 3. Springer, Berlin 1966

ZOLLINGER, H.U.: 25 Jahre Phenacetinabusus. Schweiz. med. Wschr. 110, 106 (1980)

ZOLLINGER, H.U., M.J. MIHATSCH: Renal pathology in biopsy. Springer, Berlin 1978, S. 407

ZÜRCHER, B., B. TRUNIGER, J. LAISSUE: Großzellige interstitielle Nephritis. Schweiz. med. Wschr. 111, 1153 (1981)

Lehrbücher und Monographien

GESSLER, U. (Hrsg.): Urämie. Aesopus, München–Lugano 1977

SARRE, H. (Hrsg.): Nierenkrankheiten, Physiologie, Pathophysiologie, Untersuchungsmethoden Klinik und Therapie. Thieme, Stuttgart 1967

Die Harnorgane. In: STÄMMLER, M. (Hrsg.): Lehrbuch der speziellen pathologischen Anatomie. Bd. II, 1. Teil. De Gruyter u. Co., Berlin 1952, S. 405

4 Verdauungssystem

4.1 Leber und Gallenwegssystem

D. Platt

4.1.1 Physiologische Veränderungen

4.1.1.1 Morphologie

Zahlreiche Untersuchungen haben gezeigt, daß das absolute Lebergewicht mit zunehmendem Alter abnimmt. Untersuchungen von Calloway und Mitarbeiter (1965), die an 400 Autopsien das Lebergewicht altersabhängig bestimmten, zeigten, daß das absolute Gewicht bis zum 30. Lebensjahr ansteigt, um dann bis ins hohe Lebensalter abzunehmen. Eine Korrelation der Lebergewichte mit den Körpergewichten ergab jedoch in dieser Studie, daß bis zum 50. Lebensjahr in einem gewissen Schwankungsbereich das Lebergewicht konstant bleibt, um dann bis ins hohe Alter leicht abzufallen.

Nach Popper und Schaffner (1961) findet man im Rahmen der Alterung des Leberbindegewebes eine Zunahme des Strukturfasergerüstes sowie Verbreiterungen der Periportalfelder und eine Vermehrung des Kollagenfasergehaltes. Galambos (1966) sieht die Ursache für alternsabhängige Veränderungen der Interzellularsubstanz der Leber in Änderungen der Syntheseleistungen von Sternzellen. Nach Lindner (1972) verändern sich die Umsatzraten der 3 Kollagenfraktionen alternsabhängig in dem Sinn, daß zuerst eine Abnahme der Umsatzrate des säurelöslichen Kollagens eintritt. Andrew (1952) fand mit zunehmendem Alter vermehrt Riesenzellen mit Einschlüssen, die sich bei elektronenoptischer Untersuchung als Zellkerninvaginationen darstellten. Sato, Miwa und Tauchi (1970), Tauchi und Sato (1968) sowie Bachman (1953) beschrieben eine Abnahme der Leberparenchymzellzahl, einen Anstieg mehrkerniger Zellen, eine Vergrößerung der Zellkerne und eine Zunahme von Lipofuszineinlagerungen.

4.1.1.2 Stoffwechsel

Proteine

Die bisherigen Untersuchungen, die vorwiegend im Tierexperiment durchgeführt wurden, zeigen, daß es mit zunehmendem Alter zu einer herabgesetzten, möglicherweise veränderten Proteinbiosynthese kommt (Bezoojen et al., 1977; Hrachovek, 1969; Mainwaring, 1969). Als Erklärung für die abnehmende Proteinbiosynthese könnten Änderungen in proteolytisch wirkenden Enzymen, im Transfer-RNA-Gehalt, in den Proteinkomponenten des Zytosols, z.B. der Aminoacyl-tRNA-Synthese von Bedeutung sein. Darüber hinaus wäre es denkbar, daß Faktoren der Aminosäurepolymerisation, Änderungen in der Mikrosomenfraktion sowie eine Abnahme der mRNA mit dem Alter eine Rolle spielen (Buetow et al., 1977). Die wenigen Untersuchungen am Menschen haben gezeigt, daß es im höheren Alter zu einer Abnahme der Albuminkonzentration im Plasma kommt (Chen et al., 1978; Read, 1979; Weeke et al., 1972).

Pharmaka

Bekanntlich nimmt die Leber eine zentrale Stellung in der Metabolisierung von Pharmaka ein. Es ist also durchaus denkbar, daß physiologische Altersveränderungen über eine veränderte Metabolisierung die Wirkung von Pharmaka im Alter beeinflussen (siehe Beitrag in diesem Band, D. Platt: Pharmakotherapie im Alter).

Farbstoffe

Unter den exogenen Belastungsproben zur Erfassung bestimmter Leberfunktionen werden in erster Linie der Bromsulphthalein (BSP) und Indozyaningrün (ICG)-Test verwendet. Rafsky und Newman (1973, 1979) sowie Thompson (1977) fanden mit zunehmendem Alter einen signifikanten Anstieg der BSP-Retention. Die Bestimmung der Speicherkapazität der Leberparenchymzellen – möglicherweise auch der Zellen des Retikulohistiozytären Systems –, des Splanchnikus-Flußes und der maximalen sekretorischen Transportfähigkeit gaben wichtige Auskünfte über diese Funktionsprobe. So konnte Thompson (1977) nachweisen, daß mit zunehmendem Alter eine lineare Abnahme der Aufnahmefähigkeit der Leberzellen gegenüber Bromsulphthalein besteht, daß aber die maximale sekretorische Transportleistung nicht verändert ist. Somit sind die erhöhten Blutspiegel für BSP nicht durch eine verminderte Sekretionsleistung der Leberzellen, sondern durch eine herabgesetzte Fähigkeit aufzunehmen, bedingt. Diese Ergebnisse wurden von mehreren Arbeitsgruppen bestätigt (Bürger, 1960; Hollander et al., 1968).

Untersuchungen zur Plasmaretention von Indozyaningrün durch Kanazawa und Mitarbeiter (1973) zeigten 15 Minuten nach Injektion von ICG bei gesunden Japanern einen altersabhängigen Anstieg. Der Anstieg begann etwa zwischen dem 40. und 45. Lebensjahr und stimmte mit den bei Europäern erhobenen Befunden mit Bromsulphthalein überein. Zu ähnlichen Ergebnissen kam Kitani (1977) in tierexperimentellen Studien.

4.1.1.3 Durchblutung

Offensichtlich sind Veränderungen der Leberdurchblutung für einige physiologische Parameter der

Leberfunktion von Bedeutung. So nimmt nach den Untersuchungen von Sherlock et al. (1950) die regionale Durchblutung der Leber mit zunehmendem Alter ab. Sie beträgt bei 65jährigen Probanden nur noch etwa 40–45% der bei 25jährigen gemessenen Durchblutung. Diese Ergebnisse werden jedoch – aufgrund der Nachweismethode – nicht allgemein akzeptiert.

Neben den unter 1.2.3 dargestellten Leberfunktionstests werden – wie in den übrigen Lebensabschnitten – zum Ausschluß einer Leberzellschädigung Aktivitätsmessungen der Transaminasen (GOT, GPT), der GLDH, LDH, LAP, Gamma-GT und der alkalischen Phosphatase durchgeführt. Besonders im Alter sollten diagnostische Maßnahmen gezielt und für den Patienten wenig belastend sein. Hierzu zählen auch die Leberszintigraphie und die Sonographie der Leber.

4.1.2 Pathologische Veränderungen der Leber

4.1.2.1 Virushepatitis

Die Virushepatitis ist nach Ansicht zahlreicher Autoren eine Erkrankung vorwiegend des jugendlichen Alters (Kohn, 1972). Bei Säuglingen ist die Hepatitis selten. Bereits Max Bürger (1960) stellte eine Zunahme der Virushepatitis im höheren Alter fest. Nach Fenster (1965) und Rösch (1977) ist die Letalität der akuten Hepatitis im höheren Lebensalter hoch. Der Verlauf der Erkrankung ist bei älteren Menschen meist langwieriger und schwerer (Schubert et al., 1963; Schulz, 1978). Kühn (1972) konnte anhand seines Krankenguts zeigen, daß die mittlere stationäre Behandlungsdauer bei über 60jährigen 61,6 Tage, bei unter 25jährigen 44,7 Tage betrug. Ursächlich für den schwereren Verlauf im erhöhten Lebensalter ist u.a. nach Kühn (1972) die Multimorbidität älterer Menschen verantwortlich. Nach den Untersuchungen von Kühn nimmt der Diabetes mellitus unter den Begleiterkrankungen eine bevorzugte Stelle ein. Darüber hinaus haben ein chronischer Alkohol- und Medikamenten-Abusus einen ungünstigen Einfluß auf Verlauf und Heilung der Hepatitis (Kommerell und Schettler, 1971).

Hepatitis A

Die Übertragung erfolgt fäkal-oral, mit einer mittleren Inkubationszeit von 20–30 Tagen. Der Nachweis des Hepatitis-A-Antigens wird routinemäßig mit radioimmunologischen Methoden erbracht. Nach Frösner (1977) beginnt die Ausscheidung des Antigens im Stuhl etwa 2 Wochen nach der Infektion. Der Antikörper-Titer gegen Hepatitis-A-Viren, der innerhalb der ersten beiden Wochen nach Entstehung des Ikterus steil ansteigt, erreicht ein Maximum etwa 4 Monate nach Beginn der Erkrankung. Aufgrund des langsamen Abfalls wird ein lebenslänglich meßbarer Antikörper-Titer angenommen. Einen wichtigen Befund hinsichtlich der Antikörperbildung erbrachte die Arbeitsgruppe um Frösner (1977), die zeigen konnte, daß bei über 49jährigen Patienten in über 90% der Fälle Antikörper nachweisbar waren, während der Nachweis bei unter 20jährigen nur in 13% der untersuchten Fälle möglich war. Darüber hinaus zeigen sich auch im höheren Alter niedrigere Antikörper-Titer. Ein Vergleich zwischen ikterischer und anikterischer Verlaufsform ergab eine Relation von 1:9 (Frösner et al., 1977).

Hepatitis B

Nach Deinhardt und Frösner (1978) sind in der Bundesrepublik Deutschland z. Zt. unter den Hepatitiden 50% der Hepatitis B und 50% der non-A-/non-B-Infektionen zuzuordnen.

Die Nachweismethoden der Hepatitis B bzw. non-A/non-B-Hepatitis unterscheiden sich im Alter nicht von denen anderer Lebensabschnitte. Es soll daher im Rahmen dieses Handbuches nicht näher auf diese Methoden eingegangen werden. Wesentlich für Beginn, Dauer und Schwere der Erkrankung ist die Immunreaktion des betroffenen Patienten. Da im höheren Lebensalter die Immunitätslage verändert ist – verminderte Antikörperbildung gegen Fremdeiweiß bei zunehmender Antikörperbildung gegen körpereigene Bestandteile – ist der schwere und längere Verlauf der akuten Hepatitis B mit einer schlechteren Prognose zu erklären. So resultiert nach Thaler (1975) bei subklinischen Infektionen häufig eine manifeste Erkrankung. Nach Schulz (1978) fehlen bei älteren Patienten häufig Temperaturerhöhungen und rechtsseitige Oberbauchschmerzen.

Die therapeutischen Maßnahmen sollten bei älteren Menschen vor allem eine leicht verdauliche, eiweißreiche und vitaminreiche Kost berücksichtigen. Aufgrund der Untersuchungen von Kommerell und Schettler (1972) sollte Alkohol verboten werden. Die Meinungen über den Einsatz von Corticosteroiden gehen weit auseinander. Aufgrund der Multimorbidität sollte jedoch die Indikation zur Verwendung von Corticosteroiden sehr streng gestellt werden.

Der Übergang einer akuten Hepatitis in die chronische Verlaufsform bzw. Leberzirrhose wird nach Kalk und Wildhirt (1958) sowie Siede und Klamp (1962) durch Alkohol und Stoffwechselerkrankungen begünstigt. Schmid (1966) findet in seinem Krankengut, ebenso wie Kühn (1972) bei chronischen Hepatitiden in der Mehrzahl Patienten über 50 Jahre.

4.1.2.2 Zirrhose

Ätiologisch kommen für die Entwicklung einer Leberzirrhose mit einem Maximum zwischen dem 55. und 75. Lebensjahr (Schulz, 1978) die Virushepatitis, ein chronischer Alkoholabusus, chronische Gallenwegserkrankungen sowie eine Stauungsleber in Betracht. Das gleichzeitige Auftreten dieser Risikofaktoren fördert besonders die Entwicklung einer Leberzirrhose. Nach Wilke (1969) überwiegt bei Männern die portale bei Frauen die biliäre Zirrhose. Männer erkranken öfter als Frauen, wobei möglicherweise der Alkoholverbrauch eine maßgebliche Rolle spielt. Nach Ludwig et al. (1970) stehen bei älteren Patienten asymptomatische Leberzirrhosen im Vordergrund. Der herabgesetzte Interzellularstoffwechsel sowie die verminderte Leberzellregeneration im höheren Lebensalter könnten für ein geringeres Fortschreiten der Zirrhose sprechen. Die *Diagnostik* der Leberzirrhose im Alter unterscheidet sich nicht von der in anderen Lebensabschnitten. Die *therapeutischen Maßnahmen* berücksichtigen einerseits die allgemeinen Veränderungen des älteren Menschen. Hierbei stehen vor allem Veränderungen von Herz- und Kreislaufsystem im Vordergrund. Die spezifische Therapie muß sich nach dem Aktivitätsgrad der Leberzirrhose richten. So ist bei einer inaktiven Leberzirrhose eine leichte körperliche Betätigung zu empfehlen, während bei einer aktiven Leberzirrhose mit einem akuten Schub Bettruhe eingehalten werden muß. Der Einsatz von Glucocorticoiden hat – ebenso wie bei der akuten Hepatitis – nach strenger Indikation zu erfolgen. Auch hier sind die Kontraindikationen, die durch die Multimorbidität vermehrt auftreten, unbedingt zu berücksichtigen. Aufgrund der altersbedingten Bindegewebs- und Gefäßveränderungen sind die Komplikationen in Form von Ösophagusvarizen, peptischen Ulzera und portaler Hypertension besonders gefährlich.

4.1.2.3 Leberkarzinom

Leberzirrhosen, mit ihrem langjährigen Verlauf, begünstigen gerade im höheren Lebensalter die Entstehung eines primären Leberzellkarzinoms. Nach Lehmann (1973) wird das primäre Leberzellkarzinom – als multizentrisches Karzinom – zwischen dem 60. und 70. Lebensjahr manifest. Obwohl eine schnell wachsende höckrige Leber bei starker Gewichtsabnahme mit plötzlicher Entwicklung von Aszites und Ikterus eine gezielte Diagnostik im Hinblick auf ein Leberzellkarzinom veranlassen sollte, wird das primäre Leberzellkarzinom häufig erst zufällig bei der Sektion festgestellt. Alpha-Fetoprotein als Hinweis für das Leberzellkarzinom ist in etwa 75 % positiv. Darüber hinaus kann eine Szintigraphie der Leber, eine Laparoskopie sowie eine selektive Zöliakographie die Diagnose erhärten. Nach Lehmann (1973) wird allerdings nur in 40–60 % der betroffenen Patienten zu Lebzeiten die Diagnose gestellt. Differentialdiagnostisch ist die Unterscheidung von einer Metastasenleber häufig nicht möglich. Mit der Verbesserung chirurgischer Methoden kann therapeutisch eine partielle Leberresektion diskutiert werden.

4.1.2.4 Fettleber

Wie im Kapitel 7 Stoffwechsel im Rahmen des Diabetes mellitus besprochen, hat im höheren Lebensalter die Fettleber große Bedeutung. Darüber hinaus kommt es durch chronischen Alkoholismus auch im Alter zur Entwicklung einer Fettleber. In erster Linie findet man die Fettleber bei übergewichtigen Altersdiabetikern (Beringer et al., 1970). Unter diesem Aspekt ist es erforderlich, daß gerade im höheren Lebensalter in der Diagnostik dem Glucosetoleranz-, Bromsulphthalein- und Indocyaningrün-Test – eine entsprechende Bedeutung zukommt. Unter Berücksichtigung der auch für andere Lebensabschnitte geltenden Kontraindikationen kann schließlich durch eine Laparoskopie mit gezielter Punktion und histologischer Untersuchung die Diagnose gesichert werden. Therapeutisch spielt im Alter neben den Maßnahmen anderer Lebensabschnitte – Behandlung des Diabetes mellitus, Elimination der auslösenden Noxe – die Zufuhr von B-Vitaminen sicher eine wichtige Rolle. Bekanntlich findet man gerade im höheren Lebensalter eine verminderte B-Vitaminversorgung (siehe Steinmetz, Kapitel 8) in diesem Handbuch.

4.1.3 Physiologische Veränderungen des Gallenwegssystems

Nach Lindner (1972) findet man morphologisch im Bereich von Gallenblase und Gallenwegen im Alter eine Verminderung der glatten Muskulatur sowie einen Ersatz durch kollagenes Bindegewebe. Das Schleimhautstroma kann bei einer Abnahme der Zellzahl eine absolute oder relative Zunahme des Gehaltes kollagener Fasern aufweisen. Schwierig ist es jedoch, physiologische Altersveränderungen von krankhaften Befunden an Gallenblase und Gallenwegen zu unterscheiden. Nach Lindner (1972) fehlen biochemische Analysen alternsabhängiger Veränderungen der Interzellularsubstanz im Bereich von Gallenblase und Gallenwegen.

4.1.4 Pathologische Veränderungen des Gallenwegssystems

4.1.4.1 Cholezystitis

Akute Cholezystitis

Die Bedeutung der akuten Cholezystitis – meist begleitet von einer Cholelithiasis – geht aus einer Studie an 200 Patienten über 60 Jahre der Arbeitsgruppe von Ponka (1963) hervor. Die Patienten wurden unter dem Bild eines akuten Abdomens eingewiesen. In 27,5 % der Fälle fand sich eine Cholezystitis und Cholelithiasis. Nach Petzold (1972) ist die akute Cholezystitis eine Erkrankung, die vorwiegend im höheren Lebensalter auftritt und bei der die Zahl der Komplikationen jenseits des 60. Lebensjahres zunimmt. Die enge Korelation mit Gallensteinen ist aus zahlreichen Publikationen bekannt. Während in früheren Zeiten zwischen Gallenstein-Träger und Gallenstein-Kranken unterschieden wurde und eine chirurgische Intervention häufig erst nach dem Auftreten eines Ikterus oder schwerer Koliken diskutiert wurde, wird heute die Ansicht vertreten, ein nachgewiesenes Galensteinleiden möglichst bald operativ anzugehen. Ausschlaggebend hierfür sind die im Zusammenhang mit dem Gallensteinleiden auftretenden lokalen Druckulzera mit der Gefahr einer schnellen Perforation. Ähnlich wie bei der sogenannten «Altersappendizitis» kann das klinische Bild einer akuten Cholezystitis von der üblichen Symptomatik im mittleren und jüngeren Lebensalter stark abweichen. Häufig fehlen Fieber und Leukozytose.

Geringgradige Schmerzen im rechten Oberbauch ohne Hinweise für eine peritoneale Mitbeteiligung lassen zunächst eine konservative Therapie mit entsprechender Beobachtung als sinnvoll erscheinen. Gerade aber im höheren Alter entscheidet die rechtzeitige Intervention über den Verlauf einer akuten Cholezystitis. Die Entscheidung muß von Fall zu Fall gefällt werden, wobei häufig ein Zuwarten mit dem steigenden Operationsrisiko im Alter entschuldigt wird. Gerade im höheren Lebensalter sind Komplikationen wie Perforationen, Abszeß- und Empyembildung, Hydrops und Cholezysto-Pankreatitis häufig. Nach Cassan und Siewert (1968) liegt die Perforationshäufigkeit zwischen 1,1 und 7,6%, wobei das Durchschnittsalter der Patienten um 65 Jahre liegt. Nach Rehn (1979) sollten nach einer kurzdauernden Vorbereitung die Gallenwege operativ saniert werden, um weitere Komplikationen zu vermeiden und die Krankheitsdauer zu verkürzen.

Chronische Cholezystitis

Während in der Mehrzahl der chronischen Gallenblasenentzündungen Gallensteine ursächlich in Frage kommen, findet man auch chronisch entzündliche Veränderungen, vorwiegend intramural bei einer umschriebenen Entzündung des Gallenblasenhalses (Albot et al., 1966). Am Ende des chronisch entzündlichen Prozesses kann sich eine Schrumpfgallenblase bilden. Störungen des Wasserhaushaltes im Alter, die vor allem bei zu geringer Flüssigkeitszufuhr oder zu starkem Flüssigkeitsverlust eine Gallenstauung begünstigen, kommen neben einem Übertritt von Pankreassekret in die Gallenwege bzw. hämatogenen Infektionen pathogenetisch in Betracht. Während ein akuter Schub einer chronischen Cholezystitis klinisch leicht erkennbar ist, ist die chronische Entzündung häufig nur durch uncharakteristische Symptome, wie Übermüdung, Druckgefühl in der Gallenblasengegend, Übelkeit und geringgradige Schmerzen im rechten Oberbauch begleitet. Führt die röntgenologische Untersuchung sowie die Sonographie nicht zur Unterstützung der klinischen Diagnose, so sollte – bei entsprechender strenger Indikationsstellung – eine Laparoskopie die Diagnose sichern. Neben einer antibiotischen Therapie ist bei Sicherung der Diagnose «chronische Cholezystitis» ein operativer Eingriff indiziert.

4.1.4.2 Cholelithiasis

Nach Ritter (1979) geben deutsche Sektionsstatistiken jenseits des 40. Lebensjahres Gallensteine bei etwa 30% der Männer und 40% der Frauen an. Jeder 4. Mensch jenseits des 60. Lebensjahres soll Gallensteinträger sein. Besonders bei Frauen soll die Häufigkeitsfrequenz nach dem 25. bis 30. Lebensjahr steil ansteigen. Nach Weiss (1971) sind etwa ein Drittel aller stationären Patienten mit einer Cholelithiasis über 60 Jahre. Da bei einer Vielzahl von Patienten das Gallensteinleiden aufgrund fehlender Symptomatik nicht bekannt war, kann die chronisch entzündete Gallenblasenwand einen akuten Druckanstieg nicht durch eine entsprechende drucksenkende Gallenblasenerweiterung ausgleichen. Nach Ritter (1979) wird gleichzeitig mit der Gallenwegstonussteigerung die Zwerchfellbeweglichkeit eingeschränkt, es können sogar Plattenatelektasen des rechten Lungenunterfeldes auftreten. Die Cholelithiasis zählt zu den Krankheitsbildern, bei denen eine interdisziplinäre Zusammenarbeit zwischen einzelnen Schwerpunkten der Medizin (Allgemeinarzt, Internist, Chirurg) einen optimalen Behandlungserfolg garantiert. Eingriffe am Choledochus werden nach Rehn (1979) durch eine verbesserte präoperative Gallengangsdiagnostik wesentlich erleichtert. Neben der ERCP hat nach Günter und Mitarb. (1980) die perkutane transhepatische Gallenwegsdrainage eine wichtige diagnostische Stelle beim alten Menschen eingenommen. Durch die präoperative Entlastung der Gallenwege wird eine bessere allgemeine Therapie des älteren Menschen in der präoperativen Phase möglich. Nach Rehn (1979) liegt die Residualstein-Quote bei operativen Eingriffen wegen einer Cholelithiasis bei 0,2–1%. Da lediglich etwa 10–20% der Residualsteine spontan ins Duodenum abgehen, muß zur Entfernung der restlichen 80–90% eine Reoperation durchgeführt werden. Hier bietet sich gerade beim alten Patienten mit den hohen Komplikationsraten die endoskopische Papillotomie mit endoskopischer Steinentfernung an.

4.1.4.3 Cholangitis

In der Pathogenese der Cholangitis spielen nach Javidt (1971) Pharmaka, bakterielle Infektionen, immunologische Prozesse, Tumoren, sowie die Lithocholsäure eine Rolle. Die mit zunehmendem Alter gehäuft auftretende Cholelithiasis dürfte eine zentrale Stellung einnehmen. Charakteristische Symptome der Cholangitis – rezidivierender Ikterus, Pruritus und Fieber mit Schüttelfrost können vor allem bei älteren Patienten fehlen.

Therapeutisch werden bei entsprechenden anamnestischen Hinweisen Antibiotika eingesetzt, in erster Linie aber ein bestehendes Abflußhindernis beseitigt.

4.1.4.4 Gallenblasen- und Gallenwegskarzinom

In 50–90% ist ein Gallenblasenkarzinom mit einer Cholelithiasis kombiniert (Ritter, 1979). 75% der Patienten sind Frauen, 25% Männer. Bei Kenntnis dieser Kombination wird es verständlich, daß nach Feststellung eines Gallensteinleidens möglichst schnell ein operativer Eingriff durchgeführt werden sollte. Dies erfolgt, wie bereits mehrfach angeführt, bei älteren Patienten nach entsprechender präoperativer internistischer Vorbereitung. Nach Leonard (1962) werden lediglich 10–15% aller Gallenblasenkarzinome klinisch diagnostiziert. Nach Vaittinen (1970) sind 70–80% aller Gallenblasenkarzinome Adenokarzinome bzw. zirrhöse Adenokarzinome. Ätiologisch scheint neben der bereits erwähnten hohen Koinzidenz zwischen Cholelithiasis und Karzinom auch eine Ausscheidung chemischer Kanzerogene durch die Leber in Frage zu kommen. Statistische Untersuchungen von Heber (1969) ergaben, daß in 0,11% aller männlichen Obduktionen und in 0,6% aller weiblichen Obduktionen Karzinome der Gallenblase ohne Steine nachweisbar waren. Extrahepatische Karzinome finden sich nach Gieseler und Mitarbeiter (1965) in 30,6% im Bereich der Papilla Vateri, in 28% im Ductus choledochus, in 10,5% im Confluens ductum. In 9,9% sind Ducuts cysticus und hepaticus betroffen. Im Vergleich zum Gallenblasenkarzinom scheint bei den Karzinomen der Gallengänge die Beziehung zwischen Cholelithiasis und Karzinomentstehung nicht so eindeutig zu sein, da nach Brown und Mitarbeiter (1961) Steinträger und steinfreie Patienten etwa gleich häufig betroffen sind.

Literatur

ALBOT, G., P. DELLAVIERRE: Les affections non lithiasiques et non cancéreuses de la vésicule biliaire et du cystique. Arch. Mal. Appar. dig. 55, 125 (1966)

ANDREW, W.: Cellular changes with age. Thomas, Springfield (Ill.) 1952

BACHMAN, K.D.: Über das Lipofuszin der Leber. Virchows Arch. path. Anat. 323, 133 (1953)

BERINGER, A., A. BÄNDER, J. GLANINGER, E. MAYERHOFER: Einfluß des Fettstoffwechsels auf den Altersdiabetes. In: W. DOBERAUER (Hrsg.): Scriptum Geriatricum, Wien 1970

BEZOOIJEN, C.F.A. VAN, D.L. KNOOK: Aging changes in bromsulphtalein uptake, albumin and total protein synthesis in isolated hepatocytes. In: D. PLATT (Hrsg.): Liver and Ageing. Schattauer, Stuttgart–New York 1977

BROWN, D.B., R. STRANG, J. GORDON, E.B. HENDRY: Primary carcinoma of the extrahepatic bileducts. Brit. J. Surg. 49, 22 1961)

BUETOW, D.E., P.G. MOUDGIL, R.L. EICHHOLZ, J.R. COOL: Protein Synthesis in Senescent Liver. In: D. PLATT (Hrsg.): Liver and Ageing. Schattauer, Stuttgart–New York 1977

BÜRGER, M.: Altern und Krankheit als Problem der Biomorphose. Thieme, Leipzig 1960

CALLOWAY, N.O., R.S. MERRILL: The aging adult liver. I. Bromsulphtalein and bilirubin clearances. J. Amer. Geriatr. Soc. 13, 594 (1965)

CASSAN, D., R. SIEWERT: Die Gallenblasenperforation. Brun's Beitr. Klin. Chirurgie 216, 343 (1968)

CHEN, F.W.K., P.H. MILLARD: The effect of aging on certain biochemical values. Mod. Geriat. 2, 92–106 (1972)

DEINHARDT, F., G.G. FRÖSNER: Neuere Erkenntnisse auf dem Gebiet der Virushepatitis. Internist 18, 188 (1978)

FENSTER, F.L.: Viral hepatitis in the elderly. Gastroenterology 49, 262 (1965)

FRÖSNER, G.G.: Nachweis von Hepatitis-A-Antigen und -Antikörper zur Diagnose der Hepatitis-A-Infektion. Münch. Med. Wschr. 119, 825 (1977)

FRÖSNER, G.G., H.R. FRÖSNER, H. HAAS, K. DIETZ, U. SUGG, W. SCHNEIDER: Häufigkeit von Hepatitis-A-Antikörper in Bevölkerungsgruppen verschiedener europäischer Länder. Schweiz. med. Wschr. 107, 129 (1977)

GALAMBOS, J.T.: Acid mucopolysaccharides and cirrhosis of the liver. Gastroenterology 51, 65 (1966)

GIESELER, H., H. SCHILLING, H.K. CILINGIROGIK: Über das primäre Karzinom der Gallenblase und der extrahepatischen Gallenwege. Münch. med. Wschr. 107, 1152 (1965)

GÜNTER, R., K. RÜCKERT, G. MANGOLD: Perkutane Gallenwegsdrainage (PTCD) in Feinnadeltechnik Dtsch. med. Wschr. 105, 255 (1980)

HOLLANDER, C.F., F.R. DE LEEUW-ISRAEL, J.M. ARP-NEFFJES: Bromsulphtalein (BSP) clearance in aging rats. Exp. Geront. 3, 147 (1968)

HEBER, J.: Zur pathogenetischen Bedeutung der Cholelithiasis für die Entwicklung des primären Gallenblasenkarzinoms. Arch. Geschwulstforsch. 33, 356 (1969)

HRACHOVEC, J.P.: The Effect of Age on Tissue Protein Synthesis. Gerontologia 15, 52 (1969)

JAVITT, N.B.: Symposium on bile salts. Amer. J. Med. 51, 565 (1971)

KALK, H., E. WILDHIRDT: Die Krankheiten der Leber. In: Klinik der Gegenwart, Bd. 7, Urban & Schwarzenberg, München 1958

KANAZAWA, T.: Diagn. and Ther. 61, 1023 (1973) (in Japanese)

KITANI, K.: Functional Aspects of the Ageing Liver. In: D. PLATT (Hrsg.): Liver and Ageing. Schattauer, Stuttgart–New York 1977

KOMMERELL, B., G. SCHETTLER: Spätbeobachtungen und Verlauf der akuten Hepatitis. In: L. WANNAGAT (Hrsg.): Die akute Hepatitis. Thieme Verlag, Stuttgart 1971

KÜHN, H.A.: Akute und chronische Hepatitis im Alter. Dtsch. Z. Verdau.- u. Stoffwechselkr. 32, 49 (1972)

LEHMANN, F.G.: Dpidemiologie und Diagnostik des primären Lebercarcinoms. Internist 14, 274 (1973)

LEONARD, P.: Trois petits cancers de la vésicule, Intérêt de l'histologie systématique des pièces de cholécystectomie. Réflections diagnostiques et pathogéniques. Acta gastroent. belg. 25, 318 (1962)

LINDNER, H.: Altern des Bindegewebes. In: Handbuch der Allgemeinen Pathologie, VI, 4. Springer, Berlin–Heidelberg–New York 1972

LUDWIG, J., C.O., GARRISON, A.H. BAGGENSTOSS: Latent hepatic cirrhosis. Amer. J. digest. Dis. 15, 7 (1970)

MAINWARING, W.J.: The effects of age on protein synthesis in mouse liver. Biochem. J. 113, 869 (1969)

PONKA, J.L., J.K. WELBORN, B.E. BRUSH: Acute abdominal pain in aged patients: an analysis of 200 cases. J. Amer. Ger. Soc. 11, 993 (1963)

PETZOLD, H.: Erkrankungen der Leber und abführenden Gallenwege im höheren Lebensalter. Z. Alternsforsch. 25, 391 (1972)

POPPER, H., F. SCHAFFNER: Die Leber. Thieme, Stuttgart 1961

RAFSKY, H.A., B. NEWMAN: Liver function tests in the aged (the serum cholesterol partition, BSP, cephalin flocculation and oral and intravenous hippuric acid tests). Amer. J. Dig. Dis. 10, 66 (1973)

RAFSKY, H.A., B. NEWMAN: Further studies on liver function tests in the aged. Rev. Gastroenterol. 16, 783 (1979)

READ, A.E.: Medical cholestasis. Br. J. Hosp. Med. 21, 490 (1979)

REHN, J.: Der alte Mensch in der Chirurgie. Springer, Berlin–Heidelberg–New York, 1979

RITTER, U.: Epidemiologie und Klinik des Gallensteinleidens. In: H.A. KÜHN, H. WERNZE (Hrsg.): Thieme, Stuttgart 1979

RÖSCH, W.: Der alternde Verdauungstrakt. Akt. Geront. 7, 115 (1977)

SATO, T., T. MIWA, H. TAUCHI: Age changes in the human liver and liver of rats of various ages. Gerontologia 12, 79 (1970)

SCHMID, M.: Die chronische Hepatitis. Springer, Berlin–Heidelberg–New York 1966

SCHUBERT, R., H. CHRISTOPEIT: Beziehungen zwischen Hepatitis epidemica und Lebensalter der Erkrankten. Z. Alternsforsch. 16, 194 (1963)

SCHULTZ, H.J.: Erkrankungen der Leber und Gallenwege. In: Handbuch der Gerontologie, Band 1, S. 406. Gustav Fischer, Jena 1978

SHERLOCKS, S., A. G. BEARN, B. BILLING, J. C. S. PATERSON: Splanchnic blood flow in man by the bromsulphtalein method: The relation of peripheral plasma flow. J. Lab. Clin. Med. 35, 923 (1950)
SIEDE, W.: Hepatitis epidemica. J. A. Barth, Leipzig 1958
SIEDE, W., A. KLAMP: Spätfolgen der Virushepatitis. Ergeb. Inn. Med. Kinderheilk. 18, 283 (1962)
TAUCHI, H., T. SATO: Age changes in size and number of mitochondria of human hepatic cells. J. Gerontol. 23, 454 (1968)
THALER, H.: Hepatitis und Zirrhose. Dtsch. med. Wschr. 100, 1018 (1975)
THOMPSON, E.: Effect of Age on Liver Function. In: D. PLATT (Hrsg.): Liver and Ageing. Schattauer, Stuttgart–New York 1977
VAITTINEN, E.: Carcinoma of the gall-bladder. A study of 300 cases diagnosed in Finland 1953–1963. Ann. Chir. Gynaec. Fenn. 59, Suppl. (1970) 168
WEEKE, B., P. A. KRASLINKOFF: The concentration of 21 serum proteins in normal children and adults. Acto Med. Scand. 192, 149–155 (1972)
WEISS, G. N.: Biliary tract surgery in the aged. Abdom. Surg. 13, 210 (1971)
WILKE, E.: Leber- und Gallenwegserkrankungen im Alter. In: GR. BRÜSCHE, F. H. SCHULZ (Hrsg.): Fibel für die praktische Geriatrie. Fischer, Jena 1969

4.2 Pankreas

D. Platt

4.2.1 Physiologische Veränderungen

4.2.1.1 Morphologie

Nach Lindner (1972) zeigen sich mit zunehmender Alterung eine allgemeine Fettgewebszunahme – bei Reduktion des Parenchyms-, eine Vermehrung des kollagenen Bindegewebes (vorwiegend periazinär bzw. periduktulär und perivaskulär) bei einer gleichzeitigen Verbreiterung der Basalmembranen der Drüsen und Ausführungsgänge. Im Bereich des Inselbindegewebes wurden im Rahmen der Organalterung mit zunehmendem Inseluntergang Einlagerungen von Amyloid beschrieben (Amman et al., 1974; Amman und Sulser, 1976).

In einer Studie an 120 Sektionsfällen wurden mittels der retrograden Pankreatographie Untersuchungen zu Lage, Form und Verlauf des Pankreasganges durchgeführt (Kreel und Sandin, 1973). In 21 % der untersuchten Fälle wurde die Höhe der Papilla Vateri in Höhe von L2 und darüber, in 79 % der Fälle in Höhe von L3 und darunter gefunden. In 94 % lag die Papilla Vateri zwischen der Höhe von L2 und L4. Mit zunehmendem Alter zeigte sich eine signifikant höhere Zuordnung unter L3. Füllungsdefekte der Arteria mesenterica superior zeigten keine Korrelation mit dem Alter, während der Beginn von Verkalkungen im Bereich der Milzarterie hochsignifikant mit dem Alter korreliert war. Untersuchungen zur Pankreasgangweite ergaben, daß pro Dekade eine Verbreiterung von etwa 8 % nachweisbar ist. Die Länge des Pankreasganges änderte sich in diesen Untersuchungen mit dem Alter nicht. Nach dem 50. Lebensjahr findet man in zahlreichen Gängen eine Metaplasie der Epithelien. Inwieweit diese Veränderungen rein altersbedingt sind oder auf dem Boden intermittierender chronischer Entzündungen im Laufe des Lebens basieren, ist oft schwer zu entscheiden. Nach Becker (1973) findet man im höheren Alter papillenförmige Zylinderepithelknospen, die in das Lumen des Pankreasganges hineinragen.

4.2.1.2 Stoffwechsel

Exokriner Stoffwechsel

Die Ergebnisse alternsabhängiger Untersuchungen zur Frage von Funktionsstörungen des exokrinen Pankreas sind sehr widersprüchlich (Brüschke et al., 1979; Fikry, 1968; Garcia et al., 1955; Meyer et al., 1940; Oberdisse et al., 1961; Rosenberg et al., 1960; Schulze, 1954; Thaysen et al., 1964). So konnten Meyer und Necheles (1940) nachweisen, daß die Amylase-Aktivitäten des Duodenalsaftes bei älteren Probanden nach Fasten niedriger lagen als in der entsprechenden jüngeren Vergleichsgruppe. Eine Stimulation führte jedoch zu einem Aktivitätsanstieg in den Normbereich. Ähnlich verhielten sich in diesen Untersuchungen die Aktivitäten von Trypsin. Aus beiden Ergebnissen wurde geschlossen, daß bei einer normalen Nahrungszufuhr die Aktiväten der beiden Pankreasenzyme ausreichen würden, daß aber möglicherweise bei einer übermäßigen Nahrungszufuhr eine Insuffizienz eintreten könnte. Im Gegensatz dazu fielen die Aktivitäten der Pankreas-Lipase sowohl im Hungerversuch als auch nach Stimulation alternsabhängig stark ab. Somit sollte im höheren Alter eine voluminöse fettreiche Mahlzeit vermieden werden. Fikry (1968) untersuchte 23 Probanden zwischen 60 und 72 Jahren hinsichtlich ihrer exogenen Pankreasfunktion mit Hilfe des intravenösen Sekretin-Tests. Aus den Ergebnissen geht hervor, daß das Volumen der Pankreassekretion um zwei Drittel gegenüber einer jüngeren Vergleichsgruppe abnahm. Darüber hinaus fand sich eine selektive Enzymaktivitätsminderung. Die Aktivitäten der Amylase und des Trypsins nahmen um ein Drittel gegenüber denen einer jüngeren Vergleichsgruppe ab. In Übereinstimmung mit den Arbeiten von Meyer und Necheles (1940) fanden Thaysen und Mitarbeiter (1964) keine Veränderung des Sekretionsvolumens und der Amylaseaktivitäten. Garcia und Mitarbeiter (1955) wiesen im höheren Alter eine gestörte Fettresorption bei gleichzeitig reduzierter Pankreas-Lipase-Sekretion nach. Rosenberg und Mitarbeiter (1960) untersuchten mittels des Sekretin-Tests den Einfluß von Alter und Geschlecht auf Gesamtvolumen und Bicarbonat-Konzentration des Duodenalsaftes. Sie zeigten, daß weder Volumen noch Bicarbonat alterns- bzw. geschlechtsabhängige Unterschiede aufwiesen. In diesem Zusammenhang sind die Untersuchungen von Brüschke und Dietze (1979) von Bedeutung, die zeigen konnten, daß eine einmalige Stimulation mit Sekretin-Pankreozymin hinsichtlich der Sekretionsvolumina zwischen jungen und alten Probanden kein Unterschied ergab. Erst eine zweite Stimulation im Abstand von 40 Minuten zeigte eine deutliche Altersabhängigkeit. Während das Sekretionsvolumen in der jüngeren Probandengruppe nach der zweiten Stimulation etwa mit dem nach der 1. Stimulation identisch war, nahm das Volumen bei 70- bis 80jährigen Probanden nach der 2. Stimulation um etwa 15% ab. Besonders deutlich wurde dieser Unterschied bei Patienten mit einer Pankreasschädigung. Mössner, J. et al (1982) untersuchten die exkretorische Pankreasfunktion in 2 Altersgruppen (Durchschnittsalter 31,8 bzw. 58,7 Jahre) mit einem modifizierten Sekretin-Pankreozymin-Test. Die Ergebnisse zeigten, daß Sekretmenge und Bicarbonatmenge nach Pankreozymin bei den älteren Probanden – sowohl nach der ersten als auch der zweiten Stimulation signifikant niedriger waren. Die Aktivitätsmessung von Chymotrypsin ergab keinen Altersunterschied. Trypsin war nach Doppelstimulierung bei dem alten Kollektiv niedriger als bei dem jungen. Trypsin war *der* Parameter, bei dem sich nach Doppelstimulierung eine Ermüdung der Pankreasleistung bei den älteren Probanden feststellen ließ.

4.2.2 Pathologische Veränderungen

4.2.2.1 Pankreatitis

Akute Pankreatitis

Die akute Pankreatitis, die grundsätzlich in jedem Alter auftreten kann, ist bei Kindern und Jugendlichen selten. Im höheren Alter spielt die biliäre Genese offensichtlich die primäre Rolle (Norris und Good, 1961). Rittenbury (1961) zeigte in seinen Studien, daß bei älteren Patienten mit Pankreatitis Gallensteine eindeutig häufiger nachweisbar waren. Da diese Patienten häufig akute und chronische Entzündungen der Gallenblase, Cholangitiden und Stenosen im Bereich der Paipilla Vateri aufweisen, kommt dem Gallenwegsreflux in der Genese der akuten Pankreatitis sicher eine wichtige Bedeutung zu. Über eine Aktivierung von Pankreasfementen wird der Krankheitsprozeß in Gang gesetzt. Obwohl die akute Pankreatitis mit schweren Schmerzen und einer hohen Sterblichkeit bei älteren Patienten einhergeht, besteht eine Diskrepanz zwischen der autoptisch und klinisch gestellten Diagnose. Norris und Good (1961) zeigten in einer Untersuchung von 92 Fällen mit einer Pankreatitis, wobei in 45% lediglich durch die Autopsie die Diagnose gestellt wurde, daß 80% über 60 Jahre und 56% über 70 Jahre alt waren. Im Gegensatz dazu waren von den rein klinisch diagnostizierten Pankreatitiden 29% der Patienten über 70 Jahre. Diese Diskrepanz weist auf die Schwierigkeit in der Diagnostik einer Pankreatitis im höheren Alter hin. Ähnlich wie bei anderen Erkrankungen im höheren Lebensalter verlaufen etwa 20% der Pankreatitiden im höheren Alter schmerzlos, und es besteht oft eine Diskrepanz zwischen Schwere des Krankheitsbildes und klinischer Symptomatik. Ältere Menschen mit akuter Pankreatitis geben öfters Schmerzen im Unterbauch an (Rittenbury, 1961). Nur ein Viertel der betroffenen Patienten hatten erhöhte Temperaturen. In der Diagnostik, die sich von der des mittleren Lebensalters nicht unterscheidet, spielt die Bestimmung der Pankreasenzymaktivitäten eine wichtige Rolle. Unter den Komplikationen sind vor allem Reaktionen des Kreislaufsystems in Form von Blutdruckabfall oder Schock zu nennen. Diese Komplikationen gehen besonders im höheren Alter mit einer hohen Letalitätsrate einher. Darüber hinaus können Entgleisungen des Zuckerstoffwechsels auftreten, wobei nach Hoffman (1959) und Rittenbury (1961) eine Hyperglykämie zweimal häufiger auftritt als bei jüngeren Patienten mit einer Pankreatitis. Weitere Komplikationen sind Pankreasabszeß und Pseudozysten. Änderungen des Wasser- und Elektrolythaushaltes wirken sich gerade im höheren Lebensalter an verschiedenen Organen nachteilig aus. Somit ist verständlich, daß die durch die im Rahmen der entzündlichen Vorgänge freigesetzten Kinine (Bradykinin, Kallidin) verursachten Komplikationen des Kreislaufs noch schneller zur Entstehung eines Nierenversagens beitragen können als in mittleren Lebensabschnitten. So können durch die autolytischen Vorgänge im Pankreas bis zu 30% des Plasmavolumens verlorengehen.

Die therapeutischen Maßnahmen, die sich grundsätzlich nicht von denen im mittleren Lebensalter unterscheiden, sollten aber doch bestimmte Schwerpunkte setzen. So ist aufgrund der bereits erwähnten Regulationsstörungen von Wasser- und Elektrolythaushalt im Alter vor allem die Vermeidung bzw. Behandlung des Kreislaufschocks anzustreben. Durch den Übertritt von Flüssigkeit, bei der hämorrhagischen Pankreatitis auch von Blut, in die Pankreasloge können bis zu 30% des intravasalen Volumens verlorengehen («sequestrieren»). Besteht gleichzeitig ein Ileus mit Erbrechen, so wird dieser Flüssigkeitsverlust noch verstärkt. Physiologische und pathologische Altersveränderungen des Herzens verlangen jedoch eine strenge Bilanzierung der zugeführten Flüssigkeit, um ein akutes Linksherzversagen zu verhindern. Dies muß vor allem beim Einsatz von Plasmaexpandern berücksichtigt werden. Eine Kontrolle des zentralen Venendrucks ist daher unumgänglich. Nulldiät, kontinuierliches Absaugen von Magensaft – bei liegender Magensonde –, Verabreichung von Antazida sowie die Gabe von Analgetika und Anticholingergika sind weitere therapeutische Maßnahmen. Unter den Analgetika sind Morphium und seine Derivate kontraindiziert, da sie den Tonus des M. sphincter Oddi und damit den Druck im Pankreasgang erhöhen. Die prophylaktische Gabe von Antibiotika ist bei der akuten Pankreatitis nur dann sinnvoll, wenn eine bakterielle Genese im Vordergrund steht und eine gezielte Antibiotikatherapie möglich ist. Abdominelle Operationen weisen bekanntlich im höheren Lebensalter eine besonders hohe Letalität auf, die jedoch bei entsprechender internistischer Vorbehandlung reduziert werden kann. Wenn auch die konservative Therapie im akuten Stadium an erster Stelle steht, sollte nach Frey (1969) und Wanke und Mitarbeiter (1970) ein operativer Eingriff im Intervall diskutiert werden. Somit stellt auch die akute Pankreatitis ein Krankheitsbild dar, das interdisziplinärmedizinisch angegangen werden muß.

Chronische Pankreatitis

Über Jahre andauernde Erkrankungen – chronische Erkrankungen – können gerade beim älteren Menschen von klinischer Bedeutung sein. Dies trifft auch für die chronische Pankreatitis zu. Pathogenetisch spielt der chronische Alkoholabusus bei 60–90% aller chronischen Pankreatitiden – die entscheidende Rolle (Amman et al., 1974; Marks et al., 1973; Moshal, 1973; Sturm und Spira, 1971). Bei älteren Menschen sind chronische Entzündungen des Gallenwegssystems mit einer Cholelithiasis zu berücksichtigen. In etwa 70% der Fälle handelt es sich jedoch bei der chronischen Pankreatitis des alten Menschen um idiopathische Formen. Ammann (1976) und Amman und Sulser (1976) analysierten 47 Fälle mit einer sogenannten idiopathischen chronischen Pankreatitis. Er verglich eine «juvenile» Gruppe von 9 Fällen mit der «senilen» Gruppe von 38 Fällen. Das Durchschnittsalter der älteren Patienten lag bei 61,7 Jahren, das der jüngeren bei 28,7 Jahren. 95% der älteren Patienten waren über 50 Jahre alt, 81% davon waren Männer. In 60% konnten Pankreasverkalkungen nachgewiesen werden. Klinisch fiel ein primär schmerzloser Verlauf auf, wobei selten lokale Komplikationen nachweisbar waren. Wesentlich erscheint der Befund, daß 14 von 17 Todesfällen durch kardiovaskuläre Ursachen auftraten, wobei in keinem Fall die Pankreatitis bzw. Pankreatitiskomplikationen ursächlich für den Tod verantwortlich waren (Aach und Kissane, 1972). Nach Ammann und Sulser (1976) sind die häufigsten klinischen Initialsymptome bei der idiopathischen senilen chronischen Pankreatitis ein starker Gewichtsverlust sowie Durchfälle. Die Zunahme arteriosklerotischer Veränderungen mit dem Alter sowie die Häufung der senilen chronischen Pankreatitis zwischen 50 und 80 Jahren läßt nach Ammann und Sulser (1976) pathogenetisch an ein vaskuläres Grundleiden denken. Hierfür sprechen auch die begleitenden arteriosklerotischen Veränderungen in der Peripherie (31%) sowie im Bereich der Koronararterien (18%) nach Joffee und Mitarbeiter (1972). Obwohl in einer Vielzahl von Untersuchungen eine direkte Korrelation zwischen Erkrankungen von Herz- und Kreislaufsystem und Pankreatitis nachgewiesen wurden, (Aach und Kissane, 1972; Probstein et al., 1975; Retan und Miller, 1966) messen Untersuchungen anderer Gruppen (Becker, 1975; Sarles, 1965) dem vaskulären Faktor nicht die Bedeutung bei.

Untersuchungen von Amman und Mitarbeiter (1980) zeigen eine hohe Korrelation extrapankreatischer Karzinome bei chronischer Pankreatitis. So wurden in einer prospektiven klinischen Langzeitstudie an 246 Patienten mit einer chronischen Pankreatitis bei 26 Patienten 27 histologisch gesicherte maligne Tumoren nachgewiesen. In 2,4% fand sich ein Pankreaskarzinom, in 8,5% ein extrapankreatisches Karzinom. 6 Karzinome waren im Mundbereich lokalisiert, bei 3 handelte es sich um Larynx-, bei 8 um Bronchuskarzinome und bei 4 um Karzinome des Gastrointestinaltraktes. Als mögliche Ursache werden Rauchen, Alkoholabusus, Diabetes mellitus, Unterernährung, Immundefekte und reichliche Fettzufuhr diskutiert. Diätfehler (Fett, Alkohol) können immer wieder zu akuten Schüben führen und durch eine chronische Zerstörung von Pankreasgewebe eine Pankreasinsuffizienz bewirken. Die narbige Induration des Pankreasorgans kann – gerade im Alter – auch den endokrinen Anteil mit einbeziehen, so daß ein begleitender Diabetes mellitus häufig nachweisbar ist. In der *Diagnostik* spielen Stuhlanalyse (Fett- und Chymotrypsingehalt, Gewicht) Untersuchungen des exokrinen Systems – Sekretin-Pankreozymin-Test, Lundh-Test, PABA-Test) sowie des endokrinen Systems (Glucosetoleranz- und B-Zellen-Stimulationstest) ebenso eine Rolle wie die röntgenologische (Abdomenübersicht, ERCP) und Ultraschall-Diagnostik.

Therapeutisch steht die Diät (proteinreiche und fettarme Kost in Form häufiger kleiner Mahlzeiten) im Vordergrund. Wichtig ist die Einhaltung einer Alkoholkarenz, auch bei den Fällen, bei denen ein chronischer Alkoholabusus ausgeschlossen oder unwahrscheinlich ist. Ausgehend von der Aktivitätsabnahme der Pankreasenzyme wird versucht, durch exogene Zufuhr die Pankreasinsuffizienz zu reduzieren. Unter Berücksichtigung der unter 4.2.1 dargestellten Befunde muß vor allem auf ausreichende Lipase-Aktivitäten in den Substitutionspräparaten geachtet werden. Da im höheren Alter häufig eine Hyp- oder Anazidität vorliegt, ist die Gefahr einer Säureinaktivierung der Lipase im Magen geringer als in andern Lebensabschnitten. Greifen die chronischen Entzündungen auf das endokrine System des Pankreas über, so sind die unter Kapitel 7.1 besprochenen therapeutischen Maßnahmen anzuwenden. Operative Eingriffe sind vor allem bei Komplikationen wie Kompression von Ductus choledochus oder Duodenum, Pankreaszysten oder biliären Formen der chronischen Pankreatitis erforderlich.

4.2.3 Pankreaskarzinom

Im Rahmen der differentialdiagnostischen Überlegungen muß neben der chronischen Pankreatitis, vor allem bei der schmerzlos verlaufenden Form, an das Vorliegen eines Pankreaskarzinoms gedacht werden. Die Angaben über das gleichzeitige Auftreten eines Pankreaskarzinoms bei einer chronischen Pankreatitis schwanken zwischen 0 und 30% (Connell, 1976; Marks et al., 1976; Möhr et al., 1975). Nach Becker (1973) scheinen gerade die Fälle mit einem *diffusen* Sitz des Pankreaskarzinoms eine positive Syntropie mit der chronischen Pankreatitis aufzuweisen. Das Pankreaskarzinom hat ein Maximum zwischen dem 6. und 7. Lebensjahrzehnt. Die führenden Symptome, die klinisch an das Vorliegen eines Pankreaskarzinoms denken lassen sollten, sind drückende oder bohrende Schmerzen im Oberbauch, die häufig schon Monate vor dem Ikterus auftreten können, Gewichtsabnahme, Appetitlosigkeit sowie ein deutlicher Leistungsknick. Häufig finden sich auch psychische Störungen beim Pankreaskarzinom in Form von Unruhe und Ängstlichkeit.

Aufgrund der topographischen Lage des Pankreas ist die Diagnostik auf direktem Wege nicht optimal. Sie unterscheidet sich in dieser Schwierigkeit jedoch nicht von der des mittleren Lebensalters. Lediglich die Verwendung von Duodenalsonden zur Diagnostik von Zellen und Enzymen des Duodenalsaftes kann im höheren Lebensalter Schwierigkeiten bereiten. Broadbent und Kerman (1951) stellten mittels röntgenologischer Untersuchungen in 54% der Fälle die Diagnose Karzinom, in weiteren 25% erhoben sie verdächtige Befunde. Nuklearmedizinische Methoden, Computertomographie sowie die Sonographie haben die Diagnostik des Pankreas wesentlich bereichert. Kleine Tumoren mit einem Durchmesser von weniger als 2–3 cm können mit Hilfe der Scanning-Methode nur dann erfaßt werden, wenn sie den Pankreasgang verschließen. Klinisch diagnostisch verwertbar ist der Befund, daß Pankreaskarzinome Fernthrombosen induzieren können. Nach Bell (1957) können Thrombosen sogar erstes Symptom des Pankreaskarzinoms sein. Schlick (1969) wies in etwa 32% Thrombosen nach. In einigen Fällen wurde eine Verbrauchskoagulopathie festgestellt, die möglicherweise auch als Ursache für Blutungen im Bereich des Gastrointestinaltraktes verantwortlich sein könnte. Im höheren Alter ist eine Laparotomie zur Sicherung der Diagnose häufig unumgänglich.

Die einzig mögliche therapeutische Maßnahme beim Pankreaskarzinom, die Aussicht auf eine Lebensverlängerung verspricht, ist die Radikaloperation in Form der Duodenopankreatektomie (Rükkert und Kümmerle, 1978). Die Operationsletalität ist in den einzelnen Altersgruppen annähernd gleich. Selbst bei Palliativeingriffen besteht keine Korrelation zwischen Alter und Letalität (Rückert und Kümmerle, 1978).

Etwa ³/₄ der Karzinome zeigen sich bei der Laparotomie als inoperabel, so daß zur Behebung von Gallestau und Duodenalstenose eine palliative Umgehungsanastomose durchgeführt werden muß. Hinsichtlich des Therapieerfolges scheint sich eine positive Tendenz abzuzeichnen.

Literatur

Aach, R., J. Kissane: Chronic relapsing pancreatitis with cardiac and renal disease (CPC). Amer. J. Med. 53, 335 (1972)

Amman, R.: Zur vaskulären Genese der chronischen Pankreatitis. Dtsch. med. Wschr. 101, 867 (1976)

Amman, R., A. Akovabiantz, P. Deyhle, P. Hahnloser, F. Largiader, J. Wellauer: Diagnose und Therapie der chronischen Pankreatitis. Dtsch. med. Wschr. 99, 2057 (1974)

Amman, R.W., M. Knoblauch, P. Möhr, P. Deyhle, F. Largiader, A. Kovbiantz, G. Schüler, J. Schneider: High incidence of extrapancreatic carcinoma in chronic pancreatitis. Scand. J. Gastroenterol. 15, 395 (1980)

Amman, R., H. Sulser: Die «senile» chronische Pankreatitis – eine neue nosologische Einheit? Schweiz. med. Wschr. 106, 429 (1976)

Becker, V.: Bauchspeicheldrüse. In: H. Doerr, G. Seifert, E. Uehlinger (Hrsg.): Spezielle pathologische Anatomie. Band VI. Springer, Berlin–Heidelberg–New York 1973

Becker, V.: The pathological and morphological basis of pancreatic radiodiagnosis. In: H. Anacker (Hrsg.): Efficiency and limits of radiologic examination of the pancreas. Thieme, Stuttgart 1975

Bell, E.T.: Carcinoma of the pancreas, I.A. Clinical and pathologic study of 609 necropsied cases. II. The relation of carcinoma of the pancreas to Diabetes mellitus. Amer. J. Path. 33, 499 (1957)

Broadbent, T.R., H.D. Kerman: 100 cases of carcinoma of the pancreas, a clinical and roentgenological analysis. Gastroenterology 17, 163 (1951)

Brüschke, G., F. Dietze: Das Pankreas im Alter. Act. Geront. 9, (1979)

MacConnell, R.B.: Clinics Gastroent. 5, 483 (1976)

Fikry, J.E.: Exocrine pancreatic functions in the aged. J. Amer. Geriatr. Soc. 16, 463 (1968)

Frey, Ch.F.: Die operative Behandlung der Pankreatitis. Arch. Surg. 98, 406 (1969)

Garcia, P., C. Roderick, P. Swanson: The relation of age to fat absorption in adult women with observation on concentration of serum cholesterol. J. Nutrit. 55, 601 (1955)

Hoffman, E., E. Perez, V. Somera: Acute pancreatitis in the upper age group. Gastroent. 36, 675 (1959)

Joffe, B., J.B. Novis, H.C. Seftel, L. Krut, S. Bank: Ischaemic heart-disease and pancreatic diabetes. Lancet II, 269 (1972)

Kreel, L., B. Sandin: Changes in pancreatic morphology associated with aging. Gut 14, 962 (1973)

Kümmerle, F.: Die spezielle Diagnostik und operative Behandlung des Pankreas- und Papillenkarzinoms. Ärztl. Fortbild. 21, 17 (1971)

Lindner, J.: Altern des Bindegewebes, Pankreas. In: Handbuch der Allgemeinen Pathologie, Bd. VI, 4 Springer, Berlin–Heidelberg–New York 1972, S. 341

Marks, J.N., S. Bank, G.O. Barzegat: Alkoholpankreatitis. Leber, Magen, Darm 6, 257 (1976)

Marks, J.N., S. Bank, J.H. Louw: Chronic pancreatitis in the Western Cape. Digestion 9, 447 (1973)

Meyer, J., H. Necheles: Studies in old age IV. The clinical significance of salivary, gastric and pancreatic secretion in the aged. Journ. Amer. Med. Assoc. 14, 2050 (1940)

Möhr, P., R. Amman, F. Largiader, M. Knoblauch, M. Schmid, A. Akovbiantz: Schweiz. Med. Wschr. 105, 590 (1975)

Mössner, J., H.-J. Pusch, W. Koch: Die exkretorische Pankreasfunktion – Altersveränderungen: ja oder nein?

Moshal, M.G.: A study of chronic pancreatitis. In Natal. Digestion 9, 438 (1973)

Norris, T.St.M., S.J. Good: Pancreatitis, a retrospective review of 92 cases. Post. Grad. Med. J. 37, 792 (1961)

Oberdisse, K., K. Jahnke: Die Ernährung des alternden Menschen. Verh. Dtsch. Gesellsch. inn. Med. 67, 815 (1961)

Probstein, J.G., R.A. Joshi, H.T. Blumenthal: Atheromatous embolization. Arch. Surg. 75, 566 (1975)

Retan, J.W., R.E. Miller: Microembolic complications of atherosclerosis. Arch. Intern. Med. 118, 534 (1966)

RITTENBURY, M.: Pancreatitis in the elderly patient. Amer. Surg. **27**, 475 (1961)
ROSENBERG, J.R., N. FRIEDLAND, H.D. JANOWITZ, D.A. DREILING: The effect of age and sex upon human pancreatic secretion of fluid and bicarbonate. Gastroenterology **50**, 111 (1960)
RÜCKERT, K., F. KÜMMERLE: Totale Duodenopankreatektomie als Regeloperation beim Pankreaskarzinom. Chirurg **49**, 162 (1978)
SARLES, H.: An international survey on nutrition and pancreatitis. Gut **6**, 545 (1965)
SCHLICK, U.: Über das Pankreascarcinom. Inaug. Diss. (med.), Heidelberg 1969
SCHULZE, W.: Untersuchungen über den Eiweißstoffwechsel im Alter. Z. Alternsforsch. **8**, 65 (1954/55)
SCHWARTZ, R.H.: Neue Beiträge zur Pathologie des Alterns. Fluoreszenzamyloidose. Fortschr. Med. **17**, 717 (1967)
SEIFERT, G.: Die pathologische Morphologie der Langerhansschen Inseln, besonders beim Diabetes mellitus des Menschen. Verh. Dtsch. Ges. Path. **42**, 50 (1959)
STRUM, W.B., H.M. SPIRO: Chronic pancreatitis. Ann. intern. Med. **74**, 264 (1971)
THAYSEN, E.H., S. MULLERTZ, H. WORNING, H.O. BANG: Amylase concentration of duodenal aspirates after stimulation of the pancreas by a standard meal. Gastroenterology **46**, (1964)
WANKE, M., H. PFRIENDER, P. FRANK, K.H. GROEZINGER, D. BOKELMANN: Die Beziehungen zwischen morphologischen und haemodynamischen Veränderungen im postpankreatischen Schock und ihre therapeutische Beeinflussung. Med. Welt **21**, 1238 (1970)

4.3 Der alternde Verdauungstrakt: Allgemeiner Teil

W. Rösch

Im Gegensatz zum kardiovaskulären System ist ein altersbedingter «Verschleiß» beim Magen-Darm-Trakt nicht zu beobachten. Wohl gibt es Alterationen der Funktion wie Motilitätsstörungen oder eine eingeschränkte sekretorische Leistung oder anatomische Veränderungen (Magenschleimhautatrophie), doch sind Ausfallserscheinungen wegen der immensen Funktionsreserven nicht zu erwarten. Viel häufiger reflektieren Beschwerden von Seiten des Verdauungstrakts andere Grundkrankheiten, z.B. Rechtsherzinsuffizienz, oder sind Folge einer eingeschränkten körperlichen Aktivität bzw. einer emotionellen Imbalance (Rösch, 1977a). Unverträglichkeitserscheinungen für bestimmte Speisen gehen nicht selten auf eine kontinuierliche Abnahme der Kaufähigkeit zurück; eine maximale Kauunfähigkeit besteht bei 26% der 70- bis 80jährigen (Doberauer et al., 1967). Multimorbidität und therapeutische Polypragmasie bedingen iatrogene Verdauungsbeschwerden (Sun, 1972). Mit Ausnahme der alterskorrelierten Zunahme der Karzinome des Verdauungstrakts entspricht jedoch das Spektrum der in Frage kommenden Erkrankungen weitgehend dem einer jüngeren Altersgruppe. Nach einem kursorischen Überblick soll deshalb im speziellen Teil eine Auswahl der Erkrankungen dargestellt werden, die spezifisch geriatrische Probleme beinhalten.

4.3.1 Ösophagus

Die Ösophagusmuskulatur, im oberen Drittel quergestreift, im unteren Drittel glatt, gewährleistet den aktiven Transport eines Nahrungsbolus, bei Kopftieflage auch gegen die Schwerkraft, in den Magen. Diese Transportfunktion bleibt bis ins hohe Alter gewährleistet. Bei einigen Patienten finden sich jedoch röntgenologisch und manometrisch Motilitätsstörungen mit gehäuften tertiären Kontraktionen (Siewert et al., 1976), fehlender Peristaltik oder einer Organdilatation, die unter dem Begriff des Presbyösophagus zusammengefaßt werden (Soergel et al., 1964). Die Abgrenzung von «klassischen» Motilitätsstörungen wie diffusem idiopathischen Ösophagospasmus oder Achalasie kann Schwierigkeiten bereiten.

Eine Hiatushernie läßt sich bei über 70jährigen in 69% nachweisen (Pridie, 1966), eine gezielte Röntgendiagnostik mit Provokationsmanövern vorausgesetzt. Für die alterskorrelierte Zunahme dieses «Bagatellbefunds» wird eine Erschlaffung des Bandapparats, eine verstärkte Bauchpresse bei Obstipation, das Tragen enger Kleidungsstücke oder eine Kyphoskoliose verantwortlich gemacht (Kassem et al., 1965). Die meisten Hiatushernien sind asymptomatisch, eine operative Korrektur des Zwerchfellbruchs ist nur bei schwerer Refluxösophagitis mit Blutungsneigung oder rezidivierender tracheobronchialer Aspiration indiziert. Peptische Strikturen lassen sich bei alten Patienten aufbougieren, Cooper et al. (1968) empfehlen bei Risikopatienten eine Bestrahlung des Magenfundus mit 16 Gy (= 1600 rd), um den Säureoutput im Magen zu senken.

Schluckbeschwerden (Dysphagie) bei älteren Patienten sind in rund 50% durch ein Ösophaguskarzinom verursacht, gefolgt von Achalasie und diffusem Ösophagospasmus. Störungen im Bereich des M. cricopharyngeus bedingen eine oro-pharyngeale Dysphagie (Palmer, 1976) mit Transportstörungen zwischen Mund und Speiseröhre, nicht selten Folge eines zerebrovaskulären Insults. Das Zenkersche Divertikel, Folge einer «hohen Achalasie», führt bei entsprechender Größe zu einer mechanischen Lumenverlegung (Ellis, 1976) und wird am schonendsten durch eine Myotomie beseitigt. Webs (Membranen) im postkrikoidalen Bereich werden bei älteren Frauen mit mikrozytärer Anämie (Plummer-Vinson-Syndrom) nur selten als Ursache einer Dysphagie gefunden (Chisholm, 1974). Akut einsetzende retrosternale Schmerzen sollten bei bettlägerigen Patienten auch an medikamenteninduzierte Ulzera der Speiseröhre denken lassen (Collins et al., 1979), wobei insbesondere Emeproniumbromid, Doxycyclin, Tetracyclin und kaliumhaltige Dragees in Frage kommen. Eine Dysphagie kann ferner bei kachektischen Patienten durch eine Soorösophagitis bedingt sein, wobei sich zumeist kein Candidabefall der Mundhöhle nachweisen läßt (Rösch, 1977b).

4.3.2 Magen

Die Magenmotilität nimmt im Alter deutlich ab (Lansing, 1952), erreicht jedoch, von Patienten mit einer diabetischen Polyneuropathie abgesehen, nie ein therapiebedürftiges Ausmaß. Eine Magenschleimhautatrophie gilt als klassische Alterskrankheit des Magens, doch weisen etwa 20 % der 80jährigen eine morphologisch intakte Magenschleimhaut auf (Rösch, 1980). Die parallel zur Ausbreitung der Gastritis abnehmende Säureproduktion erreicht nur bei der Autoimmungastritis der Perniziosa das Stadium einer Pentagastrin-refraktären Achlorhydrie; die von japanischen Autoren (Kimura und Takemoto, 1970) postulierte Verlagerung der Antrum-Korpus-Grenze nach proximal mit zunehmendem Lebensalter konnte von Warning und Krause (1976) nicht bestätigt werden. Therapeutische Konsequenzen ergeben sich aus dem Befund einer abnehmenden Säureproduktion nicht. Die vielerorts übliche perorale Säuresubstitution erreicht nie physiologische Verhältnisse (pro Mahlzeit müßten 510 Tropfen der Pharmakopoe-üblichen Salzsäure eingenommen werden) und lösen allenfalls den ohnehin schon spärlichen Zahnschmelz auf (Buchs, 1971). Gastrogene Diarrhoen als Folge einer Achlorhydrie gibt es nicht (Spiro, 1970), eine Einschränkung der Eisenresorption ist umstritten und die Gastritis-assoziierte Hypergastrinämie hat keine Bedeutung (McGuigan und Trudeau, 1970).

Etwa 15% aller wegen eines peptischen Ulkus hospitalisierten Patienten sind älter als 60 Jahre (Cutler, 1958). Inwieweit die häufige Einnahme sogenannter ulzerogener Medikamente wie Aspirin, Reserpin, Phenylbutazon, Indomethazin und Cortison die Ulkusinzidenz beim alten Menschen beeinflußt, ist nicht bekannt. Insbesondere Riesenulzera mit einem Durchmesser von über 3 cm finden sich gehäuft in der Altersgruppe zwischen 60 und 70 (Strange, 1963); Komplikationen wie Blutung, Perforation und Pylorusstenose werden im Alter häufiger beobachtet, wobei die Perforation nicht selten atypisch verläuft und schwieriger zu diagnostizieren ist (Levrat et al., 1966). Ulzera bei Patienten jenseits des 65. Lebensjahres sprechen auf eine konservative Therapie schlechter an als Ulzera bei Jüngeren (Brooks und Eraklis, 1964). Das Magenkarzinom des alten Menschen ist in der Mehrzahl der Fälle mit einer atrophischen Gastritis assoziiert (Rösch und Elster, 1977); wie häufig das Karzinom aus einer obligaten Präkanzerose (Adenom, borderline lesion) hervorgegangen ist, bleibt spekulativ.

4.3.3 Dünndarm

Mit zunehmendem Lebensalter läßt sich eine Reduktion der Absorptionskapazität des Dünndarms nachweisen, so zum Beispiel eine verminderte Resorption von Vitamin B_1, B_{12}, A, Karotin und Folsäure (Rafsky und Newman, 1943; Chernish et al., 1957; Rafsky und Newman, 1948; Chieffin und Kirk, 1956). Entsprechend findet sich eine alterskorrelierte Abnahme der Xyloseausscheidung beim D-Xylose-Test (Guth, 1968; Kendall, 1970; Hacker, 1972). Die Vitamin C-Resorption ist hingegen nicht beeinträchtigt. Ursache ist wahrscheinlich eine verminderte Enzymaktivität im Bürstensaum (Fikry und Aboul-Wafa, 1965). Die gelegentlich im Alter beobachtete Steatorrhoe kann viele Ursachen haben (Ryder, 1963); Durchblutungsstörungen spielen dabei sicher nur eine untergeordnete Rolle.

Dünndarmulzera sind eine seltene Komplikation dünndarmlöslicher Kaliumdragees und können zu Blutung, Stenose und Perforation führen (Baker et al., 1964; Brown und Akin, 1966). Karzinome in diesem Bereich finden sich gehäuft zwischen dem 50. und 70. Lebensjahr (Botsford et al., 1962), in abnehmender Häufigkeit vom Duodenum zum Ileum.

Die Appendix macht eine Altersinvolution mit Reduktion des lymphatischen Gewebes und einer Obliteration des Lumens durch (Lansing, 1952). Die akute Appendizitis des alten Menschen ist aus verschiedenen Gründen mit einer erhöhten Mortalität belastet. Symptome und Schmerzlokalisation sind oft atypisch, der Entzündungsprozeß schreitet rasch zur Gangrän und Perforation fort (bei jüngeren Patienten in 6%, bei alten Patienten in 32%), und die Atrophie des lymphatischen Gewebes sowie die verminderte Durchblutung erleichtern eine rasche Ausbreitung der Infektion (Berman und Kirsner, 1972). Postoperative Komplikationen wie Pneumonie, Wundinfektion und gestörte Wundheilung tragen zu der höheren Mortalität bei. So berichten Peltokallio und Janhiainen (1970), daß nur 16% der älteren Patienten nach dem für eine Appendektomie üblichen 5-tägigen Krankenhausaufenthalt entlassen werden konnten.

4.3.4 Dickdarm

Die Annahme, daß im Alter das Kolon atrophiere und die Muskulatur dünn werde und daß daraus eine Obstipation resultiere, ist durch nichts begründet. Im Gegenteil findet sich bei Patienten mit einer Divertikulose eine deutliche Verdickung der Längs- und Ringmuskulatur (Morson, 1963). Die bei rund 10% aller rektoskopisch untersuchten geriatrischen Patienten nachweisbare Melanosis coli bedingt per se keine Symptome und hat keine klinische Relevanz; sie ist Ausdruck eines langjährigen Mißbrauchs anthrachinonhaltiger Laxantien (Göbel, 1978).

Ein Dolichokolon findet man bei alten Patienten mit Defäkationsproblemen im Rahmen einer Psychose oder bei M. Parkinson; der Darm ist enorm verlängert und dilatiert (Lewitan et al., 1951).

Mindestens 25% der älteren Patienten sind obstipiert (Connell et al., 1965), wobei eine Vielzahl von

Faktoren zusammenwirken: unzureichende Flüssigkeitszufuhr, zu wenig Ballaststoffe in der Nahrung, unzureichende Bewegung, Laxantienabusus, ein abgeschwächter Defäkationsreflex, anorektale Läsionen mit Sphinkterspasmus und die Einnahme obstipierender Medikamente (Tranquilizer, Antihypertensiva, Spasmolytika, Antazida). In der Altersgruppe über 70 nimmt jeder Zweite Abführmittel ein (Hyams, 1974). Ein langjähriger Laxantienabusus kann zum einen zu spezifischen Kolonveränderungen mit Verlust der Haustrierung im linksseitigen Kolon und Dilatation im Aszendensbereich führen, wobei sich elektronenmikroskopisch degenerative Veränderungen an den myenteren Plexus nachweisen lassen (Forth et al., 1980), zum anderen Elektrolytverschiebungen mit hypotoner Darmatonie bis hin zum Pseudo-Bartter-Syndrom (Wolf et al., 1968).

Ein Rektumprolaps ist Folge einer Atonie des Sphinkter externus et internus (Swinton und Scherer, 1968) und findet sich bevorzugt bei älteren Frauen mit eingeschränkter sensorischer Perzeption des Defäkationsreflexes. Von 200 geriatrischen Langliege-Patienten wiesen 66 % eine Rektuminkontinenz auf (Brocklehurst, 1972), meist infolge arteriosklerotischer zerebraler Verwirrtheitszustände. Ursache ist häufig ein Verlust der zentralen Hemmreflexe auf eine Rektumdistension, daneben kann es bei einem prall mit Faeces gefüllten Rektum («fecal impaction») zur Inkontinenz kommen.

Obstipation und in ihrem Gefolge eine Divertikulose werden auf den geringen Fasergehalt der westlichen Ernährung zurückgeführt. 40 % der über 70jährigen weisen eine Divertikulose auf (Manovsos et al., 1967), die bei jedem zweiten in mindestens einer Attacke einer akuten Divertikultis mündet.

Eine Colitis ulcerosa beginnt in etwa 10 % der Patienten jenseits des 50. Lebensjahres (Law et al., 1961), häufig ist die Erkrankung auf Rektum und Sigma beschränkt. Differentialdiagnostisch ist bei der Colitis in erster Linie eine ischämische Genese abzugrenzen, daneben spielen bei alten Menschen antibiotika-induzierte pseudomembranöse Kolitiden eine nicht unbedeutende Rolle.

Dickdarmpolypen finden sich mit zunehmendem Lebensalter immer häufiger; bei über 40 % der 70jährigen läßt sich ein adenomatöser Kolonpolyp nachweisen, bei 100jährigen sogar in 88 % (Rösch, 1972). Der Übergang des Adenoms in ein infiltrierend wachsendes Karzinom ist nur eine Frage der Zeit, weshalb der prophylaktischen Polypektomie im Rahmen der Krebsvorsorge heute besondere Aufmerksamkeit gewidmet wird.

Funktionelle Erkrankungen im Sinne des Colon irritabile spielen auch in der Geriatrie eine wichtige Rolle. Eine Analyse von 300 über 65jährigen Patienten mit gastrointestinalen Beschwerden ergab, daß für diese in 56 % keine organische Ursache gefunden werden konnte (Sklar, 1970). Eine Karzinophobie, eine echte Depression, eine Zerebralsklerose oder sexuelle Frustration können auslösende Momente darstellen.

4.3.5 Iatrogene Erkrankungen des Verdauungstrakts

Alte Menschen sind zum einen empfindlicher gegenüber Medikamenten-Nebenwirkungen, zum anderen neigen sie dazu, Medikamente auch über eine aktuelle Indikation hinaus einzunehmen. Die größte Gefahr besteht jedoch in der Behandlung verschiedener erkrankter Organe durch diverse Spezialisten, so daß Arzneimittelinteraktionen kaum ausgeschlossen werden können.

4.3.5.1 Ösophagus

Eine Refluxösophagitis ist bei alten Menschen nicht selten anzutreffen. Anticholinergika sind hier kontraindiziert, da sie den Reflux verstärken und den Sphinktertonus herabsetzen. Breitspektrumantibiotika, Immunsuppressiva und Kortikosteroide können der Entwicklung einer Soorösophagitis Vorschub leisten. Frühzeichen einer Toxizität von Antimetaboliten sind Mundulzera, retrosternale Schmerzen, Sodbrennen und Durchfälle. Zur Vermeidung iatrogener Ulzera der Speiseröhre, wie sie in erster Linie nach Einnahme von Doxycyclin, Emeproniumbromid und Clomethiazol beobachtet werden, ist darauf zu achten, daß Tabletten und Kapseln nach Möglichkeit nicht im Liegen eingenommen werden und daß mindestens 100 ml Wasser nachgetrunken werden, da diese sonst bis zu 30 min im Ösophagus liegen bleiben und im Bereich der physiologischen Engstellen (Aorta) zu lokalen Schäden führen.

4.3.5.2 Magen

Unverträglichkeit von seiten des Magens wird von vielen Patienten bei der Einnahme von Medikamenten geklagt. Aus diesem Grund sollten Medikamente zusammen oder unmittelbar nach einer Mahlzeit eingenommen werden. Antiphlogistika, insbesondere Aspirin, führen zu erosiven Magenschleimhautdefekten und können peptische Geschwüre reaktivieren. Die Inzidenz von Geschwüren unter einer Cortisonmedikation schwankt zwischen 1.1 % bei Colitis ulcerosa-Patienten und 26,5 % bei Patienten mit rheumatoider Arthritis (Sun, 1972). Die gleichzeitige Einnahme von Antazida, Pirenzepin oder H_2-Blockern reduziert ein mögliches Risiko ulzerogener Substanzen wie Aspirin, Indomethacin, Phenylbutazon, Reserpin, ACTH und Cortison weitgehend. Kalzium- und magnesiumhaltige Antazida sollten bei Patienten mit eingeschränkter Nierenfunktion vermieden werden. Natriumbicarbonat ist bei Patienten mit Herzinsuffizienz als Antazidum ungeeignet.

Da Antazida eine pH-Verschiebung ins alkalische Milieu bedingen, wird die Absorption von schwachen Säuren wie Aspirin, Cumarin, Nitrofurantoin, Nalidixinsäure, Penicillin G, Tetracyclin, Sulfonamiden und Phenylbutazon verzögert. Schwache Basen hingegen wie Theophyllin, Mecamylamin, Procain, Chinin, Meperidin und Amphetamin werden beschleunigt resorbiert. Dulcolax-Dragées setzen in Gegenwart von Antazida ihren Wirkstoff bereits im Magen frei, was zu Übelkeit und heftigem Erbrechen führt (Zupko, 1971). Wegen einer Chelatbildung bzw. Adsorption sollten Tetracycline, Eisenpräparate und Digitalis nicht gleichzeitig mit aluminiumhydroxidhaltigen Antazida eingenommen werden. Anticholinergika können bei älteren Patienten einen akuten Glaukomanfall oder eine Blasenauslaßstörung bedingen; wegen der verzögerten Magenentleerung sollten sie bei Ulcus ventriculi-Patienten nicht gegeben werden.

4.3.5.3 Dünndarm

Antikoagulantien können zu einem intramuralen Hämatom, zu einem mechanischen Ileus und zu einer akuten Magen-Darm-Blutung führen (Goldfarb, 1965). Auf der anderen Seite kann ein klinisch okkultes Neoplasma sich durch die Antikoagulantientherapie mit einer Blutung bemerkbar machen. Ein Malabsorptionssyndrom ist nach oraler Gabe von Neomycin, Tetracyclin, Paromomycin und Colchizin beobachtet worden (Berman und Kirsner, 1972). Lindholmer et al. (1964) haben auf stenosierende Ulzerationen im Jejunum bei Einnahme von Thiaziden und Kaliumchloridsubstitution aufmerksam gemacht, wobei dünndarmlösliche Dragees, nicht jedoch Kaliumpräparate in flüssiger Form für diese Komplikation angeschuldigt werden müssen. Hexamethonium, Pentoliniumtartrat, Mecamylamin und Hydralazin, aber auch Anticholinergika und Narkotika können bei alten Menschen einen paralytischen Ileus bedingen (Furste et al., 1958). Cholestyramin, bei der Behandlung der Hypercholesterinämie eingesetzt, verursacht eine Steatorrhoe. Breitbandantibiotika schließlich lösen eine pseudomembranöse Enterokolitis aus, indem es zu einem Überwuchern des Darms mit toxinbildendem Clostridium difficile kommt (Bartlett et al., 1978). Diese mit einer Letalität von 10% belastete Komplikation, die besonders nach Lincomycin, Clindamycin und Ampicillin beobachtet wird, spricht auf die Gabe von Vancomycin und Metronidazol an, wobei das Spektrum von harmlosen Durchfällen bis zur lebensbedrohlichen peranalen Blutung reicht.

4.3.5.4 Dickdarm

In der Roten Liste von 1980 sind 176 Laxantien aufgeführt, von denen nur 6 verschreibungspflichtig sind; die restlichen stehen für die Selbstmedikation zur Verfügung. Füll- und Quellmittel brauchen reichlich Flüssigkeit, sonst besteht die Gefahr eines Obstruktionsileus (Güller und Reber, 1980). Salinische Abführmittel sollten mit reichlich Wasser eingenommen werden, um den Flüssigkeitsverlust zu mildern und eine Dehydration mit Gefahr einer Thrombose zu vermeiden. Bei 25 bis 50% derjenigen, die zuviel Laxantien einnehmen, kommt es zu Störungen im Natrium-, Kalium- und Kalziumhaushalt (Ruoff, 1980). Dies kann eine Digitalisüberempfindlichkeit, einen kalipenischen Tubulusschaden und eine Osteoporose mit Hypomagnesiämie zur Folge haben. Magnesiumsulfat kann beim Niereninsuffizienten zu einer Vergiftung mit Blockade der neuromuskulären Übertragung, Störungen der Herzfunktion und der Atemtätigkeit führen. Paraffinöl bedingt nicht nur eine Malabsorption der fettlöslichen Vitamine, sondern kann auch bei Aspiration zu Lipidpneumonien und nach Resorption zur Granulombildung in verschiedenen Organen führen. Phenolphthalein verursacht, wenn auch selten, allergische Reaktionen, die sich in Form eines Lupus erythematodes, Blutungen, Proteinurie, Polyneuritis und Steatorrhoe äußern können (Langman, 1979). Das lebertoxische Oxyphenisatin, das über eine chronische Hepatitis zur Zirrhose führt, ist weitgehend vom Markt verschwunden.

Literatur

BAKER, D.R., W.H. SCHRADER, C.R. HITCHCOCK: Small bowel ulceration apparently associated with thiazide and potassium therapy. J. Am. med. Ass. **190**, 586 (1964)

BARTLETT, J.G., N. MOON, T.W. CHANG, N. TAYLOR, A.B. ONDERDONK: Role of clostridium difficile in antibiotic-associated pseudomembranous colitis. Gastroenterology **75**, 778 (1978)

BERMAN, P.M., J.B. KIRSNER: The aging gut. Geriatrics **27**, 84 (1972)

BOTSFORD, T.W., P. CROWE, D.W. CROCKER: Tumors of the small intestine: a review of experience with 115 cases including a report of a rare malignant hemangioepithelioma. Am. J. Surg. **103**, 358 (1962)

BROCKLEHURST, J.C.: The problems in old age. Proc. roy. Soc. Med. **65**, 66 (1972)

BROOKS, J.R., A.J. ERAKLIS: Factors affecting the mortality from peptic ulcer. N. Engl. J. Med. **271**, 803 (1964)

BROWN, C.H., N. AKIN: Stenosing small intestinal ulcers: report of 11 cases. Cleveland Clin. Quart. **33**, 85 (1966)

BUCHS, S.: Zur Problematik der Säure- und Fermentsubstitution bei Magenleiden. Dtsch. med. Wschr. **96**, 1925 (1971)

CHERNISH, S.M., O.M. HELMER, P.J. FOUTS: The effect of intrinsic factor on the absorption of vitamin B_{12} in older people. Am. J. Clin. Nutr. **5**, 651 (1957)

CHIEFFIN, M., J.E. KIRK: The ascorbic acid excretion in the stool in elderly subjects. J. Nutr. **59**, 273 (1956)

CHISHOLM, M.: The association between webs, iron and postcricoid carcinoma. Postgrad. med. J. **50**, 215 (1974)

COLLINS, F.J., H.R. MATTHEWS, S.E. BAKER, J.M. STRAKOVA: Drug-induced oesophageal injury. Br. med. J. I, 1673 (1979)

CONNELL, A.M., C. HILTON, G. IRVINE: Variation in bowel habits in two populations. Br. med. J. II, 1095 (1965)

COOPER, I.N., E.A. GELZAYD, J.B. KIRSNER: Mild gastric fundal irradiation in the treatment of peptic esophagitis. Gastroint. Endosc. **14**, 222 (1968)

CUTLER, C.W.: Clinical patterns of peptic ulcer after sixty. Surg. Gynec. Obstet. **107**, 23 (1958)

DOBERAUER, W., A. HITTMAIR, R. NISSEN, F.H. SCHULZ, J. TUBA: Handbuch der praktischen Geriatrie. Enke, Stuttgart 1967

ELLIS, F.H.: Pathophysiologie des oberen Ösophagussphinkters. In: R. SIEWERT, A.L. BLUM, F. WALDECK (Hrsg.): Funktionsstörungen der Speiseröhre. Springer, Berlin–Heidelberg–New York 1976

FIKRY, M.E., M.H. ABOUL-WAFA: Intestinal absorption in the aged. Geront. Clin (Basel) **7**, 171 (1965)

FORTH, W., J. RIEMANN, H. SCHMIDT: Abführmittel – unbedenklich für die Selbstbehandlung? Dt. Ärztebl. **77**, 2391 (1980)

FURSTE, W., D. PHELPS, P. TAYLOR: Antihypertensive drugs as a cause of acute abdomen. J. Am. med. Ass. **166**, 2111 (1958)

GÖBEL, D.: Melanosis coli. Med. Klin. 73, 519 (1978)
GOLDFARB, W.B.: Coumarin-induced intestinal obstruction. Ann. Surg. 161, 27 (1965)
GÜLLER, R., M. REBER: Mechanische Dickdarmobstruktion durch Weizenkleie. Schweiz. med. Wschr. 110, 89 (1980)
GUTH, P.H.: Physiologic alterations in small bowel function with age. Am. J. dig. Dis. 13, 498 (1968)
HACKER, J.: Abhängigkeit des D-Xylose-Testes vom Lebensalter. Med. u. Ernähr. 7, 159 (1972)
HYAMS, D.E.: Gastrointestinal problems in the old. Br. med. J. I, 107 (1974)
KASSEM, N.Y., J.J. GROEN, M. FRAENKEL: Spinal deformities and hiatus hernia. Lancet I, 887 (1965)
KENDALL, M.J., S. NUTTER: The influence of sex, body weight, and renal function on the xylose test. Gut 11, 1020 (1970)
KIMURA, K., T. TAKEMOTO: Chronological transition of the pyloric-fundic gland border in chronic gastritis. Endoscopy 3, 87 (1969)
LANGMAN, M.J.S.: Gastrointestinal drugs. In: M.N.G. DUKES (Hrsg.): Side effects of drugs, vol. 8. Excerpta Medica, Amsterdam–Oxford 1979
LANSING, A.L.: Cowdry's problems of aging. Williams & Wilkins, Baltimore 1952
LAW, D.W., H. STEINBERG, M.H. SLEISENGER: Ulcerative colitis with onset after the age of fifty. Gastroenterology 41, 457 (1961)
LEVRAT, M., J. PASQUIER, R. LAMBERT: Peptic ulcer in patients over 60. Am. J. dig. Dis. 11, 279 (1966)
LEWITAN, A., L. NATHANSON, W. SLADE: Megacolon and dilatation of the small bowel in parkinsonism. Gastroenterology 17, 367 (1951)
LINDHOLMER, B., E. NYMAN, L. RAF: Nonspecific stenosing ulceration of the small intestine. Acta chir. Scand. 128, 310 (1964)
MANOVSOS, O.N., S.C. TRUELOVE, K. LUMSDEN: Prevalence of colonic diverticulosis in general population of Oxford area. Br. med. J. III: 762 (1967)
MCGUIGAN, J.E., W.L. TRUDEAU: Serum gastrin concentrations in pernicious anemia. N. Engl. J. Med. 282, 358 (1970)
MORSON, B.C.: The muscle abnormality in diverticular disease of the sigmoid colon. Brit. J. Radiol. 36, 385 (1963)
PALMER, E.D.: Disorders of the cricopharyngeal muscle. Gastroenterology 71, 510 (1976)
PELTOKALLIO, P., K. JANHIAINEN: Acute appendicitis in the aged patient. Arch. Surg. 100, 140 (1970)

PRIDIE, R.B.: Incidence and coincidence of hiatus hernia. Gut 7, 188 (1966)
RAFSKY, H.A., B. NEWMAN: Vitamin B excretion in the aged. Gastroenterology 1, 737 (1943)
RAFSKY, H.A., B. NEWMAN: A study of vitamin A and carotene tolerance tests in the aged. Gastroenterology 10, 1001 (1948)
RÖSCH, W.: Geriatrische Aspekte bei gastroenterologischen Erkrankungen. Fortschr. Med. 90, 1132 (1972)
RÖSCH, W.: Der alternde Verdauungstrakt. akt. gerontol. 7, 115 (1977a)
RÖSCH, W.: Seltene entzündliche Erkrankungen der Speiseröhre. Internist 18, 444 (1977b)
RÖSCH, W.: Chronische Gastritis. Z. Gastroenterologie 18, 237 (1980)
RÖSCH, W., K. ELSTER: Gastrointestinale Präkanzerosen. Witzstrock, Baden-Baden–Brüssel–Köln–New York 1977a
RUOFF, H.-J.: Unerwünschte Wirkungen und Nebenwirkungen von Abführmitteln. Med. Klin. 75, 214 (1980)
RYDER, J.B.: Steatorrhea in the elderly. Geront. Clin. (Basel) 5, 30 (1963)
SIEWERT, R., A.L. BLUM, F. WALDECK: Funktionsstörungen der Speiseröhre. Springer, Berlin–Heidelberg–New York 1976
SKLAR, M.: Functional gastrointestinal disease in the aged. Am. J. Gastroent. 53, 570 (1970)
SOERGEL, K.H., F.F. ZBORALSKE, J.R. AMBERG: Presbyoesophagus: esophageal motility in nonagenarians. J. clin. Invest. 43, 1472 (1964)
SPIRO, H.M.: Clinical gastroenterology. Macmillan, New York–Toronto 1970
STRANGE, S.C.: Giant innocent ulcer in the elderly. Geront. Clin. (Basel) 5, 171 (1963)
SWINTON, H.W., W.P. SCHERER: Complete rectal prolapse or procidentia. Geriatrics 23, 113 (1968)
SUN, D.C.H.: Iatrogenic gastrointestinal diseases in the aged. Geriatrics 27, 89 (1972)
WARNING, D.W., W. KRAUSE: Über den Verlauf der Korpus-Antrum-Grenze des Magens im hohen Alter. akt. gastrologie 5, 73 (1976)
WOLF, H.P., G. HENNE, F. KRÜCK, S. ROSCHER, P. VECSEL, J.J. BROWN, G. DUSTERDICK, A.F. LEVER: G.I.S. ROBERTSON: Psychosomatische Syndrome mit gastrointestinalem und/oder renalem Kalium- und Natriumverlust, Hyperreninämie und sekundärem Aldosteronismus. Schweiz. med. Wschr. 98, 1883 (1968)
ZUPKON, A.G.: A practical guide to drug interactions. Med. Times 99, 65 (1971)

4.4 Erkrankungen des Verdauungstrakts im Alter: Spezieller Teil

W. Rösch

4.4.1 Speiseröhre

4.4.1.1 Motilitätsstörungen der Speiseröhre

Presbyösophagus

Im hohen Alter nimmt die Qualität der Koordination der Ösophagusmotorik ab. Simultane, nicht-peristaltische Kontraktionen werden häufiger, während die primäre gerichtete Peristaltik abnimmt (Hightower, 1958; Mandelstam und Lieber, 1970). Bei den 81- bis 90jährigen war die Entleerungszeit des Ösophagus fast verdoppelt, wie röntgenkinematographische Untersuchungen an 146 Versuchspersonen im Alter von 21 bis 90 Jahren ergeben haben. Zboralske et al. (1964) fanden bei 90% von 41 untersuchten 90jährigen Störungen der peristaltischen Kontraktion und bei 60% eine verzögerte Ösophagusentleerung; häufig war der Ösophagus deutlich dilatiert. Manometrisch zeigte sich nur in 51% der Untersuchten eine bis in den terminalen

Tab. 4-1: Einfluß des Alters auf die Oesophaguskontraktionen nach Schlucken bei normalen Versuchspersonen nach Hellemans und Janssens

Alter [Jahre]	Mittleres Drittel					Unteres Drittel				
	20–34	35–49	50–64	⩾65	p	20–34	35–49	50–64	⩾65	p
Anzahl der Schluckkomplexe	356	309	391	506		418	365	477	505	
Peristaltische Wellen [%]	91,6	90,4	71,2	67,1	<0,01	87,6	84,9	64,5	58,0	<0,01
Simultane Wellen über 5–10 cm [%]	8,4	9,6	28,8	32,9	<0,01	12,5	15,1	35,5	42,0	<0,01
Biphasische oder wiederholte Kontraktionen [%]	2,1	2,4	6,5	13,6	<0,01	2,5	4,8	10,5	13,9	<0,01

Ösophagus durchlaufende Peristaltik (Soergel et al., 1964).

Derartige Motilitätsstörungen beginnen bereits im Alter von 50 Jahren und sind im unteren Drittel stärker ausgeprägt als im oberen Drittel mit quergestreifter Muskulatur, wie Untersuchungen von Hellemans und Janssens (1976) gezeigt haben (Tab. 4-1). Insbesondere bei Trockenschlucken sind diese Peristaltikstörungen nachweisbar, während ein Flüssigkeitsbolus nur selten nichtperistaltische Kontraktionen auslöst (Hollis und Castell, 1974).

Die Propagationsgeschwindigkeit der peristaltischen Aktivitätsfront bleibt hingegen auch in höherem Lebensalter unverändert (Hellemans und Vantrappen, 1974), mit Ausnahme der Übergangszone zwischen quergestreifter und glatter Muskulatur, in der die Progressionsgeschwindigkeit bei älteren Menschen größer ist als bei jüngeren.

Bei Diabetikern mit und ohne Neuropathie ist sie hingegen deutlich vermindert (Heitmann et al., 1973). Unregelmäßige, schwache oder abwesende Wandkontraktionen, häufig fehlende Peristaltik nach Schluckakten und eine erhebliche Verzögerung der Entleerung des Speiseröhrenkörpers kennzeichnen diese Dysfunktion. Während sich die Kontraktionen nach Schluckakten normalerweise mit 5 cm/sec fortpflanzen, verlangsamt sich die Kontraktilität bei diabetischer Neuropathie auf 2,7 cm/sec. Die Verschlußkraft des unteren Ösophagussphinkters ist deutlich herabgesetzt, reicht jedoch zur Verhinderung eines Refluxes von Mageninhalt durchaus aus.

Obwohl im Alter eine Refluxösophagitis häufiger zu finden ist, findet man den Ruhetonus im unteren Sphinkter normal, lediglich die Reaktion auf ein Cholinergikum (Tensilon) erscheint abgeschwächt (Farrell et al., 1973). Über die Ursache des Presby-Ösophagus ist wenig bekannt; die Dichte der intramuralen Ganglienzellen soll auf ca. 50% zurückgehen (Köberle, 1968).

Funktionsstörungen des oberen Ösophagussphinkters

In die Mundhöhle aufgenommene Nahrung wird durch aktiven Transport via Pharynx und Ösophagus in den Magen transportiert. Während die orale Phase willkürlich eingeleitet wird, läuft die pharyngoösophageale Phase reflektorisch gesteuert ab. Bei einer Reihe von Erkrankungen (Tab. 4-2) ist die Koordination der Bewegungsabläufe gestört, so daß man von einer pharyngo-ösophagealen Dysphagie sprechen kann. So treten nicht selten nach zerebrovaskulärem Insult Schluckstörungen, vor allem im Bereich des M. cricopharyngeus (Ösophagusmund, oberer Sphinkter) auf. Nahezu alle Patienten mit einem M. Parkinson weisen Motilitätsstörungen der Speiseröhre auf, allerdings klagen nur 10–15% über Schluckstörungen (Logemann et al., 1975).

Primäre Muskelkrankheiten spielen bei Funktionsstörungen des oberen Ösophagussphinkters nur eine untergeordnete Rolle; eine gewisse Bedeutung hat noch das Auftreten einer Dysphagie bei Rekurrensparese, z.B. als Begleitsymptom eines Bronchialneoplasmas (Henderson et al., 1974). Auch bei gastroösophagealem Reflux konnte ein erhöhter Ruhedruck im oberen Ösophagussphinkter nachgewiesen werden (Smiley et al., 1970).

Von besonderer Bedeutung sind die Untersuchungen von Ellis (1976), der zeigen konnte, daß die Ursache des bei alten Menschen nicht selten anzutreffenden Zenkerschen Divertikels wahrscheinlich eine primäre Koordinationsstörung im Bereich des oberen Ösophagussphinkters darstellt. Die meisten dieser Divertikel entwickeln sich bei Patienten, die älter als 50 Jahre sind; vor dem 30. Lebensjahr treten sie praktisch nicht auf. Diese Divertikel entwickeln sich regelmäßig nach posterior und links oberhalb des transversal verlaufenden Teils des M. cricopharyngeus. Dysphagiesymptome, geräuschvolles Gurgeln im Hals während des Schluckens, Regurgitation von Speise und im fortgeschrittenen Stadium eine komplette Aphagie sind die Leitsymptome, die Röntgenuntersuchung bestätigt die Diagnose (Abb. 4-1).

Divertikel mit einem Durchmesser von über 5 cm sollten reseziert werden, bei kleineren Divertikeln

Tab. 4-2: Störungen des oberen Ösophagussphinkters

1. Zentralnervöse Systemerkrankungen
   Bulbärparalyse
   Zerebrale Ischämie
2. Myogene Erkrankungen
   Muskeldystrophie
   Myasthenia gravis
   Thyreotoxische Myopathie
3. Postoperative Dysphagie nach ausgedehnten Eingriffen am Oropharynx
4. Idiopathische Dysfunktion
   Zenkersches Divertikel

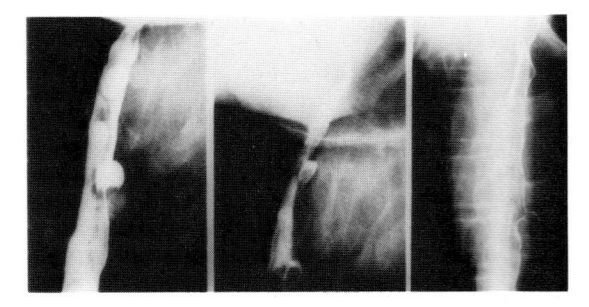

Abb. 4-1: Zenkersches Divertikel bei 76jähriger Patientin

empfiehlt sich die Durchführung einer krikopharyngealen Myotomie, die bei hohem Operationsrisiko auch auf endoskopischem Wege durchgeführt werden kann (Dohlman and Mattson, 1960). Vereinzelt wurde diese Myotomie auch bei anderen Formen der pharyngealen Dysphagie erfolgreich angewandt, indiziert erscheint sie jedoch nur bei der primären Koordinationsstörung («hohe Achalasie», krikopharyngeale Dysphagie), die heute als Ursache der Pulsionsdivertikel im Leimerschen Dreieck angesehen wird.

Funktionsstörungen des tubulären Ösophagus und des unteren Ösophagussphinkters

Erkrankungen mit hypertonem Sphinkter

Achalasie: Der Achalasie liegt eine neuromuskuläre Störung der gesamten Speiseröhre zugrunde, gekennzeichnet durch das Fehlen einer gerichteten Peristaltik und eine ungenügende Erschlaffung des unteren Ösophagussphinkters. Bei der hypermotilen Form bestehen zusätzlich spastische Kontraktionen, die als intensive retrosternale Schmerzen empfunden werden. Eine sekundäre Achalasie kann durch ein Kardiakarzinom hervorgerufen werden, das die intramuralen Ganglien im Sphinkterbereich zerstört hat. Das passagere Bild einer Achalasie wird gelegentlich auch nach einer Vagotomie beobachtet.

Auch wenn es sich bei der Achalasie wahrscheinlich um ein angeborenes Leiden handelt, macht es sich häufig erst im fortgeschrittenen Erwachsenenalter bemerkbar. In Europa muß mit etwa einer jährlichen Neuerkrankung pro 100000 Einwohner gerechnet werden (Wienbeck, 1976).

Leitsymptom der Achalasie ist die Dysphagie, wobei Schwierigkeiten bei der Einnahme fester und flüssiger Speisen bestehen. Aufregung und seelische Belastung scheinen die Beschwerden zu verschlimmern, durch Nachtrinken (Erhöhung des hydrostatischen Drucks) oder Preßmanöver gelingt es meist, Teile der Nahrung in den Magen zu befördern. Häufig sind eine Regurgitation unverdauter Speisen, besonders nachts im Liegen, eine Hypersalivation und eine Gewichtsabnahme, ferner nächtliche Hustenanfälle und bronchopulmonale Komplikationen. Zwei Drittel der Patienten klagen über retrosternale Schmerzen, die bei der hypermotilen Form anfallsartig auftreten. Seltene Komplikationen sind Blutungen, anfallsartige Dyspnoe, Singultus durch Phrenikusreizung und Herzrhythmusstörungen bis hin zur Asystolie (Rösch et al., 1969). Obwohl viele Patienten ihre Mahlzeiten, wenn auch nur langsam, einnehmen können, stellt ein Gewichtsverlust von 20 bis 40 kg keine Seltenheit dar (Wienbeck und Heitmann, 1973) und erfordert eine Behandlung.

Die Diagnose einer Achalasie wird in der Regel röntgenologisch gestellt (Abb. 4-2). Endoskopie und Manometrie dienen dem Ausschluß einer organischen Erkrankung bzw. der weiteren Differenzierung. Die entscheidenden diagnostischen Kriterien sind in Tab. 4-3 wiedergegeben. Das charakteristische fadenförmig ausgezogene trichterförmige Segment im Röntgenbild öffnet sich nach Gabe von Glucagon i.v., bei der endoskopischen Untersuchung kann es im Gegensatz zu einer organischen Stenose unter Anwendung eines geringen Schubs glatt passiert werden.

Differentialdiagnostisch ist in erster Linie ein Kardiakarzinom auszuschließen, dessen Krankheitsdauer in der Regel kürzer bei progredientem Verlauf ist, das jedoch gelegentlich ein absolut identisches

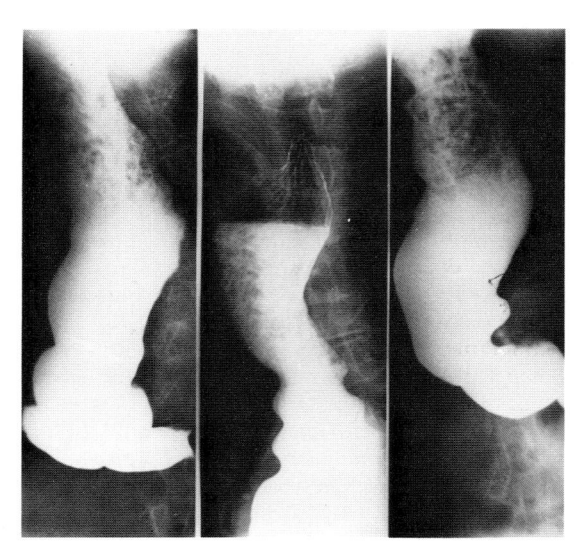

Abb. 4-2: Massive Dilatation der Speiseröhre (Megaösophagus) bei enggestellter Kardia

Tab. 4-3: Diagnostische Kriterien der Achalasie

1. Röntgenuntersuchung
Megaösophagus
Verlust propulsiver Kontraktionen
fadendünnes trichterförmiges Kardiasegment

2. Endoskopie
weiter Ösophagus mit segmentalen Kontraktionsringen,
hyperplastische oder entzündliche gerötete Schleimhaut
glatte Kardiapassage

3. Manometrie
simultane, häufig repetitive Kontraktionen oder Aperistalsis
erhöhter Ruhedruck im tubulären Ösophagus
erhöhter, seltener normaler Sphinkterdruck mit inkompletter schluckreflektorischer Erschlaffung
abnorme Sensitivität gegenüber Cholinergika, Pentagastrin und Cholezystokinin
Normalisierung des Sphinkter-Ruhedrucks auf Glukagon und Sekretin

Bild wie eine Achalasie entwickeln kann (Herrera et al., 1970).

Beim klassischen Verlauf unterscheidet man 3 Stadien:
- Ein Initialstadium mit nur mäßiger Dilatation, nachweisbaren Kontraktionen und ausgeprägter Symptomatik und aktiver Regurgitation,
- ein fortgeschrittenes, relativ symptomarmes Stadium mit zunehmender Ausbildung eines Megaösophagus und
- ein Endstadium mit hochgradiger Ektasie der Speiseröhre, Kachexie und passiver Regurgitation.

Mit bronchopulmonalen Komplikationen muß bei etwa 10% der Patienten gerechnet werden (Andersen et al., 1953). Die gefürchtetste Komplikation ist das Ösophaguskarzinom, das sich nach einer durchschnittlichen Krankheitsdauer von 20 bis 28 Jahren (Just-Viera und Haight, 1969; Wychulis et al., 1971) entwickelt. Die Karzinominzidenz liegt mit 3% etwa zehnmal höher als in einer Vergleichspopulation (Seliger et al., 1972). Fast immer handelt es sich um ein Plattenepithelkarzinom, am häufigsten im mittleren, seltener im oberen Drittel, dessen Diagnose in der Regel zu spät gestellt wird, da sich der Patient an Ösophagussymptome gewöhnt hat und bei der Dilatation der Speiseröhre der Tumor relativ lange ungehindert in die Lichtung vorwachsen kann.

Jede diagnostizierte Achalasie ist behandlungsbedürftig, da die Beschwerden häufig durch einfache Maßnahmen wesentlich gebessert werden können. Eine medikamentöse Therapie führt in der Regel nicht zum Erfolg, gastrointestinale Hormone wie Glucagon oder Sekretin wirken nur für wenige Minuten. Krampfartige Schmerzanfälle lassen sich durch Nitroglycerin, Amylnitrat oder Anticholinergika (Buscopan i.v.) lindern.

Therapie der Wahl ist die mechanische Dilatationsbehandlung, entweder mit dem Henning-Starckschen Dilatator oder mit einer Ballonsonde (Dilatator vom Sippy-Typ, nach Browne-McHardy, nach Husemann; Abb. 4-3). Nach ausreichender Dilatation sinkt der Ruhedruck im unteren Ösophagussphinkter auf weniger als die Hälfte des Ausgangswertes ab, die Dehnung wird an 3 aufeinanderfolgenden Tagen mit Drucken zwischen 200 und 300 mm Hg durchgeführt. Gute Behandlungsergebnisse werden bei über 60% der Behandelten erzielt, die Komplikationsrate liegt unter 5%. Bei Versagen der Dehnungsbehandlung kommt die vordere Myotomie nach Gottstein-Heller in Frage, deren Letalität unter 1% beträgt (Braun und Sanatger, 1974).

Idiopathischer diffuser Ösophagospasmus

Dem idiopathischen diffusen Ösophagospasmus liegen langanhaltende spastische Kontraktionen des Korpusanteils der Speiseröhre zugrunde; der Sphinkterruhedruck ist erhöht, doch kommt es zu einer vollständigen schluckreflektorischen Erschlaffung. Das Durchschnittsalter zum Zeitpunkt der Diagnosestellung liegt bei 55 Jahren, zumeist bestehen die Symptome schon viele Jahre, bis der Patient wegen einer akuten Bolusobstruktion den Arzt aufsucht.

Leitsymptom des Ösophagospasmus ist die Dysphagie nach Einnahme fester Speisen, daneben klagen 20% der Patienten über episodenhafte retrosternale Schmerzen, die in den Hals oder den linken Arm ausstrahlen und mit pektanginösen Beschwerden verwechselt werden können. Während dieser Episoden können kalter Schweiß, Kollapsneigung und Herzrhythmusstörungen auftreten (Heitmann, 1976). Vereinzelt wurden Rhythmusstörungen mit bradykarden Synkopen, z.T. regelmäßig ausgelöst durch kohlensäurehaltige Getränke, beschrieben (Roth und Fleschler, 1964).

Die diagnostischen Kriterien des diffusen Ösophagospasmus sind in Tab. 4-4 zusammengestellt. Das charakteristische Röntgenbild des Korkenzieher-Ösophagus mit Pseudodivertikelbildung ist nicht immer nachweisbar; sie lassen sich durch Pentagastringabe provozieren. Die Endoskopie dient dem Ausschluß einer organischen Erkrankung; die Präzisierung der Diagnose, insbesondere die Abgrenzung von der hypermotilen Form der Achalasie, bleibt der Manometrie vorbehalten (Rösch und Lux, 1977).

Bei dem idiopathischen diffusen Ösophagospasmus handelt es sich um ein gutartiges, meist komplikationslos verlaufendes Leiden. Hastiges Essen und Aufregung sind zu vermeiden, Barbiturate und Dia-

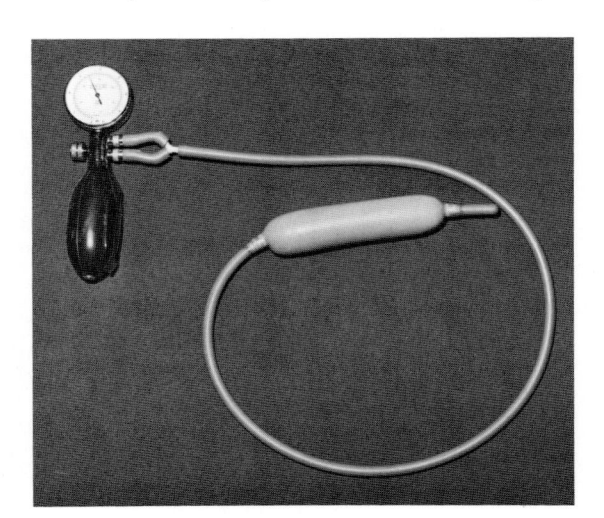

Abb. 4-3: Pneumatischer Dilatator nach Husemann

Tab. 4-4: Diagnostische Kriterien des diffusen Ösophagospasmus

---

1. Röntgenuntersuchung:
    unkoordinierte Kontraktionen-Pseudodivertikel
    normale Kardiapassage, keine Dilatation
    evtl. Provokation mit Pentagastrin

2. Endoskopie:
    Ausschluß neoplastischer oder entzündlicher Veränderungen

3. Manometrie:
    gesteigerte Spontanaktivität mit erhöhtem Ruhedruck im tubulären Ösophagus
    abnorm hohe, verbreiterte, simultane Kontraktionen nach Schluckakt
    repetitive Kontraktionen
    abnorme Empfindlichkeit gegenüber Cholinergika und Pentagastrin
    normaler Sphinkter

zepamabkömmlinge schaffen eine gewisse Linderung. Im akuten retrosternalen Schmerzanfall bringen Scopolaminbutylbromid (Buscopan) oder Glucagon i.v. prompte Erleichterung, ein ähnlicher Effekt läßt sich mit Nitroglycerin sublingual erreichen. Bei einer Aphagie durch Bolusobstruktion muß nicht selten, wenn die Spasmolyse den Nahrungsbrocken nicht spontan in den Magen übertreten läßt, eine endoskopische Entfernung erfolgen, bevor es zu Drucknekrosen kommt. Die Gabe von länger wirkenden Nitrokörpern oder Nifedipin (Adalat) als Dauermedikation kann Schmerzepisoden verhindern.

Vereinzelt ist auch beim Ösophagospasmus eine pneumatische Dehnung des hypertonen Sphinkters vorgenommen worden (Dimarino und Cohen, 1974), allerdings mit wechselndem Erfolg. Der von Ellis et al. (1964) vorgeschlagenen verlängerten Ösophagomyotomie bis in Höhe des Aortenbogens stehen wir eher ablehnend gegenüber.

An das Krankheitsbild des idiopathischen diffusen Ösophagospasmus sollte man immer denken, wenn Patienten über eine Angina pectoris-Symptomatik klagen und das Belastungselektrokardiogramm keinen Anhalt für eine Koronarinsuffizienz bietet. Da die Therapie weitgehend identisch ist, hat die Nichterkennung eines spastischen Ösophagus keine wesentlichen Konsequenzen.

Erkrankungen mit Sphinkterinsuffizienz

Physiologischerweise verhindert der untere Ösophagussphinkter einen Druckausgleich zwischen positivem intraabdominellem Druck und negativem intrathorakalem Druck. Bei einer Insuffizienz dieser Muskelbarriere kommt es zur Refluxkrankheit, möglicherweise noch begünstigt durch altersbedingte Erschlaffungen des Bandapparates (Lig. phreno-oesophageale) und durch die Ausbildung einer Hiatushernie, die mit zunehmendem Lebensalter immer häufiger angetroffen wird (vgl. S. 198).

Ein gesteigerter Reflux von Mageninhalt in die Speiseröhre führt zu einer Zerstörung des Plattenepithels. Sekundär sind wahrscheinlich Motilitätsstörungen, die die Selbstreinigungsfunktion der Speiseröhre alterieren und so den Kontakt des Regurgitats mit dem Epithel verstärken.

Reflux wird unter einer Reihe von sphinkterschwächenden Pharmaka wie Anticholinergika, β-Adrenergika und α-Blockern beobachtet, von größerer Bedeutung ist die Drucksenkung durch Fettsäuren und Triglyceride, Karminativa, Nikotin und Alkohol.

Die Refluxkrankheit wird bevorzugt im mittleren Lebensalter angetroffen, wobei Männer und Frauen gleich häufig erkranken (Siegrist et al., 1974). Langfristige Immobilisation, chirurgische Eingriffe an Magen und Kardia, länger liegende Magensonden und eine Erhöhung des intraabdominellen Druckes (Adipositas, Aszites, Obstipation) können beim alten Menschen eine Refluxösophagitis induzieren (Blum und Siewert, 1976).

Epigastrischer Schmerz, retrosternales Brennen, retrosternales Engegefühl und Dysphagie sind die am häufigsten geklagten Symptome (Siewert et al., 1974), die durch Bücken und Liegen, Nahrungsaufnahme, körperliche Anstrengung und Streß verstärkt werden. Typischerweise werden die Symptome durch heiße Getränke, Fruchtsaft oder konzentrierten Alkohol provoziert.

Bei der Diagnostik der Refluxkrankheit stehen die morphologischen Untersuchungen ganz im Vordergrund. Die Graduierung der entzündlichen Veränderungen erfolgt aufgrund des makroskopischen Aspekts der Ösophagusschleimhaut in 4 Schweregrade (Abb. 4-4), der Klärung der Sphinkterfunktion dienen manometrische Untersuchungsverfahren, eventuell nach Stimulation mit Pentagastrin. Von den in Tab. 4-5 aufgeführten Untersuchungsverfahren kommt der Langzeit-pH-Metrie und der Säureclearance noch eine gewisse diagnostische Bedeutung zu.

Die Refluxkrankheit hat meist einen gutartigen Verlauf mit Schüben und beschwerdefreien Intervallen während vieler Jahre. Als Komplikationen gelten die peptische Stenose (terminale Ösophagusstenose), die Zylinderzellmetaplasie der Speiseröhre (Endobrachyösophagus, Barrett-Syndrom) und das Ulcus oesophagi (Abb. 4-5), das bevorzugt bei alten Patienten beobachtet wird und sich gelegentlich durch eine massive gastrointestinale Blutung bemerkbar macht. Der Ersatz des zerstörten Plattenepithels durch hochwandernde Magenschleimhaut («colum-

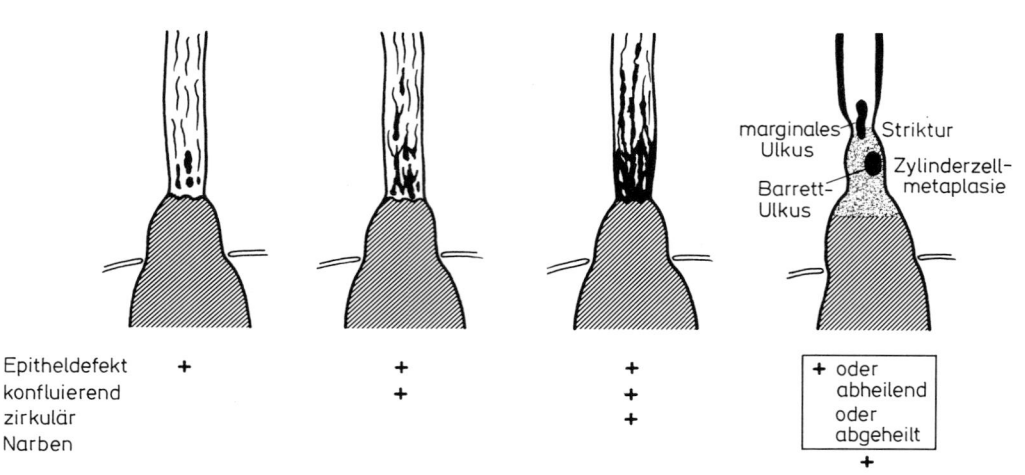

Abb. 4-4: Stadieneinteilung der Refluxkrankheit aufgrund endoskopischer Kriterien

Tab. 4-5: Untersuchungsverfahren bei der Refluxkrankheit

1. Röntgenuntersuchung
Provokation von Bariumreflux
Motilitätsstörungen bei angesäuertem Barium

2. Endoskopie
4 Stadien der Refluxösophagitis

3. Saugbiopsie
Nachweis einer hyperregeneratorischen Ösophagopathie oder Rundzell-Infiltration der Lamina propria

4. Manometrie
Abklärung der Sphinkterfunktion, Nachweis von Motilitätsstörungen

5. Säure-Clearance
gestörte Selbstreinigung

6. Säureperfusion
verstärkte Säureempfindlichkeit, Motilitätsstörungen

7. Refluxprovokation
gesteigerter Reflux

8. Langzeit-pH-Metrie
vermehrter nächtlicher Reflux

---

nar-epithelium-lined oesophagus») schafft Bedingungen, die zum Adenokarzinom der Speiseröhre prädisponieren (Rosetti et al., 1974). Das Karzinomrisiko ist mit etwa 10% anzusetzen (Savary und Miller, 1976).

Die Mortalität der Refluxkrankheit wird mit 0,02% angegeben und ist sicher niedriger als die der Antirefluxoperationen (Kieser, 1967).

Bei der konservativen Therapie der Refluxkrankheit spielen Maßnahmen, die den Sphinkter mechanisch entlasten, das Vermeiden von Faktoren, die die Sphinkterkontraktion hemmen, und sphinktertonisierende Medikamente eine wichtige Rolle. Gewichtsreduktion, häufige kleine Mahlzeiten, die letzte 4 bis 6 Stunden vor dem Schlafengehen eingenommen, und ein Hochstellen des Kopfendes des Bettes während der Nacht wirken sich günstig aus, Fett, Nikotin, Alkohol und Pfefferminztee sollten weitgehend vermieden werden. Ein günstiger Effekt auf die refluxbedingten Epitheldefekte wurde durch hochdosierte Antazida, am besten in Kombination mit Alginsäure (Gaviscon), durch Metoclopramid (Paspertin 4×10 bis 3×20 mg/d) und durch H_2-Blocker (Tagamet 1,6 g/d; Sostril, Zantic 2×150 mg/d) erzielt.

Eine chirurgische Therapie in Form der Fundoplicatio ist im Stadium III und IV der Refluxösophagitis indiziert. Günstige klinische Ergebnisse werden in 63 bis 96% berichtet (Siewert et al., 1975), in etwa 10% der Fälle ist mit der Fundoplicatio der gewünschte Erfolg nicht erreichbar. Bei einigen Patienten kommt es postoperativ zu einer Magenüberblähung («gas bloat syndrome»), wenn die Manschette zu eng angelegt wurde und die Luft nicht mehr aufgestoßen werden kann (Ellis et al., 1973).

Insbesondere bei alten Patienten mit zunehmender Dysphagie als Folge einer peptischen Stenose der Ulzera an der Schleimhautgrenze bei Zylinderzellmetaplasie kommt ein aktiv chirurgisches Vorgehen häufig nicht mehr in Frage. Hier hat sich die Bougierungstherapie, heute bevorzugt mit dem Eder-Puestow-Instrumentarium über einen Führungsdraht, bewährt (Abb. 4-6). Durch regelmäßige Bougierungen in 4- bis 12wöchigem Intervall läßt sich eine ausreichend weite Passage aufrecht erhalten, so daß die Patienten nicht mehr länger auf die Einnahme passierter Kost angewiesen sind.

Ein verminderter Sphinkterdruck findet sich ferner bei der Sklerodermie und bei der diabetischen oder alkoholischen Polyneuropathie. Selten ist eine Sphinkterinkompetenz beim Lupus erythematodes systemicus, der primär chronischen Polyarthritis und der Periarteriitis nodosa.

4.4.1.2 Tumoren der Speiseröhre

Benigne Tumoren und Zysten

Benigne Tumoren der Speiseröhre sind selten; je nach ihrer Wachstumsrichtung, intramural oder intraluminal, führen sie zu unterschiedlichen Symptomen. Intramurale Tumoren sind entweder mesenchymalen Ursprungs (Leiomyom, Fibromyom, Neurofibrom, Hämangiom, Osteochondrom, Granularzellmyoblastom) oder als angeborene oder erworbene Zysten zu interpretieren. Intraluminale Tumoren gehen entweder von der Submukosa aus (fibrovaskulärer Polyp) oder entstammen der Schleimhaut (Papillom, Adenom). Häufigster benigner Tumor ist nach Plachta (1962) das Leiomyom, gefolgt vom fibrovaskulären Polypen. Auf 15 Ösophaguskarzinome kommt ein gutartiger Ösophagustumor (Johnston et al., 1953).

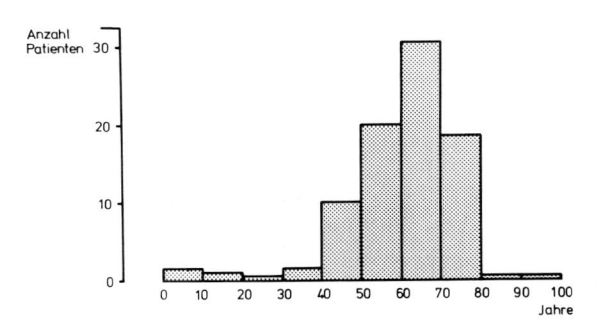

Abb. 4-5: Altersverteilung des Endobrachyösophagus nach Savary und Miller

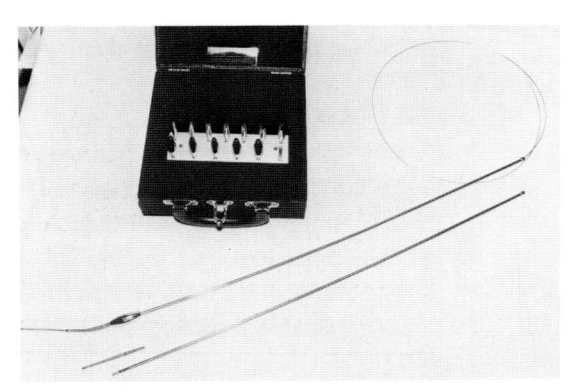

Abb. 4-6: Dilatationsbesteck nach Eder-Puestow zur Bougierung peptischer Strikturen

Dysphagie und retrosternale Schmerzen sind die häufigsten geklagten Symptome, doch werden gutartige Tumoren nicht selten zufällig entdeckt. Respiratorische Symptome durch Kompression der Trachea sind selten, Husten, Dyspnoe, rezidivierende Atemwegsinfekte und Erstickungsanfälle werden von etwa 10% der Patienten geklagt (Storey und Adams, 1965). Beim fibrovaskulären Polypen bildet sich nicht selten ein langer Stiel aus, so daß es zu einer Regurgitation, ja selbst zu einer Asphyxie kommen kann (Allen und Talbot, 1957).

Die Diagnose wird röntgenologisch gestellt, wobei sich ein glattbegrenzter Füllungsdefekt findet, Mukosapolypen sind der endoskopischen Biopsie zugänglich. Sich intraluminal entwickelnde benigne Tumoren lassen sich in vielen Fällen endoskopisch entfernen (Seifert et al., 1972), größere intramural wachsende Tumoren können zumeist chirurgisch enukleiert werden.

Ösophaguskarzinom

Das Ösophaguskarzinom steht beim Mann an fünfter Stelle hinter den malignen Erkrankungen von Lunge, Magen, Kolon und Rektum; 8–12% aller Karzinomtodesfälle gehen auf ein Ösophaguskarzinom zurück. Bevorzugt erkranken Männer zwischen dem 55. und 65. Lebensjahr. Die Inzidenz wird mit 5 bis 7 Erkrankungen auf 100 000 Einwohner angegeben, jährlich erkranken 0,3% der Bevölkerung. Bei der Mehrzahl der Patienten mit einem Ösophaguskarzinom findet sich ein Alkohol- und Nikotinabusus (Gsell und Löffler, 1962). Als Risikogruppen, bei denen gehäuft ein Ösophaguskarzinom beobachtet wird, gelten:
– Zustand nach Laugenverätzung (0,2–5%),
– Achalasie (0,5–29%)
– Plummer-Vinson-Syndrom (90%)
– postkrikoidale webs (4–16%),
– Tylosis palmaris et plantaris (95%),
– Barrett-Ösophagus (8–16%).

Obwohl wahrscheinlich nur 5% aller Ösophaguskarzinome auf dem Boden präexistenter Läsionen entstehen (Steiner, 1956), kommt diesen Risikogruppen unter dem Aspekt der Karzinomfrüherkennung doch eine gewisse Bedeutung zu (Rösch und Elster, 1977).

Das Ösophaguskarzinom sitzt bevorzugt an den physiologischen Engstellen, wobei 14% der Karzinome im oberen Drittel, 50% im mittleren Drittel und 36% im unteren Drittel lokalisiert sind (Wanke und Chiari, 1971). Vom makroskopischen Erscheinungsbild lassen sich drei Wuchsformen unterscheiden:
– Das polypös wachsende Karzinom,
– das exulzerierte Karzinom,
– das diffus infiltrierend wachsende Karzinom.

Nach Untersuchungen von Walther (1948) sowie Smithers (1956) sind über 90% der Ösophaguskarzinome Plattenepithelkrebse und nur 8% Adenokarzinome. Nimmt man jedoch das Leitsymptom Dysphagie, so wird diese in 60% von einem Plattenepithelkarzinom der Speiseröhre und zu 40% von einem auf den Ösophagus übergreifenden Adenokarzinom hervorgerufen (LeRoux, 1961). Das Ösophaguskarzinom macht eine Reihe von Symptomen (Abb. 4-7).

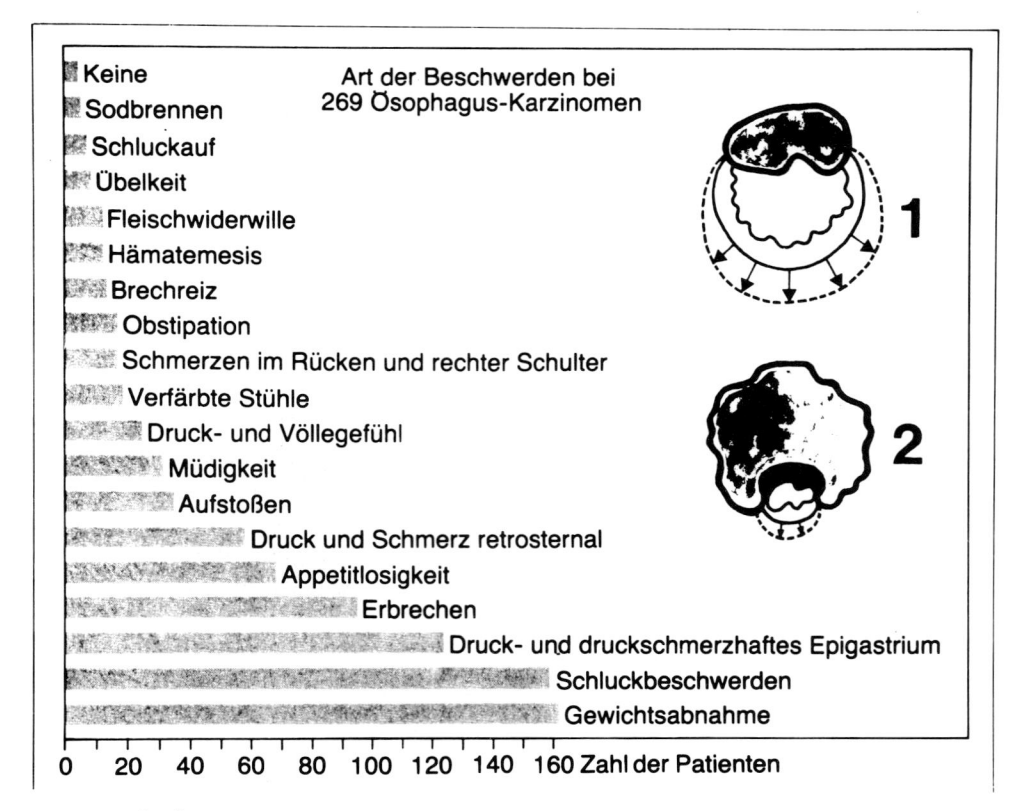

Abb. 4-7: Symptome des Ösophaguskarzinoms nach Husemann

Schluckbeschwerden werden jedoch erst geklagt, wenn mindestens zwei Drittel des Lumens durch den Tumor verlegt sind. Ein anhaltender Gewichtsverlust läßt sich fast immer nachweisen, retrosternale Schmerzen werden von rund 50 % der Patienten geklagt. Häufig stellt der Patient unmerklich seine Ernährungsgewohnheiten um, nachdem er das erste Mal Schwierigkeiten bei der Nahrungsaufnahme beobachtet hat. Zum Arzt geht er meist erst dann, wenn auch für Flüssigkeiten Passageschwierigkeiten bestehen.

Jeder Patient, gleich welchen Alters, der über anhaltende Schluckbeschwerden klagt, sollte einer Röntgenuntersuchung der Speiseröhre zugeführt werden. Im Anfangsstadium weisen lediglich irreguläre Konturen oder eine sich nicht peristaltisch umformende Platte auf ein Karzinom hin (Endo et al., 1971), im fortgeschrittenen Stadium finden sich größere Füllungsdefekte, irreguläre Stenosen oder eine flächige Infiltration. Eine endoskopische Inspektion ist zum einen bei Verdacht auf das Vorliegen eines Ösophagustumors, aber auch bei negativer Röntgenuntersuchung und anhaltenden dysphagischen Beschwerden indiziert. Die Trefferquote von Endoskopie, Biopsie und Zytologie erreicht heute 100 % (Kobayashi et al., 1970). Tanner (1961) bemerkt zurecht, daß bei einem über 40jährigen mit beginnender Dysphagie eine Wahrscheinlichkeit von über 90 % besteht, daß ein Karzinom die Ursache ist.

Eine zervikale Lymphknotenbiopsie, eine Mediastinoskopie, eine Computertomographie und eine Laparoskopie können bei positivem Metastasennachweis dem Patienten einen operativen Eingriff ersparen helfen. Bei dem fortgeschrittenen Alter der meisten Patienten ist häufig wegen kardialer oder pulmonaler Insuffizienz Inoperabilität gegeben.

Karzinome im mittleren und unteren Drittel können einer operativen Therapie zugeführt werden, beim hochsitzenden Tumor bleibt häufig nur die Strahlentherapie übrig. Die Operationsletalität schwankt in verschiedenen Kliniken zwischen 10 und 30 %, die 5-Jahres-Überlebensquote zwischen 5,5 und 23,5 % (Husemann, 1976) (Abb. 4-8). Die Kombination von Strahlentherapie und Operation scheint beim Plattenepithelkrebs bessere Ergebnisse zu erbringen als operative und strahlentherapeutische Behandlung allein, doch sind die Meinungen darüber noch geteilt.

Bei inoperablen Patienten, insbesondere solchen mit Ausbildung einer Ösophago-Trachealfistel, kann die endoskopische Implantation eines Überbrückungstubus nach vorheriger Aufdehnung der Tumorstenose bei einer Letalität von unter 1 % dem Patienten die Nahrungsaufnahme wesentlich erleichtern (Den Hartog-Jager et al., 1979). Mit dieser Palliativmaßnahme sind Überlebenszeiten erreicht worden, die mehrere Jahre betragen, wobei die Patienten bis zu ihrem Tode normal Nahrung zu sich nehmen können (Abb. 4-9).

4.4.1.3 Hiatushernien

Als Hiatushernie bezeichnet man eine Verlagerung der gastroösophagealen Übergangszone durch den Hiatus oesophageus in den Thoraxraum. Im Prinzip werden die axiale und die paraösophageale Hernie unterschieden, je nachdem, ob die Verlagerung durch den gering erweiterten Hiatus oder neben dem Ösophagus bei erhaltener Fixation der Kardia erfolgt. Die Mischhernie entsteht in der Regel aus einer axialen Hernie, kann sich jedoch auch aus einer paraösophagealen Hernie entwickeln. Eine Sonderform der paraösophagealen Hernie stellt schließlich der «upside down»-Magen dar, bei der der gesamte Magen in den Thoraxraum verlagert ist (Abb. 4-10).

Ursache der Hernierung ist wahrscheinlich eine Lockerung der die Kardia verankernden anatomischen Strukturen, auslösende Faktoren sind zum einen eine Zunahme des intraabdominellen Drucks, zum anderen eine alterskorrelierte Bindegewebsschwäche. So läßt sich nach Untersuchungen von Hafter (1974) sowie Wolf und Lazar (1974) eine kontinuierliche Häufigkeits-Zunahme in Abhängigkeit vom Lebensalter feststellen (Abb. 4-11). Dabei muß allerdings berücksichtigt werden, daß bei intensiver Bauchkompression sich bei praktisch jedem Patienten eine kleine Hiatushernie nachweisen läßt (Vestby und Aakhust, 1966).

Die axiale Hiatushernie stellt somit die häufigste pathologische Veränderung am oberen Verdauungstrakt dar; die mit dem Begriff Saintsche Trias belegte Kombination von Hiatushernie mit Kolondivertikeln und Gallensteinen stellt wahrscheinlich ein zufälliges Zusammentreffen der häufigsten gastroenterologischen Erkrankungen dar, auch wenn als gemeinsamer pathogenetischer Faktor ein Faserdefizit in der Nahrung von einigen Autoren diskutiert wird (Burkitt und James, 1973). Über 90 % aller Zwerchfellbrüche sind Gleithernien, die nach Untersuchungen von Rex et al. (1961) in 82 % symptomlos verlaufen. Nur etwa 20 % klagen über Beschwerden, die auf die Hernie bezogen werden können. Siewert und Rosetti (1976) betonen die Bedeutung der Sphinkterfunktion bei der Beurteilung der Symptomatik (Abb. 4-12), da eine manifeste Refluxkrankheit nur selten ohne begleitende Hiatushernie beobachtet wird. Bei 80 % der axialen Hernien besteht jedoch ein funktionierender gastroösophagealer Verschluß, so daß Oberbauchsymptome bei diesen Patienten nicht unbedingt auf eine nachgewiesene Hiatushernie zurückgeführt werden können.

Heitmann (1969) konnte bei einem Teil seiner

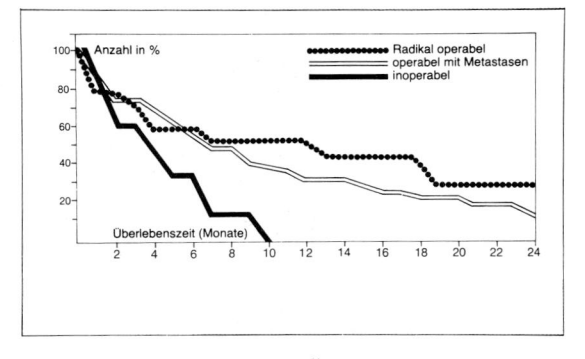

Abb. 4-8: Überlebenszeit beim Ösophaguskarzinom (Chirurgische Universitätsklinik Erlangen)

Hiatushernien-Patienten einen hypertonen Sphinkter nachweisen; die klinischen Symptome entsprachen denen beim diffusen Ösophagospasmus. Ferner scheint eine Hiatushernie einen gastro-ösophagealen Prolaps zu begünstigen (Miller et al., 1974), bei dem es gelegentlich zu Einklemmungserscheinungen und petechialen Schleimhautblutungen kommen kann. Dieser Prolaps beim Würgen oder Erbrechen ist wahrscheinlich auch Ursache des Mallory-Weiss-Syndroms (Rösch, 1977).

Die Diagnose einer Hiatushernie wird röntgenologisch gestellt. Als charakteristisch gilt der Nachweis von 3 Ringbildungen (Wolf, 1973), wobei der A-Ring dem Übergang tubulärer Ösophagus-Vestibulum oesophagi, der B-Ring der Schleimhautgrenze zwischen Platten- und Zylinderepithel (Schatzki-Ring) und der C-Ring dem eigentlichen Hiatus entspricht. Auch endoskopisch läßt sich eine Hiatushernie verläßlich diagnostizieren.

Eine Anämie ist, im Gegensatz zu älteren Litera-

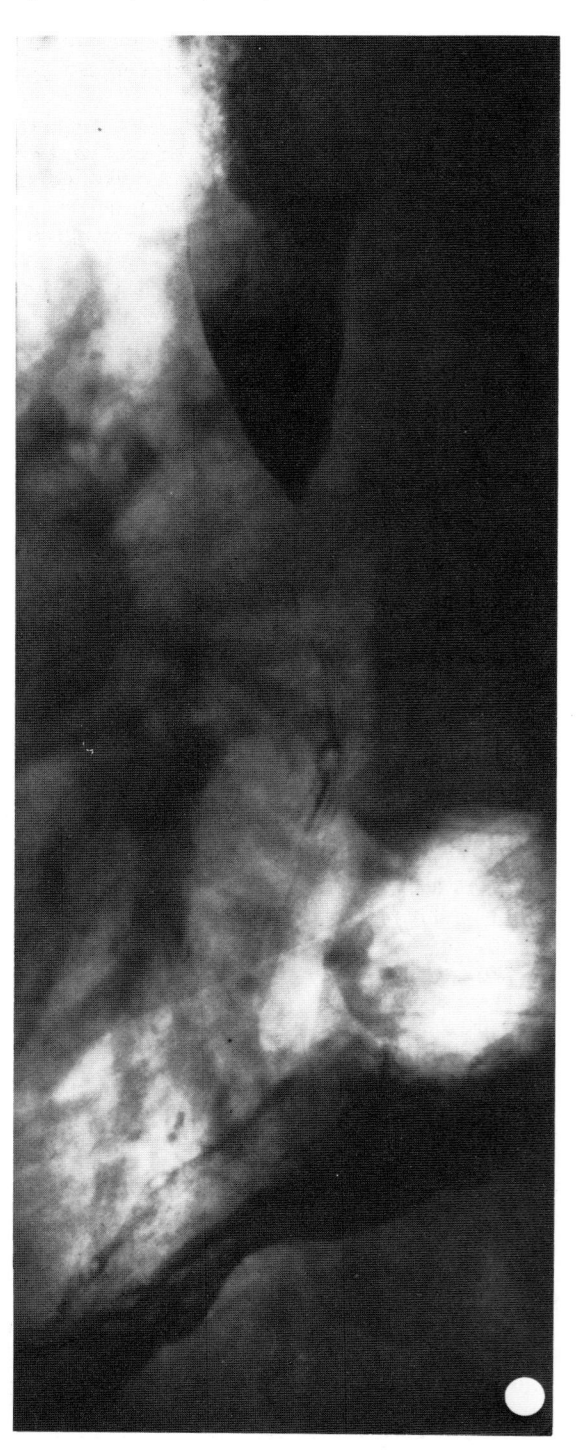

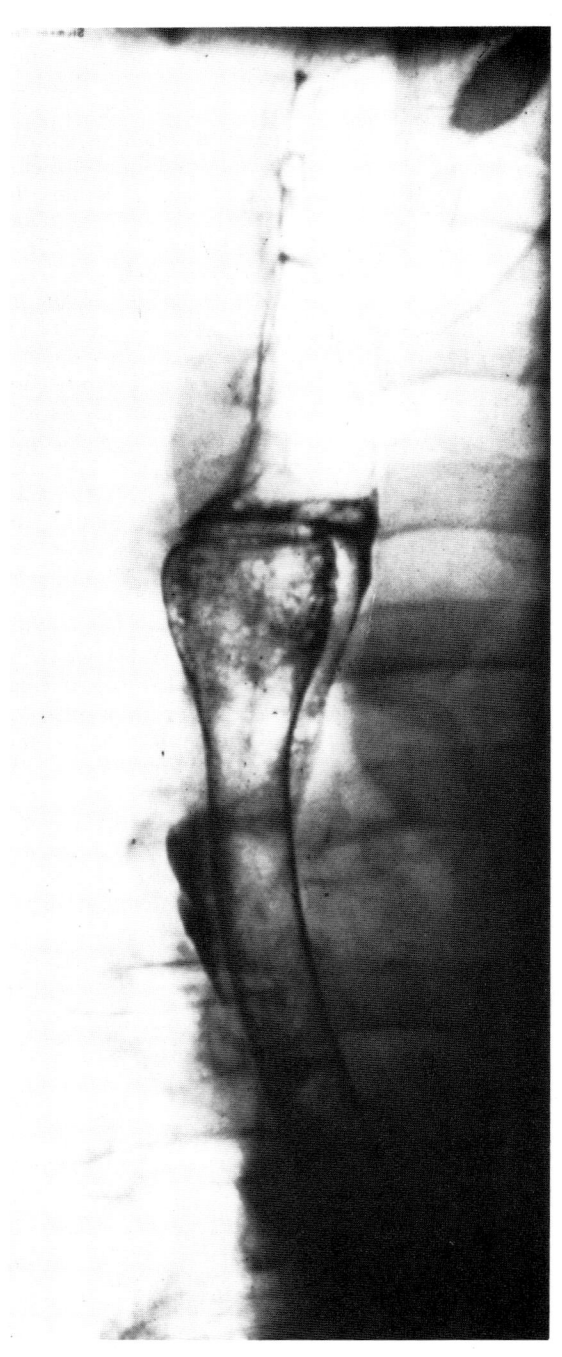

Abb. 4-9: Endoskopisch eingeführter Überbrückungstubus bei lumenstenosierendendem Ösophaguskarzinom

Klassifikation der Hiatushernien

Vorformen

axiale Hh.

paraösophageale Hh.

Mischhernie

Upside down stomach

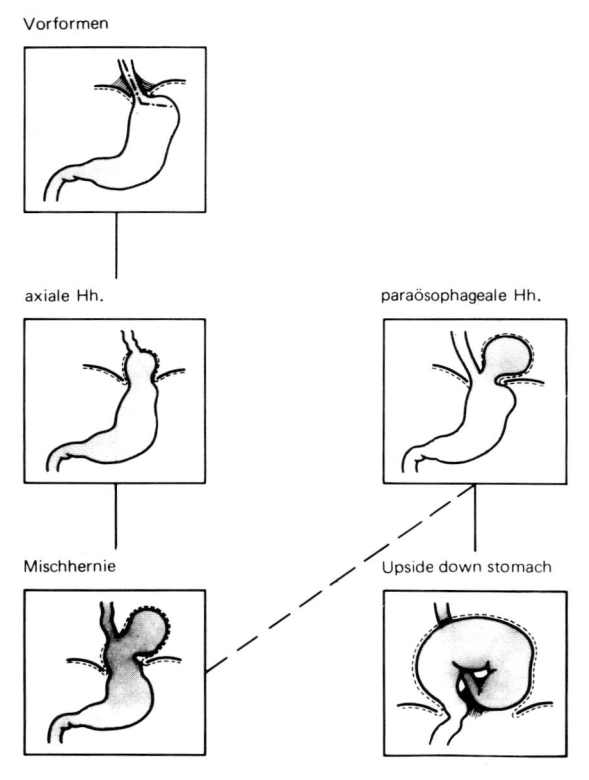

Abb. 4-10: Systematik der Hiatushernie

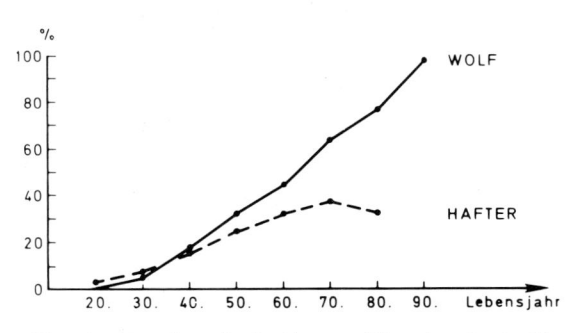

Abb. 4-11: Zunahme der Inzidenz an Hiatushernien in Abhängigkeit vom Lebensalter, nach Hafter und Wolf

turangaben, nicht Ausdruck einer Gleithernie, sondern wird praktisch ausnahmslos nur bei Mischhernien oder paraösophagealen Hernien gesehen.

Eine Indikation zu operativen Maßnahmen ist bei der reinen axialen Hernie nur sehr selten gegeben, z.B. wenn es zur Entwicklung eines peptischen Geschwürs innerhalb des hernierten Magenabschnitts gekommen ist. Mitunter ist der Schatzki-Ring so prominent, daß es zu Obstruktionserscheinungen bei Nahrungsaufnahme kommt. Bei einem Durchmesser von unter 13 mm sollte dieser Ring aktiv gesprengt werden, entweder endoskopisch durch Inzision mit einer Diathermieschlinge oder durch eine Bougierungsbehandlung (Rösch, 1980).

Nur bei 2,5–4 % der Patienten wird nach Angaben von Ellis (1972) in einem gemeinsamen Konsil zwischen Chirurgen und Internisten die Indikation zu einem chirurgischen Vorgehen gestellt, wenn bei einer Hiatushernie Refluxsymptome im Vordergrund stehen.

Anders liegen die Verhältnisse bei der paraösophagealen Hernie, für die eine Neigung zur Progression und Volumenzunahme typisch ist. Die Klinik kann vollkommen asymptomatisch bis hin zur dramatischen Inkarzeration verlaufen. Bei etwa 30 % der Patienten läßt sich als Zeichen der anhaltenden Traumatisierung der Schleimhaut eine Eisenmangelanämie nachweisen (Windsor und Collis, 1967), eine nicht seltene Komplikation der paraösophagealen Hernie ist ein Ulkus im Bereich des Schnürrings («riding ulcer»).

Wegen der häufig nachweisbaren Blutungsanämie und der Gefahr der Strangulation des Bruchinhalts wird die paraösophageale Hernie operiert, wenn es der Allgemeinzustand des Patienten zuläßt. Das geeignetste Verfahren ist hierbei die Gastropexie nach Verkleinerung der Bruchlücke, während der Bruchsack belassen wird.

Bei den Mischhernien, die wesentlich häufiger sind als die reinen paraösophagealen Hernien, reicht die Symptomatologie von weitgehender Beschwerdefreiheit über eine Refluxsymptomatik bis hin zu Einklemmungserscheinungen bzw. Symptomen eines Magenvolvulus. Therapeutisch wird in den meisten Fällen eine Kombination einer Antirefluxoperation mit einer Gastropexie erforderlich werden.

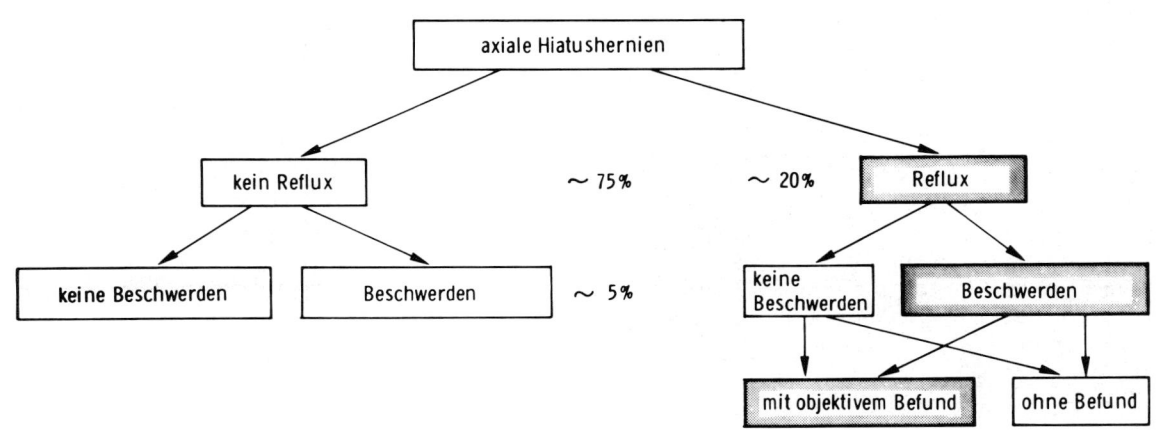

Abb. 4-12: Hiatushernie und klinische Symptomatik nach Siewert

4.4.2 Magen

4.4.2.1 Gastritis

Akute Gastritis

In Verbindung mit einer Enteritis dürfte die akute Gastritis zu den häufigsten Erkrankungen des Verdauungstrakts zählen. Wegen der raschen Selbstheilung und der vieldeutigen Symptomatik liegen keine genauen Zahlen vor. In jüngster Zeit ist jedoch mehrfach auf eine epidemische Gastritis mit über viele Wochen anhaltender Hypochlorhydrie trotz morphologisch intaktem Drüsenkörper hingewiesen worden, wobei es sich wahrscheinlich um eine Virusinfektion handelt (Ramsey et al., 1979; Sonnenberg et al., 1979).

Die akute exogene Gastritis wird bevorzugt nach Einnahme sogenannter ulzerogener Medikamente wie Aspirin, Phenylbutazon, Aminophenazon, Cortison, Indomethacin, Reserpin und nach Genuß verdorbener Lebensmittel (Staphylokokkentoxine) beobachtet. Schleimhautläsionen sind bereits nach einmaliger Alkoholeinwirkung in Form von subepithelialen Hämorrhagien nachweisbar (Gottfried et al., 1978), erosive Defekte bis hin zum chronischen Magengeschwür finden sich gehäuft nach akuter und chronischer Einnahme von Antirheumatika (Caruso und Porro, 1980; Lanza et al., 1979; Silvoso et al., 1979). Seltener ist die akute Ätzgastritis durch versehentliche oder in suizidaler Absicht erfolgte Einnahme von Säuren oder Laugen, eine Herpes-Gastritis (Sperling und Reed, 1977) oder eine emphysematöse Gastritis durch gasbildende Bakterien (Kempmann und Becker, 1978), die Magenwandphlegmone (phlegmonöse Gastritis) wird heute praktisch nicht mehr gesehen.

Schleimhautödem, Blutfülle der Gefäße mit Erythrodiapedese, oberflächliche erosive Defekte und eine akute leukozytäre Infiltration kennzeichnen die akute Gastritis, die endoskopisch dem Bild der akuten Erosionen entspricht. Klinisch stehen Inappetenz, Nausea, Erbrechen, Schmerzen im Epigastrium, eine gastrointestinale Blutung oder Durchfälle im Vordergrund; Benommenheit, Kopfschmerzen und Fieber weisen auf systemische Auswirkungen hin. Ausgeprägte Elektrolytverschiebungen (hypochlorämische Alkalose) und hypotone Dehydration können eine stationäre Einweisung erforderlich machen, in der Regel klingen jedoch die Symptome unter Nahrungskarenz bei reichlicher Flüssigkeitszufuhr (Tee, kohlensäurefreies Tafelwasser) ab. Der Brechreiz läßt sich mit Triflupromazin (Psyquil 20 mg i.m. oder 70 mg als Suppositorium) dämpfen, die Magenschmerzen sprechen auf Spasmolytika oder Antazida mit hoher Neutralisationskapazität (Solugastril, Maaloxan, Andursil, Locid) an.

Ein Übergang einer akuten leukozytären Gastritis in eine chronische Verlaufsform kommt nicht vor, die Prognose ist, von der phlegmonösen Gastritis mit einer Letalität von 30% abgesehen, gut.

Chronische Gastritis

Ob es sich bei der chronischen Gastritis um einen physiologischen Alterungsprozeß der Magenschleimhaut handelt oder um eine eigenständige Erkrankung, ist Gegenstand der Diskussion. Das Unvermögen, klinische Symptomatik, Röntgenbefund, makroskopischen Aspekt der Magenschleimhaut und histologischen Befund in Einklang zu bringen, hat dazu geführt, daß heute die «bioptischen Fakten» ganz in den Vordergrund gestellt werden (Elster, 1971).

In Deutschland erfolgt die Klassifikation der chronischen Gastritis nach den von Henning, Heinkel und Elster aufgestellten Kriterien, wobei eine Oberflächengastritis verschiedenen Ausprägungsgrades (geringgradig, mäßig und stark ausgeprägt) von einer atrophischen Gastritis mit und ohne intestinale Metaplasie unterschieden werden. Siurala et al. (1968) haben errechnet, daß der Übergang einer Oberflächengastritis in eine chronisch atrophische Gastritis durchschnittlich nach 19 Jahren erfolgt,

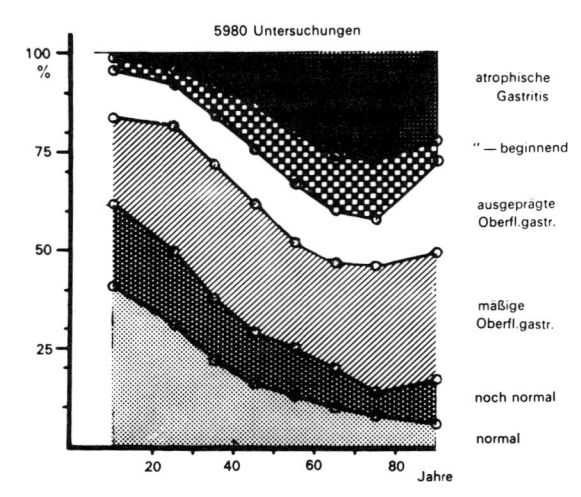

Abb. 4-13: Häufigkeit der chronischen Gastritis in Abhängigkeit vom Alter nach Heinkel

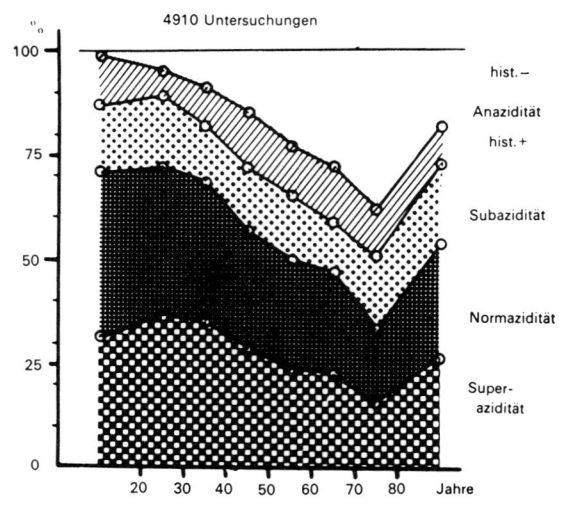

Abb. 4-14: Säuresekretion des Magens in Abhängigkeit vom Alter nach Heinkel

wobei dieser Atrophisierungsprozeß irreversibel ist. Heinkel (1969) hat auf die enge Korrelation zwischen Lebensalter und gastritischen Veränderungen, einer kontinuierlichen Abnahme der sekretorischen Leistung parallel gehend, anhand umfangreicher bioptischer Untersuchungen hingewiesen (Abb. 4-13 und 4-14). Man kann wohl davon ausgehen, daß sich im Alter von 50 Jahren bei jedem zweiten chronisch entzündliche Veränderungen in der Magenschleimhaut nachweisen lassen, doch findet sich nicht selten auch im Senium noch eine morphologisch intakte Magenschleimhaut.

Bei der Diskussion pathogenetischer Faktoren, die bei der Entwicklung einer chronischen Gastritis eine Rolle spielen könnten, werden naturgemäß immer wieder exogene Noxen wie Alkohol und Nikotin angeführt. Trotz kontroverser Literaturangaben (Roberts, 1972; Dinoso et al., 1972) sprechen die epidemiologischen Daten von Berndt (1971) dafür, daß kein Zusammenhang zwischen dem Konsum von Genußmitteln und der chronischen Gastritis besteht. Auch die Bedeutung des duodenogastrischen Refluxes bei der Pathogenese der chronischen Gastritis ist umstritten, obwohl der zytotoxische Effekt von Gallensäuren, Lysolezithin und Pankreassaft auf die Magenschleimhaut außer Frage steht (Heinkel und Gugler, 1978).

Einem Vorschlag von Strickland und MacKay (1973) folgend wird heute die chronische Gastritis in 2 Typen eingeteilt, die der unterschiedlichen Pathogenese und dem verschiedenen klinischen Erscheinungsbild Rechnung tragen. Dabei wird ein Typ A, wie er für die Perniziosa typisch ist und bei dem sich eine isolierte Atrophie der Korpusschleimhaut findet, von einem Typ B unterschieden, dem eine pylorokardiale Expansion der entzündlichen Infiltrate zugrundeliegt (Tab. 4-6). Für die Differenzierung beider Formen wird heute empfohlen, je 2 Partikel aus Antrum und Korpusregion zu entnehmen (Rösch, 1979). Völlegefühl, Meteorismus, Fettunverträglichkeit und Schmerzen im Epigastrium sind die Symptome, die bei etwa der Hälfte der Patienten mit einer histologisch nachgewiesenen chronischen Ga-

stritis zu finden sind. Bei der häufig fehlenden Korrelation zwischen klinischer Symptomatik und histologischem Befund sollte deshalb die chronische Gastritis nicht überbewertet werden, zumal sich aus der Diagnose keine therapeutischen Konsequenzen ergeben. Bei der Gastritis vom Perniziosatyp finden sich neben der pentagastrinrefraktären Achlorhydrie in 83% eine Hypergastrinämie, in 65% Parietalzellantikörper, in 22% Intrinsic-Faktor-Antikörper und in 17% ein erniedrigter Vitamin B_{12}-Spiegel, auch wenn noch keine Blutbildveränderungen vorliegen (Miederer et al., 1979). Endokrinologisch-immunologische Krankheitsbilder wie Hypo- und Hyperthyreose, Hashimoto-Struma, Insulinmangeldiabetes, Morbus Addison und Hypoparathyreoidismus sind gehäuft mit diesem Gastritistyp assoziiert.

Die Gastritis vom B-Typ hingegen führt wahrscheinlich nie zu einer kompletten Achylie. Sie wird zu etwa 60% bei Patienten mit einem Ulcus ventriculi angetroffen und scheint, wie Untersuchungen von Stadelmann et al. (1971) gezeigt haben, die Geschwürslokalisation zu bestimmen. Je ausgeprägter die entzündlichen Veränderungen der Magenschleimhaut, desto näher an der Kardia ist das Geschwür lokalisiert (Abb. 4-15). So erklärt sich auch, warum hochsitzende Magenulzera, wie man sie bevorzugt beim alten Menschen findet, mit einer deutlich eingeschränkten Säureproduktion einhergehen. Diese Gastritisform findet man auch bei Patienten mit vorausgegangener Magenteilresektion, wobei sich die entzündlichen Veränderungen innerhalb von 10 bis 20 Jahren von der Anastomose zur Kardia hin ausdehnen.

Radiologie und Endoskopie können Hinweise auf eine Magenschleimhautatrophie ergeben, wobei endoskopisch insbesondere der Nachweis von Lipidinseln (Kraft und Heilmann, 1975) neben der vermehrten Gefäßtransparenz als diagnostisches Kriterium herangezogen werden kann. Entscheidend ist jedoch die Histologie, während die heute kaum noch angewandte Magensekretionsanalyse nur grobe Anhaltspunkte zu liefern vermag.

Eine kausale Therapie der chronischen Gastritis ist nicht bekannt. Eine Spontanrückbildung gastritischer Veränderungen wird bei behandelter Hyperthyreose gesehen; Immunsuppressiva, Corticosteroide und Carbenoxolon sind zwar in der Lage, die

Tab. 4-6: Pathogenese der chronisch atrophischen Gastritis

Parameter	Chronische Gastritis Typ A	Chronische Gastritis Typ B
Häufigkeit	1	10
Perniziosa	+	∅
Achlorhydrie	+	Hypo.-Achlorhydrie
Parietalzellantikörper	+	∅
Intrinsic Faktor AK	+	∅
Serum-Gastrin	erhöht	normal
Ulcus ventriculi	∅	+
Nach Magenresektion	∅	+
Genetische Disposition	+	?
Assoziierte Erkrankungen wie Hashimoto-Struma, Hypothyreose, Hyperthyreose, Morbus Addison, Vitiligo	+	∅

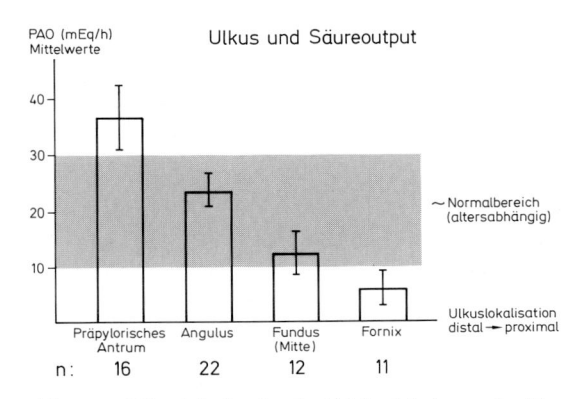

Abb. 4-15: Ulkuslokalisation in Abhängigkeit von der Säuresekretion nach Stadelmann

Progression der Entzündung aufzuhalten, doch stehen die unter dieser Therapie zu beobachtenden Nebenwirkungen in keiner Relation zur Harmlosigkeit der Gastritis. Beschwerden bei chronischer Gastritis sollten rein symptomatisch mit Spasmolytika, Antazida oder Motilitätsregulatoren (Metoclopramid, Bromoprid, Domperidon) behandelt werden. Eine den physiologischen Verhältnissen entsprechende Säuresubstitution ist durch exogene Zufuhr nicht möglich (Buchs, 1971), alle entsprechenden Präparate müssen trotz der häufig zu beobachtenden günstigen Beurteilung durch den Patienten als Placebos angesehen werden. Auch die Gabe von Pankreasfermentpräparaten ist nicht indiziert, da die Bauchspeicheldrüse die 15 % des Nahrungseiweißes, das normalerweise im Magen angedaut wird, spielend zu verkraften vermag. Bei der manifesten Perniziosa muß natürlich eine B_{12}-Substitution (1000 µg pro Monat) erfolgen. Die früher aufgestellte Behauptung (Rentsch und Sievers, 1971), daß eine enge Beziehung zwischen Eisenmangelanämie und chronischer Gastritis bestehe und daß es nach einer Eisensubstitutionstherapie zu einer Normalisierung der Schleimhautverhältnisse komme, ist nicht länger aufrechtzuhalten.

Viele Autoren wie Wolff (1970) und Siurala (1974) gehen davon aus, daß die Einflüsse und Faktoren, die zum Magenkrebs führen, identisch sind mit denen, die zur Entwicklung einer atrophischen Gastritis Anlaß geben. Epidemiologische Studien machen es wahrscheinlich (Correa et al., 1978), daß in den Ländern mit hoher Prävalenz an Magenkarzinomen die chronisch atrophische Gastritis mit intestinaler Metaplasie besonders häufig und bereits in einem frühen Lebensalter nachweisbar ist (epidemischer Krebs vom Intestinalzelltyp (vgl. S. 353). Langzeitstudien von Siurala et al. (1966) zeigen, daß bei einem Beobachtungszeitraum von 20 Jahren die atrophische Gastritis zum Magenkarzinom führen kann (Tab. 4-7). Wahrscheinlich trifft dies in erster Linie für die Perniziosa-Konstellation der chronischen Gastritis (Typ A) zu. Ähnliche Ergebnisse sind von einer Reihe von Autoren aufgestellt worden, eine Zusammenstellung der Daten ist in Tab. 4-8 wiedergegeben. Allen diesen Studien liegen jedoch saugbioptische Blindbiopsien zugrunde, eine Differenzierung in verschiedene Gastritisformen ist früher nicht durchgeführt worden. So muß letztlich die Frage offen bleiben, ob Patienten mit einer chronisch atrophischen Gastritis überwacht werden sollen und ob sich Vorsorgeuntersuchungen zur Karzinomfrüherkennung lohnen.

4.4.2.2 Magentumoren

Benigne Magentumoren

Benigne Magentumoren werden weitgehend mit dem rein deskriptiven Begriff des Polypen gleichgesetzt; je nach Matrix wird dabei von epithelialen und mesenchymalen Tumoren gesprochen. Eine Polyposis ventriculi beinhaltet mehr als 50 bis 100 Polypen. Der Anteil der epithelialen Polypen variiert zwischen 11 und 59 %, im neueren Schrifttum steigt er, Zahlen von endoskopischen Polypektomien zugrundegelegt, bis auf 90 % an (Demling et al., 1977).

Die Klassifikation der epithelialen Polypen wird leider nicht einheitlich durchgeführt; in der BRD hat sich eine 1974 von Elster vorgeschlagene Terminologie weitgehend durchgesetzt, im internationalen Schrifttum wird häufig eine Einteilung nach Ming und Goldman (1965) bzw. nach Morson und Dawson

Tab. 4-7: Langzeitstudien von Siurala bei chronischer Gastritis

Histologischer Befund	ursprüngliche Zahl von Patienten	Überlebende bei der letzten Nachuntersuchung	mittlere Beobachtungszeit in Jahren	Magenkarzinome	polypöse Veränderungen
Normale Mukosa	168	136	17	–	–
Oberflächengastritis	93	84	17	1*	–
Atrophische Gastritis	116	82	20	10	7**

* 1952 Oberflächengastritis, 1961 atrophische Gastritis, 1969 Karzinom
** 3 Adenome, 3 hyperplastische und 1 entzündlicher Polyp

Tab. 4-8: Chronisch atrophische Gastritis und Magenkarzinom

Autor	Jahr	n	Beobachtungs-Zeitraum (Jahre)	Karzinominzidenz Zahl der Fälle	%
Findley	1950	100	5	0	–
Fairley	1955	32	5	0	–
Irie	1970	100	3–4	9 (+ 2 Polypen)	7,8
Walker	1971	40	9–21 (15)	5 (+ 4 Polypen)	5,0
Cheli	1973	65	6–11	4	10,0
Segal	1973	684	6–11	16	23,
Irvine	1974	90	6	0	–
Siurala	1974	116	20	10 (+ 3 Polypen)	8,6
Rösch	1979	65	10–17	9 (+ 5 Polypen)	13,8

Tab. 4-9: Klassifikation epithelialer Magenpolypen

Elster 1974)	Morson u. Dawson (1972)	Ming u. Goldman (1965)
fokale Hyperplasie	–	–
hyperplasiogener Polyp	regenerativer oder entzündlicher Polyp	hyperplastischer Polyp
Adenom	Adenom, Papillom	Adenom
borderline lesion	–	flaches Adenom

(1972) benutzt. Eine Gegenüberstellung der verschiedenen Polypenformen ist in Tab. 4-9 wiedergegeben.

Als echte Präkanzerosen mit entsprechender therapeutischer Konsequenz (Polypektomie, Operation) gelten die Neoplasien, das heißt das Adenom und die borderline lesion. Sie umfassen etwa 5% aller epithelialen Polypen und entwickeln sich offensichtlich auf dem Boden einer chronisch atrophischen Gastritis. Das Durchschnittsalter der Patienten mit diesen obligaten Präkanzerosen liegt bei 72 Jahren. Daneben werden Hamartome und Heterotopien sowie eine Mitbeteiligung des Magens im Rahmen einer übergeordneten Erkrankung (Peutz-Jeghers-Syndrom, Gardner-Syndrom, Cronkhite-Canada-Syndrom) beobachtet.

Die gutartigen nicht-epithelialen Magentumoren können ihren Ausgang von allen Bindegewebskomponenten nehmen, die häufigste Lokalisation zeigt die Abb. 4-16. Mit Ausnahme des ektopen Pankreas handelt es sich um relativ seltene Tumoren, die nur in Ausnahmefällen maligne entarten. Einer Polyposis ventriculi liegt in über 80% eine Drüsenkörperzystenpolypose zugrunde (Elster et al., 1977), eine harmlose «Funktionsstörung» der Korpusschleimhaut, die zu diffusen, nur wenige Millimeter großen Polypchen führt und in jeder Altersgruppe beobachtet wird.

Die klinische Symptomatik hängt von Größe, Lokalisation, Wachstumsneigung und Komplikationen wie Blutung, Torsion oder Prolaps ab, in der Regel verursachen Magenpolypen jedoch keine Beschwerden. Hämatemesis und Meläna sind häufig das Leitsymptom mesenchymaler Tumoren, die ab einem Durchmesser von mehr als 4 cm exulzerieren.

Die Diagnose wird radiologisch oder endoskopisch gestellt, meist handelt es sich um einen Zufallsbefund. Aus diagnostischen Gründen wird heute eine endoskopische Abtragung mit der Diathermieschlinge angestrebt (Classen und Demling, 1971), da die Zangenbiopsie häufig wenig repräsentatives Material ergibt (Seifert und Elster, 1972). Bei den polypösen Präkanzerosen (Adenom, borderline lesion) kommt der Polypektomie eine kurative Bedeutung zu, da bei dem fortgeschrittenen Alter der Patienten eine chirurgische Exzision bzw. eine Magenteilresektion meist nicht mehr in Frage kommt (Rösch und Frühmorgen, 1980).

Eine maligne Entartung der häufigsten Polypenform, des hyperplasiogenen Polypen, kommt nur in Ausnahmefällen bei chronischer mechanischer Irritation der Oberfläche vor (Dirschmid und Schobel, 1976; Remmele und Kolb, 1978). Verlaufsbeobachtungen zeigen jedoch, daß der polypentragende Magen zum Karzinom prädisponiert (Bötticher et al., 1975). In 7% bis 14% ist mit einem metachronen Auftreten eines Magenkarzinoms zu rechnen, wie sich auch bei etwa 10% aller Magenkarzinome assoziierte hyperplasiogene Polypen nachweisen lassen (Rösch und Elster, 1977). Mesenchymale Magenwandtumoren sollten ab einem Durchmesser von 3 bis 4 cm chirurgisch enukleiert werden; ab einem Durchmesser von 4 cm wird die Malignitätsrate mit 10–20% angegeben.

Die Lehrbuchmeinung, daß eine Polyposis ventriculi eine Präkanzerose sei, kann hingegen nicht länger aufrecht erhalten werden. Fast immer handelt es sich um Drüsenkörperzysten, die nicht maligne entarten können. Nur bei multiplen hyperplasiogenen Polypen oder multiplen Magenadenomen sowie den sehr seltenen multiplen Magenkarzinoiden ist eine chirurgische Maßnahme heute noch indiziert (Demling und Rösch, 1979).

Magenkarzinom

Weltweit ist eine kontinuierliche Abnahme des Magenkarzinoms zu verzeichnen, wobei der Rückgang in den letzten 20 Jahren in einigen Ländern bis zu 50% beträgt. Nach dem World Health Statistics Annual 1973–1976 der WHO liegt die BRD hinter Japan und Österreich an 3. Stelle mit 35,5 Magenkarzinomtodesfällen pro 100 000 Einwohnern. Das Magenkarzinom ist vor dem 30. Lebensjahr selten, der Altersgipfel liegt zwischen dem 50. und 70. Lebensjahr (Abb. 4-17), Patienten der Blutgruppe A erkranken gehäuft an einem Magenkarzinom.

Karzinogene in der Nahrung scheinen bei der Ätiopathogenese eine wichtige Rolle zu spielen, insbesondere Benzpyrene und Nitroso-Verbindungen (Schmähl, 1979). Epidemiologische Untersuchungen aus Japan (Hirayama, 1980) machen es wahrscheinlich, daß der Genuß stark gesalzener Speisen eine besonders hohe Karzinomrate erwarten läßt und daß täglicher Milchkonsum und der Verzehr frischen Gemüses die Karzinomquote sinken läßt. In letzter Zeit wird eine bakterielle Fehlbesiedlung des Magens im Rahmen einer Achlorhydrie diskutiert, die über eine Nitrat-Reduktase zur Nitrosaminbildung im Magen führt (Pfeiffer, 1979).

Als Risikogruppen, bei denen aufgrund epidemiologischer Daten mit einem gehäuften Auftreten eines Magenkarzinoms zu rechnen ist, gelten neben der

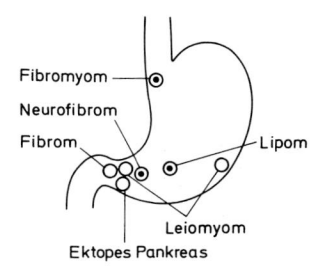

Abb. 4-16: Bevorzugte Lokalisation mesenchymaler Magentumoren

Acanthosis nigricans und «Systemerkrankungen» wie der Dermatomyositis
- die perniziöse Anämie,
- der Morbus Ménétrier,
- der vor 15 und mehr Jahren teilresezierte Magen,
- der polypentragende Magen,
- die chronisch atrophische Gastritis.

Als mehr oder weniger obligate Präkanzerosen sind das echte Adenom und die «borderline lesion» (Nagayo, 1972) anzusehen, während das chronische kallöse Ulkus nur in Ausnahmefällen (maximal 1 bis 2%) maligne entarten dürfte.

Aus prognostischen Gründen werden heute beim Magenkarzinom ein sogenannter «early cancer», einem Vorschlag der Japanischen Gesellschaft für gastroenterologische Endoskopie folgend in verschiedene Typen unterteilt (Abb. 4-18), und ein fortgeschrittenes Stadium (Klassifikation nach Borrmann (Abb. 4-19) unterschieden. Ferner sollte der Tumor nach den Empfehlungen der UICC nach dem TNM-Schema klassifiziert und in entsprechende Stadien eingeteilt werden. Die histologische Beurteilung erfolgt nach dem Tumortyp (Adenokarzinom, Carcinoma simplex, Carcinoma epidemoides, Adenoakanthom, Mischtyp) und dem Differenzierungsgrad («grading»). In jüngster Zeit wird bevorzugt das pathobiologische Verhalten des Tumors berücksichtigt, da es prognostische Rückschlüsse zuläßt. Dabei wird einem Vorschlag von Lauren (1965) folgend ein Intestinalzellkrebs von einem Karzinom vom diffusen Typ differenziert, Ming (1977) spricht von einem expansiven und einem infiltrativen Karzinom (Abb. 4-20).

Multiple synchrone Magenkarzinome finden sich in bis zu 7,5% aller Patienten (Rösch, 1973); aus diesem Grund spricht man von einem Primärkarzinom des operierten Magens erst dann, wenn 5 Jahre nach der Operation wegen einer gutartigen Erkrankung sich im operierten Magen ein Stumpfkarzinom entwickelt.

Das Magenkarzinom wächst lange Zeit ohne charakteristische Beschwerden, insbesondere Frühkarzinome werden in 10–20% rein zufällig anläßlich einer endoskopischen Untersuchung, z.B. bei der Überwachung sogenannter Risikopatienten, entdeckt. Eine Analyse der subjektiven Symptome bei über 1000 Magenkarzinom-Patienten des Memorial

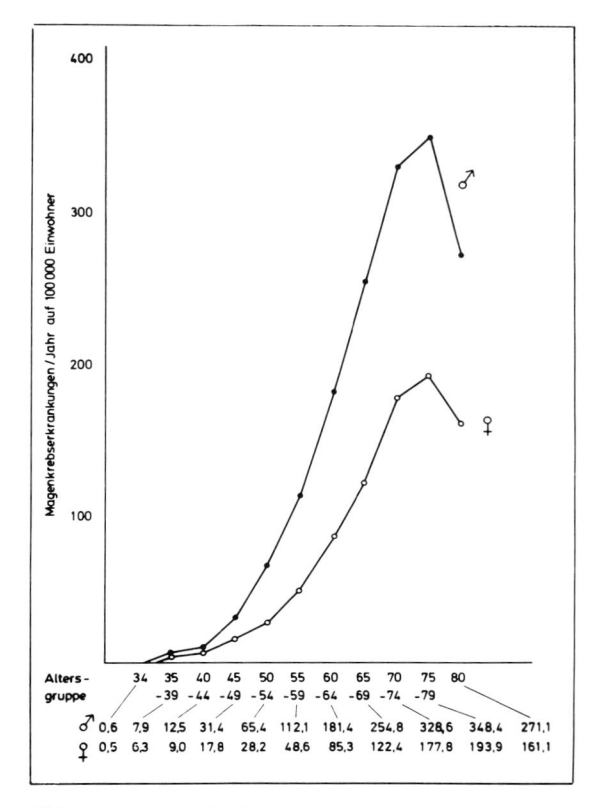

Abb. 4-17: Magenkrebserkrankungen/Jahr auf 100000 Einwohner in Abhängigkeit vom Lebensalter nach Berndt

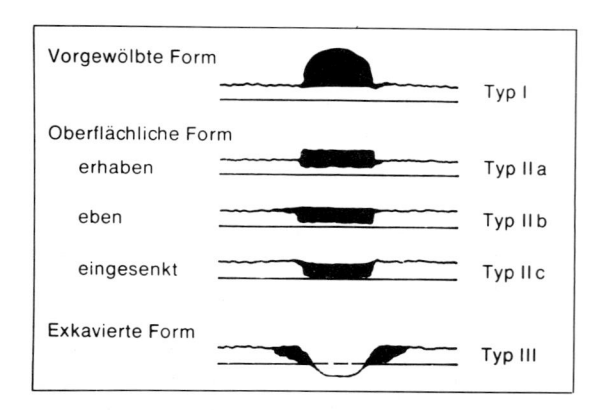

Abb. 4-18: Klassifikation der Magenfrühkarzinome

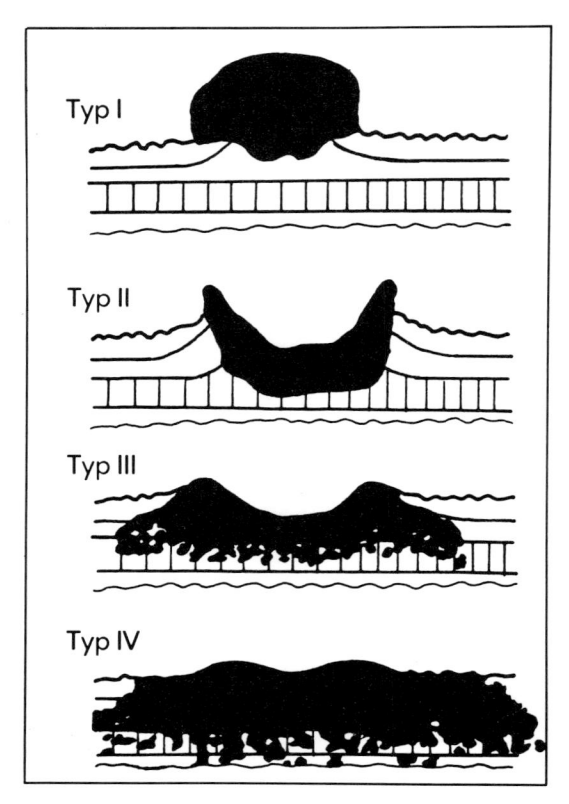

Abb. 4-19: Klassifikation der fortgeschrittenen Magenkarzinome nach Borrmann

Hospitals in New York ergab folgende Symptomatik:

- Gewichtsverlust 83,5 %,
- Schmerzen 69,1 %,
- Erbrechen 43,1 %,
- Appetitlosigkeit 30,2 %,
- allgemeine Symptome 27,6 %,
- Schluckstörungen 20,4 %,
- Nausea 20,2 %,
- Aufstoßen 17,2 %,
- Hämatemesis 6,4 %.

Im allgemeinen kann man davon ausgehen, daß kardianahe Tumoren sich relativ früh durch dysphagische Beschwerden, pylorusnahe Karzinome durch Magenentleerungsstörungen bemerkbar machen.

Eine gezielte Magendiagnostik ist immer dann indiziert, wenn über mehr als 2 bis 3 Wochen Oberbauchbeschwerden bestehen, die auf eine symptomatische Therapie (Antazida, Motilitätsregulatoren, Spasmolytika) nicht ansprechen.

Beim Magenfrühkrebs, der im übrigen die gleichen Symptome macht wie das fortgeschrittene Karzinom (Rösch und Thoma, 1974), wird die körperliche Untersuchung, von Zeichen des Gewichtsverlusts oder einer Blutungsanämie abgesehen, unauffällig sein. Beim fortgeschrittenen Karzinom finden sich

- palpabler Tumor 45,4 %
- Druckdolenz 19,4 %
- Virchow-Drüse 5,4 %
- Lebermetastasen 3,0 %
- Aszites 2,2 %.

Etwa die Hälfte aller Karzinome entstehen im Antrum, 10–20 % im Kardiabereich, 20 % entlang der kleinen Kurvatur, während im Magenfundus oder der großen Kurvatur Karzinome eher selten sind. Die Magensekretionsanalyse trägt nichts zur Diagnostik bei, da sich nur bei 40 % aller fortgeschrittenen Karzinome eine Achlorhydrie nachweisen läßt. Ähnliches gilt für die Bestimmung des karzinoembryonalen Antigens (CEA), das bei rund 50 % aller fortgeschrittenen Karzinome positiv ist.

Zur Früherkennung des Magenkarzinoms wird heute eine subtile Röntgendiagnostik, einer Kombination von Prallfüllung, Reliefdarstellung, dosierter Kompression und Doppelkontrastverfahren entsprechend, gefordert (Treichel und Oeser, 1975). Schwierigkeiten kann dabei die Differenzierung zwischen benignem Ulkus und exulzeriertem Karzinom machen, wobei als tumorverdächtig Nischen im Schleimhautniveau, Faltenabbrüche, Wandversteifungen und ein unregelmäßiger Randwall gelten. Das lange Zeit als pathognomonisch für Benignität geltende Zeichen der Hamptonschen Linie wird jedoch auch beim Frühkarzinom vom ulzerösen Typ gesehen (Treichel et al., 1973).

Die Magenspiegelung mit gezielter Gewebsentnahme stellt heute das entscheidende Verfahren der präoperativen Diagnostik dar. Die «Trefferquote» der Biopsie liegt beim fortgeschrittenen Karzinom bei 88 %, beim Frühkarzinom bei 98 % (Rösch, 1977). Durch eine gezielte Bürstenzytologie lassen sich diese Zahlen noch weiter verbessern, während die Spülzytologie an Bedeutung verloren hat. Die Gastroskopie wird darüber hinaus zunehmend im Rahmen von Vorsorgeuntersuchungen bei Patienten eingesetzt, die den obengenannten Risikogruppen zugeordnet werden müssen. Das Magenkarzinom kann zu lokalen Komplikationen durch Verlegung der Passage, durch Blutung, durch Einwachsen in Nachbarorgane mit Fistelbildung oder Perforation führen, die Prognose wird entscheidend durch die Tumorausbreitung über intramurale Lymphbahnen in die perigastrischen Lymphknotengruppen, Leber, Lunge, Niere und Knochen bestimmt.

Nur knapp die Hälfte aller Patienten ist zum Zeitpunkt der Diagnosestellung noch operabel (Rueff et al., 1973; Schwemmle, 1975; Kempf et al., 1973). Von den 1641 Patienten, die zwischen 1956 und 1973 in Erlangen an einem Magenkarzinom operiert wurden, überlebten 130 Kranke 5 Jahre. Bezogen auf die kurativ resezierten Fälle ohne Berücksichtigung der Operationsletalität beträgt die 5-Jahres-Überlebenszeit 34 %, beim Magenfrühkrebs über 90 % (Dobroschke et al., 1976). Bei maligner Magenausgangsstenose kann eine palliative Resektion auch bei fort-

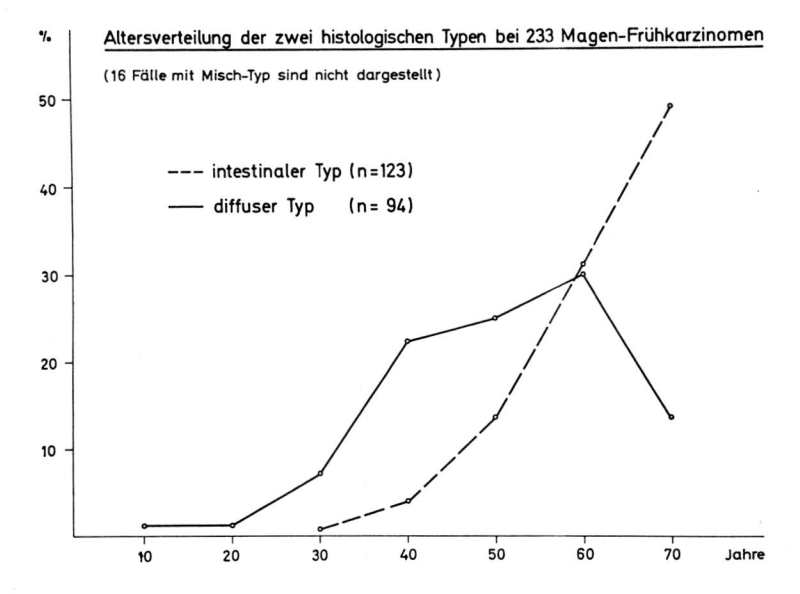

Abb. 4-20: Altersverteilung der beiden histologischen Typen beim Magenfrühkarzinom nach Elster

geschrittenem Lebensalter zu einer vorübergehenden Besserung und zu einer Lebensverlängerung führen. Voraussetzungen für eine palliative Magenresektion sind: Anastomose im tumorfreien Raum möglich, guter Allgemeinzustand, keine peritoneale Aussaat, Alter unter 75 Jahren.

Beim Magenfrühkarzinom vom polypösen Typ, in der Regel ein Intestinalzellkarzinom, scheint eine lokale Therapie (chirurgische Exzision oder endoskopische Polypektomie) beim geriatrischen Patienten durchaus vertretbar, wenn der Tumor im Gesunden zu entfernen ist (Rösch und Frühmorgen, 1980). Die Wahrscheinlichkeit einer regionären Lymphknotenmetastasierung liegt beim Mukosakrebs nämlich nur bei 3,4% und damit deutlich niedriger als die Operationsletalität.

Alle hochdifferenzierten Karzinome wie das Adenokarzinom sind einer Strahlentherapie ebensowenig zugängig wie einer Chemotherapie. Die günstigsten Ergebnisse werden noch bei einer Kombinationstherapie mit 5-Fluorouracil plus Methyl-CCNU gesehen bei einer Ansprechquote von nur 40% (Moertel et al., 1976).

Entscheidend bei der prognostischen Beurteilung des Magenkarzinoms scheint die Differenzierung der Tumoren nach Laurén oder Ming zu sein. Der intestinale Typ entwickelt sich offensichtlich auf dem Boden einer chronisch atrophischen Gastritis (Correa et al., 1976; Munoz und Matko, 1972) und wird, im Gegensatz zum Karzinom vom diffusen Typ, bevorzugt beim älteren Menschen angetroffen (Heilmann et al., 1978; Giedl, 1980). So erklärt sich auch die Beobachtung von Moertel (1968), Krebs sei in hohem Alter «gutartiger». In Tab. 4-10 sind Daten unbehandelter inkurabler Magenkarzinome wiedergegeben, die in Abhängigkeit vom Alter eine unterschiedliche Prognose aufweisen.

Zur Früherkennung eines lokalen Rezidivs wird schließlich bei allen Patienten, bei denen primär nur eine Magenteilresektion durchgeführt wurde, eine endoskopische Überwachung in 3monatigem Intervall gefordert. Insbesondere beim Karzinom vom diffusen Typ, das sich durch eine diskontinuierliche Tumorausbreitung auszeichnet, fallen «Routinebiopsien» aus dem Anastomosenbereich nicht selten positiv aus, so daß von vielen Chirurgen heute bei diesem Karzinomtyp eine Gastrektomie en principe befürwortet wird (Pichlmayr et al., 1977; Herfarth und Schlag, 1979).

4.4.2.3 Peptisches Ulkus

Peptische Geschwüre in Magen und Zwölffingerdarm können in jedem Lebensalter auftreten, die

Tab. 4-10: Lebenserwartung bei inkurablem Magenkrebs vom Zeitpunkt der Feststellung der Inoperabilität (nach Moertel)

Alter (Jahre)	n	Überlebenszeit (Monate)
20–39	8	4,6
40–59	108	5,8
60–79	180	8,9
80+	11	2,1

Existenz eines «spezifischen Altersulkus» ist umstritten (Wanke, 1967). 3,5% der männlichen Bevölkerung zwischen dem 45. und 75. Lebensjahr weisen nach Untersuchungen von Mendeloff (1974) zum Zeitpunkt ihres Todes ein Ulcus duodeni auf. In der Region Kopenhagen erkrankten drei von 1000 Einwohnern in der Altersgruppe zwischen dem 70. und 75. Lebensjahr, dagegen nur 1,8 von 1000 Einwohnern zwischen dem 35. und 40. Lebensjahr an einem Ulcus duodeni; ähnliche Zahlen wurden für das Ulcus ventriculi ermittelt (Bonnevie, 1975a und b).

In den Abb. 4-21 und 4-22 ist die Alters- und Geschlechtsverteilung anhand des Sektionsgutes des Pathologischen Instituts der Universität Heidelberg wiedergegeben, wobei festzuhalten ist, daß seit etwa zwei Jahrzehnten eine Abnahme der Ulkushäufigkeit zu beobachten ist.

Das Ulcus duodeni wird bei Männern zwei- bis dreimal häufiger beobachtet als bei Frauen, beim Ulcus ventriculi ist der geschlechtsspezifische Unterschied weniger ausgeprägt und gleicht sich nach der

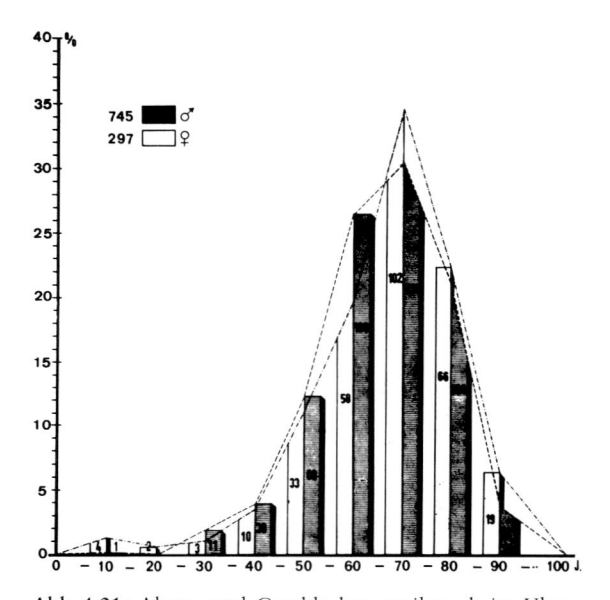

Abb. 4-21: Alters- und Geschlechtsverteilung beim Ulcus ventriculi nach Wanke

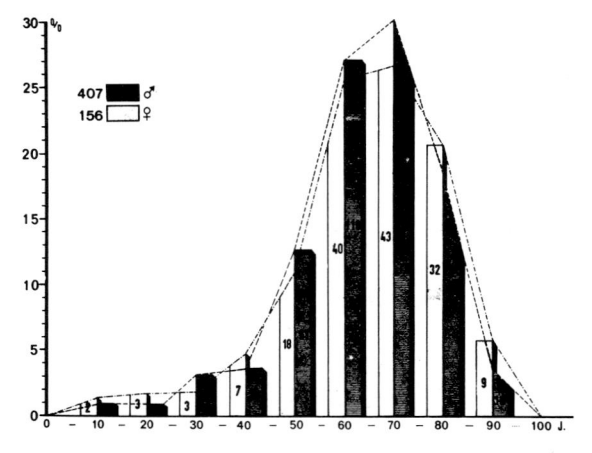

Abb. 4-22: Alters- und Geschlechtsverteilung beim Ulcus duodeni nach Wanke

Menopause weitgehend aus. Im allgemeinen kann man davon ausgehen, daß das Kollektiv der Ulcus duodeni-Patienten etwa 10 Jahre jünger ist als das der Patienten mit Magengeschwüren.

Das gastroduodenale Ulcus ist durch Singularität, Chronizität und Rezidivneigung gekennzeichnet (Demling, 1973). Langzeitverlaufsbeobachtungen über bis zu 25 Jahre (Krause, 1963) ergaben beim Ulcus ventriculi eine Rezidivquote von 67,9 % bei Männern und 61,9 % bei Frauen, beim Ulcus duodeni lagen die entsprechenden Zahlen mit 88,7 % bzw. 83,5 % noch deutlich höher. Dabei ist bei einem Teil der Patienten eine deutliche Veränderung der Geschwürslokalisation festzustellen, wobei das Geschwür mit zunehmendem Lebensalter in Richtung Kardia «wandert» (Rösch et al., 1973). Trotzdem scheint es nicht selten eine Primärmanifestation der Ulcuskrankheit im Senium zu geben. So fanden wir unter 815 Ulcuspatienten 61 über 70jährige, von denen 57 % zum ersten Mal an einem Geschwür erkrankt waren (Rösch, 1973). Nach Dubarry (1958) setzt bei 4,9 % aller Ulkuspatienten das Leiden zwischen dem 60. und 65. Lebensjahr, bei 3,8 % zwischen dem 65. und 70. Lebensjahr und bei 1,3 % jenseits des 70. Lebensjahres ein.

Angaben über die Ulkusinzidenz jenseits des 60. Lebensjahres variieren nur unbeträchtlich; so waren 15,9 % der Patienten von Levrat et al. (1966), 22 % der Patienten von Rafsky et al. (1948), 19 % der Patienten von Muslow (1941) und 14 % der Patienten von Cutler (1958) älter als 60 Jahre.

Gemäß dem Schwartzschen Diktum «ohne Säure kein Ulkus» unterscheiden sich geriatrische Ulkuspatienten hinsichtlich der Säureproduktion nicht wesentlich von jüngeren Altersgruppen mit Geschwüren. Ätiologisch wird seit Hauser (1926) die Bedeutung der primären Gefäßsklerose vor allem beim Ulcus ventriculi des alten Menschen diskutiert, zumal die Gefäßversorgung im Bereich der kleinen Kurvatur, der bevorzugten Lokalisation der Magengeschwüre, a priori ungünstiger angelegt ist als im Bereich des übrigen Magens. Embolien in Magenarterien als Ursache eines akuten Ulkus scheinen jedoch selten zu sein; dies gilt auch für die Embolisierung atherogener Partikel (Anderson et al., 1967).

Unter den pathogenetischen Faktoren, denen möglicherweise beim Altersulkus eine größere Rolle zukommt, sind Antirheumatika und insbesondere Salizylate zu nennen. Bei chronischer Einnahme, vor allem bei Patienten mit rheumatoider Arthritis, ist mit einem gehäuften Auftreten von Magengeschwüren zu rechnen (Duggan, 1976; Dunlop, 1968; Silvoso et al., 1979).

Schmerzen im Epigastrium, beim Ulcus ventriculi links, beim Ulcus duodeni rechts der Mittellinie, die auf Nahrungsaufnahme nachlassen, gelten als typisch für das peptische Geschwür. Die durch Nahrungsaufnahme gesteuerte Rhythmik der Beschwerden findet sich jedoch nur bei 25 % der Ulkuskranken, insbesondere bei hochsitzenden Magengeschwüren setzen die wahrscheinlich motilitätsinduzierten Schmerzen bereits kurz nach Nahrungsaufnahme ein.

Während bei jüngeren Patienten das Geschwürsleiden oft der einzige pathologische Befund ist und die klinischen Symptome sich daher leicht zuordnen lassen, liegt bei alten Menschen zumeist eine Reihe von Grunderkrankungen wie Herzinsuffizienz, Hypertonus, Diabetes mellitus, chronische Bronchitis oder degenerative Gelenkveränderungen vor, so daß Symptome, die auf eine Oberbaucherkrankung hindeuten, wie Völlegefühl, Aufstoßen, Inappetenz, Gewichtsverlust und Druckschmerz im Epigastrium, häufig nicht auf ein Geschwürsleiden bezogen werden, sondern einer Medikamentenunverträglichkeit oder Symptomen des Grundleidens zugeordnet werden. So nimmt es nicht Wunder, daß rund 50 % aller alten Menschen mit einer akuten gastrointestinalen Blutung als erstem Symptom eines bislang unbekannten Ulkusleidens eingeliefert werden (Strange, 1963), wobei die gezielte anamnestische Exploration dann doch in vielen Fällen seit einiger Zeit bestehende Oberbauchbeschwerden erkennen läßt.

Die körperliche Untersuchung läßt meist einen umschriebenen Druckschmerz im Epigastrium erkennen, eine Abwehrspannung deutet auf eine Serosairritation bei Penetration hin. Eine Magenausgangsstenose läßt sich an Plätschergeräuschen und einer sichtbaren Peristaltik bei schlanken Bauchdecken erkennen; anhaltendes Erbrechen bedingt Zeichen der Exsikkose.

Im Rahmen der Diagnostik ist die Bedeutung der Magensekretionsanalyse ganz in den Hintergrund getreten; eine Achlorhydrie bei Ulcus ventriculi gilt allenfalls noch als dringend verdächtig für Malignität. Neben die Röntgendiagnostik zum Nachweis einer Ulkusnische ist in den letzten Jahren immer mehr die endoskopische Inspektion getreten, so daß heute vielerorts, gerade bei älteren und immobilen Patienten, die Gastroskopie als primärdiagnostische Maßnahme bei Patienten mit anhaltenden, auf ein Ulkus verdächtigen Oberbauchbeschwerden durchgeführt wird (Demling et al., 1980). Während beim Ulcus duodeni der radiologische Nachweis einer Ulkusnische (Abb. 4-23) ausreicht, muß bei jedem Magengeschwür vor Beginn einer konservativen Therapie eine endoskopisch-bioptische Kontrolle erfolgen, da sich gezeigt hat, daß 5 bis 10 % aller makroskopisch als gutartig eingestuften Ulzera Karzinome sind. Der alte Streit unter Gastroentero-

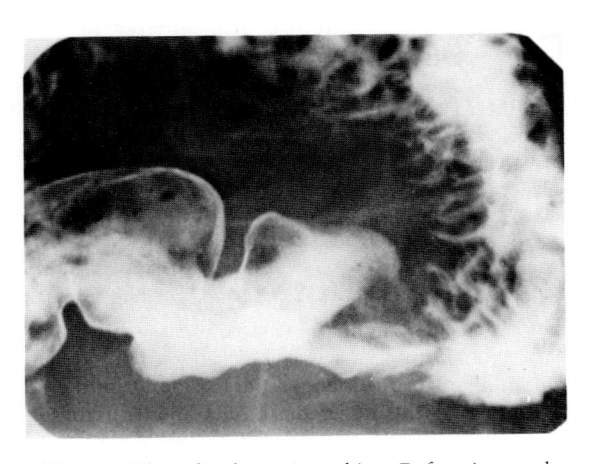

Abb. 4-23: Ulcus duodeni mit narbiger Deformierung des Bulbus bei 73jährigem Patienten

logen und Chirurgen, ob ein chronisch kallöses Ulkus maligne entarten kann, muß heute aufgrund subtiler Langzeitstudien aus Japan (Sakita et al., 1970; Rösch, 1976) dahingehend beantwortet werden, daß der Ulkusmagen nicht zum Karzinom prädisponiert, daß eine maligne Entartung sicher nicht häufiger als in 1 bis 2 % vorkommt, und daß es sich fast immer um eine peptische Andauung eines primär malignen Areals handelt, wobei dieser peptische Defekt wie ein benignes Magengeschwür unter einer konservativen Therapie abzuheilen pflegt.

Die Ulkuskrankheit ist durch eine hohe Spontanheilungsquote, die von Scheurer et al. (1977) unter einer Placebomedikation mit 83,3 % für Magenulzera und 73,3 % für Duodenalulzera innerhalb eines Zeitraums von 6 Wochen ermittelt wurde, charakterisiert. Die Beobachtungen von Brooks und Eraklis (1964), daß das peptische Ulkus jenseits des 65. Lebensjahres nur in rund 50 % auf eine konservative Therapie anspricht, lassen sich heute nicht mehr aufrecht erhalten.

Die früher üblichen diätetischen Restriktionen beim peptischen Ulkus sind inzwischen ganz verlassen worden. Heute werden nur noch individuelle Nahrungsunverträglichkeiten berücksichtigt, Milch nimmt keinen bevorzugten Platz mehr ein. Viele kleine Mahlzeiten haben keinen Einfluß auf den Ulkusverlauf, doch sind Zwischenmahlzeiten bei Auftreten von Nüchternschmerz durchaus vertretbar, wenn man es nicht vorzieht, mit Antazida die Säure zu puffern. Auch die blande Diät ohne Gewürze und Röstprodukte gilt als überholt: In zwei kontrollierten Studien schnitten die Patienten, die eine normale oder fast normale Kost erhielten, hinsichtlich der Abheilung der Ulzera eher besser ab als die mit blander Diät. Die einjährige Fortführung der blanden Diät änderte die Rezidivrate nicht (Doll et al., 1956; Lawrence, 1952). Da die Ulzerogenität von Koffein und Alkohol nicht erwiesen ist, besteht kein Anlaß, diese Genußmittel gänzlich zu verbieten. Rauchen hingegen hat einen ungünstigen Einfluß auf die Ulkusheilung (Doll et al., 1958; Peterson et al., 1977); unter Nikotinabstinenz heilen peptische Ulzera rascher ab.

Die Ulkustherapie erfolgt heute überwiegend ambulant; bei geriatrischen, häufig multimorbiden Patienten ist jedoch durchaus zu diskutieren, ob man sich nicht die Erfahrungen von Doll und Pygott (1952) zunutze machen sollte, die zeigen konnten, daß das Ulcus ventriculi unter stationären Bedingungen rascher abheilt als unter ambulanter Therapie.

Für die gezielte Ulkustherapie stehen heute eine Vielzahl von Substanzen zur Verfügung, von denen im kontrollierten Versuch gezeigt werden konnte, daß sie zu einer beschleunigten Abheilung der Ulkusnische beitragen. Die Wahl des entsprechenden Therapieprinzips wird bei alten Patienten sicher von den Begleitkrankheiten bestimmt werden müssen.

Für das Erstulkus wird heute allgemein eine Behandlung mit Antazida empfohlen, nachdem gezeigt werden konnte, daß Antazida mit einer Neutralisationskapazität von 50 mval HCl, 1 und 3 Stunden nach einer Hauptmahlzeit eingenommen, Ulzera beschleunigt zur Abheilung bringen (Fordtran et al., 1973; Holtermüllter et al., 1977). Bei der Wahl des Antazidums ist zu berücksichtigen, daß natriumbikarbonathaltige Antazida relativ viel Natrium enthalten (2 g $NaHCO_3$ = 1,4 g NaCl), was die Ödembildung bei prädisponierenden Erkrankungen wie Herzinsuffizienz begünstigt. Bei wiederholter Gabe besteht zudem die Gefahr einer metabolischen Alkalose. Kontraindiziert sind kalzium- und magnesiumhaltige Antazida bei einer Niereninsuffizienz.

Ulkusrezidive oder Ulzera mit Komplikationen werden heute bevorzugt mit dem H_2-Rezeptorantagonisten Cimetidin in einer Dosierung von 5 × 200 mg bzw. 2 × 400 mg oder Ranitidin 2 × 150 mg behandelt. Während die Heilungsquoten beim Ulcus duodeni eindeutig für den Einsatz der Substanz sprechen, sind die bislang vorliegenden Doppelblindstudien beim Ulcus ventriculi weniger überzeugend (Hentschel, 1978). H_2-Blocker sollten wegen einer möglichen Adsorption nicht zusammen mit aluminiumhydroxidhaltigen Antazida eingenommen werden, die auch die Resorption von Digoxin, Antibiotika und Eisenpräparaten beeinflussen (Brown und Juhl, 1976). Bei Niereninsuffizienz muß die Dosis reduziert werden, da sonst mit zerebralen Symptomen wie Verwirrtheitszuständen und Halluzinationen gerechnet werden muß (Kimelblatt et al., 1980). Daneben müssen beim Cimetidin Arzneimittelinteraktionen mit Diazepam (Klotz und Reimann, 1980), Theophyllin, β-Blockern und Warfarin (Serlin et al., 1979) beachtet werden. Nebenwirkungen von Seiten des Endokriniums wie Gynäkomastie, Galaktorrhoe und Impotenz sind selten. Die H_2-Blocker verdienen in erster Linie deshalb besonderes Interesse, weil sie die einzigen Medikamente darstellen, mit denen Ulkusrezidive verhindert werden können. Die abendliche Einnahme von 400 mg Cimetidin bzw. 150 mg Ranitidin reduziert die zu erwartende Rezidivquote von 80 % innerhalb von 12 Monaten auf 15–30 % (Bodemar und Walan, 1978), nach Absetzen der Dauermedikation ist jedoch mit einem Anstieg der Rezidivquote zu rechnen. Problematisch wird die Suppression der Säureproduktion über einen langen Zeitraum möglicherweise wegen der bakteriellen Fehlbesiedlung des Magens durch nitrosaminbildende Bakterien (Ruddell et al., 1980).

Die 3. Substanzgruppe, mit der eine Reduktion des aggressiven Potentials erreicht werden kann, sind die Anticholinergika. Diese sind wegen der systemischen Nebenwirkungen wie Akkomodationsstörungen und Blasenauslaßstörung weitgehend in den Hintergrund getreten; neuere Substanzen mit selektiv gastralem Angriffspunkt wie das Pirenzepin erscheinen jedoch in einer Dosierung von 50 bis 150 mg pro Tag durchaus empfehlenswert. Die bislang von dem als Gastrinantagonisten klassifizierten Milid vorliegenden Daten rechtfertigen hingegen noch nicht einen uneingeschränkten Einsatz, obwohl Nebenwirkungen der Substanz nicht beobachtet wurden.

Die Wirkung des Carbenoxolon-Natrium beruht auf einer Stärkung der protektiven Faktoren, wobei die Schleimproduktion gesteigert, die Schleimqualität verbessert und die Überlebenszeit der Magenepithelien verlängert wird (Gheorghiu, 1974). Nebenwirkungen im Sinne eines Hyperaldosteronismus mit

Hypokaliämie, Hypernatriämie, Ödemneigung und Blutdruckanstieg lassen den Einsatz der Substanz in einer Dosierung von 3 × 100 mg in der ersten Woche, 3 × 50 mg in der 2. bis 4. Woche bei geriatrischen Patienten problematisch erscheinen. Hagenmüller et al. (1977) haben 18 alte Patienten mit Herzinsuffizienz und operationsbedürftigem chronischem Ulcus ventriculi wegen des hohen Operationsrisikos mit Carbenoxolon behandelt; bei 12 Patienten traten unerwünschte Nebenwirkungen auf, die bei 9 behandelt werden mußten und in 2 Fällen zum Abbruch der Therapie zwangen. Die Substanz sollte deshalb bei geriatrischen Patienten mit arterieller Hypertonie, Herz- und Niereninsuffizienz und schweren Leberleiden nur unter stationären Bedingungen eingesetzt werden oder wenn Kontrollen von Blutdruck, Elektrolyten und Transaminasen in 3tägigem Abstand gewährleistet sind. Der Einsatz eines Aldosteron-Antagonisten paralysiert im übrigen die Substanzwirkung; als Diuretikum müssen Thiazide oder Triamteren gewählt werden.

Ebenfalls auf der protektiven Seite greifen Wismutverbindungen und Aluminiumsucrosesulfat an, Substanzen, deren klinischer Einsatz erfolgversprechend ist.

Ein Ulcus gilt dann als therapieresistent, wenn innerhalb von 4 Wochen nicht eine Verkleinerung um 50%, innerhalb von 8 Wochen um 90% und innerhalb von 12 Wochen um 100% eingetreten ist (Littmann, 1971). Eine konservative Therapie muß als erfolglos bezeichnet werden, wenn es innerhalb von 2 Jahren zu 2 Rezidiven gekommen ist (Feuerle, 1978). Linskov et al. (1975) haben auf die besonderen Risikofaktoren des Ulcus ventriculi beim alten Menschen hingewiesen, wobei insbesondere Komplikationen wie die Ulkusblutung mit einer Letalität von über 25% belastet sind (Tab. 4-11). Die Blutung, beim alten Menschen wie gesagt nicht selten erstes Symptom der Ulkuskrankheit, zeigt eine typische Altersverteilung beim Magen- und Zwölffingerdarmgeschwür (Fiedler und Thiele, 1976), doch steigt das Blutungsrisiko auch mit der Anamnesendauer und der Anzahl vorausgegangener Blutungen steil an (Abb. 4-24). Auf die Abhängigkeit von Alter und Letalität bei der massiven Blutung ist von mehreren Autoren hingewiesen worden (Wilkinson, 1973; Rumpf et al., 1973; Kim et al., 1974) (Abb. 4-25).

Bei der Ulkusblutung des alten Menschen wird man zunächst einen konservativen Versuch mit Sekretin oder Somatostatin (Gyr et al., 1980) einer operativen Intervention vorziehen, wenn es nicht gelingt, durch endoskopische Lokalmaßnahmen (Elektro- oder Photokoagulation) die Blutung unter Kontrolle zu bekommen.

Die Ulkusperforation hingegen ist eine absolute Operationsindikation, wobei die Letalität innerhalb der ersten 24 Stunden um ca. 2% je Std. auf über 50% ansteigt (Farthmann und Männl, 1978).

Auf die Operationsverfahren beim therapieresistenten Ulkus soll hier nicht näher eingegangen werden. Bei alten Patienten wird man sich auf den kleinstmöglichen Eingriff beschränken. Beim Ulcus duodeni wird heute der selektiv proximalen Vagotomie ohne Pyloroplastik, beim Ulcus ventriculi der Billroth-I-Resektion der Vorzug gegeben.

Abschließend soll noch kurz auf das Streßulkus bzw. dessen Prophylaxe eingegangen werden. Hier wirken ja mehrere Faktoren wie erhöhte Säureproduktion durch Histaminfreisetzung, gesteigerter duodenogastrischer Reflux und Minderperfusion der Magenschleimhaut zusammen. An allgemeinen Maßnahmen scheint einer ausreichenden und früh einsetzenden Ernährung und dem Ausgleich metabolischer Störungen eine besondere Bedeutung zuzukommen. Hyperalimentation bis zur Beendigung der Streßsituation senkt die Ulkushäufigkeit (Gurd und McClelland, 1970; Robbins et al., 1972). Bei der Streßulkusblutung sind Vitamin A, Colestyramin, Sekretin, Somatostatin, Vasopressin und Cimetidin erfolgreich eingesetzt worden, zur Streßulkuspro-

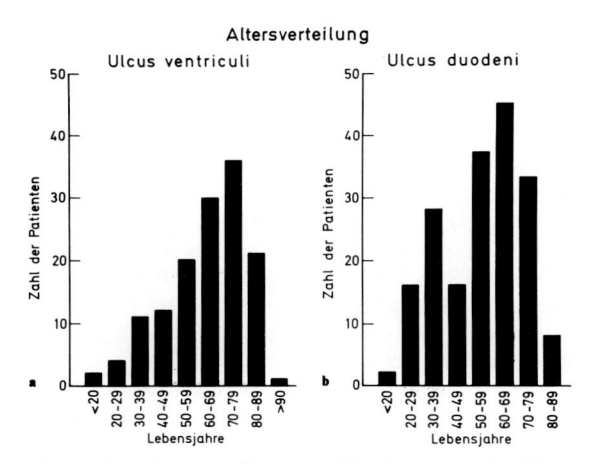

Abb. 4-24: Altersverteilung der Ulkusblutungen bei Ulcus duodeni und Ulcus ventriculi nach Fiedler und Thiele

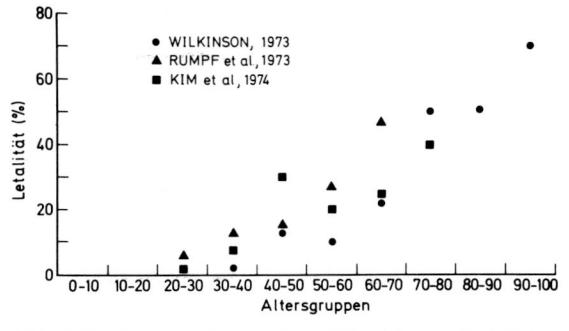

Abb. 4-25: Letalität der massiven Ulkusblutung in Abhängigkeit vom Lebensalter

Tab. 4-11: Letalität bei Ulcus ventriculi-Patienten in Abhängigkeit von Geschlecht, Alter und Behandlung (nach Lindskov et al.)

Alters-gruppe (Jahre)	Ge-schlecht	Erwartete Letalität (%)	Beobachtete Letalität	
			Konservativ (%)	Chirurgisch (%)
45–64	M	6,5	30,1	20,1
	F	3,6	20,3	15,3
65–84	M	34,0	53,4	30,8
	F	23,3	41,8	46,9

phylaxe hat sich nach den Untersuchungen von Priebe et al., 1980) neben den H$_2$-Blockern die stündliche Gabe von 30 ml eines potenten Antazidums bewährt, wobei das Magen-pH konstant über 3,5 gehalten werden sollte.

4.4.2.4 Der operierte Magen

Von den Postgastrektomie-Syndromen sollen hier nur die Erkrankungen interessieren, die als Spätfolgen bei geriatrischen Patienten Bedeutung erlangen. Es sind dies Ernährungsstörungen mit anhaltendem Gewichtsverlust und Steatorrhoe, Anämien nach Magenresektion, Skelett- und Kalziumstoffwechselveränderungen sowie das Magenstumpfkarzinom. Unberücksichtigt bleiben sollen Dumping, afferent und efferent loop Syndrom, Refluxgastritis und Ulcus jejuni pepticum als Frühkomplikationen nach Magenteilresektion sowie alle Postvagotomie-Syndrome.

Postgastrektomie-Malabsorption

Ein postoperativer Gewichtsverlust tritt bei Magenoperierten in 30–84% (Williams, 1966; Müller-Wieland, 1969; Pryor et al., 1971) auf. Penick und Armstrong (1959) beobachteten, daß jeder Dritte von 449 wegen eines Ulkusleidens Operierten durchschnittlich 9 kg an Gewicht verloren hatte. Johnston et al. (1968) fanden diesen Gewichtsverlust am ausgeprägtesten bei den Patienten, die präoperativ Gewicht zugelegt hatten, während primär Untergewichtige postoperativ zunahmen (Abb. 4-26).

Häufigste Ursache für einen anhaltenden postoperativen Gewichtsverlust ist eine ungenügende Zufuhr, ein frühzeitig einsetzendes Sättigungsgefühl oder die Furcht vor postprandialen Beschwerden. Die bei 60–70% der Magenteilresezierten nachweisbare Steatorrhoe (Welbourne, 1967; MacKay, 1970) spielt nur eine untergeordnete Rolle. Nach einer Fettbelastung von 200 g weisen jedoch nach Untersuchungen von Wollaeger et al. (1963) Patienten mit einer Billroth-I-Resektion eine Zunahme der Stuhlfettausscheidung um 41%, Patienten mit einer B-II-Resektion um 129% auf.

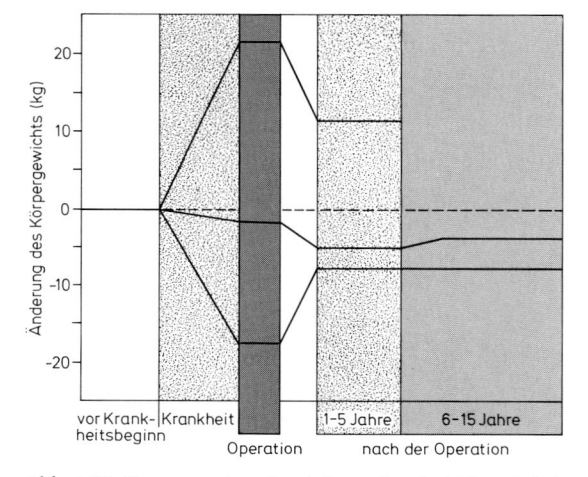

Abb. 4-26: Postoperativer Gewichtsverlust in Abhängigkeit vom präoperativen Körpergewicht nach Johnston

Für die nach Gastrektomie beobachtete Steatorrhoe kommen ursächlich eine beschleunigte Magenentleerung, eine rasche Dünndarmpassage mit ungenügender Durchmischung mit Galle und Pankreasenzymen, eine bakterielle Fehlbesiedlung mit bakterieller Dekonjugation von Gallensäuren und eine pankreatiko-zibale Asynchronie in Betracht. Dabei fließt praktisch der Bauchspeichel der Nahrung hinterher (MacGregor et al., 1977), so daß eine ausreichende enzymatische Aufschlüsselung der Nahrung nicht mehr erfolgen kann. Nur in Ausnahmefällen wird eine bislang latente Glutenenteropathie oder eine Lactoseintoleranz nach einer Magenoperation evident, wenn infolge der Passagebeschleunigung ein vermehrtes Substratangebot pro Zeit gegeben ist (Hedberg et al., 1963).

Eine bakterielle Fehlbesiedlung («bacterial overgrowth») findet sich bei Patienten mit einer Billroth-II-Operation in 30–50% (Draser und Shiner, 1969). Durch Dekonjugation und Dehydroxylierung konjugierter Gallensäuren sowie Umwandlung primärer in sekundäre Gallensäuren durch diese Bakterien kann es zu einer Fettmalabsorption kommen, daneben inkorporieren einige Bakterienarten Vitamin B$_{12}$.

Klinisch weisen Patienten mit einer operationsinduzierten Malabsorption neben einem erheblichen Untergewicht mitunter Eiweißmangelödeme (agastrische Dystrophie), Zeichen eines Mangels an fettlöslichen Vitaminen, generalisierte exfoliative Dermatitiden, abnorme Pigmentierungen, Mundwinkelrhagaden und Cheilitis sowie Haar- und Nagelveränderungen auf.

Bei Patienten mit einer postoperativen Steatorrhoe müssen spezifische Ursachen wie Zöliakie, Pankreasinsuffizienz, afferent und blind loop Syndrom, gastrojejuno-kolische Fistel und eine Gastroileostomie durch eine gezielte Diagnostik ausgeschlossen werden, bevor therapeutische Maßnahmen eingeleitet werden.

Häufig reicht eine Pankreasenzymsubstitution aus, um die Entkoppelung von Enzymproduktion der Bauchspeicheldrüse und Dünndarmpassage der Nahrung zu unterlaufen. Dabei sollten die Enzyme in Granulatform während der Mahlzeit eingenommen werden. Tetracycline (4 × 500 mg/d) oder Metronidazol (2 × 400 mg), über 2 Wochen gegeben, beseitigen eine bakterielle Fehlbesiedlung. Bei Vitaminmangelerscheinungen muß parenteral substituiert werden (Adek-Falk, 1 Amp./Woche i.m.), die zusätzliche Gabe von mittelkettigen Fettsäuren verbessert die Fettresorption. Schließlich ist eine Umwandlungsoperation zu diskutieren.

Postgastrektomie-Anämie

Von Morawitz wurde 1930 für die Anämien gastrektomierter Patienten der Ausdruck agastrische Anämie geprägt. Baird et al. (1959) haben den Abfall des Hämoglobinwertes in Relation zum Operationsverfahren bei Männern und Frauen über 10 Jahre verfolgt und eine kontinuierliche Abnahme gesehen, besonders ausgeprägt bei Frauen unter 50 Jahren (0,9 g%/Jahr; Abb. 4-27). Tovey und Clark (1980) konnten 227 Magenteilresezierte 10 und mehr Jahre nach der Operation nachuntersuchen und sahen bei 32% der Männer und 61% der Frauen eine Eisenmangelanämie. Johnston (1970) fand 20 Jahre nach trunkulärer Vagotomie bei 30% der Männer und 52% der Frauen eine Anämie. Für die Eisenmangelanämie wird eine ungenügende Zufuhr (Hallberg et al., 1966), eine verminderte Bioverfügbarkeit, eine gestörte Resorption und ein gesteigerter Verlust verantwortlich gemacht. Wahrscheinlich spielt die Tatsache, daß das Duodenum beim B-II-Magen im Kurzschluß liegt, eine größere Rolle als die fehlende Salzsäure zur Reduktion dreiwertigen Nahrungseisens.

Ein Serumvitamin-B_{12}-Spiegel unter 140 pg/ml findet sich bei 11,5–20% aller Magenteilresezierten (Becker und Caspary, 1980). Eine klassische Perniziosa ist jedoch bei Resezierten eher selten und findet sich nach Hines et al. (1967) nur in 2–4%. Klinisch kann ein B_{12}-Mangel vermutet werden, wenn die Patienten über Müdigkeit, Teilnahmslosigkeit, Parästhesien, Zungenbrennen und Gangstörungen klagen.

Die Häufigkeit eines Folsäuremangels bei Magenresezierten wird recht unterschiedlich angegeben. Während Pryor et al. (1971) keinen Folsäuremangel bei Magenoperierten nachweisen konnten, sahen Hines et al. (1967) erniedrigte Serumspiegel bei 41%. Mahmud et al. (1971) fanden $8^{1}/_{2}$ Jahre nach subtotaler Gastrektomie bei 33% ihrer Patienten einen Folsäuremangel. Dies deckt sich mit Beobachtungen, daß bei einigen Patienten mit megaloblastärer Anämie eine Remission erst dann erreicht wird, wenn neben B_{12} auch Folsäure gegeben wird (Pribilla et al., 1969).

Ein Mangel von Vitamin B_6, das für eine ungestörte Erythropoese unerläßlich ist, ist von mehreren Autoren bei Magenoperierten nachgewiesen worden (Kabelitz et al., 1963; Berndt und Hiller, 1964). Bei einer eisenrefraktären hypochromen Anämie wird deshalb ein therapeutischer Versuch mit 100 mg Vitamin B_6 täglich empfohlen (Reimer, 1959).

Skelett- und Kalziumstoffwechselstörungen

Auf die metabolischen Konsequenzen einer Magenoperation für das Knochensystem ist erst in den letzten 20 Jahren hingewiesen worden. Alffram (1964) hatte bereits darauf hingewiesen, daß eine Schenkelhalsfraktur als häufigste Begleiterkrankung einen Zustand nach Magenteilresektion beinhaltete. Nilsson und Westlin (1971) fanden eine auffallende Häufung von Frakturen bei Männern, bei denen vor 20 und mehr Jahren eine Magenoperation durchgeführt worden war. Von verschiedenen Arbeitsgruppen wurde eine subklinische Osteomalazie bei 15–22% aller gezielt untersuchten Magenteilresezierten gefunden (Deller und Begley, 1963; Harvald et al., 1962; Jones et al., 1962).

Ursächlich wird eine ungenügende Kalzium- und Vitamin D-Zufuhr, eine Vitamin D-Malabsorption im Rahmen der Steatorrhoe, die Bildung von Kalziumseifen bei Steatorrhoe und die Ausschaltung des Duodenums als einem Hauptort der Kalziumresorption angesehen. Offensichtlich pfropft sich die operationsbedingte Osteoporose/Osteomalazie auf die altersbedingte Entmineralisierung des Knochens auf. Eddy (1971) fand bei 35% der Magenoperierten, aber nur in 5% aller Ulcus duodeni-Patienten Kalziumstoffwechselstörungen, in der Postgastrektomie-Gruppe war die alkalische Phosphatase in 28% erhöht.

Eine Osteoporose bis hin zur Osteomalazie ist bei 5–15% aller Magenoperierten ab dem 10. Jahr nach dem operativen Eingriff zu erwarten. Im Rahmen der Diagnostik sollten Serumkalzium, anorganisches Phosphat und alkalische Phosphatase bestimmt werden und eine Knochenstanze entnommen werden. Daneben lassen sich erniedrigte 25-Hydroxycholecalciferolspiegel im Serum finden (Gertner et al., 1977; Lilienfeld-Toal et al., 1977). Für die Behandlung werden verschiedene Dosierungen an Vitamin D und Kalzium empfohlen. Eine Dosis von 40 000 U einmal im Monat i. m. sowie 1–2 g Kalzium/d erscheinen ausreichend.

Magenstumpfkarzinom

Von einem Magenstumpfkarzinom sollte man erst dann sprechen, wenn die primäre Magenoperation wegen einer histologisch bestätigten gutartigen Erkrankung erfolgte und wenn das Intervall zwischen Erstoperation und Entdeckung des Karzinoms mindestens 5 Jahre beträgt.

Während Bauer (1963) nur 27 Fälle eines Karzinoms im operierten Magen im Weltschrifttum finden konnte, berichteten Morgenstern et al. (1973) 20 Jahre später bereits über 1100 Fälle. In zahlreichen Autopsiestudien, retrospektiven Analysen und prospektiven Untersuchungen (Tab. 4-12 a–b) konnte inzwischen gezeigt werden, daß der operierte Magen zur Entwicklung eines Magenkarzinoms prädisponiert. Wie zu erwarten, nimmt die Karzinominzidenz nach einer Zweidrittelresektion zunächst entsprechend der Verkleinerung der Fläche ab. Ab dem 15. Jahr nach dem operativen Eingriff steigt das Karzinomrisiko jedoch steil an und erreicht nach den Untersuchungen von Stalsberg und Taksdal (1971) 35 Jahre nach dem Eingriff den Faktor 8.4.

Als pathogenetische Faktoren bei der Entstehung des Magenstumpfkarzinoms wird die meist nachweisbare chronisch atrophische Gastritis, der immer vorhandene Reflux von als Detergentien wirkenden

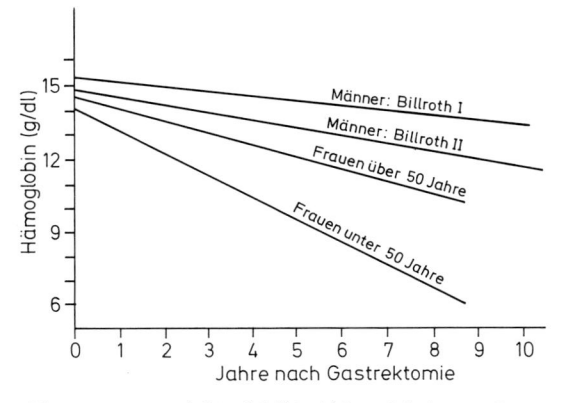

Abb. 4-27: Hämoglobinabfall in Abhängigkeit vom Operationsverfahren nach Baird

Tab. 4-12a: Karzinominzidenz im operierten Magen. Retrospektive klinische Studien

Autor	Jahr	n	Stumpfkarzinom total	B II + GE	B I
Helsingen und Hillestad	1954	303	11 (3,6%)		
Denk und Salzer	1957	300	4 (1,3%)		
Griesser und Schmidt	1964	580	77 (13,3%)	68/457 (14,9%)	9/123 (7,3%)
Nicholls	1974	5115	28 (0,5%)		
Dahm und Rehner	1975	530	37 (7,0%)	35/?	2/?
Pesendorfer et al.	1975	386	62 (16,0%)	55/338 (16,3%)	7/48 (14,6%)
Clemençon et al.	1976	534	23 (4,3%)	21/326 (7,4%)	
Zimmermann	1976	214	2 (0,9%)	2/196 (1,0%)	
Schmid et al.	1976	705	48 (6,8%)	39/609 (6,4%)	5/81 (6,2%)
Domellöf et al.	1977	354	9 (2,5%)	9/354 (2,5%)	
Rösch und Prütting	1978	371	14 (3,7%)	13/353 (3,7%)	1/18 (5,5%)

Tab. 4-12b: Vergleichende Autopsiestudien zur Frage des Magenstumpfkarzinoms

Autor	Jahr	n	Stumpfkarzinom	Karzinominzidenz bei Nichtoperierten
Kühlmayer und Rokitansky	1954	363	10,6%	5,3%
Hebold	1958	81	9,9%	5,3%
Hilbe et al.	1968	412	8,2%	3,4%
Stalsberg und Taksdal	1971	630	8,7%	3,4%

Tab. 4-12c: Prospektive Studien zur Erfassung des Magenstumpfkarzinoms

Autor	Jahr	Operation	n	Stumpfkarzinom	davon early cancer
Domellöf et al.	1976	10 bis 22 J. nach Billroth I	74	4 (5,4%)	2
Domellöf et al.	1977	über 20 J. nach Billroth II	214	6 (2,8%)	2
Schrumpf et al.	1977	20 bis 25 J. nach Billroth II	108	4 (3,7%)	3
Rösch und Prütting	1978	über 15 J. nach Billroth II	117	1 (0,85%)	1

Gallensäuren und eine Irritation des Epithels im Anastomosenbereich, wo die meisten Stumpfkarzinome lokalisiert sind, diskutiert. Fast immer handelt es sich beim Magenstumpfkarzinom um Tumoren vom Intestinalzelltyp der Lauren-Klassifikation (s. S. 353).

Zur Früherkennung des Karzinoms im operierten Magen werden heute Vorsorgeuntersuchungen ab dem 15. Jahr nach dem operativen Eingriff in 1- bis 2jährigem Intervall vorgeschlagen, wobei der Endoskopie dem Röntgenverfahren gegenüber der Vorzug zu geben ist. Skandinavische Autoren empfehlen dabei die routinemäßige Biopsie des Schleimhautareals in einem Abstand von 2 cm um die Anastomose (Schrumpf et al., 1977).

4.4.3 Durchblutungsstörungen an Dünn- und Dickdarm

Unter den Durchblutungsstörungen sollen der akute Mesenterialinfarkt, die hämorrhagische Enteropathie, die fokale Ischämie, die Angina abdominalis, die Mesenterialvenenthrombose und die ischämische Kolitis, Erkrankungen, die bevorzugt den alten Menschen betreffen, abgehandelt werden. Die vier an der Blutversorgung des Gastrointestinaltrakts beteiligten Arterien: Truncus coeliacus, A. mesenterica superior, A. mesenterica inferior und A. hypogastrica bilden ein anatomisch zusammenhängendes Gefäßnetz. Pankreatiko-duodenale Arkaden und die Riolansche Anastomose sorgen für ausreichende Kollateralbrücken, die im Falle einer Stenose oder eines Verschlusses einer Hauptarterie die arterielle Versorgung aufrecht erhalten (Abb. 4-28). Eine ausreichende Herzleistung vorausgesetzt, stellt eine Quer-

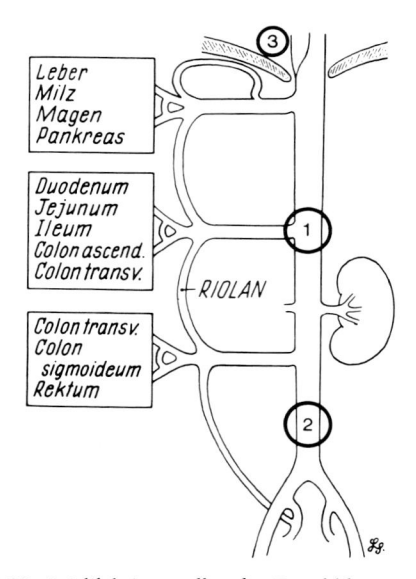

Abb. 4-28: Prädilektionsstellen für Durchblutungsstörungen im Bauchraum

schnittsverlegung von etwa 70% einen ausreichenden Stimulus zur Kollateralbildung dar (Harders, 1976).

Die Darmschleimhaut reagiert recht empfindlich auf Sauerstoffmangel, dem hohen Zellturnover entsprechend. Die intestinale Kreislaufprovinz beansprucht ein durchschnittliches Minutenvolumen von 1680 ml, der intestinale Sauerstoffverbrauch liegt mit 83 ml/min. sehr hoch (Pickert, 1971).

In der Frühphase der Ischämie wird die sauerstoffmangelempfindliche Mukosa zuerst geschädigt. Es kommt zu Einblutungen in die Schleimhaut und zur Nekrose, die Submukosa wird durch ein Ödem verbreitet. Bei Fortdauer der Ischämie greift die Nekrose dann auf die tieferen Wandschichten über, und es kommt zur Durchwanderungsperitonitis (Mihatsch und Bianchi, 1974). Innerhalb von 2 Stunden scheinen die Veränderungen der Dünndarmzotten reversibel zu sein, wenn die Durchblutung sich normalisiert oder durch intraarterielle Gabe von Papaverin verbessert wird (Bookstein et al., 1977).

4.4.3.1 Akuter Mesenterialinfarkt

0,4% aller akuten Erkrankungen des Abdomens gehen auf Verschlüsse der Mesenterialgefäße zurück (Muhrer et al., 1977). Die Abb. 4-29 zeigt die Bevorzugung alter Menschen beim Mesenterialinfarkt, während bei jüngeren ein embolischer Verschluß mit entsprechend günstigerer Prognose im Vordergrund steht. Jackson (1963) ermittelte anhand von 1500 akuten Verschlüssen der A. mesenterica superior folgende Zahlen: 62% arterieller Verschluß (26% Embolie, 24% arterielle Thrombose, 12% ohne faßbare Ursache), 33% venöse Thrombose, 5% «gemischter» Verschluß. In den letzten Jahren scheinen Embolien seltener zu werden und Perfusionsischämien zuzunehmen.

Emboliequelle ist in fast allen Fällen das Herz, ausgehend von Parietalthrombosen bei Herzinfarkt, Vorhof- oder Herzohrthromben bei Rhythmusstörungen, insbesondere Vorhofflimmern; Cholesterinemboli bei schwerer Arteriosklerose oder Embolien, ausgehend von Aortenaneurysmen, spielen nur eine untergeordnete Rolle. Die unter einem Winkel von 45° abgehende A. mesenterica superior ist bevorzugt betroffen; meist bleibt der Embolus proximal oder distal des Abgangs der A. colica media stecken (Levine, 1972).

In mehr als der Hälfte der Fälle kommt es gleichzeitig zu solitären oder multiplen embolischen Verschlüssen anderer Organe wie Gehirn, Niere und Milz, so daß die abdominale Symptomatik in den Hintergrund tritt (Mihatsch und Bianchi, 1977).

Die Mesenterialarterienthrombose entwickelt sich meist auf dem Boden einer ausgeprägten Arteriosklerose, seltener durch ein direkt einwachsendes Karzinom, durch Vaskulopathien oder nach stumpfem Bauchtrauma. Drei Viertel aller Patienten mit einem akuten Mesenterialinfarkt sind älter als 50, der Altersgipfel liegt im 6. bis 7. Dezennium, wobei Männer im Verhältnis 3:1 überwiegen.

Im Initialstadium des akuten Mesenterialinfarkts wird der Patient durch akut einsetzende, heftige abdominelle Schmerzen überrascht, die auch durch stärkste Analgetika kaum zu beherrschen sind. Die starken periumbilikalen Schmerzen kontrastieren zum abdominellen Tastbefund: Druckschmerz und Abwehrspannung fehlen zunächst. Auskultatorisch findet sich als Hinweis auf anoxämische Spasmen der glatten Muskulatur eine normale bis lebhafte Peristaltik, daneben bestehen Zeichen der Sympathikusreizung wie Fieber, Schweißausbruch, Erbrechen, Durchfall, Blutdruckabfall und Pulsanstieg. Nach 1 bis 2 Stunden schließt sich ein Intervallstadium von 2 bis 12 Stunden Dauer an, in dem die Beschwerden deutlich weniger werden («Stadium des faulen Friedens»; Richter und Hain, 1976). Im Endstadium schließlich bildet sich eine Durchwanderungsperitonitis mit paralytischem Ileus aus. Zunehmende Dehydratation, Meteorismus und blutige Durchfälle zeigen die Darmgangrän an.

Eine Leukozytose zwischen 15000 und 30000, ein erhöhter Kreatinin- und Serumphosphatspiegel sowie ein erhöhter LDH-Gehalt der Peritonealflüssigkeit gelten als «pathognomonisch» für den akuten Mesenterialinfarkt (Jamieson et al., 1975), daneben besteht ein ausgeprägtes Basendefizit im Rahmen der metabolischen Azidose. Auf der Abdomenübersichtsaufnahme erscheint die Darmwand verdickt, die Schlingen sind versteift, Luft in der Darmwand

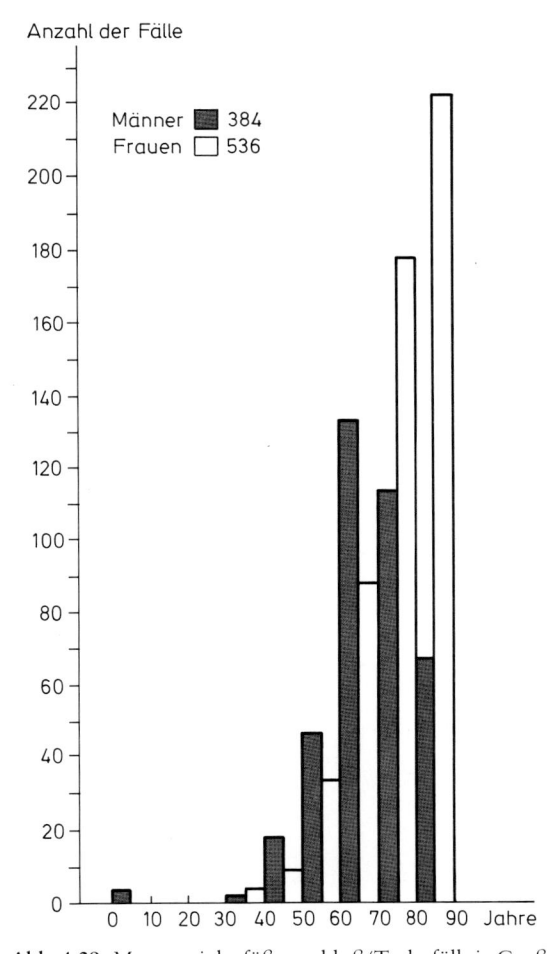

Abb. 4-29: Mesenterialgefäßverschluß (Todesfälle in Großbritannien 1971) in Abhängigkeit vom Lebensalter nach Marston

oder im Pfortaderbereich gilt als signum mali ominis. Initial ist der Darm infolge der Hyperperistaltik auffallend gasleer.

Die Mesenterikographie erlaubt als einziges diagnostisches Verfahren den rechtzeitigen Nachweis eines arteriellen Verschlusses. Wittenberg et al. (1973) führen bei jedem herzkranken Patienten mit akutem Abdomen als erste diagnostische Maßnahme eine Mesenterikographie durch und konnten so in 80% eine korrekte Diagnose stellen. Nach Nathan (1969) wird das Krankheitsbild nur in 6% der Fälle rechtzeitig erkannt. Für die präoperative Diagnostik stehen maximal 8 bis 12 Stunden zur Verfügung (Abb. 4-30). Nur eine frühzeitige chirurgische Intervention zur Embolektomie bzw. zur Revaskularisierung kann die Prognose verbessern helfen (Bergan et al., 1975; Ottinger, 1978), die Letalität erreicht in einigen Statistiken 100% (Tab. 4-13).

4.4.3.2 Hämorrhagische Enteropathie – Perfusionsischämie

Eine Verminderung des Herzminutenvolumens um 30% bedingt eine Abnahme der Durchblutung im Versorgungsgebiet der A. mesenterica superior um 45% (Friedman, 1961). Myokardinfarkt, Herzrhythmusstörungen, Herzinsuffizienz, der hämorrhagische und traumatische Schock sowie ausgedehnte Verbrennungen gelten als Ursache der hypovolämie-induzierten hämorrhagischen Enteropathie (Dirschmid et al., 1972; Oltmanns et al., 1973). Im Rahmen der kardiovaskulären Dekompensation opfert dabei der Organismus die abdominelle Durchblutung zugunsten der von Herz und Hirn. Daneben scheinen medikamentös-toxische Einflüsse bei der Perfusionsischämie (nicht-okklusiver Mesenterialinfarkt) eine Rolle zu spielen. So ist eine hämorrhagische Enteropathie nach Octapressin und Methysergidmaleat (Katz und Vogel, 1967), Ergotamin (Greene et al., 1977; Stillman et al., 1977), Penicillin (Martin et al., 1973) und Digitalis (Muggia, 1967) beschrieben worden. Digitalis führt dabei zu einer Reduktion der Durchblutung im Splanchnikusgebiet bei gleichzeitiger Zunahme des Gefäßwiderstands (Schmidt-Hieber et al., 1976); das Bild der hämorrhagischen Enteropathie wird vor allem bei einer Digitalisintoxikation beobachtet (Kyrieleis und Kraft, 1970). Perfusionsischämien werden ferner bei Fieber, Hämokonzentration, Diuretikaüberdosierung, Kachexie und Hypoglykämie gesehen (Baas, 1975a–c), seltene Ursachen sind viszerale Angiopathien (Löhr und Höffler, 1973), eine retroperitoneale Fibrose (Crummy et al., 1971) und Kollagenkrankheiten (Matolo und Albo, 1971; Shapeero et al., 1974).

Histologisch findet man eine Nekrose der Zottenspitzen, bei länger anhaltender Ischämie eine blutige Durchtränkung der Mukosa mit diffusen Nekrosen

Tab. 4-13: Gesamtletalität beim akuten Mesenterialgefäßverschluß

Autoren	Jahr	Fälle	Letalität in %
Jenson, C.B., and Smith G.A.	1956	51	88,6
Mavor, G.E., Lyall, A.D., Chrystal, K.M.R., and Tsapogas, M.	1962	71	93,0
Zimberg, Y.H.	1963	21	88,0
Liavag, I.	1967	22	90,0
Ottinger, L.W., and Austen, W.G.	1967	136	92,0
Huber, F.B.	1969	60	80,0
Senn, A.	1969	33	66,0
Pierce, G.E., and Brockenbrough, E.D.	1970	56	100,0
Schellerer, W., Schellerer, K., Decker, R., und Kliesch, G.	1971	20	78,0
Schennach, W., und Dorfmann, A.	1972	32	85,0
Slater, H., and Elliott, D.W.	1972	18	96,0
Bergan, J.J., Dean, R.H., Conn Jr., J., and Yao, J.S.T.	1975	48	48,0
Havia, T., und Inberg, M.V.	1975	82	83,0
Richter, H., und Hain, B.	1975	48	97,3
Schellerer	1976	44	86,0

Diagnostisches und operatives Procedere

Anamnese und klinischer Befund
↓
Abdomenübersichtsaufnahme
↓
Selektive Angiographie
↙ ↘
Akuter Gefäßverschluß   Kein akuter Gefäßverschluß
↓   ↓
sofortige Operation   Magendarmpassage und/oder Kontrasteinlauf
                          ↙ ↘
              keine spezifische   spezifische Diagnose
              Diagnose –
              Perfusionsischämie
                    ↓   ↓
              Operation innerhalb   gezielte Therapie
              von 8 Stunden

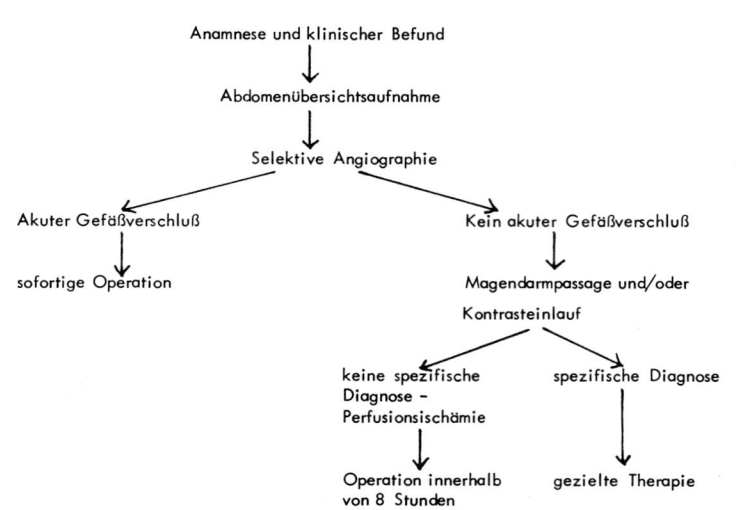

Abb. 4-30: Diagnostisches und operatives Procedere bei Verdacht auf Durchblutungsstörungen im Abdomen

und eine ödematöse Auftreibung von Muskulatur und Serosa ohne Entzündungszeichen.

Die ischämische Enteropathie tritt bei Patienten mit durchschnittlich 70 Jahren und den obengenannten Grundkrankheiten, die einen low cardiac output, eine langdauernde Hypotension oder eine Hypovolämie mit Störung der peripheren Utilisation beinhalten, auf. 20–50% aller Darminfarkte gehen heute ohne einen nachweisbaren Gefäßverschluß einher und müssen deshalb dem Krankheitsbild der Perfusionsischämie zugeordnet werden (Athanasoulis und Baum, 1976).

Übelkeit, Angina abdominalis, Erbrechen, Meteorismus, Diarrhoe oder Obstipation sind klinische Zeichen einer milden Form der Mestenterialinsuffizienz, bei schwerer Perfusionsischämie dominieren abdominelle Schmerzen, Fieber, Hämatemesis oder blutige Durchfälle und Zeichen der peritonealen Reizung. Da das Herzminutenvolumen auf unter 2 l/min/m² abgesunken ist, findet sich eine Reduktion der Harnmenge mit Anstieg der harnpflichtigen Substanzen, eine ausgeprägte Leukozytose mit deutlicher Linksverschiebung und gelegentlich eine Hypoglykämie, die durch Leberzellnekrosen erklärt wird. Einer Gangräneszierung der Akren geht eine deutliche Akrozyanose voraus. Abdomenübersichtsaufnahme (Spiegelbildung), Auskultation und EKG dienen zusammen mit den klinischen Befunden der Diagnosestellung; erstes radiologisches Zeichen ist ein Meteorismus der Darmschlingen bei Hypomotilität (Aldrete et al., 1977). Eine selektive Darstellung der Mesenterialgefäße zeigt einen Spasmus der Seitenäste im Arkadenbereich sowie eine irreguläre Füllung der intramuralen Gefäße (Siegelman et al., 1974).

Ziel der Therapie ist eine Erhöhung des Herzminutenvolumens und eine Reduzierung der mesenterialen Vasokonstriktion. Boley et al. (1973) empfehlen im Anschluß an die Angiographie die intraarterielle Gabe von 30–60 mg Papaverin pro Stunde, verdünnt auf eine Konzentration von 1 mg/ml. Diese Infusionstherapie wird für 24–36 Stunden fortgesetzt. Daneben kommen Isoprenalin und Glucagon, hochdosiert Kortison, Heparinisierung, Splanchnikusblockade sowie intraarterielle Gabe von Xylocain und Phenoxybenzamin in Betracht. Der Hämodilution kommt bei der fast immer vorhandenen Hämatokriterhöhung, der in der Peripherie um 2% höher liegt als zentral, neben einer antibiotischen Abschirmung besondere Bedeutung zu.

Trotz aller therapeutischen Maßnahmen ist die Letalität der hämorrhagischen Enteropathie außerordentlich hoch, intraoperativ bestehen häufig Schwierigkeiten, durchblutete Darmabschnitte von ischämischen abzugrenzen, wenn dem Patienten überhaupt ein operativer Eingriff zugemutet werden kann.

4.4.3.3 Fokale Ischämie

Bei einer «subnekrotischen Ischämie» (Wayte und Helwig, 1968) kommt es über eine lokale Entzündungsreaktion mit Exulzeration zur Ausbildung einer narbigen Striktur. Ursächlich kommen eine Strangulation (Hernie, Bride), ein Trauma, eine akute Ischämie eines peripheren Gefäßes, eine Vaskulitis, eine Strahlenenteritis und die Einnahme dünndarmlöslicher Kalium-Dragees in Frage.

Das akute Krankheitsbild verläuft weniger stürmisch als beim Mesenterialinfarkt mit kolikartigen abdominellen Schmerzen 2–3 Stunden nach Nahrungsaufnahme. Übelkeit, Erbrechen, Durchfall und Meteorismus stehen im Vordergrund der intermittierend auftretenden Symptomatik, die entweder in einer umschriebenen Perforation oder einem mechanischen Ileus infolge ischämischer Striktur mündet (Mozes et al., 1971).

Bei der Strahlenenteritis kommt es entweder innerhalb von 2 Wochen nach Beendigung der Radiotherapie zu einer akuten Jejunoileitis mit krampfartigen Leibschmerzen, Erbrechen und blutigen Durchfällen oder nach einem Intervall von 2 Monaten bis 20 Jahren infolge progressiver Vaskulitis und Fibrose zu ischämischen Ulzerationen (Deitel und Vasic, 1979). Umschriebene Strahlenulzera können massiv bluten oder perforieren (Schmitz et al., 1974), ein sprueähnliches Krankheitsbild wird gelegentlich bei einer strahleninduzierten Atrophie des terminalen Ileums gesehen.

Perforation oder narbige Striktur machen eine operative Therapie erforderlich, die Strahlenenteritis kann möglicherweise durch Salazopyrin in Kombination mit Cortison günstig beeinflußt werden (Goldstein et al., 1976). Die Prognose der fokalen Ischämie ist günstig, wenn lokale Komplikationen ausbleiben, die Letalität der Strahlenenteritis wird hingegen mit 15–37% angegeben (Wellwood und Jackson, 1973).

4.4.3.4 Mesenterialvenenthrombose

Neben einer idiopathischen Thrombose der großen Mesenterialgefäße, häufig bei Patienten mit Thrombophlebitis der unteren Extremitäten oder einer Thrombophlebitis migrans, kann diese sekundär nach Trauma, umschriebener Infektion, Volvulus, Hernie, durch Tumorkompression oder bei arterieller Verschlußkrankheit auftreten. Selten sind Mesenterialvenenthrombosen bei Polyzythämia vera bzw. als Anschlußthrombose bei Pfortaderthrombose auf dem Boden einer Leberzirrhose.

Bei einer fulminanten Thrombose ist eine Differenzierung vom arteriellen Verschluß aufgrund der klinischen Symptomatik nicht möglich. Meist ist jedoch der Verlauf schleichend mit kolikartigen, langsam an Intensität zunehmenden Beschwerden, einer mäßigen Leukozytose bei normalem Blut-pH, normalem oder erniedrigtem Blutdruck, Inappetenz, Erbrechen und Durchfall. Hämatemesis und Teerstuhl setzen früher ein als bei der Darmgangrän nach arteriellem Verschluß, in 80% findet sich ein serosanguinolenter Aszites.

Radiologisch sieht man auf der Abdomenübersichtsaufnahme starre, fixierte Darmschlingen mit verdickter Wandung, der Dünndarmkontrasteinlauf läßt auseinandergedrängte Schlingen, «thumbprintings» und eine Verdickung der Valvulae conniventes bis hin zur Lumenobliteration erkennen (Clemett und Chang, 1975). Die Differentialdiagnose zu einem intramuralen Hämatom unter Antikoagulantientherapie kann mitunter schwierig sein. Bei der angiographischen Darstellung gilt eine verlängerte arterielle Phase bei fehlender Anfärbung des venösen Systems als pathognomonisch.

Wenn es der Allgemeinzustand des Patienten erlaubt, wird der hämorrhagisch infarzierte Darm, der sich makroskopisch gut vom gesunden Darm abgrenzen läßt, reseziert. Da bis zu 25% der Patienten innerhalb der nächsten 2 Wochen an einem Rezidiv erkranken (Jona et al., 1974), wird eine Antikoagulation postoperativ empfohlen.

Die in der älteren Literatur mit 30–60% angegebene Letalität der Mesenterialvenenthrombose liegt heute bei etwa 20% (Williams, 1971) und ist letztlich abhängig vom Ausmaß der Infarzierung, dem Alter des Patienten und Begleitkrankheiten.

4.4.3.5 Angina abdominalis (Dyspragia intermittens)

Von den drei großen Gefäßen des Bauchraums müssen mindestens zwei hochgradig eingeengt sein, bevor es zum Auftreten von Symptomen kommt. Dann reicht offenbar die Blutversorgung nach Nahrungsaufnahme nicht mehr aus, unterschreitet jedoch nicht das für die Erhaltung der Vitalität erforderliche Maß. In über 90% liegen der Angina abdominalis arteriosklerotische Veränderungen zugrunde, selten sind Vaskulitiden, eine fibromuskuläre Hyperplasie, eine externe Kompression durch retroperitoneale Fibrose, Tumor oder Aortenaneurysma oder funktionelle Störungen (arteriovenöse Fistel, mesenteriales Stealsyndrom).

Die Angina abdominalis ist eine Erkrankung des fortgeschrittenen Lebensalters, Männer erkranken viermal häufiger als Frauen. Zumeist finden sich Zeichen einer generalisierten Arteriosklerose sowie prädisponierende Faktoren wie Hypertonie, Diabetes mellitus, Fettstoffwechselstörungen, Gicht, Nikotin- und Alkoholabusus.

Typisch für die chronische intestinale Ischämie ist die Symptomentrias postprandiale Bauchschmerzen, Malabsorptionssyndrom und intraabdominelles Gefäßgeräusch. Periumbilikale Schmerzen 15–30 Minuten nach einer voluminösen Mahlzeit, die nach 1–3 Stunden wieder verschwinden, begleitet von hyperaktiven Darmgeräuschen sind kennzeichnend (Marston, 1971). Alkoholgenuß verschafft deutliche Linderung (Nadjabat et al., 1975), ein Auftreten einer Angina abdominalis nach körperlicher Belastung spricht für ein mesenteriales Steal-Syndrom. Völlegefühl, Flatulenz, Übelkeit und Inappetenz gelten als uncharakteristische Symptome, desgleichen eine Obstipationsneigung, die später in Durchfall übergeht. 15–20% der Patienten entwickeln ein Malabsorptionssyndrom mit anhaltendem Gewichtsverlust, verstärkt durch Angst vor den Schmerzen nach Nahrungsaufnahme (Syndrom der kleinen Mahlzeiten). Trotz der in 40% bestehenden Steatorrhoe (Baas, 1975 a–c) sind histologisch keine Schleimhautveränderungen nachweisbar. Bei 95% der Patienten ist ein systolisches Geräusch im Oberbauch links des Nabels zu auskultieren, das nach Verabreichung eines Spasmolytikums lauter wird.

Nur bei 40% der Patienten mit einer Angina abdominalis findet sich die klassische Symptomentrias postprandialer Schmerz, Malabsorption und Gefäßgeräusch (Schwilden und Van Dongen, 1976). Ein Aortenaneurysma als Ursache einer intestinalen Mangeldurchblutung läßt sich fast immer tasten oder durch Ultraschall objektivieren (Stirnemann et al., 1977). Die beste Information liefert die Übersichtsaortographie in zwei Ebenen (Bücheler und Buurmann, 1976), in der Regel sind nur die ersten 2–3 Zentimeter der A. mesenterica superior stenosiert (Levine, 1972).

Da sich Gefäßstenosen bei 35% aller Angiographien finden, sind Korrelationen zwischen angiographischem Befund und klinischer Symptomatik problematisch. In einer Analyse von 2000 Angiographien der Mesenterialgefäße fanden Hertzer et al. (1977) nur 15 Patienten, bei denen die geklagten Beschwerden auf eine Arterienstenose zurückgeführt werden konnten und von denen 11 durch gefäßchirurgische Eingriffe gebessert werden konnten. Van Dongen und Schwilden (1976) stellen die Indikation zur prophylaktischen Wiederherstellung der Mesenterialgefäße bei
1. Mehrfachverschlüssen der Intestinalarterien,
2. bei Kombination mit einem aortoiliakalen Verschluß,
3. bei Kombination mit einer Nierenarterienstenose.

Im akuten Schmerzanfall können Nitropräparate Erleichterung verschaffen, häufige kleine Mahlzeiten, Bettruhe nach Nahrungsaufnahme, Ausschaltung von Risikofaktoren und Spasmolytika gelten als konservative Maßnahmen, der Einsatz von Antikoagulantien ist umstritten (Stopik et al., 1971). Nach Untersuchungen von Heberer et al. (1972) werden 90% der operierten Patienten bei einer Operationsletalität von 2% beschwerdefrei. Da fast alle Patienten mit einem akuten Mesenterialinfarkt anamnestisch über eine seit längerer Zeit bestehende Angina abdominalis klagen, ist eine prophylaktische Gefäßrekonstruktion bei entsprechender Symptomatik sicher ratsam.

4.4.3.6 Ischämische Kolitis

1966 beschrieb Marston Auswirkungen arterieller Durchblutungsstörungen am Kolon und unterschied dabei 3 Formen (Abb. 4-31):
1. die gangränöse Form,
2. die ischämische Striktur,
3. die reversible ischämische Kolitis.

Bei Patienten jenseits des 50. Lebensjahrs ist die ischämische Kolitis häufiger als die Colitis ulcerosa und der Morbus Crohn des Kolons (Saegesser et al., 1979). Ursächlich ist an hämodynamische Störungen und obstruktive vaskuläre Läsionen zu denken, daneben kommen in seltenen Fällen als auslösendes Moment ein Sigmavolvulus (Meyers et al., 1977; Hermanek und Mühe, 1971), ein eingeklemmter Leistenbruch (Carlin und Manashil, 1973), ein Kolonkarzinom (Messinger und Beneventano, 1971) und

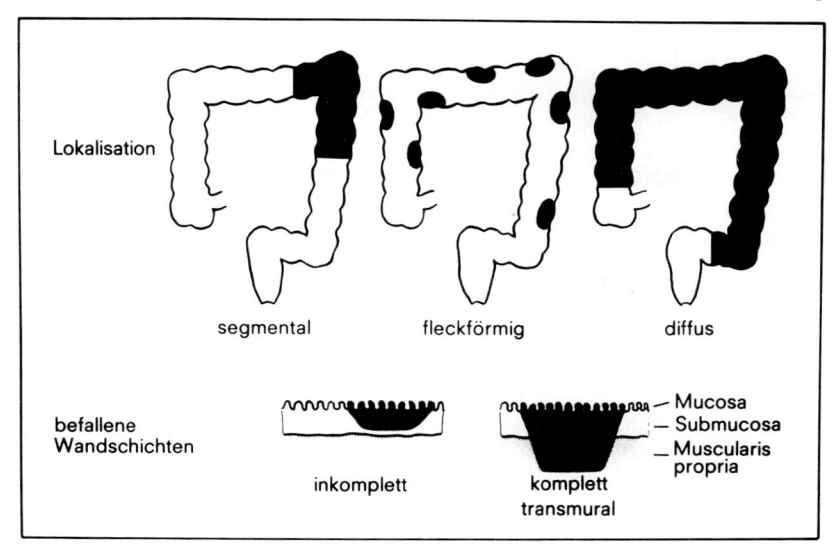

Abb. 4-31: Verschiedene Manifestationsformen der ischämischen Darmschädigung

vorausgegangene operative Eingriffe am Dickdarm in Frage (Brown, 1972).

Eine leichte transitorische Durchblutungsinsuffizienz verursacht nur Schäden an der Mukosa, die nekrotisch werden kann und abgestoßen wird. In diesem Stadium kann eine Restitutio ad integrum erfolgen, wenn die hämodynamischen Störungen rechtzeitig beseitigt werden. Bei zunehmender Perfusionsstörung greifen die Schäden auf die Muskulatur über, und es bildet sich eine transmurale Nekrose aus. Als Zwischenstadium resultiert die narbige fibröse Stenose.

Die ischämische Kolitis tritt am häufigsten im Bereich der linken Kolonflexur auf, wo sich das Versorgungsgebiet der A. mesenterica superior und der inferior überschneidet. Selten ist die ischämische Rektitis, da das Rectum durch 3 arterielle Quellen versorgt wird (Abb. 4-32).

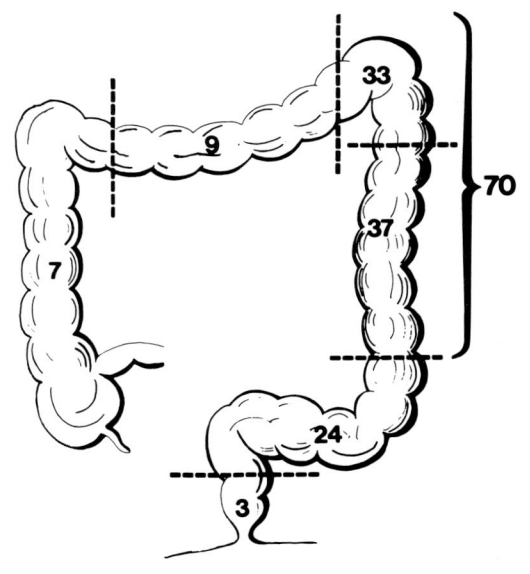

Abb. 4-32: Lokalisation ischämischer Kolonnekrosen nach Saegesser

Die Symptomatik ist gekennzeichnet durch kolikartige Abdominalschmerzen, bevorzugt im linken Unterbauch, in zwei Dritteln der Fälle verbunden mit rektalem Blutverlust und in 50% mit Durchfällen (Egger et al., 1971). Häufig findet sich eine lokalisierte Druckschmerzhaftigkeit im Deszendensbereich. Bei der ischämisch nekrotisch-gangränösen Form bestehen septische Temperaturen, Peritonismus, Tachykardie, Dyspnoe, Schock und eine Leukozytose zwischen 20000 und 35000. Die narbige Stenose, bevorzugt im Bereich der linken Kolonflexur und dem distalen Colon descendens gelegen, macht sich durch Subileuserscheinungen bemerkbar; das Intervall zwischen der akuten Symptomatik mit blutigen Durchfällen und der Ausbildung einer ischämischen Striktur, früher als segmentäre Kolitis bezeichnet, ist auffallend kurz.

Endoskopisch ist die Rektumschleimhaut normal, ein wichtiges differentialdiagnostisches Kriterium gegenüber der Colitis ulcerosa. Koloskopisch findet sich bei der ischämischen Colitis eine diffus blutende, exulzerierte Schleimhaut, histologisch imponieren im Remissionsstadium zahlreiche hämosiderinbeladene Makrophagen.

Röntgenübersichtsaufnahmen des Abdomens lassen eine generalisierte Dilatation des Dickdarms wie beim toxischen Megakolon erkennen (Baas, 1975a–c), im Kontrasteinlauf imponieren polypoide Füllungsdefekte («thumbprintings»), die intramuralen Hämatomen entsprechen (Wittenberg et al., 1975). Nach 1–2 Wochen haben sich die Veränderungen bei flüchtiger ischämischer Kolitis soweit zurückgebildet, daß nur noch eine geringe Verengung des Darmlumens imponiert. Die angiographischen Veränderungen reichen vom Verschluß eines größeren Gefäßes bis zu einer gesteigerten Blutversorgung über arteriovenöse Shunts in dem betroffenen Gebiet (Reuter et al., 1970), doch ist die diagnostische Bedeutung der Gefäßdarstellung der A. mesenterica inferior bei der ischämischen Kolitis umstritten (Westcott, 1972). Jeder Patient mit Verdacht auf ischämische Kolitis muß hospitalisiert werden, da

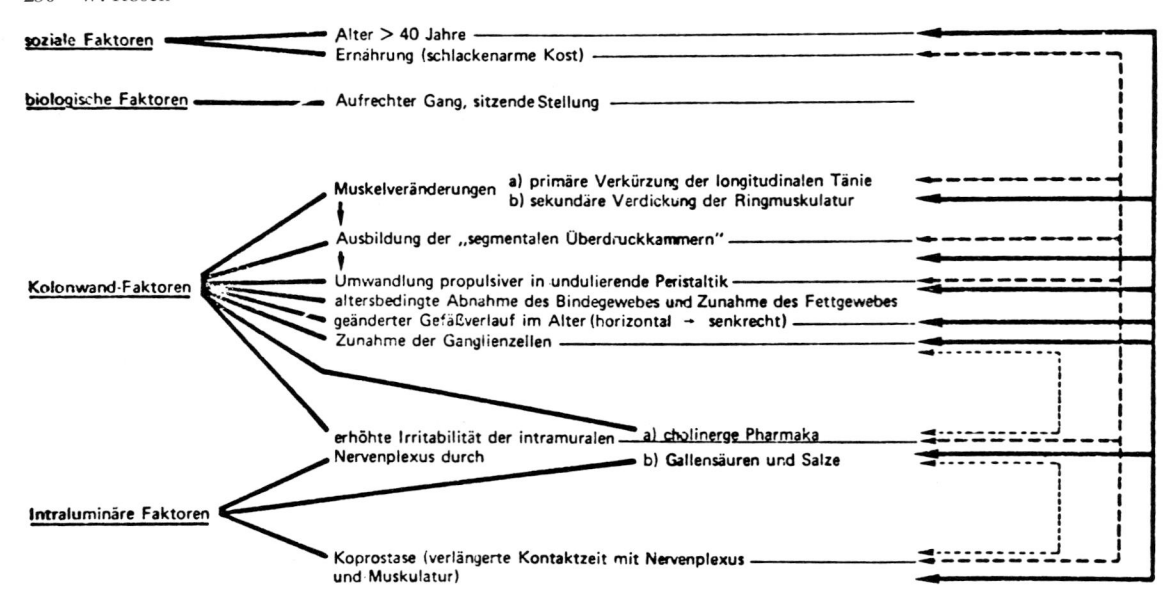

Abb. 4-33: Pathogenetische Faktoren bei der Kolondivertikulose nach Löhr

hinsichtlich des Verlaufs keine Prognose möglich ist. Bettruhe, kontinuierliche Magenentleerung durch Sonde, parenterale Ernährung, Ersatz des Blut-, Flüssigkeits- und Elektrolytverlustes, Behandlung der Herzinsuffizienz und Gabe von Antibiotika parenteral und peroral stellen die Basis einer konservativen Therapie dar. Bilden sich Schock oder diffuser Peritonismus aus, ist eine segmentäre Resektion des gangränösen Darms nicht zu umgehen. Die Letalität der Kolongangrän ohne Operation beträgt 100%, bei operativer Behandlung 45% (Saegesser et al., 1979). Eine Operationsindikation bei ischämischer Striktur ist nur bei Stenoseerscheinungen im Intervall gegeben.

4.4.4 Dickdarm

4.4.4.1 Divertikulose – Divertikulitis

Die Divertikelkrankheit des Kolons wurde bis zum Ende des 19. Jahrhunderts in Europa nur selten beobachtet, erste Beschreibungen publizierten Cruveilhier und Habershon. Von Graser (1899) stammen exakte anatomische Studien über die Pseudodivertikel, deren Wand lediglich aus Mukosa und Submukosa besteht. Die Divertikulose gilt heute als Zivilisationskrankheit der westlichen Welt (Painter und Burkitt, 1971) und wird auf die moderne ballastarme Ernährung zurückgeführt. Der Kleieanteil im Brot wurde um 1870–1880 mit dem Einführen der Getreidemühlen beträchtlich reduziert. Da die Divertikulose etwa 40 Jahre braucht, um sich zu entwickeln, verbreitete sie sich um 1920 in Europa und den USA. Nach Strohmeyer (1976) werden für 1980 für die Bundesrepublik Deutschland 2,5 Millionen Divertikulose-Patienten erwartet, von denen 450 000 Krankheitssymptome aufweisen und 100 000 operationsbedürftig sind.

Für die Entstehung von Kolondivertikeln werden eine Reihe von Faktoren verantwortlich gemacht.

Neben sozialen Faktoren wie zunehmendes Alter und schlackenarme Ernährung und biologischen Faktoren wie aufrechter Gang und sitzende Stellung spielen Kolonwandfaktoren und intraluminäre Faktoren eine entscheidende Rolle (Löhr et al., 1978) (Abb. 4-33). Nach Morson und Dawson (1974) liegt eine primäre Verkürzung der Tänien und eine sekundäre Verdickung der Ringmuskulatur vor, die zur Bildung segmentärer Überdruckkammern führen (Reifferscheid, 1967). Auf Motilitätsstörungen mit abnorm hohen Drucken im Sigmabereich haben Snape et al. (1977) sowie Eastwood et al. (1978) hingewiesen. Zur Ausstülpung der Divertikel kommt es an den Durchtrittsstellen der Gefäße durch die Muskulatur (Abb. 4-34), wobei die Gefäße im Alter einen geänderten (senkrechten) Verlauf zeigen und eine asymmetrische Kontraktur zu einer Lückenbildung beiträgt (Stelzner und Lierse, 1976). Von den Pseudodivertikeln sind die echten, meist solitär im Zökumbereich lokalisierten Divertikel zu trennen, die wahrscheinlich angeboren sind.

Kolondivertikel sind vor dem 40. Lebensjahr selten; in höherem Lebensalter sind Divertikel in 30–50% nachweisbar (Painter und Burkitt, 1971), bei

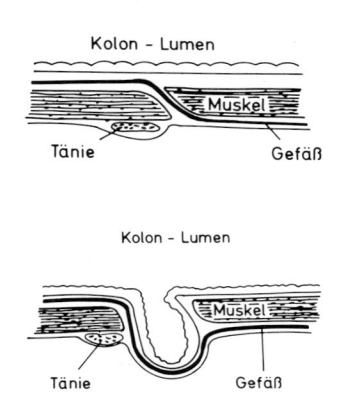

Abb. 4-34: Entstehung von Divertikeln in Muskellücken nach Wiedmann

80jährigen in über 60% (Abb. 4-35). Becker (1974) könnte Divertikel bei 29% aller Verstorbenen nachweisen. Während das Sigma in 40% der Fälle allein betroffen und in 90% mitbefallen ist (Phillip und Fuchs, 1977), werden im Colon ascendens nur in 0,5% Divertikel nachgewiesen. Die sogenannte Saintsche Trias (Kolondivertikel, Hiatushernie, Gallensteine) findet sich in 10% und stellt wahrscheinlich ein zufälliges Zusammentreffen häufiger Erkrankungen dar (Berman und Kirsner, 1972), weitere Divertikel in anderen Hohlorganen des Verdauungstrakts finden sich in ebenfalls 10%. Ob dem Auftreten einer Divertikulose in jedem Fall die Symptome eines Colon irritabile vorausgehen (Havia und Manner, 1970), ist noch nicht schlüssig geklärt; auch die von Painter (1976) in den Vordergrund gestellte, auf gemeinsamen pathogenetischen Faktoren (ballastarme Kost) beruhende Assoziation der Divertikelkrankheit mit Atherosklerose, koronarer Herzkrankheit, Hiatushernie, Appendizitis, Kolonkarzinom, Hämorrhoiden und Krampfadern ist nicht allgemein akzeptiert.

Die klinischen Symptome der komplikationslosen Divertikulose sind uncharakteristisch; rund 50% klagen über Obstipation, Durchfall, abdominelle Schmerzen oder Flatulenz, Symptome, die zumeist einem irritablen Darm zugeordnet werden und die Ausdruck von Motilitätsstörungen im Dickdarm sind. Eine massive peranale Blutung kann das einzige gravierende Symptom einer Divertikulose sein (Casarella et al., 1972; Goldberger und Bookstein, 1977), wobei es zur Ruptur eines durch die Divertikelbildung ausgewalzten, arteriosklerotisch veränderten Vas rectum kommt (Meyers et al., 1976).

Die Diagnose einer Kolondivertikulose wird röntgenologisch gestellt, wobei die mit Kontrastmittel gefüllten Divertikel oft noch Tage lang zu beobachten sind (Abb. 4-36). Die Doppelkontrastmethode ist zur Differenzierung zusätzlicher Befunde (Polypen, Karzinom, Divertikulitis) unerläßlich. Die Koloskopie ist hingegen zur primären Divertikelsuche weniger geeignet; von 93 röntgenologisch gesicherten Divertikelträgern ließ sich endoskopisch nur bei 43 Patienten ein Divertikel einstellen.

Zur Behandlung der Divertikulose wird heute allgemein eine ballastreiche Kost empfohlen. Die Gabe von 20 bis 30 g Weizenkleie führt zu einer deutlichen Beschleunigung der Transit-Zeit (Burkitt et al., 1972; Harvey et al., 1973) bei Zunahme des Stuhlvolumens (Taylor und Duthie, 1976), einer Abnahme der abdominellen Schmerzen (Brodribb, 1977) und zu einer Senkung des Serumcholesterinspiegels (Tarpila et al., 1978). Dabei ist Weizenkleie allen anderen Ballaststoffen wie Gemüse, Obst, Salat und Guar überlegen (Cummings et al., 1978). Anticholinergika zur Behandlung spastischer Beschwerden sind bei älteren Menschen wegen ihrer obstipierenden Wirkung und der Gefahr eines Glaukomanfalls bzw. einer Blasenauslaßstörung mit Vorsicht zu geben, bewährt hat sich Mebeverinhydrochlorid (Duspatal®) in einer Dosierung von 4 × 100 bis 200 mg als glattmuskuläres Relaxans.

An der Lahey-Klinik wurden 294 Patienten mit einer Kolondivertikulose durchschnittlich 15 Jahre lang nachbeobachtet (Boles und Jordan, 1958). Komplikationen traten bei 40% auf: in 25% eine Divertikulitis, in 5% eine Blutung, in 5% ein Ileus und in 5% eine Perforation mit und ohne Fistelbildung. Weitere Komplikationen traten bei 38% aller Patienten mit einer Divertikulitis auf. Bei rund der Hälfte aller Patienten mit einer Divertikulitis handelte es sich bei einer Beobachtungszeit von 11 bis 27 Jahren um ein einmaliges Ereignis.

Die Neigung der Divertikulose, in das entzündliche Stadium der Divertikulitis überzugehen, nimmt mit steigendem Lebensalter ebenfalls zu. Die Zahlenangaben schwanken zwischen 10 und 54% (Schellerer, 1970; Reifferscheid und Schubert, 1975). Während im 4. Dezennium nur in jedem sechsten Fall eine Divertikulitis vorliegt, läßt sich im 8. Dezennium bei jedem zweiten Divertikelträger eine Entzündung nachweisen (Abb. 4-37). Nach Stelzner (1976) entwickelt sich eine Divertikulitis bei 5jährigem Bestehen einer Divertikulose in 9,7%, nach 6–10 Jahren in 25%, nach 11–18 Jahren in 36,7% und nach bis zu 30 Jahren in 40%.

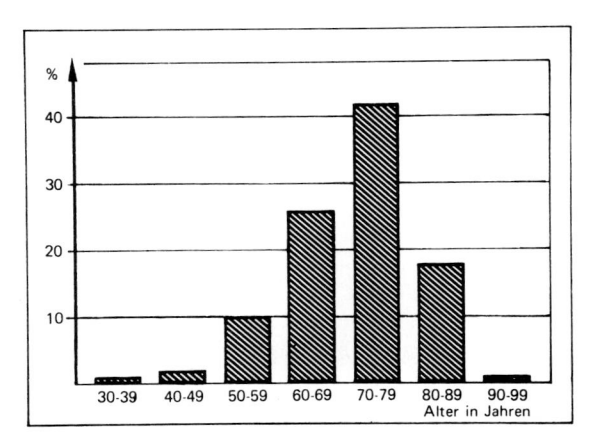

Abb. 4-35: Prozentuale Altersverteilung bei 100 Patienten mit Divertikelkrankheit nach Fillipini

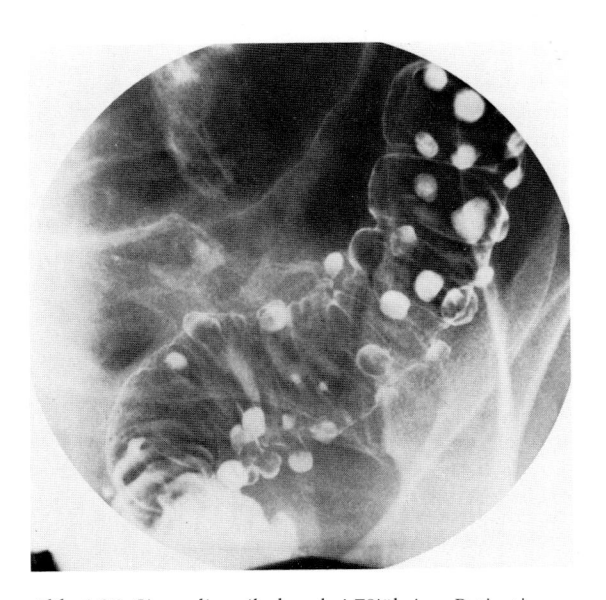

Abb. 4-36: Sigmadivertikulose bei 78jähriger Patientin

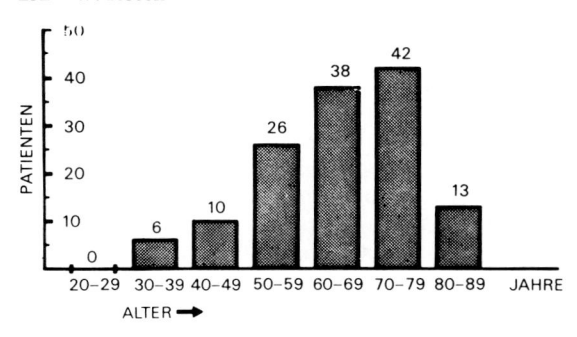

Abb. 4-37: Altersverteilung von Divertikulitis-Patienten nach Dietz

Für die klinische Annahme einer Divertikulitis müssen nach Glauser und Filippini (1977) mindestens zwei der folgenden drei Kriterien erfüllt sein:
1. subjektive Beschwerden (Abdominalschmerzen und/oder frisch aufgetretene bzw. exazerbierte Stuhlunregelmäßigkeiten,
2. objektive Befunde (druckdolentes bzw. peritonitisches Abdomen, evtl. Fieber,
3. Laboratoriumsbefunde (Blutsenkung über 15 mm in der 1. Stunde, Leukozyten $10 \times 10^9/l$ bzw. 18% stabkernige Neutrophile.

Reifferscheid (1967) unterscheidet bei der Divertikulitis ein reversibles Stadium mit palpabler Resistenz, Flatulenz, Obstipation oder Diarrhoe, dysurischen Beschwerden, Unterbauchschmerzen vor der Defäkation und Übelkeit, subfebrilen Temperaturen, BKS-Erhöhung und Leukozytose bis 12000, das konservativ behandelt wird, von einer progredienten, irreparablen myotonischen Divertikulitis. Diese ist gekennzeichnet durch Meteorismus, Stuhlverhaltung, Anzeichen der intermittierenden Darmparalyse mit Erbrechen, septischen Fieberschüben, BKS-Erhöhung, Leukozytose über 20000, Linksverschiebung, Tachykardie und Pollakisurie (Tab. 4-14).

Der Übergang der fortgeschrittenen Divertikulitis in die lebensbedrohlichen Komplikationen wie Ileus, freie Perforation mit Abwehrspannung, Beckenbodensepsis, Fistelbildung oder dem Einbruch in die Harnwege ist nur eine Frage der Zeit.

Heberer et al. (1970) grenzen die akute Sigmadivertikulitis, die als «Linksappendizitis» verläuft, von der chronischen Sigmadivertikulitis ab, bei der im linken Unterbauch ein walzenförmiger Tumor zu palpieren ist. Dietz und Enke (1976) geben folgende Komplikationen bei 135 Divertikulitiskranken an: Perforation 27%; Ileus 15%; Stenose 15%; massive Blutung 2%; Sigma-Blasen-Fistel 0,7%.

Tab. 4-14: Stadieneinteilung der Divertikulose-Divertikulitis nach Reifferscheid

Stadium	Therapie
I. Divertikulosis	Konservativ
II a. Reversible, spastische Divertikulitis	Konservativ
II b. Progrediente, irreparable myotonische Divertikulitis	Frühresektion
III. Komplizierte Divertikulitis	Elektiv- oder Notoperation

Deformierungen des Divertikelkopfes und Stenosierungen des Halses gelten als radiologische Hinweise auf entzündliche Veränderungen. Als «painful diverticular disease» zu interpretieren sind eine Verkürzung des Sigmas und eine verschmälerte, tiefe Haustrierung mit Einengung des Lumens, wobei an der Kuppe der schmalen Haustren die Divertikel sitzen. Spastische Engstellung und entzündliche Stenose lassen sich durch die Gabe eines Spasmolytikums während der Röntgenuntersuchung differenzieren. Eine ziehharmonikaartige Raffung der semilunaren Falten reicht hingegen zur Diagnose einer Divertikulitis nicht aus, beweisend sind der Nachweis einer umschriebenen Perforation, einer Fistel, einer Doppelkontur oder einer Verbreiterung des Retrorektalraums (Ferrucci et al., 1976). Während des akuten entzündlichen Schubs ist eine Röntgenuntersuchung kontraindiziert.

Patienten mit einer akuten Divertikulitis sollten stationär behandelt werden. Bettruhe, flüssige Kost und Antibiotika wie Tetrazykline, Ampicillin und Metronidazol sind für einige Tage indiziert, spastische Beschwerden sprechen auf Anticholinergika, Glucagon oder Pethidin gut an, während Morphium und Neostigmin zu vermeiden sind, da sie den Druck im Sigma erhöhen. Eine Darmsterilisation mit schwer resorbierbaren Antibiotika erscheint wenig sinnvoll, da es sich primär um eine Peridivertikulitis handelt.

Unter einer konservativen Therapie ist in etwa 80% mit einem Verschwinden der akuten Symptome zu rechnen (Gütgemann et al., 1963). Bei einer elektiven Operation nach Abklingen der Entzündungszeichen liegt die Operationsletalität bei Patienten unter 70 bei 2,5%, bei über 70jährigen bei 4,4% (Mitti et al., 1971). Notfalleingriffe sind hingegen bei den meist recht alten Menschen mit einer Letalität von 30% belastet (Ghielmetti und Berchtold, 1973; Heberer et al., 1970). Reifferscheid (1979) schlägt ein zugleich kuratives und präventives Behandlungskonzept mit einer Resektion als Elektivoperation und multiplen Quermyotomien der hypertrophen Tänie vor.

Eine vesikokolische Fistel findet sich bei 6–23% aller Patienten, bevorzugt Männern, die wegen einer Divertikulitis operiert werden (Berman und Kirsner, 1972). Dysurie, Pollakisurie, Pyurie und Hämaturie sind Frühsymptome einer sich anbahnenden Fistel, eine Pneumaturie und der Abgang von Faeces beim Wasserlassen beweisen die Kommunikation zwischen Darm und Urogenitalsystem. Kolokolische oder enterokolische Fisteln sind seltener, Bauchdeckenfisteln finden sich nach Stelzner (1976) in 13,7%. Im Rahmen der Differentialdiagnose ist bei älteren Patienten mit einer Sigmastenose in erster Linie an ein Karzinom in diesem Bereich zu denken. Das Röntgenbild mit der Abrundung der Konturen an der Stenose ist für einen malignen Tumor kennzeichnend. Divertikulitis und Karzinom können jedoch auch nebeneinander vorliegen, ohne daß ein Kausalzusammenhang besteht.

4.4.4.2 Kolonpolypen

Der Begriff Polyp bezeichnet rein deskriptiv jede sich ins Darmlumen vorwölbende Schleimhauterhebung.

Bei den epithelialen kolorektalen Polypen wird heute zwischen neoplastischen und nicht-neoplastischen Polypen unterschieden, mesenchymale Prozesse spielen nur eine untergeordnete Rolle. Die WHO-Nomenklatur von 1976 grenzt die neoplastischen Adenome, denen die Fähigkeit zur malignen Entartung innewohnt, von den tumorähnlichen Veränderungen ab und unterteilt die Adenome, ihrem histologischen Aufbau entsprechend, in tubuläre Adenome, tubulovillöse Adenome und villöse Adenome.

Unter geriatrischen Gesichtspunkten spielen von den in Tab. 4-15 zusammengestellten Polypen nur der hyperplastische (metaplastische) Polyp und das Kolonadenom eine Rolle. Bei den hyperplastischen Polypen handelt es sich um harmlose, bis 5 mm große Schleimhautwucherungen, denen keine klinische Bedeutung zukommt. Die Proliferationszone ist im Gegensatz zum Adenom auf das untere Kryptendrittel beschränkt (Wiebecke et al., 1974), mit zunehmendem Lebensalter werden diese sich farblich von der umgebenden Schleimhaut nicht abhebenden Polypen immer häufiger, bevorzugt im Rektum angetroffen. Arthur (1968) sah hyperplastische Polypen bei Lupenbetrachtung des Rektums bei 75% aller über 40jährigen.

Adenome finden sich bei 7–10% einer erwachsenen Population, wobei eine charakteristische Alterszunahme zu verzeichnen ist. Der Altersgipfel liegt 5–10 Jahre vor dem des Kolonkarzinoms (Abb. 4-38), Männer scheinen häufiger zu erkranken als Frauen (Potet und Soullard, 1971). Adenome finden sich nach Untersuchungen von Drexler (1968) gehäuft bei Rauchern und bei Patienten mit koronarer Herzkrankheit, die ätiopathogenetischen Vorstellungen entsprechen weitgehend denen des Kolonkarzinoms (siehe S. 378).

Bevorzugte Lokalisation der Adenome scheint, zumindest aufgrund der klinischen Erfahrung, der rektosigmoidale Übergangsbereich zu sein, wo sich etwa zwei Drittel aller Adenome finden (Frimberger et al., 1978). Dem stehen pathologisch-anatomische Studien von Arminski und McLean (1964) gegenüber, die Adenome in etwa gleicher Häufigkeit im gesamten Kolon finden konnten. Neuere koloskopische Befunde scheinen diese Beobachtung zu bestätigen. So fand Waye (1980), daß von den weniger als 3 mm großen Polypen im rechtsseitigen Kolon, die für eine Abtragung zu klein erscheinen, über 60% Adenome darstellen.

Bei einem Drittel der Patienten finden sich mehrere Adenome, zumeist 2–5, selten mehr als 10. Aus diesem Grund muß im Rahmen der weiterführenden Diagnostik bei einem rektoskopisch entdeckten Adenom nach weiteren Tumoren in den höheren Darmabschnitten gesucht werden. Das makroskopische Erscheinungsbild der Adenome variiert von kleinen hemisphärischen Vorwölbungen über deut-

Tab. 4-15: WHO-Klassifikation der kolorektalen Tumoren von 1976

I. Epitheliale Tumoren
   A. Benigne
      1. Adenom
         a) tubulär (adenomatöser Polyp)
         b) villös
         c) tubulovillös
      2. Adenomatose (adenomatöse Polyposis coli)
   B. Maligne
      1. Adenokarzinom
      2. Muzinöses Adenokarzinom
      3. Siegelringzellkarzinom
      4. Plattenepithelkarzinom
      5. Adenosquamöses Karzinom
      6. Undifferenziertes Karzinom
      7. Unklassifiziertes Karzinom

II. Karzinoidtumoren
   A. Argentaffin
   B. Nicht-argentaffin
   C. Zusammengesetzt (Composite)

III. Nicht-epitheliale Tumoren
   A. Benigne
      1. Leiomyom
      2. Leiomyoblastom
      3. Neurilemmom (Schwannom)
      4. Lipom + Lipomatose (+ Fibrolipom)
      5. Gefäßtumoren (Hämangiom, Lymphangiom)
      6. Sonstige (Fibrom, Fibrolipom)
   B. Maligne
      1. Leiomyosarkom
      2. Sonstige

IV. Hämopoetische und lymphatische Neoplasien

V. Unklassifizierbare Tumoren

VI. Sekundäre Tumoren

VII. Tumorähnliche Veränderungen
   A. Hamartome
      1. Peutz-Jeghers-Polyp und -Polyposis
      2. Juveniler Polyp und Polyposis
   B. Heterotopie
      1. Magenschleimhaut
   C. Hyperplastischer (metaplastischer) Polyp
   D. Benigner lymphoider Polyp und Polyposis
   E. Entzündlicher Polyp
   F. Colitis cystica profunda
   G. Endometriose

VIII. Epithelatypie bei Colitis ulcerosa

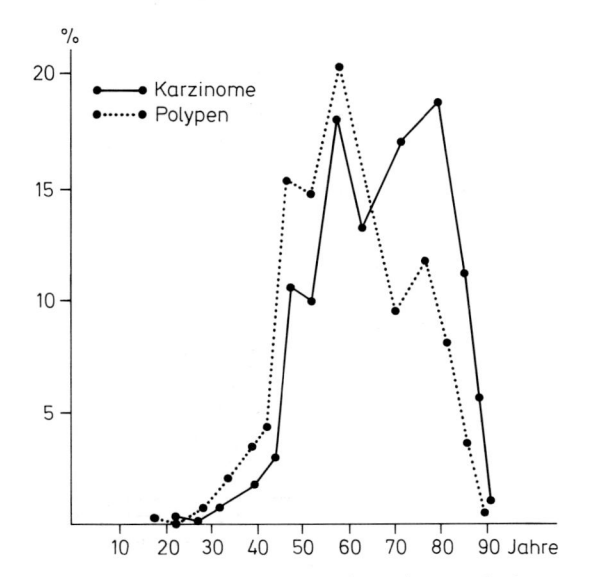

Abb. 4-38: Altersverteilung von Polypen bzw. Kolonkarzinomen nach Morson

lich gestielte tiefrote und oberflächlich exulzerierte Adenome bis zum breitbasig aufsitzenden Polypen mit zottiger Oberfläche, entscheidend ist jedoch der histologische Befund. Das tubuläre Adenom, aus verzweigten Tubuli aufgebaut, macht etwa 72% aller neoplastischen Polypen aus (Hancke und Remmele, 1978), das villöse Adenom (Zottentumor) 1–3%. In etwa 25% wird der Begriff tubulovillöses Adenom gewählt, da sowohl tubuläre als auch villöse Strukturen nachweisbar sind. Mit zunehmender Größe des Adenoms treten die villösen Strukturen deutlicher hervor (Fung und Goldman, 1970).

Häufig werden Kolonpolypen im Rahmen von Vorsorgeuntersuchungen rein zufällig entdeckt. Eine Änderung der Stuhlgewohnheiten ist nur bei entsprechender Größe zu erwarten, ähnliches gilt für Schmerzsensationen. Nach Weidenhiller et al. (1974) ist mit einer peranalen Blutung bei einem Adenomdurchmesser bis 1 cm in 3%, von 2 cm in 19,4% und ab 2 cm in 47,5% zu rechnen. Bezieht man den Nachweis von okkultem Blut mit ein, dürfte sich etwa jedes 3. Adenom durch eine peranale Blutung bemerkbar machen.

Die alleinige digitale Austastung führt nur in 3 bis 5% zur Entdeckung eines Rektumpolypen (Kanzler et al., 1973; Ottenjann et al., 1975). Mit der Rektosigmoidoskopie sind zwei Drittel aller klinisch relevanten Polypen zu erfassen (Turell, 1978; Sulser et al., 1979). Zur Untersuchung der höheren Darmabschnitte stehen der Kolon-Doppelkontrasteinlauf, mit dem Welin (1967) bei 24783 Patienten 3101 (12,5%) Polypen finden konnte, oder die Koloskopie zur Verfügung. Die endoskopische Polypektomie stellt heute das Verfahren der Wahl dar (Rösch und Frühmorgen, 1975). Bei einer Komplikationsrate von 1,2% und einer Letalität von 0,1% (Frühmorgen, 1979) können Adenome bis zu einem Durchmesser von 3 cm weitgehend gefahrlos abgetragen werden. Bei breitbasig aufsitzenden Polypen oder multiplen Adenomen in einem Darmsegment kommt eine chirurgische Exzision bzw. eine Segmentresektion in Frage.

Morson (1974) hat den Begriff der Adenom-Karzinom-Sequenz (Abb. 4-39) geprägt, da sich vor allem bei Adenomen mit einem Durchmesser von über 1cm in etwa 10% karzinomatöse Strukturen nachweisen lassen (Ottenjann, 1973). Man spricht heute von einem Adenom mit schwerer Zellatypie dann, wenn sich karzinomatöse Veränderungen in dem Polypen nachweisen lassen, die Muscularis mucosae jedoch nicht erreicht ist (Muto et al., 1975). Da die Lymphgefäße, über die eine mögliche Metastasierung erfolgt, in der Submukosa verlaufen, ist bei diesem früher als fokales Karzinom bezeichneten Befund die Polypektomie als kuratives Verfahren zu werten. Auf den malignen Polypen, bei dem das Karzinomwachstum auf die Submukosa und damit auf den Polypenstiel übergegriffen hat, wird in dem Kapitel über das Dickdarmkarzinom noch eingegangen. Von diesem Einbruch zu trennen ist jedoch die pseudokarzinomatöse Invasion (Muto et al., 1973), bei der es infolge mechanischer Alteration (Stieldrehung, rezidivierende Blutung) zu einer Verlagerung adenomatöser Strukturen in die Submukosa kommt.

Die Prognose des Patienten mit einem einmal entfernten Kolonadenom ist dadurch gekennzeichnet, daß eine ausgeprägte Tendenz zur Rezidivbildung an anderer Stelle besteht. Crumpacker und Baker (1961) fanden Polypen bei einer Gruppe, die jährlich untersucht wurde, in 1–2%. Bei Patienten, bei denen ein Adenom entfernt worden war, konnten bei Nachuntersuchungen in 25% weitere Adenome gefunden werden. Henry et al. (1975) beobachteten 154 Patienten sieben Jahre lang nach, bei denen ein Adenom abgetragen worden war. 30% entwickelten neue Adenome. Aus diesem Grund wird heute empfohlen, endoskopische Nachsorgeuntersuchungen in 1- bis 3jährigem Intervall durchzuführen.

Ob durch eine konsequente Abtragung aller entdeckten Adenome eine Karzinomprophylaxe betrieben werden kann, ist Gegenstand der Diskussion. So sahen Crumpacker und Baker (1961) in einer Gruppe von 5178 regelmäßig untersuchten und polypektomierten Patienten innerhalb eines Beobachtungszeitraums von 5 Jahren nur 2 Karzinome, ein Zehntel der zu erwartenden Fälle. Ähnliche Ergebnisse wurden von Gilbertsen und Nelms (1978) mitgeteilt. Sie führten bei 21150 Patienten während eines Zeitraums von 5,4 Jahren 113803 Rektoskopien durch und entfernten alle diagnostizierten Polypen. Die Zahl der statistisch zu erwartenden Karzinome sank von 90 auf 13; die zufällig gefundenen Karzinome waren im Frühstadium entdeckt worden und wiesen eine 5-Jahres-Heilungsquote von 92% auf.

Eine Sonderstellung unter den neoplastischen Polypen des Dickdarms nimmt das villöse Adenom ein. Da es sich häufig breitbasig entwickelt, ist die lokale Exzision mit einer Rezidivquote von 30% belastet (Christiansen et al., 1979). Die Entartungsrate liegt nach Angaben von Parks und Stuart (1973)

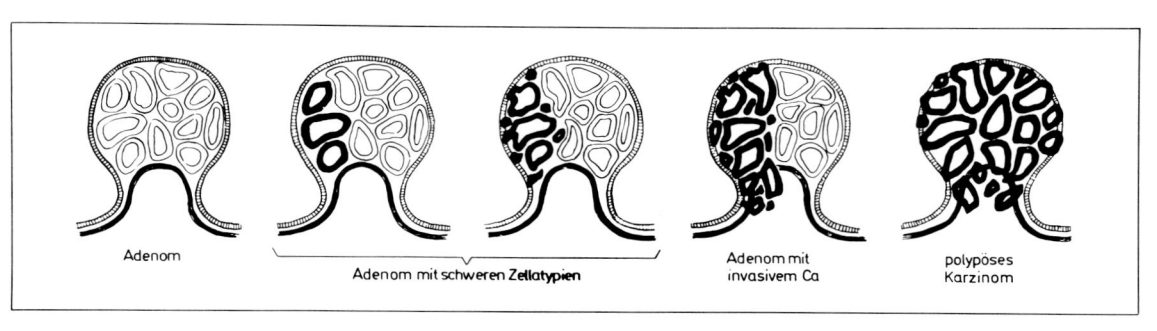

Abb. 4-39: Adenom-Karzinom-Sequenz

zwischen 17 und 68%, daneben weisen diese, bevorzugt im Rektum lokalisierten Tumoren (Abb. 4-40) bei einer Größe von über 5 cm eine Besonderheit auf: sie können mit extremen Wasser- und Elektrolytverlusten einhergehen und über eine Dehydration und prärenale Urämie zum Tode der meist alten Patienten führen. Seit der Erstbeschreibung des Krankheitsbildes durch McKittrick und Whelock (1954) sind etwa 80 Fälle mit zum Teil letalem Ausgang mitgeteilt worden (Streicher, 1966; Lampen und Unterberg, 1972; Weise und Fargo, 1976; Weirich und Feist, 1977). Bei einer Größenausdehnung von 5–15 cm ist der Tumor zu einer aktiv sekretorischen Leistung fähig, die durchschnittliche Dauer der Symptome bis zur Diagnosestellung beträgt 4 Jahre, im Extremfall 16 Jahre (Shnitka et al., 1961).

Das durchschnittliche Erkrankungsalter der Patienten mit einem villösen, elektrolytsezernierenden Rektumadenom liegt jenseits des 60. Lebensjahres (Wheat und Ackerman, 1958). Die klinischen Kardinalsymptome sind profuse Darmentleerungen, Inappetenz, Erbrechen, orthostatische Kreislaufregulationsstörungen bis zum Volumenmangelkollaps, Delirien, psychische Abartigkeiten und Schwächezustände, die zu den Fehldiagnosen Niereninsuffizienz, Salzverlustnephritis, Nebenniereninsuffizienz, Rektum-Blasen-Fistel usf. Anlaß geben können. Im Rahmen der Pseudodiarrhoen – in Wirklichkeit liegt häufig eine hypokalämische Darmatonie vor – gehen bis zu 3 l Flüssigkeit pro Tag peranal verloren, wobei der Natrium- und Chloridgehalt des Stuhls meist nicht erhöht, die Kaliumkonzentration jedoch auf das 10- bis 25fache gegenüber dem Serumwert ansteigt. Aus diesem Grund muß im Rahmen der parenteralen Substitution die allgemein empfohlene Tagesdosis von 150 mval Kalium mitunter überschritten werden, da bis zu 316 mval/l im Stuhl verloren gehen können.

Die digitale Austastung läßt den außerordentlich weichen Zottentumor häufig nur ahnen, rektoskopisch imponiert er als grauroter schleimbelegter Teppich mit scharfer Begrenzung zur gesunden Schleimhaut.

Eine Heilung auf konservativem Wege ist nicht möglich; nur die vollständige Entfernung der «Darmniere» ist geeignet, alle Krankheitserscheinungen sofort zu beseitigen. Die Letalität beträgt bei nichtoperierten Fällen 100%; bei primärer Inoperabilität können lokale Maßnahmen (Elektrokauter, Kryochirurgie) zur Anwendung kommen.

4.4.4.3 Das kolorektale Karzinom

1975 hat das Kolonkarzinom mit 22000 Todesfällen den Magenkrebs nach Angaben des Statistischen Bundesamtes überrundet (Abb. 4-41); ein ähnlicher Trend ist in allen westlichen Ländern zu verzeichnen. Rauscher (1975) hat für das Jahr 2000 errechnet, daß in den USA 143000 Menschen an einem kolorektalen Karzinom erkranken, an einem Magenkarzinom nur noch 5000. Einer von 30 Männern und eine von 25 Frauen haben die Chance, im Laufe ihres Lebens an einem Dickdarmkrebs zu erkranken (Stein, 1974).

80% aller Patienten mit einem Dickdarmkrebs sind älter als 55 (Abb. 4-42); ab dem 40.–45. Lebensjahr steigt die Karzinominzidenz steil an und verdoppelt sich in den nachfolgenden Dekaden. Der Altersgipfel liegt um das 75. Lebensjahr (Winawer et al., 1976). Eine Geschlechtsdisposition scheint nicht zu bestehen; lediglich in der Relation Kolonkarzinom zu Rektumkarzinom ergeben sich gewisse Unterschiede. So lagen 1977 die Relationen 60:40 bei den Männern und 70:30 bei den Frauen zugunsten des Kolonbefalls (Neumann, 1979).

Auch die Lokalisation des Dickdarmkrebses (Abb. 4-43) scheint einem Wandel unterworfen zu sein. Während Ende des vorigen Jahrhunderts in Preußen nur 21,9% aller Dickdarmkarzinome im Sigma lagen, sind es heute etwa 50% (Feurle, 1974). In den Vereinigten Staaten macht sich ein weiterer Trend bemerkbar; die Karzinome im linksseitigen Kolon nehmen ab, die im proximalen Kolon zu (Rösch, 1979). Nach Haenszel und Correa (1971) ist bei einer Bevölkerung, bei der kolorektale Karzinome selten sind, besonders Zökum und Aszendens befallen; in der Mehrzahl sind Frauen betroffen. In der epidemischen Phase treten vermehrt Sigmakarzinome auf und bei verstärkter Exposition gegenüber karzinogenen Noxen ist eine Zunahme der Karzinome in den proximalen Kolonabschnitten zu verzeichnen.

Genetische Faktoren spielen bei der Ätiopathogenese des Dickdarmkarzinoms nur eine untergeordnete Rolle. Wiederholt ist über «Krebsfamilien» berichtet worden, bei denen, offensichtlich autosomal dominant vererbt, gehäuft Karzinome von Kolon und Endometrium, häufig multipel und in jungen Jahren auftretend, beobachtet wurden (Lynch et al., 1972; Williams, 1978). Nach Untersuchungen von Lovett (1976) aus dem St. Mark's Hospital machen 3 Merkmale eine genetische Disposition wahrscheinlich:

1. Multiple, benigne oder maligne Tumoren des Dickdarms,

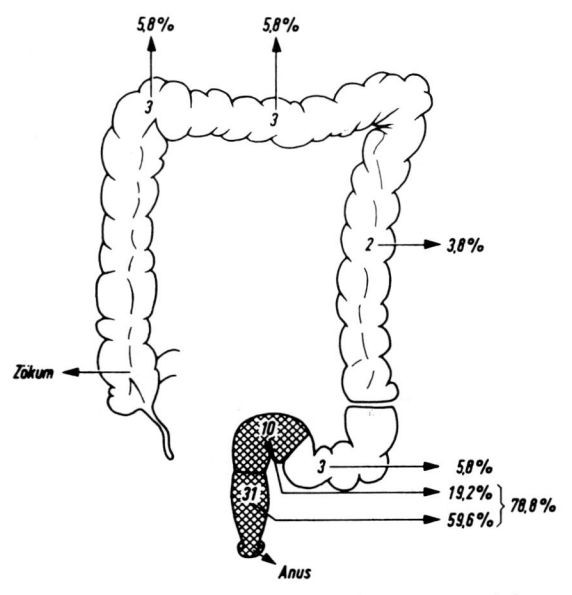

Abb. 4-40: Verteilung der villösen Adenome im Dickdarm nach Wheat und Ackerman

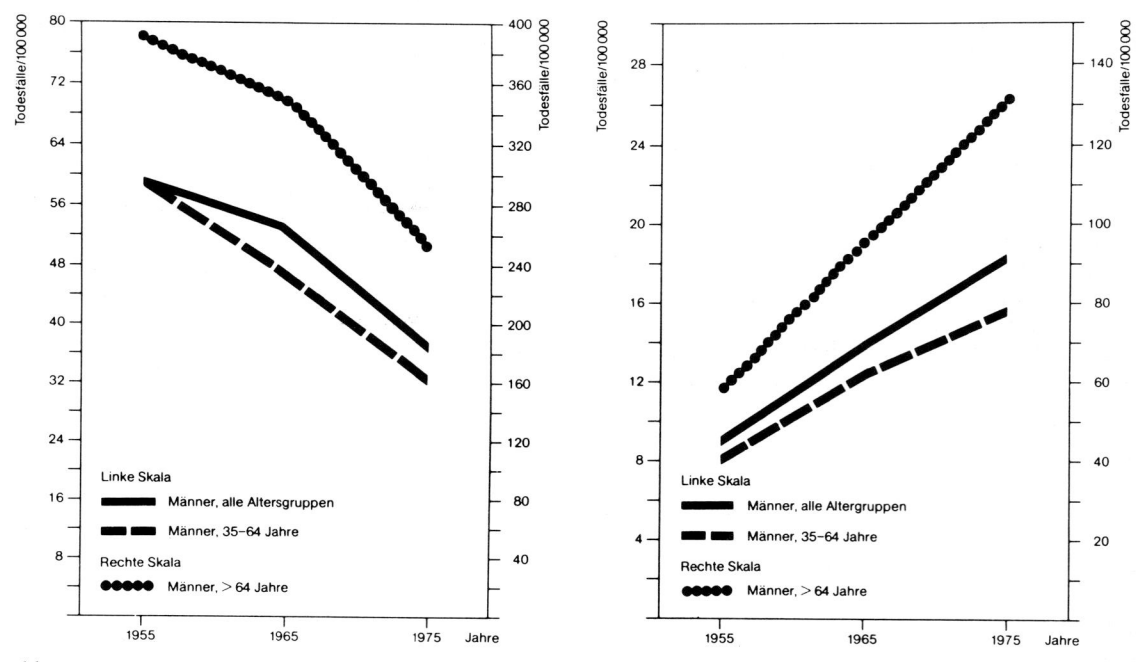

Abb. 4-41: Zunahme der Kolonkarzinomtodesfälle (rechts) bei gleichzeitiger Abnahme des Magenkarzinoms (links)

2. eine frühere Operation wegen primärem Karzinom oder Adenom,
3. Auftreten eines Kolonkarzinoms in jungen Jahren.

Krebsrisikoerkrankungen sind in etwa 5% aller Kolonkarzinome Ursache der Karzinogenese. Als solche gelten (Rösch und Elster, 1977):

Die familiäre Adenomatosis coli (100%),
die Colitis ulcerosa totalis (3% innerhalb der ersten 10 Jahre, dann 20% pro Dekade),
die Colitis granulomatosa Crohn (0,3% in den ersten 10 Jahren, 2,8% nach 20 Jahren),
Zustand nach Ovarialkarzinom   8%,
Zustand nach Mammakarzinom   8%,
Ureterosigmoidostomie   10%,
Zustand nach Kolonkarzinom   10%.

Bewußt ausgeklammert wurde hierbei das Kolonadenom, da man nach Untersuchungen von Morson (1974) annehmen muß, daß eine Karzinomentstehung de novo relativ selten ist und daß in über 90% der Weg über eine maligne Entartung eines tubulovillösen Adenoms läuft.

Man nimmt heute an, daß 95% aller Kolonkarzinome durch exogene Faktoren induziert sind. Epidemiologische Daten sprechen für Nahrungsfaktoren, wobei Berg und Howell (1974) den Rindfleischkonsum, Wynder und Reddy (1974) die Fettzufuhr in den Vordergrund stellen. Burkitt (1971) macht das Faserdefizit der westlichen Ernährung für die Zunahme des Dickdarmkarzinoms verantwortlich. Hill et al. (1971) glauben, daß die oben genannten Ernährungsfaktoren zu einer speziellen Darmflora führen, die aus Gallensäuren Karzinogene bilden. Bei der langen intestinalen Transitzeit, wie sie durch Mangel an Ballaststoffen gegeben ist, wird der Darm, dessen Epithelien zur Adenombildung bereits genetisch programmiert sind (Hill et al., 1978), vermehrt Karzinogenen ausgesetzt, so daß es in etwa 5% aller Adenome zu einer malignen Transformation kommt.

Das Kolonkarzinom wächst in der Regel polypös wuchernd und das Lumen zunehmend verlegend; eine Linitis plastica ist extrem selten (Raskin et al., 1974). Die Stadieneinteilung orientiert sich zum einen, der Empfehlung der UICC folgend, am TNM-

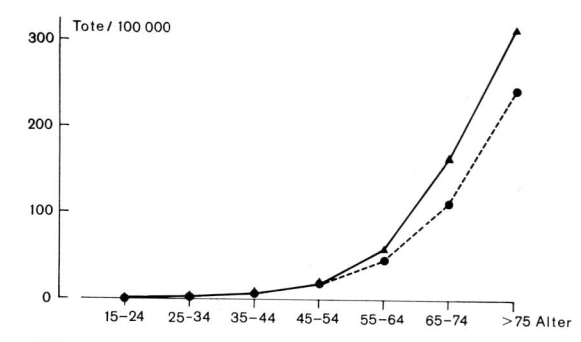

Abb. 4-42: Dickdarmkarzinom und Lebensalter in der BRD (WHO 1970)

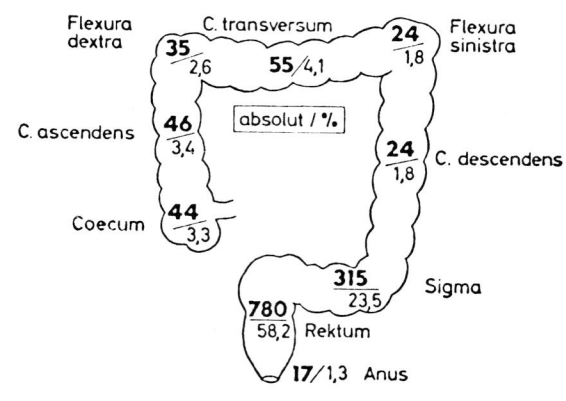

Abb. 4-43: Lokalisation des Dickdarmkrebses nach Husemann

System, zum anderen an dem 1932 von Dukes vorgeschlagenen Schema (Abb. 4-44), das klinischen Belangen mehr entspricht (Flenker und Wedell, 1976; Gemsenjäger, 1979).

Die klinischen Symptome beim kolorektalen Karzinom werden weitgehend von der Lokalisation des Tumors bestimmt. Beim rechtsseitigen Karzinom stehen uncharakteristische abdominelle Beschwerden wie Völlegefühl und dumpfe Schmerzen (75%), Appetitlosigkeit und Gewichtsverlust (50%) und zunehmender Leistungsabfall mit Müdigkeit als Folge einer Eisenmangelanämie (50%) im Vordergrund, eine makroskopisch erkennbare Blutbeimengung haben nur 25% der Patienten bemerkt. Beim linksseitig lokalisierten Karzinom wird bei über 90% eine peranale Blutung beobachtet, Änderungen der Stuhlgewohnheiten sind häufig, desgleichen krampfartige, fast kolikartige Schmerzen, während Gewichtsverlust und Appetitlosigkeit Spätsymptome darstellen (Riedler, 1976). Beim rechtsseitigen Karzinom ist in etwa 50% eine Resistenz tastbar, links nur in etwa 10%. In der Regel besteht die Anamnese etwa ein halbes Jahr, bevor die Patienten den Arzt aufsuchen (Rueff und Bohmert, 1970), wobei sich an der Diagnoseverzögerung von durchschnittlich 10 Monaten in den letzten 25 Jahren nichts geändert hat (Deyhle, 1979). Dabei ist die Prognose des Dickdarmkarzinoms recht eindeutig mit der Länge der Symptome korreliert (Scudamore, 1969).

Mit der rektal-digitalen Untersuchung lassen sich etwa 10% aller Dickdarmkarzinome erfassen. In einer prospektiven Studie an 1500 Patienten diagnostizierten Weiss et al. (1977) 239 Tumoren rektoskopisch; nur 24,3% waren palpatorisch richtig beurteilt worden.

Rektoskopisch können 60% der Dickdarmkarzinome sicher erfaßt werden; durch entsprechende Vorsorgeuntersuchungen bei asymptomatischen Patienten im krebsgefährdeten Alter lassen sich prognostisch besonders günstige, klinisch stumme Tumoren finden und durch eine konsequente Ektomie aller zufällig entdeckten Adenome eine Karzinomprophylaxe betreiben, wie Gilbertsen und Nelms (1978) überzeugend bei 21150 Patienten belegen konnten. Die radiologische Darstellung des kolorektalen Karzinoms erfordert den Einsatz der Doppelkontrastmethode nach Welin und setzt eine suffiziente Darmreinigung voraus (Ellegast, 1979). Bei guter Vorbereitung lassen sich 87% aller über 1 cm großen Gewächse darstellen (Fuchs et al., 1979). Im Zweifelsfall sollte jedoch bei klinischem Tumorverdacht und negativem Röntgenbefund auf einer koloskopischen Klärung bestanden werden.

Bei etwa 15–20% finden sich zum Zeitpunkt der Diagnosestellung Lebermetastasen, bei 5–10% Lungenmetastasen und in etwa 6% Metastasen in Knochen, Niere und Nebenniere bzw. Peritoneum. Ein erhöhter Serumspiegel an karzinoembryonalem Antigen korreliert mit der Tumormasse und ist in erster Linie postoperativ als wichtiger Anhaltspunkt für ein Tumorrezidiv zu werten (Mach et al., 1974; Douglas-Holyoke et al., 1975).

Die Therapie des Dickdarmkarzinoms hat in den letzten Jahren einige Wandlungen in Richtung einer differenzierten Betrachtungsweise erfahren, wobei insbesondere bei alten Patienten eine Risikoabwägung zwischen der Wahrscheinlichkeit einer regionären Lymphknotenmetastasierung und dem Operationsrisiko erfolgt. Beim sogenannten malignen Polypen (Abb. 4-45) wird, auch bei Infiltration der Submukosa eine endoskopische Abtragung dann für ausreichend erachtet, wenn der Polypenstiel tumorfrei abgetragen werden konnte und es sich um ein hochdifferenziertes Adenokarzinom handelt (Wolff und Shinya, 1975; Hermanek und Hager, 1978). Ist eine endoskopische Abtragung nicht möglich, kommt alternativ eine lokale Exzision in Frage (Morson et al., 1977; Heberer et al., 1978).

Bei etwa 70% der Patienten ist eine radikale Entfernung des Tumors möglich (Husemann et al., 1973), wobei im Ileus einem zweizeitigen Vorgehen mit Anlage eines Anus praeternaturalis oder einer Zökalfistel der Vorzug vor der primären Resektion gegeben wird (Anders et al., 1973). Während früher bei 97% aller Patienten mit einem Rektumkarzinom eine Rektumexstirpation mit permanentem Anus praeter durchgeführt wurde, gelingt heute bei 68% eine kontinenzerhaltende Resektion (Gall und Hermanek, 1980). Die Operationsletalität liegt bei Resektion und Amputation bei etwa 10% (Heberer und Zumtobel, 1976); sie steigt mit zunehmendem Alter steil an und liegt in der Altersgruppe zwischen 71 und 80 bei 17,7 und zwischen 81 und 90 bei 48,2% (Husemann et al., 1973) (Tab. 4-16). Zur Erzielung eines kontinenten Kolostomas kommen eine Reihe von Verfahren, z.B. ein Magnetverschluß in Frage (Feustel und Hennig, 1975). Palliative Eingriffe sind mit einer Letalität von 24,6% belastet (Winkler,

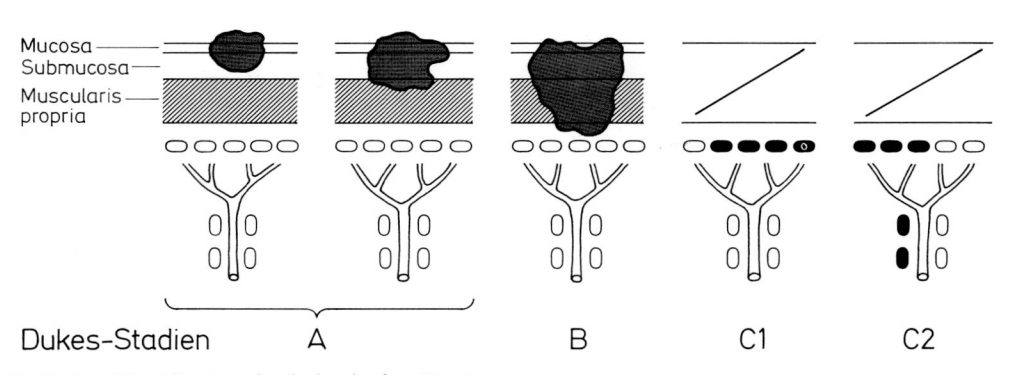

Abb. 4-44: Dukes-Klassifikation des kolorektalen Karzinoms

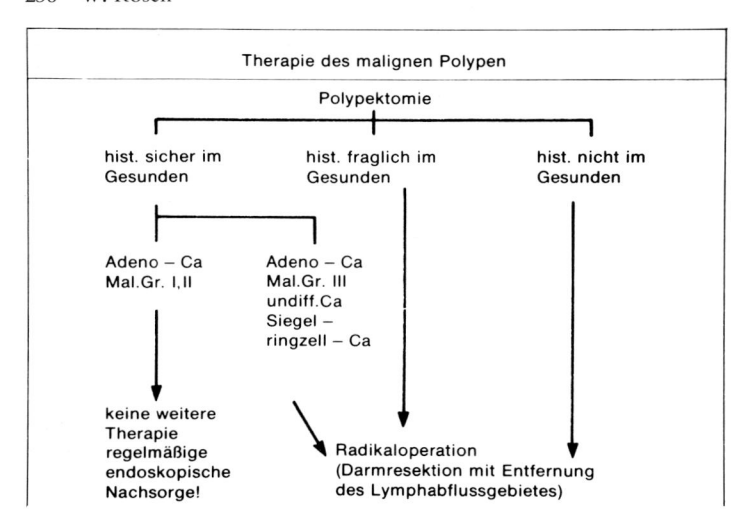

```
┌─────────────────────────────────────────────────────────┐
│             Therapie des malignen Polypen               │
├─────────────────────────────────────────────────────────┤
│                      Polypektomie                       │
│            ┌─────────────┬──────────────┐               │
│     hist. sicher im   hist. fraglich im   hist. nicht im│
│        Gesunden         Gesunden          Gesunden      │
│                                                         │
│     ┌──────┴──────┐                                     │
│   Adeno – Ca     Adeno – Ca                             │
│   Mal.Gr. I,II   Mal.Gr. III                            │
│                  undiff.Ca                              │
│                  Siegel–                                │
│                  ringzell – Ca                          │
│       │              │                      │           │
│       ▼              ▼                      ▼           │
│   keine weitere   Radikaloperation                      │
│   Therapie        (Darmresektion mit Entfernung         │
│   regelmäßige      des Lymphabflussgebietes)            │
│   endoskopische                                         │
│   Nachsorge!                                            │
└─────────────────────────────────────────────────────────┘
```

Abb. 4-45: Therapie des malignen Kolonpolypen

1975), doch ist sowohl bei solitären Lebermetastasen wie bei Lungenmetastasen mitunter eine kurative Resektion möglich (Cahan et al., 1974).

Der Wert einer präoperativen Strahlenbehandlung ist in der Kolonchirurgie umstritten; in einer europäischen Studie wird derzeit die Verabreichung von 34,5 Gy (3450 rd) (15 Sitzungen in 19 Tagen; Operation nach 3 Wochen) einer kritischen Prüfung unterzogen (Sack, 1975).

Auch eine zytostatische Therapie ist nur unter dem Aspekt einer palliativen Tumorrückbildung zu sehen. Eine Kombinationsbehandlung mit Fluorouracil und MethylCCNU zeigt eine Ansprechquote von 31,8 %, die Behandlung mit 5-FU, MethylCCNU und Vincristin eine solche von 43,5 % (Brunner, 1973; Hartwich und Neidhardt, 1978). Über den Effekt einer zusätzlichen BCG-Vakzination sind die Akten noch nicht geschlossen (Mavlitt et al., 1976).

Beim Mastdarmkrebs kommen als Palliativmaßnahme noch die Elektrokoagulation (Swerdlow und Salvati, 1972) und die lokale Kryotherapie in Betracht (Langer und Buss, 1979), deren mittlere Überlebenszeit bei 9 Monaten liegen.

Die Prognose des Dickdarmkarzinoms ist abhängig vom Tumorstadium: Die 5-Jahres-Überlebensquote beträgt im Stadium Dukes A 84 %, bei Dukes B 66 %, bei Dukes C_1 42,8 % und bei Dukes C_2 22,8 % (Brunner und Nagel, 1976). Geriatrische Karzinome sind jedoch eher dadurch charakterisiert, daß der Tumor eine geringere Wachstumstendenz aufweist und, möglicherweise wegen einer altersbedingten Obliteration der Lymphbahnen, seltener metastasiert. Daneben treten jedoch geriatrische Probleme von Seiten des Herz-Kreislauf-Systems immer mehr in den Vordergrund, so daß insbesondere das therapeutische Vorgehen häufig weniger von onkologischen als vielmehr von geriatrischen Gesichtspunkten bestimmt wird (Sieberth, 1980).

Für die weitere Prognose von besonderer Bedeutung ist jedoch auch eine konsequente postoperative Nachsorge. Mit metachronen Zweittumoren ist nach Untersuchungen des St. Mark's Hospitals in den folgenden Jahren zu rechnen (Heald und Bussey, 1975). Lillehei und Wangensteen (1955) geben sogar eine Inzidenz an Kolonzweitkarzinomen von 11 % innerhalb von 5 Jahren an. Rektoskopische bzw. koloskopische Nachuntersuchungen in 3monatigem Intervall nach Kolonteilresektion decken darüber hinaus Anastomosenrezidive in einem nicht unbeträchtlichen Prozentsatz auf, die meist kurativ operabel sind (Kummer et al., 1977; Bloch et al., 1979).

Bei der kontinuierlichen Zunahme des kolorektalen Karzinoms kommt einer Frühdiagnose naturgemäß besondere Bedeutung zu. Der Haemoccult-Test hat sich in seinen verschiedenen Modifikationen als Screening-Verfahren bewährt, auch wenn nur 70 % aller Karzinome und 30–50 % aller Adenome damit erfaßt werden (Gnauck, 1978; Schewe et al., 1979). Eine Teilauswertung der im Rahmen des gesetzlichen Früherkennungsprogramms 1977 eingeführten Maßnahmen ergab eine Teilnahme der berechtigten Frauen von 36 %, bei Männern von 18 % (Abb. 4-46). Bei insgesamt 3 477 382 Teilnehmern konnten im Rahmen der diagnostischen Abklärung 332 asymptomatische Karzinome gefunden werden (Schwartz et al., 1979). Wesentlich ist jedoch eine Motivierung der älteren Patienten. Während in den Vereinigten Staaten und Skandinavien 60–80 % der in Frage Kommenden sich einem Test auf okkultes Blut unterziehen (Winawer, 1978), sind dies bei uns in der Altersgruppe 60–75 weniger als 10 % (Weiss, 1980). Bei den durch Vorsorgemaßnahmen entdeckten Karzinomen zeigt sich jedoch ein erfreulicher Trend: Die 5-Jahres-Überlebensquote, die für alle Dickdarmkarzinome bei 46 % liegt, zeigt durch eine Ver-

Tab. 4-16: Operationsletalität des Kolonkarzinoms in Abhängigkeit vom Lebensalter nach Husemann

Alter in Jahren	Anzahl in %	Mortalität in %
21–30	1,0	0,0
31–40	7,7	6,5
41–50	12,5	12,9
51–60	27,9	12,3
61–70	34,2	12,9
71–80	14,4	17,7
81–90	2,3	48,2
gesamt	100,0	

schiebung zugunsten der Dukes-Stadien A und B eine steigende Tendenz.

4.4.4.4 Angiodysplasie des Kolons

Massive Blutungen aus dem unteren Verdauungstrakt sind relativ selten; in bis zu 30% bleibt die Ursache trotz aller diagnostischer Bemühungen unklar. 10% aller angiographisch untersuchten akuten und chronischen Blutungen des Verdauungstrakts gehen auf Gefäßmißbildungen zurück (Casarella et al., 1974), die heute unter dem Begriff der Angiodysplasie zusammengefaßt werden. Sie stellen wahrscheinlich wesentlich häufiger die Blutungsquelle im Dickdarm dar als die häufig inkriminierten Kolondivertikel (Meyers et al., 1973).

Seit der Erstbeschreibung von angiographisch dokumentierten Gefäßmißbildungen im Zökum durch Margulies et al. (1960) sind in den vergangenen Jahren eine Vielzahl von Arbeiten publiziert worden, die sich mit diesem Phänomen, das auch als arteriovenöse Malformation, Hämangiom, Teleangiektasie oder Gefäßdysplasie bezeichnet wird, auseinandersetzen. Typischerweise tritt die Blutung aus diesen Angiodysplasien bei Patienten auf, die älter als 60 sind. Angiomatöse Veränderungen der Haut oder anderer Organe fehlen. Den ausgiebigen Untersuchungen von Boley et al. (1977) zufolge, handelt es sich um erworbene (altersdegenerative) Veränderungen, bei denen es infolge einer Insuffizienz der präkapillären Sphinkteren zu einer arteriovenösen Kommunikation kommt. Subtile histologische Untersuchungen bei Kolonresektaten von Tumorpatienten ließen ektatische Gefäße in der Submukosa bei 53% erkennen. Eine andere Theorie geht davon aus, daß primär eine Ischämie im Zökumbereich vorliegt und daß sich die Gefäßveränderungen erst sekundär entwickeln, was das gehäufte Auftreten von Angiodysplasien bei Patienten mit Aortenstenose erklären würde (Galloway et al., 1974; Weaver et al., 1979; Gelfand et al., 1979).

Angiodysplasien sind bevorzugt im Zökum und im Aszendens lokalisiert; die Gefäßveränderungen sind selten größer als 5 mm im Durchmesser und häufig multipel (Whitehouse, 1973; Baum et al., 1975; Richardson et al., 1978; Talman et al., 1979; Lux et al., 1978). Sie sind während einer Laparotomie nicht zu palpieren, bei der konventionellen Röntgentechnik nicht darstellbar und nur ausnahmsweise unmittelbar nach einer Blutung koloskopisch zu lokalisieren (Rogers und Adler, 1976; Wolff et al., 1977; Thanik et al., 1977; Skibba et al., 1976).

Für die Diagnostik entscheidend ist der angiographische Befund (Sheedy et al., 1975), wobei weniger ein Kontrastmittelextravasat im akuten Blutungsstadium als vielmehr atypische Gefäße beweisend sind: in der arteriellen Phase weisen abnorm verlaufende Arteriolen, die in kavernöse Hohlräume münden, auf eine Gefäßmißbildung hin («vascular tuft»). Als pathognomonisch und in 92% nachweisbar gilt die Kontrastierung einer abführenden Vene (early filling vein) (Abb. 4-47) in der spätarteriellen Phase, evtl. in Verbindung mit einer prolongierten Kontrastmittelretention (slowly emptying vein) mit bevorzugter Lokalisation im Zökumpol (Baer und Ryan, 1976; Boley et al., 1977).

Im Rahmen der Diagnostik kann eine Blutstillung durch Elektro- oder Photokoagulation (Rösch, 1978) oder durch angiographische Gabe von Vasokonstriktiva bzw. Gefäßembolisierung (Johnsrude und Jackson, 1978) versucht werden. Als Therapie der Wahl gilt die rechtsseitige Hemikolektomie, ein Eingriff, der bei den Patienten, die zu 75% in die Altersgruppe zwischen 50 und 80 fallen (Cavett et al., 1977) und die zu über 50% an kardiovaskulären Erkrankungen leiden (Baum et al., 1975), nicht unproblematisch ist. Inwieweit die vorgeschlagene Verwendung einer Ultraschall-Doppler-Sonde bei der Lokalisation von Angiodysplasien hilfreich sein kann, muß offengelassen werden (Cooperman et al., 1979). Die früher unter der Annahme einer Divertikelblutung durchgeführte linksseitige Hemikolektomie war mit Rezidivblutungen belastet; heute wird empfohlen, bei massiver peranaler Blutung nach Ausschluß einer Blutungsquelle im oberen Verdauungstrakt auch «blind» eine rechtsseitige Hemikolektomie vorzu-

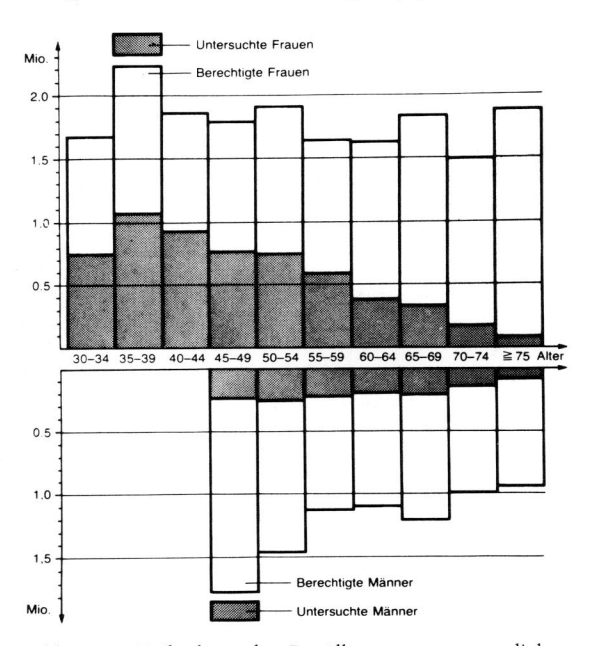

Abb. 4-46: Teilnahme der Bevölkerung am gesetzlichen Krebsfrüherkennungsprogramm einschließlich Haemoccult-Test nach Schwartz

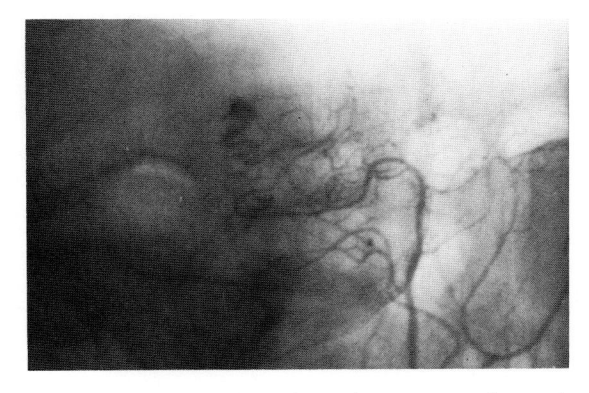

Abb. 4-47: Angiodysplasie des rechtsseitigen Kolons mit Frühanfärbung einer drainierenden Vene

nehmen unter der Annahme einer Blutung aus einer Angiodysplasie (Sprayregen und Boley, 1978).

Wie der Chirurg, so hat auch der Pathologe nicht selten Schwierigkeiten, die Angiodysplasie nachzuweisen. Als Orientierungshilfe dient der angiographische Befund, doch ist häufig eine Gefäßfüllung mit Silikongummi oder Bariumgelatine erforderlich, um solitäre Angiodysplasien in der Submukosa zu identifizieren.

Kommt es nach einer rechtsseitigen Hemikolektomie zu einer Rezidivblutung, lassen sich angiographisch meist Angiodysplasien in anderen Kolonabschnitten oder im terminalen Ileum darstellen (Baum et al., 1975). Es muß jedoch betont werden, daß Angiodysplasien im gesamten Verdauungstrakt angetroffen werden, und daß einige Autoren (Weaver et al., 1979) den Begriff Angiodysplasie recht weit fassen und darunter auch den Morbus Osler-Weber-Rendu, die von Willebrandsche Erkrankung, das Bean-Syndrom und das CRST-Syndrom auflisten.

An eine Blutung aus einer Angiodysplasie ist vor allem bei massiven rezidivierenden Blutungen aus dem unteren Verdauungstrakt zu denken, die bei älteren Patienten mit kardiovaskulären Erkrankungen beobachtet werden. Nach den Untersuchungen von Williams (1961) stellt eine Angiodysplasie die häufigste Blutungsquelle überhaupt bei Patienten mit einer Aortenstenose bzw. -sklerose dar. Nachdem ihr Nachweis, von Ausnahmen abgesehen, nur angiographisch gelingt, sollte mit dieser Untersuchung nicht zu lange gezögert werden, auch wenn bei alten Patienten mit ausgeprägter Aortensklerose die Mesenterikographie Schwierigkeiten bereiten kann.

Literatur

Speiseröhre (4.4.)

ALLEN, M.S., W.H. TALBOT: Sudden death due to regurgitation of a pedunculated esophageal lipoma. J. thorac. cardiovasc. Surg. **54**, 756–758 (1957)

ANDERSEN, H.A., C.B. HOLMAN, A.M. OLSEN: Pulmonary complications of cardiospasm. J. Amer. med. Ass. **151**, 608–612 (1953)

BLUM, A.L., R. SIEWERT: Pathogenese, Diagnostik und konservative Therapie der Refluxkrankheit. In: R. SIEWERT, A.L. BLUM, F. WALDECK (Hrsg.): Springer, Berlin–Heidelberg–New York 1976, S. 202–222

BRAUN, L., R. SANATGER: Therapie und Prognose des Kardiospasmus. Zbl. Chir. **99**, 884–891 (1974)

BURKITT, D.P., P.A. JAMES: Low residue diet and hiatus hernia. Lancet II, 128–130 (1973)

DEN HARTOG JAGER, F.C.A., J.F.W. BARTELSMAN, G.N. TYTGAT: Palliative treatment of obstructing esophagogastric malignancy by endoscopic positioning of a plastic prosthesis. Gastroenterology **77**, 1008–1014 (1979)

DIMARINO, A.J., S. COHEN: Characteristics of lower esophageal sphincter function in symptomatic diffuse esophageal spasm. Gastroenterology **66**, 1–6 (1974)

DOHLMAN, G., O. MATTSSON: The endoscopic operation for hypopharyngo-esophageal diverticula: a roentgencinematographic study. Arch. Otolaryng. **71**, 744–752 (1960)

ELLIS, F.H.: Esophageal hiatal hernia. N. Engl. J. Med. **287**, 646–648 (1972)

ELLIS, F.H.: Pathophysiologie des oberen Ösophagussphincters. In: R. SIEWERT, A.L. BLUM, F. WALDECK (Hrsg.): Springer, Berlin–Heidelberg–New York 1976, S. 133–137

ELLIS, F.H., M. GARABEDIAN, S.P. GIBB: Fundoplication for gastroesophageal reflux. Arch. Surg. **107**, 186–190 (1973)

ELLIS, F.H., A.M. OLSEN, J.F. SCHLEGEL, C.F. CODE: Surgical treatment of esophageal hypermotility disturbances. J. Amer. med. Ass. **188**, 862–866 (1964)

ENDO, M., S. KOBAYASHI, H. SUZUKI, T. TAKEMOTO, K. NAKAYAMA: Diagnosis of early esophageal carcinoma. Endoscopy **3**, 61–66 (1971)

FARRELL, R.L., O.T. NEBEL, A.T. McGUIRE, D.O. CASTELL: The abnormal lower esophageal sphincter in pernicious anemia. Gut **14**, 167–172 (1973)

GSELL, O., A. LÖFFLER: Ätiologische Faktoren des Ösophaguskarzinoms. Dtsch. med. Wschr. **87**, 2173–2179 (1962)

HAFTER, E.: Hiatus hernia. In: G. VANTRAPPEN, J. HELLEMANS (Hrsg.): Handbuch der inneren Medizin, Bd. 3, Verdauungsorgane. 1. Teil, Diseases of the esophagus. Springer, Berlin–Heidelberg–New York 1974, S. 741–782

HEITMANN, P.: Der gastroösophageale Verschlußmechanismus bei Hiatushernien. Internist **10**, 249–274 (1969)

HEITMANN, P.: Der idiopathische diffuse Ösophagusspasmus. In: R. SIEWERT, A.L. BLUM, F. WALDECK (Hrsg.): Funktionsstörungen der Speiseröhre. Springer, Berlin–Heidelberg–New York 1976, S. 138–153

HELLEMANS, J., J. JANSSENS: Grenzgebiete der Physiologie des Ösophagus. In: R. SIEWERT, A.L. BLUM, F. WALDECK (Hrsg.): Funktionsstörungen der Speiseröhre. Springer, Berlin–Heidelberg–New York 1976, S. 62–67

HELLEMANS, J., G. VANTRAPPEN: Presbyesophagus. In: G. VANTRAPPEN, J. HELLEMANS (Hrsg.): Diseases of the esophagus. Springer, Berlin–Heidelberg–New York 1974, S. 372–378

HENDERSON, R.D., A. BOSZKO, A.W.P. NOSTRAND: Pharyngoesophageal dysphagia and recurrent laryngeal nerve palsy. J. thorac. cardiovasc. Surg. **68**, 507–512 (1974)

HERRERA, A.F., J. COLON, A. VALDES-DAPENA, J.L.A. ROTH: Achalasia or carcinoma? The significance of the mecholyl test. Amer. J. dig. Dis. **15**, 1073–1081 (1970)

HIGHTOWER, N.C.: Swallowing and esophageal motility. Amer. J. dig. Dis. **3**, 562–583 (1958)

HOLLIS, J.B., D.O. CASTELL: Esophageal function in elderly men. A new look at «presbyesophagus». Ann. intern. Med. **80**, 371–374 (1974)

HUSEMANN, B.: Das Ösophaguskarzinom. Dt. Ärztebl. **73**, 3407–3412 (1976)

JOHNSTON, J.B., O.T. CLAGETT, J.R. McDONALD: Smooth muscle tumors of the esophagus. Thorax **8**, 251–265 (1953)

JUST-VIERA, J.O., C. HAIGHT: Achalasia and carcinoma of the esophagus. Surg. Gynec. Obstet. **128**, 1081–1095 (1969)

KIESER, C.: Untersuchungen über die tödlichen Komplikationen von Hiatushernien. Gastroenterologia (Basel) **107**, 328–336 (1967)

KOBAYASHI, S., J.C. PROLLA, C.S. WINANS, J.B. KIRSNER: Improved endoscopic diagnosis of gastroesophageal malignancy. Combined use of direct vision brushing cytology and biopsy. J. Amer. med. Ass. **212**, 2086–2089 (1970)

KÖBERLE, F.: Chagas disease and Chagas syndromes: the pathology of American trypanosomiasis. Advanc. Parasitol. **6**, 63–116 (1968)

LEROUX, B.T.: Analysis of seven hundred cases of carcinoma of the hypopharynx, the esophagus and the proximal stomach. Thorax **16**, 226–255 (1961)

LOGEMANN, J.A., E.R. BLONSKY, B. BOSHES: Dysphagia in parkinsonism. J. Amer. med. Ass. 231, 69–70 (1975)
MANDELSTAM, P., A. LIEBER: Cineradiographic evaluation of the esophagus in normal adults: a study of 146 subjects ranging in age from 21 to 90 years. Gastroenterology 58, 32–39 (1970)
MILLER, G., M. SAVARY, F. GLOOR: Der gastro-ösophageale Prolaps als Ursache traumatischer Schleimhautveränderungen im Magenfundus und Ösophagus. Dtsch. med. Wschr. 99, 553–558 (1974)
PLACHTA, A.: Benign tumours of the esophagus. Am. J. Gastroent. 38, 639–652 (1962)
REX, J.C., H.A. ANDERSEN, L.G. BARTHOLOMEW: Esophageal hiatal hernia: A 10-year study of medically treated cases. J. Amer. med. Ass. 178, 271–274 (1961)
RÖSCH, W.: Hiatushernie – gastroösophagealer Prolaps – Mallory-Weiss-Syndrom – spontane Ösophagusruptur. Dtsch. med. Wschr. 103, 427–431 (1977)
RÖSCH, W.: Indikationen zur Therapie der axialen Hiatushernie. In: R. SIEWERT, A.L. BLUM (Hrsg.): Refluxkrankheit. Diagnose und Therapie. Springer, Berlin–Heidelberg–New York 1980
RÖSCH, W., K. BACHMANN, R. OTTENJANN: Asystolischer Herzstillstand bei der Achalasie. Dtsch. med. Wschr. 94, 2191–2194 (1969)
RÖSCH, W., K. ELSTER: Gastrointestinale Präkanzerosen. Witzstrock, Baden-Baden–Brüssel–Köln–New York 1977
RÖSCH, W., G. LUX: Funktionsstörungen der Speiseröhre. Diagnostik und Therapie. Klinikarzt 6, 101–110 (1977)
ROSETTI, M., R. VON HUBEN, M. ALLGÖWER: Endobrachyösophagus und erworbener Brachyösophagus. Helv. chir. Acta 41, 109–113 (1974)
ROTH, H.P., B. FLESHLER: Diffuse esophageal spasm. Clinical, radiological and manometric observations. Ann. intern. Med. 61, 914–919 (1964)
SAVARY, M., G. MILLER: Der Ösophagus. Lehrbuch und Atlas. Gassmann, Solothurn 1978
SEIFERT, E., H. HUCHZERMEYER, P. OOTTO, H.H. WAGNER: Therapeutic polypectomy of the esophagus. Endoscopy 4, 228–231 1972)
SELIGER, G., T. LEE, S. SCHWARTZ: Carcinoma of the proximal esophagus. A complication of longstanding achalasia. Amer. J. Gastroent. 57, 20–25 (1972)
SIEGRIST, P.W., G.J. KREJS, A.L. BLUM: Symptomatik der gastro-ösophagealen Refluxkrankheit. Dtsch. med. Wschr. 99, 2088–2094 (1974)
SIEWERT, R., M. ROSETTI: Refluxkrankheit der Speiseröhre. In: Chirurgie der Gegenwart, Bd. II. Urban & Schwarzenberg, München 1974
SIEWERT, R., H.J. WALLAT, H. KRTSCH, H.J. PEIPER: Klinische Ergebnisse der Fundoplicatio. Langebeck's Arch. Chir. 338, 9–26 (1975)
SIEWERT, R., F. WEISER, H.W. JENNEWEIN, F. WALDECK: Clinical and manometric investigations of the lower esophageal sphincter and its reactivity to pentagastrin in patients with hiatus hernia. Digestion 10, 287–297 (1974)
SMILEY, T.B., T.B. CARER, D.C. PORTER: Relationship between posterior pharyngeal pouch and hiatus hernia. Thorax 25, 725–731 (1970)
SMITHERS, D.W.: Adenocarcinoma of the esophagus. Thorax 11, 257–267 (1956)
SOERGEL, K.H., F.F. ZBORALSKE, J.R. AMBERG: Presbyesophagus: esophageal motility in man. J. clin. Invest. 43, 1472–1479 (1964)
STEINER, P.E.: The etiology and histogenesis of carcinoma of the esophagus. Cancer 9, 436–452 (1956)
STOREY, C.F., W.C. ADAMS: Leiomyoma of the esophagus. A report of four cases and review of the surgical literature. Amer. J. Surg. 91, 3–23 (1965)
TANNER, N.C., D.W. SMITHERS: Neoplastic disease at various sites. 1st ed. Vol. IV. Tumours of the esophagus. Livingstone, Edinburgh–London 1961
VESTBY, G.W., T. AAKHUST: Incidence of sliding hiatus hernia. Invest. Radiol. 1, 379–387 (1966)
WALTHER, H.E.: Krebsmetastasen. Schwabe, Basel 1948
WANKE, M., H. CHIARI: Ösophagus. In: W. DOERR, G. SEIFERT, E. UEHLINGER (Hrsg.): Spezielle pathologische Anatomie, Bd. 2, Teil 1. Springer, Berlin–Heidelberg–New York 1971
WIENBECK, M.: Achalasie. In: R. SIEWERT, A.L. BLUM, F. WALDECK (Hrsg.): Funktionsstörungen der Speiseröhre. Springer, Berlin–Heidelberg–New York 1976, S. 154–182
WIENBECK, M., P. HEITMANN: Die pneumatische Dilatation zur Behandlung der Achalasie der Speiseröhre. Dtsch. med. Wschr. 98, 814–825 (1973)
WINDSOR, C.W.O., J.L. COLLIS: Anemia and hiatus hernia: Experience in 450 patients. Thorax 22, 73–78 (1967)
WOLF, B.S.: Sliding hiatal hernia: The need for a redefinition. Am. J. Roentgen. Rad. Therapy & Nucl. Med. 117, 231–239 (1973)
WOLF, B.S., H.P. LAZAR: Reflux esophagitis. Diseases of the Esophagus. In: G. VANTRAPPEN, J. HELLEMANS (Hrsg.): Handbuch der inneren Medizin. Bd. II/1. Springer, Berlin–Heidelberg–New York 1974
WYCHULIS, A.R., G.L. WOOLAM, H.A. ANDERSEN, F.H. ELLIS: Achalasia and carcinoma of the esophagus. J. Amer. med. Ass. 215, 1638–1641 (1971)
ZBORALSKE, F.F., J.R. AMBERG, K.H. SOERGEL: Presbyesophagus: cineradiographic manifestations. Radiology 82, 463–467 (1964)

Gastritis (4.4.2.1)

BERNDT, H.: Epidemiological approaches to the etiology of chronic atrophic gastritis. Digestion 4, 250 (1971)
BUCHS, S.: Zur Problematik der Säure- und Fermentsubstitution bei Magenleiden. Dtsch. med. Wschr. 96, 1925 (1971)
CARUSO, I., G.B. PORRO: Gastroscopic evaluation of anti-inflammatory agents. Br. med. J. I, 75 (1980)
CHELI, R., L. SANTI, G. CIANCAMERLA, G. CANCIAN: A clinical and statistical follow-up study of atrophic gastritis. Amer. J. dig. Dis. 18, 1061 (1973)
CORREA, P., C. CUELLO, G. MONTES: Pathogenesis of gastric carcinoma: the role of the microenvironment. In: CH. HERFARTH, P. SCHLAG (Hrsg.): Gastric Cancer. Springer: Heidelberg–New York–Berlin 1979, S. 9
DINOSO, V.P., W.Y. CHEY, S.P. BRAVERMAN, A.P. ROSEN, D. OTTENBERG, S.H. LORBER: Gastric secretion and gastric mucosal morphology in chronic alcoholics. Arch. int. Med. 130, 715 (1972)
ELSTER, K.: Gastritis: Meinungen und Fakten. Fortschr. Med. 89, 1339 (1971)
FAIRLEY, K., C.N. TURNER, M.A. MACKAY, R.A. JOSKE: Atrophic gastritis: a 5-year survey of 32 cases proven by gastric biopsy. Austr. Med. J. 2, 1085 (1955)
FINDLEY, J.W., J.B. KIRSNER, W.L. PALMER: Atrophic gastritis: a follow-up of 100 patients. Gastroenterology 16, 347 (1950)
GOTTFRIED, E.B., M.A. KORSTEN, CH.S. LIEBER: Alcohol-induced gastric and duodenal lesions in man. Amer. J. Gastroent. 70, 587 (1978)
HENNING, N., K. HEINKEL: Die Saugbiopsie als Untersuchungsmethode in der Magendiagnostik. Münch. med. Wschr. 97, 832 (1955)
HEINKEL, K.: Das Magenkarzinom. Ärzteblatt Baden-Württemberg 12, 581 (1969)
HEINKEL, K., R. GUGLER: Der duodenogastrische Reflux und seine klinische Bedeutung. Acron, Berlin 1978

Irie, K., K. Fujita, T. Okuna, Y. Ijiri, M. Tsa, T. Ishida, Y. Yoshioka: The follow-up study on the precancerous conditions of the stomach. Gastroenterl. Japon. 5, 162 (1970)

Irvine, W. J., D. R. Cullen, H. Mawhinney: Natural history of autoimmune achlorhydric atrophic gastritis. A 1 to 15 years follow-up study. Lancet II, 482 (1974)

Kempmann, G., H. Becker: Die emphysematöse Gastritis. Fortschr. Röntgenstr. 129, 310 (1978)

Kraft, G., K. Heilmann: Lipidinseln in der Magenschleimhaut. Dtsch. med. Wschr. 100, 90 (1975)

Lanza, F. L., G. L. Royer, R. S. Nelson, T. T. Chen, C. E. Seckman, M. F. Rack: The effects of ibuprofen, indomethacin, aspirin, naproxen, and placebo on the gastric musosa of normal volunteers. A gastroscopic and photographic study. Digestive Diseases 24, 823 (1979)

Miederer, S. E., H. Lindstaedt, R. Mayershofer, F. Krück: Die Gastritis: Verlegenheitsdiagnose oder akademisches Interesse? Dt. Ärztebl. 76, 3297 (1979)

Ramsey, E. J., K. V. Carey, W. L. Peterson, J. J. Jackson, F. K. Murphy, N. W. Read, K. B. Taylor, J. S. Trier, J. S. Fordtran: Epidemic gastritis with hypochlorhydria. Gastroenterology 76, 1449 (1979)

Rentsch, I., S. Sievers: Untersuchungen über die Beziehungen von Eisenmangelanämien zur Salzsäureproduktion des Magens. Med. Welt 22, 1390 (1971)

Roberts, D. M.: Chronic gastritis, alcohol, and non-ulcer dyspepsia. Gut 13, 768 (1972)

Rösch, W.: Chronische Gastritis: Mythen und Fakten. Int. Welt 10, 332 1979)

Segal, H. L., I. M. Samloff: Gastric cancer-increased frequency in patients with achlorhydria. Digestive Diseases 18, 295 (1973)

Silvoso, G. R., K. J. Ivey, J. H. Butt, O. O. Lockard, S. D. Holt, C. Sisk, W. N. Baskin, P. A. Mackercher, J. Hewett: Incidence of gastric lesions in patients with rheumatic disease on chronic aspirin therapy. Ann. int. Med. 91, 517 (1979)

Siurala, M.: Gastritis: Krankheit oder Alterserscheinung. Med. Welt 25, 498 (1974)

Siurala, M., M. Isikoskoi, K. Varis, M. Kekki: Prevalence of gastritis in a rural population. Scand. J. Gastroent. 3, 21 (1968)

Siurala, M., K. Varis, M. Wiljasalo: Studies on patients with atrophic gastritis. Scand. J. Gastroent. 1, 40 (1966)

Sonnenberg, A., J. Bartmess, L. Kern, R. E. Siebenmann, F. Joris, A. L. Blum: Hypochlorhydrie bei akuter Gastritis. Dtsch. med. Wschr. 104, 1814 (1979)

Sperling, H. V., W. G. Reed: Hepatic gastritis. Digestive Diseases 22, 1033 (1977)

Stadelmann, O., K. Elster, M. Stolte, S. E. Miederer, P. Deyhle, L. Demling, W. Siegenthaler: The peptic gastric ulcer – histotopography and functional investigations. Scand. J. Gastroent. 4, 613 (1971)

Strickland, R. G., I. R. Mackay: A reappraisal of the nature and significance of chronic atrophic gastritis. Digestive Diseases 18, 426 (1973)

Walker, I. R., R. G. Strickland, B. Unger, I. R. Mackay: Simple atrophic gastritis and gastric carcinoma. Gut 12, 906 (1971)

Wolff, G.: Does alcohol cause chronic gastritis? Scand. J. Gastroent. 5, 289 (1970)

Magentumoren (4.4.2.2)

Bötticher, R., H. Bünte, P. Hermanek, W. Rösch: Magenpolypen. Prognose und Therapie. Dtsch. med. Wschr. 100, 167 (1975)

Borrmann, R.: Geschwülste des Magens. In: Henke-Lubarsch: Handbuch der speziellen pathologischen Anatomie und Histologie, Bd. IV/1. Springer, Berlin 1926, S. 865

Classen, M., L. Demling: Operative Gastroskopie: fiberendoskopische Polypenabtragung im Magen. Dtsch. med. Wschr. 96, 1466 (1971)

Correa, P., C. Cuello, W. Haenszel: Pathogenese des Magenkarzinoms – epidemiologische Pathologie vorhandener Läsionen. Leber-Magen-Darm 6, 72 (1976)

Demling, L., P. Frühmorgen, H. Koch, W. Rösch: Operative Endoskopie. Schattauer, Stuttgart–New York 1977

Demling, L., W. Rösch: Operative Endoskopie 1979. Akron, Berlin 1979

Dirschmid, K., B. Schobel: Karzinombildung in einem hyperplasiogenen Magenpolypen. Akt. gastrologie 7, 389 (1976)

Dobroschke, J., K. Schwemmle, P. Hermanek, W. Rösch: Therpieergebnisse beim Magenfrühkarzinom. Dtsch. med. Wschr. 101, 1409 (1976)

Elster, K.: A new approach to the classification of gastric polyps. Endoscopy 6, 44 (1974)

Elster, K., H. Eidt, R. Ottenjann, W. Rösch, E. Seifert: Drüsenkörperzysten, eine polypoide Läsion der Magenschleimhaut. Dtsch. med. Wschr. 101, 183 (1977)

Giedl, J.: Klinische Bedeutung der histologischen Typenbestimmung beim Magenkrebs. Münch. med. Wschr. 122, 205 (1980)

Gülzow, M., K. A. Koelsch, H. Kuntzen: Gastroenterologie. Fischer, Jena 1969

Heilmann, K., H. U. Burkhardt, K. Kayser: Der intestinale und diffuse Typ des Magenkarzinoms. Z. Gastroenterologie 16, 422 (1978)

Herfarth, Ch., P. Schlag: Gastric Cancer. Springer, Berlin–Heidelberg–New York 1979

Hirayama, T.: Die Epidemiologie des Magenkarzinoms in Japan. In: Beger-Bergemann-Oshima (Hrsg.): Das Magenkarzinom. Frühdiagnose und Therapie. Thieme, Stuttgart–New York 1980

Kempf, P., M. Rothmund, A. Schmitt-Köppler, H. Brünner: Das Magenkarzinom. Eine analytische Studie seiner Behandlung und Prognose. Münch. med. Wschr. 115, 1514 (1973)

La Due, J. S., P. J. Murison, G. McNeer, G. T. Pack: Symptomatology and diagnosis of gastric cancer. Arch. Surg. 60, 305 (1950)

Lauren, P.: The two histological types of gastric carcinoma, diffuse and socalled intestinal type carcinoma. Acta path. microbiol. scand. 64, 31 (1965)

Ming, S. C.: Gastric carcinoma: a pathobiological classification. Cancer 39, 2475 (1977)

Ming, S. C., H. Goldman: Gastric polyps, A histogenetic classification and its relation to carcinoma. Cancer 18, 721 (1965)

Moertel, C. G., J. A. Mittelman, R. F. Bakemeier, P. Engstrom, J. Hanley: Sequential and combination chemotherapy of advanced gastric cancer. Cancer 38, 678 1976)

Moertel, C. G.: The natural history of advanced gastric cancer. Surg. Gynec. Obstet. 126, 1071 (1968)

Morson, B. C., I. M. P. Dawson: Gastrointestinal pathology. Blackwell Scientific Publ., Oxford–London–Edinburgh–Melbourne 1972

Munoz, N., J. Matko: Histologic types of gastric cancer and its relationship with intestinal metaplasia. Rec. Res. Cancer Res. 39, 99 (1972)

Nagayo, T.: Histological diagnosis of biopsied gastric mucosa with special reference to that of borderline lesions. Gann Monograph on Cancer Res. II, 245 (1972)

Pfeiffer, C. J.: Gastric Cancer. Etiology and Pathogenesis. Witzstrock, Baden-Baden–New York–Köln 1979

PICHLMAYR, R., D. BÜTTNER, H. J. MEYER: Das Magenkarzinom. Dt. Ärztebl. 74, 2505 (1977)
REMMELE, W., E. F. KOLB: Malignant transformation of hyperplasiogenic polyps of the stomach. Endoscopy 10, 63 (1978)
RÖSCH, W.: Primär multiple Karzinome des Gastrointestinaltrakts. Dtsch. med. Wschr. 98, 1872 (1973)
RÖSCH, W.: Diagnose und Prognose des Magenfrühkarzinoms. In: RITTER-CLASSEN (Hrsg.): Ergebnisse der Gastroenterologie 1976. Demeter, München 1977
RÖSCH, W., K. ELSTER: Gastrointestinale Präkanzerosen. Witzstrock, Baden-Baden–Brüssel–Köln–New York 1977
RÖSCH, W., P. FRÜHMORGEN: Endoscopic treatment of precancerosis and early gastric carcinoma. Endoscopy 12, 109 (1980)
RÖSCH, W., R. THOMA: Anamnese beim Frühkarzinom des Magens. Med. Klin. 50, 2063 (1974)
RUEFF, F. L., S. v. BARY, A. SILBERNAGEL: Das Magenkarzinom. Eine statistische Analyse. Münch. med. Wschr. 115, 410 (1973)
SCHMÄHL, D.: Nitrosamines and gastric cancer. Acta hepatogastroenterol. 25, 333 (1978)
SCHWEMMLE, K.: Chirurgische Behandlung des Magenkarzinoms. Münch. med. Wschr. 117; 281 (1975)
SEIFERT, E., K. ELSTER: Endoskopische Polypektomie am Magen. Indikation, Technik und Ergebnisse. Dtsch. med. Wschr. 97, 1199 (1972)
TREICHEL, J., E. GERSTENBERG, G. J. VAN ANDEL: Die Hampton-Linie beim exulzerierten Frühkarzinom des Magens. Fortschr. Röntgenstr. 119, 331 (1973)
TREICHEL, J., H. OESER: Die Doppelkontrastmethode: optimale Technik der röntgenologischen Magenuntersuchung. Dtsch. med. Wschr. 100, 2226 (1975)
Union Internationale Contre le Cancer (UICC): TNM Classification of malignant tumours. 3. Edition, Geneva 1978

Peptisches Ulkus (4.4.2.3)

ANDERSON, W. R., M. RICHARDS, L. WEISS: Hemorrhage and necrosis of the stomach and bowel due to atheroembolism. A correlative study of atheromatous emboli to the gastrointestinal tract in humans and experimental animals. Amer. J. clin. Path. 48, 30 (1967)
BODEMAR, G., A. WALAN: Maintenance treatment of recurrent peptic ulcer by cimetidine. Lancet I, 403 (1978)
BONNEVIE, O.: Incidence of duodenal ulcer in Copenhagen county. Scand. J. Gastroent. 10, 385 (1975 a)
BONNEVIE, O.: Incidence of gastric ulcer in Copenhagen county. Scand. J. Gastroent. 10, 231 (1975 b)
BROOKS, L. R., A. J. ERAKLIS: Factors affecting the mortality from peptic ulcer. N. Engl. J. Med. 271, 803 (1964)
BROWN, D. D., R. P. JUHL: Decreased bioavailability of digoxin due to antacids and kaolin-pectin. N. Engl. J. Med. 295, 1034 (1976)
CUTLER, W. W. Jr.: Clinical patterns of peptic ulcer after sixty. Surg. Gynec. Obstet. 107, 23 (1956)
DEMLING, L.: Klinische Gastroenterologie. Thieme, Stuttgart 1973
DEMLING, L., K. ELSTER, H. KOCH, W. RÖSCH: Endoskopie und Biopsie von Speiseröhre, Magen und Zwölffingerdarm. Schattauer, Stuttgart–New York 1980
DOLL, R., F. AVERY-JONES, F. PYGOTT: Effect of smoking on the production and maintenance of gastric and duodenal ulcers. Lancet I, 657 (1058)
DOLL, R., P. FRIEDLANDER, F. PYGOTT: Dietetic treatment of peptic ulcer. Lancet I, 5 (1956)
DOLL, R., F. PYGOTT: Factors influencing the rate of healing of gastric ulcers. Admission to hospital, phenobarbitone, and ascorbic acid. Lancet I, 171 (1952)
DUBARRY, J. J.: L'ulcère digestif tardif. Maroc. Medical 37, 891 (1958)
DUGGAN, J. M.: Aspirin in chronic gastric ulcer: an Australian experience. Gut 17, 378 (1976)
DUNLOP, J. M.: Peptic ulcer in Central Scotland. Scot. med. J. 13, 192 (1968)
FARTHMANN, E. H., H. F. K. MÄNNL: Ulcusblutung. In: R. HÄRING (Hrsg.): Das komplizierte gastroduodenale Ulcus. Thieme, Stuttgart 1978
FEURLE, G. E.: Indikationsstellung zur operativen Therapie des unkomplizierten Ulcus duodeni. In: A. L. BLUM, J. R. SIEWERT (Hrsg.): Ulcustherapie. Springer, Berlin–Heidelberg–New York 1978
FORDTRAN, J. S.: Reduction of acidity by diet, antacids, and anticholinergic agents. In: M. H. SLEISENGER, J. S. FORDTRAN (Hrsg.): Saunder, Philadelphia–London–Toronto 1973
FIEDLER, H., G. THIELE: Gastrointestinale Blutungen im internistischen Krankengut eines Bezirkskrankenhauses. Eine retrospektive Studie aus den Jahren 1965–1974. Z. ges. Inn. Med. 31, 574 (1976)
GHEORGHIU, TH.: Carbenoxolon und Mukussekretion. Urban & Schwarzenberg, München–Berlin–Wien 1974
GURD, F. N., R. N. MCCLELLAND: Trauma workshop report: the gastrointestinal tract in trauma. J. Trauma. 11, 1089 (1970)
GYR, K., L. KAYASSEH, U. KELLER, G. A. STALDER: Somatostatin and cimetidine in peptic ulcer hemorrhage – a randomized controlled trial. Gastroenterology 78, A 137 (1980)
HAGENMÜLLER, F., D. WURBS, M. CLASSEN: Verträglichkeit von Carbenoxolon-Natrium beim älteren Patienten. Leber-Magen-Darm 7, 385 (1977)
HAUSER, G.: Das chronische Magengeschwür. In: HENKE-LUBARSCH (Hrsg.): Handbuch der speziellen Pathologie, Anatomie und Histologie, Bd. IV/1. Springer, Berlin 1926
HENTSCHEL, E.: Histamin-H_2-Receptor-Antagonismus. In: A. L. BLUM, J. R. SIEWERT (Hrsg.): Ulcustherapie. Springer, Berlin–Heidelberg–New York 1978
HOLTERMÜLLER, K. H., E. BOHLEN, M. CASTRO, H. J. WEIS: Überlegungen zur Therapie mit Antacida. Med. Klin. 72, 1229 (1977)
KIM, U., D. A. DREILING, A. E. KARK, J. RUDICK: Factors influencing mortality in surgical treatment for massive gastroduodenal hemorrhage. Amer. J. Gastroent. 62, 24 (1974)
KIMELBLATT, B. J., F. B. CERRA, G. CALLERI, M. J. BERG, M. A. MCMILLEN, J. J. SCHENTAG: Dose and serum concentration relationships in cimetidine-associated mental confusion. Gastroenterology 78, 791 (1980)
KLOTZ, U., I. REIMANN: Delayed clearance of diazepam due to cimetidine. N. Engl. J. Med. 302, 1012 (1980)
KRAUSE, U.: Long term results of medical and surgical treatment of peptic ulcer. Acta chir. scand. Suppl. 310, 1 (1963)
LAWRENCE, J. S.: Dietetic and other methods in the treatment of peptic ulcer. Lancet I, 482 (1952)
LEVRAT, M., J. PASQUIER, R. LAMBERT, A. TISSOT: Peptic ulcer in patients over 60. Digestive Diseases 11, 279 (1966)
LINDSKOV, J., J. NIELSEN, P. AMDRUP, C. FENGER, H. E. JENSEN, S. A. DAMGAARD-NIELSEN: Causes of death in patients with gastric ulcer. Acta chir. scand. 141, 670 (1975)
LITTMAN, A.: The Veterans Administration Cooperative Study on Gastric Ulcer. Gastroenterology 61, 567 (1971)
MENDELOFF, A. I.: What has been happening to duodenal ulcer? Gastroenterology 67, 1020 (1974)
MUSLOW, F. W.: Peptic ulcer of the aged. Amer. J. dig. Dis. 8, 112 (1941)

Peterson, W.L., R.A.L. Sturdevant, H.D. Frankl, C.T. Richardson, J.I. Isenberg, J.D. Elashoff, J.Q. Sones, R.A. Gross, R.W. McCallum, J.W. Fordtran: Healing of duodenal ulcer with an antacid regimen. N. Engl. J. Med. 297, 341 (1977)

Priebe, H.J., J.J. Skillman, L.S. Bushnell, P.C. Long, W. Silen: Antacid versus cimetidine in preventing acute gastrointestinal bleeding. A randomized trial in 75 critically ill patients. N. Engl. J. Med. 302, 426 (1980)

Rafsky, H.A., M. Weingarten, C.T. Krieger: Onset of peptic ulcer in the aged. J. Amer. med. Ass. 36, 739 (1948)

Robbins, R., F. Idjadi, W.M. Stahl, G. Essiet: Studies of gastric secretion in stressed patients. Ann. Surg. 175, 555 (1972)

Rösch, W.: Das karzinomatöse Ulcus – präoperative Diagnostik, Endoskopie. In: R. Häring (Hrsg.): Das komplizierte gastroduodenale Ulcus. Thieme, Stuttgart 1978

Rösch, W., G. Dette: Primärmanifestation der Ulcuskrankheit im Senium. Z. präklin. Geriatrie 3, 119 (1973)

Rösch, W., E. Kinzler, L. Demling: Das Ulcusrezidiv – Langzeitbeobachtungen. In: L. Demling, K. Moser, W. Rösch (Hrsg.): Das peptische Ulcus – Pathophysiologie, Diagnose, Therapie. Schattauer, Stuttgart–New York 1973

Ruddell, W.S.J., A.T.R. Axon, J.M. Findlay, B.A. Bartholomew, M.J. Hill: Effect of cimetidine on the gastric bacterial flora. Lancet I, 672 (1980)

Rumpf, P., E. Hoffmann, G. Jacobs, K. Kremer: Operationsindikation bei der akuten massiven Gastrointestinalblutung mit besonderer Berücksichtigung der Magen-Duodenalblutung. Zbl. Chir. 98, 1531 (1973)

Sakita, T., Y. Oguro, S. Takasu, H. Fukutomi, T. Miwa, M. Yoshimori: Observations on the healing of ulcerations in early gastric cancer. Gastroenterology 60, 835 (1971)

Scheurer, U., L. Witzel, F. Halter, H.M. Keller, R. Huber, R. Galeazzi: Gastric and duodenal ulcer healing and placebo treatment. Gastroenterology 72, 838 (1977)

Schwartz, K.: Über penetrierende Magen- und Jejunalgeschwüre. Beitr. klin. Chir. 67, 96 (1910)

Serlin, M.J., R.G. Sibeon, S. Mossman, A.M. Breckenridge, J.R.B. Williams, J.L. Atwood, J.M.T. Willoughby: Cimetidine: Interaction with oral anticoagulants in man. Lancet II, 317 (1979)

Silvoso, G.R., K.J. Ivey, J.H. Butt, O.O. Lockard, S.D. Holt, C. Sisk, W.N. Baskin, P.A. Mackercher, J. Hewett: Incidence of gastric lesions in patients with rheumatic disease on chronic aspirin therapy. Ann. int. Med. 91, 517 (1979)

Strange, S.C.: Giant innocent gastric ulcer in the elderly. Geront. Clin. (Basel) 5, 171 (1963)

Wanke, M.: Gefäßfaktoren als integrierende Komponente in der Pathogenese des Ulcus ventriculi. Med. Welt 18, 3003 (1967)

Wanke, M.: Magen. In: W. Doerr, G. Seifert, E. Uehlinger (Hrsg.): Spezielle pathologische Anatomie, Bd. II/1. Springer, Berlin–Heidelberg–New York 1971

Wilkinson, R.H.: Management of acute upper gastrointestinal hemorrhage. Canad. J. Surg. 16, 92 (1973)

Der operierte Magen (4.4.2.4)

Alffram, P.A.: An epidemiologic study of cervical and trochanteric fractures of the femur in an urbanic population. Acta Orthop. Scand. Supp. 65, (1964)

Baird, J.M., E.K. Blackburn, G.M. Wilson: The pathogenesis of anaemia after partial gastrectomy. I. Development of anaemia in relation to time after operation. Quart. J. Med. 28, 21 (1959)

Bauer, K.H.: Das Krebsproblem. Springer, Berlin 1963

Becker, H.D., W.F. Caspary: Postgastrectomy and postvagotomy syndromes. Springer, Berlin–Heidelberg–New York 1980

Berndt, H., I. Hiller: Vitamin-B_6-Mangel nach Magenoperationen. Münch. med. Wschr. 106, 1711 (1964)

Clemencon, G., R. Baumgartner, E. Leuthold, G. Miller, A. Neiger: Das Karzinom im operierten Magen. Dtsch. med. Wschr. 101, 1015 (1976)

Dahm, K., M. Rehner: Das Karzinom im operierten Magen. Thieme, Stuttgart 1975

Deller, D.J., M.D. Begley: Calcium metabolism and the bones after partial gastrectomy. I. Clinical features and radiology of the bones. Austr. Ann. Med. 12, 282 (1963)

Denk, H., G. Salzer: 21 Jahre Ulcuschirurgie an der Klinik Denk in Wien. 1933–1954. II. Teil: Die Frage des Ulcuskranken und Magenresezierten. Gastroenterologia (Basel) 88, 94 (1957)

Domellöf, L., S. Eriksson, K.-G. Janunger: Late precancerous changes and carcinoma of the gastric stump after Billroth I resection. Am. J. Surg. 132, 26 (1976)

Domellöf, L., S. Eriksson, K.-G. Janunger: Carcinoma and possible precancerous changes of the gastric stump after Billroth II resection. Gastroenterology 73, 462 (1977)

Draser, B.S., M. Shiner: Studies on the intestinal flora. Bacterial flora of the small intestine in patients with gastrointestinal disorders. Gut 10, 812 (1969)

Eddy, R.L.: Metabolic bone disease after gastrectomy. Am. J. Med. 50, 442 (1971)

Gertner, J.M., M. Lilburn, M. Domenech: 25-hydroxycholecalciferol absorption in steatorrhea and postgastrectomy osteomalacia. Brit. Med. J. 1, 1310 (1977)

Griesser, G., H. Schmidt: Statistische Erhebungen über die Häufigkeit des Karzinoms nach Magenoperationen wegen eines Geschwürsleidens. Med. Welt 15, 1836 (1964)

Gryboski, J.D., W.R. Thayer, W.N. Gryboski: A defect of disaccharide metabolism after gastrojejunostomy. N. Engl. J. Med. 268, 78 (1963)

Hallberg, L., L. Solvell, B. Zederfeldt: Iron absorption after partial gastrectomy. Acta med. Scand. Suppl. 445, 269 (1966)

Harvald, B., A.R. Kronsgaard, P. Lous: Calcium deficiency following partial gastrectomy. Acta med. Scand. 172, 497 (1962)

Hebold, D.: Das Magenstumpfkarzinom. Med. Klin. 53, 1813 (1958)

Hedberg, C.A., C.S. Melnyk, C.F. Johnson: Glutenenteropathy appearing after gastric surgery. Gastroenterology 49, 676 (1966)

Helsingen, N., L. Hillestad: Cancer development in the gastric stump after partial gastrectomy for ulcer. Ann. Surg. 143, 173 (1956)

Hilbe, G., G.M. Salzer, H. Hussl, H. Kutschera: Die Carcinomgefährdung des Resektionsmagens. Langenbecks Arch. klin. Chir. 323, 142 (1968)

Hines, J.D., A.V. Hoffbrand, D.L. Mollin: The haematological complications of a partial gastrectomy. Am. J. Med. 43, 555 (1967)

Johnston, I.D.A.: The management of side-effects of surgery for peptic ulceration. Brit. J. Surg. 57, 787 (1970)

Johnston, I.D.A., R. Welbourne, K. Acheson: Gastrectomy and loss of weight. Lancet I, 1242 (1968)

Jones, C.T., J.A. Williams, E.V. Fox: Peptic ulceration. Some haematologic and metabolic consequences of gastric surgery. Lancet II, 425 (1962)

Kabelitz, H.J., W. Hilmer, K. Zabounis: Vitamin B_6-

Mangel bei Patienten mit Sub- und Anazidität des Magensaftes. Med. Klin. 58, 1413 (1963)
KÜHLMAYER, R., O. ROKITANSKY: Das Magenstumpfkarzinom als Spätproblem der Ulkuschirurgie. Langenbecks Arch. klin. Chir. 278, 361 (1954)
LILIENFELD-TOAL, H.V., K.G. MACKES, G. KODRAT: Plasma 25-hydroxyvitamin D and urinary cyclic AMP in German patients with subtotal gastrectomy. Am. J. dig. Dis. 22, 633 (1977)
MAHMUD, K., D. RIPLEY, A. DOSCHERHOLMEN: Vitamin B_{12} absorption tests, their unreliability in postgastrectomy states. J. Amer. med. Ass. 216, 1167 (1971)
MACGREGOR, I.L., J. PARENT, J.H. MEYER: Gastric emptying of liquid meals and pancreatic and biliary secretion after subtotal gastrectomy or truncal vagotomy and pyloroplasty in man. Gastroenterology 72, 195 (1977)
MACKAY, C.: Postgastrectomy steatorrhea. Am. J. Surg. 120, 324 (1970)
MORAWITZ, P.: Agastrische Anämien und ihre Beziehungen zur Anämie perniciosa. Arch. f. Verdauungskrankh. 44, 305 (1930)
MORGENSTERN, L., T. YAMAKAWA, D. SELTZER: Carcinoma of the gastric stump. Amer. J. Surg. 125, 29 (1973)
MÜLLER-WIELAND, K.: Ernährungsstörungen, Magenstumpfkarzinom, Lungentuberkulose der Magenoperierten. H. BARTELHEIMER, H.-J. MAURER, H.W. SCHREIBER (Hrsg.): Magenoperation und Magenoperierter. de Gruyter, Berlin 1969
NICHOLLS, J.C.: Carcinoma of the gastric stump. Brit. J. Surg. 61, 244 (1974)
NILSSON, B.E., N.E. WESTLIN: The fracture incidence after gastrectomy. Acta chirurg. Scand. 137, 533 (1971)
PENICK, R.M., R.A. ARMSTRONG: Results of subtotal gastrectomy in 449 patients with benign peptic ulcers. Am. J. Gastroent. 32, 152 (1959)
PESENDORFER, F.X., S. AFSCHER, E. HENTSCHEL, W. WEISS: Das Magenstumpfkarzinom aus endoskopischer Sicht. In: H. LINDNER (Hrsg.): Fortschritte der gastroenterologischen Endoskopie. Witzstrock, Baden-Baden–Brüssel 1975
PRIBILLA, W.: Anämien nach Magenresektion und Gastrektomie. In: H. BARTELHEIMER, H.-J. MAURER, H.W. SCHREIBER (Hrsg.): Magenoperation und Magenoperierter. de Gruyter, Berlin 1969
PRYOR, J.P., M.J. O'SHEA, P.L. BROOKS, G.K. DATAR: The long-term metabolic consequences of partial gastrectomy. Am. J. Med. 51, 5 (1971)
REIMER, E.E.: Hämatologische Probleme beim Magenkarzinom. Krebsarzt 14, 454 (1959)
RÖSCH, W., E. PRÜTTING: Das Karzinom im operierten Magen (Stumpfkarzinom). Analyse eines endoskopischen Untersuchungsgutes. Klinikarzt 7, 386 (1978)
SCHMID, E., R. VOLLMER, J. ADLUNG, E. BLAICH, H. GOEBELL, K. HEINKEL, J.M. KIMMIG, M. PROBST: Zur endoskopischen Diagnostik des Karzinoms im operierten Magen. Z. Gastroenterologie 14, 521 (1976)
SCHRUMPF, E., A. SERCK-HANSSEN, J. STADAAAS, S. AUNE, J. MYREN, M. OSNES: Mucosal changes in the gastric stump 20–25 years after partial gastrectomy. Lancet II, 467 (1977)
STALSBERG, H., S. TAKSDAL: Stomach cancer following surgery for benign conditions. Lancet II, 1175 (1971)
TOVEY, F.I., CH.G. CLARK: Anaemia after partial gastrectomy: a neglected curable condition. Lancet I, 956 (1980)
WELBOURNE, R.B.: Nutritional aspects of gastric surgery. Rev. Surg. 24, 233 (1967)
WILLIAMS, J.A.: Partial gastrectomy. The late nutritional and metabolic effects. Am. J. Proctol. 17, 288 (1971)
WOLLAEGER, E.E., J.M. WAUGH, M.H. POWER: Fat assimilation capacity of the GI tract after partial gastrectomy and gastroduodenostomy. Gastroenterology 44, 25 (1963)
ZIMMERMANN, W.: Das Karzinom am resezierten Magen. akt. gastrologie 5, 177 (1976)

Durchblutungsstörungen an Dünn- und Dickdarm (4.4.3)

ALDRETE, J.S., S.Y. HAN, H.L. LAWS, J.W. KIRKLIN: Intestinal infarction complicating low cardiac outputs states. Surg. Gynec. Obstetr. 144, 371 (1977)
ATHANASOULIS, C.A., S. BAUM: Angiography. In: H.L. BOCKUS (Hrsg.): Gastroenterology. Saunders, Philadelphia–London–Toronto 1976
BAAS, E.U.: Die ischämische Kolitis. Dtsch. med. Wschr. 100, 1247 (1975a)
BAAS, E.U.: Funktionelle intestinale Ischämie (Perfusionsischämie). Dtsch. med. Wschr. 100, 764 (1975b)
BAAS, E.U.: Ursachen und Klinik intestinaler Ischämien. Dtsch. med. Wschr. 100, 698 (1975c)
BERGAN, J.J., R.H. DEAN, J. CONN, J.S.T. YAO: Revascularization in treatment of mesenteric infarction. Ann. Surg. 182, 430 (1975)
BOLEY, S.J., S. SPRAYREGEN, F.J. VEITH, S.S. SIEGELMAN: An aggressive roentgenologic and surgical approach to acute mesenteric ischemia. In: L.M. NYHUS (ed.): Surgery Annual. Appleton–Century-Crofts, New York 1973
BOOKSTEIN, J.J., L. GOLDBERGER, G. NIAWAYAMA, M.J. NADERI, F.J. BRAHME, T.A. JONES: Angiographic aspects of experimental nonocclusive intestinal ischemic injury. Am. J. Roentgenol. 128, 923 (1977)
BROWN, A.R.: Non-gangrenous ischaemic colitis. Brit. J. Surg. 59, 463 (1972)
BÜCHERLER, E., R. BUURMANN: Röntgendiagnostik bei chronischen intestinalen Durchblutungsstörungen. Chirurg 47, 361 (1976)
CARLIN, M.S., G.B. MANSHIL: Ischemic colitis proximal to incarcerating left inguinal hernia. Am. J. Gastroent. 59, 547 (1973)
CLEMETT, A.R., J. CHANG: The radiological diagnosis of spontaneous mesenteric venous thrombosis. Am. J. Gastroent. 63, 209 (1975)
CRUMMY, A.B., W.B. WHITTAKER, J.F. MORRISSEY, F.P. COSSMAN: Intestinal infarction secondary to retroperitoneal fibrosis. N. Engl. J. Med. 285, 28 (1971)
DEITEL, M., V. VASIC: Major intestinal complications of radiotherapy. Am. J. Gastroent. 72, 65 (1979)
DIRSCHMID, K., R. JELINEK, E. KUBISTA, H. PROHASKA, M. DONNER: Über die hämorrhagische Enteropathie. Dtsch. med. Wschr. 97, 1096 (1972)
EGGER, G., M. HÄRTEL, F. HALTER, J. LAISSUE: Die nichtgangränöse ischämische Kolitis: Klinik und radiologische Diagnostik. Fortschr. Röntgenstr. 115, 432 (1971)
FRIEDMAN, J.: Mesenteric circulation in hemorrhagic shock. Circulat. Res. 9, 561 (1961)
GOLDSTEIN, F., J. KHOURY, J.J. THORNTON: Treatment of chronic radiation enteritis and colitis with salicylazosulfapyridine and systemic corticosteroids. Am. J. Gastroent. 65, 201 (1976)
GREENE, F.L., S. ARIYAN, H.C. STANSEL: Mesenteric and peripheral vascular ischemia secondary to ergotism. Surgery 81, 176 (1977)
HARDERS, H.: Chronische intestinale Durchblutungsstörungen. Pathophysiologie und Klinik. Chirurg 47, 357 (1976)
HEBERER, G., G. DOSTAL, K. HOFFMANN: Zur Erkennung und Behandlung der chronischen Mesenterialarterieninsuffizienz. Dtsch. med. Wschr. 97, 750 (1972)
HERMANEK, P., E. MÜHE: Ischämische Kolitis bei chronisch-rezidivierendem Sigmavolvulus. Chirurg 42, 27 (1971)

HERTZER, N.R., E.G. BEVEN, A.W. HUMPHRIES: Analysis of 200 mesenteric arteriograms. Surg. Gynec. Obstet. **145**, 321 (1977)

JACKSON, B.B.: Occlusion of the superior mesenteric artery. Thomas, Springfield 1963

JAMIESON, W.G., A. LOZON, D. DURAND, W. WALL: Changes in serum phosphate levels associated with intestinal infarction and necrosis. Surg. Gynec. Obstetr. **140**, 19 (1975)

JONA, J., G.M. CUMMINS, H.B. HEAD: Recurrent primary mesenteric venous thrombosis. J. Amer. med. Ass. **227**, 1033 (1974)

KATZ, J., R.M. VOGEL: Abdominal angina as a complication of methysergide maleate therapy. J. Amer. med. Ass. **199**, 124 (1967)

KYRIELEIS, CH., M. KRAFT: Magen- und Darmblutungen bei Digitalisintoxikation. Med. Klin. **65**, 1527 (1970)

LEVINE, M.A.: Mesenteric vascular disease. Geriatrics **12**, 77 (1972)

LÖHR, J., D. HÖFFLER: Kasuistischer Beitrag zur Klinik und Pathologie viszeraler Angiopathien. Med. Welt **24**, 1886 (1973)

MARSTON, A.: Intestinal ischemia. Arnold, London 1977

MARSTON, A., M.T. PHEILS, M.L. THOMAS, B.C. MORSON: Ischaemic colitis. Gut **7**, 1 (1966)

MARTIN, M., P. SCHULTE, A. SOBBE, H.-L. KLAMMER, D. SCHULZ, E. RESCHKE: Multiple Verschlüsse größerer Arterien nach Penicillin-Gabe. Dtsch. med. Wschr. **98**, 1333 (1973)

MATOLO, N.M., D. ALBO: Gastrointestinal complications of collagen vascular disease. Surgical implications. Am. J. Surg. **122**, 678 (1971)

MESSINGER, N.H., T.C. BENEVENTANO: Ischemic colonic disease associated with carcinoma of the colon. Am. J. Gastroent. **56**, 162 (1971)

MEYERS, M.A., G.G. GHAHREMANI, A.F. GOVONI: Ischemic colitis associated with sigmoid volvulus: new observations. Am. J. Roentgenol. **128**, 591 (1977)

MIHATSCH, M.J., L. BIANCHI: Der akute Mesenterialinfarkt. Schweiz. Rundschau Med. **63**, 1133 (1974)

MOZES, M., ADAR, R., N. TSUR, R. DAVID, V. DEUTSCH: Intestinal obstruction due to mesenteric vascular occlusion. Surg. Gynec. Obstetr. **133**, 583 (1971)

MUGGIA, F.M.: Hemorrhagic necrosis of the intestine: its occurence with digitalis intoxication. Amer. J. med. Sci. **253**, 263 (1967)

MUHRER, K.-H., D. FILLER, K. SCHWEMMLE, H. FEUSTEL, W. SCHELLERER: Der akute Mesenterialgefäßverschluß. Dt. Ärztebl. **71**, 2863 1977)

NADJABAT, T., W. BAYERL, H.-L. KLAMMER, E. BÜCHELER, W. MEYER: Klinik und Therapie der Angina abdominalis. Med. Klin. **70**, 2041 (1975)

NATHAN, H., R. BERNSTEIN, C. BLATT: Mesenteric infarction. Am. J. Gastroent. **53**, 539 (1970)

OLTMANNS, D., J. KRAUTHEIM, V. OTT: Hämorrhagische Enteropathie mit Verbrauchskoagulopathie. Dtsch. med. Wschr. **98**, 2478 (1973)

OTTINGER, L.W.: The surgical management of acute occlusion of the superior mesenteric artery. Ann. Surg. **188**, 721 (1978)

PICKERT, H.: Über Gefäßverschluß-Syndrome des Bauchraums. Dtsch. med. J. **22**, 357 (1971)

REUTER, S.R., I.E. KANTER, H.C. REDMAN: Angiography in reversible colonic ischemia. Radiology **97**, 371 (1970)

RICHTER, H., B. HAIN: Klinik und Diagnostik des akuten Verschlusses der oberen Mesenterialarterie. Chirurg **47**, 276 (1976)

RÖSCH, W.: Vaskuläre Veränderungen, Durchblutungsstörungen. In: W. CASPARY (Hrsg.): Handbuch der inneren Medizin. Band: Dünndarm. Springer, Berlin–Heidelberg–New York 1983

SAEGESSER, F., U. ROENSPIES, J.W.L. ROBINSON, H. LOOSLI: Durchblutungsstörungen des Colons und Rectums und ihre Therapie. Chirurg **50**, 759 (1979)

SCHMIDT-HIEBER, W., E.P. STRECKER, G.F. BROBMANN, K. BARTH, W. BIRG, H. SCHMIDT: The entity of non occlusive mesenteric ischemia. Strophanthin effect on mesenteric blood flow in experimental animals. Acta hepato-gastroenterol. **23**, 47 (1976)

SCHMITZ, R.L., J.-H. CHAO, J.S. BARTOLOME: Intestinal injuries incidental to irradiation of carcinoma of the cervix of the uterus. Surg. Gynec. Obstet. **138**, 29 (1974)

SCHWILDEN, E.-D., R.J.A.M. VAN DONGEN: Angina intestinalis. Med. Klin. **71**, 1873 (1976)

SHAPEERO, L.G., A. MYERS, P.E. OBERKIRCHER, W.T. MILLER: Acute reversible lupus vasculitis of the gastrointestinal tract. Radiology **112**, 569 (1974)

SIEGELMAN, S.S., S. SPRAYREGEN, S.J. BOLEY: Angiographic diagnosis of mesenteric arterial vasoconstriction. Radiology **112**, 533 (1974)

STILLMAN, A.E., M. WEINBERG, W.C. MAST, S. PALPANT: Ischemic bowel disease attributable to ergot. Gastroenterology **72**, 1336 (1977)

STIRNEMANN, P., P. SCHÜPBACH, R.O. BINSWANGER, A. SENN: Das abdominelle Aortenaneurysma. Schweiz. med. Wschr. **107**, 553 (1977)

STOPIK, D., H. FRISIUS, B. KRÜGER, F.-W. MIELKE, K.E. HAMPEL, H. SONDERKAMP: Klinik der chronisch-intestinalen Ischämie. Dtsch. med. Wschr. **96**, 1749 (1971)

VAN DONGEN, R.J.A.M., E.-D. SCHWILDEN: Die chronischen intestinalen Durchblutungsstörungen. Operationsindikationen, Wiederherstellungsmethoden, Ergebnisse. Chirurg **47**, 366 (1976)

WAYTE, D.M., E.B. HELWIG: Small bowel ulceration – iatrogenic or multifactorial origin? Amer. J. Clin. Path. **49**, 26 (1968)

WELLWOOD, J.M., B.T. JACKSON: The intestinal complications of radiotherapy. Br. J. Surg. **60**, 814 (1973)

WESTCOTT, J.J.: Angiographic demonstration of arterial occlusion in ischemic colitis. Gastroenterology **63**, 486 (1972)

WILLIAMS, L.F., J.-P. KIM: Nonocclusive mesenteric ischemia. In: BOLEY, S.J., SCHWARTZ, S.S. WILLIAMS, L.F. (ed.): Vascular disorders of the intestine. Appleton-Century-Crofts, New York 1971

WITTENBERG, J., C.A. ATHANASOULIS, J.H. SHAPIRO, L.F. WILLIAMS: A radiological approach to the patient with acute extensive bowel ischemia. Radiology **106**, 13 (1973)

WITTENBERG, J., C.A. ATHANASOULIS, L.F. WILLIAMS, S. PAREDES, P. O'SULLIVAN, B. BROWN: Ischaemic colitis. Radiology and pathophysiology. Radiology **123**, 288 (1975)

Divertikulose – Divertikulitis (4.4.4.1)

BECKER, V., H.P. BRUNNER: Kolondivertikulitis. Thieme, Stuttgart 1974

BERMAN, P.M., J.B. KIRSNER: Diverticular disease of the colon in the elderly. Geriatrics **27**, 71 (1972)

BOLES, R.S., S.M. JORDAN: The clinical significance of diverticulosis. Gastroenterology **35**, 579 (1958)

BRODTRIPP, A.J.M.: Treatment of symptomatic diverticular disease with a high-fibre diet. Lancet I, 664 (1977)

BURKITT, D.P., A.R.P. WALKER, N.S. PAINTER: Effect of dietary fibre on stools and transit-times, and its role in the causation of disease. Lancet II, 1408 (1972)

CASARELLA, W.J., I.E. KANTER, W.B. SEAMAN: Right-sided colonic diverticula as a cause of acute rectal hemorrhage. N. Engl. J. Med. **286**, 450 (1972)

CUMMINGS, J.H., D.A.T. SOUTHGATE, W. BRANCH, H. HOUSTON, D.J.A. JENKINS, W.P.T. JAMES: Colonic

response to dietary fibre from carrot, cabbage, apple, bran, and guar gum. Lancet I, 5 (1978)
DIETZ, R., A. ENCKE: Zur Behandlung der Sigmadivertikulitis. Med. Welt 27, 292 (1976)
EASTWOOD, M.A., A.N. SMITH, W.G. BRYDON, J. PRITCHARD: Colonic function in patients with diverticular disease. Lancet I, 1181 (1978)
FERRUCCI, J.T., B.D. RAGSDALE, P.J. BARRETT, A.L. VICKERY, J.R. DREYFUSS: Double tracking in the sigmoid colon. Radiology 120, 307 (1976)
GHIELMETTI, C., R. BERCHTOLD: Wann soll die Sigmadivertikulitis operiert werden? Schweiz. Rundschau Med. 62, 905 (1973)
GLAUSER, R., L. FILIPPINI: Divertikelkrankheit des Dickdarms. Dtsch. med. Wschr. 102, 755 (1977)
GOLDBERGER, L.E., J.J. BOOKSTEIN: Transcatheter embolization for treatment of diverticular hemorrhage. Radiology 122, 613 (1977)
GRASER, E.: Über multiple falsche Darmdivertikel in der Flexura sigmoidea. Münch. med. Wschr. 46, 721 (1899)
GÜTGEMANN, A., H.W. SCHREIBER, D. WÜLFING: Therapie der Dickdarmdivertikulitis. Langenbecks Arch. klin. Chir. 302, 716 (1963)
HARVEY, R.F., E.W. POMARE, K.W. HEATON: Effects of increased dietary fibre on intestinal transit. Lancet I, 1278 (1973)
HAVIA, T., R. MANNER: Diverticulosis of the colon. Acta chir. Scand. 137, 569 (1970)
HEBERER, G., H. v. BREHM, J. HIRSCHFELD: Die Divertikelerkrankungen des Dickdarms. Chirurg 41, 252 (1970)
LÖHR, B., A. THIEDE, H. POSER, A. KAMPE: Divertikulose und Divertikelkrankheit. Dtsch. med. Wschr. 103, 1145 (1978)
MEYERS, M.A., D.R. ALONSO, G.F. GRAY, J.W. BAER: Pathogenesis of bleeding colonic diverticulosis. Gastroenterology 71, 577 (1976)
MITTY, W.F., D. BEFELER, C. GROSSI: Surgical management of diverticulitis in the elderly. Am. Fam. Physician GP 3, 94 (1971)
MORSON, B.C., I.M.P. DAWSON: Gastrointestinal pathology. Blackwell, Oxford–London–Edinburgh–Melbourne 1974
PAINTER, N.S.: Diverticular disease of the colon: a ban of the elderly. Geriatrics 32, 89 (1976)
PAINTER, N.S., D.P. BURKITT: Diverticular disease of the colon. A deficiency disease of western civilization. Brit. med. J. II, 450 (1971)
PHILLIP, J., H.F. FUCHS: Divertikulosis und Divertikulitis. Pathogenese, Diagnose, Therapie. Med. Welt 28, 1744 (1977)
REIFFERSCHEID, M.: Pathogenese der Sigmadiverticulitis und die Indikation zur Resektionsbehandlung. Langenbecks Arch. klin. Chir. 318, 134 (1967)
REIFFERSCHEID, M.: Resektion und Myotomie des Divertikulitisdarms. Dtsch. med. Wschr. 104, 671 (1979)
REIFFERSCHEID, M., H.-J. SCHUBERT: Divertikulitis – Zur Frage der Frühresektion. Med. Klin. 70, 1729 (1975)
SCHELLERER, W.: Die Behandlung der Sigmadivertikulitis. Dtsch. med. Wschr. 95, 690 (1970)
SNAPE, W.J., G.M. CARLSON, S. COHEN: Human colonic myoelectric activity in response to prostigmin and the gastrointestinal hormones. Digestive Diseases 22, 881 (1977)
STELZNER, F.: Ursache und Therapie der Divertikelkrankheit des Dickdarms. Med. Welt 27, 2407 (1976)
STELZNER, F., W. LIERSE: Über die Entwicklung der Divertikulose und der Divertikulitis. Langenbecks Arch. klin. Chir. 341, 271 (1976)
STROHMEYER, G.: Internistische Aspekte der Divertikulose und Divertikulitis. Langenbecks Arch. klin. Chir. 342, 412 (1976)
TARPILA, S., T.A. MIETTINEN, L. METSARANTA: Effects of bran on serum cholesterol, faecal mass, fat, bile acids and neutral sterols, and biliary lipids in patients with diverticular disease of the colon. Gut 19, 137 (1978)
TAYLOR, I., H.L. DUTHIE: Bran tablets and diverticular disease. Brit. med. J. I, 988 (1976)

Kolonpolypen (4.4.4.2)

ARMINSKI, T.C., D.W. MCLEAN: Incidence and distribution of polyps of colon and rectum based on 1000 autopsy examinations. Dis Colon Rectum 7, 249 (1964)
ARTHUR, J.F.: Structure and significance of metaplastic nodules in the rectal mucosa. J. Clin. Path. 21, 735 (1968)
CHRISTIANSEN, J., P. KIRKEGAARD, J. IBSEN: Prognosis after treatment of villous adenomas of the colon and rectum. Ann. Surg. 189, 404 (1979)
CRUMPACKER, E.L., J.P. BAKER: Proctosigmoidoscopy in periodic health examinations. J. Amer. med. Ass. 178, 1033 (1961)
DREXLER, J.: Asymptomatic polyps of the rectum and colon. Frequency, smoking and arteriosclerotic heart disease. Arch. int. Med. 121, 62 (1968)
FRIMBERGER, E., W. KÜHNER, H.-J. SEIB, R. OTTENJANN: Kolorektale Adenome. Beziehungen zwischen histologischer Struktur, Polypengröße, Lokalisation und Altersverteilung. Dtsch. med. Wschr. 103, 649 (1978)
FRÜHMORGEN, P.: Komplikationen der diagnostischen und therapeutischen Koloskopie in der BRD. Ergebnisse einer Umfrage. In: H. HENNING (Hrsg.): Fortschritte der gastroenterologischen Endoskopie. Bd. 10. Witzstrock, ln–New York 1979
FUNG, C.H.K., H. GOLDMAN: The incidence and significance of villous change in adenomatous polyps. Am. J. Clin. Path. 53, 21 (1970)
GILBERTSEN, V.A., J.M. NELMS: Does polypectomy prevent colonic carcinoma? Cancer 41, 1137 (1978)
HANCKE, E., W. REMMELE: Colorectale Polypen. Pathologisch-anatomische und statistische Untersuchungen an 3037 Polypen. Chirurg 49, 757 (1978)
HENRY, L.G., R.E. CONDON, W.J. SCHULTE, C. APRAHAMIAN, J.J. DECOSSE: Risk of recurrence of colon polyps. Ann. Surg. 182, 511 (1975)
KANZLER, G., K. BECK, H.J. GRUNER, W. REMMELE, M. STRAUCH: Rektoskopie als Vorsorgeuntersuchung? Med. Welt 24, 667 (1973)
LAMPEN, H., W. UNTERBERG: Kalium- und Salzverlustdiarrhoen bei villösem Adenom des Dickdarms. Med. Klin. 67, 1728 (1972)
MCKITTRICK, L.S., F.C. WHELOCK: Carcinoma of the colon. Ch.C. Thomas, Spriengfield 1954
MORSON, B.C.: Evolution of cancer of the colon and rectum. Cancer 34, 845 (1974)
MORSON, B.C.: International histological classification of tumours. No. 15. Histological typing of intestinal tumours. WHO, Genf 1976
MUTO, T., H.J.R. BUSSEY, B.C. MORSON: Pseudocarcinomatous invasion in adenomatous polyps of the colon and rectum. J. clin. Path. 26, 25 (1973)
MUTO, T., H.J.R. BUSSEY, B.C. MORSON: The evolution of cancer of the colon and rectum. Cancer 36, 2251 (1975)
OTTENJANN, R.: Dickdarmpolypen und koloskopische Polypektomie. Dtsch. med. Wschr. 98, 677 (1973)
OTTENJANN, R., W. BARTELHEIMER, R. BUSSE, M. SINGER: Endoskopie des Mast- und Dickdarmes. Chirurg 6, 250 (1975)
PARKS, A.G., A.E. STUART: The management of villous tumours of the large bowel. Br. J. Surg. 60, 688 (1973)
POTET, F., J. SOULLARD: Polyps of the rectum and colon. Gut 12, 468 (1971)

RÖSCH, W., P. FRÜHMORGEN: Endoskopische Polypektomie – eine risikoarme therapeutische Maßnahme bei alten Patienten. Z. präklin. Geriatrie 7, 149 (1974)
STREICHER, E.: Das wasser- und elektrolytverlierende villöse Dickdarmadenom. Dtsch. med. Wschr. 91, 1821 (1966)
SULSER, H., R. BLÖCHLINGER, H. J. NÜESCH, P. DEYHLE: Klinische Pathologie der Dickdarmschleimhautpolypen. Schweiz. med. Wschr. 109, 1046 (1979)
TURELL, R.: Colorectal polyps-revisited. Am. J. Surg. 136, 539 (1978)
WAYE, J. D., A. FRANKEL, S. F. BRAUNFELD: The histopathology of small colon polyps. Annual Meeting of the American Society for Gastrointestinal Endoscopy, Salt Lake City 1980
WEIDENHILLER, S., P. FRÜHMORGEN, J. ZEUS, L. DEMLING: Coloskopische Polypendiagnostik. Dtsch. med. Wschr. 99, 1671 (1974)
WEIRICH, J., H. FEIST: Wasser- und elektrolytsezernierendes villöses Rektumadenom. Dt. Gesundh.-Wesen 32, 792 (1977)
WEISE, H. J., M. FARGO: Villöses Rektumadenom mit hypotoner Dehydratation und extrarenaler Urämie. Münch. med. Wschr. 118, 435 (1976)
WELIN, S.: Results of the Malmö technique of colon examination. J. Amer. med. Ass. 199, 369 (1967)
WHEAT, M. W., L. V. ACKERMAN: Villous adenomas of the large intestine. Ann. Surg. 147, 476 (1958)
WIEBECKE, B., A. BRANDTS, M. EDER: Epithelial proliferation and morphogenesis of hyperplastic, adenomatous and villous polyps of the human colon. Virchows Arch. A 364, 35 (1974)

Das kolorektale Karzinom (4.4.4.3)

ANDERS, A., R. HÄRING, P. KNAUF: Ergebnisse der Kolon-Karzinom-Chirurgie. Med. Welt 24, 933 (1973)
BERG, J. W., M. A. HOWELL: The geographic pathology of bowel cancer. Cancer 34, 807 (1974)
BLOCH, R., K. WARM, D. ROSEMEYER, G. WEITHOFER: Bedeutung der Nachsorgeuntersuchung beim Dickdarmkarzinom. Dtsch. med. Wschr. 104, 1555 (1979)
BRUNNER, K. W.: Indikation und Resultate der zytostatischen Therapie bei Magen-Darm-Tumoren. Schweiz. med. Wschr. 103, 171 (1973)
BRUNNER, K. W., G. A. NAGEL: Internistische Krebstherapie. Springer, Berlin–Heidelberg–New York 1976
BURKITT, D. P.: Epidemiology of cancer of the colon and rectum. Cancer 28, 3 (1971)
CHANAN, W. G., E. B. CASTRO, S. J. HAJDU: Therapeutic pulmonary resection of colonic carcinoma metastatic to lung. Dis. Colon Rectum 17, 302 (1974)
DEYHLE, P.: Das Dickdarmkarzinom – Diagnose, Vorsorge, Prophylaxe. Internist 20, 39 (1979)
DOUGLAS-HOLYOKE, E., T. MING CHU, G. P. MURPHY: CEA as a monitor of gastrointestinal malignancy. Cancer 35, 830 (1975)
DUKES, C. E.: The classification of cancer of the rectum. J. Pathol. 35, 323 (1932)
ELLEGAST, H. H.: Das kolorektale Karzinom. Röntgendiagnostik. Wien. med. Wschr. 129, 521 (1979)
FEURLE, G.: Kolon- und Rektumkarzinom. Neues auf den Gebieten Epidemiologie, Ätiologie und Diagnostik. Med. Klin. 69, 1734 (1974)
FEUSTEL, H., G. HENNIG: Kontinente Kolostomie durch Magnetverschluß. Dtsch. med. Wschr. 100, 1063 (1975)
FLENKER, J. W. WEDELL: Stadieneinteilung und Klassifikation des Kolon-Rektum-Karzinoms aus pathologisch-anatomischer und chirurgischer Sicht. Med. Welt 26, 449 (1976)

FUCHS, H. F., U. STADLER, J. REICHERT: Der Stellenwert der Röntgendiagnostik bei der Frühdiagnose des Coloncarcinoms im Vergleich zur Koloskopie. Radiologe 19, 21 (1979)
GALL, F. P., P. HERMANEK: Therapie des Rektumkarzinoms. Dt. Ärztebl. 77, 939 (1980)
GEMSENJÄGER, E.: Stadieneinteilung nach Dukes und deren Modifikationen bei Rektum- und Kolonkarzinom. Schweiz. Rundschau Med. 68, 966 (1979)
GILBERTSEN, V. A., J. M. NELMS: The prevention of invasive cancer of the rectum. Cancer 41, 1137 (1978)
GNAUCK, R.: Die Treffsicherheit des Haemoccult-Screening. Dt. Ärztebl. 75, 957 (1978)
HAENSZEL, W., P. CORREA: Cancer of the colon and rectum and adenomatous polyps. A review of epidemiological findings. Cancer 28, 14 (1971)
HARTWICH, G., B. NEIDHARDT: Chemotherapie kolorektaler Karzinome. Dtsch. med. Wschr. 103, 1463 (1978)
HEALD, R. J., H. J. R. BUSSEY: Clinical experience at St. Mark's Hospital with multiple synchronous cancers of the colon and rectum. Dis. Colon Rectum 18, 6 (1975)
HEBERER, G., B. WIEBECKE, V. ZUMTOBEL, D. HAMPERL: Maligne Polypen und früherfaßte Karzinome des Rektums. Münch. med. Wschr. 120, 201 (1978)
HEBERER, G., V. ZUMTOBEL: Rektumkarzinom: Kontinenzerhaltung oder Rektumexstirpation? Münch. med. Wschr. 118, 7 (1976)
HERMANEK, P., T. HAGER: Der sogenannte maligne Polyp des Kolons und des Rektums. Dt. Ärztebl. 75, 1175 (1978)
HILL, M. J., B. S. DRASAR, V. C. ARLES, J. S. GROWTHER, G. M. HAWSWORTH, R. E. O. WILLIAMS: Bacteria and the aetiology of cancer of the large bowel. Lancet I, 95 (1971)
HILL, M. J., B. C. MORSON, H. J. R. BUSSEY: Aetiology of adenoma-carcinoma sequence in large bowel. Lancet I, 245 (1978)
HUSEMANN, B., H. BÜNTE, L. GRUBE, N. THOMAS: Ergebnisse der chirurgischen Behandlung von 1311 malignen Tumoren des Dickdarms. Münch. med. Wschr. 115, 315 (1973)
KUMMER, D., G. BERTSCH, G. BREUCHA, B. DOMRES, G. E. MÜLLER, F. SOMMER: Die Bedeutung der Krebsnachsorge beim Magen-, Dick- und Mastdarmkarzinom-Operierten. Med. Welt 28, 1920 (1977)
LANGER, S., H. BUSS: Der Mastdarmkrebs. Klinik und Morphologie der lokalen Kryotherapie. Dtsch. med. Wschr. 104, 768 (1979)
LILLEHEI, R. C., O. H. WANGENSTEEN: Metachronous carcinoma of the large bowel. J. Amer. med. Ass. 159, 163 (1955)
LOVETT, E.: Family studies in cancer of the colon and rectum. Brit. J. Surg. 63, 13 (1976)
LYNCH, H. T., M. SWARTZ, J. LYNCH, A. J. KRUSH: A family study of adenocarcinoma of the colon and muliple primary cancer. Surg. Gynec. Obstet. 134, 781 (1972)
MACH, J.-P., PH. JAEGER, M.-M. BERTHOLET, C.-H. RUEGSEGGER, R. M. LOOSLI, J. PETTAVEL: Detection of recurrence of large bowel carcinoma by radioimmunoassay of circulating carcinoembryonic antigen (C.E.A.). Lancet II, 535 (1974)
MAVLITT, G. M., M. A. BURGESS, G. B. SEIBERT, A. V. JUBERT, C. M. MCBRIDE, E. A. GEHAN, J. U. GUTTERMAN, N. KHANKHANIAN, J. F. SPEER, R. C. MARTIN, E. M. COPELAND, E. M. (Hrsg.): Prolongation of postoperative disease-free interval and survival in human colorectal cancer by B.C.G. or B.C.G. plus 5-fluorouracil. Lancet I, 871 (1976)
MORSON, B. C.: Evolution of cancer of the colon and rectum. Cancer 34, 845 (1974)
MORSON, B. C., H. J. R. BUSSEY, S. SAMOORIAN: Policy of local excision for early cancer of the colorectum. Gut 18, 1045 (1977)

Neumann, G.: Zunahme der Kolonkarzinome? Münch. med. Wschr. 121, 1472 (1979)
Raskin, M.M., M. Viamonte: Primary linitis plastica carcinoma of the colon. Radiology 113, 17 (1974)
Rauscher, F.J.: Major opportunities for determination of etiologies and prevention of cancers in man. Recent advances in human tumor virology and immunology. University Park Press, Baltimore 1971
Riedler, L.: Statistische und klinische Aspekte maligner Dickdarmtumoren. Med. Klin. 71, 1729 (1976)
Rösch, W.: Schach dem Darmkrebs – aber wie? Münch. med. Wschr. 121, 1483 (1979)
Rösch, W., K. Elster: Gastrointestinale Präkanzerosen. Witzstrock, Baden-Baden–Brüssel–Köln–New York 1977
Rueff, F.L., H. Bohmert: Zur Klinik des Rektum-Karzinoms. Münch. med. Wschr. 112, 1133 (1970)
Sack, H.: Präoperative Strahlenbehandlung des Rektum- und Rektosigmoidkarzinoms. Dtsch. med. Wschr. 100, 2651 (1975)
Schewe, S., G. Feifel, W. Heldwein, M. Weinzierl, W. Wolf, H.D. Bolte, E. Konrad: Sensitivität des Haemoccult-Tests bei kolorektalen Tumoren. Dtsch. med. Wschr. 104, 253 (1979)
Schwartz, F.W., H. Holstein, J.G. Brecht: Kolorektale Krebsfrüherkennung mittels Nachweis von okkultem Blut im Stuhl – Erste Ergebnisse. Dt. Ärztebl. 76, 1223 (1979)
Scudamore, H.H.: Cancer of the colon and rectum: general aspects, diagnosis, treatment and prognosis. Dis. Colon Rectum 12, 105 (1969)
Sieberth, E.: Zur Problematik geriatrischer Karzinomformen. Wien. med. Wschr. 130, 163 (1980)
Stein, J.J.: Comments on carcinoma of the colon and rectum. Cancer 34, 799 (1974)
Swerdlow, D.B., E.P. Salvati: Electrocoagulation of cancer of the rectum. Dis. Colon Rectum 15, 228 (1972)
Weiss, W.: Die Frühdiagnose des Dickdarmkrebses im Alter. akt. geront. 10, 79 (1980)
Weiss, W., H. Hanak, A. Huber: Effizienz der rektal-digitalen Untersuchung zur Früherkennung des Dickdarmkarzinoms. Wien. klin. Wschr. 89, 654 (1977)
Williams, C.: Management of malignancy in cancer families. Lancet I, 198 (1978)
Winawer, S.J.: Screening for colorectal cancer. Internat. Symposium on Colorectal Cancer, New York 1978
Winawer, S.J., P. Sherlock, D. Schottenfield, D.G. Miller: Screening for colon cancer. Gastroenterology 70, 783 (1976)
Winkler, R.: Das sogenannte inoperable Rektumkarzinom. Med. Klin. 70, 977 (1975)
Wolff, W.I., H. Shinya: Definitive treatment of «malignant»-polyps of the colon. Ann. Surg. 182, 516 (1975)
Wynder, E.L., B.S. Reddy: Metabolic epidemiology of colorectal cancer. Cancer 34, 801 (1974)

Angiodysplasie des Kolons (4.4.4.4)

Baer, J.W., S. Ryan: Analysis of coecal vasculature in the search for vascular malformations. Amer. J. Roentgenol. 126, 394 (1976)
Baum, S., C.A. Athanasoulis, A.C. Waltman: Angiodysplasia of the right colon as a cause of chronic gastrointestinal bleeding. Gastroenterology 68, 862 (1975)
Boley, S.J., R. Sammartano, A. Adams, A. DiBiase, S. Kleinhaus, S. Sprayregen: On the nature and etiology of vascular ectasias of the colon. Degenerative lesions of aging. Gastroenterology 72, 650 (1977)
Boley, S.J., S. Sprayregen, R.J. Sammartano, A. Adams, S. Kleinhaus: The pathophysiologic basis for the angiographic signs of vascular ectasias of the colon. Radiology 125, 615 (1977)
Cavett, C.M., J.H. Selby, J.L. Hamilton, J.W. Williamson: Arteriovenous malformation in chronic gastrointestinal bleeding. Ann. Surg. 185, 116 (1977)
Casarella, W.J., S.J. Galloway, R.N. Taxin, D.A. Follett, E.J. Pollak, W.B. Seaman: Lower gastrointestinal tract hemorrhage. A new concept based on arteriography. Amer. J. Roentgenol. 121, 357 (1974)
Cooperman, M., E.W. Martin, W.E. Evans, L.C. Carey: Use of Doppler ultrasound in intraoperative localization of intestinal arteriovenous malformation. Ann. Surg. 190, 24 (1979)
Galloway, S.J., W.J. Casarella, P.M. Shimkin: Vascular malformation of the right colon as a cause of bleeding in patients with aortic stenosis. Radiology 113, 11 (1974)
Gelfand, M.L., T. Cohen, J.J. Ackert, M. Ambos, M. Mayadag: Gastrointestinal bleeding in aortic stenosis. Am. J. Gastroent. 71, 30 (1979)
Johnsrude, I.S., D.C. Jackson: The role of the radiologist in acute gastrointestinal bleeding. Gastrointest. Radiol. 3, 357 (1978)
Lux, G., P. Frühmorgen, W. Rösch: Angiodysplasie des Darmes als Ursache massiver gastrointestinaler Blutungen. Dtsch. med. Wschr. 103, 383 (1978)
Margulis, A.R., P. Heinbecker, H.R. Bernard: Operative mesenteric arteriography in the search for the site of bleeding in unexplained gastrointestinal hemorrhage. Surgery 48, 534 (1960)
Meyers, M.A., F. Volberg, B. Katzen: The angioarchitecture of colonic diverticula. Radiology 108, 249 (1973)
Richardson, J.D., M.H. Max, L.M. Flint, W. Schweisinger, M. Howard, J.B. Aust: Bleeding vascular malformations of the intestine. Surgery 84, 430 (1978)
Rösch, W.: Angiodysplasie des Coecums. Internist 19, 191 (1978)
Rogers, B.H.G., F. Adler: Hemangioma of the coecum. Colonoscopic diagnosis and therapy. Gastroenterology 71, 1079 (1976)
Sheedy, P.F., R.E. Fulton, D.T. Atwell: Angiographic evaluation of patients with chronic gastrointestinal bleeding. Amer. J. Roentgenol. 123, 338 (1975)
Skibba, R.M., W.A. Hartong, F.A. Mantz, D.R. Hinthorn, J.B. Rhodes: Angiodysplasia of the coecum: colonoscopic diagnosis. Gastroint. Endosc. 22, 177 (1976)
Sprayregen, S., S.J. Boley: Vascular ectasias of the right colon. J. Amer. med. Ass. 239, 962 (1978)
Talman, E.A., D.S. Dixon, F.E. Gutierrez: Role of arteriography in rectal hemorrhage due to arteriovenous malformations and diverticulosis. Ann. Surg. 190, 203 (1979)
Thanik, K.D., W.Y. Chey, J. Abbott: Vascular dysplasia of the coecum as a repeated source of hemorrhage. Role of colonoscopy in diagnosis. Gastroint. Endosc. 23, 167 (1977)
Weaver, G.A., H.D. Alpern, J.S. Davis, W.H. Ramsey, M. Reichelderfer: Gastrointestinal angiodysplasia associated with aortic valve disease: part of a spectrum of angiodysplasia of the gut. Gastroenterology 77, 1 (1979)
Whitehouse, G.H.: Solitary angiodysplastic lesions in the ileocoecal region diagnosed by angiography. Gut 14, 977 (1973)
Williams, R.L.: Aortic stenosis and unexplained gastrointestinal bleeding. Ann. int. Med. 108, 859 (1961)
Wolff, W.I., M.B. Grossman, H. Shinya: Angiodysplasia of the colon: diagnosis and treatment. Gastroenterology 72, 329 (1977)

5 Hämatopoetisches System

5.1 Erkrankungen des erythrozytären Systems

H.-Ch. Benöhr

5.1.1 Einleitung

Über das rote Blutbild alter Menschen sind bisher widersprüchliche Ergebnisse mitgeteilt worden (Elwood et al., 1971; Evans et al., 1968; Hallberg und Högdahl, 1971; Hawkins et al., 1954; Helman und Rubenstein, 1975; McLennan et al., 1973, Milne und Williamson, 1972; Nagoshi, 1978; Schneiderbauer, 1960; Undritz, 1964; Vellar, 1967). Sorgfältige Untersuchungen in den letzten Jahren haben aber unter Berücksichtigung von Herkunft, Ernährung, Familienverhältnissen und Gesundheitszustand der Probanden eindeutig erwiesen, daß Hämoglobin-, Erythrozyten- und Hämatokritwerte des gesunden alten Menschen im Normbereich liegen, und daß Anämien im Alter nur krankheitsbedingt vorkommen (Adler, 1980; Helman und Rubenstein, 1975; Hittmaier, 1967; Nagoshi, 1978; Voigt et al., 1966). Nach Angaben der Weltgesundheitsorganisation (WHO) besteht eine Anämie, wenn die Hämoglobinwerte bei Männern 13,0 g% und bei Frauen 12,0 g% unterschreiten (WHO Report Series, 1968). Werden diese Werte zugrunde gelegt, so finden die meisten Autoren bei klinisch gesunden Menschen etwa vom 60. Lebensjahr an einen leichten kontinuierlichen Abfall des Hämoglobins (Kelly und Munan, 1977; Mclennan et al., 1973; Milne und Williamson, 1972; Nagoshi, 1978; Williams und Nixon, 1974). Andere Autoren berichten erst vom 75. bis 80. Lebensjahr an über altersbedingte Hämoglobin-Veränderungen (Hawkins et al., 1954; Kelly und Munan, 1977). Jedoch werden immer die niedrigsten Werte bei den ältesten Probanden gefunden (Hawkins et al., 1954; Vellar, 1967); bei über 90jährigen wird in größeren Kollektiven der mittlere Hämoglobingehalt mit 12,0 bis 13,0 g% angegeben (Nagoshi, 1978). Dennoch wird in einzelnen Publikationen auch über 90- bis 100jährigen Menschen mit Hämoglobinwerten zwischen 14 und 16 g% berichtet (Hawkins et al., 1954; Hittmaier, 1967; Kelly und Munan, 1977; Undritz, 1964).

Die Hämoglobinwerte von Männern und Frauen erfahren im Alter eine gewisse Annäherung, da sie bei Frauen vom 50. bis 60. Lebensjahr an leicht ansteigen und bei Männern konstant bleiben oder gering abnehmen (Gingold, 1958; Hausmann et al., 1971; Hittmaier, 1967; Undritz und Bragatsch, 1962). Teilweise werden aber diese geschlechtsabhängigen Unterschiede des roten Blutbilds im Alter nicht gesehen (Hausmann et al., 1971; Kelly und Munan, 1977).

Bei kritischer Durchsicht der meisten früheren Publikationen über das rote Blutbild alter Menschen fällt auf, daß in den Normalkollektiven nicht nur zweifelsfrei gesunde Probanden erfaßt sind, sondern auch Personen mit leichten chronischen Erkrankungen und Funktionseinschränkungen innerer Organe berücksichtigt sein können (Freimann et al., 1963; Hawkins et al., 1954; Hobson und Blackburne, 1953; Kilpatrick, 1961; Semence, 1959). Bei der Auswahl der Normalkollektive alter Menschen ist häufig von den von der WHO (WHO Repart Series, 1968) festgelegten Normalwert-Untergrenzen ausgegangen worden, ohne daß eingehende Untersuchungen auf den Gesundheitszustand der Probanden durchgeführt sind. Die Kollektive sind teilweise selektioniert aus Altersheiminsassen, aus stationär und ambulant behandelten Patienten. Umweltfaktoren wie Herkunft, unterschiedliche Lebensbedingungen, Ernährung, Medikamenten-Einnahme, unterschiedliche Resorption beispielweise von Eisen oder Vitaminen sind erst in neueren Publikationen berücksichtigt (Kelly und Munan, 1977; Nagoshi, 1978). Einschränkend sei auch erwähnt, daß die Probandenzahlen der über 80jährigen meist zu klein sind für allgemein verbindliche Aussagen. Vergleiche der verschiedenen Normalkollektive sind also statistisch nicht immer haltbar und sollten kritisch überarbeitet werden.

Während man aufgrund der neueren Arbeiten davon ausgehen kann, daß Erythrozytenzahlen und Hämatokritwerte bei gesunden alten Menschen kaum signifikant verändert werden (Kelly und Munan, 1977; Nagoshi, 1978), zeigt das mittlere Erythrozytenvolumen (MCV) bei über 75jährigen übereinstimmend eine geringe Zunahme (Schlomka und Christian, 1958) sowie Veränderungen von Folsäure- und Vitamin B_{12}-Stoffwechsel und -Resorption (Hansen und Gormsen, 1958; Lawson, 1960; McLennan et al., 1973; Monroe, 1951). Die Erythrozyten alter Menschen besitzen eine normale osmotische Resistenz (Gelpke-Halbach, 1953) und normale Lebensdauer (Hurdle und Rosin, 1962; Voigt et al., 1966).

Schwerwiegende Veränderungen im Erythrozytenstoffwechsel alter Menschen wurden bisher nicht publiziert. Enzyme der Glykolyse und des Hexose-Monophosphat-Zyklus weisen normale Aktivitäten auf (Hittmaier, 1967; Waller und Benöhr, 1982). Nach Platt und Haas (Platt und Haas, 1979) besteht in Abhängigkeit vom Alter der Probanden eine Aktivitätsabnahme der Mg^{++}-ATPase und Na^+-K^+-ATPase, ohne daß jedoch die intraerythrozytären Na^+- und K^+-Konzentrationen verändert sind. Während ATP, ADP und reduziertes Glutathion

(GSH) normale Werte aufweisen, wird in den Erythrozyten alter Menschen übereinstimmend von mehreren Gruppen eine Verminderung von 2,3-Diphosphoglycerat gefunden (Kalofoutis et al., 1976; Purcell und Brozovic, 1975; Waller und Benöhr, 1982), deren Bedeutung unerklärt ist. Altersabhängige Veränderungen des Hämoglobinmoleküls sind nicht bekannt.

Das rote Blutbild alter Menschen wird offenbar durch zahlreiche Faktoren beeinflußt, die bei jüngeren Menschen keine ausschlaggebende Rolle spielen. Von besonderer Bedeutung sind die Ernährung und das Angebot der für die Blutbildung wichtigen Stoffe wie Proteine, Eisen und Vitamine. Die Aufnahme dieser lebenswichtigen Nahrungsbestandteile kann durch verschiedene Bedingungen verändert werden, zu denen einseitige Kost, unterschiedliche Resorption im Darm, Herkunft des Probanden aus Stadt, Land oder Gebirgsgegenden zu zählen sind (Elwood, 1970; Kilpatrick, 1961; Myers et al., 1968; Nagoshi, 1978). Besonders zu beachten sind Medikamente, die auf verschiedene Weise das rote Blutbild beeinflussen können. So wird es verständlich, daß in der Vergangenheit Publikationen erschienen sind, die Blutbildveränderungen bei alten Menschen mit Lebensumständen in Zusammenhang brachten, die scheinbar keine Beziehung zur Ernährung hatten. Untersucht wurden Menschen, die völlig an das Haus gebunden waren, Menschen mit und ohne berufliche Tätigkeit im Alter oder Menschen, die allein, mit Ehepartner oder in größerer Gemeinschaft lebten (Hobson und Blackburn, 1953; Kilpatrick, 1961; Myers et al., 1968; Semence, 1959). Die Ergebnisse sind nicht ohne Widerspruch geblieben (Kilpatrick, 1961; Myers et al., 1968), der aber durch die wahrscheinlich unterschiedlichen Probandenkollektive erklärt werden kann.

Besondere Beachtung bei der Beurteilung des roten Blutbilds alter Menschen fand das Knochenmark. Als mögliche Ursache des mit dem Alter zunehmenden Hämoglobinabfalls wird die Involution des roten Knochenmarks angesehen (Hittmaier, 1967; Undritz, 1964), das noch in der Kindheit und im Adoleszentenalter die Markhöhlen der langen Röhrenknochen einnimmt. Der Blutzellbedarf Erwachsener wird aus dem Knochenmark in Schädel, Wirbeln, Rippen, Sternum, Becken und proximalen Abschnitten der langen Röhrenknochen gedeckt, während die Diaphysen gegenüber dem Kindesalter eine Umwandlung durch Fettmark zeigen. Dieser Prozeß verstärkt sich im Alter (Hartsack et al., 1965; Hittmaier, 1967; Undritz, 1964). Auch die Zelldichte des Knochenmarks nimmt bei alten Menschen deutlich ab (Custer und Ahlfeldt, 1932; Hartsack et al., 1965; Königstein, 1974; Undritz, 1964). Verglichen mit Säuglingen beträgt sie bei 30–70jährigen konstant etwa 50% und zeigt in höherem Alter einen weiteren Abfall auf 30–40% (Hartsock et al., 1965). Trotz dieser Befunde sollte man mit der Interpretation hinsichtlich eines Funktionsverlusts des Knochenmarks vorsichtig sein, da das sogenannte Fettmark nur eine Inaktivitätsrückbildung darstellt (Kaboth, 1976; Undritz, 1964) und bei erhöhtem Bedarf wie langdauernden Blutungen, bei Hämolyse oder bei perniziöser Anämie wieder in rotes Mark umgewandelt werden kann (Kaboth, 1976). Ferner ist zu bedenken, daß die Verteilung hämatopoetischer Zellen im Knochenmark ungleichmäßig sein kann, und daß quantitative Aussagen über die Zellularität anhand von Biopsie oder Aspiration nur mit Einschränkung möglich sind.

Die Regulation der Erythropoese im Knochenmark ist von zahlreichen Einflüssen abhängig, die vom Zentralnervensystem (Hypothalamus), vom vegetativen Nervensystem, vom Sauerstoffbedarf und von verschiedenen Hormonen (Sexualhormone, ACTH, Cortison, Thyroxin, Erythropoetin) bestimmt werden (Hittmaier, 1967; Kaboth, 1976). Soweit eine Einzelbeurteilung dieser Faktoren möglich ist, kann eindeutig ausgesagt werden, daß beim gesunden alten Menschen der Ausfall der Sexualfunktion zur Senkung des Hämoglobinspiegels nicht ausreicht (Hittmaier, 1967). Nach Untersuchungen von Nagoshi (1978) ist auch der Serum-Erythropoetinspiegel im Alter normal.

Zusätzliche Faktoren für eine Einschränkung des roten Blutbilds können verminderte Durchblutung des Knochenmarks oder zunehmende Osteoporose darstellen (Hittmaier, 1967). Von klinischer Seite sind sie aber für sich allein kein Grund für eine nennenswerte Hämoglobin-Verminderung.

Wenig Kenntnisse besitzen wir über die Proliferationskinetik roter hämatopoetischer Vorstufen bei alten Menschen. Die Erfahrungen mit Knochenmarktransplantationen haben gezeigt, daß jüngere Menschen als Spender und als Empfänger deutlich bessere Ergebnisse aufweisen als ältere Menschen (Begemann, 1975; Gordon-Smith, 1979). Dafür können aber neben dem Proliferationsverhalten der Knochenmarkstammzellen andere Faktoren wie Immunitätslage, Verhalten der Knochenmarksmatrix oder der Allgemeinzustand verantwortlich sein. Die Proliferationskapazität erythropoetischer Stammzellen wurde vor allem bei Mäusen untersucht. Bei dieser Spezies zeigten Stammzell-Linien alter Mäuse normale Funktion bezüglich der CFU-S-Bildung (Harrison, 1979; Ogden und Micklem, 1976).

Erkrankungen des erythrozytären Systems werden aufgrund ihrer Entstehung und klinischen Ausprägung entsprechend Tabelle 5-1 eingeteilt.

Tab. 5-1: Erkrankungen des erythrozytären Systems

A. Mit Verminderung von Erythrozyten (Anämie)
1. Anämien durch Blutungen
2. Anämien durch Bildungsstörung
   Mangel an Eisen, Vitamin B_{12}, Folsäure u. a.
   Aplasie, Dyserythropoese
3. Anämien durch vorzeitige Zerstörung von Erythrozyten (Hämolyse)
   korpuskulär bedingt
   extrakorpuskulär bedingt

B. Mit Vermehrung von Erythrozyten
1. Polyzythämia vera
2. Sekundäre Polyglobulien

5.1.2 Anämien im Alter

Zahlreiche Arbeiten haben sich in den letzten Jahren mit der Häufigkeit von Anämien bei älteren Menschen beschäftigt (Bedford und Wollner, 1958; Chassagnat, 1972; Dieska und Gocerova, 1975; Elwood, 1971; Evans, 1971; Hallberg und Högdahl, 1971; Hittmaier, 1967; Hobson und Blackburn, 1953; Maier, 1975; McLennan et al., 1973; Nagoshi, 1978; Smith und Whitelaw, 1971; Voigt et al., 1966). Die stark wechselnden Angaben über die Anämie-Inzidenz erklären sich durch unterschiedliche Untersuchungskollektive, durch Auswahl von Probanden aus Krankenhäusern, Ambulanzen, Altenheimen oder aus häuslichem Milieu, durch Untersuchungen in verschiedenen geographischen Gegenden (Bedford und Wollner, 1958; Chassagnat, 1972; Elwood, 1971; Hallberg und Högdahl, 1971; Hawkins et al., 1954; Nagoshi, 1978; Voigt et al., 1966) und durch unterschiedliche Definition der Anämiekriterien (Evans, 1971; Hallberg und Högdahl, 1971; Hawkins et al., 1954).

Bei in Krankenhäusern stationär befindlichen Patienten ist eine höhere Anämie-Frequenz zu erwarten, da ein größerer Teil der Patienten an einer Grunderkrankung mit Veränderung des roten Blutbilds leidet. Bedford und Wollner (1958) fanden Anämien bei 41%, Dieska und Gocerova (1975) bei 22,5%, Lawson (1960) bei 28% der Männer und 42% der Frauen, Monroe (1951) bei 15,5% der Männer und 11,2% der Frauen. Diese Zahlen können nicht repräsentativ sein, da das Krankengut der Kliniken meist zu unterschiedlich war.

In nicht ausgewählten Kollektiven über 65jähriger Probanden wurden von Hobson und Blackburn (1973) bei 5,1% der Männer und 6,5% der Frauen, von Voigt et al. (1966) bei 12,3% der Männer und 3,1% der Frauen, von McLennan et al. (1973) bei 7,5% der Männer und 20% der Frauen, von Ellwood (1971) bei jeweils 10% Männer und Frauen und von Hallberg und Högdahl (1971) bei 23% der Frauen Anämien beschrieben. Evans (1971) publizierte unter Zugrundelegung eines unteren Hämoglobin-Normalwerts von 10 g% 6,4% Anämien eines Gesamtkollektivs von 2700 Personen.

In fast allen Publikationen steht als Ursache der Anämie alter Menschen ein Eisenmangel im Vordergrund (Bedford und Wollner, 1958; Evans, 1971; Hallberg und Högdahl, 1971; Mobson und Blackbourn, 1953; McLennan et al., 1973; Myers et al., 1968; Voigt et al., 1966), der meist auf chronischem Blutverlust, Tumor oder Infekt beruht, seltener auf Resorptionsstörungen. An zweiter Stelle der Häufigkeit der Anämie-Ursachen steht der Vitamin B_{12}-Mangel, der verhältnismäßig häufig mit einem Eisenmangel kombiniert ist (Evans, 1971; McLennan et al., 1973; Voigt et al., 1966) und nur selten mit megaloblastären Veränderungen einhergeht. Erst dann folgen Folsäuremangel, der nur selten klinisch bedeutsam ist, hämolytische und aplastische Anämien.

5.1.3 Blutungsanämien

Blutungsanämien entstehen akut durch raschen Verlust großer Blutmengen und führen besonders bei alten Menschen innerhalb kurzer Zeit zur Entwicklung von Kreislaufsymptomen. Im Gegensatz zum jungen Menschen kann eine akute Blutung mit Verlust von 500–1000 ml bereits Blutdruckabfall, Schwäche, Schweißausbruch, Tachypnoe und Tachykardie verursachen. Handelt es sich um innere Blutungen (z.B. Gefäßrupturen, Karzinome, Ulcus ventriculi oder duodeni), kann die Diagnose schwierig sein, da Kreislaufsymptome im Vordergrund stehen. Diese werden sich umso früher bemerkbar machen, je stärker bereits Herz-Kreislauf-Erkrankungen vorbestehen. Da als direkte Folge der akuten Blutung eine Vasokonstriktion erfolgt, macht sich eine Anämie anfänglich anhand von Hämoglobinwerten nur schwach bemerkbar. Erst durch das Nachströmen von Gewebeflüssigkeit innerhalb der nächsten Stunden bis Tage tritt eine Blutverdünnung und damit ein meßbarer Abfall des Hämoglobins auf (Begemann, 1975). Die Erythrozyten sind von normaler Größe und haben einen normalen Blutfarbstoffgehalt. Durch den Anstieg der Retikulozyten, deren Anteil bei guter Knochenmarksregeneration über 50% betragen kann (Begemann, 1975), tritt in den Tagen nach erfolgter Blutung eine Makrozytose auf. Bei akuter Blutung nach außen kann rascher nach der Quelle gefahndet und der Blutverlust zur Vermeidung eines Schocks ersetzt werden. Besonders bei alten Menschen sollte berücksichtigt werden, daß der Blutersatz der Kreislaufsituation angepaßt werden muß, da durch zu schnelle Transfusion eine Herzdekompensation möglich ist.

Chronische Blutungen werden häufig bei alten Menschen beobachtet (Bedford und Wollner, 1958; Hallberg und Högdahl, 1971; Hobson und Blackburn, 1953; Lawson, 1960; McLennan et al., 1973; Semence, 1959; Voigt et al., 1966), sie sind bei Männern und Frauen etwa gleich verteilt (Bedford und Wollner, 1958; Ellis et al., 1964; Elwood, 1971). Häufigste Blutungsquelle ist der Gastrointestinaltrakt (Beford und Wollner, 1958; Maier, 1975), seltenere sind die harnableitenden Wege und die Genitalien. Chronische Blutungen manifestieren sich leicht als latenter oder manifester Eisenmangel und werden dann erst häufig in Form einer hypochromen mikrozytären Anämie diagnostiziert (Bedford und Wollner, 1958; Begemann, 1975; Bothwell et al., 1979).

5.1.4 Eisenmangelanämie

Der Eisenbedarf des alten Menschen entspricht dem des jüngeren Erwachsenen und beträgt 0,6–1 mg täglich (WHO Report Series, 1968); er ist für Männer und Frauen gleich (Bothwell et al., 1979). Bei einer Resorptionsquote von im Mittel 5–10% soll eine ausgewogene Nahrung 10–20 mg Eisen enthalten. Der gesunde Erwachsenen-Organismus besitzt 4–5 g Eisen, von dem 60–70% an Hämoglobin, etwa 15% an andere Strukturporteine wie Myoglobin, Zytochrome, Enzyme gebunden ist, und 15–20% als Speichereisen in Form von Ferritin und Hämosiderin (Bergemann, 1975; Bothwell et al., 1979).

Die Resorption des Eisens erfolgt im oberen Dünndarm, vorzugsweise im Duodenum. Am besten wird zweiwertiges, hingegen wesentlich schlechter dreiwertiges Eisen resorbiert. Allerdings kann oral verabreichtes dreiwertiges Eisen im Darm reduziert und damit teilweise resorptionsfähig gemacht werden (Bothwell et al., 1979). An Häm gebundenes, d.h. aus Fleisch und Innereien stammendes Eisen wird vorzüglich im Darm aufgenommen und vor allem nicht durch andere Nahrungsbestandteile wie Brot und Milch gehemmt, wie es für anorganisches Eisen der Fall ist (Bothwell et al., 1979; Smith und Mallett, 1957). Bei ausschließlich vegetarischer Kost können Eisenmangelzustände entstehen, da die Eisenutilisation aus Pflanzen deutlich herabgesetzt ist (Layrisse und Martinez-Torres, 1971; Martinez-Torres und Layrisse, 1973). Vor allem alte Menschen sind gefährdet, bei denen eine klinisch kaum bemerkbare Malnutrition besteht (Bedford und Wollner, 1958; Bothwell et al., 1979; Hobson und Blackburn, 1953). Nach heutiger Vorstellung begünstigt die Salzsäure des Magens die Eisenresorption im Duodenum, da das saure pH die Löslichkeit der Eisensalze erleichtert (Sheaman et al., 1966). Diese Aussage ist nicht unumstritten, da auch bei Achlorhydrie, ein bei alten Menschen häufiger Zustand, ein Eisenmangel nicht entstehen muß (Bedford und Wollner, 1968; Jacobs et al., 1964). Diese letztere Beobachtung stimmt mit experimentellen Befunden überein, die bei Achlorhydrie eine normale Resorption von Hämoglobin-Eisen und zweiwertigen Eisensalzen zeigen, jedoch eine fehlende Aufnahme von dreiwertigen Eisensalzen erkennen lassen (Bothwell et al., 1979; Jacobs et al., 1964; Smith und Mallett, 1957).

Die Regulation der Eisenresorption im Darm ist bis heute nicht vollständig aufgeklärt. Bei Eisenmangel ist die Resorptionsquote hoch und kann bis zu 30% des angebotenen Eisens betragen; unter normalen Bedingungen ist sie 5–10%. Das vom Organismus sofort benötigte und nicht in das Blut gelangende Eisen wird in der Mukosazelle des Darms an Apoferritin gebunden und kann innerhalb der nächsten 4–5 Tage im Rahmen der normalen Zellabschilferung wieder über den Stuhl ausgeschieden werden. Der Eisentransport im Blut ist an das Protein Transferrin gebunden, von dem zahlreiche genetische Varianten existieren (Lewis, 1979). Für die Bindung an Transferrin muß Eisen in der dreiwertigen Form vorliegen, die Eisenbindungskapazität des Transferrins wird zu etwa einem Drittel genutzt. Die normalen Eisenwerte im Blut werden mit 80–120 µg% angegeben und gelten auch für alte Menschen (Begemann, 1975; Bothwell et al., 1979). Ein Unterschreiten der Werte kann als pathologisch angesehen werden.

Eisen macht im menschlichen Organismus einen Kreislauf durch, der für ein Gleichgewicht der verschiedenen Eisen-Kompartmente sorgt. Das Plasmaeisen besitzt eine Halbwertszeit von etwa 90 Minuten, der tägliche Plasmaeisenaustausch beträgt 30–35 mg. Daran gemessen ist die tägliche Resorption von 1 mg Eisen im Darm nur gering. Der größte Teil des Plasmaeisens wird an das Knochenmark abgegeben und für Hämoglobinsynthese und Erythropoese benötigt. Ein kleiner Teil gelangt in andere Strukturproteine. Die Depots enthalten 500–1000 mg Eisen vorwiegend als Ferritin, aus dem das Eisen teilweise rasch mobilisiert werden kann. Das andere Eisenspeicherprodukt ist Hämosiderin, aus dem das Eisen bei Bedarf nur langsam freigesetzt werden kann (Begemann, 1975; Bothwell et al., 1979).

Der Erythrozyt wird nach einer mittleren Lebensdauer von 120 Tagen im RES zerstört. Das dabei freiwerdende Eisen gelangt in das Plasma und wird von dort wieder dem Knochenmark zugeführt, so daß es für die Hämoglobinsynthese wieder zur Verfügung steht (Begemann, 1975; Bothwell et al., 1979).

Bei Entzündungen, aber auch neoplastischen Prozessen ist die Regulation dieses Eisenkreislaufs entscheidend gestört. Das RES behält einen Teil des Eisens gebunden an Ferritin zurück, so daß eine Verminderung des Plasmaeisenspiegels eintritt. Dieser kann auch durch eine Steigerung der Eisenresorption nicht ausgeglichen werden. Die infektbedingte Eisenstoffwechselstörung wird durch eine Minderung der Transferrinsynthese und damit herabgesetzte Eisentransportkapazität noch zusätzlich verstärkt. Im Rahmen einer akuten Infektion tritt zwar eine Verminderung des Serumeisenspiegels auf, die Eisenregulationsstörung macht sich aber wegen der Kürze der Zeit klinisch nicht bemerkbar. Bei chronischen Entzündungszuständen hingegen entwickelt sich innerhalb von 6–8 Wochen eine Anämie, deren Grad vom Ausmaß der Grunderkrankung abhängig ist (Cartwright und Lee, 1971; Hershko et al., 1975; Hughes et al., 1970).

Unter einem Eisenmangel versteht man allgemein eine Verminderung des Körpereisengehalts. Diese kann lediglich auf die Speicher beschränkt sein und läßt sich dann nur mit aufwendigen Methoden feststellen. Dieser Zustand wird als prälatenter Eisenmangel bezeichnet, der auch beim alten Menschen keine klinischen Symptome verursacht. Bei Erniedrigung von Plasmaeisen und -ferritin, sowie einer Erhöhung der Eisenbindungskapazität und des Transferrins wird von einem latenten Eisenmangel gesprochen. Nach Entwicklung einer Anämie mit entsprechenden klinischen Symptomen besteht ein manifester Eisenmangel (Hausmann et al., 1971; Heinrich, 1975). Die Eisenmangelzustände gehen fließend ineinander über. Heute ist noch umstritten, ob ein latenter Eisenmangel eine klinische Symptomatik mit Müdigkeit, leichter Erschöpfbarkeit, Konzentrationsschwäche, Kopfschmerzen oder psychischer Labilität hervorruft und sich vor allem bei alten Menschen frühzeitig bemerkbar machen kann. Bei Verminderung des Serumeisenspiegels kommt es rasch zur Beeinträchtigung von Hämoglobinsynthese und Erythropoese, die sich klinisch allerdings meist erst nach 4–6 Wochen zeigen, da die älteren Erythrozyten erst nach und nach die Peripherie verlassen und ungenügend ersetzt werden. Die Anämie ist im Frühstadium des Eisenmangels normochrom und normozytär und geht mit weiterem Absinken der Eisenbilanz in eine hypochrome mikrozytäre Form über (Begemann, 1975; Beutler et al., 1963). Die Anämie kann noch eine leichte Verstärkung durch Verkürzung der Erythrozyten-Lebensdauer erfahren (Cartwright und Lee, 1971). Im Knochenmark ist eine starke Zunahme der Erythropoese, vor allem der Normoblasten, festzustellen, die Zahl der Retikulozyten im peripheren Blut steigt jedoch nicht an. Bei hochgradigem Eisenmangel sind außer dem Hämoglobin auch andere eisenhaltige Proteine betroffen, wie Myoglobin, Zytochrome und Enzyme (Begemann, 1975; Beutler et al., 1963; Bothwell et al., 1979). Besonders deutlich sind die Zeichen des ausgeprägten Eisenmangels an der Haut und an den Schleimhäuten, die sich in trockener Haut, Brüchigkeit von Nägeln und Haaren, Mundwinkelrhagaden, Atrophien der Zungenpapillen und der Nasenschleimhaut zeigen. Die Patienten klagen dann über Appetitlosigkeit, Schluckbeschwerden (Plummer-Vinson-Syndrom), epigastrische Schmerzen, Obstipation oder Durchfälle. Eine Achlorhydrie infolge des Eisenmangels ist selten und in einzelnen Fällen nach Eisensubstitution rückgängig zu machen (Beutler et al., 1963). Die Anämie gerade bei älteren Menschen kann schon bei leichterem Ausmaß, d.h. bei Hämoglobinwerten um 10 g%, zur Auslösung oder Verschlimmerung einer kardialen Dekompensation beitragen.

Die alleinige Bestimmung des Plasmaeisenspiegels zur Beurteilung eines Eisenmangels reicht nicht aus, da bei Entzündungen – infektiös oder nicht infektiös – unter Umständen auch bei Tumorerkrankungen das im RES vorhandene, vor allem durch die physiologische Erythrozytendestruktion freiwerdende Eisen zurückgehalten und nur teilweise an das Plasma abgegeben wird. Dieser Zustand läßt sich anhand erhöhter Ferritinwerte und normaler bzw. erniedrigter Eisenbindungskapazität zuverlässig erkennen (Jacobs und Worwood, 1975). Diese im Rahmen von chronischen Entzündungen oder Tumorerkrankungen auftretende Anämie ist nur mäßig ausgeprägt und zeigt Hämoglobinwertverminderungen bis auf etwa 10 g% (Cartwright und Lee, 1971; Hourani et al., 1965). Die Hypochromie der Erythrozyten fehlt oder ist nur leicht ausgeprägt, das Zellvolumen ist fast immer normal. Im Knochenmark finden sich vermehrt Normoblasten, ohne daß die Retikulozytenzahl im peripheren Blut ansteigt (Cartwright und Lee, 1971).

Anämien alter Menschen beruhen am häufigsten auf einem Eisenmangel (Evans, 1971; Fleischhacker und Dittrich, 1967; Hobson und Blackburn, 1953; Kilpatrick, 1961; McLennan et al., 1973). Bedford und Wollner (1958) fanden bei anämischen Patienten über 65 Jahre in 94% einen Eisenmangel, Evans (1971) bei 67%, Hobson und Blackburn (1953) bei 84%, McLennan et al. (1973) bei 45%, Heilmann (1978) bei 40%, Voigt et al. (1966) bei 32%. Die unterschiedlichen Häufungsangaben sind dadurch bedingt, daß von einem Teil der Autoren alle Patienten mit Serumeisenverminderung erfaßt, von anderen Autoren hingegen Patienten mit Infekten und Tumoren ausgeschieden wurden.

Die Ursachen des Eisenmangels im Alter können unterschiedlicher Natur sein. Am häufigsten sind chronische Blutungen aus allen Teilen des Gastrointestinaltrakts, als Folge von Tumoren, Ulzera, oberflächlichen Schleimhautläsionen, Polypen, Divertikeln, Hiatushernien oder Hämorrhoiden (Bothwell et al., 1979; Hittmaier, 1967; Maier, 1975). Von großer diagnostischer Bedeutung sind der Blutnachweis im Stuhl, sowie röntgenologische und endoskopische Untersuchungen mit der Möglichkeit gezielter Biopsien. Die Angaben über die Häufigkeit chronischer Blutungen bei alten Menschen sind uneinheitlich, da die untersuchten Patientenkollektive meist wegen Unterschieden hinsichtlich Herkunft, Lebensweise und Gesundheitszustand nicht miteinander verglichen werden können.

Chronische Blutverluste sind auch im Zusammenhang mit ständigen Medikamenteneinnahmen möglich, die bei älteren Menschen häufig notwendig sind. Besonders gefährdet sind Patienten mit rheumatischen Erkrankungen, die unter Einnahme von Acetylsalicylsäure, aber auch anderen Antirheumatika wie Indometazin, Phenylbutazon oder Cortison häufig Magenschleimhautblutungen aufweisen (Alter et al., 1971; Beeken, 1968). Auch die seit mehreren Jahren durchgeführte Acetylsalizylsäuretherapie zur intraarteriellen Thromboseprophylaxe bei Patienten mit koronarer Herzkrankheit, zerebralen oder peripheren Durchblutungsstörungen ist hier kritisch zu erwähnen.

Weitere wichtige Faktoren zur Entwicklung eines Eisenmangels stellen Ernährungsfehler oder einseitige Ernährung dar (Davis et al., 1974; Evans, 1971; Fleischhacker und Dittrich, 1967; Hallberg und Högdahl, 1971; McLennan et al., 1973; Nagoshi, 1978). Eine kalorisch nicht ausreichende Ernährung bedeutet häufig gleichzeitig eine ungenügende Eisenzufuhr (Davis et al., 1974; Hallberg und Högdahl, 1971). Allgemeine Apathie oder Depressionen, unter denen ältere Menschen häufig leiden, bedingen meist einseitige oder unzureichende Ernährung. Auch eine im Alter nicht seltene rasche Darmpassage kann Ursache einer ungenügenden Eisenresorption sein. Auch Resorptionsstörungen können zusätzlich eine Rolle spielen, wenn auch Achlorhydrie oder Magenteilresektionen in ihrer Bedeutung für die Entwicklung eines Eisenmangels früher überschätzt wurden (Bedford und Wollner, 1958; Bird et al., 1977; Jacobs et al., 1964; Smith und Mallett, 1957). Auf Grund von Magensaftuntersuchungen und -schleimhautbiopsien an großen Patientenkollektiven läßt sich nur nach Gastrektomien eine Korrelation zu Eisenmangel und Anämie herstellen (Bird et al., 1977), nicht jedoch bei Achylie oder nach Billroth I- und II-Operationen (Adams, 1968; Baker et al., 1975; Jacobs et al., 1964; Smith und Mallett, 1957). So sind wohl Resorptionsstörungen allein nur in wenigen Fällen für einen Eisenmangel verantwortlich, häufiger wird eine zusätzliche chronische Blutung infrage kommen (Bedford und Wollner, 1958; Fleischhacker und Dittrich, 1967; Hallberg und Högdahl, 1971).

Wichtige Faktoren als Ursache einer Anämie sind chronische Entzündungen, die teilweise unbemerkt bei älteren Menschen ablaufen können oder nicht ernst genommen werden. Neben entzündlichen rheumatischen Erkrankungen sind besonders häufig bei

Männern und Frauen bakterielle Infekte der harnableitenden Wege zu nennen (Lawson, 1960; Myers, 1968; Voigt et al., 1966), vor allem auch als Folge anderer Grunderkrankungen wie Diabetes mellitus oder Prostatahypertrophie mit Blasenentleerungsstörungen. In diesen Fällen ist meist eine Differenzierung des Serumeisenmangels möglich, da gleichzeitig eine Erhöhung des Ferritins und eine Verminderung der Eisenbindungskapazität im Serum nachweisbar sind. Auch Tumoren können durch die oben erwähnte Aktivierung des RES über eine Verminderung des Serumeisenspiegels zur Anämie beitragen. Jedoch müssen zusätzlich Blutungen, Vitamin B_{12}- oder Folsäure-Mangel diskutiert werden (Cartwright und Lee, 1971; Fleischhacker und Dittrich, 1976; Magnus, 1967).

Die Therapie der Eisenmangelanämie alter Menschen hat die Ursache (Blutungen, Gerinnungsstörungen, Medikamenteneffekte) zu berücksichtigen und evtl. durch zusätzliche Maßnahmen zu beseitigen. Bestehen ausgeprägte Allgemeinsymptome infolge der Anämie, können Bluttransfusionen notwendig sein. Da bei älteren Menschen die Anämie häufig zur dekompensierenden Herzinsuffizienz führt, ist u.U. eine Digitalisierung indiziert. In diesen Fällen ist die Gabe von Erythrozytenkonzentraten zweckmäßig, um eine akute Volumenbelastung zu vermeiden.

Die Eisensubstitution sollte immer oral durchgeführt werden, da sie in dieser Form am wirksamsten ist und am wenigsten Nebenwirkungen besitzt. Am besten werden zweiwertige Salze resorbiert, unter denen sich Sulfate, Lactate, Fumarate, Glutamate, Gluconate, Glycinsulfate und Succinate praktisch gleich verhalten. Ascorbinsäurezusatz kann die Oxidation des zweiwertigen Eisens verhindern und damit zu einer verbesserten Aufnahme im Darm beitragen. Im nüchternen Zustand ist die beste Resorption gewährleistet, die unter gleichzeitigem Genuß von Brot, Milch oder Eiern erschwert oder verhindert wird. Das tägliche orale Angebot sollte bei etwa 100–200 mg Eisen unter Berücksichtigung der gastrointestinalen Verträglichkeit liegen. Unter dieser Therapie kann mit einem Hämoglobinanstieg um 1 g% innerhalb von 8–10 Tagen gerechnet werden, wenn nicht die zum Eisenmangel führende Ursache weiterbesteht. Ist eine Behandlung der Grundkrankheit nicht möglich (zu stark reduzierter Allgemeinzustand, Inoperabilität, inkurable Erkrankung) kann evtl. die Eisendosis erhöht oder können Erythrozytenkonzentrate zusätzlich verabreicht werden. Nach Ausgleich des Hämoglobindefizits sollte noch etwa 4 Wochen zur Auffüllung der Eisendepots weiter behandelt werden.

Von der oralen Eisenmedikation sollte nur abgegangen werden, wenn sehr starke gastrointestinale Unverträglichkeitssymptome auch nach mehrfachem Präparatewechsel oder gesicherte Resorptionsstörungen im Rahmen schwerer Darmerkrankungen oder postoperativer Zustände bestehen. Bei Durchführung der parenteralen Eisentherapie sollte berücksichtigt werden, daß der Regulationsmechanismus des Körpers für die Eisenaufnahme umgangen und ein Eisenüberschuß nicht wieder ausgeschieden wird. Überdosierungen sind wegen des Risikos einer Hämosiderose zu vermeiden. Deshalb sollte anfänglich der Eisenbedarf überschlagsmäßig berechnet werden:

Hb-Defizit (Soll-Hb — Ist-Hb) in g% × 150 = Hb-Fe-Defizit + 500–1000 mg Fe-Speicher-Defizit = = Fe-Gesamtbedarf in mg.

Tägliche Einzeldosen von 20–40 mg Eisen sind vorzuziehen, da mögliche Nebenwirkungen wie Übelkeit, Erbrechen, Kopfschmerzen, Schwindel, Tachykardie oder Blutdruckabfall vermieden werden können.

Infusionen zur Verabreichung des gesamten Eisendefizits in einer Dosis sind wegen hoher Nebenwirkungsrate nicht empfehlenswert. Intramuskuläre Eisen-Injektionen werden von den meisten Patienten auf Dauer wegen lokaler Reizwirkungen an der Injektionsstelle abgelehnt.

Anämien im Rahmen von Tumoren oder chronischen Entzündungen lassen sich durch Eisensubstitution nicht entscheidend beeinflussen.

5.1.5 Vitamin B_{12}-Mangel

Die Vitamin B_{12}-Mangelanämie tritt in der europäischen und nordamerikanischen Bevölkerung bevorzugt bei alten Menschen auf (Chanarin, 1979; Pederson und Mosbech, 1969), bei unterentwickelten Völkern mit einem hohen Anteil unterernährter Menschen kann sie sich auch bereits in jüngerem Alter manifestieren (Chanarin, 1979). In der Gesamtbevölkerung beträgt die Krankheitsinzidenz etwa 1,0–1,3°/₀₀ (Pederson und Mosbech, 1969), teilweise mit erheblichen regionalen Unterschieden (Chanarin, 1979). Das weibliche Geschlecht wird im Verhältnis 10:7 bevorzugt (Chanarin, 1979). Das mittlere Erkrankungsalter liegt nach Cox (1962) bei 60,5 Jahren, bei Frauen mit 62 Jahren etwas höher als bei Männern mit 58 Jahren (Pederson und Mosbech, 1969). In einem ausgewählten Krankengut von Altersheiminsassen fanden Voigt et al. (Voigt et al., 1966) ein mittleres Alter von 81,7 Jahren.

Mit zunehmenden Alter steigt die Häufigkeit der Vitamin B_{12}-Mangelanämie in der Bevölkerung deutlich an; im Alter von 70 bis 80 Jahren waren 10,6°/₀₀ Frauen und 6,2°/₀₀ Männer und bei über 80jährigen 24,4°/₀₀ der Frauen und 9°/₀₀ der Männer betroffen (Pederson und Mosbech, 1969). Williams et al (1972) beobachteten bei über 75jährigen Vitamin B_{12}-Mangelanämien zu 37°/₀₀, McLennan et al. (1973) bei über 65jährigen in Glasgow zu 25°/₀₀.

Eine höhere Anämieinzidenz im Rahmen eines Vitamin B_{12}-Mangels wurde auch bei Insassen von Altersheimen gefunden. Voigt et al. (1966) bei 9,3°/₀₀, Hansen und Gormsen (1958) bei 8,4°/₀₀. In geriatrischen Krankenhäusern war der Anteil der Vitamin B_{12}-Mangelanämie mit 37°/₀₀ (Monroe, 1951) bzw. 80°/₀₀ (Lawson, 1960) noch höher. Häufig war der Vitamin B_{12}-Mangel durch gleichzeitig bestehenden Eisenmangel maskiert, so daß das Bild der hyperchromen makrozytären Anämie fehlte (Lawson, 1960).

Wie hoch der Anteil alter Menschen mit Erniedrigung des Vitamin B_{12}-Gehalts ist, ist anhand großer Querschnittsuntersuchungen nicht bekannt. Bei kleineren Probanden-Kollektiven wurden sowohl erniedrigte (Elwood et al., 1971; Gaffney et al., 1957; Read et al., 1965), normale (Batata et al., 1967; Dawson und Donald, 1966; Girwood et al., 1967; Hurdle und Williams, 1966) als auch erhöhte (Meindok und Dvorsky, 1970) Vitamin B_{12}-Spiegel im Serum gefunden. Epidemiologische Untersuchungen konnten regionale Unterschiede aufzeigen (Elwood, 1971; Nagoshi, 1978), häufig fehlten jedoch trotz erniedrigter Serumwerte entsprechende klinische Zeichen (Elwood, 1971; McLennan, 1973; Nagoshi, 1978). Die Vitamin B_{12}-Resorption ist bei gesunden, über 65jährigen Menschen gegenüber jüngeren Normalkollektiven nicht verändert (Jägerstad et al., 1979).

Anhand sorgfältiger Verlaufsbeobachtungen über mehrere Jahre und unter Vergleich mit Kollektiven jüngerer Probanden kann bei über 65jährigen gesunden Menschen zwar ein leichter Abfall des Vitamin B_{12}-Serumspiegels festgestellt werden, der aber nicht die Normalwertgrenzen unterschreitet (Jägerstad et al., 1979; Killander, 1957). Dieser Befund wurde bestätigt durch Nagoshi (1978), Hughes und Mitarbeiter (1970), die außerdem bei den von ihnen untersuchten Probanden keine erhöhten Antikörpertiter gegen intrinsic factor und gegen Parietalzellen des Magens fanden.

Vitamin B_{12} wird in ausreichender Menge mit der normalen Nahrung zugeführt. Zur Resorption im Darm ist ein in den Parietalzellen der Fundus- und Korpusschleimhaut des Magens gebildetes Glykoprotein, der sogenannte intrinsic factor, notwendig, der komplexartig an Vitamin B_{12} gebunden wird. Die Resorption findet im unteren Ileum statt, wobei Kalziumionen benötigt werden. Die Bindung des aus dem Komplex befreiten Vitamin B_{12} im Serum erfolgt an Transportproteine, sog. Transkobalamine. Der menschliche Organismus enthält etwa 5 mg Vitamin B_{12}, das vorwiegend in der Leber gespeichert wird. Der Serumspiegel (Normalwerte 200–900 ng/l.) ist ein Maß des in den Speichern vorhandenen Vitamins.

Der Vitamin B_{12}-Mangel und die Entwicklung einer megaloblastären Anämie können durch zahlreiche verschiedene Faktoren und Erkrankungen bedingt sein, von denen die wichtigsten Ursachen vermindertes Vitaminangebot in der Nahrung, Resorptionsstörungen, vermehrter Verbrauch und herabgesetzte Utilisation sind (Tab. 5-2). Bei alten Menschen sind heute besonders Fehlernährung und Magenschleimhaut-Atrophie mit Verlust der intrinsic factor-Bildung zu berücksichtigen. Die Folge fehlenden intrinsic factors ist die Aufhebung der Resorption von Vitamin B_{12}, das mit dem Stuhl wieder ausgeschieden wird. Diese Erkrankung, die mit einer Achylie, also auch mit einem Verlust der Pepsin- und Salzsäuresekretion einhergeht, wird als *perniziöse Anämie* bezeichnet. Diese wurde erstmals 1855 von Addison beschrieben und 1872 umfassend von Biermer dargestellt. Da bei Patienten mit perniziöser Anämie häufig humorale Antikörper gegen intrinsic factor und Parietalzellen des Magens nachweisbar sind, werden Autoimmunprozesse bei der Pathogenese der Magenschleimhautatrophie diskutiert. Möglicherweise lie-

Tab. 5-2: Ursachen eines Vitamin B_{12}-Mangels bei alten Menschen

Ungenügende Zufuhr
    Fehlernährung
Ungenügende Resorption
    Magenschleimhautatrophie (Perniziosa)
    Gastrektomie
    Malabsorptions-Syndrom
    Ileumresektion
Erhöhter Verbrauch
    Pathologische Darmflora
    Blinde Schlingen
    Darmanastomosen
    Parasiten
Ungenügende Speicherung
    Leberzirrhose

gen auch Störungen der zellulären Immunität auf Autoimmunbasis vor (Chanarin, 1979; Chanarin und James, 1974; Fixa et al., 1972; Rödbro et al., 1970).

5.1.5.1 Krankheitsbild

Die Allgemeinsymptome der Perniziosa werden durch die Anämie bestimmt mit Schwäche, Schwindel, Atemnot und bei schwerer Ausprägung mit den Zeichen der kardialen Insuffizienz. Wichtiges Leit- und Frühsymptom ist das Zungenbrennen. Allgemeine gastrointestinale Störungen wie Abneigung gegen Fleisch und Wurst, Appetitlosigkeit, Völle- und Druckgefühl sind uncharakteristische Symptome der Magenerkrankung. Neurologische Veränderungen als Zeichen einer funikulären Spinalerkrankung können u. U. frühzeitig in Form von Sensibilitätsstörungen, Ausfällen der Muskeleigenreflexe, Pyramidenbahnsymptomen, Ataxien im Vordergrund stehen. Neben der Blässe von Haut und Schleimhäuten sind Subikterus, Huntersche Glossitis mit Rötung und Schwellung und später einsetzende Atrophie der Zungenpapillen, sowie leichte Vergrößerung von Leber und Milz nachweisbar. Die hämatologischen Befunde der Perniziosa sind hyperchrome makrozytäre Anämie, Zeichen der ineffektiven Erythropoese und Hämolyse mit Ikterus, Retikulozytopenie und Milzvergrößerung. Die Erythrozyten sind häufig morphologisch verändert in Form von Polychromasie, basophiler Tüpfelung, Cabotschen Ringen und kernhaltigen Vorstufen. Im Knochenmark ist die Erythropoese deutlich gesteigert, die roten Vorstufen zeigen die typischen megaloblastären Veränderungen. Die Störung der Granulopoese erkennt man an der Granulozytopenie, der Hypersegmentierung der Granulozyten im peripheren Blut, am Auftreten von Riesenstabkernigen und Riesenjugendlichen und an atypischen Kernstrukturen der Myelozyten. Häufig wird bei der perniziösen Anämie eine Thrombozytopenie mit bizarren Formen und Riesenplättchenbildungen gefunden, ferner eine Verminderung und erhöhte Kernsegmentierung der Megakaryozyten.

Der Nachweis der für diese Erkrankung typischen Resorptionsstörung erfolgt durch den Schilling-Test, der auch bei anbehandelten Fällen noch wertvolle diagnostische Hinweise geben kann. Man verabreicht oral mit ^{57}Co- oder ^{60}Co-markiertes Vitamin B_{12}, injiziert zur Absättigung der Speicher unmarkiertes Vitamin B_{12} intramuskulär und mißt die Radioaktivität im 24-Stunden-Urin. Während unter normalen Resorptionsbedingungen 5–35% der verabreichten Radioaktivität im Urin ausgeschieden wird, sind es bei Patienten mit perniziöser Anämie weniger als 5%. Wird der Test unter gleichzeitiger Gabe von intrinsic factor wiederholt, erhält man normale Ausscheidungswerte der Radioaktivität im Urin.

Der Vitamin B_{12}-Mangel alter Menschen kann prinzipiell bei allen Erkrankungen von Magen und Darm auftreten, soweit dabei eine Störung der Vitamin B_{12}-Resorption induziert wird. Von besonderer klinischer Bedeutung sind postoperative Zustände. Während nach totalen Gastrektomien bei fast allen Patienten die Vitamin B_{12}-Resorption vollständig eingeschränkt ist (Adams, 1968; Chanarin, 1979; Pitney und Beard, 1955), und die meisten Autoren nach mehrjährigem Verlauf die Entwicklung einer megaloblastären Anämie beobachten (Adams, 1968; Bradley und Isaacs, 1976), wird nach partieller Gastrektomie nur bei wenigen Patienten eine gravierende Einschränkung der Vitamin B_{12}-Resorption gefunden (Lous und Schwartz, 1959; Pryor et al., 1971). Dieses wird vor allem für die Patienten zutreffen, die bereits präoperativ eine Magenschleimhautatrophie aufweisen. Resorptionsstörungen werden nach Vagotomien mit Antrektomie oder Pyloroplastik nicht beobachtet (Cox et al., 1964). Allgemeine Resorptionsstörungen des Darms im Rahmen chronisch entzündlicher (z.B. Sprue) oder neoplastischer Infiltrationen (Lymphome, Leukämien) können ebenso wie Erkrankungen mit Steatorrhoe (z.B. ausgeprägte Pankreasinsuffizienz) auch bei alten Menschen zu aufgehobener Vitamin B_{12}-Resorption und Entwicklung einer megaloblastären Anämie führen. Nach Darmresektionen, vorzugsweise des distalen Ileums, oder bei Vorliegen pathologischer Darmflora mit erhöhtem Vitamin B_{12}-Verbrauch, die bei Darmstenosen, ausgeprägter Divertikulose oder Blindschlingenbildung gefunden werden kann, ist auch eine Vitamin B_{12}-Mangelanämie möglich (Chanarin, 1979). Die Speicherfähigkeit des Organismus für Vitamin B_{12} ist bei der Leberzirrhose eingeschränkt, so daß bei dieser Erkrankung gehäuft Vitamin B_{12}-Mangelzustände beobachtet werden.

5.1.5.2 Therapie

Die parenterale Gabe von Vitamin B_{12} ist bei den genuinen und symptomatischen Formen der Vitamin B_{12}-Mangelanämie die Therapie der Wahl. Dabei sind wegen der besseren Utilisierbarkeit Hydroxy-Kobalaminpräparate den Zyano-Kobalamin-Derivaten vorzuziehen. Bei intramuskulärer Gabe von 500 µg Cyano-Kobalamin werden nur 30%, bei Gabe von Hydroxy-Kobalamin aber 75% verwertet (Chanarin, 1979). Die Therapie hat das Ziel, die organischen Veränderungen zurückzubilden und die Speicher wieder aufzufüllen. Bei voll ausgebildetem Vitamin B_{12}-Mangel werden zunächst jeden zweiten Tag, später einmal wöchentlich je 500 µg Hydroxy-Kobalamin intramuskulär injiziert, insgesamt 20 Injektionen. Später reichen Injektionen in 8wöchigen Abständen aus, um den täglichen Bedarf von 2,5–5 µg zu ersetzen. Diese Therapie muß dann lebenslang fortgesetzt werden. Auch niedrigere Einzeldosen in kürzeren Zeitabständen können angewendet werden. Bei schwächer ausgebildetem Krankheitsbild reichen wenige Vitamin B_{12}-Gaben aus. Nach erfolgreicher Vitamin B_{12}-Substitution sind alle hämatologischen Veränderungen und alle Symptome von seiten der Schleimhäute voll reversibel. Eine Ausnahme machen die neurologischen Störungen, die nur in eingeschränktem Umfang gebessert werden können. Liegen Symptome einer funikulären Spinalerkrankung vor, so sollten Dosen von 1000 µg Vitamin B_{12} in zeitlich engen Abständen für mindestens 4–8 Wochen angewendet werden.

5.1.6 Folsäuremangel

Folsäure ist in der Nahrung pflanzlichen und tierischen Ursprungs in ausreichender Menge enthalten. Die Resorption findet im ganzen Dünndarm, jedoch vornehmlich im Jejunum statt, wobei 80–90% der angebotenen Folsäure aufgenommen wird. Folsäure hat wichtige Funktionen im Nuclein- und Aminosäurestoffwechsel, es wird vor allem zum Transport von C1-Bausteinen benötigt (Chanarin, 1979).

Der tägliche Folsäurebedarf des gesunden Menschen wird mit 100–200 µg (Chanarin, 1979; Herbert, 1977), von der WHO mit 200 µg (Jägerstad und Weston, 1979) angegeben. Zur Verhinderung hämatologischer Veränderungen sind 50 µg täglich notwendig (Herbert, 1977), alten Menschen sind täglich mindestens 80–100 µg zur Erhaltung des Gesundheitszustandes zuzuführen (Hurdle, 1968). Bei Folsäuremangel kann eine megaloblastäre Anämie auftreten, die bereits nach 133 Tagen folsäurefreier Ernährung beobachtet werden kann (Herbert, 1977).

Nachweismethoden eines Mangelzustands sind die Folsäurebestimmung in Serum und Erythrozyten, sowie der FIGLU-Test, bei dem nach oraler Belastung mit Histidin die Urinausscheidung von Formiminoglutaminsäure gemessen wird (Broquist, 1956). Besonders die beiden letzteren Tests dienen zum Nachweis schwererer Mangelzustände. Folsäure wird in geringer Menge in der Leber gespeichert, in der etwa 7,5–22,5 mg/kg enthalten sind (Chanarin et al., 1966; Dawson und Geary, 1971; Wu et al., 1975).

Folsäuremangelzustände können bei verminderter Zufuhr, aber auch bei Resorptionsstörungen im Darm auftreten. Der Serumfolsäurespiegel ist bei zahlreichen Erkrankungen vermindert, bei denen ein erhöhter Folsäurebedarf besteht und aus der Nahrung nicht gedeckt werden kann, beispielsweise bei Neoplasien, Niereninsuffizienz, chronisch entzündlichen Erkrankungen wie Tuberkulose oder chronischer Polyarthritis (Alter et al., 1971; Magnus, 1967, 1975). Bei chronischen Erkrankungen wird aber der Folsäuremangel allein klinisch ohne Bedeutung sein, da Überlagerungen anderer Mangelzustände, besonders des Eisens, wirksamer sind (Cartwright und Lee, 1971; Chanarin, 1979; Magnus, 1975).

Bei alleiniger Bestimmung des Serumfolsäurespiegels wiesen zwischen 9 und 45% von im Krankenhaus befindlichen Patienten erniedrigte Werte auf (Chanarin, 1979). Nur bei wenigen dieser Patienten wurde auch eine Verminderung des Folsäurespiegels in den Erythrozyten gefunden, so daß die Serumspiegel meist nur eine gestörte bzw. negative Folsäurebilanz anzeigen (Chanarin, 1979; Magnus, 1975). Bei alten Menschen wurden gehäuft Folsäure-Erniedrigungen sowohl im Plasma als auch in den Erythrozyten beobachtet (Girdwood et al., 1967; McLennan et al., 1973; Meindok und Dvorsky, 1970; Varadi und Elwin, 1966), vor allem bei Personen aus Altersheimen und Krankenhäusern (Hurdle und Williams, 1966; Read et al., 1965; Williams und Nixon, 1974). Signifikante Korrelationen zu hämatologischen Veränderungen wie makrozytäre Anämie oder Nachweis von Megaloblasten ergaben sich aber nur in wenigen Fällen (Elwood et al., 1971; Jägerstad und Weston, 1979; Magnus, 1975; Meindok und Dvorsky, 1970). Auch die Folsäure-Resorption war unter Verabreichung einer normalen Kost bei Probanden über 65 Jahre im Vergleich mit jüngeren Personen normal (Girswood et al., 1967; Jägerstad und Westeson, 1979; Magnus, 1975).

Pathologische Veränderungen des Folsäuregehalts und -stoffwechsels alter Menschen sind also nicht auf das Alter, sondern auf Erkrankungen oder andere sekundäre Einflüsse zurückzuführen. Folsäuremangel kann verursacht sein durch
a) ungenügende Folsäure-Zufuhr,
b) Resorptionsstörungen,
c) gesteigerten Bedarf,
d) Interferenz mit Medikamenten.

Ungenügende Folsäurezufuhr kann auf einer einseitigen Kost mit meist auch geringem Kaloriengehalt beruhen, die vor allem bei Kranken oder hinfälligen Menschen angetroffen wird. In diesem Zusammenhang sind Untersuchungen an psychiatrisch Kranken zu erwähnen, bei denen häufig Folsäuremangelzustände beschrieben sind (Carney und Sheffield, 1978). Ungenügender Appetit im Alter oder im Rahmen chronischer, langdauernder Erkrankungen führen rasch zu einer Verminderung des Folsäurespiegels im Serum und später auch in den Erythrozyten (Chanarin, 1979; Girdwood et al., 1967; Hurdle und Williams, 1966; Meindok und Dvorsky, 1970; Read et al., 1965; Williams et al., 1972).

Resorptionsstörungen von Folsäure sind im Rahmen anderer Grunderkrankungen, vor allem bei Lokalisation im Darm möglich. Erfahrungsgemäß muß es sich aber dabei um generalisierte Darmerkrankungen handeln, da auch Patienten mit Sprue und Befall des gesamten Dünndarms eine gewisse bedarfsdeckende Folsäureresorption aufweisen. Die Resorption anderer Nahrungsbestandteile ist bei Malabsorption oder Malnutrition meist wesentlich stärker behindert als die von Folsäure. Eine starke Einschränkung erfährt die Folsäureresorption bei chronischem Alkoholabusus, der auch bei alten Menschen verbreitet sein kann. Alkoholiker haben erniedrigte Folsäurespiegel in Serum und Erythrozyten, die sich nach Alkoholkarenz normalisieren (Baker et al., 1975; Eichner, 1973; Holsted et al., 1973). Zu erwähnen ist, daß Darmmukosazellen von gesunden Versuchspersonen nach Alkoholgabe deutliche ultrastrukturelle Veränderungen zeigen, die auch bei Alkoholikern nachweisbar sind und sich auf Folsäuregabe bessern (Chanarin, 1979). Diese durch Alkohol induzierte Malabsorption betrifft aber nicht nur Folsäure, sondern auch Vitamin B_{12}, Xylose, Fette und Elektrolyte (Chanarin, 1979). Häufig wird bei chronischem Alkoholismus der Folsäuremangel nicht nur auf einer Resorptionstörung allein, sondern auch auf einer insgesamt reduzierten Nahrungszufuhr beruhen. Die bei Alkoholikern zu beobachtenden hämatologischen Veränderungen sind aber nicht nur als Folge des gestörten Folsäurestoffwechsels aufzufassen, sondern sind auch durch eine zusätzliche Eisenverwertungsstörung der Erythroblasten bedingt (Eichner, 1973; Hillman, 1975). Diese Veränderungen treten unabhängig von der häufig mitbestehenden Leberzirrhose und ihren Folgen auf.

Ein erhöhter Folsäurebedarf besteht bei chronischen Erkrankungen, insbesondere solchen entzündlicher Natur, aber auch bei zahlreichen anderen Krankheiten, die mit erhöhtem Zellumsatz einhergehen wie Tumoren, Leukämien, Lymphomen oder hämolytischen Anämien (Cartwright und Lee, 1971; Chanarin, 1979; Jägerstad und Westeson, 1979; Magnus, 1967; 1975). Häufig ist im Serum eine Verminderung der Folsäure nachgewiesen, ohne daß aber über die intrazelluläre Folsäurebilanz genügend Kenntnisse vorliegen. Megaloblastäre Veränderungen im Knochenmark fehlen bei vielen chronischen Erkrankungen, so daß die Bedeutung eines Folsäure-Mangels für die bei diesen Krankheitsbildern häufig begleitende Anämie ungeklärt ist, zumal eine orale oder parenterale Folsäuresubstitution nicht erfolgreich ist. Bei Erkrankungen mit hoher Proliferationsrate werden nicht selten megaloblastäre Veränderungen als Zeichen gestörten DNS-Stoffwechsels beobachtet. Diese können beispielsweise bei einigen Patienten mit Thalassämie durch Folsäuregaben gebessert werden, bei anderen Patienten bringt die Folsäuresubstitution keine Befundänderung.

Interferenzen des Folsäurestoffwechsels mit Medikamenten sind bekannt, von denen die bei alten Menschen angewendeten Präparate in Tabelle 5-3 aufgeführt sind. Megaloblastäre Veränderungen unter dem Einfluß dieser Substanzen sind nach Ab-

Tab. 5-3: Interferenzen von Medikamenten mit dem Folsäurestoffwechsel (Stebbins et al., 1973)

Hemmung der Dihydrofolat-Reduktion
    Methotrexat
    Pyrimethamin
    Triamteren
    Trimethoprim

Hemmung der Utilisation oder Absorption von Folsäure
    Diphenylhydantoin
    Primidon
    Barbiturate
    Cycloserin
    Phenformin

setzen reversibel (Stebbins et al., 1973). Meist betrifft der Wirkungsmechanismus eine Hemmung der Dihydrofolatreduktion bzw. des Einbaus von Folsäurederivaten in den Zellstoffwechsel (Chanarin, 1979; Malpass et al., 1966). Bei Diphenylhydantoin, Primidon und Barbituraten, bei denen megaloblastäre Veränderungen nur fakultativ auftreten, ist der Mechanismus nicht bekannt oder umstritten (Chanarin, 1979; Stebbins et al., 1973).

Bei alten Menschen ist also eine Folsäureverminderung im Serum häufig, in Erythrozyten eher selten nachgewiesen. Typische megaloblastäre Veränderungen mit Entwicklung einer Anämie und anderen hämatologischen Zeichen sind jedoch selten (Girdwood et al., 1967; McLennan et al., 1973), so daß in den meisten Fällen Zweifel an der klinischen Bedeutung des Serumfolsäuremangels bestehen.

Eine alleinige Folsäuretherapie wird nur in wenigen Fällen eines nachgewiesenen gravierenden Mangelzustands notwendig sein. Die üblichen Dosen von 5 mg täglich überschreiten bei weitem den Bedarf. Bei alten Menschen bestehen praktisch immer zusätzlich andere Mangelzustände, die gleichzeitig substituiert werden müssen. Ist das Knochenmark megaloblastär umgewandelt, muß vor alleiniger Folsäuregabe gewarnt werden, da häufig doch zusätzlich ein substitutionsbedürftiger Vitamin B_{12}-Mangel besteht. Eine als dessen Folge vorhandene neurologische Symptomatik kann u.U. durch Folsäure erheblich irreversibel verschlimmert werden, so daß zunächst immer eine Vitamin B_{12}-Therapie im Vordergrund steht (Chanarin, 1979; Magnus, 1975).

5.1.7 Anämie bei Vitamin C-Mangel

Eine reine Vitamin C-Mangelanämie kommt in der Praxis nicht vor, da immer gleichzeitig Mangelzustände anderer lebenswichtiger Nahrungsbestandteile bestehen und das hämatologische Bild bestimmen. Aufgrund von Tierversuchen ist bekannt, daß bei Ascorbinsäuremangel infolge fehlenden Reduktionsvermögens eine Eiseneinbaustörung in die Zellen der Erythropoese nachweisbar ist, die eine hypochrome Anämie verursacht. Die Sideroblastenzahl im Knochenmark ist vermindert. Da die Zellen des retikuloendothelialen Systems große Mengen an Eisen enthalten, wird auf eine Freisetzungsstörung aus der Ferritinbindung geschlossen (Mouriquand, 1958).

5.1.8 Anämie bei Eiweißmangel

Anämien als Folge eines Eiweißmangels sind in Europa in den Jahren nach dem 2. Weltkrieg beschrieben worden. Dabei wurden sowohl hypo-, normo- als auch hyperchrome Formen gefunden (Heilmeyer, 1970; Reissmann, 1964). Ein überlagernder Vitaminmangel wurde nicht ausgeschlossen, so daß in den meisten Fällen zusätzliche Faktoren bei der Pathogenese der Anämie eine Rolle gespielt haben dürften. Da auch bei späteren Untersuchungen an Kranken mit nachgewiesener Eiweißresorptionsstörung und Serumeiweißmangel gleichzeitig bestehende Mangelzustände anderer essentieller Nahrungsbestandteile nicht ausgeschlossen wurden, ist unser heutiges Wissen über klinisches Bild und biochemische Veränderungen des isolierten Eiweißmangels stark eingeschränkt. Klinisch ist bei unzureichender Ernährung, Resorptionsstörungen, Eiweißverlust infolge nephrotischen Syndroms an einen Eiweißmangel mit Einfluß auf Erythropoese und Hämoglobinsynthese zu denken. Die Behandlung zur Deckung des Eiweißdefizits richtet sich nach der Grunderkrankung.

5.1.9 Sideroblastische Anämien

Die sideroblastischen Anämien sind eine ätiologisch und klinisch uneinheitliche Gruppe von Anämien, die durch hypochrome, meist normozytäre Erythrozyten, normalen oder erhöhten Eisengehalt in Serum und Geweben und durch Nachweis von Ringsideroblasten im Knochenmark sowie ineffektive Erythropoese gekennzeichnet sind. Während sich die hereditären Formen bereits im jungen Alter klinisch bemerkbar machen, treten die erworbenen Formen meist erst nach dem 50. Lebensjahr auf. Von diesen erworbenen sideroblastischen Anämien ist ein großer Teil ätiologisch ungeklärt und wird als idiopathische sideroblastische Anämie bezeichnet. Ein Teil der Patienten spricht auf Gabe von Pyridoxin an. Bei den erworbenen Formen können als auslösende Ursachen Medikamente wie Chloramphenicol, INH, Pyrazinamid oder Cycloserin in Frage kommen, die in unterschiedlicher Weise Protein- oder Hämsynthese der Erythrozyten beeinflussen (Cartwright und Deiss, 1975; Kushner et al., 1971). Aber auch Alkoholabusus durch Bildung toxischer Zellveränderungen oder durch Hemmung der Pyridoxinkinase, Bleiintoxikation durch Hemmung der Delta-Aminolävulinsäure- und Hämsynthetase, chronische Infektionen oder Tumorleiden können sekundäre sideroblastische Anämien verursachen (Cartwright und Deiss, 1975; Kushner et al., 1971).

Die im Rahmen der klinischen Erkrankung beobachtete ineffektive Erythropoese kann u.U. Folge der Eiseneinbaustörung und des für die Hämoglobinsynthese ungenügenden Eisenangebots sein. Ferrokinetische Untersuchungen lassen bei den Patienten einen hohen Plasmaeisenschwund erkennen, der Eisen-Turnover ist stark beschleunigt, während der Eiseneinbau in die erythropoetischen Zellen erniedrigt ist. Die Erythrozytenlebensdauer ist meist leicht verkürzt, die inneren Organe zeigen deutliche Hämosiderose. Als typische morphologische Veränderung findet man in den Sideroblasten des Knochenmarks, ringförmig um den Kern zwischen den mitochondrialen Cristae angeordnet, Eisenablagerungen, die durch die Berliner-Blau-Reaktion nachweisbar sind.

Die Therapie sollte in der strikten Vermeidung exogener Faktoren bestehen. Bei Bleiexposition kann die Gabe von EDTA oder D-Penicillamin wertvoll sein. Auftreten deutlicher Anämiesymptome macht die Transfusion gewaschener Erythrozyten notwendig. Auf jeden Fall sollte zusätzlich ein Behandlungsversuch mit 100–200 mg Pyridoxin täglich für mindestens 3 Monate gemacht werden. Bei erniedrigtem Serumfolsäurespiegel kann mit 1–3 mg Folsäure täglich substituiert werden. Evtl. ist auch ein Versuch mit Anabolika oder Prednisolon indiziert (Cartwright und Deiss, 1975).

5.1.10 Aplastische Anämien

Aplastische Anämien sind seltene Erkrankungen, die mit Aplasie oder Hypoplasie des blutbildenden Marks und Panzytopenie im peripheren Blut einhergehen. Da der zur Erkrankung führende Knochenmarksdefekt auf der Stammzellstufe liegt (Benestad, 1979; Boggs und Boggs, 1976), ist eine isolierte Erythrozytenhypo- oder -aplasie selten (Geary, 1979; Heimpel und Hunstein, 1970). Vielmehr betrifft das Krankheitsbild in gleicher Weise erythro-, granulo- und thrombozytäre Zellsysteme (Benestad, 1979; Boggs und Boggs, 1976; Williams et al., 1973).

Aplastische Anämien können in jedem Lebensalter auftreten mit Häufigkeitsgipfeln jeweils um das 20. und 60. Lebensjahr. Die Diagnose läßt sich zuverlässig nur durch Knochenmarkbiopsie mit einem mindestens 10 mm langen Zylinder stellen. Gerade bei alten Menschen mit häufig verminderter Zellzahl ist die Diagnosestellung durch Knochenmarkaspiration unmöglich. Da bei aplastischen Anämien die Zellverteilung im Knochenmark häufig sehr unterschiedlich ist, und neben hypo- auch hyperplastische Zellregionen erkennbar sind, ist die Knochenmarkzellularität nur begrenzt aussagekräftig. Hyperzelluläre Herde regenerierender Hämatopoese können vor allem in subkortikalen Regionen gelegen sein, die normalerweise von Fettzellen eingenommen werden. Aus diesen Gründen ist zur Beurteilung der Erkrankung immer ein genügend großer Knochenzylinder zu entnehmen.

Aplastische Anämien alter Menschen sind praktisch immer erworben (Boggs und Boggs, 1976; Williams et al., 1973). In der Hälfte der Fälle sind die Ursachen bekannt, zu denen vor allem Medikamente zählen (Tabelle 5-4). Die Häufigkeit aplastischer Syndrome durch die einzelnen Noxen ist unbekannt, für Chloramphenicol wird sie auf 1 : 20000, für Phenylbutazon auf 1 : 100000 geschätzt (Benestad, 1979). Die biochemischen und toxischen Effekte der sogenannten Zytostatika in ihrer Wirkung auf das Knochenmark sind im wesentlichen bekannt, während über die Pathomechanismen anderer Medikamente bisher keine Klarheit herrscht. Da häufig keine Dosisabhängigkeit besteht, werden bevorzugt Immunmechanismen diskutiert (Benestad, 1979).

Die Prognose der aplastischen Anämie ist sehr ernst, da die 5-Jahres-Mortalität für alle Lebensaltersstufen 70% beträgt und für alte Menschen eher schlechter zu beurteilen ist. Komplette Remissionen werden nur bei 10% der Kranken beobachtet (Heimpel und Kubanek, 1975; Williams et al., 1973).

Die Symptome der aplastischen Anämie werden meist durch die Folgen der Panzytopenie bestimmt mit Blässe, Blutungen, lokalen oder septischen Infektionen. Bei langsamem klinischem Verlauf wird als erstes meist die hämorrhagische Diathese infolge Thrombozytopenie bemerkt. In schweren Fällen liegen die Hämoglobinwerte unter 7 g%; die Erythrozyten sind normochrom, normo- bis makrozytär, die Retikulozyten – vor allem unter Berücksichtigung des Anämiegrades – stark erniedrigt. Die Thrombozyten werden unter 30000/µl, die Leukozyten bei fast völligem Fehlen der Granulozyten unter 1000/µl bestimmt. Splenomegalie tritt selten auf. Generalisierte Lymphknotenschwellungen sind ungewöhnlich und sprechen gegen das Vorliegen einer aplastischen Anämie.

Das Knochenmark ist meist hypo- oder aplastisch, die Erythropoese ist immer ineffektiv und kann – vor allem, aber nicht ausschließlich, im Stadium der Regeneration – stellenweise hyperplastisch mit megaloblastären Veränderungen sein. Bei einem Teil der Patienten mit aplastischer Anämie können auch morphologische Veränderungen im Sinne einer Dyserythropoese beobachtet werden mit 2- oder 4-Kernigkeit, internukleären Chromatinbrücken, Kernfragmenten, Mitoseanomalien oder Vakuolisierungen (Lewis, 1979). Die Erythrozytenlebensdauer ist meist verkürzt, die Eisenutilisation nach ^{59}Fe-Injektionen stark herabgesetzt, der Eiseneinbau in die Erythrozyten vermindert. Bereits zu Beginn der Erkrankung ist das Serumeisen deutlich erhöht, während bei längerem Verlauf durch die häufig notwendig werdenden Bluttransfusionen Hämosiderosen der Gewebe eintreten. Erythropoetin im Serum und Urin ist immer stark erhöht (Heimpel und Kubanek, 1975; Stohlman, 1972).

Es besteht heute Einigkeit darüber, daß bei der aplastischen Anämie der Defekt im Stammzellkompartment liegt, der auf verschiedene Weise geschädigt werden kann. Direkte Defekte der Stammzellen (Heimpel und Kubanek, 1975), Zerstörung der Knochenmarksmatrix, auch als Mikroenvironment bezeichnet (Knospe und Crosby, 1971), Veränderungen der Knochenmarksregulation (Stohlman, 1972) oder Autoimmunprozesse am Knochenmark (Ascensao et al., 1976) werden besonders diskutiert. Vor allem für die seltene isolierte Erythrozyten-Aplasie sind wohl am ehesten immunologische Mechanis-

---

Tab. 5-4: Gesicherter Zusammenhang von Medikamenten und Erkrankungen mit aplastischer Anämie (Williams et al., 1973)

Chloramphenicol
Pyrazolone
Hydantoine
Sulfonamide
Sufonylharnstoffderivate
Goldverbindungen
Organische Arsenverbindungen
Atebrin
Kaliumperchlorat
Benzol
Trinitrotoluol

Virushepatitis
Miliartuberkulose

men anzunehmen (Geary, 1979; Heimpel und Hunstein, 1970).

Die Therapie der aplastischen Anämie besteht bei klinischer Indikation im gezielten Zellersatz von Erythrozytensedimenten, Thrombozyten- und Granulozytenkonzentraten. Da Infektionen infolge der Granulozytopenie rasch zum Tode führen können, sollten Infektionen von außen vermieden und bei Auftreten von Fieber gezielt Antibiotika verabreicht werden. Dabei ist zu berücksichtigen, daß auch gewöhnlich für den Menschen nichtpathogene Erreger schwere Erkrankungen verursachen können. Eine ständige Antibiotikaprophylaxe ist aber unnötig.

Obwohl die Effektivität einer Androgentherapie bis heute durch kontrollierte Studien nicht bewiesen werden kann (Heimpel und Kubanek, 1975; Williams et al., 1973), sollte wegen der teilweise positiven Ergebnisse ein 3- bis 6-monatiger Therapieversuch mit 3–5 mg/kg Oxymetholon oder Metenolon gemacht werden (Williams et al., 1973). Die Kortikosteroidgabe ist wegen der Infektionsgefährdung umstritten und wird in niedriger Dosis von täglich 10–15 mg zur Reduktion der Purpura von einzelnen Autoren empfohlen (Williams et al., 1973). Die heute zunehmend durchgeführte Knochenmark-Transplantation kommt wegen der hohen Risiken für alte Menschen nicht in Frage.

5.1.10.1 Isolierte Erythrozytenaplasie

Die nur das erythropoetische System betreffende Aplasie ist eine im Erwachsenenalter seltene Erkrankung. Sie manifestiert sich in der chronischen Verlaufsform vor allem zwischen dem 50. und 70. Lebensjahr und wird zu 70 % bei Männern angetroffen. Ätiologie und Pathogenese der Erkrankung sind bis heute nicht geklärt. Medikamente werden häufig angeschuldigt, wenn auch der Zusammenhang unbewiesen ist. Auch immunpathologische Vorgänge sind oft diskutiert, jedoch nur vereinzelt nachgewiesen worden. Dennoch sind zahlreiche Mitteilungen erfolgt über den Zusammenhang der Erythrozytenaplasie mit Autoimmunkrankheiten wie Lupus erythematodes visceralis, rheumatoide Arthritis, durch Antikörper bedingte hämolytische Anämie, perniziöse Anämie oder im Zusammenhang mit Neoplasien wie M. Hodgkin, chronische Lymphadenose, sowie Karzinomen der Bronchien, der Mammae, des Pankreas und des Gastrointenstinaltrakts (Geary, 1979).

Das klinische Bild wird durch die sich äußerst wechselnd entwickelnde Anämie bestimmt, die in den meisten Fällen regelmäßige Bluttransfusionen notwendig macht. Die Anämie ist normo- bis hyperchrom, Granulozyten- und Thrombozytenzahlen liegen im Normbereich. Milz und Leber sind nicht vergrößert. Das Serumeisen ist bei voll entwickeltem Krankheitsbild erhöht und erlaubt damit eine Differenzierung gegenüber den sekundären Anämien bei Infektionen und Neoplasien. Die Prognose ist wegen der geringeren Risiken meist besser als bei der aplastischen Anämie. Die Therapie umfaßt Transfusionen von Erythrozytensedimenten. Splenektomie, sowie Gaben von Androgenen und Kortikosteroiden haben meist versagt.

5.1.11 Anämie bei chronischen Erkrankungen

Bei längerem Verlauf chronischer Erkrankungen tritt häufig eine Anämie auf, deren Ätiologie vom jeweiligen Grundleiden abhängig ist. Meistens sind mehrere ätiologische Faktoren von Bedeutung. Wichtigste Ursache neben Blutungen ist die den chronischen Erkrankungen eigentümliche Eisenverteilungsstörung, die zur verstärkten Eisenspeicherung im RES führt (s. Abschnitt «Eisenmangel»). Charakteristisch sind die folgenden hämatologischen Befunde: normochrome, selten hypochrome Anämie mit Hämoglobinwerten bis 10 g%, herabgesetztes Serumeisen, normale oder verminderte Eisenbindungskapazität, erhöhtes Serumferritin, sowie Reduktion von Erythropoese und Retikulozytenzahl (unter Berücksichtigung der Anämie).

5.1.11.1 Chronische Niereninsuffizienz

Die Anämie bei chronischer Niereninsuffizienz ist in der Regel normochrom und normozytär; die Hämoglobinwerte können bis etwa 7 g% erniedrigt sein. Die Erythropoese im Knochenmark ist deutlich reduziert. Ursächlich werden zahlreiche Faktoren diskutiert: eingeschränkte Erythropoese durch toxischen Effekt von Phenolkörpern, verminderte Bildung von Erythropoetin, herabgesetzte Eisenutilisation, Blutungsneigung, Verdünnung durch vermehrtes Plasmavolumen, verkürzte Erythrozyten-Lebensdauer, selten Hämolyse. Wahrscheinlich besteht in den meisten Fällen eine Kombination mehrerer Faktoren. Durch Hämodialyse ist die renale Anämie meistens zu bessern.

5.1.11.2 Chronische Lebererkrankungen

Die Anämie bei chronischen Lebererkrankungen ist makrozytär und leicht hyperchrom. Ätiologisch sind neben der Entzündung Mangel an Vitamin B_{12}, Folsäure und anderen essentiellen Substanzen von Bedeutung. Auch Blutungen aus dem Gastrointestinaltrakt und Gerinnungsstörungen können wirksam sein. Selten wird eine stärkere Hämolyse beobachtet (Zieve-Syndrom bei Alkoholikern).

5.1.12 Hämolytische Anämien

Hämolytische Anämien sind Erkrankungen, bei denen die Blutarmut durch vorzeitige Sequestration der Erythrozyten bedingt ist. Die Auflösung der Erythrozyten erfolgt meist im retikuloendothelialen System, seltener intravasal. Kann der vermehrte Erythrozytenabbau durch Steigerung der Knochenmarkserythropoese ausgeglichen werden, entsteht keine Anämie: Man spricht dann von kompensierter Hämolyse. Durch moderne Radioisotopenmethoden können die Lebenszeit und der Sequestrationsort der Erythrozyten bestimmt werden. Da die meisten Anämieformen bei schwerer Ausprägung mit einer Verkürzung der Erythrozytenlebenszeit einhergehen (Eisenmangel, Infekt, megaloblastäre und aplastische Anämien), sollte nur dann von Hämolyse gesprochen werden, wenn diese den Hauptfaktor für Pathogenese und klinisches Bild darstellt. Erst bei einer Verkürzung der Erythrozytenlebenszeit von T/2 unter 20 Tagen wird eine hämolytische Anämie klinisch manifest.

Die klinische Diagnose der Hämolyse ergibt sich durch Nachweis von Ikterus, Splenomegalie und normochromer Anämie. Schwere akute hämolytische Krisen verlaufen mit hohem Fieber, Schüttelfrost, Kopfschmerzen und abdominellen, z.T. kolikartigen Beschwerden und können zur Schocksymptomatik und akutem Nierenversagen führen. Bei lange bestehenden Hämolysen treten häufig Gallensteine auf. Leichte Hämolysen lassen klinische Symptome vermissen und werden nur anhand von Laborbefunden diagnostiziert (Tabelle 5-5).

Die Feststellung einer hämolytischen Anämie stellt noch keine abschließende Diagnose dar, da die Hämolyse durch zahlreiche verschiedene Erkrankungen ausgelöst sein kann. Zu diesen gehören angeborene korpuskuläre Veränderungen der Erythrozyten oder extrakorpuskulär bedingte Faktoren wie Antikörper, mechanische oder toxische Veränderungen (Tabelle 5-6).

5.1.12.1 Hereditäre Sphärozytose (Kugelzellikterus)

Der Kugelzellikterus ist eine angeborene, dominant vererbliche Erkrankung, die durch Nachweis der Kugelzellen im Blutausstrich und durch verminderte osmotische Resistenz diagnostiziert wird. Sie manifestiert sich in der Jugend oder in mittlerem Alter, nur selten in höherem Alter und nimmt dann einen leichten Verlauf mit diskreten Zeichen der Hämo-

Tab. 5-5: Laborbefunde bei Hämolyse

Normochrome Anämie
Retikulozyten erhöht
Erythropoese im Knochenmark gesteigert
Erythrozytenlebensdauer verkürzt
Erhöhung der Serumkonzentrationen von
Bilirubin (überwiegend indirektes)
Eisen
LDH
Hämoglobin
Verminderung der Serumkonzentrationen von
Haptoglobin
Hämopexin
Erhöhte Gallenfarbstoffausscheidung im Urin

Tab. 5-6: Einteilung hämolytischer Anämien

Angeboren	Sphärozytose
	Hämoglobinopathien
	Enzymdefekte
Erworben	immunhämolytisch
	mechanisch
	toxisch-infektiös
	paroxysmale nächtliche
	Hämoglobinurie

lyse. Häufig finden sich gleichzeitig Skelettveränderungen wie Turmschädel, Spitzgaumen, Bißfehler, Mißbildungen der Finger, Augen, Ohren und des Herzens. Die Milz ist fast immer vergrößert, häufig werden Gallensteine beobachtet. Stärkere hämolytische Schübe können durch Infekte oder andere äußere Einflüsse ausgelöst werden. Therapie der Wahl ist die Splenektomie, die meist in der Jugend durchgeführt wird, wenn krankheitsbedingt das Allgemeinbefinden der Patienten eingeschränkt ist. Bei alten Menschen ist die Splenektomie nur in Ausnahmen notwendig.

Andere hereditäre korpuskuläre Erythrozytendefekte wie Elliptozytose oder Stomatozytose sind im Alter klinisch bedeutungslos (Begemann, 1975).

5.1.12.2 Thalassämien

Diese genetisch bedingten Krankheitsbilder sind weit verbreitet im Mittelmeergebiet mit einer Genfrequenz bis zu 20% (Weatherall und Clegg, 1972). Zugrunde liegt eine Störung der Globinketten-Synthese, die bei den α-Thalassämien die α-Ketten und bei den β-Thalassämien die β-Ketten betrifft. Von diagnostischer Bedeutung ist die Hämoglobinelektrophorese, die unter normalen Bedingungen bei Erwachsenen 97% HbA_1 ($\alpha_2\beta_2$) und 3% HbA_2 ($\alpha_2\delta_2$) erkennen läßt. Die α-Thalassämie ist durch erhöhten Nachweis von HbH (β_4) und Hb Bart's (γ_4), die β-Thalassämie durch erhöhte Werte von HbF ($\alpha_2\gamma_2$) und HbA_2 ($\alpha_2\delta_2$) gekennzeichnet.

Die homozygoten Formen gehen mit schweren hämolytischen Anämien einher, sind nicht lebensfähig oder führen im Kindesalter zum Tode. Bei alten Menschen werden nur noch leichtere Verlaufsformen ohne Hämolyse beobachtet, die mit hypochromer Anämie (Hb_E unter 25 pg), normalem oder erhöhtem Serumeisenspiegel, mit morphologischen Erythrozytenveränderungen wie Polychromasie, basophile Tüpfelung, Targetzellen und mit leicht gesteigerter Erythropoese einhergehen. Meist besteht keine wesentliche klinische Symptomatik. Vermehrt werden Gallensteine gefunden. Therapeutisch genügen symptomatische Maßnahmen (Weatherall und Clegg (1972)).

Andere Hämoglobinanomalien, die mit Verlust oder Austausch einzelner Aminosäuren im Globinmolekül einhergehen, sind selten. Sie können jedoch in außereuropäischen Ländern, in Afrika oder Amerika, erhebliche klinische Bedeutung gewinnen. Auch hier gilt wie bei den Thalassämien, daß bei alten Menschen nur die leichten, klinisch häufig nicht manifesten Formen vorhanden sind.

5.1.12.3 Anämie durch Enzymdefekte

Korpuskuläre hämolytische Anämien durch Enzymdefekte sind in der mitteleuropäischen Bevölkerung selten. Man unterscheidet im wesentlichen erythrozytäre Enzymdefekte der Stoffwechselwege Glykolyse und Hexose-Monophosphat-Zyklus. Von den glykolytischen Defekten sind heute anhand mehrerer Merkmalsträger sieben nachgewiesen; der häufigste Defekt ist der Pyruvatkinasemangel. Klinisch werden die Patienten bereits im Kindesalter diagnostiziert, bei den leichteren Verlaufsformen ist die Lebenserwartung nicht eingeschränkt (Waller und Benöhr, 1976). Der wichtigste der hier besprochenen Enzymdefekte ist der der Glucose-6-Phosphat-Dehydrogenase, einem Schlüsselenzym für den Hexose-Monophosphat-Zyklus und die Glutathionreduktion der Erythrozyten. Ist die Enzymaktivität kritisch vermindert, steht nicht genügend reduziertes Glutathion (GSH) zur Verfügung, um Hämoglobin, Enzyme und Membrananteile ausreichend gegen Oxidationsprozesse zu schützen (Benöhr und Waller, 1975).

Der Glukose-6-Phosphat-Dehydrogenasemangel wird in den Mittelmeerländern häufig beobachtet, klinische Manifestationen können in jedem Lebensalter häufig beobachtet, klinische Manifestationen können in jedem Lebensalter auftreten. Beispielsweise kommen unter der Bevölkerung Siziliens 4%, Sardiniens bis 14%, in manchen Voksgruppen Israels bis zu 60% Merkmalsträger vor. Die Vererbung geschieht inkomplett dominant X-chromosomal. Hämolytische Anämien werden fast ausschließlich bei Männern beobachtet, Frauen sind Konduktorinnen.

Während spontane Hämolysen selten sind, treten klinische Symptome meist in Zusammenhang mit der Einnahme bestimmter Medikamente und Vegetailien auf, die Peroxide oder freie chemische Radikale bilden. Diese können in den defekten Zellen nicht entfernt werden und führen zu irreversibler Zellschädigung und nachfolgender Sequestration im RES. Klinisch klagen die Patienten innerhalb weniger Stunden bis Tage nach Einnahme von Medikamenten oder Vegetabilien (Tabelle 5-7), vor allem nach Genuß von Fava-Bohnen, über Zeichen eines hämolytischen Schubs mit Oberbauchschmerzen, Müdigkeit und Fieber. Kurz darauf entwickeln sich Ikerus und Anämie und klingen auch ohne therapeutische Maßnahmen innerhalb der nächsten 8–10 Tage ab. Nur bei schweren Verläufen mit Auftreten von Schocksymptomen ist eine symptomatische Behandlung notwendig. Die Diagnose wird durch biochemischen Nachweis des Enzymdefekts in den Erythrozyten gestellt. Potentiell hämolyseauslösende Substanzen müssen sofort abgesetzt werden, prophylaktisch ist die Aufklärung von Patienten und Angehörigen über den genetischen Defekt und die gefährdenden Medikamente anzustreben (Benöhr und Waller, 1975).

5.1.12.4 Immunhämolytische Anämien

Die im Alter häufigsten hämolytischen Anämien werden durch Antikörper verursacht; sie werden auch als immunhämolytische Anämien bezeichnet. Die zur Hämolyse führenden Antikörper werden unterteilt in:
a) inkomplette Wärmeantikörper,
b) Kälteagglutinine,
c) Bithermische Hämolysine,
d) Isoagglutinine.

Inkomplette Wärmeantikörper

Hämolytische Anämien durch inkomplette Wärmeantikörper werden in jedem Lebensalter, jedoch bevorzugt bei über 40jährigen mit einem Häufigkeitsgipfel zwischen dem 60. und 70. Lebensjahr beobachtet (Dacie, 1975, Pirofsky, 1976). Wärmeantikörper sind stets erworben und lassen sich mit Hilfe des Coombs-Tests nachweisen. Sie sind IgG-Globuline und werden an die Erythrozytenmembran komplementunabhängig fixiert. Die Zellen werden rigide, wahrscheinlich sphärozytär und im RES, hauptsächlich in der Milz, zerstört. Der Hämolysegrad hängt vom Antikörpertiter im Serum ab. Nur bei stärkeren Membranveränderungen ist, wenn auch selten, eine intravasale Hämolyse möglich.

Der Grund zur Bildung von Autoantikörpern ist nicht immer bekannt. Ätiologisch wird entweder eine Änderung der Antigenstruktur der Erythrozytenmembran mit nachfolgender Antikörperbildung oder ein Toleranzverlust des Immunsystems gegen normale Membranantigene mit Autoantikörperbildung diskutiert (Petz und Garraty, 1980). Vor allem bei den idiopathischen Formen werden primär immunintolerante antikörperbildende Zellen verantwortlich gemacht (Schubothe, 1970). Die symptomatischen Formen treten im Rahmen klar definierter Erkrankungen auf. Ihr Anteil wird unterschiedlich zwischen 31% (Dacie, 1975), 43% (Schubothe, 1970), 56% (Dausset und Colombani, 1959) und 81% (Pirofsky, 1976) angegeben, wobei nicht in allen Arbeiten eine strenge Trennung der verschiedenen Antikörpertypen erfolgt ist. Besonders häufig werden inkomplette Wärmeantikörper bei lymphatischen Systemerkrankungen mit Proliferation immunpotenter Zellen beobachtet, wie chronische Lymphadenose, Lymphogranulomatose oder Non-Hodgkin-Lymphome. Seltener sind autoimmunhämolytische Anämien dieses Typs bei meist metastasierenden Karzinomen des Ovars, der Bronchien, der Mammae, der Hoden und bei Tumoren des Gastrointestinaltrakts (Pirofsky, 1976; Schubothe, 1970).

Bei diesen Formen ist die Entstehung der Antikörper bis heute umstritten. Auch bei anderen Erkrankungen, bei denen eine abnorme Immunitätslage vorliegen kann, sind Coombs-positive hämolytische Anämien möglich, beispielsweise bei Lupus erythematodes visceralis, Colitis ulcerosa, Thyreoiditis, Morbus Boeck. Häufig sind als auslösende Ursachen

Tab. 5-7: Wichtige Verbindungen und Vegetabilien, die bei Glucose-6-Phosphat-Dehydrogenase-Mangel der Erythrozyten hämolyseauslösend sein können (nach Benöhr und Waller, 1975)

Azetanilid	Nitrofurantoin
N-Acetylphenylhydrazin	p-Aminosalicylsäure
o-Azetylsalicylsäure	Phenacetin
Anilinderivate	Primaquin, Pamaquin
Antipyrin	Pyramidon
Atebrin	Sulfoxon
Azulfidine	Vitamin K
Chloramphenicol	Faba-Bohnen
Chloroquin	Grüne Bohnen
Diasone	Johannisbeeren
Dimercaprol	
Methylenblau	

bakterielle oder virale Infektionen (z.B. Mykoplasmen, Influenza, Coxsackieviren) beschrieben worden, die in den meisten Fällen jedoch passager verlaufen (Pirofsky, 1976; Schubothe, 1970). Medikamente können in mehrfacher Weise wirksam werden; Hapten-Mechanismen (z.B. Penicillin, Cephalosporine, Tetracycline), Immunkomplexbildung (z.B. Chinidin, Sulfonamide) oder Autoantikörperbildung durch direkten Medikamenteneffekt auf T-Lymphozyten mit Verlust der Suppressorfunktion (z.B. alpha-Methyl-DOPA) können verantwortlich sein (Murphy und Lo Buglio, 1976; Petz und Garraty, 1980).

Der klinische Verlauf Coombs-positiver hämolytischer Anämien ist sehr unterschiedlich. Akute Schübe mit allen Zeichen der hämolytischen Krise, aber auch schleichender Beginn innerhalb von mehreren Wochen bis Monaten sind möglich. Die Anämie ist normochrom und normo-makrozytär, die Retikulozytenzahl im Blut ist bei ausgeprägter Steigerung der Erythropoese stark erhöht. Thrombozyten- und Leukozytenzahlen sind normal, die Leukozyten können jedoch auch deutlich erhöht sein. Die Blutsenkung ist fast immer stark beschleunigt, alle für eine Hämolyse typischen Laborbefunde sind nachweisbar.

Therapeutisch kommen nur bei ausgeprägter Anämie mit entsprechender klinischer Symptomatik Erythrozytensedimente infrage. Die Indikation dazu bedarf besonderer Sorgfalt, da infolge der Antikörper die Spendererythrozyten u.U. weitgehend agglutiniert werden können. Die Hämolyse läßt sich fast immer durch Gaben von Kortikosteroiden beherrschen, wobei die Dosis vom Schweregrad der Erkrankung abhängig ist. Meist reicht eine orale Therapie mit 30 bis 50 mg Prednisolon mit nachfolgender schrittweiser Dosisreduktion aus, bei hämolytischen Schüben können jedoch intravenöse Injektionen von 2- bis 3mal täglich 100 mg Prednisolon notwendig werden. Bei ausbleibendem Erfolg kann eine immunsuppressive Therapie mit Azathioprin, Cyclophosphamid oder Chlorambucil versucht werden. Da der Hauptort der Hämolyse bei den meisten Patienten die Milz ist, kann auch eine Splenektomie zur Besserung der Hämolyse durchgeführt werden. Vor dem Eingriff sollte aber mit Hilfe ^{51}Cr-markierter Erythrozyten die überwiegend lienale Sequestration gesichert werden. Bei den symptomatischen hämolytischen Anämien ist die Behandlung der Grunderkrankung von besonderer Bedeutung. Bei allen Patienten muß eine sorgfältige Medikamentenanamnese erhoben werden (Murphy und Lo Buglio, 1976).

Kälteagglutinine

Hämolytische Anämien durch Kälteagglutinine zeichnen sich durch Ikterus, Anämie und Akrozyanose durch periphere Zirkulationsstörungen aus. Das Krankheitsbild wird verursacht durch die Bildung von Autoantikörpern vom IgM-Typ, die gegen das I-Antigen der Erythrozyten gerichtet sind und eine große Temperaturamplitude besitzen. Niedrige Kälteagglutinintiter werden auch bei Gesunden beobachtet, während Hämolysen erst bei Titern von mehr als 1:1000 auftreten. Kälteagglutinine können unter krankhaften Bedingungen durch Infektionen mit Viren (Influenza, infektiöse Mononukleose) und im Rahmen der akuten Mykoplasmenpneumonie gebildet werden. Neben der zu den Autoimmunkrankheiten gezählten idiopathischen Kälteagglutininkrankheit beobachtet man das Krankheitsbild bei lymphatischen Systemerkrankungen und anderen Neoplasien. Die im Alter nur selten beobachtete akute Verlaufsform ist fast immer infektiös bedingt und geht mit den Symptomen von Akrozyanose und Hämolyse einher. Sie bedarf keiner spezifischen Therapie, da sie nach wenigen Wochen wieder abklingt.

Die chronische Kälteagglutininkrankheit wird vorzugsweise bei alten Menschen beobachtet (Semence, 1959), nach Dacie mit einem Gipfel zwischen dem 70. und 80. Lebensjahr (Dacie, 1975). Dieses Krankheitsbild wird vor allem bei den idiopathischen und den neoplastisch-symptomatischen Formen angetroffen. Meist entwickelt sich die Symptomatik schleichend und tritt bevorzugt in der kalten Jahreszeit auf. Sie ist durch Akrozyanose an den Extremitäten und im Gesicht bestimmt, die sich bei Kälte entwickeln und nach Rückkehr in die Wärme wieder zurückbilden. Trophische Störungen an den Akren mit Gangrän können zusätzlich manifest werden. Die Hämolyse ist unterschiedlich ausgeprägt, geht meist nur mit geringer Vergrößerung von Leber und Milz einher und führt zur Hämoglobinurie. Die Anämie ist normochrom und normozytär, Leukozyten- und Thrombozytenzahlen sind normal. Kälteagglutinine sind in etwa 10–25% aller immunhämolytischen Anämie Ursache der Erkrankung (Pirofsky, 1976). Therapeutisch ist bei der chronischen Kälteagglutininkrankheit alter Menschen Kälteexposition zu vermeiden. Meist ist die Anämie nicht ausgeprägt und bedarf keiner besonderen Behandlung. Splenektomie hat keinen, Kortikosteroidtherapie nur bei einzelnen Fällen Erfolg. Bei stark ausgeprägtem Krankheitsbild ist eine zytostatische Behandlung mit Cyclophosphamid oder Chlorambucil zu erwägen (Murphy und Lo Buglio; Schubothe, 1976). Bei akuten Exazerbationen kann unter Umständen eine Plasmapherese von Wert sein.

Bithermische Hämolysine und Iso-Antikörper

Selten sind hämolytische Anämien durch Bildung bithermischer Hämolysine. Der Nachweis der Antikörper erfolgt durch den Donath-Landsteiner-Test. Die Antikörper entstehen unspezifisch im Rahmen verschiedener Infektionskrankheiten, von denen bei alten Menschen Influenza und Lues bedeutsam sein können. Eine kausale Therapie ist nicht möglich, nach erfolgreicher Behandlung der Grunderkrankung klingt die Hämolyse wieder ab. Hämolytische Anämien durch Iso-Antikörper treten bei alten Menschen praktisch nur in Zusammenhang mit Bluttransfusionen und Unstimmigkeiten im ABO- und Rh-Blutgruppensystem auf (Petz und Garraty, 1980).

Paroxysmale nächtliche Hämoglobinurie (PNH)

Die paroxysmale nächtliche Hämoglobinurie (PNH) nach Strübing, Marchiafava und Micheli ist eine seltene, erworbene korpuskuläre hämolytische Anämie, die in jedem Lebensalter auftreten kann. Die Hämolyse verläuft zum Teil intravasal und führt zur Hämoglobin-Ausscheidung im Urin, die besonders im Morgenurin nachweisbar ist. Bei den mit chronischen Hämolysen einhergehenden Verläufen besteht häufig eine hypochrome Anämie infolge des ständigen Eisenverlusts im Urin. Exazerbationen stehen oft mit äußeren Anlässen wie Infektionen, Streß, Medikamenten, auch Bluttransfusionen in Zusammenhang. Die Erkrankung kann sich aber auch zunächst als hypo- oder aplastisches Syndrom mit Panzytopenie oder isolierter Granulozyto- oder Thrombozytopenie manifestieren. Gefürchtete Komplikationen der PNH sind venöse Thrombosen, die aus heiterem Himmel in der Pfortader, der Leber, im Mesenterium oder Gehirn auftreten (Petz und Garraty, 1980).

Für die Diagnose sind der Säureresistenztest nach HAM und der Zuckerwassertest bedeutsam. Die Ursache der PNH ist unbekannt. Nach heutiger Vorstellung liegen 2 oder 3 verschiedene Erythrozytenpopulationen vor, die von abnormen Zellklonen ausgehen. Sie sind – ebenso wie Thrombozyten und Granulozyten – gegen Komplement-Lyse unterschiedlich empfindlich. Entscheidend für Hämolyse und Krankheitsbild sind also Veränderungen von Membraneigenschaften, so daß es zur Fixation des Properdin-Komplement-Systems an freiwerdenden Rezeptoren kommt. Charakteristische biochemische Befunde sind die gesteigerte Hämolyse im sauren Milieu und die Erniedrigung der Acetylcholinesterase der Erythrozyten (Petz und Garraty, 1980; Rosse, 1973). Therapeutisch kommen nur symptomatische Maßnahmen infrage, durch die die Anämie gebessert und Komplikationen verhütet werden sollen.

Mechanische Hämolysen werden heute vor allem während oder nach kardiochirurgischen Eingriffen, besonders bei Einsatz der Herz-Lungen-Maschine beobachtet. Herzklappenersatz mit künstlichen Prothesen kann u. U. eine Dauerhämolyse bewirken, Einsatz von Bioprothesen vermindert den Hämolysegrad erheblich. Der erhöhte Blutumsatz wird meist kompensiert und wird oft nur durch die erhöhte Retikulozytenzahl bemerkt. Ikterus und Anämie durch die mechanische Läsion der Erythrozyten sind selten. Auch bei erworbenen Herzklappenfehlern, bevorzugt bei Klappenstenosen, sind Hämolysen als Folge mechanischer Schädigung der Erythrozyten möglich.

Hämolytische Anämien können auch im Verlauf von schweren Infektionen auftreten, ohne daß die Bildung von Antikörpern verantwortlich ist. Als Erreger kommen Pilze, Viren, Mykobakterien oder Plasmodien infrage. Zusammenhänge mit Endotoxinbildung oder mit intravasaler Gerinnung bei septischen Erkrankungen unter Nachweis von Fragmentozyten sollten diskutiert werden.

5.1.13 Polyzythämie und Polyglobulie

Diesen Krankheitsbildern ist eine erhebliche Vermehrung des roten Zellvolumens mit Erhöhung von Hämoglobin und Hämatokrit gemeinsam. Als pathologisch anzusehen sind Hämatokritwerte bei Männern über 55% und bei Frauen über 50%. Man unterscheidet die den myeloproliferativen Syndromen zuzurechnende Polyzythaemia vera von den sekundären Polyglobulien, die als Folge anderer Erkrankungen entstehen.

5.1.13.1 Polyzythaemia vera

Die Polyzythaemia vera ist eine ausgesprochene Alterserkrankung mit einem Häufigkeitsgipfel um das 60. Lebensjahr (Berlin, 1975). Erkrankungsfälle unterhalb des 40. Lebensjahres sind selten. Männer sind häufiger als Frauen befallen.

Die Ätiologie der Polyzythaemia vera ist nicht bekannt. Man nimmt heute an, daß die Erkrankung durch Proliferation pluripotenter Stammzellklone entsteht, so daß alle drei Zellsysteme der Hämatopoese betroffen sind. Inwieweit stimulierende Faktoren (Glykoproteide) eine Bedeutung haben, bedarf der Klärung. Die Proliferation findet auch in extramedullären Zentren wie Milz und Leber statt (Ellis et al., 1975).

Klinisch klagen die Patienten über Kopfschmerzen, Schwindel, Müdigkeit, Ohrensausen, Herzdruck, Belastungsdyspnoe, Pruritus. Allgemeine Zeichen der Blutfülle mit dunkelroter, auch zyanotischer Verfärbung von Haut und Schleimhäuten, praller Gefäßfüllung, vermehrter Lungengefäßzeichnung sind eindrucksvolle Befunde. Splenomegalie, seltener Hepatomegalie, häufig Hypertonie vervollständigen das Bild. Das Serumerythropoetin ist niedrig. Hämatologisch findet man vor allem eine deutliche Vermehrung der roten Blutzellmasse mit Erhöhung der Viskosität und Verzögerung der Blutsenkung. Serumeisen ist vermindert, die Erythrozyten sind normozytär und hypochrom. Die Retikulozytenzahlen sind meist normal. Neben den Erythrozyten sind die Leukozyten und Thrombozyten fast immer erhöht. Häufig besteht eine Linksverschiebung der Granulozyten mit Baso- und Eosinophilie. Der Index der alkalischen Leukozytenphosphatase ist erhöht. Daneben sind Störungen der Thrombozytenaggregation und -retraktion nachweisbar, bei einem Teil der Patienten besteht auch eine erhöhte Thromboseneigung. Im Knochenmark ist die Erythropoese stark gesteigert, Megakaryozyten können vermehrt sein. Häufig werden auch Chromosomenanomalien nachgewiesen. Bei Knochenbiopsie wird oft bereits bei Erstdiagnosestellung eine Osteomyelofibrose beschrieben (Ellis et al., 1975).

Prognostisch ist die Polyzythaemia vera eine verhältnismäßig gutartige Erkrankung, die durch Aderlässe und ^{32}Phosphor-Therapie eine mittlere Lebenserwartung von 10–15 Jahren besitzt (Silverstein, 1976; Wasserman, 1976). Die Prognose ist vor allem von möglichen Komplikationen abhängig, zu denen thromboembolische Ereignisse (z. B. Lungenembolie, Herzinfarkt, Budd-Chiari-Syndrom), aber auch infolge der gestörten Thrombozytenfunktion Hämorrhagien (z. B. Hirnblutungen, gastrointestinale Blutungen), Osteomyelosklerose, Übergänge in akute Leukämien oder chronische Myelosen gehören (Silverstein, 1976).

5.1.13.2 Sekundäre Polyglobulien

Sekundäre Polyglobulien gehen nur mit Vermehrung des roten Zellvolumens einher. Erythropoetin im Serum wird fast immer erhöht gefunden. Milz- und Lebervergrößerung, Hypochromie der Erythrozyten, Verminderung des Serumeisens fehlen.

Bei alten Menschen ist in erster Linie an pulmonale Ursachen wie obstruktives Lungenemphysem oder Lungenfibrose zu denken, Starke Adipositas (Pickwick-Syndrom) oder langdauernde schwere Linksherzinsuffizienz mit sekundärer Diffusionsstörung können zu Polyglobulien Anlaß geben, obwohl bei Herzinsuffizienz an sich infolge Plasmavolumenerhöhung eher ein Verdünnungseffekt eintritt. Bei ungeklärten, rasch sich entwickelnden, polyglobulären Zuständen sollten Neoplasien ausgeschlossen werden, die in Form von Hypernephromen, Hepatomen, Ovarialkarzinomen, zerebellaren Hämangiomen oder Nebennierenrindenadenomen vorliegen können. Sollte die Genese der Polyglobulie unklar bleiben, muß auch an Zystennieren, Hydronephrose oder an seltene Erkrankungen wie Hämoglobinanomalien oder Bartter-Syndrom gedacht werden, die sich u. U. erst im Alter klinisch manifestieren.

Literatur

ADAMS, J.F.: The clinical and metabolic consequences of total gastrectomy. II. Anaemia, metabolism of iron, vitamin B 12 and folic acid. Scand. J. Gastroenterol. 3, 145 (1968)

ADLER, S.S.: Anemia in the aged: causes and considerations. Geriatrics 35, 49 (1980)

AISEN, P., E.B. BROWN: The iron binding function of transferrin in iron metabolism. Semin. Hematol. 14, 31 (1977)

ALTER, H.J., N. ZVEIFLER, C.E. RATH: Interrelationship of rheumatoid arthritis, folic acid, and aspirin. Blood 38, 405 (1971)

ASCENSAO, W., W. KAJAN, M. MOORE, R. PAKWA, J. HANSEN and R. GOOD,: Aplastic anemia: evidence for an immunological mechanism. Lancet I, 669 (1976)

BAKER, H., O. FRANK, R.K. ZETTERMAN, K.S. RAJAN, W. TENHOVE, C.M. LEEVY: Inability of chronic alcoholics with liver disease to use food as a source of folates, thiamin and vitamin B_6. Amer. J. Clin. Nutr. 28, 1377 (1975)

BATATA, M., G.H. SPRAY, F.G. BOLTON, G. HIGGINS, L. WOLLNER: Blood and bone marrow changes in elderly patients with special reference to folic acid, vitamin B_{12}, iron and ascorbic acid. Brit. Medl. J. II, 667 (1967)

BEDFORD, P.D., L. WOLLNER: Occult intestinal bleeding as a cause of anaemia in elderly people. Lancet I, 1144 (1958)

BEEKEN, W.L.: Effect of salicylates on gastrointestinal protein loss in normal subjects. Gastroenterology 53, 894 (1968)

BEGEMANN, H.: Klinische Hämatologie. Thieme, Stuttgart 1975

BENESTAD, H.B.: Drug mechanisms in marrow aplasia, S. 26. In: C.G. GEARY (Hrsg.): Aplastic anaemia. Bailliére Tindall, London 1979

BENÖHR, H. CHR., H.D. WALLER: Glutathion (Bedeutung in Medizin und Biologie). Klin. Wschr. 53, 789 (1975)

BERLIN, N.I.: Diagnosis and classification of the polycythemias. Semin. Hematol. 12, 339 (1975)

BEUTLER, E., V.F. FAIRBANKS, J.I. FAHEY: Clinical disorders of iron metabolism. Grune and Stratton, New York 1963

BIRD, T., M.R. HALL, R.O. SCHADE: Gastric histology and its relation to anaemia in the elderly. Gerontology 23, 309 (1977)

BOGGS, D.R., S.S. BOGGS: The pathogenesis of aplastic anemia: a defective pluripotent hematopoietic stem cell with inappropriate balance of differentiation and self-replication. Blood 48, 71 (1976)

BOTHWELL, T.H., R.W. CHARLTON, J.D. COOK, C.A. FINCH: Iron metabolism in man. Blackwell Scient. Publ., Oxford-London-Edinburgh-Melbourne 1979

BRADLEY, E.L., J. ISAACS: Postresectional anemia. A preventable complication of total gastrectomy. Arch. Surg. 111, 844 (1976)

BROQUIST, H.P.: Evidence for the excretion of formiminoglutamic acid following folic acid antagonist therapy in acute leukemia. J. Amer. Chem. Soc. 78, 6205 (1956)

CARNEY, M.W.P., B.F. SHEFFIELD: Serum folic acid and B_{12} in 272 psychiatric in-patients. Psycholog. Med. 8, 139 (1978)

CARTWRIGHT, G.E., A. DEISS: Sideroblasts, siderocytes and sideroblastic anemia. New Engl. J. Med. 292, 185 (1975)

CARTWRIGHT, G.E., G.R. LEE: The anaemia of chronic disorders. Brit. J. Haematol. 21, 147 (1971)

CHANARIN, I.: The megaloblastic anaemias. Blackwell Scient. Publ., Oxford-London-Edinburgh-Melbourne 1979

CHANARIN, I., M. HUTCHINSON, A. MCLEAN, M. MOULE: Hepatic folate in man. Brit. Med. J. I, 396 (1966)

CHANARIN, I., D. JAMES: Humoral and cell-mediated intrinsic-factor antibody in pernicious anaemia. Lancet I, 1078 (1974)

CHASSAGNAT, CH.: Die Anämie in der Geriatrie. Documenta Geigy, Basel 1972

COX, A.G., D.M. MATTHEWS, D.A. PADMORE, D.P. ROSE: Aspects of nutrition after vagotomy and gastrojejunostomy. Brit. Med. J. I, 465 (1964)

COX, E.V.: The clinical manifestations of vitamin B_{12} deficiency in Addisonian pernicious anaemia. In: H.C. HEINRICH (Hrsg.): Vitamin B_{12} and intrinsic factor. Enke, Stuttgart 1962, S. 590

CUSTER, R.P., F.E. AHLFELDT: Studies on the structure and function of bone marrow. II. Variations in cellularity in various bones with advancing years of life and their relative response to stimulus. J. Lab. Clin. Med. 17, 960 (1932)

DACIE, J.V.: Autoimmune hemolytic anemia. Arch. Int. Med. 135, 1293 (1975)

DAUSSET, J., J. COLOMBANI: The serology and the prognosis of 128 cases of autoimmune hemolytic anemia. Blood 14, 1280 (1959)

DAVIS, R.H., A. JACOBS, R. RIVLIN: Old peoples nutrition. Brit. Med. J. II, 56 (1974)

DAWSON, A.A., D. DONALD: The serum vitamin B_{12} in the elderly. Gerontol. Clin. 8, 220 (1966)

DAWSON, D.W., G.C. GEARY: Hepatic and serum folates in patients fasting and after oral folic acid. J. Path. Clin. 24, 129 (1971)

DIESKA, D., K. GOCEROVA: Anemia in old people. Unitrl. Kek. 21, 14 (1975)

EICHNER, E.R.: The hematologic disorders of alcoholism. Amer. J. Med. 54, 621 (1973)

ELLIS, J.D., W.N. JENSEN, M.P. WESTERMANN: Marrow iron. An evaluation of depleted stores in a series of 1332 needle biopsies. Ann. Int. Med. 61, 44 (1964)

ELLIS, J.T., T.T. SILVER, M. COLEMAN, S.A. GELLER: The bone marrow in polycythemia vera. Semin. Hematol. 12, 433 (1975)

Elwood, P.C.: Some epidemilogical aspects of iron deficiency relevant to its evaluation. Proc. Royal Soc., Med. 63, 1230 (1970)

Elwood, P.C.: Epidemilogical aspects of iron deficiency in the elderly. Gerontol. Clin. 13, 2 (1971)

Elwood, P.C., N.K. Shinton, C.J. Wilson, P. Sweetman, A.C. Frazer: Haemoglobin, vitamin B_{12} and folate levels in the elderly. Brit. J. Haematol. 21, 557 (1971)

Evans, D.M., M.S. Pathy, N.G. Sanerkin, T.J. Deebler: Anemia in geriatric patients. Gerontol. Clin. 10, 228 (1968)

Evans, D.M.D.: Haematological aspects of iron deficiency in the elderly. Gerontol. Clin. 13, 12 (1971)

Fixa, B., H.G. Thiele, O. Komarkova, Z. Nozicka: Gastric autoantibodies and cell-mediated immunity in pernicious anaemia – a comparative study. Scand. J. Gastroenterol. 7, 237 (1972)

Fleischhacker, H., H. Dittrich: Eisenstoffwechsel und Eisentherapie, In: W. Doberauer, A. Hittmaier, R. R. Nissen, F.H. Schultz (Hrsg.): Handbuch der praktischen Geriatrie. II. Band, S. 286. Stuttga!t 1967

Gaffney, G.W., A. Horonick, K. Okuda, P. Meier, B.F. Chow, N.W. Shock: Vitamin B_{12} serum concentrations in 528 apparently healthy human subjects of ages 12–94. J. Gerontol. 12, 32 (1957)

Geary, C.G.: Red cell aplasia. In: C.G. Geary (Hrsg.). Aplastic anemia, Bailliére Tindall, London 1979, S. 195

Gelpke-Halbach, I.: Nachprüfung des biologischen Altersindex nach Hundt. Zschr. Altersforsch. 7, 236 (1953)

Gingold, N.: Blutbeschaffenheit bei Alten und Greisen. Zschr. Inn. Med. 13, 155 (1958)

Girwood, R.H., A.D. Thomas, J. Williamson: Folate studies in the elderly. Brit. Med. J. II, 670 (1967)

Gordon-Smith, E.C.: Treatment of aplastic anaemias. In: Edit. G.G. Geary (Hrsg.): Aplastic anaemia. Bailliére Tindall, London 1979, S. 131

Hallberg, L., A.M. Högdahl: Anaemia and old age. Gerontol. Clin. 13, 31 (1971)

Halsted, C.H., E.A. Robles, E. Mezey: Intestinal malabsorption in folate-deficient alcoholics. Gastroenterology 64, 526 (1972)

Hansen, E.C., H. Gormsen: Macrocytic anemias in old age. Nord. Med. 60, 1421 (1958)

Harrison, D.E.: Proliferative capacitiy of erythropoietic stem cell lines and ages: an overview. Mechan. Ag. Developm. 9, 409 (1979)

Hartsock, R.J., E.B. Smith, C.S. Petty: Normal variations with aging on the amount of hematopoietic tissue in bone marrow from the anterior iliac crest. Amer. J. Clin. Path. 43, 326 (1965)

Hausmann, K., R. Kuse, K.H. Meinecke, H. Bartels, H.C. Heinrich: Diagnostische Kriterien des prälatenten, latenten und manifesten Eisenmangels. Klin. Wschr. 49, 1164 (1971)

Hawkins, W.W., E. Speck, U.G. Leonhard: Variation of the hemoglobin level with age and sex. Blood 9, 999 (1954)

Heilmann, E.: Therapie der Anämie im höheren Lebensalter. Therapiewoche 28, 645 (1978)

Heilmeyer, L.: Die Eiweißmangelanämie. In: Handbuch Inn. Med. 2. Band, 2. Teil. 5. Auflage. Springer, 1970, S. 61

Heimpel, H., W. Hunstein: Die isolierte aplastische Anämie. Handb. Inn. Med. 2. Band, 2. Teil. 5. Auflage. Springer 1970, S. 652

Heimpel, H., D. Kubanek: Pathophysiology of aplastic anaemia. Brit. J. Haematol. 31 (suppl), 57 (1975)

Heinrich, H.C.: Clinical aspects of iron absorption and turnover. In: H. Kief (Hrsg.): Iron metabolism and its disorders. Excerpta Medica, Amsterdam 1975, S. 34

Helman, N., L.S. Rubenstein: The effects of age, sex, and smoking on erythrocytes and leukocytes. Amer. J. Clin. Path. 63, 35 (1975)

Herbert, V.: **Minimal** daily adult folate requirements. Arch. Int. Med. 110, 649 (1962)

Herbert, V.: Folic acid requirements in adults. In: Folic acid. Nat. Acad. Sci., Washington 1977, S. 247

Hershko, C., J.D. Cook, C.A. Finch: Storage iron kinetics. VI. The effect of inflammation on iron exchange in the rat. Brit. J. Haematol. 28, 67 (1975)

Hillman, R.S.: Alcohol and hematopoiesis. Ann. N.Y. Acad. Sci. 252, 297 (1975)

Hittmaier, A.: Veränderungen des Blutes im Alter. In: W. Doberauer, A. Hittmaier, R. Nissen, F.H. Schultz (Hrsg.): Handbuch der praktischen Geriatrie. Enke, Stuttgart 1967, S. 339

Hobson, W., E.K. Blackburn: Haemoglobin levels in a group of elderly persons living at home alone or with a spouse. Brit. Med. J. I, 647 (1953)

Hourani, F.I., W. Burke, E.J. Martinez: Defective reutilization of iron in the anaemia of inflammation. J. Lab. Clin. Med. 65, 560 (1965)

Hughes, D., P.C. Elwood, N.K. Shinton, R.J. Wrighton: Clinical trial of the effect of vitamin B_{12} in elderly subjects with low serum B_{12} levels. Brit. Med. J. I, 458 (1970)

Hurdle, A.D.F.: The influence of hospital food on the folic-acid status of long-stay elderly patients. Med. J. Aust. 2, 104 (1968)

Hurdle, A.D.F., A.J. Rosin: Red cell volume and red cell survival in normal aged people. J. Clin. Path. 15, 343 (1962)

Hurdle, A.D.F., T.C.P. Williams: Folic acid deficiency in elderly patients admitted to hospital. Brit. Med. J. II, 202 (1966)

Jacobs, P., T.H. Bothwell, R.W. Charlton: Role of hydrochloric acid in iron absorption. J. Appl. Physiol. 19, 187 (1964)

Jacobs, A., M. Worwood: The biochemistry of ferritin and its clinical implications. Progr. Hematol. 9, 1 (1975)

Jägerstad, M., A. Nordén, K. Kvist, A.K. Westeson: Vitamin B_{12}. Scand. J. Gastroenterology, Suppl. 14, 191 (1979)

Jägerstad, M., A.K. Westeson: Folic acid. Scand. J. Gastroenterology. Suppl. 14, 196 (1979)

Kaboth, W.: Knochenmark. In: H. Begemann (Hrsg.): Klinische Hämatologie. Thieme, Stuttgart 1975, S. 26

Kalofoutis, A., S. Paterakis, A. Koutselinis, V. Spanos: Relationship between erythrocyte 2,3-diphosphoglycerate and age in a normal population. Clin. Chem. 22, 1918 (1976)

Kelly, A., L. Munan: Haematological profile of natural populations: red cell parameters. Brit. J. Haemat. 35, 153 (1977)

Killander, A.: The serum vitamin B_{12} levels at various ages. Acta Pediatr. 46, 595 (1957)

Kilpatrick, G.S.: Prevalence of anaemia in general populations. Brit. Med. J. II, 1736 (1961)

Knospe, W.H., W.H. Crosby: Aplastic anemia: a disorder of the bone marrow sinusoidal microcirculation rather than stem-cell failure? Lancet I, 20 (1971)

Königstein, R.P.: Knochenmark-Veränderungen im Greisenalter. Blut 28, 216 (1974)

Kushner, J.P., G.R. Lee, M.M. Wintrobe, G.E. Cartwright: Idiopathic refractory sideroblastic anemia: clinical and laboratory investigation of 17 patients and review of the literature. Medicine 50, 139 (1971)

Lawson, I.R.: Anaemia in a group of elderly patients. Gerontol. Clin. 2, 87 (1960)

Layrisse, M., C. Martinez-Torres: Iron absorption from food. Iron supplementation of foods. Progr. Hematol. 6, 137 (1971)

Lewis, S. M.: Dyserythropoiesis in aplastic anaemia. In: C. G. Geary (Hrsg.): Aplastic anaemia, Bailliére Tindall, London 1979, S. 82

Lous, P., M. Schwartz: The absorption of vitamin B_{12} following partial gastrectomy. Acta Med. Scand. **164**, 407 (1959)

Magnus, E. M.: Folate activity in serums and red cells of patients with cancer. Cancer Res. **27**, 490 (1967)

Magnus, E. M.: Folate studies. Scand. J. Haematol. Suppl. **24**, 1 (1975)

Maier, C.: Hämatologische Probleme in der Geriatrie. Schweiz. Med. Wschr. **105**, 1092 (1975)

Malpass, J. S., G. H. Spray, L. J. Witts: Serum folic-acid and vitamin B_{12} levels in anticonvulsant therapy. Brit. Med. J. I, 955 (1966)

Martinez-Torres, C., M. Layrisse: Nutritional factors in iron deficiency: food iron absorption. Clin. Hematol. **2**, 339 (1973)

McLennan, W. J., G. R. Andrews, C. McLeod, F. I. Caird: Anaemia in the elderly. Quart. J. Med. **42**, 1 (1973)

Meindok, H., R. Dvorsky: Serum folate and vitamin B_{12} levels in the elderly. J. Amer. Geriatr. Soc. **18**, 317 (1970)

Milne, J. S., J. Williamson: Hemoglobin, hematocrit, leukocyte count and blood grouping in older people. Geriatrics **27**, 118 (1972)

Monroe, R. T.: Diseases in old age. Harvard Univ. Press, Cambridge/Mass. 1951, S. 253

Morgan, A. C., J. Kelleher, B. E. Walker, S. Losowsky, H. Droller, R. S. W. Middleton: A nutritional survey in the elderly: haematological aspects. Internat. J. Vat. Nutr. **43**, 461 (1973)

Mouriquand, Ch.: Vitamin C et metabolisme du fer. Sémin. Hop. Paris **1**, 276 (1958)

Murphy, S., A. F. Lo Buglio: Drug therapy of autoimmune hemolytic anemia. Semin. Hematol. **13**, 323 (1976)

Myers, A. M., C. R. G. Saunders, D. G. Chalmers: The haemaoglobin level of fit elderly people. Lancet II, 261 (1968)

Nagoshi, H.: Clinical studies on factors related to hematopoiesis in the elderly. Jikeikai Med. J. **25**, 1 (1978)

Ogden, D. A., H. S. Micklem: The fate of serially transplanted bone marrow cell populations from young and old donors. Transplantation **22**, 287 (1976)

Pederson, A. B., J. Mosbech: Morbidity of pernicious anaemia. Acta Med. Scand. **185**, 449 (1969)

Petz, L. D., G. Garraty: Acquired immune hemolytic anemies. Churchill Livingstone, New York-Edinburgh-London 1980

Pirofsky, B.: Clinical aspects of autoimmune hemolytic anemia. Semin. Hematol. **13**, 251 (1976)

Pitney, W. R., M. F. Beard: Vitamin B_{12} deficiency following total gastrectomy. Arch. Int. Med. **95**, 591 (1955)

Platt, D., H. Haas: Der Einfluß des Alters auf das Aktivitätsverhalten der Mg^{++}-NA^+-K^+-ATPase sowie der K^+- und Na^+-Konzentration menschlicher Erythrozyten. Z. Gerontol. **12**, 73 (1979)

Pryor, J. P., M. J. O'Shea, P. L. Brooks, G. K. Datar: The long term metabolic consequences of partial gastrectomy. Amer. J. Med. **51**, 5 (1971)

Purcell, Y., B. Brozovic: Red cell 2,3-diphosphoglycerate concentration in man decreases with age. Nature **251**, 511 (1975)

Read, A. E., K. R. Gough, J. L. Pardoe, A. Nicholas: Nutritional studies on the entrants to an old people's home, with particular reference to folic acid deficiency. Brit. Med. J. II, 843 (1965)

Reissmann, K. R.: Protein metabolism and erythropoiesis. Blood **23**, 137, 146 (1964)

Rödbro, P., P. M. Christiansen, A. Johannsen: The secretion of intrinsic factor in patients with chronic gastritis. Scand. J. Gastroent. **5**, 465 (1970)

Rosse, W. F.: Variations in the red cells in paroxysmal nocturnal haemoglobinuria. Brit. J. Haematol. **24**, 327 (1973)

Schlomka, G., H. Christian: Untersuchungen über die Einflüsse des Lebensalters auf die menschlichen Erythrozyten. I. Über das Verhalten der mechanischen Resistenz in den verschiedenen Lebensaltern. Z. Altersforsch. **11**, 121 (1958)

Schlomka, G., E. Peschel: Untersuchungen über die Einflüsse des Lebensalters auf die menschlichen Erythrozyten. II. Über das Verhalten der Price-Jones-Kurve in den verschiedenen Lebensaltern. Z. Altersforsch. **11**, 336 (1958)

Schneiderbaur, A.: Besonderheiten der Anämien im Greisenalter. Handb. ges. Hämatol. 3. Band, 1. Teil. Urban-Schwarzenberg, Wien 1960, S. 685

Schubothe, H.: The cold agglutinin disease. Semin. Hematol. **3**, 27 (1966)

Schubothe, H.: Die erworbenen hämolytischen Anämien. Handb. Inn. Med. 2. Band, 2. Teil. Springer, 5. Auflage 1970, S. 443

Semence, A.: Anaemia in the elderly. Brit. Med. J. II, 1153 (1959)

Shapleigh, J. B., S. Mayes, C. V. Moore: Hematologic calues in the aged. J. Gerontol. **7**, 207 (1952)

Sheaman, D. J. C., I. U. Delamore, D. L. Gardner: Gastric function and structure in iron deficiency. Lancet I, 845 (1966)

Silverstein, M. N.: The evolution into and the treatment of late stage polycythemia vera. Semin. Hematol. **13**, 79 (1976)

Smith, J. S., D. M. Whitelaw: Hemoglobin values in the elderly. Canad. Med. Ass. **105**, 816 (1971)

Smith, M. D., B. Mallett: Iron absorption before and after partial gastrectomy. Clin. Sci. **16**, 23 (1957)

Stebbins, R., J. Scott, V. Herbert: Drug-induced megaloblastic anemias. Semin. Hematol. **10**, 235 (1973)

Stohlman, F.: Aplastic anemia. Blood **40**, 282 (1972)

Undritz, E.: Blut und Knochenmark im Alter. In: O. Gsell (Hrsg.): Krankheiten der über siebzigjährigen. Hans Huber, Bern-Stuttgart 1964, S. 275

Undritz, E., H. Bragatsch: Die Befunde der Routineuntersuchungen des Blutes gesunder Personen im Alter. Schweiz. Med. Wschr. **93**, 388 (1962)

Varadi, S., A. Elwin: Folic acid deficiency in the elderly. Brit. Med. J. II, 410 (1966)

Vellar, O. D.: Studies on hemoglobin values in Norway. IX. Hemoglobin, hematocrit and MCHC values in old men and woman. Acta Med. Scand. **182**, 681 (1967)

Voigt, D., S. Keller, G. Brüschke: Zur Ätiologie, Differentialdiagnose und Häufigkeit der Anämien im Alter. Dtsch. Ges. Wesen **21**, 1695 (1966)

Waller, H. D., H. Chr. Benöhr: Enzymdefekte in Glykolyse- und Nukleotidstoffwechsel roter Blutzellen bei nichtsphärozytären hämolytischen Anämien. Klin. Wschr. **54**, 803 (1976)

Waller, H. D., H. Chr. Benöhr: Biochemische Eigenschaften roter Blutzellen in Abhängigkeit von Zellalter und Lebensalter. In: Hämatologie im Alter, S. 3–7. Urban und Schwarzenberg 1982

Wasserman, L. R.: The treatment of polycythemia vera. Semin. Hematol. **13**, 57 (1976)

Weatherall, D. J., J. B. Clegg: The thalassaemia syndromes. Blackwell, Oxford 1972

Williams, D. M., R. E. Lynch, G. E. Cartwright: Drug induced aplastic anemia. Semin. Hematol. **10**, 195 (1973)

Williams, E. I., F. M. Bennett, J. V. Nixon, M. R. Nicholson, J. Gabert: Sociomedical study of patients over 75 in general practice. Brit. Med. J. II 445 (1972)

WILLIAMS, E.I., J.J. NIXON: Haemoglobin levels in a group of over 75-year old patients studied in general practice. Gerontol. Clin. 16, 210 (1974)
WORLD HEALTH ORGANIZATION Report Series 405 (1968): Nutritional anemias.

WU, A., I. CHANARIN, G. SLAVIN, A.J. LEVI: Folate deficiency in the alcoholic – its relationship to clinical and haematological abnormalities, liver diesease and folate stores. Brit. J. Haematol. 29, 469 (1975)

5.2 Hämatopoetisches System: Leukozyten

U. Jehn und W. Wilmanns

5.2.1 Reaktive Veränderungen der Leukozyten

5.2.1.1 Leukopenie

Pathophysiologische Grundlagen und Einteilung

Als Leukopenie bezeichnet man eine Verminderung der Granulozyten, also der neutrophilen, eosinophilen, basophilen Zellen und der Monozyten im peripheren Blut. Bei einer Agranulozytose ist sie besonders stark ausgeprägt. Prinzipiell entsteht eine Granulozytopenie entweder durch eine verminderte Produktion im Knochenmark oder einen vermehrten Verbrauch in der Peripherie. Auf angeborene Formen, die meist auch einen Defekt der Leukozytenfunktion beinhalten, soll hier nicht eingegangen werden, da sie selten sind und im höheren Alter nicht vorkommen.

Jede Schädigung des Knochenmarkes führt zu einer Herabsetzung der Granulopoese. Vor allem Zytostatika erzeugen bei unkontrollierter Einnahme vorhersehbar eine Leukopenie. Gelegentlich wird sie durch phenothiazinhaltige Medikamente, Thyreostatika, Sulfonamide, Phenylbutazone, Chloramphenicol und Aminopyrine hervorgerufen. Die myeloischen Vorstufen im Knochenmark können dabei vollständig verschwinden. Das Mark ist zellarm. Umgekehrt sieht man bei einem Mangel an Vitamin B_{12} oder Folsäure, wie er auch nach Verabreichung von Antimetaboliten auftreten kann, eine gesteigerte, aber ineffektive Granulopoese im Knochenmark bei gleichzeitiger Erniedrigung der Leukozytenzahl im peripheren Blut.

Leukopenien bei normaler Knochenmarkfunktion können dann auftreten, wenn die Granulozyten bei Entzündungen und Infektionen, einschließlich Virusinfektionen, das periphere Blut verlassen und vermehrt in das Gewebe abwandern. Ebenso bedingt eine erhöhte Aktivität des retikulo-endothelialen Systems (RES), etwa beim Hypersplenismus durch eine Verkürzung der Granulozytenüberlebenszeit, eine Leukopenie. Über die Hälfte der Fälle mit systemischem Lupus erythematodes, aber auch andere Autoimmun- und Bindegewebserkrankungen wie beispielsweise die rheumatoide Arthritis und das Felty-Syndrom, gehen mit einer Leukopenie einher, wobei hier Leukozyten-Antikörper und Leukopräzipitine für die verkürzte Überlebenszeit der Granulozyten bei gesteigerter Produktion im Knochenmark verantwortlich sind.

Diagnose

Die Diagnose ist durch Zählung der Leukozyten leicht zu stellen. Gleichzeitig sollte immer ein Differentialblutbild angefertigt werden, um aus der Verteilung der verschiedenen Untergruppen diagnostische Rückschlüsse ziehen zu können. Die Ursachen der Leukopenien sind freilich oft schwieriger zu ergründen. Da der überwiegende Teil durch Medikamente bedingt ist, muß eine sorgfältige Anamnese erhoben werden. Differentialdiagnostisch muß stets eine neoplastische Erkrankung des Knochenmarkes in Erwägung gezigen werden. Aus diesem Grunde ist eine Punktion des Sternums oder Beckenkammes erforderlich. Gleichzeitig vorhandenes Fieber muß an lokale oder systemische Infektionen denken lassen, welche durch entsprechende bakteriologische Untersuchungen weiter abgeklärt werden können. Autoimmunerkrankungen werden durch immunologische Untersuchungen wie Komplementspiegel, antinukleäre und antimitochondriale Antikörper, DNS-Antikörper, zirkulierende Immunkomplexe, quantitative Immunglobulinbestimmung usw. als Ursache der Leukopenie ausgeschlossen. Klinisches Leitsymptom der Agranulozytose sind zunächst blande Mundulzerationen, welche im weiteren Verlauf gefährliche Eintrittspforten, vor allem für gramnegative Bakterien und Pilze, darstellen.

Therapie

Eine rationale Therapie einer Leukopenie erfordert die genaue Kenntnis der Ätiologie, des Schweregrades und möglicher Komplikationen. Das Hauptaugenmerk muß zunächst auf Infektionen gerichtet sein. Bei Fieber über 38 °C müssen bakteriologische Untersuchungen von Sputum, Urin und Blut durchgeführt und, ohne auf das Ergebnis zu warten, sogleich mit einer breiten, systemischen Antibiotiketherapie begonnen werden. Nach Vorliegen der Resistenztestung wird eine Anpassung in der Wahl der Antibiotika vorgenommen.

Bei ausgeprägter Granulozytopenie, d.h. bei Werten unter 500/mm³ oder gar dem Vorliegen einer Agranulozytose, sollte der Patient in einem Einzelzimmer mit einfacher Umkehrisolation liegen, d.h. es müssen bei Betreten des Raumes Mundschutz, Kopfhaube, Überschuhe und ein sauberer Kittel angelegt werden. Systemische Antibiotika werden nur beim Vorhandensein von Fieber, nicht aber prophylaktisch verabfolgt. Bei einer Medikamentenanamnese, welche Hinweise auf die Genese der Agranulozytose gibt, wird das Präparat sofort abgesetzt. Eine Regeneration der Granulozyten tritt in der Regel nach wenigen Tagen spontan ein. Im peripheren Blut finden sich dann, neben Monozyten, granulozytäre Vorstufen, meist stabkernige und jugendliche Leukozyten bis hin zum Promyelozyten, was man als Linksverschiebung bezeichnet.

5.2.1.2 Leukozytose

Definition und Vorkommen

Unter Leukozytose versteht man eine Vermehrung der weißen Blutzellen auf über 10000/mm³ ohne Berücksichtigung des Zelltypes oder des Grades der Zellreifung. Der Begriff Granulozytose beinhaltet neutrophile, eosinophile und basophile Zellen sowie Monozyten. Bei einer leukämoiden Reaktion besteht eine erhebliche Leukozytose mit unreifen Formen, ähnlich einer chronisch myeloischen Leukämie. Die Differentialdiagnose zur Leukämie kann sich sehr schwierig gestalten. Leukämoide Reaktionen treten akut oder chronisch auf und sind entzündlicher, infektiöser, toxischer oder neoplastischer Genese. Die Ursachen für eine Leukozytose mit bevorzugter Vermehrung polymorphkerniger neutrophiler, eosinophiler und basophiler Granulozyten sind sehr vielseitig und in der Übersicht (Tab. 5-8) zusammengestellt.

Diagnose

Die meisten Patienten machen eine vollständige hämatologische Diagnostik einschließlich Knochenmarkaspiration mit zytochemischen Untersuchungen und Chromosomenanalyse erforderlich. Die alleinige morphologische Beurteilung wird dabei nicht weiterführen, da auch bei einer Granulozytose eine ausgeprägte Hyperplasie des Knochenmarkes mit Vermehrung unreifer myeloischer Vorstufen vorhanden sein und eine chronisch myeloische Leukämie (CML) morphologisch nicht von einer leukämoiden Reaktion mit letzter Sicherheit differenziert werden kann. Hier hilft das Muster der zytochemischen Befunde bzw. der Nachweis des Philadelphia-Chromosoms weiter, welches in 90% aller CML vorhanden und somit pathognomonisch ist. Ein wichtiger Test ist die Bestimmung der alkalischen Leukozytenphosphatase im peripheren Blut: bei reaktiven Leukozytenvermehrungen ist sie stark erhöht, während sie bei der CML erniedrigt ist oder – im Blasten-

Tab. 5-8: Erkrankungen, welche mit einer Granulozytose einhergehen können (nach Williams, Lehrbuch der Hämatologie, McGraw Hill Verlag, 1982).

Neurophilie > 8000/mm³	Eosinophilie > 450/mm³	Basophilie > 50/mm³
Physikalische Stimulie Kälte, Hitze, körperliche Überanstrengung nach wiederholtem Erbrechen, Krampfanfällen, elektrischer Schlag, Verbrennungen	Parasiten Pneumotystis, Toxoplasmose, Amöbiasis, Askariden, Band- und Hakenwürmer, Trichinenbefall, Echinokokken	Hypersensitive Reaktionen Medikamente, Nahrungsmittel, Inhalantien
Emotionale Stimuli Streß, Angst, Schmerz	Allergische Erkrankungen Heufieber, Asthma, Angioneurotisches Ödem, Urtikaria, Serum-Krankheit, allergische Vaskulitis	Verschiedenes Myxödem, ulzerative Kolitis, Myeloproliferative Erkrankungen, Tuberkulose, Diabetes, Blei, Urticaria pigmentosa
Infektionen Kokken, Mykobakterien (Tbc), Pilze, Viren	Hauterkrankungen Psoriasis, Ekzem, Dermatitis herpetiformis, Prurigo, Ichthyosis, Pityriasis rubra	
Entzündliche Erkrankungen rheumatisches Fieber, rheumatische Arthritis, Vaskulitis, Myositis, Nephritis, Kolitis, Thyreoiditis, Dermatitis	Hypereosinophile Syndrome Löfflersche Endokarditis, disseminierte eosinophile Bindegewebserkrankung, Polyarteriitis nodosa	
Tumoren vor allem des Gastrointestinaltraktes, Lunge, Pankreas, Lymphome	Gastrointestinale Erkrankungen Ulzerative Kolitis, Protein-losina Enteropathie	
Medikamente, Hormone, Toxine Epinephrine, Heparin, Etiocholanol, Endotoxin, Steroide, Digitalis, Serotonin, Histamin, Acetylcholin, Blei, Quecksilber	Maligne Erkrankungen Mykosis fungoides, Hirntumoren, Morbus Hodgkin, epitheliale Tumoren	
Metabolische Erkrankungen Azotämie, hepatische Nekrose, diabetische Azidose, thyreotoxische Krise, Gicht	Verschiedenes Chronische Nierenerkrankungen, Sarkoidose, Radiotherapie	

schub – gänzlich fehlt. Nach Ausschluß einer hämatologischen Systemerkrankung, speziell von myeloproliferativen Syndromen, müssen alle in der Zusammenstellung gegebenen Möglichkeiten differentialdiagnostisch in Erwägung gezogen und entsprechend dem individuellen klinischen Befund eingekreist werden.

Therapie

Die Therapie, wenn überhaupt notwendig, richtet sich nach der ursächlichen Erkrankung.

5.2.2 Leukämien

5.2.2.1 Akute Leukämien

Definition

Akute Leukämien sind besonders bösartig verlaufende Neoplasien des hämatopoetischen Systems, welche unbehandelt in wenigen Wochen bis Monaten zum Tode führen. Sie sind durch eine Vermehrung unreifer leukozytärer Vorstufen, gewöhnlich Myelo- oder Lymphoblasten, häufig aber auch durch schwer zu differenzierende Zellen, im Knochenmark mit einer mehr oder weniger starken Ausschwemmung leukämischer Zellen ins periphere Blut und dabei typischem «Hiatus leucaemicus» gekennzeichnet. Besonders bei lymphatischen Leukämien kommt es zur Organinfiltration von Leber, Milz, Lymphknoten, ZNS und Haut. Zellkinetische Untersuchungen sprechen dafür, daß die Differenzierungspotenz der determinierten Stammzellen zu normalen Funktionszellen – möglicherweise infolge eines Verlustes der Ansprechbarkeit auf humorale Regulatoren – nicht mehr vorhanden ist. Die zunehmende leukämische Infiltration des Knochenmarkes führt neben einer weiteren Differenzierungsstörung der normalen Resthämopoese zu einer weitgehenden Verdrängung von von reifen Granulozyten, Thrombozyten und roten Blutzellen. Entsprechend erklärt sich daraus die klinische Erstsymptomatik mit erhöhter Infektanfälligkeit, Anämie, Leistungsminderung und hämarrhagischer Diathese.

Häufigkeit

Die Morbidität sämtlicher Leukämieformen wird mit 40–50 auf eine Million Menschen pro Jahr angegeben. Unter Berücksichtigung eines prozentualen Ausgleiches der Altersverteilung anhand der jeweiligen Bevölkerungskurven, wobei eine Umrechnung auf 100 000 Einwohner pro Altersabschnitt von 10 Jahren vorgenommen wurde, scheint in den letzten 30–40 Jahren die Krankheitshäufigkeit im jugendlichen Alter abgenommen zu haben und besonders bei älteren Menschen signifikant angestiegen zu sein: Vergleicht man die Altersverteilung der akuten lymphatischen Leukämie aus den vierziger Jahren mit einer des National Cancer Instituts aus dem Jahr 1974, so waren früher 67 % der Erkrankten zwischen 0 und 25 Jahre alt und 15 % jenseits des 55. Lebensjahres, während heute 38 % bis zum 25. Lebensjahr erkranken, aber 49 % älter als 55 Jahre sind (Abb. 5-1). Die Alterskurve für die ALL hat sich von einer ex-

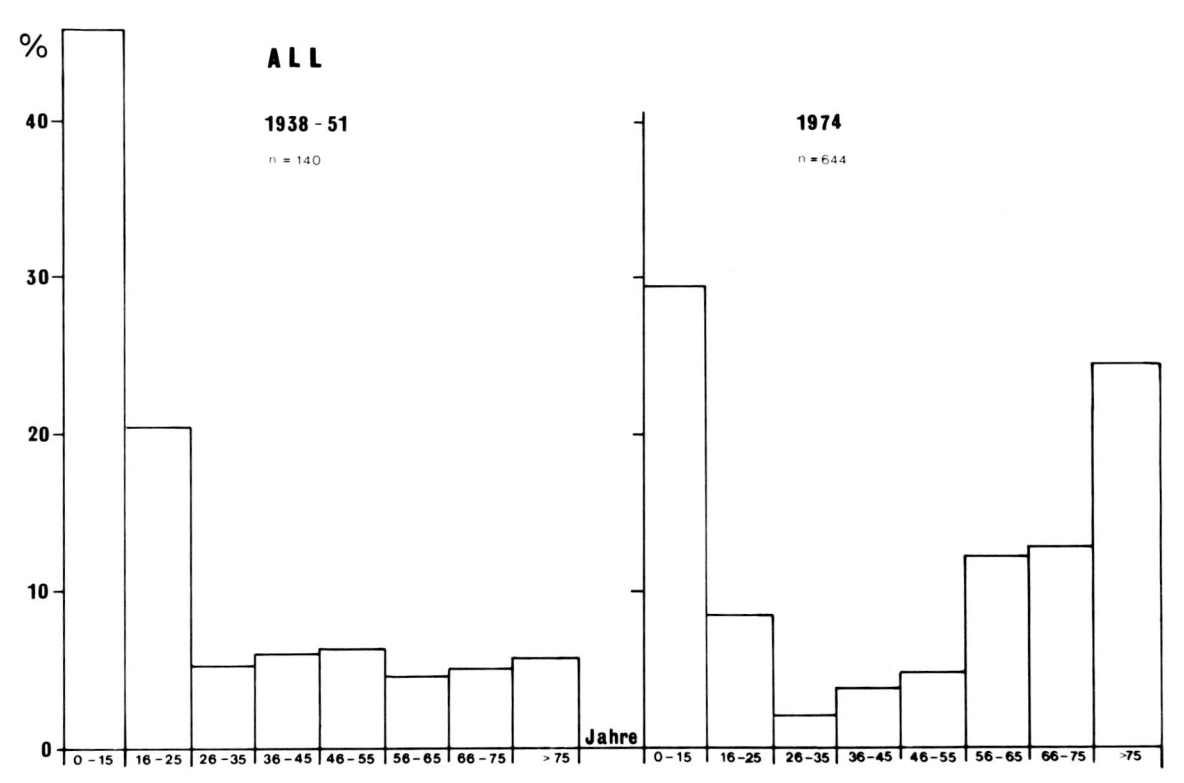

Abb. 5-1: Altersverteilung der akuten lymphatischen Leukämie (ALL). Links aus dem Lehrbuch für Hämatologie von Wintrobe nach einer Zusammenstellung von Gauld der Jahre 1938–51 (British Medical Journal, I, 585 (1955). Rechts nach einer Zusammenstellung des National Cancer Institute der Jahre 1969–71 (National Institute of Health, 1974, Publikations-Nr. [NIH] 75–637)

ponentiellen zu einem bimodalen Verlauf gewandelt. Diese Form der akuten Leukämie ist also keineswegs – wie oft in Lehrbüchern noch zu lesen – eine Erkrankung des frühen Kindesalters, sondern kommt fast ebenso häufig bei alten Menschen über 75 Jahren vor. Vergegenwärtigt man sich die entsprechenden Zahlen für die akute myeloische Leukämie (AML) (Abb. 5-2), so ist heute sogar eine Umkehr im Kurvenverlauf eingetreten: Der Anteil von 38% zwischen 0 und 25 Jahren sank auf 8%, während der Anteil von 18% jenseits des 55. Lebensjahres auf 76% angestiegen ist, wobei der Altersgipfel jenseits des 75. Lebensjahres liegt. Die AML ist also vorzugsweise eine Erkrankung des alten Menschen.

Klinische Symptomatologie

Der Beginn der Erkrankung ist meist plötzlich. Fast alle Patienten geben anamnestisch einen deutlichen Leistungsknick an, klagen über schwere Abgeschlagenheit, Atemnot und gehäufte Infekte. Die klinischen Symptome werden von der Verdrängung der normalen Resthämopoese bestimmt: Anämie, hämorrhagische Diathese und Fieber. Fast alle Kranken haben als Ausdruck einer begleitenden Infektion zum Zeitpunkt der Erkrankung Fieber. Oft sieht man eitrige Tonsilitiden, Mundulzerationen und Zahnfleischnekrosen. Bei älteren Menschen werden häufig Pneumonien und Harnwegsinfekte mit Urosepsis beobachtet. Die Anämie bedingt Atemnot bei geringer körperlicher Belastung, auch Herzbeschwerden und Kopfschmerzen. Letztere müssen immer – auch im Erwachsenenalter und unabhängig von der Art der Leukämie – an einen leukämischen Befall der Leptomeningen und der Arachnoidea denken lassen, besonders bei Leukämien mit hohen Zellzahlen im peripheren Blut. Doppelbilder und Nackensteifigkeit sind weitere Symptome des ZNS-Befalles. Bei Vorliegen dieser neurologischen Beschwerden muß aber drittens auch an thrombozytopenische Blutungen ins ZNS gedacht werden. Weitere Anhaltspunkte in dieser Richtung sind petechiale Hautblutungen, Blutungen in die Konjunktiven, Mikro- und Makrohämaturie. Bei vielzelligen Leukämien sowie gleichzeitig bestehenden septischen Infektionen liegt der Blutungsneigung häufig zusätzlich eine Verbrauchskoagulopathie zugrunde. Lymphknotenschwellungen und Knochenschmerzen sind bei älteren Menschen seltener. Etwa die Hälfte der erwachsenen Patienten zeigt eine Milz- und Lebervergrößerung, häufiger bei der ALL als der AML.

Einteilung und Diagnose

Man hat sich um verschiedene Einteilungsprinzipien bemüht: Entsprechend des Lebensalters der Patienten kann man die akute Leukämie im Kindesalter von der des Erwachsenenalters unterscheiden; nach der Leukozytenzahl im peripheren Blut spricht man von vielzelliger, normalzelliger und aleukämischer Verlaufsform.

Zur Diagnosestellung ist nach wie vor die Beurteilung der Morphologie unentbehrlich, obwohl häufig eine eindeutige Klassifizierung allein nach morphologischen Merkmalen nicht möglich ist. Grundsätzlich werden die akuten lymphatischen Leukämien (ALL) den akuten nicht-lymphatischen (ANLL) oder akuten myeloischen Leukämien (AML) gegenübergestellt, welche je nach dem morphologisch vorherrschenden Zelltyp in verschiedene Unterformen aufgegliedert werden können (Tab. 5-9).

Zytochemische Färbemethoden gestatten eine weitergehende Differenzierung. Dabei sind die folgenden vier Methoden am wichtigsten: 1. die Peroxidase-Reaktion, die fast immer in lymphatischen Zellen negativ und in myeloischen Zellen positiv ausfällt. Je nach dem Prozentsatz der peroxidasepositiven Blasten wird ein POX I-, II- und III-Typ unterschieden; 2. die PAS-Reaktion, welche in Lymphoblasten und pathologischen Erythroblasten positiv ist; 3. die saure Phosphatase mit und ohne Hemmung durch Tartrat als guter Marker für T-Lymphozyten, in denen diese Reaktion positiv ausfällt; 4. die α-Naphthylacetat-Esterase-Reaktion, die vor allem in pro-

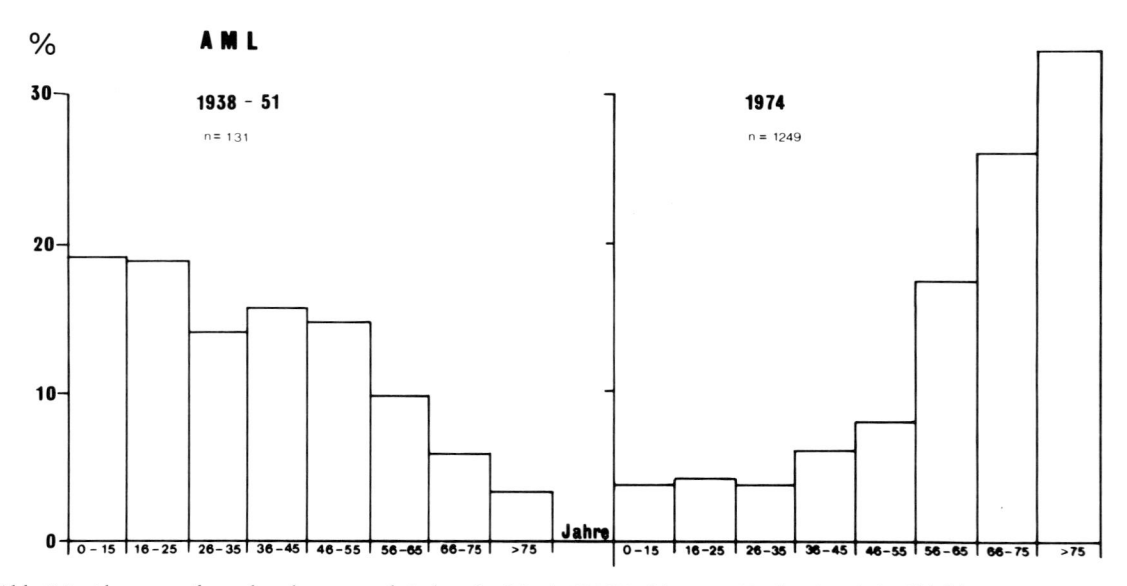

Abb. 5-2: Altersverteilung der akuten myeloischen Leukämie (AML). Literatur-Nachweis wie in Abbildung 5-1

Tab. 5-9: Morphologische Kriterien für die Diagnose akuter Leukämien entsprechend der (FAB) French-American-British Klassifikation [British Journal of Haematology 33, 451 (1976]

Bezeichnung	FAB	Zellgröße	Kernchromatin	Kernform	Nukleolen	Zytoplasma
Akute Lymphatische	L_1	klein	homogen	gleichförmig, gelegentlich eingeschnürt	nicht sichtbar	wenig, hellblau
	L_2	unterschiedlich, vorwiegend groß	unterschiedlich	unterschiedlich, meist eingeschnürt und gebuchtet	ein oder mehrere, oft groß	unterschiedlich, oft reichlich, häufig dunkelblau
	L_3	groß, gleichförmig	fein getüpfelt, gleichförmig	gleichförmig, oval bis rund	auffallend, blasig, ein oder mehrere	reichlich, tief basophil, vakuolisiert
Akute Myeloische Leukämie	M_1 (ohne Ausreifung)	unterschiedlich, meist groß	homogen, fein	groß, rund	ein oder mehrere	wenig, hellblau, keine oder wenig Granula, oft Auer-Stäbchen
	M_2 (mit Ausreifung, Blasten und Promyelozyten > 50)	unterschiedlich, je nach Zelltyp, groß	homogen, fein	oft bi-lobed oder nierenförmig	ein oder mehrere	unterschiedlich, reichlich Granula, viele Auer-Stäbchen
Akute Promyelozyten Leukämie	M_3	sehr groß	homogen, fein	unterschiedlich in Größe, häufig nierenförmig	ein bis zwei	reichlich, massenhaft Granula. Auer-Stäbchen (Faggot)
Akute Myelo-Monozytare Leukämie	M_4	wie M_2 plus M_5				
Akute Monozyten Leukämie	M_5	groß, oft gelappt, nierenförmig	fein	groß, zerebriform	vereinzelt, groß, ein bis drei, blasig	reichlich, häufig Pseudopodenbildung, grau bis basophil, vereinzelt Granula, selten Auer-Stäbchen
Akute Erythro-Leukämie	M_6	unregelmäßig, bizarr, groß	fein, streifig	mehrere, mehrfach gebuchtet, Fragmentation	mehrere	oft große Vakuolen, variabel, selten Auer-Stäbchen

myelozytär und monozytär differenzierten Blasten positiv ist. Bei der Monozytenleukämie ist sie typischerweise durch Natriumfluorid hemmbar. Die genannten Reaktionen sind nicht spezifisch, d.h. eine vollständige Sicherheit bei der Zuordnung zytochemischer Reaktionen zu bestimmten Leukämietypen besteht nicht. Sie fallen aber doch entsprechend der in Tab. 5-10 wiedergegebenen Übersicht in unterschiedlicher Intensität aus und erlauben so eine weitere Einengung der morphologischen Diagnose. Sind alle zytochemischen Reaktionen negativ, spricht man von akuter undifferenzierter Leukämie (AUL).

Die ALL, welche morphologisch in mindestens drei Untergruppen eingeteilt werden kann, läßt sich aufgrund spezifischer Oberflächenmarker und Membranrezeptoren je nach der vorherrschenden Zellpopulation (T-, B-, Null-Zellen) mit immunologischen Methoden noch weiter unterteilen. Dies beruht z.T. auf dem Phänomen, daß lymphozytäre Zellen mit Schafserythrozyten sowohl spontan Rosetten (E-Rosetten = T-Zellen) als auch mittels Fc bzw. C3-Rezeptoren unter Zusatz von Komplement mit Rindererythrozyten (EA- und EAC-Rosetten = B-Zellen) Rosetten bilden können. Mit Hilfe von spezifischen Antiseren können zudem Antigene (cALL- oder T-Zell-Antigen oder Immunoglobuline) an den Membranen nachgewiesen werden. Dadurch lassen sich mindestens 5 verschiedene Untergruppen differenzieren, welche möglicherweise auch eine unterschiedliche Prognose besitzen: T-Zell-ALL (ca. 30%), B-Zell-ALL (ca. 2%), cALL oder Null-Zell-ALL (ca. 67%), prä-T-Zell-ALL (ca. 1%) und c/T-ALL. Mit Hilfe dieser immunologischen Verfahren kann eine große Zahl von Leukämien, welche zytochemisch als undifferenziert eingestuft wurden, den lymphatischen Formen zugeordnet werden, so daß nur ca. 5% aller akuten Leukämien als wirklich undifferenzierte «Stammzell»-Leukämie (AUL) übrigbleiben.

Zusätzlich zu den erwähnten Differenzierungsmöglichkeiten können noch weitere biologische Marker wie die terminale Deoxynukleotidyl-Trans-

Tab. 5-10: Klassifizierung der akuten Leukämien nach zytochemischen Merkmalen. Die Prozentzahlen geben jeweils den Anteil der positiven Blasten an.

Erkrankung	Peroxidase (POX)	Naphthylacetat-Esterase	PAS (Perjod-acid Schiff)
AUL	negativ	negativ	negativ oder vereinzelt feinste Granula
ALL	negativ	negativ	granulär und/oder schollig positiv
AML	positiv	< 25% pos.	negativ oder diffus positiv
POX-Typ I	< 5% pos.	< 25% pos.	negativ oder diffus positiv
POX-Typ II	5–64% pos.	< 25% pos.	negativ oder diffus positiv
POX-Typ III	< 65% pos.	< 25% pos.	überwiegend diffus positiv
AMMoL	meist < 50%	25–49% pos.	negativ oder diffus positiv
AMoL	meist < 25% positiv	> 50% pos.	negativ oder diffus positiv
Akute Erythroleukämie	negativ	stärker als norm. Erythroblasten	diffus oder granulär positiv

ferase (tdT) oder das Lysozym bestimmt werden. Mit Hilfe der tdT und der immunologischen Marker lassen sich neuerdings akute Leukämien mit gemischten Blastenpopulationen (sog. «mixed leukemia») identifizieren, deren zytostatische Behandlung sich je nach dem vorherrschenden Blastentyp richtet. Bei myelomonozytären und reinen monozytären Leukämien ist die Lysozymausscheidung im Urin erhöht.

Prognose

Unbehandelt führen die akuten Leukämien im Verlauf weniger Wochen bis Monate zum Tode. Die zytostatische Kombinationsbehandlung hat gegenüber der früher angewandten Monotherapie sowohl hinsichtlich der Induzierung einer Vollremission als auch der Verlängerung der Überlebenszeit einen großen Fortschritt gebracht. Ebenso hat der Ausbau begleitender supportiver Maßnahmen, welche bei älteren Menschen besonders sorgfältig und intensiv durchzuführen sind, die therapeutischen Möglichkeiten und damit die Prognose wesentlich verbessert. Besonders bei älteren Menschen ist die Erhöhung der Remissionsrate augenfällig.

Mehrere Studien, die eine Korrelation zwischen Prognose und Alter, morphologischer Klassifikation, Leukozytenzahl, Zahl der Blasten, labeling Index, LDH, in vitro-Wachstumsverhalten, Thrombozytenzahl, Splenomegalie, Vorhandensein von Blutungskomplikationen oder Infektionen, oder gar das Ansprechen auf eine bestimmte Therapie untersucht haben, sind kontrovers. Beispielsweise wurde bislang das Alter als wichtigster prognostischer Parameter angesehen: Mehrere neuere Untersuchungen mit dieser Fragestellung, in welchen bei alten Menschen bis zu 85 Jahren eine ebenso intensive Chemotherapie wie bei Patienten unter 60 Jahren durchgeführt wurde, konnten keinerlei Korrelation nachweisen. Remissionsrate und Remissionsdauer waren gleich gut denen, wie sie bei jüngeren Patienten erzielt werden können. Eine optimale supportive Care vorausgesetzt, werden die verbesserten Therapieergebnisse nicht durch eine erhöhte Frühtodesrate während der Induktions-Therapie erkauft. Dennoch hat die ALL im Kindesalter eine deutlich bessere Prognose als die ALL und AML im Erwachsenenalter. Der Grund dafür ist unklar. Nach zellkinetischen Untersuchungen liegt dies offenbar nicht an einer oft vermuteten schlechteren Regenerationsfähigkeit des Knochenmarkes im höheren Alter. Patienten mit extrem hohen Leukozytenzahlen im peripheren Blut und mit primärem Organbefall (Milz, Leber, ZNS) haben meist eine geringere Lebenserwartung als solche mit normaler Leukozytenzahl und fehlender Organbeteiligung. Akute Leukämien, welche im Gefolge anderer Tumoren als Zweitneoplasie auftreten, haben eine signifikant schlechtere Prognose. Die Remissionsraten liegen bei nur 10%.

Therapie

Bei den akuten Leukämien besteht eine absolute Indikation zu einer möglichst rasch einsetzenden zytostatischen Therapie. Zwar werden dadurch kaum Heilungen, aber doch Voll- oder Teilremissionen erzielt. Durch den Einsatz moderner Behandlungsmaßnahmen liegt bei Kindern die Rate der Vollremission bei 80%, bei Erwachsenen zwischen 65–75%. Die hierdurch bedingte Verlängerung der Überlebenszeit wirkt sich vor allem bei Kindern aus. Grundsätzlich muß man mit 4–6 Wochen rechnen, bis eine Beurteilung des Therapieerfolges möglich ist. Ein Behandlungserfolg zeigt sich am Verschwinden der Blasten aus dem Differentialblutbild, Besserung des Knochenmarkbefundes (Abnahme des Blastenanteiles um 25%), Anstieg der Thrombozyten, Rückbildung von Organvergrößerungen sowie Besserung des Allgemeinbefindens. Die Kriterien für einen Therapieerfolg sind im einzelnen aus Tabelle 5-11 ersichtlich.

Fortschritte aus der Behandlung akuter Leukämien wurden insbesondere durch den gleichzeitigen oder sequentiellen Einsatz verschiedener antileukämisch wirksamer Substanzen mit unterschiedlichen biochemischen Angriffspunkten auf den Stoffwechsel proliferierender Zellen erreicht. Das Prinzip einer derartigen kombinierten Behandlung besteht darin, daß verschieden wirksame Substanzen sich in ihrer Beeinflussung der leukämischen Erkrankung, nicht jedoch in ihren unerwünschten Nebenwirkungen po-

Tab. 5-11: Kriterien zur Remissionsbeurteilung akuter Leukämien entsprechend dem Knochenmarkbefund. Die Prozentwerte beziehen sich auf die Gesamtzahl kernhaltiger Zellen des Knochenmarkes einschließlich der Erythropoese.

Beurteilung		Akute lymphatische Leukämie		Akute myeloische Leukämie	
		Blasten	Lymphozyten + Blasten	Blasten	Promyelozyten + Blasten
KR	M_0	völlig normales Mark, keine leukämischen Zellen			
	M_1	0–5 %	0–4 %	0–5 %	0–10 %
PR	M_2	6–25 %	41–70 %	6–25 %	6–30 %
	M_3	26–50 %	> 70 %	26–50 %	31–55 %
	M_4	> 50 %	> 70 %	> 50 %	> 55 %

KR = Komplette (Voll-) Remission; PR = Partielle (Teil-) Remission

tenzieren und die Gefahr einer Resistenzentwicklung leukämischer Zellen auf die Zytostatika reduziert wird.

Die wichtigsten Medikamente sind: die Anthracyclin-Antibiotika Daunorubicin und Adriamycin, welche die DNS-Replikation wahrscheinlich durch Interkalierung von Basenpaaren verhindern; das pyrimidinanaloge Cytosin-Arabinosid, das die DNS-Synthese durch kompetitive Hemmung der DNS-Polymerase unterbricht; der Mitosehemmer Vincristin; Kortikosteroide mit zytozider und differenzierender Wirkung; L-Asparaginase, welche leukämischen Zellen, die auf eine exogene Zufuhr von Asparagin angewiesen sind, diese essentielle Aminosäure entzieht.

Die Dauer einer erzielten Vollremission hängt wesentlich von der Intensität der initialen Therapie, d.h. der Qualität der Remission ab. Die längsten Remissionsdauern wurden mit sehr intensiven Dreier- oder auch Viererkombinationen erzielt, während mit weniger aggressiven Zweierkombinationen die Chance abnimmt, eine Remission zu erzielen, und erreichte Remissionen deutlich kürzer sind. Nach Erreichen einer Vollremission sollte zur Konsolidierung der Remission ein weiterer Behandlungszyklus angeschlossen werden, wie er zur Induktion verwandt wurde.

Die Induktionsbehandlung der akuten Lymphoblasten- (ALL) und undifferenzierten Leukämie (AUL), die bei beiden identisch ist, besteht vorwiegend aus der Anwendung von Kortikosteroiden und Vincristin. Bei der Behandlung der akuten lymphatischen Leukämie im Erwachsenenalter steigt die Remissionsrate, wenn diese Zweierkombination mit weiteren Zytostatika ergänzt wird. Vor allem hat sich die Hinzugabe von Adriamycin in wöchentlichem – oder besser – zweiwöchentlichem Abstand und L-Asparaginase über 14 Tage bewährt. Bei den Anthracyclinen sind die kardiotoxischen Früh- und Spätkomplikationen zu berücksichtigen, die bei älteren Patienten mit einer höheren Wahrscheinlichkeit der Vorschädigung des Herzens schwerwiegender sein können. Die kardiotoxische Gesamtdosis ist daher auf 550 mg/m² begrenzt. Die häufigsten Nebenwirkungen der L-Asparaginase sind neben einem Anstieg der Transaminasen Fieber, Fibrinogensturz und erhöhte Blutzuckerwerte.

Die Therapie der akuten nicht-lymphatischen Leukämien (ANLL), welche vorwiegend im Erwachsenenalter auftreten, ist in der Regel sehr intensiv. Fast alle Patienten durchlaufen ein Stadium der schweren Knochenmarkdepression, bevor sie in eine Remission kommen. Eine Vielzahl von Zytostatikakombinationen wurde therapeutisch eingesetzt. Es hat sich jedoch herausgestellt, daß die Gabe von Cytosin-Arabinosid über sieben Tage in Kombination mit einem Anthracyclin zu den besten Ergebnissen führt. Vollremissionen wurden in 70 % der Patienten erzielt, die mittlere Remissionsdauer liegt bei 10–12 Monaten.

Eine konsequente Behandlung ist häufig in höherem Alter wegen schwerer toxischer Nebenwirkungen oder anderer altersbedingter Erkrankungen, besonders kardialer Genese, nicht möglich. Auch ein schwer einstellbarer Diabetes mellitus, zerebrale Insuffizienz oder ein behandlungsbedürftiger Hypertonus können Hinderungsgründe sein. Eine alternative Behandlungsmöglichkeit besteht in der Kombination von Cytosin-Arabinosid über jeweils fünf bis sieben Tage und der täglichen Gabe von Thioguanin. Die Fortsetzung intensiv wirkender Zytostatikakombinationen hängt auch davon ab, ob Möglichkeiten des Thrombozyten- und Granulozytenersatzes und zur keimarmen bzw. -freien Isolierung gegeben sind. In Abb. 5-3 sind einige z.Z. erfolgreich angewandte Behandlungsschemata zusammengestellt.

Die Erhaltungstherapie in der Vollremission ist offenbar notwendig, um das von der im Organismus verbliebenen leukämischen Restpopulation ausgehende Rezidiv hinauszuzögern. Wenn eine Vollremission erreicht ist, wird zur sog. Konsolidierung noch ein Therapiezyklus angeschlossen, wie er auch zur Remissionsinduktion verwendet wurde. Zur Erhaltungstherapie werden vorwiegend 6-Mercaptopurin, 6-Thioguanin, Methotrexat und Cyclophosphamid benutzt. Drei mögliche Kombinationen, die sowohl bei den akuten lymphatischen wie auch akuten nicht-lymphatischen Leukämien eingesetzt werden können, sind in Tabelle 5-12 zusammengefaßt. Es hat sich gezeigt, daß wie bei der Therapie zur Remissionsinduktion auch die Erhaltungstherapie in einer Mehrfachkombination der Monotherapie überlegen ist, da das Rezidiv länger hinausgezögert werden kann.

Eine Alternative zur Dauertherapie in der Vollremission ist eine Stoßtherapie, die alle vier bis acht

I Akute lymphatische- und akute undifferenzierte Leukämie im Erwachsenenalter

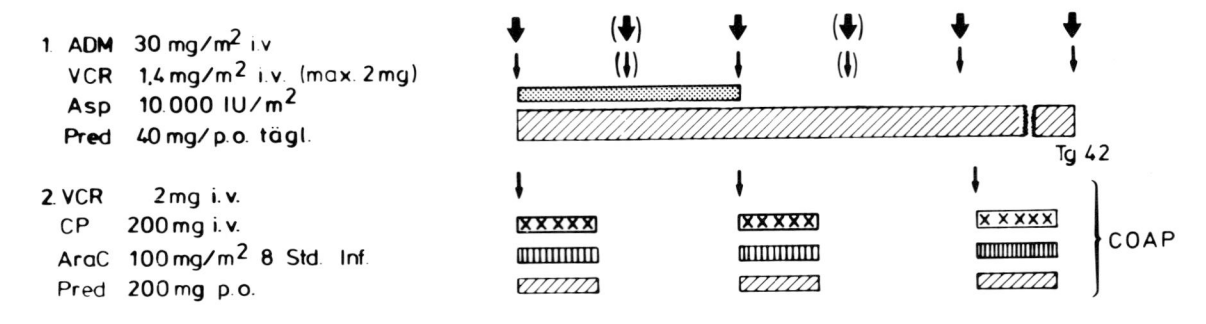

1. ADM 30 mg/m² i.v.
   VCR 1,4 mg/m² i.v. (max. 2 mg)
   Asp 10.000 IU/m²
   Pred 40 mg/p.o. tägl.

2. VCR 2 mg i.v.
   CP 200 mg i.v.
   AraC 100 mg/m² 8 Std. Inf.
   Pred 200 mg p.o.
   } COAP

Akute myeloische- und myelomonozytäre Leukämie

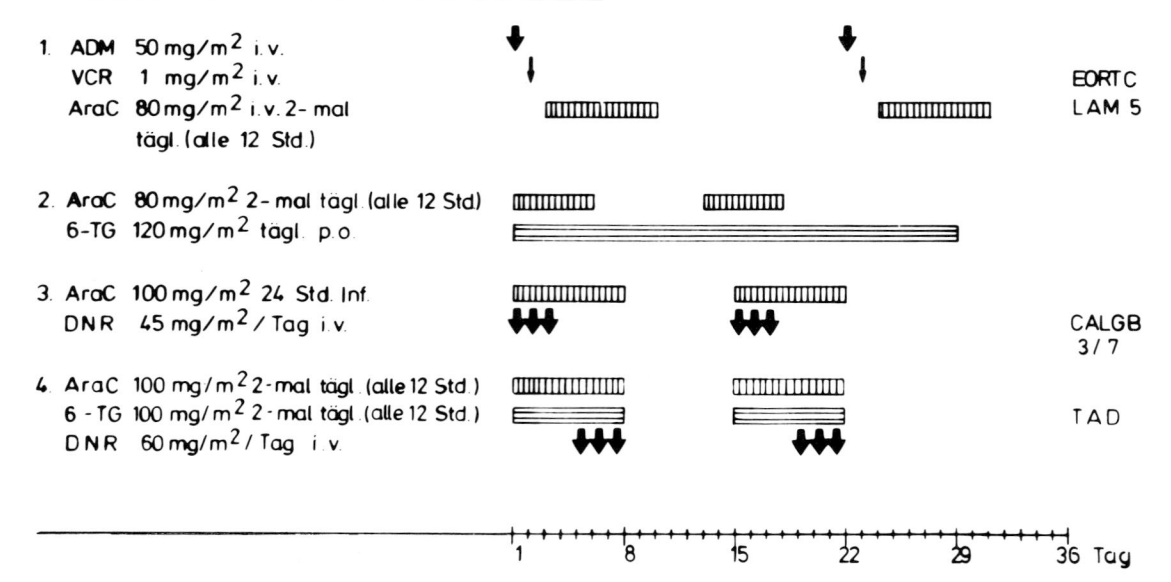

1. ADM 50 mg/m² i.v.
   VCR 1 mg/m² i.v.
   AraC 80 mg/m² i.v. 2-mal tägl. (alle 12 Std.)
   EORTC LAM 5

2. AraC 80 mg/m² 2-mal tägl. (alle 12 Std)
   6-TG 120 mg/m² tägl. p.o.

3. AraC 100 mg/m² 24 Std. Inf.
   DNR 45 mg/m² / Tag i.v.
   CALGB 3/7

4. AraC 100 mg/m² 2-mal tägl. (alle 12 Std.)
   6-TG 100 mg/m² 2-mal tägl. (alle 12 Std.)
   DNR 60 mg/m² / Tag i.v.
   TAD

Abb. 5-3: Behandlung akuter Leukämien. Therapieschemata zur Remissions-Induktion. Abkürzungen: ADM = Adriamycin, AraC = Cytosin-Arabinosid, Asp = Asparaginase, CP = Cyclophosphamid, DNR = Daunomycin, Lcv = Leucovorin, MTX = Methotrexat, Pred = Prednison, 6-TG = 6-Thioguanin, VCR = Vincristin, Namen von Protokollen: EORTC-LAM 5, COAP, CALGB-3/7, TAD.

Tab. 5-12: Zytostatikakombinationen zur Erhaltungstherapie akuter lymphatischer und myeloischer Leukämien in der Vollremission.

6-Mercaptopurin	90 mg/m²	p.o. tägl.
Methotrexat	20 mg/m²	p.o. oder i.v. einmal/Wch
oder		
6-Mercaptopurin	50 mg/m²	p.o. tägl.
Methotrexat	20 mg/m²	p.o. einmal/Wch
Cyclophosphamid	200 mg/m²	p.o. einmal/Wch
oder		
6-Thioguanin	70 mg/m²	p.o. an vier aufeinanderfolgenden Tagen der Woche
Cytosin-Arabinosid	80 mg/m²	i.m. oder s.c. am fünften Tag – bis zum Rezidiv

Wochen durchgeführt wird, ohne dazwischenliegende orale Behandlung. Sie stellt gewissermaßen die laufende Fortsetzung einer prophylaktischen Reinduktion dar und erfolgt entweder mit der zur Remissionsinduktion verwendeten Zytostatikakombination oder mit verschiedenen Kombinationen, die in zyklischem Wechsel verabfolgt werden.

Es hat sich als vorteilhaft erwiesen, auch bei fortlaufender Dauertherapie hin und wieder (2- bis 3mal pro Jahr) einen Reinduktionszyklus als sog. frühe bzw. späte Intensivierung zu interponieren. Eine Erhaltungstherapie sollte bei weiterbestehender Vollremission bis zum erneuten Rezidiv weitergeführt werden.

Die **Immuntherapie** ist eine andere Art der Erhaltungstherapie und kann entweder eigenständig oder in Kombination mit Zytostatika nach eingetretener Vollremission erfolgen. Die Vorstellung dabei liegt darin begründet, die körpereigenen immunologischen Abwehrkräfte derart zu stimulieren, daß der Organismus mit dem Rest der verbliebenen Leukämiezellen selber fertig werden kann. Man unterscheidet eine unspezifische und eine spezifische Immuntherapie. Erstere besteht in der intrakutanen Verabfolgung von BCG an verschiedenen Körperregionen, wobei kurzzeitig auftretendes Fieber eine erwünschte Nebenwirkung ist. Bei der zweiten Art dieser Therapie werden mit Neuraminidase behandelte, kryokonservierte, allogene Blasten verwendet, welche ebenfalls intrakutan appliziert werden. Die Erfolge mit dieser Therapieform haben die Erwartungen im großen und ganzen nicht erfüllt.

Prophylaxe und Therapie der Meningiosis leukaemica

Eine leukämische Infiltration der Meningen wird von den üblichen Zytostatika nicht erreicht, da die Blut-Liquor-Schranke nicht in pharamakologisch wirksamen Mengen überschritten wird. Deshalb kann vor allem bei der akuten lymphatischen Leukämie eine Meningiosis leukaemica zum Ausgangspunkt eines leukämischen Rezidivs werden. Mit zunehmender Remissionshäufigkeit auch in höheren Altersgruppen nimmt die Bedeutung der Meningiosis leukaemica im Gefolge der akuten lymphatischen wie der nichtlymphatischen auch im Erwachsenenalter zu. Es ist deshalb sinnvoll, bei Patienten mit ALL und ANLL bis zum 45. Lebensjahr nach erreichter Vollremission eine Meningiosis-Prophylaxe durchzuführen, die aus der gleichzeitigen intrathekalen Gabe von Methotrexat in fünf Dosen à 15 mg und einer Strahlentherapie mit 24 Gy (2400 rd) in 15 Fraktionen auf das ZNS besteht. Durch diese Behandlungsmaßnahme können die Remissionsdauern, insbesondere bei der akuten lymphatischen Leukämie, erheblich verbessert werden. Bei der Therapie der manifesten Meningiosis leukaemica wird zusätzlich fünfmal je 50 mg Cytosin-Arabinosid intrathekal, entweder gleichzeitig oder im Anschluß an die MTX-Gabe verabfolgt.

Symptomatische Therapie und supportive Maßnahmen

Bei der zytostatischen Behandlung akuter Leukämien handelt es sich um eine echte Intensivbehandlung, die einer aufwendigen Kontrolle und Pflege der Patienten bedarf. Es muß sorgfältig auf Komplikationen, die u. U. lebensgefährlich werden können, geachtet und entsprechende symptomatische Maßnahmen ergriffen werden. Hierzu gehören a) bei einem Hämoglobinwert von ca. 6–7 g/dl, bei älteren Patienten von ca. 7–8 g/dl, der Ausgleich durch Erythrozytenkonzentrate, am besten gewaschenen; b) die Behandlung einer hämorrhagischen Diathese: am häufigsten ist die durch Thrombozytopenie bedingte Blutungsneigung, die sich unter der zytostatischen Therapie noch verstärkt und früher die häufigste letale Komplikation war. Sie läßt sich in den meisten Fällen durch Thrombozytenersatz beherrschen. Als Richtschnur kann gelten, daß bei Thrombozytenwerten unter 20 000/mm³ (Kammerzählung!) auch bei fehlender klinischer Symptomatik die Substitution erfolgen sollte, da meist doch in solchen Fällen später autoptisch meningeale und subendokardiale petechiale Blutungen gefunden werden und gleichzeitig zytostatika- oder antibiotikainduzierte Thrombozytenaggregationsstörungen bestehen. Bei den klinischen Zeichen einer Blutung (petechiale Haut- und subkonjunktivale Blutungen, Hämaturie, durch Liquorpunktion nachgewiesene Blutung im ZNS etc.) müssen unabhängig von den Thrombozytenzahlen Plättchen substituiert werden; c) besonders bei der Promyelozyten-Leukämie, aber auch bei der vielzelligen Verlaufsform der AML, besteht die Gefahr einer Verbrauchskoagulopathie, die durch Freisetzen gerinnungsaktiver Substanzen beim Zellzerfall spontan oder durch die Therapie entsteht. Bei dieser Form der akuten Leukämie ist deshalb eine vorsichtige prophylaktische Heparinisierung (10 000 bis 15 000 I.E./24 Std.) angezeigt. Bei manifester Verbrauchskoagulopathie und gleichzeitiger substitutionsbedürftiger Thrombozytopenie dürfen Thrombozyten nur gleichzeitig mit Heparin gegeben werden; d) Behandlung von Infektionen, die durch das Fehlen funktionstüchtiger Leukozyten begünstigt werden. Infektionen mit gramnegativen Keimen (Pseudomonas, Klebsiellen, E. coli) sind heute die häufigste Ursache tödlicher Komplikationen bei akuten Leukämien. Nicht selten reaktivieren alte Tuberkulosen, an die häufig nicht gedacht wird, unter der zytostatischen Therapie. Aber auch Virusinfekte, Pilzinfektionen und die interstitielle Pneumozystis-Pneumonie müssen als Ursache von unklarem Fieber in die differentialdiagnostischen Überlegungen eingehen.

Jedes Fieber ist zunächst als infektiös bedingt anzusehen, obwohl ein Keimnachweis häufig nicht gelingt. Nach Abnahme von Blut- und Urinkulturen sowie Sputum- und Rachenabstrichen sollte bei Temperaturen über 38 °C antibiotisch mit einer Zweierkombination in bakteriziden Dosen (Cephalosporine: Cefoxitin; Aminoglykoside: Tobramycin) – ohne auf das mikrobiologische Ergebnis zu warten – abgedeckt und bei ausbleibendem Ansprechen nach drei bis fünf Tagen ein Acylureido-Penicillin (Azlocillin) zugelegt werden.

Im Zustand einer extremen Granulozytopenie und gleichzeitigem Fieber muß zusätzlich zu der antibiotischen Therapie ein Granulozytenersatz an mindestens fünf Tagen erfolgen.

Beim Vorliegen einer reaktivierten Tuberkulose muß tuberkulostatisch mit einer Dreierkombination eingegriffen werden (Streptomycin oder INH, Myambutol, Rifampicin).

Manifeste Pilzinfektionen, etwa der Lunge oder des Urogenitalsystems meist mit Candida albicans, sollten systemisch behandelt werden (Amphotericin B, Miconazolium oder 5-Fluorocytosin, allein oder in Kombination).

Wegen der sehr aufwendigen Therapie manifester Infektionen haben sich e) prophylaktische und gnotobiotische Prinzipien durchgesetzt: die selektive Darmdekontamination wegen der Sepsisgefahr mit gramnegativen Keimen – vor allem E. coli – durch zytostatische Schädigung des schützenden Darmepithels unter Zuhilfenahme von schwer resorbierbaren Antibiotika (Kombination von Colistin- und

Neomycinsulfat), gleichzeitige Pilzprophylaxe mit Nystatin oder Amphotericin B per os und Umkehrisolation. Diese Maßnahmen gewinnen zunehmend an Bedeutung, um eine intensivere zytostatische Therapie mit dem Ziel länger anhaltender Remissionen konsequent zu erreichen.

Bei älteren Menschen müssen die genannten Maßnahmen besonders sorgfältig durchgeführt werden, da häufig noch andere chronische Erkrankungen gleichzeitig bestehen. Es sollte beispielsweise auf einen Diabetes oder dessen mögliche Entgleisung durch eine im Rahmen der zytostatischen Leukämiebehandlung notwendig werdende Steroidmedikation Rücksicht genommen werden. Da die Anthracycline kardiotoxisch sind, sollte eine vorsichtige Digitalisierung erfolgen. Bei erhöhten Kreatininwerten muß auf eine ausreichende Flüssigkeitszufuhr und ggf. eine Reduktion nephrotoxischer Antibiotika geachtet werden. Schließlich muß neben der Verordnung von Medikamenten auch deren Einnahme durch das Pflegepersonal überwacht werden, soweit diese nicht intravenös applizierbar sind, da bei alten Menschen neben der Konzentrationsschwäche häufig auch ein mangelhaftes Gedächtnis vorhanden ist.

5.2.2.2 Präleukämische Zustände, Smoldering-Leukämie

Die Begriffe «Präleukämie» und «Smoldering-Leukämie» sind für eine Reihe von Veränderungen der Knochenmarkfunktion verwendet worden, die durch eine verminderte, normale oder gesteigerte Zellularität im Knochenmark, aber defekter Hämatopoese mit peripherer Leukopenie, Thrombozytopenie oder Anämie gekennzeichnet sind. Die Anämie kann durch eine ineffektive Erythropoese mit Auftreten von Megaloblasten im Knochenmark gekennzeichnet sein und mit einer Hämolyse einhergehen. Auch die sideroachrestische Anämie und die therapierefraktäre Anämie mit einem hohen Blastenanteil gehören dazu. Von diesen myelodysplastischen Erkrankungen mit gesteigerter Zellularität im Knochenmark können solche mit verminderter Zelldichte abgegrenzt werden: Hier sind die aplastische Anämie und die paroxysmale nächtliche Hämoglobinurie als typische Präleukämien einzuordnen.

Patienten mit diesen Syndromen sind meistens über 50 Jahre alt. Charakteristischerweise fehlen Lymphadenopathie und Splenomegalie. Neben den Störungen des Eisenstoffwechsels mit Ringsideroblasten ($>60\%$), findet sich eine defekte Granulabildung in Neutrophilen, Pseudo-Pelger-Bildung, mäßige Monozytose und häufig Veränderungen der Lysozym- und Plättchenfunktion. Da nur 30% der Patienten mit den oben erwähnten myelodysplastischen Syndromen im weiteren Krankheitsverlauf eine Leukämie entwickeln, ist die Diagnose «Präleukämie» meistens retrospektiv.

Die Smoldering-Leukämie ist durch die Besonderheit gekennzeichnet, daß die Diagnose einer Leukämie morphologisch außer Frage steht (bis zu 30% Myeloblasten im Knochenmark), der Verlauf der Erkrankung jedoch subakut bis chronisch ist. Die Blasten zeigen eine besonders langsame Proliferationstendenz, welche sich möglicherweise durch Messung des DNS-Stoffwechsels bestimmen läßt. Man findet in etwa der Hälfte der Fälle Chromosomenveränderungen der C-, F- und G-Gruppe.

Die Smoldering-Leukämie sollte nicht zytostatisch behandelt werden, da der Anteil des proliferierenden Zellkompartments gering und die resultierende Knochenmarkaplasie schwer und anhaltend sein kann. Erst wenn diese subakute Leukämie in eine akute, rasch proliferierende myeloische Leukämie übergeht, wird eine intensive Behandlung erforderlich. Bei beiden metaplastischen Syndromen, der sog. Präleukämie wie der Smoldering-Leukämie, ist ein Behandlungsversuch über einige Monate mit Oxymetholon (2–4 mg/kg/die) oder Androgenen (Stanozolol 0,15 mg/kg/die) empfehlenswert, da beide Medikamente zumindest in vitro eine Ausreifungsstörung der defekten Hämatopoese überkommen können.

5.2.2.3 Chronische Lymphadenose (CLL) und verwandte Krankheitsbilder

Zuordnung

Die frühere Bezeichnung «chronisch lymphatische Leukämie» ist verlassen worden, um deutlich zu machen, daß es sich hierbei nicht um eine Leukämie im eigentlichen Sinne, sondern aufgrund der immunologischen Charakterisierung der Lymphozyten phylogenetisch um ein Non-Hodgkin-Lymphom mit niederer Malignität handelt. Dies gilt ebenso für einige verwandte Unterformen wie die Prolymphozyten-Leukämie, das Sézary-Syndrom und die Haarzell-Leukämie.

Klinische Symptomatologie

Klinisches Leitsymptom der CLL sind symmetrische, z.T. generalisierte Lymphknotenschwellungen im Hals-, Achsel- und Inguinalbereich. Die Lymphknoten sind derb, indolent und gut abgrenzbar. Ein mediastinaler Lymphknotenbefall findet sich in etwa 25% der Fälle. Häufig bestehen eine Hepato- und/oder Splenomegalie sowie Nieren- und Hautbeteiligung. Letztere geht oft den systemischen Manifestationen voraus. Wegen des meist ausgeprägten Antikörpermangelsyndroms neigen die Patienten zu gehäuften Infekten. Die Hypogammaglobulinämie nimmt im Verlauf der Erkrankung zu. Die humorale Antikörperbildung ist herabgesetzt, während Immunreaktionen der Haut vom verzögerten Typ intakt bleiben.

Diagnose und Differentialdiagnose

Die CLL ist eine hämatologische Erkrankung des höheren Lebensalters mit einem mittleren Alter von 60 Jahren. Die Diagnose ist aus dem Routineblutbild leicht zu erstellen. Die Leukozytenzahl ist stets erhöht, in einem Drittel der Fälle über $100 000/mm^3$. Im Differentialblutbild finden sich über 90% kleine, reife Lymphozyten, welche B-Zellen entsprechen. Immunfluoreszenzmikroskopische Untersuchungen zeigen in der überwiegenden Mehrzahl an der Zelloberfläche monoklonales IgM. Da die Zellen leicht lädierbar sind, findet man charakteristische Gumprechtsche Kernschatten. Das Sternalpunktat erbringt gegenüber dem Blutbild keine wesentlichen neuen Gesichtspunkte. Patienten mit fortgeschrittener Erkrankung zeigen aufgrund der Knochenmarkinfiltration zusätzlich eine Anämie und Thrombozytopenie. Etwa 20% der Patienten entwickeln eine Coombs-positive autoimmunhämolytische Anämie. Selten wird eine Autoimmunthrombozytopenie beobachtet.

Wichtig ist die differentialdiagnostische Abgrenzung von einigen verwandten lymphatischen Erkrankungen, welche mit einer erheblichen Lymphozytenvermehrung im Blut einhergehen: Die Prolymphozyten-Leukämie ist eine morphologisch unreifere und prognostisch ungünstigere Variante der CLL. Beim Sézary-Syndrom besteht klinisch zusätzlich eine generalisierte Erythrodermie. Die Zellkerne der Lymphozyten zeigen auffallende Einkerbungen und Gyrierungen. Immunologisch entsprechen die Lymphozyten im Gegensatz zur CLL T-Zellen. Die Prognose ist ungünstiger. Bei der Haarzell-Leukämie besteht in der Regel eine erhebliche Milzvergrößerung, während die Lymphknotenschwellungen geringer ausgeprägt sind. Die typischen Zellen im peripheren Blut, die der Erkrankung den Namen gegeben haben, zeigen mikroskopisch unregelmäßige, feine Membranfortsätze, welche immunologisch IgM- und IgD-Moleküle darstellen. Zytochemisch reagieren die Zellen saure-Phosphatase-positiv, wobei diese Reaktion tartratstabil ist.

Therapie

Die Entscheidung, wann eine CLL behandelt werden sollte, ist oft sehr schwierig. Im allgemeinen gilt als Richtlinie, die Therapie dann zu beginnen, wenn die Erkrankung objektiv progredient und das Allgemeinbefinden des Patienten beeinträchtigt ist. Ist eine systemische Therapie erforderlich, kann die Erkrankung in der Mehrzahl der Fälle durch alkylierende Substanzen und/oder Kortikosteroide in intermittierender Verabfolgung gut beherrscht werden. Leukeran wird beispielsweise in einer Dosierung von 0,15 mg/kg/die an drei aufeinanderfolgenden Tagen mit Steroiden in abfallender Dosierung (75 mg, 50 mg, 25 mg p.o.) kombiniert. Die Wiederholung erfolgt alle zwei Wochen, wobei das Leukeran jedesmal um 0,4 mg/kg gesteigert wird, bis die Leukozyten auf 3000/mm³ gehalten werden können. Es sollten 12 Zyklen ($^{1}/_{2}$ Jahr) verabfolgt werden. Bei eintretender Resistenz wird auf das sog. COP-Protokoll gewechselt, bei dem an fünf aufeinanderfolgenden Tagen 400 mg/m² Cyclophosphamid i.v. zusammen mit 100 mg/m²/die Kortikosteroide p.o. alle drei Wochen für 6–10 Zyklen gegeben wird. Bei ausgeprägtem Antikörpermangel empfiehlt es sich, Immunglobuline zu substituieren, beginnend mit je fünf Gramm an fünf aufeinanderfolgenden Tagen und dann einmal fünf Gramm alle sechs bis acht Wochen. Infekte, insbesondere pulmonale und urogenitale, welche unter der zytostatischen Therapie auftreten, sollten unverzüglich einer wirksamen Breitbandantibiose zugeführt werden, da es sich in der Regel um alte Menschen handelt. Bei pulmonalen Infekten ist stets auch an die Reaktivierung alter, in der Jugend abgelaufener Tuberkulosen zu denken.

5.2.2.4 Chronisch myeloische Leukämie (CML) und myeloproliferative Syndrome

Klinische Symptomatologie

Die CML tritt in jeder Altersstufe auf, bevorzugt aber das mittlere Alter zwischen 30 und 50 Jahren, seltener das höhere Lebensalter, und ist im Kindesalter eine Seltenheit. Es können zwei verschiedene Krankheitsphasen unterschieden werden, eine chronische Phase und der Blastenschub. Führendes klinisches Symptom ist die Vergrößerung der Milz, welche in fortgeschrittenen Fällen bis zum Beckenkamm und nach rechts über die Nabellinie reicht. Als Folge der Splenomegalie klagen die Patienten über ein unangenehmes Druckgefühl im Oberbauch, das sich nach dem Essen verstärkt. Es folgen in der Symptomatologie Schwäche, Gewichtsverlust und Klopfschmerzhaftigkeit des Sternums. Vergrößerte Lymphknoten bestehen nur bei 6% der Patienten.

Diagnose und Differentialdiagnose

Im Blutbild der **chronischen Phase** besteht bei Diagnosestellung eine Leukozytose von etwa 200 000/mm³, wobei alle Reifungsstufen bis zum Myeloblasten in ausgewogenem Verhältnis zu finden sind. Blasten und Promyelozyten machen zusammen weniger als 30% im Differentialblutbild aus. Es fehlt ein Hiatus leukaemicus. Gleichzeitig sieht man nicht selten eine Eosinophilie oder Basophilie. Letztere gilt als prognostisch ungünstig. Bei einem Drittel der Patienten besteht eine normochrome Anämie mit einem Hämoglobinwert unter 11 g/dl. Die Thrombozytenzahl ist initial in 50% der Fälle erhöht, was zur Abgrenzung gegenüber anderen Leukämien hilfreich sein kann. Entsprechend der Thrombozytose in der Peripherie können auch die Megakaryozyten im Knochenmark vermehrt sein (megakaryozytäre Myelose). In der Regel liegt trotz Thrombozytose eine Funktionsstörung der Thrombozyten vor; dies gilt in gleicher Weise für andere, weiter unten aufgeführte myeloproliferative Syndrome. Daher ist bei Gabe von thrombozytenaggregationshemmenden Medikamenten, etwa β-Lactamantibiotika, eine sorgfältige Überwachung des Gerinnungsstatus notwendig.

Der Index der alkalischen Leukozytenphosphatase ist in der chronischen Phase erniedrigt (< 10), und diese fehlt in der Blastenkrise gänzlich. Dies ist der wichtigste differentialdiagnostische Parameter gegenüber leukämoiden Reaktionen im Gefolge von Infektionen oder einer Knochenmarkkarzinose bei anderen Tumoren. Das Philadelphia-Chromosom ist in über 90% der Fälle positiv und diagnostisch absolut beweisend. Es kann nicht nur in granulozytären Zellen, sondern auch thrombopoetischen und erythropoetischen Vorstufen nachgewiesen werden. Da zudem bei etwa 30% der Patienten das cALL-Antigen sowie die terminale Deoxynucleotidyl-Transferase (tdT) in den Blasten gefunden wird, welche sonst nur bei der akuten lymphatischen Leukämie vorkommen, stellt die CML eine echte Stammzell-Erkrankung dar. Eine Besonderheit bei CML ist die Begleit-Monozytose, die so ausgeprägt sein kann, daß irrtümlicherweise die Diagnose einer Monozyten-Leukämie gestellt wird.

Aufgrund des erhöhten Zellumsatzes sind LDH und Harnsäure erhöht, letztere kann zur Ausbildung von Nierensteinen führen.

CML, Polycythaemia vera und das Osteomyelofibrose-Myelosklerose-Syndrom zeigen neben einer massiven Leukozytose mit Linksverschiebung zahlreiche Ähnlichkeiten. Letztere beiden können gelegentlich auch ein Philadelphia-Chromosom haben. Zudem können sie ineinander übergehen. Man bezeichnet deshalb alle drei Krankheitsbilder als myeloproliferative Syndrome. Kompliziert wird die Differentialdiagnose auch durch die Tatsache, daß bei CML und Polycythaemia vera im Verlauf, seltener zu Beginn, eine sekundäre Markfibrose auftreten kann. Das Osteomyelofibrose-Myelosklerose-Syndrom ist durch eine zunehmende Verödung des Knochenmarkes mit unterschiedlich ausgeprägter Fibrose bzw. Osteosklerose, extramedullärer Blutbildung, vor allem in Milz und Leber, mit starker Vergrößerung dieser Organe und Ausschwemmung unreifer myeloischer und erythropoetischer Zellen, vor allem Normoblasten, in das periphere Blut aus den extramedullären Blutbildungsherden charakterisiert.

Das Eintreten der **CML-Blastenkrise** kennzeichnet die Wandlung von einer Hyperplasie reifer Zellelemente zum Verlust jeglicher Zelldifferenzierung mit starker Vermehrung von Blasten. Bei der Hälfte der Patienten geht der akuten Blastenkrise eine akzelerierte Phase mit zunehmender Leukozytose, manchmal auch Thrombozytose und Milzvergrößerung, voraus, welche gegenüber der Therapie der chronischen Phase refraktär wird. In etwa 25 % geht die CML nicht in einen Blastenschub, sondern in ein Myelofibrose-Syndrom über; dieser Verlauf ist besonders für die megakaryozytäre Myelose typisch. Im Blastenschub steigt der Anteil der Blasten und Promyelozyten in der Peripherie weit über 30 %. Meist findet sich gleichzeitig ein Abfall der Thrombozyten und Anstieg der LDH. Klinisch bestehen Schwäche, Fieber und Milzvergrößerung, häufig Knochenschmerzen.

Therapie

Chronische Phase

Die Indikation zur Therapie stellt sich ebenso wie bei der CLL weniger nach der Höhe der Granulozytenzahl, sondern nach dem Allgemeinbefinden des Patienten sowie nach dem Grad der Anämie und Thrombozytopenie; eine mögliche Thrombozytose sollte bei Werten über 500000/mm³ ebenfalls behandelt werden, obwohl eine Normalisierung nur selten gelingt. Am häufigsten wird Busulfan (Myleran) in einer Dosierung von 4–8 mg/die verabreicht, daneben kommen Dibrom-Mannitol und Hydroxyharnstoff zur Anwendung, welche mit Busulfan nicht kreuzresistent sind. Die Behandlung wird gut vertragen, wirkt aber in der Regel erst nach ein bis zwei Wochen, wobei die Leukozytenwerte bei etwa 30000–50000/mm³ eingestellt werden sollten. Bei Beschwerden durch die Splenomegalie kann eine niedrigdosierte Milzbestrahlung eine Organverkleinerung und Verminderung der peripheren Leukozytenzahl herbeiführen. Aggressive Chemotherapieschemata, die eine völlige Ausrottung des Philadelphia-Chromosom-tragenden Zellklons zum Ziel haben, sowie die frühe Splenektomie, zeigten bisher noch keine überzeugenden Erfolge. Dies gilt auch für den

Blastenschub

Intensive Therapieprotokolle, wie sie bei der Behandlung der akuten Leukämie zur Anwendung gelangen, geben keine besseren Resultate als die Kombination aus einem Vinkaalkaloid und Prednison (Vindesin 2 mg/m² an zwei aufeinanderfolgenden Tagen pro Woche, dreimal; Kortikosteroide mit 75 mg/die in der ersten, 50 mg in der zweiten und 25 mg in der dritten Woche). Damit lassen sich in etwa 30 % Vollremissionen erzielen, die rasch einsetzen, im Mittel fünf Monate anhalten und in gleicher Weise bei lymphatisch und myeloisch differenzierten Blasten erfolgreich sind. Eine bewährte therapeutische Alternative stellt die Behandlung mit 6-Mercaptopurin (200 mg/die in abfallender Dosierung) dar. Alle Therapieversuche müssen berücksichtigen, daß es sich um eine Erkrankung der frühen Stammzellen, also aller hämatopoetischen Zellreihen handelt, so daß die Knochenmarkreserven begrenzt sind und daher die therapiebedingte Aplasie sehr nachhaltig sein kann. Es ist selbstverständlich, daß beim Zellzerfall auf erhöhte Harnsäurewerte im Serum (Allopurinol 300 mg/die) und das Einsetzen einer intravasalen Verbrauchskoagulopathie (vorsichtige Heparinisierung) geachtet werden muß. Allopurinol verstärkt durch Hemmung des enzymatischen Abbaus die Wirkung von 6-Mercaptopurin um den Faktor 3–5. Im übrigen sind alle supportiven Maßnahmen, wie sie zuvor für die Behandlung akuter Leukämien angegeben wurden, indiziert.

Literatur

Anderson, R.L., G.C. Bagby, K. Richert-Boe, R.E. Magenis, R.D. Koler: Therapy related preleukemic syndrome. Cancer **47**, 1867–1871 (1981)

Andreeff, M., B.D. Clarkson: Pro-Kontra: Aggressive oder konventionelle Behandlung der chronischen myeloischen Leukämie. Argumente für eine aggressive Behandlung. Internist **21**, 371–375 (1980)

Binet, J.L., D. Catovsky, P. Chandra, G. Dighiero, E. Montserrat, K.R. Rai, A. Sawitzky: Chronic lymphocytic leukaemia: proposal for a revised prognostic staging system. Brit. J. Haematol. **48**, 365–367 (1981)

Burns, C.P., J.O. Armitage, A.L. Frey, F.R. Dick, J.E. Jordan, R.F. Woolson: Analysis of the presenting features of adult acute leukemia: The French-American-British-Classification. Cancer **47**, 2640–2469 (1981)

Cohen, J.R., W.P. Creger, P.L. Greenberg, St.L. Schrier: Subacute myeloic leukemia. Am. J. Med. **66**, 959–966 (1979)

Gale, R.P., K.A. Foon, M.J. Cline, J. Zighelboim, The UCLA Acute Leukemia Study Group: Intensive che-

motherapy for acute myelogenous leukemia. Ann. Int. Med. **94**, 753–757 (1981)
HEIMPEL, H., C. ABT: Medikamente und Agranulozytose. Analyse der Medikamentenanamnese bei 42 Patienten. DMW **104**, 731–736 (1979)
HELLER, A., R. GROSS: Morbidität der akuten Leukosen. Dtsch. Ärztebl. **77**, 1805–1809 (1980)
HELLRIEGEL, K.P.: Pro-Kontra: Aggressive oder konventionelle Behandlung der chronischen myeloischen Leukämie. Argumente für eine konventionelle Behandlung. Internist **21**, 376–379 (1980)
JEHN, U., W. WILMANNS: Akute Leukämien des Erwachsenenalters. Diagnose, Prognose und Therapiemöglichkeiten einschließlich supportiver Maßnahmen. MMW **14**, 491–498 (1980)
KEATING, M.J., T.L. SMITH, E.A. GEHAN, K.B. MCCREDIE, G.P. BODEY, G. SPITZER, E. HERSH. J. GUTTERMAN, E.J. FREIREICH: Factors related to length of complete remission in adult acute leukemia. Cancer **45**, 2017–2029 (1980)
KOEFLER, H.P., D.W. GOLDE: Chronic myelogenous leukemia. New Concepts. N. Engl. J. Med. **304**, 1201–1209 (1981)
LISTER, T.A., J.M.A. WHITEHOUSE, R.T.D. OLIVER, R. BELL, S.A.N. JOHNSON, P.F.M. WRIGLEY, J.M. FORD, M.H. CULLEN, A.M. PAXTON, J.S. MALPAS: Chemotherapy and immunotherapy for acute myelogenous leukemia. Cancer **46**, 2142–2148 (1980)
WILTSHAW, E.: Chemotherapy in chronic lymphocytic leukaemia. Clin. Haematol. **6**, 223–228 (1977)

5.3 Thrombozyten

K. Breddin und H.J. Krzywanek

5.3.1 Einleitung

Die Thrombozyten sind die kleinsten zellulären Bestandteile des Blutes. Ihr Stoffwechsel ist ähnlich dem kernhaltiger Zellen und schließt die Fähigkeit zur Proteinsynthese und zur Synthese von Fettsäuren ein. In erster Linie sind die Thrombozyten an der priprimären Blutstillung und an der Entstehung von Thrombosen beteiligt. Darüber hinaus spielen sie eine Rolle bei nahezu allen Reaktionen des Blutes gegenüber schädigenden Einflüssen. So sind die Plättchen an der Antwort auf das Eindringen von Fremdstoffen in die Blutbahn, aber auch an den Reaktionen auf Stoffwechselprodukte beteiligt, die unter pathophysiologischen Bedingungen in die Blutbahn gelangen.

In diesem Beitrag werden in erster Linie die Reaktionen der Thrombozyten bei der Thrombogenese und ihre Rolle beim Fortschreiten der Arteriosklerose unter Berücksichtigung der sich daraus ergebenden diagnostischen und therapeutischen Möglichkeiten behandelt. Funktionsdefekte der Plättchen werden kurz behandelt, soweit sie bei älteren Menschen vorkommen, wobei auf die Darstellung seltener kongenitaler Defekte bewußt verzichtet wird. Methodische Details können naturgemäß in einer derartigen Übersicht nicht behandelt werden, hier muß auf die Originalarbeiten und Übersichten verwiesen werden.

5.3.1.1 Bildung und Umsatz der Thrombozyten

Die Thrombozyten entstehen in Megakaryozyten, die wahrscheinlich von einer pluripotenten Stammzelle abstammen. Nach einer Reifungsperiode von etwa 70 Stunden ist ein Megakaryozyt in der Lage, mehrere tausend Einzelplättchen zu produzieren. Der reife Megakaryozyt wandelt sich aus einer runden in eine sehr unregelmäßig geformte Zelle um und schnürt Fragmente seines Zytoplasmas in Form der Blutplättchen ab. Die Plättchen haben eine mittlere Lebenszeit von etwa 10 Tagen. Die gealterten Plättchen werden in Milz und Leber abgebaut. Das native Plättchen ist scheibenförmig (David-Ferreira, 1964; Hovig, 1968) (Abb. 5-4). Davon abweichende Formen kommen auch normalerweise vor (Ringformen, Bananenformen, Hantelformen). Die scheibenförmige Zirkulationsform wird in erster Linie durch ein Bündel von Mikrotubuli aufrecht erhalten, das rund um den Perimeter der Scheibe in der Nähe der Oberflächenmembran verläuft (Wright, 1971). Innerhalb der Mikrotubuli besteht ein komplexes kanalikuläres System in direkter Kontinuität zur Plasmamembran. Zwei Sorten von membrangebundenen Granula finden sich in den Plättchen: die alpha-

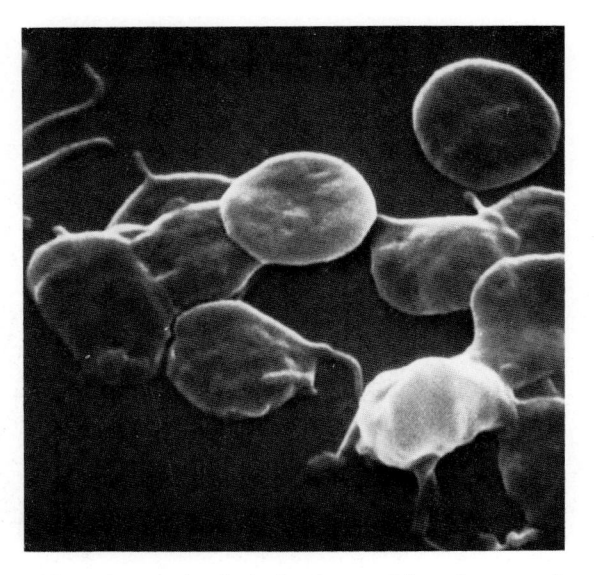

Abb. 5-4: Weitgehend scheibenförmige Thrombozyten mit einzelnen Fortsätzen (Zitratblut 10 min. nach der Blutentnahme, Inkubation bei 37°C, fixiert in 2% Glutaraldehyd, Rasterelektronenmikroskopie, Vergrößerung 9000fach

Granula und die «very dense bodies». Die alpha-Granula enthalten lysosomale Enzyme, die very dense bodies speichern 5-Hydroxytryptamin.

5.3.1.2 Physiologische Aufgabe der Thrombozyten

Mit hoher Wahrscheinlichkeit ist es eine der physiologischen Aufgaben der Thromozyten, ständig auftretende Endothellücken, insbesondere im Bereich der Kapillaren und Präkapillaren abzudichten und auch die im Bereich größerer Gefäße auftretenden Endotheldefekte zu versiegeln, bis sie wieder durch neue Endothelzellen ausgekleidet sind. Diese Funktion der Thrombozyten ist wahrscheinlich eng verknüpft mit ihrer Haftneigungs- und Ausbreitungsfunktion.

Außerdem wirken die Blutplättchen entscheidend an der primären Blutstillung nach Verletzungen mit. Die ersten Schritte der Hämostasereaktionen laufen nach unseren Vorstellungen ab, wie in Tabelle 5-13 dargelegt. Die Mitwirkung der Thrombozyten und des Gerinnungssystems an der Blutstillung ist auch für die Wundheilung von Bedeutung.

Die ersten Schritte der primären Hämostase erklären wir heute folgendermaßen:

Zirkulierende, scheibenförmige Thrombozyten werden nach einer Gefäßverletzung schnell durch den Kontakt mit in den meisten Geweben vorhandenen Aktivatoren (hämostaseaktivierender Faktor – HAF, Kirchmaier et al., 1979, 1980) stimuliert. Bei der Stimulation wandeln sich die scheibenförmigen Thrombozyten rasch um mit Entwicklung unregelmäßiger Oberflächen und Bildung von Fortsätzen. Dabei verlieren sie zum Teil ihre Scheibenform und werden annähernd kugelförmig (Abb. 5-5).

Dieser Vorgang geht mit einer erhöhten Haftneigung und einer gesteigerten Aggregationsbereitschaft

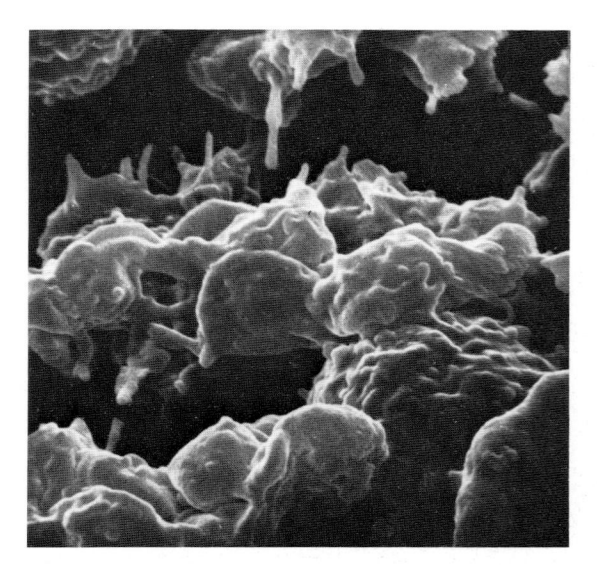

Abb. 5-5: Formveränderte Thrombozyten in plättchenreichem Plasma (PRP), 120 min nach der Blutentnahme, Inkubation bei Zimmertemperatur. Alle Plättchen weisen zahlreiche Fortsätze und eine unregelmäßige Oberfläche auf und haben ihre Scheibenform weitgehend verloren.

Tab. 5-13: Die ersten Schritte der Hämostasereaktion

Auslöser	Reaktion
Gefäßverletzung	→ Blutaustritt
hämostaseaktivierender Gewebefaktor (HAGF)	→ schnelle Stimulation (Formwandel) der Plättchen
HAGF + v. Willebrand-F. (+ Kollagen + ADP?)	→ Adhäsion der Thrombozyten (Aggregation)
«Stimulierte Plättchen» + Gewebsthromboplastin	→ Thrombin-Aktivierung ↓ Gerinnung

einher. Die Stimulation ist beschleunigt in Anwesenheit des von Willebrand-Faktors (Faktor VIII-assoziiertes Antigen), der insbesondere die Plättchenhaftneigung wesentlich fördert. (s. Tab. 5-13). Die innerhalb von Sekundenbruchteilen aktivierten Plättchen haften an den durch die Verletzung freigelegten Gefäßwandstrukturen, wie an Kollagenfasern, an der Basalmembran oder an verletzten oder geschädigten Endothelzellen. Es bilden sich reversible Aggregate innerhalb und außerhalb des verletzten Gefäßes (Abb. 5-6).

Ob die ersten Schritte der Thrombusbildung an einem veränderten Gefäßwandbezirk in gleicher Weise ablaufen, muß in Zukunft noch geklärt werden.

5.3.1.3 Thrombozytenadhäsion und -aggregation, Thromboseentstehung

An der Bildung venöser und arterieller Thromben sind Gefäßendothel, Blutplättchen und plasmatisches Gerinnungssystem beteiligt. Endothelschäden sind Voraussetzung für die Thrombusbildung.

Eine Thrombose beginnt in der Regel mit der Haftung und Aggregation von Thrombozyten an der geschädigten Gefäßwand. Oft dürften lokale Gefäßwandschäden allein der entscheidende Faktor für die Thromboseentstehung sein. Zu den Faktoren, die eine Gefäßwand schädigen können, gehören neben Bluthochdruck, Bakterien und ihren Endotoxinen auch Viren, Immunkomplexe, ein hoher Cholesterin- und Triglyceridgehalt des Blutes und lokale Turbulenzen (Frost et al., 1968). Frost und Mitarbeiter (1969), Hess und Mitarbeiter (1974a, 1974b, 1975) und Marshall und Mitarbeiter (1976) zeigten, daß Thrombozyten an freigelegten Kollagenfasern im Bereich eines Endotheldefektes augenblicklich haften. Es kommt zum überschießenden Wachstum eines Thrombozytenthrombus, der anschließend wieder abgeschwemmt wird.

Der übriggebliebene flache Teppich aus Thrombozyten dient wahrscheinlich auch als Material für die Reperatur des Defektes.

Geschädigte Endothelzellen können die Blutgerinnung aktivieren, indem sie Thromboplastin freisetzen (Nemerson und Pitlick, 1972). Tranzer und Baumgartner (1967), Stemerman (1974) und besonders Baumgartner (1974, 1974a) und Baumgartner und Muggli (1976) haben gezeigt, daß Plättchen an freigelegtem Kollagen und an Basalmembranen haften, sich dort umwandeln und ihre Inhaltsstoffe freigeben. Dieser Vorgang führt innerhalb von Sekunden bis Minuten zur Bildung von Plättchenaggregaten an der Verletzungsstelle, wobei das Thrombuswachstum vom Blutfluß und vielleicht von der lokalen ADP-Konzentration bestimmt wird. Thrombinaktivierung und anschließende Fibrinbildung in der Nachbarschaft des Plättchenaggregates führen zur Stabilisierung des Thrombus. In Baumgartners Ballonkathetermodell (1976) wurde das Endothel komplett entfernt. Der Defekt war nach 8 Tagen reendothelisiert und heilte in drei Monaten völlig. Der arterielle Thrombus besteht zum größten Teil aus Plättchenmaterial und auch aus Fibrin. Er enthält nur wenige Erythrozyten und wird daher «weißer Thrombus» genannt.

Das aus den Plättchen freiwerdende Phospholipid, Plättchenfaktor 3, beschleunigt die Gerinnungsaktivierung und damit die Thrombinbildung (Frost et al., 1972). Thrombin, das an der Oberfläche der Plättchen gebildet wird, löst wieder eine Freisetzungsreaktion aus den Plättchen und die nachfolgende zusätzliche Anlagerung von Plättchen aus.

5.3.1.4 Stase und Thrombogenese

Auch venöse Thrombosen beginnen wohl immer mit der Haftung und Aggregation von Thrombozyten an einem Gefäßwanddefekt. Die niedrige Fließgeschwindigkeit in der Vene begünstigt die lokale Blutgerinnung. Ein venöser Thrombus besteht daher zu einem erheblichen Teil aus Fibrin und eingelagerten Erythrozyten. Man nennt ihn «roten Thrombus».

Die Immobilisation im Anschluß an einen operativen Eingriff ist ein Beispiel für die Bedeutung der venösen Stase bei der Bildung venöser Thromben.

Soweit Gefäßschäden hier eine Rolle spielen, sind sind sie wahrscheinlich schon vor dem operativen Eingriff vorhanden. Der verlangsamte Blutfluß, die teilweise Aktivierung von Plättchen und einzelnen Gerinnungsfaktoren begünstigen die Thrombusbildung.

Das Auftreten von Thrombosen nach langen Reisen im Flugzeug, Auto oder nach langem Sitzen sind hier als Beispiel zu nennen. Über die pathogenetischen Mechanismen, besonders über den Anteil, den Thrombozytenhaftung, -aggregation und Blut-Gerinnung bei den ersten Reaktionen der Thrombusbildung spielen, wissen wir noch zu wenig.

5.3.1.5 Thrombozyten, Thrombose und Atherosklerose

Gefäßkrankheiten sind seit Jahrzehnten die häufigste Todesursache in Westeuropa und Nordamerika. Arterielle Gefäßwandveränderungen finden sich häufig schon bei jungen Menschen; aber erst die deutliche Einengung des Gefäßlumens durch die Gefäßwandveränderungen führt zu einer klinisch bedeutsamen Gefäßkrankheit. Wir kennen viele atheroseklerosefördernde Faktoren und Erkrankungen, als sogenannte Risikofaktoren, können aber deren Bedeutung für die Pathogenese der atherosklerotischen Gefäßerkrankungen im Einzelfall kaum abschätzen. Zwar haben die bisherigen Erkenntnisse Konsequenzen für das ärztliche Handeln, für eine breite Prophylaxe und für eine effektive Eindämmung der Gefäßerkrankungen sind aber weitere Kenntnisse über die Pathogenese und über neue Möglichkeiten zur Früherkennung Voraussetzung.

Seit den Untersuchungen von C. von Rokitansky (1844) vor 140 Jahren und verstärkt nach den Arbeiten von Duguid (1946, 1948) wird die Bedeutung von

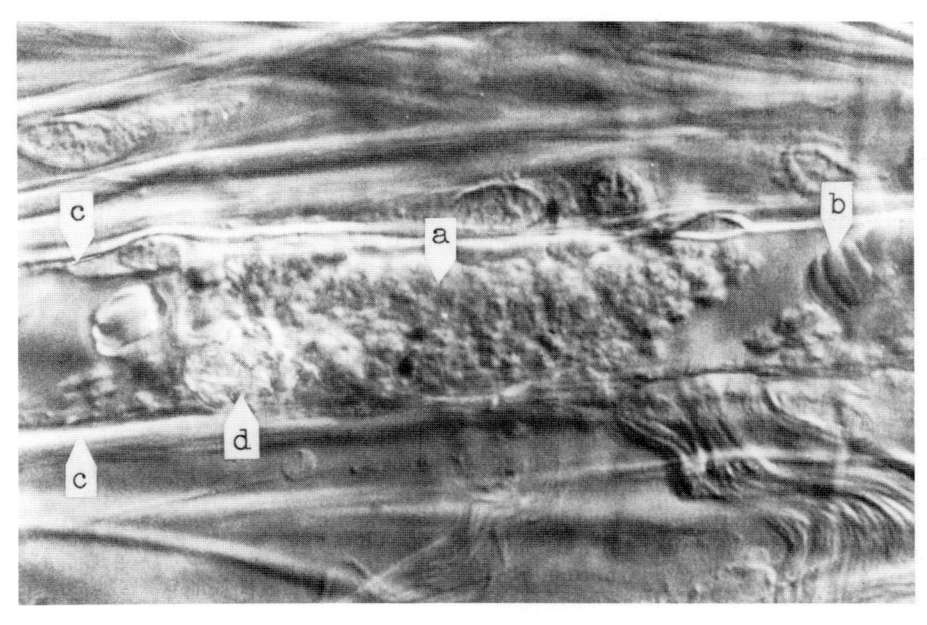

Abb. 5-6: Primärer Plättchenthrombus nach Laserverletzung in einer Arterie des Rattenmesenteriums, Durchmesser ca. 25 μm, Interferenzkontrastmikroskopie. An der Verletzungsstelle haftende, locker aneinander gelagerte Plättchen, die ihre Scheibenform bereits verloren haben, sind deutlich erkennbar. a Laser-induzierter Thrombus, b Erythrozyten, c Gefäßwand, d Laser-induzierte Mikroverbrennung.

Thrombosen für die Entstehung und für das Fortschreiten atherosklerotischer Wandveränderungen diskutiert. Im engen Zusammenhang mit der zunehmenden Aufklärung der an der Thrombogenese beteiligten Faktoren ergab sich immer wieder die Frage, ob und welche antithrombotischen Medikamente sich zu einer Primär- oder Sekundärprophylaxe arterieller Durchblutungsstörungen eignen. Die Anhaftung und Aggregation der Blutplättchen an der Gefäßwand und die Ablagerung von Fibrin spielen eine wichtige Rolle bei der Thrombose als Komplikationen der Atherosklerose, weniger wahrscheinlich aber bei der Entstehung des atherosklerotischen Gefäßwandprozesses selbst.

5.3.1.6 Gefäßwandschäden und Beziehungen zwischen Thrombose und Atherosklerose

Mustard und Mitarbeiter (1964, 1970, 1972, 1974, 1975), Roberts (1973), Haust (1972), Liebegott (1964) und More (1957, 1963) haben die Beziehungen zwischen Plättchen und Atherosklerose ausführlich behandelt. Stemerman und Ross (1972) fanden, daß glatte Muskelzellen aus der Media in die Intima wandern, wenn das Endothel von der Oberfläche einer Arterie entfernt wird.

Nach Ross und Glomset (1976) und Ross und Vogel (1978) setzen an der verletzten Gefäßwand haftende Thrombozyten Inhaltsstoffe frei, die die Proliferation glatter Muskelzellen wesentlich stimulieren, die auf diese Weise schon für die Entwicklung früher Atheroseherde von wesentlicher Bedeutung sein könnten.

Stemerman (1974) zeigte, daß Endotheldefekte an der Kaninchenaorta, die durch den Ballonkatheter gesetzt wurden und abgeheilt waren, nach einer erneuten Verletzung zu einer wesentlich stärkeren Anlagerung von thrombotischem Material führten als nach der ersten Wandschädigung.

Wahrscheinlich entstehen Thrombosen und atherosklerotische Veränderungen besonders im Bereich von mehrfach geschädigten Gefäßwandbezirken. So haben auch die Untersuchungen von Moore (1973, 1974) gezeigt, daß wiederholte Verletzungen die Entwicklung arteriosklerotischer Läsionen verursachen können.

Hess et al. (1974a, 1974b) nahmen an, daß Rauchen und Lipidämie die Thrombozyten adhäsionsbereit machen, indem sie zur Bildung sog. Reizformen führen. Diese Reizformen können vermehrt an der Gefäßwand, besonders an veränderten Gefäßwandbezirken, haften. Die Reizformbildung begünstigt wahrscheinlich die Plättchenhaftung und auch die nachfolgende Aggregation (Breddin, 1981).

5.3.1.7 Thrombusorganisation und Atherosklerose

Seit den Arbeiten von Duguid (1949) und More und Mitarbeitern (1957) ist die Entwicklung arteriosklerotischer Herde aus wandständigen Thromben immer wieder diskutiert worden. Untersuchungen über die Organisation wandständiger Thromben in Schweinearterien haben gezeigt, daß innerhalb eines Monats Läsionsstellen Intimaverdickungen entwickelten, die reich an glatten Muskelzellen mit wenig Fetteinlagerungen waren (Jörgensen et al., 1970). Prathap (1973) zeigte, daß Thromben, die an der Affenaorta erzeugt worden waren, nach 2 Jahren eine gefäßfreie Intimaverdickung entwickelt hatten, die reich an glatten Muskelzellen war. Unklar ist, ob die Fettpartikel in solchen Herden von der Gefäßwand, vom Blutplasma oder aus den Plättchen stammen.

Die wirkliche Bedeutung der Thrombusorganisation für die Entwicklung der Arteriosklerose ist heute noch nicht sicher bekannt. Wahrscheinlich spielen wandständige Thromben hier eine größere Rolle als verschließende Thromben.

5.3.1.8 Thrombose als Komplikation der Arteriosklerose

In einem intakten Gefäß, insbesondere in einer Arterie, können sich kaum verschließende Thromben bilden. Voraussetzungen hierfür sind weitgehend stenosierende arteriosklerotische Plaques. Thrombotische Verschlüsse der größeren extrakraniellen Hirngefäße führen zu einem Schlaganfall, wandständige Thromben im Bereich der Bifurkation der A. carotis interna können zur Anlagerung von Thrombusmaterial und dessen wiederholtem Abreißen führen. Derartige Embolien können vorübergehende ischämische zerebrale Anfälle auslösen. In welchem Ausmaß wiederholte Mikroembolien zu Organschäden im Bereich der Nieren und des Herzens führen können, ist noch nicht hinreichend geklärt. Wenn wandständige Thromben im Bereich einer arteriosklerotischen Läsion im Koronargefäß fragmentiert werden, können sie multiple Mikroembolien verursachen, wobei es schwierig ist, einen solchen Zusammenhang bei der Sektion zu sichern. Die Befunde von Haerem (1971, 1972, 1974) sprechen für die Möglichkeit eines solchen Mechanismus. Autoptisch fanden sich in kleinen Gefäßen des Myokards bei Patienten, die an einem Herzinfarkt oder aus unbekannter Ursache plötzlich verstorben waren, häufiger Plättchenaggregate als bei anderen Todesursachen.

5.3.2 Methoden zur Beurteilung der Thrombozytenfunktion

5.3.2.1 Allgemeines

Blutentnahmetechnik: Eine geeignete Vene sollte mit einer möglichst großkalibrigen sterilen Einmalkanüle punktiert werden. In der Regel wird 1 ml 3,8%ige Natriumcitratlösung in einer Spritze vorgelegt und Venenblut aufgezogen. Nach Aufziehen von etwas Luft werden Blut und Zitrat durch mehrfaches vorsichtiges Schwenken der Spritze sofort gemischt, um eine Teilgerinnung und hierdurch bedingte Aktivierung der Plättchen zu verhüten. Eine saubere Venenpunktion ist essentiell für eine korrekte Untersuchung der Plättchenfunktion. Insbesondere müssen Gewebssaftbeimenung und Schaumbildung vermieden werden. Plättchenreiches Plasma wird durch Spontansedimentation oder durch $1^{1}/_{2}$ min langes Zentrifugieren des Zitratblutes bei 150 g (Zimmertemperatur!) gewonnen. Für Untersuchungen der Volumenverteilung und des Formwandels der Plättchen ist eine schnelle Fixation des Blutes, z.B. in 6%iger gepufferter Glutaraldehydlösung (1 Teil Blut + 4 Teile Glutaraldehyd) zweckmäßig.

Thrombozytenzählung: Hierzu eignen sich entweder die Kammerzählung nach Feissly und Lüdin in der Modifikation nach Derlath (1956) oder die Verwendung von sog. Partikelzählgeräten (z.B. Coulter; Bull et al., 1965; Dalton et al., 1979; Ross et al., 1980). Bewährt hat sich auch die Vollblutzählung mit dem Ultraflo-100-Zählgerät der Firma Becton und Dickinson, bei dem durch Verwendung der hydrodynamischen Fokussierung die Zählgenauigkeit gesteigert wird und die Zahl der Thrombozyten mit der Zahl der Erythrozyten in der Blutprobe in Beziehung gesetzt wird.

Blutungszeit: Die häufig angewandte Methode nach Duke (1910) hat eine erhebliche Streubreite. Besser eignet sich die Methode von Ivy et al. (1940) in der Modifikation nach Mielke et al. (1969) (template bleeding time), bei der an den Unterarmen ein 5 oder 10 mm langer und 1 mm tiefer Schnitt gelegt wird.

5.3.2.2 Methoden zur Erfassung der Plättchenhaftneigung/Retention

Prinzip: In PRP, Zitrat- oder Nativblut werden die Thrombozyten vor und nach einem definierten Kontakt mit Glasperlen oder Glassand – meist in Form einer Filterpassage – gezählt. Die Differenz der Zählungen wird als prozentuale Retention angegeben. Häufig verwendet werden die Methoden von H.P. Wright (1941), Hellem (1960), Salzman (1963) und Hellem II (1970). Die Ergebnisse derartiger Tests hängen nicht nur von der Plättchenhaftung ab, sondern ebenso vom Ausmaß der Aggregation in der untersuchten Probe und sind daher mehr oder weniger unspezifisch. Mit einer von Breddin (1964) beschriebenen Methode wird zwar die tatsächliche Zahl haftender Plättchen ermittelt, bei diesem Verfahren wird jedoch Zitratplasma verwendet, und die Plättchen sind weitgehend stimuliert. Bei einem von Jacobi (1971) angegebenen Verfahren wird der Eiweißgehalt der nach der Passage eines Filters aus Nylonfasern an diesem haftenden Plättchen ermittelt.

5.3.2.3 Beurteilung der Thrombozytenausbreitung

Prinzip: Die Fähigkeit der Thrombozyten, sich auf blutfremden Oberflächen auszubreiten, ist besonders vom intakten Stoffwechsel der Plättchen abhängig. An Fremdoberflächen bleiben Thrombozyten rasch haften. In der Regel weisen sie dabei schon mehr oder weniger lange fadenförmige Fortsätze auf. Entlang dieser Fortsätze breitet sich das Hyaloplasma auf der Kontaktfläche aus. Dieser Vorgang dauert für das Einzelplättchen etwa 1–3 Minuten. Die Beurteilung der Thrombozytenausbreitung erlaubt die Erfassung einer gestörten Plättchenfunktion (verminderte Ausbreitung bei vielen Thrombozytopathien = Spinnenform) und auch die Erkennung eines gesteigerten Umsatzes (vermehrtes Auftreten von großen und sehr großen Ausbreitungsformen). Methode nach Marx und Mitarbeitern (1957, 1960) in der Modifikation nach Breddin (1968).

5.3.2.4 Formwandel der Thrombozyten

Prinzip: Unmittelbar nach der Blutentnahme haben in sofort fixierten Blutproben etwa 80% der Thrombozyten ihre native Schreibenform. Bei Zimmertemperatur wandeln sich die Thrombozyten rasch um, indem sie Fortsätze bilden, eine unregelmäßig strukturierte Oberfläche bekommen und zum Teil Kugelform annehmen (s. Abb. 5-4 und 5-5). Werden die Thrombozyten bei der Blutentnahme oder nach Inkubation bei 37 °C 5, 15 und 30 min nach der Entnahme fixiert, so läßt sich eine kontinuierliche Zunahme formveränderter Thrombozyten nachweisen. Der Anteil der formveränderten Plättchen wird mit Hilfe der Interferenzkontrastmikroskopie beurteilt. Ein gesteigerter Plättchenformwandel geht mit einer gesteigerten Haft- und Aggregationsneigung der Thrombozyten einher (Bamberg et al., 1978).

Untersuchungen des Plättchenformwandels eignen sich zur Erfassung von Funktionsdefekten der Thrombozyten, zur Beurteilung einer gesteigerten Plättchenfunktion, aber auch zur Erfassung von Medikamentenwirkungen (Kirchmaier et al., 1980; Bender et al., 1979; Breddin et al., 1981).

Häufig wird auch eine Zunahme der optischen Dichte im Aggregometer zur Registrierung des Plättchenformwandels benutzt. Dies ist prinzipiell möglich. Diese Art der Registrierung ist aber nicht spezifisch für die morphologischen Veränderungen der Thrombozyten und kann zur Fehlinterpretation führen (Kitek et al., 1980).

5.3.2.5 Volumenverteilung der Thrombozyten

Prinzip: Moderne elektronische Zählgeräte erlauben auch die Messung der Größenverteilung der Thrombozyten (Laufer et al., 1975; Paulus, 1975; v. Behrens und Edmondson, 1976; Giles, 1981; Wertz et al., 1980; Bessman, 1980; Haynes, 1981). Bei Thrombozytopenien und Thrombozytopathien finden sich charakteristische Verschiebungen der Größenverteilung der Thrombozyten, die mit Hilfe der Volumenverteilungsanalyse erfaßt werden können. So weisen Patienten mit Leberzirrhose, idiopathischer thrombozytopenischer Purpura und Zustand nach akuten Blutverlusten eine Vermehrung großer Plättchen auf (Leone et al., 1981). Wir verwenden für die Analyse der Volumenverteilung ein Meßsystem bestehend aus dem Zählgerät Ultraflo 100 (Becton und Dickinson), einem Vielkanalanalysator (Nuclear Data-ND 60), einem Commodore-Rechner Modell 8032, mit zugehöriger Diskette und Drucker.

5.3.2.6 Messung der induzierten Thrombozytenaggregation

Prinzip: Die Untersuchung des Aggregationsverhaltens der Thrombozyten eignet sich besonders zur Erkennung von Funktionsdefekten (verminderte oder fehlende Aggregation). Sie ist technisch einfach, wenn geeignete Meßgeräte zur Verfügung stehen (Universalaggregometer von Braun, Melsungen, Aggregometer der Firmen Payton, (Scarborough, Ontario, Kanada), Sienco, (Morisson, Colorado, USA), Icare (Marseille, Frankreich), Biodata (Horsham, Pensylvannia, USA). PRP wird in einem Meßröhrchen im Strahlengang eines Photometers mit einem Rührmagneten (800–1000 U/min) kräftig gerührt. Die nach Zugabe von Auslösern wie ADP, Kollagen, Adrenalin oder Ristocetin entstehende Aggregationskurve wird von einem Kompensationsschreiber aufgezeichnet (Born, 1962; O'Brien, 1962; Breddin et al., 1976).

ADP-induzierte Aggregation (Endkonzentration 10^{-6} molar)

Beurteilung: Erfolgt die Untersuchung nicht zu früh (frühestens 60 min, spätestens 180 min) nach der Blutentnahme, so findet sich in der Regel nur eine geringe Desaggregation und häufig eine zweite Aggregationswelle. Bei Thrombozytopathien oder bei Patienten, die Acetylsalizylsäure eingenommen haben, findet sich eine weitgehende oder völlige Desaggregation (mehr als 50%), es fehlt die zweite Aggregationswelle, u.U. kommt gar keine Aggregation zustande (s. Abb. 5-7).

Kollageninduzierte Aggregation

Zur Erfassung einer verminderten Aggregationsneigung hat sich uns eine Kollagenkonzentration von 1 µg/ml bewährt (Kollagen-Reagens Hormon Chemie München). Ausführung entsprechend der Messungen der ADP-induzierten Aggregation.

Beurteilung: Bei Kranken mit Thrombozytenfunktionsdefekten und bei Patienten, die Acetylsalizylsäure eingenommen haben, findet sich eine stark verminderte Maximalamplitude oder die Aggregation fehlt völlig. U.U. ist die Zeit bis zum Beginn der Aggregation verlängert (s. Abb. 5-8) (Breddin, 1980).

5.3.2.7 Messung der spontanen Aggregation

Plättchenaggregationstest nach Breddin und Bauke (1965) (PAT I)

Prinzip: Auslösung der Thrombozytenaggregation im PRP durch Rotation in einem silikonisierten Glaskölbchen ohne Zusatz von Aggregationsauslösern. Ein pH-Anstieg im Plasma infolge Entweichens von CO_2 begünstigt die Aggregation. Die beobachteten Änderungen des Aggregationsverhaltens hängen aber nicht vom Ausmaß oder der Geschwindigkeit des pH-Anstiegs ab. Beim PAT I erfolgt die Auswertung mikroskopisch.

Photometrischer Plättchenaggregationstest nach Breddin et al. (1975) (PAT III)

Prinzip: PRP rotiert in einer scheibenförmigen Kunststoffküvette im Strahlengang eines Photometers (20 U/min). Die Aggregatbildung führt zu einer Änderung der optischen Dichte, die mit einem Kompensationsschreiber fortlaufend registriert wird. Die Auswertung der Aggregationskurven gestattet eine Unterscheidung zwischen fehlender Spontanaggregation (als Normalbefund) und gesteigerter Aggregationstendenz der Thrombozyten mit vielen Abstufungen (s. Abb. 5-9).

PAT I und III sind ausschließlich zur Erfassung einer gesteigerten Aggregationsneigung geeignet. Eine verminderte Aggregationsneigung ist mit diesen Methoden nicht erkennbar.

Erfassung der spontanen Aggregation in Aggregometern mit Magnetrührung

Hier spricht man von einer spontanen Aggregation, wenn PRP nach Einbringen in die Aggregometerküvette ohne Zugabe einer Auslösesubstanz ag-

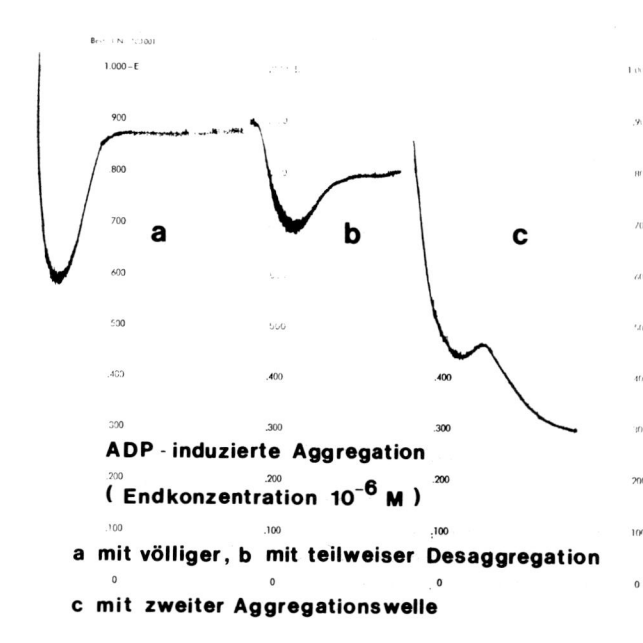

Abb. 5-7: ADP-induzierte Aggregation: Beispiele für eine Aggregationskurve mit weitgehender Desaggregation (a): kurz nach der Blutentnahme normal, mehr als 60 min nach der Blutentnahme abnorm. Eine deutlich gehemmte Aggregationskurve (b) und eine normale Aggregationskurve mit 2. Aggregationswelle, wie sie ab 60 min nach der Blutentnahme typischerweise auftritt.

Kollagen - induzierte Aggregation (1 μg/ml PRP)

a normale, b fehlende Aggregation

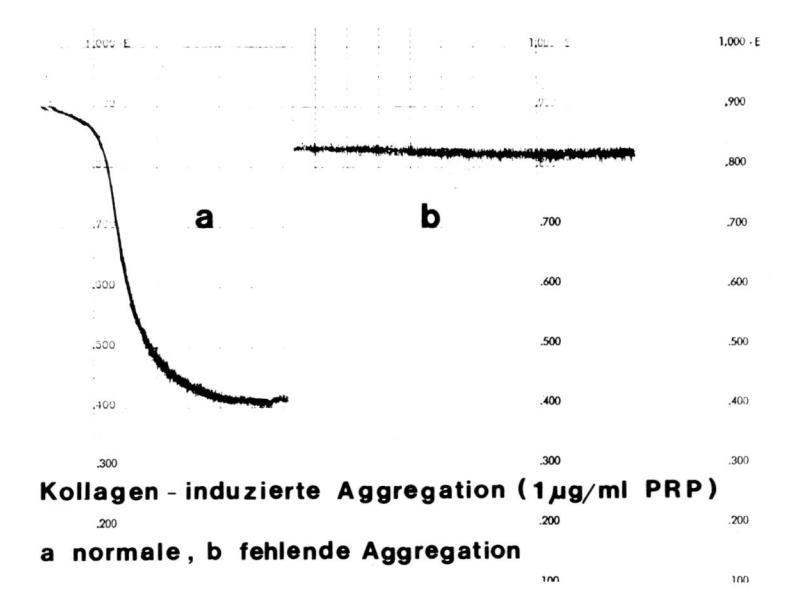

Abb. 5-8: Kollageninduzierte Aggregation: Beispiele für eine normale Aggregationskurve (a) und eine Aggregationskurve mit völligem Fehlen der Aggregation z. B. bei Thrombasthenie (b).

gregiert, wobei allein der Rührvorgang die Aggregation auslöst (Vreeken, 1971; Ten Cate et al., 1978).

5.3.2.8 Gerinnselretraktion nach Benthaus (1959) in der Modifikation nach Breddin (1968)

Prinzip: Ein definiertes Volumen Patienten-PRP wird mit physiologischer Kochsalzlösung und normalem plättchenarmen Plasma (als Fibrinogenquelle) verdünnt und durch Thrombin zur Gerinnung gebracht. Nach definierter Zeit wird das retrahierte Gerinnsel aus dem Testansatz entfernt, die verbleibende Flüssigkeit wird gemessen und die Retraktion in % des Ausgangsvolumens berechnet. Die Gerinnselretraktion ist weitgehend abhängig von der Plättchenzahl. Die Methode ist nur geeignet zur Erfassung einer Funktionsstörung bei normaler Plättchenzahl. Bei Thrombozytopenie müssen die Plättchen vor Bestimmung angereichert werden!

5.3.2.9 Messung der Thrombozytenüberlebenszeit

Prinzip: Thrombozyten werden durch Differentialzentrifugieren gewonnen. Die isolierten Plättchen werden durch Inkubation mit ^{51}Cr, ^{132}Tc oder ^{111}In markiert. Die markierten Thrombozyten werden dem Empfänger injiziert, und es wird geprüft, wieviel der injizierten Radioaktivität innerhalb einiger Minuten im zu untersuchenden Patienten wiedergefunden wird. An den folgenden Tagen wird der Abfall dieser Aktivität im Blut gemessen. Folgende Werte sind von Interesse:

1. die sog. Recovery-Rate = Anteil der Plättchen, der nach Injektion in der Zirkulation bleibt.
2. die Plättchenlebenszeit, sie beträgt 9,5 ± 0,6 Tage. Für ihre Berechnung wurden verschiedene Methoden vorgeschlagen (Übersicht s. Tsukada und Tango, 1980).
3. Mit Hilfe der ^{111}In-markierten Thrombozyten können auch intravasale, venöse, arterielle und intrakardiale Thromben nachgewiesen werden (Botsch et al., 1980; Ezekowitz et al., 1981). Auch der Nachweis von Nebenmilzen ist möglich (Davis et al., 1980).

Methoden: Aster und Jandl (1964), Joist (1978), Schmidt und Rasmussen (1979), Heyns et al. (1980).

Originalkurve des photometrischen PAT (PAT III)

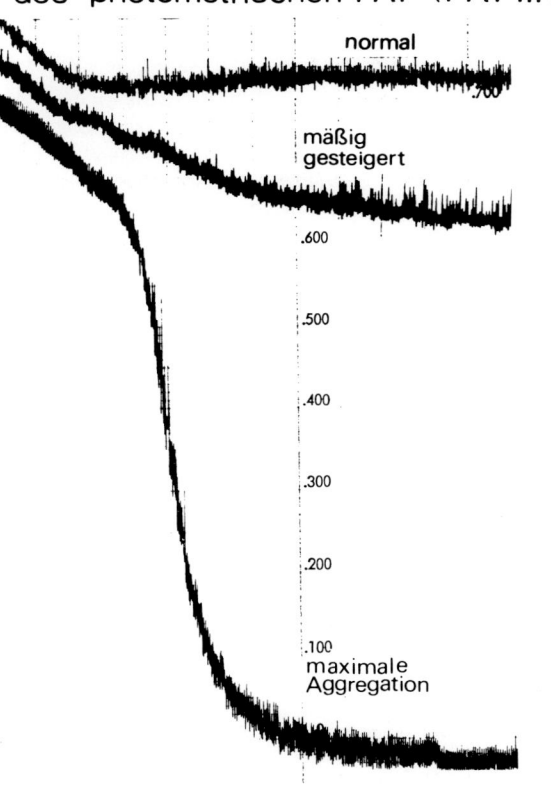

Abb. 5-9: Spontane Aggregation im PAT III mit Beispielen für eine mäßig gesteigerte und maximal gesteigerte Aggregation im Vergleich zur Normalkurve, die keine wesentliche Aggregation aufweist.

5.3.2.10 Bestimmung von Plättcheninhaltsstoffen im Plasma

Hier sind von Interesse die Messung der Plättchenfaktoren 3 und 4 und des β-Thromboglobulins.

Prinzip: Normalerweise sind im plättchenfreien Plasma Plättcheninhaltsstoffe nur in minimalen Konzentrationen vorhanden. Kommt es in vivo zum Plättchenzerfall, so gelangen Inhaltsstoffe in das Plasma und können dort vermehrt nachgewiesen werden. Für die Messung von Plättchenfaktor 3 wurden zahlreiche gerinnungsphysiologische Methoden angegeben (Husom, 1961; Hardisty und Hutton, 1965; King und Joffe, 1974; Spaet und Cintron, 1965; Perez-Requejo, 1976). Für die Bestimmung von Plättchenfaktor 4 und β-Thrombogobulin werden Radioimmunassays verwendet (Ludlam, 1980). Die Methoden sind bei peinlich genauer Blutentnahmetechnik relativ verläßlich. Die Aussagekraft für die praktische Diagnostik im Einzelfall ist jedoch begrenzt.

5.3.3 Klinisch bedeutsame Störungen der Thrombozytenfunktion

5.3.3.1 Angeborene Funktionsdefekte der Thrombozyten

Thrombasthenie Glanzmann

Die 1918 von Glanzmann erstmalig beschriebene Thrombozytopathie geht mit einer wechselnden, aber oft recht ausgeprägten Blutungsneigung einher. Bei der Thrombasthenie findet sich eine Fülle von Funktionsdefekten. Die Blutungszeit ist in der Regel deutlich verlängert, die Thrombozytenzahl ist normal oder gering reduziert. Die Plättchenretention oder -adhäsion ist deutlich gehemmt, die Aggregation auf ADP, Noradrenalin, Kollagen und Ristocetin ist deutlich gehemmt, die Retraktion ist gehemmt. Das Ausbreitungsvermögen dieser Plättchen ist stark reduziert, der Formwandel der Thrombasthenie-Plättchen ist normal. Einige Untersucher (Nurden und Caen, 1974; Holahan und White, 1981) beschrieben Defekte der Glykoproteine in der Plättchenmembran, die möglicherweise für dieses Krankheitsbild verantwortlich sind. Eine Behandlung des Defekts ist nicht möglich. Bei akuter Blutungsneigung ist eine Thrombozytenübertragung notwendig (s. auch Tab. 5-14).

Riesenplättchen-Thrombopathien

Zu diesen Defekten gehören die 1909 von May und später von Hegglin (1945) beschriebene Anomalie und das sog. Bernard-Soulier-Syndrom (1948).

Bei dem autosomal dominant vererbten May-Hegglin-Syndrom besteht eine milde Blutungsneigung und eine geringe Thrombozytopenie. Es finden sich Riesenplättchen und charakteristische Einschlußkörperchen in den Leukozyten (sog. Doehlesche Körperchen). Die Blutungszeit ist normal oder nur gering verlängert, die Haftneigung ist normal oder gering gehemmt, die Thrombozytenausbreitung ist normal bzw. gesteigert, es finden sich Riesenausbreitungsformen entsprechend den großen Plättchen (Lechner et al., 1969). Bei der Untersuchung der Volumenverteilung der Thrombozyten sind große und sehr große Plättchen deutlich vermehrt, oft mit

Tab. 5-14: Ergebnisse der Funktionstests bei angeborenen Thrombozytopathien

Test	Thrombasthenie	May-Hegglin-Syndrom	Bernard-Soulier-Syndrom	Storage pool disease	Aspirin-like disease
Blutungszeit	verlängert	n oder gering verlängert	n oder gering verlängert	verlängert	n oder gering verlängert
Thrombozytenzahl	n oder gering ↓	n oder gering ↓	n oder gering ↓	n oder gering ↓	normal
ADP-induz. Aggregation 2. Welle Desaggr.	gehemmt gesteigert	gehemmt gesteigert	gehemmt gesteigert	gehemmt gesteigert	gehemmt gesteigert
Kollagenind. Aggr.	gehemmt	gering gehemmt	gehemmt	gehemmt	gehemmt
Ristocetinind. Aggr.	gehemmt	normal	gehemmt	gehemmt	normal
Aggr. auf bovinen F. VIII	gehemmt	normal	gehemmt	normal	normal
Adhäsivität	gehemmt	normal	n oder gering gehemmt	gehemmt	n oder gering gehemmt
Retraktion	gehemmt	n oder gering gesteigert	n oder gering gehemmt	normal	normal
Ausbreitung	gehemmt	vermehrt große Ausbreitungsf.	vermehrt große Ausbreitungsf.	normal	normal
Formwandel	normal	normal	normal	normal oder gehemmt	gering gehemmt
Volumenverteilung	vermehrt kleine und große Plättchen	vermehrt große Plättchen	vermehrt große Plättchen	normal	normal

n = normal   ↓ = erniedrigt

einem zweiten Gipfel zwischen den normal großen Thrombozyten und den Erythrozyten. Die Aggregation nach Zugabe von ADP, Kollagen oder Adrenalin ist normal oder gering gehemmt, die ristocetininduzierte Aggregation und die Aggregation auf bovinen Faktor VIII ist normal. Bei dieser Störung ist in der Regel eine besondere Behandlung nicht notwendig.

Beim autosomal rezessiv vererbten Bernard-Soulier-Syndrom finden sich ebenfalls bei geringer Thrombozytopenie vermehrte Riesenplättchen. Hier fehlen die Doehle-Körperchen in den Leukozyten. Die Blutungszeit ist in der Regel mäßig verlängert. Die ADP-, kollagen- oder adrenalininduzierte Aggregation ist normal, die Aggregation auf bovinen Faktor VIII und Ristocetin ist dagegen deutlich gehemmt. Ausbreitung wie beim May-Hegglin-Syndrom; deutliche Vermehrung großer und sehr großer Plättchen in der Volumenverteilung (s. Tab. 5-14).

Storage pool disease (Heřmansky-Pudlak-Syndrom)

Diese erstmals 1959 von Heřmansky und Pudlak beschriebene Erkrankung betraf Patienten mit einem okulokutanen Albinismus, einer Plättchenfunktionsstörung und einer Anhäufung eines ceroidähnlichen Pigments im Knochenmark.

Inzwischen wurden ähnliche Funktionsstörungen, wie beim Heřmansky-Pudlak-Syndrom ohne Albinismus auch von anderen Untersuchern (Weiss et al., 1979) unter der Bezeichnung: Storage pool disease beschrieben. Bei dieser angeborenen Störung findet sich eine mäßig bis deutlich verlängerte Blutungszeit, eine ausgeprägte Hemmung der ADP-, kollagen-, adrenalininduzierten, aber auch der ristocetininduzierten Aggregation. Die Thrombozytenausbreitung ist normal, die Haftneigung der Thrombozyten und die Retention dagegen deutlich gehemmt. Der Formwandel der Thrombozyten ist bei einem Teil der Patienten normal, bei einigen Patienten mit ausgeprägtem Heřmansky-Pudlak-Syndrom aber deutlich reduziert. Die Retraktion ist normal. Wahrscheinlich ist der Mangel an ADP und ATP in den Speichergranula der Thrombozyten teilweise verantwortlich für den Defekt. Die Blutungsneigung bei dieser Thrombopathie ist gering bis mäßig ausgeprägt, eine spezifische Therapie ist nicht bekannt, bei erhöhter Blutungsgefahr, z.B. bei Operationen ist eine Thrombozytentransfusion notwendig (s. Tab. 5-14).

Aspirin-like disease

Diese Störung entspricht dem Befund, den man auch nach Einnahme von Acetylsalicylsäure (Aspirin) findet (Weiss, 1972). Die kollageninduzierte Aggregation ist gehemmt, bei der ADP-induzierten Aggregation fehlt die 2. Aggregationswelle, der Formwandel der Thrombozyten ist leicht reduziert. Ursächlich für diesen auch familiär auftretenden Defekt ist wahrscheinlich ein angeborener Cyclooxygenasemangel (Pareti et al., 1980). Die Blutungsneigung ist gering. Eine spezifische Behandlung ist nicht möglich (Tab. 5-14).

5.3.3.2 Erworbene Thrombozytopathien

Die häufigste erworbene Thrombozytopathie findet sich im Rahmen chronischer Lebererkrankungen. Sie ist charakterisiert durch eine mäßige Thrombozytopenie, die Thrombozytenüberlebenszeit ist normal oder gering verkürzt. Es finden sich vermehrt große und Riesenplättchen mit einer entsprechenden Verschiebung der Thrombozytenvolumenverteilung. Die Thrombozytenausbreitung zeigt eine Linksverschiebung (Vermehrung großer Ausbreitungsformen). Die Blutungszeit ist in der Regel normal, wie auch das Aggregationsverhalten der Thrombozyten, die Retention und die Adhäsion. Voraussetzung für die Störung ist wohl eine gesteigerte Anreicherung der Plättchen in der Milz und ein etwas vermehrter Abbau der Thrombozyten. Die Störung ist wahrscheinlich verbunden mit erhöhtem Pfortaderdruck und durch diesen auch weitgehend bedingt (Tab. 5-15) (Breddin et al., 1975).

5.3.3.3 Erworbene Thrombozytopenien

Prinzipiell unterscheidet man zwischen Thrombozytopenien durch vermehrten Abbau der Plättchen in der Kreislaufperipherie und Thrombozytopenien durch verminderte Thrombozytopoese im Knochenmark (s. Tab. 5-15).

Bei den Thrombozytopenien durch vermehrten Abbau der Plättchen in der Kreislaufperipherie ist die Thrombozytenlebenszeit in aller Regel verkürzt. Bei den meisten dieser Thrombozytopenieformen findet sich bei stark erniedrigter Plättchenzahl eine normale Ausbreitungsfunktion der Plättchen, oft mit einer relativen Vermehrung großer und sehr großer Plättchenformen. Die Haftneigung der Plättchen ist normal. Bei den im Rahmen einer hämolytischen Anämie oder bei Verbrauchsreaktionen, wie beim thrombo-hämolytischen Syndrom oder bei der thrombotisch-thrombozytopenischen Purpura auftretenden Thrombopenien finden sich zusätzliche Funktionsdefekte der Thrombozyten.

Tab. 5-15: Thrombozytopenieformen

---

1. *Thrombozytopenien durch vermehrten Abbau der Plättchen in der Kreislaufperipherie*

    a) Idiopathisch-thrombozytopenische Purpura
    b) Immunthrombozytopenien
    c) Thrombozytopenie bei chronischen Lebererkrankungen (Thrombozytopenie bei Hypersplenie).
    d) postinfektiöse Thrombozytopenien
    e) Thrombozytopenie im Rahmen hämolytischer Anämien
    f) Thrombohämolytisches Syndrom und thrombotisch-thrombozytopenische Purpura
    g) medikamentös-allergische Thrombozytopenien

2. **Thrombozytopenien durch verminderte Thrombozytopoese im Knochenmark**

    a) Knochenmarksschwund (z.B. aplastische Anämie, Panmyelophthise, medikamentös-toxische Myelopathie)
    b) Veränderung des Knochenmarks (z.B. bei Leukämien, Plasmozytomen, Karzinomen, Osteomyelofibrose)
    c) Bildungsstörungen (z.B. perniziöse Anämie, zyklische megakaryozytäre Thrombozytopenie)
    d) medikamentös-toxische Thrombozytopenie

Demgegenüber ist die Überlebenszeit bei den Thrombozytopenien durch verminderte Thrombozytopoese im Knochenmark in der Regel normal. Die Plättchen weisen aber häufig zusätzliche Funktionsstörungen auf, so ist ihre Ausbreitungsfähigkeit meist reduziert und ihre Haftneigung vermindert (Breddin, 1968).

Bei chronischem Alkoholmißbrauch findet sich nicht selten eine Thrombozytopenie. Sie ist möglicherweise direkt bedingt durch eine Depression des Knochenmarks durch den Alkohol. Sie verschwindet nach Alkoholentzug (Cowan und Hines, 1976; Heck und Gehrmann, 1972).

Bei chronischen myeloproliferativen Erkrankungen, aber auch bei Tumoren mit Infiltration des Knochenmarks, kommen Thrombozytopenien und Funktionsdefekte der Thrombozyten häufig vor.

Beim Morbus Gaucher handelt es sich um einen angeborenen Mangel der Glucocerebrosidase, eines Enzyms, das für den Abbau der Glucocerebroside notwendig ist. Hierdurch kommt es zu einem Anstieg von Glucocerebrosiden in Geweben, insbesondere in der Leber. Als Folge dieser Veränderungen entwickeln Patienten mit dieser Störung eine Hepatomegalie, Knochenläsion und eine Panzytopenie (Green et al., 1971).

5.3.3.4 Idiopathische thrombozytopenische Purpura

Eine idiopathische thrombozytopenische Purpura (ITP) kann in allen Lebensaltern auftreten. Charakteristisch für dieses Krankheitsbild ist, daß ein unmittelbarer Zusammenhang mit einer anderen Erkrankung oder mit einer Medikamenteneinnahme nicht erweisbar ist. Eine direkte Beziehung zwischen Thrombozytenzahl und Blutungsneigung besteht nicht, da bei diesen Thrombozytopenien die wenigen Plättchen meist relativ funktionstüchtig sind. Bei einem Teil der Patienten sind Autoantikörper nachweisbar. Bei mehr als der Hälfte der Patienten gelingt mit den heutigen Methoden ein solcher Nachweis jedoch nicht. Bei einem Teil der Patienten kommt es auch ohne Therapie innerhalb von Wochen bis Monaten zu einer Dauerremission.

Bei der ITP finden sich bei niedriger Plättchenzahl, verkürzter Thrombozytenüberlebenszeit und Vermehrung großer Plättchen im Ausbreitungsbild normale oder erhöhte Megakaryozytenzahlen im Sternalmark.

Ältere Menschen sind durch eine hochgradige Thrombozytopenie stark gefährdet, insbesondere drohen zerebrale Blutungen. Bei alten Menschen sind wir deshalb bei ausgeprägter Blutungsneigung in der Regel schneller zu einer Behandlung mit Prednison in einer Dosierung von 100 bis 150 mg/Tag bereit. Führt diese Therapie innerhalb von 3 Wochen zu einer Remission, so wird versucht, diese Remission auch bei kontinuierlicher Reduktion der Prednisondosis aufrecht zu erhalten. Gelingt dies nicht, oder kommt es primär nicht zur Remission, ist eine Splenektomie indiziert.

Bei der ITP ist die Thrombozytenüberlebenszeit in der Regel hochgradig verkürzt, besonders bei frischen Fällen ist meist die Milz das Hauptabbauorgan. Der Erfolg einer Splenektomie läßt sich nicht sicher voraussagen. Ein relativ kleiner Anteil (unter 20%) der Patienten mit ITP wird nach vorübergehendem Anstieg der Plättchenzahl nach einer Splenektomie wiederum thrombozytopen. In diesen Fällen kann bei ausgeprägter Blutungsneigung ein Behandlungsversuch mit immunsupressiver Therapie angezeigt sein. Jedoch führt diese Therapie nur noch bei wenigen Patienten zur Remission. Spontane Spätremissionen auch nach Jahren kommen vor (Müller-Eckhardt, 1977).

5.3.3.5 Idiopathische Immunthrombozytopenien

Die idiopathischen Immunthrombozytopenien unterscheiden sich von der ITP nur durch den Nachweis von Autoantikörpern (Karpatkin, 1980). Bezüglich des therapeutischen Vorgehens ergeben sich keine zusätzlichen Gesichtspunkte.

Die **Thrombozytopenie bei chronischen Lebererkrankungen** ist in der Regel nicht behandlungsbedürftig. Sie verschwindet nach Beseitigung des Hauptspeicherorgans, der Milz. Wegen der Thrombozytopenie ist diese Operation jedoch nicht indiziert. Charakteristisch für diese Thrombozytopenieform ist die Vermehrung großer ausbreitungsfähiger Plättchen, die keine Störung der Haftneigung oder Aggregation aufweisen (Breddin et al., 1975).

Die **postinfektiöse Thrombozytopenie** ist ein verhältnismäßig häufiges Krankheitsbild, das in der Regel wegen seiner kurzen Dauer gar nicht registriert wird. Nur bei länger dauernden Thrombozytopenien kommt es zu einer Blutungsneigung. Postinfektiöse Thrombozytopenien werden nach bakteriellen und nach Virusinfekten beobachtet.
Thrombozytopenien im Rahmen **hämolytischer Anämien** sind häufig. Sie verschwinden mit der Behandlung der Grundkrankheit.

5.3.3.6 Arzneimittelinduzierte Thrombozytopenien

Arzneimittelbedingte Thrombozytopenien können durch direkte Schädigung des Knochenmarks verursacht sein, es kann sich aber auch um eine Immunthrombozytopenie handeln. Arzneimittelbedingte Thrombozytopenien sind gekennzeichnet durch akut auftretende hämorrhagische Diathesen mit Purpura und Schleimhautblutungen. Die Hautherde bestehen aus flohstich- bis stecknadelkopfgroßen, nicht erhabenen Flecken (Extravasate ohne entzündliche Gefäßreaktionen). Die unteren Extremitäten sind meist am stärksten betroffen (hydrostatischer Druck). Schleimhautblutungen in Nase und Mund, Urogenitaltrakt, gynäkologische Blutungen und auch Darmblutungen können auftreten. Parenchymblutungen und tödliche Hirnblutungen sind seltener, kommen aber besonders bei alten Menschen häufiger vor. Das auslösende Medikament wurde einige Tage oder Wochen, manchmal sogar jahrelang ohne Nebenwirkungen eingenommen, bis plötzlich oft nach einer einzigen Tablette eine Purpura auftritt. Der Zusammenhang mit der Medikamenteneinnahme ist dem Patienten oft nicht bewußt und manchmal erst durch genaues Befragen aufzudecken (Breddin, 1978).

5.3.3.7 Immunthrombozytopenie

Die allergische Natur der Erkrankung kann zwar im Prinzip im Belastungsversuch nachgewiesen werden, dieser Versuch kann aber gefährlich sein, wenn es erneut zu einem hochgradigen Thrombozytensturz kommt. Wird er vorsichtig durchgeführt, ist er kaum riskant (Miescher, 1957). Seine Beweiskraft ist allen anderen Tests überlegen und sichert die Diagnose. Eine unterhalb der therapeutischen Dosis liegende kleine Menge des Medikaments wird dabei zum ersten Male, 2–3 Stunden später und nochmals nach 5–6 Stunden oral verabreicht, anschließend erfolgt die Thrombozytenzählung. Bleibt sie unverändert hoch, kann der Versuch in den folgenden Tagen mit höheren Dosen wiederholt werden. Erst wenn die therapeutische Dosis 14 Tage lang ohne Effekt bleibt, kann daraus geschlossen werden, daß keine Überempfindlichkeit gegen das Medikament besteht. Alle Hauttests sind unzuverlässig. In Tabelle 5-16 sind einige Medikamente aufgeführt, nach denen Immunthrombozytopenien beobachtet wurden. Ob die Thrombozyten ein Komplexantigen bilden (Ackroyd, 1949), oder ob das Medikament zusammen mit einem Plasmaeiweißkörper das Antigen bildet und die Antikörper an die Thrombozyten gebunden sind (Moeschlin und Wagner, 1964), oder ob der Antigen-Antikörperkomplex direkt an die Plättchen adsorbiert wird (Miescher und Gorstein, 1961), ist bisher nicht geklärt. Die entscheidende Therapie dieser Thrombozytopenien ist das Weglassen des auslösenden Medikaments.

5.3.3.8 Thrombozytopenien durch verminderte Thrombozytopoese im Knochenmark

Die im Rahmen von Leukämien, aplastischen Anämien, Panmyelophthisen und Tumoren auftretenden Thrombozytopenien, aber auch der bei diesen Erkrankungen als Folge einer zytostatischen Therapie auftretende Plättchenmangel sind gekennzeichnet durch eine Bildungsstörung der Plättchen im Knochenmark. Die Megakaryozyten sind meist vermindert, die Thrombozytenüberlebenszeit ist normal, Blutungen kommen auch bei mäßig hohen Thrombozytenzahlen zwischen 40000 und 100000/µl vor. Für die Behandlung spielt die Grundkrankheit eine entscheidende Rolle. Bei akuter Blutungsneigung ist die Gabe von Thrombozytenkonzentraten möglich. Dies führt jedoch schnell zur Bildung von Antikörpern, so daß bei länger dauernden Erkrankungen die Übertragung von Thrombozytenkonzentraten immer weniger wirksam ist. Die im Rahmen von Bildungsstörungen (Folsäuremangel, perniziöse Anämie) auftretende Thrombozytopenie ist in gleicher Weise zu behandeln wie die Grundkrankheit.

5.3.3.9 Toxisch-medikamentöse thrombozytopenische Purpura

Das klinische Bild entspricht weitgehend dem der idiopathisch-thrombozytopenischen Purpura. Am häufigsten treten die toxischen Thrombozytopenien auf nach Zytostatika, Chloramphenicol und Sulfonamiden. Tabelle 5-17 gibt eine Übersicht über Medikamente, nach denen toxische Thrombozytopenien beobachtet wurden (Breddin, 1978).

5.3.4 Veränderungen der Thrombozyten, die die Entwicklung von Thrombosen begünstigen

5.3.4.1 Thrombozytose und Thrombose

Von einer Thrombozytose spricht man bei Plättchenzahlen über 400000/µl. Kurzzeitige und auch länger dauernde Thrombozytosen werden nach Splenektomie beobachtet (Hayes et al., 1963), auch bei Patienten, die vorher an einer idiopathischen thrombozytopenischen Purpura litten. Nach Splenektomie, besonders bei vorbestehender Thrombozytopenie, fällt die Milz als Abbauorgan für die Plätt-

Tab. 5-16: Medikamente, die zu einer Immunthrombozytopenie führen können (nach Breddin, 1978)

Acetylsalicylsäure	Insulin
Aminophenazon	Natriumjodopat (Biloptin)
Chinin	Penicillin
Chinidin	Phenylbutazon
Codein	Phensuximid
Digitoxin	Rifampicin
Gold	Tetanusserum
Isoniazid	2-Methyl-1-phenyl-butin (3)-
Jod	diol-(1,2) (Centalun)
	Streptomycin

Tab. 5-17: Medikamente, nach denen toxische Thrombozytopenien beobachtet wurden (nach Breddin, 1978)

Acetazolamid	Hydrochlorothiazid (Esidrix)
Acetinomycin C (Sanamycin)	Indometacin
Adriamycin	Mepacrin (Atebrin)
Amitriptylin (Saroten)	Mercaptopurin (Puri-Nethol)
Arsen	
Asparaginase	Methotrexat
Azathioprin	Oxyphenbutazon (Tanderil)
Benzol	Phenylbutazon
Busulfan (Myleran)	Prophyphenazon
Carbamazepin (Tegretal)	(z.B. im Optalidon)
Cefalotin	Pyrimethamin (Daraprim)
Chlorambucil (Leukeran)	Quecksilber
Chloroquin (Resochin)	Sulfonamide
Cyclophosphamid	Sulfonylharnstoffe
Cytosin-arabinosid	Thiamazol (Favistan)
Demecolcin (Colcemid)	Toluen-di-isocyanat
Dicumarol	Trichlormethin (Sinalost)
Doxepin	
Furosemid	Trimethoprim-Sulfamethoxazol (Bactrim)
Glibenclamid (Euglucon)	
Gold	Wismut
Hydantoinpräparate	

chen aus, während die Produktion im Knochenmark noch eine zeitlang erheblich gesteigert sein kann.

Venenthrombosen und Lungenembolien kommen in dieser Phase häufig vor, wenn keine Thromboseprophylaxe angewendet wird. Langdauernde Thrombozytosen finden sich bei chronisch myeloproliferativen Erkrankungen, die machmal in Blastenkrisen übergehen können und zu denen die Polycythaemia rubra vera gehört. Thrombozytosen finden sich aber auch bei Bronchialkarzinomen (Cheng und Kummer, 1971), bei der Colitis ulcerosa und beim M. Crohn (Mohr und Straib, 1970). Die Genese der Thrombozytose bei Malignomen und bei chronisch entzündlichen Erkrankungen ist noch nicht hinreichend bekannt. Mason et al. (1974) beobachteten bei 64% von 111 Patienten mit chronischer myeloischer Leukämie eine Thrombozytose (über 400000/µl) entweder bei Diagnosestellung (56 Pat.) oder während des Verlaufs der Erkrankung (55 Pat.). Patienten mit Thrombozytose neigen vermehrt zu thromboembolischen Komplikationen. Barabas et al. (1973) fanden unter 200 Patienten mit Polycythaemia rubra vera 98 Kranke mit Gefäßkomplikationen, und zwar arteriellen Gefäßverschlüssen in 34% und venösen Thrombosen in 13%. Bei diesen Gefäßkomplikationen standen zerebrovaskuläre Anfälle (25 Pat.) im Vordergrund. Eine koronare Herzkrankheit fand sich zehnmal, bei 25 Patienten wurden tiefe Beinvenenthrombosen und bei 30 oberflächliche Thrombophlebitiden beobachtet. Auch Gefäßverschlüsse im Bereich der Mikrozirkulation treten bei Patienten mit Thrombozytose nicht selten auf. Besonders Zehen- und Fingerkuppennekrosen wurden beobachtet (Singh et al., 1977). Über eine erbliche Thrombozytose berichteten Anguissola und Prato (1961). In vielen Fällen kann eine definitive Ursache der Thrombozytose nicht ermittelt werden.

Bei Thrombozytosen sind auch Blutungsmanifestationen häufig, und bei vielen Patienten mit Thrombozytose und Blutungsneigung wurden funktionelle Plättchendefekte beschrieben (Kaywin et al., 1978; Barnhart et al., 1980). Reuter (1978) fand bei 19 Patienten mit Thrombozytose häufig eine Hemmung der Thrombozytenausbreitungsfunktion. Andererseits wurde erwartungsgemäß auch eine gestörte Thrombozytenfunktion bei Thrombozytosen beschrieben (Wu, 1978).

5.3.4.2 Behandlung der Thrombozytose

Die nach Splenektomie auftretende Thrombozytose bedarf in der Regel keiner Behandlung, da sich die Plättchenzahlen meist nach Wochen bis Monaten wieder normalisieren. Bei Patienten mit extremer Thrombozytose (über 1 Mill/µl) oder mit hohem Thromboserisiko (z.B. postthrombotischem Syndrom oder ausgeprägter Varikose) sollte eine Thromboseprophylaxe durchgeführt werden. Hierzu eignen sich niedrig dosiertes Heparin (z.B. 3 × 5000 E. sc.), Acetylsalizylsäure (3 × 0,5 g/Tag) (s. auch Myers et al., 1979 und Vera et al., 1979) oder ein Kumarinderivat (Marcumar).

Dauernd bestehende Thrombozytosen bedürfen oft einer zytostatischen Behandlung, soweit diese nicht bereits wegen der Grundkrankheit erforderlich ist, z.B. mit Busulfan (2–6 mg/Tag) (Linker et al., 1980) oder Uracil-Mustard (Shamasunder et al., 1980).

Thrombozytosen, insbesondere bei Plättchenzahlen von mehr als 1000000/µl können fälschlich zur Annahme einer Hyperkaliämie führen, da bei der Gerinnung in vitro große Mengen Kalium aus den Plättchen freigesetzt werden. Die Kaliumbestimmung sollte in diesen Fällen im zentrifugierten EDTA-, Zitrat- oder Heparinblut erfolgen.

5.3.4.3 Thrombotisch-thrombozytopenische Purpura

Die erstmalig 1925 von Moschcowitz beschriebene thrombotisch-thrombozytopenische Purpura ist eine Mikroangiopathie mit intravasaler Gerinnung, Zeichen der Verbrauchskoagulopathie und oft sekundärer Hämolyse. Die TTP gehört in den Formenkreis der mikroangiopathischen hämolytischen Anämien. Das Krankheitsbild ist charakterisiert durch eine hämolytische Anämie, Thrombozytopenie, Nierenversagen, neurologische Ausfälle und Fieber. In den Arteriolen und Kapillaren der verschiedensten Organe finden sich Plättchenthromben (Übersichten bei Nalbandian et al., 1979 und bei Kwaan, 1979). Die Prognose ist ungünstig (Byrnes und Lian, 1979). Erfolgreiche Behandlungen wurden bisher beschrieben durch Austauschtransfusionen (Sacher et al., 1980), Plasmapherese (Bukowski et al., 1977), Splenektomie oder Kombination von Splenektomie mit Kortikosteroiden (Cuttner 1974, 1980), Heparin und Hemmern der Thrombozytenfunktion (Amir und Krauss, 1973) und durch Hämodialyse (Tartaglia und Burkard, 1971). Insbesondere die Gabe von Acetylsalicylsäure i.v. in Dosen von 3–4 g/Tag, zusammen mit Dipyridamol in oralen Dosen von 400 mg/Tag und mehr scheint nach bisher vorliegenden Befundberichten aussichtsreich (Giromini et al., 1972; Neame et al., 1976; Woodruff and Castaldi, 1978).

5.3.4.4 Störungen der Thrombozytenfunktion und gesteigerte Thromboseneigung

Gibt es Störungen der Plättchenfunktion, die mit einer Häufung thromboembolischer Komplikationen einhergehen, oder die sogar die Vorhersage einer Thrombose ermöglichen? Zahlreiche Untersucher haben versucht, Methoden zu entwickeln, die ein erhöhtes Thromboserisiko entweder durch Erfassung von Störungen des Gerinnungssystems oder durch Beurteilung einer bestimmten Plättchenfunktion erkennen lassen.

Mit der Methode von H.P. Wright (1949) fanden McDonald und Edgill (1957), Slack et al. (1971) und Chauduri (1975) eine gesteigerte Haftneigung bei Patienten mit Zustand nach Herzinfarkt. Eine gesteigerte Haftneigung bei zerebralen Gefäßprozessen beobachteten Danta (1970), Subhash et al. (1978) und Acheson (1972), wobei Danta auch eine lineare Korrelation zwischen den Ergebnissen der Methode von H.P. Wright und der Glasperlenfiltermethode von Hellem feststellte. Eine erhöhte Adhäsivität bei Patienten mit arterieller Verschlußkrankheit wurde von Pfleiderer und Rücker (1964) beschrieben. Hamer et al. (1973) berichteten über eine signifikante Korrelation zwischen der gesteigerten Haftneigung und postoperativen Reverschlüssen bei Patienten mit arteriellen Gefäßoperationen. Ham et al. (1972) fanden keine gesteigerte Plättchenhaftneigung mit der gleichen Methode bei Patienten mit Prostatakarzinom. Postoperativ fanden Ham et al. (1967) sowie Bennet (1967) eine gesteigerte Plättchenhaftneigung. Bygdeman et al. (1966) und Negus et al. (1969) fanden zwischen den Befunden einer gesteigerten Adhäsivität bei Patienten, die vor und nach einem operativen Eingriff untersucht wurden, und dem nachfolgenden Auftreten einer venösen Thrombose keine Korrelation.

Unter Verwendung von Retentionstests fanden Moolten et al. (1949), Eisen et al. (1951), Hellem (1960), Horlick (1961) und Salzman (1963) eine Steigerung der Retention bei Patienten mit peripherer Verschlußkrankheit; Nestel (1961), Bygdeman und Wells (1969), Bygdeman und Eliasch (1976) bei Patienten mit Zustand nach Herzinfarkt und Baumgartner et al. (1967) und Sjögren et al. (1970) bei Patienten mit koronarer Herzkrankheit, frischem Herzinfarkt, Diabetes und mit Thrombosen. O'Brien et al. beschrieben mit einer von ihnen angegebenen Methode eine gesteigerte Haftneigung bei Patienten mit Zustand nach Herzinfarkt (1973) und nach operativen Eingriffen (1972).

Eine gesteigerte Plättchenhaftneigung bei Patienten mit AVK beobachteten auch Martin und Kokossulis (1972) sowie Jipp und Jacobsen (1967) mit der von Breddin (1965) beschriebenen Methode.

Mit einem Glasperlenretentionstest fanden Evans und Irvine (1966), daß bei Patienten mit Gefäßoperationen eine gesteigerte Haftneigung mit gesteigerter Reverschlußrate einherging. Shaw et al. (1967) beobachteten mit einer abgewandelten Filtermethode eine gesteigerte Plättchenhaftneigung bei Diabetikern. Becker (1972) beschrieb eine signifikante Korrelation zwischen hoher postoperativer Plättchenretention und postoperativ auftretenden Thrombosen. Hirsh und McBride (1965) fanden eine gesteigerte Haftneigung bei Patienten mit rezidivierenden Thrombosen und Lungenembolien. Fabriszewski und Skrzydlewski (1970) beschrieben eine gesteigerte Plättchenhaftneigung mit der Methode von Stormorken (1965) am Ende der Schwangerschaft und im Wochenbett. Stormorken (1970) fand keinen Unterschied zwischen einer prospektiven Patientengruppe und Patienten mit Zustand nach Herzinfarkt unter Verwendung einer Methode zur Messung der ADP-induzierten Plättchenretention; über ähnliche Befunde berichteten Steele et al. (1978), während Sharma et al. (1978) mit ähnlicher Methode bei Zustand nach Herzinfarkt eine gesteigerte Hafneigung fanden.

Savitsky und Werman (1954) fanden keine nennenswerten Unterschiede in der Haftneigung bei verschiedenen Patientenkollektiven. Kirby und Martin (1966) beobachteten mit der von Salzman (1963) beschriebenen Methode ebenfalls keinen signifikanten Unterschied zwischen Normalpersonen und Patienten mit peripherer arterieller Verschlußkrankheit oder Diabetes.

Fitzgerald (1971) fand mit einer von ihm entwickelten Methode eine verminderte Haftneigung bei Patienten mit Zustand nach Herzinfarkt. Negus et al. (1971), Eastham (1970) sowie Isacson und Nilsson (1972) wiesen mit Recht darauf hin, daß eine gesteigerte Plättchenhaftneigung für die Voraussage einer postoperativen Thromboseneigung ohne Wert ist.

Unter Streß und Lärm und unter dem Einfluß von bestimmten Wetterlagen beobachteten Jacobi et al. (1973) und Maass et al. (1973) eine gesteigerte Plättchenhaftneigung.

Zusammenfassend fanden zahlreiche Untersucher eine gesteigerte Plättchenhaftneigung bei Patienten mit Herzinfarkt und peripherer oder zerebraler arterieller Verschlußkrankheit. Derartige Steigerungen ließen sich in der Regel jedoch nur in den jeweiligen Patientengruppen im Vergleich zu einem «Normalkollektiv» nachweisen. Im Einzelfall ist eine Voraussage über eine besondere Thrombosegefährdung aufgrund der Testergebnisse nicht möglich. Prospektive Langzeituntersuchungen wurden mit derartigen Methoden bisher nicht vorgenommen. Eine kleinere Zahl von Untersuchern fand keinen Unterschied zwischen Normalpersonen und verschiedenen Patientengruppen, wobei in erster Linie methodische Unterschiede hierfür verantwortlich gemacht werden können.

Eine gesteigerte Plättchenhaftneigung findet sich somit bei verschiedenen Krankheitsbildern, die mit einer erhöhten Thromboseneigung einhergehen. Für eine Voraussage im Einzelfall sind diese Methoden aber in der jetzigen Form offenbar ohne Wert.

5.3.4.5 ADP-, kollagen- und adrenalininduzierte Aggregation

Eine gesteigerte Aggregationstendenz bei Zustand nach Herzinfarkt beschrieben O'Brien et al. (1966), Zahavi und Dreyfuss (1969), Sano et al. (1971), Zahavi (1977) und Gormsen et al. (1977), während derartige Veränderungen von Rozenberg und Stormorken (1967), Steele et al. (1975) und Davis et al. (1970) nicht gefunden wurden.

Eine gesteigerte Aggregationsneigung bei Diabetikern fanden Heath et al. (1977), Hassanein et al. (1972), Kwaan et al. (1972), Passa et al. (1974), O'Malley et al. (1975), Bensoussan (1975), Cretar et al. (1978), Colwell et al. (1977, 1980), Matsuo und Ohki (1977). Keine Unterschiede zwischen Gesunden und Diabetikern fanden Petersen und Gormsen (1978) und Davis et al. (1978). Im diabetischen Koma fanden Janka und Standl eine verminderte Aggregation (1979).

Eine gesteigerte Aggregationstendenz bei peripherer oder zerebraler arterieller Verschlußkrankheit beschrieben Gormsen et al. (1977), Andersen und Gormsen (1976), Lou et al. (1977) und Couch und Hassanein (1977) bei Migräne sowie Davis et al. (1969) bei Karzinomkranken.

Eine gesteigerte Aggregationsneigung bei Hyperlipoproteinämie fanden Carvalho et al. (1974), bei

Gicht Mustard et al. (1963) und bei Rauchern Glynn et al. (1966), postoperativ Emmons und Mitchell (1965), bei venöser Thrombose Yamazaki et al. (1974).

Zusammenfassend fanden zahlreiche Untersucher eine gesteigerte Thrombozytenaggregation bei Patienten mit Zustand nach Herzinfarkt, bei Diabetikern und bei peripherer arterieller Verschlußkrankheit. Eine prospektive Studie zur Klärung der Frage, ob auch im individuellen Einzelfall eine gesteigerte Plättchenaggregation ein erhöhtes Thromboserisiko oder ein erhöhtes Reinfarkt- oder Reverschlußrisiko beinhaltet, ist bisher nicht vorgenommen worden.

5.3.4.6 Spontane Thrombozytenaggregation

Vreeken und Aken beschrieben 1971 einen Patienten, bei dem ohne Zusatz von Aggregationsauslösersubstanz im normalen Aggregometer eine gesteigerte Aggregationstendenz bestand und der gleichzeitig rezidivierende Venenthrombosen und häufige schmerzhafte Attacken in Zehen und Fingern hatte, die auf periphere Gefäßverschlüsse zurückgeführt wurden. Ein sehr ähnlicher Fall wurde von Scrobohaci et al. (1976) mitgeteilt. Ten Cate et al. (1978), Hoogendijk et al. (1979) und Tsao et al. (1978) berichteten über spontan gesteigerte Plättchenaggregation bei Patienten mit intermittierenden zerebralen Gefäßerkrankungen. Wu und Hoak (1976) beschrieben eine derartig gesteigerte spontane Aggregation bei Patienten mit vorübergehenden ischämischen zerebralen Attacken und bei Patienten mit akutem Herzinfarkt, sowie mit akuter peripherer Verschlußkrankheit.

Seit 1963 haben wir Methoden zur Messung der spontanen Plättchenaggregation entwickelt, zunächst mit dem mikroskopischen PAT I (1963) und seit 1974 mit einem neuen photometrischen Verfahren, dem PAT III (1976).

Mit dieser Methode fanden wir eine deutliche altersabhängige Zunahme der Plättchenaggregation, wobei 70,4% der gesunden unter 29 Jahre alten Personen keine spontane Aggregation zeigten und dieser Prozentsatz in den Altersgruppen der 50- bis 59jährigen auf 48% abfiel. Bei über 1000 Patienten mit Diabetes mellitus fand sich eine deutliche Zunahme der Aggregationsneigung in allen Altersgruppen im Vergleich mit gleich alten Gesunden. Bei Patienten mit koronarer Herzkrankheit, bei denen die Diagnose entweder durch einen Herzinfarkt in der Anamnese oder durch den angiographischen Nachweis von Koronararterienstenosen oder -verschlüssen gesichert war (n = 173), fand sich keine altersabhängige Zunahme der gesteigerten Aggregation (1976). Hier war aber die Aggregationsneigung bei den Patienten aller Altersgruppen deutlich größer als bei Gesunden. In früheren Untersuchungen mit dem PAT I fanden wir die größte Häufigkeit einer gesteigerten Aggregation bei Patienten, die vor einem thrombotischen Zwischenfall oder vor einem Herzinfarkt untersucht wurden. Wir halten es aufgrund der bisherigen Untersuchungen für wahrscheinlich, daß eine konstant gesteigerte Plättchenaggregation mit dem PAT Hinweis auf fortschreitende Gefäßwandprozesse vorwiegend im arteriellen Bereich ist und damit auch ein erhöhtes Thromboserisiko bedeutet. Aus diesem Grund haben wir 1978 eine Studie begonnen, die wir PARD-Studie nannten (Plättchen-Aggregation als Risikofaktor beim Diabetes). In dieser Studie wurden 360 Patienten aufgenommen, die in vierteljährlichen Abständen untersucht werden und bei denen neben dem PAT III andere Gerinnungsparameter und Plättchenfunktionstests geprüft werden. Ziel dieser prospektiven Studie ist zu klären, ob eine gesteigerte Plättchenaggregation ein erhöhtes Risiko von Gefäßverschlüssen anzeigt.

Auch mit dem von Hornstra und Ten Hoor (1975) entwickelten Filtragometer, einer Methode, mit der in vivo gebildete Plättchenaggregate gemessen werden sollen, wurde eine gesteigerte Aggregationsneigung bei Diabetikern beschrieben (Fleischmann et al., 1976).

5.3.4.7 In vivo zirkulierende Plättchenaggregate

Wu und Hoak beschrieben 1974 eine Methode, von der sie annahmen, daß sie in vivo zirkulierende Plättchenaggregate zu messen in der Lage sei. Das Prinzip beruht darauf, daß in EDTA-Blut mit und ohne Zusatz von Formol Thrombozyten gezählt werden, wobei davon ausgegangen wird, daß im Blut vorhandene Plättchenaggregate in der formolfixierten Probe unverändert bleiben, während sie sich in der EDTA-Probe wieder auflösen können. Mit dieser Methode fanden Wu und Hoak und andere Untersucher zirkulierende Aggregate bei Patienten mit zerebralen Gefäßprozessen und transitorischen ischämischen Attacken (Dougherty et al., 1977), Zustand nach Herzinfarkt (Gjesdal, 1976) und peripherer arterieller Verschlußkrankheit. Eine gesteigerte «Aggregatbildung» unter körperlicher Belastung beschrieben Haber et al. (1980). Ähnliche Befunde erzielten Schmoliner et al. (1978) bei Patienten mit Amaurosis fugax und Zustand nach Herzinfarkt. Bei Herzinfarktpatienten konnten diese Befunde von Prazich et al. (1977) nicht bestätigt werden. Mehta und Mehta (1979) fanden mit ihrer Methode zirkulierende Aggregate bei Sichelzellanämie.

Rohrer et al. (1978) und Raper (1978) wiesen auf die erheblichen methodischen Probleme bei diesem Verfahren hin. Mehta und Mehta (1978) fanden einen niedrigen «Index» nur bei Patienten, die am Tage nach Herzinfarkt untersucht wurden. Nach unseren eigenen Untersuchungen entstehen Plättchenaggregate bei dieser Methode in erster Linie außerhalb der Blutbahn. Insgesamt ist bisher nicht geklärt, ob die Methode praktischen Wert zur Beurteilung einer Thrombosegefährdung hat.

5.3.4.8 Verkürzte Thrombozytenüberlebenszeit und Thromboseneigung

Murphy und Mustard (1962) und Mustard et al. (1963) berichteten über einen gesteigerten Plättchenumsatz bei Patienten mit Atherosklerose und mit primärer Gicht. Eine verkürzte Überlebenszeit wurde beschrieben bei Patienten mit peripheren und zerebrovaskulären Gefäßverschlüssen (Abrahamsen, 1968; Abrahamsen et al., 1974), transitorischen ischämischen Attacken, rheumatischen Klappenfehlern (Steele et al., 1974), künstlichen Herzklappen (Harker und Slichter, 1970; Kummer et al., 1974; Weily et al., 1972, 1974; Steele et al., 1979), Diabetes (Ferguson et al., 1975), Nierengefäßerkrankungen, koronarer Herzkrankheit und Homozystinurie (Harker 1978; Harker und Scott, 1977; Ritchie und Harker, 1977) und Malignomen (Slichter und Harker, 1974). Die Messung der Überlebenszeit wurde in erster Linie an kleinen Kollektiven zur Prüfung von Medikamenten verwendet, die die Überlebenszeit wieder normalisieren. Najean et al. (1979) wiesen darauf hin, daß eine verkürzte Plättchenüberlebenszeit vergleichsweise selten gefunden wird. Dies entspricht unseren Erfahrungen. Die bisher vorliegenden Befunde sprechen dafür, daß eine gering bis mäßig verkürzte Thrombozytenüberlebenszeit bei normaler oder gering verminderter Plättchenzahl mit einem erhöhten Thromboserisiko einhergeht. Prospektive Untersuchungen in größerem Umfang wurden bisher nicht vorgenommen. Mit einfacherer Technik wären sie aber durchaus wünschenswert, da es möglich erscheint, anhand der verkürzten Plättchenüberlebenszeit besonders gefährdete Patienten frühzeitig zu erkennen und prophylaktisch zu behandeln.

5.3.4.9 Bestimmung von Thrombozyteninhaltsstoffen zur Erkennung einer Thromboseneigung

Plättchenfaktor 3 (PF 3), Plättchenfaktor 4 (PF 4) und Betathromboglobulin (β-Tg) werden bei der reversiblen Aggregation der Thrombozyten auch in vivo freigesetzt. Kutti et al. (1980) wiesen auf eine signifikante Korrelation zwischen Thrombozyten und dem Plasmaspiegel von PF 4 und β-Tg hin. Die Bestimmung dieser Plättcheninhaltsstoffe bei Patienten mit venösen Thrombosen, arterieller Verschlußkrankheit, Zustand nach Herzinfarkt (Handin et al., 1978; Rasi et al., 1980; Green et al., 1980) oder Diabetes ergab eine Steigerung gegenüber Kontrollkollektiven (Preston et al., 1978; Ziemen et al., 1980; Mathews et al., 1979). Anderton et al. (1980) beschrieben erhöhte β-Tg-Werte im Harn bei Niereninsuffizienz. Zur Früherkennung von Thrombosen scheint sich die β-Tg-Bestimmung nicht zu eignen (Simmonds et al., 1980). Im Einzelfall schwanken die PF 3- und β-Tg-Werte erheblich, und die bisherigen Untersuchungen haben den Wert dieser Methoden zur Vorhersage einer erhöhten Thromboseneigung nicht sichern können.

5.3.5 Thrombozytenfunktionshemmende Medikamente

5.3.5.1 Acetylsalizylsäure (ASS)

Epidemiologische Hinweise und Pilotstudien

Die ersten Hinweise auf eine Wirkung von ASS zur Verhütung von Reinfarkten und von Hirninfarkten gehen auf Untersuchungen von Craven in den 50iger Jahren zurück. Der Autor stand seiner ersten Untersuchung selbst kritisch gegenüber, fühlte sich aber in seinen weiteren Beobachtungen (1953, 1956) in dem positiven klinischen Eindruck bestätigt und empfahl schon damals eine kontrollierte Langzeitstudie.

1971 berichtete Huttmann über 321 Patienten, die entweder mit ASS, Heparin, der Kombination ASS + Heparin, Eukardon oder Eukardon + Heparin behandelt wurden. Nach 5 Jahren war die Letalität in der ASS- bzw. ASS + Heparin-Gruppe signifikant geringer als in der Kontrollgruppe. Die erste doppelblinde, aber nicht exakt randomisierte Pilotstudie geht auf Heikinheimo (1971) zurück. Von 430 älteren Personen erhielten 209 täglich 1 g ASS und 221 Patienten ein entsprechendes Placebo. Ziel der Studie war die Beeinflussung der Morbidität und Mortalität arteriosklerotischer Erkrankungen bei über 60 Jahre alten Patienten durch ASS-Behandlung. Nach einer einjährigen Beobachtungszeit unterschieden sich die beiden Behandlungsgruppen in der Komplikationshäufigkeit nicht voneinander.

In mehreren epidemiologischen Studien konnte die Boston Collaborative Drug Surveillance Group (1974) regelmäßig, zuletzt an über 1000 Herzinfarktpatienten im Vergleich zu über 10000 Kontrollen eine negative Assoziation zwischen der regelmäßigen Einnahme von ASS und dem Auftreten eines akuten Herzinfarkts nachweisen. Hammond und Garfinkel (1975), sowie Hennekens et al. (1978) konnten diesen Zusammenhang in ähnlichen, allerdings im Ansatz unterschiedlichen Studien nicht bestätigen.

Klinische ASS-Studien bei Zustand nach Myokardinfarkt

7 prospektive multizentrische und randomisierte klinische Studien mit ASS nach überstandenem Herzinfarkt bzw. eine Studie mit der Kombination ASS + Dipyridamol sind bisher publiziert worden (Elwood et al. 1974, 1979; Breddin et al., 1980; PARIS, 1980; AMIS, 1980; CDPA, 1976; Vogel et al., 1981).

In Tabelle 5-18 sind die wichtigsten Merkmale bezüglich der Anlage von 6 inzwischen publizierten Langzeitstudien mit Aggregationshemmern einander gegenübergestellt. In der Deutsch-Österreichischen Studie (Breddin et al., 1980) wurden 946 Patienten behandelt, die höchste Fallzahl hatte die amerikanische Aspirin Myocardial Infarction Studie (AMIS) (1980) mit 4524 Patienten. Addiert man zu den bereits publizierten Fallzahlen von 11946 die 1340 Patienten der vorläufig veröffentlichten DDR-Studie (Vogel et al., 1981), so ergibt sich ein Gesamtkrankengut von 13286 Patienten. In der Studie Elwood I (1974) und in der CDPA-Studie (1976) wurden nur Männer und in den übrigen 5 Studien Männer und Frauen aufgenommen. Überwiegend handelt es sich jedoch um Männer.

Die Dosierung war in den einzelnen Studien recht unterschiedlich. Die Patienten erhielten in der Elwood-Studie I täglich 300 mg ASS, in der Elwood-Studie II 900 mg ASS, in der CDPA-Studie 1,0 g ASS, in der AMIS-Studie 1,0 g ASS, in der Deutsch-Österreichischen Studie und in der DDR-Studie 1,5 g ASS und in der PARIS-Studie 972 mg ASS bzw. die Kombination von 972 mg ASS + 225 mg Dipyridamol. Auf die mögliche Bedeutung dieser unterschiedlichen Dosierung wird noch zurückzukommen sein.

Aufnahmealter, Intervall zwischen Infarkt und Aufnahme in die Studie, Compliance. Das Aufnahmealter lag zwischen 30 und 75 Jahren. Bezüglich der Zeit zwischen dem Eintritt des Herzinfarktes und der Aufnahme der Patienten in die Studie unterscheiden sich die einzelnen Prüfungen wesentlich voneinander (Tab. 5-18). So schwankt der Aufnahmezeitpunkt zwischen einigen Wochen und 7 Jahren nach dem Infarkt. Insbesondere in der CDPA-, AMIS- und PARIS-Studie war das Intervall so lang, daß eine Wirksamkeit im ersten Jahr nach Infarkt nicht geprüft werden konnte. Nur in der Studie Elwood II, in der Deutsch-Österreichischen Studie und in der DDR-Studie wurden die Patienten innerhalb der ersten 6 Wochen nach dem Infarkt in die Studie aufgenommen. Die mittlere Beobachtungszeit der einzelnen Studien lag zwischen 12 und 41 Monaten. In allen Studien wurden die Patienten anfangs monatlich und später in größeren Zeitabständen auf Komplikationen und Nebenwirkungen untersucht. Die Compliance lag durchweg über 70%.

Zielgrößen: Die Zielgrößen waren ähnlich. In einem Teil der Studien war das entscheidende Ziel die Senkung der Gesamtmortalität (CDPA, AMIS, PARIS, Elwood I), in anderen waren die Senkung der koronaren Inzidenz und der koronaren Sterblichkeit die wesentlichen Zielgrößen (Elwood II, Deutsch-Österreichische Studie, DDR-Studie). Einige Definitionen einzelner Zielgrößen differierten, z.B. die des plötzlichen Todes.

Ergebnisse: Keine dieser Studien konnte im Sinne einer eindeutigen statistischen Signifikanz die Wirkung der Acetylsalicylsäure belegen, aber in 5 von 6 der Studien fand sich ein deutlicher, zum Teil knapp an der Grenze der konventionellen statistischen Signifikanz liegender Trend zugunsten der ASS (Tab. 5-18). Die größte Studie (AMIS) ergab keinen Unterschied zwischen der Behandlung mit ASS oder Placebo, was daran liegen kann, daß die Behandlung erst zu lange nach dem Infarkt aufgenommen wurde. Die erste Infarktstudie von Elwood (1974), bei der eine tägliche ASS-Dosis von 300 mg verabreicht wurde, zeigte einen positiven Trend, der aber in nur einem der beteiligten Zentren belegt werden konnte. Die Coronary Drug Project Studie, in die Patienten aufgenommen wurden, bei denen der Infarkt schon lange zurücklag und die vorher aus anderen Behandlungsgruppen ausgeschieden waren, zeigte einen deutlichen Trend zugunsten der ASS. Auch die zweite Studie von Elwood (1979), bei der die Patienten in der Behandlungsgruppe 900 mg ASS/Tag erhielten, ergab eine Senkung der Gesamtmortalität von 17% in der ASS-behandelten Gruppe im Vergleich mit der Placebo-Gruppe und eine Senkung der koronaren Todesfälle um 22%. Auch diese Unterschiede waren nicht signifikant.

In der AMIS-Studie fand sich kein Unterschied in

Tab. 5-18: Wichtige Merkmale und Ergebnisse der verschiedenen Langzeitstudien mit Thrombozytenfunktionshemmern bei Patienten mit Zustand nach Herzinfarkt

Autoren	Zeit zwischen Infarkt und Eintritt in die Studie	Mittlere Beobachtungszeit	Tägliche Dosis in der Therapiegruppe	Patientenzahl u. -Geschlecht	Substanzvergleich	Änderung der Gesamtmortalität (%)	Änderung der koronaren Mortalität (%)	Änderung der koronaren Mortal. + nicht tödl. Reinfarkt (%)	Änderung der nicht tödlichen Reinfarkte (%)
Elwood et al., (1974)	< 4 Wochen – 14 Wochen	24 Monate	1 × 300 mg ASS	1239 ♂	ASS : Plac.	−24,0	—	—	—
C.D.P.A. (1976)	≥ 7 Jahre	22 Monate	3 × 324 mg ASS	1529 ♂	ASS : Plac.	−30,0	−27,0	−21,0	−12,0
Elwood et al (1979)	≥ 1 Woche	12 Monate	2 × 300 mg ASS	1682 ♂ + ♀	ASS : Plac.	−17,3	−22,0	−28,0	−34,0
AMIS (1980)	3 Wochen – 5 Jahre	36 Monate	2 × 500 mg ASS	4524 ♂ + ♀	ASS : Plac.	+11,0	—	−5,0	−22,0
Breddin et al. (1980)	≤ 6 Wochen	24 Monate	3 × 500 mg ASS	946 ♂ + ♀	ASS : Plac.	−17,3	−42,3	−36,0	−30,0
PARIS (1980)	≤ 2 Monate – 3 Jahre	41 Monate	3 × 324 mg ASS bzw. 324 mg ASS + 75 mg Dipyridamol	2026 ♂ + ♀	ASS : Plac. ASS/Dip.: Placebo	−18,0 −16,0	−21,0 −24,0	−24,0 −25,0	−30,0 −20,0
Anturan Reinfarction Trial (1980)	25–35 Tage	16 Monate	4 × 200 mg Sulfinpyrazon	1558 ♂ + ♀	Sulfinpyrazon : Plac.	−30,0	−32,0	—	—

ASS = Acetylsalicylsäure; Dip. = Dipyridamol; Plac. = Placebo.

der Gesamtmortalität bezüglich des tödlichen Reinfarktes oder der plötzlichen Todesfälle zwischen der ASS- und der Placebo-Gruppe. Diese Ereignisse waren in der ASS-Gruppe sogar leicht erhöht. Zwar ergab die retrospektive Analyse, daß die Risikoverteilung zwischen beiden Behandlungsgruppen nicht gleichmäßig war, und bei Berücksichtigung dieser ungleichmäßigen Risikoverteilung ergab sich ein minimaler Vorteil zugunsten der ASS-Gruppe. Dagegen fand sich in der Persantin-Aspirin-Studie, die praktisch in der gleichen Weise angelegt war wie die AMIS-Studie und an deren Durchführung zum Teil die gleichen Untersucher beteiligt waren, ein deutlicher Unterschied zugunsten der ASS-Gruppe, der aber ebenfalls statistisch nicht signifikant war. Betrachtet man in der PARIS-Studie die Patienten, die innerhalb der ersten 6 Monate nach dem Infarkt in die Studie aufgenommen wurden – hier würden die Bedingungen eher der Deutsch-Österreichischen Studie entsprechen –, so betrug die Gesamtmortalität in der ASS-Gruppe 9,2% gegenüber 10,6% in der mit ASS + Persantin behandelten Gruppe und 18,9% in der Placebo-Gruppe. Ähnlich groß sind die Unterschiede für die koronaren Todesfälle, wobei der Unterschied zwischen ASS und der Kombination ASS + Persantin nur minimal ist. Betrachtet man die Häufigkeit der überlebten Reinfarkte in den 3 Studien, so war in der Deutsch-Österreichischen Studie in der Phenprocoumongruppe die Reinfarkthäufigkeit am niedrigsten.

Die Deutsch-Österreichische Studie war die einzige, in der Acetylsalicylsäure mit Phenprocoumon verglichen wurde. Hier fand sich zwar die bekannte positive Wirkung der Phenprocoumonbehandlung auf die Reinfarkthäufigkeit, aber die Zahl der Gesamttodesfälle wurde durch die Antikoagulantienbehandlung nicht vermindert. Demgegenüber fand sich in der ASS-Gruppe eine deutliche Senkung der koronaren Todesfälle (Tab. 5-18). In dieser Beziehung sind die Ergebnisse durchaus mit den Ergebnissen der PARIS-Studie vergleichbar, insbesondere wenn nur die Patienten berücksichtigt werden, die in den ersten 6 Monaten nach dem Infarkt in die PARIS-Studie aufgenommen wurden.

Unterschiedliche ASS-Wirkung bei Männern und Frauen? In mehreren Studien ergab die Untergruppenanalyse, daß die positive ASS-Wirkung bei Männern deutlicher als bei Frauen war. Auch in der Deutsch-Österreichischen Studie ist die Senkung der koronaren Sterblichkeit bei Männern größer als im Gesamtkollektiv. Dieser Unterschied ist statistisch signifikant ($p < 0,05$). Nicht in allen Studien wurde jeweils die «geringere» ASS-Wirkung bei Frauen festgestellt, so fehlt sie z.B. in der PARIS-Studie.

Häufigkeit des Schlaganfalls in den ASS-Herzinfarktstudien

Die AMIS- und PARIS-Studien haben übereinstimmend die Ergebnisse der ASS-Schlaganfall-Studien (s.S. 298), bestätigt. In diesen Studien war die Schlaganfallinzidenz in der ASS-Gruppe im Vergleich zu der Placebo-Gruppe deutlich gesenkt. Die Anzahl der Schlaganfälle in der Deutsch-Österreichischen Studie war für eine derartige Beurteilung zu gering.

5.3.5.2 Klinische Studien bei chronisch arterieller Verschlußkrankheit mit thrombozytenfunktionshemmenden Medikamenten

Harker und Mitarbeiter (1977) untersuchten die Plättchenüberlebenszeit bei Patienten mit rezidivierenden arteriellen Thrombosen oder aortofemoralen Prothesen ohne Behandlung und unter dem Einfluß von Dipyridamol (0,4 g/Tag), Acetylsalicylsäure (4 g/Tag) und unter der Kombination von Dipyridamol mit Acetylsalicylsäure. Eine verkürzte Überlebenszeit wurde durch die Behandlung mit Dipyridamol und durch die Kombination mit ASS, aber nicht durch ASS allein normalisiert. Hynes und Mitarbeiter (1973) behandelten 150 Patienten vor und nach einer Armarterienkatheterisierung im Rahmen einer Koronarangiographie mit relativ niedrigen ASS-Dosen (0,32 und 0,65 g/Tag) und fanden keine Reduktion der Thromboseinzidenz im Vergleich zur Placebogruppe. Linke (1975) zeigte in einer kontrollierten Studie bei Patienten mit diabetischen Angiopathien, daß ASS in Dosen von 1,5 g/Tag die Häufigkeit vaskulärer Reverschlüsse von 20% im Jahr in der Placebogruppe auf 7% in der Aspiringruppe verminderte. Die Patienten wurden in dieser Studie 2 Jahre lang beobachtet (s. Tab. 5-19).

Ehresmann und Mitarbeiter (1977) fanden in einer multizentrischen prospektiven Doppelblindstudie an 428 gefäßoperierten Patienten eine verminderte Reverschlußrate in der ASS-Gruppe, insbesondere wenn nach dem Gefäßeingriff die Abflußverhältnisse schlecht waren. Nur bei diesem verhältnismäßig speziellen Patientengut war die Reverschlußprophylaxe mit ASS effektiv. Zekert (1975) kam in einer ähnlichen Studie zu ähnlichen Ergebnissen (s.Tab. 5-19).

Andrassy fand eine verminderte Verschlußrate von Cimino-Shunts unter dem Einfluß von ASS (1974).

Bollinger und Mitarbeiter berichteten über die vorläufigen Ergebnisse einer prospektiven Studie an gefäßoperierten Patienten, die bis zu 2 Jahre lang entweder mit Kumarinen oder mit ASS oder mit einer Kombination von ASS mit Dipyridamol behandelt wurden (1981). In dieser Studie waren bei Patienten nach Endarteriektomie die Rezidivverschlüsse unter der Behandlung mit Thrombozytenfunktionshemmern signifikant seltener als unter einer suboptimalen Antikoagulantientherapie. Die Wirkung der Aggregationshemmer war in erster Linie in den ersten 3 Monaten nach dem operativen Eingriff deutlich.

Die bisher vorliegenden klinischen Studien sprechen dafür, daß mit Acetylsalicylsäure in einer Dosis von 1–1,5 g Tag im arteriellen Bereich eine wirksame Thromboseprophylaxe möglich ist.

5.3.5.3 Aggregationshemmer zur Prophylaxe des Schlaganfalls

Bei der Pathogenese des Hirninfarkts lassen sich von den ersten passageren Funktionsstörungen bis zum ausgebildeten Schlaganfall vier verschiedene Schweregrade unterscheiden, die freilich nicht immer hintereinander auftreten, deren Differenzierung aber aus

Tab. 5-19: Klinische Studien mit Thrombozytenfunktionshemmern bei peripherer arterieller Verschlußkrankheit

Autoren	Medikament	Dosis/ Tag g	Krankheit	Endpunkt	n	Wiederverschlüsse Kontrollgruppe	Behandlungsgruppe	p
Hynes et al. (1973)	ASS ASS	0,32 0,65	Thromben in der A. brachialis nach Koronarangiographie	Thromboseinzidenz, reduzierter Puls	150	12 von 66	20 von 84	n. s.
Linke (1975)	ASS	1,5	diabetische Angiopathie	Verschlußhäufigkeit	100	20/Jahr	8/Jahr	–
Ehresmann et al. (1977)	ASS	1,5	periphere arterielle Verschlüsse nach Gefäßchirurgie	Häufigkeit postoperativer Verschlüsse	428	22 %	11,2 %	0,05
Zekert et al. (1975)	ASS	1,5	periphere arterielle Verschlüsse nach Gefäßchirurgie	Häufigkeit postoperativer Wiederverschlüsse, schlechte Ausflußbahn	300	8 %	2 %	0,05
Hess und Keil-Kuri, (1975)	ASS	1,5	periphere Gefäßverschlüsse	neue Verschlüsse	258	17 = 13,7 %	8 = 6 %	< 0,05
Bollinger et al., (1981)	ASS	1,5	Thrombendarteriektomie	kumulative Durchgängigkeitsrate	180	42 %	20 %	< 0,02
			Venenbypass	kumulative Durchgängigkeitsrate	90	17 %*	32 %	n. s.

* Kontrollgruppe = mit Phenprocoumon behandelt!   ASS = Acetylsaicylsäure

prognostischer und therapeutischer Sicht sinnvoll ist.
Es handelt sich um
1. transitorisch-ischämische Attacken (TIA),
2. den prolongierten reversiblen Insult (PRIND = prolonged reversible ischemic neurological deficit),
3. den progredienten Hirninsult,
4. dem kompletten Hirninfarkt.

Atherosklerotische Gefäßwandveränderungen sind die entscheidenden Ursachen ischämischer Attacken. Blutdruckabfall, Hochdruckkrisen und Herzrhythmusstörungen oder ein Herzinfarkt können akute Durchblutungsstörungen des Gehirns auslösen. Aber auch Thromboembolien aus Plättchenmaterial, ausgehend vom Herzen, von atherosklerotischen Plaques im Bereich der A. carotis interna, werden für vorübergehende ischämische Attacken verantwortlich gemacht. Stenosen im Bereich der extrakraniellen Hirngefäße können mit Hilfe der Dopplersonographie nachgewiesen und operativ beseitigt werden. Über die prophylaktische Wirkung der ASS zur Verhinderung von transitorischen ischämischen Attacken berichtete Dyken 1973.

Inzwischen liegen einige prospektive multizentrische klinische Studien vor (Fields et al., 1977, 1978; Reuther und Dorndorf, 1978; Canadian Medical Research Council, 1978) (s. Tab. 5-20), in denen die prophylaktische Wirkung von ASS bei Patienten mit TIA geprüft wurde. Diese drei Studien ergaben eine deutliche Reduktion der zerebralen Mortalität, der Hirninfarkte und neuer transitorischer ischämischer Attacken bei den mit ASS behandelten Patienten.

Dementsprechend ist bei Patienten mit TIA, bei denen die Operation einer Stenose im Bereich der extrakraniellen Hirngefäße nicht infrage kommt, eine Indikation für die Behandlung mit ASS gegeben. Die Dosis sollte mindestens 2×500 mg/Tag, besser 3×500 mg oder 2×750 mg eines langsam resorbierten ASS-Präparats betragen.

5.3.5.4 Wirkungsmechanismus der Acetylsalicylsäure

Seit etwa 1968 wurde, ausgehend von Ergebnissen mit dem Aggregometer, Acetylsalicylsäure (ASS) tierexperimentell und klinisch als Thrombosehemmer geprüft.

Am Beispiel der ASS möchten wir erläutern, wie unsicher unser Wissen über den Mechanismus dieses am längsten untersuchten Thrombozytenfunktionshemmers noch ist.

Der Hemmeffekt einer Einzeldosis von 250 mg ASS auf die Plättchenaggregation dauert 3 bis 5 Tage an und ist durch die irreversible Hemmung der Thromboxan-A2-Bildung in den Plättchen bedingt. ASS hemmt dabei die Cyclooxygenase in den Plättchen, aber kurzfristig auch in der Gefäßwand.

Nachdem die Thromboxan-A2-Bildung in den Plättchen und die Prostacyclinbildung in der Gefäßwand aufgeklärt waren (Hamberg et al., 1974) und ihre Hemmung durch ASS in verschiedenen Dosen untersucht wurde, schlugen Moncada und Vane (1979) und Szczeklik und Mitarbeiter (1980) vor, sehr kleine Dosen von Aspirin in der Größenordnung von 100–120 mg/Tag in künftigen Studien über die thrombosehemmende Wirkung dieses Medikaments zu verwenden. Ihre Vorstellung basiert auf der Hy-

Tab. 5-20: Klinische Studien mit Thrombozytenfunktionshemmern bei zerebraler Ischämie

Autoren	Zielgrößen	Beobachtungszeit	Behandlungsgruppe	Fallzahl	Häufigkeit an Komplikationen	
					absolut	%
Dyken (1978)	Mortalität	> 1 Jahr	Kontrolle	234	15	6
			Operation	75	5	7
			Antikoagulation	90	15	17
			ASS	259	9	3
Fields et al. (1977)	zerebrale + kardiovaskuläre Mortalität; Hirnblutung; TIA; zerebraler oder retinaler Infarkt	½ Jahr	Placebo	90	37	45,7
			ASS	88	15	18,3
Fields et al. (1978)	zerebrale + kardiovaskuläre Mortalität; TIA	½ Jahr	Placebo	60	12	24,5
			ASS	65	6	11,5
Reuther und Dorndorf (1978)	Hirninfarkt; TIA Carotis-Typ	2 Jahre	Placebo	16	8	50,0
			ASS	15	1	6,6
Reuther und Dorndroff (1978)	TIA Vertebro-Basilar-Typ	2 Jahre	Placebo	13	5	38,6
			ASS	14	5	35,7
C.M.R.C. (1978)	Gesamtmortalität Hirninfarkt; TIA	> 2 Jahre	Placebo	139	30	21,6
			Sulfinpyrazon	156	38	24,4
			ASS	144	26	18,1
			ASS + Sulfinpyrazon	146	20	13,7

pothese, daß die sehr niedrige Dosis selektiv die Thromboxanbildung in den Thrombozyten blockiert und damit die Aggregation gehemmt werden könne. ASS in üblicher Dosierung könnte über die Hemmung der Gefäßwand-Cyclooxygenase den günstigen Effekt an den Thrombozyten wieder zunichte machen (s. Abb. 5-10).

Dabei ergibt sich zunächst die Frage, ob die thrombosehemmende Wirkung der ASS mit der Thromboxan-A2-Hemmung in den Plättchen und damit mit der Aggregationshemmung korreliert ist.

Dagegen sprechen tierexperimentelle Befunde zahlreicher Arbeitsgruppen, die übereinstimmend fanden, daß ASS in Dosen von 1–5 mg/kg, die bereits vollständig die Cyclooxygenase in den Plättchen hemmen, eine geringe thrombosehemmende Wirkung zeigen, daß aber höhere Dosen bis zu 50 mg/kg entsprechend stärker thrombosehemmend wirken (Seuter, 1976; Haarmann, 1981; Busse und Seuter, 1981; Seuter und Busse, 1981).

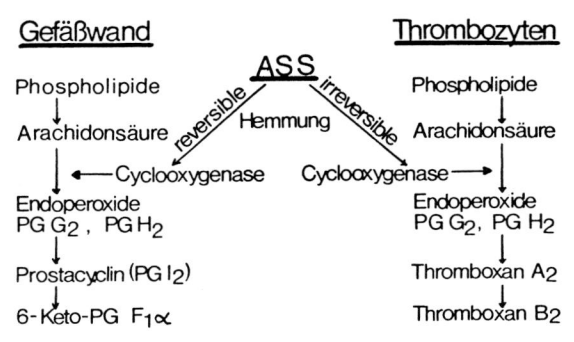

Abb. 5-10: Schema der Hemmwirkung von Acetylsalicylsäure (ASS) auf die Cyclooxygenase in Gefäßwand und Blutplättchen.

Pareti und Mitarbeiter (1980) beschrieben kürzlich eine Familie mit einem erblichen Cyclooxygenasemangel in der Gefäßwand und in den Blutplättchen. Dieser Defekt, der einer maximalen ASS-Wirkung entspricht und den man auch «aspirin-like defect» genannt hat, geht mit einer geringen Blutungsneigung einher, nicht mit einer erhöhten Thrombosetendenz, wie sie nach der Hypothese von Moncada und Vane (1979) zu erwarten wäre.

Klinische Studien über die Wirkung der ASS wurden bisher in der Regel mit täglichen ASS-Dosen zwischen 900 und 1500 mg vorgenommen. Wenn ASS in einer Dosis von weniger als 1 g verabreicht wird, ist die Plättchenstimulation während einer 24-Stunden-Periode nicht mehr kontinuierlich gehemmt (Pietsch et al., 1977). Wenn die Hemmung der Plättchenstimulation mitverantwortlich ist, um einen kontinuierlichen antithrombotischen Effekt über 24 Stunden zu erzielen, ist eine wesentlich höhere ASS-Dosis notwendig als zur Hemmung der Plättchenaggregation. Bezüglich der ASS entsprechen die Tagesdosen denen, die in der Mehrzahl der großen klinischen Studien bisher verwendet worden sind.

Es gibt also eine Reihe von Argumenten gegen die Vorstellung, daß der antithrombotische Effekt der ASS allein auf die Hemmung der Cyclooxygenase in den Plättchen zurückgeführt werden kann bzw. daß die Hemmung der Prostacyclinsynthese gleichzeitig mit der Thromboxansynthese eher thrombosefördernd wirke.

Zusammenfassend können wir bisher nicht sicher entscheiden, auf welchem Wege Acetylsalicylsäure thrombosehemmend wirkt, und auch über den Wirkungsmechanismus anderer weniger gut untersuchter Hemmer der Thrombozytenfunktion ist noch keine sichere Aussage möglich. Wir wissen auch nicht, welche Plättchenfunktion ein thrombosehemmendes Medikament vorwiegend beeinflussen sollte. Es mag Medikamente geben, die die Plättchenstimulation hemmen, ohne die Aggregation zu beeinflussen. Es ist aber auch möglich, daß Medikamente, die gleichzeitig die Plättchenaggregation, Plättchenadhäsion und -stimulation hemmen und die vielleicht außerdem noch auf das Endothel wirken, besonders wirksame Thrombosehemmer sind.

5.3.5.5 Wirkungsmechanismus von Dipyridamol

Dipyridamol hemmt die Plättchenaggregation. Dieser Effekt ist wahrscheinlich bedingt durch die Hemmung der Phosphodiesterase und einen Anstieg des zyklischen AMP in den Plättchen. Außerdem hat Dipyridamol einen schwachen Hemmeffekt auf die Thromboxan-Synthese der Thrombozyten (Best et al., 1979; Dembinska et al., 1979; Rajah et al., 1979). Unter einer Dosierung von 3 × 75 mg Dipyridamol/Tag ist die Plättchenaggregation jedoch nicht regelmäßig gehemmt. Nur bei einem Teil der Behandelten findet sich eine kurzzeitige, geringe Aggregationshemmung. Nach gleicher Dosis sind jedoch regelmäßig die Plättchenhaftneigung und die Plättchenstimulation für 2–5 Stunden relativ deutlich vermindert. Inwieweit diese Kurzzeitwirkung Folge der Phosphodiesterasehemmung ist, bedarf weiterer Klärung. Im Tierversuch wirkt Dipyridamol in zahlreichen Modellen thrombosehemmend (Haarmann, 1981). Hier werden meist höhere Dosen als in der Klinik angewendet, so daß die antithrombotische Wirkung sowohl auf der Aggregationshemmung wie auf der Hemmung der Plättchenhaftneigung und Hemmung des Formwandels beruhen kann.

5.3.5.6 Weitere Thrombozytenfunktionshemmer

Ticlopidine ist ein progressiv wirkender Aggregationshemmer, der bei regelmäßiger Einnahme von 2 × 250 mg beim Menschen zu einer kontinuierlichen Aggregationshemmung führt. Der Wirkungsmechanismus ist noch nicht hinreichend bekannt.

Ticlopidine hat keine Hemmwirkung auf die Plättchenstimulation. Klinische Studien mit diesem neuen Aggregationshemmer sind im Gange. Diese Studien sollten auch darüber Aufschluß geben, ob und bei welchen Indikationen reine Aggregationshemmer thrombosehemmend wirken.

Sulfinpyrazon ist ein progressiv wirkender Aggregationshemmer. Es hat einen Einfluß auf die Plättchenstimulation. Sulfinpyrazon normalisiert die verkürzte Thrombozytenüberlebenszeit bei Patienten mit rheumatischen Herzklappenfehlern (Steele und Rainwater, 1980) und bei Patienten mit Zustand nach Herzinfarkt (Cortellaro et al., 1979), und es reduziert die Häufigkeit plötzlicher Todesfälle in den ersten 6 Monaten nach überstandenem Herzinfarkt (Anturane Reinfarction Trial Research Group, 1980).

Ditazol, ein nicht-steroidaler Entzündungshemmer, wirkt in höheren Dosen in vitro aggregationshemmend, im Tiermodell zeigt auch dieses Medikament thrombosehemmende Wirkung (Weichert et al., 1981). Ditazol hat in einer Dosierung von 1200–1600 mg/Tag keine oder nur eine minimale aggregationshemmende Wirkung, wirkt aber als mäßiger Hemmer der Plättchenstimulation. Klinische Studien mit diesem Thrombozytenfunktionshemmer liegen bisher noch nicht vor.

5.3.5.7 Klinische Untersuchungen mit Prostacyclin

Szczeklik und Mitarbeiter (1979) berichteten über den Effekt intraarterieller Infusionen von Prostacyclin in Dosen von 5–10 mg/kg Körpergewicht für die Dauer von mehreren Tagen. Bei einer Reihe von Patienten im Stadium III und IV einer arteriellen Verschlußkrankheit wurde durch diese Therapie eine deutliche Besserung erzielt. Wenn man berücksichtigt, daß Prostacyclin ein maximal wirksamer Vasodilatator ist, so erinnert diese Therapie auch an die intraarterielle Anwendung anderer gefäßerweiternder Medikamente oder Medikamentenkombinationen. Die beobachtete Langzeitwirkung sollte durch eine entsprechend randomisierte Studie gesichert werden. Ein positiver Effekt ist nicht notwendigerweise auf die thrombozytenfunktionshemmende Wirkung zurückzuführen. Es ist möglich, daß die intraarterielle Anwendung von Prostacyclin anderen Vasodilatatoren mit kurzer Halbwertzeit überlegen ist.

5.3.5.8 Eine differenzierte Indikation für Antikoagulantien und Thrombozytenfunktionshemmer nach Gefäßoperationen

Nur wenige Untersucher haben die Wirkung von Thrombozytenfunktionshemmern und Antikoagulantien bei gefäßoperierten Patienten verglichen. Von besonderem Interesse sind hier die vorläufigen Ergebnisse einer Studie von Bollinger und Mitarbeitern (1981), die bisher ergab, daß Reverschlüsse nach Endarteriektomie unter einer Behandlung mit

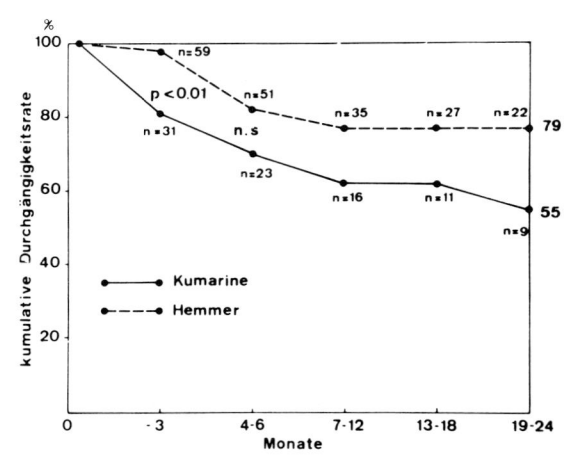

Abb. 5-11: Häufigkeit der Rezidivverschlüsse nach Thrombendarteriektomie in Abhängigkeit von der Behandlung mit Kumarinen und Thrombozytenfunktionshemmern (Bollinger, 1981)

Aggregationshemmern (ASS und ASS + Dipyridamol) signifikant seltener auftraten als unter einer Antikoagulation (s. Abb. 5-11), daß dagegen bei Patienten nach Bypassoperationen Reverschlüsse durch Antikoagulantien besser verhütet werden konnten als unter einer thrombozytenfunktionshemmenden Behandlung.

Hier bieten sich erste Ansätze zu einer differenzierten Indikation für Antikoagulantien oder thrombozytenfunktionshemmende Medikamente bei Patienten mit fortschreitenden Gefäßerkrankungen an.

Literatur

ABRAHAMSEN, A. F.: Platelet survival studies in man. Scand. J. Haemat. Suppl. 3 (1968)

ABRAHAMSEN, A. F., C. EIKA, H. C. GODAL, E. LORENTSEN: Effect of acetylsalicylic acid and dipyridamole on platelet survival and aggregation in patients with atherosclerosis obliterans. Scand. J. Haemat. 13, 241–245 (1974)

ACHESON, J., G. DANTA, E. V. HUTCHINSON: Platelet adhesiveness in patients with cerebral vascular disease. Atherosclerosis 15, 123–127 (1972)

ACKROYD, J.F.: The pathogenesis of thrombocytopenic purpura due to hypersensitivity to sedormid. Clin. Sci. 7, 249–285 (1949)

AMIR, J., S. KRAUSS: Treatment of thrombotic thrombocytopenic purpura with antiplatelet drugs. Blood 42, 27–33 (1973)

ANDERSEN, L. A., J. GORMSEN: Platelet aggregation and fibrinolytic activity in transient cerebral ischemia. Acta neurol. scand. 55, 76–82 (1976)

ANDERTON, J. L., L. FANANAPAZIR, J. DAWES: Urinary β-thromboglobulin in essential hypertension. Brit. J. Haematol. 44, 307–311 (1980)

ANDRASSY, K., H. MALLUCHE, H. BORNFELD, M. CRONBERG, E. RITZ, H. JESCHINSKY, K. MÖHRING: Prevention of p.o. clotting of av. Cimino fistulae with acetylsalicylic acid. Results of a prospective double blind study. Klin. Wschr. 52, 348–349 (1974)

ANGUISSOLA, A. B., V. PRATO: Trombosi ereditaria. Minerva Med. 52, 4545–4548 (1961)

ANTURANE REINFARCTION TRIAL RESEARCH GROUP: Sulfinpyrazone in the prevention of sudden death after myocardial infarction. New Engl. J. Med. 302, 250–256 (1980)

ASPIRIN MYOCARDIAL INFARCTION STUDY GROUP: A randomized controlled trial of aspirin in persons recovered from myocardial infarction. J. Amer. med. Ass. 243, 661–669 (1980)

ASTER, R. H., J. H. JANDL: Platelet sequestration in man. I. Methods. J. clin. Invest. 43, 843–847 (1964)

BAMBERG, E., O. BAUER, W. HERRMANN, H. KROEMER, M. LIPPMANN, CH. MÜLLER, H. STEGMANN, K. BREDDIN: Primärer Formwandel der Thrombozyten in vitro. Blut 37, 327–339 (1978)

BARABAS, A. P., D. N. OFFEN, E. A. MEINHARD: The arterial complications of polycytaemia vera. Brit. J. Surg. 60, 183–187 (1973)

BARNHART, M. J., T. H. KIM, B. L. EVATT, A. H. RAGAB, V. K. LUI, J. HERMAN, J. M. LUSHER: Essential thrombocytemia in a child. Platelet ultrastructure and function. Amer. J. Haematol. 8, 87–107 (1980)

BAUMGARTNER, H. R.: Pathophysiologische und experimentelle Grundlagen der Thrombogenese. Schweiz. med. Wschr. 104, 109–113 (1974a)

BAUMGARTNER, H. R.: Morphometric quantitations of adherance of platelets to an artifical surface and components of connective tissue. In: P. DIDISHEIM, T. SHIMAMOTO, H. YAMAZAKI (Eds.): Platelet thrombosis and inhibitors. F.K. Schattauer, Stuttgart–New York 1974, S. 39–49

BAUMGARTNER, H. R., M. CRONQUIST, P. WOBMANN, F. STREULI, F. DUCKERT: Die Messung der Thrombozytenadhäsivität. Erste Erfahrungen mit neueren Methoden. Schweiz. med. Wschr. 97, 1674–1679 (1967)

BAUMGARTNER, H. R., R. MUGGLI: Adhesion and aggregation: Morphological demonstrations and quantitation in vivo and in vitro. In: J. L. GORDON (Ed.): Platelets in biology and pathology. Elsevier, North Holland 1976, S. 23–60

BAUMGARTNER, H. R., R. MUGGLI, T. B. TSCHOPP, V. T. TURITTO: Platelet adhesion, release and aggregation in flowing blood: Effects of surface properties and platelet function. Thromb. Haemost. 35, 124–138 (1976)

BECKER, J.: The relation of platelet adhesiveness to postoperative venous thrombosis of the legs. Acta chir. scand. 138, 781–786 (1972)

BEHRENS, W. von, S. EDMONSON: Comparison of techniques improving the resolution of standard coulter cell sizing systems. J. Histochem. Cytochem. 24, 247–256 (1976)

BENDER, N., C. KIRCHMAIER, B. BARTSCH, D. LINDENBORN, H. K. BREDDIN: Stimulation of blood platelets by extracts of subcutaneous tissues. Thrombos. Res. 14, 341–351 (1979)

BENNETT, P. N.: Postoperative changes in platelet adhesiveness. J. clin. Path. 20, 708–709 (1967)

BENSOUSSAN, D., S. LEVY-TOLEDANO, P. PASSA, J. CAEN, J. CANIVET: Platelet hyperaggregation and increased plasma level of von Willebrand factor in diabetics with retinopathy. Diabetologia 11, 307–312 (1975)

BENTHAUS, J.: Über die Retraktion des Blutgerinnsels. Thromb. Diathes. haemorrh. (Stuttg.) 3, 311–352 (1959)

BERNARD, J., P. SOULIER: Sur une nouvelle variété de dystrophie thrombocytaire hémorragipare congénitale. Sem. des Hôp. de Paris 24, 3217–3223 (1948)

BESSMANN, J. D.: Evaluation of automated whole-blood platelet counts and particle sizing. Amer. J. Clin. Path. 74, 157–162 (1980)

BEST, L. C., M. B. McGUIRE, P. B. B. JONES, T. K. HOLLAND, T. J. MARTIN, F. F. PRESTON, D. S. SEGAL, R. G. G. RUSSEL: Mode of action of dipyridamole on human platelets. Thrombosis 16, 367–379 (1979)

BOLLINGER, A., E. SCHNEIDER, G. POULIADIS, U. BRUNNER: Thrombozytenfunktionshemmer und Antikoagulantien nach gefäßrekonstruktiven Eingriffen im femoro-poplitealen Bereich. Resultate einer prospektiven Studie. In: K. BREDDIN (Hrsg.): Thrombose und Atherogenese, Risikofaktoren bei gefäßchirurgischen Eingriffen, Beckenvenenthrombose. Witzstrock, Baden-Baden–Köln–New York 1981, S. 276–279

BORN, G. V. R.: Quantitative investigations of blood platelets. J. physiol 67p–68p (1962)

BOSTON COLLABORATIVE DRUG SURVEILLANCE GROUP: Regular aspirin intake and acute myocardial infarction. Brit. med. J. I, 440–443 (1974)

BOTSCH, H., C. KESSLER, T. KNIEFFERT, E. SCHULZ: Szintigraphie mit ^{111}In-markierten Thrombozyten: Ein sensitives Verfahren beim Nachweis intrakranieller vaskulärer Prozesse? Fortschr. Röntgenstr. 132, 95 (1980)

BREDDIN, K.: Zur Messung der Thrombozytenadhäsivität. Thrombos. Diathes. haemorrh. 12, 269–281 (1964)

BREDDIN, K.: Die Thrombozytenfunktion bei haemorrhagischen Diathesen, Thrombosen und Gefäßkrankheiten. Suppl. 27 ad Thrombos. Diathes. Haemorrh. Schattauer, Stuttgart–New York 1968

BREDDIN, H. K.: Blutungen und Thrombosen. In: R. HEINTZ (Hrsg.): Erkrankungen durch Arzneimittel. Thieme, Stuttgart 1978, S. 244–266

BREDDIN, H. K.: Blutstillung. In: L. THOMAS (Hrsg.): Labor und Diagnose. Med. Verlagsgesellschaft, Marburg, 1978, S. 509–582

BREDDIN, K.: Zum Wirkungsmechanismus und zur Dosierung thrombozytenfunktionshemmender Medikamente. In: K. BREDDIN, D. LOEW, K. ÜBERLA, W. DORNDORF, R. MARX (Hrsg.): Prophylaxe venöser, peripherer, kardialer und zerebraler Gefäßkrankheiten mit Acetylsalicylsäure. F. K. Schattauer, Stuttgart–New York 1981, S. 9–22

BREDDIN, H. K.: Primär- und Sekundärprävention bei peripheren arteriellen Durchblutungsstörungen. Antikoagulantien oder Aggregationshemmer. Haemostaseologie 1, 55–65 (1981)

BREDDIN, K., J. BAUKE: Thrombozytenagglutination und Gefäßkrankheiten. Blut 11, 144–164 (1965)

BREDDIN, H. K., K. LECHNER, R. KRÖHL: Störungen der Blutgerinnung und Plättchenfunktion bei Lebererkrankungen. Therapiewoche 25, 3113–3118 (1975)

BREDDIN, K., H. GRUN, H. J. KRZYWANEK, P. SCHREMMER: On the measurement of spontaneous platelet aggregation. The platelet aggregation test III. Methods and first clinical results. Thromb. Haemostas. 35, 669–691 (1975)

BREDDIN, K., H. J. KRZYWANEK, M. ZIEMEN: Methods for the evaluation of the risk of thrombosis in patients with atherosclerosis. In: Advances in coagulation, fibrinolysis, platelet aggregation and atherosclerosis. Ed. C.E.P.S., Rome 1976, S. 124–139

BREDDIN, K., H. J. KRZYWANEK: Gesteigerte Plättchenaggregationstendenz. Ein Risikofaktor der Atherosklerose. In: H. EHRINGER, E. BETZ, A. BOLLINGER, E. DEUTSCH (Hrsg.): Gefäßwand, Rezidivprophylaxe, Raynaudsyndrom. G. Witzstrock, Baden-Baden–Köln–New York 1979, S. 249–255

BREDDIN, K., D. LOEW, K. LECHNER, K. ÜBERLA, E. WALTER: Secondary prevention of myocardial infarction: a comparison of acetylsalicylic acid, placebo and phenprocoumon. Haemostasis 9, 325–344 (1980)

BREDDIN, H. K., M. ZIEMEN, O. BAUER, W. HARMANN, L. SCHAUDINN, U. SCHLOSSER, A. WINTERHAGEN, H. J. KRZYWANEK: Time and temperature dependent change of ADP- and collagen-induced and «spontaneous» aggregation. Thromb. Res. 19, 621–638 (1980)

BUKOWSKI, R. M., J. W. KING, J. S. HEWLETT: Plasmaphoresis in the treatment of thrombotic thrombocytopenic purpura. Blood 50, 413–417 (1977)

BULL, B. S., M. A. SCHNEIDERMANN, G. BRECHER: Platelet counts with the Coulter counter. An. J. Path. 44, 678–688 (1965)

BUSSE, W. D., F. SEUTER: Erfahrungen mit Azetylsalizylsäure, Dipyridamol und Sulfinpyrazon in verschiedenen Tiermodellen. In: K. BREDDIN, D. GROSS (Hrsg.): Thrombosemodelle am Tier. Die Rolle der Prostaglandine für Thrombogenese und Schmerzpathogenese. Schattauer, Stuttgart–New York, 1981, S. 157–171

BYGDEMAN, S., H. ELIASCH: Platelet adhesiveness in myocardial infarction in relation to clinical course. Acta med. scand. 199, 475–479 (1976)

BYGDEMAN, S., R. ELIASSON, S. R. JOHNSON: Relationship between postoperative changes in adenosine-diphosphate-induced platelet adhesiveness and venous thrombosis. Lancet I, 1301–1302 (1966)

BYGDEMAN, S., R. WELLS: Studies of platelet adhesiveness, blood viscosity and the microcirculation in patients with thrombotic disease. J. Atheroscl. Res. 10, 33–39 (1969)

BYRNES, J. J., E. C. Y. LIAN: Recent therapeutic advances in thrombotic thrombocytopenic purpura. Seminars in thrombosis and hemostatsis 3, 199–215 (1979)

CANADIAN COOPERATIVE STUDY GROUP: A randomized trial of aspirin and sulfinpyrazon in threatened stroke. New York. J. Med. 299, 53–59 (1978)

CARVALHO, A. C. A., R. W. COLMAN, R. S. LEES: Platelet function in hyperlipoproteinaemia. New Engl. J. Med. 290, 434–438 (1974)

CHAUDURI, S.: Platelet adhesiveness in the assessment of ischaemic heart diseases. Thromb. Res. 6, 209–214 (1975)

CHENG, S. K., H. KUMMER: Thrombozytose bei Bronchuskarzinom. Schweiz. Rundsch. Med. (Praxis) 60, 743–746 (1971)

COLWELL, J. A., P. V. HALUSHKA: Platelet function in diabetes mellitus. Brit. J. Haematol. 44, 521–526 (1980)

COLWELL, J. A., J. SAGEL, L. CROOK, A. CHAMBERS, M. LAIMINS: Correlation of platelet aggregation plasma factor activity and megathrombocytes in diabetic subjects with and without vascular disease. Metabolism 26, 279–285 (1977)

CORONARY DRUG PROJECT RESEARCH GROUP: Aspirin in coronary heart disease. J. Chron. Dis. 29, 625–642 (1976)

CORTELLARO, M., C. BOSCHETTI, G. FASSIO, M. BASAGNI, E. E. POLLI: A controlled study of the effect of sulfinpyrazone on platelet survival and on platelet bound ^{14}C-serotonin release in patients with previous myocardial infarction. Acta Haematol. 61, 68–74 (1979)

COUCH, J. R., R. S. HASSANEIN: Platelet aggregability in migraine. Neurology 27, 843–848 (1977)

COWAN, D. H., J. D. HINES: Thrombocytopenia of severe alcoholism. Ann. int. Med. 74, 37–43 (1976)

CRAVEN, L. L.: Acetylsalicylic acid, possible prevention of coronary thrombosis. Ann. west. med. & Surg. 4, 95–99 (1950)

CRAVEN, L. L.: Experiences with aspirin in the nonspecific prophylaxis of coronary thrombosis. Miss. Valley med. J. 75, 38–44 (1953)

CRAVEN, L. L.: Prevention of coronary and cerebral thrombosis. Miss. Valley med. J. 78, 213–215 (1956)

CRETAR, D., F. PAVLOTZKY, H. SAVIR: Platelet aggregation in diabetic retinopathy. Acta haemat. 60, 53–55 (1978)

CUTTNER, J.: Splenectomy, steroids and Dextran 70 in thrombotic thrombocytopenic purpura. J. Amer. med. Ass. 227, 397–402 (1974)

CUTTNER, J.: Thrombotic thrombocytopenic purpura: A ten-year experience. Blood 56, 302–306 (1980)

DALTON, W. T., P. BOLLINGER, B. DREWINKO: A side-by-side evaluation of four platelet-counting instruments. Amer. J. clin. Path. 74, 119–134 (1980)

DANTA, G.: Platelet adhesiveness in cerebrovascular disease. Atherosclerosis 11, 223–233 (1970)

DAVID-FERREIRA, J. F.: The blood platelet: electron microscopic studies. Int. Rev. Cytol. 17, 99–148 (1964)

DAVIS, H. H., A. VARKI, W. A. HEATON, B. A. SIEGEL: Detection of accessory spleens with indium 111-labelled autologous platelets. Amer. J. Haematol. 8, 81–86 (1980)

DAVIS, J. W., P. E. PHILLIPS: The effect of ethanol on human platelet aggregation in vitro. Atherosclerosis 11, 473–477 (1970)

DAVIS, J. W., P. E. PHILLIPS, K. T. N. YUE, H. D. LEWIS, C. R. HARTMAN: Platelet aggregation. Adult onset diabetes mellitus and coronary artery disease. J. Amer. med. Ass. 239, 732–734 (1978)

DAVIS, R. B., A. THEOLOGIDES, B. J. KENNEDY: Comparative studies of blood coagulation and platelet aggregation in patients with cancer and nonmalignant diseases. Ann. intern. Med. 71, 67–80 (1969)

DEMBINSKA-KIEC, A., W. RÜCKER, P. S. SCHÖNHÖFER: Effects of dipyridamole in vivo on ATP and cAMP content in platelets and arterial walls and on atherosclerotic plaque formation. Naunyn-Schmiedebergs Arch. Pharmacol. 309, 59–64 (1979)

DERLATH, S.: Die direkte phasenoptische Thrombozyten-

und Retikulozytenzählung. Ärztl. Forschung 10, 552–555 (1956)

DOUGHERTY, J.H., D.E. LEVY, B.B. WEKSLER: Platelet activation in acute cerebral ischemia. Serial measurements of platelet function in cerebrovascular disease. Lancet I, 821–824 (1977)

DUGUID, J.B.: Thrombosis as a factor in the pathogenesis of coronary atherosclerosis. J. Path. bact. 58, 207–212 (1946)

DUGUID, J.B.: Thrombosis as a factor in the pathogenesis of aortic atherosclerosis. J. Path. Bact. 60, 57–61 (1948)

DUKE, W.W.: The relation of blood platelets to hemorrhagic disease. Description of a new method for determining the bleeding time and coagulation time and report of three cases of hemorrhagic diseases relieved by transfusion. J. Amer. med. Ass. 55, 1185–1192 (1910)

DYKEN, M.L., O.J. KOLAR, F.H. JONES: Differences in the occurence of carotid transient ischemia attacks associated with antiplatelet aggregation therapy. Stroke 4: 732–736 (1973)

EASTHAM, R.D.: The irrelevance of adhesive platelet estimations after thrombosis. J. clin. path. 23, 407–410 (1970)

EHRESMANN, U., J. ALEMANY, D. LOEW: Prophylaxe von Rezidivverschlüssen nach Revaskularisationseingriffen mit Azetylsalizylsäure. Med. Welt 28, 1157–1162 (1977)

EISEN, M.E., M.C. TYSON, S. MICHAEL, F. BAUMANN: Adhesiveness of blood platelets in arteriosclerosis obliterans, thrombangitis obliterans, acute thrombophlebitis, chronic venous insufficiency and arteriosclerotic heart disease. Circulation 3, 271–274 (1951)

ELWOOD, P.C., A.L. COCHRANE, M.L. BURR, P.M. SWEETNAM, G. WILLIAMS, E. WELSBY, S.J. HUGUES, R. REUTON: A randomised controlled trial of acetylsalicylic acid in the secondary prevention of mortality from myocardial infarction. Brit. med. J. II, 436–443 (1974)

ELWOOD, P.C., P.M. SWEETNAM: Aspirin and secondary mortality after myocardial infarction. Lancet II, 1313–1315 (1979)

EMMONS, P.R., J.R.A. MITCHELL: Postoperative changes in platelet clumping activity. Lancet I, 71–77 (1965)

EVANS, G., W.T. IRVINE: Long-term arterial-graft patency in relation to platelet adhesiveness, biochemical factors and anticoagulant therapy. Lancet II, 353–355 (1966)

EZEKOWITZ, M.D., J.C. LEONARD, E.O. SMITH, E.W. ALLEN, F.B. TAYLOR: Identification of left ventricular thrombi in man using indium 111-labelled autologous platelets. Circulation 63, 803–810 (1981)

FABRISZEWSKI, R., Z. SKRZYDLEWSKI: Platelet adhesiveness and aggregation in the final stage of pregnancy and in the puerperium. Haemat. pol. 4, 187–190 (1970)

FERGUSON, J.C., N. MACKAY, A.D. PHILIPS, D.J. SUMNER: Determination of platelet and fibrinogen half-life with (^{75}Se) selenomethionine: Studies in normal and in diabetic subjects. Clin. Sci. Molec. Med. 49, 115–120 (1975)

FIELDS, W.S., N.A. LEMAK, R.F. FRANKOWSKI, R.J. HARDY: Controlled trial of aspirin in cerebral ischemia. Stroke 8, 301–316 (1977)

FIELDS, W.S., N.A. LEMAK, R.F. FRANKOWSKI, R.J. HARDY: Controlled trial of aspirin in cerebral ischemia. Part II: Surgical group. Stroke 9, 309–319 (1978)

FITZGERALD, D.E., W.J.H. BUTTERFIELD, D. SMINK, H.E.J. KRUISHER: Platelet adhesiveness: Post myocardial infarction patients compared with controls. Atherosclerosis 13, 217–222 (1971)

FLEISCHMAN, A.B., M.L. BIERENBAUM, A. STIER, H. SOMOL, P.B. WATSON: In vivo platelet function in diabetes mellitus. Thrombos. Res. 9, 467–471 (1976)

FROST, H., H. HESS: Untersuchungen zur Pathogenese der arteriellen Verschlußkrankheiten. II. Beobachtungen mit dem Rasterelektronenmikroskop über die Reparation von Endotheldefekten an Arterien. Klin. Wschr. 47, 245–249 (1969)

FROST, H., H. HESS, J. RICHTER: Untersuchungen zur Pathogenese der arteriellen Verschlußkrankheiten, I. Eine neue Methode zum Studium früher Veränderungen an der Gefäßwand. Klin. Wschr. 46, 1099–1104 (1968)

GILES, C.: The platelet count and mean platelet volume. Brit. J. Haematol. 48, 31–37 (1981)

GIROMINI, M., C.A. BOUVIER, R. DAMI, M. DENIZOT, M. JEANNET: Effect of dipyridamole and aspirin in thrombotic microangiopathy. Brit. med. J. I, 545–546 (1972)

GJESDAL, K., A. NORDØY, H. WANG, H. BERNTSEN, O.D. MJØS: Effects of fasting on plasma and platelet free fatty acids and platelet function in healthy males. Thromb. Haemostas. 36, 325–333 (1976)

GLANZMANN, E.: Hereditäre haemorrhagische Thrombasthenie. Ein Beitrag zur Pathologie der Blutplättchen. J. Kinderkr. 88, 1–42 (1918)

GLYNN, M.F., J.F. MUSTARD, M.R. BUCHANAN, E.A. MURPHY: Cigarette smoking and platelet aggregation. Canad. Med. Ass. J. 95, 549–553 (1966)

GORMSEN, J., J.D. NIELSEN, R.A. ANDERSEN: ADP-induced platelet aggregation in vitro in patients with ischemic heart disease and peripheral thromboatherosclerosis. Acta med. Scand. 201, 509–513 (1977)

GREEN, D., H.A. BATTIFORA, R.T. SMITH, E.C. ROSSI: Thrombocytopenia in Gaucher's disease. Am. Intern. Med. 74, 727–731 (1971)

GREEN, L.H., E. SEPPOPIAN, R.I. HANDIN: Platelet activation during exercise-induced myocardial ischemia. New Engl. J. Med. 302, 193–197 (1980)

HAARMANN, W.: Erfahrungen mit Azetylsalizylsäure, Dipyridamol und Sulfinpyrazon in verschiedenen Tiermodellen. In: H.K. BREDDIN, D. GROSS, W. ROTTER (Hrsg.): Thrombosemodelle am Tier. Die Rolle der Prostaglandine für Thrombogenese und Schmerzpathopathogenese. Schattauer, Stuttgart-New York 1981, S. 173–187

HABER, P., K. SILBERBAUER, H. SINZINGER: Quantitative Untersuchungen über reversible Thrombozytenaggregate bei Belastung. Schweiz. med. Wschr. 110, 1488–1491 (1980)

HAEREM, J.W.: Sudden coronary death: the occurence of platelet aggregates in the epicardial arteries of man. Atherosclerosis 14, 417–432 (1971)

HAEREM, J.W.: Platelet aggregates in intramyocardial vessels of patients dying suddenly and unexpectedly of coronary artery disease. Atherosclerosis 15, 199–213 (1972)

HAEREM, J.W.: Mural platelet microthrombi and major acute lesions of main epicardial arteries in sudden coronary death. Atherosclerosis 19, 529–541 (1974)

HAM, J.M., M. JONES, D. KEMP: Platelet adhesiveness and lipoprotein lipase activity in patients with benign and malignant disease of the prostate. Brit. J. Surg. 59, 60–62 (1972)

HAM, J.M., W.W. SLACK: Platelet adhesiveness after operation. Brit. J. Surg. 54, 385–389 (1967)

HAMBERG, M.J., B. SVENSSON, B. SAMUELSON: Mechanism of the antiaggregating effect of aspririn in human platelets. Lancet I, 223–224 (1974)

HAMER, J.D., F. ASHTON, M.J. MEYNELL: Factors influencing prognosis in the surgery of peripheral vascular disease: Platelet adhesiveness, plasma fibrinogen and fibrinolysis. Brit. J. Surg. 60, 386–389 (1973)

HAMMOND, E.C., L. GARFINKEL: Aspirin and coronary heart disease: Findings of a prospective study. Brit. med. J. II, 269–271 (1975)

HANDIN, R.I., M. MCDONOUGH, M. LESCH: Elevation of platelet factor 4 in acute myocardial infarction: Measurement by radioimmunassay. J. Lab. clin. Med. **91**, 340–349 (1978)

HARDISTY, R. M., R. A. HUTTON: The Kaolin clotting time of plateletrich plasma: A test of platelet factor 3 availabilitiy. Brit. J. Haemat. **II**, 258–268 (1965)

HARKER, L. A.: The determination and significance of platelet survival time measurements. In: H. K. BREDDIN (Hrsg.): Prostaglandine und Plättchenfunktion. Schattauer, Stuttgart-New York 1978, S. 105–123

HARKER, L. A., C. R. SCOTT: Platelets in homocystinuria. New Engl. J. Med. **296**, 818 (1977)

HARKER, L. A., S. J. SLICHTER: Studies of platelet and fibrinogen kinetics in patients with prosthetic heart valves. New Engl. J. Med. **283**, 1302–1305 (1970)

HARKER, L. A., S. J. SLICHTER, L. R. SAUVAGE: Platelet consumption by arterial prostheses. The effects of endothelialisation and pharmacologic inhibition of platelet functions. Ann. Surg. **186**, 594–601 (1977)

HASSANEIN, A. A., T. A. GARF, Z. EL-BAZ: Platelet aggregation in diabetes mellitus and the effect of insulin in vivo on aggregation. Thrombos. Diathes. Haemorrh. (Stuttg.) **27**, 114–120 (1972)

HAUST, M. D.: Platelets, thrombosis and atherosclerosis. In: Platelets, drugs and thrombosis. Symp. Hamilton Karger, Basel 1972, S. 94–110

HAYES, D. M., C. H. L. SPURR, L. W. HUTAFF, J. A. SHEETS: Postsplenectomy thrombocytosis. Ann. Intern. Med. **58**, 259–267 (1963)

HAYNES, J. L.: High-resolution particle analysis. – Its application to platelet counting and suggestion for further application in blood cell analysis. In: D. W. ROSS, G. BRECHER, M. BESSIS: Automation in hematology. Springer, Berlin-Heidelberg-New York 1981, S. 97–109

HEATH, H., W. D. BRIDGEN, J. V. CANEVER, J. POLLOCK, P. R. HUNTER, J. KELSEY, A. BLOOM: Platelet adhesivenes and aggregation in relation to diabetic retinopathy. Diabetologia **7**, 308–315 (1977)

HECK, J., G. GEHRMANN: Alkoholische Thrombozytendepression. Dtsch. med. Wschr. **97**, 1088–1092 (1972)

HEGGLIN, R.: Simultaneous constitutional changes in neurophils and platelets. Helv. Med. Acta **12**, 439–440 (1945)

HEIKINHEIMO, L., K. JERVINEN: Acetylsalicylic acid and arteriosclerotic thromboembolic disease in the aged. J. amer. geriat. Soc. **19**, 403–405 (1971)

HELLEM, A. J.: The adhesiveness of human blood platelets in vitro. Scand. J. clin. Lab. Invest. **12**, Suppl. 51 (1960)

HELLEM, A. J.: Platelet adhesiveness in von Willebrand's disease. A study with a new modification of the glass bead filter method. Scand. J. Haemat. **7**, 374–382 (1970)

HENNEKENS, C. H., C. K. KARLSON, B. ROSNER: A Case-control study of regular aspirin use and coronary deaths. Circulation **58**, 35–38 (1978)

HERMANSKY, F., P. PUDLAK: Albinism associated with hemorrhagic diathesis and unusual pigmented reticular cells in the bone marrow. Report of two cases with histochemical studies. Blood **14**, 162–169 (1959)

HESS, H., E. KEIL-KURI: Theoretische Grundlagen der Prophylaxe obliterierender Arteriopathien mit Aggregationshemmern und Ergebnisse einer Langzeitstudie mit ASS (Colfarit). Colfarit Symposium III (Bayer) Köln 1975, S. 80–87

HESS, H., M. MARSHALL, M. MALLASCH: Eine einheitliche Theorie der Morphogenese aller obliterierender Angiopathien. VASA **3**, 373–385 (1974a)

HESS, H., M. MARSHALL, M. MALLASCH: Zur Pathogenese obliterierender Arteriopathien. Med. Welt **25** (N.F.), 1180–1185 (1974b)

HEYNS, A. P. DU, M. G. LÖTTER, P. N. BADENHORST, O. R. VAN REENEN, H. PIETERS, P. C. MINNAAR, F. P. RETIEF: Kinetics, distribution and sites of destruction of ^{111}Indium-labelled human platelets. J. Haematol. **44**, 269–280 (1980)

HIRSH, J., J. A. MCBRIDE: Increased platelet adhesiveness in recurrent venous thrombosis and pulmonary embolism. Brit. med. J. **II**, 797–799 (1965)

HOLAHAN, J. R., G. C. WHITE: Heterogeneity of membrane surface protein in Glanzmann's thrombasthenia. Blood **57**, 174–181 (1981)

HOOGENDIJK, E. M. G., C. S. P. JENKINS, E. M. VAN WUK, J. VOS, J. W. TEN CATE: Spontaneous platelet aggregation in cerebrovascular disease. II. Further characterisation of the platelet defect. Thrombos. Haemostas. (Stuttg.) **41**, 512–522 (1979)

HORLICK, L.: Platelet adhesiveness in normal persons and subjects with atherosclerosis. Effect of high fat meals and anticoagulants on the adhesive index. Amer. J. Cardiol. **8**, 459–470 (1961)

HORNSTRA, G., F. TEN HOOR: The filtragometer: A new device for measuring platelet aggregation in venous blood of man. Thromb. Diath. haemorrh. **34**, 531–544 (1975)

HOVIG, T.: The ultrastructure of blood platelets in normal and abnormal states. Ser. Haematol. I: **2**, 3–64 (1968)

HUSOM, O.: A one stage method for the assay of platelet factor 3. Scand. J. clin. Lab. Invest. **13**, 609–618 (1961)

HUTTMANN, D. H.: L'aspirina nel trattamento dell'infarto miocardico. In G. Clin. Med. **52**, 713–724 (1971)

HYNES, K. M., G. T. GAN, B. D. RUTHERFORD, F. J. KAZMIER, R. L. FRYE: Effect of aspirin on brachial artery occlusion following brachial arteriotomy for coronary arteriography. Circulation **47**, 554–557 (1973)

ISACSON, S., J. M. NILSSON: Coagulation and platelet adhesiveness in recurrent «idiopathic» venous thrombosis. Acta chir. scand. **138**, 263–267 (1972)

IVY, A. C., D. NELSON, G. BUCHER: The standardisation of certain factors in the cutaneous «venostasis» bleeding time technique. J. Lab. clin. Med. **26**, 1812–1822 (1940)

JACOBI, E., G. HAGEMANN, W. KUHNKE: Der Einfluß des Wetters auf die Thrombozytenadhäsivität beim Menschen. Dtsch. Med. Wschr. **98**, 434–440 (1973)

JACOBI, E., G. HAGEMANN, H. POLIWODA: Eine In-vitro-Methode zur Bestimmung der Thrombozytenadhäsivität. Thromb. Diath. haemorrh. **26**, 192–202 (1971)

JANKA, H. U., E. STANDL: Thrombozytenaggregation im diabetischen Koma: Beziehung zum Gehalt von zyklischem AMP und zur Prostazyklin (PG I_2) stimulierbaren Adenylatzyklase-Aktivität der Thrombozyten. Intensivmed. **16**, 275–277 (1979)

JIPP, P., F. JACOBSEN: Thrombozytenadhäsivität und Serumcholesterinspiegel bei arteriosklerotischen Verschlüssen der Extremitäten. Z. Kreisl. Forsch. **56**, 1150–1156 (1967)

JÖRGENSEN, L., T. HOVIG, H. C. ROWSELL, J. F. MUSTARD: Adenosine diphosphat-induced platelet aggregation and vascular surgery in swine and rabbits. Amer. J. Path. **61**, 161–170 (1970)

JOIST, J. H., R. K. BAKER, M. L. THAKUR, M. J. WELCH: Indium-111-labelled human platelets: Uptake and loss of label and in vitro function of labelled platelets. J. Lab. Clin. Med. **92**, 829–836 (1978)

KARPATKIN, S.: Autoimmune thrombocytopenic purpura. Blood **56**, 329–343 (1980)

KAYWIN, P., M. MCDONOUGH, P. A. INSEL, S. J. SHATTIL: Platelet function in essential thrombocythemia, decreased epinephrine responsiveness, associated with a deficiency of platelet α-adrenergic receptors. New Engl. J. Med. **299**, 505–509 (1978)

KING, J. B., S. N. JOFFE: The prediction of post-operative deep vein thrombosis, using a newly described test of platelet function. Thrombos. Diathes. haemorrh. (Stuttg.) **32**, 502–509 (1974)

Kirchmaier, C.M., N. Bender, A. Al Sayegh, M. Wintrich, St. Lenhard, A. Rüfer: Stimulation der Thrombozyten durch einen Hämostaseaktivierenden Faktor (HAF) aus subkutanem Fettgewebe. In: Fibrinogen, Fibrin und Fibrinkleber. F.K. Schattauer, Stuttgart-New York, 1980, S. 506–516

Kirchmaier, C.M., N. Bender, A. Al Sayegh, H.K. Breddin: A platelet stimulating fraction in human and animal tissues. Artery 8, 416–421 (1980)

Kirchmaier, C., N. Bender, B. Wilhelm, A. Al Sayegh, H.K. Breddin: A hemostasis activating factor (HAF) in subcutaneous tissue extracts. Effect on morphologic platelet changes, platelet retention and platelet aggregation. Thrombos. Res. 16, 81–91 (1979)

Kirby, J.C., C.L. Martin: Platelet adhesiveness and vascular disease. Circulation 33, 34, Suppl. 3, 17 (1966)

Kitek, A., H.K. Breddin: Optical density variations and microscopic observations in the evaluation of platelet shape change and microaggregate formation. Thrombos. Haemostas. 44, 154–158 (1980)

Kummer, H., H.R. Hunziker, V. Althaus: Medikamentöse Beeinflussung des Thrombozytenumsatzes bei Patienten mit künstlichen Herzklappen. Schweiz. med. Wschr. 104, 142–144 (1974)

Kutti, J., S. Safai-Kutti, C.G. Zaroulis, R.A. Good: Plasma levels of β-thromboglobulin and platelet factor 4 in relation to the venous platelet concentration. Acta haemat. 64, 1–5 (1980)

Kwaan, H.C., J.A. Colwell, S. Cruz, M. Suwanwela, J.G. Dobbie: Increased platelet aggregation in diabetes mellitus. J. Lab. Clin. Med. 80, 236–247 (1972)

Kwaan, H.C.: The pathogenesis of thrombotic thrombocytopenic purpura. Seminars in Thrombosis and Hemostasis 3, 184–198 (1979)

Laufer, N., G. Merin, N.B. Grover, B. Pessachowicz, J.B. Borman: The influence of cardiopulmonary bypass on the size of human platelets. J. thorac. cardiovasc. Surg. 70, 727–731 (1975)

Lechner, K., H.K. Breddin, L. Stockinger, E. Wenzel: May-Hegglinsche Anomalie. Acta haematol. 42, 303–320 (1969)

Leone, G., A. Agostini, G. Mango, R. Landolfi, V.M. Valori: Megathrombocytes, platelet regeneration time and platelet-associated IgG in idiopathic thrombocytopenic purpura and in thrombocytopenia associated with chronic liver disease. Acta haemat. 65, 40–47 (1981)

Liebegott, G.: Zur Pathologie des Gefäßverschlusses. Thromboembolische Erkrankungen in ihrer Bedeutung für die Praxis. Med. Welt 15, 2728–2732 (1964)

Linke, H.: Langzeitprophylaxe mit ASS (Colfarit) bei arteriellen Angiopathien, insbesondere bei der Angiopathia diabetica. Colfarit Symposion III (Bayer), Köln, 1975, S. 88–103

Linker, H., H.J. Lindner, H. Reuter, R. Gross: Langzeitbehandlung von Thrombozytose und Thrombozythämie. Med. Welt 31, 509–512 (1980)

Lou, H.C., J.D. Nielsen, A. Bomholt, J. Gormsen: Platelet hyperaggregability in young patients with completed stroke. Acta neurol. Scand. 56, 326–334 (1977)

Ludlam, C.A.: The assessment of platelet function in vivo by measurement of β-thromboglobulin, platelet factor 4 and platelet survival. Artery 8, 470–474 (1980)

Maas, B., E. Jacobi, G. Esser: Thrombozytenadhäsivität unter Lärmeinwirkung. Dtsch. med. Wschr. 98, 2153–2155 (1973)

Marshall, M., J.F. de Quiros, H. Hess: Wirkung von Nikotin auf Plättchenaggregation und Blutviskosität beim Miniaturschwein in vivo. VASA 5, 287–292 (1976)

Martin, M., P. Kokossulis: Die Thrombozytenadhäsivität in Nativlut Arteriosklerosekranker. Med. Welt 23 (N.F.) 411–416 (1972)

Marx, R., S. Derlath: Über eine Methode zur vergleichend quantitativen Bestimmung der Thrombozytenadhäsivität an blutfremden Oberflächen unter gleichzeitiger Erfassung der Blutviskosität. Blut 3, 247–253 (1957)

Marx, R., H. Ibrom, F. Stanislawsky: Die Färbung folien- und glasadhärenter ausgebreiteter Thrombozyten. Ein Verfahren zur verbesserten lichtmikroskopischen Thrombozytenanalyse. Blut 6, 335–338 (1960)

Mason, J.E., Jr., V.T. de Vita, G.P. Canellos: Thrombocytosis in chronic granulocytic leukemia: Incidence and clinical significance. Blood 44, 483–487 (1974)

Matsuo, T., M. Ohki: Clarification of platelet aggregation patterns with two ADP solutions (the double-ADP method) and its clinical application to diabetes mellitus. Thromb. Res. 11, 453–461 (1977)

Matthews, J.H., J.F. O'Connor, J.R. Hearnshaw, J.K. Wood: β-thromboglobulin and glycosylated haemoglobin in diabetes mellitus. Scand. J. Haematol. 23, 421–426 (1979)

May, R.: Leukozyteneinschlüsse. Arch. Klin. Med. 96, 1–6 (1909)

McDonald, L., M.E. Edgill: Coagulability of the blood in ischaemic heart disease. Lancet II, 457–460 (1957)

Mehta, P., J. Mehta: Platelet aggregation ratio in myocardial infarction. Blut 36, 21–26 (1978)

Mehta, P., J. Mehta: Circulating platelet aggregates in sickle cell disease patients with and without vaso-occlusion. Stroke 10, 464–466 (1979)

Mielke, C.H., M.M. Kaneshiro, J.A. Maher, J.M. Weiner, S.J. Rapaport: The standardized normal Ivy bleeding time and its prolongation by aspirin. Blood 34, 204–215 (1969)

Miescher, P.: Medikamentöse Thrombopenie. Allergische Genese. In: R. Jürgens, J. Waldenström (Hrsg.): Nebenwirkungen von Arzneimitteln auf Blut und Knochenmark. Schattauer, Stuttgart 1957, S. 202–213

Miescher, P., F. Gorstein: Mechanisms of immunogenic platelet damage. In: Blood platelets. Henry Ford Hospital Int. Symp. Detroit. Little, Brown u. Co. Boston 1961

Moeschlin, S., K. Wagner: Leukozytenagglutinine als Ursache von Agranulozytose. Schweiz. med. Wschr. 82, 1104–1106 (1964)

Mohr, P., P.W. Straib: Thrombozytose bei Colitis ulcerosa und Morbus Crohn. Schweiz. Med. Wschr. 100, 1142–1147 (1970)

Moncada, S., J.R. Vane: Arachidonic acid metabolites and the interaction between platelets and blood vessel walls. New Engl. J. med. 300, 1142–1147 (1979)

Moolten, S.E., L. Vroman, G.M.S. Vroman: Adhesiveness of blood platelets in thromboembolism and hemorrhagic disorders. Amer. J. clin. path. 19, 814–826 (1949)

Moore, S.: Thromboatherosclerosis in normolipemic rabbits, a result of continued endothelial damage. J. Lab. Invest. 29, 478–487 (1973)

Moore, S.: Thrombosis and atherosclerosis. In: P. Didisheim, T. Shimamoto, H. Yamazaki (Hrsg.): Platelets, thrombosis and inhibitors. F.K. Schattauer, Stuttgart-New York 1974, S. 205–212

More, R.H.: Significance of the smooth muscle cell in atherogenesis. In: R.J. Jones (Ed.): Evolution of the atherosclerotic plaque. Chicago Univ. Press, Chicago 1963, S. 51 ff

More, R.H., H.Z. Movat, M.D. Haust: Role of mural fibrin thrombosis of the aorta in genesis of atherosclerotic plaques. Arch. Path. 63, 612–620 (1957)

Moschcowitz, E.: An acute febrile pleiochromic anemia with hyaline thrombosis of the terminal arterioles and capillaries, an undescribed disease. Arch. Intern. Med. 36, 89–93 (1925)

Müller-Eckhardt, C.: Idiopathic thrombocytopenic pupura (ITP): clinical and immunologic considerations. Semin. in Thrombos. and Hemostas. 3, 125–159 (1977)

Murphy, E. A., J. F. Mustard: Coagulation tests and platelet economy in atherosclerosic and control subjects. Circulation 25, 114–125 (1962)

Mustard, J. F.: Platelets and thrombosis in acute myocardial infarction. Hospital Practice 7, 115–128 (1972)

Mustard, J. F.: Platelets, drugs and thrombosis. In: J. Hirsh, J. F. Cade, A. S. Gallus, E. Schönbaum (Eds.): Plastelets, drugs and thrombosis. Symp. Hamilton 1972, S. Karger, Basel 1975, S. 1–14

Mustard, J. F., L. Jørgensen, M. A. Packham: Formed elements as a source of vascular injury. In: K. M. Brinkhouse, N. F. Rodman, S. Hinnom (Eds.): Vascular factors and thrombosis. F. K. Schattauer, Stuttgart-New York 1970, S. 137–144

Mustard, J. F., E. A. Murphy, M. A. Ogryzlo, H. A. Smythe: Blood coagulation and platelet economy in subjects with primary gout. Canad. med. Ass. J. 89, 1207–1211 (1963)

Mustard, J. F., E. A. Murphy, H. C. Rowsell, H. G. Downie: Platelets and atherosclerosis. J. Atheroscl. Res. 4, 1–28 (1964)

Mustard, J. F., M. A. Packham, S. Moore, R. L. Kinlough-Rathbone: Thrombosis and atherosclerosis. In: Atherosclerosis III. Springer, Berlin-Heidelberg-New York 1974, S. 253–267

Myers, T. J., W. M. Steinberg, F. R. Rickles: Polycythemia vera and mesenteric arterial thrombosis. Arch. intern. Med. 139, 695–698 (1979)

Najean, Y., E. Dassin, C. Renner, M. Wacquet: Cinétique plaquettaire au cours des maladies artérielles. Nouvelle Presse méd. 8, 3813–3814 (1979)

Nalbandian, R. M., R. L. Henry, R. L. Bick: Thrombotic thrombocytopenic purpura. An extended editorial. Seminars in Thrombosis and Hemostasis. 3, 216–240 (1979)

Neame, P. B., J. Hirsh, G. Browman, J. Denburg, T. D'Souza, A. Gallus, M. C. Brain: Thrombotic thrombocytopenic purpura: A syndrome of intravascular platelet consumption. C. M. A. Journal 114, 1108–1112 (1976)

Negus, D., D. J. Pinto, N. Brown: Platelet adhesiveness in postoperative deep-vein thrombosis. Lancet I, 220–224 (1969)

Negus, D., D. J. Pinto, W. W. Slack: Effect of small doses of heparin on platelet adhesiveness and lipoprotein-lipase activity before and after surgery. Lancet I, 1202–1205 (1971)

Nemerson, Y., F. A. Pitlick: The tissue factor pathway of blood coagulation. In: T. H. Spaet (Ed.): Progress in hemostasis and Thrombosis 1. Grune and Stratton, New York 1972, S. 1–37

Nestel, P. J.: A note on platelet adhesiveness in ischaemic heart disease. J. clin. Path. 14, 150–151 (1961)

Nurden, A. T., J. P. Caen: Abnormal glycoprotein pattern in three cases of Glanzmann's thrombasthenia. Brit. J. Haemat. 28, 255 (1974)

O'Brien, J. R.: Platelet aggregation II. Some results from a new method of study. J. clin. Path. 15, 452–455 (1962)

O'Brien, J. R., M. Etherington, S. Jamieson, M. R. Klaber: Platelet function in venous thrombosis and low-dosage heparin. Lancet I, 1302–1305 (1972)

O'Brien, J. R., M. Etherington, S. Jamieson, M. R. Klaber, J. F. Ainsworth: Stressed template bleeding time and other platelet-function tests in myocardial infarction. Lancet I, 694–698 (1973)

O'Brien, J. R., F. C. Path, J. B. Heywood, J. A. Heady: The quantitation of platelet aggregation induced by four compounds: A study in relation to myocardial infarction. Thrombos. Diathes. haemorr. 16, 752–767 (1966)

O'Malley, B. C., W. R. Timperley, J. D. Ward, N. R. Porter, F. E. Preston: Platelet abnormalies in diabetic peripheral neuropathy. Lancet II, 1274–1277 (1975)

Pareti, F. J., J. B. Smith, A. D'Angelo, D. Mari, A. Capitano, P. M. Manucci: Congenital deficiency of platelet-thromboxane and vascular wall prostacyclin in a patient with aspirin-like syndrome. In: E. Deutsch, K. Lechner (Hrsg.): Fibrinolyse, Thrombose, Haemostase. F. K. Schattauer, Stuttgart-New York 1980, S. 619–622

Passa, P., D. Bensoussan, S. Levy-Toledano: Étude de l'aggrégation plaquettaire au cours de la rétinopathie diabétique. Influence de l'hypophysectomie. Athérosclerosis 19, 277–285 (1974)

Paulus, J. M.: Platelet size in man. Blood 46, 321–336 (1975)

Perez-Requejo, J. L.: A standardized bioassay for platelet factor 3 released by kaolin. Brit. J. Haemat. 33, 39–51 (1976)

Persantin-Aspirin Study Research Group: Persantine and aspirin in coronary heart disease. Circulation 62, 449–461 (1980)

Petersen, H. D., J. Gormsen: Platelet aggregation in diabetes mellitus. Acta med. scand. 203, 125–130 (1978)

Pfleiderer, Th., G. Rücker: Über Kaliumgehalt und Adhäsivität der Thrombozyten von gesunden Menschen und Patienten mit obliterierender Gefäßsklerose. Klin. Wschr. 42, 1223–1226 (1964)

Pietsch, U., M. Lippmann, I. Scharrer, K. Breddin: Neue Befunde zur Wirkung von Azetylsalizylsäure. Die Hemmwirkung auf den Formwandel der Thrombozyten und und ihre Bedeutung für die Dosierung als Antithrombotikum. In: K. Alexander, M. Cachovan (Hrsg.): Diabetische Angiopathien. G. Witzstrock, Baden-Baden Köln-New York 1977, S. 348–351

Prathap, K.: The morphology of two year old healed platelet rich thrombi in femoral arteries of normocholesterolemic monkeys. Light and electron microscope observations. J. path. 110, 145–151 (1973)

Prazich, J. A., S. I. Rapaport, J. R. Samples, R. Engler: Platelet aggregate ratios. Standardisation of technique and test results in patients with myocardial ischemia and patients with cerebrovascular disease. Thrombos. Haemostas. 38, 597–605 (1977)

Preston, F. E., J. D. Ward, B. H. Marcola, M. R. Porter, W. R. Timperley: Elevated β-thromboglobulin levels and circulating platelet aggregates in diabetic microangiopathy. Lancet I. 238–239 (1978)

Rajah, S. M., A. F. Penny, M. J. Crow, M. D. Pepper, D. A. Watson: The interaction of varying doses of dipyridamole and acetyl salicylic acid on the inhibition of platelet functions and their effect on bleeding time. Brit. J. clin. Pharmacol. 8, 483–489 (1979)

Raper, C. G. L.: Circulating platelet aggregates. Thrombos. Haemostas. 39, 537–538 (1978)

Rasi, V., I. Torstila, E. Ikkala: β-thromboglobulin in acute myocardial infarction. Acta med. Scand. (Suppl.) 642, 85–91 (1980)

Reuter, H.: Plättchenfunktionen bei Thrombozytosen. In: H. K. Breddin Prostaglandine und Plättchenfunktion. F. K. Schattauer, Stuttgart-New York 1978, S. 1–4

Reuther, R., F. W. Dorndorf, D. Loew: Behandlung transitorischer ischämischer Attacken mit Azetylsalizylsäure. Münch. Med. Wschr. 122, 795–798 (1980)

Ritchie, J. L., L. A. Harker: Platelet and fibrinogen survival in coronary atherosclerosis, response to medical and surgical therapy. Amer. J. Cardiol. 39, 595–598 (1977)

Roberts, W. C.: Does thrombosis play a major role in the

development of symptom-producing atherosclerotic plaques? Circulation 48, 1161–1166 (1973)
ROHRER, T.F., B. PFISTER, C. WEBER, P.R. IMHOF, P. STUCKI: Validity of the Wu-Hoak method for the quantitative determination of platelet aggregation in vivo. Blut 36, 15–20 (1978)
ROKITANSKY, C. von: Handbuch der Pathologie, Bd. II. Braunmüller und Seidl, Wien 1844, S. 534 ff
ROSS, D.W., L. AYSCUE, M. GULLEY: Automated platelet counts: accuracy, precision, and range. Am. J. Clin. Pathol. 74: 151–156 (1980)
ROSS, R., J.A. GLOMSET: The pathogenesis of atherosclerosis II. New Engl. J. med. 295, 420–425 (1976)
ROSS, R., A. VOGEL: The platelet derived growth factor. Cell 14, 203–210 (1978)
ROZENBERG, M.C., H. STORMORKEN: Comparison of glass adhesiveness and rate of aggregation of blood platelets. Scand. J. Clin. Lab. Invest. 19, 82–82 (1967)
SACHER, R.A., T.M. PHILLIPS, G.G. SHASHARTY, R.J. JACOBSON, C.E. RATH, M.G. LEWIS: Demonstration of immune complexes in thrombotic thrombocytopenic purpura and effect of exchange transfusion. Scand. J. Haematol. 24, 373–380 (1980)
SALZMAN, E.W.: Measurement of platelet adhesiveness. J. Lab. Clin. med. 62, 724–727 (1963)
SANO, T., M.G.J. BOXER, L.A. BOXER, M. YOKOYAMA: Platelet sensitivity to aggregation in normal and diseased groups. Thrombos. Diathes. haemorrh. 25, 524–531 (1971)
SAVITSKY, J.P., R. WERMAN: A clinical study of elevated platelet adhesiveness and accelerated clot retraction time. Amer J. clin. Path. 24, 161–165 (1954)
SCHMIDT, K.G., J.W. RASMUSSEN: Labelling of human and rabbit platelets with 111-Indium-oxine complex. Scand. J. Haematol. 23, 97–106 (1979)
SCHMOLINER, R., C. KOBAYASHI, H.C. BETTELHEIM, G. BRUNNER, G. SCHNABERTH: Zirkulierende Plättchenaggregate bei Patienten mit arteriellen und venösen Thrombosen. In: H.K. BREDDIN: Prostaglandine und Plättchenfunktion. Methoden zur Erfassung einer gesteigerten Plättchenfunktion. Chromogene Substrate im Gerinnungslaboratorium. F.K. Schattauer, Stuttgart-New York 1978, S. 185–189
SCROBOHACI, M.L., V. CUNESCU, J. ORHA: Recurrent thromboembolism with spontaneous platelet aggregations. Thrombos. Haemostas. (Stuttg.) 36, 645–646 (1976)
SEUTER, F.: Inhibition of platelet aggregation by acetylsalicilyc acid and other inhibitors. Haemostas. (Stuttg.) 5, 85–95 (1976)
SHAMASUNDER, H.K., S.A. GREGORY, W.H. KNOSPE: Uracil mustard in the treatment of thrombocytosis. J. Amer. med. Ass. 244, 1454–1455 (1980)
SHARMA, S.C., G.P. VIGAYAN, H.N. SETH, M.C. SURI: Platelet adhesiveness, plasma fibrinogen and fibrinolytic activity in young patients with ischaemic stroke. J. Neurol., Neurosurg. and Psychiatry 41, 118–121 (1978)
SHAW, S., G.D. PEGRUM, S. WOLFF, W.L. ASHTON: Platelet adhesiveness in diabetes mellitus. J. clin. Path. 20, 845–847 (1967)
SIMMONDS, J.P., B.P. O'MALLEY, M.R. MASKILL, J.F. O'CONNOR, D.J. BURRIDGE: β-thromboglobulin levels in relation to myocardial infarction-preliminary observations. Acta haemat. 64, 172–175 (1980)
SINGH, A.K., G. WETHERLEY-MEIN: Microvascular occlusive lesions in primary thrombocythemia. Brit. J. Haematol. 36, 553–564 (1977)
SJÖGREN, A., L.-E. BÖTTIGER, G. BIÖRCK, F. WAHLBERG, L.A. CARLSON: Adenosine-diphosphate-induced platelet adhesiveness in patients with ischaemic heart disease. Acta med. scand. 187, 89–94 (1970)

SLACK, J., J. SEYMOUR, L. MCDONALD, E. LOVE: Lipoprotein-lipase levels and platelet stickiness in patients with ischemic heart disease. Acta med. scand. 189, 555–559 (1971)
SLICHTER, S.J., L.A. HARKER: Hemostasis in malignancy. Ann. N.Y. Acad. Sci. 230, 252–261 (1974)
SPAET, T.H., J. CINTRON: Studies on platelet factor 3 availability. Brit. J. Haematol. 11, 269–275 (1965)
STEELE, P., J. RAINWATER: Favorable effect of sulphinpyrazone on thromboembolism in patients with rheumatic heart disease. Circulation 62, 462–468 (1980)
STEELE, P., J. RAINWATER, R. VOGEL: Abnormal platelet survival time in men with myocardial infarction and normal coronary arteriogram. Amer. J. Cardiol. 41, 60–62 (1978)
STEELE, P., J. RAINWATER, R. VOGEL: Platelet suppressant therapy in patients with prosthetic cardial valves. Relationship of clinical effectiveness to alteration of platelet survival time. Circulation 60, 910–913 (1979)
STEELE, P.P., H.S. WEILY, H. DAVIES, E. GENTON: Platelet survival in patients with rheumatic heart disease. New Engl. J. Med. 290, 537–539 (1974)
STEELE, P., H. WEILY, H. DAVIES, G. PAPPAS, E. GENTON: Platelet survival time following aortic valve replacement. Circulation 51, 358–362 (1975)
STEMERMANN, M.B.: Vascular intimal components: Precursors of thrombosis. In: T.H. SPAET (Ed.): Progress in hemostasis and thrombosis. Vol. 2. Grune & Stratton, New York-London 1974. S. 1–47
STEMERMAN, M.B., R. ROSS: Experimental arteriosclerosis I, fibrous plaque formation in primates, an electron microscopic study. J. Exp. Med. 136, 769–789 (1972)
STORMORKEN, H.: Palatelet adhesiveness in coronary heart disease. Acta med. Scand. 188, 339–343 (1970)
STORMORKEN, H., A. LUND-RIISS, T.O. ROVVIK: Platelet adhesiveness to glass beads. Methodological investigations using automatic platelet counting. Scand. J. Clin. Lab. invest. 17 (Suppl.) 84, 183–194 (1965)
SUBHASH, C.S., G.P. VIJAYAN, H.M. SETH, M.L. SURI: Platelet adhesiveness, plasma fibrinogen and fibrinolytic activity in young patients with ischaemic stroke. J. Neurol., Neurosurg., Psychiatry 41, 118–121 (1978)
SZCZEKLIK, A., R.J. GRYGLEWSKI, L. GRODZINSKA, J. MUSIAL, M. SERWONSKA, E. MARCINKIEWICZ: Platelet aggregability, thomboxane A_2 and malondialdehyde formation following administration of aspirin to man. Thromb. Res. 15, 405–413 (1979)
SZCZEKLIK, A., R.J. GRYGLEWSKI, R. NIZANKOWSKI, S. SKAWINSKI, P. GLUZKO, R. KORBUT: Prostacyclin therapy in peripheral artery disease. Thrombos. Res. 19, 191–199 (1980)
TARTAGLIA, A.P., P.T. BURKART: Thrombotic thrombocytopenic purpura. Remission following hemodialysis. J. Amer. med. Ass. 218, 999–1001 (1971)
TEN CATE, J.W., J. VOSS, H. OOSTERHUIS, D. PRENGER, C.S.P. JENKIN: Spontaneous platelet aggregation in cerebrovascular disease. Thrombos. Haemostas (Stuttg.) 39, 223–229 (1978)
TRANZER, J.P., H.R. BAUMGARTNER: Filling gaps in the vascular endothelium with blood platelets. Nature 216, 1126–1128 (1967)
TS'AO, C.-H., N. ALI, T. KOLB: «Spontaneous» platelet aggregation: Its characteristics and relation to aggregation by other agents. Thrombos. Haemost. (Stuttg.) 39, 379–385 (1978)
TSUKADA, T., T. TANGO: On the methods calculating mean survival time in 51-Cr-platelet survival study. Amer. J. Haematol. 8, 281–290 (1980)
VERA, J.C.: Antiplatelet agents in the treatment of thrombotic complications of primary thrombocythemia. Can. Med. Ass. J., 120, 60–61 (1979)

Vogel, G., Ch. R. Fischer, R. Huyke: Reinfarktprophylaxe mit Azetylsalizylsäure. In: K. Breddin, D. Loew, K. Überla, W. Dorndorf, R. Marx: Prophylaxe venöser, peripherer, cardialer und zerebraler Gefäßkrankheiten mit Azetylsalizylsäure. F. K. Schattauer, Stuttgart-New York 1981, S. 133–138

Vreeken, J., W. G. van Aken: Spontaneous aggregation of blood platelets as a cause of idiopathic thrombosis and recurrent painful toes and fingers. Lancet II, 1394–1397 (1971)

Weichert, W., R. Wiedemann, H. K. Breddin: Versuche zur Standardisierung eines Tiermodells. Erzeugung laserinduzierter Thromben im Rattenmesenterium. 15. Angiologisches Symposium in Kitzbühel, F. K. Schattauer, Stuttgart-New York 1981, S. 123–130

Weily, H. S., P. P. Steele, H. Davies, G. Pappas, E. Genton: Platelet survival in patients with substitute heart valves. New Engl. J. med. 290, 534–537 (1974)

Weily, H. S., P. P. Steele, E. Genton: Platelet survival in patients with a ball valve. Relation to low incidence of thromboembolism. Amer. J. Cardiol. 30, 229–231 (1972)

Weiss, H. J.: Abnormalities in platelet function due to defects in the release reaction. Ann. N. Y. Acad. Sci. 201, 161–173 (1972)

Weiss, H. J., L. D. Witte, K. L. Kaplan, B. A. Lages, A. Chernoff, H. L. Nossel, D. S. Goodman, H. R. Baumgartner: Heterogeneity in storage pool deficiency. Studies on granule-bound substances in 18 patients including variants deficient in α-granules, platelet factor 4, β-thromboglobulin and platelet derived growth factor. Blood 54, 1296–1319 (1979)

Wertz, R. K., D. Triplett: A review of platelet counting performance in the United States. Amer. J. clin. Path. 74, 575–580 (1980)

Woodruff, R. K., P. A. Castaldi: Treatment of TTP with high-dose dipyridamole. Blood 52, 856 (1978)

Wright, H. P.: The adhesiveness of blood platelets in normal subjects with varying concentrations of anticoagulants. J. Path. Bact. 53, 255–262 (1941)

Wu, K. K. Y.: Platelet hyperaggregability and thrombosis in patients with thrombocythemia. Ann. Unit. Med. 88, 7–11 (1978)

Wu, K. K., J. C. Hoak: A new method for the qualitative detection of platelet aggregates in patients with arterial insufficiency. Lancet II, 924–926 (1974)

Wu, K. K., J. C. Hoak: Spontaneous platelet aggregation in arterial insufficiency: Mechanisms and implications. Thromb. Haemost. 35, 702–711 (1976)

Yamazaki, K., F. Numano, T. S. Imanoto: Platelet aggregability and thrombosis. In: P. Didisheim, T. Shimamoto, H. Yamazaki (Eds.): Platelets, Thrombosis and inhibitors. Schattauer Stuttgart–New York 1974, S. 230–237

Zahavi, J.: The role of platelets in myocardial infarction. ischemic heart diesease, cerebrovascular disease, thromboembolic disorders and acute idiopathic pericarditis. Thromb. Haemostas. 38, 1073–1084 (1977)

Zahavi, J., F. Dreyfuss: An abnormal pattern of adenosine diphosphate-induced platelet aggregation in acute myocardial infarction. Thromb. Diath. haemorrh. 21, 76–88 (1969)

Zekert, F.: Thrombosen, Embolien und Aggregationshemmer in der Chirurgie. F. K. Schattauer, Stuttgart-New York 1975 S. 68–74

Ziemen, M., H. J. Krzywanek, K. Coutandin, I. Friedrich, K. Breddin: Pard, eine prospektive Studie zur Erfassung von Risikofaktoren bei Diabetikern. In: H. Müller-Wiefel, J. P. Barras, H. Ehringer, M. Krüger: Mikrozirkulation und Blutrheologie. Therapie der peripheren arteriellen Verschlußkrankheit. G. Witzstrock, Baden-Baden–New York 1980, S. 309–311

6 Altern und Immunsystem*

Reinhold P. Linke

6.1 Einleitung

Seit jeher hat der Mensch ein hohes Alter ersehnt. Da heute der Wunsch nach steigender Lebenserwartung für immer mehr Menschen erfüllt wird, treten altersbedingte Auswirkungen, vor allem sozialer und medizinischer Art, zunehmend in den Blickpunkt.

Mit dem Altern einhergehende Störungen können durch typische Alterskrankheiten, aber auch durch den Alterungsprozeß selbst bedingt sein. Nicht immer ist jedoch zu unterscheiden, ob eine für das Altern typische begrenzte Einschränkung der Adaptierbarkeit auf unterschiedliche Belastungen vorliegt oder die beobachteten Einschränkungen erste Zeichen einer klinischen Symptomatik darstellen.

Obwohl die für den Alterungsprozeß verantwortlichen biochemischen Vorgänge bisher nicht eindeutig erkannt sind, besteht Übereinstimmung darüber, daß die Ursache des Alterns nicht in einem, sondern in einer Vielzahl von Faktoren zu suchen ist. Entsprechend vielfältig sind die Theorien, die innerhalb unseres limitieren Wissens erstellt worden sind. Diese Deutungsversuche, welche in anderen Kapiteln dieses Buches eingehend abgehandelt sind, haben entscheidende experimentelle Ansätze geliefert und unsere Vorstellung über Mechanismen der Alterungsvorgänge wesentlich erweitert.

In diesem Kapitel soll auf das Immunsystem während des Alterns kurz eingegangen werden, da mannigfache Daten den Einfluß auf das Immunsystem belegen und eine der Theorien des Alterns das Immunsystem in den Mittelpunkt stellt. Diese Zusammenfassung stellt Befunde beim Menschen und der Maus dar, die neben dem Menschen am besten untersucht ist. Die Maus bietet sich auch deshalb für die gerontologische Forschung an, da es von ihr viele Inzuchtstämme gibt, die sich in ihrer mittleren Lebensdauer unterscheiden.

Das Immunsystem ist entwicklungsgeschichtlich notwendig geworden zur Abwehr von z.B. Mikroorganismen, die, verglichen mit Vielzellern, eine sehr kurze Generationszeit und damit eine hohe Mutiermöglichkeit besitzen. Eine Überwindung stetig neu entwickelter Antigene war nur zu erreichen durch Entwicklung eines ebenso flexiblen Systems innerhalb eines langlebigen Vielzellers. Dieses, an jedes denkbare Antigen adaptierbare System hat die Aufgabe, für die Integrität des Organismus zu sorgen. Dieser Funktion kann es nur gerecht werden, wenn «Selbst» und «Nicht-Selbst» sicher unterschieden werden können. Der Umfang der Erkennung von «Nicht-Selbst» wird aus der Tatsache deutlich, daß selbst Antigene, die heute im Chemielabor hergestellt werden können und die in der Evolution gewissermaßen gar nicht «vorgesehen» waren, eine Immunreaktion induzieren können. Das Immunsystem dient nicht nur der Abwehr von Mikroorganismen, sondern auch von Tumorzellen und von Zellen und Substanzen, die aus irgend welchen Gründen für den Organismus nicht mehr tolerierbare Veränderungen aufweisen.

Die Unterscheidung von «Selbst» und «Nicht-Selbst» setzt eine äußerst präzise arbeitende Maschinerie voraus, wie sie das Immunsystem darstellt, in der eine Reihe hochspezialisierter Zellen im Zusammenwirken mit Serumproteinen, Hormonen und anderen Wirksubstanzen vielfältige Aufgaben erfüllen, die uns überleben lassen.

In diesem Kapitel werden einige wichtige Funktionen des immunologischen Systems besprochen, die sich im Alter ändern können. Es wird auf das T-Zell-System eingegangen, das zentral für die Erhaltung der individuellen Integrität ist, und auf das B-Zell-System, das die humoralen Effektormechanismen bereitstellt. Außerdem werden einige typische altersspezifische Veränderungen des Immunsystems besprochen.

6.2 Thymusinvolution

Schon lange bevor der Thymus als ein Hauptorgan des Immunsystems erkannt worden ist, war Anatomen und Pathologen bekannt, daß dieses Organ seine erhebliche Größe mit Beginn des Erwachsenenalters regelmäßig einbüßt. Dieses Phänomen wird als Thymusinvolution bezeichnet.

Der Thymus besteht aus epithelialen und lymphoiden Zellen. Die ersteren sind entodermalen Ursprungs und stammen von der dritten und vierten Schlundtasche. Sie liegen zentral im Thymusläppchen im Gegensatz zu den lymphoiden Zellen, die sich, während der Ontogenese aus dem Knochenmark einwandernd, in der Thymusrinde ansiedeln. Diese lymphoiden Zellen reifen wahrscheinlich unter dem Einfluß der Thymus-Epithelzellen zu Thymus-Lymphozyten (T-Zellen) heran und wandern als reife T-Zellen ins Blut und in die verschiedenen Lymphorgane, in denen sie sich in bestimmten Arealen, den thymusabhängigen Regionen, ansiedeln und unterschiedliche Funktionen ausüben.

Die Thymusinvolution betrifft vornehmlich die immunologisch entscheidende, lymphzellreiche Thymusrinde. Im Gegensatz zur Schrumpfung des Thymus bleiben die anderen Lymphorgane wie z.B. die Lymphknoten und die Milz nach der Pubertät in ihrer Größe unverändert. Ebenso unverändert

---

* Mit Unterstützung der Deutschen Forschungsgemeinschaft, Bonn–Bad Godesberg (Schwerpunkt «Biologie des Alterns», Li 247/5-4)

bleiben die thymusabhängigen Areale in der parakortikalen Zone oder in den Malpighischen Körperchen. Es scheint daher, daß der Thymus seine entscheidende Rolle für die Ausreifung des Immunsystems mit dem beginnenden Erwachsenenalter im wesentlichen abgeschlossen hat.

Obwohl der Thymus involviert, scheint die Gesamtzahl der T-Zellen im Organismus gleichzubleiben. Eine Veränderung erfahren jedoch die Subpopulationen der T-Zellen. So nehmen z.B. die T-Stammzellen im Blut altersabhängig ab. Außerdem scheint die Antigendichte für Theta auf Mäuse-T-Zellen im Alter vermindert zu sein. Eine weitere Qualitätsänderung von T-Zellen kann dadurch gezeigt werden, daß T-Zellen von alten Tieren eine Immunantwort in jungen hervorrufen.

6.3 Abnahme T-Zell-vermittelter Funktionen

Die morphologisch einheitlich erscheinenden Lymphozyten können je nach Zelloberflächenmarkern und funktionellen Kriterien in T-, B-, Null- und andere Zellen eingeteilt werden. Die T-Lymphozyten wiederum spalten sich je nach Funktion in Helfer-, Suppressor-, zytotoxische und andere Zellen auf. Identifizierung und Isolierung dieser T-Zell-vermittelter Funktionen erfolgt heute zunehmend mit Hilfe monoklonaler Antikörper.

Daß T-Zell-vermittelte Funktionen im höheren Alter abnehmen, wurde am Menschen und an der Maus mit Hilfe einer Reihe unterschiedlicher Funktionstests für T-Zellen ermittelt. Untersucht wurde z.B. die Hautreaktion vom verzögerten Typ gegen Kapselsubstanzen von Tuberkulosebakterien, gegen Antigen von Candida albicans, oder es wurde die Stärke der Hautreaktion auf Bepinselung mit Dinitrophenylchlorid gemessen.

Im Tier nimmt auch die Tumorresistenz nach Inokulation von syngenen und allogenen Tumoren altersabhängig ab. Diese Befunde sind wichtig im Hinblick auf die Eliminierung neoplastischer oder z.B. virusinfizierter oder auf andere Weise veränderter Zellen. Möglicherweise ist die mit dem Alter einhergehende Abnahme bestimmter T-Zell-Funktionen für den Verlust der Eliminierung entarteter Zellen verantwortlich und damit der altersabhängige Anstieg maligner Neubildungen mindestens zum Teil auf die verminderte T-Zell-Funktion zurückzuführen.

Die in vivo beobachtete Verminderung T-Zell-vermittelter Reaktionen geht im allgemeinen parallel mit gleichzeitig in vitro erhobenen Funktionsprüfungen von T-Zellen. So nimmt z.B. die Kapazität der T-Zellen, in Anwesenheit von Phythämagglutinin oder von allogenen Zellen in der gemischten Leukozytenkultur zu proliferieren, im Alter ab. Diese Tests entsprechen im allgemeinen der Kapazität, in vivo in Anwesenheit von Antigenen proliferieren und nach Erkennung von «Fremd» mit einer zellulären und/ oder humoralen Immunantwort im Sinne der Immunabwehr reagieren zu können. Deshalb messen diese Tests, obwohl nicht physiologisch, durchaus Immunfunktionen.

T-Zell-vermittelte Reaktionen zeigen nicht nur eine Abnahme als Folge des Alterns, sondern auch als Folge bestimmter Krankheitszustände. So ist das Ausmaß der T-Zell-Depression je nach untersuchtem Kollektiv (Gesunde, Altenheimbewohner, Hospitalisierte) sehr verschieden. Ganz besonders ausgeprägt ist diese Abnahme bei chronischen Entzündungen wie bei der rheumatoiden Arthritis und bei Neoplasien in fortgeschrittenem Stadium.

Auch im Tierversuch können chronische Entzündungen zur Abnahme der Zahl der T-Lymphozyten und zur Verminderung des Thymusgewichtes führen.

Da erfahrungsgemäß im Alter Erkrankungen mit Entzündungskomponenten zunehmen, könnte die Depression von T-Zell-Funktionen im Alter mit der Zunahme krankheitsbedingter Zustände erklärt werden. Da jedoch auch klinisch Gesunde eine Abnahme der T-Zell-Funktionen zeigen, muß diese von der ersteren unterschieden werden. Für den Patienten kommt die entzündungsbedingte Depression der T-Zell-Funktionen noch erschwerend hinzu mit der Folge erheblicher Verminderung der Resistenz gegenüber Infektionen. Man hat daher von einer relativen Immundefizienz gesprochen, die für den Alterungsprozeß typisch ist.

6.4 Einfluß auf die Antikörperbildung

Im Gegensatz zu den T-Zellen sind die B-Lymphozyten unmittelbar für die Synthese von Antikörpern verantwortlich. Zu dieser Funktion benötigen sie Helfer-T-Zellen, Makrophagen und ein bestimmtes Milieu, wie es etwa in der Milz und in den Lymphknoten vorliegt.

Die Funktion der B-Zellen kann anhand der Antikörpersynthese, am Immunglobulinspiegel im Serum, an der Synthese von bestimmten Antikörperklassen und an der Antigen-Bindungsfähigkeit gemessen werden. Hinweise auf die proliferative Kapazität der B-Zellen erhält man außerdem nach Stimulierung durch Antigene oder Mitogene.

Soweit bekannt, ändern sich weder die Gesamtzahl der B-Zellen (B-Lymphozyten und Plasmazellen) noch die Gesamtkonzentration der Immunglobuline im Organismus von Menschen und Maus. Allerdings gibt es altersabhängige Veränderungen, wenn man Einzelorgane oder bestimmte Immunglobulinklassen isoliert betrachtet.

So nehmen mit zunehmendem Alter in der CBA-Maus die B-Zellen bei gleichzeitiger Zunahme im Knochenmark in Milz und Lymphknoten ab. Bei anderen Mäusestämmen kann diese altersabhängige Verschiebung umgekehrt sein. Beim Menschen gibt es bisher nur Daten zur Anzahl von B-Zellen im peripheren Blut. Hieraus läßt sich keine Altersabhängigkeit ableiten, da die Anzahl der B-Zellen im Blut nicht repräsentativ für das Gesamtverhalten sein muß. Allerdings spricht die Konstanz des Serumspiegels der Immunglobuline für diese Annahme.

Im Gegensatz zum Gesamt-Immunglobulin-Spiegel gibt es Unterschiede bei der Betrachtung einzelner Immunglobulin-Klassen. So steigen IgG und IgA im Serum altersabhängig an, während IgM gleichbleibt oder abfällt. Im Gegensatz dazu scheint das sekretorische IgA im Alter abzufallen.

Betrachtet man einzelne funktionelle Gruppen von Antikörpern, so findet man auch hier Altersunterschiede. So nehmen Iso- und Heteroantikörper ab, während Autoantikörper z.B. gegen Thyreoglobulin, Zell-Kern-Antigen, Desoxyribonucleinsäure und gegen körpereigene Immunglobuline («Rheumafaktoren») zunehmen. Offenbar wird der Immunglobulinspiegel des Serums über die Gesamtzahl der B-Zellen reguliert.

Als ein Maß der B-Zell-Reaktion auf Antigene kann die Proliferation auf bakterielle Lipopolysaccharide (LPS) gelten. Beim Menschen zeigt die LPS-bedingte Proliferation keine Altersabhängigkeit, während bei der Maus je nach Stamm im Alter ein Anstieg, ein Abfall oder ein Gleichbleiben gefunden werden kann.

Dagegen zeigt die Antikörpersynthese einen klaren Abfall im Alter für die Primär-Reaktion, weniger ausgeprägt jedoch für die Sekundär-Reaktion. Diese Abnahme der Primär-Reaktion beginnt mit der Thymusinvolution und kann daher als thymusabhängig gelten.

6.5 Zunahme monoklonaler Immunglobuline

Ein anderes Phänomen, das die Zusammensetzung der Immunglobuline betrifft, zeigt typische Altersabhängigkeit. Bei Mensch und Maus finden sich mit zunehmendem Alter der Individuen monoklonale Immunglobuline im Serum, und zwar unabhängig von B-Zell-Tumoren wie dem multiplen Myelom, M. Waldenström und verwandten Erkrankungen. Die gefundenen Immunglobuline gehören meist dem IgG-, seltener dem IgA- und IgM-Typ an. Beim Menschen steigt die Häufigkeit, beginnend mit der vierten Dekade bis auf etwa 15% in der zehnten Dekade an. Diese sogenannte benigne monoklonale Gammopathie (BMG) wird in der Klinik meist als Nebenbefund bei der Auftrennung der Serumproteine entdeckt. Klinische Auswirkungen sind nicht bekannt, und die Rolle der BGM als Präneoplasie ist umstritten.

Experimentelle Befunde nach Zellübertragung bei der Maus geben Hinweise, daß die monoklonal expandierten Zellen der BMG Veränderungen aufweisen. Andererseits können Einflüsse des Thymus dadurch nachgewiesen werden, daß die Häufigkeit der BMG bei Mäusen ansteigt, die einer neonatalen oder späteren Thymektomie unterzogen werden. Wahrscheinlich spielt die Abnahme der Supprimierung der B-Zellen durch entsprechende T-Zellen eine wichtige Rolle bei der Entstehung der BMG. Mit der Abnahme bestimmter Suppressorfunktionen können einige B-Zellen der Kontrolle und Regulierung durch die T-Zellen entweichen und – wenn auch nicht maligne – übermäßig proliferieren.

6.6 Zunahme der Autoaggression

Im Gegensatz zur Abnahme T-Zell-vermittelter Immunreaktionen gegen Fremd- oder Alloantigene und der Abnahme bestimmter Immunglobuline, wie der Isoantikörper, nehmen autoreaktive T- und B-Zell-Funktionen bei Mensch und Tier im Alter zu. Die Immunreaktion richtet sich vor allem gegen Antigene, denen das Immunsystem gewöhnlich nicht ausgesetzt ist. Es sind Antigene wie Thyreoglobulin, Zellkern-Antigene, Desoxyribonukleinsäuren und verändertes Immunglobulin («Rheumafaktoren»). Im Gegensatz zu den destruktiven Auswirkungen, etwa beim Lupus erythematodes oder den funktionellen Störungen bei der Myasthenia gravis, gehen mit den altersbedingten Autoantikörpern keine klinischen Erscheinungen einher, soweit bekannt. Vor allem steigt die Zahl der Autoimmunerkrankungen nicht mit dem Spiegel und der Anzahl altersbedingter Autoantikörper.

Dies läßt einerseits an eine Begleitantikörperbildung denken, die dadurch ausgelöst wird, daß im Alter sich erneuernde Gewebe nicht vollständig abgebaut werden können. Antigene aus immunologisch «toten Winkeln» können dadurch dem Immunsystem ausgesetzt werden und eine Immunantwort hervorrufen. Andererseits kann man in der Autoantikörperbildung auch einen Mechanismus sehen, nicht mehr abbaubares Material zu eliminieren.

Eine weitere Möglichkeit für die Autoantikörperbildung im Alter wäre eine durch Strukturveränderungen der Desoxyribonucleinsäure (Mutation), fehlerhafte Transskription oder Translation verursachte Veränderung der Antigenstruktur, die als «fremd» erkannt würde. Ob im Falle alter T-Zellen, die von jungen Mäusen als fremd erkannt werden, ein genetisches Programm, das die Oberflächenantigene der T-Zellen im Alter ändert, zur Wirkung kommt oder diese Antigene auf Grund von sich akkumulierenden Mutationen verändert werden, ist unbekannt. Bei einigen Enzymen ist jedoch nachgewiesen, daß die mit dem Alter steigende Fehlerrate in der korrekten Anordnung der Aminosäuren zu Funktionsstörungen führen kann, die schließlich die Synthese inaktiver Enzyme verursacht. Da nicht alle Enzyme dieses Phänomen zeigen, kann der steigende Verlust in der Genauigkeit der Proteinsynthese nicht als ein universeller Mechanismus des Alterns angesehen werden. Dennoch kann der Befund akkumulierender Mutationen im Alter eine Funktionsminderung hervorrufen, die als ein wesentlicher Faktor für die Minderung der Adaptierbarkeit angesehen werden kann.

Die ursprüngliche Annahme, autoreaktive Zellklone würden in der Ontogenese eliminiert, ist mit dem regelmäßigen Nachweis von autoaggressiven Zellklonen und von Autoantikörpern widerlegt. Für die Regulierung autoreaktiver Zellklone sind bestimmte T-Zellen zuständig, die im Alter durch verminderte Proliferationsleistung schwinden. Abnahme der Regulationsleistung des T-Zell-Systems kann dann zur Proliferation von autoaggressiven Zellklonen, zu B-Zell-Wucherungen und auch zu Neoplasien führen.

6.7 Alterserkrankungen

Typische Alterserkrankungen des Zentralnervensystems, des kardiovaskulären Systems und Störungen des Stützgewebes werden in anderen Kapiteln dieses Buches besprochen.

Hier soll wegen der außerordentlichen Wichtigkeit für die Klinik auf die schon erwähnte altersabhängige relative Immuninsuffizienz eingegangen werden. Diese findet sich sowohl in den ersten Lebensmonaten als auch im höheren Alter. Dem Neugeborenen fehlt ein reifes Immunsystem, und beim älteren Menschen schwinden bestimmte Teilfunktionen des Immunsystem, so daß in beiden Lebensabschnitten eine erhöhte Infektanfälligkeit besteht. So können etwa für den Erwachsenen relativ harmlose Virusinfekte in den genannten Lebensabschnitten lebensbedrohlich oder auch fatal verlaufen.

Die Statistik der Krankheiten im Alter weist einen steil ansteigenden Anteil an entzündlichen Erkrankungen auf. Ganz besonders stehen chronische Nierenerkrankungen, Appendizitis, Pneumonien und Tuberkulose im Vordergrund. Dabei steigen die chronischen Nierenerkrankungen vom 10. bis zum 80. Lebensjahr um etwa das Hundertfache, Appendizitis und Tuberkulose im selben Zeitraum mit stärkerer Zunahme im höheren Alter auf etwa das zehnfache an.

Die Neigung zu Entzündungskrankheiten geht bei bestimmten Erkrankungen, z.B. aus dem rheumatischen Formenkreis, mit bestimmten genetischen Faktoren einher, z.B. mit den HLA-Antigenen. Außerdem ist bekannt, daß die Art und die Stärke einer Immunreaktion im Major Histocompatibility Complex (MHC) kodiert ist. Daher hat man vermutet, daß auch die Lebensdauer mit dem MHC gekoppelt ist. Es ist in der Tat eine bekannte Erfahrung, daß es lang- und kurzlebige Familien gibt. Man kann diese Tatsache mit der genetischen «Uhr» deuten, die jedem Lebewesen innerhalb einer Spezies und jeder Spezies seine Lebensspanne zuweist. Man kann die Langlebigkeit innerhalb einer Spezies aber auch als genetisch fundierte Resistenz gegenüber Alterserkrankungen, einschließlich der Entzündungskrankheiten, deuten.

6.8 Therapeutische Ansätze

Hygienische Maßnahmen und artifizielle Immunisierungen waren wirksam bei der Bekämpfung der epidemischen Infektionskrankheiten, gegen die der Mensch bisher nur eine geringe natürliche Resistenz entwickelt hat, wie etwa gegen die Pocken. Die Therapie der sporadischen oder traumatischen Entzündungskrankheiten durch Antibiotika hat ebenfalls wesentlich dazu beigetragen, die durchschnittliche Lebenszeit zu verdoppeln. Diese Erfolge wurden durch Überwindung der Infektanfälligkeit erzielt.

Ein weiterer Ansatz geht von der allgemeinen Erfahrung aus, daß über-Hundertjährige meistens hager sind. Dem entspricht die Statistik der Lebensversicherungen, daß Übergewichtige eine verminderte Lebenswerwartung haben. Ein Übergewicht von 25% verkürzt das Leben um durchschnittlich 3,6 Jahre und ein Übergewicht von 67% um 15 Jahre.

Man hat daher versucht, durch Begrenzung der Kalorienaufnahme bei balancierter Kost im Versuchstier die durchschnittliche Lebensdauer zu verlängern. Dies ist bei Ratte und Maus gelungen. Eine Unterernährung mit 66% der üblichen Nahrungsaufnahme hat zu einer Verlängerung der Lebensdauer um 50-100% geführt. Bei der Maus konnte außerdem gezeigt werden, daß verminderte Kalorienaufnahme zu einer verzögerten Reifung des Immunsystems führt. Dies schließt eine verzögerte Involution des Thymus ebenso ein wie eine verzögerte altersbedingte Abnahme T-Zell-vermittelter Funktionen. Interessant ist ferner, daß ebenfalls das Auftreten von Autoantikörpern und sogar von Neoplasien verzögert werden konnte.

Die Verlängerung der Lebensdauer durch Unterkühlung ist ebenfalls versucht worden. Obwohl auch diese Maßnahme rein wissenschaftlichen Wert hat und am Menschen nicht anwendbar ist, ist doch interessant, daß der durch die Kühlung verlangsamte Metabolismus zu einer ähnlichen Verzögerung der Reifung des Immunsystems führt wie die Unterernährung.

Untersuchungen zu körperlichen Betätigungen und zum Leistungssport haben bisher keinen sicheren Anhalt dazu erbracht, daß das Immunsystem entscheidend verändert wird. Überhaupt ist bisher nicht sicher, ob körperliche Betätigung beim Gesunden als lebensverlängernd gelten kann.

Zusammenfassend läßt sich sagen, daß alle eingeschlagenen Wege die durchschnittliche Lebenszeit verlängern können, daß aber die absolute Lebenszeit einer Spezies nur durch drastische Maßnahmen beim Tier erhöht werden konnte. Dies wurde durch Bekämpfung lebensverkürzender Krankheiten erreicht. Die reifeverzögernden Maßnahmen, die beim Tier lebensverlängernd gewirkt haben, verbieten sich beim Menschen. Immerhin ist denkbar, daß es, durch welche Manipulation auch immer, gelingen kann, die absolute Lebenszeit zu verlängern. Vorstellungen darüber, wie dies gelingen könnte, sind rein spekulativ. Gedacht wird an Genmanipulation. Dabei scheint erstrebenswert, vor allem die Phase der Reife auszudehnen.

6.9 Abschließende Bemerkungen

Drei Hauptmerkamle kennzeichnen nach Walford (1974) das Altern des Immunsystems: 1. die Thymusinvolution, 2. eine relative Immuninsuffizienz und 3. die Zunahme autoreaktiver Klone. Alle drei Merkmale stehen im Zusammenhang. Das erste Zeichen des Alterns des Immunsystems kann im wohl genetisch programmierten Schwund des Thymus gesehen werden, der vor allem der Kontrolle und Regulierung des Immunsystems und damit der Erhaltung der Integrität des Organismus dient. Als Folge einer Abnahme der Thymusfunktion kann eine Minderung der immunologischen Abwehr nach außen gelten, die eine Infektanfälligkeit nach sich zieht. Bei einer Minderung der Selbsttoleranz kann es zu Abweichungen und Entgleisungen kommen, die mit der Entstehung monoklonaler Immunglobuline, mit Neolasien und autoreaktiven Zell-Klonen einhergehen können. Durch die Abnahme der Fähigkeit, «Selbst» zu erkennen, ist die Integrität des Organismus weniger gewährleistet.

Die hier genannten Konzepte sind nicht nur von wissenschaftlichem Interesse, sondern können helfen, altersabhängige Störungen beim Menschen zu verstehen, und dienen der Entwicklung präventiver und therapeutischer Strategien. Obwohl nicht sicher ist, in wieweit die während des Alterns beobachteten immunologischen Phänomene als Ursache oder als Begleitphänomen aufzufassen sind, mißt ihnen die immunologische Theorie des Alterns ursächliche Bedeutung bei.

Literatur

BURNET, F.M.: An immunological approach to aging. Lancet I, 35 (1970)
CURTIS, H.J.: The nature of the ageing process. Chapter 15. In: Biological mechanisms of aging. Charles Thomas, Springfield, Illinois, USA, 1966
HAHN, H.P. VON: Das biologische Altern. Kurzmonographie Nr. 24, Sandoz AG, Nürnberg 1979
MAKINODAN, T., M.M.B. KAY: Age influence on the immune system. Adv. Immunol. 29, 287 (1980)
STREHLER, B.L.: Time, cells and aging. Academic Press, New York 1962
WALFORD, R.L.: Immunologic theory of aging: current status. Fed. Proc. 33, 2020 (1974)
YUNIS, E.J., G. FERNANDES, P.O. TEAGUE, O. STUTMAN, R.A. GOOD: The thymus, autoimmunity and the involution of the lymphoid system. In: M. GITMAN, M. BUNCH, M. ROCKSTEIN (Edt.): Tolerance, autoimmunity and aging. Thomas Springfield, Ill. 1972, S. 62

7 Stoffwechsel, Elektrolyte und Schilddrüse

7.1 Diabetes mellitus im höheren Lebensalter

Th. Hossdorf, K. Hengst und H. Wagner

7.1.1 Definition und Klassifikation

Der Diabetes mellitus ist eine chronische erbliche Stoffwechselerkrankung, die auf einem absoluten oder relativen Insulinmangel beruht. Das Krankheitsbild ist charakterisiert durch Hyperglykämie und, allerdings nicht obligat, durch Zuckerausscheidung im Urin. Der Insulinmangel bedingt neben der Störung des Kohlenhydratstoffwechsels auch Veränderungen im Fett- und Eiweißstoffwechsel, die als metabolisches Frühsyndrom bezeichnet werden.

Im Verlauf der diabetischen Stoffwechselstörung kann es zu akuten Stoffwechselentgleisungen sowie vaskulären diabetestypischen Komplikationen (Spätsyndrom) an verschiedenen Organsystemen kommen.

Die National Diabetes Data Group des NIH (1979) hat 1978 erneut Kriterien zur Klassifikation des Diabetes mellitus erarbeitet, die das Krankheitsbild nach klinischen Gesichtspunkten unterteilen.

7.1.1.1 Primärer Diabetes mellitus

Hierbei werden ein insulinabhängiger Ketonkörperbildender Diabetes mellitus (IDDM) oder juvenile onset diabetes (JOD) bzw. Typ I-Diabetes mellitus und ein nicht insulinpflichtiger Diabetes mellitus (NIDDM) oder maturity onset diabetes (MOD) oder Typ II-Diabetes mellitus, Erwachsenen-Diabetes oder Altersdiabetes unterschieden. Der Typ II-Diabetes kann ohne und mit Übergewicht einhergehen. Gelegentlich tritt im jugendlichen Alter ein Erwachsenen-Diabetes auf (MODY = maturity onset diabetes in juveniles).

7.1.1.2 Sekundärer Diabetes mellitus

Hierzu gehört die nach traumatischer Zerstörung oder chirurgischer Entfernung des Pankreas, nach rezidivierenden Pankreatitiden oder auf dem Boden einer Hämochromatose entstandene diabetische Stoffwechselstörung. Diese wird auch bei Überfunktion extrapankreatischer innersekretorischer Drüsen, wie bei Akromegalie, Cushing-Syndrom, Phäochromozytom oder bei langfristiger Steroidtherapie beobachtet.

Weiterhin kann eine diabetische Kohlenhydratstoffwechselstörung bei Glykogenspeicherkrankheiten, Insulinrezeptoranomalien, wie sie bei der kongenitalen Lipodystrophie gefunden werden, und als medikamenteninduzierte Hyperglykämie auftreten.

7.1.1.3 Subklinischer Diabetes mellitus

Bei dieser Patientengruppe liegen die Nüchternblutzuckerwerte im Normbereich. Nach einer oralen oder intravenösen Glucosebelastung steigen die Blutglucosespiegel jedoch auf pathologische Werte an (siehe Tab. 7-1).

Dieser Befund wird als gestörte Glucosetoleranz (impaired glucose tolerance) bezeichnet. Im internationalen Schrifttum finden sich auch die Bezeichnungen: borderline diabetes, asymptomatischer Diabetes, chemischer, latenter oder subklinischer Diabetes mellitus. Es besteht allerdings zur Zeit Uneinigkeit, ob der Befund der gestörten Glucosetoleranz mit dem subklinischen Vorstadium des Diabetes mellitus gleichzusetzen ist.

Zusammenfassend kommen im höheren Lebensalter folgende Diabetesformen vor:

1. Der Typ-I-Diabetes mellitus

Patienten mit diesem Krankheitstyp können heute bei guter Stoffwechselführung das höhere Lebensalter erreichen.

2. Der Erwachsenen- bzw. Altersdiabetes, Typ-II-Diabetes mellitus,

der erst im höheren Lebensalter manifest wird. Unter diesen Patienten findet sich eine Gruppe, deren Stoffwechsel sich trotz korrekter Vordiagnostik nicht mit Diät oder oralen Antidiabetika einstellen läßt.

10% der Typ II-Diabetiker gehören zu diesen sogenannten Primärversagern der Therapie (Clarke

Tab. 7-1: Diagnostische Kriterien des subklinischen Diabetes mellitus (gestörte Glucosetoleranz) bei nicht schwangeren Erwachsenen (nach National Diabetes Data Group, 1979).

Basale Glucosespiegel:	
im venösen Plasma	< 140 mg/dl (7,8 mmol/l)
im venösen Vollblut	< 120 mg/dl (6,7 mmol/l)
im Kapillarblut	< 120 mg/dl (6,7 mmol/l)
$1/2$, 1 h oder $1 1/2$ h nach 75 g oraler Glucose:	
im venösen Plasma	≥ 200 mg/dl (11,1 mmol/l)
im venösen Vollblut	≥ 180 mg/dl (10,0 mmol/l)
im Kapillarblut	≥ 200 mg/dl (11,1 mmol/l)
2 h nach 75 g oraler Glucose:	
Im venösen Plasma:	140 bis 200 mg/dl (7,8 bis 11,1 mmol/l)
Im venösen Vollblut:	120 bis 200 mg/dl (6,7 bis 10,0 mmol/l)
Im Kapillarblut:	140 bis 200 mg/dl (7,8 bis 11,1 mmol/l)

und Duncan, 1977). Nach längerer Krankheitsdauer müssen darüberhinaus zwischen 4 und 10% der mit Sulfonylharnstoffen behandelten Patienten doch mit Insulin behandelt werden (Bernhard, 1965; Camerini-Davalos et al., 1977; Mehnert, 1967; Petzold, 1981). Diese Gruppe wird als sogenannte Sekundärversager bezeichnet.

3. Subklinischer Diabetes mellitus

Ein subklinischer Diabetes mellitus, einhergehend mit pathologischer Glucosetoleranz, wird vornehmlich bei Übergewicht, im höheren Lebensalter oder durch Medikamente induziert, gefunden.

7.1.2 Epidemiologie des Altersdiabetes

Der Diabetes mellitus ist eine der häufigsten Stoffwechselerkrankungen. In den Ländern mit steigendem Zivilisationsgrad und Erhöhung des Lebensstandards wird in allen sozialen Schichten eine Zunahme der Diabeteskranken festgestellt. Sowohl in jungen als auch in alten Lebensgruppen der Bevölkerung nimmt der Diabetes mellitus zu. Das Ansteigen der Diabeteserkrankungshäufigkeit kann somit nicht allein auf die Änderung der Altersstruktur einer Population zurückgeführt werden. Nach den Untersuchungen von Mehnert und Mitarbeitern (1968) muß angenommen werden, daß zwischen 2 und 3% der Bevölkerung der Bundesrepublik Deutschland an einem manifesten Diabetes mellitus erkrankt sind. Zusätzlich weisen noch 8–10% der Bevölkerung eine gestörte Glucosetoleranz auf, eine Stoffwechselanomalie, die mit dem Vorstadium des Diabetes mellitus verbunden sein kann.

80% der männlichen und 85% der weiblichen Diabetiker sind nach Bauer (1967), McDonald (1970) und Schliack (1971) sowie einer Untersuchung des National Center for Health Statistics (1967) aus dem Jahre 1967 über 45 Jahre alt.

Bei den über 45jährigen wird die Erkrankung bei Frauen wesentlich häufiger festgestellt als bei Männern.

Harris (1950) veröffentlichte eine Untersuchung von über 2000 Diabetikern: Bei beiden Geschlechtern steigt nach dem 40. Lebensjahr die Diabetesmorbidität an, wobei Frauen im Verhältnis 3:2 stärker betroffen sind als Männer (Marshall 1930). Die höchste Erkrankungshäufigkeit wird von den vorgenannten Untersuchergruppen (Harris, 1950; Marshall, 1930) bei den 60- bis 70jährigen beobachtet. Nach Bauer (1967) liegt sie in dieser Altersklasse bei ca. 5–6%.

Die eingangs genannte Münchner Früherfassungsstudie von Mehnert und Mitarbeiter (1968) von 1967 ergab, daß bei jedem 10. im Alter von über 65 Jahren mit einem nanifesten Diabetes gerechnet gerechnet werden muß.

7.1.3 Ätiologie und Pathogenese

Das Krankheitsbild des Altersdiabetes und des Typ II-Diabetes wird von hereditären Faktoren und von Umwelteinflüssen geprägt. Zur Manifestation der Erkrankung führt ein Zusammentreffen verschiedener diabetogener Belastungsfaktoren (Manifestationsfaktoren) mit einer genetischen Disposition.

Offenbar greifen bei der Krankheitsentstehung genetische und exogene Einflüsse multifaktoriell ineinander, ohne daß ein bestimmter Erbmodus oder ein bestimmter auslösender Faktor den Ausbruch der Krankheit bewirkt.

Beim nicht insulinpflichtigen Typ II-Diabetiker kann eine eindeutige genetische Disposition zur Erkrankung nachgewiesen werden. 23% der Eltern, 39% der Geschwister und 21% der Kinder von Typ II-Diabetikern erkranken ebenfalls an einem manifesten Diabetes mellitus (Jarrett und Keen, 1975; Köbberling et al., 1969). Der bedeutendste manifestationsfördernde Faktor ist das Übergewicht, wie aus einer Statistik des US Public Health Service (1969) hervorgeht (Abb. 7-1).

40–50% der nicht insulinpflichtigen Kranken sind zum Zeitpunkt der Diagnosestellung übergewichtig. Die Häufigkeit der Adipositas beim Altersdiabetiker beträgt jedoch 80%, da im Verlauf der Erkrankung das Körpergewicht noch ansteigt. Verheiratete Frauen erkranken im höheren Lebensalter wesentlich häufiger an einem Typ II-Diabetes mellitus als ihre unverheirateten Geschlechtsgenossinnen und als Männer (Abb. 7-2). Fitzgerald und Mitarbeiter (1961) konnten nachweisen, daß eine Ursache hierfür die Anzahl der vorangegangenen Schwangerschaften sein kann. Abbildung 7-3 macht deutlich, daß Frauen nach 6 Schwangerschaften ein 6fach höheres Diabetesrisiko im Alter von 50–59 Jahren aufweisen, als gleichaltrige Frauen ohne Schwangerschaften.

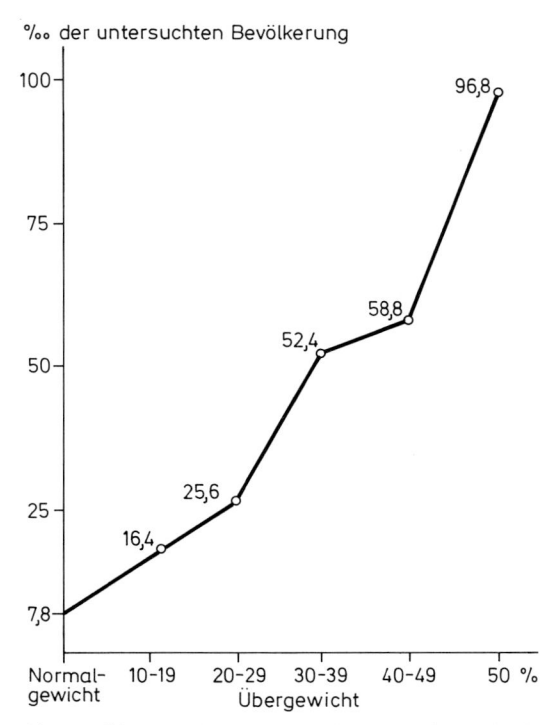

Abb. 7-1: Übergewicht in Prozent des Normalgewichts bei neuentdeckten Diabetikern beiderlei Geschlechts. Aus einer Statistik des US Public Health Service (Health Service Publication, 1969).

Pro Jahr wird bei einem kleinen Prozentsatz der zunächst nicht insulinpflichtigen Patienten unter der Sulfonylharnstofftherapie eine zunehmende Stoffwechseldekompensation mit Hyperglykämie, Glucosurie und Gewichtsverlust beobachtet. Mehnert (1964) gibt die Häufigkeit bei den von ihm beobachteten Patienten mit 4 % in 10 Jahren, Bernhard (1965) mit 10,6 % in 6 Jahren, Camerini-Davalos und Mitarbeiter (1962) mit 8 % pro Jahr an. Die Ursache hierfür scheint im natürlichen Krankheitsverlauf begründet.

Für die Entstehung des Insulinmangeldiabetes im jugendlichen Alter (Typ I-Diabetes) wird im allgemeinen eine genetisch determinierte Störung des Immunsystems angenommen, die im Zusammenhang mit z. B. einer Virusinfektion durch Coxsackie-, Echo- oder Mumpsviren zum Ausbruch der Krankheit führen kann. Diese immunologische Fehlsteuerung beruht wahrscheinlich auf einer durch Lymphozyten vermittelten antipankreatischen Immunantwort oder auf der Bildung eines IgG-Antikörpers. Möglicherweise wird diese gegen Pankreasgewebe gerichtete Autoimmunreaktion durch die HLA B8- bzw. HLA B15- Allele induziert, die beim Insulinmangeldiabetes gehäuft gefunden werden (Nerup et al., 1974; Solow et al., 1979).

7.1.4 Pathophysiologie

Beim jugendlichen insulinabhängigen Diabetiker (Typ I) beträgt die Zahl der B-Zellen zu Krankheitsbeginn nur etwa 10 % des Normalen oder weniger (Gepts 1965). Während der Krankheit verschwinden die B-Zellen völlig. Histopathologisch findet sich eine Entzündung der Langerhans'schen Inseln, die sogenannte «Insulinitis», die durch lymphozytäre Infiltrationen und in späteren Phasen durch Fibrose und Inselzellatrophie gekennzeichnet ist. Auf dem Boden dieses morphologischen Substrats wurde angenommen, daß der Typ I-Diabetes manifest wird, wenn eine Virusinfektion in Verbindung mit einer verminderten immunologischen Resistenz zur Autoimmunkrankheit und zum Untergang der B-Zellen führt. Hieraus resultiert der absolute Insulinmangel des Typ I-Diabetikers.

Beim Altersdiabetiker oder Typ II-Diabetiker, der zwischen dem 30. und 70. Lebensjahr erkrankt, beträgt die Verminderung der Zahl der B-Zellen durchschnittlich nur zwischen 50 und 60 % der Norm (Gepts, 1965). Diese Verminderung alleine ist in der Regel nicht ausreichend, um einen Diabetes hervorzurufen. Histologisch finden sich nur mäßige oder gar keine Zeichen der Hyperaktivität der Zellen, eine Degranulierung fehlt vollständig (Lazarus und Volk, 1962).

Vor allem die Untersuchungen von Pfeiffer und Mitarbeitern (1963), Yalow und Berson (1960) und Cerasi und Luft (1967) haben ergeben, daß es sich um eine Störung des dynamischen Verlaufs der Insulinsekretion, auch als «Insulinstarre» bezeichnet, handelt. Die von Lazarus und Volk (1962) vertretene Hypothese, daß die beim Altersdiabetiker gefundene Hyalinose und Fibrose der Inselzellen die Sekretion von Insulin behindere, wird heute nicht mehr akzeptiert. Fibrose und Hyalinose sind vielmehr als Folge der diabetischen Stoffwechselstörung und nicht als deren Ursache anzusehen. Eine schlüssige Deutung der mangelhaften Insulinabsonderung lassen die pathologisch-histologischen Befunde nicht zu.

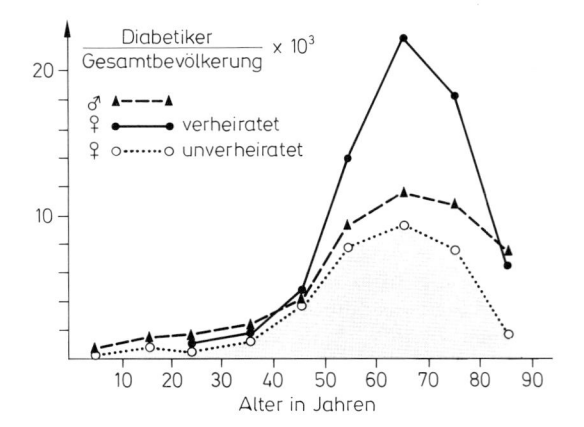

Abb. 7-2: Relative Häufigkeit von Diabetesneuerkrankungen in Bezug auf die Gesamtbevölkerung bei Männern, verheirateten und unverheirateten Frauen (nach Fitzgerald et al., 1961)

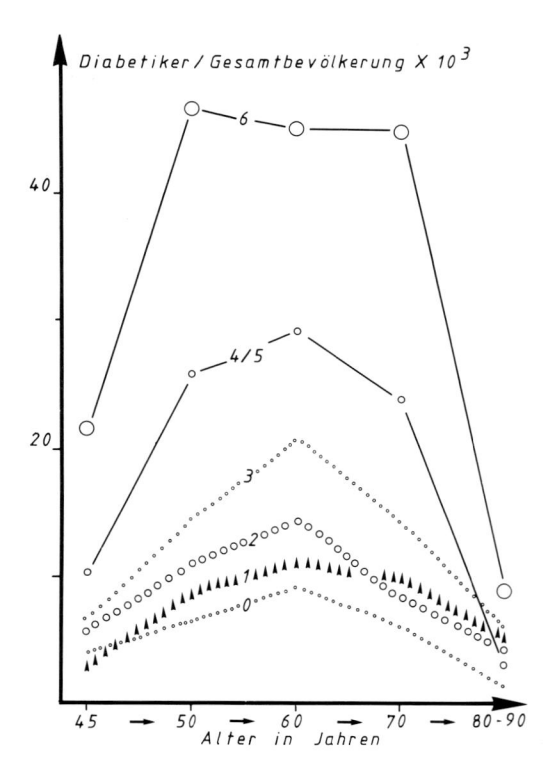

Abb. 7-3: Relative Häufigkeit des Diabetes mellitus bei Frauen unterschiedlicher Altersklassen und Schwangerschaftshäufigkeit (nach Fitzgerald et al., 1961)

Bei einem normalgewichtigen Diabetiker mit milder Stoffwechselstörung findet man nach oraler und intravenöser Glucosegabe gegenüber dem gesunden gleichaltrigen Probanden eine verminderte und vor allem verspätete Insulinsekretion. Schon unter nicht diabetischen Bedingungen verringert sich die Glucosetoleranz mit steigendem Alter deutlich. Wie aus Abbildung 7-4 (Haupt, 1979) hervorgeht, steigen die Blutzuckerwerte an, die Insulinsekretion nimmt in den höheren Altersklassen eindeutig ab. Es ist nicht geklärt, wo der Defekt im Mechanismus der Insulinsekretion liegt und in welchem Zusammenhang er mit einer veränderten Genetik steht. Der Altersdiabetes kann hiernach entweder durch eine Verminderung der Inselzellkapazität und/oder durch einen Abfall der Insulinempfindlichkeit der Zielorgane (Insulinresistenz) verursacht werden.

Der normgewichtige nicht insulinpflichtige Altersdiabetiker zeigt eine periphere Insulinresistenz. De Fronzo, Harano und Mitarbeiter (1977), Ginsberg und Mitarbeiter (1974) sowie Reaven und Olefsky (1979) konnten nachweisen, daß die Insulinresistenz um so ausgeprägter ist, je stärker die Glucoseintoleranz ist.

Im Gegensatz zum Altersdiabetes ohne Übergewicht weist der nicht insulinbedürftige übergewichtige Patient mit Altersdiabetes eine erhöhte Insulinproduktion und -sekretion auf. Schon der nichtdiabetische Übergewichtige zeigt einen deutlichen Hyperinsulinismus, wie aus Abbildung 7-5 (Haupt, 1979) hervorgeht.

Zur Erklärung des Hyperinsulinismus finden sich in der Literatur zahlreiche Hypothesen. Als erwiesen kann angesehen werden, daß die gesteigerte Insulinsekretion eine Folge der Hyperalimentation und nicht deren Ursache ist. Insulin im Inkubationsmedium von Leber-, Fett- und Muskelzellen und von Monozyten verringert den Insulinrezeptorbesatz, so daß eine Insulinresistenz ausgelöst wird (Björntrop et al., 1971; Blackard und Guzelian, 1978; Livingston et al., 1978). Aus einer Reihe von klinischen Studien von Newburgh und Conn (1939), Irsigler und Waldhäusl (1969) und Schneider und Mitarbeitern (1974) ist bekannt, daß eine Gewichtsreduktion eine Verbesserung der Glucosetoleranz bewirkt. Offenbar nimmt die Rezeptorzahl nach Abfall der erhöhten Insulinspiegel, einhergehend mit einer Reduktion des Körpergewichtes, wieder zu.

Die Zusammenhänge zwischen peripherer Insulinresistenz bei Überernährung und Adipositas, die schließlich eine diabetische Stoffwechsellage bedingen, sind folgendermaßen zu erklären:

Die Überernährung verursacht eine Erhöhung des Glucosespiegels und damit eine Vermehrung der Fettgewebsmasse. Der Glucoseanstieg stimuliert die Insulinmehrsekretion. Der Hyperinsulinismus seinerseits verursacht wiederum eine Verminderung der Anzahl der Rezeptoren und die damit verbundene verringerte Insulinempfindlichkeit der Zielorgane. Diese verminderte Ansprechbarkeit bedingt nun ihrerseits wieder eine Erhöhung des Glucosespiegels und der Insulinsekretion, die bei genetischer Disposition zur konsekutiven Erschöpfung der B-Zellen führen.

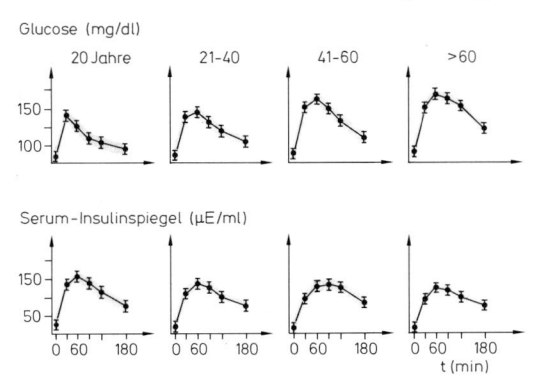

Abb. 7-4: Verringerung der oralen Glucosetoleranz mit steigendem Alter. In der oberen Reihe ist die Zunahme der Blutzuckerwerte unter oraler Glucosebelastung, in der unteren Reihe die entsprechend geringere Insulinsekretion dargestellt (nach Haupt, 1979)

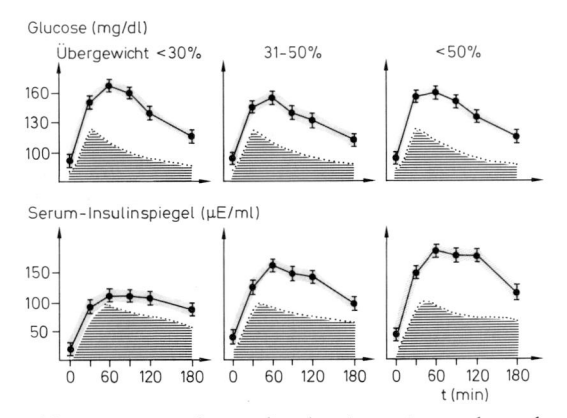

Abb. 7-5: Steigende Insulinsekretion mit zunehmendem Übergewicht (nach Broca-Index). Die Normalwerte sind als Punktkurve unterhalb der Strichkurve dargestellt (nach Haupt, 1979)

7.1.5 Diagnostik

Die Diagnostik des manifesten juvenilen Typ I-Diabetes mellitus ist unkompliziert. Symptome wie Polydipsie, Polyurie, Glucosurie und Hyperglykämie sowie eine rasche Gewichtsabnahme mit Abgeschlagenheit und Leistungsverminderung weisen eindeutig auf einen manifesten Diabetes hin.

Demgegenüber wird der Altersdiabetes oft nur zufällig diagnostiziert. Der schleichende Krankheitsverlauf und die nur sehr gering ausgeprägte klinische Symptomatik und das oft nicht eindeutig einzuordnende Beschwerdebild können beim bisher nicht bekannten Erwachsenen- oder Altersdiabetes zu diagnostischen Schwierigkeiten führen. Aufgrund der Untersuchungen der Joslin-Klinik (Joslin et al., 1936) und von Mehnert (1974) fallen klinisch eine zunehmende Abgeschlagenheit, depressive Verstimmung, starkes Durstgefühl, gesteigerter Appetit, vermehrte Urinproduktion, Pruritus ani et vulvae bzw. Balanitis auf. Polyneuropathien stellen ein führendes Frühsymptom dar. Rezidivierende hochfieberhafte Entzündungen des Bronchialsystems oder der Harnwege können ebenfalls auf einen manifesten Altersdiabetes hinweisen, insbesondere dann, wenn sie zu einem sogenannten Initialkoma bei bisher nicht bekanntem Diabetes geführt haben.

Auch akute zerebrovaskuläre oder kardiale Ereignisse, wie ischämische Hirninsulte oder ein Myokardinfarkt können zur akuten Dekompensation eines bisher nicht bekannten Diabetes führen. Hier verursachen zwischen 3,8 (Jahnke, 1977) und 6% dieser Komplikationen ein diabetisches Koma (Pense und Panzram, 1962).

Mit zunehmendem Alter nimmt bekanntlich die Glucoseutilisation ab (Andres, 1971; Brand, 1960; Burch und O'Meallie, 1977; Gottfried et al., 1961; Marigo et al., 1962; O'Sullivan et al., 1961; Silverstone et al., 1957). So finden sich auch beim gesunden älteren Menschen höhere Nüchtern-Blutzuckerwerte als bei jüngeren. Aufgrund umfangreicher Untersuchungen (Albanese et al., 1968; Butterfield, 1964; Marigo et al., 1962; Olefsky und Reaven, 1974; Report of a working party of General Practitioners 1963; Schneeberg und Finestone, 1952; University Group Diabetes Programm, 1970) sind die altersbedingten Veränderungen des Nüchternblutzuckers jedoch wesentlich geringer ausgeprägt als diejenigen, die bei einem oralen Glucosetoleranztest gemessen werden. Beurteilt man das Ergebnis nach den bisher gebräuchlichen Maßstäben von Fajans und Conn (1959), deren Bewertungskriterien sich im wesentlichen mit denjenigen des US Public Health Service (Remein und Wilkerson, 1961), der British Diabetes Association (Fitzgerald und Keen, 1964) und denen der WHO decken, so weisen ältere und übergewichtige Personen in über 50% der Fälle eine pathologische Glucosetoleranz auf (Brandt, 1960; Burch und O'Meallie, 1967; Chesrow und Bleyer, 1954; Gottfried et al., 1961; Mayner et al., 1965; Horvath et al., 1947; Kingsburg, 1968; Köbberling, 1980; Silverstone et al., 1957; Sinha et al., 1974; Siperstein, 1975; Smith und Hall, 1973; Smith und Shock, 1979; Streeten et al., 1965; Ward et al., 1971; Zollinger, 1960). Die Bedford-Studie, Tecumseh-Studie, die Kristianstad-Studie und zahlreiche andere Untersuchungen von Welborn und Mitarbeitern (1969), O'Sullivan und Mitarbeitern (1971) ergaben, daß die Blutzuckerwerte eine Stunde nach oraler Glucosegabe pro Lebensdekade zwischen 4 und 14 mg/dl, im Mittel also um 9,5 mg/dl ansteigen. Die Blutzuckerkonzentrationen zwei Stunden nach Testbeginn liegen zwischen 1 und 11 mg/dl pro Lebensdekade höher (Andres, 1971; Duckworth und Kitabchi, 1971; University Group Diabetes Program, 1970).

Auch die Glucosemetabolisierung nach intravenöser Glucosegabe nimmt mit steigendem Alter ab, wie aus Berichten von Andres (1971), Smith und Shock (1948), Schneeberg und Finestone (1952), Wagner und Mitarbeitern (1977) und Cerasi und Luft (1967a, 1967b) hervorgeht. Als Ursache für diese Veränderungen sind der Alterungsprozeß in Verbindung mit Belastungsfaktoren, wie rezidivierende Infektionen mit Vermehrung kontrainsulinärer Hormone in Betracht zu ziehen, wie Mehnert beschreibt (1974). Ein wesentlicher Faktor ist die Fettsucht, die im Alter zum Diabetes mellitus disponiert. Mangelnde körperliche Bewegung oder eine kohlenhydratarme Kost verursachen ebenfalls eine verminderte Glucosetoleranz. Aus einigen der vorgenannten Studien geht jedoch hervor, daß beide Einflüsse bei der Untersuchung korrigiert wurden und dennoch eine verminderte Glucoseutilisation bei älteren Probanden bestehen blieb.

Aufgrund der beschriebenen Testergebnisse sollte nicht abgeleitet werden, daß eine altersabhängige Bewertung oraler oder intravenöser Glucosetoleranzteste in die Diabetesdiagnostik eingeführt werden sollte. Nach Mehnert (1974) würde dann bei einer steigenden Zahl von Diabetikern die Diagnosestellung und die Therapie unterbleiben.

Bei der Beurteilung der Nüchtern- und der Blutzuckerwerte nach oraler Glucosetoleranz muß bei der Multimorbidität des alten Menschen die Medikamenteneinnahme berücksichtigt werden. Eine nicht unerhebliche Anzahl von Diuretika und Antihypertensiva wie Chlorthalidon, Clonidin, Diazoxid, Furosemid und vor allem Thiazide führen zu einer Blutzuckererhöhung und zu einer pathologischen Glucosetoleranz. Auch psychoaktive Pharmaka wie Haloperidol, Lithium und Phenothiazine aber auch Glukokortikoide können einen manifesten Diabetes mellitus hervorrufen (Alavi et al., 1971; 1974). Andererseits verursachen Aminosalicylate, Levodopa Methyldopa, Nalidixinsäure, Propylthiouracil und Tetracycline bei einigen Labortests zur Blutzuckerbestimmung falsch hohe Werte (Mehnert 1974). Zur Vermeidung einer Fehldiagnose sollten diese Medikamente vor der Blutzuckerbestimmung entsprechend der Halbwertszeit abgesetzt werden.

Nach den neuen Empfehlungen der WHO, die im wesentlichen auf den Vorschlägen angloamerikanischer Arbeitsgruppen beruhen (Mehnert, 1974), muß ein manifester Alters- oder Typ II-Diabetes mellitus unter folgenden Bedingungen angenommen werden:

1. Beim Vorliegen klassischer Diabetessymptome und zweifelsfrei erhöhten Nüchternblutzuckerwerten. Als beweisend werden Nüchternglucosespiegel von 140 mg/dl und mehr (um 8 mmol/l) und bei stichprobenartiger Entnahme Glucosewerte im venösen Plasma von 200 mg/dl (ca. 11 mmol/l) und mehr angesehen.

2. Fehlen eindeutige Diabetessymptome, so wird zu verschiedenen Gelegenheiten die Durchführung eines oralen Glucosetoleranztestes mit 75 g Glucose unter Standardbedingungen empfohlen. Dabei ermöglicht ein Zweistundenwert von 200 mg/dl und mehr im venösen Plasma oder Kapillarblut bzw. von 180 mg/dl (10 mmol/l) und mehr im venösen Blut die Diagnose eines manifesten Diabetes.

Differentialdiagnostisch muß im Alter bei einer Hyperglykämie wiederum an die Medikation mit verschiedenen den Blutzucker beeinflussenden Medikamenten gedacht werden. Eine vorübergehende unterkalorische Ernährung wegen gastrointestinaler Beschwerden oder eines allgemeinen Schwächegefühls mit Inappetenz führt ebenso wie Immobilisation zur transitorischen Hyperglykämie oder zur Störung der oralen Glucosetoleranz (Vinnik et al., 1962). Zur Glucosurie ohne Diabetes mellitus kommt es außer bei den verschiedenen Formen von Mellitu-rien, die jedoch vorzugsweise in jüngeren Altersgruppen diagnostiziert werden, beim alten Menschen durch aufsteigende Pyelitiden. Diese werden gehäuft bei Harnverhaltung durch Prostataadenome gefunden.

Umgekehrt kann es zur Aglucosurie bei Hyperglykämie beim alten Patienten durch die im Alter angestiegene Nierenschwelle für Glucose kommen (Mehnert, 1974). Bei der Screening-Diagnostik zur Diabetes-Früherkennung kann es hierbei zu Fehldiagnosen kommen. Darüber hinaus zeigen auch Altersdiabetiker mit einer eingeschränkten Nierenfunktion durch eine Kimmelstiel-Wilson-Nephropathie eine deutliche Verringerung der Glucoseausscheidung.

7.1.6 Therapie des Altersdiabetes

7.1.6.1 Diätetische Maßnahmen

Die Grundlage der Diabetestherapie, auch beim alten Menschen, ist die Diät. Der Energiegehalt der Kost wird im allgemeinen, so auch beim Altersdiabetiker, auf eine Relation von Kohlenhydraten: Eiweiß: Fett, 40: 20: 40 % verteilt.

Eine kalorienreduzierte Kost mit erniedrigtem Kohlenhydrat- und relativ höherem Fett- und Eiweißanteil, wie von Rabast und Mitarbeitern (1976) empfohlen, ist bei den meisten Diabetikern wegen des Übergewichtes notwendig. Dies gilt auch für zahlreiche Typ I-Diabetiker, die bereits übergewichtig sind oder es erfahrungsgemäß mit zunehmendem Alter werden (Sauer und Grün, 1980). Diäten mit einem geringen Gehalt an gesättigten Fettsäuren führen zu einer Senkung des LDL-, einem Anstieg des HDL-Cholesterin und einem Abfall der Triglyceride (Sauer und Grün, 1980). Diese Diäten haben möglicherweise eine protektive Wirkung auf die arterielle Verschlußkrankheit, die für den Typ I-Diabetiker, der älter als 35-40 Jahre ist, die Haupttodesursache darstellt. Obgleich ein ungünstiger Einfluß gesättigter Fette auf die Arterioskleroseentwicklung trotz eingehender Untersuchungen nicht festgestellt werden konnte, empfiehlt die Mehrzahl der Autoren diese zugunsten von hoch ungesättigten Fettsäuren zu reduzieren (Berger et al., 1980; Jarrett und Keen, 1975 a, 1976).

Auch beim Alters- oder Typ II-Diabetiker gehört die Kalorienrestriktion bei Übergewicht zu den entscheidenden Maßnahmen der Therapie. Die erhöhte Insulinresistenz mit Verminderung der Rezeptorenzahl kann durch Gewichtsabnahme entscheidend gebessert werden. Balaststoffreiche Nahrungsmittel, so haben Untersuchungen von Jenkins und Mitarbeitern (1980) sowie Anderson und Ward (1978) in jüngster Zeit ergeben, verbessern die Glucosetoleranz und führen zum Abfall der Triglyceride, des Serumcholesterins und zum Anstieg des HDL-Cholesterins. Sie verringern den Verbrauch an oralen Antidiabetika und an Insulin. Diese balaststoffreiche Kost muß für den alten Menschen in einer leicht verdaulichen Form, wie Gemüse oder gekochtes Obst, angeboten werden, da im Alter grobe Kost wegen Kauschwierigkeiten häufig gemieden wird.

Beim Altersdiabetiker mit Übergewicht sollte eine Gewichtsreduktion vor jeder anderen Therapie stehen. Eine Kalorienrestriktion sollte in jedem Fall versucht, beim sehr alten Patienten jedoch nicht forciert durchgeführt werden, da das Allgemeinbefinden durch subjektive Mißempfindungen erheblich gestört sein kann. Auf eine ausreichende Eiweiß-, Vitamin und Kalziumaufnahme muß Wert gelegt werden, da alte Menschen aufgrund des verminderten Kalorienbedarfs die Aufnahme dieser Nahrungsbestandteile besonders einschränken. Insgesamt sollte die Diabetesdiät beim Altersdiabetiker brennwertarm sein und größere Fett- und Kohlenhydratanteile, die leicht resorbierbar sind, vermeiden.

7.1.6.2 Muskeltraining beim alten Diabetiker

Bei der körperlichen Betätigung muß zwischen akuten Effekten der Muskelarbeit und der Langzeitwirkung körperlichen Trainings unterschieden werden. Für die günstige Beeinflussung der diabetischen Stoffwechsellage sind die Langzeiteffekte körperlicher Betätigung von größerer Bedeutung. Die günstigen Trainingseinflüsse auf kardiovaskuläre (Clausen, 1977; Morse, 1974) und pulmonale (Vinnik et al., 1962) Funktionen sind bekannt. Auch die Senkung der Triglyceridkonzentration und eine Erhöhung der HDL-Cholesterin-Fraktion im Blut durch regelmäßiges Muskeltraining werden heute allgemein anerkannt (Ahlborg et al., 1974; Berger und Berchtold, 1980; Hasslacher und Wahl, 1971; Issekutz et al., 1963). In tierexperimentellen und klinischen Untersuchungen hat sich gezeigt, daß durch körperliches Training die Insulinempfindlichkeit gesteigert werden kann (Björntorp et al., 1971; Montaye et al., 1977; Vranic und Berger, 1979).

Nach Pruett und Maehlum (1973) läßt sich der hypoglykämisierende Effekt des Muskeltrainings noch 14 Stunden nach der letzten Injektion eines mittellang wirkenden Insulins nachweisen. Dieser Befund ist mit der klinischen Erfahrung kompatibel, daß Muskeltraining die Blutzuckertagesprofile senkt, die Glucoseausscheidung im Urin vermindert und den täglichen Insulinbedarf senkt (Saltin et al., 1979; Struwe, 1977).

Ob dieser Effekt auf einer gesteigerten Affinität von Insulin zu seinem Rezeptor, auf einer erhöhten Zahl von Insulinrezeptoren oder auf primär metabolischen Faktoren beruht, ist derzeit nicht geklärt. In Anbetracht der kardiovaskulären Gefährdung des Typ II-Diabetikers sind bei Trainingsprogrammen die Vorsichtsmaßnahmen der kardiovaskulären Präventions- und Rehabilitationsprogramme zu berücksichtigen. Nur ein ausgewählter Anteil der Typ II-Diabetiker kann für ein Trainingsprogramm in Betracht kommen, da gerade bei diesen Patienten die Prävalenz der kardiovaskulären Erkrankungen besonders hoch ist (Berger et al., 1980).

Auch für den alten Diabetiker ist eine regelmäßige sportliche Betätigung durchaus möglich. Als körperliche Übung beim nicht bewegungseingeschränkten alten Diabeteskranken kommen regelmäßige längere Spaziergänge, eine leichte Gymnastik und Schwimmen in Betracht. Nach den Erfahrungen von Mehnert (1974) sind auch der Kegelsport und Radfahren zu empfehlen, insbesondere dann, wenn sie vor der Erkrankung schon gelegentlich ausgeübt wurden. Beim bettlägerigen Patienten oder bei vorübergehender Immobilisation aufgrund anderer Erkrankungen, wie nach Operationen, kann in nahezu jedem Fall eine intensive krankengymnastische Betreuung von Wert sein. Es ist bekannt, daß durch Immobilisation eine reversible Verschlechterung der Glucosetoleranz herbeigeführt werden kann, wie von Vranic und Berger (1979) im Tierexperiment nachgewiesen wurde. Aufgrund eigener Erfahrungen sind Diabetiker mit Begleiterkrankungen wie Neuropathien oder peripheren Durchblutungsstörungen aufgrund der Schmerzsymptomatik oft nur schwer zu regelmäßigen Übungen zu bewegen. Sie führen diese jedoch gewissenhaft durch, sobald sie eine Besserung des Beschwerdebildes bemerken.

Bekanntlich führt körperliche und sportliche Betätigung schon beim Gesunden zu einer geringgradigen Hypoglykämie. Beim Diabetiker ist ein ungleich größerer Blutzuckerabfall zu beobachten (Pruett und Maehlum, 1973). Ausschließlich mit Diät oder Biguaniden behandelte Diabeteskranke sind weniger hypoglykämiegefährdet. Mobilisation von endogenem Insulin durch Sulfonylharnstoffe oder exogene Insulinzufuhr kann in Verbindung mit Muskelarbeit zu Hypoglykämien führen. Eine extreme körperliche Belastung ist daher beim älteren Langzeitdiabetiker und beim Altersdiabetiker nicht ratsam.

7.1.6.3 Orale Antidiabetika

Sulfonylharnstoffe

Neben der Diät als wichtigster Grundlage der Diabetesbehandlung und regelmäßiger körperlicher Aktivität besteht seit ca. 25 Jahren die Möglichkeit der medikamentösen Therapie mit vorzugsweise zwei Stoffklassen, den Sulfonylharnstoffen und den Biguaniden. Die in der Diabetestherapie verwendeten Sulfonamide wirken beta-zytotrop durch Steigerung der Insulinausschüttung (Creutzfeldt und Schlaginweit, 1957; Kracht und Rausch-Stroomann, 1956). Histologisch und elektronenoptisch konnte der direkte Nachweis eines unmittelbar an der B-Zelle des Pankreas angreifenden Effektes der Sulfonyl-Harnstoffe geführt werden, indem durch Loubatières (1946) Hyperplasien, durch Kracht und Rausch-Strooman (1956) Hyperämien und durch Gepts (1958) Degranulationen festgestellt werden konnten.

Diese Ergebnisse machen deutlich, daß die Blutzuckersenkung durch Sulfonamidderivate nur beim Typ II- oder Altersdiabetiker mit erhaltener Eigenproduktion von Insulin in Betracht kommt.

Einzelne Medikamente dieser Stoffklasse zeigen eine unterschiedliche Wirkdauer oder Metabolisationscharakteristika, die besonders bei der Anwendung beim alten Menschen berücksichtigt werden sollten. So kann es bei eingeschränkter Nierenfunktion zur Kumulation des Wirkstoffes kommen, so daß hypoglykämische Reaktionen beobachtet werden konnten (Gottesbürger et al., 1970; Hasslacher und Wahl, 1971; Schöftling, 1978). Dies gilt in besonderen Maß für die langwirkenden Präparate wie Glibenclamid. Bei Nierenfunktionseinschränkung besteht außerdem die Möglichkeit Sulfonamide einzusetzen, die vorzugsweise über Galle und Darm eliminiert werden, z.B. Gliquidon, wie von Schöffling (1978) empfohlen wird. Bei hypoglykämiegefährdeten Altersdiabetikern können kürzer wirksame Sulfonylharnstoffe wie Tolbutamid oder Glymidin gegeben werden. Bei nächtlicher Glucosurie empfiehlt sich nach Duncan und Clarke (1977) die Medikation mit Sulfonamidderivaten von langer Plasmahalbwertzeit und somit langer Wirkdauer wie Glibenclamid, Glibornurid oder Glisoxepid.

Bei der Therapie des Altersdiabetikers mit Sulfonylharnstoffderivaten muß wegen der nichttoxischen und toxischen Nebenwirkungen besondere Sorgfalt auf die Auswahl des Präparates verwendet werden.

Zu den nichttoxischen Nebenwirkungen zählen Leuko- und Thrombopenien, ebenso so wie Hautallergien, die nach Absetzen oder Wechsel des Präparates reversibel sind. Als belästigend werden oft gastrointestinale Beschwerden wie Appetitlosigkeit, Übelkeit, seltener Erbrechen und Durchfälle, Schwäche- und Schwindelgefühl ohne Nachweis einer Unterzuckerung empfunden. Nach Clarke und Duncan (1977) sowie Schöffling (1978) treten diese gastrointestinalen Nebenwirkungen bei ca. 1–3 % der behandelten Patienten innerhalb weniger Wochen nach Therapiebeginn auf und verschwinden spontan oder nach Dosisreduktion. Werden die Tabletten nach der Mahlzeit oder unter Antazidaschutz eingenommen, so treten diese Begleiterscheinungen ganz in den Hintergrund (Clarke und Duncan, 1977).

Toxische Wirkungen der Sulfonylharnstoffe werden nur dann beobachtet, wenn zusätzlich andere Erkrankungen vorliegen oder einige andere Medikationen verordnet werden. Eine besondere Gefährdung des alten Diabetikers durch Sulfonylharnstoffe kann bei Herz- oder Niereninsuffizienz oder bei einer eingeschränkten Leberfunktion beobachtet werden (Camerini-Davalos et al., 1977; Clarke und Duncan, 1977). So zeigt Chlorpropamid einen ausgeprägten antidiuretischen Effekt, der bei Altersdiabetikern mit Herzinsuffizienz oder Hypertonie zu Symptomen der Wasserintoxikation mit Hyponatriämie, Schwindel und Anorexie führen kann (Garcia et al., 1974).

Auch ohne Nierenfunktionseinschränkung oder Überdosierung können unter Sulfonylharnstoffbehandlung Hypoglykämien vorkommen, die zum Teil lange Zeit andauern und tödlich verlaufen können (Clarke und Duncan, 1977). Geringer ausgeprägte Hypoglykamien kommen in 5 % der Fälle vor, wie Clarke und Duncan (Clarke und Duncan, 1977) berichten.

Beim Altersdiabetiker kommt es gehäuft dann zur Unterzuckerung, wenn Mahlzeiten nicht eingehalten werden können, weil gastrointestinale Beschwerden vorliegen.

Eine Reihe von Medikamenten, die dem Altersdiabetiker aufgrund von anderen Erkrankungen häufig verordnet werden, zeigen eine deutliche Wirkungsinteraktion mit Sulfonylharnstoffderivaten. Phenothiazine, Barbiturate und Chlorpromazin schwächen die Wirkung ab, Salicylate, Phenylbutazon und Dicumarole können die Wirkung beträchtlich verstärken, so daß eine Hypoglykämie resultiert (Korp und Lenhardt, 1970). In Tabelle 7-2 sind Pharmaka aufgeführt, die eine eindeutige Beeinflussung der Sulfonylharnstoffwirkung aufweisen.

Trotz längerfristiger Stoffwechselkonstanz ihrer Patienten konnten Mehnert (1967) bei 4% von 500 Patienten in 10 Jahren, Bernhard (1965) bei 7538 Patienten in 6 Jahren und Camerini-Davalos und Mitarbeiter (1962) bei 8% von 2500 Patienten pro Jahr ein Versagen der Therapie bzw. das Nachlassen der Sulfonamidwirkung feststellen, was zu einer konsekutiven Verschlechterung des Stoffwechsels führte. Es kam zur Glucosurie von mehr als 30 g pro Tag trotz unveränderter Nierenschwelle. Diese Stoffwechselsituation wird wie bereits erwähnt als Spät- oder Sekundärversagen bezeichnet.

Hierbei handelt es sich nicht um die Gruppe der Patienten, bei denen die orale Diabetestherapie wegen ständiger Mißachtung der Diätvorschriften letztlich versagt. Warum es bei einer Sulfonylharnstofftherapie zur Abnahme der Insulinsekretion mit steigender Therapiedauer kommt, ist nicht eindeutig geklärt. Möglicherweise handelt es sich um eine im Alter progrediente Verminderung der B-Zellen, die mit dem Krankheitsverlauf an sich, nicht jedoch mit der Therapie im Zusammenhang steht (Clarke und Duncan, 1977).

Biguanide

Von den Biguanidderivaten wird wegen gehäuft aufgetretener Lactatazidosen nach Buformin und Phenformin nur noch Metformin eingesetzt. Eine alleinige Behandlung mit Biguaniden kommt nur bei Patienten vom Typ des Erwachsenen- oder Altersdiabetes in Betracht, da juvenile Diabetiker ohne zusätzliche Insulininjektion nicht eingestellt werden können.

Der genaue Wirkungsmechanismus ist bisher nicht geklärt. Ein direkter Angriff an der B-Zelle des Pankreas konnte nicht nachgewiesen werden, es handelt sich überwiegend um eine extrapankreatische blutzuckersenkende Wirkung (Butterfield und Whichelow, 1962; Czyzyk et al., 1968; Maccario et al., 1965).

Nach Schäfer (1980) reagieren Biguanidderivate mit den Phospholipiden zellulärer und subzellulärer Membranen. Als starke Basen verursachen sie eine positive Ladung dieser Membranstrukturen, die die aktive Wanderung von Protonen erschwert. An den Mitochondrien sistiert der Elektronentransport, so daß die mitochondriale Atmung, die oxidative Phosphorylierung und die ATP-Generation sich erheblich vermindert und ein anaerober Stoffwechsel entsteht.

Die Verlangsamung der intestinalen Glucoseresorption, die von Czyzyk und Mitarbeitern (1968) nach Phenformin festgestellt wurde, kann darauf zurückgeführt werden, daß der aktive Transport der Glucose zum einen durch den verminderten ATP-Gehalt der Darmwand (durch Biguanide induziert), zum anderen durch die Hemmung des Protonentransports reduziert wird. Bekanntlich wird Glucose aktiv mit Natriumionen über die Darmwand transportiert.

Aus der Leber wird nach Untersuchungen von Dietze und Mitarbeitern (1978) unter Phenformin weniger Glucose abgegeben als beim unbehandelten Probanden. Die Hemmung der mitochondrialen Atmung, die von Steiner und Williams (1958) in vitro gefunden wurde, wird in vivo von der Arbeitsgruppe Dietze und Mitarbeiter (1978) bestätigt: die Leber von phenforminbehandelten Probanden zeigt eine deutlich meßbare Verminderung der Lactatverwertung.

Der periphere Muskel nimmt nach Untersuchungen von Whichelow und Butterfield (1968) unter Phenforminmedikation in verstärktem Maße Glucose auf. Die Metabolisation dieser Glucose führt jedoch wegen des anaeroben Stoffwechsels unter Biguaniden zu einem erhöhten Lactatanfall.

Allgemein kommt es unter Biguanidmedikation aus den genannten Gründen zu einem erhöhten Lactatanfall im Blut. Nach Sirtori und Mitarbeitern (1978) ist möglicherweise auf dem Boden der geringeren Halbwertszeit von Metformin (1,5 h) die Lactatazidoseinzidenz deutlich geringer als bei den übrigen Biguanidderivaten. Nach einer Erhebung von Isnard und Lavieuville (1977) werden in Frankreich 76% aller biguanidbehandelten Patienten mit Metformin behandelt, aber nur 14% der veröffentlichten Lactatazidosefälle wurden unter dieser Therapie beobachtet. Alle übrigen Patienten mit Lactatazidose wurden unter Phenformin beobachtet. Nach Berger und Amrein (1978) werden in der Schweiz 63% der Patienten mit Buformin, 23% mit Metformin und 8% mit Phenformin behandelt. Von 31 berichteten Fällen von Lactatazidose wurden dabei 84% unter Buformin, 13% unter Phenformin und nur 3% unter Metformin beobachtet.

Mit steigendem Alter des Diabetikers scheint unter anderem das Lactatazidoserisiko zuzunehmen (Abb. 7-6). Luft und Mitarbeiter (1978) konnten aufgrund einer Literaturübersicht von über 300 Lactatazidosefällen nach Biguanidgabe deutlich machen, daß die Stoffwechselstörung vor allen Dingen dann auftritt, wenn Begleiterkrankungen vorliegen, die selbst mit einer Lactaterhöhung im Blut einhergehen. Hierzu

Tab. 7-2: Substanzen, die die blutzuckersenkende Wirkung von Sulfonylharnstoffderivaten beeinflussen.

Verstärkende Wirkung	Abschwächende Wirkung
Sulfonamide	Thiazide
Chloramphenicol	Furosemid
Salicylate	Nikotinsäurepräparate
Phenylbutazon	Kortikosteroide
Oxyphenbutazon	Östrogene
Allopurinol	Schilddrüsenhormone
Clofibrat	Phenytoin
Dicumarol	
Beta-Rezeptorenblocker	
Alkohol	

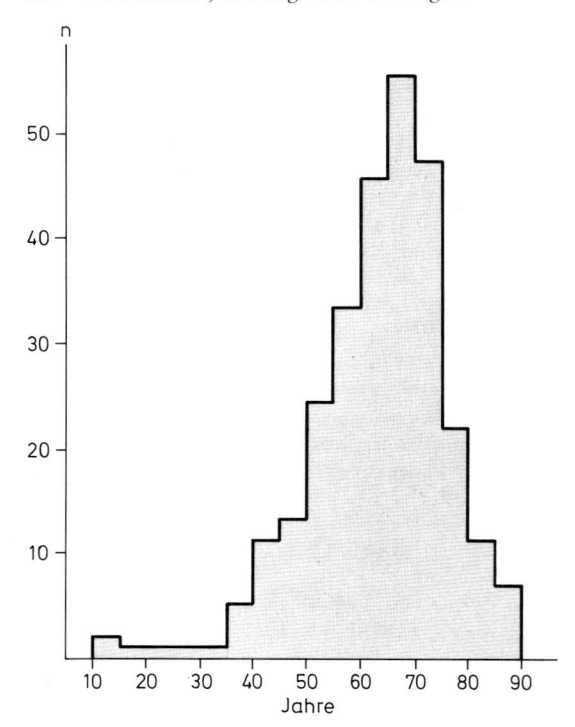

Abb. 7-6: Altersverteilung der biguanidbehandelten Diabetiker mit Lactatazidose (nach Luft et al., 1978)

gehören chronische Lungenerkrankungen mit Verminderung des O_2-Austausches, Nierenfunktionsstörungen mit Verringerung der glomerulären Filtrationsrate und Proteinurie, Lebererkrankungen und beim Altersdiabetiker in ca. 25 % der Fälle Infekte.

An der Spitze der Begleiterkrankungen, die das Lactatazidoserisiko erhöhen, stehen die kardiovaskulären Komplikationen, wie Myokardinfarkt und koronare Herzkrankheit, die beim Altersdiabetiker häufig zu beobachten sind. Bei 44 % aller Patienten lag nach den Erhebungen von Luft und Mitarbeitern (1978) eine solche Störung vor.

Nach Assan und Mitarbeitern (1969) kommt die Lactatazidose unter Metformintherapie fast ausschließlich bei eingeschränkter Nierenfunktion vor.

Tab. 7-3: Kontraindikationen einer Behandlung mit Biguaniden

Lebensalter über 65 Jahre
Niereninsuffizienz (Grenzwert des Serumkreatinins: 1,2 mg/dl)
Neigung zur Herzinsuffizienz
intermittierend auftretende Nierenerkrankungen
Hepatitiden und Zirrhosen
infektiöse fieberhafte Erkrankungen
Pankreatitiden
konsumierende Erkrankungen
Neigung zu respiratorischer Insuffizienz
Zustand vor, während und nach Operationen
Alkoholismus
starke Einschränkung der Nahrungszufuhr (unter 1000 Kilokalorien täglich)

Die Letalität der Lactatazidose liegt im höheren Alter bei über 50 % (Manzano und Kozak, 1969). Daher wird heute ein höheres Lebensalter als 65 Jahre als absolute Kontraindikation für die Gabe von Biguaniden angesehen. Eine Zusammenstellung der relativen und absoluten Kontraindikationen ist aus Tab. 7-3 zu entnehmen.

Aufgrund dieser lebensgefährlichen Komplikation ist die Verwendung dieser Präparate heute deutlich zurückgegangen. Die Medikation von Metformin ist nach Oberdisse (1977) auch heute noch beim übergewichtigen Erwachsenen (Typ II)-Diabetiker indiziert. Metformin zeigt eine appetithemmende Wirkung, so daß bei dieser Patientengruppe eine Gewichtsabnahme festzustellen ist.

Kann trotz Diät und Sulfonamidgabe keine ausreichende Blutzuckersenkung erreicht werden, und ist eine Insulinierung nicht ratsam, so kann auch heute noch die Kombination von Diät, Sulfonamiden und Biguaniden (heute nur noch Metformin) versucht werden. Durch den additiven Wirkungseffekt beider Stoffklassen kann noch eine befriedigende Stoffwechselführung erreicht werden.

7.1.6.4 Insulintherapie beim Altersdiabetiker

Die akute Stoffwechselentgleisung wie diabetisches Koma oder Präkoma, hochfieberhafte Erkrankungen mit der Gefahr der Diabetesentgleisung, Primär- oder Sekundärversagen der oralen Antidiabetika, gastrointestinale Beschwerden mit Erbrechen und Diarrhoe und eine Operation stellen eine absolute Indikation zur Insulintherapie beim alten Patienten dar.

Beim diätetisch und mit oralen Antidiabetika eingestellten Kranken werden in der Praxis häufig Blutzuckerwerte von mehr als 200 mg/dl nüchtern und postprandial in Kauf genommen, um eine Umstellung auf die Insulintherapie zu umgehen, die möglicherweise auf dem Boden einer zunehmenden B-Zell-Insuffizienz längst indiziert wäre. Klinisch wirken sich diese Hyperglykämien häufig ungünstig auf das Allgemeinbefinden der Patienten aus. Nach den Untersuchungen von Straumann und Mitarbeitern (1965) klagt der dekompensierte Altersdiabetiker über Abgeschlagenheit, vermehrtes Schwindelgefühl, Depressionen und Neuropathien. Diese Beschwerden werden von den betroffenen Patienten häufig als altersbedingte Mißempfindungen hingenommen und nicht mit der diabetischen Stoffwechsellage in Verbindung gebracht. Es hat sich daher als problematisch erwiesen, den Altersdiabetiker von der Notwendigkeit einer Umstellung auf die Insulintherapie zu überzeugen, insbesondere dann, wenn er fürchten muß, jetzt regelmäßig eine bestimmte Diät einhalten zu müssen oder wegen des Insulinspritzens von anderen abhängig zu sein. Bei Hilfsbedürftigen ist die Insulinierung nur dann möglich, wenn eine regelmäßige Betreuung sichergestellt werden kann und der Patient damit einverstanden ist.

Generell sollten alte Diabetiker, auch bei Nüchternhyperglykämien von 200 mg/dl und mehr bei progredientem geistigen Abbau und bei starker Einschränkung der Sehkraft nicht mit Insulin behandelt werden, wenn keine Hilfsperson zur Verfügung steht. Diese Therapieform kann auch dann nicht befürwortet werden, wenn Diätvorschriften nicht befolgt und die Mahlzeiten nicht regelmäßig eingenommen werden können, wie von Berger und Mitarbeitern vorgeschlagen. Wird jedoch ein bisher oral eingestellter Diabetiker im höheren Lebensalter mit Insulin behandelt, so können sich die bisher geklagten Mißempfindungen deutlich bessern, und es kann eine deutlich stabilere Stoffwechselsituation erreicht werden.

Eine effiziente Einstellung des Altersdiabetes läßt sich durch die zweimalige Insulingabe von mittellang wirkenden Intermediärinsulinen (Depot-Insulin) erreichen. Bei besonders stabilen Stoffwechselverhältnissen, wie sie beim Altersdiabetiker gar nicht so selten vorkommen, kann ein langwirkendes Insulin, das nur einmal morgens injiziert werden muß, eingesetzt werden (Willms, 1981). Eine rasche Änderung der Dosierung sollte bei Verwendung dieses Insulintyps vermieden werden. Die injizierte Dosis wird erst langsam über 24 Stunden resorbiert, so daß erst nach 3–4 Tagen ein Wirkungs- und Resorptionsgleichgewicht erreicht wird, wie von Sauer (1977) berichtet wird. Vorraussetzung für die Therapie mit einem Langzeitinsulin ist eine gut durchführbare Diät mit häufigen kleinen Mahlzeiten pro Tag. Dies erweist sich sowohl bei einem in einer Familie als auch in einem Altenheim lebenden Patienten oft als außerordentlich schwierig, so daß trotz Stoffwechselkonstanz zwei Injektionen pro Tag mit Intermediärinsulinen den Patienten sicherer vor Hypoglykämien schützen.

7.1.6.5 Therapieziel und Stoffwechselkontrolle

Im fortgeschrittenen Alter muß bei der Diabeteseinstellung im besonderen Maße auf die Gesamtsituation des Patienten, dessen Konstitution und sonstige Erkrankungen Rücksicht genommen werden. Ziel der Diabetestherapie ist im allgemeinen eine Normoglykämie und Aglucosurie. Je älter der Diabetespatient, desto weiter werden gelegentlich vom behandelnden Arzt die Einstellungskriterien gesteckt, um den Patienten nicht durch Therapienebenwirkungen zu gefährden und seine bisherigen Lebensumstände nicht zu beeinträchtigen.

Eine bedingt straffe Stoffwechselführung ist im weit vorgerückten Alter im Hinblick auf die beim jugendlichen Typ I-Diabetiker zu befürchtenden Spätkomplikationen auch nicht mehr zu empfehlen. Als gute Diabeteseinstellung bei ausschließlicher diätetischer Behandlung gilt ein Nüchternblutzucker im Vollblut von 110 mg/dl und 120 mg/dl 1 Stunde postprandial. Bei der Medikation mit oralen Antidiabetika können die postprandialen Werte bis auf 140 mg/dl ansteigen. Die Nüchternblutzuckerspiegel beim insulinierten Patienten liegen bei guter Einstellung um 120 mg/dl, 2 Stunden Postprandial um 130 mg/dl; bei mäßiger Therapie liegen die Werte basal bei 130 mg/dl und 150 mg/dl 2 Stunden nach dem Essen. Als ausreichende Einstellung werden Nüchternblutzuckerwerte von 140 mg/dl bezeichnet.

Beim komplikationslosen Altersdiabetiker werden Werte von 140 bis 160 mg/dl vor den Mahlzeiten als eine relativ gute Stoffwechselkompensation angesehen, (Petzoldt, 1981).

Beim jüngeren Diabetespatienten, sei er insuliniert oder mit oralen Antidiabetika behandelt, wird zur Vermeidung oder zur Verzögerung von Spätkomplikationen eine möglichst straffe Stoffwechselführung angestrebt. Beim Altersdiabetiker, bei dem die Kohlenhydratstoffwechselentgleisung erst nach dem 60. Lebensjahr manifest geworden ist, kann eine großzügigere Therapie angewandt werden. Allerdings sollte bei einem manifesten Altersdiabetes wegen der Gefahr des Komas nicht vollständig auf jede Behandlung verzichtet werden.

Die für alle Diabetiker als unabdingbar angesehenen Stoffwechselkontrollen, können auch für den älteren Patienten als Kontrollrichtlinien angesehen werden.

So gilt (nach Berger und Sonnenberg, 1980) eine einmalige tägliche Harnzuckerselbstkontrolle beim stoffwechselstabilen insulinierten Patienten als empfehlenswert und kann auch dem alten Menschen zusätzlich zur regelmäßigen ärztlichen Kontrolle zugemutet werden.

$^{1}/_{2}$jährliche quantitative Tag- und Nacht-Urinzuckerbestimmungen und Nüchternblutzuckerkontrollen alle 8 Wochen durch den Arzt werden als ausreichend angesehen.

Bei der Umstellung auf die Insulintherapie helfen Blutzuckerbestimmungen vor den Hauptmahlzeiten um die den alternden Menschen gefährdenden Hypoglykämien zu erkennen.

Postprandiale Blutzuckerwerte nach dem Frühstück oder dem Abendessen ermöglichen es die Diätmaßnahmen zu kontrollieren und Insulinart sowie -Dosis zu korrigieren.

Patienten, die mit oralen Antidiabetika eingestellt sind, können eine gute Stoffwechselkontrolle erreichen mit einer täglichen Urinzuckerkontrolle mittels Teststreifen. $^{1}/_{4}$jährliche Nüchternblutzuckerbestimmungen geben dem behandelnden Arzt Aufschluß über den Stoffwechsel.

Bei der Neueinstellung auf orale Antidiabetika und bei gehäuft aufgetretenen kardialen Beschwerden helfen Blutzuckerbestimmungen 3–4 Stunden nach dem Mittagessen Hypoglykämien zu diagnostizieren.

Auch beim diätetisch behandelten alten Diabetiker sind tägliche Urinzuckerkontrollen postprandial (z.B. unmittelbar nach dem Frühstück) durchführbar.

In $^{1}/_{2}$jährlichen Abständen sollten Nüchternblutzuckerkontrollen durchgeführt werden.

Auf eine regelmäßige Kontrolle des Blutzucker kann auch beim alten Menschen nicht verzichtet werden, da die Urinzuckerkontrolle an Aussagekraft limitiert ist durch die Erhöhung der Nierenschwelle für Glukose mit steigendem Alter.

Über einen längeren Zeitraum (ca. 3 Monate) kann der Stoffwechsel anhand des Hämoglobin A1 bzw. HbA1c kontrolliert werden (Editorial, 1980).

Hierbei handelt es sich um die Varianten HbA1a1, HbA1s2 und HbA1c des Hämoglobins, die durch

Glykosylierung am N-terminalen der B-Kette des Hämoglobins entsteht.

Die einzelnen Varianten unterscheiden sich durch die Reaktionspartner bei der Glykosylierung, wie z.B. der Glukose bei HbA1c, welches die größte Fraktion unter den glykolysierten Formen darstellt.

Je nach Methodik werden nur das HbA1c oder die Summe der Varianten des Hämoglobin A1 bestimmt.

Die Glykosylierung erfolgt in Abhängigkeit von der Höhe des Blutzuckers während der gesamten Erythrozytenlebensdauer (= 120 Tage). So gibt die HbA1-Bestimmung also Aufschluß über das Blutzuckerverhalten über einen Zeitraum von 2–3 Monaten. Normalerweise gehören 4–8% des Gesamthämoglobins bei Stoffwechselgesunden oder gut eingestellten Diabetikern zur HbA1-Komponente.

Beim alten Diabetespatienten werden HbA1-Werte zwischen 8–10% als befriedigend angesehen.

Bei Patienten mit Hämolyse oder anderen Erkrankungen mit einer pathologischen Hb-Struktur oder einer Verkürzung der Erythrozytenlebensdauer, wie z.B. der chronischen Niereninsuffizienz, kann die HbA1-Bestimmung nicht zur Stoffwechselkontrolle herangezogen werden.

7.1.7 Akute Komplikationen

Zu den lebensbedrohlichen Stoffwechselentgleisungen beim Diabetes mellitus gehören das diabetische Koma und der hypoglykämische Schock. Beide Formen der Dysregulation gefährden besonders den Altersdiabetiker und machen ein rasches gezieltes therapeutisches Eingreifen erforderlich.

7.1.7.1 Koma diabeticum

Das diabetische Koma ist die schwerste diabetische Stoffwechselentgleisung, die auf dem Boden eines gravierenden Insulinmangels entsteht. Hieraus resultiert eine tiefgreifende Störung des Kohlehydrat-, Eiweiß- und Fettstoffwechsels und des Wasser-, Elektrolyt- und des Säure/Basen-Haushaltes.

Durch den Mangel an wirksamem Insulin wird die Glucosehomöostase, das Gleichgewicht zwischen Gluconeogenese und Glucosemetabolisation, zu Gunsten der Glucoseneubildung verschoben. Aminosäuren werden nach den Untersuchungen von Manchester nicht mehr in den Muskel aufgenommen, sondern ebenso wie Pyruvat, Lactat und α-Ketoglutarat zur Glucoseneubildung verstoffwechselt (Manchester, 1961). Durch die Vermehrung kontrainsulinärer Hormone wie z.B. Glucagon, Adrenalin, Noradrenalin und TSH kommt es zu gesteigerter lipolytischer Aktivität und zur Anhäufung von freien Fettsäuren im Blut. Diese werden bei Insulinmangel zur Energiegewinnung in die Zelle eingeschleust und zu Ketonkörpern verstoffwechselt, da eine Energiegewinnung aus Kohlenhydraten bei intrazellulärem Glucosemangel nicht möglich ist. Die Anhäufung von stark osmotisch wirksamen Stoffen wie Glucose, Ketonkörper, freie Fettsäuren und Aminosäuren im Blut bedingt eine ausgeprägte intrazelluläre Dehydratation aufgrund der extrazellulären Hyperosmolarität. Aufgrund der Glucose- und Ketonkörperausscheidung durch die Niere kommt es zu einem erheblichen Verlust an Wasser und Elektrolyten, der zu einer extrazellulären Dehydratation führt. Die Kumulation von Ketonkörpern, Lactat und Fettsäuren kann eine metabolische Azidose verursachen.

Diese biochemischen Veränderungen können unterschiedlich stark ausgeprägt sein, so daß drei Komaformen unterschieden werden. Das ketoazidotische Koma geht mit Blutzuckerwerten bis ca. 600 mg/dl, einer metabolischen Azidose und einer Anhäufung von Ketonkörpern im Serum und Urin einher. Diese Komaform wird vorzugsweise beim insulinpflichtigen Diabetiker beobachtet. Die Komahäufigkeit beträgt in der von Panzram (1973) untersuchten Diabetikerpopulation 0,31%, wobei die Komagefährdung beim insulinabhängigen Patienten mit 0,8% deutlich höher liegt als die der nicht mit Insulin behandelten Kranken, zu denen der größte Teil der Alters- oder Erwachsenendiabetiker gehört.

Beim hyperosmolaren Koma diabeticum wird eine massive Hyperglykämie mit Blutzuckerwerten von meist mehr als 1000 mg/dl, eine ausgeprägte Hyperosmolarität von mehr als 350 mosmol/l und meist eine Hypernatriämie sowie eine Harnstofferhöhung im Blut gefunden. Aus den Untersuchungen bzw. Fallbeschreibungen von Danowski und Nabarro (1965), Rossier und Mitarbeiter (1960) und den Beobachtungsreihen von Jackson und Forman (1966) oder Assan und Mitarbeitern (1969), Gerich und Mitarbeitern (1971) und von Schmitt und Höhler (1971) geht hervor, daß diese Komaform bevorzugt beim nicht insulinpflichtigen Typ II-Erwachsenen- oder Altersdiabetiker auftritt. Das Durchschnittsalter lag über 50 Jahre, in der Erhebung von Schmitt und Höhler bei 70,4 Jahren.

Die Entstehung dieser Komaform im höheren Lebensalter ließen Johnson und Mitarbeiter (1969) und Mehnert vermuten, daß die bei diesen Patienten noch erhaltene Restsekretion an Insulin die Ketoazidose verhindert.

Pathogenetisch wird von Dürr (1964) angenommen, daß ein übermäßiger Wasserverlust, der beim Altersdiabetiker durch Diuretikagabe bei Herzinsuffizienz oder Hypertonie verursacht sein kann, zur hyperosmolaren Dekompensation des Diabetes führt.

Bei der Lactatazidose des Diabetikers ist durch eine Blutlactaterhöhung auf über 1,5 mmol/l eine metabolische Azidose entstanden. Hyperglykämie und Ketonämie oder -urie werden selten gefunden. Nach den Erhebungen von Luft und Mitarbeitern (1978) wird diese Form der Stoffwechselentgleisung in mehr als 50% der Fälle beim nicht insulinpflichtigen Erwachsenen- oder Altersdiabetiker im Alter von über 64 Jahren gefunden. Komaauslösend ist dabei die auf einen durch kardiovaskuläre Erkrankungen (in ca. 44% der Fälle), durch Nierenerkrankungen (35%) oder Infektionen (25%) vorgeschädigten alten Organismus auftreffende Biguanidtherapie.

Eine exakte Differenzierung der einzelnen Komaformen nach biochemischen Gesichtspunkten ist nicht immer möglich. Das Fehlen einer Azidose unterscheidet eigentlich zwischen einem ketoazidotischen und einem nicht-ketoazidotischen hyperosmolaren Koma. Von Larcon und Mitarbeitern (1963), Kogut und Landing (1967) oder Assan und Mitarbeitern (1969) wurden jedoch erniedrigte Blut-pH-Werte bei hyperosmolaren Komata gefunden. Rick (1973) beschreibt das Vorkommen von erniedrigten Standardbicarbonatwerten, so daß im Zusammenhang mit der pH-Erniedrigung eine kompensierte metabolische Azidose vorzuliegen scheint. Frerichs und Creutzfeldt (1971) finden diese in nahezu der Hälfte der Komafälle. Aufgrund dieser Befunde stellt die hyperosmolare Komaform offenbar eine Variante der ketoazidotischen Form dar. Paille und Mitarbeiter (1970) und Novak (1972) konnten Übergänge des ketoazidotischen Komas in die hyperosmolare Form und umgekehrt beobachten.

Die Letalität des Koma diabeticum steigt mit zunehmendem Alter an. Nach der sogenannten Erfurt-Studie von Panzram (1973) verstarb im Alter von 40 bis 59 Jahren jeder 4., im Alter von 60–69 Jahren jeder 3. und im Alter von über 70 Jahren jeder zweite Komapatient. Die Letalität von Patienten im Initialkoma (Koma bei vorher nicht bekanntem Diabetes) beträgt 54,5 % und liegt damit ähnlich hoch wie bei nur diätetisch oder gar nicht behandelten Patienten. Nach den Erhebungen von Schmitt und Höhler (1971) häufen sich die Manifestationskomata mit zunehmendem Alter. Bei den Komaformen zeigt sich eine besonders hohe Sterblichkeit im nicht-ketoazidotischen hyperosmolaren Koma, wie aus den Untersuchungen von Danowski und Naborro (1965), Halmos und Mitarbeiter (1966), Petzoldt und Mitarbeitern (1971) und Schmitt und Höhler (1971) hervorgeht. Die Letalität beträgt zwischen 44 und 70 %.

Aus der Langzeituntersuchung von Prachar und Mitarbeitern (1975) aus den Jahren 1931–1973 an insgesamt 752 Patienten mit diabetischem Koma geht hervor, daß die Letalität des ketoazidotischen und nicht-ketoazidotischen Komas mit steigendem Alter deutlich zunimmt. Während in der Altersgruppe von 21–30 Jahren nur ca. 2–3 % der Patienten im ketoazidotischen Koma starben und nur etwa der gleiche Prozentsatz an einem nicht ketoazidotischen Koma erkrankten, liegt der prozentuale Anteil an Patienten, die im ketoazidotischen Koma im Alter von 51–60 Jahren verstarben, bei ca. 15 %; im nicht-ketoazidotischen Koma verstarben in dieser Altersklasse ca. 5 %. Im Alter von 61–70 Jahren verstarben in der nicht ketoazidotischen Stoffwechselentgleisung ca. 20 % der Patienten (Prachar et al., 1975). (Siehe Abb. 7-7).

Ein diabetisches Koma tritt meist im Zusammenhang mit einer anderen Erkrankung auf, die die Stoffwechseldekompensation verursacht hat. Zu diesen Erkrankungen gehören fieberhafte Infekte, gastroenterologische Erkrankungen mit Diarrhoe, Erbrechen, Pankreatitis, kardiovaskuläre Ereignisse wie Myokardinfarkt oder Lungenembolie, Apoplexia cerebri. Auch bei einer infizierten Gangrän, einer Furunkulose, Papillennekrose mit akuter Niereninsuffizienz kann ein Koma diabeticum auftreten. Fieberhafte Infekte, insbesondere diejenigen des oberen Respirationstraktes, kommen in allen Altersklassen als Ursache für ein Koma diabeticum in Frage (Jahnke, 1977).

Bei der akuten Stoffwechselentgleisung des Altersdiabetikers oder des alten insulinpflichtigen Diabetikers muß zuerst an ein vaskuläres oder kardiales Ereignis gedacht werden. Ein akuter Myokardinfarkt lag in 6 % aller Komafälle in den Patientenkollektiven vor, die von Pense und Panzram (1962), Bruns und Takac (1965) sowie Petzoldt und Mitarbeitern (1971) beobachtet wurden. Schmitt und Höhler (1971) fanden bei 2,4 % ihrer Patienten als Komaursache einen Apoplex, Schöffling und Mitarbeiter (1971, 1974) gelegentlich eine Lungenembolie.

Klinisch kommt es bei fortschreitender Stoffwechseldekompensation zur Polydipsie, Polyurie, zur Inappetenz und Leistungsschwäche. Es treten Übelkeit, Erbrechen, seltener Diarrhoe, beim alten Menschen meist Leibschmerzen (Pseudoperitonitis diabetica) und motorische Unruhe auf (Koma vigile). Die gastrointestinalen Beschwerden führen beim Altersdiabetiker dazu, daß die Wasseraufnahme und die Einnahme der oralen Antidiabetika unterbleiben und die Dekompensation mit Dehydratation weiter verstärkt wird, so daß die Entstehung eines hyperosmolaren Komas gefördert wird. Im Präkoma entwickeln sich eine vertiefte Atmung, eine beginnende Kreislaufinsuffizienz und Bewußtseinseintrübung, die im ketoazidotischen Koma zur Kußmaulschen Atmung, zum Kreislaufschock und zum Bewußtseinsverlust sowie neuralen Dysfunktionen führen.

Diese Komastadien werden generell beim jungen Menschen sehr schnell durchlaufen, so daß sich ein Koma innerhalb weniger Stunden ausbildet. Beim alten Diabetiker verlaufen die einzelnen Krankheitsphasen sehr langsam, häufig innerhalb von mehreren Tagen. Hat sich die Stoffwechseldekompensation voll ausgeprägt, so ist der Patient bewußtlos, stark dehydriert (hypertone Dehydratation) und kreislaufinsuffizient. Jackson und Forman (1966) fanden bei ihren Patienten im hyperosmolaren Koma eine Halbseitensymptomatik oder Grandmal-Anfälle bzw.

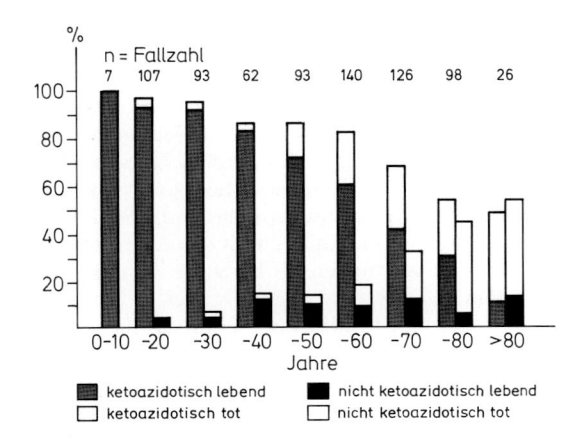

Abb. 7-7: Prozentuale Häufigkeit verschiedener Komaformen (ketoazidotisches und nicht ketoazidotisches Koma diabeticum) (nach Pracher et al., 1975)

Anzeichen der Hemiplegie, so daß zunächst die Diagnose einer Apoplexie nahelag (Flügel und Stoerger, 1966).

Eine sofortige Sicherung der Diagnose durch den erstversorgenden Arzt ist bei dem lebensgefährlichen Koma diabeticum besonders wichtig. Hierzu können die Blut- und Urinzuckerbestimmungen durch fertige Teststreifen, die die Verdachtsdiagnose erhärten können (Jahnke, 1977), verwendet werden. Nach sofortiger Klinikeinweisung ergeben die Kontrolle des Blut- und Urinzuckers durch enzymatische Bestimmung, die Messung der Serumelektrolyte und der Kreislaufparameter mit der Bestimmung des zentralen Venendrucks Aufschluß über das Ausmaß der Stoffwechselstörung. Nach Berger und Amrein (1978) sowie Berger und Mitarbeitern (1969) kann durch die Bestimmung des zentralen Venendrucks besonders beim alten Patienten die Rehydratation so gesteuert werden, daß Komplikationen wie Herzinsuffizienz und Lungenödem vermieden werden können.

Beim Altersdiabetiker gehören ein EKG und eine Röntgenaufnahme des Thorax zur Routinediagnostik, da ein Myocardinfarkt mit kardiogenem Schock ebenfalls eine Bewußtlosigkeit und eine Hyperglykämie verursachen kann.

Zu den vorrangigsten therapeutischen Maßnahmen gehört, insbesondere beim alten Diabetespatienten, der Volumenersatz unter Kontrolle des zentralen Venendrucks. Bei dieser Patientengruppe kann die Rehydrierung aus naheliegenden Gründen nicht in dem Umfang und so schnell erfolgen wie beim jungen Patienten. Eine Herzinsuffizienz, möglicherweise bei Zustand nach Infarkt, oder eine Nierenfunktionseinschränkung mit der Gefahr des Lungenödems limitieren die Flüssigkeitszufuhr erheblich.

Bradley (1971) führt innerhalb der ersten 2–6 Stunden $^1/_3$ des geschätzten Wasserbedarfs zu. Hockaday und Alberti (1972) infundieren 2 Liter in der ersten Stunde.

Eine vorbestehende Myokardschwäche erfordert einen möglichst schnellen Ausgleich der Natrium- und Kaliumverluste über die Niere und die Korrektur der Azidose, allerdings nur bei pH-Werten unter 7,1, durch Bicarbonat.

Die Bicarbonatgabe macht eine engmaschige Kontrolle des Serumkaliumspiegels erforderlich, da sie den Kaliumabstrom in die Zelle fördert (Berger et al., 1974; Jahnke, 1977). Die parenterale Kaliumsubstitution muß entweder völlig unterbleiben oder stark eingeschränkt werden, wenn chronische Nephropathien und/oder eine Urinproduktion von weniger als 50 oder 60 ml pro Stunde vorliegen, da sie den Patienten bei Hyperkaliämie durch das Auftreten von Herzrhythmusstörungen bis hin zum Herzstillstand gefährdet.

Für die Insulinsubstitution im diabetischen Koma gibt es keine allgemein anerkannten Richtlinien. Eine gute Rekompensation wird heute durch geringe Insulindosen von ca. 10–20 IE Altinsulin i. v. als Bolus und zwischen 5–10 E/Stunde als Dauerinfusion erreicht (Berger et al., 1974; Heber et al., 1977; Jahnke und Buro, 1970). Diese Infusionsrate kommt der physiologischen Insulinsekretion des Gesunden nahe, die bei einer Einheit pro Stunde liegt. Es hat sich herausgestellt, daß sich die Hyperglykämie, die Ketonämie und die Azidose im gleichen Zeitraum normalisieren wie unter den früher verwendeten hohen Insulingaben.

Die früher applizierten Insulindosen von 500 IE bis zu 100000 I. E. in den ersten 12 Stunden der Behandlung wurden von Arky und Hurwitz (1966) sowie Tyler und Beigelmann (1960) unter der Vorstellung angewandt, daß bei der Stoffwechselentgleisung eine relative Insulinunterempfindlichkeit vorliegt. Sie kann möglicherweise durch Azidose (Wang und Katz, 1965), Ketonämie und Hyperlipidämie (Randle, 1969) oder in seltenen Fällen durch eine echte Antikörperbildung verursacht sein (Yalow und Berson, 1960). Es hat sich jedoch gezeigt, daß es bei dieser Therapieform zu einer Gefährung insbesondere des alten Menschen durch schweren Ileus und Atemlähmung bzw. bei zu rascher Stoffwechselkorrektur zu einem Hirnödem kommen kann (Neubauer und Althoff, 1980). Nicht selten wurden auch lebensbedrohliche Hypoglykämien beobachtet. Aus diesen Gründen wird heute eine Stoffwechselrekompensation durch geringe Insulindosen befürwortet. Im Verlauf der Komabehandlung kommt es in der Regel zu einem Absinken des Serumphosphors. Bei der Korrektur der Ketoazidose sinkt der Serumphosphorwert häufig unter 1 mg/dl ab. Hochgradiger Phosphormangel kann jedoch zu Bewußtseinsstörungen führen (Berger et al., 1974). Es empfiehlt sich daher, in den ersten 8 Stunden ca. 1–2 g Phosphor zu substituieren.

Zusammenfassend werden beim alten und jungen Patienten für die Behandlung des hyperosmolaren Komas größere Flüssigkeitsmengen und geringere Insulindosen benötigt als beim ketoazidotischen Koma. Die Korrektur der meist nur geringgradig ausgeprägten metabolischen Azidose ist oft nicht notwendig.

Die Therapie der Lactatazidose besteht vorwiegend aus der Azidosekorrektur mit Natriumbicarbonat und einer aureichenden Flüssigkeitsgabe. Da häufig große Mengen von Bicarbonat zur Stabilisation des Blut-pH nötig werden, kann es zur Hypernatriämie kommen. Unter ausreichender Flüssigkeitsgabe muß dann eine Hämodialyse zur Natriumelimination durchgeführt werden.

7.1.7.2 Hypoglykämien

Differentialdiagnostisch muß beim bewußtlosen Patienten, insbesondere beim insulin- oder sulfonylharnstoffbehandelten Diabetiker, neben dem Koma auch an einen hypoglykämischen Schock gedacht werden. Die Haut der Patienten ist feucht, die Pupillen sind weit und die Atmung ist normal. Eine Differenzierung der Symptomatik ist aus der von Schwarz (1970) erarbeiteten Tabelle 7-4 zu entnehmen.

Frederichs und Mitarbeiter (1973) sowie Luft und Eggstein (1978) unterscheiden zwei Formen der Hypoglykämie.

Beim akuten passageren hypoglykämischen Schock, der durch intravenöse Gabe von Altinsulin oder eines Sulfonylharnstoffderivates (Tolbutamid)

Tab. 7-4: Symptome des hypoglykämischen Schocks und des Koma diabetikum (modifiziert nach Schwarz, 1971)

Hypoglykämischer Schock	Diabetisches Koma
Angst	Polyurie, Polydipsie
Hungergefühl	Anorexie, Erbrechen
feuchte Haut	trockene Haut
nicht-hypotone Bulbi	weiche Bulbi
weite Pupillen	
positiver Babinski-Reflex, Tremor	Halbseitensymptomatik, generalisierter Krampfanfall im hyperosmolaren Koma
normale Atmung	«große» Atmung (Kußmaul)
gut gefüllter Puls	flacher Puls
RR normal bis erhöht	RR normal bis niedrig
Unruhe, Krämpfe	Bewußtseinstrübung bis zum Koma

entsteht, kommt es zur eingangs beschriebenen Symptomatik.

Beim älteren Patienten wird jedoch am ehesten eine zerebrale Ischämie oder Angina pectoris beobachtet. Durch orale Antidiabetika der Sulfonylharnstoffgruppe oder durch Depot-Insulin kommt es zu einer schleichenden Unterzuckerung. Im Anschluß an eine akut aufgetretene Hypoglykämie können weiterhin erniedrigte Blutzuckerwerte beobachtet werden. Es kommt zu Müdigkeit, Sprachstörungen und zu Bewußtseinsstörungen, die beim alten Menschen mit einem zerebrovaskulären Prozeß verwechselt werden können. Nach Berger (1971) zeigen 20% der Patienten eine Hemiparese als führendes Symptom. Diese Symptome hängen eng mit dem zerebralen Glucosemangel zusammen, der von Frederichs und Mitarbeitern (1973) als neuroglucopenisches Syndrom bezeichnet wird.

Die Blutzuckerwerte im hypoglykämischen Schock oder bei der protrahierten Hypoglykämie liegen im allgemeinen bei weniger als 40 mg/dl (Strik et al., 1973). Die gleichen Beschwerden machen sich bei zerebral vorgeschädigten Patienten allerdings schon bei Blutzuckerspiegeln von weniger als 70 mg/dl bemerkbar, wobei die Geschwindigkeit des Blutzuckersturzes nach Strik und Mitarbeitern (1973) sehr wesentlich ist.

Tödliche Hypoglykämien wurden nach langwirkenden Sulfonylharnstoffen wie Glibenclamid beobachtet. Niereninsuffizienz, Interaktionen mit anderen Medikamenten, wie in Tab. 7-5 angegeben, führen zur Kumulation oder Wirkungsverstärkung aller Sulfonylharnstoffderivate und somit zur Hypoglykämie. Dies tritt bevorzugt dann auf, wenn Mahlzeiten übersprungen werden.

Berger (1971) beobachtete bei einem Prozent der mit Glibenclamid oder Chlorpropamid behandelten Altersdiabetiker nach mehrjähriger Krankheitsdauer rezidivierende Hypoglykämien.

Während durch exogenes Insulin verursachte Hypoglykämien schnell und wirksam durch die parenterale oder orale Glukoseapplikation behandelt werden können, führen Sulfonamidderivate zu rezidivierenden Unterzuckerungen trotz ausreichender Glucosegabe.

Nach Hasslacher und Wahl (1971) treten in den ersten 3 Tagen in 30–50% der durch Sulfonylharnstoffe entstandenen Hypoglykämien Rezidive auf. Die Letalität der protrahierten Hypoglykämie liegt nach DeVigan und Mitarbeitern (1976) und Seltzer (1972) bei bis zu 10%. Sie hängt ab von der Dauer der Unterzuckerung, der Vorschädigung des Patienten und der Häufigkeit der bereits durchgemachten Hypoglykämien.

7.1.8 Chronische Komplikationen

Zu den chronischen Komplikationen, die mit zunehmender Dauer der Stoffwechselstörung auftreten, gehören vor allem die vaskulären Komplikationen, wie Mikro- und Makroangiopathie, sowie die diabetische Neuropathie. Fettstoffwechselstörungen und Pyelonephritiden werden im Krankheitsverlauf immer häufiger beobachtet.

7.1.8.1 Diabetische Mikroangiopathie

Die diabetische Mikroangiopathie ist charakterisiert durch eine Verdickung der kapillären Basalmembranen, die durch eine vermehrte Synthese und Einlagerung von Glykoproteinen in die Intima und Media kleiner Arterien hervorgerufen wird (Keen et al., 1965; Kimmelstiel und Wilson, 1936; Pense et al., 1973). Pathogenetisch wird der Insulinmangel und die damit verbundene Hyperglykämie für die Organveränderungen verantwortlich gemacht (Spiro und Spiro, 1971). Spiro (1976) konnte zeigen, daß die Glykoproteinkomponente ohne Insulin verstärkt in Basalmembranen eingebaut wird. Camerini-Davalos und Mitarbeiter (1962), Kimmelstiel und Wilson (1936) und Samtleben (1972) fanden eine gesteigerte Glykosyltransferaseaktivität bei Hyperglykämie im Gegensatz zur Normoglykämie. Dieses Enzym bindet Glucose an die Hydroxylysin-Galactose.

Diese Basalmembranverdickungen lassen sich in allen Gefäßprovinzen nachweisen. Klinisch relevant sind die Manifestation am Auge als diabetische Retinopathie und an der Niere als diabetische Nephrosklerose.

Für die Ausbildung der diabetischen Gangrän und der Neuropathie sind die Veränderungen an den kleinen Gefäßen sicher z. T. mitverantwortlich.

Die diabetische Mikroangiopathie ist überwiegend eine Erkrankung des juvenilen insulinpflichtigen Typ I-Diabetikers. Die Gefäßwandveränderungen sind bevorzugt bei Patienten mit einem Manifestationsalter von unter 20 Jahren und einer Diabetesdauer von 10–30 Jahren zu finden.

Die Pathogenese der mikroangiopathischen Veränderungen ist nicht eindeutig geklärt.

Unbestritten ist heute der Einfluß der diabetischen Stoffwechsellage mit Hyperglykämie, die mit steigender Dauer zu den Gefäßveränderungen führt. Untersuchungen von Oberdisse und Irmscher (1968), Samtleben (1972) Joslin und Mitarbeitern (1936) fanden an überwiegend autoptischem Material eine eindeutige Beziehung zwischen Häufigkeit und Ausmaß der Glomerulosklerose.

Der Einfluß des Manifestationsalters auf die Häufigkeit und Ausprägung der mikroangiopathischen Gefäßläsionen kann bisher nicht als gesichert betrachtet werden. Nach Irmscher (1977) kann es sich um eine scheinbare Häufigkeitszunahme aufgrund einer höheren Überlebensrate juveniler Diabetiker handeln. Aus Abbildung 7-8 geht hervor, daß erst nach einer Diabetesdauer von 14 Jahren die diabetische Glomerulosklerose beim jugendlichen Diabetiker eindeutig häufiger zu beobachten ist als beim Altersdiabetiker.

Die Bedeutung der Stoffwechselführung für die Entwicklung der Gefäßveränderungen kann aus den verschiedenen Veröffentlichungen nicht eindeutig bewertet werden, da die Beurteilung der Stoffwechselsituation beim Menschen über einen jahrelangen Beobachtungszeitraum nicht sicher möglich ist. Siperstein (1975) lehnt jeglichen Einfluß der Stoffwechselführung auf die Entwicklung der Mikroangiopathie ab. Aus klinisch-praktischer Erfahrung wird jedoch von Constam (1965), Marble (1971), Mehnert (1969) sowie Pense und Mitarbeitern (1973) eine eindeutig geringere Frequenz der Glomerulosklerose bei guter Stoffwechselführung angenommen. Auch die Überlebensrate von Patienten, deren Stoffwechsel nur unregelmäßig kontrolliert wurde und schlecht kompensiert war, nimmt deutlich ab. Aus einer Untersuchung des Steno Memorial Hospital an juvenilen Diabetikern mit 40jähriger Krankheitsdauer geht hervor, daß ca. 28 % der Diabetespatienten ohne Kontrolle, jedoch nahezu 70 % unter regelmäßiger Kontrolle diesen Zeitraum überlebten. (Davidson, 1979).

Retinopathia diabetica

Die Retinopathia diabetica kommt in zwei verschiedenen Formen vor. Die nicht proliferative Retinopathie ist gekennzeichnet durch Mikroaneurysmen, fleckförmige Blutungen und Degenerationsherde mit Exsudatbildungen und Lipoidablagerungen. Bei der proliferativen Form wachsen Netzhautgefäße in den Glaskörper ein, wobei es zu Glaskörperblutungen und schließlich zum Erblinden kommen kann. Wie bei der Glomerulosklerose, so scheint auch hier in allen Altersgruppen eine eindeutige Beziehung zur Dauer der Stoffwechselstörung zu bestehen. Aus Abbildung 7-9 geht nach Mattenson und Palm (1950), Keiding und Mitarbeitern (1952), Kornerup (1955), White (1960), Larsonn und Sterky (1962), Jackson und Goldin (1963) und Burditt und Caird (1968) hervor, daß unabhängig von der Altersgruppe nach 30jähriger Diabetesdauer zwischen 70 und 90 % der Kranken an einer Retinopathie leiden.

Diabetische Nephroangiopathie

Die diabetischen Nephroangiopathien sind wegen der Häufigkeit und der ungünstigen Prognose in den fortgeschrittenen Krankheitsstadien eine schwerwiegende Komplikation des diabetischen Spätsyndroms. Die diabetische Nephropathie kommt in zwei verschiedenen Formen, als Glomerulosklerose und als renale Arterio-Arteriolosklerose vor. Bei der diabetischen Glomerulosklerose werden noduläre, PAS-positive Ablagerungen im Zentrum des Glomerulums im Zusammenhang mit arteriosklerotischen Läsionen der Vasa afferentia und efferentia gefun-

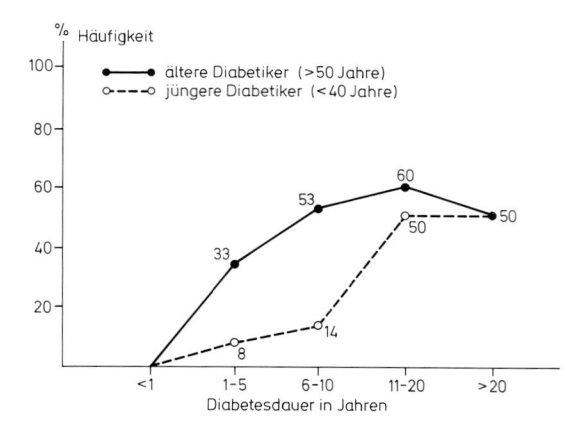

Abb. 7-8: Prozentuale Häufigkeit der Glomerulosklerose bei steigender Diabetesdauer, getrennt nach jugendlichen (n = 504) und Altersdiabetikern (n = 1281) (nach Irmscher, 1977)

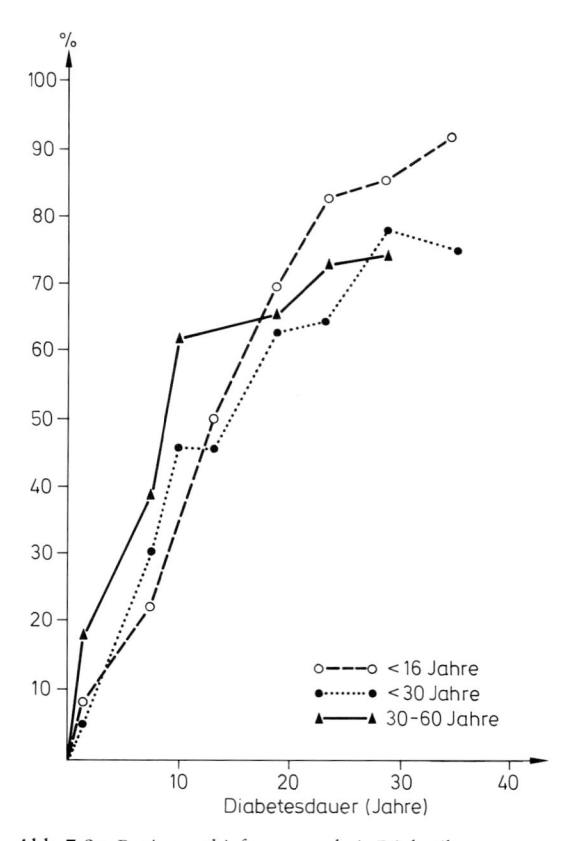

Abb. 7-9: Retinopathiefrequenz bei Diabetikern unterschiedlichen Alters nach 30jähriger Krankheitsdauer (nach Burditt und Caird, 1968; Hirson et al., 1953; Keiding et al., 1952; Kornerup, 1955; Larson und Sterky, 1962; Mattenson und Palm, 1950; Whichelow und Butterfield, 1968)

den (Duckworth et al., 1972). Erst nach zwei- bis 5jähriger Krankheitsdauer sind pathologische Veränderungen nachweisbar. Lebensalter und Geschlecht haben nach Samtleben (1972), Bell (1952), Schliack und Mitarbeitern (1964) sowie Ditscherlein (1969) keinen Einfluß auf Entstehung oder Progression der Erkrankung.

Der Verlauf der Erkrankung ist chronisch progredient. Sie tritt nach Untersuchungen von Bell (1952), Gellman und Mitarbeitern (1959) und Thieffry und Mitarbeitern (1972) nur selten als diabetisches nephrotisches Syndrom, dem Kimmelstiel-Wilson-Syndrom in Erscheinung. Meist kommt es bei juvenilen insulinpflichtigen Patienten nach längerer Krankheitsdauer zu einer Proteinurie und zu einem voll ausgeprägten nephrotischen Syndrom mit Hypalbuminämie, Dysproteinämie, Hypercholesterinämie, Ödemen und einem arteriellen Hochdruck. Die Angaben über die Frequenz dieser Erkrankungsform schwanken in der Literatur stark. Sarre und Mitarbeiter (1971) konnten z.B. unter 1307 Patienten mit nephrotischem Syndrom verschiedener Genese nur in 4,4% der Fälle ein Kimmelstiel-Wilson-Syndrom diagnostizieren.

Diabetische Glomerulosklerose

Die diabetische Glomerulosklerose mit den beschriebenen histologischen Veränderungen und einer nachweisbaren konstanten Proteinurie ist nicht reversibel und führt nach Reubi (1970) innerhalb von 3–12 Jahren nach Auftreten der Proteinurie zum Tode. Bleibt das Krankheitsbild stationär, so überleben nach Caird (1961) 65% der Patienten mit Proteinurie 5 Jahre und 28% 10 Jahre. Dies entspricht der Lebenserwartung von 89% bzw. 59% der Diabetiker ohne Proteinurie. Jugendliche Langzeitdiabetiker mit einem Manifestationsalter von unter 20 Jahren und einer Diabetesdauer zwischen 10 und 29 Jahren starben nach Erhebungen der Joslin-Klinik (Marks, 1965) zu 49,5% an einer diabetischen Nephropathie.

Renale Arterio-Arteriolosklerose

Die renale Arterio-Arteriolosklerose betrifft vor allem die Äste der A. renalis und weniger die Arkuata-Gefäße. Dies führt zum renovaskulären Hochdruck. Die Arterio-Arteriolosklerose ist der am häufigsten erhobene pathologische Befund an den Nieren von Diabetikern und kommt etwa 10mal so oft vor wie bei Nicht-Diabetikern (Dietze et al., 1978).

Sie begünstigt die Entstehung und das Fortschreiten anderer Nierenerkrankungen (Glomerulosklerose, Pyelonephritis) und ist beim juvenilen Langzeitdiabetiker in den meisten Fällen für den arteriellen Hochdruck verantwortlich, insbesondere dann, wenn eine Proteinurie, eine eingeschränkte Nierenfunktion und eine diabetische Retinopathie diagnostiziert werden.

Beim Altersdiabetiker ist nach Gellman und Mitarbeitern (1959) und Hatch und Mitarbeitern (1961) eine Herzinsuffizienz die häufigere Ursache für Proteinurie und Ödeme. Die arterielle Hypertonie des Erwachsenen- oder Altersdiabetikers ist nach Samtleben (1972) entweder essentiell oder als Folge der Aortensklerose zu deuten.

7.1.8.2 Diabetische Makroangiopathie

70% aller Diabetiker sterben heute an den Folgen der Gefäßerkrankungen und davon die überwiegende Anzahl, nämlich 53%, an einer koronaren Herzkrankheit und ca. 12% an zerebrovaskulären Prozessen, wie aus den von Marks und Krall (1971) veröffentlichten Berichten der Joslin-Klinik hervorgeht.

Bei der diabetischen Makroangiopathie handelt es sich um eine besondere Verlaufsform der Arteriosklerose, die vornehmlich mittlere und große Stromgebiete befällt.

Während der juvenile Insulinmangeldiabetiker an den Folgen der diabetischen Nephropathie stirbt, ist die Todesursache des Altersdiabetikers die koronare Herzkrankheit (Berchthold und Berger, 1978; Marks und Krall, 1971).

Die diabetische Makroangiopathie tritt im Unterschied zur Arteriosklerose bei Männern und Frauen gleich häufig auf, während nichtdiabetische Männer vor dem 50. Lebensjahr etwa viermal häufiger an Arteriosklerose erkranken als Frauen, wie von Schettler und Wollenweber (1974) eruiert wurde.

Nach Harders (1968) und Haupt und Beyer (1974) sowie Schettler und Wollenweber (1974) tritt die diabetische Makroangiopathie früher auf und zeigt eine raschere Progredienz als die Arteriosklerose. Diabetikerinnen erleiden sechsmal häufiger einen Schlaganfall als gleichaltrige, stoffwechselgesunde Frauen (Johnson, 1970).

Bei Diabetikern finden sich gehäuft Sonderformen der Arteriosklerose wie die Mönckebergsche Mediasklerose. Es handelt sich um eine lineare Verkalkung der Media (Lundbaek, 1977).

Die Ätiologie der Gefäßwandveränderungen ist nicht geklärt. Vergleichende histochemische Untersuchungen der arteriosklerotischen Plaques von Diabetikern und Nichtdiabetikern haben keine deutlichen Unterschiede ergeben (Haupt und Beyer, 1974).

Als ein wesentlicher Faktor wird für die Makroangiopathie die Hyperglykämie angesehen, wobei eine gleichzeitig bestehende Hypertonie (Johnson, 1970; Keen et al., 1965) sowie Fettstoffwechselstörungen (Haupt und Beyer, 1974; Schettler und Wollenweber, 1974) die Entstehung und das Fortschreiten von arterisklerotischen Gefäßwandschäden begünstigen.

Klinisch relevant ist vor allem die koronare Herzkrankheit, die aufgrund von Beobachtungen von Trautwein und Julitz (1967) sowie Harders (1968) schon zwischen dem 20. und 40. Lebensjahr auftritt und weniger schmerzhaft oder symptomärmer als beim Nichtdiabetiker verlaufen kann. Nach Marks und Krall (1971) sind am häufigsten Erwachsenendiabetiker betroffen mit 20jähriger Diabetesdauer. Das atypische Erscheinungsbild bereitet im Zusammenhang mit dem noch geringen Alter der Patienten mit Langzeitdiabetes häufig differentialdiagnostische

Schwierigkeiten. Es werden Rückenschmerzen, Schmerzen im Bereich des Abdomens oder ausschließlich im Kinn angegeben. Präkordiale Schmerzen, die einem Infarktereignis zugeschrieben werden können, gehen oft ohne Enzym- oder EKG-Veränderungen einher (Harders, 1968). Die Gefährdung des Typ I-Diabetikers nach 15jähriger Krankheitsdauer und beim Altersdiabetiker liegt nach Marks und Krall (1971) nach überstandenem akutem Ereignis in einer Lungenembolie oder in peripheren embolischen Verschlüssen. Diese Komplikation kann eine Herzinsuffizienz und ein diabetisches Koma bedingen.

Der tödliche Myokardinfarkt ist nach der Sektionsstatistik von Bell (1952) etwa 2mal häufiger beim Diabetiker als beim Stoffwechselgesunden zu finden.

Auch periphere ischämische Läsionen mit bevorzugter Lokalisation an den Beinen führen beim Diabetiker selten zu einer Schmerzsymptomatik. Die arterielle Verschlußkrankheit führt beim Diabetespatienten selten zur Claudicatio intermittens (Anschütz, 1974; Zinman et al., 1979; Zollinger, 1960). Gewebsnekrosen, die durch Durchblutungsstörungen der kleinsten Gefäße, verbunden mit einer Hypästhesie, bedingt sind, führen nur selten zu starken Schmerzen. Daweke (1970) fand bei Patienten mit akralen Läsionen eine sockenförmige Hypästhesie als Ausdruck einer diabetischen Neuropathie.

Bagatelltraumen wie zu enges Schuhwerk, falsche Pediküre, Überwärmung oder Unterkühlung verursachen nicht selten ausgedehnte Gewebsdefekte, die in eine Gangrän übergehen können. Durch Superinfektion mit Kolibakterien, Pseudomonas, Staphylococcus aureus, haemolyticus oder Streptokokken kann eine sog. »heiße« Gangrän entstehen. Trotz dieser ischämischen Läsionen sind z.B. die Fußpulse beim Diabetiker meist gut tastbar.

Die diabetische Makroangiopathie der Zerebralgefäße wird erst nach dem 70.Lebensjahr bei Diabetikern klinisch relevant, wie aus der Untersuchung von Entmacher und Mitarbeitern (1964) hervorgeht. Sie tritt bevorzugt nach langer Diabetesdauer (nach 20–40 Jahren) auf. Männer und Frauen sind gleich häufig betroffen. An den Folgen des apoplektischen Insultes sterben nach dieser Erhebung doppelt soviele Diabetespatienten wie gleichaltrige Patienten ohne Stoffwechselstörung. Während Ditscherlein (1964) in seiner Sektionsstatistik nur von ca. 6% zerebralen Insulten bei Diabetikern berichtet, stellen Joslin und Mitarbeiter (1936) diese in 12,3% fest.

Die Prognose aller Spätkomplikationen kann durch eine gute Diabeteseinstellung besonders in den ersten Jahren nach Diagnosestellung günstig beeinflußt werden (Berchtold, 1974; Harders, 1968; Pense et al., 1973). In tierexperimentellen und klinischen Studien (Berchthold und Berger, 1978; Harders, 1968; Irsigler et al., 1979; Jackson und Forman, 1966; Mehnert, 1969; Whitehouse und Root, 1956) konnte diese Hypothese erhärtet werden.

Die diabetische Retinopathie konnte nach Joslin und Mitarbeitern (1959) und Pense und Mitarbeitern (1973) (Abb. 7-10) an der Progredienz gehindert werden, wenn in den ersten 5 Jahren nach Diagnosestellung eine gute Stoffwechselführung zu beobachten war. Irsigler und Mitarbeiter (1979) fand eine geringere Frequenz der proliferativen Retinopathie bei gut eingestellten Diabetikern.

Auch die Mortalität an kardiovaskulären und zerebrosklerotischen Komplikationen liegt bei schlechter Stoffwechselführung wesentlich höher als bei guter Diabeteseinstellung (Harders, 1968; Irsigler et al., 1979).

Ungeklärt ist, ob orale Antidiabetika, insbesondere die Sulfonamidderivate, die Bildung arteriosklerotischer Gefäßwandveränderungen fördern, wie aus der UGDP-Studie (University Group Diabetes Programm, 1970) hervorgeht. Sowohl tierexperimentelle als auch klinische Untersuchungen weisen auf einen präventiven Effekt mit besonderer Berücksichtigung der koronaren Herzkrankheit hin.

7.1.8.3 Pyelonephritis

Die Pyelonephritis wird aufgrund einer Reihe von autoptischen und klinischen Untersuchungen bei Diabetikerinnen im Alter von 40–50 Jahren und bei Männern im Alter von über 60 Jahren häufiger gefunden als bei Nicht-Diabetikern (Osterby-Hansen, 1964; O'Sullivan und Mitarbeiter, 1961; Schrub und Mitarbeiter, 1973).

Ward und Mitarbeiter (1971) geben die Häufigkeit in ihrem Autopsiegut mit 36% aller untersuchten Diabetiker an, Ditscherlein (1969) konnte die aktive Form der Pyelonephritis bei Diabetikern doppelt so häufig nachweisen wie bei Stoffwechselgesunden. Oberdisse und Irmscher (1968) fanden einen Anstieg der Erkrankungsfrequenz bei Männern nach dem 60. Lebensjahr bis auf 30%, bei Frauen im Alter von 40–60 Jahren in 28%, in der Altersklasse von mehr als 60 Jahren in bis zu 60% der untersuchten Probandinnen (Abb. 7-11).

Aufgrund des bei Diabetikern oft chronisch symptomarmen Verlaufs der Pyelonephritis sind die Angaben über die prozentuale Häufigkeit in klinischen Studien gering: O'Sullivan und Mitarbeiter (1961) geben die Erkrankungsrate mit 13,3% von 150 untersuchten Personen, Schrub und Mitarbeiter (1973)

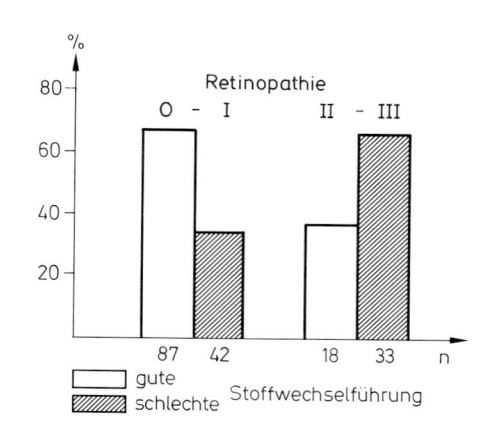

Abb. 7-10: Beziehung zwischen der Qualität der Stoffwechselführung und der Retinopathia diaberica Frequenz (nach Pense et al., 1973)

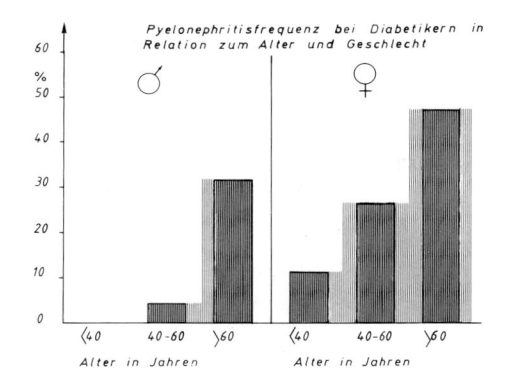

Abb. 7-11: Abhängigkeit der Pyelonephritisinzidenz von Alter und Geschlecht beim Diabetes mellitus (nach Oberdisse und Irmscher, 1968)

mit 14,7% von 650 Patienten und Bruns (1970) mit 15,8% von 4074 Diabetikern an.

Die umfangreiche Untersuchung von Bruns, die den Nachweis der Pyelonephritis auch auf Nierenbiopsien stützt, und nicht nur auf eine signifikante Bakteriurie, konnte zeigen, daß Diabetiker doppelt so häufig an einer Pyelonephritis leiden wie Gesunde.

Ob Hefepilze, die Bruns (1970) bei 10,6% der untersuchten Diabetiker fand, ursächlich für die Häufung der Pyelonephritiden sind, konnte auch aus dieser Studie nicht sicher entnommen werden. Der glucosehaltige Harn scheint jedoch das Wachstum der Pilze zu fördern, wie aus der Studie von Mehnert und Mehnert (1958) hervorgeht: Von 150 diabetischen Patienten fanden sich bei 34% der Fälle Hefen im Urin, während nur 10% der Nichtdiabetiker einen Pilzbefall zeigten.

Das Keimspektrum bei Harnwegsinfekten von Diabetikern und Nichtdiabetikern ist im wesentlichen gleich (Bruns, 1970; Osterby-Hansen, 1964; O'Sullivan et al., 1961; Schrub et al., 1973). Die antibiotische Abdeckung erfolgt ebenso wie beim Stoffwechselgesunden nach Resistogramm. Besonders gefürchtet ist beim Diabetiker die durch eine Pyelonephritis verursachtet Papillennekrose. Nach den Sektionsstatistiken von Whitehouse und Root (1956), Zollinger (1960) und Ditscherlein (1969) ergab sich dieser Befund bei 3,4 bis 11,5% der Diabetiker und nur bei 0,13% bis 0,7% der Nichtdiabetiker.

7.1.8.4 Diabetische Neuropathie

Neurologische Störungen werden im Zusammenhang mit der diabetischen Stoffwechsellage in jedem Alter gefunden.

Bischoff (1977) konnte jedoch zeigen, daß der Häufigkeitsgipfel in der 2. Lebenshälfte, meist in der 6. Altersdekade zu finden ist. Nach Daweke (1970) resultiert diese Beobachtung aus der höheren Diabetesmorbidität dieser Altersklasse. Klinische Studien von Broch und Klövstadt (1947), Matthews (1955), Feudell (1963) und Malins (1968) weisen jedoch darauf hin, daß neurologische Störungen bei Altersdiabetikern häufiger zu finden sind, als es dem prozentualen Anstieg der Diabetesmorbidität entsprechen würde.

Malins (1968) fand bei seinem Patientenkollektiv bei 44% der unter 30jährigen, aber bei 83% der 50- bis 70jährigen Patienten polyneuropathische Symptome. Gamstorp und Mitarbeiter (1966) fanden bei 20–30% der unter 30 Jahre alten Diabetikern und bei 70% der über 60jährigen peripherneurologische Ausfälle unter Berücksichtigung der statistischen Zunahme des Diabetes im Alter.

Aus der Gesamtheit dieser Studien ist zu entnehmen, daß die Neuropathie im Alter deutlich zunimmt. Im Gegensatz hierzu fanden Gregerson (1967) sowie Hirson und Mitarbeiter (1953) keinen eindeutigen Beweis für diese Beobachtung.

Constam (1965), Pirat (1970), Feudell (1963) und Matthews (1955) konnten anhand ihrer statistischen Erhebungen zeigen, daß die Frequenz der diabetischen Polyneuropathie wesentlich mit der Dauer und der Güte der Stoffwechseleinstellung zusammenhängt. Bei schleichendem Krankheitsverlauf, so wie er gehäuft beim Altersdiabetiker beobachtet wird, konnten Pomeranze (1959) bei 10% seiner Patienten und Jarrett und Mitarbeiter bei 19,5% der Untersuchten Polyneuropathien feststellen, ohne klinische Diabetessymptome zu finden.

Pathogenetisch ergeben sich vor allen Dingen Hinweise auf die vaskuläre Verursachung der neuropathischen Beschwerden, wie aufgrund histologischer Untersuchungen von Fagerberg (1959) sowie von Raff und Asbury (1968) nachgewiesen werden konnte. Klinisch zeigte sich bei den von Greenbaum (1964) untersuchten Patienten häufig eine Diskrepanz zwischen Neuropathie und Lokalisation der Durchblutungsstörungen. Offensichtlich sind nicht nur Durchblutungsstörungen, sondern auch die Stoffwechselstörung an sich für die Nervenschädigung verantwortlich zu machen.

Während die klassische, bilateraldistale, sensomotorische Polyneuropathie in jedem Lebensalter auftritt, findet man die vorwiegend motorische amyotrophische, asymmetrisch proximale Polyneuropathie fast ausschließlich beim Erwachsenen- oder Altersdiabetiker. Vegetative Neuropathien sind überwiegend eine Erkrankung des jüngeren Erwachsenendiabetikers. Ophthalmoplegien werden dagegen fast ausschließlich beim Altersdiabetiker gefunden, wie von Bischoff (1974, 1977) beschrieben wird.

Die motorischamyotrophische asymmetrische Polyneuropathie des Erwachsenen- und Altersdiabetikers hindert die Patienten in den meisten Fällen am Treppensteigen oder das Aufstehen aus dem Sessel fällt schwer (1974, 1977). Nach Gregerson (1969) können die Fußhebermuskeln gelähmt sein. Nach Bloodworth und Eppstein (1967) gehen Myalgien den Lähmungserscheinungen oft voraus.

Die vegetative Neuropathie betrifft überwiegend das autonome Nervensystem. Sie äußert sich als diabetische Blase, die bei 10% der Patienten als Blasenatonie klinisch manifest wird.

Halmos und Mitarbeiter (1970) sowie Howland und Drinkard (1963) fanden röntgenologisch eine verzögerte Magenentleerung, die sich klinisch als morgendlicher Brechreiz und Völlegefühl manifestiert.

Die Störungen der Darmmotilität können sich ähnlich wie ein echtes Malabsorptionssyndrom mit Durchfällen und Steatorrhoe äußern, wie Whalen und Mitarbeiter (1969) und Vinnik und Mitarbeiter (1962) beobachten konnten.

Schöffling und Mitarbeiter (1963) und Martin (1953) stellen bei 30–55% ihrer männlichen Diabetespatienten im mittleren Alter Potenzstörungen fest, die nach Sprague (1963) mit Miktionsstörungen einhergehen können.

Der diabetische Fuß ist gekennzeichnet durch Veränderungen der Haut und Arophie des Unterhautfettgewebes, ein trophisches Ödem und ein trophisches Ulkus. Diese Veränderungen wurden vor allem von Ellenberg (1968), Greenbaum (1964) und Martin beschrieben (1953).

Hirnnervenparesen treten beim alten Patienten meist einseitig auf als Ophthalmoplegie mit Ptose und Doppelbildern (Bischoft, 1974). Linquette und Mitarbeitern (1968) und Mari und Mitarbeiter (1968) fanden als Pupillenanomalien meist eine geringfügige Anisokorie, selten eine reflektorische Pupillenstarre.

Aus der Literatur geht nicht eindeutig hervor, in welchem Umfang die einzelnen neurologischen Störungen reversibel sind.

Nach Bischoff (1974b, 1977) remittieren regelmäßig asymmetrische amyotrophische und motorische Hirnnervenparesen. Pirat (1970) beschreibt eine gleichgroße Remissionsrate bei sensiblen und motorischen Lähmungen. Münzenmeyer (1971) fand bei den von ihm untersuchten jüngeren Patienten eine wesentlich größere Remissionstendenz als beim alten Diabetiker.

Die am besten geprüfte Therapieform aller Ausprägungen der diabetischen Polyneuropathie ist aufgrund neurophysiologischer Verlaufbeobachtungen von Gregerson (1967) und Ward und Mitarbeitern (1971) eine optimale Stoffwechselführung.

7.1.9 Prognose und Spätsyndrom

Während die Lebenserwartung des Diabetikers in der «Vor-Insulin-Ära» im Mittel 5–6 Jahre betrug und die häufigste Todesursache das Koma diabeticum war, wird die Prognose des an Diabetes Erkrankten heute von vielen Faktoren bestimmt. Hierzu gehören neben dem Lebensalter zum Zeitpunkt der Diabetesmanifestation die Stoffwechselführung und vor allem die durch den Diabetes bedingten Langzeitkomplikationen. Die durchschnittliche Lebenserwartung ist in sämtlichen Altersklassen heute um ca. 18 Jahre angestiegen. Besonders hoch ist die Überlebensdauer der kindlichen und jugendlichen Diabetiker, die heute bei ca. 30 Jahren liegt, wie aus einer jahrzehntelangen Beobachtung der Joslin-Klinik (Marble, 1971) hervorgeht. Der Typ I-Diabetiker erreicht somit durchaus das höhere Lebensalter.

55jährige Diabetespatienten leben im Mittel noch 13,8 Jahre. Die mittlere Überlebensdauer der gleichaltrigen Gesamtbevölkerung beträgt dagegen 20,8 Jahre, wie aus der Analyse von Krall (1971) hervorgeht. Aufgrund dieser Untersuchung würde ein 10jähriger Diabetiker statistisch gesehen etwa 54,3 Jahre, eine 10jähriger Gesunder dagegen 71,5 Jahre alt. Mit zunehmendem Lebensalter verringert sich der Unterschied zwischen Gesunden und Diabetespatienten: 35- oder 40jährige Diabetiker leben nur 10 Jahre weniger als Gesunde.

Für die Prognose eines an Diabetes mellitus Erkrankten sind vor allem die durch den Diabetes bedingten Langzeitkomplikationen entscheidend. Zu diesen Komplikationen werden die diabetische Mikro- und Makroangiopathie gerechnet. Die Häufikeit vaskulärer Erkrankungen nimmt mit steigender Diabetesdauer zu (Haupt und Beyer, 1974). Die arteriosklerotischen Gefäßwandveränderunge im Sinne einer Makroangiopathie treten mit zunehmendem Alter immer häufiger auf. Nach Haupt und Beyer (1974), Bradley (1971), Schettler und Wollenweber (1974) sind die arteriosklerotischen Gefäßwandveränderungen beim Diabetiker früher festzustellen und neigen zu stärkerer Progredienz als beim Stoffwechselgesunden. Aus einer Erhebung von Gensler und Mitarbeitern (1965) geht hervor (Abbildung 7-12), daß im Alter von 40–50 Jahren bereits ca. 10% im Alter von 60–70 Jahren über 40% der Diabetiker an fortgeschrittenen Gefäßwandschäden leiden.

Die Beziehung zwischen Ausmaß der makroangiopathischen Stoffwechselveränderungen und Dauer der Stoffwechselstörung ist nicht eindeutig geklärt. Eine eindeutig positive Korrelation fand Schoop und Mitarbeiter (1967) in ihrem Kollektiv, während Pense und Mitarbeiter (1973) und Alexander (1967) keinen Einfluß der Dauer der Stoffwechselstörung auf die Entwicklung der Gefäßveränderungen zeigen konnten. Beide Geschlechter sind nach Jarosch von Schweder und Mitarbeitern (1975) in gleichem Maße von der diabetische Makroangiopathie betroffen, während die allgemeine Arteriosklerose Männer 4mal häufiger befällt als Frauen.

Die diabetische Mikroangiopathie tritt beim älteren (Typ II-)Diabetiker offenbar nach kürzerem Krankheitsverlauf auf als beim jüngeren Patienten. Binding (1971) gibt die Glomerulosklerosehäufigkeit beim über 50jährigen Patienten mit 53%, beim unter 40jährigen mit 14% nach 6- bis 10jähriger Krankheitsdauer an.

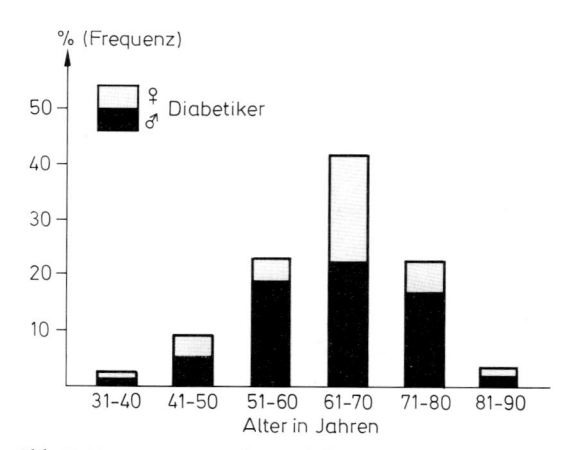

Abb. 7-12: Prozentsatz der Gefäßveränderungen bei Diabetikern unterschiedlichen Alters (nach Gensler et al., 1965)

Auch die Todesursachen der Diabetiker haben sich in den letzten Jahrzehnten grundlegend gewandelt. Vor Einführung des Insulins in die Diabetestherapie verstarben fast 50% der Diabetiker aller Altersklassen im Koma. Heute beträgt die Komamortalität nur noch 1%. Bei fast 80% der Diabetiker sind Gefäßkrankheiten die Todesursache, wie aus der Erhebung der Joslinklinik bis zum Jahre 1968 hervorgeht (Marble, 1971) (Abb. 7-13).

Die gestörte Glucosetoleranz (impaired glucose tolerance) ist durch ein geringes Insulindefizit gekennzeichnet (Jarrett et al., 1979). Personen mit gestörter Glukosetoleranz entwickeln häufiger als andere einen manifesten Diabetes mellitus. Die Angaben über die prozentuale Diabetesinzidenz werden in der Literatur mit 1–6% pro Jahr angegeben (Jarrett et al., 1979; Jarrett und Keen, 1975a, 1976). So war nach der Untersuchung von Sartor und Mitarbeitern (1980) nach 10 Jahren bei 17% der Probanden mit gestörter Glucosetoleranz ein manifester Diabetes mellitus entstanden. Die Diabetesinzidenz bei den von Fitzgerald und Malins (1976) beobachteten Patienten lag bei 45 bzw. 8,5% nach 10 Jahren. O'Sullivan und Mahan (1968) fanden bei 52,5% ihrer Patienten nach 10 Jahren eine manifeste Kohlenhydratstoffwechselstörung.

Die verminderte Glucosemetabolisation begünstigt nach Flora (1966) Hagenfeld und Wahlberg (1967) und Alexander (1967) offenbar die Entstehung von Gefäßwandschäden. Tierexperimentelle Studien von Marquié (1978) und klinische Erhebungen von Keen und Jarrett (1976) sowie Sartor und Mitarbeitern (1980) weisen darauf hin, daß die Gabe von Sulfonylharnstoffen in Verbindung mit einer Diabetesdiät die Diabetesinzidenz und die Ausbildung von arteriosklerotischen Gefäßwandläsionen bei gestörter Glucosetoleranz herabsetzen können. Eine Reihe anderer Autoren, wie Stowers (1973), Gutsche (1979) und O'Sullivan und Mahan (1968) konnte keinerlei Einfluß von Sulfonamidderivaten auf die Diabetesmorbidität zeigen. Übergewichtige, insbesondere im höheren Alter, zeigen zu 45–75% eine pathologische Glucosetoleranz, wie aus den Veröffentlichungen von Karam und Mitarbeitern (1965), Duncan und Mitarbeitern (1968) und Schilling und Mitarbeitern (1965) hervorgeht.

Ungeklärt ist, ob durch eine konsequente Gewichtsabnahme die spätere Manifestation des Diabetes mellitus bei diesen Patienten verhindert werden kann. Nach den Studien von Berger und Mitarbeitern sowie Newburgh und Conn (1939) ist es möglich, durch Gewichtsreduktion die Glucostetoleranz zu verbessern und die Diabetesmanifestation zu verhindern oder zu verzögern.

Literatur

AHLBORG, G., P. FELIG, L. HAGENFELDT, R. HENDLER, J. WAREN: Substrate turnover during prolonged exercise in man J. Clin. Invest. 53, 1080–1090 (1974)

AHLHAUSEN-KARLHEIM, S., B. WILMS: Untersuchungen zur diabetischen Makroangiopathie. 13. Kongress der deutschen Diabetes-Gesellschaft, Düsseldorf (1978) Vortrag Nr. 1

ALAVI, I.A., B.K. SHARMA, V.K.G. PILLAY: Steroid induced diabetic ketoacidosis. Amer. J. med. Sci. 262 15 (1971)

ALBANESE, A.E., E.J. LORENZE, L.S. ORTO: Effect of strokes on carbohydrate tolerance. Geriatrics 23, 142–150 (1968)

ALEXANDER, K.: Der angiologische Status eines ambulanten diabetischen Krankengutes. Arch. klin. Med. 213, 173 (1967)

ANDERSON, J.W., K. WARD: Long term effects of high carbohydrate diets on glucose and lipid metabolism. A preliminary report on patients with diabetes. Diabetes care 1, 77–81 (1978)

ANDRES, R.: Aging and diabetes. Med. Clin. North Am. 55, 835–845 (1971)

ANSCHÜTZ, F.: Der gefäßkranke Diabetiker in der Praxis. Herz/Kreislauf 6/7, 137 (1974)

ARKY, R.A., D. HURWITZ: Management of Emergencies. VIII. The therapy of diabetic ketoacidosis. New Wngl. J. Med. 274, 1135 (1966)

ASSAN, R., B. SOUCHAL, P. AUBERT, G. TSCHOBROUTSKY, H. DEROT: Comas métaboliques non acidocétosiques chez des diabétes. Press méd. 77, 787 (1969)

BAUER, M.L.: Characteristics of persons with diabetes. National Center for Health Statistics. US Public Health Service Publication No. 1000, Series 11, No. 2. Washington D.C., 1967

BELL, E.F.: A post mortem study of vascular disease in diabetes. A.M.A. Arch. Path. 53, 444 (1952)

BERCHTOLD, P.: Herzinfarkt und Diabetes mellitus. Therapiewoche 24, 2624 (1974)

BERCHTOLD, P., M. BERGER: HDL-Cholesterin, ein Schutzfaktor gegen die coronare Herzkrankheit. Dtsch. Med. Wschr. 103, 1534 (1978)

BERGER, W.: Schweiz. med. Wschr. 101, 1013 (1971)

BERGER, W., AFFOLTER, H. KAPP: Diagnose und Behandlung der diabetischen Ketoazidose und Hyperosmolarität. Praxis 58, 1096 (1969)

BERGER, W., R. AMREIN: Laktatazidosen unter der Behandlung mit den drei Biguanidprparaten Phenformin, Buformin und Metformin – Resultat einer gesamtschweizerischen Umfrage. Schweiz. Rundschau Med. 67, 661 (1978)

BERGER, M., E. BAUMHOFF, F.A. GRIES: Gewichtsreduktion und Glukoseintoleranz bei Adipositas. Verlaufsstudie über 5 Jahre. Dtsch. med. Wschr. 101, 307 (1976)

BERGER, M., P. BERCHTOLD: Diabetes mellitus und Muskelarbeit. Pharmakotherapie 3, Nr. 2, 91 (1980)

BERGER, M., P. BERCHTOLD, H. ZIMMERMANN: Butter oder Margarine? Dtsch. Med. Wschr. 105, 1297 (1980)

BERGER, W., U. KELLER, J. GUNCAGA, R. RITZ: Coma diabeticum. Therapiewoche 23, 2657 (1974)

BERGER, W., G.E. SONNENBERG: Blutzuckertagesprofile und Hämoglobin A_1 bzw. A_{1C} zur Überwachung der

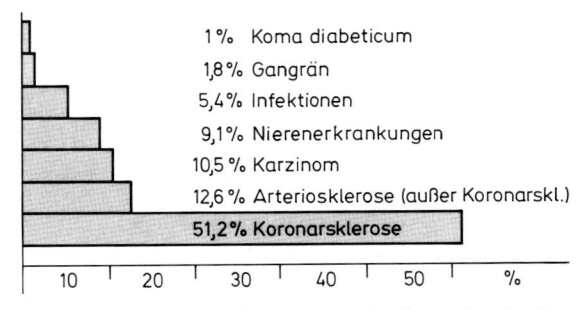

Abb. 7-13: Todesursachen von Diabetikern der Joslin-Klinik in verschiedenen Jahrzehnten (modifiziert nach Marble, 1971)

- 1% Koma diabeticum
- 1,8% Gangrän
- 5,4% Infektionen
- 9,1% Nierenerkrankungen
- 10,5% Karzinom
- 12,6% Arteriosklerose (außer Koronarskl.)
- 51,2% Koronarsklerose

Diabetesbehandlung. Schweiz. Med. W'schr. 110, 488 (1980)

BERNHARD, H.: Long-term observations on oral hypoglycemic agents in diabetes. The effect of carbutamide and tolbutamide. Diabetes 14, 59 (1965)

BERGOZ, R., E. HAUSSER: Diabetic Coma without acidoketoosis. Lancet I, 116 (1964)

BINDING, R.: Abhängigkeit der Retinopathie und Glomerulosklerose vom Verlauf des Diabetes mellitus. Inaugural-Dissertation. München, 1971

BISCHOFF, A.: Neurologische Erkrankungen bei Diabetes mellitus. In: H. MEHNERT, K. SCHÖFFLING (Hrsg.): Diabetologie in Klinik und Praxis. Thieme, Stuttgart 1974, S. 414

BISCHOFF, A.: Die diabetische Neuropathie. In: K. OBERDISSE (Hrsg.): Handbuch der Inneren Medizin. Band 7: Stoffwechselkrankheiten. Teil 2b: Diabetes mellitus. (1977) XXVII, 441

BJÖRNTORP, P., P. BERCHTOLD, G. TIBBLIN: Insulin secretion in relation to adipose tissue in men. Diabetes 20, 65–70 (1971)

BLACKARD, W.G., P.S. GUZELIAN: Down-regulation of insulin receptors in primary cultures of adult rat hepatocytes in monolayer. Endocrinology 103, 548 (1978)

BLOODWORTH, J.M.B., M. EPSTEIN: Diabetic amyotrophy. Light and electronmicroscopic investigation. Diabetes 16, 181 (1967)

BRADLEY, R.F.: Diabetic ketoacidosis and coma. In: A. MARBLE, P. WHITE, R.F. BRADLEY, L.P. KRALL (Hrsg.): Joslin's Diabetes mellitus. Lea and Febinger, Philadelphia 1971, S. 361

BRANDT, R.L.: Dcreased carbohydrate tolerance in elderly patients. Geriatrics 15, 315–325 (1960)

BROCH, O.J., O. KLÖVSTAD: Polyneuritis in diabetes mellitus. Acta med. scand. 127, 514 (1947)

BROCKMANN, W., L.J. CORDOVA, P.J. DAVIS: Hyperglycemic non-ketotic coma in insulin dependent diabetes mellitus. John Hopk. med. J. 127, 119 (1970)

BRUNS, W.: Klinische Studien über die Pyelonephritis und ihre Differentialdiagnostik bei Diabetes mellitus unter besonderer Berücksichtigung moderner nephrologischer Untersuchungsmethoden. Habil.-Schrift, Greifswald (1970)

BRUNS, W., A. TAKAC: Zum Problem des Coma diabeticum und seiner Therapie. Dtsch. Gesundh.-Wes. 20, 108 (1965)

BURCH, G.E., L.P. O'MEALLIE: Senile diabetes. Am. J. Med. Sci. 254, 602–607 (1967)

BURDITT, A.F., F.J. CAIRD: Natural history of diabetic retinopathy. Quart. J. Med. N.S. 37, 303 (1968)

BUTTERFIELD, W.J.H.: Summary of results of the Bedford diabetes survey. Proc. R. Soc. Med. 57, 196–200 (1964)

BUTTERFIELD, W.J.H., M.J. WHICHELOW: The hypoglycemic action of phenformin. Effect of phenformin on glucose metabolism in peripheral tissues. Diabetes 11, 281 (1962)

CAIRD, F.I.: Survival of diabetics with proteinuria. Diabetes 10, 178 (1061)

CAMERINI-DAVALOS, R.A., O. LOZANA-CASTANEDA, A. MARBLE: Five years experience with tolbutamide. Diabetes 11, 74 (1962)

CAMERINI-DAVALOS, R.A., W. OPPERMANN, A.S. REDDI, C.A. VELASCO: The development of the diabetic microangiopathy. In: K. ALEXANDER, M. CACHOVAN (Hrsg.): Diabetische Angiopathien. Witzstrock, Baden-Baden–Brüssel–Köln–New York 1977, S. 49

CAREY, J.S., R.S. BROWN, P.A. MOHR, D.O. MONSON, S.T. YAO, W.C. SHOEMAKER: Cardiovascular function in shock. Response to volume loading and isoproterenol infusion. Circulation 35, 327 (1967)

CERASI, E., E. LUFT: The plasma insulin response to glucose infusion in healthy subjects and in diabetes mellitus. Acta Endocrinol. 55, 278–304 (1967 a)

CERASI, E., R. LUFT: Insulin response to glucose infusion. Acta Endocrinol (Kbh.) 55, 330 (1967)

CHESROW, E.J., J.M. BLEYER: The glucose tolerance test on the aged. Geriatrics 9, 276–282 (1954)

CHRISTENSEN, N.J.: The vascular and nervous function of the lower extremities of diabetics. Diabetologia 3, 539 (1967)

CLARKE, B.G., L.J.P. DUNCAN: Sulfonylharnstofftherapie. In: K. OBERDISSE (Hrsg.): Handbuch der inneren Medizin. Band 7: Stoffwechselkrankheiten. Teil 2b: Diabetes mellitus. Springer, Berlin (1977), S. 931

CLAUSEN, J.P.: Effect of physical training on cardiovascular adjustment in man. Physiol. Rev. 57, 799 (1977)

CONSTAM, G.R.: Zur Spätprognose des Diabetes mellitus. Helv. med. Acta 32, 287 (1965)

CONSTAM, G.R.: Diabetische Angiopathie. Einfluß der Stoffwechselkontrolle. Vortrag auf dem International Workshop on diabetic angiopathy in Children. Berlin, 1979

CREUTZFELDT, W., F. KÜMMERLE, E. KERN: Beobachtungen an 4 Patienten mit totaler Duodenopankreatektomie wegen eines Karzinoms des Pankreas. Dtsch. med. Wschr. 84 541 (1959)

CREUTZFELDT, W., ST. SCHLAGINWEIT: Konsiliartischer Beitrag zur Wirkung der Sulfonylharnstoffe bei einigen Sonderformen der Zuckerkrankheit. Dtsch. med. Wschr. 82, 1539 (1957)

CZYZYK, A., J. LAWECKI, J. SADOWSKI, I. PONIKOWSKA, Z. SZCZEPANIK: Effect of biguanides on intestinal absorption of glucose. Diabetes 17, 492 (1968)

DANOWSKI, T.S., J.D.N, NABARRO: Hyperosmolar and other types of non ketoacidotic coma in diabetes. Diabetes 14, 162 (1965)

DAVIDSON, M.B.: The effect of aging on the carbohydrate metabolism: A review of the english literature and a practical approach to the diagnosis of diabetes mellitus in the elderly. Metabolism 28, 688–705, No. 6, (1979)

DAWEKE, H.: Diabetische Polyneuritis (Neuropathia diabetica) aus internistischer Sicht. Med. Welt 14, 585 (1970)

DECKERT, T., J.E. POULSEN, M. LARSEN: Prognosis of diabetics with diabetes onset before the age of thirty-one. I. Survival, causes of death and complications. Diabetologia 14, 363 (1978)

DEFRONZO, R.A.: Glucose intolerance and aging. Evidence for tissue insensitivity to insulin. Submitted for publication

DEFRONZO, R., D. DEITERT, R. HENDLER: Insulin sensitivity and insulin binding to monocytes in maturity onset diabetes. J. clin. Invest. 63, 939 (1979)

DEVIGAN, C., M.P. DELPORTE, M. THOMAS, M. PERRAULT: Nouv. Presse méd. 5, 906 (1976)

PUBLIC HEALTH SERVICE: Publ. Nr. 1168. Diabetes Source Book. Government Printing Office, Washington 1969

DIETZE, G., M. WICKLMAYR, H. MEHNERT, H. CZEMPIEL, H.G. HENFTLING: Effect of phenformin on hepatic balances of glucogenic substrates in man. Diabetologia 14, 243 (1978)

DITSCHERLEIN, G.: Häufigkeit der vaskulär bedingten Todesfälle unter 450 obduzierten Diabetikern 1960–63. Dtsch. Gesundh.-Wesen 19, 1957 (1964)

DITSCHERLEIN, G.: Nierenveränderungen bei Diabetikern. Fischer, Jena 1969

DUCKWORTH, W.C., A.E. KITABCHI: Direct measurement of plasma proinsulin in normal and diabetic subjects. Am. J. Med. 53, 418–427 (1972)

DUCKWORTH, W.C., S.S. SOLOMON, A.E. KITABCHI: Effect of chronic sulfonylurea therapy on plasma insulin and proinsulin levels. J. Clin. Endocrinol. Metab. 35, 385 (1972)

Duncan, G.C., T.G. Duncan, J. Schatanoff: Refractory obesity and diabetes. Ann. N.Y. Acad. Sci. **148**, 906 (1968)

Dürr, F.: Beitrag zum hyperosmolaren, nicht ketoacidotischen Koma bei Diabetes mellitus. Dtsch. med. Wschr. **89**, 76 (1964)

Editorial: Haemoglobin A_1 and diabetes, a reappraisal. Brit. Med. J. **281**, 1304 (1980)

Ellenberg, M.: Diabetic neurogenic vesical dysfunction. Arch. intern. Med. **117**, 348 (1966)

Ellenberg, M.: Diabetic neuropathic ulcers. J. Mt. Sinai Hosp. **35**, 585 (1968)

Entmacher, P.S., H.F. Root, H.H. Marks: Longevity of diabetics in recent years Diabetes **13**, 373 (1964)

Eschwege, E., D. Job, C. Guyot-Argenton, J.P. Aubry, G. Tchobroutsky: Delayed progression of diabetic retinopathy by dievided insulin administration: A further follow-up. Diabetologia **16**, 13 (1979)

Fagerberg, S.E.: Diabetic neuropathy. A clinical and histological study on the significane of vascular affections. Acta med. scand. **164**, 345 (1959)

Fajans, S.S., J.W. Conn: The early recognition of diabetes mellitus. Ann. N.Y. Acad. Sci. **82**, 208 (1959)

Feldmann, J.M., H.E. Lebovitz: Endocrine and metabolic effects of glibenclamid. Evidence for an extrapancreatic mechanism of action. Diabetes **20**, 745 (1971)

Feudell, P.: Neuropathia diabetica. Volk und Gesundheit, Berlin 1963

Fitzgeradl, M.G., H. Keen: Diagnostic classification of diabetes. Br. Med. Jé I, 1568 (1964)

Fitzgerald, M.G., J.M. Malins: Ten year follow-up report on the Birmingham Diabetes survey of 1961. Br. med. J. **III**, 35 (1976)

Fitzgerad, M.G., J.M. Malins, D.J. O'Sullivan, M. Wall: The effect of sex and parity on the incidence of diabetes mellitus. Quart. J. Med. **30**, 57 (1961)

Flanigan, W.J., B.W. Thompson, R.E. Casali, F.T. Caldwell: The surgical significance of hyperosmolar Coma. Amer. J. Surg. **120**, 652 (1970)

Flora, G.: Zur Häufigkeit der diabetischen Stoffwechsellage bei stenosierenden Angiopathien der unteren Extremitäten. Med. Welt **17**, 1365 (1966)

Flügel, K.A., R. Stoerger: Hemikonvulsionen im hyperglykämischen Koma. Med. Klin. **61**, 1867 (1966)

Frederichs, H., W. Creutzfeldt: Hyperosmolares Koma und Laktatazidose. In: O. Wieland, H. Mehnert (Hrsg.): Biochemie und Klinik des Insulinmangels. Thieme, Stuttgart 1971, S. 118

Frederichs, H., U. Deuticke, W. Creutzfeldt: Med. Klin. **68**, 363 (1973)

Froesch, E.R., P.H. Rossier: Die akute diabetische Stoffwechselentgleisung und das Coma diabeticum. In: A. Labhardt (Hrsg.): Klinik der Inneren Sekretion. 2. Aufl., Springer, Berlin–Heidelberg–New York 1971, S. 778

Gampstorp, I., S.A. Shelburne, G. Ingleson, D. Redondo, H.S. Traisman: Peripheral neuropathy in juvenile diabetes. Diabetes **15**, 411 (1966)

Ganda, O.P., J.L. Day, J.S. Soeldner, J.J. Connon, R.E. Gleason: Reproducibility and comparative nalysis of repeated intavenous and oral glucose tolerance tests. Diabetes **27**, 715–725 (1978)

Garcia, M.J., P.M. McNamara, W.B. Kannel: Morbility and Mortality in diabetics in the Framingham-population. Diabetes **23**, 105 (1974)

Gellmann, D.D., O.L. Pirani, J.F. Soothill, R.C. Mehrke, R.M. Kark: Diabetic nephropathy – a clinical and pathologic study based on renal biopsies. Medicine **38**, 321 (1959)

Gensler, S.W., H. Haimovici, P. Hoffert, C. Steinman, T.C. Beneventano: Study of vascular lesions in diabetic and non diabetic patients. Arch. Surg. **91**, 617 (1965)

Gepts, W.: Die histopathologischen Veränderungen der Langerhansschen Inseln und ihre Bedeutung in der Frage der Pathogenese des menschlichen Diabetes. Endokrinologie **36**, 185 (1958)

Gepts, W.: Pathologic anatomy of the pancreas in juvenile diabetes mellitus. Diabetes **14**, 619 (1965)

Gerich, J.E., M.M. Martin, L. Recant: Clinical and metabolic characteristics of hyperosmolar nonketotic coma. Diabetes **20**, 228 (1971)

Ginsberg, H., J.M. Olefsky, G.M. Reaven: Further evidence that insulin resistance exists in patients with chemical diabetes. Diabetes **23**, 674 (1974)

Gottesbüren, H., H. Gerdes, K.P. Littmann: Schwere Hypoglykämien nach Glibenclamid. Verh. dtsch. Ges. inn. Med. **433** (1970)

Gottfried, S.P., K.S. Pelz, R.C. Clifford: Carbohydrate metabolism in healthy old men and women over 70 years of age. Am. J. Med. Sci. **242**, 475–480 (1961)

Greenbaum, D.: Observations on the homogenous nature and pathogenesis of diabetic neuropathy. Brain **87**, 215 (1964)

Gregerson, G.: Diabetic neuropathy: Influence of age, sex, metabolic control and duration of diabetes on motor conduction velocity. Neurology (Minneap.) **17**, 972 (1967)

Gregerson, G.: Diabetic amyotrophy – a well definded syndrome? Acta med. scand. **185**, 303 (1969)

Gries, F.A., M. Toeller, D. Grünklee, Th. Kochinsky: Prognostische Bedeutung des oralen Glukosetoleranztests. Therapiewoche **50**, 8358–8368 (1980)

Gutsche, H.: Der subklinische Diabetes mellitus. Diagnostik und Konsequenzen. Med. Klin. **74**, 843 (1979)

Hagenfeldt, L.: Metabolism of free fatty acids and ketone bodies during exercise in normal and diabetic man. In: M. Vranic, J. Wahren, S. Horvath (Hrsg.): Proceedings of a conference on diabetes and exercise. Diabetes **28**, (Suppl. 1), 66–70 (1979)

Hagenfeld, L., F. Wahlberg: Comparison of i.v. glucose tolerance and i.v. tolbutamid in ischemic cardiovascular disease. Diabetes **16**, 15 (1967)

Halmos, T., S. Forgacs, A. Rosinger: Gastroparesis diabeticorum. Münch. med. Wschr. **17**, 780 (1970)

Halmos, P.B., J.K. Nelson, R.C. Lowry: Hyperosmolar non-ketotic coma in Diabetes. Lancet I, 675 (1966)

Hamwi, G.J.: Therapy: Changing concepts. In: T.S. Danowski (Hrsg.): Diabetes mellitus Diagnosis and treatment. American Diabetes Ass., New York 1964

Harano, Y., S. Ohgaku, H. Hidaka, K. Haneda, R. Kikkawa, Y. Shigeta, H. Abe: Glucose, insulin and somatostatin infusion for the determination of insulin sensitivity. J. Clin. Endocrinol. Metab. **45**, 1124 (1977)

Harders, H.: Diabetes mellitus und innere Krankheiten. Angiopathien. Fortschr. Med. **86** (1968)

Harris, H.: The familial distribution of diabetes mellitus. Ann. Eugen. (Lond.) **15**, 95 (1950)

Hasselbaltt, A., R. Schuster: Wirkung von Megaphen und Veronal auf die Rastinonhypoglykämie. Klin. Wschr. **36**, 814 (1958)

Hasslacher, Ch., R. Wahl: Häufigkeit und Schwere therapiebedingter Hypoglykämien bei Diabetikern. Dtsch. med. Wschr. **96**, 1787 (1971)

Hatch, F.E., A.E. Parrish: Apparent remission of a severe diabetic on developing the Kimmelstiel-Wilson syndrome. Ann. intern. Med. **54**, 544 (1961)

Haupt, E.: Neue Aspekte in Ätiologie und Pathogenese des Diabetes mellitus. Therapiewoche **29**, 4999 (1979)

Haupt, E., J. Beyer: Gefäßkrankheiten bei Diabetes mellitus. In: H. Mehnert, K. Schöffling (Hrsg.): Diabetologie in Klinik und Praxis. Thieme, Stuttgart 1974, 357

HAYNER, N. S., M. D. KJELSBERG, F. H. EPSTEIN: Carbohydrate tolerance and diabetes in a total community, Tecumseh, Michigan. I. Effects of age, sex and test conditions on one hour glucose tolerance in adults. Diybetes 14, 413–423 (1965)

HEBER, D., M. E. MOLTISH, M. D. SPERLING: Low dose continuous insulin therapy for diabetic ketoacidosis. Arch. Int. Med. 137, 1377 (1977)

HEILMEYER, L. JR., E. HELMREICH: Wirkungen des Insulins auf den Muskel. In: O. WIELAND, H. MEHNERT (Hrsg.): Biochemie und Klinik des Insulinmangels. Thieme, Stuttgart 1971, S. 45

HIRSON, C., E. L. FEINMAN, H. J. WADE: Diabetic neuropathy. Brit. med. J. I 1408 (1953)

HOCKADAY, T. D. R., K. G. M. M. ALBERTI: Diabetic Coma. In: Clinics in Endocrinology and Metabolism. Vol. 1, No. 3 751 (1972)

HORVATH, S. M., R. WISTOSKY, W. CORWIN: The oral glucose tolerance test in old men. J. Gerontol. 2, 25–30 (1947)

HOWLAND, W. J., R. W. DRINKARD: Acute diabetic gastric atony. (gastroparesis diabeticorum). J. Amer. med. Ass. 185, 214 (1963)

HURWITZ, D.: Hypoglycemic and hyperglycemic coma. Surg. Clin. N. Amer. 48, 361 (1968)

IRMSCHER, K.: Diabetes und Nieren. In: K. OBERDISSE (Hrsg.): Handbuch der inneren Medizin. Band 7: Stoffwechselkrankheiten, Teil 2b: Diabetes mellitus. Springer, Berlin 1977 XXVII

IRSIGLER, K., H. KRITZ, C. NAJEMNIK: Rückbildung einer floriden Retinopathie. Lancet II 1068 (1979)

IRSIGLER, K., W. WALDHÄUSL: Änderungen einzelner Parameter des Fett- und Kohlehydratstoffwechsels bei Adipösen durch Abmagerung. Wien. klin. Wschr. 81, 534 (1969)

ISNARD, F., M. LAVIEUVILLE: Acidose lactique et biguanides: Etat actuel de la question en France. Journ. Annu. Diabetol. Hôtel Dieu 18, 362 (1977)

ISSEKUTZ, B., I. H. MILLER, K. RODAHL: Effect of exercise on FFA metabolism of pancreatectomized dogs. Am. J. Physiol. 205, 645 (1963)

JACKSON, W. P. U., R. FORMAN: Hyperosmolar, non-ketotic coma. Diabetes 15, 714 (1966)

JACKSON, W. P. U., C. GOLDIN: Retinopathy in woman over 45 years of age attending a diabetic clinic. Including its relationsship to therapy with sulfonylureas. Sth. Afr. med. J. 37, 1225 (1963)

JAHNKE, K.: Coma diabeticum. Klinische Erhebungen. In: K. OBERDISSE (Hrsg.): Handbuch der inneren Medizin. Bd. II. Springer, Berlin–Heidelberg–New York 1977, S. 606

JAHNKE, K., F. BURO: Das Koma diabeticum. Verh. dtsch. Ges. inn. Med. 76 359 (1970)

JAROSCH VON SCHWEDER, W., H. HUCHZERMEYER, K. ALEXANDER, H. J. MITZKAT: Arterielle Verschlußkrankheit und Diabetes mellitus. Dtsch. med. Wschr. 37, 1827 (1975)

JARETT, R. J., H. KEEN: Die Epidemilogie des Diabetes mellitus In: K. OBERDISSE (Hrsg.): Handbuch der Inneren Medizin, Band 7, Teil 2A, Springer, Berlin–Heidelberg–New York 1975 b, S. 679

JARRETT, R. J., H. KEEN: Diabetes and artherosklerosis. In: Complications of diabetes. Edward Arnold, London 1975 a, S. 179–303

JARRETT, R. J., H. KEEN: Hyperglycemia and diabetes mellitus. Lancet II, 1009–1012 (1976)

JARRETT, R. J., H. KEEN, D. R. BOYNS, C. GLOUVERAKIS, J. FULLER: The concomitants of raised blood sugar: studies in newly detected hyperglycemics. Guy's Hospital Report 188, 237 (1969)

JARRETT, R. J., H. KEEN, J. H. FULLER, M. MCCARTNEY: Worsening to diabetes in men with impaired glucose tolerance. Diabetologia 16, 25 (1979)

JEANRENAUD, B.: Insulin and obesity. Diabetologia 17, 133–138 (1979)

JENKINS, D. J. A., T. M. S. WOLEVER, R. NINEHAM, D. L. SARSON, S. R. BLOOM, J. AHERN, K. G. M. M. ALBERTI, T. D. R. HOCKADAY: Improved glucose tolerance four hours after taking guar with glucose. Diabetologia 19, 21 (1980)

JOHNSON, B. C.: Stroke experience in a total community study (Tecumseh, Michigan) presented at the Joint Meeting of the Council of Cerebrovascular Disease and the Council on Epidemiology of the American Heart Assosiation, New Orleans, Lousiana 1970

JOHNSON, R. D., J. W. CONN, C. J. DYCKMAN, S. PECK, J. I. STARR: Mechanisms and management of hyperosmolar coma without ketoacidosis in the Diabetic. Diabetes 18, 111 (1969)

JOHNSON, P. R., J. HIRSCH: Cellularity of adipose depots in six strains of genetically obese mice. J. Lipid Res. 13, 2–11 (1972)

JOSLIN, E. P., L. T. DUBLIN, H. H. MARKS: Studies in Diabetes mellitus. IV. Etiology. Amer. J. med. Sci. 192, 9 (1936)

JOSLIN, G. P., H. F. ROOT, A. MARBLE, P. WHITE: The treatment of diabetes mellitus. 10. Aufl. London, 1959, S. 70

KARAM, H. H., G. M. GRODSKY, F. C. PAVLATOS, P. H. FOSHAM: Critical factors in excessive seruminsulin response to glucose. Lancet I 286 (1965)

KEEN, H., R. J. JARRETT: Macroangiopathy – its prevalence in asymptomatic diabetes. Adv. Metab. Disord. (Suppl.) 2, 3–9 (1973)

KEEN, H., G. A. ROSE, D. A. PYKE, D. R. BOYNS, C. CHLOUVERAKIS, S. MISTRY: Blood-sugar and arterial disease. Lancet II, 505 (1965)

KEIDING, N. R., H. F. ROOT, A. MARBLE: Importance of control of diabetes in prevention of vascular complications. J. Amer. med. Ass. 150, 964 (1952)

KIMMELSTIEL, P., C. WILSON: Intercapillary lesions in the glomeruli of the kidney. Amer. J. Path. 12, 83 (1936)

KINGSBURY, K. J.: Glucose tolerance, age and atherosclerosis. Postgrad. Med. J. 44, 944–954 (1968)

KIPNIS, D. M.: Insulin secretion in diabetes mellitus. Ann. Intern. Med. 69, 891–901 (1968)

KÖBBERLING, J.: Zur Wertigkeit des oralen Glukosetoleranztestes. Internist 21, 213–219 (1980)

KÖBBERLING, J., A. APPELS, G. KÖBBERLING, W. CREUTZFELDT: Glukosebelastungstest bei 727 Verwandten ersten Grades von Altersdiabetikern. Dtsch. med. Wschr. 94, 416 (1969)

KÖBBERLING, J., D. BERNINGER: Natural history of glucose tolerance in relatives of diabetic patients. Low prognostic value of the oral glucose tolerance test. Diabetes care 3, 21–26 (1980)

KÖBBERLING, J., A. KERLIN, W. CREUTZFELDT: The reproducibility of the oral glucose tolerance test over long (5 years) and short periods (1 week). Klin. Wschr. 58, 527–530 (1980)

KOGUT, M. D., B. H. LANDING: Coma and hyperglycemia in the absence of ketonemia. Amer. J. Dis. Cild. 114, 673 (1967)

KORNERUP, T.: Capillary fragility and diabetic retinopathy. Acta ophthal. (Kbh.) 33, 583 (1955)

KORP, W., H. LENHARDT: Treatment with sulfonylureas in diabetes. A long-term study over 15 years. 7th. Congress of intern. Diab. Fed., Buenos Aires, 1970 S. 23

KRACHT, J., RAUSCH-STROOMANN: Das Inselzellsystem unter N-Sulfanilyl-N-buylcarbymid. Naturwissenschaften 43, 180 (1956)

KRALL, L. P.: Clinical evaluation of prognosis. In: Joslin's

Diabetes mellitus. 11. Aufl. Lea & Febinger, Philadelphia 1971
Kristensen, M., L.K. Christensen: Drug induced changes of the blood glucose lowering effect of oral hypoglycemic agents. Acta diabet. lat. **6**, (Suppl. 1), 116 (1969)
Krogh, A., J. Lindhard: Relative value of fat and carbohydrate source of muscular energy. Biochem. J. **14**, 290–363 (1920)
Kumar, R.S.: Hyperosmolar non-ketotic coma. Lancet I, 48 (1968)
Landers, P.J.: Die Klinik der diabetischen Ketoazidose. Med. Welt **23**, 253 (1972)
Larcon, A., C. Huriet, P. Vert, G. Thibaut: Comas métaboliques non acidecetosiques chez des diabétiques. Diabète **11**, 99 (1963)
Larsson, Y., G. Sterky: Long-term prognosis in juvenile diabetes mellitus. Acta paediat. (Uppsalla) **51**, Suppl. 130, (1962)
Lazarus, S.S., B.V. Volk: In: The Pancreas in Human and Experimental Diabetes. Grune and Stratton 1962, S. 168
Lee, C.S., S.M. Mauer, D.M. Brown, D.E. Sutherland, A.F. Michael, J.S. Najarian: Renal transplantation in diabetes mellitus in rats. J. Eur. Med. **139**, 793 (1974)
Levey, G.S., M.W.I. Schmidt, D.H. Mintz: Activation of adenyl cyclase in a pancreatic islet dell adenoma by glucagon and tolbutamide. Metabolism **28**, 93 (1972)
Linquette, M., J.C. Fourlinnie, P. Fossati, G. Arnott: Neuropathies peripheriques cliniques ou infracliniques révélatrices d'une dysrégulation glucidique. Le Diabète 74 (1968)
Livingston, J.M., B.J. Purvis, D.H. Lockwood: Insulin-induced changes in insulin binding and insulin sensivity of adipocytes. Metabolism **27**, Suppl. 2, 2009 (1978)
Loubatières, A.: Étude physiologique et pharmacodynamique de certains dérives sulfamidés hypoglycémiants. Arch. int. Physiol. **54**, 174 (1946)
Luft, D., M. Eggstein: Koma bei Stoffwechselstörungen. Komatöse Zustände in der inneren Medizin-Diagnostik und Therapie. Krankenhausarzt **51**, 7 (1978)
Lundbaek, K.: Diabetische Angiopathie. Münch. med. Wschr. **119**, 647 (1977)
Luttermann, J.A., A.A.J. Adriaansen, A. van't Laar: Treatment of severe diabetic ketoacidosis. A comparative study of two methods. Diabetologia **17**, 17 (1979)
Maccario, M., C.P. Messis, E.F. Vastola: Focal seizures as a manifestation of hyperglycemia without ketoacidosis. Neurology (Minneap.) **15**, 195 (1965)
Madison, L.L., R.H. Unger: Effect of phenformin on peripheral glucose utilization in human diabetic and nondiabetic subjects. Diabetes **9**, 202 (1960)
Malins, J.: Clinical diabetes mellitus. Eyre and Spottiswood. London 1968
Man, H.X., P. Uhry, A. Cohen, O. Robain: Un cas de signe d'Argyll-Robertson chez une malade atteinte de neuropathie diabétique. Bull. Soc. Ophthal. Fr. **68**, 473 (1968)
Manchester, K.L.: Insulin and incorporation of amino acids into protein of muscle. Biochem. J. **81**, 135 (1961)
Manzano, F., G.P. Kozak: Acute quadriplegia in diabetic hyperosmotic coma with hypokalemia. J. Amer. med. Ass. **207**, 2278 (1969)
Marble, A.: Long-term diabetes and the effect of treatment. In: E.F. Pfeiffer (Hrsg.): Handbuch des Diabetes mellitus, Bd. II. J.F. Lehmanns, München 1971, S. 649
Margio, S., F. Melani, E. Poggi: The tolbutamide test (Rastinon test) in subjects of senile age. J. Gerontol. **10**, 415–426 (1962)
Marks, H.H.: Longevity and mortality of diabetics. Amer. J. Publ. Health **55**, 416 (1965)

Marks, H.H., L.P. Krall: Onset, course, prognosis and mortality in diabetes mellitus. In: A. Marble, R.F. Bradley, P. White, L.P. Krall (Hrsg.): Joslin's Diabetes mellitus. Lea & Febinger, Philadelphia 1971, S. 209
Marks, H.H., L.P. Krall, P. White: Epidemiology and detection of diabetes. In: A. Marble, R.F. Bradley, L.P. Krall (Hrsg.): Diabetes mellitus, 11. Aufl. Lea & Febinger, Philadelphia 1971
Marquié, G.: Preventive effect of gliclazide on experimental atherosclerosis in rabbits. Diabetologia **14**, 269 (1978)
Marshall, F.W.: The sugar control of the blood in elderly people. Q. J. Med. **24**, 257–284 (1930)
Martin, M.M.: Diabetic neuropathy. A clinical study of 150 cases. Brain **76**, 594 (1953)
Mattenson, J., E. Palm: Ocular findings in long-standing diabetes mellitus. Acta med. Scand. Suppl. 146, 154 (1950)
Matthews, J.D.: Neuropathy in diabetes mellitus. Lancet I, 474 (1955)
McDonald, G.W.: The epidemiology of diabetes. In: M. Ellenberg, H. Rifkin (Hrsg.): Diabetes mellitus, Theory and Practice, 2. Aufl. McGraw-Hill, New York 1970, S. 582
McDonald, G.W., G.F. Fisher, C. Burnham: Reproducibility of the oral glucose tolerance test. Diabetes **14**, 473–480 (1965)
Mehnert, H.: Clinical results after 10 years treatment with Tolbutamide. In: Tolbutamide, after 10 years. (eds.: Butterfield, Eestering, Exerpta Medica (New York 281 (1967)
Mehnert, H.: Diabetische Mikroangiopathie und Stoffwechselkontrolle. Dtsch. med. Wschr. **94**, 42 (1969)
Mehnert, H.: Diagnose und Differentialdiagnose des Diabetes mellitus. In: H. Mehnert, K. Schöffling (Hrsg.): Diabetologie in Klinik und Praxis. Thieme, Stuttgart 1974, S. 133
Mehnert, H.: Orale Diabetestherapie heute. Pharmakotherapie, Nr. 3 112 (1980)
Mehnert, B., H. Mehnert: Yeats in urine and saliva of diabetic and nondiabetic patients. Diabetes **7**, 294 (1958)
Mehnert, H., E. Reisner: Untersuchungen zur Frage des sog. «Spätversagens» der Sulfonylharnstofftherapie. Dtsch. med. Wschr. **89**, 1378 (1964)
Mehnert, H., H. Sewering, W. Reichstein, H. Vogt: Früherfassung von Diabetikern in München 1967/68. Dtsch. med. Wschr. **93**, 2044 (1968)
Montoye, H.J., W.D. Block, H. Metzner, J.B. Keller: Habitual physical activity and glucose tolerance. Diabetes **26**, 172 (1977)
Morse, R.L. (Hrsg.): Exercise and the Heart. 2. Auflage. Charles C. Thomas, Springfield, Illinois, USA, 1974
Münzenmayer, B.: Langzeitverlauf der diabetischen Neuropathie. Diss. Zürich 1971
National Center for Health Statistics: Characteristics of persons with diabetes, United States, 1964–1965. US Public Health Service Publication 1000, Ser. 10, No. 40 (1967)
National Diabetes Data Group: Classification and diagnosis of diabetes mellitus and other categories of glucose intolerance. Diabetes **28**, 1039 (1979)
Nerup, J., P. Platz, O. Ortved-Anderson, M. Christy, J. Lynsgsøe, J.E. Poulsen, L.P. Ryder, L.S. Nielsen, M. Thomsen, A. Sveigaard: HLA antigens and diabetes mellitus. Lancet II, 864 (1974)
Neubauer, B.: A quantitative study of peripheral arterial calcification and glucose tolerance in elderly diabetics and non-diabetics. Diabetologia **7**, 409 (1971)
Neubauer, M., P.H. Althoff: Pathophysiologie und Therapie des Coma diabeticum. Med. Welt, **31**, Heft 3, 93 (1980)
Newburgh, L.H., J.W. Conn: A new interpretation of

hyperglycemia in obese middle-aged persons. J. Amer. med. Ass. **112**, 7 (1939)

Novak, V.: Diabetic ketoacidosis and hyperglycaemic hyperosmolar non ketoacodotic syndrome. Diabetol. Croat. **1**, 37 (1972)

Oberdisse, K.: Die klinische Anwendung von Biguaniden. In: K. Oberdisse (Hrsg.): Handbuch der Inneren Medizin. Band 7: Stoffwechselkrankheiten, Teil 2b: Diabetes mellitus. Springer Berlin–Heidelberg–New York 1977, XXVII

Oberdisse, K., K. Irmscher: Diabetes und Niere. Verh. dtsch. Ges. inn. Med. **74**, 102 (1968)

Olefsky, J.M., G.M. Reaven: Insulin and glucose responses to identical oral glucose tolerance tests performed fourtye-eight hours apart. Diabetes **23**, 449 (1974)

Olsen, T.S.: Pathologie der diabetogenen Nephropathie. In: H. Sarre, H.J. Holtmeier (Hrsg.): Niere und Stoffwechselkrankheiten. Thieme, Stuttgart 1973, S. 2

Olsen, T.S., H. Ørskov, K. Lundbaek: Kidney lesions in rats with severe longterm alloxan diabetes. 2. Histochemical studies, comparison with human diabetic glomerular lesions. Acta path. microbiol. scand. **66**, 1 (1966)

Orskov, H., N.J. Christensen: Plasma dissappearance rate of injected human insulin in juvenile diabetes, maturity onset diabetic and nondiabetic subjects. Diabetes **18**, 653 (1969)

Østerby, R.: Morphometric studies of the peripheral glomerular basement membrane in early juvenile diabetes. I. Development of initial basement membrane thickening. Diabetologia **8**, 84 (1972)

Osterby-Hansen, R.: Bacteriuria in diabetic and nondiabetic outpatients. Acta med. Scand. **176**, 721 (1964)

O'Sullivan, D.J., M.G. Fitzgerald, M.J. Meynell, J.M. Malins: Urinary tract infection. A comparative study in the diabetic and general populations. Brit. med. J. **I**, 786 (1961)

O'Sullivan, J.B., C.M. Mahan: Prospective study of 352 young patients with chemical diabetes. N. Engl. J. Med. **278**, 1038 (1968)

O'Sullivan, J.B., C.M. Mahan, A.E. Friedlender: Effect of age on carbohydrate metabolism. J. Clin. Endocrinol. Metab. **33**, 619–623 (1971)

Paille, J.F., M. Paille, M.M. Arnaud, M. Plauchu: Le Coma par hyperosmolarité chez les diabétiques; étude clinique, évolutive, physiolopathologique et thérapeutique (à propos de 360 observations, dont 40 originales) J. Med. Lyon. **51**, 2067 (1970)

Panzram, G.: Epidemilogie des Coma diabeticum. Schweiz. med. Wschr. **103**, 203 (1973)

Pense, G., G. Panzram: Häufigkeit, Ursachen und Letalität des Coma diabeticum. Dtsch. Gesundh.-Wes. **17**, 349 (1962)

Pense, G., G. Panzram, W. Müller, D. Pissarek, W. Adolph: Frequenz und Schweregrad der Retinopathie bei einem selektionsfreien Krankengut von 192 Langzeitdiabetikern. A. Beringer (Hrsg.): 3. Internationales Symposium über Diabetes mellitus, Salzburg. 1973. Maudrich, Wien–München–Bern 1973, S. 531

Pense, G., G. Panzram, D. Pissarek, J. Meinhold, W. Möller, H. Leder, D. Kaselow, W. Adolph: Qualität der Stoffwechselführung und Angiopathie bei 180 Langzeitdiabetikern mit mindestens 20 jähriger Krankheitsdauer. Schweiz. med. Wschr. **103**, 1125 (1973)

Petrides, P., L. Weiss, G. Loeffler, O. Wieland: Die Zuckerkrankheit. In: H.E. Bock, W. Gerock und F. Hartmann (Hrsg.): Klinik der Gegenwart. Bd. 11. Urban & Schwarzenberg, München 1970, S. 60

Petzoldt, R.: Sulfonylharnstoffe in der Diabetestherapie. Internistische Welt **2**, 19/49 (1981)

Petzoldt, A., C. Träbert, A. Walther, K. Schöffling: Ätiologie und Prognose des Coma diabeticum – eine retrospektive Studie. Verh. dtsch. Ges. Inn. Med. **77**, 637 (1971)

Pfeiffer, E.F.: Dynamik der Insulinsekretion. In: Fortschritte der Diabetesforschung. Thieme, Stuttgart 1963, S. 236

Pfeiffer, E.F., K. Schöffling, H. Steigerwald, A. Treser, M. Otto: Das Problem des Sekundärversagens der oralen Diabetesbehandlung. Dtsch. med. Wschr. **82**, 1528 (1957)

Phillips, N., T. Duffy: One-hour glucose tolerance in relation to the use of contraceptive durgs. Am J. Obstet. Gynecol. **11**, 91–100 (1973)

Pirat, J.: Les neuropathies diabétiques. Réflexions sur leurs limites et leurs pathogénie. Path. et Biol. **18**, 525 (1970)

Podolsky, S., C.G. Pattavina: Hyperosmolar nonketotic diabetic coma. A complication of propanolol therapy. Metabolism **22**, 685 (1973)

Pomeranze, J.: Subthreshold diabetes. Ann. intern. Med. **51**, 219 (1959)

Prachar, H., H. Bruneder, H. Nobis, W. Korp: Coma diabetikum. Münch. med. Wschr. **117**, 16, 661 (1975)

Pruett, E.D.R., S. Maehlum: Muscular exercise and metabolism in male juvenile diabetics. I. Energy metabolism during exercise. Scand. J. Lab. clin. Invest. **32**, 139 (1973)

Rabst, K., H. Kasper, J. Schönborn: Kohlenhydrat-reduzierte relativ fettreiche Diät. Klinische Befunde. 82. Tagung der deutschen Gesellschaft für innere Medizin. Wiesbaden, 1976

Raff, M.V., A.K. Asbury: Ischemic mononeuropathy and mononeuropathy multiplex in diabetes mellitus. New Engl. J. Med. **279** 487 (1968)

Raja, R.M., J.G. Moros, M.S. Kramer, J.L. Rosenbaum: Hyperosmotic coma complication of peritoneal dialysis with sorbitol dialysate. Ann. intern. Med. **73**, 993 (1970)

Randle, P.J.: The mechanism of action of insulin: Effects of insulin on muscle tissue. In: E.F. Pfeiffer (Hrsg.): Handbuch des Diabetes mellitus, Bd. I, Lehmanns, München 1969, S. 482

Reaven, G.M., R.G. Miller: An attempt to define the nature of chemical diabetes using a multidimensional analysis. Diabetologia **16**, 17 (1979)

Reaven, G.M., J.M. Olefsky: Relationship between heterogeneity of insulin responses and insulin resistance in normal subjects and patients with chemical diabetes. Diabetologia **13**, 201 (1977)

Remein, Q.R., H.L.C. Wilkerson: The efficiency of screening tests for diabetes. J. Chronic. Dis. **13**, 6 (1961)

Report of a working party appointed by the college of General Practitioners: Glucose tolerance and glucosuria in the general population. Br. Med. J. II, 655–659 (1963)

Reubi, F.: Nierenkrankheiten. 2. Aufl. Huber, Bern–Stuttgart–Wien 1970, S. 294

Rick, W.: Klinische Chemie und Mikroskopie. Springer, Berlin–Heidelberg–New York 1973, S. 278

Rifkin, H., J. Berkman: Diabetes and the kidney. In: M. Ellenberg, H. Rifkin (Hrsg.): Diabetes mellitus; theory and proctice. McGraw-Hill, New York 1970, S. 848

Robertson, W.B., J.P. Strong: Atherosclerosis in persons with hypertension and diabetes mellitus. In: H.C. Jr. McGill (Ed.): Williams and Wilkins, Baltimore 1968

Root, M.A.: Effect of carbutamide on the insulin content of the dog pancreas. Diabetes **6**, 12 (1957)

Rossier, E.R., E.R. Froesch, K. Völlm, A. Labhardt: Fortschritte in der Kenntnis der diabetischen Azidose und ihre Konsequenzen für die Therapie. Schweiz. med. Wschr. **9**, 952 (1960)

Rushforth, N.B., M. Miller, P.H. Bennett: Fasting and two hour postload glucose levels for the diagnosis of diabetes. Diabetologia 16, 373–379 (1979)

Salas, M., E. Vinuela, A. Sols: Insulin-dependant synthesis of liver glucokinase in the rat. J. biol. Chem. 238, 3535 (1963)

Saltin, B., F. Lindgärde, M. Houston, R. Hörlin, E. Nygaard, P. Gad: Physical training and glucose tolerance in middle-aged men with chemical diabetes. Diabetes 28, 30–32 (1979)

Samtleben, T.: Klinisch-statistische Untersuchungen zur Pathogenese der Nephropathia diabetica. Dissertation, Düsseldorf 1972

Sandritter, W., U. Becker, D. Müller, E.F. Pfeiffer: Histochemische Untersuchungen zur Frage der Funktion der B-Zellen der Langerhansschen Inseln nach Stimulierung mit D 860. Endokrinologie 37, 13 (1959)

Sarre, H., R. Kluthe, H.J. Jesdinsky, P. Baum, E. Buchborn, F. Dürr, H. Edel, K.W. Fritz, A. Heidland, R. Heintz, G.A. Jutzler, P. Körtge, H.J. Krecke, W. Lange, H. Nieth, J. Oberwittler, D. Oechslen, P. Portwich, J. Schirrmeister, W. Schöppe, G. Schütterle, H.G. Sieberth, E. Wetzels: Nephrotisches Syndrom des Erwachsenenalters. Dtsch. med. Wschr. 96, 225 (1971)

Sartor, G., B. Schersten, S. Carlström, A. Welander, A. Norden, G. Persson: Ten-year follow-up of subjects with impaired glucose tolerance. Prevention of diabetes by tolbutamide and diet regulation. Diabetes 29, 41 (1980)

Sauer, H.: Insulintherapie. In: K. Oberdisse (Hrsg.): Handbuch der Inneren Medizin. Band 7: Stoffwechselkrankheiten, Teil 2b: Diabetes mellitus. B. Springer, Berlin–Heidelberg–New York 1977, XXVII

Sauer, H., R. Grün: Aktuelle Aspekte der Diättherapie des Diabetes mellitus. Internist 21, 746 (1980)

Schäfer, G.: Zum Wirkungsmechanismus der Biguanide aus biochemischer Sicht. In: M. Mehnert, E. Standl (Hrsg.): Metformintherapie 1980. Internationale Metformin-Arbeitstagung. Schattauer, Stuttgart–New York 1980

Schettler, G., J. Wollenweber: Ätiologie und Pathogenese der Arterienerkrankung. In: M. Ratschow, G. Heberer, G. Rau, W. Schoop (Hrsg.): Angiologie. Thieme, Stuttgart 1974, S. 186

Schilling, W.H., K. Oberdisse, K.A. Häther, K. Blank: Vergleichende Untersuchungen mit der oralen und intravenösen Glukosebelastung zur Erfassung einer verminderten Kohlehydrattoleranz. Diabetologia 1, 187 (1965)

Schliack, V.: Die Verbreitung des Diabetes mellitus: Häufigkeit und Vorkommen. Europa und Amerika. In: E.F. Pfeiffer (Hrsg.): Handbuch des Diabetes mellitus, Bd. II. Lehmanns, München 1971, S. 333

Schliack, V., V. Bartos, G. Ditscherlein: Zur Frage klinischer Befunde bei Nierengefäßveränderungen des Sektionsgutes der Berliner Diabetespopulation. In: G. Mohnike (Hrsg.): Angiopathia diabetica. Akademie-Verlag, Berlin 1964, S. 63

Schmitt, H., H. Höhler: Zur Klinik des hyperosmolaren nicht ketoazidotischen Med. Wschr. 22, 1885 (1971)

Schneeberg, N.G., I. Finestone: The effect of age on the intravenous glucose tolerance test. J. Gerontol. 7, 54–60 (1952)

Schneider, H., W. Leonhardt, M. Hanefeld, H. Haller, H. Neumann, D. Michaelis: Beeinflussung hormonell-metabolischer und morphologischer Parameter der Adipositas durch Gewichtsreduktion. 1. Mitteilung: Veränderungen von Triglyceriden, Cholesterol, freien Fettsäuren, und Harnsäure. Dtsch. Gesundh.-Wes. 29, 117 (1974)

Schöffling, K.: Möglichkeiten und Risiken: Die Behandlung mit oralen Antidiabetika nach 20jähriger Erfahrung. 30. Therapiekongreß, Karlsruhe 1978

Schöffling, K., K. Federlin, H. Ditschuneit, E.F. Pfeiffer: Disorders of sexual function in male diabetics. Diabetes 12, 519 (1963)

Schöffling, K., R. Petzoldt, H. Mehnert: Coma diabeticum. In: H. Mehnert, K. Schöffling (Hrsg.): Diabetologie in Klinik und Praxis. Thieme, Stuttgart 1974, S. 331

Schöffling, K., R. Petzholdt, A. Walther, C. Träbert: Epidemiologie, Ätiologie und Prognose des Coma diabeticum. In: Biochemie und Klinik des Insulinmangels. 6. Symp. Forschergruppe Diabetes 1970, Stuttgart 1971

Schoop, W., H.J. Gerhard, U. Roth: Häufigkeit klinisch nachweisbarer Lumeneinengungen großer Arterien beim Diabetiker. Med. Klin. 67, 62 I, 825 (1967)

Schrub, J.Ch., H. Coutois, H. Prodhomme: Infezione urinaria nel diabetico. Minerva Med. 64, 2185 (1973)

Schwarz, K.: Diagnose und Differentialdiagnose des Coma diabeticum. In: Biochemie und Klinik des Insulinmangels. 6. Symp. Forschergruppe Diabetes 1970. Thieme, Stuttgart 1971

Schwarz, K., P.C. Scriba: Endokrinologie für die Praxis. Lehmanns, München 1969

Seltzer, H.S.: Diabetes 21, 955 (1972)

Silverstone, F.A., M. Brandfonbrener, N.W. Shock: Age differences in the intravenous glucose tolerance tests and the response to insulin. J. Cl.n. Invest. 36, 504–514 (1957)

Sinha, M.K., A.N. Mondal, G.K. Rastogi: Influence age on glucose tolerance in normal subjects. Acta Diabetol. Lat. 11, 78–83 (1974)

Siperstein, M.D.: The glucose tolerance test: A pitfall in the diagnosis of diabetes mellitus. Adv. Intern. Med. 20, 297 (1975)

Siperstein, M.D., K.R. Feingold, P.H. Bennett: Hyperglycaemia and diabetic microangiopaty. Diabetologia 15, 365 (1978)

Sirtori, C.R., G. Franceschini, M. Galli-Kienle, G. Cighetti, G. Galli, A. Bondioli, F. Conti: Clin. Pahrmacol. Ther. 24, 683 (1978)

Smith, L.E., N.W. Shock: Intravenous glucose tolerance tests in aged males. J. Gerontol. 4, 27–33 (1949)

Smith, M.J., M.R.P. Hall: Carbohydrate tolerance in the very aged. Diabetologia 9, 387–390 (1973)

Sugaard, H.: Does acid mucopolysaccharide occur in human diabetic glomerulupathy? Acta path. Microbiol. Scand. 187, 104 (1967)

Soler, N.G., M.A. Bennett, P. Lamb, B.L. Pentecost, M.G. Fitzgerald, J.M. Malins: Coronary care for myocardial infarction in diabetics. Lancet I 475 (1974)

Solow, H., R. Hidalgo, D.P. Singal: Juvenile-onset diabetes: HLA-A, -B, -C and -DR alloantigens. Diabetes 28, 1 (1979)

Spiro, R.G.: Search for a biochemical basis of diabetic microangiopathy. Diabetologia 12, 1 (1976)

Spiro, R.G., M.J. Spiro: Effects of diabetes on the biosynthese of the renal glomerular basement membrane. Diabetes 20, 641 (1971)

Sprague, R.G.: Impotence in male diabetics. Diabetes 12, 559 (1963)

Steiner, D.F., R.H. Williams: Respiratory inhibition and hypoglycemia by bifuanides and decamethylendiguanidine. Biochim. biophys. Acta (Amst.) 30, 329 (1958)

Stowers, J.M.: Treatment of chemical diabetes with chlorpropamide and the assosiated mortality. Adv. Metab. Disord. (Suppl.) 2, 549 (1973)

Straumann, M., O. Staffelbach, G.E. Sonnenberg, U. Keller, W. Berger: Vor- und Nachteile der Insulintherapie bei älteren Diabetikern mit asymptomatischer

Hyperglykämie. Schweiz. med. Wschr. **109**, 1816 (1979)

STREETEN, D.H.P., M.M. GERSTEIN, B.M. MARMOR: Reduced glucose tolerance in elderly human subjects. Diabetes **14**, 579–583 (1965)

STRIK, O., H. PUSCH, W. LIEBSCHER: Z. Allgemeinmed. **49**, 151 (1973)

STRUWE, F.E.: Stoffwechselführung diabetischer Kinder unter körperlicher Belastung. In: K. JAHNKE, H. MEHNERT, H.D. REIS (Hrsg.): Muskelstoffwechsel, körperliche Leistungsfähigkeit und Diabetes mellitus. Schattauer, Stuttgart 1977, S. 313

THIEFFRY, J.C., R. MALLET, A. DE CREPY: Complications du diabète infantile après 15 ans évolution. Arch. Fr. Pes. **29**, 965 (1972)

TOELLER, M., R. KNUSSMANN: Reproducibility of oral glucose tolerance test with three different loads. Diabethologia **9**, 102–107 (1973)

TRAUTWEIN, H., R. JULITZ: Herzinfarkt, diabetische Stoffwechsellage und Lipiderwerte. Med. Klin. **62**, I, 364 (1967)

TYLER, R.D., P.M. BEIGELMAN: Insulin-resistant diabetic coma. Diabetes **9**, 97 (1960)

UNGER, R.H.: The standard two-hour oral glucose tolerance test in the diagnosis of diabetes mellitus in subjects without fasting hyperglycemia. Ann. Intern. Med. **47**, 1153–1138 (1957)

UNIVERSITY GROUP DIABETES PROGRAMM: A study of the effects of hypoglycemic agents on vascular complications in patients with adult-onset diabetes. Diabetes **19**, (Suppl. 2). 747 (1970)

VINNIK, I.E., F. KERN, J.E. STRUTHERS: Malabsorption and the diarrhea of diabetes mellitus. Gastroenterology **43**, 507 (1962)

VRANIC, M., M. BERGER: Diabetes and Exercise. Diabetes **28**, 147 (1979)

VRANIC, M., R. KAWAMORI, S. PEK, N. KOVACEVIC, G.A. WRENSHALL: The essentiality of insulin and the role of glucagon in regulating glucose utilization and production during strenuous exercise in dogs. J. Clin. Invest. **57**, 245–255 (1976)

WAGNER, H., E. ZIERDEN, F. WESSELS, H. MÖLLMANN: Zur Altersabhängigkeit von Kohlehydrattoleranz und Insulinsekretion. Akt. Gerontol. **7**, 405 (1977)

WALDHÄUSL, W.K., G. KLEINBERGER: Therapie des ketoazidotischen und hyperosmolaren Coma diabeticum. Pharmakotherapie **3**, Nr. 3 129 (1980)

WALKER, B.G.: Inhibition of insulin by acidosis. Lancet II 964 (1963)

WANG, H., R.L. KATZ: Effects of changes in coronary blood pH on the heart. Circulat. Res. **17**, 114 (1965)

WARD, J.D., C.D. BARNES, D.J. FISHER, J.D. JESSON: Improvement in nerve conduction following treatment in newly diagnosed diabetics. Lancet I, 428 (1971)

WEHNER, H., A. BOHLE: The structure of the glomerular capillary basement membrane in diabetes mellitus with and without nephrotic syndrome. Virchows Arch. Path. Anat. **464**, 303 (1974)

WELBORN, T.A., N.S. STENHOUSE, C.C. JOHNSTONE: Factors determining serum insulin response in a population sample. Diabetologia **5**, 263–266 (1969)

WESSING, A., G. MEYER-SCHWICKERATH, M. SPITZNAS, M. VOGEL: Diabetes und Auge. In: H. SCHWIEGK (Hrsg.): Diabetes, Handbuch der inneren Medizin. Springer, Berlin–Heidelberg–New York 1976

WEST, K.M., L.J. ERDREICH, J.A. STOBER: A detailed study of risk factors for retinopathy and nephropathy in diabetes. Diabetes **29**, 501 (1980)

WEST, K.M., J.A. WULFF, D.G. REIGEL: Oral carbohydrate tolerance tests. Arch. Intern. Med. **113**, 641–648 (1964)

WHALEN, G.E., K.H. SOERGEL, J.E. GEENEN: Diabetic diarrhea. A clinical and pathophysiological study. Gastroenterology **56**, 1022 (1969)

WHICHELOW, M.J., W.J.H. BUTTERFIELD: Postgrad. Med. J. (Suppl) 24 (1968)

WHITE, P.: Childhood diabetes. Diabetes **9**, 345 (1960)

WHITEHOUSE, F.W., H.F. ROOT: Necrotizing renal papillitis and diabetes mellitus. J. Amer. med. Ass. **162**, 444 (1956)

WIDMER, L.K., P. STUDER: Diabetes mellitus und periphere arterielle Durchblutungsstörungen. Med. Welt **50**, 2719 (1966)

WIDMER, L., K. WAIBEL, R. SCHALLER, H. REBER: Läsionen der unteren Extremität bei Arterienverschluß. Schweiz. med. Wschr. **94**, 1782 (1964)

WILLMS, B.: Insulintherapie heute. Internist **22**, 211 (1981)

WINGERD, J., T.J. DUFFY: Oral contraceptive use and other factors in the standard glucose tolerance test. Diabetes **26**, 1024–1033 (1977)

WRENSHALL, G.A., A. BOGOCH, R.C. RITCHIE: Extractable insulin of pancreas. Correlation with pathological and clinical findings in diabetics and nondiabetic cases. Diabetes **87**, 87 (1952)

WRIGHT, P.W.: Experimental insulin-deficiency due to insulin-antibodies. Handbuch des Diabetes mellitus. Bd. I. Lehmanns, München 1969, S. 841

YALOW, R.S., S.A. BERSON: Immunoassay of endogenous plasma insulin in man. J. clin. Invest. **39**, 1157 (1960)

YALOW, R.S., S.M. GLICK, J. ROTH, S.A. BERSON: Plasma insulin and growth hormone levels in obesity and diabetes. Ann. N.Y. Acad. Sci. **131**, 357 (1965)

ZEYTINOGLU, I.Y., C.N. GHERONDACHE, G. PINCUS: The process of aging: serum glucose and immunoreactive insulin levels during the oral glucose tolerance test. J. Am. Geriatr. Soc. **17**, 1–14 (1969)

ZINMAN, B., F.T. MURRAY, M. VRANIC, M. ALBISSER, B.S. LEIBEL, P.A. MCCLEAN, E.B. MARLISS: Glucoregulation during moderate exercise. In: M. VRANIC, J. WAHREN, S. HORVATH (Hrsg.): Diabetes **28**, (Suppl. 1) 82 (1979)

ZOLLINGER, H.U.: Papillennekrosen der Nieren bei Diabetes mellitus. Dtsch. med. Wschr. **85**, 775 (1960)

7.2 Gicht

D. P. Mertz

7.2.1 Definition, Pathophysiologie, Biochemie und pathologische Anatomie von Hyperurikämie und Gicht

7.2.1.1 Primäre Gicht: Definition, Stadieneinteilung

Unter primärer Gicht versteht man gewisse artikuläre und extraartikuläre Veränderungen als Folge einer hereditär bedingten Stoffwechselstörung, die in erster Linie den Purinstoffwechsel betrifft. Vordergründig sind Veränderungen des Harnsäurestoffwechsels, die häufig mit Störungen im Kohlenhydrat- und Fettstoffwechsel kombiniert sind. Gicht ist neben Diabetes mellitus, Hyperlipoproteinämie und arterieller Hypertension *mittelbar als Risikofaktor* für die Entwicklung einer vorzeitigen und schweren Atherosklerose anzusehen. Zwischen Gicht und jeder dieser anderen als potentiell atherogen bekannten Bedingungen bestehen Wechselbeziehungen, indem diese entweder überzufällig häufig bei Gicht anzutreffen sind oder umgekehrt auf zum Teil unbekannte Weise mit einer Hyperurikämie einhergehen können. Allgemein besteht das Wesen der Gicht aus einer positiven Harnsäurebilanz, die zunächst zu einem Konzentrationsanstieg von Harnsäure in der extrazellulären Flüssigkeit führt.

Die Gicht stellt den Prototyp einer Zivilisationskrankheit dar. Für die Manifestation einer primären Gicht gelten ähnliche Voraussetzungen wie für diejenige des Diabetes mellitus, der im übrigen relativ häufig bei Gicht vorkommt. Sowohl beim Diabetes mellitus als auch bei der primären Gicht handelt es sich um *Konstitutionskrankheiten mit komplexem Erbgang ohne sichtbare Chromosomenveränderungen*. In beiden Fällen wirken endogene und exogene Bedingungen zusammen. Vor allem begünstigen Übergewicht und reichliche Ernährung sowie körperliche Inaktivität und Alkoholmißbrauch die Manifestation bei genetischer Prädispostition. Der Erbgang ist autosomal-dominant. Nicht die primäre Hyperurikämie als solche, sondern nur die Disposition dazu wird verebt. Als sekundäre Gicht bezeichnet man gichtige Veränderungen als Folge anderer wohldefinierter Krankheiten, die eine Anhäufung von Harnsäure im Organismus bedingen.

In typischen Fällen können vier *Stadien* der primären Gicht unterschieden werden:
1. Die asymptomatische Gichtanlage, die gleichbedeutend ist mit einer familiären oder primären Hyperurikämie;
2. der akute Gichtanfall;
3. die interkritischen Phasen und
4. das chronische Stadium.

Für manche Belange kann sich allerdings die von Hench (1936) gegebene Einteilung in zwei Stadien als günstig erweisen:
1. Stadium der akut rezidivierenden Anfälle und
2. Stadium der chronischen Gicht.

7.2.1.2 Harnsäure

Harnsäure hat *keine* bekannte *biologische Funktion* oder Aktivität, solange sie in den Körperflüssigkeiten gelöst bleibt. Krankhafte Veränderungen entstehen erst dann, wenn eine Ausfällung von Uratkristallen in den Geweben erfolgt. Da Harnsäure beim pH-Wert des Blutes zu 98% dissoziiert ist (Literatur bei Mertz, 1983), bestehen fast alle direkt aus dem Blute stammenden Harnsäureablagerungen aus Mononatriumurat. Eine andere biologische Wirkung von Harnsäure ist – abgesehen von einer Stimulierung der durch ADP induzierten Thrombozytenaggregation (Newland, 1968) – nicht bekannt, und die künstliche Veränderung des Harnsäurespiegels bei irgend einem Menschen entbehrt einer wissenschaftlichen Notwendigkeit, es sei denn zur Prophylaxe und Behandlung von Gicht und Uratnephropathie. In gelöstem Zustand wirken Harnsäure und Urationen nicht toxisch. Erhöhung der Serumharnsäurekonzentration bedeutet jedoch ein bekanntes Risiko für Gicht und Uratnephropathie mit nachfolgender arterieller Hypertension.

7.2.1.3 Hyperurikämie

Die Definition der Hyperurikämie richtet sich nach physikochemischen Gesichtspunkten. Sie wird bestimmt von der Löslichkeitsgrenze für Urationen, oberhalb der es zur Ausfällung und Ablagerung von Harnsäurekristallen kommt. Angesichts der Temperaturabhängigkeit der Löslichkeit von Urationen (Loeb, 1976) und der Möglichkeit des Vorhandenseins von Serumnatriumkonzentrationen, die geringfügig über 140 mmol/l liegen, scheint eine Festlegung der *oberen Normgrenze* für die Serumharnsäurekonzentration bei 6,4 mg/dl den physiologischen Gegebenheiten am ehesten gerecht zu werden. Diese Bemerkung gilt auch unter dem Hinweis, daß verschiedene Studien Anhaltspunkte für eine Bindung eines Teils der im Plasma vorhandenen Hanrsäure an Plasmaproteine geliefert haben (Klinenberg und Kippen, 1970; Simkin, 1972), sowie für menstruierende Frauen, deren Harnsäurewert wegen der harnsäuretreibenden Wirkung der Östrogene (Nicholls et al., 1973) für gewöhnlich um etwa 0,5 bis 1,0 mg/dl Serum niedriger liegt als bei Männern (Mertz et al., 1974).

Eine bei menstruierenden Frauen wiederholt nachgewiesene Harnsäurekonzentration zwischen 6,0 und 6,4 mg/dl Serum bedeutet indessen eine gewisse Gichtgefährdung nach Aufhören der Östrogenwirkung.

Im Gegensatz zu der nach rein physiko-chemischen Gegebenheiten ausgerichteten Festlegung der oberen Normgrenze der Serumharnsäurekonzentration beim gesunden Menschen erklärt die Ermittlung einer Durchschnittsnorm lediglich den durchschnittlichen Zustand der Norm, also die individuelle Beschaffenheit eines Merkmals im Verhältnis zu den anderen Individuen der Population. Als Mittelwert einer repräsentativen Bevölkerungsstichprobe sagt die Durchschnittsnorm indessen nichts über ihre gesundheitlichen Auswirkungen aus. Verständlicherweise gilt die Definition der oberen Normgrenze der Serumharnsäurekonzentration auch für Jugendliche und Kinder, da die physiko-chemischen Eigenschaften des Plasmas in dieser Lebensspanne vergleichbar denen von Erwachsenen sind (Mertz, 1983).

Somit bezeichnen wir als Hyperurikämie Serumharnsäurewerte von 6,5 mg/dl an aufwärts. Im Vergleich dazu versteht man unter *Hypourikämie* Serumharnsäurekonzentrationen unter 2 mg/dl. Sie kommt in weniger als 1% aller Serumbestimmungen vor und ist klinisch bedeutungslos.

Hyperurikämie ist heute kein ungewöhnlicher Befund mehr. Vor dem Zweitem Weltkrieg wurde die *Häufigkeit*, in der Hyperurikämie in der Allgemeinbevölkerung auftritt, auf weniger als 1% veranschlagt. Vor etwa 15 bis 20 Jahren lagen die Häufigkeitszahlen bei 8%, und derzeit kann bei jedem 4. bis 5. Patienten, wie er in der Allgemeinpraxis erscheint, mit Hyperurikämie gerechnet werden (Mertz, 1973a, 1977, 1983; Bräuer et al., 1973; Böhlau et al., 1973; Babucke und Mertz 1974; Hasslacher et al., 1974; Bräuer et al., 1977).

7.2.1.4 Sekundäre Hyperurikämie

Dagegen kommt reine sekundäre Hyperurikämie relativ selten vor. Der Anteil der gesicherten sekundären Hyperurikämien an der Gesamtzahl aller Patienten mit Hyperurikämie beträgt augenblicklich etwas über 5% (Babucke und Mertz, 1974). Im allgemeinen scheinen jedoch zahlreiche Umweltdeterminanten den individuell variablen Schwellenwert der Genwirkungen hinsichtlich der Höhe der Harnsäurekonzentration zu modifizieren. In Anbetracht der vielen Möglichkeiten von exogenen Bedingungen, die auf zum Teil unbekannte Weise eine Hyperurikämie bewirken oder fördern können, dürfte es im Einzelfall schwierig sein, eine klare Trennung zwischen den Anteilen des Zusammenwirkens von endogenen und exogenen hyperurikämisierenden Fakotren herbeizuführen. Gerade bei nur geringer Penetranz und Expressivität der mutmaßlichen Gendefekte können hyperurikämisierende Umweltfaktoren einen wichtigen Ausschlag zur Manifestation einer Gicht durch Förderung überhöhter Serumharnsäurekonzentrationen geben. Ohne ihr Vorhandensein würde die Gicht in diesen Fällen womöglich überhaupt nicht oder erst im hohen Alter klinisch manifest werden. Die Häufigkeit, in der Gicht heute vorkommt, hat sich gegenüber den Notzeiten nach dem Zweiten Weltkrieg verzehn- bis verzwanzigfacht. Sie beträgt augenblicklich etwa 1 bis 2% unter erwachsenen Personen (Babucke u. Mertz, 1973; Mertz, 1983). Demzufolge kommt heute auf etwa 10 bis 20 Hyperurikämiker ein Gichtkranker.

Die Serumharnsäurekonzentration ist eine veränderliche Größe, die die Funktion einer großen Anzahl von vielschichtigen und miteinander in Beziehung stehender Faktoren widerspiegelt. Unter diesen sind Körpergröße, Gewicht, Diät, eingenommene Medikamente, Nierenfunktion, zusätzliche Krankheiten, Blutdruckhöhe, Enzymschäden, differente Stoffwechselbedingungen und zweifellos viele weitere genetische und umweltbedingte Variablen zu nennen. Ein so hoher Grad an Komplexität macht das

Tab. 7-5: Verminderung der Serumharnsäurekonzentration durch urikosurisch wirksame Substanzen bzw. Bedingungen (nach Mertz: Gicht. Grundlagen, Klinik und Therapie. 3. Aufl., Georg Thieme Verlag, Stuttgart 1983)

Schwangerschaft	p-Aminophenolderivate (Phenacetin, Antifebrin)
Hepatolentikuläre Degeneration	
Fanconi-Syndrom	Hg-Diuretika
Hereditäre Hämochromatose	
Kompensierter Diabetes mellitus	
Benzbromaron	Theophyllin, Coffein
Tienisäure	
Salicylate ⎫ in hohen Dosen	
Probenecid ⎬ («Paradoxeffekte»)	Glycin, Alanin, Asparaginsäure, Glutaminsäure
Phenylbutazon ⎭	Osmotische Diurese mit Glucose, Mannit etc.
	Protein- und/oder kohlenhydratreiche Diät, ausgenommen leberaffine Kohlenhydrate
Cortisol, Prednison, ACTH	Dicumarol, Äthylbiscumacetat
Sulfinpyrazon	Renin
Phenolrot, Diodrast, Hippurate	
	Antidiuretisches Hormon im Übermaß
Östrogene	Guanidinbernsteinsäure
Niridazol	Orale Gallenkontrastmittel
	Acetohexamid
Gewichtsreduktion bei Adipositas	Halofenat, Zitrat, Pyruvat
Nach Nierentransplantation	Ascorbinsäure
	Diverse Anticholinergika

Studium der Hyperurikämie schwierig und die Auswertung der in diesem Zusammenhang erhobenen Befunde riskant. Folgende nichtgichtige Faktoren können eine sekundäre Hyperurikämie herbeiführen (vgl. Tab. 7-5): Vermehrter Anfall von Harnsäure, verminderte renale Uratausscheidung, Hyperlactacidämie, Ketose, Adipositas, arterielle Hypertension, verschiedene Medikamente, verschiedene bekannte Stoffwechselstörungen. In diesem Zusammenhang ist auf die Möglichkeit einer Erniedrigung der Serumharnsäurekonzentration durch verschiedene Medikamente mit urikosurischem Effekt oder Nebeneffekt hinzuweisen (vgl. Tab. 7-6). Derartige Störfaktoren sollten bei der Beurteilung der Serumharnsäurekonzentration berücksichtigt werden. Aus diesem Grunde empfiehlt es sich, *mindestens zwei Tage vor einer Blutentnahme keine urikosurisch oder hyperurikämisch wirksamen Mittel bzw. Maßnahmen zu verordnen.*

Das Risiko, mit dem sich Gicht entwickelt, nimmt graduell mit steigender Serumharnsäurekonzentration zu. Von Patienten mit einem Serumharnsäurewert zwischen 6 und 6,9 mg/dl erkranken durchschnittlich 1,8%, von solchen mit einer Harnsäurekonzentration zwischen 7 und 7,9 mg/dl 11,8% und von Patienten mit einem Serumharnsäurewert über 8 mg/dl 36% an Gicht (Hall et al., 1967). Bei Konzentrationen über 9 mg/dl ist die Aussicht auf manifeste Gicht nahezu gewiß.

7.2.1.5 Bildung und Ausscheidung der Harnsäure

Harnsäure kommt beim Menschen überall in den extrazellulären Flüssigkeitsphasen vor. Hauptausscheidungsorgan ist die Niere. Mehr als $2/3$ der gesamten Tagesausscheidung von Harnsäure erfolgt auf diesem Wege. Der Rest wird extrarenal, hauptsächlich über den Gastrointestinaltrakt, ausgeschieden. Der komplizierte *Ausscheidungsmechanismus der Harnsäure* dient dem Schutz der Niere vor einer Auskristallisation von Harnsäure im distalen Tubulus. Die renale Regulation der Harnsäureausscheidung beim Menschen schließt glomeruläre Filtration, tubuläre Reabsorption und tubuläre Sekretion ein. Nur etwa 2% der filtrierten Uratmenge werden im Endharn ausgeschieden. Die gesamte pro Tag zur Ausscheidung anstehende Harnsäuremenge beläuft sich beim Menschen unter purinfreier Diät auf etwa 300 bis 500 mg. Nach Aufnahme purinhaltiger Kost steigt der tägliche Harnsäureumsatz im allgemeinen um 100 bis 400 mg an, so daß die Summe aus *endogenem und exogenem Harnsäureanfall* beim gesunden Menschen täglich etwa bis 750 mg beträgt. Nach Griebsch und Zöllner (1970a) genügt eine Zufuhr von täglich 2,62 bis 3,10 g RNS oder von 300 bis 354 mg Purin-N für ein Überschreiten der oberen Normgrenze der Serumharnsäurekonzentration. Dabei liegt 1 g RNS ein mittlerer Purin-N-Gehalt von 113 mg zugrunde. Pro Gramm Zulage an DNS ist die Zunahme der Serumkonzentration und renalen Ausscheidungsrate von Harnsäure nur halb so groß wie unter Zufuhr gleicher Mengen an RNS (Griebsch u. Zöllner, 1970b).

7.2.1.6 Pathogenese der primären Hyperurikämie

Nicht die Hyperurikämie, sondern nur die Disposition dazu wird vererbt. Die Theorien über die Pathogenese der primären Hyperurikämie lassen sich zusammenziehen auf zwei Störmöglichkeiten:
1. Verminderte renale Harnsäureausscheidung und/oder
2. verstärkte Harnsäurebildung im Intermediärstoffwechsel.

Anomalien der renalen Harnsäureausscheidung

Anomalien der renalen Ausscheidung von Harnsäure werden in wenigstens 90 bis 95% der Fälle als Ursache für die Hyperurikämie gefunden. Diese Feststellung trifft auch für Patienten zu, bei denen sich primäre Gicht in relativ jugendlichem Alter mit erheblichen Krankheitserscheinungen manifestiert hat (Babucke und Mertz, 1976). Bis jetzt ist die mole-

Tab. 7-6: Nichtgichtige (sekundäre) Hyperurikämie (nach Mertz, 1983)

Bei vermehrtem Anfall von Harnsäure (Polycythaemia vera, Polyglobulie, myeloproliferativen Prozessen, Paraproteinämie, infektiöser Mononukleose, Thalassaemia major, Pneumonie, Psoriasis, Sarkoidose, radiologischer bzw. zytostatischer Therapie, hämorrhagischem Schock durch Gewebshypoxie, Gabe von 2-Äthylamino-1,3,4-thiadiazol)

verminderter renaler Uratausscheidung
   bei Niereninsuffizienz

Hyperlactacidämie (i.v. Infusion von Lactat, Fructose oder Glucose, schwere Muskelarbeit, Alkoholintoxikation, Schwangerschaftstoxikose, chronische angeboLactacidose)

Ketose (Fasten, dekompensierter Diabetes mellitus, fettreiche Diät)

Adipositas

arterieller Hypertension
respiratorischer Azidose
Gabe von Diuretika
   von Pyrazinamid
   von Benzoesäure
   von Isoniazid
   von Cycloserin
   von Nikotinsäure
Akromegalie
Hypoparathyreoidismus
Hyperparathyreoidismus
angeborenem Diabetes insipidus renalis,
α_1-Antitrypsin-Mangel
angeborener Chloriddiarrhoe
Glykogenspeicherkrankheit vom Typ I
Hyperlipoproteinämie (bes. Typ IV nach Fredrickson)

CO-Vergiftung
chronischer Bleivergiftung

chronischer Berylliumvergiftung
Myxödem
Fructose, Xylit, Sorbit

Mongolismus

344 D.P. Mertz

kulare Basis für diese Störung nicht aufgeklärt. Möglicherweise liegen diesem Phänomen Veränderungen im Aminosäurestoffwechsel zugrunde (Literatur bei Mertz, 1983).

Vermehrte Harnsäurebildung

Eine vermehrte Harnsäurebildung läßt sich entweder auf einen vergrößerten Turnover von vorgebildeten Purinen oder auf eine beschleunigte Rate der de novo-Biosynthese von Purin zurückführen. Bei maximal 1% aller Patienten mit primärer Gicht beruht die Hyperurikämie auf einer *vermehrten de novo-Biosynthese von Purin*. Auf der Suche nach den Pathomechanismen der primären Gicht als Folge einer beschleunigten de novo-Biosynthese entdeckte man verschiedene Enzymanomalien (Literatur bei Mertz, 1963). So interessant alle diese Bemühungen im Hinblick auf die biochemische Grundlagenforschung auch sein mögen, so wenig werfen sie Licht in das Dunkel der Pathogenese und Biochemie der Hyperurikämie durch Beschleunigung der de novo-Biosynthese von Purin im allgemeinen. Bei primärer Gicht von Erwachsenen betreffen bestimmte Enzymanomalien nur Einzelfälle (Yü et al., 1972; Ropers und Mertz, 1973).

Anders ist dies bei der sogenannten kindlichen Gicht, dem Lesch-Nyhan-Syndrom (Lesch und Nyhan, 1964). Bei solchen Patienten wurde ein kompletter Verlust des Enzyms Hypoxanthin-Guanin-Phosphoribosyltransferase (= HGPRTase) nachgewiesen (Seegmiller et al., 1967).

Durch das Fehlen dieses Enzyms ist die sogenannte Rückkoppelungshemmung beim Aufbau von Purinkörpern gestört, worauf die Harnsäureüberproduktion beruht. Der Abbildung 7-14 kann entnommen werden, daß Adenyl- und Guanylribonucleotide sowie Ribonucleotide der Inosinsäure auf dem Wege einer Rückkoppelungshemmung die Aktivität des Schlüsselenzyms der Purinneubildung, nämlich der Glutamin-PP-Ribose-P-Amidotransferase, kontrollieren. Stehen nun diese Robonucleotide in verminderter Konzentration zur Verfügung, wie im Falle eines Aktivitätsverlustes von HGPRTase, dann ergibt sich aus der Rückkoppelung eine vermehrte de novo-Biosynthese von Purin. Der genetische Defekt beim Lesch-Nyhan-Syndrom geht auf die Erzeugung eines Proteins zurück, das immunologisch mit HGPRTase identifizierbar, aber so verändert ist, daß es enzymatisch inert erscheint. Bis jetzt wurde ein Dutzend mutanter Formen des Enzyms beschrieben (Kelley und Meade, 1971). Verantwortlich für das Zustandekommen eines Lesch-Nyhan-Syndroms scheint eine Mutation am Strukturgen zu sein, das den Code für die HGPRTase abgibt.

Im Vergleich zur primären Gicht ist die Hyperurikämie bei sekundärer Gicht meist Ergebnis einer verminderten renalen Uratausscheidung (beispielsweise bei Niereninsuffizienz und Langzeittnrapie mit Saluretika). In Fällen, in denen eine Mehrproduktion von Harnsäure nachgewiesen werden kann, läßt sich die Mehrproduktion von Harnsäure bei den meisten Patienten mit sekundärer Hyperurikämie mit einem vermehrten Turnover von präformierten Purinen erklären (beispielsweise bei chronisch verlaufenden Blutkrankheiten, vgl. auch Tab. 7-5).

7.2.1.7 Auslösung des akuten Gichtanfalls

Bei Überschreitung der Löslichkeitsgrenze für Harnsäure im Plasma kommt es zur Auffällung und Ablagerung von Harnsäure in Form von Mononatriumurat. Bedeutsam für die Auslösung eines akuten Gichtanfalles ist neben einer lokalen Uratkristallisation das Vorhandensein einer gewissen Entzündungsbereitschaft. Deren Erfordernis wird bewiesen durch die Tatsache, daß Gichtattacken trotz ständiger Hyperurikämie und wiederholten Nachweises von Mononatriumuratkristallen in der Synovialflüssigkeit nur sporadisch auftreten. Zwischen der Höhe der Serumharnsäurekonzentration und dem Auftreten eines akuten Gichtanfalles besteht keine unmittelbare Beziehung. Vielmehr geht einem Anfall oft eine vorübergehende Schwankung der Serumharnsäurekonzentration mit rascher Vermehrung der Uratdeponierung im Gewebe voraus. Verschiedene exogene und endogene Bedingungen können zu derartigen Schwankungen der Serumharnsäurekonzentration und damit zur Auslösung eines Gichtanfalles beitragen. Nicht zu vergessen ist dabei die Induktion von Schwankungen der Harnsäurekonzentration durch Anwendung von Harnsäuresenkern oder auch durch einen akuten Alkoholexzeß.

7.2.1.8 Pathogenetische Vorgänge bei der chronischen Gicht

Vielschichtiger als bei der «*Kristallsynoviitis*» stellen sich die pathogenetischen Zusammenhänge bei chronischer Gicht dar. Die Entstehung der Gewebsveränderungen und der Röntgenbefunde bei chronischer Gicht hängt von einem Mengen-Zeit-Quotienten der

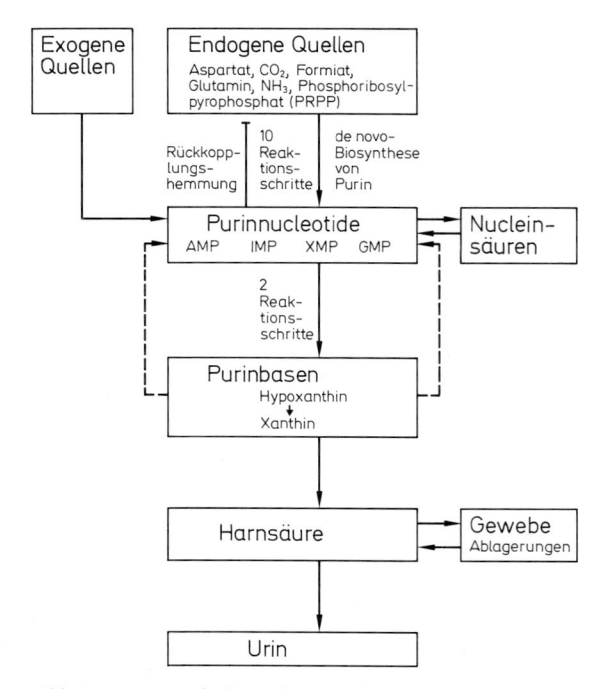

Abb. 7-14: Vereinfachte schematische Darstellung der De-novo-Biosynthese von Purin

Uratpräzipitation ab. Bei sehr großen oder sehr kleinem Mengen-Zeit-Quotienten ergeben sich höchstens gichtverdächtige, jedoch keine gichtspezifischen Röntgenbefunde. Charakteristisch sind die Veränderungen für Gicht nur bei protrahierter Ablagerung der Harnsäuresalze in höherer Konzentration, das heißt bei einem mittleren Mengen-Zeit-Quotienten. Die Ablagerung von Uratpräzipitaten in der extrazellulären Flüssigkeit bei Überschreitung der Löslichkeitsgrenze von Harnsäure erfolgt vor allem in mesenchymalen Geweben mit schlechter Zirkulation der extrazellulären Flüssigkeit. Im wesentlichen handelt es sich dabei um Gewebe mit hohem Kollagen- oder Mukopolysaccharidgehalt. Urate können indessen in avaskulärem Gewebe eingelagert und eingekapselt oder aber in vaskularisiertem Gewebe ausgefällt werden und hier zu entzündlichen Gewebsreaktionen führen.

Neben dem Anfall stellt die *Tophusbildung* die hervorstechendste klinische Manifestation der Gicht dar. Angesichts der heute verfügbaren therapeutischen Möglichkeiten sollte die Entwicklung von Gichtknoten in unserem Lebensraum eigentlich der Historie angehören. Je nach dem Sitz der Tophusbildung kann man zwischen Weichteiltophi und Knochentophi unterscheiden, deren Entwicklungsdauer sich von früher durchschnittlich 10 bis 20 Jahren auf jetzt durchschnittlich 5 bis 9 Jahre verkürzt hat (Babucke und Mertz, 1973).

7.2.2 Klinisches Bild der Gicht als Gelenkerkrankung

7.2.2.1 Häufigkeit

Gicht kann heute nicht mehr als «vergessene Krankheit» (Herrick und Tyson, 1936), wie etwa in Notzeiten während und nach dem Zweiten Weltkrieg, angesprochen werden. Sie ist auch nicht mehr eine Krankheit der Privilegierten. Infolge der allgemeinen Anhebung des Lebensstandards ist die Häufigkeit, in der sich Gicht in den westlichen Industrieländern jetzt manifestiert, größer als jemals zuvor. *Zwischen 1948 und 1970 hat sich die Gichtmorbidität bei Männern verzwanzigfacht* (Babucke und Mertz, 1973), so daß bei jedem zweiten männlichen Patienten, der wegen entzündlicher Gelenkerscheinungen die internistische Sprechstunde aufsucht, gegenwärtig mit Gicht gerechnet werden muß. *Jede 16. Rheumadiagnose lautet derzeit Arthritis urica!* Vielleicht sind einige Besonderheiten der klinischen Erscheinungsweise von Gicht bei Frauen auf die niedrigere Serumharnsäurekonzentration von menstruierenden Frauen, verglichen mit altersgleichen Männern, zu beziehen und nicht Folge einer abgeschwächten Penetranz und verminderten Expressivität des Erbschadens selbst. Wegen der kürzeren Dauer einer Harnsäureretention ist ihr Verlauf bei Frauen im allgemeinen milder, das Manifestationsalter höher und die Häufigkeit der Manifestation sehr viel seltener als bei Männern.

Während sich die Gicht als Gelenkerkrankung bei Frauen erst nach der Menopause manifestiert, liegt das Hauptmanifestationsalter der Gicht bei Männern derzeit in der 3. Dekade (Abb. 7-15). Bis vor zwei Jahrzehnten galt als Grundregel, daß das hauptsächliche Manifestationsalter der Gicht bei Männern im 5. Lebensjahrzehnt liegt. Diese Vorverlagerung des Manifestationsgipfels von Gicht als Gelenkerkrankung bei Männern ist in der Medizingeschichte ohne Beispiel. Männer haben unter der Allgemeinbevölkerung etwa 7mal häufiger manifeste Gicht als Frauen.

7.2.2.2 Soziale Faktoren

Durch Nivellierung der Lebens- und Konsumgewohnheiten ist die Gicht heute nahezu gleichmäßig über die gesamte Bevölkerung aller westlichen Industrienationen verbreitet. Angesichts der sozial-kulturellen Strukturierung unserer Bevölkerung hat sich das Wesen der Stoffwechselkrankheit Gicht gegenüber früher total gewandelt. Infolge mangelnder Selbstdisziplin betrifft sie heute eher die breiten Massen als die wohlhabenden Kreise. Wenn 1973 noch von der Annahme ausgegangen wurde (Mertz, 1973 b), daß künftig 3 % aller Männer jenseits des 65. Lebensjahres Gicht hätten, so ist diese Voraussage heute aufgrund jüngster Erhebungen bereits weit überholt. Exakte Feldstudien ergaben große regionale Unterschiede und eine Häufigkeit von Gicht unter Männern zwischen 55 und 65 Jahren von 4,3 % bis 6,1 %. Noch 1956 berichteten Kuzell und Gaudin, daß Gichtpatienten im Vergleich zu Patienten mit progredient chronischer Polyarthritis finanziell durchschnittlich besser gestellt seien und daher häufiger in den Privatwartezimmern erschienen als die vorgenannten. Man unterschied im Mittelalter zwischen der «Arthritis divitum», also der Gelenkentzündung der Reichen, unter der man die Gicht verstand, und der «Arthritis pauperum», also der Arthritis der Armen, die sich auf entzündliche, nichtgichtige Gelenkveränderungen bezog. Um die Jahrhundertwende stellte Minkowski (1903) Gicht in Deutschland in 3,5‰ unter der Gesamtbevölkerung, aber in 28,8‰ unter Privatpatienten fest. Dieses krasse Mißverhält-

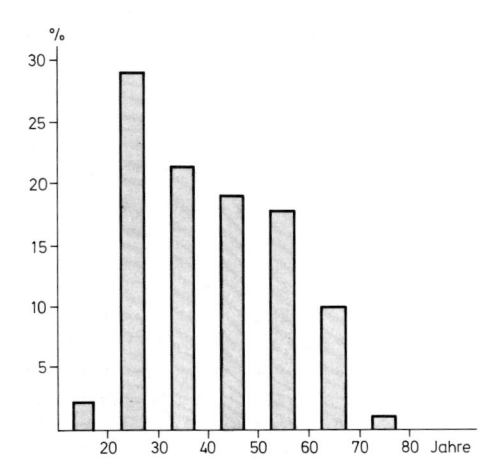

Abb. 7-15: Altersverteilung bei Manifestation der Gicht als Gelenkerkrankung bei Männern (n = 90) nach G. Babucke, D.P. Mertz: Dtsch. med. Wschr. **98**, 183 (1973)

nis von 1: :8 verminderte sich nach der ersten sozialen Revolution, die in diesem Jahrhundert über unser Land ging, nämlich nach dem Ersten Weltkrieg, als Brugsch (1922) Gicht unter Privatpatienten nur noch 2- bis 3mal so häufig fand wie unter Patienten auf der allgemeinen Klasse.

Heute scheinen Neureiche aus niederen sozialen Schichten infolge mangelnder Selbstdisziplin besonders disponiert für Gicht zu sein. Oftmals kann gesteigerte Tatkraft zusammen mit einer überdurchschnittlichen Intelligenz für den Aufstieg dieser Patienten in eine privilegierte Klasse mit der Möglichkeit eines Luxuskonsums verantwortlich gemacht werden. Auch aus unterentwickelten Ländern und aus Ländern des Ostblocks häufen sich in den letzten Jahren Berichte über einen rasanten Anstieg der Gichthäufigkeit mit und seit Besserung der Ernährungsbedingungen. So entwickelte sich die Gicht in der Nachkriegszeit analog dem Diabetes mellitus und der arteriellen Hypertension von einer typischen Krankheit des Wohlstandes zu einer echten Gefahr für die Volksgesundheit. Gicht kann also keineswegs mehr für ein «Kuriosum» gehalten werden, als das sie jahrtausendelang galt. Die Zunahme der Gichthäufigkeit folgte mit mehrjährigem Abstand derjenigen des Diabetes mellitus und des Herzinfarktes. Für die größere *Latenz der Häufigkeitszunahme* von Gicht ist der Umstand verantwortlich zu machen, daß eine Hyperurikämie der klinischen Gichtmanifestation im allgemeinen längere Zeit vorangehen muß als etwa ein Insulinmangel dem klinisch manifesten Diabetes mellitus.

7.2.2.3 Der erste Gichtanfall

Spätestens mit dem ersten Gichtanfall wird die Gicht klinisch manifest und behandlungsbedürftig. Hierbei finden sich in den Gelenken bereits Uratablagerungen und meist zuvor schon in den Nieren Veränderungen im Sinne einer Uratnephropathie. Häufig ist zu Beginn nur ein Gelenk betroffen (Podagra, Gonagra, Chiragra, Omagra), wohingegen die Gichtanfälle in späteren Phasen als Polyarthritis erscheinen. Manchmal kommt es hierbei zum gleichzeitigen Auftreten von Phlebitis um das entzündete Gelenk. Wegen der Progredienz des Leidens nimmt die Häufigkeit der Anfälle im unbehandelten Zustand zu, wobei Häufigkeitsgipfel im Herbst auftreten. Das anfallsfreie Intervall kann im Laufe der Zeit von einigen Jahren auf einige Tage zusammenschrumpfen. So kennen wir aus dem Mittelalter Berichte über sich ständig wiederholende Gichtattacken, die die Patienten wochen- bis monatelang ans Krankenbett fesselten, handlungs- und verhandlungsunfähig machten. Die *Pathogenese der Gichtanfälle* ist bis heute noch nicht vollständig geklärt. Einem Anfall geht in der Regel eine vorübergehende Zunahme oder Abnahme der Harnsäurekonzentration im Serum mit rascher Vermehrung oder Entleerung der Uratdepots im Gewebe voraus. Überreichliches, fettreiches Essen, Alkoholexzesse, körperliche Anstrengung, lokales Trauma, Auswirkungen von naß-kaltem Wetter, Gabe von Penicillin, brüske Harnsäuresenkung durch unsachgemäße Anwendung von Harnsäuresenkern gelten als Hauptmomente, die einen Gichtanfall auslösen können. Seit langem wird einem chirurgischem Eingriff die Fähigkeit zuerkannt, akute Gichtanfälle auslösen zu können (Hench, 1935).

Die erste exakte Beschreibung der *Symptomatik* eines akuten Gichtanfalles verdanken wir Sydenham (1683), der selbst unter scheren Gichtanfällen gelitten hat. In etwa zwei Dritteln der Fälle beginnt die Gicht mit dem Befall eines Gelenkes, und in über 50% ist der erste Gichtanfall im Großzehengrundgelenk lokalisiert (Abb. 7-16). Als Manifestationort von Schmerzen bei Gicht und Hyperurikämie ist auch die Wirbelsäule in Betracht zu ziehen. Die Schmerzen befallen vor allem die Lendenwirbelsäule mit geringen Ausstrahlungen in Hüften und Schultern. Neurologische Ausfälle sind nicht typisch. Gicht kann sich auch in rezidivierend auftretenden Muskelschmerzen, beispielsweise in den Waden, in den Oberschenkeln und im Nacken, manifestieren. Diese Schmerzen nehmen über einige Tage zu und können sich über 3 bis 4 Wochen hinziehen. Als Vorboten (Aura) eines akuten Gichtanfalles sind Störungen des Allgemeinbefindens, wie nervöse Übererregbarkeit, Abgeschlafftheit, Blähungen etc. zu nennen.

Der akute Gichtanfall entwickelt sich vorzugsweise nachts, meist über mehrere Stunden, selten plötzlich mit heftigen Schmerzen, periartikulärer Rötung und Schwellung, Fieber, Störung des Allgemeinbefindens, Leukozytose, Tachykardie, positivem Ausfall der Akute-Phase-Reaktionen (Blutkörperchensenkungsgeschwindigkeit, C-reaktives Protein, α_2-Serumhaptoglobin, α_2-Globulin, Mukoproteinfraktion, Diphenylamin-Reaktion). Manchmal geht einem Gichtanfall ein *Prodromalstadium* mit psychischer Alteriertheit, unbestimmten Muskelschmerzen, gastrointestinalen Erscheinungen, Polyurie oder Nykturie voran. Weniger dramatisch, oft nur als Belastungsschmerz des befallenen Gelenkes, stellen sich Anfälle über Tage ein. Die über dem Gelenk liegende Haut verfärbt sich düsterrot bis livide. Die Umgebung des Gelenkes kann ein Kollateralödem aufweisen. Das Gelenk selbst ist enorm berührungs- und erschütterungsempfindlich. Es besteht ein ausgesprochenes Krankheitsgefühl. Möglicherweise kommt es später in der Umgebung des wiederhergestellten Gelenkes zu einer Hautschuppung.

Bei der Aspiration der Gelenkflüssigkeit findet man eine Leukozytose, wobei segmentkernige Granulozyten überwiegen. Außerdem können in der *Synovialflüssigkeit* Uratkristalle nachgewiesen werden

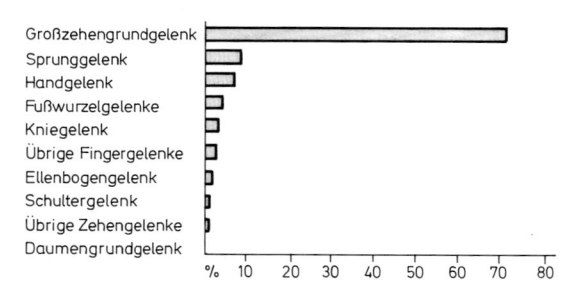

Abb. 7-6: Gelenklokalisation des ersten Gichtanfalls (n = 90) nach G. Babucke, D.P. Mertz: Dtsch. med. Wschr. 98, 183 (1973)

(vergl. Abb. 7-17). In entzündlichen Ergüssen werden Zellwerte bis 15 000/µl, in arthrotischen Reizergüssen dagegen nur solche mit maximal 2000/µl vorgefunden.

Das Anfallsleiden hat einen ausgesprochenen Frühjahrs- und weniger ausgeprägten Herbstgipfel. Im unbehandelten Zustand kann der Anfall wenige Tage bis mehrere Wochen anhalten. Das *beschwerdefreie Intervall* dauert anfänglich mehrere Monate bis Jahre.

Gichtanfälle betreffen nicht nur die Gelenke, sondern kommen auch an Sehnenansätzen und in Schleimbeuteln vor. Schließlich können auch mitigierte Anfälle, besonders bei Frauen, auftreten, die als «*Goutiness*» bekannt sind.

Von besonderer Bedeutung ist die Tatsache, daß der typische Gichtanfall im Großzehengrundgelenk in 70 bis 90% der Fälle als anamnestisches Kardinalsymptom angegeben wird. Die Vorzugslokalisation eines Gichtanfalles an den Gelenken der unteren Extremitäten und besonders an der Großzehe wird durch die besondere Belastung beim aufrechten Gehen erklärt. Beim Abrollen des Fußes während des Gehens wird das Großzehengrundgelenk für kurze Zeit praktisch mit dem gesamten Körpergewicht belastet.

7.2.2.4 Interkritische Phasen und chronisches Stadium

Als *interkrische Phasen* bezeichnet man die klinisch symptomlosen Intervalle, in denen das Leiden aber fortschreitet. Wegen der Progredienz des Leidens nimmt die Häufigkeit der Anfälle im unbehandelten Zustand zu. Die Erkrankung geht gleitend in das *chronische Stadium* über, das durch fortschreitende polyartikuläre Gelenkdeformationen mit Ausbildung schwerster Ankylosen und Harnsäureablagerungen in mesenchymalen Geweben gekennzeichnet ist. Gichtknoten, sogenannte Tophi, stellen Gewebsreaktionen auf Ablagerungen von Mononatriumuratkristallen dar. Deren Auftreten sollte heute in Anbetracht der einfachen und wirksamen Möglichkeiten, überhöhte Serumharnsäurewerte medikamentös dauerhaft zu normalisieren, bereits der Historie angehören.

7.2.2.5 Knochen- und Weichteiltophi

Neben dem Anfall stellt Tophusbildung die hervorstechendste klinische Manifestation der Gicht dar. Die Entwicklung der Tophi erfolgt oft schmerzlos und unbemerkt. Sie sind das morphologische «Leitfossil» der Gicht und als Knochen- und Weichteiltophi pathognomonisch für die Gicht. Als Prädilektionsstellen für Harnsäureablagerungen (Tophi) sind vor allem Knorpelgrundsubstanz, Knochen- und Synovialschleimhaut, weniger häufig Sehnen und subkutane Gewebe, ferner Muskel- und Nervengewebe und in einzelnen Fällen Perikard, Arterien, Herzklappen und Kehlkopf zu nennen. Harnsäurekristalle wurden auch im Myokard, in Koronararterien und in den Ileosakralgelenken gefunden. Für die Diagnose bedeutsam können Gichtophi in den Nierenpapillen sein.

Bei den *Weichteiltophi*, die sich nach einer durchschnittlichen Krankheitsdauer von 9 Jahren entwickeln können, handelt es sich um knötchenförmige Fremdkörpergranulome, die Stecknadelkopf- bis Hühnereigröße erreichen können. Als bevorzugte Lokalisation ist die Ohrmuschel zu nennen («Gichtperlen») (Abb. 7-18). Dort sind die Uratablagerungen intrakutan gelegen (vergl. Abb. 7-19). Weiterhin können sich Weichteiltophi an den Extremitäten bilden und neben destruierenden gichtigen Gelenkveränderungen zur Verunstaltung beitragen. Beim Durchbruch von Tophi aus subkutanem Gewebe und Schleimhautbeuteln nach außen können Gichtgeschwüre entstehen. Bekannt ist der qualitativ chemische Nachweis von Uraten aus kutanen und subkutanen Tophi mittels der *Murexidprobe*.

Als Knochentophi bezeichnet man sämtliche an Knochen nachweisbare Strukturveränderungen durch Harnsäurekristalle. Röntgenologisch ist der Gichttophus das typische Merkmal der chronischen Gicht, erkennbar nach einem Durchmesser ab 5 mm (vgl. Abb. 7-20). Infolge des Ersatzes von Kalzium durch Urat kommt es zu einer erhöhten Strahlendurchlässigkeit. Ablagerung von Uratkristallen in und um Gelenkstrukturen führt nachfolgend oft zu Erosion und Zerstörung des Knorpels mit begleitender Einwanderung von Riesenzellen, subchondraler Knochenresorption und gelegentlicher fibröser An-

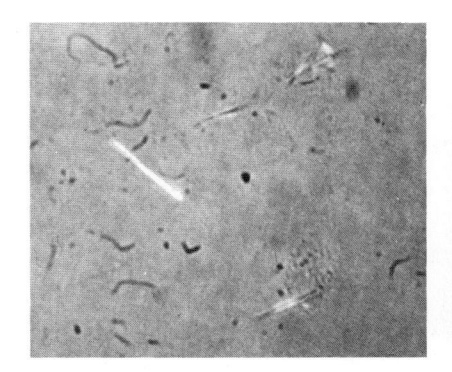

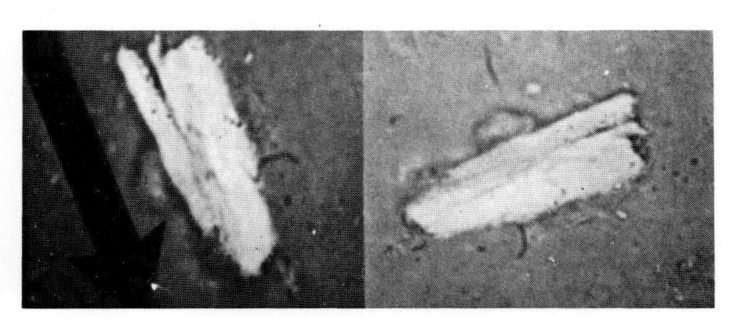

Abb. 7-17: Uratkristalle im Polarisationsmikroskop. Die gelb erscheinenden Kristalle liegen parallel, die blauen senkrecht zur Kompensatorachse (bei **b** eingezeichnet). Die phagozytierenden Zellen sind teilweise schon zerfallen. **b** und **c**). Stark vergrößerter Kalziumpyrophosphatkristall, der sich zur Richtung der Kompensatorachse umgekehrt verhält wie ein Uratkristall. Ablagerung von Kalziumpyrophosphatkristallen bei Pseudogicht!

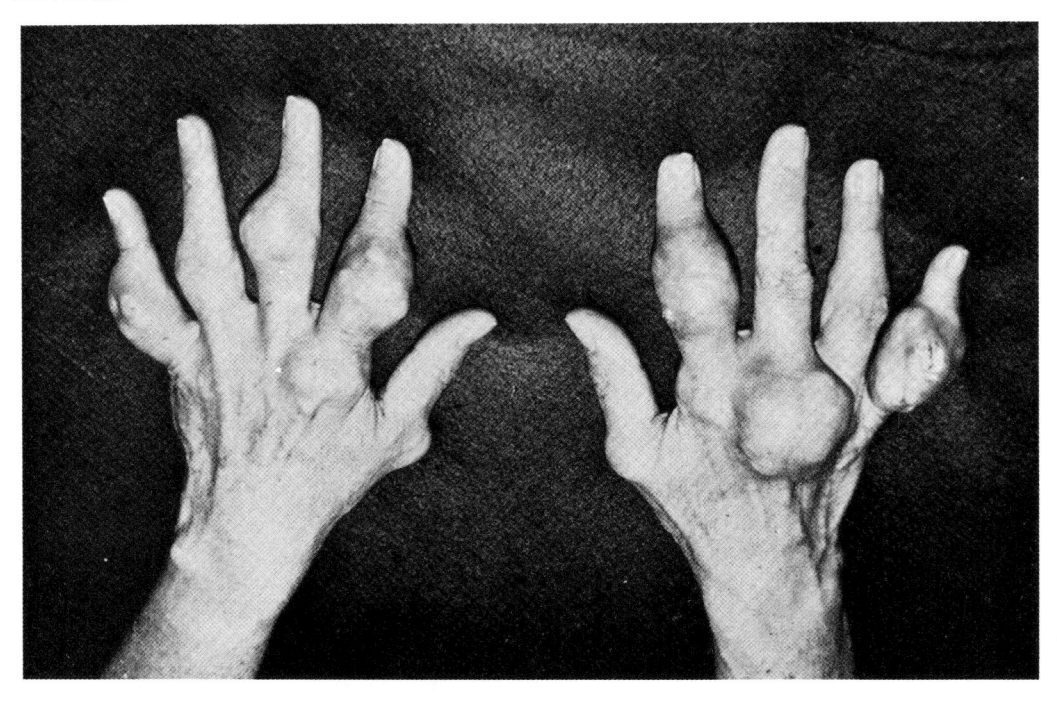

Abb. 7-18: Ausgedehnte Weichteiltophi an beiden Händen.

kylose. Knochentophi können in Gelenke und Markhöhle von Knochen einbrechen und Frakturen hervorrufen.

7.2.2.6 Haut- und Augenveränderungen

Nur der Tophus und die gichtige Bursitis können als für Gichtkranke typische *Hautaffektionen* angesprochen werden. Andere Hauterscheinungen, die man früher als typisch für Gicht ansah, sind indessen unspezifisch. Älteren Literaturangaben zufolge sollen bei Gichtkranken Pruritus, Ekzem, Psoriasis, Intertrigo, Seborrhoe, Akne, Furunkulose, Varizen, dyshidrotische Effloreszenzen (Cheiropompholix), Mykosen, Onychopathien, Alopezien und Dupuytrensche Kontraktur gehäuft vorkommen (Gudzent, 1912; Cmunt, 1936).

Wenn man indessen berücksichtigt, daß viele Gichtpatienten übergewichtig sind und Fettleibige häufiger als Normalgewichtige an Hautaffektionen leiden, die für Gicht als typisch angesehen wurden, dann ist Zurückhaltung gegenüber früheren Interpretationen verständlich (Krizek und Hanzlickova, 1970). Dieselbe Zurückhaltung ist im übrigen auch bezüglich der Spezifität von *Augenveränderungen* bei Gicht angebracht. Unberührt davon ist die Erscheinung von unspezifischer Episkleritis im Rahmen eines akuten Gichtanfalles.

7.2.3 Gichtnephropathie und arterielle Hypertension bei Gicht

Nach Grafe (1953) stellt die Niere das hauptsächliche Manifestationsorgan der chronischen extraartikulären, sogenannten viszeralen Gicht dar. Vor dem 35. Lebensjahr erfolgt die Erstmanifestation der Gicht in bis zu einem Drittel der Fälle isoliert an der Niere (Henninges und Mertz, 1971).

In einem Teil der Fälle besteht gleichzeitig eine arterielle Hypertension. Diese Erscheinungen kön-

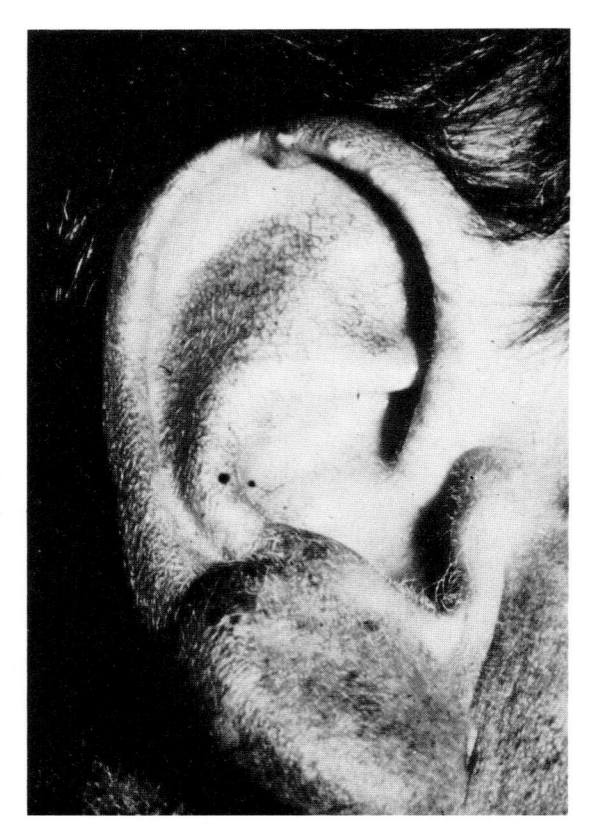

Abb. 7-19: «Ohrperle» (Ohrtophus)

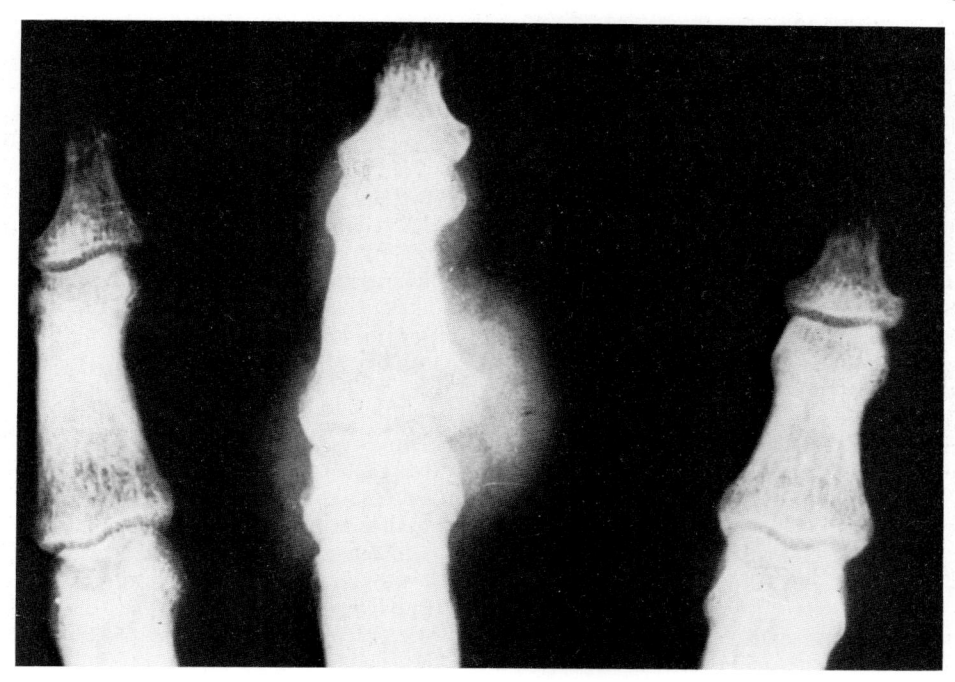

Abb. 7-20: Knochentophi mit Weichteiltophi am Handkelett

nen dem Auftreten einer Gelenkgicht um Jahre vorausgehen.

Veränderungen im Sinne einer Urat- oder Gichtnephropathie lassen sich bei den meisten Gichtpatienten nachweisen. Dem synonym gebrauchten Wort «Gichtniere», das Todd 1857 zuerst geprägt hat, steht die Bezeichnung «Nierengicht» gegenüber. Darunter versteht man aber sekundäre Gicht bei Niereninsuffizienz. Ursprünglich bezeichnete man als primäre Nierengicht die renale Veränderungen bei familiärer Hyperurikämie.

7.2.3.1 Pathogenese

Die bei Gichtnephropathie im Nierenmark, besonders an der Papillenspitze, gefundenen Harnsäureablagerungen sind Folge des normalen Harnkonzentrierungsvorganges. Bei gesunden Personen steigt die Harnsäurekonzentration während der Harnkonzentrierung in der Regel auf den 15- bis 30fachen Betrag der Plasmakonzentration an. Da die *Löslichkeit von Natriumurat* in Plasma und physiologischer Kochsalzlösung nur 6,4 bzw. 13 mg/dl beträgt, sind Urate in Urin und Nierengewebsflüssigkeit in der Regel in übersättigter Lösung oder als Suspension von festen Bestandteilen bzw. als mikrokristallines Präzipitat, das sich dann aber im Gewebsschnitt einem mikroskopischen Nachweis entziehen würde, vorhanden. Die Ausfällung von Natriumurat im Nierenmark wird wahrscheinlich durch die hier normalerweise bei der Bildung eines maximal konzentrierten Harnes vorhandenen hohen Natriumkonzentrationen gefördert.

Die kristallinen oder amorphen Harnsäureausfällungen wirken als *Kristallisationskern*. Im Interstitium sind sie weiß und bestehen aus Natriumurat, intratubulär sehen sie gelb aus und bestehen vorwiegend aus freier Harnsäure. Charcot und Cornil (1864) beobachteten bei einem 84-jährigen, über viele Jahre gichtkranken früheren Angestellten von Napoleon I. Harnsäurestreifungen und Uratkristalle in der Niere. Vier Jahre später berichtete Virchow (1868) über seltene Gichtablagerungen in der Niere eines 65jährigen Mannes. Die Nieren waren verkleinert, und es fanden sich neben einer interstitiellen Nephritis eine Verdickung der Gefäßwände und Harnsäurekristalle in den Nierentubuli.

Für die tubuläre Nettoreabsorption ist die *Bindung von Harnsäure an Plasmaeiweißkörper* bedeutsam. Bei Passage der Vasa recta durchströmt das Blut eine Region von hoher Harnsäurekonzentration, und es ist denkbar, daß die Plasmaproteine hier einen gewissen Betrag an Harnsäure an sich binden und aus dem Nierenmark transportieren (Greger und Mitarbeiter, 1971; Lang und Mitarbeiter 1972, 1973). Weiterhin wird Harnsäure im Blut auch von Erythrozyten transportiert (Lang und Mitarbeiter 1975). Möglicherweise kommt diesem Phänomen eine Bedeutung beim Abtransport von Harnsäure aus den Geweben und bei der Reabsorption im Nierenmark zu.

Obgleich ein beträchtlicher Anteil von Urat bei niedrigen Temperaturen an Proteine gebunden ist, kann die Proteinbindung von Urat bei 37 °C vernachlässigt und davon ausgegangen werden, daß die glomeruläre Filtration von Urat praktisch vollständig und die Uratkonzentration in Ultrafiltrat und Plasma fast identisch ist (Greger und Mitarbeiter 1974).

Veränderungen im Sinne einer Gichtnephropathie lassen sich bei den meisten Gichtpatienten nachweisen. Talbott und Terplan (1960) beobachteten bei Autopsie von Gichtkranken in 82% der Fälle Uratablagerungen in der Niere, die wiederum in 80% von Pyelonephritis begleitet waren. In weiteren 10%

der Fälle wurden abakterielle interstitielle Entzündungen und in nochmals 10 % infizierte Nephrolithiasis oder Amyloidose festgestellt. Keine histologisch nachweisbaren Veränderungen an der Niere hatten nur 3 von 191 Autopsien, also weniger als 2%. Dagegen fanden sich in 50%, teils schon recht frühzeitig, Gefäßveränderungen, und zwar in 17% Arteriosklerose und in 33% Arteriolosklerose.

Theoretisch ist es durchaus möglich, daß mit steigender Serumharnsäurekonzentration die Uratnephropathie, die Nephrolithiasis und die arterielle Hypertension zunehmend häufiger auftreten. Diese Erwartung trifft jedoch allein im Hinblick auf die Nephrolithiasis und hier auch nur bedingt zu (vgl. Abb. 7-21); denn deren *Häufigkeit* steigt erst nach Überschreiten einer Harnsäurekonzentration von 9 mg/dl Serum stärker an, als es der Verteilungskurve der Serumharnsäurekonzentration im Gesamtkollektiv der Hyperurikämiker entspricht. Ein Drittel aller Patienten mit einem Nierensteinleiden hat Serumharnsäurewerte über 9 mg/dl (Babucke und Mertz, 1974).

Für die *Entstehung einer Uratnephropathie* ist lediglich das Überschreiten einer «kritischen» Serumharnsäurekonzentration bedeutsam, wodurch es zur Ausfällung und Ablagerung von Mononatriumuratkristallen kommt. Dieser Umstand kann auch die Beobachtung erklären, daß Uratnephropathie und nachfolgende arterielle Hypertension mit Zunahme der Höhe einer permanten Hyperurikämie nicht häufiger auftreten.

7.2.3.2 Pathologische Befunde

Die meisten pathologischen Befunde bei Gichtnephropathie sind unspezifisch (Talbott und Terplan, 1960; Richet und Mitarb., 1961; Reubi und Vorburger, 1962; Zöllner, 1968; Mertz, 1968). Veränderungen im Sinne einer Nephrosklerose, chronische interstitielle Nephritis, die an eine Pyelonephritis erinnert, und Nephrolithiasis sind die häufigsten Befunde bei Gichtnephropathie. Ablagerungen von Uratkristallen erfolgen für gewöhnlich im Nierenmark entweder in den Sammelrohren oder im interstitiellen Gewebe und hier wiederum wahrscheinlich primär als Monoatriumurat. Vermutlich wirken solche Materialansammlungen als Gewebsreiz und geben Anlaß zur Entwicklung einer Gichtnephropathie.

Bedingt durch diese chemischen Schädigungen, die durch nicht infektiöse und/oder infektiöse interstitielle Prozesse in der Regel kompliziert werden, können sich im Laufe der Zeit diverse Nierenparialfunktionen bis zur allmählichen Entwicklung einer Niereninsuffizienz verschlechtern.

Pyelonephritis

Pyelonephritis bei Gicht kann in vielen Fällen als Folge eines Harnstaues, der sich aus intra- und extrarenalen Uratablagerungen ergibt, angesehen werden. Sie kann aber auch bei nur geringfügigen Uratablagerungen ohne Harnstauung auftreten.

Gichtspezifisch sind nur die Uratgranulome oder Marktophi, daß heißt Harnsäurekristalle, die von Histiozyten und mehrkernigen Riesenzellen umgeben werden. Nach Zollinger (1962) sind die mikroskopisch bestätigten Gichtophi in den Nierenpapillen als pathognomonisch für Gicht zu bezeichnen (vgl. Abb. 7-22). Normalerweise erübrigt sich jedoch eine perkutane *Nierenpunktion* bei Gichtpatienten, da die Nierenbiopsie keine therapeutischen Konsequenzen nach sich zieht.

Unspezifisch für Gicht sind sämtliche anderen bei Gichtpatienten im Bereich der Nieren häufig vorkommenden Veränderungen: Uratsteine, chronische

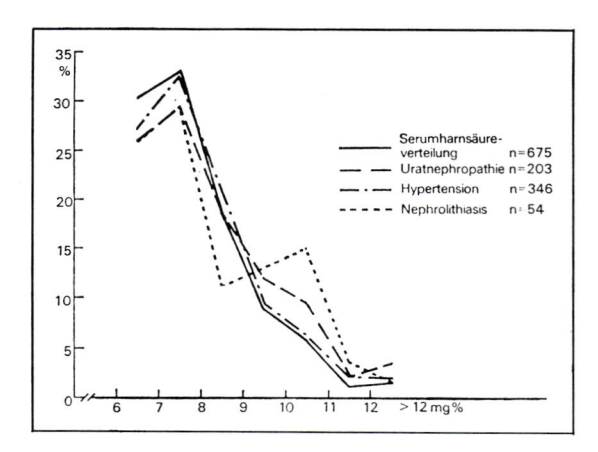

Abb. 7-21: Häufigkeit von Uratnephropathie, arterieller Hypertension und Nephrolithiasis in Abhängigkeit von der Höhe der Serumharnsäure-Verteilungskurve (nach G. Babucke, D.P. Mertz: Münch. med. Wschr. **116,** 875 (1974)

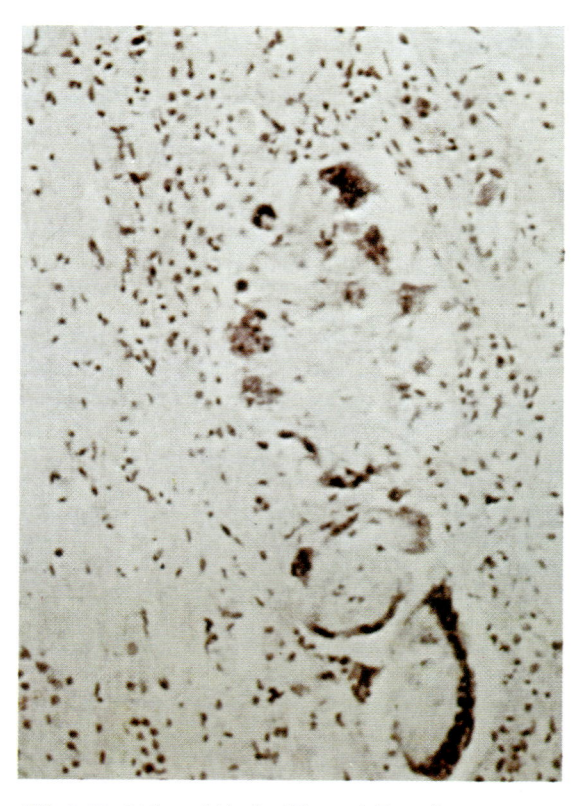

Abb. 7-22: Gichttophi in der Niere mit Fremdkörperriesenzellreaktion

interstitielle Nephritis sowie eine glomeruläre und eine vaskuläre Nephropathie im Sinne von Mesangiumsklerose, Glomerulosklerose, Arteriolenhyalinose, Mediahypertrophie und Intimafibrose (vgl. Abb. 7-23 und 7-24).

Gefäßveränderungen

Bei den Gefäßveränderungen handelt es sich um eine unspezifische Glomerulosklerose, Arteriosklerose und Arteriolosklerose (Zollinger, 1962). Wesentlich für deren Entstehung scheint eine Kombination mit arterieller Hypertension oder Diabetes mellitus zu sein. Je älter die Patienten sind und je länger die Gichtanamnese besteht, desto häufiger finden sich Gefäßveränderungen an der Niere. Arteriolosklerotische Veränderungen können im Bereich der Glomeruli zu einer teilweisen oder vollständigen Hyalinisierung führen, was man nach Koller und Zollinger (1945) als *gichtische Glomerulosklerose* bezeichnet (vgl. Abb. 7-24).

Diese extrakapillär gelegenen Veränderungen, die nichts mit den gleichnamigen, jedoch interkapillär lokalisierten bei Diabetes mellitus zu tun haben, können an das histologische Bild einer Glomerulonephritis erinnern. Gelegentlich kann es in Fällen von maligner Hypertension sogar zur Arteriolonekrose kommen (Fahr, 1925). Unabhängig von der Krankheitsdauer lassen sich bei Gichtpatienten in der Regel bioptisch Niereveränderungen nachweisen.

Hochdruck

Die meisten Gichtpatienten weisen erhöhten arteriellen Blutdruck auf (vgl. Tab. 7-7). Prinzipiell kann Hochdruck bei Gichtkranken im Falle des Vorhandenseins einer Gichtnephropathie renal bedingt, andererseits aber auch primärer Natur sein, wenn sich essentielle Hypertension vor einer Gicht entwickelt. Aufgrund der frühzeitigen Schädigungsmöglichkeiten in der Niere schon vor Manifestation einer Gelenkgicht und der oft nur geringen oder rezidivierenden Symptomatik einer Nierenbeteiligung bei primärer Hyperurikämie ist eine eindeutige Unterscheidung im Einzelfall oft nicht gegeben. Koller und Zollinger (1945) sehen extrakapilläre glomerulosklerotische Veränderungen im Zusammenspiel mit einer Sklerose der Arterien und Arteriolen als Bedingung für eine sich bei Gichtkranken weit häufiger als unter der Allgemeinbevölkerung entwickelnde Hypertension bzw. maligne Hypertension an. Obgleich sich die Pathogenese der Hypertension bei Gichtkranken individuell oft nicht eindeutig klären läßt, kann man davon ausgehen, daß für die benigne oder auch maligne Verlaufsform der Hypertension bei Gicht in erster Linie ein renal-schämischer Ursprung in Frage kommt. Hierfür sorgen die arterio-arteriolosklerotischen Gefäßveränderungen, aber auch infektiöse oder nichtinfektiöse interstitielle Entzündungen.

Primär entwickelt sich also in der Niere von Patienten mit chronischer Hyperurikämie oder manifester primärer Gicht eine diffuse interstitielle Fibrosierung, wahrscheinlich als Reaktion auf Ausfällungen von Harnsäuremikrokristallen im Nierenmark. Sie geben Anlaß zur Entwicklung einer chronischen

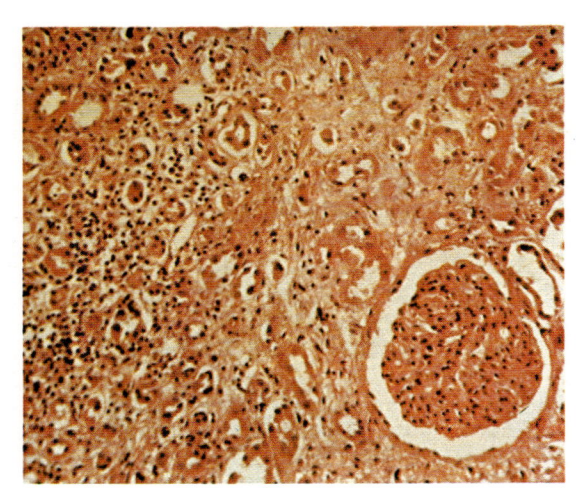

Abb. 7-23: Chronische interstitielle sklerosierende Uratnephritis mit lymphozytärer Stromainfiltration. (aus C. Thomas: Internistische Welt **1**, 59 (1978))

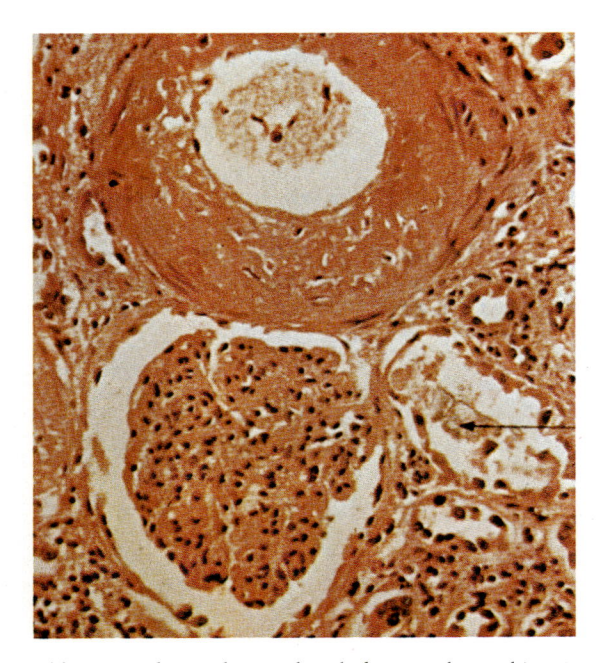

Abb. 7-24: Glomeruläre und vaskuläre Nephropathie mit Mediahypertrophie und Harnsäurekristall im Tubuluslumen (→) (aus C. Thomas: Internistische Welt **1**, 59 (1978))

Tab. 7-7: Primäre Gicht als Allgemeinkrankheit (nach Mertz, 1983)

1. Uratnephropathie in 70–100 %
2. Arterielle Hypertension in 40–80 %
3. Übergewicht in mehr als 50 % der Fälle
4. Störungen im Kohlenhydratstoffwechsel in 30–60 %, davon manifester Diabetes mellitus in 10–25 %, klinisch asymptomatischer Diabetes mellitus in 10–35 %
5. Hyperlipoproteinämie in 40–100 %
6. Fettleber mit oder ohne Mesenchymaktivierung in 60–90 %
7. Frühzeitige schwere Atherosklerose
8. Manisch-depressive Stimmungslagen

abakteriellen interstitiellen sklerosierenden Nephritis, die naturgemäß diffus und nicht herdförmig-destruierend wie bei Pyelonephritis ist.

7.2.3.3 Klinik und Röntgenbefunde

Klinisch und röntgenologisch kann man Veränderungen im Sinne einer Gichtnephropathie weit weniger häufig als histologisch nachweisen. Klinische Anzeichen einer Nierenschädigung finden sich nur in etwa der Hälfte aller Fälle (Mertz und Babucke, 1971). Die *klinischen Symptome* einer Gichtnephropathie bestehen in gelegentlicher leichter bis mäßiger Proteinurie, Zylindrurie, Mikrohämaturie, Uratkristallnachweis im Harnsediment, Einschränkung der konzentrativen Nierenleistung. Bekannt ist das häufige Vorkommen von Nephrolithiasis bei Gicht. Die Literaturangaben schwanken zwischen 5 % und 41 %. Außer Nierensteinkoliken können sich Kreuzschmerzen einstellen. Mikrohämaturie mit Proteinurie besteht klinisch meist dann, wenn die Glomeruli primär oder sekundär in stärkerem Umfang in die Nephropathie einbezogen sind. Blutdruckerhöhung ist dabei nahezu konstant. Außerdem entwickelt sich bei glomerulären Veränderungen rascher eine Niereninsuffizienz als bei der außerordentlich langsam progredienten, wesentlich häufiger vorkommenden interstitiellen Gichtnephropathie.

Bei Würdigung aller verfügbaren Literaturangaben finden sich Uratablagerungen in der Niere schätzungsweise bei $^4/_5$, interstitielle Entzündungen bei $^3/_4$, davon Pyelonephritis in $^2/_3$ aller Fälle, vaskuläre Veränderungen bei etwa der Hälfte und Nephrolithiasis bei etwa $^2/_{10}$ aller Gichtpatienten. Trotz der großen Häufigkeit, in der Gichtnephropathie anzutreffen ist, *sterben* die meisten *unbehandelten* Gichtiker nicht an den Folgen der Gichtnephropathie, sondern an Koronarthrombose oder apoplektischem Insult.

Eindeutige *röntgenologisch faßbare Veränderungen* ruft die chronisch sklerosierende interstitielle Gichtnephritis erst nach Herabsetzung der glomerulären Filtratrate auf weniger als die Hälfte des Normalwertes hervor (Kröpelin und Mertz, 1972). Typisch sind die im Hilusbereich um die Kelche verlaufenden, bis in die Rindenregion reichenden, unregelmäßig begrenzten rinnenförmigen Aufhellungsbezirke. Ihnen entspricht pathologisch-anatomisch eine besonders im inneren Markraum vorhandene diffuse, zellarme Sklerose mit Stärkung des Fasergerüstes (Gloor, 1965). Dadurch werden die Kanälchen von den ernährenden Gefäßen abgedrängt und atrophieren. Im fortgeschrittenen Stadium schrumpfen beide Nieren fast völlig gleichmäßig mit leichten narbigen Einziehungen an der Oberfläche. In den symmetrisch gleichförmigen, vernarbenden und schrumpfenden Vorgang ist das gesamte Hohlraumsystem einbezogen. Auffallend plumpe Deformationen der Kelche oder eine Dilatation der Hohlraumsysteme wie bei chronischer Pyelonephritis fehlen.

Die röntgenologisch erkennbaren makroskopischen Veränderungen einer Gichtniere sind unspezifisch. Eine *Spezifität* liegt nur für die *Läsionen einer chronisch sklerosierenden interstitiellen Nephritis* vor, die jedoch *zahlreiche Ursachen* haben kann (Phenacetinabusus, Ausfällungen von Harnsäure, Oxalsäure oder schwerlöslichen Sulfonamiden, nicht infizierte Hydronephrosen, Röntgenbestrahlung der Nieren, Kaliummangel).

In Anbetracht der heute verfügbaren Therapiemöglichkeiten bei Hyperurikämie wird das *Risiko von Gichttophi in den Nieren* selbst bei ungenügend behandelten Patienten mit leicht erhöhten Serumharnsäurewerten meist überschätzt. Die jetzt zu beobachtenden Nierenschäden beziehen sich weit mehr auf Gefäßveränderungen als auf große Gichttophi oder chronisch sklerosierende abakterielle interstitielle Entzündungen in den Nieren (Mertz, 1973c).

7.2.4 Ist die Gicht noch als eine Krankheit des mittleren und höheren Alters anzusehen?

Mit den zeitlichen Vorverlagerung der Erstmanifestation der Gicht als Gelenkerkrankung bei Männern um zwei Jahrzehnte gegenüber früheren Erhebungen ist die Gicht heute keineswegs mehr als eine Krankheit des vorangeschrittenen Alters zu bezeichnen. Ein Drittel der gichtkranken Männer weist heute schon vor dem 30. Lebensjahr den ersten Gichtanfall auf. Jenseits des 30. Lebensjahres erfolgt ein allmählicher Abfall der Gichtmanifestation bis zum 70. Lebensjahr (Babucke und Mertz, 1973). Diese Erscheinung hängt mit einer Zunahme der Aggressivität der gichtfördernden Faktoren zusammen, vor allem mit einer gewaltigen Anhebung des Serumharnsäureniveaus in der Allgemeinbevölkerung, wodurch sich die Häufigkeit, in der Hyperurikämie und Gicht heute vorkommen, gegenüber früher verzwanzigfacht hat (Babucke und Mertz, 1974; Mertz, 1983). So häufen sich in einer industrialisierten Überflußgesellschaft die Fälle, in denen primäre *Gicht in relativ jugendlichem Alter* manifest wird. Dabei treten *Besonderheiten in der Symptomatik* auf (Henninges und Mertz, 1971). In einem Drittel der Fälle erfolgt nämlich die Erstmanifestation im jüngeren Lebensalter nicht an den Gelenken, sondern isoliert an der Niere. Demgegenüber ist die Häufigkeit des Zusammentreffens von Übergewicht, arterieller Hypertension, Hyperlipidämie, Störungen im Kohlenhydratstoffwechsel und Fettleber vergleichbar derjenigen bei älteren Gichtkranken. Andererseits lassen sich oftmals schon im prägichtigen Stadium allgemeine Stoffwechselstörungen bei Gichtpatienten im jüngeren Lebensalter nachweisen, wobei Harnsäure-, Kohlenhydrat- und Fettstoffwechsel kombiniert betroffen sein können. Die gegenseitige syndromartige Verflechtung von Übergewicht, arterieller Hypertension, Störungen im Fett- und Kohlenhydratstoffwechsel bei primärer Gicht läßt es nicht verwunderlich erscheinen, daß schon im jugendlichen Alter Gichtiker relativ häufig über pektanginöse Beschwerden klagen (vgl. Tab. 7-7).

Andererseits häufen sich mit zunehmender Lebenserwartung der Gesamtbevölkerung die Fälle, bei denen sich die Krankheit erst *in höherem Lebensalter* manifestiert, und zwar als *primär chronische Gicht*, die nicht mit einem akuten Gichtanfall klinisch manifest wird (Sokoloff, 1957; Johnson, 1966). Polyartikuläre Erscheinungsform und atypische Lokalisation an Knie-, Ellenbogen- und Handgelenken nehmen in vorgerücktem Altern zu (Holländer und Schwarczmann, 1968). Oftmals fehlt die Akuität der Erkrankung. Fieber besteht niemals. Beschleunigte Blutsenkung und Leukozytose können fehlen. Eine Parallelität zwischen beschleunigter Blutsenkung und Leukozytose besteht nicht. Die Symptome der akuten Gelenkentzündung sind oft schleichend, die Colchizinbehandlung wirkt nicht immer drastisch. Zur Ausbildung typischer Tophi kommt es meist nicht mehr. Nennenswerte Nierenläsionen stellen sich bei Manifestation der Gicht in vorgeschrittenem Alter nur noch selten ein. Das klinische Bild ist langsam progredient und weist keine Remissionen auf. Degenerative Veränderungen können sich hinzugesellen. Der Nachweis der Erblichkeit läßt sich meist nicht führen. Relativ häufig werden die Erscheinungen der primär chronischen Gicht als degenerative Veränderungen an Gelenken und/oder Wirbelsäule verkannt. Dieser Form der Gicht bei *betagten Patienten*, die erst im Senium manifest wird, muß ein zweiter Typ der Altersgicht, nämlich die seit Jahrzehnten bestehende *Gichtkrankheit der Alten* gegenübergestellt werden.

So können wir also zwischen dem gichtkranken Alten und dem alten Gichtkranken unterscheiden.

Atypien der Verlaufsform einer primären Gicht betreffen also vorwiegend jüngere und alte Patienten. Eine weitere atypische Gichtform läßt sich von der Psyche her abgrenzen. Während Gichtkranke normalerweise lebensfrohe Pykniker sind, sind auch Fälle bekannt geworden, in denen Gicht bei asthenischen introvertierten Menschen auftritt. Die Entwicklung von Gicht bei asthenischen, zur Depression neigenden Patienten kommt allerdings selten vor.

7.2.5 Die Gicht als Allgemeinkrankheit

7.2.5.1 Die Verflechtung der Risikofaktoren

Bekanntlich zählen neben arterieller Hypertension und Diabetes mellitus vor allem Zustände von primärer oder sekundärer Konzentrationsänderung verschiedener Lipoproteine im Serum, Nikotinabusus, Hypothyreose, körperliche Inaktivität und Fehlernährung zu den Risikofaktoren, die eine vorzeitige und schwere Atherosklerose fördern oder herbeiführen können. Dabei nimmt Übergewicht als Risikoindikator eine zentrale Stellung ein. Der breitgestreute *Luxuskonsum* unserer Tage und die *zunehmende körperliche Inaktivierung* stellen eine unvergleichliche Belastungsprobe für die genetisch bestimmten Enzymmuster dar. Bei hoher genetischer Prädispostion, das heißt bei wenig stabil und wenig belastungsfähig angelegten Enzymsystemen, genügt bereits eine geringfügige durchschnittliche Überschreitung der Toleranzgrenzen durch Fehl- und Überernährung, um Stoffwechselstörungen mit spezifisch krankhaften Potenzen entstehen zu lassen. Bei geringer Prädispostion dauert es länger, bis Stoffwechselentgleisungen auftreten. Diese Feststellung gilt im besonderen Maße für das Stoffwechselleiden Gicht. Etwa 90 % der Gichtkranken sind übergewichtig oder fettsüchtig (Mertz und Passmann, 1976; Mertz und Wobbe, 1977).

7.2.5.2 Fettsucht

Im laufenden Jahrzehnt stieg die Häufigkeit, in der Übergewicht und Fettsucht in unserer Bevölkerung auftreten, durch stärkere Einbeziehung von Angehörigen immer jüngerer Jahrgänge bis ins Kindesalter (Maaser, 1976) weiter an (Mertz und Wobbe, 1977). Derzeit kann davon ausgegangen werden, daß etwa 70 % aller männlichen und etwa 80 % aller weiblichen erwachsenen Bundesbürger ein Körpergewicht aufweisen, das mehr als 10 % über dem individuellen Idealgewicht (mit der größten Lebenserwartung) liegt. Ausgesprochen fettleibig sind ungefähr 40 % aller Männer und über 50 % aller Frauen in unserem Lande (Bericht der Deutschen Gesellschaft für Ernährung, 1976).

Wie bereits eingangs dargestellt, stieg die Häufigkeit, in der Hyperurikämie in der Allgemeinbevölkerung vorkommt, zwischen der Zeit vor dem Zweiten Weltkrieg und jetzt wenigstens auf das Zwanzigfache des Vorkriegswertes an. Vergleichbar nahm die Diabeteshäufigkeit zu, und zwar von etwa 2 bis 3‰ in der Gesamtbevölkerung vor dem Zweiten Weltkrieg auf eine Erkrankungsziffer von wenigstens 3 % manifester Diabetesfälle unter der Allgemeinbevölkerung und weiteren 10 bis 12 % klinisch asymptomatischen Diabetikern seit etwa 12 Jahren (Gsell, 1968; Mehnert et al., 1968; Pfeiffer, 1982). Gicht fand sich unter der Gesamtbevölkerung nach dem Zweiten Weltkrieg höchstens in 1 bis 2‰ (Drube und Reinwein, 1959) gegenüber heute mit 1 bis 2 %.

Ähnlich war die Entwicklung bezüglich der Häufigkeit, in der Hyperlipoproteinämien in der Allgemeinbevölkerung in einer «Überflußgesellschaft» zunahmen. Lagen die Schätzwerte zu Beginn dieses Jahrzehntes noch bei 10 bis 20 % (Wood et al., 1972; Schlierf et al., 1972; Huth et al., 1972; Wollenweber et al., 1973), so kann heute bei etwa einem Drittel der Erwachsenen und bereits bei 5 bis 10 % der Kinder mit dem Vorhandensein einer Hyperlipoproteinämie gerechnet werden (Deutsche Gesellschaft für Ernährung, 1976).

Bei gemeinsamem Vorliegen wirken sich die exogenen und endogenen Risikofaktoren für die Pathogenese der Herz- und Kreislaufkrankheiten nicht nur additiv, sondern unter Umständen sogar im Sinne einer Potenzierung aus. Es ist verständlich, daß eine Krankheit wie die primäre Gicht bei Kombination mit einer ganzen Anzahl der genannten atherogenen Risikofaktoren selbst zu einem Risikofaktor 1. Ordnung werden kann.

7.2.5.3 Gicht und andere Stoffwechselerkrankungen / arterielle Hypertension

Durch die *syndromartige Verflechtung mit anderen Stoffwechselerkrankungen und arterieller Hypertension* (vgl. Tab. 7-7) ist die primäre Gicht nicht nur eine Gelenkerkrankung, sondern in vielen Fällen zugleich eine schwere Allgemeinkrankheit, die das Risiko der vorzeitigen Entwicklung einer Atherosklerose in sich birgt.

Auch die primäre Hyperurikämie ist häufig mit diesen Begleitkrankheiten – abgesehen von Fettstoffwechselstörungen, die dabei nicht häufiger als unter der Allgemeinbevölkerung vorkommen – verkettet (Babucke und Mertz, 1974).

Veränderungen im Sinne einer *Gichtnephropathie* lassen sich bei den meisten Gichtpatienten histologisch (bioptisch) und/oder autoptisch nachweisen. Leider entziehen sich im Anfangsstadium die durch die Gichterkrankung hervorgerufenen Nierenveränderungen bei fast der Hälfte aller Gichtpatienten der klinischen Diagnostik wegen des rezidivierenden Verlaufs der Nierenerkrankung. Bei Vorliegen einer abakteriellen interstitiellen Nephritis ohne bakterielle Überlagerung (Pyelonephritis) besteht im Frühstadium durchaus die Möglichkeit, Nierenbeteiligung und Blutdruckerhöhung allein durch Dauertherapie mit Harnsäuresenkern zu beseitigen.

Bei mindestens der Hälfte der Fälle liegt ein mäßiger bis erheblicher *arterieller Bluthochdruck* vor. Hypertension scheint unter schwer nierenfunktionsgestörten Patienten häufiger aufzutreten als bei solchen, deren Nierenfunktion noch einigermaßen intakt ist. Zusammentreffen von *Übergewicht* mit Gicht findet sich in weit mehr als 50% der Patienten, auch wenn man als Maß des Übergewichtes ein Überschreiten des individuellen Idealgewichtes um mehr als 20% ansetzt.

Bei bis zu 60% aller Gichtkranken lassen sich mäßige *Störungen des Kohlenhydratstoffwechsels* nachweisen. Diabetische Gichtpatienten neigen selten zur Ketose. In der Mehrzahl ist der Diabetes nicht insulinbedürftig. Für gewöhnlich geht die Gicht dem Diabetes mellitus zeitlich voraus (Beckett und Lewis, 1960).

In der Regel besteht bei mehr als der Hälfte der Gichtkranken eine mäßiggradige *Fettstoffwechselstörung*. Am häufigsten kommt eine Hyperliporoteinämie vom Typ IV nach Fredrickson vor, gefolgt von den Typen IIb und V (Mertz und Babucke, 1973).

7.2.5.4 Leber

Bei Gicht wird die Leber sehr häufig geschädigt, allerdings reversibel und wenig spezifisch. Nach Schilling (1971) findet sich ein entzündlicher Reizzustand mit mesenchymaler Begleitreaktion in etwa $^2/_3$ der Fälle von Fettleber, wovon die Hälfte wiederum schubweise durch eine leichte bis mäßige Erhöhung der Serumaktivitäten von Transaminasen und ein etwas geringerer Anteil durch einen Anstieg der GLDH-Werte erkennbar ist. Gemessen an der Zahl der Alkoholiker unter den Gichtkranken läßt sich eine *Fettleber* schätzungsweise nur in einem Drittel bis zur Hälfte der Fälle auf die alkoholische Noxe ursächlich beziehen. Die Frage, welche Faktoren außer einer möglichen alkoholbedingten Schädigung für die Entstehung einer sogenannten *Fettleberhepatitis* bei Gichtkranken verantwortlich zu machen sind, kann augenblicklich nicht beantwortet werden. Die Fettleber des Gichtkranken scheint *besonders vulnerabel* zu sein, da bei sonst vernünftig lebenden Gichtikern nur ein einziger Alkoholexzeß oder ein relativ geringer Diätfehler in gewisser Regelmäßigkeit genügen kann, um die klinischen, histologischen und Laboratoriumsbefunde unverhältnismäßig stark zu verschlechtern (Mertz, 1983).

7.2.5.5 Gefäße

Die sehr häufige Kombination von primärer Gicht und von primärer Hyperurikämie mit Bedingungen, die anerkanntermaßen als atherogen gelten, rechtfertigt die Feststellung, daß diese Krankheit als disponierender Faktor für die Entwicklung einer vorzeitigen Atherosklerose eingeschätzt wird. Damit ist keineswegs behauptet, daß die Störungen im Harnsäurestoffwechsel (mittelbar über eine renale Hypertension) allein für die Entwicklung und Förderung von atherosklerotischen Veränderungen bei Gichtkranken verantwortlich sei. So lange wir nicht wissen, ob und wie die Veränderungen im Fett- und Kohlenhydratstoffwechsel mit denen des Purinstoffwechsels bei Gichtikern genetisch fixiert, einander übergeordnet, gleichgestellt oder nachgeordnet sind, kann die Frage nach der Reaktionskette bei der Entstehung einer vorzeitigen Atherosklerose bei vielen Gichtkranken nicht befriedigend beantwortet werden. Es bleibt jedoch die Tatsache bestehen, daß Bedingungen, die die Gangart einer Atherosklerose als bekannte Risikofaktoren 1. und 2. Ordnung fördern, bei Gichtpatienten in einer unverhältnismäßig größeren Häufigkeit anzutreffen sind als unter der Allgemeinbevölkerung.

Von gewisser Bedeutung im Hinblick auf die atherogene Wirkung von Gicht und Hyperurikämie ist die Tatsache, daß Hyperurikämie als solche, die durch ADP induzierte *Thrombozytenaggregation* stimuliert (Newland, 1968). Außerdem wurde von Feldman und Mitarb. (1974) behauptet, daß die Gicht nicht nur indirekt, sondern auch direkt ein atherogenes Risiko in sich berge. Danach würde primäre Gicht bei «Hypoexkretoren» von Harnsäure analog dem Diabetes mellitus zu einer bisher für diesen als typisch aufgefaßten Schädigung der kleinen Gefäße führen können, und zwar zu einer *Mikroangiopathie*, die sich auf eine Verdickung der kapillären Basalmembran bezieht.

7.2.6 Sekundäre Gicht

Im Vergleich zur primären Gicht wird sekundäre Gicht als Komplikation anderer Krankheiten (mit vermehrtem Auf- und Abbau von Nucleoproteiden bei Polyzythämie und Leukämie oder mit verminderter renaler Harnsäureausscheidung bei chronischen Nierenkrankheiten) angesehen. Vererbung spielt dabei natürlich keine Rolle, so daß eine Prädominanz des männlichen Geschlechtes nicht zu erwarten ist. Untersuchungen von Holbrook und Haskins (1926) zufolge führt Niereninsuffizienz selbst bei Harnsäureretention äußerst selten zu manifester Gicht. Indessen können bei chronisch-urämischen oligurischen oder anurischen Patienten nach Perioden weniger wirksamer Hämodialysen gichtähnliche Symptome, die mit Colchicin gut beeinflußbar sind auftreten. In periartikulären Tophi konnten aber niemals Urate nachgewiesen werden (Hegstrom et al., 1962). Chemische Analysen des Inhalts dieser Knötchen ergaben meistens Kalziumphosphat. – Jetzt und künftig ist anzunehmen, daß sekundäre Gicht bei *Niereninsuffizienz* nicht mehr so extrem selten auftritt wie in der Nachkriegszeit (Sarre und Mertz, 1965), als die Ernährung allgemein noch nicht überreichlich war. Ferner wurden inzwischen Möglichkeiten zu einer Lebensverlängerung chronisch niereninsuffizienter Patienten mit konservativen Mitteln entwickelt, wodurch gleichzeitig die Manifestationschancen einer Gicht bei renal bedingter Hyperurikämie gestiegen sind. Außerdem hat sich unser Arzneimittelarsenal seitdem um Substanzen erweitert, wie z.B. die Thiazide, die ihrerseits wiederum ein Hyperurikämie hervorrufen oder fördern können. Damit entfällt auch eine Ansicht, die Zöllner 1960 geäußert hat, daß nämlich sekundäre Gicht nur bei *chronisch verlaufenden Blutkrankheiten*, wie primärer oder sekundärer Polyzythämie, myeloischer Metaplasie, chronischer Myelose, auftreten könne.

7.2.7 Diagnose und Differentialdiagnose

Seiner Symptomatologie nach ist das Stoffwechselleiden Gicht als *symptomatische Arthritis* den Krankheiten des rheumatischen Formenkreises zuzuordnen und von diesen differentialdiagnostisch abzugrenzen. Da die Gicht als Gelenkerkrankung heute erfolgreicher beeinflußt werden kann als alle anderen Gelenkerkrankungen zusammen, ist eine Frühdiagnose von entscheidender Bedeutung. Deren Auffinden wird erleichtert, wenn man eine Anzahl von gichtverdächtigen Kriterien kennt und berücksichtigt (siehe bei Mertz, 1983).

7.2.7.1 Gichtverdächtige Symptome

1. jede monartikulär auftretende Gelenkerkrankung mit der üblichen Symptomatik eines Gichtanfalles und jede atypische «schleichend» verlaufende Polyarthritis beim Mann.
2. Zusammentreffen von Gelenkschmerzen und Uratlithiasis.
3. Kombination von mehr oder weniger typischen Gelenkbeschwerden mit mindestens zwei der folgenden Bedingungen:
   a) Übergewicht,
   b) Diabetes mellitus,
   c) Hyperlipoproteinämie,
   d) arterielle Hypertension,
   e) vorzeitige und schwere Atherosklerose,
4. wiederholter Nachweis einer Hyperurikämie bei ätiologisch ungeklärter Mikroproteinurie und unklaren Beschwerden im Bewegungsapparat einschließlich der Wirbelsäule, besonders bei älteren Patienten.

Für eine *Früherkennung* ist wichtig zu wissen, auch bei unklaren Gelenkbeschwerden und Vorhandensein anderer Stoffwechselstörungen mit oder ohne gleichzeitigem Bestehen eines Hochdruckes an eine in Entwicklung begriffene Gicht zu denken. Die endgültige Diagnose wird dann durch wiederholten Nachweis einer ständig weit über der oberen Normgrenze liegenden Harnsäurekonzentration im Serum des Patienten, der über Nacht gefastet hat, gestellt. Für die Beurteilung der Höhe der Serumharnsäurekonzentration erscheint das Absetzen aller therapeutischen oder extrem diätetischen Maßnahmen 3 bis 4 Tage vor der Blutentnahme wichtiger als die Anordnung einer purinfreien Kost in der Vorperiode, die von Berufstätigen ohnehin kaum einmal exakt eingehalten werden kann. Zudem gibt die unter den üblichen Lebensgewohnheiten bestimmte Serumharnsäurekonzentration ein ziemlich genaues Bild von der Höhe des Risikos für den Patienten. Ausgenommen von der vorübergehenden Unterbrechung der Medikamentenzufuhr sind Digitalisglykoside und Antidiabetika, die die Serumharnsäurekonzentration nicht nachweisbar verändern und deren Weitergabe oft lebensnotwendig ist.

7.2.7.2 Sicherung der Gichtdiagnose

Kriterien zur Sicherung der Diagnose Gicht sind:
1. Der akute Anfall
   a) beobachtet oder typisch geschildert,
   b) Harnsäurekristall-Nachweis im Punktat der Synovialflüssigkeit,
   c) Colchicin-Test.
2. Die Uratablagerung: Tophus
   a) Weichteiltophus (Murexidprobe),
   b) Knochentophus (charakteristische histologische und Röntgenbefunde).
3. Die Hyperurikämie.

7.2.7.3 Erweiterte Gichtdiagnostik

Zur erweiterten Gichtdiagnostik gehört in der Regel die Durchführung einer Anzahl von gezielten Maßnahmen, um das Vorhandensein verschiedener Begleitkrankheiten, die die Gicht zu einer Allgemeinkrankheit (vgl. Tab. 7-7) machen, frühzeitig zu erkennen und gegebenenfalls durch Frühbehandlung davon ausgehende, die Lebensdauer verkürzende Komplikationen abwenden zu können.

Da fast alle Gichtkranken eine Nierenschädigung aufweisen, sollte bei jedem gichtverdächtigen oder gichtkranken Patienten ein Infusionsurogramm angefertigt werden. Ferner sind qualitative chemische, mikroskopische und bakterielle Untersuchungen des Mittelstrahlharns, Prüfung der Serumkreatininkonzentration erforderlich. Klinisch, röntgenologisch, elektrokardiographisch und mit Hilfe anerer notfalls gebotener diagnostischer Maßnahmen ist auf Symptome zu achten, die für die Entwicklung oder das Bestehen von Herzinsuffizienz, koronaren oder sonstigen Durchblutungsstörungen typisch sind. Mögliche krankhafte Veränderungen im Fett- und Kohlenhydratstoffwechsel zwingen zur Kontrolle der Serumkonzentrationen von Cholesterin und Triglyceriden sowie der Glucosetoleranz. Ferner sollte man auf klinische und laboratoriumsmäßige Überprüfung der Leber und ihres Funktionszustandes sowie im Falle des Vorliegens irgendwelcher krankhafter Leberveränderungen auf deren histologische Abklärung Wert legen.

7.2.7.4 Abgrenzung

Zur Abgrenzung der Gicht gegen andere entzündliche Gelenkerkrankungen, wie rheumatisches Fieber, progredient chronische Polyarthritis, Lupus erythematodes, Panarteriitis nodosa, Reiter-Syndrom, ist die probatorische Behandlung mit Colchicin von großem diagnostischem Wert. Gesichert ist die Diagnose immer dann, wenn im Gelenkpunktat Kristallphagozytosen nachgewiesen werden.

Bei allen genannten Gelenkerkrankungen sind die Akute-Phase-Reaktionen im akut-entzündlichen Schub positiv. Gegenüber einem Gichtanfall ist das *rheumatische Fieber* vor allem durch den längeren Verlauf, die Flüchtigkeit der Gelenkerscheinungen, das Fortschreiten der Erkrankung auf andere Gelenke, kardiale Komplikationen, Vorausgehen eines Infektes, einen erhöhten Antistreptolysintiter und das jüngere Erkrankungsalter gekennzeichnet. Eine *progredient chronische Polyarthritis* unterscheidet sich von der Gicht durch den symmetrischen Befall kleiner Gelenke, die manchmal spindelförmig geschwollen sind, durch Parästhesien in Fingern und Händen, ein Gefühl der Morgensteifigkeit und den häufigen Nachweis des Rheumafaktors.

Sowohl von progredient chronischer Polyarthritis als auch besonders von *Lupus erythematodes disseminatus* werden Frauen wesentlich häufiger befallen. Beim Lupus erythematodes disseminatus brauchen sich die entzündlichen Gelenkveränderungen nicht von denjenigen bei progredient chronischer Polyarthritis zu unterscheiden. Gesichtserythem, die Kombination mit kardialen, renalen und pulmonalen Veränderungen, Anämie und Leukopenie sowie Thrombopenie, Hypergammaglobulinämie und das LE-Phänomen weisen die richtige Diagnose. Die *Panarteriitis nodosa* verläuft häufig polysymptomatisch. Eine Klärung ist durch das Ergebnis einer Muskelbiopsie und die fehlende Ansprechbarkeit der Beschwerden auf Colchicin möglich. Anhand der Kombination Arthritis, Konjunktivitis (oder Uveitis), Urethritis nach vorausgehender Enteritis läßt sich ein *Reiter-Syndrom*, das ebenso wie Gicht häufiger bei Männern vorkommt, diagnostizieren.

Von den nichtentzündlichen Gelenkerscheinungen tritt als differentialdiagnostisches Kriterium vor allem die *Heberden-Arthrose* in Erscheinung, bei der es sich um indolente erbsgroße knotenförmige Verdickungen im Bereich der Dorsalfläche der Fingerendgelenke handelt. Ihrem Wesen nach sind diese Knoten arthrotische Degenerationsprozesse, die knorpelig-knöchernen Wucherungsprozessen der gelenknahen Knochenenden entsprechen. – Hier und da können subkutane «Rheumaknoten» bei chronischer Polyarhritis sowie tendinöse und tuberöse Xanthome bei *Hyperlipidämien* Anlaß zu Verwechslungen mit tophöser Gicht geben. Die Abgrenzung von echten gichtigen Veränderungen ist leicht zu führen durch die Murexidprobe bzw. die anderen klinischen und laborchemischen Befunde.

7.2.8 Therapie von Gicht und Hyperurikämie

Einer Beschreibung der Gichttherapie mag die Bemerkung vorangestellt sein, daß bei Auftreten eines Gichtanfalles, mit dem die Krankheit spätestens klinisch manifest wird, eine hypourikämisierende Dauertherapie fortzusetzen bzw. durch eine *spezielle Anfallstherapie* zu ergänzen ist. Häufig erweisen sich Gichtpatienten, wenn es ihnen gut geht, als unzuverlässig, indem sie die ihnen verordneten therapeutischen Maßnahmen grob mißachten. Völlig falsch ist die Vorstellung, im Gichtanfall müsse das zur Normalisierung überhöhter Serumharnsäurekonzentrationen eingenommene urikostatisch oder urikosurisch wirkende Mittel in gesteigerter Dosis eingenommen werden. Noch unbegreiflicher, weil gefährlicher, ist die therapeutische Unsitte, das im Anfall verschriebene Colchicin oder Indometacin als Langzeitmittel weiter zu geben, anstatt nach Abklingen des Anfalles auf ein harnsäuresenkendes Medikament umzusetzen.

7.2.8.1 Asymptomatische Hyperurikämie

Bei asymptomatischer Hyperurikämie, der sogenannten Prägicht, ist eine Behandlung unbedingt erforderlich, wenn sich die Zeichen einer chronischen Manifestation der Gicht kundtun oder bei frühzeitiger Nierenbeteiligung ohne Gelenkerscheinungen mit oder ohne Hochdruck bzw. bei Harnsäurekonzentrationen, die ständig über 8 mg/dl Serum liegen.

7.2.8.2 Akuter Gichtanfall

Im allgemeinen beginnt die Behandlung der Gicht beim Auftreten des ersten Gichtanfalles. Die Domäne der Behandlung im akuten Gichtanfall hat nach wie vor das schon seit dem 12. vorchristlichen Jahrhundert bekannte Colchicum, das – abgesehen von wenigen Ausnahmen – weitgehend gichtspezifisch wirkt. Bei einer Colchicin-Kur verordnen wir 1- bis 2stündlich 1 mg Colchicin bis zum Abklingen der Schmerzen bzw. bis zum Auftreten gastrointestinaler Störungen. Am 1. Tag werden höchstens 8 mg Colchicin verabreicht, an den folgenden 2–3 Tagen gibt man ausschleichende Dosen. Die Anfallstherapie ist zu ergänzen durch eine Dauerbehandlung mit Urikostatika bzw. Urikosurika. Ersatzweise oder unterstützend kann man Indometacin verabfolgen, von dem unter Umständen initial eine vierstündliche Gabe von je 100 mg oral bis zum Abklingen der akuten Erscheinungen erforderlich ist. Die ersatzweise Verordnung von Phenylbutazon halten wir gerade im akuten Gichtanfall für nicht unbedenklich, weil bei den fiberhaften Zuständen, die ein Gichtanfall mit sich bringt, meist ein maximal oder submaximal konzentrierter und dazu noch saurer Harn gebildet wird, in welchem Hanrsäure unlöslich ist,

Phenylbutanzon aber urikosurisch wirkt. Mit dieser Therapie geht man stets die Gefahr einer Harnsäurekonkrementbildung in den Nieren oder harnableitenden Wegen bis zum Auftreten eines akuten Nierenversagens ein. In seltenen Fällen, in denen ein Gichtanfall durch Verordnung von Colchicin oder Indometacin allein nicht kupiert werden kann, ist zusätzlich die intravenöse Applikation von 1 oder 2 × 25 mg Prednisolon empfehlenswert. Bei sehr schmerzhaften Gichtattacken kann Einhalten von Bettruhe bis zur Schmerzfreiheit, eventuell Schutz des betroffenen Gelenkes durch einen Bettbügel nützlich sein. Überholte bzw. kontraindizierte Maßnahmen sind eingreifende Lokalbehandlung, chirurgische Intervention.

7.2.8.3 Interkritische Phasen/chronisches Stadium

Durch konsequente hypourikämisierende Dauerbehandlung über das ganze Leben werden Gichtanfälle seltener und verschwinden schließlich. Die zu Anfang einer hypourikämisierenden Dauerbehandlung in den interkritischen Phasen oder im chronischen Stadium gehäuft auftretenden Gichtanfälle lassen sich durch «subklinische» Dosen von Colchicin (0,5 bis 1 mg etwa jeden 2. Tag) über zwei bis drei Monate verhindern. Außerdem sollte man bei Bestehen einer gewissen *Anfallsbereitschaft* alkoholische Exzesse, opulente Mahlzeiten und Maßnahmen, die zu starken Schwankungen der Serumharnsäurekonzentration führen (Medikamente, körperliche Überanstrengung, Fasten), vermeiden.

In den klinisch symptomlos verlaufenden *interkritischen Phasen* und im *chronischen Stadium*, das heute aufgrund unserer therapeutischen Möglichkeiten nicht mehr erscheinen sollte, ist *hypourikämisierende Dauerbehandlung* notwendig. Bei übergewichtigen Gichtpatienten sollte zunächst einmal eine Reduktion des meist weit überzogenen Körpergewichtes auf das individuelle Idealgewicht angestrebt werden. Die Normalisierung des Körpergewichtes ist auf diätetischem Wege und durch körperliche Aktivierung herbeizuführen.

7.2.8.4 Diät

In Anbetracht unserer heutigen aggressiven Behandlungsmöglichkeiten und neuer biochemischer Erkenntnisse brauchen Gichtpatienten nicht mehr eine lästige purinarme Diät einzuhalten, die ohnehin nur schwer herzustellen ist. Gichtpatienten sollten im Essen und Trinken Mäßigung üben und auf übermäßigen Alkoholkonsum, besonders auf Bierkonsum mit hohem Energiegehalt, verzichten. Die Diät sollte energiearm und vitaminreich sein, etwa 1 g Eiweiß pro kg Körpergewicht und Tag sowie etwa 30 bis 35 Energieprozent an Fett unter Bevorzugung hochungesättigter Fettsäuren enthalten. Im Hinblick auf die Zufuhr von Kohlenhydraten sollten zuckerhaltige Nahrungsmittel durch stärkehaltige ersetzt werden. Bei Entwicklung einer schweren Niereninsuffizienz ist auf eine «Schweden-Diät» oder auf eine «Kartoffel-Ei-Diät» umzustellen. Im Falle einer arteriellen Hypertension empfiehlt sich diätetische Kochsalzrestriktion und Gabe antihypertensiver Mittel. Auf jeden Fall muß auf die Einnahme purinreicher Nahrungsmittel (Innereien, Fischkonserven) verzichtet werden. Empfehlenswert ist eine sogenannte «*Vernünftige Diät*» (Mertz und Brand, 1979).

7.2.8.5 Bewegungstherapie

Bewegungstherapie ist in den interkritischen Phasen sehr erwünscht, um die körperliche Konstitution zu verbessern, die Serumharnsäurereaktion an physische Anstrengungen anzupassen und um Komplikationen, die durch Immobilisation bedingt sind (Musekelatrophie, Fehlhaltung, Fettleibigkeit), vorzubeugen.

Durch *körperliche Aktivierung* lassen sich außerdem respiratorische Insuffizienz, kardiovaskuläre Störungen, relative Insuffizienz des statischen Apparates, Erschlaffung der Bauchmuskulatur als Begleiterscheinungen oder Komplikationen von Fettleibigkeit günstig beeinflussen.

7.2.8.6 Medikamentöse Therapie

Im Intervall und im chronischen Stadium schließt die Behandlung der Gicht eine Vielzahl von Maßnahmen ein, angefangen von einer Behandlung der Gicht selbst bis zur Behandlung einer Gichtniere, einer häufig vorhandenen arteriellen Hypertension, einer Störung der Kohlenhydratstoffwechsellage, einer relativ häufig vorhandenen Hyperlipoproteinämie vom Typ IV nach Fredrickson, einer Fettleber oder einer Herzinsuffizienz bzw. Koronarinsuffizienz. Unbedingt wichtig ist die Forderung nach einer konsequenten Dauerbehandlung, da die heute gebotenen therapeutischen Möglichkeiten die positive Harnsäurebilanz nur vorübergehend und den Stoffwechseldefekt überhaupt nicht beeinflussen. Unter allen Bedingungen ist die *Medikation von Allopurinol als Basistherapie* anzusehen (ausführliche Literatur bei Mertz, 1983). Hinzu kommt die Verabreichung subklinischer Dosen von Colchicin zur *Anfallsprophylaxe*. Die *ersatzweise* Gabe eines *Urikosurikums* schließt die *bei urikosurischer Therapie üblichen Kautelen*, nämlich Trinken großer Flüssigkeitsmengen zur Induktion einer Wasserdiurese und anfangs Alkasierung des Harns, ein. Bei Niereninsuffizienz oder Vorliegen einer Nierensteinbildung muß auf die Gabe von Urikosurika verzichtet werden. Bei nur geringer Nierenbeteiligung (ohne Nephrolithiasis) mit Filtratwerten über 60 ml/min ist eine Dauerbehandlung mit Urikosurika durchaus möglich, wobei nach Herbeiführung eines Gleichgewichtes zwischen Anfall und Ausscheidung von Harnsäure (meist nach einigen Tagen bis Wochen) als zusätzliche Therapie meist reichliches Trinken von Flüssigkeit genügt. Reichliche Flüssigkeitszufuhr ist jedoch bei herzinsuffizienten Patienten kontraindiziert, und Patienten, die viel schwitzen (Hitzearbeit), reagieren auf reichliche Flüssigkeitszufuhr in der Regel nicht mit einer Wasserdiurese. In beiden Fällen kommen Urikosurika als hypourikämisierende Mittel nicht in Betracht. Die Anfallsprophylaxe mit Colchicin bedarf zweitägiger Gabe von etwa 0,5 bis 1 mg über drei Monate. Bei der späteren Monotherapie ist die Dosierung so einzurichten, daß die Serumharnsäurekonzentration weniger als 6 mg/dl beträgt.

Bezüglich einer Senkung überhöhter Serumharnsäurekonzentrationen erweist sich eine Kombination von 100 mg Allopurinol und 20 mg Benzbromaron pro Tag der Gabe von 300 mg Allopurinol täglich als äquipotent. Der Vorteil der *Allopurinol-Benzbromaron-Kombination* (Mertz, 1976) vor einer singulären Medikation von Allopurinol oder Benzbromaron liegt darin, daß bei geringer Einzeldosierung der Zwang zur Einhaltung der bei urikosurischer Therapie allein notwendigen Kautelen entfällt. Der Gehalt des Harnes an lithogenen Substanzen nimmt dabei nicht zu, und bei Überdosierung wird durch den wachsenden urikostatischen Einfluß von Allopurinol der urikosurischen Komponente der Wirkstoffkombination zunehmend das Substrat entzogen (Mertz und Göhmann, 1977, 1978). Trotzdem sollten hyperurikämische Patienten mit Harnsteindiathese vorläufig allein mit Allopurinol behandelt werden. Eine *Anfallsprophylaxe* kann ersatzweise auch mit Indometacin in einer Dosierung von 2×25 mg täglich durchgeführt werden.

Im Falle einer zunehmenden Niereninsuffizienz muß die Allopurinoldosis von durchschnittlich 300 mg am Tage auf 200 mg bei Serumkreatininwerten zwischen 3 und 6 mg/dl oder auf 100 mg bei Serumkreatininwerten über 6 mg/dl reduziert werden.

7.2.8.7 Operative Therapie

Die Behandlung der chronischen Gicht schließt zusätzlich operative Therapie bei Superinfektionen bzw. bei erheblichen Beschwerden durch große Gichtknoten ein. Wird die Arbeitsfähigkeit von Patienten durch *große Gichtknoten* erheblich beeinträchtigt, dann wartet man nicht ab, bis diese durch die hypourikämisierende Dauertherapie eingeschmolzen sind, sondern entfernt sie am besten chirurgisch, wobei auf Kürettage der Urathöhle größter Wert zu legen ist. Zur Vermeidung von Kontrakturen und Atrophien ist regelmäßig eine halb- bis einstündige Heilgymnastik unter Erfassung sämtlicher Muskelgruppen ratsam.

7.2.8.8 Gichtnephropathie

Die Behandlung einer Gichtnephropathie schließt vier Maßnahmen ein:
1. Die Behandlung der Gicht als Gelenk- und Allgemeinerkrankung,
2. die Behandlung und Prophylaxe der Harnsäuresteinbildung
3. die Behandlung einer arteriellen Hypertension und
4. die Behandlung einer Harnwegsinfektion im Sinne einer Pyelonephritis.

Bei Niereninsuffizienz oder Urolithiasis ist auf Urikosurika zugunsten von Allopurinol zu verzichten, da hierbei die Aufrechterhaltung einer adäquaten Wasserdiurese – zumal bei ambulanter Behandlung – keineswegs gesichert ist. Bei Niereninsuffizienz im Verlauf einer primären Gicht können durch Dauermedikation von Allopurinol sogar gewisse durch Uratablagerungen bedingte funktionelle Nierenstörungen beseitigt werden. Die Dauerbehandlung mit Allopurinol stellt bis zu einem gewissen Grad schon eine Behandlung und Prophylaxe der Harnsäuresteinbildung dar. Allopurinol ist bedingt in der Lage, eine Uratlithiasis durch Auflösung der Steine zu beseitigen. Vordergründig ist eine Therapie mit dem Ziele einer Alkalisierung des Harnes, wobei Uralyt-U, ein Zitronensäure-Zitrat-Gemisch, gegenüber Natriumbicarbonat den Vorteil besitzt, daß dadurch reine Uratsteine bis zur Größe eines Nierenkelchausgußsteines aufgelöst oder aber auch Nierensteinbildung verhindert werden können. In therapeutischer Hinsicht ist es wichtig, daß der Harn-pH-Wert zwischen 6,4 und 6,8 liegt. Dies ist meist zu erreichen durch 3malige Gabe von 3 g Uralyt-U täglich.

Literatur

BABUCKE, G., D.P. MERTZ: Wandlungen in Epidemilogie und klinischem Bild der primären Gicht zwischen 1948 und 1970. Dtsch. med. Wschr. 98, 183 (1973)

BABUCKE, G., D.P. MERTZ: Häufigkeit der primären Hyperurikämie unter ambulanten Patienten. Münch. med. Wschr. 116, 875 (1974)

BABUCKE, G., D.P. MERTZ: Hypoexkretoren und Hyperproduzenten von Harnsäure unter juvenilen Gichtikern. Med. Welt 27 (N.F.), 558 (1976)

BECKETT, A.O., J.G. LEWIS: Gout and the serum uric acid in diabetes mellitus. Quart. J. Med. 29, 443 (1960)

BÖHLAU, V., G. SCHILDWÄCHTER, E. BÖHLAU: Risikofaktor Hyperurikämie. Therapiewoche 23, 3296 (1973)

BRÄUER, R., A. KENNEL, G. CLÉMENÇON: Wie häufig ist der Serumharnsäurespiegel beim ambulanten Patienten erhöht? Schweiz. Rundschau Med. 62, 1228 (1973)

BRÄUER, H., G. VETTER, W. WENIGER, W. WÖSSNER: Ein Beitrag zur Dosierung von Allopurinol in der Langzeittherapie der Hyperurikämie. Therapiewoche 27, 3213 (1977)

BRUGSCH, T.: Zur Lehre der Gicht. Klin. Wschr. 1, 703 (1922)

CHARCOT, J.M., M.V. CORNIL: Contribution à l'étude des altérations anatomiques de la goutte et en particulier des reins chez les goutteux. C.R. Soc. Biol. 15, 139 (1964)

CMUNT, E.: Cutaneous symptoms and food allergies in atypical gout. Arch. Med. Hydrol. 14, 146 (1936)

DEUTSCHE GESELLSCHAFT FÜR ERNÄHRUNG E.V.: Ernährungsbericht 1976, Frankfurt a.M. 1976

DRUBE, H., H. REINWEIN: Zur Klinik der Gicht, «der vergessenen Krankheit». Med. Klin. 54, 631 (1959)

FAHR, T.: Pathologische Anatomie des M. Brightii. In: Hanbuch der speziellen pathologischen Anatomie und Histologie, Bd. VI/1, hrsg. von O. LUBARSCH, F. HENKE, R. RÖSSLE, E. UEHLINGER. Springer, Berlin 1925

FELDMAN, E.B., F.B. GLUCK, A.C. CARTER, H.S. DIAMOND, K.F. WELLMANN, B.W. VOLK: Microangiopathy in hyperlipidemia and gout. Amer. J. med. Sci. 268, 263 (1974)

GLOOR, F.: Die doppelseitigen chronischen nicht-obstruktiven interstitiellen Nephritiden. Verh. dtsch. Ges. Path. 49, 92 (1965)

GRAFE, E.: Die Gicht. Dtsch. med. Wschr. 78, 867 (1953)

GREGER, R., F. LANG, P. DEETJEN: Handling of uric acid by the rat kidney. I. Microanalysis of uric acid in proxi-

mal tubular fluid. Pflügers Arch. ges. Physiol. **324**, 279 (1971a)
GREGER, R., F. LANG, P. DEETJEN: Renale Harnsäurebehandlung. In: A. BOHLE, G.E. SCHUBERT (Hrsg.): Fortschritte der Nephrologie. Schattauer, Stuttgart 1971b, S. 179
GREGER, R., F. LANG, F. PULS, P. DEETJEN: Urate interaction with plasma proteins and erythrocytes. Possible mechanism for urate reabsorption in kidney medulla. Pflügers Arch. ges. Physiol. **352**, 121 (1974)
GRIEBSCH, A., N. ZÖLLNER: Verhalten der Harnsäurespiegel im Plasma unter dosierter Zufuhr von Nucleinsäuren. Verh. dtsch. Ges. inn. Med. **76**, 849 (1970a)
GRIEBSCH, A., N. ZÖLLNER: Über die sosisabhängige Wirkung oral verabreichter DNA und RNA auf Harnsäurespiegel und Harnsäureausscheidung des Gesunden und des Hyperurikämikers. Hoppe-Seylers Z. physiol. Chem. **351**, 1297 (1970b)
GSELL, O.: Epidemilogie des Diabetes unter besonderer Berücksichtigung von Morbidität und Mortalität. Dtsch. med. Wschr. **93**, 2446 (1968)
GUDZENT, F.: Über gichtische Nagelerkrankungen. Charité-Ann. **36**, 21 (1912)
HALL, A.P., P.E. BARRY, T.R. DAWBER, P.M. McNAMARA: Epidemilogy of gout and hyperuricemia. A longterm population study. Amer. J. Med. **42**, 27 (1967)
HASSLACHER, CH., P. WAHL, J. VOLLMAR: Diabetes und Hyperurikämie. Dtsch. med. Wschr. **99**, 2506 (1974)
HEGSTROM, R.M., J.S. MURRAY, J.P. PENDRAS, J.M. BURNELL, B.H. SCRIBNER: Two years' experience with periodic hemodialysis in the treatment of chronic uremia. Trans. Amer. Soc. Artif. intern. Org. **8**, 266 (1962)
HENCH, P.S.: A clinic on some diseases of joints. Med. Clin. N. Amer. **19**, 551 (1935)
HENCH, P.S.: The diagnosis of gout and gouty arthritis. J. Lab. clin. Med. **22**, 48 (1936)
HENNINGES, D., D.P. MERTZ: Urikopathie von Jugendlichen. Besonderheiten im klinischen Bild. Münch. med. Wschr. **113**, 458 (1971)
HERRICK, W.W., L. TYSON: Gout, the forgotten disease. Amer. J. med. Sci. **192**, 483 (1936)
HOLBROOK, W.P., H.D. HASKINS: Blood uric acid in nephritis. J. Lab. clin. Med. **12**, 11 (1926)
HOLLÄNDER, E., P. SCHWARCZMANN: Gicht im vorgeschrittenen Alter. Münch. med. Wschr. **110**, 649 (1968)
HUTH, K., J. BLUMENTHAL, U. BÖCKER-STUMM, H.J. REIMERS: Zur Häufigkeit und Verteilung der Hyperlipoproteinämien. Verh. dtsch. Ges. inn. Med. **78**, 1237 (1972)
JOHNSON, W.M.: The older patient. Harper, New York 1960, S. 441
KELLEY, W.N., J. MEADE: Studies on hypoxanthine-guanine phosphoribosyltransferase in fibroblasts form patients with Lesch-Nyhan syndrome. Evidence for gentic heterogeneity. J. biol. Chem. **246**, 2953 (1971)
KLINENBERG, J.R., I. KIPPEN: The binding of urate to plasma proteins determined by means of equilibrium dialysis. J. Lab. clin. Med. **75**, 503 (1970)
KOLLER, F., H.-U. ZOLLINGER: Gichtische Glomerulosklerose. Schweiz. med. Wschr. **75**, 97 (1945)
KRIZEK, V., L. HANZLICKOVA: Hautbefunde bei Gichtkranken. Ther. d. Gegenw. **109**, 1652 (1970)
KRÖPELIN, T., D.P. MERTZ: Zur Röntgendiagnostik der Gichtniere. Dtsch. med. Wschr. **97**, 71 (1972)
KUZELL, W.CH., G.P. GAUDIN: Gicht, Docum, Rheumatol. Geigy, Nr. 10, Geigy 1956
LANG, F., R. GREGER, P. DEETJEN: Handling of uric acid by the rat kidney. II. Microperfusion studies on bidirectional transport of uric acid in the proximal tubule. Pflügers Arch. ges. Physiol. **335**, 257 (1972)
LANG, F., R. GREGER, P. DEETJEN: Handling of uric acid by the rat kidney. III. Microperfusion studies on steady state concentration of uric acid in the proximal tubule. Consideration of free flow conditions. Pflügers Arch. ges. Physiol. **338**, 195 (1973)
LANG, F., R. GREGER, H. SILBERNAGEL, R. GÜNTHER, P. DEETJEN: Aufnahme von 2-C 14 Harnsäure in die Erythrocyten von Patienten mit Hyperurikämie und Gicht. Klin. Wschr. **53**, 261 (1975)
LESCH, M., W.L. NYHAN: A familial disorder of uric acid metabolism and central nervous system dysfunction. Amer. J. Med. **36**, 561 (1964)
LEB, J.N.: The influence of temperature on the solubility of monosodium urate. Arthr. rheum. DIs. Abstr. **15**, 189 (1972)
MAASER, R.: Adipositas bei Kindern. I. Ätiologie, Diagnose und Häufigkeit, Dtsch. Ärztebl. **73**, 2565 (1976)
MEHNERT, H., H. SEWERING, W. REICHSTEIN, H. VOGT: Früherfassung von Diabetikern in München 1967/68. Dtsch. med. Wschr. **93**, 2044 (1968)
MERTZ, D.P.: Gichtniere und Nierengicht. Dtsch. med. J. **19**, 413 (1968)
MERTZ, D.P.: Vergleichende Untersuchungen der enzymatischen Bestimmung von Harnsäure mit einer einfachen colorimetrischen Methode. Klin. Wschr. **51**, 96 (1973a)
MERTZ, D.P.: Gicht. Grundlagen, Klinik und Therapie. 2. Aufl. Thieme, Stuttgart 1973b
MERTZ, D.P.: Gichtnephropathie und röntgenologische Veränderungen bei der Gichtnephropathie. Actuelle Urol. **4**, 27 (1973c)
MERTZ, D.P.: Vermindertes Risiko bei der Behandlung von Gicht und Hyperurikämie. Dtsch. med. Wschr. **101**, 1288 (1976)
MERTZ, D.P.: Zum derzeitigen Gesundheitszustand der erwachsenen Bevölkerung. Med. Klin. **72**, 1519 (1977)
MERTZ, D.P.: Gicht. Grundlagen, Klinik und Therapie. 4. Aufl. Thieme, Stuttgart 1983
MERTZ, D.P., G. BABUCKE: Epidemiologie und klinisches Bild der primären Gicht. Beobachtungen zwischen 1948 und 1968. Münch. med. Wschr. **113**, 617 (1971)
MERTZ, D.P., G. BABUCKE: Die Dyslipoproteinämie bei primärer Gicht. Dtsch. med. Wschr. **98**, 1457 (1973)
MERTZ, D.P., G. BRAND: Die «Vernünftige Diät». Schattauer, Stuttgart–New York, Uni-Taschenbuch Nr. 949 1979
MERTZ, D.P., E. GÖHMANN: Renale Ausscheidung von Harnsäure unter kombinierter Behandlung mit Allopurinol und Benzbromaron in steigender Dosierung. Therapiewoche **27**, 5905 (1977)
MERTZ, D.P., E. GÖHMANN: Renale Ausscheidung verschiedener Ionen bei Höherdosierung einer Allopurinol-Benzbromaron-Kombination. Zschr. Allgemeinmed. **54**, 811 (1978)
MERTZ, D.P., M. PASSMANN: Über den derzeitigen Ernährungszustand ambulanter poliklinischer Patienten aus sozial-medizinischer Sicht. Z. Allgemeinmed. **52**, 1760 (1976)
MERTZ, D.P., H.-D. WOBBE: Häufigkeitszunahme von Übergewicht und Fettsucht unter jüngeren Bevölkerungsgruppen. Med. Welt **28** (N.F.), 869 (1977)
MERTZ, D.P., P.U. KOLLER, J. VOLLMAR, T. WIEDEMANN: Einfluß anthropologischer Faktoren auf die Serumharnsäurekonzentration. Med. Klin. **69**, 1297 (1974)
MINKOWSKI, O.: Die Gicht. In: Nothnagel (Hrsg.): Spezielle Pathologie und Therapie. Bd. VII/2. Wien 1903
NEWLAND, H.: Antagonism of the antithrombotic effect of warfarin by uric acid. Amer. J. med. Sci. **256**, 44 (1968)
NICHOLLS, A., M.L. SNAITH, J.T. SCOTT: Effect of oestrogen therapy on plasma and urinary lebels of uric acid. Brit. med. J. **I**, 449 (1973)
PFEIFFER, E.F.: Die pathogenetische Einteilung des Dia-

betes mellitus als Basis von Therapieplan und Prognose. Dtsch. Ärztebl. 79, H. 33 (1982), 17–31
REUBI, F., C. VORBURGER: Die Gichtniere. Münch. med. Wschr. 104, 2152 (1962)
RICHET, G., R. ARDAILLOU, H. DE MONTÉRA, R. SLAMA, T. BONGOULT: Le rein goutteux. Presse méd. 69, 644 (1961)
ROPERS, H.-H., D.P. MERTZ: Normale Aktivität von Hypoxanthin - Guanin - Phosphoribosyltransferase bei primärer Erwachsenengicht. Klin. Wschr. 51, 283 (1973)
SARRE, H., D.P. MERTZ: Sekundäre Gicht bei Niereninsiffizienz. Klin. Wschr. 43, 1134 (1965)
SCHILLING, F.: Klinik und Therapie der Gicht und deren Abgrenzung von der Pseudogicht. In: W. BOECKER (Hrsg.): Fettsucht – Gicht. Thieme, Stuttgart 1971, S. 139–160
SCHLIERF, G., G. WEINANS, W. REINHEIMER, W. KAHLKE: Häufigkeit und Typenverteilung von Hyperlipoproteinämien bei stationären Patienten einer Medizinischen Klinik. Dtsch. med. Wschr. 97, 1371 (1972)
SEEGMILLER, J.E., F.M. ROSENBLOOM, W.N. KELLEY: Enzyme defect associated with a sex-linked human neurological disorder and excessive purine synthesis. Science 155, 1682 (1967)
SENERT, D.: De arthritide tractatus. Wittenberg 1631
SIMKIN, P.A.: Uric acid binding to serum proteins: Differences among species. Proc. Soc. exper. Biol. 139, 604 (1972)
SOKOLOFF, L.: The pathology of gout. Metabolism 6, 230 (1957)
SYDENHAM, TH.: Opuscula omnia. Tractatus de podagra et hydrope. London 1683. Deutsch in: Klassiker der Medicin, hrsg. von K. SUDHOFF. Barth, Leipzig 1910

TALBOTT, J.H., K.L. TERPLAN: The kidney in gout. Medicine 39, 405 (1960)
THOMAS, C.: Nierenveränderungen bei Gicht. Internistische Welt 1, 59 (1978)
TODD, R.B.: Clinical lectures on certain diseases of the urinary organs and on dropsies. Churêhill, London 1857
VIRCHOW, R.: Seltene Gichtablagerungen. Virchows Arch. path. Anat. 44, 137 (1868)
WOLLENWEBER, J., H.L. CHRISTL, CHR. SCHLIERF, H. WOHLENBERG: Hyperlipoproteinämien bei ambulanten Patienten. Häufigkeit, Typenverteilung und Korrelationen zu klinischen Untersuchungsbefunden. Dtsch. med. Wschr. 98, 463 (1973)
WOOD, P.D.S., M.P. STERN, A. SILVERS, G.M. REAVEN, J. VON DER GROEBEN: The prevanlence of plasma lipoprotein abnormalities in a free living population of the Central Valley, California. Circulation 45, 114 (1972)
YÜ, T.F., M.E. BALIS, T.A. KRENITSKY, J. DANCIS, D.N. SILVERS, G.B. ELION, A.B. GUTMAN: Rarity of x-linked parital hypoxanthine-guanine phosphribosyltransferase deficiency in a large gouty population. Ann. intern. Med. 76, 255 (1972)
ZOLLINGER, H.Z.: Pathologisch-anatomische Untersuchungen über die Gicht. In: W. BELART (Hrsg.): Theumatismus in Forschung und Praxis. Huber, Bern 1962
ZÖLLNER, N.: Moderne Gichtprobleme. Ätiologie, Pathogenese, Klinik. Ergebn. inn. Med. Kinderheilk. N.F. 14, 321 (1960)
ZÖLLNER, N.: Die Gichtniere. In: H. SCHWIEGK (Hrsg.): Hansbuch der Inneren Medizin, Nierenkrankheiten, 5. Aufl., Bd. VIII/3. Springer, Berlin–Heidelberg–New York 1968, S. 77 ff

7.3 Elektrolyte

H. Zumkley

7.3.1 Einleitung

Abweichungen im Elektrolythaushalt werden bei zahlreichen ätiologisch unterschiedlichen Erkrankunken beobachtet. Diese Störungen beeinflussen oft entscheidend den Verlauf der Grunderkrankung. Abgesehen von altersunabhängigen Veränderungen des Elektrolythaushaltes lassen sich im Alter bestimmte Abweichungen häufiger beobachten. In der vorliegenden Übersicht sollen klinisch wichtige Gebiete des Elektrolythaushaltes unter besonderer Berücksichtigung der Abweichungen im Alter zusammenfassend dargestellt werden.

7.3.2 Natrium- und Wasserhaushalt

Zwischen Natrium- und Wasserhaushalt bestehen enge Beziehungen, die sich aus der Bedeutung beider für die Aufrechterhaltung des extrazellulären Volumens und der Osmolarität ergeben. In Abhängigkeit vom Verhalten der Natriumkonzentration im Plasma lassen sich die in Tab. 7-8) zusammengestellten Störungen des Natrium- und Wasserhaushaltes differenzieren.

7.3.2.1 Dehydration

Die Ursachen beruhen auf einer verminderten Wasserzufuhr und/oder gesteigerten Verlusten. Entsprechende Störungen treten insbesondere bei Erbrechen, Durchfall, Schwitzen, Polyurie (chronische Niereninsuffizienz), Sondenernährung etc. auf. Die hypertone Dehydration mit Anstieg der Natriumkonzentration im Plasma wird nicht selten bei älteren zerebralsklerotischen Personen infolge erhöhter

Tab. 7-8: Pathogenese und Diagnostik der Störungen im Natrium- und Wasserhaushalt

Art der Störung	Pathogenese Na$^+$	Pathogenese H$_2$O	Diagnostik Na$^+$/Plas.	Hb. Ery. Prot. Hämatokrit
Dehydration				
Isotone	↓	↓	normal	↑
Hypotone	↓↓	↓	↓	↑
Hypertone		↓↓	↑	↑
Hyperhydration				
Isotone	↑	↑	normal	↓
Hypotone		↑↑	↓	↓
Hypertone	↑↑	↑	↑	↓

Flüssigkeitsverluste (Schwitzen, Diuretika, Durchfall, Infekte), die nicht ausreichend ausgeglichen werden, beobachtet. Neben einem verminderten Durstgefühl dieser Personen, bedingt durch zerebrale Veränderungen, besteht möglicherweise zusätzlich eine zentral ausgelöste Natriumretention (zentrale Hypernatriämie) (Lindemann, 1982; Zumkley, 1974a, Zumkley 1975).

Im Vordergrund der klinischen Symptomatik stehen die Zeichen der Exsikkose: Stehenbleiben der Hautfalten bei Anheben, trockene, borkige Zunge, Hypotonie, Schwindel, Fieber, Muskelkrämpfe und Schwäche. In fortgeschrittenen Stadien, insbesondere bei der hypertonen Dehydration, treten zerebrale Zeichen wie Desorientiertheit, Verwirrtheitszustände, generalisierte Krämpfe und schließlich Koma (hypernatriämisch-hyperosmolares Koma), bei der hypotonen Dehydration Nierenfunktionsstörungen (extrarenales Nierenversagen) hinzu (Zumkley et al., 1974a; Zumkley, 1975; Zumkley 1981).

Bei isotoner bzw. hypotoner Dehydration läßt sich das Flüssigkeitsdefizit vornehmlich durch physiologische NaCl-Lösungen decken, bei hypertoner Dehydration mit erhöhter Natriumkonzentration ist dagegen eine übermäßige Natriumzufuhr unerwünscht. Andererseits ist bei hypertoner Dehydration eine zu schnelle Senkung der durch den Anstieg der Natriumkonzentration bedingten erhöhten Serum-Osmolarität zu vermeiden, da es ansonsten durch Übertritt von Flüssigkeit aus dem Blut in den Liquorraum zum Hirnödem kommen kann. Die Liquorschranke verhindert nämlich einen sofortigen Ausgleich der Hyperosmolarität beidseits der Liquorschranke bei einseitiger Senkung des osmotischen Druckes im Blut. Die Flüssigkeitssubstitution sollte daher bei hypertoner Dehydration mit 5%iger Glucose- oder Lävuloselösung im Wechsel mit isotoner Kochsalzlösung erfolgen. Bei älteren Menschen ist darauf zu achten, daß infolge einer kardialen Insuffizienz oder verminderten Kreislaufanpassung ein nicht zu schneller Flüssigkeitausgleich erfolgt.

7.3.2.2 Hyperhydration

Eine Überwässerung beruht zumeist auf einer erhöhten, unkontrollierten Flüssigkeitszufuhr bei renaler Ausscheidungsstörung. Ferner finden sich Wassereinlagerungen bei kardialer Insuffizienz, Eiweißmangel (nephrotisches Syndrom, Malabsorptionssyndrom), inadäquater ADH-Produktion, Nebennierenrindenüberfunktion sowie medikamentös bedingt (Steroide, Antirheumatika, Antihypertensiva) etc.

Ältere Menschen scheinen insgesamt eher zur Entwicklung einer inadäquaten ADH-Produktion zu neigen. Ein entsprechendes Syndrom wird z.B. bei älteren Personen unter Sulfonylharnstoff-Therapie (Chlorpropamid) beobachtet (Weissmann et al., 1971). Die Ursache hierfür ist noch weitgehend unklar. Es wird angenommen, daß bei älteren Personen Störungen in der Volumen- und Barorezeptorenstimulation mit verminderter Ansprechbarkeit vorliegen (Rowe und Robertson, 1978). Ferner sollen ältere Personen eher zur Entwicklung einer Hyponaträmie neigen (Heldermann et al., 1978). Inweiweit hier eine altersabhängige Einschränkung der renalen Natriumkonservierung besteht, ist noch ungeklärt.

Im Vordergrund der klinischen Symptomatik einer Hyperhydration finden sich periphere Ödeme und Höhlenergüsse (Pleura- und Perikarderguß, Hirnödem, Aszites). Bei hypertoner Hyperhydration kann es zum Blutdruckanstieg (Blutdruckkrise) kommen.

Die Behandlung besteht in einer Flüssigkeits- und Natriumrestriktion. Bei exzessiver hypotoner Hyperhydration kann gelegentlich eine Kochsalzzufuhr erforderlich sein. Die Flüssigkeitsansammlungen lassen sich durch Saluretika, in ausgeprägten Fällen auch durch eine Dialyse (Hämo- oder Peritonealdialyse) entfernen. Dieses gilt insbesondere auch für ältere Personen.

7.3.3 Kaliumhaushalt

Abweichungen im Kaliumhaushalt zählen zu den häufigsten Störungen des Elektrolytstoffwechsels. Dieses ist nicht zuletzt auf die zunehmende Verwendung hochwirksamer, den Kaliumhaushalt beeinflussender Medikamente zurückzuführen.

7.3.3.1 Hypokaliämie

Die Ursachen (Tab. 7-9) beruhen gelegentlich auf einer verminderten Kaliumzufuhr, weit häufiger da-

Tab. 7-9: Ursachen der Hypokaliämie

Unzureichende Zufuhr:	Appetitlosigkeit, Mangelernährung (Anorexia nervosa)
Erhöhte Verluste:	1. Magen-Darm-Trakt: Erbrechen, Durchfall (Kolitis, Enteritis usw.), Malabsorptionssyndrome (einheimische Spure, M. Whipple), Pankreasadenome (Zollinger-Ellison-Syndrom, Verner-Morrison-Syndrom), villöser Dickdarmtumor. Fisteldrainagen (Pankreas, Gallenblase usw.) Iatrogen (Laxantienabusus[+], Absaugen von Mageninhalt, Spülen mit elektrolytfreien Lösungen)
	2. Renal: Polyurie (chronische Niereninsuffizienz, Diabetes mellitus[+], Diabetes insipidus, Hyperkalzämie). Tubulopathien (angeborene und erworbene tubuläre Azidose), Zystinose. Iatrogen (Saluretika[+], forcierte Diurese)
	3. Endokrin: M. Conn, M. Cushing, ACTH- und Steroidmedikation[+], sek. Hyperaldosteronismus, Bartter-Syndrom, Pseudo-Bartter-Syndrom, Pseudo-Conn-Syndrom, M. Liddle.
Verteilungsstörung:	Iatrogen (nach Glucose und/oder Insulin, Adrenalinpräparate (Asthmamittel[+]), hypokaliämische familiäre Parese

[+] im Alter häufiger

gegen auf erhöhten Kaliumverlusten. Besonders hinzuweisen ist auf eine Hypokaliämie nach Verabreichung von Saluretika bzw. Laxantien. Ausnahme unter den Saluretika bilden die sog. kaliumsparenden Substanzen (Aldosteronantagonisten, Triamteren, Amilorid). Diese können bei eingeschränkter Nierenfunktion zu einer Kaliumretention führen. Bei Nebennierenrindenüberfunktion (Morbus Conn, Morbus Cushing) sowie nach längerer Steroidmedikation kann es infolge erhöhter renaler Kaliumverluste zur Hypokaliämie kommen. Ein Pseudo-Conn-Syndrom kann gelegentlich nach längerer Einnahme von Substanzen mit Mineralokortikoideffekt beobachtet werden (z. B. Lakritze) (s. Abb. 7-25).

Hypokaliämien infolge Verteilungsstörungen treten dann auf, wenn plötzlich Kalium-Ionen aus dem extrazellulären Raum (Blut) in die Zellen einwandern. Hierzu kann es nach Infusion größerer Mengen von Glucose bzw. von Glucose und Insulin kommen. Nach Therapiebeginn eines Coma diabeticum tritt aus diesem Grunde daher nicht selten eine bedrohliche Hypokaliämie auf, die sich nur durch rechtzeitige ausreichende Kaliumsubstitution verhindern läßt.

Sympathikomimetika (Adrenalin, Asthmamittel) führen ebenfalls infolge einer Verteilungsstörung vorübergehend zur Hypokaliämie. So beobachteten wir 90 Minuten nach oraler Gabe einer Beta-2-Rezeptoren-stimulierenden Substanz mit relativ selektiver Wirkung auf die Bronchialmuskulatur regelmäßig einen signifikanten Abfall der extrazellulären Kaliumkonzentrationen (Zumkley et al., 1976). In Fortsetzung dieser Untersuchungen beobachteten wir später nach einmaliger Verabreichung eines Beta-Rezptorenblockers mit gleichzeitiger Intrinsic Activity ebenfalls eine Verminderung der Plasma-Kaliumkonzentrationen, während nach Gabe von Beta-Rezeptorenblockern ohne Intrinsic Aktivity die Kaliumkonzentrationen gering anstiegen (Zumkley, 1981c).

Beobachtungen, daß bei älteren Personen häufiger Hypokaliämien festzustellen sind als bei jüngeren, dürften auf die häufigere Einnahme von Medikamenten, die zu einer Hypokaliämie führen (Saluretika, Laxantien, Sympathikomimetika, Beta-Rezeptorenblocker, Mineralokortikoide etc.) zurückzuführen sein. Unter Digitalistherapie konnten wir keine zusätzliche Hypokaliämie nachweisen (Zumkley, 1981a). Obgleich oft vermutet, konnte eine altersabhängige Abnahme der intra- und extrazellulären Kaliumkonzentrationen als Folge eines marginalen Kaliummangels oder altersabhängiger Änderungen intra-extrazellulärer Ionentransportmechanismus bisher nicht nachgewiesen werden. Während bei älteren Menschen die renalen Anpassungsmechanismen hinsichtlich des Natriumhaushaltes beeinträchtigt zu sein scheinen, dürfte dieses für den Kaliumhaushalt weniger zutreffen. Hier fanden sich keine Unterschiede zwischen jungen und älteren Personengruppen (Lindemann, 1982). Das häufigere Auftreten einer alkalotischen Stoffwechsellage bei älteren Personen ist auf die gleichzeitige Hypokaliämie zurückzuführen.

Besonders hinzuweisen ist auf die erhöhte Digitalisempfindlichkeit bei Hypokaliämie. Trotz normaler Digitalisdosierung kann es bei gleichzeitiger Hypokaliämie zu den Zeichen der Digitalisintoxikation kommen. Dieses trifft vor allem für ältere Personengruppen zu, da diese häufiger gleichzeitig wegen einer eingeschränkten kardialen Funktion nicht nur Digitalispräparate, sondern zur Beeinflussung von Ödemen Saluretika erhalten. Hinweise für eine Digitalisintoxikation ergeben sich aufgrund der charakteristischen klinischen Symptomatik, erhöhter Digitalisspiegel im Serum sowie einer Zunahme der intraerythrozytären Natriumkonzentrationen. Wie die Untersuchungen unserer Arbeitsgruppe zeigen konnten, ist die Natriumkonzentration in den Erythrozyten nicht nur bei essentieller Hypertonie sondern auch bei Digitalisintoxikation deutlich er-

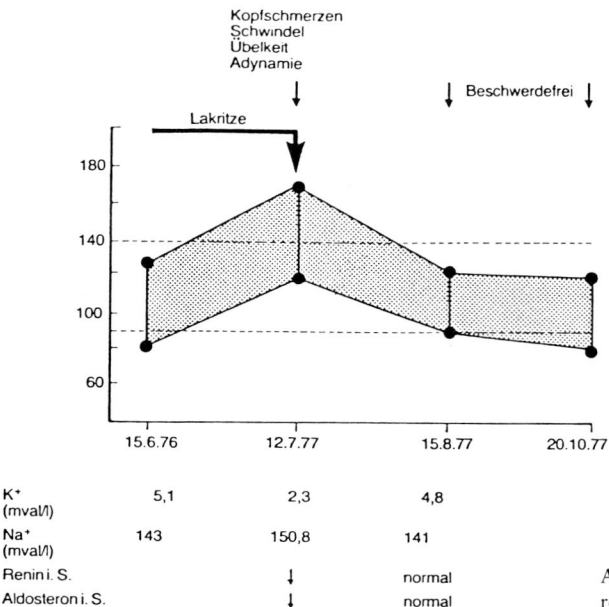

Abb. 7-25: Pseudo-Conn-Syndrom nach Aufnahme größerer Mengen von Lakritze (ca. 500 g wöchentlich).

höht (Wessels und Brisse, 1980; Losse et al., 1960; Zumkley, 1981). Weitere Symptome einer Hypokaliämie sind neuromuskuläre Störungen, die mit einer Schwäche der Muskulatur beginnen und in eine schlaffe Parese übergehen können. Bei älteren Personen werden diese Beschwerden nicht selten auf andere Ursachen, insbesondere neurogener Art, zurückgeführt. Vom Magen-Darm-Trakt her wird nicht selten über eine Darmträgheit geklagt. In ausgeprägten Fällen kann es zum paralytischen Ileus kommen. Gefürchtet sind kardiovaskuläre Störungen: Hypotonie, Tachykardie, Arrhythmie, plötzlicher Herzstillstand. Im Elektrokardiogramm zeigen sich zunächst eine Abflachung der T-Zacke und eine prominente U-Welle. Besteht bereits eine U-Welle, so wird diese breiter und höher. In fortgeschritten Stadien kann es zu T-U-Verschmelzungswellen kommen.

Die Kaliumsubstitution bei Kaliummangel sollte nach Möglichkeit oral erfolgen. Bei leichtem Kaliummangel kann bereits eine kaliumreiche Kost ausreichen. Auch bei hochgradigen Kaliumverlusten mit erheblicher Hypokaliämie sollte eine Normalisierung des Serumkaliumspiegels nicht zu schnell angestrebt werden. Am günstigsten ist ein Anstieg der Kaliumkonzentration im Verlaufe von mehreren Tagen. Bei zu schneller Normalisierung können schwere kardiale Komplikationen (Rhythmusstörungen) als Folge einer relativen Hyperkaliämie auftreten.

7.3.3.2 Hyperkaliämie

Da die gesunde Niere einen stark vermehrten Kaliumanstieg ohne weiteres zu bewältigen vermag, führt ein erhöhtes Angebot an Kalium, von Ausnahmen abgesehen, im allgemeinen nur dann zu einer klinisch relevanten Hyperkaliämie, wenn gleichzeitig eine fortgeschrittene Niereninsuffizienz vorliegt, oder wenn infolge Wegfalls der kaliuretischen Wirkung der Kortikoide eine Nebennierenrindeninsuffizienz besteht. Bei renaler Insuffizienz muß allerdings auch bei fehlender zusätzlicher Kaliumzufuhr infolge kontinuierlicher Freisetzung von Kalium aus den Zellen mit einer täglichen Zunahme des Serum-Kaliumspiegels um 1,0 mval/l gerechnet werden. Eine zusätzliche Kaliumzufuhr durch die Nahrung sowie alte Blutkonserven oder Medikamente (Uralyt U, kaliumsparende Saluretika etc.) können innerhalb von Stunden zu einer bedrohlichen Hyperkaliämie führen (s. Tab. 7-10). Gelegentlich wird über eine Zunahme der Kaliumkonzentration bei älteren Personengruppen im Vergleich zu jüngeren berichtet. Als Ursache wird eine Abnahme der Renin- und Aldosteronaktivität bzw. -exkretion bei älteren Personen angenommen (Crane und Harris, 1976; Flood et al., 1967; Weidemann, 1975).

Mäßige Hyperkaliämien bis 6 mval/l sind im allgemeinen ungefährlich, bei einem Anstieg über 7 mval/l Kalium kann es dagegen zu Kaliumintoxikationen kommen. Unter den klinischen Symptomen sind besonders kardiovaskuläre hervorzuheben: Blutdruckabfall, Bradykardie, Arrhythmie, Kammerflimmern. In ausgeprägten Fällen zeigen sich charakteristische EKG-Veränderungen. Besonders in den parasternalen Brustwandableitungen kommt es zur Ausbildung hoher, spitzer, zumeist symmetrischer und zeltförmiger T-Zacken mit schmaler Basis bei isoelektrischem ST. Die Zeichen der Hyperkaliämie können fehlen bzw. weniger stark ausgeprägt sein, wenn gleichzeitig eine Hypernatriämie oder Hyperkalcämie vorliegt. Ferner werden die elektrokardiographischen Veränderungen verwischt oder beeinflußt, wenn zusätzliche kardiale Störungen, wie sie bei älteren Personengruppen naturgemäß häufiger zu beobachten sind, bestehen. Eine Differenzierung und Abgrenzung gegenüber kaliumabhängigen EKG-Veränderungen ist dann oft schwierig oder unmöglich.

Im Vordergrund der Therapie einer Hyperkaliämie steht die Behandlung des Grundleidens. Jegliche orale oder parenterale Kaliumzufuhr muß unterbunden werden, auch eiweißhaltige Nahrungsmittel sollten wegen ihres Kaliumreichtums weggelassen werden. Zu den Antagonisten des Kaliums im Blut gehören Natrium- und Calciumionen. Die intravenöse Verabreichung derartiger Elektrolytkonzentrationen ist bei plötzlich auftrendem Kammerflimmern infolge Hyperkaliämie indiziert. Bereits wenige Minuten nach Injektion von 20 ml einer 10%igen NaCl-Lösung bzw. von 100 ml einer 10%igen Kalziumgluconatlösung (nach Möglichkeit unter EKG-Kontrolle) zeigt sich oft eine Besserung des elektrokardiographischen Befundes. Der günstige Effekt ist allerdings im allgemeinen nur von kurzer Dauer (1½ bis 2 Stunden). Daher müssen die Injektionen häufiger wiederholt werden. Durch Infusion einer Glucoselösung (200 bis 300 ml einer 25- bis 50%igen Glucoselösung) zusammen mit Insulin (1 E Altinsulin pro 3 g Glucose) ist ebenfalls eine deutliche Senkung der Kaliumkonzentrationen im Blut zu erzielen, da gleichzeitig mit der Glucose Kalium in die Zellen eingeschleust wird. Bei gleichzeitiger azidotischer Stoffwechsellage führt die Infusion einer 5%igen Natriumbikarbonatlösung ebenfalls zu einem Kaliumeinstrom in die Zellen. Eine Verminderung der Kaliumkonzentration im Organismus läßt sich letztlich bei Niereninsuffizienz nur durch extrarenale Elimination mittels Dialyse erzielen. Bei chronisch erhöhter

---

Tab. 7-10: Ursachen der Hyperkaliämie

Niereninsuffizienz (oligurisches oder anurisches Stadium)

Kaliumverschiebung vom intra- ind den extrazellulären Raum: Zerstörung von Körpergewebe (Operation, Trauma, Verbrennungen, Eiterungen, Hämolyse, verstärkter Katabolismus, Azidose)

Übermäßige Zufuhr (von Bedeutung praktisch nur bei Oligurie oder Anurie): Nahrungsmittel, Kaliumhaltige Infusionen und Medikamente (z.B. Penicillin G), Alte Blutkonserven

Antikaliuretische Medikamente[+]: Aldosteronantagonisten, Triamteren, Amilorid

Nebennierenrindeninsuffizienz: (M. Addison)

Paroxysmale Hyperkaliämie: Gamstorp-Syndrom (Adynamia episodica hereditaria)

[+] im Alter häufiger

Kaliumkonzentration kann die Ausscheidung von Kalium über den Darm mit Hilfe sog. Kationenaustauscher (Sorbisterit in Aluminium-Phase, Sorbisterit in Calcium-Phase) gefördert werden.

Die aufgezeigten therapeutischen Maßnahmen sind unabhängig vom Alter des Patienten. Grundsätzlich sei jedoch darauf hingewiesen, daß ältere Personen noch empfindlicher auf plötzliche Änderungen der Elektrolytkonzentrationen reagieren als jüngere. Der langsame Ausgleich einer bestehenden Störung ist daher unbedingt anzustreben.

7.3.4 Calciumhaushalt

Zahlreiche Ursachen können mit zunehmendem Alter Störungen im Calciumhaushalt bedingen. Neben den den Calciumstoffwechsel beeinflussenden Medikamenten sind Tumoren mit und ohne Knochenmetastasen, degenerative Prozesse insbesondere am Knochensystem sowie hormonale Abweichungen zu nennen. So können Aufnahme und Stoffwechsel von Calcium bei älteren Personen durch eine verminderte Produktion von 1,25-Dihydroxycholecalciferol (Slovik et al., 1981), Abweichungen in der Aktivität und Konzentration von Parathormon (Gallagher et al., 1979) sowie Calcitonin (Milhaud et al., 1978) verändert sein.

7.3.4.1 Hyperkalzämie

Bei dem Krankheitsbild des primären Hyperparathyreoidismus handelt es sich um eine autonome Epithelkörperchenüberfunktion mit vermehrter Produktion von Parathormon. Unter einem tertiären Hyperparathyreoidismus wird das Fortbestehen einer als Reaktion auf eine renale oder intestinale Hypokalzämie einsetzenden Mehrproduktion von Parathormon (sekundärer Hyperparathyreoidismus) verstanden (Tab. 7-11). Aus einer zunächst regulativen sekundären Überfunktion entwickelt sich eine autonome Mehrproduktion von Parathormon infolge Hyperpasie oder Adenombildung. Maligne Erkrankungen mit Skelettbeteiligung führen infolge übermäßiger Calciummobilisierung häufig zu einer Hyperkalzämie. Auch bei neoplastischen Erkrankungen ohne Skelettbeteiligung kann es zur Hyperkalzämie kommen. Hierbei handelt es sich dann um ein paraneoplastisches Syndrom, daß durch im Tumor produziertes Parathormon oder eine wirkungsähnliche Substanz hervorgerufen wird («Pseudo-Hyperparathyreoidismus»). Ferner finden sich bei generalisierten Knochenprozessen wie beim Plasmozytom nicht selten erhöhte Calciumkonzentrationen im Blut. Entsprechende maligne Prozesse werden erfahrungsgemäß bei älteren Personen häufiger als bei jüngeren angetroffen. Das Auftreten einer Hyperkalzämie kann daher Hinweis einer malignen Erkrankung sein.

Vitamin D, AT 10 sowie Vitamin A können bei unkontrollierter Anwendung zur Hyperkalzämie führen. Calciumhaltige Medikamente über längere Zeit in hoher Dosierung verabreicht (Acetolyt, Sorbisterit in Calcium-Phase) sowie Thiaziddiuretika können ebenfalls eine Hyperkalzämie zur Folge haben. Besondere Vorsicht mit der Verabreichung entsprechender Medikamente ist daher bei bereits bestehender Hyperkalzämie geboten (Zumkley und Losse, 1977).

Bei Schilddrüsenüberfunktion, Morbus Boeck, Glukokortikoidmangel (Morbus Addison) können mehr oder weniger stark ausgeprägte Hyperkalzämien beobachtet werden. Besonders hinzuweisen ist auf eine Immobilisation als Ursache der Hyperkalzämie. Dies trifft wiederum vor allem für ältere Personen zu, insbesondere wenn gleichzeitig Knochenprozesse die Ursache der Immobilisation sind (Schenkelhalsfraktur etc.). Bedrohliche Hyperkalzämiesyndrome können die Folge sein. Bei dem Krankheitsbild der idiopathischen infantilen Hyperkalzämie handelt es sich wahrscheinlich um eine Überempfindlichkeit gegenüber Vitamin D mit erhöhter enteraler Calciumresorption. Die Erkrankung tritt im frühen Kindesalter auf. Neben einer Hyperkalzämie finden sich oft Fehlbildungen wie Zahnanomalien, verkleinerte Unterkiefer, Gefäßmißbildungen (supravalvuläre Aortenstenose) und geistige Entwicklungshemmung. Bei niereninsuffizientenen Patienten, die gegen stark calciumhaltiges Wasser dialysiert wurden, kam es in früheren Zeiten gelegentlich zu einem «Hartes-Wasser-Syndrom».

Im Vordergrund des klinischen Bildes einer Hyperkalzämie finden sich neben psychischen und neurologischen Zeichen (erhöhte Reizbarkeit, Depressionen) in fortgeschrittenen Stadien Bewußtseintrübung und Koma. Die Nieren zeigen eine mehr oder weniger stark ausgeprägte Nephrokalzinose, die in fortgeschrittenen Stadien zur Niereninsuffizienz führt. Ferner kommt es häufig zu rezidivierenden Nierensteinen (Calciumphosphatsteine). Rezidivierende Magen- und Duodenalulzera, Pankreatitiden und Cholelithiasis sind weitere klinische Zeichen einer Hyperkalzämie. Seitens des Herz-Kreislauf-Systems kommt es zur Hypotonie, Rhythmusstörungen und Tachykardie. Im Elektrokardiogramm zeigt sich in charakteristischer Weise eine Verkürzung der QT-Zeit. Die Hyperkalzämie führt in ähnlicher Wei-

Tab. 7-11: Ursachen der Hyperkalzämie

Primärer Hyperparathyreoidismus
Tertiärer Hyperparathyreoidismus
Neoplasien mit Skelttbeteiligung[+]
Neoplasien ohne Skelettbeteiligung[+] (paraneoplastisches Syndrom = Pseudo-Hyperparathyreoidismus)
Hyperthyreose
Polyadenomatose
Vit. D-, Vit. A-, AT 10-Überdosierung
Morbus Boeck
Idiopathische Hyperkalzämie
Milch-Alkali-Syndrom (Burnett-Syndrom)
Calciumhaltige Medikamente (Acetolyt, Sorbisterit in Calcium-Phase)
Thiaziddiuretika[+]
Immobilisation[+]
Glukokortikoidmangel (Morbus Addison)
«Hartes-Wasser-Syndrom» (Hard water syndrome)

[+] im Alter häufiger

se wie die Hypokaliämie zu einer erhöhten Glykosidempfindlichkeit. Dieses ist insbesondere bei älteren Personen zu berücksichtigen, da diese häufig gleichzeitig Digitalispräparate und Saluretika erhalten. Letztere können sowohl zu Hypokaliämie als auch Hyperkalzämie führen. Außer an den Nieren finden sich Verkalkungen im Bereich des Pankreas, des Myokards, der Lungen, der Gelenkkapseln und der Augen (Bandkeratitis).

Beim primären Hyperparathyreoidismus zeigen sich zusätzlich ossäre Veränderungen. Infolge eines überstürzten Knochenabbaues kommt es zu einer mehr oder minder ausgeprägten generalisierten Osteoporose, einer fibrösen Umwandlung des Markes, in fortgeschrittenen Stadien zur Bildung von Zysten und Riesenzellgeschwülsten (Morbus Recklinghausen = «Braune Tumoren»).

Im Vordergrund der Therapie steht die Beeinflussung des Grundleidens (z.B. die Operation eines Nebenschilddrüsenadenoms). Wenn eine kausale Behandlung nicht möglich ist, kommen symptomatische Maßnahmen in Betracht. Neben einer calciumarmen Diät (Weglassen von Milch und Milchprodukten) erweisen sich Nahrungsmittel, die reich an Phytin bzw. Oxalsäure sind, als nützlich. Natrium-Zellulose-Phosphat (NCP), ein Kationenaustauscher, vermindern ebenfalls die enterale Calciumaufnahme. Glukokortikoide führen infolge einer enteralen Calciumresorptionshemmung sowie einer Hemmung der Osteolyse häufig ebenfalls zur Senkung des Serum-Calciumspiegels. Vor allem bei älteren Personen sind jedoch die durch Steroidtherapie bekannten Nebenwirkungen zu beachten. Bei malignen Prozessen ist Mithramycin, ein Antibiotikum mit zytostatischer Wirkung in Erwägung zu ziehen. Für eine reichliche Flüssigkeitszufuhr ist Sorge zu tragen.

Bei hyperkalzämischer Krise ist folgendes Vorgehen angezeigt: Bei normaler Nierenfunktion läßt sich durch intravenöse Verabreichung physiologischer Kochsalzlösungen (4–5 l/24 Std.) oder isotoner Natriumsulfatlösung die Calciumausscheidung erheblich steigern. Furosemid (Lasix) in einer Dosierung von 250–500 mg/24 Std. kann eine zusätzliche Steigerung der renalen Calciumausscheidung hervorrufen. Phosphatinfusionen (100 mmol Phosphor in 100 ml 5%iger Glucoselösung) werden wegen der Gefahr von Weichteilverkalkungen, u.a. in den Nieren, nur bei akuter vitaler Gefährdung angewandt. Als zusätzliche Maßnahme kann die Zufuhr von Calcitonin diskutiert werden. Bei erheblicher Hyperkalzämie mit oder ohne Nierenversagen ist eine Hämodialyse in Erwägung zu ziehen.

7.3.4.2 Hypokalzämie

Häufiger als der parathyreoprive Hypoparathyreoidismus, der nach operativer Entfernung aller Nebenschilddrüsen auftritt, ist eine partielle Nebenschilddrüseninsuffizienz nach Schilddrüsenoperation oder operativen Eingriffen am Hals (Tab. 7-12). Hierbei handelt es sich um eine vorübergehende zirkulatorische Störung im Bereich der Nebenschilddrüsen. Der sog. idiopathische Hypoparathyreoidismus tritt vorwiegend im Kindesalter oder im mittleren Lebens-

Tab. 7-12: Ursachen der Hypokalzämie

Hypoparathyreoidismus (parathyreopriver, idiopathischer)
Pseudohypoparathyreoidismus
DD. Pseudo-Pseudohypoparathyreoidismus
Niereninsuffizienz (sekundärer Hyperparathyreoidismus)
DD. Tertiärer Hyperparathyreoidismus
Nach Exstirpation eines Nebenschilddrüsenadenoms (Rekalzifizierungstetanie)
Mangelernährung
Malabsorptionssyndrome (M. Whipple, einheimische Sprue)
Pankreatitis (akute Nekrose)
Vitamin D-Mangel
Osteoplastische Skelettkarzinose[+]
Vergiftung mit Oxalsäure, Fluoriden, Zitratinfusionen,
Medikamentös[+] nach ACTH, Steroiden, EDTA sowie nach Saluretikatherapie mit Furosemid (Lasix)

[+] im Alter häufiger

alter auf. Beim Pseudo-Hypoparathyreoidismus handelt es sich um ein hereditäres Leiden mit peripherer Resistenz gegenüber Parathormon und weiteren Fehlbildungen wie Brachydaktylie, Kleinwuchs und Rundgesicht. Weitere Anomalien sind der Pseudo-Pseudo-Hypoparathyreoidismus sowie der Pseudo-idiopathische Hypoparathyreoidismus. Vitamin-D-Mangel, Malabsorptionssyndrome (einheimische Sprue, Morbus Whipple), Steatorrhoe sowie das Postgastrektomiesyndrom können ebenfalls zur Hypokalzämie führen. Infolge einer verminderten Bildung von Vitamin-D-Metaboliten (1,25-Dihydroxycholecalciferol) kommt es bei chronischer Niereninsuffizienz infolge verminderter enteraler Calciumresorption zu einer Hypokalzämie. Antikonvulsiva wie Diphenylhydantoin können über eine Induktion von Leberenzymen zu einer gesteigerten Umwandlung von Vitamin D_3 in 25-Dihydroxycholecalciferol und gleichzeitig zu einem erhöhten Abbau von 1,25-Dihydroxycholecalciferol führen. Die Folge ist eine Hypokalzämie mit erhöhter Parathormonsekretion und konsekutiver Osteopathie, die als Osteopathia antiepileptica bezeichnet wird und der urämischen Osteopathie ähnelt.

Durch Bildung von Kalkseifen kann es bei akuter Pankreasnekrose zu einer erheblichen Hypokalzämie kommen. Neben Antikonvulsiva können EDTA- und Phosphatinfusionen, ACTH, Steroide und Furosemid eine Hypokalzämie zur Folge haben. Vergiftungen mit Oxalsäure, Fluoriden und Zitratinfusionen führen ebenfalls zur Hypokalzämie. Nach Exstirpation eines Nebenschilddrüsenadenoms kann es vorübergehend zu einem Abfall der Serum-Calciumkonzentrationen infolge erhöhten Einbaues von Calcium in den entkalkten Knochen kommen (Rekalzifizierungstetanie). Insbesondere bei Tumoren mit osteoblastischen Metastasen (Prostata, Lunge, Mammatumor) werden gelegentlich Hypokalzämien beobachtet. Alle aufgezeigten Ursachen können letztlich auch im Alter eine Abnahme der Calciumkonzentrationen im Blut bedingen. Ausschließlich vom Alter abhängige Änderungen der Calciumkonzentrationen konnten bisher nicht bewiesen werden. Bei

Vorliegen einer Hypokalzämie im Alter sollte daher jeweils nach einer Ursache für die Calciumstoffwechselstörung gefahndet werden.

Im Vordergrund der Symptomatik steht das Tetaniesyndrom mit Pfötchenstellung der Hände und Plantarflexion der Zehen bei gleichzeitiger Krampfbildung der Wadenmuskulatur. Gelegentlich kann es zu einem Laryngospasmus kommen. Im Frühstadium finden sich Parästhesien. Ein positives Chvosteksches und Trousseausches Zeichen deuten auf eine Tetanie hin. Im Elektrokardiogramm findet sich eine verlängerte QT-Zeit.

Im tetanischen Anfall infolge Hypokalzämie besteht die Indikation zur intravenösen Verabreichung von Calcium. Bei leichter Hypokalzämie reichen eine calciumreiche Diät oder Calciumpräparate (oral) aus. Beim Hypoparathyreoidismus müssen zusätzlich zur oralen Calciumapplikation Vitamin D oder AT 10 gegeben werden (Cave: Hyperkalzämie). Die sog. normokalzämischen Tetanien (Magnesiummangeltetanie, Hyperventilationstetanie) werden durch Magnesiumgabe bzw. durch Rückatmung in einen Zellophanbeutel beeinflußt. Die Hypokalzämie bei Niereninsuffizienz wird wie folgt behandelt: Neben oraler Calciumsubstitution werden in Abhängigkeit vom Ausmaß der Hypokalzämie Vitamin D oder AT 10 sowie zusätzlich zur Senkung des Phosphorspiegels aluminiumhaltige Phosphatbinder verabreicht (Cave: Dialyseenzephalopathie). Vor einer kritiklosen Anwendung calciumhaltiger Präparate ist dringend zu warnen, insbesondere wenn diese Therapie über längere Zeit erfolgt. Zusätzliche Verkalkungen im Bereich verschiedener Gewebe können die Folge sein.

7.3.5 Magnesiumhaushalt

7.3.5.1 Hypermagnesiämie

Eine klinisch relevante Hypermagnesiämie findet sich bei normaler Nierenfunktion selten. Im fortgeschrittenen Stadium der chronischen und akuten Niereninsuffizienz kommt es dagegen regelmäßig zu einem Anstieg der Magnesiumkonzentration im Blut. Die Verabreichung magnesiumhaltiger Substanzen (Infusionslösungen, Laxantien, Sedativa, Antazida) ist daher weitgehend zu vermeiden oder nur unter Kontrolle des Magnesiumhaushaltes vorzunehmen. Selten kommt es bei normaler Nierenfunktion infolge exzessiver parenteraler oder oraler Magnesiumzufuhr zu einer Hypermagnesiämie oder Magnesiumintoxikation. Leichte Hypermagnesiämien finden sich bei erheblicher Dehydratation und Hypothyreose (Zumkley, 1977).

Klinisch zeigen sich bei Hypermagnesiämie Übelkeit, Erbrechen, depressive Verstimmungen, Muskelschwäche, Aufhebung der tiefen Sehnenreflexe sowie in fortgeschrittenen Stadien Somnolenz und Koma.

Bei Magnesiumintoxikation kann eine Hämo- bzw. Peritonealdialyse notwendig werden (Zumkley et al., 1974b). Weitere therapeutische Maßnahmen, insbesondere bei bedrohlicher Symptomatik, sind die intravenöse Gabe von Calcium oder Physo-

stigmin. Ferner ist für eine ausreichende Flüssigkeitszufuhr Sorge zu tragen. Die weitere Magnesiumzufuhr ist natürlich sofort zu unterbinden.

7.3.5.2 Hypomagnesiämie

Hypomagnesiämien finden sich insbesondere bei Polyurie (polyurische Phase der Niereninsuffizienz, Diabetes mellitus etc.), enteralen Resorptionsstörungen (Malabsorptionssyndrome, jejunoilealer Bypass (Abb. 7-26) etc.) sowie beim primären Hyperparathyreoidismus (Tab. 7-13) (Zumkley, 1981b).

Die klinischen Zeichen einer Hypomagnesiämie ähneln häufig denen der Hypokalzämie: Gesteigerte neuromuskuläre Erregbarkeit, Tetanie, grobschlägiger Tremor, akustische Überempfindlichkeit, Tics und Adynamie. Gelegentlich können Depressionen, Verwirrtheit, sowie bei ausgeprägter Hypomagne-

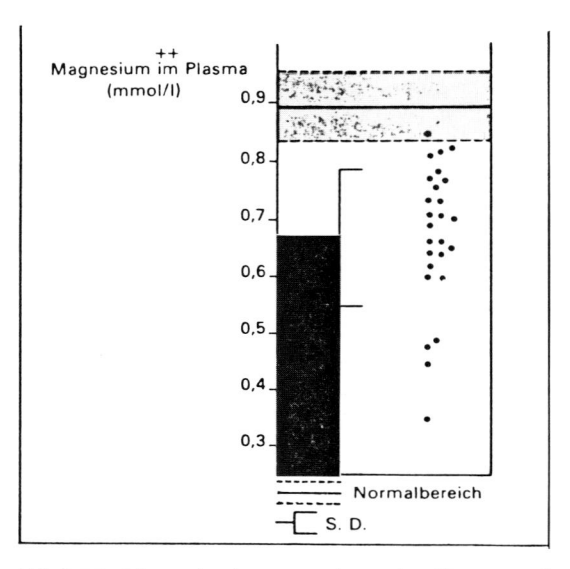

Abb. 7-26: Magnesiumkonzentrationen im Plasma nach jejunoilealem Bypass.

Tab. 7-13: Ursachen der Hyper- und Hypomagnesiämie

Hypermagnesiämie
Verminderte renale Ausscheidung (fortgeschrittene Niereninsuffizienz)
Erhöhte Zufuhr (magnesiumhaltige Infusionen, Laxantien[+], Sedativa[+])
Dehydration (Flüssigkeitsmangel[+])
Endokrine Erkankungen (Hypothyreose, Morbus Cushing)

Hypomagensiämie
Ungenügende Zufuhr/erhöhter Bedarf (magnesiumfreie Infusionslösungen bei fehlender oraler Zufuhr, Graviditdät, Laktation)
Renale Verluste (polyurische Phase der Niereninsuffizienz, Diabetes mellitus[+], Diuretika[+])
Enterale Verluste (Malabsorptionssyndrome, Durchfall[+])
Endokrine Erkrankungen (Hyperthyreose, M. Addison, primärer Hyperparathyreoidismus)
Sonstige Erkrankungen (Alkoholismus, Lebererkrankungen, Pankreatitis, Herz- und Gefäßerkrankungen[+])

[+] im Alter häufiger

siämie Somnolenz und Koma auftreten. Von Seiten des Herz- und Kreislaufsystems finden sich Vasodilatation, Hypotonie, Tachykardie sowie Rhythmusstörungen. In ähnlicher Weise wie bei der Hyperkalzämie und Hypokaliämie liegt auch bei der Hypomagnesiämie eine erhöhte Digitalisempfindlichkeit vor. Diese wiederum ist insbesondere bei älteren Patienten von Bedeutung, die Digitalis erhalten und gleichzeitig häufiger entsprechende Elektrolytstörungen aufweisen. Im EKG entwickeln sich bei einem Teil der Patienten mit erheblicher Hypomagnesiämie U-Wellen, eine Abflachung der T-Welle und Störungen der ventrikulären Repolarisation. Umgekehrt läßt sich bei Hypermagnesiämie eine leichte Zunahme der T-Welle bei gleichzeitiger Abnahme der R-Wellenamplitude gelegentlich beobachten (Zumkley, 1981 b). Rhythmusstörungen konnten wir dagegen nur bei durch Hämodialyse induzierter Hypermagnesiämie im Tierexperiment bei Kaninchen, und zwar dann, wenn die Tiere vorher über einen längeren Zeitraum Reserpin erhalten hatten, nachweisen (Zumkley et al., 1980).

Darüber hinaus werden einem Magnesiummangel eine große Zahl weiterer Symptome zugeordnet wie Schlaflosigkeit, Kopfschmerzen, Konzentrationsschwäche, Angstgefühl, Unruhe, Parästhesien, zerebrale Krampfanfälle, Spasmen der Eingeweide und Gefäße, Katarakte sowie schließlich Ekzeme der Haut. Dieses Krankheitsbild wird im französischen Schrifttum als «idiopathische konstitutionelle Spasmophilie» bezeichnet.

Insbesondere im amerikanischen Schrifttum werden seit Jahren Beziehungen zwischen Magnesiummangel und Pathogenese der Arteriosklerose diskutiert (Literaturübersicht bei Seelig, 1980). In Gegenden mit relativ magnesiumarmem Trinkwasser (weiches Wasser) konnten häufiger arteriosklerotische Komplikationen beobachtet werden als in Gegenden mit hartem Wasser (Kobayashi und Shiraki, 1957; Schroeder, 1966). Der pathogenetische Zusammenhang zwischen Magnesiummangel und Herzinfarkt wird in einer Abnahme der intrazellulären Magnesiumkonzentration mit anschließender Myokardnekrose sowie in Koronarspasmen infolge Anstieg des Calcium-Magnesium-Quotienten gesehen (Altura et al., 1981).

Weiterhin soll durch einen Magnesiummangel die Entstehung von Thrombosen sowie die Entwicklung von Nierensteinen (Oxalatsteine) begünstigt werden.

Sofern keine enterale Resorptionsstörung vorliegt, kann bei erheblicher Hypomagnesiämie eine orale Magnesiumsubstitution erfolgen. Eine intravenöse Magnesiumzufuhr sollte nur bei strenger Indikationsstellung langsam durchgeführt werden. Eine genaue Beobachtung, insbesondere der Sehnenreflexe ist unbedingt erforderlich. Bei Magnesiumüberdosierung kann als Antidot Calciumgluconat oder Physostigmin verabreicht werden. Äußerste Vorsicht mit einer Magnesiumzufuhr ist bei renaler Insuffizienz geboten, da hier häufig bereits erhöhte Magnesiumkonzentrationen vorliegen bzw. bei Magnesiumgabe mit einer schnellen Retention gerechnet werden muß. Außer bei Magnesiummangelzuständen werden Magnesiumpräparate bei Hyperazidität, zur Harnsteinprophylaxe, als Laxantien, bei Eklampsie und bei degenerativen Herz- und Gefäßerkrankungen verabreicht.

Literatur

ALTURA, B.M., B.T. ALTURA, A. CORELLO, D.M.V. PRASAD: Hypomagnesemia and vasoconstriction: Possible relationship to etiology of sudden death, ischemic heart diesease and hypertensive vascular diseases. Artery 9, 212–231 (1981)

CRANE, M.G., J.J. HARRIS: Effect of aging on renin activity and aldosterone excretion. J. Lab. Clin. Med. 87, 947–959 (1976)

FLOOD, C., C. GHERONDACHE, G. PINCUS: The metabolism and secretion of aldosterone in elderly subjects. J. Clin. Invest. 46, 960 (1967)

GALLAGHER, J.C., L.B. RIGGS, J. EISEMAN, A. HAMSTRA, S.B. AMAND, H.F. DELUCA: Intestinal cacium absorption and serum vitamin D in normal subjects and osteoprotic patients: Effect of age and dietary calcium. J. Clin. Invest. 64, 729–736 (1979)

HELDERMAN, J.H., R.D. VESTAL, J.W. ROWE: The response of arginine vasopressin to intravenous ethanol in man: The impact of aging. J. Geront. 33, 39–47 (1978)

KOBAYASHI, A., K. SHIRAKI: Serum magnesium level in infants and children with hepatic diseases. Arch. Dis. Childh. 42, 615–618 (1967)

LINDEMAN, R.D.: Mineral metabolism in the aging and the aged. J. Am. Coll. Nutr. 1, 49–73 (1982)

LOSSE, H., H. WEHMEYER, F. WESSELS: Der Wasser- und Elektrolytgehalt von Erythrocyten bei arterieller Hypertonie. Klin. Wschr. 38, 393 (1960)

MILHAUD, G., M. BENEZECH-LEFEVRE, M.S. MONKTHAR: Deficiency of calcitonin in age-related osteoporosis. Biomedicine 29, 272–276 (1978)

ROWE, J.W., G.L. ROBERTSON: Age-related failure of volume-pressure mediated vasopressin (AVP) release in man. Kidney Intern. 14, 660 (1978)

SCHROEDER, H.A.: Relation between mortality from cardiovascular disease and treated water supplies. JAMA 172, 1902–1908 (1960)

SEELIG, M.S.: Mangesium deficiency in the pathogenesis of disease. Plenum Publishing Corporation, New York 1980

SLOVIK, D.M., J.S. ADAMS, R.M. NEER, M.F. HOLICK, J.T. POTTS jr.: Deficient production of 1,25-dihydroxy vitamin D in elderly osteoporotic patients. New Engl. J. Med. 350, 372–370 (1981)

WEISSMAN, P.N., L. SHENKAMAN, R. GREGERMAN: Chlorpropamide hyponatremia: Drug-induced inappopiate antidiuretic hormone activity. New Engl. J. Med. 284, 65–71 (1971)

WESSELS, F., B. BRISSE: Sodium and potassium concentrations of RBC as criterion of effective digitalis therapy and digitalis intoxication. In: H. Zumkley, H. Losse (ed.): Intracellular electrolytes and arterial hypertension. Thieme, Stuttgart–New York 1980

ZUMKLEY, H.: Differentialdiagnostik renaler Komata. Intensivmedizin 12, 377 (1975)

ZUMKLEY, H.: Klinik des Wassers-, Elektrolyt- und Säure-Basen-Haushalts. Thieme, Stuttgart–New York 1977

ZUMKLEY, H.: Elektrolyte – Spurenelemente. Z. Allg. Med. 57, 1633–1655 (1981)

ZUMKLEY, H., LOSSE: Klinik der Hypercalcämie. Med. Klinik 72, 1151 (1977)

ZUMKLEY, H., R. KOCH, F. WESSELS, K. DORST: Hypernatriämisch-hyperosmolare Komata. Therapiewoche 37, 396 (1974a)

7.4. Schilddrüse im Alter

K. Hengst, Th. Hossdorf und H. Wagner

Krankheiten der Schilddrüse sind neben der Zuckerkrankheit die häufigsten endokrinen Erkrankungen. Deshalb interessiert die Schilddrüse im Alter den Geriater in besonderem Maße. Es gibt gesicherte Altersabhängigkeiten bei der Hyperthyreose, der Hypothyreose und den Schilddrüsenkarzinomen.

Besondere Schwierigkeiten in der Diagnostik bereiten Hyper- und Hypothyreose: Da sich gewisse Symptome dieser Erkrankungen mit den Erscheinungen des natürlichen Alterns decken, spricht man von maskierten Krankheiten. Auf der anderen Seite ist seit Jahrzehnten die Frage erörtert worden, ob nicht wenigstens ein Teil der natürlichen Alterserscheinungen mit einem subklinischen Defizit an Schilddrüsenhormonen in Verbindung zu bringen ist.

7.4.1 Morphologie und Physiologie der Schilddrüse im Alter

7.4.1.1 Morphologische Veränderungen

Das Gewicht der Schilddrüse des Erwachsenen beträgt im Mittel in kropffreien Gegenden 20–30 g und ist neben den erheblichen regionalen Unterschieden auch phasenhaften Schwankungen während des Lebens unterworfen.

Form, Gewicht und Lage der Schilddrüse variieren durch genetisch bedingte Anlage. Während des Altersganges läßt sich eine Veränderung von Form und Gewicht der Schilddrüse sowohl bei der gesunden als auch bei der kranken Schilddrüse nachweisen. Systematische Studien über den Gewichtsverlauf während des Alterns wurden u. a. von Aschoff (1928), Klöppel (1910), Wegelin (1926) und Breitner (1928) sowie Rössle und Roulet (1932) durchgeführt.

Nach dem 50. Lebensjahr vermindert sich das Gesamtgewicht der normalen Schilddrüse (siehe auch Tab. 7-14), denn dann fällt die Schilddrüse ähnlich wie zahlreiche andere Organe einem Rückbildungsprozeß anheim, wobei besonders der Isthmus betroffen sein kann (Wegelin, 1926).

Darüber hinaus wurde ermittelt, daß in endemischen Gebieten die Strumenbildung und somit das Schilddrüsengewicht während der mittleren Lebensjahre bis ins 6. oder 7. Lebensjahrzehnt zunimmt, da die Zahl der Knoten sich in der Regel vermehrt und die einzelnen Knoten sich mit zunehmendem Alter zu vergrößern pflegen. Nach dem 70. Lebensjahr soll auch in diesen Gebieten das Schilddrüsengewicht abnehmen (Aschoff, 1928). Da Gesamtgröße der normalen Schilddrüse und Strumenbildung sich im Alter gegensätzlich verhalten, ist die Entstehung einer Struma nicht als Ausdruck des normalen Alterungsprozesses zu werten. Es liegt vielmehr eine krankhafte Veränderung im höheren Lebensalter vor.

Histologische Untersuchungen der menschlichen Schilddrüse haben ergeben, daß während des Altersganges die Bildung von Mikrofollikeln zunimmt. Nach Clerc (1912) nimmt der mittlere Durchmesser der Follikel im höheren Lebensalter ab. Dogliotti und Nizzi (1935) beobachteten eine Verminderung der Follikelzahl und -größe, verbunden mit einer Verminderung von Kolloid und Sekretionsgranula. Gleichzeitig stellten sie ein Höherwerden der sonst flachen Schilddrüsenepithelzellen fest. Dieser Befund

Tab. 7-14: Gewichtsverhalten der normalen Schilddrüse in einem Nicht- und einem Endemiegebiet in Abhängigkeit vom Lebensalter nach Aschoff (1928)

Alter	Mittelgewichte (Nichtendemiegebiet)	Mittelgewichte (Endemiegebiet)
Geburt bis 1 Mon.	2,91 g	2,75 g
2–12 Monate	3,05 g	2,19 g
1– 5 Jahre	6,07 g	4,35 g
6–10 Jahre	8,38 g	7,75 g
11–15 Jahre	12,52 g	11,50 g
16–20 Jahre	23,54 g	20,74 g
21–30 Jahre	27,77 g	28,94 g
31–40 Jahre	31,82 g	32,98 g
41–50 Jahre	31,40 g	29,80 g
51–60 Jahre	30,00 g	28,78 g
61–70 Jahre	30,45 g	31,14 g
71–90 Jahre	28,96 g	31,06 g

wurde von den Autoren als Ausdruck einer Hypersekretion des Organs im Alter gedeutet.

Im interfollikulären Bindegewebe ist dagegen während der Alterung eher eine Zunahme zu verzeichnen. Es werden vermehrt Schilddrüsenzysten, verbunden mit einer verstärkten Infiltration des Bindegewebes durch kleine Rundzellen gefunden. Vergleichbare Veränderungen finden sich bei der gering ausgeprägten Immunthyreoiditis. Diese Erkrankung wird jedoch von einer verstärkten Antikörperbildung begleitet, die bei der lymphozytären Infiltration der Schilddrüse im höheren Lebensalter nicht nachzuweisen ist (Hollis, 1968).

In tierexperimentellen Untersuchungen an Ratten und Meerschweinchen wurden Befunde erhoben, die die Verminderung der Follikelgröße und -zahl bestätigen. Zugleich wurden auch Kolloid- und Kernanomalien sowie eine Progredienz der Fibrosierungsvorgänge beobachtet (Frolkis et al., 1973; Ries und Allegretti, 1965).

7.4.1.2 Physiologie der Schilddrüse im Alter

Seit der Einführung nuklearmedizinischer Methoden in die Schilddrüsendiagnostik ist über die Funktion der Schilddrüse und ihre Regulation zunehmend Klarheit gewonnen worden. Ein Einfluß des Alterungsprozesses ist auf den verschiedensten Ebenen der Gesamtschilddrüsenfunktion denkbar. So können zum Beispiel die übergeordneten zentralen Regulationsmechanismen, die Bildung und Regulation von *Thyreotropin Releasing Hormon* (TRH) und *Thyreoidea Stimulierendem Hormon* (TSH) einem Alterseinfluß unterliegen. Denkbar ist auch ein altersbedingter Einfluß auf den Jodstoffwechsel des Organismus und die Hormonproduktion und Sekretion in der Schilddrüse selbst sowie auf die Bildung und den Abbau von Bindungsproteinen. Andere altersbedingte Veränderungen könnten sich in der Konversion der Schilddrüsenhormone in der Körperperipherie, welche überwiegend in der Leber stattfindet, zeigen. Studien, welche den Einfluß des Alterungsprozesses auf die Schilddrüsenfunktion untersuchen, müssen auch die altersbedingten Veränderungen der metabolisierenden Organe wie Leber, periphere Körperzellen oder Niere berücksichtigen. Insbesondere die Leber kann bei älteren Menschen zahlreiche alterns- und krankheitsbedingte Veränderungen aufweisen, die bei entsprechenden Studien berücksichtigt werden müssen.

Jodstoffwechsel

Erste Studien mit radioaktivem Jod zur Abklärung eines signifikanten Einflusses des Alters auf die Jodaufnahme der Schilddrüse wurden 1949 von Perlmutter und Riggs (1953) durchgeführt. Sie fanden, daß die Jodanreicherung in der Schilddrüse bei älteren Personen signifikant geringer ist als bei jüngeren, schilddrüsengesunden Personen. Zahlreiche andere Untersucher haben später die Jodaufnahme der alternden Schilddrüse, den Umsatz des Jods und seine Exkretion gemessen (Gaffney et al., 1973; Gregerman, 1962; Klein, 1960; McGavack und Seegers, 1959; Oddie et al., 1968; Petersen, 1978; Quimby et al., 1950). Trotz z.T. widersprüchlicher Ergebnisse ist bei kritischer Wertung der Literatur die thyreoidale Jodaufnahme mit zunehmendem Alter kaum verändert. Gesichert ist eine altersbedingte Abnahme der Jodination nur, wenn extrem junge (> 10 Jahre) und sehr alte (> 80 Jahre) Probanden miteinander verglichen werden (Gregerman, 1976).

Die Schilddrüsen-131J-Clearance ist jedoch bei älteren Probanden fast immer verzögert. Die Jodausscheidung durch die Niere nimmt mit zunehmendem Alter kontinuierlich ab und beträgt bei 80–90jährigen nur noch 55% der Ausscheidung, die von 50- bis 60jährigen geleistet wird (Ackermann und Iversen, 1953; Gaffney et al., 1973; Hansen et al., 1975). Dieses Ergebnis steht in enger Korrelation zur bekannten Regression der Inulin-Clearance im Alter, die unter anderem den Alterungsprozeß der Niere kennzeichnet. Aus der verminderten renalen Jod-Clearance resultiert ein erhöhter Blutjodspiegel, somit wird die gleichbleibende thyreoidale ^{131}J-Aufnahme durch eine gesteigerte absolute Jodaufnahme erklärt. Hansen, Skovstedt und Siersbaek-Nielsen (1975) zeigten jedoch, daß im höheren Lebensalter die absolute Jodaufnahme vermindert ist (nach dem 65. Lebensjahr!). Dieser Befund wird als kompensatorischer Mechanismus auf die verminderte Hormonproduktion in diesem Alter gedeutet.

Der thyreoidale Jodumsatz ist jenseits des 50. Lebensjahres geringgradig beschleunigt (McGavack und Seegers, 1959; Klein, 1960). Dieser Vorgang erklärt sich durch den infolge Involution der Drüse mit vermehrt morphokinetisch starren Follikeln verkleinerten Jod-Pool (Petersen, 1978). Hinzu kommt, daß der Jodverteilungsraum kleiner wird und die T_4-Abbaurate vermindert ist (Gaffney et al., 1973). Dies dürfte den beschleunigten thyreoidalen Jodumsatz erklären.

Schilddrüsenhormone

Thyroxin-Turnover-Studien mit intravenöser Gabe von radioaktivem Thyroxin (T_4) haben gezeigt, daß die T_4-Produktionsrate und die absolute Jodaufnahme im höheren Lebensalter abnehmen (Hansen et al., 1975; Hermann et al., 1981). Tierversuche haben gleichlautende Befunde ergeben (Grad, 1969; Grad und Hoffmann, 1955; Verzar und Freydberg, (1956). In Studien wurde gezeigt, daß die metabolische Clearance-Rate des T_4 bei älteren Gesunden signifikant (ca. 20%) abnimmt (Gregerman et al., 1962; Herrmann et al., 1981). Die absolute Jodaufnahme in der Schilddrüse ist als Antwort auf die im höheren Lebensalter verringerte Hormonproduktion vermindert. Gleichzeitig ist die relative Sekretion des Thyroxins aus der Schilddrüse verstärkt und der Abbau in der Peripherie vermindert. Es sei ausdrücklich darauf hingewiesen, daß extrathyreoidale Erkrankungen wie z.B. Lebererkrankungen gegensätzliche Ergebnisse bewirken können und zu Befunden wie einer verstärkten Metabolisierung und einer Abnahme der Thyroxinserumkonzentration geführt haben. Tatsächlich ist jedoch die T_4-Produktion vermindert und der Abbau verzögert. Somit haben die Turnover-Studien gezeigt, daß die absolute Konzentration an Thyroxin im Blut konstant bleibt (Gregerman et al., 1962; Oddie et al., 1968; Wenzel und Horn, 1975).

Entsprechende Turnover-Studien über das Trijodthyronin, wie sie von Wenzel und Horn (1975) sowie Herrmann und Mitarbeiter (1981) durchgeführt wurden, haben keine altersabhängigen Veränderungen der metabolischen T_3-Clearance gezeigt. Bei einer unveränderten T_3-Clearance im älteren Organismus und einer nachgewiesenen verminderten metabolischen T_4-Clearance bleibt als Erklärung nur eine verstärkte Konversion in der Peripherie oder eine verstärkte Sekretion des T_3 aus der Schilddrüse. Beide Alternativen erscheinen unwahrscheinlich, zumal in Tierversuchen keine vermehrte Sekretion oder Konversion nachgewiesen werden konnte (Rudorff et al., 1972). Tatsächlich bleibt ja, wie oben erwähnt, die absolute T_4-Konzentration konstant. Untersuchungen über die Konzentrationen an zirkulierenden Hormonen im peripheren Blut während des Altersganges sind also in ihren Ergebnissen durchaus nicht einheitlich.

Vor Einführung der Messung des Gesamtthyroxins und -trijodthyronins wurde der Anteil in der Blutbahn zirkulierender Hormone mittels des plasmagebundenen Jods ermittelt (plasma bound iodine = PBJ). Es wurde allgemein angenommen, daß das T_4 den größten Teil des PBJ ausmacht. McGavack und Seegers (1959), Oddie und Fisher (1965), Dailey und Skahan (1956) sowie Gaffney et al. (1960) fanden bei Untersuchungen an größeren Fallzahlen keine altersabhängigen Veränderungen in der Höhe der PBJ-Konzentration. Andere Untersucher bestätigten dies an kleinerem Kollektiv (Perlmutter und Riggs, 1953). Von einigen Untersuchern wurde eine altersspezifische Verminderung des PBJ berichtet, wobei auch eine Geschlechtsspezifität bezogen auf Frauen nachgewiesen wurde (Kountz et al., 1949). Andere wiederum wiesen eine Zunahme der PBJ-Konzentration im höheren Alter nach (Scazziga et al., 1955). Bei der Wertung der Ergebnisse muß berücksichtigt werden, daß das PBJ durch eine Vielzahl von Faktoren beeinflußt wird. Insgesamt gilt heute eine Altersunabhängigkeit des PBJ als gesichert.

Ebenso widersprüchlich ist die Literatur in Bezug auf die Beeinflussung der Gesamtthyroxinkonzentration und des freien T_4 im Serum während des Altersganges. Bei vielen bisher vorliegenden Studien über physiologische Veränderungen der Hormonparameter im Blut muß kritisch bedacht werden, daß bei alten Probanden zwar darauf geachtet wurde, daß diese schilddrüsengesund waren, aber zu wenig Aufmerksamkeit darauf gerichtet wurde, ob latente oder manifeste extrathyreoidale Erkrankungen vorlagen. Letztere werden bekanntlich mit zunehmendem Lebensalter häufiger und zahlreicher (sog. Multimorbidität oder Polypathie im höheren Lebensalter).

In einigen Studien wurde ermittelt, daß keine signifikanten Veränderungen des freien und des Gesamt-T_4 während des Alterungsganges bestehen (Braverman et al., 1966; Lemarchand-Beraud, 1969; Ohara et al., 1974; San Marco et al., 1972; Wagner et al., 1979; Westgren et al., 1976).

Andere Untersucher berichten dagegen, daß die Thyroxin-Konzentration um 20% zurückgeht (Herrmann et al., 1974a; Hesch et al., 1976; Wenzel und Horn, 1975). In Tierversuchen wurde sogar eine Verminderung der Thyroxinsekretion bei alten weiblichen Ratten um 60% beobachtet (Verzar und Freydberg, 1956).

Diese widersprüchlichen Ergebnisse können dadurch erklärt werden, daß an unsystematisch selektierten Probandengut untersucht wurde. Dies wird durch die Ergebnisse der ausführlichen Untersuchungen der repräsentativen englischen Ortschaft Wickham belegt (Evered et al., 1978). In dieser Studie wurden Schilddrüsenerkrankungen sowie bekannte extrathyreoidale Einflüsse sorgfältig ausgeschlossen. Es zeigte sich, daß sich bei Männern in einer absolut normalen, randomisierten Population ein Anstieg der T_4-Serum-Konzentration mit zunehmendem Lebensalter ergab, während sich bei Frauen keine Altersabhängigkeit fand. Ohne Selektion war der T_4-Anstieg bei alten Männern über 65 Jahre geringer ausgeprägt; bei alten Frauen zeigte sich ein T_4-Abfall im Vergleich zu den Frauen, die jünger als 45 Jahre waren. Dieser Befund wurde auf den Anteil von Schwangeren und auf die Einnahme von Kontrazeptiva bei jüngeren Frauen zurückgeführt, der T_4-Serumkonzentrationen signifikant höher lagen als die der jungen Männer.

Das Verhalten der Trijodthyroninkonzentration (T_3) mit zunehmendem Lebensalter wird von den diversen Arbeitsgruppen unterschiedlich beurteilt. Ein Beispiel aus unseren Untersuchungen (Hossdorf et al., 1980) ist in Abbildung 7-27 dargestellt. Ein großer Teil der Arbeitsgruppen berichtet über einen kontinuierlichen Abfall der Gesamt- und der freien T_3-Serumkonzentration. Bei den untersuchten alten Probanden handelt es sich häufig entweder um Insassen von Altersheimen oder um schilddrüsengesunde Patienten, die wegen anderer Erkrankungen ambulant oder stationär behandelt wurden (Bermudez et al., 1975; Brunelle und Bohuon, 1972; Burrows et al., 1975; Hansen et al., 1975; Herrmann et al., 1974a, 1974b; Hesch et al., 1976; Hossdorf et al., 1980; Møholm-Hansen, 1978; Rudorff et al., 1977; Rubenstein et al., 1973; San Marco et al., 1972; Vosberg et al., 1976; Wenzel und Horn, 1975). Eine Arbeitsgruppe beschreibt unveränderte T_3-Serumkonzentrationen von der Adoleszenz bis zum 80. Lebensjahr und erst danach einen stärkeren Abfall (Westgren et al., 1976). In dieser Studie wurde besonders darauf geachtet, daß die Blutentnahme bei nicht-nüchternen Patienten erfolgte. Dies wurde bei anderen Studien nicht berücksichtigt. Es sei jedoch darauf hingewiesen, daß die T_3-Serumkonzentration oft erheblich durch Mangelernährung (Pottnay et al., 1974) oder verschiedene chronische und akute Systemerkrankungen erniedrigt werden kann (Bermudez et al., 1975; Burger et al., 1976; Weissel et al., 1978). In der Tat gibt es Untersuchungen, welche bei älteren Probanden in gutem Allgemeinzustand Trijodthyroninspiegel entsprechend denen junger Erwachsener gefunden haben (Azizi et al., 1975; Olsen et al., 1978). Dieser Befund wird auch durch die bereits zitierte Wickham-Studie (Evered et al., 1978) bestätigt.

Altersabhängige Veränderungen des Trijodthyronin-spiegels bei Männern und Frauen

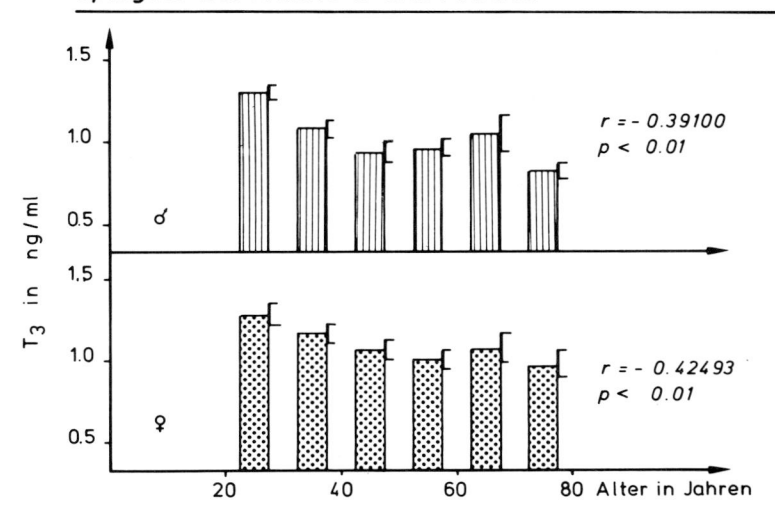

Abb. 7-27: Abfall der Trijodthyronin-Serumkonzentration bei Männern und Frauen mit zunehmendem Lebensalter.

Zusammenfassend muß der Schluß gezogen werden, daß die Gesamt- und freien Hormonkonzentrationen von T_4 und T_3 im Alter unverändert sind und beschriebene Veränderungen auf extrathyreoidale Krankheiten im Alter zurückzuführen sind (Engler et al., 1978, da bei einer sorgfältigen Selektion der Probanden Veränderungen in Altersabhängigkeit nicht nachzuweisen sind. Entsprechend kritisch sind Studien zu werten, die über eine Verminderung der T_4-Sekretion und entsprechende Erniedrigung der T_3-Konzentration berichten, ebenso aber auch solche, die über einen Anstieg der T_3-Konzentration im Alter berichten (Davis und Davis, 1974; Ingbar, 1978). Die Tabelle 7-15 gibt eine Zusammenfassung von Schilddrüsenhormonkonzentrationen in Abhängigkeit vom Gesundheitszustand nach Rudorff und Mitarbeiter (1981).

Bindungsproteine

Eine altersabhängige Änderung der Schilddrüsenfunktion durch veränderte Bindung der Hormone an ihre spezifischen Bindungsproteine und entsprechende Veränderung der freien biologisch wirksamen Hormonkonzentration wäre denkbar. In der Tat ist ein kontinuierlicher Abfall der Konzentration an Thyroxinbindendem Globulin (TBG) nach dem 9. Lebensmonat mit einem Minimum zwischen dem 20. bis 45. Lebensjahr beobachtet worden (Hesch et al., 1976; Pickardt et al., 1977; Rudorff et al., 1972). Andere Arbeitsgruppen berichten, daß das TBG von der Adoleszenz bis ins Senium konstant bleibt (Braverman et al., 1966; Wagner et al., 1979). Eine Arbeitsgruppe aus den USA (Jefferys et al., 1972) berichtet über verminderte TBG-Spiegel im Alter. Es

Tab. 7-15: Schilddrüsenhormonkonzentrationen (T_3 und T_4) bei jungen und alten Probanden in unterschiedlichem Gesundheitszustand (nach Rudorff, Herrmann und Krüskemper 1981)

	T_3			T_4			TBG
	T_3 ng/dl	freies T_3 (%)	ng/dl	T_4 μ/dl	freies T_4 (%)	ng/dl	mg/dl
			Junge Probanden (< 65 Jahre)				
Normalpersonen (40)	128 ±30	0,202 ±0,026	0,258 ±0,080	8,4 ±1,6	0,023 ±0,004	1,98 ±0,60	1,83 ±0,33
Leichte Erkrankung (13)	98 ±28	0,186 ±0,032	0,167 ±0,032	8,5 ±2,1	0,031 ±0,007	2,64 ±0,50	1,82 ±0,36
Schwere Erkrankung (13)	63 ±40	0,253 ±0,056	0,177 ±0,094	7,3 ±2,2	0,041 ±0,010	2,87 ±0,81	1,60 ±0,24
			Alte Probanden (> 65 Jahre)				
Normalpersonen (45)	69 ±19	0,190 ±0,022	0,131 ±0,034	6,8 ±1,6	0,026 ±0,006	1,77 ±0,60	2,08 ±0,37
Leichte Erkrankung (25)	67 ±22	0,210 ±0,032	0,140 ±0,040	6,6 ±1,5	0,027 ±0,009	1,82 ±0,66	2,25 ±0,44
Schwere Erkrankung (37)	28 ±17	0,251 ±0,051	0,070 ±0,056	6,5 ±1,6	0,042 ±0,011	2,57 ±0,71	1,80 ±0,24

muß jedoch bemerkt werden, daß die Beobachtung an einer geringen Probandenzahl erhoben wurde. Gleichzeitig findet sich in dieser Arbeit eine Verminderung der Albuminkonzentration, möglicherweise als Folge einer verminderten Synthese aufgrund extrathyreoidaler Ursachen.

Eine entsprechende Altersabhängigkeit wird auch für die maximale Bindungskapazität von TBG für Thyroxin beschrieben. Die maximale Bindungskapazität von thyroxinbindendem Präalbumin für T_4 steigt dagegen zunächst mit zunehmendem Alter an mit einem Maximum zwischen 20 und 50 Jahren, um dann im höheren Lebensalter wieder abzufallen (Braverman et al., 1966). Es wird ein Geschlechtsunterschied beschrieben. Bei 20 bis 30 Jahre alten Frauen ist die T_4-Bindungskapazität von TBG erhöht, die von Thyroxin bindendem Präalbumin erniedrigt. Ein gegensinniger Einfluß von Östrogenen und Testosteron wird diskutiert. Die Geschlechtsunterschiede sind gering und verursachen keine nennenswerten Unterschiede in der Gesamtbindungskapazität der Schilddrüsenhormone. Die Gesamtbindungskapazität des Serums für Schilddrüsenhormone ändert sich somit nicht altersentsprechend (Rudorff et al., 1981).

Regulation durch das Hypothalamus-Hypophysenvorderlappen-System

Von Interesse ist die Kenntnis der Reagibilität der Schilddrüse gegenüber TSH und die des Hypophysenvorderlappens gegenüber TRH während des Altersganges.

Einige Arbeitsgruppen weisen auf einen im Alter unveränderten basalen TSH-Spiegel hin (Bermudez et al., 1975; Vosberg et al., 1976). Andere Untersucher berichten über einen leicht erhöhten TSH-Spiegel, der jedoch noch innerhalb des Normbereiches liegt (Lemarchand-Beraud und Vaenoth, 1969; Ohara et al., 1974). Es gibt darüber hinaus Beobachtungen, daß die basalen TSH-Konzentrationen bei Erwachsenen zwischen dem 20. und 50. Lebensjahr höher liegen als bei Personen über 65 Jahre (Wenzel et al., 1974).

In vielen Studien werden nur kleine Fallzahlen angegeben, die eine mögliche Erklärung für die Diskrepanzen der erhobenen Befunde bieten. Wir fanden in unserem Probandengut keine Altersabhängigkeit der basalen TSH-Konzentration (siehe Tab. 7-16).

Der maximale TSH-Anstieg nach intravenöser Stimulation mit TRH findet sich im Blut nach 30 Minuten. Nach Gabe von 400–500µg TRH i.v. ist der maximale TSH-Anstieg im höheren Lebensalter zu diesem Zeitpunkt signifikant geringer als bei 20- bis 50jährigen Normalpersonen (Rudorff et al., 1981; Snyder und Utiger, 1972; Wagner et al., 1974, 1975, 1977; Wenzel und Horn, 1975) (Abb. 7-27). Die Ursache für den verminderten TSH-Anstieg im TRH-Test im Alter ist nicht bekannt. Es ist möglich, daß die Hypophyse weniger sensitiv auf TRH oder empfindlicher auf die suppressive Wirkung der Schilddrüsenhormone reagiert. Auch in Tierversuchen wurden bei älteren Tieren verminderte thyreoidale Sekretionsraten nach Stimulation ge-

Tab. 7-16: Zusammenfassung einiger Schilddrüsenhormonparameter in verschiedenen Altersgruppen. Wiedergegeben sind Alter, Größe, Körpergewicht sowie Gesamtthyroxin, ETR, TSH-Basalwert, TSH-Stimulationswert nach 30 Minuten und maximaler TSH-Anstieg im Serum bei Normalpersonen.

Männer	Gruppe I	Gruppe II	Gruppe III
n	46	24	13
Alter (in Jahren)	16—29	30—49	50—70
MW ± SEM	25,83 ± 0,66	39,33 ± 1,10	58,90 ± 1,67
Größe (in cm) MW ± SEM	177,66 ± 1,25	176,43 ± 1,28	174,15 ± 2,10
Gewicht (in kg) MW ± SEM	77,91 ± 2,49	75,42 ± 1,5	73,25 ± 2,5
Gesamtthyroxin (in µg%) MW ± SEM	7,8 ± 0,48	7,5 ± 0,33	7,34 ± 0,33
ETR MW ± SEM	0,90 ± 0,04	0,96 ± 0,01	0,96 ± 0,007
TSH_0 in (µE/ml) MW ± SEM	3,48 ± 0,28	4,15 ± 0,39	3,41 ± 0,69
TSH_{30} in (µE/ml) MW ± SEM	15,86 ± 0,79	12,70 ± 0,75**	8,64 ± 0,81***
Δ TSH in (µE/ml) MW ± SEM	11,38 ± 0,65	8,55 ± 0,67**	5,23 ± 0,34***

* $p < 0,05$ ** $p < 0,02$ *** $p < 0,001$

Frauen	Gruppe I	Gruppe II	Gruppe III
n	27	31	27
Alter (in Jahren)	16—29	30—49	50—79
MW ± SEM	24,28 ± 1,04	40,04 ± 0,98	67,07 ± 1,46
Größe (in cm) MW ± SEM	164,27 ± 1,84	163,46 ± 2,10	162,34 ± 1,81
Gewicht (in kg) MW ± SEM	63,49 ± 1,76	64,27 ± 1,38	62,71 ± 2,09
Gesamtthyroxin (in µg%) MW ± SEM	7,70 ± 0,39	7,69 ± 0,43	7,76 ± 0,35
ETR MW ± SEM	0,96 ± 0,009	0,95 ± 0,01	0,97 ± 0,008
TSH_0 in (µE/ml) MW ± SEM	4,28 ± 0,49	4,41 ± 0,40	3,92 ± 0,38
TSH_{30} in (µE/ml) MW ± SEM	15,64 ± 1,30	14,71 ± 0,89	9,04 ± 0,53***
Δ TSH in (µE/ml) MW ± SEM	11,36 ± 1,08	10,31 ± 0,74	5,12 ± 0,27***

* $p < 0,05$ ** $p < 0,02$ *** $p < 0,001$

funden (Chen und Walfish, 1978; Korenchensky et al., 1953; Narrang und Turner, 1966). Eine Veränderung der basalen TSH-Spiegel oder der Stimulierbarkeit während chronischer Erkrankungen ist nicht bekannt. Die Fähigkeit der Schilddrüse, im Alter auf endogene und exogene TSH-Stimulation T_3 zu sezernieren, bleibt aber auch im Alter erhalten (Gregerman, 1976; Scazziga et al., 1955).

Abschließend sei es zur Betrachtung der Altersveränderungen in der Physiologie der Schilddrüse gestattet, noch einmal auf die eingangs erwähnte Frage zurückzukommen, ob nicht ein Teil der natürlichen Alterserscheinungen mit einem subklinischen Defizit an Schilddrüsenhormonen in Verbindung zu bringen sei. Die Frage ist, wie bereits erwähnt, seit langem erörtert worden. In diesem Sinne schienen der allmählich mit dem Alter absinkende Grundumsatz und das Ansteigen der Konzentrationen von Cholesterin und Lipoprotein im Serum zu sprechen (Shock, 1955). Dies erlaubt jedoch nicht die Diagnose einer Hypothyreose des Alternden per se. Der Hypometabolismus des Alters ist vielmehr auf die Verminderung der aktiven Körpermasse mit absinkendem Wasser- und Kaliumgehalt zu beziehen (Shock et al., 1963). Immerhin wäre die Frage zu erörtern, ob nicht eine mangelnde Reagibilität des peripheren Körpergewebes gegenüber den Schilddrüsenhormonen vorliege, wenn schon ein eigentliches Defizit sich nicht nachweisen läßt, so daß die der Hypothyreose ähnelnden Symptome der sonst gesunden alternden Personen erklärt würden. Sehr wahrscheinlich ist dies jedoch nicht, da es sich ebenso gut um Anpassungsvorgänge an einen der Körperzelle immanenten Alterungsprozeß handeln kann. Hierfür spricht auch, daß Versuche (namentlich Tierversuche), Alterserscheinungen durch Gabe von Schilddrüsenhormonen zu beheben, stets gescheitert sind (Grad, 1969; Verzar und Freyberg, 1956; Korrenchensky et al., 1953).

7.4.2 Schilddrüsendiagnostik beim geriatrischen Patienten

Die Diagnose einer Schilddrüsenerkrankung wird heute anhand des klinischen Befundes und durch laborchemische in vitro-Methoden gesichert. Die weitere Diagnostik kann durch in vivo-Untersuchungen ergänzt werden.

Zur Beurteilung der Schilddrüsenfunktion eines Patienten ist die exakte Erhebung der Vorgeschichte und des körperlichen Befundes unerläßlich geblieben, besonders im Hinblick auf eine kritische Beurteilung der Schilddrüsenfunktionsteste. Es gibt keine pathognomonische Kombination von Symptomen, welche eine Schilddrüsenfunktionsstörung sicher erkennen läßt. Trotzdem sind spezielle Vorgeschichte und körperliche Befunde der erste Hinweis auf eine Schilddrüsenerkrankung.

Die Beurteilung der anamnestischen Angaben und der körperlichen Befunde durch einen Arzt ist in der Behandlung geriatrischer Patienten nicht problemlos. Speziell die Hypothyreose korreliert in ihrer Symptomatik in hohem Maße mit dem physiologischen Alterungsprozeß. Es ist auffallend, wie häufig bei älteren Patienten die Diagnose einer Hypothyreose in der Praxis verfehlt wird, da die Kranken bei oberflächlicher Betrachtung meist nur als früh gealtert erscheinen (Gregerman, 1976; Ingbar, 1978). Zusätzliche Probleme in der differentialdiagnostischen Erwägung einer Schilddrüsenerkrankung im Alter ergeben sich für den Arzt durch die speziellen Verlaufsformen der Erkrankungen (Bahemuka und Hodgkinson, 1975; Charcot, 1885; Dewind et al., 1958; Seed und Lindsay, 1949). Sowohl Altershypothyreose als auch Altershyperthyreose neigen in besonderem Maße zu mono- und oligosymptomatischen Verlaufsformen (Bürgi et al., 1978; Gurney et al., 1970; Helsloot et al., 1976a; Hollis, 1968; Stiel et al., 1972). So können einzelne Symptome ganz im Vordergrund stehen und eine Schilddrüsenfunktionsstörung nicht vermuten lassen. Die genaue Diagnosefindung kann hierdurch erheblich verzögert werden. Ein Arzt sollte deshalb beim Umgang mit älteren Patienten häufiger eine Schilddrüsenfunktionsstörung in Erwägung ziehen. Der klinische Befund muß durch objektive Laboratoriumsuntersuchungen gesichert werden.

Es sei hier kurz erwähnt, daß vor Einführung der Schilddrüsen-in vitro-Diagnostik Grundumsatzbestimmungen, Cholesterinkonzentration im Blut und Achillessehnenreflexzeit die Diagnose einer Schilddrüsendysfunktion sicherten. Bei diesen drei Methoden waren altersspezifische Veränderungen seit langem bekannt (Boothby und Sandiford, 1929; Davis und Davis, 1974; Fowler et al., 1970; Goldberg und Larsen, 1963; Keys et al., 1973; Shock 1955). Sie haben heute in der Diagnostik der Schilddrüsenerkrankungen keine Bedeutung.

Problematisch ist die Bedeutung der in vitro-Meßwerte im hohen Lebensalter. Wie bereits im vorausgegangenen Kapitel über die Physiologie der Schilddrüse im Alter dargelegt, werden von verschiedenen Untersuchungsgruppen differente Ergebnisse über das Verhalten der Schilddrüsenhormonkonzentrationen bei Schilddrüsengesunden im höheren Lebensalter beschrieben. Diese unterschiedlichen Befunde müssen darauf zurückgeführt werden, daß Kollektive untersucht wurden, die nicht vergleichbar sind, bzw. daß keine strenge Selektion der Probanden hinsichtlich ihres Gesundheitszustandes erfolgte. Bei einer sorgfältigen Untersuchung gesunder älterer Probanden ist die Gesamtkonzentration und die des freien Schilddrüsenhormons im Serum in Vergleich zu jungen gesunden Probanden nicht verändert (Rudorff et al., 1981). In der Praxis hat man es jedoch mit einer gemischten Standardpopulation zu tun und muß bestimmte Veränderungen der Schilddrüsenhormonparameter berücksichtigen.

7.4.2.1 TSH und TRH-TSH-Test

Die Berichte über Untersuchungen der Altersabhängigkeit basaler TSH-Spiegel sind sehr widersprüchlich (Azizi et al., 1975; Bermudez et al., 1975; Lemarchand-Beraud und Vaenoth, 1969; Ohara et al., 1974; Vosberg et al., 1976; Wagner et al., 1979; Wenzel und Horn, 1975, Wenzel et al., 1974). Insgesamt kann bei einer älteren Standardpopulation mit einem leichten Abfall der basalen Serum-TSH-Konzentrationen mit zunehmendem Alter gerechnet werden. Signifikant niedriger ist in jedem Falle der Anstieg der TSH-Konzentration nach intravenöser Gabe von Thyreotropin Releasing-Hormon (TRH in Dosen von 400–500 µg) (Snyder und Utiger, 1972; Wagner et al., 1975, 1979; Wenzel et al., 1974). (siehe Abb. 7-28). In der Praxis ergibt sich hieraus, daß der untere Grenzwert des maximalen TSH-Anstieges, bei dem ein TRH-TSH-Test als positiv angesehen wird, von 2,5 µg TSH/ml beim jüngeren Patientengut im Alter auf 1,5 µg TSH/ml herabgesetzt muß. Grenzwertige Ergebnisse sollten durch einen oralen TRH-TSH-Test kontrolliert werden. Nach Gabe von 40 mg TRH oral wird nach 3–5 Stunden die TSH-Konzentration gemessen. Bei negativem intravenösem TRH-TSH-Test fällt der orale Test oft positiv aus, so daß sicher zwischen Eu- und Hyperthyreose unterschieden werden kann.

7.4.2.2 Gesamtthyroxinkonzentration, freies Thyroxin, Bindungsproteine, Parameter für das freie T_4

Die Gesamtthyroxin-Konzentration im Serum weist von der Adoleszenz bis ins Senium keine signifikanten Änderungen auf (Braverman et al., 1966; Lemarchand-Beraud und Vaenoth, 1969; Ohara et al., 1974; Wagner et al., 1979; Wenzel und Horn, 1975; Westgren et al., 1976) (siehe Tab. 7-16).

Im Alter erfolgt ein Wiederanstieg der Serumkonzentrationen an Thyroxin-bindendem-Globulin (TBG) (Rudorff et al., 1972). Es gibt jedoch hier geteilte Meinungen. Einige Untersucher berichten über praktisch unveränderte TBG-Konzentrationen von der Adoleszenz bis ins Senium (Braverman et al., 1966; Hesch et al., 1976; Wagner et al., 1979).

Unterschiedlich wird entsprechend auch der Verlauf des T_4/TBG-Quotienten als Parameter für das freie T_4 beurteilt. Es wird im Alter sowohl ein Abfall als auch ein konstantes Verhalten beschrieben (Hesch et al., 1976; Pickardt et al., 1977; Rudorff et al., 1972).

Die freie Thyroxinbindungskapazität des Serums verhält sich bei gesunden Männern altersunabhängig, während bei gesunden Frauen im Verlaufe des Lebensalters ein geringfügiger Abfall zu verzeichnen ist (Abb. 7-29). Dieser Befund läßt sich dahingehend deuten, daß Zusammenhänge zwischen östrogenen Hormonen und der freien Thyroxinbindungskapazität bestehen und ein Abfall dieser Hormone mit zunehmendem Lebensalter mit dem Absinken der freien Thyroxinbindungskapazität korreliert (Wagner et al., 1977).

Der FT_4-Index, eine Kombination der Ergebnisse der Gesamtthyroxinbestimmung im Serum mit dem Ergebnis des T_3-in vitro-Tests (T_3-Test, R T_3 U) soll im hohen Lebensalter wieder ansteigen (Ingbar, 1978; Pickard et al., 1977). Der Wideranstieg soll dadurch zustande kommen, daß ein Anstieg der T_4-Konzentration im Alter stattfindet. Dieser Befund wurde jedoch bisher von keiner anderen Arbeitsgruppe bestätigt. Andere Publikationen konnten somit die Altersabhängigkeit des FT_4-Index nicht nachweisen (Hansen et al., 1975; Wagner et al., 1975, 1979). Die ETR (effective thyroxine ratio) bzw. NTR, bei der T_4-Test und der T_3-Test zu einem einzigen Test vereinigt sind, zeigt im höheren Lebensalter keine Altersabhängigkeit (Rudorff et al., 1981) (Tab. 7-16).

Die differenten Beobachtungen machen deutlich, daß Quotienten oder Produktbildungen aus methodisch voneinander unabhängigen Parametern mit Zurückhaltung interpretiert werden müssen.

7.4.2.3 Gesamttrijodthyronin, freies T_3

Die Beurteilung der T_3-Serumkonzentration im Alter ist von großer praktischer Bedeutung. Nach neueren

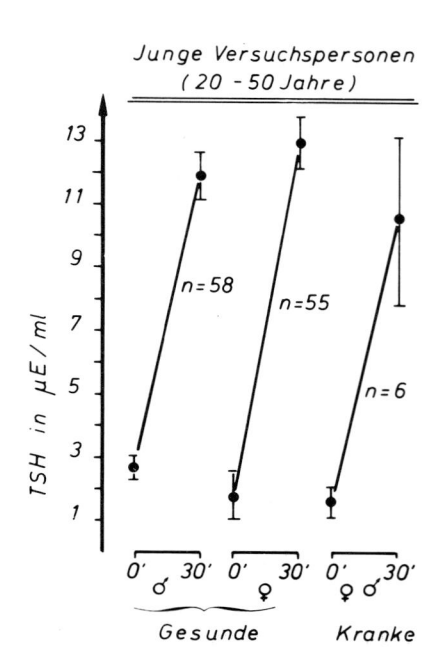

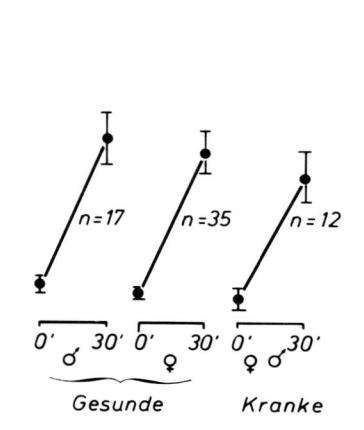

Abb. 7-28: Basale TSH-Konzentration und diejenige 30 Minuten nach Stimulation mit TRH bei jungen und alten Personen. Der TSH-Anstieg ist bei älteren Personen deutlich geringer (nach Rudorff et al., 1981).

Untersuchungen muß angenommen werden, daß die T_3-Konzentrationen bei *gesunden alten* Personen nicht oder nur geringfügig abfallen (Evered et al., 1978; Olsen et al., 1978; Weissel et al., 1978). Jedoch bereits Insassen von Altenpflegeheimen und ambulante sowie stationäre Patienten mit geringfügigen Allgemeinerkrankungen zeigen signifikant niedrigere T_3-Serumkonzentrationen als junge Normalpersonen. Es findet sich somit bei dem Patientengut aus einer Durchschnittsbevölkerung ein geschlechtsunabhängiger Abfall der Trijodthyroninkonzentrationen um etwa 0,08 bis 0,1 ng/ml/Dezennium (Bermudez et al., 1975; Burrows et al., 1975; Herrmann et al., 1974; Rubenstein, 1973; SanMarco et al., 1972; Wagner et al., 1979; Wenzel und Horn, 1975; Westgren et al., 1976) (siehe Abb. 7-29). Als Ursache wird sowohl eine verminderte Produktion als auch ein erhöhter Abbau diskutiert. Die gleichzeitig erhöhten Reverse-T_3-Konzentrationen im Serum deuten darauf hin, daß eine Ursache für die erniedrigten T_3-Serumkonzentrationen in einer Störung der Konversion von T_4 zu biologisch aktivem T_3 vorliegen könnte (Herrmann et al., 1974; Ingbar, 1978; Rudorff et al., 1981; Wagner et al., 1979). Etwa zwei Drittel der täglich produzierten T_3-Menge entstehen im peripheren Gewebe durch die Dejodierung von T_4, etwa ein Sechstel aus der intrathyreoidalen Konversion von T_4 zu T_3 und lediglich ein weiteres Sechstel durch Hydrolyse vom Thyreoglobulin. Hieraus wird verständlich, daß die T_3-Serumkonzentration bzw. die Konversion von T_4 zu T_3 stark durch extrathyreoidale Erkrankungen beeinflußt werden kann. Der Befund des klassischen «Low-T_3-Syndroms», unter dem bei normalem T_4 ein stark erniedrigtes Serum-T_3 verstanden wird, dürfte somit nicht durch das hohe Lebensalter verursacht werden.

Aus diesen Gründen muß bei der diagnostischen Beurteilung der Gesundheitszustand des Patienten mit berücksichtigt werden. Mangelernährung sowie verschiedene chronische und akute Systemerkrankungen können die Serumtrijodthyronin-Konzentration erniedrigen. In der Praxis kann man davon ausgehen, daß bei ambulanten und stationären Patienten die T_3-Serumkonzentrationen im unteren Normbereich liegen; völlig gesunde alte Personen dürften die Ausnahme sein. Hochnormale oder leicht erhöhte T_3-Serumkonzentrationen sollten im Alter nicht ohne das Ergebnis eines TRH-TSH-Testes interpretiert werden, besonders in Fällen, bei denen eine extrathyreoidale Erkrankung vorliegt und klinisch der Verdacht auf eine Hyperthyreose besteht.

Bei der Bestimmung von Schilddrüsenantikörpern (Antikörper gegen Thyreoglobulin und gegen mikrosomale Antigene) sind altersspezifische Einflüsse nicht bekannt.

7.4.2.4 In vivo-Diagnostik

Bei der Szintigraphie der Altersschilddrüse ergeben sich keine Besonderheiten. Die Beurteilung ist jedoch – wie auch im Abschnitt «Struma maligna» (7.4.9) erwähnt – besonders bei Knotenstrumen mit regressiven Bezirken und Zystenbildungen, wie sie im Alter so häufig vorkommen, erschwert. Die Beurteilung der Schilddrüsenform, -größe und -konsistenz erfolgt darüberhinaus heute durch die Schilddrüsensonografie. Sie übertrifft den Palpationsbefund an Genauigkeit und unterscheidet sicher zwischen Zysten und soliden Prozessen. Altersabhängige Befunde sind noch nicht gesichert, da eine Standardisierung zwischen verschiedenen Untersuchern noch aussteht.

Der Radiojod-Zweiphasentest mit ^{131}J ist der einzige Funktionstest, bei dem der thyreoidale Jodstoffwechsel direkt und dynamisch kontrolliert werden kann. Er wird heute in Ergänzung der in vitro-Diagnostik zur Vorbereitung einer Radiojodtherapie eingesetzt. Obwohl die absolute Jodaufnahme bei der Altersschilddrüse tatsächlich deutlich vermindert ist (Hansen et al., 1975), ändert sich die 24-

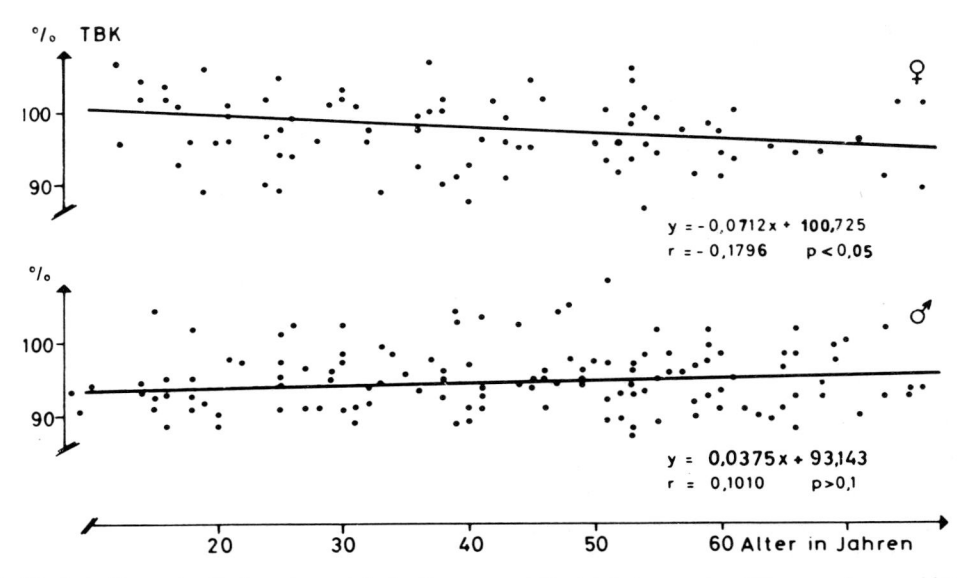

Abb. 7-29: Die freie Thyroxin-Bindungskapazität des Serums verhält sich bei gesunden Männern altersunabhängig, während bei gesunden Frauen im Verlaufe des Lebensalters ein geringfügiger Abfall zu verzeichnen ist.

Stunden-Jodaufnahme der Schilddrüse quantitativ nicht wesentlich (Gaffney et al., 1973; Gregerman, 1978; Petersen, 1978; Quimby et al., 1950). Der Radiojodtest fordert also in der Diagnostik von Altersschilddrüsen keine Veränderung in der Wertung.

Das Plasma Bound Iodine 131 ist in Abhängigkeit vom Alterungsprozeß nicht signifikant verändert (Dailey und Skahan, 1956; McGavack und Seegers, 1959; Oddie et al., 1968; Perlmutter und Riggs, 1953). Der Schilddrüsenhormonsuppressionstest und der TSH-Stimulationstest haben im Alter unveränderte Bedeutung, denn Untersuchungen haben gezeigt, daß die funktionelle Antwort des Schilddrüsengewebes im Alter nicht verändert ist (Gregerman, 1976; Hollis, 1968).

Ein ergänzendes Hilfsmittel in der Schilddrüsendiagnostik beim älteren Patienten ist die Aspirationsbiopsie mittels Feinnadelpunktion. Sie erfordert einen erfahrenen Zytologen und kann mit guter Treffsicherheit helfen, die Frage einer Malignität abzuklären (Dröse, 1979; Löwhagen und Sprenger, 1974).

7.4.3 Hyperthyreose im Alter

Die Hyperthyreose als Erkrankung des alten Patienten hat an Bedeutung zugenommen. Der Häufigkeitsgipfel der Altersverteilung hat sich vom 20.–40. Lebensjahr in das 40–50. Lebensjahr verschoben (Iversen, 1953; Ronnøv-Jessen und Kierkegaard, 1973; Werner, 1962; Young, 1941). In Tabelle 7-17 ist die Altersverteilung nach Oberdisse (1980) wiedergegeben. In retrospektiven Studien beträgt der Anteil älterer Patienten am Gesamtkrankengut der Hyperthyreoseerkrankten 12–15% (Bartels, 1954; Cookson, 1939; de Gennes et al., 1961; Helsloot, 1976; Helsloot et al., 1976a). In neueren Untersuchungen werden jedoch bereits höhere Prozentzahlen (27–50%) gefunden (Brun et al., 1978; Guinet und Bory, 1973; Ronnøv-Jessen und Kierkegaard, 1975). Manche Autoren nehmen sogar an, daß die Hyperthyreose beim älteren Menschen weitaus häufiger ist als bei jüngeren Personen, da sie oft nicht entdeckt wird (Ronnøv-Jessen und Kierkegaard, 1973). In systematischen Feldstudien wurden bei größeren Kollektiven an mehreren tausend Patienten 0,5–1,1% nicht erkannte Hyperthyreosen älterer Patienten gefunden (Bahemuka und Hodgkinson, 1975).

Ob die Umschichtung der Altersklassen real ist, ist fraglich. Als Grund für die zahlenmäßige Zunahme älterer Patienten am Krankengut der Hyperthyreosen wird eine allgemeine Zunahme älterer Patienten am Gesamtkrankengut erwogen (Brun et al., 1978; Iversen, 1953). Ferner hat die Einführung neuer Labormethoden die Diagnostik verbessert (Brun et al., 1978; Iversen, 1953; Ronnøv-Jessen und Kierkegaard, 1973), so daß die oligosymptomatischen Hyperthyreoseformen des Alters jetzt besser erfaßt werden. Wie bei jüngeren Patienten ist die Inzidenz bei Frauen größer als bei Männern. In der Literatur finden sich Angaben über das Verhältnis erkrankter Männer zu Frauen nach dem 60. Lebensjahr zwischen 1:4 und 1:9,6 (Davis und Davis, 1974; Döpke, 1964; Guinet und Bory, 1973; Schultz, 1978). Bei jüngeren Patienten beträgt der Sexualquotient 1:7,5 (Oberdisse, 1980).

Wird nach den Ursachen der Hyperthyreose im Alter geforscht, so finden sich nur in 1,3% der Fälle Patienten, die bereits früher ein kompensiertes autonomes Adenom hatten (Köbberling et al., 1980). Bei 33% der Erkrankten bestand bereits Jahre zuvor eine Struma, bei 16% der Erkrankten handelt es sich um eine Rezidivhyperthyreose. Besonders hoch ist die Inzidenz von Knotenkröpfen mit Hyperthyreose nach dem 70. Lebensjahr (Bartels, 1954). Es kommt also im Laufe der späteren Lebensdekaden zu einer «Basedowifizierung» der vorher blanden Strumen (Oberdisse, 1980). Als auslösender Faktor konnte von einigen Untersuchern in 82–95% der Erkrankten eine vorausgegangene Jodexposition eruiert werden (Blum et al., 1975; Davis und Davis, 1974; Köbberling et al., 1980). In einer Untersuchungsreihe konnte gezeigt werden, daß beim älteren Patienten geringere Mengen Jod als beim jungen Menschen die Auslösung einer Hyperthyreose bewirken (Brun et al., 1978). Es sei hier darauf hingewiesen, daß ältere Patienten im Rahmen der Diagnostik anderer Begleiterkrankungen häufiger als junge Patienten einer Jodexposition durch Gabe von jodhaltigen Röntgenkontrastmitteln ausgesetzt sind. Es ist bereits die Behauptung aufgestellt worden, daß jeder Knotenkropf bei entsprechender Jodexposition schließlich in eine Hyperthyreose übergeht, sofern der Patient lange genug lebt (Bartels, 1954).

Die klinische Diagnose einer Hyperthyreose eines älteren Menschen ist in schweren typischen Fällen keineswegs schwierig zu erfassen. Es finden sich jedoch im Alter häufiger Symptome und Verläufe, die das Krankheitsbild als solches verwischen können. Die offensichtlichen Zeichen vermehrter Irritabilität, Ruhelosigkeit, überaktiver physikalischer Bewegungen und kardiovaskulärer Hyperaktivität (warme Haut und rascher Puls) können verborgen oder völlig abwesend sein. Mono- oder oligosymptomatische Verläufe der Erkrankung sind im Alter so häufig, daß einzelne Symptomenkomplexe ganz im Vordergrund der Erkrankung stehen können.

Einer der führenden Symptomenkomplexe des älteren Patienten ist die Thyreo-Kardiopathie. Symptome wie Palpitationen, Herzstolpern, Herzrasen werden von über 60% aller Patienten mit Altershyperthyreose, von 42% als Hauptbeschwerden angegeben (Davis und Davis, 1974; McMillan und Wendlos, 1937). In 20% der Fälle findet sich das Beschwerdebild der Angina pectoris. Levine und Sturges (1924) beschreiben eine Gruppe von thyreotoxischen Patienten, bei denen Herzbeschwerden so im Vordergrund standen, daß die Diagnose einer Hyperthyreose nicht ohne weiteres zu erkennen war. Bartels (1954) behauptet, daß kardiale Beschwerden bei Altershyperthyreosen fast obligat seien. Bei diesen Patienten findet sich keinesfalls immer eine Dauertachykardie. Sie wird in der Literatur von verschiedenen Untersuchern mit unterschiedlicher Frequenz angegeben. So finden Bartels (1954) in 70%, Davis und Davis (1974) in 59%, Moreau (1966) in 100%

und Iversen (1953) nur in 20% der Fälle eine signifikante Dauertachykardie. Ebenso häufig wie eine Tachykardie findet sich diagnostisch bei alten Patienten eine absolute Arrhythmie bei Vorhofflimmern, die z.B. von Davis und Davis (1974) in 39%, von Stiel et al (1972) in 13%, von Seed und Lindsay (1949) in 72% gesehen wurde. Die Häufigkeit von Vorhofflimmern bei Hyperthyreose soll mit jeder Lebensdekade kontinuierlich zunehmen. Ferner soll das Auftreten von Vorhofflimmern in Beziehung zum autonomen Adenom, zum Alter des Patienten und zur Schwere und Dauer der Erkrankung stehen (Seed und Lindsay, 1949). Beschwerden im Sinne einer Herzinsuffizienz (Belastungsdyspnoe, Ödeme und/oder Aszites, Nykturie) werden in 14–60% der Fälle angegeben (Bartels, 1954; Davis und Davis, 1974; Seed und Lindsay, 1949). Bei älteren Patienten mit Thyreo-Kardiopathie liegt stets eine Herzvorschädigung vor (Hypertonie, Koronarsklerose, Vitien und dergleichen (Oberdisse, 1980). Das Auftreten einer Hyperthyreose mit vermehrtem Metabolismus und erhöhtem O_2-Verbrauch führt zu einer Zunahme des kardialen Schlagvolumens und der myokardialen Arbeit. Eine Zeitlang vermag das Herz dies zu kompensieren. Früher oder später jedoch kommt es wegen der begrenzten kardialen Reserve zur Herzinsuffizienz. Diese ist oft schwer zu therapieren und kann sich als refraktär erweisen, wenn der Hypermetabolismus sehr stark ausgeprägt ist. Ähnlich kann es sich auch mit den Rhythmusstörungen verhalten. Therapeutisch müssen häufig höhere Dosen an Digitalis eingesetzt werden. Erfolgreicher ist jedoch die ausreichende Therapie der Hyperthyreose als Grundkrankheit (Guinet und Bory, 1973; Schultz, 1978). Kongestive Herzinsuffizienz unklarer Genese, therapierefraktäre kongestive Herzinsuffizienz, paroxysmales Vorhofflimmern unklarer Genese sollten im Alter an Hyperthyreosen denken lassen (McMillan und Wendlos, 1937; Schultz 1978). Das Versagen einer Digitalistherapie kann unter Umständen ein wertvoller diagnostischer Hinweis sein.

Es sei an dieser Stelle erwähnt, daß trotz vermehrter Angina pectoris-Beschwerden ein Myokardinfarkt bei Altershyperthyreosen eher selten ist (Brun et al., 1978; Davis und Davis, 1974; Guinet und Bory, 1973; Littman et al., 1957; Schultz, 1978; Seed und Lindsay, 1949). Lediglich eine skandinavische Arbeitsgruppe um Burstein (1960) berichtet über eine Häufung von Myokardinfarkten bei Thyreotoxikose. In dem dortigen Untersuchungsgebiet herrscht jedoch eine auffällige Häufung von Koronarerkrankungen, so daß wahrscheinlich in diesen Fällen die Thyreotoxikose ein bereits erheblich vorgeschädigtes Herz zu stark belastet.

Elektrokardiographisch finden sich außerdem bei den Altershyperthyreosen noch ein prominentes P und ein steiltypischer Erregungsablauf, der für das hohe Alter des Patienten meist ganz ungewöhnlich ist. Ferner finden sich ST-Streckensenkungen, T-Abflachung und negative T-Zacken. Außerdem bestehen – wie bereits erwähnt – häufig Vorhofflimmern oder -flattern. Unter Therapie kann in vielen Fällen der Sinusrhythmus wieder hergestellt werden (Döpke, 1964). Auskultatorisch wurden von Davis und Davis (1974) über dem Herzen in 69% uncharakteristische Systolika und in 10% Diastolika beschrieben.

Besonders im Alter findet sich bei Hyperthyreosen häufig ein Hypertonus (Cockson, 1939; Wishaw, 1946). Er kann in 23% der Fälle eruiert werden (Davis und Davis, 1974; Guinet und Bory, 1973; Seed und Lindsay, 1949). Auffallend ist eine hohe Blutdruckamplitude, ohne daß z.B. eine Aortenklappeninsuffizienz oder ein totaler Block bestehen.

Neben kardialen Manifestationen werden andere klinische Zeichen und subjektive Beschwerden der Hyperthyreose bei älteren Patienten besonders leicht übersehen. Klassische Hautveränderungen wie feine Textur, Überwärmung und Feuchtigkeit finden sich immerhin in 81% der Altershyperthyreosen, die von Davis und Davis (1974) untersucht wurden. Sie betonen aber, daß altersbedingte Hautveränderungen in einer euthyreoten Bevölkerung ebenfalls eine Verdünnung und Verfeinerung der Textur beinhalten und somit die Zeichen einer Hyperthyreose verwischen können. Eine normale Altershaut ist jedoch kühl, trocken, faltig und pigmentiert. Indessen kann die warme, feuchte Haut der Altershyperthyreosen bei Vasokonstriktion infolge Herzinsuffizienz fehlen (Hollis, 1968). Ein feinschlägiger Tremor wird ebenfalls in 89% der Fälle beobachtet (Davis und Davis, 1974). Als diagnostischer Hinweis wird er deshalb häufig übersehen, weil muskulärer Tremor als Ausdruck der Senilität häufig vorkommt (Davis und Davis, 1974; Hollis, 1968).

Auffallend ist unter den mehr subjektiven Angaben, daß nur selten eine Appetitsteigerung bejaht wird (ca. 22%) (Bansi, 1967; Davis und Davis, 1974; Hollis, 1968). Hingegen klagen relativ viele ältere Hyperthyreosekranke über Appetitmangel und zeigen ein geradezu anorektisches Verhalten in bis zu 36% der Fälle (Bartels, 1954; Davis und Davis, 1974; de Gennes et al., 1961; Guinet und Bory, 1973). Der Gewichtsverlust ist im Alter erheblicher als bei jüngeren Hyperthyreosekranken. Er liegt im Mittel bei 11 kg (bei jüngeren Patienten 4 kg) (de Gennes et al., 1961; Moreau, 1966; Ronnøv-Jessen und Kierkegaard, 1973).

Eine französische Arbeitsgruppe um De Gennes (1961) gibt die Abmagerung sogar als einzig konstantes Symptom bei allen Altershyperthyreosen an. Zwischen Dauer der Erkrankung und Größe des Gewichtsverlustes besteht eine enge Korrelation (Guinet und Bory, 1973). Schwerer Gewichtsverlust und Myopathien können die Hauptsymptome sein, wenn der Patient den Verlust an metabolischer Energie nicht durch gesteigerte Kalorienzufuhr decken kann, wie dies beim älteren Patienten infolge assoziierter Erkrankungen, Anorexie oder Schwäche der Fall sein kann.

Diarrhoen kommen gelegentlich vor und können ebenfalls zu Gewichtsverlust führen. Gewöhnlich klagt der ältere Patient jedoch mehr über Veränderungen der Stuhlgewohnheiten als über wäßrige Stühle. 2–6 geformte oder breiige Stühle werden in 24% der Fälle angegeben (Davis und Davis, 1974; Schultz, 1978). Eine vergleichbar große Zahl klagt jedoch auch über Obstipation, ein Beschwerdebild, das bei den älteren Patienten häufiger vorkommt (Baker und Harvey, 1971). Trotz Hyperthyreose persistierende Obstipation ist bereits beschrieben worden. So werden Symptomenkomplexe wie Gewichtsverlust, Anorexie und Obstipation bei 14 % der Fälle beobachtet und als gastrointestinales Karzinom mißdeutet.

Hepatomegalie wurde von Davis und Davis (1974) in 45 % der Fälle, Hepatosplenomegalie in 9 % der Fälle beschrieben. 60 % dieser Fälle beruhten auf Rechtsherzversagen infolge Herzinsuffizienz.

Wärmeintoleranz, Neigung zu Schweißausbrüchen, subfebrile Temperaturen, wallungsartiges Hitzegefühl werden keinesfalls häufig angegeben und erscheinen eher vieldeutig (Brun, et al., 1978; Bürgi et al., 1978; Döpke, 1964). Davis und Davis (1974) beschreiben jedoch, daß in ihren systematischen Untersuchungen eine Hitzeintoleranz von zwei Dritteln der Patienten bejaht wurde.

Besonders schwierig wird die differentialdiagnostische Erkennung einer Hyperthyreose beim alten Patienten, wenn die äußeren Zeichen einer Hyperaktivität fehlen und durch Inaktivierung als imponierendstes klinisches Zeichen ersetzt werden. Lahey (1931) prägte für diese Kranken den Begriff der apathischen Thyreotoxikose. Der Patient verhält sich ruhig mit verminderter Aktivität, die sich auch auf geistige Regsamkeit und Stimmungslage bezieht. Im Vordergrund der Erkrankung stehen Depressionen, Veränderungen im allgemeinen Benehmen, emotionale Labilität und Irritabilität (Schultz, 1978). Zudem können bei vielen dieser Patienten auch imponierende Zeichen wie Tachykardie und warme, feuchte Haut fehlen. Lahey (1931) stellte fest, daß alle diese Patienten bereits älter waren und kleine Schilddrüsen hatten. Obwohl sie nicht schwer krank erschienen, wurden sie rasch komatös und starben.

Andere Untersucher haben inzwischen dieses Erscheinungsbild bei Altershyperthyreosen bei bis zu 37 % der Fälle ebenfalls beschrieben (Davis und Davis, 1974; Hay, 1936; McGee et al., 1958). Da sie fast nur im Alter vorkommt, könnte diese apathische Form in der Tat fast senile Hyperthyreose genannt werden. Dennoch sind nicht alle Altershyperthyreosen apathisch. Einige sind ähnlich hyperaktiv und erregbar wie 16jährige (Seed und Lindsay, 1949). Zwischen hyperkinetischer und apathischer Form der Hyperthyreose bestehen fließende Übergänge. Es kann auch zuweilen eine wechselnde Symptomatik beobachtet werden (Lahey, 1931). Sie soll besonders häufig bei hyperthyreoten multinodösen Knotenstrumen vorkommen (Thomas et al., 1970). Über Asthenie und Schwäche berichten auch Davis und Davis (1974) in 28 % der Fälle. 10 % älterer Hyperthyreosekranker haben Synkopen, Somnolenz, geistige Verwirrtheit und Verhaltensschwierigkeiten (Dewind et al., 1958). Allerdings stören im Alter eine Vielzahl von senilen, arteriosklerotischen und psychopathologischen Reaktionen die normale Funktion der Psyche (Hollis, 1968). Geistige Verwirrtheit, Irritabilität und Ängstlichkeit scheinen jedoch bei Altershyperthyreosen häufiger als bei schilddrüsengesunden älteren Patienten vorzukommen (Davis und Davis, 1974; Dewind et al., 1958).

Abbildung 7-30 gibt die in der Literatur angegebene Häufigkeit der Symptome und Beschwerden bei älteren Hyperthyreosekranken im Vergleich zu jüngeren Erkrankten wieder, wobei jedoch nur Autoren berücksichtigt wurden, die beide Kollektive untersucht haben, was häufig nicht der Fall ist.

Es wird deutlich, daß der Symptomenreichtum der Erkrankung prozentual mit zunehmendem Alter abnimmt. Absolute Arrhythmie und Appetitverlust sind hingegen bei älteren Hyperthyreosen deutlich

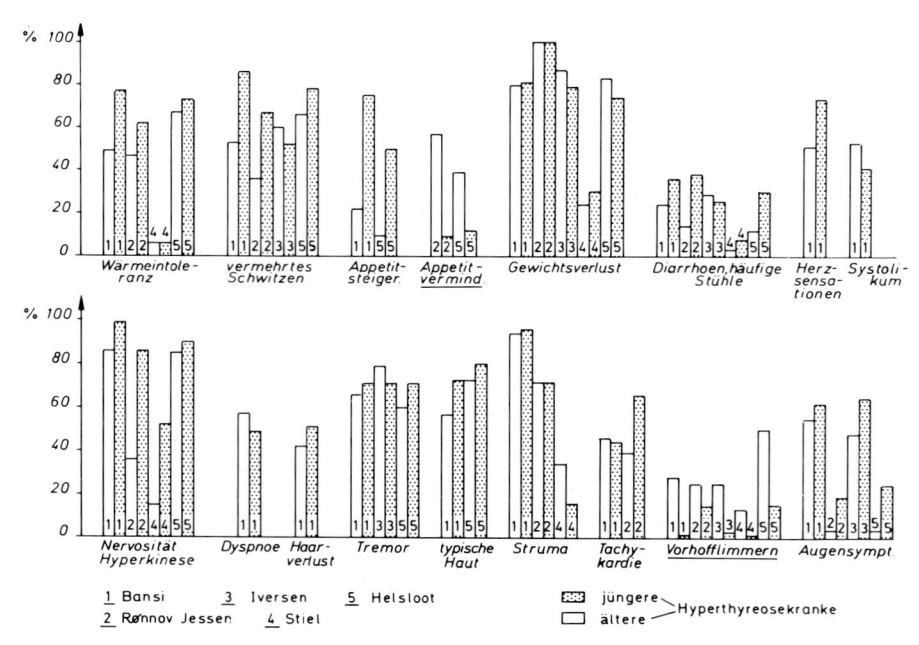

Abb. 7-30: Darstellung der prozentualen Häufigkeit klassischer Hyperthyreosesymptome bei jungen und älteren Erkrankten nach verschiedenen Autoren. Da die Angaben der Häufigkeit von Autor zu Autor stark schwanken, wurden nur Autoren wiedergegeben, die sowohl ältere als auch jüngere Kollektive untersuchten.

häufiger als bei jungen Patienten. Bei den aufgeführten Untersuchungen handelt es sich um gezielte, systematische Befunderhebungen an bekannten Hyperthyreosen. Es sei nochmals betont, daß meist nur ein bis zwei Symptome im Vordergrund stehen. In rund 10% der Fälle tritt die Erkrankung im Alter ohne die charakteristischen Symptome und Beschwerden auf und wird deshalb unter Umständen nur bei einer routinemäßigen Suche nach Schilddrüsenerkrankungen erfaßt (Bartels, 1954; Oberdisse, 1980). So ist es auch nicht verwunderlich, daß mit verschiedenen klinischen Indices wie z.B. dem Newcastle-Thyreotoxicosis-Index oder dem Croocks-Wayne-Index, bei älteren Patienten die Diagnose einer Hyperthyreose nur in 25% der Fälle erfaßt wird (Davis und Davis, 1974). Damit wird auch verständlich, daß die Dauer der Erkrankung bis zur Diagnosefindung bei älteren Patienten größer ist. Sie beträgt im Mittel 25,3 Monate (Seed und Lindsay, 1949) gegenüber 6–9 Monaten bei jüngeren Patienten (Bartels, 1954).

Die Entwicklung der Erkrankung im Alter ist meist langsamer, so daß diese z.B. bei der Diagnosefindung oft weiter fortgeschritten ist. Bürgi und Mitarbeiter (1978) führen dies primär auf eine Zunahme der autonomen Adenome im Alter zurück. Sie fanden in ihrem Patientengut bei allen autonomen Adenomen mit schleichendem Beginn und langsam fortschreitender Symptomatik die Diagnosefindung unabhängig vom Alter um 1–5 Jahre verzögert. Dementsprechend sollen autonome Adenome bei allen Altersgruppen häufiger verkannt werden (Horst et al., 1967).

Was die Verteilung von Struma diffusa und autonomen Adenomen bei der Hyperthyreose in der Jugend angeht, wird berichtet, daß 78% der Hyperthyreosen bei Struma diffusa, 21% bei autonomem Adenom, 1% ohne Struma auftreten (Seed und Lindsay). Hierbei wird jedoch nicht zwischen Autoimmunhyperthyreose und disseminierter Autonomie unterschieden. Diesen Unterscheidungen wird erst in jüngerer Zeit vermehrt Aufmerksamkeit gewidmet. Die Struma diffusa wird mit zunehmendem Alter deutlich seltener, während das uninoduläre autonome Adenom respektive der hyperthyreote Knotenkropf einen Häufigkeitsgipfel nach dem 40. Lebensjahr haben. Tab. 7-17 gibt neben der Zusammenstellung der Altersverteilung die Strumaformen nach Oberdisse (1980) wieder (siehe Seite 376). Auffällig ist bei der Durchsicht der Literatur eine deutliche Zunahme der multinodösen toxischen Strumen von 3 auf 32% (Bartels, 1954; Grun et al., 1978; Bürgi et al., 1978). Bei Angaben über die Verteilung von Knotenstrumen und Struma diffusa im höheren Lebensalter muß berücksichtigt werden, ob diese Angaben auf szintigraphischen Befunden oder Palpationsbefunden beruhen. Entsprechende vergleichende Untersuchungen zwischen Szintigrafie und Schilddrüsensonografie an größeren Kollektiven stehen noch aus. Es muß hier darauf hingewiesen werden, daß der Palpationsbefund im Alter als sehr unsicher angesehen werden muß (Brun et al., 1978). Er korreliert in 70% nicht mit dem szintigraphischen Befund. Erst die Szintigraphie hat nicht zuletzt die Annahme früherer Zeiten als inkorrekt erwiesen, daß die Struma diffusa nur bei jüngeren

Tab. 7-17: Altersverteilung von 527 Hyperthyreosekranken und deren prozentuale Verteilung nach diffusen und nodösen Strumen nach Oberdisse (1980)

Alter	Prozentzahl der Fälle des Gesamtkollektivs	Struma diffusa	Struma nodosa (Prozentuale Verteilung je Altersklasse)
0– 9 Jahre	–	–	
10–19 Jahre	4,55	100 : 0	
20–29 Jahre	11,00	94 : 6	
30–39 Jahre	22,04	79 : 21	
40–49 Jahre	22,86	75 : 25	
50–59 Jahre	25,86	65 : 35	
60–69 Jahre	10,24	56 : 44	
70–79 Jahre	3,45	35 : 65	
$\sum$ 100			

und das autonome Adenom nur bei älteren Patienten vorkomme. Beide Typen kommen, wie bereits erwähnt, in allen Altersstufen vor, obwohl die Zunahme der Struma nodosa im Alter den Eindruck erweckt, daß autonome Adenome eine Erkrankung des Alters seien. Die Szintigraphie hat jedoch gezeigt, daß autonome Adenome auch in nichtnodösen Strumen vorkommen können. Es hat sich außerdem herausgestellt, daß bei der Struma nodosa häufig die autonomen Areale zwischen den Knoten liegen und die Knoten selbst wenig aktiv sind. Durch Palpation allein könnte die Diagnose eines autonomen Adenoms nicht gesichert werden. Auch pathologisch bieten die autonomen Adenome des Alters Besonderheiten. Bei jüngeren Patienten findet sich innerhalb eines heißen Knotens histologisch eine Struktur aus Mikrofollikeln mit Kapselbildung aus normalem Schilddrüsengewebe, während es sich bei den älteren Patienten um eine einfache regionale Hyperplasie in einer multinodösen Struma handeln kann. Histologisch liegen offensichtlich verschiedene Arten der Autonomie vor. Häufig kann man auch in multinodösen Strumen ein einziges autonomes Areal beobachten (Blum et al., 1975; Brun et al., 1978). Mit zunehmendem Alter wird in Knotenstrumen jedoch eine immer größere Zahl von Follikeln autonom (Studer et al., 1978).

Daß die Zahl autonomer Areale mit höherem Lebensalter zunimmt, wurde kürzlich von Joseph und Mitarbeitern (1979a, 1979b) widerlegt. Insgesamt bleibt die Zahl autonomer Areale vor dem und nach dem 40. Lebensjahr gleich. Es ist jedoch nach dem 40. Lebensjahr eine Zunahme der knotigen und eine Abnahme der disseminierten Autonomie zu beobachten. Mit höherem Lebensalter zeigte sich auch in diesen Studien eine stärkere Frequenz der Dekompensation autonomer Areale.

Es sei noch kurz die Bedeutung von Zweit- und Dritterkrankungen erwähnt. Neben kardialen und Kreislauferkrankungen wird vor allem eine Exazerbation eines Altersdiabetes beobachtet. Bei ausreichender Therapie der Hyperthyreose wird der Diabetes besser behandelbar (Seed und Lindsay, 1949). Von Bedeutung ist bei Altershyperthyreosen auch die Zunahme der Infektanfälligkeit und der Nachweis von chronischen Infektionsherden, z.B. tonsillogener oder otogener Natur (Döpke, 1964).

In der Diagnostik einer Hyperthyreose im Alter wurde auf die Bedeutung der Szintigraphie zur differentialdiagnostischen Abklärung eines autonomen Adenoms bereits weiter oben hingewiesen. Es sei noch ergänzt, daß wie bereits erwähnt auch bei Hyperthyreosen in multinodösen Strumen häufig eine ungleichmäßige Aktivitätsverteilung gefunden wird. Es treten auch hier regressive Areale mit verminderter Aktivität auf und lassen den Verdacht auf ein zusätzliches Malignom entstehen. Es soll deshalb betont werden, daß die Koinzidenz von Hyperthyreose und Karzinom extrem selten ist (Dewind et al., 1958).

Die Sicherung der Diagnose einer Hyperthyreose erfolgt heute anhand der Bestimmung der Gesamtthyroxinkonzentration im Serum und der Durchführung eines Bindungstestes sowie die Bestimmung der Gesamttrijodthyroninkonzentration im Serum. Zum Ausschluß einer Hyperthyreose empfiehlt sich die Durchführung eines TRH-TSH-Testes.

Über die Problematik bei der Beurteilung der Meßwerte im höheren Lebensalter ist an anderer Stelle dieses Kapitels bereits eingegangen worden (siehe Abschnitt «Diagnostik und Physiologie» 7.4.1 und 7.4.2). Verschiedenste Arbeitsgruppen haben die Wertigkeit der einzelnen Teste hinsichtlich der Diagnose einer Hyperthyreose überprüft. Bekanntlich kommt es im höheren Lebensalter zu einem Abfall der Serumtrijodthyroninkonzentration, wahrscheinlich durch gleichzeitig bestehende schwere Allgemeinerkrankungen (siehe Seite 370, 375). Turner (1975), Kirkegaard et al. (1975) und Britton et al. (1975) beschreiben das laborchemische Bild der T_4-Toxikose bei älteren Hyperthyreosepatienten mit schweren Allgemeinerkrankungen. Kirkegaard und Mitarbeiter (1975) schlossen aus ihren Beobachtungen, daß die Konversion von T_4 zu T_3 gestört sei. Untersuchungen zur weiteren Abklärung, z.B. durch gleichzeitige Messung von reverse-T_3 in solchen Fällen, sind uns nicht bekannt. Es empfiehlt sich, bei diskrepanten Befunden und klinischem Verdacht auf eine Hyperthyreose einen TRH-TSH-Test durchzuführen.

Insgesamt zeigt sich, daß im Durchschnitt bei älteren Hyperthyreosepatienten laborchemisch keine falsch negativen Ergebnisse auftreten. Jedoch gibt es bei älteren Patienten relativ mehr diagnostische Versager in den einzelnen Tests (Britton et al., 1975; Helsloot et al., 1976b; Kirkegaard et al., 1975; Turner et al., 1975). Deshalb sind sich alle Untersucher darin einig, daß nicht nur ein Test eingesetzt werden sollte (Bürgi et al., 1978; Caplan et al., 1978; Harvey, 1971; Stiel et al., 1972). Als sicherster Test wird entweder das freie T_4 (Bürgi et al., 1978; Harvey, 1971; Ronnøv-Jessen und Kirkegaard, 1973) oder der TRH-TSH-Test (Bürgi et al., 1978; Gemsenjäger et al., 1976; Köbberling et al., 1980) angegeben. Laborchemisch bestehen zwischen jüngeren und älteren Patienten keine Unterschiede im Schweregrad der Hyperthyreose. Auch soll die apathische Hyperthyreose keine laborchemischen Besonderheiten aufweisen (Ronnøv-Jessen und Kirkegaard, 1973; Thomas et al., 1970).

Der TRH-TSH-Test gilt als das sicherste und empfindlichste Diagnostikum auch im Frühstadium, der sogenannten «sub- oder präklinischen» Hyperthyreose (Gemsenjäger et al., 1976). Die Bedeutung der subklinischen Erkrankung läßt sich in folgenden Problemen erfassen: Der Schweregrad einer Hyperthyreose kann fluktuieren. Die Symptome einer Hyperthyreose können durch andere Erkrankungen maskiert werden. Bei Zweit- oder Dritterkrankungen kann eine klinisch stumme Hyperthyreose plötzlich als gravierender Krankheitsfaktor in Erscheinung treten. Eine rasche Therapie ist dann oft nicht in der gewünscht kurzen Zeit möglich (Studer et al., 1978). Eine subklinische Hyperthyreose ist ein Warnsignal und muß, einmal diagnostiziert, stets kontrolliert und beobachtet werden.

Die Therapie der Hyperthyreose im Alter weist keine größeren Probleme auf. Im allgemeinen wird die Radiojodtherapie unabhängig von der Art der Hyperthyreose bei älteren Patienten unbedingt bevorzugt, denn sie ist risikolos und sicher (Dewind et al., 1958). Die Nachteile der Radiojodtherapie wie z.B. möglicherweise die genetische Gonadenschädigung oder Gefahr der Entwicklung eines Schilddrüsenkarzinoms haben im Alter keine Bedeutung.

Mit dem Wirkungseintritt einer Radiojodtherapie kann nicht vor Ablauf von 8 Wochen nach der Jodapplikation gerechnet werden. Daher ziehen manche Autoren eine Behandlung mit antithyreoidalen Substanzen vor und streben zunächst eine Euthyreose an (Schultz, 1978), während andere Therapeuten (Döpke, 1964) direkt mit der Radiojodtherapie beginnen und bis zu deren therapeutischer Wirkung mit Sedativa behandeln (Ronnøv-Jessen und Kirkegaard, 1973; Thomas et al., 1970).

Die alleinige Gabe von Thyreostatika erscheint bei älteren Patienten, bei denen es sich ja gehäuft um autonome Adenome oder Areale handelt, nicht sinnvoll. Auch muß damit gerechnet werden, daß die pünktliche Tabletteneinnahme und die regelmäßige Kontrolle der Patienten über einen längeren Zeitraum sich schwierig gestaltet. Über gehäufte Nebenwirkungen der Thyreostatika im höheren Lebensalter ist uns nichts bekannt.

Wenn der Allgemeinzustand des älteren Patienten es erlaubt, kann auch ein operatives Vorgehen erwogen werden. Autonome Adenome werden von einigen Klinikern auch im höheren Lebensalter ausschließlich chirurgisch behandelt (Schulte, 1978; Young, 1941). Die chirurgische Intervention ist nach dem 50. Lebensjahr jedoch mit einer deutlich höheren Letalität verbunden (Nofal et al., 1966). Die Chirurgen Greene und Hurxthall (1941) operierten 469 ältere Patienten mit Hyperthyreose verbunden mit Herzinsuffizienz. Es zeigte sich, daß nur ein Patient die mittlere Lebenserwartung erreichte. Operation im euthyreoten Zustand vermindert die Letalität auch bei älteren Patienten. Seed und Lindsay (1949) zeigten, daß auch im euthyreoten Zustand die Sterblichkeit bei älteren Patienten höher ist als bei jungen Patienten.

Als Spätfolge jeglicher destruktiver Therapie der

Schilddrüse, sei es nun Radiojodtherapie oder operatives Vorgehen, kann eine Hypothyreose auftreten. In dieser Hinsicht sind die Risiken einer Radiojodtherapie altersabhängig, und zwischen dem 30. und 40. Lebensjahr am größten. Nach dem 60. Lebensjahr tritt eine Hypothyreose selten auf (Guinet und Bory, 1973; Nofal et al., 1966; Silver, 1962). Insgesamt ist bei chirurgischem Vorgehen die Hypothyreoserate wesentlich niedriger (Berger et al., 1968): dies gilt zwar auch für das höhere Lebensalter, jedoch steigt – wie bereits erwähnt – die Operationsletalität. Seit in neuerer Zeit geringere Dosen Radiojod verabreicht werden und gegebenenfalls eine fraktionierte Therapie (d.h. eine wiederholte Gabe kleinerer Dosen Radiojod) durchgeführt wird, ist die Hypothyreoserate deutlich gesunken (Golden und Russel-Fraser, 1969). Obwohl eine Hypothyreose unerwünscht ist, ist sie in der Regel jedoch leicht zu therapieren. Sie tritt gewöhnlich 3–6 Monate nach Therapie auf. Problematisch kann die geringe Bereitschaft älterer Patienten sein, eine konsequente Substitution über längere Zeit durchzuführen (Hollis, 1968). Deshalb müssen ältere Patienten sorgfältig nachkontrolliert werden. Von Schultz (1978) wird vorgeschlagen, unmittelbar nach Beendigung der Radiojodtherapie eine routinemäßige Substitution mit 50 µg L-Thyroxin/die durchzuführen.

Kardiale Manifestationen der Hyperthyreose wie kongestive Herzinsuffizienz und Vorhofflimmern sollten konsequent therapiert werden. Es ist besonders wichtig, eine Herzinsuffizienz vor der Radiojodtherapie zu kompensieren, denn die ^{131}J-Therapie kann den Stoffwechsel vorübergehend weiter ansteigen lassen. Können Herzinsuffizienz und Vorhofflimmern nicht kompensiert werden, sollte man überlegen, ob nicht zunächst eine Thyreostatikabehandlung durchgeführt werden sollte (Schultz, 1978).

Prognostisch ist die Hyperthyreose im höheren Lebensalter etwas ungünstiger als bei jüngeren Patienten. Unabhängig von der Therapie nimmt die Sterblichkeit bei Hyperthyreose nach dem 60. Lebensjahr stark zu: Sie beträgt bei unter 30jährigen 0,2%, bei 60jährigen 2–7,3% und bei 70jährigen 20% (Clute und Swinton, 1935; Crile, 1938; Seed und Lindsay, 1949).

7.4.4 Endokrine Orbitopathie

Es wird heute angenommen, daß es sich bei der endokrinen Orbitopathie um eine eigenständige Erkrankung handelt, die Autoimmuncharakter hat und sehr häufig mit der Basedow-Hyperthyreose vergesellschaftet ist, ohne daß ein direkter Zusammenhang zwischen beiden Erkrankungen besteht. Die Annahme eines speziellen Exophthalmus produzierenden Faktors (EPF) aus dem Hypophysenvorderlappen ist heute verlassen worden.

Als Kardinalsymptome müssen Exophthalmus, Lidödeme und Augenmuskellähmungen gesehen werden. Charakteristisch ist die Kombination der Symptome.

Augenerscheinungen sind im Alter wesentlich seltener. So ist z.B. auch in früheren Zeiten eine Kombination von Symptomen, Merseburger Trias genannt, bestehend aus Exophthalmus, Struma und Tachykardie, im Alter fast nie zu finden gewesen (Döpke, 1964). Während eine endokrine Orbitopathie noch bei 68% der jüngeren Basedow-Patienten gefunden wird, wird sie nur noch bei 26% der über 60jährigen Patienten gesehen (Seed und Lindsay). Prozentuale Angaben über eine endokrine Orbitopathie differieren in der Literatur zwischen 9,5 und 33% im höheren Lebensalter (Brun et al., 1978; de Gennes et al., 1961; Hollis, 1968; Lazarus und Harden, 1969; Ronnøv-Jessen und Kirkegaard, 1973; Seed und Lindsay, 1949).

Diagnostik und Therapie der endokrinen Orbitopathie des älteren Patienten weisen keine Besonderheiten im Vergleich zu jüngeren Patienten auf.

7.4.5 Thyreoiditis

Schilddrüsenentzündungen lassen sich in akute, eitrige und nichteitrige Thyreoiditiden, subakute Thyreoiditiden (infektiös und parainfektiös) sowie chronische Thyreoiditiden vom lymphozytären Typ (Hashimoto-Thyreoiditis), fibrös-atrophischem Typ oder vom fibrös-invasivem Typ (Riedel-Struma) und chronisch spezifische Formen z.B. Tuberkulose oder Lues unterteilen.

In der letzten Zeit wird der Klinik der entzündlichen Schilddrüsenerkrankungen vermehrt Aufmerksamkeit gewidmet. Dennoch sind über entzündliche Schilddrüsenerkrankungen des älteren Patienten nur wenige Untersuchungsreihen im Schrifttum zu finden. Bansi (1967) fand bei 5% der Altersstrumen in seinem Patientengut Anzeichen einer Thyreoiditis lymphomatosa Hashimoto. Es handelt sich hierbei um eine echte Autoimmunerkrankung mit Antikörperbildung gegen Thyreoglobulin und mikrosomale Antigene. Eine Variante dieser Erkrankung ist die asymptomatisch verlaufende atrophische Thyreoiditis, die im Alter an Bedeutung zunimmt (Bastenie et al., 1977). Sie wird als Vorerkrankung der spontanen Hypothyreose des älteren Patienten angesehen und deshalb in der Literatur auch Prämyxödem genannt (Bastenie et al., 1977; Bonnyns und Bastenie 1967; McGavack und Seegers, 1959).

Diagnostisch und therapeutisch sind für ältere Patienten im Vergleich zu jüngeren keine Besonderheiten bekannt.

7.4.6 Hypothyreose im Alter

Etwa 0,2% der erwachsenen Bevölkerung leidet an einer Hypothyreose (Gaffney et al., 1973). Die Hypothyreose ist eine typische Alterskrankheit; ihr gehäuftes Auftreten im höheren Lebensalter hat sich besonders gezeigt, nachdem verschiedene Untersucher die Bedeutung von Screening-Untersuchungen erkannt hatten (vgl. Tab. 7-18).

Es ist nämlich auffallend, wie häufig bei älteren Patienten die Diagnose einer Hypothyreose in der Praxis verfehlt wird, da die Kranken bei oberfläch-

Tab. 7-18: Prozentuale Altersverteilung der spontanen Hypothyreose nach einer Studie von Bastenie, Ectors, Thys und Vanhaelst (1973) an 107 Fällen

Alter	Männer	Frauen
unter 30 Jahre	0,93 %	2,80 %
31–40 Jahre	0 %	1,87 %
41–50 Jahre	0,93 %	8,40 %
51–60 Jahre	7,47 %	16,81 %
61–70 Jahre	2,80 %	28,88 %
71–80 Jahre	4,67 %	22,43 %
81–90 Jahre	0 %	2,01 %
	Total 100 % (107 Fälle)	

licher Betrachtung meist nur als früh gealtert erscheinen:

Lloyd und Goldberg (1961) fanden bei 3417 geriatrischen Fällen 1,5 % manifeste Hypothyreosen. In einer geriatrischen Abteilung eines Krankenhauses wurden in einer Dreijahresperiode 1,4 % Schilddrüsenerkrankte ermittelt, 3,9 % davon hatten eine Hypothyreose (Satli und Pozzi 1975).

1975 wurden bei 2000 geriatrischen Patienten 2,3 % Hypothyreosen gefunden (Bahemuka und Hodgkinson, 1975). 1981 wurden diese Zahlen in einer deutschen Multizenter-Studie bestätigt (Herrmann et al., 1981). Vor Einführung des Screening-Tests wurden wesentlich niedrigere Prävalenzen ermittelt.

In der Geschlechtsverteilung der Hypothyreoseerkrankten im Alter findet sich eine deutliche Bevorzugung der Frauen (Bahemuka und Hodgkinson, 1975; Lloyd und Goldberg, 1961). Der Sexualquotient beträgt 5:1.

Bei älteren an Hypothyreose erkrankten Patienten muß prinzipiell unterschieden werden zwischen Hypothyreosen, die in der Jugend entstanden sind und bis ins Alter dauern, und solchen, die erst im Alter entstanden sind.

Der weitaus größte Anteil der Hypothyreosen ist erst im höheren Lebensalter entstanden. Hierbei scheint die spontane Hypothyreose die erste Stelle einzunehmen (Bastenie et al., 1973; McConahey, 1978), und zwar zwischen 90 und 100 % (Bastenie et al., 1973; Ingbar, 1978; Lloyd und Goldberg, 1961). Als Ursache der spontanen Hypothyreose wird eine abgelaufene Autoimmunthyreoiditis vermutet. Es wird angenommen, daß es sich um eine Variante der Hashimoto-Thyreoiditis handelt (Mc Conahey, 1978) (Tab. 7-18). Tatsächlich wiesen Bastenie und Mitarbeiter (1973) bei 91 % der spontanen Altershypothyreosen Schilddrüsenantikörper nach. Der übrige Teil der im Alter entstandenen Hypothyreosen wird verursacht durch thyreoidale Zerstörung wie Radiojodtherapie und chirurgische Intervention. Die prozentualen Angaben über solche «posttherapeutischen» Hypothyreosen schwanken zwischen 3 und 30 % der Behandelten, dies ohne eindeutige Altersbezogenheit (Bertheaux und Bribet, 1968; Burke und Silverstein, 1969; Einhorn und Wicklund, 1966; Shafer und Nutall, 1975). Einzig Blahos und Soumar (1975) weisen als kritisches Alter bei destruktiver Therapie das 55. Lebensjahr nach.

Vor dem 55. Lebensjahr soll nach ihren Ergebnissen die Hypothyreoserate 11 %, danach 31 % betragen (im Mittel 26 %). Als Ursache für die Diskrepanz nahmen sie altersbedingte anatomische Faktoren oder eine Sensitivierung der Altersschilddrüse gegen Jod an.

Das erste Auftreten einer sekundären hypophysär bedingten Hypothyreose im Alter ist als extrem selten anzusehen (McConahey, 1978). In verschiedenen Feldstudien an geriatrischen Patienten wurden unter den entdeckten Hypothyreosen keine Fälle von sekundärer Hypothyreose beobachtet (Bahemuka und Hodgkinson, 1975; Evered und Hall, 1972).

In der klinischen Symptomatik besteht prinzipiell kein größerer Unterschied zwischen jüngeren und älteren Patienten (Ingbar, 1978). Im Erwachsenenalter erlaubt der schleichende Beginn der Erkrankung allgemein nur selten eine Frühdiagnose. Die Grenzen zwischen Euthyreose und Hypothyreose sind fließend. Mit zunehmendem Alter sind die Zeichen und Symptome der Erkrankung subtiler und von noch langsamerer Progredienz (Morrow, 1978). So kommt es, daß bei frühzeitigem Screening nur weniger als ein Drittel der Patienten die klassischen Symptome zeigen und allgemeines Krankheitsgefühl oder schlechter Allgemeinzustand imponieren (Bahemuka und Hodgkinson, 1975). Wegen des schleichenden Verlaufs der Erkrankung und der fließenden Übergänge gibt es auch wenig exakte Zahlen über die Häufigkeit einzelner Symptome im Alter. Dennoch weisen Untersucher immer wieder darauf hin, daß Einzelsymptome ganz im Vordergrund der Erkrankung stehen können (mono- oder oligosymptomatischer Verlauf) (Bahemuka und Hodgkinson, 1975; Morrow, 1978). Es darf hierbei nicht außer Acht gelassen werden, daß der physiologische Alterungsprozeß die Symptomatik maskieren und den Kliniker in der Zuordnung verunsichern kann (Hollis, 1968). Bei oberflächlicher Betrachtung erscheinen die Kranken meist nur als früh gealtert (Morrow, 1978). Es ist somit nicht verwunderlich, daß immer wieder auf die Bedeutung des Screenings in der Hypothyreosediagnostik hingewiesen wird. Ein Arzt, der nicht an eine Hypothyreose denkt, wird sie nicht als mögliche Diagnose in Erwägung ziehen und keine entsprechenden Laboruntersuchungen durchführen lassen.

Veränderungen des Integuments und des Habitus sind im besonderen Maße dazu geeignet, als vorzeitiges Altern gedeutet zu werden. Fettleibigkeit, Unzugänglichkeit, Trägheit, trockenes, schütteres Haar und Verlust der seitlichen Augenbrauen sind mit zunehmendem Alter häufiger zu beobachten. Trockene, schuppige, kühle Haut verliert angesichts seniler atrophischer Hautveränderungen an zuverlässiger diagnostischer Signifikanz (Morrow, 1978). Es sei hier darauf hingewiesen, daß auch Patienten mit lang bestehendem Diabetes mellitus oder nephrotischem Syndrom einen ähnlichen Habitus aufweisen können (McConahey, 1978).

Dazu kommen viele Symptome, die beim alten Menschen fast physiologisch sind, wie das Nachlassen von Spannkraft und Aktivität, ein erschwertes Hören (Tuben- und Mittelohrkatarrh infolge Myxödems der Paukenhöhle), die hartnäckige Obstipation, die trägen Reflexe, das vermehrte Frieren.

Kälteintoleranz findet sich fast immer bei älteren Hypothyreosepatienten (Hengst et al., 1980). Klinisch läßt sich eine Hypothermie verifizieren. Exazerbationen der Erkrankung treten bei alten Patienten besonders häufig im Winter auf (McConahey, 1978). Viele ältere Patienten, die nicht an Hypothyreose leiden, klagen jedoch über Kälteintoleranz infolge mangelnder Durchblutung bei Arteriosklerose.

86 % der alten Patienten mit Hypothyreose klagen über hartnäckige Obstipation (Baker und Harvey, 1971; Hengst et al., 1980). In der westlichen Wohlstandsgesellschaft mit ballastarmer Nahrung ist jedoch besonders bei älteren Frauen hartnäckige Obstipation ein recht häufiges Beschwerdebild. Dennoch sollte hartnäckige Obstipation immer an eine Hypothyreose denken lassen. Im Extremfall bestehen heftige Abdominalkrämpfe und Meteorismus bis hin zum paralytischen Ileus.

Spannkraft und Aktivität lassen, wie bereits erwähnt, im Alter nach. So ist es nicht verwunderlich, daß Antriebsarmut und stumpfes Desinteresse als Ausdruck einer Hypothyreose diagnostisch nicht genügend gewertet werden. Die psychische und physische Verlangsamung verbunden mit Depressionen und Gedächtnisstörungen wird in vielen Fällen als senile Demenz, neurotische Depression oder chronische Schizophrenie mißverstanden. So wurden immer wieder Untersuchungen veröffentlich, die über nicht erkannte Hypothyreosen in einem psychiatrischen Krankengut berichten (Asher, 1949; Bahemuka und Hodgkinson, 1975; Henschke und Pain, 1977; Savage, 1880; Tonks, 1964). Bei einer systematischen Durchsicht dieser Publikationen handelt es sich fast immer um Patienten, die jenseits des 60. Lebensjahres sind. Gerade mentale Veränderungen sind im Alter häufig die hervorragenden Symptome. Bahemuka und Hodgkinson (1975) berichten bei ihren Screening-Untersuchungen, daß 22 % ihrer Patienten lediglich mentale Veränderungen aufwiesen. Andere Studien haben diese Prozentzahlen bestätigt (Asher, 1949; Beumont, 1972; Cropper, 1973; Henschke und Pain, 1977; Tonks, 1964). Es handelt sich fast ausschließlich um Frauen. Als Ursache wird eine Abnahme der zerebralen Durchblutung oder eine Verminderung der kardialen Leistungen angenommen (Scheinberg et al., 1950). In vielen Fällen werden die Patienten zuerst vom Psychiater gesehen. Da gerade ältere Patienten infolge einer Zerebralsklerose Gedächtnisstörungen und Wesensveränderungen aufweisen können, wird hier die Diagnose besonders häufig übersehen, wenn nicht ein typischer Habitus hinzutritt. Nach ausreichender Substitution tritt häufig eine dramatische Besserung ein, wenn nicht infolge metabolischer Veränderungen während der Erkrankung irreversible Schäden verursacht worden sind (Asher, 1949; Henschke und Pain, 1977; Tonks, 1964).

Die trägen Reflexe, insbesondere die Verlängerung der Achillessehnenreflexzeit, wurden früher als diagnostisches Kriterium gewertet. Die Achillessehnenreflexzeitverlängerung soll in 90 % der Fälle mit dem Schweregrad der Hypothyreose gut korrelieren (Cropper, 1973). Heute sollte diese Untersuchungsmethode nicht mehr verwendet werden. Außerdem wird über das Fehlen der Reflexzeitverlängerung bei älteren Patienten in 40 % der Fälle berichtet (Morrow, 1978).

Andere Untersucher machten auf das gehäufte Auftreten von Parästhesien aufmerksam; gleichzeitig imponierte bei älteren Patienten eine Neigung zu Myogelosen und Muskelspasmen (Bastenie et al., 1973; Henschke und Pain, 1977).

Herz- und Kreislaufapparat lassen schon infolge ihrer geringen Inanspruchnahme im höheren Lebensalter größere Ausfallserscheinungen vermissen. Infolge Fettstoffwechselstörung bei Hypothyreose werden jedoch die Arteriosklerose und die Entstehung einer koronaren Herzkrankheit gefördert. Es werden auch von älteren Patienten vermehrt Klagen über Angina pectoris angegeben (McConahey, 1978). Allerdings nimmt beim Gesamtgut älterer Patienten die Herzinfarkthäufigkeit nicht zu (Vanhaelst et al., 1967). Bei Altershypothyreosen besteht die gleiche Infarktinzidenz wie bei gleichaltrigen Schilddrüsengesunden (Bastenie et al., 1973). Bei herabgesetzter Vitalität infolge Verlangsamung des Stoffwechsels und Entlastung des Herzens durch gleichzeitig bestehende Anämie ist der hypothyreosekranke alte Mensch trotz schwer verändertem Herzen nicht stärker infarktgefährdet. Der Blutdruck ist selten erhöht, das EKG zeigt niedrige Ausschläge und intraventrikuläre Leitungsstörungen. Ischämische Endstreckenveränderungen sind jedoch um 10 % häufiger als bei gleichaltrigen Schilddrüsengesunden (Vanhaelst et al., 1967).

In Feldstudien an geriatrischen Patienten wurde besonders auf das Zusammentreffen mit Perniziosa und rheumatoider Arthritis hingewiesen (Bahemuka und Hodgkinson, 1975; Bansi, 1967). Es werden pathogenetisch ähnliche Immunmechanismen vermutet.

Laborchemisch gesichert wird die anhand des klinischen Bildes geäußerte Verdachtsdiagnose einer Hypothyreose heute durch die Bestimmung der Gesamtthyroxinkonzentration im Serum und die Durchführung eines Bindungstestes. Bei Erniedrigung der Gesamt-T_4-Konzentration muß die Gabe von Diphenylhydantoin, Androgenen, Lithium und größeren Mengen Salizylaten sorgfältig ausgeschlossen werden (McConahey, 1978). Für die weiterführende Diagnostik wird die Bestimmung der basalen TSH-Konzentration empfohlen. Die Durchführung eines TRH-TSH-Testes bleibt ausgewählten Fällen, z.B. zur Abgrenzung sekundärer Hypothyreosen vorbehalten (Hengst et al., 1980).

Die Therapie der Hypothyreose ist einfach und erfolgreich. Durch ausreichende Substitution mit synthetischen Schilddrüsenhormonen wird eine sichere und überzeugende Besserung der Symptome erzielt. Besonders bei älteren Patienten, die bereits länger erkrankt sind und kardial vorgeschädigt sind, muß beachtet werden, daß sie sich an ihren metabolischen Zustand adaptiert haben und eine Verbesserung des Metabolismus nicht so rasch verkraften können. Die Koronarien können infolge Koronarsklerose eng sein, ihre Funktion reicht bei verminderter Herzleistung und vermindertem Schlagvolumen gerade aus, so daß unter der Therapie eine Angina pectoris resultieren kann (Hollis, 1968).

Die Substitution mit einem reinen T_4-Präparat ist im Alter der Gabe eines Mischpräparates vorzuziehen (Hengst et al., 1980). Wegen der kürzeren Halbwertzeit und der rascheren Resorption des Trijodthyronins führen solche Präparate zu variierenden Blutspiegeln mit erhöhten T_3-Konzentrationen nach der Tabletteneinnahme, einhergehend mit einem größeren kardialen Risiko sowie Beschwerden wie Angina pectoris, Palpitationen, Herzrasen, Ein- und Durchschlafstörungen.

Eine einmalige frühmorgendliche Gabe eines T_4-Präparates erzeugt einen hinreichend konstanten spiegel. Es sollte mit einer Dosis von 25 µg/die begonnen werden. Die Dosis sollte in 2- bis 3wöchentlichen Abständen um 25 µg gesteigert werden. Die Erfahrung zeigt, daß ältere Patienten weniger Schilddrüsenhormone zur vollständigen Kompensation benötigen und somit die Erhaltungsdosis bei älteren Patienten mit 100 bis 125 µg/die niedriger als bei jüngeren Patienten (150–200 µg/die) liegt (Shock et al., 1974). Zur Kontrolle einer ausreichenden Substitution empfiehlt sich die Bestimmung der Gesamtthyroxinkonzentration im Serum, die hochnormal sein sollte. Gelegentlich kann auch die TSH-Konzentration bestimmt werden oder ein TRH-TSH-Test durchgeführt werden, bei dem die TSH-Serumkonzentration nach TRH-Gabe im Normbereich oder geringfügig supprimiert sein sollte (Hengst et al., 1980; Morrow, 1978).

Obwohl mittlere Erhaltungsdosen festliegen, kann der individuelle Bedarf auch im Alter schwanken. Treten Komplikationen vor Erreichen der Euthyreose auf, ist die Dosis unverzüglich auf die des vorherigen beschwerdefreien Status zu reduzieren und mehrere Wochen zuzuwarten. Als Komplikation der Therapie sind vor allem Angina pectoris-Beschwerden zu nennen. Von Bahemuka und Hodgkinson (1975) wurde über zwei schwere Fälle von Myokardinfarkt unter Substitutionsbehandlung berichtet. Muskelkrämpfe und Haarverlust, die manchmal zu Therapiebeginn beklagt werden, sind nach einiger Zeit voll reversibel (McConahey. 1978).

Früher wurden besonders bei Patienten mit koronarer Herzkrankheit gern D-T_4-Präparate verabreicht (Starr, 1960), da diese besser verträglich sein sollten. Der therapeutische Effekt dieser Substanz beträgt jedoch nur 7–16% des L-T_4, so daß sich die Behandlung mit den rechtsdrehenden T_4-Präparaten nicht durchgesetzt hat.

7.4.7 Myxödemkoma

Das hypothyreote oder Myxödemkoma ist ein äußerster Schweregrad der Erkrankung, der bevorzugt bei älteren Patienten, besonders bei älteren Frauen vorkommt (McConahey, 1978). Der Häufigkeitsgipfel der Erkrankung liegt im siebten Lebensjahrzehnt (Bastenie et al., 1973). Die Geschlechtsverteilung Männer zu Frauen beträgt 1:4. Ein Grund für die Häufung des Komas im Alter mag sein, daß das Krankheitsbild der Hypothyreose wegen seiner symptomatischen Ähnlichkeit mit dem physiologischen Alterungsprozeß und seinem schleichenden Verlauf im höheren Alter seltener diagnostiziert wird. Ferner können bestehende Grundkrankheiten wie z.B. zerebrovaskuläre oder pulmonale Insuffizienz die Symptome aggravieren (Ingbar, 1978). Es sind bisher ca. 150 Fälle in der Weltliteratur bekannt geworden. Myxödemkomata scheinen in letzter Zeit zuzunehmen, möglicherweise als Spätfolge der Radiojodtherapie bei Hyperthyreose (Bastenie et al., 1973).

Exazerbationen kommen besonders häufig im Winter vor. Als auslösende Faktoren müssen angenommen werden: schwere Kälteexpositionen, Infektionen, schwere Traumata, kardiale Dekompensation, aber auch bestimmte Medikamenteneinnahme wie z.B. Opiate, Barbiturate, Phenothiazine, Imipramin, Phenylbutazon, Paraaminosalicylsäure. Als weitere Faktoren können Apoplexie, Hypoxie, Hyperkapnie und Hypernatriämie genannt werden (McConahey, 1978).

Das klinische Bild ist das eines schweren Myxödems und aufgrund des klassischen Bildes meist unschwer zu erkennen (McConahey, 1978). Es handelt sich um ein tiefes, ruhiges Koma mit Hypoventilation, Hypotension und Hypothermie. Neben den Zeichen einer peripheren Niedervoltage gibt es keine spezifischen EKG-Veränderungen. Spezielle neurologische Ausfallserscheinungen sind nicht nachweisbar (Bastenie et al., 1973). Altersspezifische Besonderheiten dieser Erkrankung, die ohnehin fast ausschließlich bei älteren Patienten vorkommt, sind uns nicht bekannt. Die Sicherung der Diagnose muß unbedingt und unverzüglich erfolgen. Die Letalität wird in der Literatur mit 50–70% angegeben (Bastenie et al., 1973; McConahey, 1978).

Da Studien an größeren Fallzahlen fehlen und die meisten Autoren aufgrund eigener Erfahrungen therapiert haben, können therapeutische Richtlinien bei älteren Patienten nicht unbedingt gegeben werden. Anders als in der Therapie der Hypothyreose ist auch bei älteren Patienten im Myxödemkoma eine rasche, volle Substitution erforderlich (McConahey, 1978). Verabreicht werden laut Literaturangaben 10 µg/12 h bis 100 µg/6 h L-Trijodthyronin i.v. oder per Nasensonde (Blum, 1972; McConahey, 1978; Ivy, 1965) oder 300–500 µg L-Thyroxin/die intravenös (Holvey et al., 1964). Nach 4–7 Tagen wird mit 100 µg L-Thyroxin/die oral weiter therapiert.

Adjuvant wird mit Hydrocortison (100–300 mg/die) therapiert. Komplikationen wie z.B. Ateminsuffizienz, Hypoglykämie, Hypothermie, Hyponatriämie und Schock sollten durch die heute üblichen Maßnahmen auf einer Intensivstation beherrscht werden.

7.4.8 Blande Struma

Unter einer blanden Struma wird definitionsgemäß eine Schilddrüsenvergrößerung verstanden, die nicht entzündlich und nicht maligne ist und bei der eine euthyreote Stoffwechselsituation besteht.

Bekannt ist, wie häufig auch in Nicht-Endemiegebieten ein seit Jahrzehnten bestehender Kropf im höheren Alter Beschwerden verursacht. Ganz allgemein pflegen Strumen bei älteren Personen, vor allem bei Frauen, zu wachsen und sich vermehrt knotig zu verändern. Dies ist eine Folge der hormonellen Umstellung im Klimakterium, wodurch es auch vermehrt zu Rezidivstrumen kommt. Regressive Veränderungen gehen mit einem Größerwerden der Kolloidadenome einher.

Während die normale Schilddrüse, wie bereits im Abschnitt 7.4.1.1 «Morphologische Veränderungen» erwähnt, mit zunehmendem Lebensalter an Gewicht abnimmt und eher eine Tendenz zu regressiven Veränderungen besteht (McGavack und Seegers, 1959), läßt sich bei Strumen, besonders in Endemiegebieten, eine deutlich Zunahme der Frequenz und Größe beobachten (Geiser et al., 1978; de Gennes et al., 1961; Helsloot et al., 1976a; McGavack und Seegers, 1959).

Die Mehrzahl der älteren Strumen besteht aus mehreren verschieden großen prallen Knoten. Gelegentlich findet sich eine erhebliche Einengung der Trachea. Häufig ist die Trachea nicht nur seitlich verschoben, sondern auch mehr oder weniger eingescheidet. Die Halsvenen können deutlich gestaut hervortreten. In jedem Falle muß darauf geachtet werden, inwieweit retrosternal gelegene Partien Ursache weiterer Beengung der Luftwege sind. Die Trachealstenose der alten Patienten zwingt diese zu vermehrter Atemarbeit, so daß ein globales Emphysem entstehen kann, woraus eine Rechtsherzinsuffizienz mit Überlastung des Lungenkreislaufes resultieren kann. Zusätzlich klagen die Patienten über Leistungsminderung, Mißempfindungen und Schlafstörungen.

Die Diagnose der blanden Struma ist vor allem ein differentialdiagnostischer Ausschluß anderer Schilddrüsenerkrankungen. Ohne Zweifel ist, daß die Zahl der Strumen mit hyperthyreoter Stoffwechsellage im Alter ebenfalls bedeutend zunimmt (Cope et al., 1947; de Gennes et al., 1961; Helsloot et al., 1976a). Die Basisdiagnostik besteht in der Bestimmung der Gesamtthyroxinkonzentration im Serum und der Durchführung eines Bindungstestes. Bei der weiteren Diagnostik empfiehlt sich die Durchführung eines TRH-TSH-Testes. Dieser ist in 80% der Fälle positiv, d.h. es zeigt sich ein normaler Anstieg der TSH-Konzentration nach Gabe von 400 bis 500 µg TRH i.v. (Ormston et al., 1971).

Szintigraphisch findet sich besonders bei älteren Patienten häufig eine unregelmäßige Aktivitätsbelegung. Zwischen ausgedehnten regressiven Arealen liegen vermehrt autonome Bezirke (Woolner, 1971). Es sei darauf hingewiesen, daß bei Jodexposition autonome Areale in euthyreoten Strumen bei älteren Patienten rascher zur Hyperthyreose exazerbieren. Die Malignitätsverdächtigkeit regressiver Areale ist oft schwer zu beurteilen. Eine Feinnadelpunktion kann zur weiteren diagnostischen Klärung angezeigt sein. Sie ist für den Patienten wenig belastend.

Histologisch finden sich oft Anzeichen beginnender Malignität wie Kernatypien, unruhige Gesamtstruktur, Einwachsen in die Gefäße und umgebenden Gewebe. Eine Entscheidung über tatsächlich malignes Wachstum ist deshalb auch histologisch nicht leicht. Bestehen jedoch ortsnahe verbackene Drüsen, z.B. am hinteren Sternokleidomastoideusrand, treten in die Ohren ausstrahlende Schmerzen auf, und ist die Schilddrüse mit der Trachea fest verschmolzen, ist ferner ein plötzlich beschleunigtes Wachstum der Schilddrüse bemerkt worden, so ist der Malignomverdacht voll berechtigt.

Generell stehen bei der Therapie der blanden Struma die medikamentöse, die operative und die Radiojodtherapie zur Verfügung.

Bei lebensbedrohlicher Trachealstenose wäre ein operatives Vorgehen, d.h. eine subtotale Resektion der Schilddrüse wünschenswert. Bei älteren Patienten können jedoch Kontraindikationen in lebensbedrohlichen Zweiterkrankungen wie z.B. Herzinsuffizienz, dekompensiertes Emphysemherz, allgemeine Gefäßsklerose sowie Hypertonus bestehen, die das Narkose- und Operationsrisiko älterer Patienten über ein vertretbares Maß erhöhen. In diesen Fällen ist eine Operationsindikation mit Zurückhaltung zu stellen. Besteht zusätzlich eine deutlicher Malignomverdacht, wird die Entscheidung über das therapeutische Vorgehen weiter erschwert. Nach erfolgter Resektion empfiehlt sich postoperativ eine Rezidivprophylaxe durch eine Substitutionsbehandlung (Bansi, 1967; Oberdisse, 1980).

Zur Vermeidung einer lebensgefährlichen Tracheastenose ist bei älteren Patienten, besonders auch, wenn der Patient sich entschieden weigert, eine Operation vornehmen zu lassen, eine Verkleinerung der Schilddrüse durch Radiojod möglich. Der Behandlungserfolg ist kosmetisch häufig unbefriedigend, jedoch vermag die Erstickungsgefahr aufgehalten zu werden. Die Therapie kann gegebenenfalls wiederholt durchgeführt werden. Im Anschluß empfiehlt sich hier ebenfalls eine Rezidivprophylaxe durch Subsitutionsbehandlung mit synthetischen Schilddrüsenhormonen.

Bemerkt der ältere Patient rechtzeitig das Größerwerden seiner Struma, kann auch eine alleinige Hormonbehandlung versucht werden. Die Indikation ist jedoch in jedem Fall streng zu stellen, denn die potentiellen Risiken einer Schilddrüsenhormontherapie im Alter müssen wohl bedacht werden. Sie äußern sich besonders in einer möglichen kardialen Belastung mit Beschwerden wie Angina pectoris, Palpitationen, Herzrasen sowie Ein- und Durchschlafstörungen.

Die Behandlung mit einem reinen L-Thyroxinpräparat oder mit einem milden Mischpräparat mit einem Verhältnis von T_4 zu T_3 von 10:1 (z.B. Prothyrid) ist vorteilhaft. Mischpräparate mit höheren T_3-Konzentrationen führen zu Serumspitzenkonzentrationen, verbunden mit einem größeren kardialen Risiko (Pickardt et al., 1981). Im Alter muß die volle Erhaltungsdosis sehr vorsichtig über einen langen Zeitraum aufgebaut werden. Die Therapie sollte möglichst konsequent durchgeführt werden und der Erfolg am klinischen Befund kontrolliert werden.

Als Hauptursache für die Entstehung einer blanden Struma wird allgemein der alimentäre Jodmangel angenommen, wenngleich auch viele weitere Kropfnoxen bekannt sind. In Endemiegebieten z.B.

Schweiz und Österreich) wird seit geraumer Zeit mit Erfolg eine Jodsalzprophylaxe durchgeführt (Connolly et al., 1970; Studer et al., 1978). Dies ist für die Struma des alten Menschen nicht ohne Risiko. Wie bereits erwähnt, können bei Jodexposition autonome Areale in euthyreoten Strumen älterer Patienten schneller exazerbieren. Insgesamt ist die Altersschilddrüse besonders schlecht in der Lage, ein inadäquates Jodangebot zu bewältigen. In der Schweiz untersuchten Studer und Mitarbeiter (1978) die Bedeutung der Jodaplikation bei solchen sub- oder präklinischen Hyperthyreosen im Alter und wiesen auf die potentiellen Gefahren hin: Autonome Gewebsbezirke in sogenannten blanden Strumen, wie sie gehäuft bei älteren Patienten auftreten, führen erst dann zu einer Stoffwechselentgleisung, wenn ihnen ausreichend Jodid als Substrat für die Hormonsynthese angeboten wird. Eine andere Studie (Joseph et al., 1979b) konnte diese Gefahr der Jodsalzprophylaxe jedoch nicht bestätigen.

7.4.9 Struma maligna

Unter dem Begriff Struma maligna werden alle bösartigen Neubildungen der Schilddrüse zusammengefaßt. Zur histologischen Einteilung der Schilddrüsentumoren hat sich heute eine Klassifizierung der Schilddrüsengruppe der WHO durchgesetzt (Börner et al., 1978), die auch von der deutschen Sektion Schilddrüse mit geringen Modifikationen übernommen wurde (siehe Tab. 7-19). Klinische Bedeutung haben vor allem 4 Tumortypen. Es sind in der Reihenfolge ansteigender Malignität das papilläre Karzinom, das follikuläre Karzinom, das C-Zell-Karzinom und das anaplastische Karzinom.

Diese klinisch relevanten Tumortypen zeigen eine unterschiedliche Alters- und Geschlechtsverteilung, wie sie in Abbildung 7-31 nach Reiners und Börner (1980) dargestellt ist. Während papilläre Karzinome auch bei jüngeren Patienten häufig vorkommen, erkranken an follikulären bzw. anaplastischen Karzinomen vorwiegend 50- bis 60jährige bzw. 60- bis 70jährige.

Klinisch ist ein rasches Wachstum von solitären indolenten Knoten insbesondere in Rezidivstrumen oder unter Therapie mit Schilddrüsenhormonen malignomverdächtig. Dieses diagnostische Kriterium ist im Hinblick auf den alternden Kropfträger problematisch, da ja im Alter Knotenbildung und Strumabildung zunehmen (Bansi, 1967; McGavack und Seegers, 1959; Hollis, 1968). Jedoch soll sich in Deutschland die Malignomhäufigkeit in Knotenstrumen in Abhängigkeit vom Alter verändern (Bansi, 1967). So soll sie vor dem 35. Lebensjahr 45%, nach dem 35. Lebensjahr 28% betragen. Diesen Zahlen von 1959 steht eine neuere Studie gegenüber, die in deutschen Endemiegebieten eine Häufigkeit der Struma maligna in der Knotenstruma von etwa 2% angibt. In den USA fanden McGavack und Seegers (1959) bei Patienten über 60 Jahre eine Malignomhäufigkeit von 9%. In einem Endemiegebiet fanden sich dort bei multinodösen Strumen älterer Patienten 5,7% Karzinome, bei uninodösen Strumen 10%

Tab. 7-19: Klassifikation der Schilddrüsenkarzinome (nach Reiners und Börner, 1980)

I. *Epitheliale Tumoren*
  A. Benigne Tumoren
    1. Follikuläres Adenom
    2. Andere
  B. Maligne epitheliale Tumoren
    1. Follikuläres Karzinom
    2. Papilläres Karzinom
    3. Plattenepithelkarzinom
    4. Undifferenziertes (anaplastisches) Karzinom
      a) Spindelzelltyp
      b) Riesenzelltyp
      c) Kleinzelltyp
    5. C-Zell-Karzinom

II. *Nichtepitheliale Tumoren*
  A. Benigne
  B. Maligne
    1. Fibrosarkome
    2. Andere Sarkome

III. *Verschiedenartige Tumoren*
    1. Karzinosarkom
    2. Malignes Hämangioendotheliom
    3. Maligne Lymphome
    4. Teratome

IV. *Sekundäre (metastatische Tumoren)*

V. *Unklassifizierbare Tumoren*

VI. *Tumorartige Schilddrüsenveränderungen*

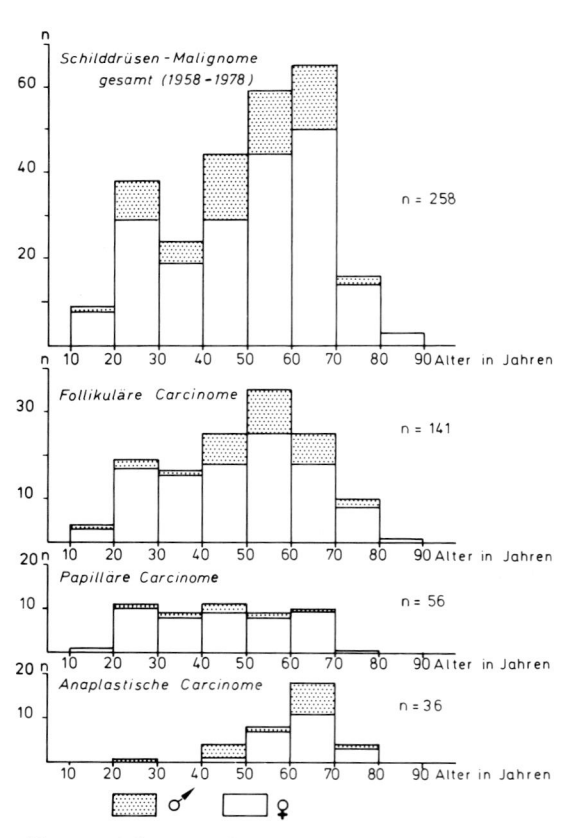

Abb. 7-31: Altersverteilung von Schilddrüsenkarzinomen nach einer Untersuchung von Reiners und Börner (1980)

(McGavack und Seegers, 1959). Klinisch ist die Diagnose eines Schilddrüsenmalignoms bei den zahlreichen älteren Patienten mit Knotenstrumen erheblich erschwert. Hinsichtlich der Bedeutung der Malignität anzeigenden Symptome kommen infiltrierendes Wachstum der Struma, besonders in die Weichteile des Halses, und zunehmender Druck auf die Trachea in Frage. Nach Lymphdrüsen am Hals sollte gefahndet werden. Heiserkeit, Rekurrensparese und Schmerzhaftigkeit der Struma verstärken den Verdacht auf Malignität. Verdacht erwecken sollte auch eine auffallend derbe bis harte Struma mit schlechter Verschieblichkeit gegenüber der Umgebung. Beim anaplastischen Karzinom wird besonders häufig ein Horner-Syndrom gefunden (Reiners und Börner, 1980). Treten Metastasen in Halslymphknoten, Lunge oder Knochen auf, wird die Differentialdiagnose vereinfacht.

Die Szintigraphie mit ^{131}J sichert die Verdachtsdiagnose eines Schilddrüsenkarzinoms. Maligne Schilddrüsenpartien kommen in der Regel als kalte Bezirke zur Darstellung, d.h. es fehlt in diesen Bereichen die Jodidspeicherung. Man wird bei Fehlen jeglicher Radiojodspeicherung im Knoten der Altersschilddrüse aber keinesfalls immer auf ein Malignom schließen können, da größere Kollodzysten oder regressive Bezirke ebenfalls oft hormonell inaktiv sein können und als kalte Knoten zur Darstellung kommen. Die Knotenstruma des älteren Patienten mit Neigung zu Kolloidzystenbildung und regressiven Bezirken zeigt deshalb häufig eine inhomogene Aktivitätsbelegung. Diagnostisch kann die Feinnadelpunktion weiterhelfen. Sie ist auch für den älteren Patienten wenig belastend und in der Hand eines erfahrenen Zytologen von hoher Treffsicherheit hinsichtlich Sensitivität und Spezifität (Reiners und Börner, 1980). Eine endgültige diagnostische Sicherheit kann jedoch nur die operative Intervention bringen.

Die Therapie der Wahl bei Verdacht auf Struma maligna ist unabhängig vom Alter des Patienten das operative Vorgehen, möglichst als radikale Thyreoidektomie. Sie sollte bei dringendem Verdacht auf Malignität – wie z.B. infiltrierendes Wachstum der Struma oder Nachweis von Metastasen – auch bei älteren Patienten angestrebt werden. Der rasche Verlauf der bösartigen Form ist durch keine andere therapeutische Maßnahme aufzuhalten. Durch rasche Progredienz des Tumorwachstums kommt es schließlich zu einer Kompression der Trachea, die das Leben beendet (Bansi, 1967). Differentialdiagnostisch erleichternd ist die Tatsache, daß andere Knotenstrumen auch bei gelegentlich karzinomverdächtigen Partien kein malignes Wachstum zeigen. Die postoperative Nachsorge des Arztes für den älteren Patienten unterscheidet sich nicht von der für den jüngeren Patienten. Bei differenzierten Schilddrüsenkarzinomen wird die Serum-Thyreoglobulinbestimmung als Kontrollparameter eingesetzt. Altersspezifische Veränderungen sind nicht bekannt.

Prognostisch ist neben der Ausbreitung des Tumors bei Diagnosestellung und dem histologischen Malignitätsgrad auch das Alter des Patienten von Bedeutung. So zeigt sich, daß die Prognose bei unter 40jährigen deutlich günstiger ist als bei älteren Patienten (Woolner, 1971).

Literatur

Ackermann, P.G., K. Iversen: Radio-iodine excretion in man. J. Geront. **8**, 458 (1953)

Achoff, L.: Berichte der Internationalen Kropfkonferenz Bern 1927. Huber, Bern 1928

Asher, R.: Myxoedematous madness. Brit. Med. J. Sept 10, 555 (1949)

Azizi, F., A.G. Vagenakis, G.I. Portnay, B. Rapoport, S.H. Ingbar, L.E. Braverman: Pituitary-thyroid responsiveness to intramuscular thyrotropin releasing hormone based on analyses of serum thyroxine, trijodthyronine and thyrotropin concentrations. New Engl. J. Med. **292**, 273 (1975)

Bahemuka, M., H.M. Hodginson: Screening for hypothyroidism in elderly impatients. Brit. Med. J. II, 601 (1975)

Baker, J.T., R.F. Harvey: Bowel habit in thyrotoxicosis and hypothyroidism. Brit. Med. J. I, 322 (1971)

Bansi, H.W.: Klinik der Schilddrüsenerkrankungen. In: Doberauer, Hittmair, Nissen, Schulz (Hrsg.): Handbuch der praktischen Geriatrie Bd. II. Enke, Stuttgart (1967)

Bartels, E.C.: Hyperthyroidism in patients over the age of sixty. Surgery Clinical N.A. **34**, 673 (1954)

Bastenie, P.A., M. Ectors, J.P. Thys, L. Vanhaelst: L'hypothyroidie spontanée après 50 ans. Probl. act. d'endocr. nutr. Serie **17** (71), 57 (1973)

Bastenie, P.A., L. Vanhaelst, J. Goldstein, Ph. Smets: Asymptomatic autoimmune thyroiditis and coronary heart disease. Lancet II, 155 (1977)

Berger, M., J.O. Peyrin, J. Briere: Sur la fréquence des hypothyroidies tardives après traitment de l'hyperthyroidie par le Jode 131. Presse méd. **76**, 607 (1968)

Bermudez, F., M.J. Surks, J.H. Oppenheimer: High incidence of decreased serum triiodthyronine concentrations in patients with nonthyroidal disease. J. Clin. Endocr. Metab. **41**, 27 (1975)

Bertheaux, P., F. Bribet: Etiologie de l'insuffisance thyroidienne de l'adulte. Rev. Pra. (Paris) **18**, 2085 (1968)

Beumont, P.J.V.: Endocrines and psychiatry. Brit. Hosp. med. **4**, 485 (1972)

Blahos, J., J. Soumar: The role of age in the development of hypothyroidism after treatment with radioiodine. Endocrinology **69**, 2, 196 (1975)

Blum, M.: Myxedema coma. Amer. J. Med. Sci **264**, 432 (1972)

Blum, M., L. Shenkman, C.S. Hollander: The autonomous nodule of the thyroid. Correlation of patients age, nodule size and functional status. Amer. J. Med. Sci. **269**, 43 (1975)

Börner, W., R. Eichner, Ch. Reiners, G. Ruppert, R. Schaffhauser, U. Seybold: Zur Diagnostik und Therapie des Schilddrüsenmalignoms. Therapiewoche **28**, 9272 (1978)

Bonnyns, M., P.A. Bastenie: Serum thyrotropin in myxedema and in asymptomatic atrophic thyroiditis. J. Clin. Endocr. **27**, 849 (1967)

Boothby, W.M., I. Sandiford: Normal values of basal or standard metabolism. Amer. J. Physiol **90**, 290 (1929)

Braverman, L.E., Dawber, N.A., S.H. Ingbar: Observations concerning the binding of thyroid hormones in sera of normal subjects of varying ages. J. Clin. Invest. **45**, 1273 (1966)

Breitner, B.: Die Erkrankungen der Schilddrüse. Springer, Wien 1928

BRITTON, K.E., S.M. ELLIS, J.M. MIRALLES, V. QUINN, A.C.D. CAYLY, B.L. BROWN, R.P. EKINS: Is T_4 toxicosis a normal biochemical finding in elderly women? Lancet II, 141 (1975)

BRUN, R., M. JENNY, J.P. JUNOD: L'hyperthyréose des personnes âgées. Schw. Med. Wschr. **108**, 1504 (1978)

BRUNELLE, P., C. BOHUON: Baisse de la trijodthyronine sérique avec l'âge. Clin. Chim. Acta **42**, 201 (1972)

BÜRGI, H., J. GEISER, H. RÖSLER, H. STUDER: Die verkannte Hyperthyreose beim Spitalpatienten. Schw. med. Wschr. **108**, 1257 (1978)

BURGER, A., SUTER, P. NICOD, M.B. VALLOTON, A. VAGENAKIS, A. BRAVERMAN: Reduced active thyroid hormone levels in acute illness Lancet I, 653 (1976)

BURKE, G., E. SILVERSTEIN: Hypothyroidism after treatment with sodium iodine J 131. J.A.M.A. **210**, 6, 1051 (1969)

BURROWS, A.W., R.A. SHAKESPEAR, R.D. HESCH, E. COOPER, C.M. AICKIN, C.W. BURKE: Thyroid hormones in the elderly sick, «T_4-euthyroidism» Brit. Med. J. IV, 437 (1975)

BURSTEIN, J., B.A. LAMBERG, E. ERAMAA: Myocardial infarction in thyrotoxicosis. Acta med. Scand. **166**, 379 (1960)

CAPLAN, R.H., J.E. GLASSER, K. DAVIS, L. FOSTER, G. WICKUS: Thyroid function tests in elderly hyperthyroid patients. J. Amer. Geriatrics Soc., Vol XXVI, 3, 116 (1978)

CAVANAGH, CH.R.: The problem of the thyroid nodule in an edemic goiter area. J.A.M.A. **167**, 17, 2053 (1958)

CHARCOT, M.: Maladie de Basedow (goitre exophthalmique) formes frustes, nouveau signe physique, traitement physique, traitment par l'électricité. Gaz. d'Hop. 13, 98 (1885)

CHEN, H.J., P.G. WALFISH: Effects of age and ovarian function on the pituitary-thyroid system in female rats. J. Endocr. **78**, 225 (1978)

CLERC, E.: Die Schilddrüse im hohen Alter. Zschr. f. Pathologie **10**, 1 (1912)

CLUTE, H.M., N.W. SWINTON: Hyperthyroidism in the aged. Ann. Surg. **101**, 1187 (1935)

CONNOLLY, R.J., G.I. VIDOR, J.C. STEWART: Increase in thyrotoxicosis in endemic goiter area after iodination of bread. Lancet I, 500 (1970)

COOKSON, H.: Toxic goiter with special reference to the disease in older people. Lancet I, 1363 (1939)

COPE, C., R.W. ROWSON, J.W. MCARTHUR: The hyperfunktioning single adenoma of the thyroid. Surg. Gynec. Obstet. **84**, 415 (1947)

CRILE, G.: Hyperthyroidism in the extremes of life. Cleveland Cl. Quarterly **5**, 117 (1938)

CROPPER, C.F.J.: Hypothyroidism in psychogeriatric patients – ankle jerk reaction time as a screening technique. Geront. Clin. **15**, 15 (1973)

DAILEY, M.E., J.R. SKAHAN: A statistical appraisal of the serum protein bound iodine as a test of thyroid function. New Engl. J. Med. **254**, 907 (1956)

DAVIS, P.J., F.G. DAVIS: Hyperthyroidism in patients over the age of 60 years. Clinical features in 85 patients. Medicine (Baltimore) **53**, 161 (1974)

DEWIND, L.T., R.R. COMMONS, P. STARR: Diagnosis and management of hyperthyroidism in the aged. Geriatrics (Mineapolis) **13**, 67 (1958)

DÖPKE, G.: Die Hyperthyreose im höheren Lebensalter. Wiener klin. Wschr. **76**, 613 (1964)

DOGLIOTTI, G.C., N. NIZZI: Thyroid and senescence: structural transformations of the thyroid in old age and their functional interpretation. Endocrinology **19**, 285 (1935)

DRÖSE, M.: Methodische Gesichtspunkte und Treffsicherheit der Feinnadelpunktion der Schilddrüse. Der Nuklearmediziner **2**, 111 (1979)

EINHORN, J., H. WICKLUND: Hypothyroidism following 131 J treatment for hyperthyroidism. J. Clin. Endocr. **26**, 33 (1966)

ENGLER, D., E.B. DONALDSON, J.R. STOCKIGT, P. TAFT: Hyperthyroidism without triiodthyronine excess. An effect of severe non-thyroidal illness. J. Clin. Endocrin. Metab. **46**, 77 (1978)

EVERED, D., R. HALL: Hypothyroidism. Brit. med. J. I, 290 (1972)

EVERED, D., W.M.G. TURNBRIDGE, R. HALL, D. APPLETON, M. BREWIS, F. CLARK, P. MANUEL, E. YOUNG: Thyroid hormone concentrations in a large scale community survey, effect of age, sex, illness and medication. Clin. Chim. Acta **83**, 223 (1978)

FISHER, D.A., J. SACK, T.H. ODDIE, A.E. PEKARY, J.M. HERSHMAN, R.W. LAM, M.E. PARSLAW: Serum T_4, TBG, T_3 uptake, T_3, reverse T_3 and TSH concentrations in children 1 to 15 years of age. J. Clin. Endocrinol Metab **45**, 91 (1977)

FOWLER, P.B.S., J. SWALE, H. ANDREWS: Hypercholesterolaemia in borderline hypothyroidism. Lancet II, 488 (1970)

FROLKIS, V.V., N.V. VERZHIKOVSKAYA, G.V. VALUEVA: The thyroid and age. Exp. Geront. **8**, 285 (Pergamon Press 1973) Great Britain

GAFFNEY, G.W., R. GREGERMAN, N.W. SHOCK: Relationship of age to the thyroidal accumulation, renal excretion and distribution of radioiodine in euthyroid men. J. Clin. Endocr. Metab. **22**, 784 (1973)

GAFFNEY, G.W., R. GREGERMAN, M.J. YIENGST, N.W. SHOCK: Serum protein bound iodine concentrations in blood of euthyroid men aged 18 to 94 years. J. Gerontol **15**, 234 (1960)

GATTI, A., G. POZZI: Thyroid pathology in the elderly. J. Gerontol. **23**, 377 (1975)

GEISER, J., H. BÜRGI, P.J. GROB, H. STUDER: Bedeutung der Schilddrüsenkrankheiten in einer allgemeininternistischen Klinik. Schweiz. med. Wschr. **108**, 1152 (1978)

GEMSENJÄGER, E., J.J. STAUB, J. GIRARD, P.H. HEITZ: Preclinical hyperthyroidism in multinodular goiter. J. Clin. Endocr. Metab. **43**, 810 (1976)

DE GENNES, M.M.L., M.C. BATRINOS, L. MOREAU, H. DESCHAMPS: L'hyperthyroïdie du sujet âgé de plus de 60 ans. Presse méd. **69**, 2425 (1961)

GOLDBERG, M., F.C. LARSEN: The achilles reflex. Diagnostic test of thyroid dysfunction. Lancet I, 243 (1963)

GOLDEN, A.W., T. RUSSEL-FRASER: Treatment of thyrotoxicosis with low doses of radioactive iodine. Brit. Med. J. III, 442 (1969)

GRAD, B.: The metabolic responsiveness of young and old female rats to thyroxine. J. Gerontol. **24**, 5 (1969)

GRAD, B., M.M. HOFFMANN: Thyroxine secretion rates and plasma cholesterol levels of young and old rats. Amer. J. Physiol. **182**, 497 (1955)

GREENE, A.M., L.M. HURXTHALL: A postoperative follow-up-study of 469 thyrocardiac patients. New Engl. J. Med. **225**, 811 (1941)

GREGERMAN, R.J.: The age related alteration of thyroid function and thyroid hormone metabolism in man. Endocrines and aging, Symp. Gerontological Soc, Amer. Lect. Series **662**, 161 (1976)

GREGERMAN, R.J., G.W. GAFFNEY, N.W. SHOCK, S.E. CROWDER: Thyroxine turnover in euthyroid old man with special references to changes with age. J. Clin. Invest. **41**, 2065 (1962)

GUINET, P., R.M. BORY: L'hyperthyréoïdie chez le sujet de plus de 65 ans. Probl. act. d'endocr. nutrit., Serie 17, 73 (1973)

GURNEY, C., S.G. OWEN, R. HALL, M. ROTH, M. HARPER,

G. A. Smart: Newcastle thyrotoxicosis index. Lancet II, 1275 (1970)
Hansen, J. M., L. Skovsted, K. Siersbaek-Nielsen: Age dependent changes in iodine metabolism and thyroid function. Acta endocr. 79, 60 (1975)
Harvey, R. F.: Indices of thyroid function in thyrotoxicosis. Lancet II, 230 (1971)
Hay, I.: The thyrotoxic heart with special references to masked hyperthyroidism. Lancet II, 1377 (1936)
Helsloot, M. H.: Hyperthyreoidie op oudere leeftijd. Tijdschr. Ziekenverpl. 29, 20, 944 (1976)
Helsloot, M. H., P. J. der Kinderen, P. C. Sander: Hyperthyreoidie op oudere leeftijd. I. Het klinische beeld. Ned. T. Geneesk. 120, 2, 47 (1976a)
Helsoot, M. H., P. J. der Kinderen, P. C. Sander: Hyperthyreoidie op oudere leeftijd. II. Laboratoiriumsoderzoek. Ned. T. Geneesk. 120, 3, 87 (1976b)
Hengst, K., H. Wagner, U. Gerlach: Zur Diagnose und Therapie von Hyperthyreose und Hypothyreose im höheren Lebensalter. Tempo med. 19, 20 (1980)
Henschke, P. J., R. W. Pain: Thyroid disease in a psychogeriatric population. Age ageing 6, 151 (1977)
Herrmann, J., W. Eickenbusch, D. Emrich, J. Köbberling, K. H. Rudorff, M. Höfner, G. Junge-Hülsing, H. Kirschsieper, A. v. z. Mühlen, H. Otto, L. Nicklas, R. Pickardt, H. Schleusner, R. Dicht, K. Hengst, H. Wagner, H. Wuttke: Prevalence of hypothyroidism in the elderly in Germany. J. Endocr. Investigation 4, 327 (1981)
Herrmann, J., E. Heinen, H. J. Kröll, K. H. Rudorff, H. L. Krüskemper: Thyroid function and thyroid hormone metabolism in elderly people. Low T_3-syndrome in old age? Klin. Wschr. 59, 315 (1981)
Herrmann, J., J. Rusche, H. J. Kröll, P. Hilger, H. L. Krüskemper: Free trijodthyronine (T3) and thyroxine (T4) serum levels in old age. Horm. Metab. Res. 6, 239 (1974a)
Herrmann, J., H. J. Rusche, H. J. Kröll, K. H. Rudorff, H. L. Krüskemper: Trijodthyronin: Abnahme der Serumkonzentration mit zunehmendem Alter. Dtsch. med. Wschr. 99, 2122 (1974b)
Hesch, R. D., J. Gatz, J. Pope, E. Schmidt, A. v. z. Mühlen: Total and free trijodthyronine and thyroid binding globulin concentration in elderly human persons. Europ. Clin. Invest 6, 139 (1976)
Hollis, W. C.: The aged thyroid gland. Geriatrics, Sept. 1968, 23, 124
Holvey, D. N., C. J. Goodner, J. T. Nocoloff: Treatment of myxedema coma with intravenous thyroxine. Arch. Int. Med. 113, 89 (1964)
Horst, W., H. Rösler, H. Schneider, A. Labhart: 306 cases of toxic adenoma: clinical aspects, findings in radioiodine diagnostics, radiochromatography and histology, results of 131 J and surgical treatment. J. nucl. Med. 8, 515 (1967)
Hossdorf, Th., Th. Gelis, R. Lueg, H. Vosberg, H. Wagner: Altersbedingte Veränderungen der peripheren Schilddrüsenparameter, ihre hypophysäre Regulation sowie Beziehung zum Fettstoffwechsel. Z. Gerontologie 13, 7 (1980)
Ingbar, S. H.: The influence of ageing on the human thyroid hormone economy. Geriatric Endocrinology (Aging) 5, 13 (1978)
Iversen, K.: Thyrotoxicosis in aged individuals. J. Gerontol. 8, 65 (1953)
Ivy, H. K.: Myxedema precoma: complications and therapy. Mayo Clin. Proc. 40, 403 (1965)
Jefferys, P. M., H. E. A. Farran, R. Hoffenberg, P. M. Fraser, H. M. Hodgkinson: Thyroid function tests in the elderly. Lancet I, 924 (1972)
Joseph, K., J. Mahlstedt, R. Gonnermann, K. Herbert, U. Welcke: Verlaufsuntersuchungen bei Patienten mit autonomen Schilddrüsengewebe. Nucl. Compact, 206 (1979a)
Joseph, K., J. Mahlstedt, U. Welcke: Thyreoidale Autonomie – Altersverteilung und Verhalten unter Jodprophylaxebedingungen. Nucl. Compact, 100 (1979b)
Keys, A., H. L. Taylor, F. Grande: Basal metabolism and age of adult man. Metabolism 22, 579 (1973)
Kirkegaard, C., K. Siersbaek-Nielsen, Th. Friis, P. Rogowski: Does T_4-toxicosis exist? Lancet I, 868 (1975)
Klein, E.: Der endogene Jodhaushalt des Menschen und seine Störungen. Thieme, Stuttgart 1960
Kloeppel, F. C.: Vergleichende Untersuchungen über Gebirgsland- und Tieflandschilddrüsen. Beiträge d. pathol. Anatomie 49, 588 (1910) Fischer, Jena
Köbberling, J., G. Hintze, H. Dirks, D. Emrich: Spezifische Probleme der Hyperthyreose im höheren Lebensalter. In: Verh. d. dtsch. Sektion Schilddrüse 1980, 55
Korenchensky, V., S. K. Paris, B. Benjamin: Treatment of senescense in male rats with sex and thyroid hormones and desoxycorticosterine acetate. J. Gerontol. 8, 4, 415 (1953)
Kountz, W. B., M. Chieffi, J. F. Kirk: Serum-proteinbound iodine and age. J. Gerontol. 4, 132 (1949)
Lahey, F. H.: Nonactivated (apathetic) type of hypothyroidism. New Engl. J. Med. 204, 747 (1931)
Lazarus, J. H., R. M. Harden: Thyrotoxicosis in the elderly. Geront. Clin. 11, 371 (1969)
Lemarchand-Beraud, Th., A. Vaenoth: Relationship between blood thyrotropin level, protein bound iodine and free thyroxine concentration in man under normal physiological conditions. Acta edocr. 60, 315 (1969)
Levine, S. A., C. C. Sturges: Hyperthyroidism masked as heart disease. Boston M & S J. 233 (1924)
Littman, D. S., W. A. Jeffers, E. Rose: The infrequency of myocardial infarction in patients with thyrotoxicosis. Amer. J. Med. Sci. 233, 10 (1957)
Lloyd, W. H., I. J. L. Goldberg: Incidence of hypothyroidism in the elderly. Brit. Med. J. II, 1256 (1961)
Löwhagen, P., E. Sprenger: Cytologic presentations of thyroid tumors in aspiration biopsy smears. Acta cytol. (Baltimore) 18, 192 (1974)
McConahey, W. M.: Diagnosing anf treating myxedema and myxedema coma. Geriatrics 3, 61 (1978)
McGavack, Th., W. Seegers: Status of the thyroid gland after the age of 50. Metabolism 8, 136 (1959)
McGee, R. R., R. L. Whittaker, I. F. Tullis: Apathetic thyroidism: Review of the literature and report of four cases. Ann Int. Med. 50, 1418 (1959)
McMillan, T. M., M. Wendlos: Some of the typical manifestations of hyperthyroidism which obscure its diagnoses with obervations on some of the cardiac features of this conditions. Int. Clin. 3, 213 (1937)
Møholm-Hansen, J.: Age dependent changes in iodine metabolism and thyroid function. Acta Endocr. 79, 223 (1978)
Moreau, L.: L'hyperthyréoïdie chez le sujet de plus de 60 ans La clinique LXI (615), 25 (1966)
Morrow, L. B.: How thyroid diesease presents in the elderly. Geriatrics, April 1978, 33, 42
Narrang, G. D., L. W. Turner: Effect of advancing age on thyroid hormone secretion rate of female rats. Proc. Soc. exp. Biol. Med. New York 121, 203 (1966)
Nofal, M. M., W. H. Beierwaltes, M. E. Patno: Treatment of hyperthyroidism with sodium jodide J 131 J. A. M. A. 197, 8, 87 (1966)
Oberdisse, K.: Die Hyperthyreose. In: K. Oberdisse, E. Klein, D. Reinwein (Hrsg.): Die Krankheiten der Schilddrüse. Thieme, Stuttgart–New York 1980
Oddie, Th., D. Fisher: Protein bound iodine level during

childhood and adolescence. J. Clin. Endocr. Metab. 28, 89 (1965)

ODDIE, TH., J. MYHILL, F.G. PIRNIQUE, D.M. FISHER: Effect of age and sex on radioiodine uptake in euthyroid subjects. J. Clin. Endocr. Metab 28, 776 (1968)

OHARA, H., T. KOBAYANSKY, M. SHIRAISHI, T. WADA: Thyroid function of the aged as viewed from the pituitary thyroid system. Endocrinol. Jpn 21, 377 (1974)

OLSEN, T., P. LAURBERG, J. WEEKE: Low serum trijodthyronine and high serum reverse trijodthyronine in old age. J. Clin. Endocr. Metab. 47, 1111 (1978)

ORMSTON, B.J., J.R. KILBORN, R. GARRY, J. AMOS, R. HALL: Further observations on the effect of synthetic thyrotropin releasing hormone in man. Brit. Med. J. II, 199 (1971)

PERLMUTTER, M., D.S. RIGGS: Thyroid collections of radioactive jodine in plasma or serum. Amer. J. Clin. Pathol. 23, 493 (1953)

PETERSEN, F.: Altersabhängige Änderungen im Regelkreis Schilddrüse. Therapiewoche 28, 961 (1978)

PICKARDT, R., M. BAUER, K. HORN, TH. KUBICZEK, P.C. SCRIBA: Vorteile der direkten Bestimmung des Thyroxin bindenden Globulins (TBG) in der Schilddrüsendiagnostik. Internist 18, 538 (1977)

PICKARDT, C.R., R. GÄRTNER, J. HABERMANN, K. HORN, P.C. SCRIBA, F.A. HORSTER, H. WAGNER, K. HENGST: Therapie der blanden Struma. Dtsch. med. Wschr. 106, 18, 579 (1981)

POTTNAY, H.E., I.T. O'BRIAN, J. BUSH, A.G. VAGENAKIS, F. AZIZI, S.H. INGBAR, L.E. BRAVERMAN: The effect of starvation on the concentration and binding of thyroxine and trijodthyronine in serum and on the response to TRH. J. Clin. Endocr. Metab. 39, 199 (1974)

QUIMBY, E.H., S.C. WERNER, C. SCHMIDT: Influence of age, sex and season upon radioiodine uptake by the human thyroid. Proc. Soc. Exper. Biol & Med. 75, 537 (1950)

REINERS, CH., W. BÖRNER: Zur Diagnose und Verlaufskontrolle des Schilddrüsenmalignoms. Der Nuklearmediziner 3, 193 (1980)

RIES, N., N. ALLEGRETTI: Number and size of thyroid follicles in guinea pigs of different age. Endocrinology 76, 329 (1965)

RÖSSLE, R., F. ROULET: Maß und Zahl in der Pathologie. Springer, Berlin 1932

RONNØV-JENSSEN, V., C. KIRKEGAARD: Hyperthyroidism – a disease of old age? Brit. Med. J. I, 41 (1973)

RUDORFF, K.H., J. HERRMANN, H.L. KRÜSKEMPER: Thyroxine binding globulin (TBG) in serum: comparison of radioimmunoassay (RIA) with competitive ligand binding assay (CLBA). Annales Endocrinol. 38, 10 A (1977)

RUDORFF, K.H., J. HERRMANN, H.L. KRÜSKEMPER: Altersabhängige Änderungen von in-vitro-Parametern für die Schilddrüsendiagnostik. Internistische Welt 3, 102 (1981)

RUDORFF, K.H., J. HERRMANN, H.J. KRÖLL, H.J. RUSCHE, H.L. KRÜSKEMPER: T_4/T_3-turnover kinetics, TRH and TSH-Tests, total and free T_4 and T_3, TBG and reverse T_3 – concentrations in healthy and sick old subjects. Acta Endocr. (Kbh), Suppl 204, Vol 82 (1972)

RUBENSTEIN, H.A., V.P. BUTLER, S.C. WERNER: Progressive decrease in serum trijodthyronine concentrations with human aging. Radioimmunoassay following extraction of serum. J. Clin. Endocr. Metab. 37, 247 (1973)

SAN MARCO, J.L., R. PAULIN, R. SIMONIN: Cinétique de la T_3 et de la T_4 chez le vieillard. Taux de production. Annals Endocrin. 34, 391 (1972)

SAVAGE, G.H.: Myxoedema and its nervous symptoms. J. Ment. Sci. 25, 517 (1880)

SCAZZIGA, B.R., L.L. BARBIERI, T. BERAUD: La fonction thyréoïdienne chez le vieillard. Schweiz. med. Wschr. 85, 393 (1955)

SCHEINBERG, P., E.A. STEAD, E.S. BRANNON, J.V. WARREN: Correlative observations on cerebral metabolism and cardiac output in myxedema. J. Clin. Invest 29, 1139 (1950)

SCHULTZ, A.: Diagnosing and managing hyperthyroidism. Geriatrics, Febr. 1978, 33, 71

SEED, L., A.M. LINDSAY: Hyperthyroidism in the aged. Geriatrics 4, 136 (1949)

SHAFER, R.B., F.Q. NUTALL: Acute changes in thyroid function in patients treated with radioactive iodine. Lancet II, 635 (1975)

SHOCK, N.W.: Metabolism and age. J. chron. Dis. 2, 687 (1955)

SHOCK, J.M., M.I. SURKS, J.H. OPPENHEIMER: Replacement dosage of l-thyroxine in hypothyroidism. A reevaluation. New Engl. J. Med. 290, 529 (1974)

SHOCK, N.W., D.M. WATKIN, M.I. YIENGST, A.H. NORRID, G.M. GAFFENY, R.J. GREGERMAN, J.A. FALZONE: Age differences in the water content of the body as related to basal oxygen consumption in males. J. Gerontol. 18, 1 (1963)

SILVER, S.: Radioactive isotopes in medicine and biology. Medicine 2, 2nd ed. Lea & Feliger (Philadelphia) 1962

SNYDER, P.J., R.D. UTIGER: Response to thyrotropin releasing hormone (TRH) in normal man. J. Clin. Endocr. 34, 380 (1972)

STARR, P.: The therapeutic value of sodium dextrothyroxine Clin. Pharmcol. Ther. 1, 716 (1960)

STIEL, J.N., I.B. HALES, T.S. RIEVE: Thyrotoxicosis in an elderly population Med. J. Austr. 2, 986 (1972)

STUDER, H., H. BÜRGI, M.P. KÖNIG: Die klinische Bedeutung der «sub- oder präklinischen» Hyperthyreose. Schweiz. med. Wschr. 108, 2020 (1978)

THOMAS, F.B., E.L. MAZZAFERRI, TH. G. SKILLMAN: Apathetic thyrotoxicosis: a distinctive clinical and laboratory entity Annals Int. Med. 72, 679 (1970)

TONKS, C.M.: Mental illness in hypothyroid patients. Brit. J. Psychiat. 110, 706 (1964)

TURNER, J.G., B.E.W. BROWNLIE, W.A. SADLER: Does T_4 toxicosis exist? The Lancet 1, 407 (1975)

VANHAELST, L., P. NEEVE, P. CHAILLY, P.A. BASTENIE: Coronary artery disease in hypothyroidism. The Lancet 2, 800 (1967)

VERZAR, F., V. FREYDBERG: Changes of thyroid activity in the rat in old age J. Gerontol. 11, 53 (1956)

VOSBERG, H., H. WAGNER, K. BÖCKEL, W.H. HAUSS: Altersabhängige Veränderungen der Hypophysen-Schilddrüsenregulation. Akt. Gerontologie 6, 279 (1976)

WAGNER, H., TH. HOSDORFF, K. HENGST: Schilddrüsenfunktionsdiagnostik. Münch. Med. Wschr. 119, 983 (1977)

WAGNER, H., TH. HOSSDORF, H. VOSBERG: Praktische Bedeutung von altersabhängigen Änderungen der in-vitro-Meßwerte zur Schilddrüsendiagnostik. Intern. Welt 8, 285 (1979)

WAGNER, H., H. VOSBERG, K. BÖCKEL, M. HRUBESCH, G. GROTE, W.H. HAUSS: Influence of age on response of TSH to Thyrotropin Releasing hormone in normal subjects. Acta endocrinol. (Kbh) Supp 184, 119 (1974)

WAGNER, H., H. VOSBERG, G. GROTE, K. BÖCKEL, M. HRUBESCH, W.H. HAUSS: Altersabhängige Abnahme der TSH-Sekretion durch Thyrotropin-Releasing Hormon bei Männern und Frauen. Z. Gerontol 8, 38 (1975)

WEGELIN, C.: Schilddrüse. In: Drüsen der Inn. Sekretion, Hdb. d. pathol. Anat. VIII Springer, Berlin 1926

WEISSEL, M., H. FRITSCHE, H.K. STUMMVOLL, H. KOLBE, A. WOLF, K. SEYFRIED: Das Verhalten von Schilddrüsenhormonkonzentrationen im Serum von Patienten mit schweren nichtthyroidalen Erkrankungen. Wiener Klin. Wiener Klin. Wschr. 90, 254 (1978)

Wenzel, K.H., W.R. Horn: Trijodthyronine (T_3) and thyroxine (T_4) kinetics in aged man. Excerpta Medica, Intern Congress Series 361, 89 (1975)

Wenzel, K.W., H. Meinhold, M. Herpich, F. Adlkofer, H. Schleusener: TRH-Stimulationstest mit alters- und geschlechtsabhängigem TSH-Anstieg bei Normalpersonen. Klin. Wschr. 52, 721 (1974)

Werner, S.C.: The Thyroid. 2. Aufl. Harper & Row, New York 1962

Westgren, Z., A. Bruger, S. Ingemannson, A. Melander, S. Tibblin, E. Wahlin: Blood levels of 3′, 5′, 3″ Trijodthyronine and Thyroxine: Differences between children, adults and elderly subjects. Acta Med. Scand. 200, 493 (1976)

Wishaw, R.: Toxic goiter in the middle aged and elderly. Med. J. Australia II, 519, (1946)

Woolner, L.B.: Thyroid carcinoma, pathologic classification with data on prognosis. Semin. Nucl. Med. 1, 481 (1971)

Young, Th. O.: The surgical treatment of thyrotoxicosis as related to geriatrics. West. J. Surg. Ob. and Gyn 49, 431 (1941)

8 Ernährung

8.1 Ernährungsgewohnheiten

R. Steinmetz

8.1.1 Zum Begriff und zur theoretischen Einordnung von Ernährungsgewohnheiten

Viele gewohnheitsmäßige Handlungen entspringen physiologischen Bedürfnissen. Die Art und Weise der Realisierung dieser Handlungen ist jedoch nicht nur physiologisch begründet, sondern unterliegt sozio-kulturellen Formungen. Derartige gewohnheitsmäßige Handlungen finden sich nicht zuletzt im Bereich der menschlichen Ernährung. Hier lassen sie sich zwar – z.B. bei der Nahrungsaufnahme – mit physiologischen Bedürfnissen in Verbindung bringen; die Art und Weise ihrer Durchführung sind aber meistens durch sozio-kulturelle Einflüsse geformt oder gänzlich überformt. Eine Analyse des Ernährungsverhaltens ohne Berücksichtigung der sozialen Dimension müßte daher zwangsläufig unvollständig sein.

«Vielmehr müssen wir für eine erschöpfende Betrachtung dieser Erscheinungen von der Voraussetzung ausgehen, daß zwischen dem bedürftigen Individuum und den ihm zur Verfügung stehenden Umweltbestandteilen kulturelle Vorstellungen und soziale Normen stehen, die das Verhalten des Einzelnen in ganz bestimmten Richtungen zu drängen pflegen. Die Tatsache der Ernährung als komplexer Vorgang des sozial-kulturellen Lebens kann also nicht allein aus der physischen Bedürfnisdimension des Menschen geklärt werden. Selbstverständlich ist der Mensch wie jedes Lebewesen auf Ernährung angewiesen. Diese allgemeine Aussage ist jedoch ziemlich nichtssagend, denn was jeweils zur Ernährung gewählt wird, ist eben von kulturellen Vorstellungen und sozialen Normen abhängig. Man kann den Unterschied zwischen einer physiologisch ausgerichteten Ernährungstheorie und einer soziologischen Betrachtung der gleichen Frage nicht klarer umschreiben als mit folgendem Satz: Es wird keineswegs wahllos alles zur Ernährung benutzt, was sich dazu eignet; vielmehr wird in der Kultur eine Auswahl getroffen und verbindlich gemacht, die mit den obersten Vorstellungen dieser Kultur zusammenhängt. So erhält also die Ernährung eine sozial-kulturelle Bedeutung». (König, 1965)

Die Handlung des Sich-Ernährens stellt eine verhältnismäßig feste und dauerhafte Verhaltensweise dar. Sie kann, räumlich und zeitlich begrenzt, an Individuen und Gruppen beobachtet und als Gewohnheit konstatiert werden. Was aus sozialwissenschaftlicher Sicht als «Gewohnheit» anzusehen ist, entzieht sich vorerst noch einer unstrittigen Definition. Einigkeit besteht darüber, daß «Gewohnheiten» in Anlehnung an Weber (1956) als eine Form «traditional» bestimmten sozialen Handelns anzusehen sind. Für die Zwecke dieses Beitrags mag als vorläufige Definition hinreichen: Gewohnheiten sind eine Form menschlichen Sozialverhaltens, die zum festen, relativ konstanten Teil des Verhaltensrepertoirs gehören; sie sind ziel- und zweckorientiert und zugleich so «selbstverständlich», daß das zu erreichende Ziel bzw. der Zweck durchaus unbewußt sein können. Gewohnheiten sind «traditional» bestimmt, d.h. sie sind überlieferte Verhaltensmuster, die durch Sozialisationsprozesse vermittelt werden.

Die Einbindung der Nahrungsaufnahme in einen Verhaltenszusammenhang räumlicher und zeitlicher Art rechtfertigt es nach v. Ferber (1980), von «Ernährungsgewohnheiten» zu sprechen. Dieser Begriff bezieht die psychosozialen Aspekte des Sich-Ernährens ein. Ernährungsgewohnheiten in diesem umfassenden Sinne treten seit einiger Zeit stärker in den Vordergrund des wissenschaftlichen Interesses, so auch in den Ernährungsberichten 1976 und 1980 der Deutschen Gesellschaft für Ernährung (DGE 1976; 1980). Auch Teuteberg (1974) hat darauf aufmerksam gemacht:

«Der Essende ist ... nicht nur ein Objekt mit Stoffwechselvorgängen, sondern auch zugleich ein Subjekt mit zwischenmenschlichen Beziehungen. Er ist zwar physisch auf Nahrung angewiesen, konsumiert diese aber nicht wahllos oder nur instinktiv».

Aufgrund der bislang fast ausschließlich naturwissenschaftlich ausgerichteten Ernährungswissenschaft fehlen wissenschaftlich hinreichend gesicherte Ergebnisse, die ansatzweise die Ernährung als «soziales Total-Phänomen» (DGE, 1976) zu entschlüsseln helfen.

Will man Ernährungsgewohnheiten als soziales Verhalten untersuchen, müssen zunächst einige Begriffe geklärt werden, die in der einschlägigen Literatur zur Zeit noch recht willkürlich verwendet werden. Der Begriff «Ernährungsverhalten» beinhaltet nach Bodenstedt (nach Oltersdorf, 1980) die Akte der Nahrungswahl und der Nahrungsaufnahme, die in regelkreisartigem Zusammenhang mit dem individuell- und umweltbedingten Nahrungsumsatz stehen. Derartige Verhaltensweisen werden überwiegend als «Gewohnheiten» bezeichnet, obwohl nur Verhaltensformen beobachtet und analysiert werden können. So wird von Ernährungsgewohnheiten gesprochen, wenn damit die Gewohnheiten der zeitlichen und quantitativen Bestimmung der Nahrungsaufnahme gemeint sind (Glatzel, 1973).

Im Ernährungsbericht 1976 (DGE 1976) wird eindeutig dazu Stellung genommen:

«Im Kreis der Verhaltensforscher besteht seit langem ein Konsens darüber, daß nicht nur angeborene Körperfunktionen, sondern auch gesellschaftlich anerzogene Verhaltensmuster (Patterns of Behavoir) den Nahrungsverzehr mitsteuern. Beide konstituieren zusammen jenes hyperkomplexe Phänomen, das wir etwas ungenau mit dem Sammelbegriff Ernährungs- oder Nahrungsgewohnheiten umschreiben. Der größte Teil dieser Gewohnheiten unterliegt nicht der autonomen Willensentscheidung, sondern ist auf der einen Seite durch biopsychische, auf der anderen Seite durch politisch-rechtliche, ökonomisch-technische sowie sozio-kulturelle Dominanten bereits vorprogrammiert.»

Ein weiterer Begriff, nämlich «Verzehrsgewohnheiten», ist bei v. Ferber (1980) synonym mit «Ernährungsgewohnheiten» gesetzt. Pfeffer (1974) hingegen spricht nur von «Verzehrsgewohnheiten» und versteht darunter die üblich gewordene Praxis der Aufnahme von Nahrungsmitteln in bestimmter Quantität und Qualität während einer Zeiteinheit. Er beschränkt sich darauf, die Weise zu beschreiben, in der der Mensch gewohnheitsmäßig seine Nahrung verzehrt, wobei er hervorhebt, daß Verzehrsgewohnheiten wie andere Erscheinungen dem sozialgeschichtlichen Wandel ausgesetzt sind. Auch wird in einer sozialgeschichtlichen Rückschau deutlich, daß sich unterschiedliche Gewohnheiten in bestimmten Gruppen verändern, ohne daß alle Unterschiede wegfallen oder radikal neue Unterschiede entstehen.

Für die weitere Betrachtungsweise sollen als «Ernährungs- bzw. Verzehrsgewohnheiten» alle auf Nahrungsauswahl, -zubereitung und Mahlzeitenfolge bezogenen Verhaltensweisen verstanden werden, sofern sie dauerhaft sind und als quasi selbstverständlich aufgefaßt werden. Ernährungs- bzw. Verzehrsgewohnheiten sind soziale Verhaltensweisen, weil sie durch soziodemographische Variablen, soziologisch faßbare Faktoren (wie Schicht, Tradition, Religion etc.) beeinflußt werden. Die Größen Nahrungsauswahl, Nahrungszubereitung und Mahlzeitensystem werden deshalb als die wesentlichen für Ernährungsgewohnheiten herausgegriffen, weil sie eine wichtige Bedingung sind für das, was z.B. an Stoffwechselprozessen im Organismus abläuft.

Inwieweit physiologische Bedürfnisse, ökonomische Sachverhalte und soziale Verhältnisse zusammenwirken und sich gegenseitig beeinflussen, kann im Rahmen dieser Abhandlung nicht aufgenommen werden. Wichtig erscheint zunächst, die Einzelaspekte der Ernährungsgewohnheiten aufzugreifen, um Verhaltensmuster beschreiben zu können. Dazu müssen mit Hilfe standardisierter Methoden (Ernährungserhebungen) detaillierte Informationen über Ernährungsmuster gesammelt werden, wobei sozialwissenschaftliche Fragestellungen stärker als früher einzubeziehen sind. V. Ferber (1980) formuliert z.B. folgende Fragen:

«Welche Nahrungsmittel werden täglich verzehrt? Wie werden sie zubereitet? Welche sozialen Beziehungen regeln das Essen und Trinken? Welche kulturellen Bedeutungen verbinden sich mit Essen und Trinken? Welche sozialen Kontrollen verhindern den Mißbrauch? Auf welche Weise werden Essen und Trinken, die Formen ihrer Vergesellschaftung und ihrer kulturellen Bedeutungen den veränderten Umweltbedingungen angepaßt? Wirken sie selbst umweltgestaltend in andere Sozialbeziehungen hinein?»

8.1.2 Zur Problematik der empirischen Ermittlung von Ernährungsgewohnheiten

Die Ernährungsgewohnheiten im Alter können unter verschiedenen Gesichtspunkten diskutiert werden: 1. Darstellung der Ernährungssituation aus physiologischer Sicht; 2. Aufdeckung von sozialen bzw. sozio-kulturellen Einflußfaktoren; 3. Darlegung möglicher psychologischer Einflußfaktoren. Aus den Ergebnissen solcher umfassender Untersuchungen können dann begründete Rückschlüsse auf bereits vorliegende Ernährungsempfehlungen für bestimmte Altersgruppen gemacht werden. Im folgenden sollen die ernährungsphysiologischen und sozio-kulturellen Aspekte angesprochen werden, während zu den psychologischen nur beiläufig Stellung genommen werden kann (vgl. dazu etwa Diehl, 1978).

Tatsächlich ist über die Ernährungssituation älterer Menschen – sowohl in quantitativer als erst recht in qualitativer Hinsicht – wenig bekannt. Gesicherte Informationen über die Ernährungsweise älterer Menschen, die «normal», das heißt in einem Privathaushalt, leben, gibt es kaum. Die wenigen vorliegenden Untersuchungen haben überwiegend die Ernährung in Altenheimen zum Thema. Daraus lassen sich jedoch keine verallgemeinerbaren Aussagen über Ernährungsgewohnheiten älterer Menschen ableiten, denn zum einen stellen die Bewohner von Altenheimen keinen repräsentativen Querschnitt ihrer Altersgruppe dar; zum anderen haben sie auf Art und Zusammensetzung der Heimverpflegung nur unwesentlichen Einfluß. Solche Studien eignen sich daher nicht, Aufschluß über Ernährungsgewohnheiten zu erhalten; bestenfalls gewinnt man damit Kenntnis über die Ernährungssituation einer kleinen Teilgruppe älterer Menschen. Informationen über Gewohnheiten im Sinne der dargelegten Definition vermitteln solchermaßen «verordnete» Ernährungsmuster nicht. Aufschluß über soziale Handlungsweisen des Sich-Ernährens geben vielmehr individuelle Verhaltensweisen von Personen in privaten Haushalten (Bodenstedt, 1979). Dabei interessieren die Entstehungsbedingungen, Manifestationen, Folgen und Bedeutungen der tradierten Verzehrsgewohnheiten, denen ohne Zweifel eine hohe Konstanz zugesprochen werden kann (Tolksdorf, 1978). Schließlich gilt das Interesse auch möglichen Änderungen von Ernährungsgewohnheiten im Kontext sozialen Wandels, wie Auswirkungen einer verkleinerten Koch- und Eßgemeinschaft auf die Lebensmittelauswahl und die Nahrungszubereitung; Auswirkungen des sozialen Status (etwa Ausscheiden aus dem Beruf) auf die Mahlzeitenordnung und Mahlzeiteneinnahme.

Zur Diagnose von Verhalten als Gewohnheit im Sinne der eingangs erläuterten Definition dienen Ernährungserhebungen. Dazu stehen verschiedene Erhebungsmethoden zur Verfügung, die sich in direkte und indirekte Methoden unterscheiden. Indirekte Methoden basieren auf Produktionszahlen von Nahrungsmitteln; sie zeigen nur einen Rahmen der Ernährungsgewohnheiten einer großen Menschengruppe auf. Die innewohnende Variationsbreite der individuellen Ernährungsgewohnheiten dieser Gruppe kann damit nicht erfaßt werden (Oltersdorf, 1980). Somit eignet sich diese Vorgehensweise nicht für die Ermittlung von Ernährungsgewohnheiten. Geeigneter sind Erhebungsmethoden, die für sich allein zunächst auch nur eine Beschreibung der Ernährungsgewohnheiten erlauben. Es werden Daten ermittelt über Menge und Art der verzehrten Lebensmittel, Zubereitungsart der Lebensmittel und Verteilung der Lebensmittel auf die einzelnen Mahlzeiten. Zur Erklärung und Bewertung der Ernährungsgewohnheiten werden weitere Variablen einbezogen; anhand von Fragebögen wird zusätzlich eine Vielzahl von Sozialdaten erhoben. Darüberhinaus empfiehlt es sich, zusätzliche Fragen zu den heutigen und früheren Koch- und Eßgewohnheiten der angesprochenen Personengruppe zu stellen, um so Aussagen über die Mahlzeitenstruktur und ihre mögliche Veränderung zu gewinnen. Besonderer Wert gilt den Angaben über Veränderungen in der Auswahl von Lebensmitteln. Ebenso ist die Zubereitungsart der Nahrungsmittel in den Fragenkatalog einzubeziehen.

Für die Ermittlung von aussagekräftigen Daten über Ernährungsgewohnheiten sind Langzeituntersuchungen erforderlich, die nur schwer zu realisieren sind. Entscheidend für die Wahl einer bestimmten Methode – von einfachen Kurzbefragungen bis zu exakten Wiegeverfahren – ist die Fragestellung der jeweiligen Untersuchung. Die Wahl der Methode wird auch beeinflußt durch die zu untersuchende Zielgruppe und die zur Verfügung stehenden finanziellen Mittel.

Vor dem Hintergrund der hier interessierenden Fragestellung, nämlich Ernährungsgewohnheiten, liegt es nahe, die Einzelperson als Erhebungseinheit zu definieren (im Unterschied zu Familienerhebungen) und als Ziel die möglichst präzise Erfassung der tatsächlich verzehrten Nahrungs- und Genußmittel zu verfolgen. Dies ist durch Erhebungstechniken möglich wie Nahrungsmittel-Anschreibeverfahren, genaue Wiegeverfahren und Interviewverfahren. Die Anwendung einer der aufgeführten Erhebungsmethoden – zu jeder sind Modifizierungen bekannt – ist abzustimmen mit dem angestrebten Grad an Genauigkeit der Ergebnisse. Zudem kommt der Frage nach der Belastung für die Probanden, die je nach Erhebungstechnik recht unterschiedlich ausfällt, besondere Bedeutung zu. Unter diesen Aspekten wird die Auswahl unter den möglichen Methoden eingeschränkt. Keinesfalls dürfen die Befragten überfordert werden: weder intellektuell, noch psychisch, physisch oder zeitlich. Die Verfahren müssen so beschaffen sein, daß eventuell auftretende Schwierigkeiten erhebungstechnischer Art ohne große Anstrengungen ausgeräumt werden können.

Für Erhebungen bei älteren Menschen wird die «Inventarmethode» bevorzugt (Gsell, 1958; Schlettwein-Gsell, 1972a). Dabei werden alle während der Erhebungsdauer (gewöhnlich 7 Tage) verbrauchten Lebensmittel registriert, wobei die Anzahl der an den Mahlzeiten teilnehmenden Personen berücksichtigt wird. Bei den meisten Erhebungsmethoden beschränken sich viele Autoren auf freiwillige Versuchspersonen, infolge der besonderen Anforderungen an die Probanden bezüglich Bereitwilligkeit, Zeit und Intelligenz (Schlettwein-Gsell, 1967). Erfahrungsgemäß stellen sich hauptsächlich besonders interessierte und ernährungsbewußte Menschen zur Verfügung, d.h. es findet eine positive Auslese statt (Exton-Smith et al., 1965; Dibble et al., 1967). Demzufolge sind die Ergebnisse nicht ohne weiteres zu verallgemeinern. Bei statistisch repräsentativ ausgewählten Personen ist die Verweigerungsquote extrem hoch, bei Durnin et al. (1961b) betrug sie etwa 50%, bei Lyons und Trulson (1956) waren von 786 Personen nur 100 zur Teilnahme bereit. Weniger aufwendige Erhebungsverfahren, etwa die Interviewmethode oder die auf Einkaufslisten basierende, sind gerade bei älteren Menschen ungeeignet, da sie gravierende Fehlerquellen enthalten können. Vergleichende Untersuchungen zwischen den angeführten Methoden zeigten, daß eine hohe Vergessensquote und das Bestreben, mehr einzukaufen als verbraucht wird, zu wenig verläßlichen Resultaten führen.

Die Wiegemethode (Precise-Weighing-Methods) – die gesamte Mahlzeit, differenziert nach ihren einzelnen Bestandteilen, und die zurückbleibenden Reste werden mengenmäßig exakt erfaßt – stellt an die Befragten und das Hilfspersonal außergewöhnlich hohe Anforderungen (Wirths, 1979). Diese mengen- und gewichtkontrollierende Erhebungstechnik schränkt die Zahl der Probanden durch die großen finanziellen und personellen Aufwendungen stark ein. Deshalb wird eine solche Untersuchung in der Praxis der Anforderung nicht genügen können, statistisch repräsentativ zu sein.

Bei der Wahl des geeignetsten Verfahrens sind in jedem Fall Kompromisse zu schließen. Ein hoher Grad der Genauigkeit bei der Erfassung des individuellen Lebensmittelverbrauchs kann in der Regel nur auf Kosten der Repräsentativität erzielt werden (Schlettwein-Gsell, 1972a). Eine Methode, die erhebungstechnisch relativ einfach ist und dennoch hinreichend exakte Ergebnisse liefern kann, ist die Ernährungsprotokollführung (Steinmetz, 1976; Borgström et al., 1979). Sie unterscheidet sich in wesentlichen Punkten von den übrigen Methoden, indem sie deren Vorzüge aufgreift und zugleich deren Mängel zu vermeiden sucht. Die Ernährungsprotokollführung kann durch folgende Punkte charakterisiert werden:

a) Es kann ein statistisch repräsentativ ausgewählter Personenkreis befragt werden, ohne daß dadurch besonders hohe Kosten entstehen.

b) Mit Hilfe von «Erläuterungsbögen zur täglichen Nahrungsaufnahme» und «Maßtabellen» mit üblichen Haushaltsmaßen können die tatsächlich verzehrten Lebensmittel eines Befragten mengenmäßig erfaßt werden. Das Gewicht von oft verzehrten Nahrungsmitteln kann zu Beginn der Erhebungsperiode mit Hilfe einer Waage festgestellt werden. So lassen sich mögliche Fehlerquellen auf ein Minimum reduzieren.

c) Motivierte Mitarbeit der Probanden unter Anleitung von fachlich und erhebungstechnisch besonders qualifizierten Hilfskräften gewährleistet eine gewissenhafte Protokollierung.

Diese Form der Ernährungsprotokollführung ist gegenüber der von Jahnke und Gabbe (1960) beschriebenen wesentlich weiterentwickelt; sie erscheint als ein gerade dem angesprochenen Personenkreis besonders angemessenes Erhebungsverfahren. Die unverzichtbaren Anforderungen hierfür erfüllt praktisch jeder. Ohne Vorkenntnisse, jedoch nach gründlicher vorheriger Einweisung und bei laufender Betreuung und Kontrolle kann diese Methode von jedem korrekt ausgeführt werden. Die ausgewählten Personen werden weder intellektuell noch psychisch oder zeitlich überfordert; eine gewisse Bereitschaft zur Mitarbeit wird allerdings vorausgesetzt.

Es werden Erhebungszeiträume von einem bis zu maximal vierzehn Tagen diskutiert (Wirths, 1979). Eine Erhebungsperiode von 10 aufeinanderfolgenden Tagen bei der Ernährungsprotkollführung reicht aus, um einen zuverlässigen Überblick über die Ernährungsweise zu gewinnen (Gsell, 1958; Wirths, 1974). Es hat sich erwiesen, daß aus methodischer Sicht auch die 1-Tage-Befragung eine vertretbare, vergleichsweise wenig aufwendige Erhebungsmethode für die Feststellung der Ernährungsweisen sein kann, wenn die Stichprobe hinreichend groß angelegt ist (Steinmetz und Boetticher 1978). Vorteile lassen sich aus organisatorischen und Kostengründen für einen 7tägigen Erhebungszeitraum feststellen, wie eine Pilotstudie zum Vergleich verschiedener Erhebungsmethoden der Gesellschaft für Konsumforschung ergab (Anders et al., 1978). Um saisonale Schwankungen nachweisen zu können, ist eine zweite Erhebungsperiode zu einer anderen Jahreszeit erforderlich.

8.1.3 Ergebnisse von empirischen Untersuchungen

8.1.3.1 Lebensmittelauswahl

Die Anzahl der relevanten Untersuchungen über die Ernährungsgewohnheiten im Alter ist gering. Aus den vorhandenen Erhebungen lassen sich dennoch allgemeine Trends der Ernährungsgewohnheiten älterer Menschen ablesen. So kann im Zusammenhang mit den effektiven Verbrauchsmengen an Lebensmitteln gezeigt werden, daß die Gesamtentwicklung im Lebensmittelkonsum sich auch in den Verzehrsgewohnheiten der älteren Generation niedergeschlagen hat. Da direkte Verzehrserhebungen bei älteren Menschen nur in begrenztem Umfang vorliegen, kann die Lebensmittelauswahl als Determinante für die Ernährungsgewohnheiten aufschlußreich sein, wenn sie auf der Basis der individuellen Auswahl aus dem vorhandenen Nahrungsmittelangebot erfaßt wird. Direkte Verzehrserhebungen sind deshalb kaum miteinander vergleichbar, weil die Daten an einem nicht repräsentativen Sample erhoben werden, insbesondere wenn eine «negative» Auswahl von älteren Menschen berücksichtigt wird, die durch Anstaltshaushalte verköstigt werden. Darüberhinaus werden in einigen Untersuchungen die Lebensmittel zu Gruppen zusammengefaßt, die nicht den gleichen Kriterien entsprechen bzw. nicht einzeln aufgeführt sind. Manche Untersuchungen entziehen sich einem Vergleich dadurch, daß die methodische Vorgehensweise nicht oder nicht hinreichend beschrieben und erläutert wird.

Mit einer der ernst zu nehmenden Ernährungserhebungen bei 300 Personen im Alter zwischen 60 und 85 Jahren widerlegen Oberdisse und Jahnke (1962) die Ansicht, daß ältere Personen ihre speziellen Ernährungsgewohnheiten haben. Allerdings beziehen sich die Untersuchungsergebnisse auch nur auf Altersheiminsassen; hier können lediglich die Ergebnisse über die Vorliebe und Abneigung gegenüber bestimmten Nahrungsmitteln interessieren, «wenngleich aus der Einstellung zum Essen nicht unbedingt auf das tatsächliche Verhalten geschlossen werden kann» (DGE 1980). Es wird festgestellt, daß sich zwischen den Altersklassen keine wesentlichen Unterschiede ergeben. So wird Fleisch von den meisten gern und reichlich gegessen; auch Käse und Quark sind sehr beliebt. Hingegen werden Vollmilch, Buttermilch und Milchprodukte weniger häufig ausgewählt. Von den Fetten ist Butter beliebt, während Margarine und Schmalz abgelehnt werden. Besonders gern werden Gemüse und Obst verzehrt. Eine besondere Vorliebe für Süßigkeiten wird nicht festgestellt. Dem allgemeinen Trend entsprechend bestätigen Oberdisse und Jahnke (1962), daß auch bei älteren Menschen dunkle Brotsorten eher im unteren Teil der Beliebtheitsskala rangieren, während dem Weißbrot mehr der Vorzug gegeben wird.

Eine jüngere Untersuchung (Steinmetz, 1976) bestätigt im wesentlichen die aufgeführten Ergebnisse und schlüsselt sie weiter auf – allerdings bei in «normalen» Haushalten lebenden älteren Personen im Alter von 65 bis 90 Jahren. Diese regional begrenzte Studie zeigt im Vergleich mit einer bundesweiten Befragung bei 1200 Personen der gleichen Altersgruppe keine nennenswerten Abweichungen (Steinmetz und Boetticher, 1978). Einige Ergebnisse aus der Untersuchung (Steinmetz, 1976) sind in Tabelle 8-1 aufgeführt. (Zu den weiteren hier diskutierten Ergebnissen siehe Steinmetz, 1976). Tabelle 8-1 zeigt den durchschnittlichen Verbrauch an Lebensmitteln pro Tag mit Schwankungsbreiten. Aus dem Verbrauch kann man auf die Lebensmittelauswahl schließen und daraus Ernährungsgewohnheiten ableiten.

Der Verbrauch an Trinkmilch und Milcherzeugnissen ist gering. Magerkäse, insbesondere Quark, wird nur von wenigen Personen gegessen. Die großen Schwankungsbreiten geben einen Eindruck von der Verschiedenheit der individuellen Ernährungsmuster. Aus der Untersuchung geht weiter hervor, daß Geschlechtsunterschiede auf die Wahl von Milch und Milcherzeugnissen keinen Einfluß haben; dagegen wird der Verbrauch an diesen Produkten mit zunehmendem Alter geringer. Regionale Unterschiede zeigen sich insofern, als in städtischen Gebieten mehr Milch und Käse verzehrt werden. Der Verzehr an Fett und fetthaltigen Produkten ist insgesamt sehr hoch. Anteilmäßig werden Lebensmittel mit einem

Tab. 8-1: Durchschnittlicher Lebensmittelverbrauch pro Kopf und Tag und dessen Schwankungsbreite in Gramm (nach Steinmetz, 1976)

Lebensmittelgruppen	durchschnittlicher Verbrauch pro Kopf und Tag	Schwankungsbreite von bis
Milcherzeugnisse (ohne Trinkmilch und Käse)	38	8–122
Trinkmilch	98	18–301
Käse	40	5–119
Butter	23	8– 45
Margarine	12	3– 27
sonstige Speisefette und Öle	7	.[1]– 22
Fleisch und Innereien von Schlachttieren	56	0–165
Fleischdauerwaren und Wurst	75	11–192
Fleisch und Innereien von Geflügel und Wild	17	0–144
Fisch und Fischdauerwaren	15	0– 99
Brot, Fein- und Dauerbackwaren	173	100–252
sonstige Getreideerzeugnisse	23	1– 92
Gemüse und Gemüsedauerwaren	92	4–241
Kartoffeln	136	12–281
Obst und Obstdauerwaren	138	27–314
zuckerreiche Lebensmittel	24	8– 52
Schokolade, Kakao	4	1– 14
Frucht- und Gemüsesäfte	30	4– 95
alkoholische Getränke	160	48–396

.[1] bedeutet einen Wert von unter 0,5

hohen Gehalt an verstecktem Fett, in erster Linie Fleischwaren, Käsesorten mit hoher Fettstufe u. ä. reichlich gegessen. Im Durchschnitt ist der Verbrauch an Butter höher als der an Margarine. Die Relation zwischen beiden Fettarten verschiebt sich in den höheren Altersklassen eindeutig zugunsten der Butter; bei den 65- bis 70jährigen macht dagegen der Margarineanteil am Gesamtfettverzehr etwa ein Drittel aus, bei den 86- bis 90jährigen nur noch 12%.

Fleisch und vor allem Fisch enthält der durchschnittliche Tageskostplan nur in minimalen Mengen. Diese Feststellung gibt zu Bedenken Anlaß, da die genannten Lebensmittel hervorragende Eiweißquellen sind; gleichzeitig liefern sie wichtige Vitamine und Mineralstoffe. Männer verzehren etwa die doppelte Menge an Fleischdauerwaren wie die gleichaltrigen weiblichen Personen. Innerhalb der Altersgruppen sind leichte Abweichungen zu erkennen: Mit zunehmendem Alter nimmt der Verzehr an den genannten Produkten leicht ab.

Der mittlere Verbrauch an Brot ist gering. Die Schwankungsbreite zeigt, daß weder extrem hohe noch extrem geringe Mengen gegessen werden. Brot als Grundnahrungsmittel hat offensichtlich einen relativ festen Platz im täglichen Speiseplan der älteren Personen. Dies gilt jedoch nicht für die übrigen Getreideerzeugnisse wie Mühlenerzeugnisse und Teigwaren. Korrelationen mit dem Geschlecht ergeben, daß die Männer im Durchschnitt 40 g Brot am Tag mehr essen. Mit zunehmendem Alter nimmt der Brotverbrauch deutlich ab.

Gemüse und Gemüsedauerwaren gehören bei hohem Schwankungsbereich nur in geringem Maße zu den selbstverständlichen Lebensmitteln. Der Kartoffelverzehr pro Kopf und Tag liegt allgemein niedrig, bei den Frauen niedriger als bei den Männern. Die Schwankungsbreite ist jedoch auffallend hoch. Innerhalb der Altersgruppen treten keine nennenswerten Abweichungen auf. Obst und Obstdauerwaren werden von den älteren Frauen im Durchschnitt etwas mehr verzehrt, ebenso Frucht- und Gemüsesäfte. Die Aufschlüsselung nach der Wohnortgröße zeigt, daß in der Stadt im Durchschnitt etwas mehr sowohl an Frucht- und Gemüsesäften als auch an Obst und Obstdauerwaren verzehrt werden.

An zuckerreichen Lebensmitteln verzehren ältere Menschen erstaunlich wenig. Ebenso liegt der Verzehr an Schokolade recht niedrig. Demzufolge kann die oft zitierte Vorliebe älterer Menschen für Süßigkeiten anhand dieser Daten nicht bestätigt werden; auch wenn in einigen Fällen – besonders auf dem Land – mit Vorliebe Marmelade, etwa als süße Beilage zu den Abendmahlzeiten, gegessen wird.

Getränke, alkoholische ebenso wie nicht alkoholische, können im Zusammenhang mit der Erhebung von Ernährungs- bzw. Verzehrsgewohnheiten nicht unberücksichtigt bleiben. Dennoch wird in den meisten Ernährungserhebungen eine differenzierte Erfassung dieser «Lebensmittel» nicht vorgenommen. Demgemäß muß hier bei der Darstellung von Ernährungsgewohnheiten auf diesen Bereich verzichtet werden. Es bleibt künftiger Forschung überlassen, diesen «weißen Flecken» aufzuarbeiten.

Der geringe Verzehr solcher Lebensmittel, die hochwertiges tierisches Eiweiß liefern, sowie der geringe Verzehr teurer fettarmer Produkte (Fleisch und Fleischwaren) deuten darauf hin, daß der Lebensmittelverbrauch auch von der Höhe der für Ernährungsausgaben verfügbaren finanziellen Mittel mitbestimmt wird. Wenn man bedenkt, daß ab einer gewissen Einkommenshöhe die Ausgaben für Nahrungsmittel einkommensunabhängig sind, legt dieser Befund die Vermutung nahe, daß viele ältere Menschen unterhalb dieses Einkommenslimits liegen.

Eine repräsentative Befragung in der Bundesrepublik (Boetticher, 1974) gibt Auskunft darüber, wie die Lebensmittel für die Mahlzeiten im Laufe eines Tages ausgewählt werden. Tabelle 8-2 nennt die Lebensmittel und Speisen, die relativ am häufigsten für die einzelnen Mahlzeiten gewählt werden; anders ausgedrückt: welche Lebensmittel und Speisen die «Standardpalette» der einzelnen Mahlzeiten bilden. Im Sinne der eingangs gegebenen Definition von Ernährungsgewohnheiten zeigt diese Übersicht die übliche Zusammenstellung von Mahlzeiten. Dabei fällt zunächst einmal auf, wie relativ eng die Variationsbreite bei den einzelnen Mahlzeiten ist. Brot, Butter, Marmelade und Bohnenkaffee bilden das typische 1. Frühstück der Mehrheit älterer Menschen. Ähnlich gering ist die Auswahl zum 2. Frühstück, zum Nachmittag und zum Abendessen. Zugleich wird aber auch deutlich, daß die Zusammensetzungen dieser Mahlzeiten sich doch deutlich voneinander unterscheiden. Die Vielzahl der zur Gestaltung des Mittagessens angegebenen Lebensmittel und Speisen legt als ersten Eindruck nahe, hier eine größere Variationsbreite zu vermuten. Bei näherer Betrachtung reduziert sich die Auswahlpalette aber auf ein Grundmuster, das folgende Lebensmittel und Speisen umfaßt: Fleisch, Kartoffeln, Gemüse oder Salat, Nachtisch, rohes Obst, hin und wieder auch Vorsuppe.

Tab. 8-2: Übersicht über die am relativ häufigsten gewählten Lebensmittel und Speisen je Mahlzeit (nach Boetticher, 1974)

Lebensmittel und Speisen	1. Frühstück	2. Frühstück	Mittagessen	Nachmittag	Abendessen	Spätmahlzeit
Mischbrot	■	■		■	■	
Weißbrot	■			■		
Kuchen, Gebäck	◨			◨		
Butter	■	■		■		
Marmelade	■					
gekochtes Ei	◨					
Bohnenkaffee	■	■		■		
Wurst, Schinken		■			■	
Obst		■				
Vorsuppe			◨			
Nachtisch			■			
Rindfleisch			◨			
Schweinefleisch			◨			
Kalbfleisch			◨			
Geflügel			◨			
Fisch			◨			
Eier			◨		◨	
Dörrfleisch, Schinken			◲		■	
Kartoffeln			■			
Teigwaren			◨			
Reis			◨			
Mehlspeisen			◲			
Milchbrei, Pudding			◨			
Gries, Haferflocken			◲			
Hülsenfrüchte			◨			
Gemüse			◧			
Salat			◧		◨	
rohes Obst			■			◨
gekochtes Obst			◨			
Quark			◨		◨	
Käse					■	
Tee					■	
Erdnüsse u. ä.						◨
Schokolade, Pralinen						◨
Wein, Sekt						◨

■ täglich   ◧ alle 2–3 Tage
◨ 1–2 mal pro Woche   ◲ 1–2 mal pro Monat

Die hier zusammenfassend wiedergegebenen Auskünfte von etwa 1200 Befragten, die repräsentativ ausgewählt wurden, beschreiben das Grundmuster der Nahrungsauswahl bzw. der Mahlzeitengestaltung älterer Menschen. Auffallend und zugleich kennzeichnend sind z.B. das in der Regel warme Mittagessen und der Verzicht auf Bohnenkaffee zum Abendbrot zugunsten von Tee. Diese Besonderheiten markieren einen Unterschied zu anderen Bevölkerungsgruppen, etwa zu Arbeitern und Angestellten, die per Kantine versorgt werden.

8.1.3.2 Nahrungszubereitung

Es ist darauf hinzuweisen, daß Tabelle 8-2 nur einen Aspekt von Ernährungsgewohnheiten verdeutlicht, nämlich den der Auswahl von Lebensmitteln zur Mahlzeitengestaltung. Damit sind noch keine Angaben möglich über die Kontinuität dieser Auswahl, über die Zubereitungsart der Lebensmittel und über die Stabilität der Ernährungsgewohnheiten. Auskünfte hierzu gibt die bereits zitierte Untersuchung von Steinmetz (1976), in der u.a. untersucht wurde, ob ältere Menschen veränderte Kochweisen mitvollziehen. Dazu wurden folgende Fragen formuliert:
1. Hat es im Leben der befragten älteren Menschen eine Umstellung ihrer Ernährungsgewohnheiten gegeben?
2. Gab es eine Änderung in der Auswahl der Lebensmittel? Wenn ja, welcher Art war diese Änderung?
3. Wurde die Zubereitungsart der Lebensmittel verändert? Wenn ja, wie?

Diese drei Leitfragen implizieren die Erhebung der gegenwärtigen Ernährungsgewohnheiten, der Auswahl und Zubereitung von Mahlzeiten und deren jeweiligen Vergleich mit früher, d.h. im jüngeren Alter. Die Ergebnisse zu den drei Fragen stellen sich im einzelnen wie folgt dar: Zwei Drittel der Befragten (66%) sagten aus, anders zu essen bzw. zu kochen, als sie es als junge Menschen gewohnt waren; d.h. die Mehrheit hat ihre Ernährungsgewohnheiten geändert. Die ausschlaggebenden Gründe, die auch im Zusammenhang allgemeiner sozialstruktureller Veränderungen zu sehen sind, können der Tabelle 8-3 entnommen werden. Daß nur 5% keine Begründung angaben, läßt möglicherweise auf ein reflektiertes Ernährungsverhalten der Altengeneration schließen, zumindest für die zwei Drittel, die ihre Ernährungsgewohnheiten geändert haben; dies umso mehr, als über die Hälfte von ihnen Vernunftgründe angibt. Nach Pfeffer (1974) ist die Änderung der Verzehrsgewohnheiten nur als selbstverständliche Begleiterscheinung von Gesamtveränderungen zu betrachten, wie «Erhöhung des Lebensstandards», «gesündere Lebensweise», und muß nicht besonders betont werden.

Zweitens wurde ermittelt, was die älteren Personen darunter verstehen, heute anders zu essen bzw. zu kochen als in jüngeren Jahren. Dazu wurde nach der Art der Änderung gefragt, nämlich Anzahl und Verteilung der Mahlzeiten, Auswahl und Zubereitungsart der Lebensmittel. Beinahe alle Befragten, die heute anders essen bzw. kochen, wählen andere Lebensmittel (95%). Das Ausmaß der Änderung ist der Tabelle 8-4 zu entnehmen. Es fällt auf, daß diejenigen, die mehr oder weniger «ernährungsbewußt» leben, weniger Butter verzehren als früher; sie bevorzugen stattdessen Margarine. Ebenso wie die eiweißhaltigen Lebensmittel – exemplarisch Quark und Geflügel – spielen Obst und Gemüse heute offenbar eine viel größere Rolle bei der täglichen Mahlzeitengestaltung; eine Tatsache, die in ursächlichem Zusammenhang mit dem breiten und besser verfügbaren Obstangebot zu sehen ist. Die Vermutung eines besseren Ernährungsbewußtseins wird auch durch den Befund gestützt, daß der Kuchen- und Torten-Verzehr wesentlich eingeschränkt wurde.

Ein weiteres Charakteristikum für eine «ernährungsbewußtere» Lebensweise stellt die Zubereitungsart der Lebensmittel dar. Vitaminschonende, fettarme Zubereitungsmethoden wie Dünsten im eigenen Saft und Dämpfen sind Garverfahren, die noch wenig praktiziert werden, zumal von Angehörigen der älteren Generation (Tab. 8-5). Gleichwohl

Tab. 8-3: Gründe für die Umstellung der Ernährungsgewohnheiten bzw. Kochweisen (nach Steinmetz, 1976)

altersbedingte Einschränkung der Nahrungszufuhr	35%
gesundheitliche Gründe	22%
Einsicht in Zusammenhänge von Ernährung und Gesundheit	20%
veränderte materielle Lebensverhältnisse	8%
Änderung der Familienverhältnisse	9%
andere Gründe	1%
keine Begründung	5%

Tab. 8-4: Änderung der Auswahl der Lebensmittel (nach Steinmetz, 1976)

Lebensmittel	Art der Änderung in %		
	mehr als früher	weniger als früher	keine Änderung
Quark	56	8	36
Geflügel	41	5	54
Butter	12	48	40
Margarine	32	21	47
Öl	20	20	60
Südfrüchte	43	8	49
Rohkost	43	18	39
Kuchen, Torten	11	44	45

Tab. 8-5: Änderung der Zubereitungsart der Lebensmittel (nach Steinmetz, 1976)

Zubereitungsart der Lebensmittel	Art der Änderung in %		
	mehr als früher	weniger als früher	keine Änderung
Fleisch, gegrillt	22	1	77
Fleisch, ohne Fett gebraten	56	4	40
Gemüse, blanchiert	14	7	79
Gemüse, gedämpft	35	4	61
Gemüse, gedünstet	25	7	68

Tab. 8-6: Änderung der Zubereitungsart der Lebensmittel, differenziert nach Einkommensgruppen (nach Steinmetz, 1976)

Einkommensgruppen	Von denen, die die Zubereitungsart der Lebensmittel geändert haben, werden heute folgende Garverfahren bevorzugt:		
	Fleisch, ohne Fett gebraten	Gemüse, blanchiert	Gemüse, gedünstet
unter 200 DM	0	0	0
200 bis unter 400 DM	3	1	0
400 bis unter 600 DM	7	5	3
600 bis unter 800 DM	3	3	1
800 bis unter 1000 DM	4	3	3
1000 bis unter 1300 DM	8	3	6
1300 bis unter 1600 DM	3	1	1
1600 DM und mehr	9	9	3
keine Angabe	2	0	1
Insgesamt	39	25	18

werden auch fettarme Zubereitungsarten für Fleischgerichte – Grillen, Braten ohne Fett – angewandt; vermutlich gerade bei denen, die überlegter essen bzw. kochen. Als Gartechniken für Gemüse werden Dämpfen und Dünsten bevorzugt, daneben wird jedoch auch noch blanchiert. Die empirische Studie zeigt, daß die Änderung der Zubereitungsart positiv mit dem Einkommen korreliert: Je höher dieses ist, desto eher wenden die Befragten moderne Garverfahren wie Braten ohne Fett, Dämpfen und Dünsten an. So beziehen jeweils mehr als die Hälfte derer, die «moderner» kochen, ein Einkommen von über 1000 DM/Monat (Tab. 8-6). Aus dem Gesamtzusammenhang ergibt sich, daß das Einkommen der Befragten nicht als einziger Faktor für die Einstellung zur Ernährungsweise angesehen werden darf, sondern auf einen umfassenderen Erklärungszusammenhang hierfür verweist, nämlich auf den der sozialen Schichtzugehörigkeit der Befragten (Boetticher, 1974; Pieper, 1974).

Die Probanden, die heute nicht mehr so essen bzw. kochen, wie sie es als junge Menschen gelernt hatten, zeigen sich gegenüber modernen Ernährungsweisen einigermaßen aufgeschlossen. Dies kristallisiert sich anhand von Detailfragen zur zitierten Frage recht gut heraus. Dabei wird insgesamt deutlich, daß bei der Nahrungszubereitung Faktoren wie Ernährungswissen, -interesse, sozio-ökonomischer Status und Einstellung zu Ernährungsfragen eine große Rolle spielen (DGE, 1980).

8.1.3.3 Mahlzeitensystem

Wie Nahrungszubereitung, so sind auch Mahlzeiten sowohl unter ernährungsphysiologischen als auch unter sozio-kulturellen Aspekten zu betrachten und zu bewerten. Der Vorgang des Sich-Ernährens, so wurde dargelegt, ist als eine Form sozialen Handelns aufzufassen. Als Mahlzeit wird dann nicht nur der zielgerichtete Vorgang der Nahrungsaufnahme verstanden, sondern die Gesamtsituation dieses Handelns. So gesehen werden in einer Mahlzeit Momente des allgemeinen sozialen Systems sichtbar (Tolksdorf, 1972). Aus ernährungsphysiologischer Sicht interessieren an einer Mahlzeit deren Bestandteile, also das, was gegessen wird. Dies allein macht aber noch nicht eine Mahlzeit aus. Hinzu kommen soziokulturelle wie auch psychologische Aspekte. Gemeint sind damit zeitlich-räumlich begrenzte soziale Bedingungen und Einflußfaktoren des Ernährungsverhaltens. Anders ausgedrückt, wird aus ernährungssoziologischer Sicht im Zusammenhang mit Mahlzeiten «nach dem Kulturwert einer Nahrung gefragt» (Tolksdorf, 1972); nicht nur Funktionen im Rahmen eines Handlungssystems, sondern auch Attitüden und Motivationen beim Essen und Trinken machen hier den Gegenstand des Interesses aus. Das Sich-Ernähren ist eine soziale Handlung, die wie alle sozialen Handlungen durch Normen des sozialen Gesamtsystems geregelt wird. Diese Regelungen markieren die Grenzen, innerhalb derer individuelle und gruppenspezifische Variationen möglich und zulässig sind. Dies bezieht sich auf Tisch- und Eßsitten ebenso wie auf Art und Zahl der für eine Mahlzeit ausgewählten Lebensmittel und Speisen, auf Zeitpunkt und Dauer einer Mahlzeit sowie Anzahl der Mahlzeiten pro Tag. Mahlzeiten als soziale Situation sind damit eingebunden in die generelle Tageseinteilung; darüber hinaus sind sie im Kontext von Wochen- und Jahresrhythmus zu sehen, schließlich auch in lebensgeschichtlichen Zusammenhängen wie Lebensalter, Krankheit, Schwangerschaft; aber auch in sozialpolitischen und ökologischen Zusammenhängen wie Festtagen, Hungersnöten usw.

Was Teutberg (1979) als «Mahlzeitenordnung» bezeichnet, nämlich die zeitliche und räumliche Fixierung von Mahlzeiten, Mahlzeitenfolge am Tag und Speisenfolge je Mahlzeit, wird im folgenden als «Mahlzeitensystem» bezeichnet, um die an die Soziologie angelehnte Terminologie beizubehalten. Die schon mehrfach konstatierte unbefriedigende Forschungslage zu diesem Themenkomplex erlaubt, nur einen Aspekt des Mahlzeitensystems herauszugreifen und ihn exemplarisch darzustellen, nämlich den des Mahlzeiten-Rhythmus. Er wird hier in Verbindung mit sozio-demographischen Variablen betrachtet, wobei das komplexe Geflecht der soziokulturellen Beziehungen nicht angemessen berücksichtigt werden kann.

Im Durchschnittshaushalt herrscht der tägliche Drei-Mahlzeiten-Rhythmus vor (DGE, 1980); dies gilt auch für die Haushalte der älteren Menschen (Steinmetz, 1976). Die Häufigkeit der Mahlzeiten pro Tag, differenziert nach Geschlecht, ist Tabelle 8-7 zu entnehmen. Bemerkenswert ist, daß Frauen mehr Mahlzeiten pro Tag einnehmen als Männer. Diese Ergebnisse stimmen im großen und ganzen im Hinblick auf die verschiedenen sozio-demographischen Variablen mit denen im Ernährungsbericht 1980 (DGE, 1980) für die Erwachsenen im höheren Lebensalter überein.

In der bereits erwähnten bundesweiten Studie über die Ernährungsgewohnheiten alter Menschen (Boet-

Tab. 8-7: Häufigkeit der Mahlzeiten pro Tag, differenziert nach Geschlecht (nach Steinmetz, 1976)

Anzahl der Mahlzeiten	Frauen abs.	Männer abs.	Insgesamt abs.	%
drei	5	18	23	19
vier	44	33	77	33
fünf	35	32	67	37
sechs	18	21	39	11
Insgesamt	102	104	206	100

ticher, 1974) wurde der Frage nachgegangen, inwieweit Änderungen bei der Anzahl und Verteilung der Mahlzeiten im Vergleich zu jüngeren Jahren vorgenommen wurden. Es zeigte sich, daß gerade ein Viertel derjenigen, die heute nicht mehr so essen bzw. kochen, wie sie es als junge Menschen gewohnt waren, die Anzahl der Mahlzeiten geändert hat. Davon nimmt jeder Dritte eine Mahlzeit, jeder Vierte zwei Mahlzeiten weniger ein, während nur insgesamt zwei der Befragten (1%) eine Mahlzeit und bloß drei Personen zwei Mahlzeiten mehr essen. Die Verteilung der Mahlzeiten über den Tag haben nur wenige (14%) verändert, während 20% die Mahlzeiten zu anderen Tageszeiten einnehmen als früher. Hierfür dürfte im wesentlichen die Beendigung der Berufstätigkeit ursächlich sein. Es wird deutlich, daß die Anpassung der Mahlzeiten an die Arbeitszeiten überwiegend auch nach dem Ausscheiden aus dem Berufsleben beibehalten wird. Untersuchungen bestätigen immer wieder, daß Schul- und Arbeitszeiten die eigentlich bestimmenden Faktoren für die Festlegung der Mahlzeitentermine bilden, während gesundheitliche Aspekte nur einen ganz geringen Einfluß haben. Die Regelmäßigkeit der Essenseinnahme wird durch eine gleichbleibende Arbeitszeit deutlich erhöht (DGE, 1976). Die räumlichen und zeitlichen Bedingungen stabilisieren demzufolge die Ernährungsgewohnheiten im Sozialzusammenhang der privaten Kleinhaushalte (v. Ferber, 1980).

Anhand der empirischen Ergebnisse werden einige Ursachen-/Wirkungskomplexe sichtbar, die vermutlich mehr oder minder stark zum Abweichen von ernährungswissenschaftlichen Empfehlungen beitragen. Der Austritt aus dem Beruf als eine herausragende Lebenszäsur könnte mögliche Veränderungen im Ernährungsverhalten initiieren; allerdings ist dieser Aspekt bislang noch nicht angemessen erforscht worden.

8.1.4 Möglichkeiten zur Beeinflussung von Ernährungsgewohnheiten

Die individuellen Verhaltensweisen des Sich-Ernährens werden schon frühzeitig im Leben ausgebildet; als ein Teilaspekt von Sozialisation schlechthin werden sie schon Kleinkindern vermittelt. Sie sind dabei eingebettet in ein System von Traditionen und Bräuchen, von religiösen Vorstellungen, von Vorurteilen und lokalen oder regionalen Besonderheiten.

Ihre «soziale Genese» muß man sich vergegenwärtigen, wenn es darum geht, Ernährungsgewohnheiten auf der Grundlage des aktuellen Wissensstandes zu bewerten. Was heute aus ernährungsphysiologischer Sicht als «Fehlernährung» einzuordnen ist, kann gleichwohl in Einklang mit der sozialen Umwelt stehen. Es handelt sich dann nicht um ein «abweichendes Verhalten», sondern um Gewohnheiten, die in der Orientierung an sozialen Normen und Standards gewachsen sind.

Die Analyse der Ernährungsgewohnheiten älterer Menschen macht gravierende Ernährungsmängel deutlich, die Gesundheit und Leistungsfähigkeit beeinträchtigen können (Steinmetz, 1976). In diesem Zusammenhang muß man auch sehen, daß das Ernährungswissen älterer Menschen geringer ist als bei einigen anderen Bevölkerungsgruppen (DGE, 1980). Im Hinblick auf die Zielsetzung, die Ernährungssituation der älteren Menschen zu verbessern, böte sich demzufolge als Strategie an, eine gezielte Informationsvermittlung zu betreiben, um so eine Umerziehung der älteren Menschen in ihrer Ernährungsweise zu erreichen. Diese Strategie berücksichtigt jedoch nicht die Macht von verfestigten Ernährungsgewohnheiten.

So belegen Untersuchungen, daß größeres Ernährungswissen nicht unbedingt auch eine Veränderung des Ernährungsverhaltens bewirkt (DGE, 1980). Allgemein kann jedoch davon ausgegangen werden, daß «die Aktionen und Kampagnen, wie überhaupt die massive Verbreitung des Themas ‹gesunde Ernährung› in allen Medien, das Interesse an der Thematik geweckt und zumindest gewisse Einstellungsveränderungen bewirkt haben» (DGE, 1980). Gewohnheiten, zumal auch Ernährungsgewohnheiten, sind keineswegs festgeschriebene Verhaltensweisen; allerdings darf man sich hinsichtlich Ausmaß und Schnelligkeit möglicher Wandlungen keinen Illusionen hingeben. Daß Ernährungsgewohnheiten zumindest beeinflußbar sind, zeigt sich u.a. daran, daß über die Hälfte heute anders ißt bzw. kocht, als sie es in ihrer Jugend gelernt hatte. Folglich kann der gezielte Einsatz von Ernährungsaufklärung und -beratung auch bei älteren Menschen erfolgversprechend im Sinne einer Ernährungsumstellung sein. Von solchen Maßnahmen wird generell nicht abgeraten, sie scheinen vielmehr besonders dann angezeigt, wenn gravierende Ernährungsfehler begangen werden.

Am erfolgversprechendsten sind Ansätze für Korrekturmaßnahmen des Ernährungsverhaltens, wenn eindeutige Aussagen in einer dem Alter und der sozialen Situation der Zielgruppen angemessenen Weise vermittelt werden. Um nachhaltige Änderungen zu bewirken, müssen Problemlösungen für den Ernährungsalltag angeboten werden, d.h. die Strategien müssen auf essensbezogene Handlungen abgestimmt werden. Die effektivste Weise, Ernährungsgewohnheiten in Richtung einer «gesunden Ernährung» zu verändern, besteht darin, vor allem den jungen Menschen gezielte Aufklärung und Information über richtige Ernährung anzubieten. Es liegt nahe, diese Thematik gezielter und intensiver in den Schulunterricht aufzunehmen. Um dem Lernziel einer vernünftigen und «richtigen» Ernährungsweise gerecht werden zu können, müssen in einem ausgewogenen Maße Motivationen erzeugt, theoretisches Wissen vermittelt sowie praktische Fertigkeiten und richtiges Verhalten eingeübt werden.

Literatur

ANDERS, H., D. MESEBERG, M. NOURNEY, H. ROTTKA, W. STELLER, W. WIRTHS: Ergebnisse einer Pilot-Studie zum Vergleich 6 verschiedener Erhebungsmethoden zu Untersuchungen über Verzehrsgewohnheiten der Bevölkerung der Bundesrepublik Deutschland. In: Jahrbuch der Absatz- und Verbrauchsforschung, hrsg. von GFK-Nürnberg, 24, 217–260 (1978)

BODENSTEDT, A.: Ernährung und Tradition: Sozio-kulturelle Einflüsse auf das Ernährungsverhalten. In: Internationale Arbeitstagung Ernährungsverhalten, hrsg. von Deutsche Gesellschaft für Ernährung. Frankfurt/M. 1979, S. 19–33

BOETTICHER, K. W.: Geront '73 – Studie über den Gesundheitszustand, die Ernährungsgewohnheiten sowie soziale Einstellungen alter Menschen in der Bundesrepublik Deutschland. Gießen 1974

BORGSTRÖM, B., A. NORDEN, B. AKESSON, M. ABDULLA, M. JÄGERSTAD (Hrsg.): Nutrition and old age. Chemical analyses of what old people eat and their states of health during 6 years of follow-up. Scand. J. Gastroenterol. (Suppl.) 14, 1–264 (1979)

DEUTSCHE GESELLSCHAFT FÜR ERNÄHRUNG (Hrsg.): Ernährungsbericht 1976. Frankfurt/M. 1976

DEUTSCHE GESELLSCHAFT FÜR ERNÄHRUNG (Hrsg.): Ernährungsbericht 1980. Frankfurt/M. 1980

DIBBLE, M. V., M. BRIN, V. F. THIELE, A. PEEL, N. CHEN, E. MCMULLEN: Evaluation of the Nutritional Status of Elderly Subjects, with a Comparison Between Fall and Spring. J. Amer. Geriat. Soc. 15, 1031–1061 (1967)

DIEHL, J. M.: Ernährungspsychologie. Fachbuchhandlung für Psychologie. Frankfurt 1978

DURNIN, J.V.G.A., E.C. BLAKE, J.M. BROCKWAY, E.A. DRURY: The food intake and energy expenditure of elderly women living alone. Brit. J. Nutr. 15, 499–506 (1961)

EXTON-SMITH, A. N., B. R. STANTON: Report of an investigation into the dietary of elderly women living alone. King Edward's Hospital Fund, London 1965

FERBER, CHR. v.: Ernährungsgewohnheiten: Zur Soziologie der Ernährung. Zeitschrift für Soziologie 9, 221–235 (1980)

GLATZEL, H.: Verhaltensphysiologie der Ernährung. Beschaffung – Brauchtum – Hunger – Appetit. Urban und Schwarzenberg, München–Berlin–Wien 1973

GSELL, D.: Untersuchungen über die Nahrung von alten Menschen. Gerontologia 2, 321–356 (1958)

JAHNKE, K., R. GABBE: Bedeutung und Methodik von Ernährungsanamnesen. Nutr. et Dieta 2, 115–131 (1960)

KÖNIG, R.: Die soziale und kulturelle Bedeutung der Ernährung in der industriellen Gesellschaft. Soziologische Orientierungen, Köln 1965, S. 494–505

LYONS, J. S., M. F. TRULSON: Food practices of older people living at home. J. Geront. 11, 66–72 (1956)

OBERDISSE, K., K. JAHNKE: Die Ernährung im Alter. Internist 3, 156–164 (1962)

OLTERSDORF, U.: Methoden zur Erfassung des Ernährungsverhaltens von Menschen. Arbeitsunterlagen, 3. Wiss. AGEV-Tagung, 10./11. Mai 1980, Göttingen

PFEFFER, K. H.: Verzehrsgewohnheiten. In: H.-D. CREMER, D. HÖTZEL (Hrsg.): Angewandte Ernährungslehre, Bd. III. Thieme, Stuttgart 1974, S. 1–49

PIEPER, K. J.: Zur Situation der Altengeneration in der BRD – eine empirische Studie zu ausgewählten Problembereichen in der Sicht der Betroffenen. Magisterarbeit, Gießen 1974

SCHLETTWEIN-GSELL, D.: Über die Untersuchung des Nährstoffgehaltes der Nahrung eines ausgewählten Kollektivs alter Frauen. Internat. Z. Vitaminforschung 37, 515–518 (1967)

SCHLETTWEIN-GSELL, D.: Wissen wir, was wir essen? Zur Methodik von Ernährungserhebungen. Vitamine, Nr. 3, Basel 1972, S. 133–149

STEINMETZ, R.: Erhebungen über Verzehrsgewohnheiten und Nährstoffzufuhr älterer Menschen. Eine Studie in der Stadt und im Landkreis Gießen. Dissertation, Gießen 1976

STEINMETZ, R., K. W. BOETTICHER: Probleme der Ernährung Erwachsener im höheren Lebensalter – Bericht über eine 24-Stunden-Erhebung. Ern.-Umschau 25, 35–37 (1978)

TEUTEBERG, H. J.: Die Einwirkung sozialer und kultureller Faktoren auf das Ernährungsverhalten – ein wissenschaftsgeschichtlicher und systemtheoretischer Überblick. Ern.-Umschau 21, 40–51 (1974)

TEUTEBERG, H. J.: Die Ernährung als psychosoziales Phänomen. Überlegungen zu einem verhaltenstheoretischen Bezugsrahmen. Hamburger Jahrbuch für Wirtschafts- und Gesellschaftspolitik 24, 263–282 (1979)

TOLKSDORF, U.: Ein systemtheoretischer Ansatz in der ethnologischen Nahrungsforschung. Kieler Blätter zur Volkskunde 4, 55–72 (1972)

TOLKSDORF, U.: Essen und Trinken in alter und neuer Heimat. In: E. RIEMANN (Hrsg.): Jahrbuch für Ostdeutsche Volkskunde 21, 341 (1978)

WEBER, M.: Wirtschaft und Gesellschaft. 4. Aufl. Mohr, Tübingen 1956

WIRTHS, W.: Ermittlung des Ernährungszustandes. In: H.-D. CREMER, D. HÖTZEL (Hrsg.): Angewandte Ernährungslehre. Bd. III. Thieme, Stuttgart 1974, S. 50–89

Weiterführende Literatur

BAINES, A. H. J., D. F. HOLLINGSWORTH: The diets of elderly women living alone. Proc. Nutr. Soc. 14, 77–80 (1955)

BALOGH, M., H. A. KAHN, J. H. MEDALIE: Random Repeat 24-Hour Dietary Recalls. Amer. Journ. clin. Nutr. 24, 304–310 (1971)

BERG, G., H. KIERMEYER: Eß- und Ernährungsgewohnheiten im Alter. Med. u. Ern. 7, 145–153 (1972)

BERG, G.: Ernährung im Alter. In: Bundesverein. f. Gesundheitserzieh. (Hrsg.): Gesundes Leben durch richtige Ernährung. Bonn–Bad Godesberg 1974, S. 111–113

DEUTSCHE GESELLSCHAFT FÜR ERNÄHRUNG (Hrsg.): Ernährungsbericht 1972. Frankfurt/M. 1973

HUNTER, K., M. LINN: Cultural and sex differences in dietary patterns of the urban elderly. J. Am. Geriatr. Soc. 27, 359–363 (1979)

LONERGAN, M. E.: Nutritional survey of the elderly. Nutrition 25, 30–36 (1971)

MAYNTZ, R., K. HOLM, P. HÜBNER: Einführung in die Methoden der empirischen Soziologie. Westdeutscher Verlag, Opladen 1972

OBERDISSE, K., K. JAHNKE: Die Ernährung des alternden Menschen. Verh. dtsch. Ges. inn. Med. 67, 815–832 (1961)

SCHLETTWEIN-GSELL, D.: Ernährung im Alter. In: H.-J. HOLTMEIER (Hrsg.): Allgemeine und spezielle klinische Ernährungslehre. Bd. II, Teil 2. Thieme, Stuttgart 1972, S. 305–342

STEINMETZ, R.: Ältere Menschen ändern ihre Ernährungsgewohnheiten. Ärztliche Praxis 32, 1289–1290 (1980)

TEUTEBERG, H. J.: Psychosoziale Hindernisse bei der Umsetzung der Ernährungsnormen in die Ernährungswirklichkeit. Ern.-Umschau 24, 99–103 (1977)

WIRTHS, W.: Methodische Probleme bei der Durchführung von Ernährungserhebungen. Wissensch. Ver. DGE, Darmstadt 1971, S. 47–64

WIRTHS, W., H. ROTTKA, H. ANDERS, P. BECK, D. MESEBERG, M. NOURNEY, W. STELLER: Vergleich von Methoden zu Untersuchungen über Verzehrsgewohnheiten. Akt. Ernährungsmedizin 2, 61–67 (1979)

YOUNG, C. M., F. W. CHALMERS, H. N. CHURCH, M. M. CLAYTON, R. E. TUCKER, A. W. WERTS, W. D. FORSTER: A comparison of dietary study methods. J. Amer. Diet. Ass. 28, 124–128, 218–221 (1952)

YUDKIN, J.: Dietary surveys: variation in the weekly intake of nutrients. Brit. J. Nutr. 5, 177–194 (1951)

8.2 Ernährung und Nährstoffzufuhr

H. J. Holtmeier

8.2.1 Allgemeines

Die Medizin hat sich seit Jahrtausenden mit der Frage beschäftigt, ob durch richtige Ernährung ein hohes Alter in Gesundheit erreicht werden könnte. In Ermangelung einer uns heute geläufigen Therapie mit Medikamenten erblickte man nahezu über 2000 Jahre in ernährungstherapeutischen Maßnahmen den wichtigsten Bestandteil der ärztlichen Kunst.

Erst in unserem Jahrhundert erfuhr der Begriff «Diät» eine Umwandlung, indem man hierin die «Ernährungstherapie» bei bestimmten Krankheiten (etwa Magen-, Darm-, Leber- und Gallekrankheiten) sah. Noch um die Jahrhundertwende definierten die maßgeblichen Handbücher der Inneren Medizin (Handbuch der Ernährungslehre und Diätetik, herausgegeben von E. v. Leyden, G. Thieme Verlag, Leipzig, 1898, 2bändig) und Lexika (Meyer's Lexikon, 1904, Bd. IV) Diät als die «*Lehre vom gesundbezogenen Leben*», die «Lehre der zweckmäßigen Ernährung des Lebens, insbesondere des kranken Menschen».

Unter einem «*Diätetiker*» verstand man den *Gesundheitslehrer*. Diätverbände umfaßten die «Freunde einer gesunden, mäßigen Lebensweise». Für Galen (131–201 n. Ch.) war nach Hippokrates Diätetik die «verordnete Lebensweise» oder die «ärztliche Lebensführung des Gesunden und Kranken (Medizin ohne Medikamente)».

Heute würden wir von präventiver Medizin sprechen, die Heilmeyer 1964 so definierte: «Die richtige Ernährung fängt nicht erst beim Kranken an, sondern ist Voraussetzung für Gesundheit und langes Leben. Sie hat größte prophylaktische Bedeutung.»

Nicht zuletzt war es Hippokrates (460–377 v. Ch.), Begründer der griechischen Heilkunde und Ärzteschule von Kos, der in seinen 72 Schriften auch «Über die Diät», «Über Luft, Wasser und Orte» usw. formulierte, daß Voraussetzung für die Erreichung eines langen Lebens in Gesundheit die mäßige Ernährung, körperliche Bewegung, ausreichende Muße, vor allem aber *Maßhalten* in allen Dingen des Lebens wäre. Hier vereinen sich die medizinischen Anschauungen, daß im grunde genommen der *alternde Mensch alles essen darf, aber alles in Maßen*.

Ernährungslehre darf nicht zur Sektiererei führen. Auf die Ernährung und die angebliche viel zitierte «vergiftete» und übermäßige Ernährung heute läßt sich auch der Spruch des berühmten Theophrastus, Bombastus, *Paracelsus von Hohenheim* anwenden, dessen *Vater Wilhelm Bombast* anfangs in Hohenheim bei Stuttgart Arzt war, schwäbischer Edelmann und dem alten Edelgut der Familie Bombast *von Hohenheim*, der Gegend der heutigen Universität Hohenheim-Stuttgart entstammt:

«All Ding sind Gift und nichts ohne Gift –
nur die Dosis macht, daß ein Ding kein Gift ist.»

Dieser zentrale Gesichtspunkt gilt sowohl für die Anwendung von Medikamenten als auch für die Ernährung des alternden Menschen. Allerdings unterscheidet sich die Ernährung von der pharmazeutischen Medizin in einem ausschlaggebenden Punkt. Die Dosiswirkungskurve sagt beim Pharmakon aus, daß eine bestimmte Menge verabreicht werden muß, um eine Wirkung zu erzielen, wenn keine Unwirksamkeit vorliegen soll. In der Ernährungslehre gilt der Gesichtspunkt, daß jede Überdosierung schädlich ist, daß aber auch bei einer Unterdosierung oder einer einseitigen Ernährung die Gefahr besteht, daß bestimmte, für den Stoffwechsel lebensnotwendige «*essentielle*» Elemente nicht mehr ausreichend zugeführt und nicht in einem *richtigen Verhältnis* zueinander angeboten werden.

Max Rubner (1854–1932) hat als Physiologe die grundlegenden Erkenntnisse über die *Nährwertrelationen* beschrieben, d.h. das ideale Verhältnis in der Zufuhr von Eiweiß zu Fett zu Kohlenhydraten bezogen auf die Zufuhr an Energie (kcal und kJ).

Die Ernährung des alternden Menschen beginnt um das 55. Lebensjahr. Sie hat nichts mit den Empfindungen des tatsächlichen Alters zu tun, sondern richtet sich nach den Folgen, die sich aus dem ständigen Rückgang des Nahrungsbedarfs mit zunehmenden Alter und Abnahme der Körperlänge ergeben.

Insoweit unterscheidet man heute drei große Gruppen der Bevölkerung, die in der BRD ernährt werden müssen.

8.2.2 Gruppe 1: Ernährung von Säuglingen, Kindern und Jugendlichen

Ca. 20 Millionen Menschen umfaßt die Gruppe von Säuglingen, Kindern und Jugendlichen, deren Organismus *wächst*, und die in Wachstumszeiten große Nahrungsmengen benötigen wie dies in Tabelle 8-8 für Kinder und Jugendliche dargestellt ist. Die Ernährung unterscheidet sich stark von der Altersernährung weil wegen des Wachstumsbedarfs nahezu alle Verbote, die in der Altersernährung gelten, hier aufgehoben sind. Im Gegensatz zum Alter werden große Mengen an Vitamin D, an Kalzium und in den Wachstumsphasen trotz leichter körperlicher Arbeit zwischen 4400 kcal bei Mädchen und 5700 kcal bei Jungen am Tag in Extremfällen benötigt (Näheres s. Lehrbücher der Kinderheilkunde).

8.2.3 Gruppe 2: Ernährung im mittleren Alter

Die zweite Gruppe umfaßt Menschen im mittleren Alter etwa vom 25 bis zum 55. Lebensjahr mit ungefähr gleichbleibender, aber mit dem Alter abnehmender Nahrungsmenge. Diese Gruppe erfaßt ebenfalls ca. 20 Millionen Menschen. Deren Bedarf ist in Tabelle 8-9 und 8-10 dargestellt. (Näheres s. Handbuch der Ernährungslehre und Diätetik, hrsg. v. H. J. Holtmeier, Band II/2 G. Thieme Verlag, Stuttgart 1972).

Tabelle 8-10 ist von großer Bedeutung, weil aus ihr die großen Unterschiede im Kalorienbedarf hervorgehen in Abhängigkeit vom Geschlecht. Bei leichter körperlicher Arbeit benötigt ein junger Mann mit 25 Jahren und 185 cm Körpergröße 3350 kcal, aber eine 65 Jahre alte Frau mit 140 cm Körpergröße trotz Leichtarbeit nur noch 1200 kcal. Von den Problemen der Altersernährung sind Frauen deshalb vor allem betroffen, da sie einmal grundsätzlich weniger Energie benötigen (reduzierter Grundumsatz) und in unseren Regionen meist kleiner sind als Männer und auch aus diesem Grund der Nahrungsbedarf reduziert ist.

Tabelle 8-11 zeigt den Mehrbedarf an Kilokalorien pro Stunde für Mittel-, Schwer- und Schwerstarbeit. So benötigt ein Schwerstarbeiter ca. 225 kcal in 1 Stunde zusätzlich zum Grundumsatz (beträgt bei Männern ca. 1600 kcal, bei Frauen ca. 1450 kcal/Tag), der von Alter, Geschlecht, Gewicht, Körpergröße, Raumtemperatur, Körperoberfläche, psychischen Einflüssen, Nahrungsaufnahme usw. abhängig ist. Wollte man ein Kilogramm reines Körperfett (1 g Fett = 9,3 kcal) durch Bewegung abbauen, müßten 9300 kcal an körperlicher Energie aufgebracht werden. In drei Tagen mit einem Ruhegrundumsatz von 3 mal 1600 kcal = 4800 kcal müßten dann zusätzlich noch 20 Stunden Schwerstarbeit (ohne Nahrungsaufnahme) geleistet werden, um ca. 9300 kcal energetisch durch körperliche Bewegung abzubauen. Dies zeigt, wie gering Sport im Alter zur Gewichtsreduzierung beizutragen vermöchte. Schlettwein-Gsell (Ernährung im Alter. In: H. J. Holtmeier [Hrsg.]: Handbuch Ernährungslehre und Diätetik. Band II/2. Thieme, Stuttgart 1972) hat gezeigt, daß jedoch Schwerarbeiter im Alter (schweizer Bergbauer) einen unverändert hohen Kalorienbedarf haben. 1 kg subcutanes Fettgewebe enthalten 630 g Gesamtfett im Alter von 15–65 Jahren.

Tab. 8-8: Kalorien- und Proteineinnahme bei Kindern und Jugendlichen*. Nach Burke et al., Pediatrics, 24, Suppl. 932 (1959)

Alter (Jahre)	Kalorieneinnahme (cal/Tag)						Proteinnahme (g/Tag)					
	Mittel Knaben	Bereich	s	Mittel Mädchen	Bereich	s	Mittel Knaben	Bereich	s	Mittel Mädchen	Bereich	s
1– 2	1287	800–1700	198	1273	850–1800	173	43,6	25,0– 60,0	7,7	44,3	32,5– 57,5	7,0
2– 3	1403	800–1900	205	1377	950–1800	188	46,1	27,5– 62,5	8,1	46,9	30,5– 72,5	8,3
3– 4	1544	1050–2000	210	1483	1050–1950	183	50,0	32,5– 70,0	8,4	49,1	29,0– 70,0	8,4
4– 5	1629	1200–2200	208	1605	1150–2500	251	53,2	32,5– 72,5	8,6	53,6	34,0– 80,0	9,3
5– 6	1792	1200–2400	252	1704	1200–2350	245	57,7	40,0– 77,5	9,8	56,7	33,0– 85,0	10,2
6– 7	1971	1450–2800	304	1845	1350–2450	276	63,6	42,5– 97,5	11,7	60,3	35,0– 90,0	11,8
7– 8	2013	1450–2650	299	1930	1250–2650	297	65,4	45,0– 97,5	11,5	63,4	37,5–100,0	12,9
8– 9	2159	1400–3925	391	2026	1400–2800	291	69,5	45,0–107,5	12,9	65,4	40,0– 85,0	10,9
9–10	2235	1500–3225	388	2125	1350–3300	376	72,5	45,0–105,0	13,9	69,4	37,5–110,0	14,3
10–11	2403	1700–3800	427	2264	1400–3400	407	77,9	50,0–127,5	15,7	73,6	45,0–105,0	14,4
11–12	2619	1750–3775	474	2450	1900–3250	373	82,8	55,0–120,0	15,7	76,5	50,0–120,0	14,3
12–13	2878	1950–3850	482	2529	1800–4000	466	87,4	60,0–113,5	13,3	78,2	57,5–132,5	13,7
13–14	3117	1900–4400	493	2575	1625–3850	479	96,4	55,0–142,5	16,8	81,4	45,0–122,5	14,5
14–15	3338	2100–5700	674	2592	1500–4400	502	101,7	57,5–165,0	20,7	80,9	60,0–140,0	15,0
15–16	3467	1700–5070	668	2575	1600–4350	522	106,6	70,0–175,0	22,9	81,6	52,5–145,0	18,5
16–17	3443	2275–5350	631	2437	1400–3900	505	107,8	62,5–145,0	20,7	77,7	50,0–130,0	15,9
17–18	3532	1900–5000	718	2390	1775–3475	464	110,6	65,0–185,0	24,4	76,8	52,5–135,0	16,5

* Die mittlere tägliche Einnahme von Kalorien und besonders Proteinen ist höher als die vom National Research Council empfohlene Menge. Tab. aus: Wiss. Tab. Geigy, 1960, Basel)

Tab. 8-9: Empfehlenswerte Höhe der Nährstoffzufuhr pro Tag aus: Empfehlungen für die Nährstoffzufuhr: Deutsche Gesellschaft für Ernährung (DGE). Umschau-Verlag, Frankfurt 1975

		Energie[1]				Protein		Essentielle Fettsäuren	Wasser	Natrium	Chlorid
		kcal		kJ		g/kg KG[3]		g	ml/kg KG[3]	g	g
		m	w	m	w	m	w				
Erwachsene		2600	2200	10900	9200	0,9		10	20– 45	2–3	3–5
Säuglinge	0– 6 Monate	600		2500		2,5		2	130–180	0,1–0,3	0,2–0,7
	7–12 Monate	900		3800		2,2		3	120–145	0,1–0,3	0,2–0,7
Kinder	1– 3 Jhare	1200		5000		2,2		4	115–125	1–2	2–3
	4– 6 Jahre	1600		6700		2,0		5	100–110	1–2	2–3
	7– 9 Jahre	2000		8400		1,8		6	90–100	1–2	2–3
	10–12 Jahre	2400	2100	10000	8800	1,5	1,4	7	70– 85	1–2	2–3
	13–14 Jahre	2700	2400	11300	10000	1,5	1,4	9	50– 60	1–2	2–3
Jugendliche	15–18 Jahre	3100	2500	13000	10500	1,2	1,0	10	40– 50	1–2	2–3
Schwangere ab 6. Monat		2600		10900		1,5		10	20– 45	2–3	3–5
Stillende		2800		11700		0,9		12	20– 45	2–3	3–5

		Kalium	Calcium		Phosphor		Magnesium		Eisen		Jod	Fluorid
		g	mg		mg		mg		mg		µg	mg
			m	w	m	w	m	w	m	w[2]		
Erwachsene		2–3	800	700	800	700	260	220	12	18	150	1,0
Säuglinge	0– 6 Monate	0,3–1,0	500		120–400		75		6		50	0,25
	7–12 Monate	0,3–1,0	500		120–400		120		8		50	0,25
Kinder	1– 3 Jahre	1–2	600		600		130		8		100	0,25–0,5
	4– 6 Jahre	1–2	700		700		180		8		100	0,75
	7– 9 Jahre	1–2	800		800		220		10		100	0,75
	10–12 Jahre	1–2	1000	900	1000	900	260	230	12	18	150	1,0
	13–14 Jahre	1–2	1000	900	1000	900	300	280	12	18	150	1,0
Jugendliche	15–18 Jahre	1–2	900	800	900	800	300	250	12	18	150	1,0
Schwangere ab 6. Monat		2–3	1200		1200		260		25		200	1,0
Stillende		2–3	1200		1200		280		20		200	1,0

	Vitamin A (Rentinol-Äquival.)	Vitamin D	Thiamin		Riboflavin		Niacin (Niacin-Äquival.)	Vitamin B_6		Folsäure	Pantothensäure	Vitamin B_{12}	Vitamin C_7
	mg[4]	µg	mg[4]		mg[4]		mg	mg[4]		µg	mg	µg	mg
			m	w	m	w		m	w				
Erwachsene	0,9[5]	2,5	1,6	1,4	2,0	1,8	9–15	1,8[6]	1,6[6]	400	8	5	75
Säuglinge													
0– 6 Mon.	0,6	10	0,4		0,5		4	0,3		100	4	0,5	35
7–12 Mon.	0,7	10	0,5		0,6		6	0,5		100	4	1	60
Kinder													
1– 3 Jahre	0,7	10	0,7		0,8		8	0,7		200	5	2,5	70
4– 6 Jahre	0,7	5	1,0		1,1		14	1,1		300	5	2,5	70
7– 9 Jahre	0,8	2,5	1,2		1,6		14	1,4		300	6	5	70
10–12 Jahre	0,8	2,5	1,4	1,2	1,9	2,0	16	1,6		400	6	5	75
13–14 Jahre	0,9	2,5	1,4	1,2	1,9	2,0	16	2,1		400	8	5	75
Jugendliche													
15–18 Jahre	0,9	2,5	1,6	1,4	2,3	1,9	16	2,1	1,7	400	8	5	75
Schwangere ab 6. Mon.	1,2	10	1,6		2,3		12	3,6		800	10	7,5	100
Stillende	2,0	10	1,8		2,5		16	2,0		1000	10	7,5	110

[1] Die für Erwachsene angegebenen Werte gelten für 25jährige mit vorwiegend sitzender Tätigkeit.
[2] Nicht menstruierende Frauen: 13 mg Eisen
[3] KG = Körpergewicht
[4] Ungefähr 20% Zubereitungsverluste sind berücksichtigt.
[5] Erwachsene über 65 Jahre: 1,1 mg Vitamin A
[6] Erwachsene über 65 Jahre: 2,4 mg Vitamin B_6
[7] Ungefähr 40% Zubereitungsverluste sind berücksichtigt.

Tab. 8-10: Empfohlene tägliche Kalorienzufuhr für Personen verschiedenen Alters und Gewichts (Wiss. Tab. Geigy, Basel 1975) nach Empfehlungen der Academy of Science. (Mäßige körperliche Betätigung, mittlere Temperatur der Umgebung 20 °C)

Wünschenswertes Gewicht	Empfohlene Kalorienzufuhr (kcal)					
	Männer			Frauen		
kg	25 Jahre	45 Jahre	65 Jahre	25 Jahre	45 Jahre	65 Jahre
40	–	–	–	1600	1450	1200
45	–	–	–	1750	1600	1300
50	2300	2050	1750	1900	1700	1450
55	2450	2200	1850	2000	1800	1550
60	2600	2350	1950	2150	1950	1650
65	2750	2500	2100	2300	2050	1750
70	2900	2600	2200	2400	2200	1850
75	3050	2750	2300	–	–	–
80	3200	2900	2450	–	–	–
85	3350	3050	2550	–	–	–

Anmerkung: Die Werte wurden auf 50 Kalorien abgerundet. (Die kalorischen Richtwerte sollten zwischen 35–55 Jahren um 5 % je Dekade und zwischen 55 und 75 Jahren um 8 %, über 75 Jahre um 10 % reduziert werden. Weiterhin sollten Körpergewicht und Körperbau Beachtung finden)

Tab. 8-11: Kalorienmehrbedarf bei Arbeit (nach DGE = Deutsche Gesellschaft für Ernährung Frankfurt a. M.)

Mittelschwerarbeiter	männlich	75–150 kcal/Std.
	weiblich	60–120 kcal/Std.
Schwerarbeiter	männlich	150–200 kcal/Std.
	weiblich	120 kcal/Std. und mehr
Schwerstarbeiter	männlich	200 kcal/Std. und mehr

8.2.4 Gruppe 3: Ernährung des alternden Menschen

Die dritte Gruppe, die Ernährung des alternden Menschen betreffend, beginnt um das 55. Lebensjahr. Sie ist vor allem durch einen ständigen Rückgang des Nahrungsbedarf charakterisiert, in dessen Folge spezifische Probleme entstehen. Der Rückgang im Kalorienbedarf geht aus Tabelle 8-10 eindeutig hervor. Das Problem der Altersernährung ist die Notwendigkeit, trotzdem noch die Zufuhr an allen «essentiellen» Nahrungsstoffen zu garantieren.

8.2.4.1 Nährwertrelationen

Man versteht darunter die *ausgeglichene Zufuhr der drei Nährwertträger* untereinander. Sie soll einmal quantitativ die Zufuhr aller «essentiellen» Stoffe garantieren und zum anderen unphysiologische Synergismen oder Antagonismen ausschalten (bei der Nahrungsaufnahme z.B. von Calcium kennen wir als Antagonisten Kalium, Magnesium, Zink. Als Synergisten sind Eisen und Cobalt bekannt. Eine überhöhte Eiweißzufuhr erfordert z.B. eine steigende Magnesiumzufuhr, eine erhöhte Kohlenhydratzufuhr bedingt eine erhöhte Vitamin-B-Zufuhr usw.). Auf den ersten Blick möchte man annehmen, daß im Alter mehr an Eiweiß verzehrt werden sollte. Dies ist jedoch nicht der Fall. Da im allgemeinen die Körpergröße und der Nahrungsbedarf (Tab. 8-10) im Alter abnehmen, soll lediglich erreicht werden, daß *nicht weniger Eiweiß* als im mittleren Alter verzehrt wird. Die hier genannten Werte lassen sich nicht beliebig auf jedes Land übertragen. Früher galt in der Altersernährung daß 1,2 g/kg an Eiweiß zugeführt werden sollten. Seitdem wir in der BRD einen Anstieg in der Gesamteiweißversorgung an tierischem Eiweiß bis zu ca. 69 % erreicht haben und dadurch optimale Mengen an «essentiellen» Aminosäuren angeboten werden, konnte die Bedarfsempfehlung im mittleren Alter von 1,0 g auf 0,9 g und im höheren Alter von 1,2 g auf 1,1 g/kg Körpergewicht an Eiweiß gesenkt werden.

8.2.4.2 Bedeutung der Nährwertträger (Eiweiß, Fett, Kohlenhydrate) in der Altersernährung

In Anbetracht der Tatsache, daß es verschiedene «Heilslehren» gibt, die z.T. die Kohlenhydrate als nicht mehr «essentiell» erklären (weil Kohlenhydrate in Fette und umgekehrt umgewandelt werden könnten) und die eine eiweiß- und fettreiche Ernährung usw. propagieren, bedarf es kurz einiger physiologischer Betrachtungen.

Alle drei Nährwertträger, Eiweiß, Fett und Kohlenhydrate, haben auch in der Altersernährung ihre *spezifische* Bedeutung und sind unentbehrlich.

Eiweiß

Die Eiweißträger liefern die Eiweißkörper, welche chemisch hochmolukulare Substanzen sind, die sich fast ausschließlich aus zahlreichen Aminosäuren aufbauen und unter denen man die sog. Monoaminsäuren (z.B. Glykokoll, Alanin, Asparaginsäure usw.), die Diaminosäuren Arginin und Lysin und die aromatischen Aminosäuren wie Phenylalanin, Tyrosin, Tryptophan, Histidin usw. unterscheidet.

Tierische Eiweißträger (Fleisch, Fisch, Milch, Ei usw.) liefern meistens optimaler als pflanzliche Eiweißträger alle «essentiellen» Aminosäuren. Engpässe bilden sich bei unserer Ernährungsform meistens in der Versorgung mit Methionin. Es müssen mindestens 33 % des Eiweißverbrauchs von tierischem Eiweiß geliefert werden. Ist dies der Fall, so empfiehlt sich im Alter die Zufuhr von 1,2 g Eiweiß/kg Körpergewicht; bei den gegenwärtig hohen Zufuhren von

Tab. 8-12: Empfohlene Nährwertrelationen (vgl. Tabelle 2)

	Eiweiß %	Fett %	KH %
Im mittleren Alter Bei 2500 kcal/Tag (Nahrungszufuhr)	12,3 %	30 %	57,7 %
Altersernährung	15–18 %	25 %	57–60 %

(grob schematische Werte)

etwa 69% tierischen Eiweißes von 1,1 g/kg. Es darf nicht vergessen werden, daß auch in der Altersernährung die Steigerung der *biologischen Eiweißwertigkeit* durch bestimmte (Tab. 8-13) Nahrungskombinationen (Kartoffel/Ei usw.) eine Rolle spielt und daß zahlreiche pflanzliche Eiweißträger hochgradige Eiweißmengen liefern und teils optimale Aminosäurenlieferanten darstellen, die bei einem Mangel an einzelnen «essentiellen» Aminosäuren rasch durch den zusätzlichen Genuß von Milch oder Ei optimiert werden können. Da sie zugleich Faser- und Ballaststoffträger sind, kommt ihnen eine hohe Bedeutung zu.

Wenn mit zunehmendem Alter weniger Nahrung aufgenommen wird, kann durch die Ausnutzung der Steigerung der biologischen Eiweißwertigkeit bei relativ geringerer Gesamteiweißzufuhr eine Optimierung der Eiweißzufuhr erreicht werden. Es ist das Verdienst von Kofranyi, diese Zusammenhänge mit weiter aufgeklärt zu haben.

Die höchste biologische Eiweißwertigkeit besitzt Eieiweiß mit ca. 100% und Kartoffeleiweiß mit ca. 100%. Eine Mischung beider im Verhältnis 64% Kartoffelprotein mit 36% Eiprotein erhöht die biologische Eiweißwertigkeit auf ca. +36%. 75% Milchprotein und 25% Weizenprotein erhöhen sie um +9%. In der Altersernährung käme also im Hinblick auf die Eiweißzufuhr Produkten wie Milch, Ei, Getreidebreie – neben der Versorgung mit Fleisch und Fisch, die manchmal nicht vertragen werden, aus diätetischen Überlegungen – eine hohe und gleichrangige Bedeutung zu. Gute Eiweißlieferanten sind z.B. auch Linsen mit 23,5 g Eiweiß, Erbsen (gelb) 22,9 g, Bohnen (weiß) 21,3 g, Erbsen grün 6,5 g in 100 g. In 100 g liefern Aprikosen, Feigen, Knoblauch, Rosenkohl, Petersilie, Schnittlauch, Brokkoli usw. 3,5–6 g Eiweiß.

Weizenkeime enthalten in 100 g an Eiweiß 26 g, Weizenkleie 16 g, Nüsse zwischen 14–18 g, Teigwaren und Haferflocken 14 g, Gries und Reis 7–10 g, Roggen- und Weißmehl 7–8 g, Sojamehl vollfett 37,3 g.

Demgegenüber hat Milch 3,3 g Eiweiß in 100 g, Fleisch im Durchschnitt (mager) 20 g, Magerquark 17,5 g, Käse i.D. 21–28 g.

In den USA hat sich der Konsum an Rindfleisch fast verdreifacht. Solche Tendenzen sind auch bei uns zu erkennen, als ob mit einem hohen Fleischkonsum eine optimale Eiweißversorgung und Ernährung schlechthin erreicht würde. Die aufgezeigte obige Aufstellung zeigt, daß viele Kohlenhydratträger den Eiweißgehalt von Magerquark, Milch und Fleisch stark übertreffen (wobei jedoch meistens einige Aminosäuren fehlen, die dann durch Kombination mit Ei/Milch ausgeglichen werden müssen). Wichtig ist, daß bestimmte Kohlenhydratträger als gleichzeitige Eiweißlieferanten auch wasserlösliche «essentielle» Mineralien, Spurenelemente und Vitamine liefern, die wir über die anderen Produkte nicht oder nur unzureichend erhalten. Nur die *gemischte Kost*, die alle drei Nährwertträger ausgeglichen berücksichtigt, ist deshalb gesund.

Die heutigen Empfehlungen einer Eiweißzufuhr mit 0,9 g/kg im mittleren Alter und 1,1 g im höheren Alter enthalten alle einen «Sicherheitszuschlag» von ca. 50%. Der Minimalbedarf dürfte bei 0,4–0,6 g Protein/kg/Tag liegen. Bei einem 70 kg schweren Mann würde danach ein Minimalbedarf von 28–42 g bestehen.

Diese Ausführungen zeigen, daß als lebenswichtige Eiweißlieferanten sowohl tierische als auch pflanzliche Nahrungsmittel infrage kommen und schon aus dieser Sicht die Kohlenhydratträger unentbehrlich sind. Bei einem Schwerstarbeiter, der außer 60–70 g Eiweiß kein zusätzliches tierisches Eiweiß erhält, bekommt durch die energiespendenden Kohlenhydratträger trotzdem ungewollt so viel Eiweiß geliefert, daß er am Ende bei einer Kalorienzufuhr um 4000 kcal/Tag selten weniger als 130 g Eiweiß insgesamt aufnimmt.

Insofern kann auch eine Antwort auf die Frage gegeben werden, ob in der Altersernährung eine streng vegetarische oder lakto-vegetarische Ernährungsform statthaft wäre. Wenn die Kost richtig

Tab. 8-13: Biologische Wertigkeit von Eiweissträgern (bezogen auf Eiprotein)

	%	Minimalbedarf in g/Protein
Vollei	100	35
Kartoffel	100	35
Rindfleisch	92	39
Kuhmilch	88	40
Käse	85	41
Sojamehl	84	42
Algen	81	44
Reis	81	44
Roggen	76	46
Bohnen	72	49
Mais	72	49
Weizen	56	63

Tab. 8-14: Bedarf des gesunden Erwachsenen an essentiellen Aminsäuren* (sofern durch eine ausreichende Stickstoffzufuhr die Bildung der nichtessentiellen Aminosäuren gesichert ist** (aus Wiss. Tab. Geigy, Basel 1968)

	Mindestbedarf in g/Tag	Empfohlene Zufuhr in g/Tag***
L-Tryptophan	0,25	0,5
L-Phenylalanin****	1,10	2,2
L-Lysin	0,80	1,6
L-Threonin	0,50	1,0
L-Methionin****	1,10	2,2
L-Leucin	1,10	2,2
L-Isoleucin	0,70	1,4
L-Valin	0,80	1,6

* Essentielle Aminosäuren sind unersetzbare Bestandteile der Nahrung, da der Körper diese Aminosäuren nicht oder nicht in ausreichender Menge zu synthetisieren vermag. Neben den angeführten, für den Menschen essentiellen Aminosäuren sind für Ratte und Hund noch Histidin und Arginin essentiell.

** Nach Rose, W.C., Ged. Proc., 8 (1949) 546 und Nutr. Abstr. Rev., 27 (1957) 631

*** Für werdende und stillende Mütter ist eine noch höhere Zufuhr angebracht.

**** Der Bedarf an Phenylalnin kann zu 70–75% durch Tyrosin, der von Methionin zu 90–89% durch Zystin gedeckt werden

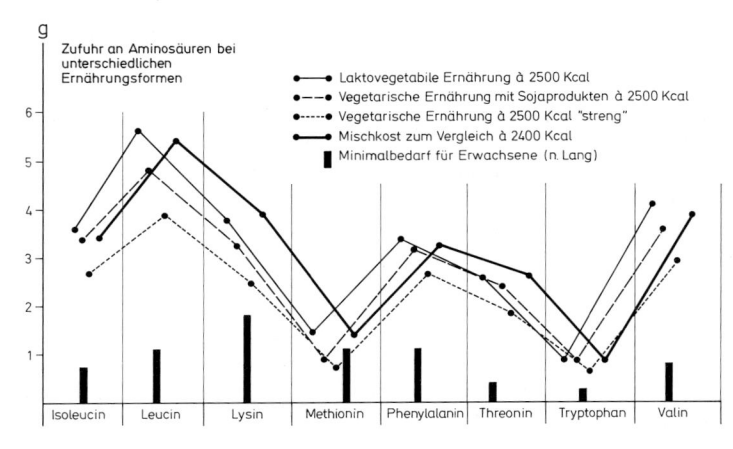

Abb. 8-1: Die Darstellung zeigt, daß unter Beachtung der empfohlenen Nährwertrelationen bei fast allen Kostformen das Minimum der Zufuhr an «essentiellen» Aminosäuren bei Methionin liegt. Da die Methioninzufuhr jedoch zu 89–90% mit durch die Zufuhr an Zystin gedeckt werden kann, läßt sich auch hier der Engpaß selbst bei streng vegetarischer Ernährung umgehen.

zusammengestellt ist, so werden bei der lakto-vegetabilen Kostform stets alle Aminosäuren (Milchzusatz reicht zur Optimierung aus) und alle anderen «essentiellen» Nahrungsstoffe geliefert; bei der strengen Kostform ist dies ebenfalls, jedoch nur bei sehr genauer Nahrungsberechnung, möglich. Hier gibt es nur 3 Engpässe in der Ernährung, die Zufuhr von Vitamin B_{12}, Eisen (wegen Mangel an tierischem Protein) und die Aminosäure Methionin betreffend. Des Rätsels Lösung ist ganz einfach die Kunst, jene Kohlenhydratträger zu favorisieren, die hohe und optimale Proteinmengen und Aminosäurenzusammensetzungen aufweisen. Am Ende spielt es keine Rolle, wer die «essentiellen» Aminosäuren liefert, ob tierische oder pflanzliche Produkte, jedoch besteht die optimale Aminosäurenaufnahme stets bei gemischer Kost. Tab. 8-14 zeigt den Bedarf an den wichtigsten «essentiellen» Aminosäuren. Abbildung 8-1 gibt die Zufuhr an den «essentiellen» Aminosäuren bei verschiedenen Kostformen wieder.

1847 gründete der berühmte Physiker Newton übrigens in England eine Gesellschaft der Vegetarier («nichts vom toten Tier»), um die übermäßige Fleischesserei zu bekämpfen (ohne hier auf weitere Entstehungsmomente der Vegetarismus eingehen zu wollen). Alleine die Bedeutung der Kohlenhydratträger als Eiweißlieferanten würde ausreichen ihre «essentielle» Bedeutung zu belegen.

Fette

Die Fette sind Glycerinester höherer Fettsäuren. Das Fett des Körpers stammt aus dem Fett der Nahrung, mit dem der Organismus nach dessen Spaltung in Glycerin und Fettsäuren eine Resynthese von arteigenem Fett vornimmt, zum Teil aber auch in geringem Maße artfremdes Fett in den Geweben deponiert. Bekanntlich ist die Fettbildung auch aus Kohlenhydraten möglich. Die unmittelbare Fettbildung aus Eiweiß kommt so gut wie kaum in Frage.

Zur Gruppe der Sterine gehört auch *Cholesterin*, welches kein Lipoid sondern ein aromatischer Alkohol ist. Praktisch kommt es in fast allen Zellen vor, kann vom Organismus aufgebaut werden und gehört nicht zu den obligatorischen, essentiellen Nahrungsstoffen. Der Unterschied zwischen tierischem und pflanzlichem Cholesterin besteht vor allem darin, daß *nur das tierische Cholesterin resorbiert* wird. Nur ca. 10–20% des Nahrungscholesterins können resorbiert werden, während wenigstens 1200 mg Cholesterin/Tag endogen produziert werden. Es besteht zwischen fettreichen und cholesterinreichen Nahrungsmitteln keine unbedingte Korrelation. Wer fettreich ißt, erhält deswegen nicht auch obligatorisch viel an Cholesterin und viel an gesättigten Fettsäuren. Am ehesten läßt sich eine Korrelation zwischen Cholesterin-, Eiweiß- und Fettzufuhr herstellen. Bei einer normokalorischen, ausgewogenen Kost, die wir allerdings heute nicht besitzen, werden bei 2500 kcal um 350 mg Cholesterin zugeführt (Tab. 8-18 und 8-27).

Tab. 8-15: Beispiele für gute Ergänzungswerte mit z.T. biologisch primär minderwertigen Eiweißträgern

Mehl, Brot	mit Fleisch, Fisch oder Milch
Kartoffeln	mit Milch, Quark, Käse
Leguminosen	mit Ei, Weizen oder Roggen

Beispiele für schlechten Ernährungswert:

Mehl, Brot	mit Kartoffeln, Soja oder Gemüse
Kartoffeln	mit Leguminosen
Leguminosen	mit Fleisch oder Fisch

(aus Kofranyi, Umschau Verlag Frankfurt a. M.)

Tab. 8-16: Übersicht über einige Nahrungsmittel (Gehalt und Schwankungen an Fettsäuren und Cholesterin)

100 g Nahrung	Fettsäuren unges. FS g	ges. FS g	Cholesterin mg
Rindfleisch	0,3–0,8	6–12	70
Schweinefleisch	2,0–4,0	5–20	70
Kalbfleisch	0,01–0,12	0,4–3	90
Leber	0,75	2,2	250
Niere	0,3	3,0	350
Butter	2,0	50,0	240
SB Margarine	24,0	14,0	–
Becel	40,0	20,0	–
Distelöl	75	10,0	–
Bratwurst	0,6	15,0	–
Leberwurst	4,1	19,0	85
Forelle	0,4	0,29	55
Heilbutt	2,7	0,75	50
Kabeljau	0,6	0,5	50

Welche Rolle das Cholesterin für das Entstehen der Arteriosklerose, des Herzinfarktes usw. spielt, ist nach wie vor ungeklärt.

Die Altersernährung, in der noch 0,9 g Fett pro kg des wünschenswerten Körpergewichtes gestattet sind, dürfte wegen der generellen Fettbeschränkung eine Belastung durch Cholesterin im allgemeinen ausscheiden (Abb. 8-4). Bei einer gemischten Kost werden auch ohne zusätzliche Gabe von Reinfetten durch alle anderen Nahrungsmittel ausreichende Mengen an hochungesättigten Fettsäuren (Linolsäure) geliefert (Tab. 8-17). Neben der Aufgabe der Fette als Energielieferanten liefern sie die *fettlöslichen Inhaltsstoffe*, also die fettlöslichen Vitamine A, D, E und K und die gesättigten und hochungesättigten Fettsäuren. Die Zufuhr von 6–7 g an hochgestättigten Fettsäuren (Linolsäure), reicht auch in der Altersernährung aus.

Es lassen sich keine Korrelationen und schon gar keine Beweise herstellen, zwischen der Zunahme der Sterbefälle an Herzinfarkt und der Zunahme der durchschnittlichen Zufuhr in der Nahrung an Cholesterin oder *«hochungesättigten»* Fettsäuren. Dies zeigt Tabelle 8-18. Japan mit der geringsten Herzinfarkthäufigkeit hat zwar einen geringen Cholesterinkonsum aber auch den niedrigsten an «hochungesättigten» Fettsäuren, weil insgesamt dort wenig Fett verzehrt wird. In den USA besteht die höchste Zufuhr an «hochungesättigten» Fettsäuren und die höchste Sterbeziffer an Herzinfarkt. Das gleiche betrifft die Gesamtfettzufuhr (Tab. 8-19). In Finnland mit den höchsten Infarktziffern wird weniger Fett als in Italien gegessen, wo Herzinfarkte selten sind. Tabelle 8-20 mit dem unterschiedlichen Butter- und Margarinekonsum in der Welt zeigt die gleichen Resultate. Diese Tabellen beweisen eigentlich nur, wie wenig derartige Auswertungen taugen.

20 Jahre Verherrlichung des «gestörten» Cholesterinstoffwechsels, Versuche die Nahrungszufuhr an gestättigten Fettsäuren und an Cholesterin zu senken, um dadurch die Sterblichkeit an Koronarkrankheiten zu senken, haben nicht nur zu keinerlei Erfolg geführt, sondern auch die Forschung auf anderem Gebiet weitgehend fixiert und eingefroren. Auch das Vorkommen von erhöhtem Serumcholesterinspiegel und gehäuftem Auftreten von Herzinfarkt ist bis heute nur bei einem Teil der Patienten eine Korrelation geblieben. Ein Beweis ist niemals vorgelegt worden, und wir wissen nicht, ob Cholesterin nur ein Indikator für andere Veränderungen ist.

Die Argumente, mit denen ein angeblicher Rückgang an Sterbefällen in den USA an ischämischen

Tab. 8-17: Zufuhr an Linolsäure (1976/77) in verschiedenen Ländern der Welt ohne Berücksichtigung der Reinfette (nur durch andere Nahrungsmittel), Mittelwertberechnung.

Land	Linolsäure (g/Tag/Person)
BRD	6,3
Italien	4,7
Frankreich	5,6
Niederlande	7,3
Belgien/Luxemburg	5,3
Norwegen	4,1
Schweden	4,8
Finnland (1978)	4,6
Dänemark	5,8
Großbritannien	4,5
USA	4,9
Japan	3,2

Tab. 8-18: Zufuhr von Cholesterin und «essentiellen» Fettsäuren in einigen Ländern der Welt (1976/77). Anhand dieser Tabelle wird deutlich, daß sich durch Vergleiche zwischen der Zufuhr an «essentiellen» Fettsäuren und dem Vorkommen von Herzinfarkten pauschal gesehen überhaupt keine Rückschlüsse ziehen lassen

Land	Cholesterin mg/Tag (mmol/d)	«essentielle» Fettsäuren (gesamt) g/Tag	davon: Linolsäure g/Tag
BRD	524 (1,36)	24,6	19,3
Italien	280 (0,72)	18,7	16,4
Frankreich	530 (1,37)	20,9	17,6
Niederlande	380 (0,98)	30,5	25,4
Belgien/Luxemburg	490 (1,27)	20,3	18,8
Norwegen	260 (0,67)	18,3	13,4
Schweden	370 (0,96)	31,9	25,6
Finnland (1978)	460 (1,19)	17,8	16,4
Dänemark	420 (1,09)	20,0	15,8
Großbritannien	420 (1,09)	17,0	13,8
USA	488 (1,27)	35,5	21,1
Japan	270 (0,70)	14,5	9,0

Tab. 8-19: Gesamtfettzufuhr in g Tag/Person 1976/77

Land	Gesamtfettzufuhr in g/Tag/Person
BRD	139,5
USA	134,0
Schweden	186,0
Dänemark	138,0
Großbritannien	118,0
Niederlande	170,0
Finnland (1978)	122,0
Italien	125,0
Frankreich	148,0
Japan	65,0

Tab. 8-20: Butter- und Margrinekonsum in einigen Ländern der Welt (1976/77)

Land	Butterkonsum g/Tag/Person	Margarinekonsum g/Tag/Person
BRD	17	24
Italien	6	2
Frankreich	26	8
Niederlande	9	36
Großbritannien	20	14
Schweden	15	42
Finnland (1978)	32	23
Dänemark	22	48
USA	5,5	14
Belgien/Luxemburg	26	29
Irland	33	10

Herzkranzgefäßleiden geführt wurden, in Übereinstimmung mit einem Rückgang im Konsum an Milchprodukten (Butter, Milch, Sahne) und Eiern, sind teils haarsträubend unseriös und offensichtlich durch kommerzielle Gesichtspunkte bestimmt worden.

Auf der Sitzung der Deutschen Gesellschaft für Fettwissenschaft in Freiburg i. Br. im September 1981 wurde festgestellt, daß jährlich ca. 60 Millionen Tonnen Fett pflanzlicher und tierischer Herkunft produziert werden. Dies entspricht der Menge an Zucker, die auf der Welt gehandelt wird. Zwei Drittel der Fette werden aus Pflanzen, insbesondere aus Sojabohnen, hergestellt. Die USA produzieren ca. 20,9 Millionen Tonnen Fett vorwiegend aus Sojabohnen. Volumenmäßig wurden ebenso viel Fett und Öl in der Welt produziert wie Stahl.

Insoweit gehört dieser Handelszweig mit zu den kommerziell ertragreichsten der Welt, wobei infolge des warmen Klimas in Amerika (Malaysia produziert Palmöl usw.) dort das Hauptanbaugebiet und die wichtigsten Handelsinteressen gegen die europäischen Land- und Milchwirtschaft vertreten werden. Insoweit ist es das gezielte Interesse, die durch unser Klima festgelegte Land- und Milchwirtschaft im Kern zu treffen, d.h. die Produktion von Butter und andere Fetten, Milch usw. zugunsten einer Einfuhr von Sojaprodukten zu reduzieren. Wenn Tabelle 8-20 zeigt, daß in Italien und den USA minimale Buttermengen verzehrt werden, so deshalb in erster Linie, weil infolge der Hitze diese Produkte dort ranzig werden (nicht aber weil dies als «gesund» gilt).

Greten, Heyden und Schettler (Dtsch. Ärzteblatt 75, Heft 40, 2266 [1978]) haben den Rückgang an Sterbefällen in den USA in den letzten 15 Jahren mit dem Rückgang im Konsum an Butter um 31%, an Milch und Sahne um 19%, an Eiern um 12% usw. unter Hinweis auf die Abnahme weiterer Risikofaktoren beschrieben. Heyden sagt hierzu, zwei von fünf Haushalten hätten ihre Ernährung drastisch umgestellt (unter detailliertem Hinweis auf den Rückgang an oben genannten Nahrungsmitteln). Abbildung 8-2 zeigt, daß die Sterbefälle in den USA an ischämischen Herzkranzgefäßleiden seit 1950–1954 bis um das Jahr 1969 stark zunahmen und dann wieder zu sinken begannen. Wenn heute behauptet wird,

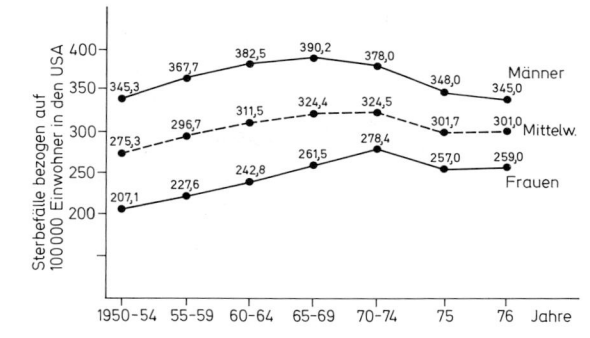

Abb. 8-2: Die Sterbefälle an «ischämischen Herzkrankheiten» betrugen, auf 100000 Einwohner in den USA berechnet, von 1950–54 = 296,3, 1969–64 = 311,5, 1965–69 = 324,4, 1975 = 301,7, 1976 = 301,0. Auffälligerweise nehmen die Sterbefälle bei Frauen relativ stärker zu, während sie bei Männern eher absinken (Daten aus: Ischaemic Heart Dieseases, WHO, Genf, 1979, Reg. Nr. = 64/1979)

Tab. 8-21: Die Ernährung in den Vereinigten Staaten von Amerika (USA) von 1945–1977 mit tierischen Nahrungsmitteln sowie tierischen und pflanzlichen Fetten (Quelle: Agriculture Statistics 1967/1973/1978. US Government Printing Office. Washington 1967/1973/1978)

	Jahr	1945	1950	1955	1960	1965	1970	1977
A	a) Trinkmilch (mit Sahne)	496,3	434,1	432,9	398,0	375,5	328,4	296,0
	Kondensmilch	22,8	25,0	20,1	17,0	13,2	8,8	6,0
	Magermilchpulver	2,4	4,6	6,9	7,7	6,9	6,7	4,2
	Vollmilchpulver	0,5	0,4	0,3	0,4	0,4	0,3	0,2
	Eiscreme	19,5	21,4	22,4	22,8	23,0	22,0	22,0
	Käse	8,3	9,6	9,8	10,3	11,9	14,3	20,3
	b) *Eier*	60,2	60,3	58,3	52,9	49,5	49,1	42,9
	c) *Fleisch*							
	Rindfleisch	73,9	78,9	102,0	106,0	123,8	142,0	156,6
	Kalbfleisch	14,8	9,9	11,7	7,7	6,5	3,6	4,8
	Schweinefleisch	82,9	86,1	83,1	81,1	83,6	82,6	76,5
	Schaf und Hammel	9,1	5,0	5,7	6,0	4,6	4,1	2,1
	Geflügel: Huhn	27,4	25,6	26,5	34,8	41,5	51,6	55,8
	Puter	4,4	5,1	6,2	7,6	9,2	10,2	11,5
	d) *Fisch*	14,8	17,2	16,0	16,4	17,7	18,4	21,3
	e) *Fette (tierische)*							
	Butter	13,6	13,3	11,2	9,3	8,0	6,6	5,5
	Schmalz	15,7	17,4	15,3	13,3	11,6	5,8	2,8
	Fette (pflanzliche)							
	Margarine	5,1	7,6	10,2	11,7	12,3	13,7	14,4
	Öle	7,7	10,7	13,1	14,3	17,5	22,6	26,9
	Shortenings	11,3	13,7	14,3	15,7	17,4	21,5	21,9
B	Cholesterin mg/Tag	550	546	546	516	512	513	488
	Polyenfettsäuren g/Tag	18,36	21,60	22,97	24,30	27,53	31,70	35,53

(Nahrungskonsum in g/Tag und Person)

daß der Rückgang der Sterbefälle mit dem Rückgang im Konsum an Milch, Butter, Sahne usw. korreliere, so zeigt Tabelle 8-21, daß die Autoren verschwiegen, daß die gleichen Nahrungsmittel bereits seit 1945 im Konsum zurückgingen, als die Koronarkrankheiten noch stark anstiegen. Sie hätten ebenso gut die Zunahme der Sterbefälle von 1945–69 mit der Abnahme dieser Produkte korrelieren können.

Auch wird nicht gesagt, daß durch die starke Zunahme im Käse- und Fleischkonsum de facto signifikante Änderungen in der Zufuhr von gesättigten Fettsäuren und von Cholesterin ausgeblieben sind, weil durch die Zunahme der einen Nahrungsmittel die Abnahme der anderen qualitativ abgefangen wurde. Dies zeigen die Tabellen 8-21 und 8-23.

Unterm Strich hat sich in den USA in den letzten 12 Jahren (seit 1977) so gut «wie nichts» im Hinblick auf den Verzehr an Cholesterin oder an gesättigten Fettsäuren geändert, mit der Ausnahme, daß ständig mehr gegessen wird und in keinem sonstigen Land (ohne Alkoholkalorien) inzwischen eine Tageszufuhr von 3470 kcal und ein Verzehr von 168 g Zucker erreicht wurde (Tab. 8-22). Es ließe sich auch der steigende Zuckerkonsum mit der Abnahme der Koronarkrankheiten korrelieren.

Die zwischenzeitliche Entdeckung, daß es keinen einheitlich erhöhten Gesamtcholesterinspiegel gibt, sondern zwischen α-, β-Lipoproteinen bzw. dem HDL-Cholesterin (LDL-VLD-Cholesterin) zu unterscheiden ist, von denen ein erhöhter «HDL-Cholesterinspiegel» sogar herzinfarktvorbeugend wirken soll, unterstützt die vorangegangenen Ausführungen nur noch.

In der *Alterernährung* gilt deshalb aus physiologischer und medizinischer Sicht, daß in erster Linie die *Gesamtfettzufuhr auf das notwendige Maß zu reduzieren* ist, daß dann allerdings die Wahl der Fettzufuhr (Butter oder Margarine) frei ist. Unbestritten ist, daß das am leichtesten verdauliche Fett seit jeher das Milchfett ist. (Erlaubte Fettzufuhr: 0,9 g/1 kg Normalgewicht).

Kohlenhydrate

Die Kohlenhydratträger liefern zugleich einen Großteil der Proteine und der wasserlöslichen «essentiellen» Stoffe, wie die wasserlöslichen Vitamine, Mineralstoffe und Spurenelemente, ohne die Stoffwechsel unmöglich wäre. Insoweit ist eine kohlenhydratreduzierte Ernährung im Alter nicht verantwortbar, zumal die Kohlenhydratträger fast alleine das Substrat für den Stuhlgang liefern. Insbesondere die faser- und ballastreichen Nahrungsmittel werden im Dickdarm bakteriell zersetzt, während Aminosäuren resorbiert und Fett in wasserlöslicher Form aufgenommen werden, aber nicht für die Stuhlbildung zur Verfügung stehen. Die Bedeutung der Kohlenhydratträger für den geregelten Stuhlgang im Alter ist klar ersichtlich. Auf die große Bedeutung der Kohlenhydratträger als Eiweißlieferanten wurde eingangs (Abschn. 8.2.4.2.3 Eiweiß) eingegangen. Natürlich sollen wieder kalorische Produkte bevorzugt werden.

Die Kohlenhydrate bestehen aus den drei Elementen C, H und O nach der allgemeinen Formel $C_nH_{2n}O_n$ und stellen chemisch die ersten Oxidationsprodukte mehrwertiger Alkohole von Aldehyd- und Ketoncharakter dar. Die für den Stoffwechsel wichtigsten Kohlenhydrate sind die *Monosaccharide*, die *Disaccharide* und die *Polysaccharide*. Kohlenhydrate, die im Stoffwechsel eine Rolle spielen, stammen ebenso wie die Fette in erster Linie aus der Nahrung. Sie werden durch die Verdauungsenzyme in Speichel, Pankreas und Darmsaft in Monosaccharide überführt und können nur in dieser Form resor-

Tab. 8-22: Die Ernährung in den Vereinigten Staaten von Amerika (USA) von 1945–1977 (Quelle- Agricultural Statistics 1967/1973/1978, hrsg. vom US-Department of Agriculture. US Government Printing Office, Washington 1967/1973/1978)

Jahr	1945	1950	1955	1960	1965	1970	1977
Eiweiß g/Tag	107	102	104	103	107	110	112
Fett g/Tag	132	131	133	133	132	145	150
Kohlenhydrate g/Tag	412	397	372	366	369	372	391
davon als: Zucker/Glukose/Honig g/Tag	116	141	132	135	143	149	168
Kalorien (kcal)	3378	3276	3203	3172	3191	3333	3470
(ohne Alkoholkalorien) kj/Tag	14198	13769	13465	13337	13404	14024	14581

Tab. 8-23: Veränderung der Zufuhr in 12 Jahren von 1965–1977 in den USA an Fett und Cholesterin durch die wichtigsten Nahrungsmittel tierischen Ursprungs

Nahrungsmittel	Fettzufuhr g/Tag/Person		Cholesterinzufuhr mg/Tag/Person	
Milchprodukte (ohne Butter) einschl. Käse	−1,7		− 4,97	
Butter	−2,1		− 6,00	
Schmalz	−8,8	(−13,3 g)	− 8,80	(−50,77 mg)
Eier	−0,7		−31,00	
Fleisch und Fleischwaren	+4,6		+25,47	
Differenz (1965–1977)	−8,7 g Fett		−35,30 mg Cholesterin	

Tab. 8-24: Versorgung verschiedener Bedarfsgruppen (Vorschläge nach Richtwerten von DGE, Geigy, Ketz, Pandoin, London)

Nahrungsmittel	1 Kleinstkinder 1–3 Jahre		2 Kleinkinder 4–6 Jahre		3 Schulkinder 7–9 Jahre		4 Schulkinder 10–12 Jahre		5 Schulkinder 13–14 Jahre		6 Jugendliche 15–18 Jahre		7 Leichtarbeiter ca. 70 kg KG		8 Schwangere 2200+300 kcal		9 Stillende 2200+500 kcal		10 mittlerer Schwerarbeiter ca. 3000 kcal		11 Schwerarbeiter 3600–3800 kcal		12 Schwerstarbeiter 4000–4200 kcal		13 Ältere Menschen ca. 2100 kcal	
	g/Wo	g/Tg	g/Wo	g/Tg	g/Wo	g/Tg	g/Wo	g/Tg	g/Wo	g/Tg	g/Wo	g/Tg	g/Wo	g/Tg	g/Wo	g/Tg	g/Wo	g/Tg	g/Wo	g/Tg	g/Wo	g/Tg	g/Wo	g/Tg	g/Wo	g/Tg
1. Fleisch und Fisch	140	20	210	30	350	50	560	80	560	80	560	80	560	80	700	100	700	100	560	80	700	100	840	120	560	80
2. Milchsorten	2800	400	3500	500	3500	500	3500	500	3500	500	3500	500	2100	300	4200	600	4200	800	3500	500	3500	500	4900	700	1750	250
3. Käse bis 45% F.i.T.	70	10	70	10	140	20	140	20	175	25	210	30	140	20	140	20	140	20	210	30	210	30	210	30	140	20
4. Magerquark	105	15	105	15	105	20	140	20	175	25	210	30	350	50	350	50	350	50	350	50	350	50	350	50	350	50
5. Ei ganz	70	10	70	10	70	10	105	15	175	25	175	25	105	15	105	15	105	15	175	25	175	25	175	25	105	15
6. Kochfette	–	–	–	–	21	3	35	5	35	5	35	5	35	5	35	5	35	5	35	5	35	5	70	10	35	5
7. Pflanzenöle	21	3	49	7	49	7	49	7	70	10	70	10	70	10	35	5	35	5	70	10	70	10	70	10	49	7
8. Butter oder Margarine	105	15	105	15	105	15	140	20	140	20	210	30	175	25	140	20	140	20	210	30	350	50	350	50	140	20
9. Brot (vorzugsweise Vollkorn)	560	80	700	100	1050	150	1400	200	1575	225	1750	250	1575	225	1575	225	1750	250	2100	300	2800	400	2800	400	1400	200
10. Getreideprodukte	350	50	420	60	280	40	280	40	280	40	350	50	350	50	280	40	280	40	350	50	350	50	420	60	280	40
11. Kartoffeln	560	80	1050	150	1225	175	1400	200	1750	250	1750	250	1750	250	1750	250	1750	250	2100	300	2450	350	2450	350	1400	200
12. Hülsenfrüchte	–	–	–	–	35	5	35	5	70	10	70	10	35	5	35	5	–	–	35	5	35	5	70	10	35	5
13. Sojaprodukte	–	–	–	–	–	–	35	5	70	10	70	10	35	5	35	5	–	–	35	5	35	5	70	10	35	5
14. Frischobst	700	100	1050	150	1400	200	2800	400	2800	400	2800	400	2800	400	2800	400	2800	400	2800	400	2800	400	3500	500	2100	300
15. Frischgemüse	700	100	1050	150	1400	200	2100	300	2100	300	2100	300	2100	300	2100	300	2100	300	2100	300	2100	300	2450	350	1750	250
16. Trockenobst	35	5	105	15	105	15	105	15	105	15	105	15	–	–	70	10	70	10	70	10	70	10	140	20	35	5
17. Nüsse	21	3	35	5	35	5	35	5	35	5	35	5	–	–	35	5	35	5	70	10	140	20	140	20	35	5
18. Schokolade	35	5	35	5	35	5	35	5	70	10	70	10	350	50	35	5	35	5	70	10	140	20	140	20	35	5
19. Zucker oder Honig	175	25	175	25	175	25	175	25	210	30	280	40	350	50	280	40	280	40	350	50	350	50	420	60	245	35
20. Konfitüre	–	–	70	10	70	10	70	10	105	15	105	15	105	15	105	15	105	15	105	15	105	15	140	20	105	15
Zugeführte Kalorien:	1220		1610		1850		2290		2570		2800		2400		2540		2730		3050		3670		4120		2100	
Nährwertrelationen:	13-33-54		13-32-55		14-32-54		14-32-54		14-31-55		14-32-54		14-28-58		15-30-55		15-30-55		13-32-55		13-34-53		13-34-53		14-30-56	

biert werden und in den Stoffwechsel eintreten. Bekanntlich können nicht nur Fette aus Kohlenhydraten und umgekehrt aufgebaut werden, sondern auch Kohlenhydrate aus Eiweißkörpern (sog. Glykoneogenese). Aus zahlreichen Aminosäuren, vor allem aus Alanin sowie aus Glykokoll, Asparaginsäure, Glutaminsäure, Leucin usw. ist dies möglich. Deshalb kann auch bei kohlenhydratfreier Kost und nach Aufzehrung der Kohlenhydratreserven im Alter z.B. im Hunger kein «zuckerfreies» Blut nachgewiesen werden. Es weist wie unter normalen Verhältnissen dauernd einen gewissen Zuckergehalt auf. In der Alternsernährung besteht die «essentielle» Bedeutung der Kohlenhydratträger neben der Proteinlieferung in der Lieferung der wasserlöslichen «essentiellen» Elemente und des Substrats für den Stuhlgang besonders durch Faser- und Ballaststoffreichtum der Nahrung. Eine Vernachlässigung der Zufuhr würde eine Reduzierung der Darmmotilität, verlängerte Verweildauer von toxischen Stoffen, die mit der Nahrung aufgenommen wurden mit evtl. karzinogener Wirkung an den Darmschlingen bedeuten. Mit ihr wird heute die Zunahme von Krebserkrankungen des Dickdarms im Alter erklärt.

8.2.5 Nahrungsbedarf im Alter

Von großer Bedeutung ist schließlich, in welchem Alter *welche* Nahrungsmittel in optimaler Menge in der Ernährung angeboten werden sollen. Wegen des unterschiedlichen Bedarfs in den verschiedenen Dezennien zeigt Tabelle 8-24 übersichtlich, welche Mengen an Brot, Nährmitteln, Gemüse, Milch, Fleisch usw. angeboten werden sollen. Diese Tabelle wurde von uns so berechnet, daß eine Garantie der Zufuhr aller «essentiellen» Nährstoffe enthalten ist, und ein optimales Verhältnis der zugeführten Nahrungsmittel untereinander.

8.2.6 Zur Fehlernährung des alternden Menschen

Die Ernährungsprobleme des alternden Menschen sind eingebettet in die allgemeine Entwicklung der Fehlernährung in der BRD. Tabelle 8-25 zeigt, daß sich die *Energiezufuhr* mit Ausnahme der Krisen- und Kriegszeiten in Deutschland seit der Jahrhundertwende *kaum geändert* hat.

Tab. 8-25: Umschichtung des Nahrungsmittelverbrauchs in Deutschland seit den «Hungerjahren» 1946/48. Die abnehmende Kohlenhydratzufuhr ist für die Häufung von Fettsucht nicht verantwortlich, wohl aber steigender Fettkonsum. In dieser Berechnung sind die durch Alkohol gelieferten Kalorien nicht berücksichtigt. 1977 kamen ca. 450 Kilokalorien (1883 kJ) durch Alkohol pro Kopf und Tag hinzu. Alkoholkalorien sind nach Fettkalorien an zweiter Stelle für die Zunahme des Übergewichts verantwortlich

Jahr	Eiweiß insgesamt g	davon tierisches Eiweiß g	Fett g	Kohlenhydrate g	Kilokalorien kcal	Kilojoule kJ
1909/13	87	34	91	442	2940	12300
1924	81	34	83	381	2750	11506
1928	85	40	102	399	2940	12300
1932	80	37	104	389	2890	12092
1935	91	50	104	433	3100	12970
1946/47	73	27	44	374	2120	8870
1947/48	77	25	43	418	2290	9580
1948/49	83	27	53	462	2600	10878
1949/50	81	38	80	430	2840	11883
1950/51	81	42	98	415	2950	12343
1951/52	81	42	99	401	2890	12092
1952/53	83	45	106	401	2980	12468
1953/54	84	47	111	398	3010	12594
1954/55	86	48	114	402	3060	12803
1955/56	86	50	117	393	3060	12803
1956/57	86	49	118	393	3070	12845
1957/58	89	54	117	384	3020	12636
1958/59	80	47	125	392	3000	12552
1959/60	80	48	125	371	2920	12217
1960/61	80	48	127	383	2980	12468
1961/62	82	50	129	372	2970	12426
1962/63	80	50	130	368	2960	12385
1963/64	80	50	129	367	2950	12343
1964/65	80	51	131	356	2920	12217
1965/66	79	51	129	354	2890	12092
1966/67	80	52	130	345	2870	12008
1967/68	79	50	130	354	2890	12092
1971/72	82,5	55	140,3	352,1	2999	12548
1974/75	83,4	55,8	139,6	354,6	2997	12539
1977/78	100,3	66,6	139,6	350,9	3153	13192

Ernährung und Nährstoffzufuhr 413

So wurden vor dem 1. Weltkrieg 1913 ebenso um 3000 kcal verzehrt wie bereits wieder 1950 oder 1977.

Danach resultiert alo die weitverbreitete Übergewichtigkeit, welche die Lebenserwartung erheblich verkürzt, die von Ausnahmen abgesehen im Allgemeinen aus dem Rückgang an körperlicher Arbeit bei unverändert relativ zu hoher Nahrungszufuhr resultiert. Während früher ca. $^2/_3$ der Bürger körperlich arbeiteten, sind es gegenwärtig ca. $^2/_3$ Leichtarbeiter. Im vergangenen Jahr waren in der BRD noch 1% Schwerstarbeiter und ca. 13% Mittelschwerarbeiter.

Abbildung 8-3 zeigt, daß innerhalb dieser Nahrungszufuhr sich die Fettzufuhr ca. verdoppelte (Bedarf um 70 g/Tag/Person) auf ca. 140, 6 g und die Kohlenhydratzufuhr sich halbierte. Während früher um 470–480 g an Kohlenhydraten zugeführt wurden, sehr geringer Zuckerzufuhr, beträgt die Kohlenhydratzufuhr noch ca. 350 g/Tag/Person inklusiv ca. 105 g Zucker. Sieht man von dem ernährungsphysiologisch hohen Zuckerkonsum ab, so werden an den übrigen Kohlenhydratträgern noch ca. 250 g am Tag nach unseren Analysen in vielen Regionen geliefert.

Dieser Rückgang korreliert mit dem Rückgang an bestimmten Nahrungsmitteln, die in Tabelle 8-26 dargestellt sind. Die Entwicklung dieser Ernährungsweise nähert sich teilweise jenen Vorschriften, die der Experimentator bei der Zusammensetzung eines Futters einer «kardiovasopathogenen» Diät zur Erzeugung von Arteriosklerose und Herzinfarkt zu beachten hat. Die Verdoppelung der Fette ist weniger im Hinblick auf die Energiezufuhr bedeutsam, weil aus dieser Sicht theoretisch auch die überhöhten Zufuhr von Kohlenhydraten am Ende nichts anderes als Übergewicht bewirkt hätte, weil Kohlenhydrate in Fette und Fette in Kohlenhydrate umgewandelt werden können. Wesentlicher erscheint die Verdoppelung der Zufuhr fettlöslicher Inhaltsstoffe der Vitamin A, D, E und K, insbesondere der beiden gefährlichen Vitamine, die nicht überdosiert werden dürfen, Vitamin D und A, und die durch die Halbierung der Kohlenhydrate bedingte Abnahme der Zufuhr an wasserlöslichen Mineralstoffen, Vitaminen und Spurenelementen, insbesondere der Antagonisten des Calcium, Magnesium und Zink.

Wir haben an anderer Stelle aufgezeigt, daß eine langfristige überhöhte Gabe an Vitamin D_3 im Experiment bei einem Mangel an den Antagonisten des Calciums im Futter, nämlich an Magnesium und Kalium und Zink, eine sehr gut reproduzierbare Ar-

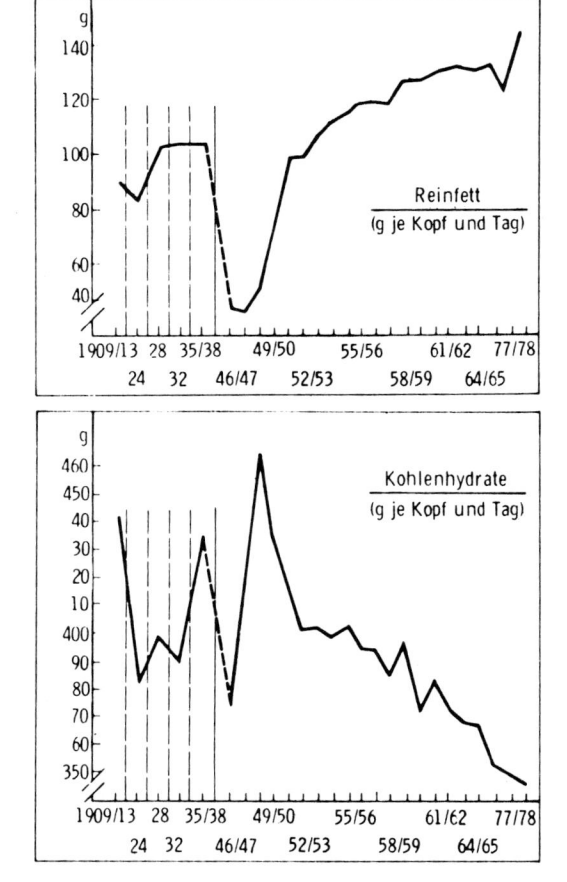

Abb. 8-3: Die graphische Darstellung zeigt die Verabreichung von Kohlenhydraten und Fett in Deutschland in den letzten Jahren. Während bereits in den Vorkriegsjahren der Fettanteil gegenüber der Jahrhundertwende zu hoch liegt, wird in der Nachkriegszeit die Mangelernährung durch überhöhte Fettzufuhr aufgeholt.

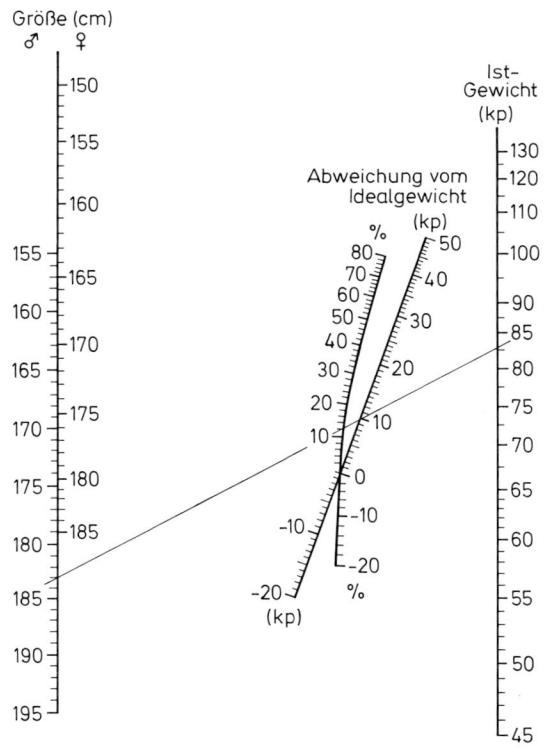

Abb. 8-4: Nomogramm zur Ermittlung von Über- und Untergewicht bei Erwachsenen (nach Thews). Bezug: MLIC-Idealgewicht für mittelschweren Knochenbau, Normspanne: ± 5% Abweichungen vom Idealgewicht. Beispiel: 183 cm, männlich, 83 kp Istgewicht. – Ergebnis: 10 kp Übergewicht, entsprechend 13% Abweichung vom Idealgewicht (aus H. Rein und M. Schneider: Einführung in die Physiologie des Menschen. Springer-Verlag, Berlin–Heidelberg–New York 1979)

Tab. 8-26: Durchschnittlicher Verbrauch der Bevölkerung der BRD an Lebensmitteln pflanzlicher Herkunft je Kopf und Jahr in kg. Die Zahlen verdeutlichen den starken Rückgang an Kohlenhydratträger (mit Ausnahme des überhöhten Zuckerkonsums)

Jahr	Roggen-mehl	Weizen-mehl	Nähr-mittel	Kartof-feln	Gemüse	Hülen-früchte	Obst	Süd-früchte	Zucker	Marga-rine	sonstige Fette
1948/49	38,0	80,2	3,2	225,9	60,8	3,2	24,2	1,7	20,9	–	2,4
1949/50	40,7	68,4	5,3	202,0	42,7	2,2	32,6	6,2	23,8	–	4,8
1950/51	35,1	61,8	2,9	186,6	49,9	1,7	42,7	7,8	28,5	9,0	8,9
1951/52	32,8	63,3	4,7	177,4	44,0	1,3	46,5	7,9	25,7	9,9	8,2
1952/53	31,5	63,3	4,5	170,5	43,9	1,7	61,5	11,2	24,7	11,5	8,9
1953/54	30,9	62,0	4,2	163,5	48,6	1,6	58,7	13,0	26,4	12,0	9,1
1954/55	26,9	64,2	4,5	160,2	41,6	1,8	60,9	13,1	27,5	12,4	9,4
1955/56	28,2	62,7	4,7	157,2	48,3	1,7	48,5	14,7	28,2	12,8	9,6
1956/57	27,4	61,1	4,7	152,4	45,3	1,7	59,6	13,6	29,0	12,7	9,5
1957/58	26,0	60,1	3,7	150,2	48,9	1,5	32,2	20,9	31,2	12,1	9,5
1958/59	24,4	58,1	3,9	142,0	46,2	1,2	80,6	18,9	30,8	11,6	9,7
1959/60	22,8	56,6	4,5	133,0	42,1	1,4	51,3	21,4	29,3	11,3	9,7
1960/61	21,8	55,5	3,9	142,0	48,8	1,5	86,5	21,9	31,0	10,7	9,6
1961/62	20,3	54,5	4,7	130,0	47,9	1,6	66,2	23,1	30,8	10,0	10,4
1962/63	18,9	52,5	4,6	126,0	45,4	1,6	71,2	22,1	31,5	9,7	10,4
1963/64	19,2	51,7	4,7	123,0	51,1	1,4	79,1	22,5	32,6	9,8	10,4
1964/65	18,6	50,8	4,5	118,2	48,6	1,4	67,8	25,1	30,7	9,9	9,8
1965/66	18,1	50,3	4,9	108,0	47,0	1,3	66,3	25,3	33,0	9,4	10,4
1966/67	17,1	49,1	4,8	108,2	53,5	1,3	73,3	25,4	33,3	9,6	10,5
1967/68	16,6	48,8	3,5	110,2	56,0	1,2	79,3	25,9	33,1	9,4	11,1
1971/72	14,9	46,0	3,4	101,1	63,3	1,0	95,9	25,6	34,0	9,1	13,4
1977/78	14,2	47,4	3,4	76,6	70,4	1,0	88,3	22,6	38,7	8,7	18,9
umgerechnet auf g/Tag											
1977/78	39	130	9,3	210	193	3,0	242	62	106	24,0	52,0

teriosklerose und Myokardnekrose auszulösen vermag, die histologisch den menschlichen Veränderungen ähnlich ist.

Nur bei einer ausreichenden Zufuhr der wasserlöslichen Antagonisten des Calciums gelingt es nicht, diese Veränderungen auszulösen. Neben diesen direkt erkennbaren Änderungen unserer Ernährung im Sinne einer Fehlernährung spielt sicher die weite Verbreitung von *Übergewicht* (bei 10% ist die Lebenserwartung um etwa 30%, bei 30% Übergewicht um etwa 50% verkürzt), eine wesentliche Rolle für das Auftreten von Krankheiten im Alter, wobei im einzelnen bis heute nur sehr schwer gesagt werden kann, warum im einen Fall Hypertonie oder Schlaganfälle oder Herzinfarkte und in anderen Fällen Gelenkveränderungen, Wirbelsäulenschäden Zuckerkrankheit usw. als Folge von Übergewicht auftreten. Entgegen den Veröffentlichungen der «Framingham-Studie» (1980), daß die Lebenserwartung von um 30% übergewichtigen Menschen länger werde, werden diese Ergebnisse durch die Befunde der deutschen Rentenanstalten und Lebensversicherungen nicht gedeckt. Für sie steht eindeutig fest, daß Übergewicht mit Diabetes mellitus und Hypertonie und Gallensteinleiden usw. in hohem Maße im Vorkommen korrelierten und die Lebenserwartung verkürzen. Die «Framingham-Studie» scheint auch deshalb fragwürdig, weil alle diese Erkrankungen vorsätzlich bei der Auswertung ausgeschlossen wurden, also nur eine Gruppe solcher Menschen erfaßt wurde, die nicht an einer der genannten Erkrankungen litten und die «richtigen» Gene besaßen.

In der Ernährung des alternden Menschen ergibt sich zunächst die dringende Forderung, das aufgezeigte Ungleichgewicht wieder zugunsten der allgemein gültigen Nährwertrelationen zu korrigieren, die in unserer Ernährung für den Leichtarbeiter täglich bei einem durchschnittlichen Bedarf von 2500 kcal die Eiweißzufuhr auf 12,3%, die Fettzufuhr auf 25–30% und den Hauptnahrungsanteil an Kohlenhydraten auf 57,7% beschränken (s. Tab. 8-24).

Da wir gegenwärtig mit einer Zufuhr von 105 g Eiweiß die notwendige Eiweißzufuhr bereits beachtlich überschreiten (um ca. 30%), sollte diese auf den Normbedarf von etwa 60–70 g reduziert werden. Ebenfalls muß die Fettzufuhr von ca. 140 g auf die Hälfte auf 70–80 g verringert werden bei einer maßgeblichen Erhöhung der Zufuhr an Kohlenhydratträgern vor allem an Gemüse (Frischkost, tiefgekühlte Kost), an Kartoffeln, an Hülsenfrüchten, an dunklen Mehlen oder daraus hergestellten Brotsorten usw. Gleichzeitig sollte die Zufuhr an Zucker von ca. 105 g im mittleren Alter auf maximal 65 g und in der Altersernährung auf ca. 45 g pro Tag und Person reduziert werden.

Alle Weißmehlprodukte sollten in unserer Ernährung, auch in der des alternden Menschen, möglichst reduziert werden. Dafür sollten Vollkornprodukte oder Mischbrote bevorzugt werden.

AG Tab. 8-27: Nahrungsmittelverbrauch von 1954 bis 1977 in der Bundesrepublik Deutschland und 1935/38 im Deutschen Reich (aus: Statistisches Jahrbuch über Ernährung, Landwirtschaft und Forsten 1957, 1966, 1973 – Parey-Verlag, Hamburg: 1978 und 1979 – Landwirtschaftsverlag, Münster-Hiltrup)

	1935/38 g/Tag	1954/55 g/Tag	1960/61 g/Tag	1964/65 g/Tag	1969/70 g/Tag	1977/78 g/Tag
A *Milch und Milcherzeugnisse*						
Trinkvollmilch				240,5	238,9	209,0
Trinkvollmilch (einschl. Sahne)	345,2	328,8	299,5			
Mager-, Buttermilch	30,7	27,9	28,0	21,6	21,3	20,0
Sahne				6,8	9,3	11,2
Kondensmilch	3,0	10,7	18,6	22,2	21,6	18,6
Vollmilchpulver	0,3	1,4	2,2	2,7	3,5	2,3
Magermilchpulver	0,5	0,5	1,1	1,1	1,0	1,3
Ziegenmilch	34,5	18,4	8,8	2,7	0,8	0,3
Käse	9,6	11,5	12,3	14,0	14,5	19,0
Frischkäse (Speisequark)	2,5	4,9	7,7	9,9	12,0	15,0
B *Eier und Eiererzeugnisse*	20,3	27,4	35,9	37,0	43,5	46,8
C *Fleisch und Fleischerzeugnisse*						
Rindfleisch (ohne Fett)	40,5	38,8	48,5	52,2	58,9	59,4
Kalbfleisch	8,8	5,5	4,9	4,9	5,7	4,6
Schweinefleisch (ohne Fett)	80,0	68,2	82,7	92,2	102,1	122,4
Schaffleisch	0,8	0,8	0,8	0,8	0,6	1,9
Pferdefleisch	1,4	1,6	0,8	0,5		
Geflügelfleisch	4,7	4,7	12,8	16,4	21,6	24,9
Wild	3,3	1,6	1,6	1,6	2,2	3,0
D *Innereien*	5,2	5,7	12,0	12,3	12,0	14,5
E *Seefisch*	18,6	19,7	17,3	12,9	11,0	11,0
F *Fette (tierische)*						
Butter	22,2	19,1	19,4	23,3	23,8	17,0
Schlachtfette	17,3	16,2	15,6	16,7	16,7	17,0
G *Fette (pflanzlich)*						
Margarine	16,7	33,9	29,3	27,4	24,7	24,1
Öl	5,5	6,5	8,2	9,9	11,8	14,5
Plattenfette	3,3	3,0	2,7	3,3	3,6	4,4
Zufuhr an: (A–F)						
Fett	79,7	65,1	71,9	75,1	79,0	74,6
Polyenfettsäuren	3,7	5,5	6,3	6,5	7,2	8,1
Cholesterin	331 mg	345 mg	430 mg	453 mg	509 mg	524 mg
Zufuhr an: (A–G)						
Fett	102,0	112,5	118,4	123,4	130,3	131,4
Polyenfettsäuren	11,0	17,6	18,2	19,0	19,8	21,9
Cholesterin	331 mg	345 mg	430 mg	453 mg	509 mg	524 mg
Gesamtzufuhr an:						
Eiweiß	91	86	80	80	92	110,3
Fett	104	114	127	131	132	139,6
Kohlenhydrate	433	402	383	356	340	350,9
kcal/Tag/Person	3100	3060	2980	2920	3020	3153
kJ/Tag/Person	12979	12812	12477	12225	12644	13201

8.2.7 Ernährung und Arteriosklerose im Alter

Wenn die bisherigen «Lipidtheorien», insbesondere die Vorstellungen, daß die Zufuhr *einzelner* Fette oder von Cholesterin für die Entwicklung von Arteriosklerose im Alter verantwortlich wären, *zuträfen, dann müßte das Gefäßsystem stets generell betroffen sein.* Aber gerade dies ist nicht der Fall. Die *Venen* (auch nicht die mit Gefäßmuskulatur ausgestatteten und den Arterien am ähnlichsten Venen) sind *nie betroffen* obwohl sich dort pathologische Fettspiegelkonzentrationen ebenso wie in den Arterien nachweisen lassen.

Die *arteriellen Gefäße* sind *stets unterschiedlich befallen.* Es fehlt das einheitliche Krankheitsbild. Mal sind Gehirngefäße, mal Organ- oder Extremitätengefäße mehr oder weniger unterschiedlich von Arteriosklerose befallen. Viele Menschen bleiben bis ins höchste Alter geistig frisch und ohne Cerebralsklerose, andere altern vorzeitig. Niemand vermag vorauszusagen, wo und wann seine Arteriosklerose sich bildet. Damit sind die bisherigen «Lipidtheorien» nicht in Übereinklang zu bringen. Es fehlen Kenntnisse über die weiteren, *maßbeblichen Faktoren* in diesem Geschehen. Somit können die Daten über Störungen im Lipidstoffwechsel allenfalls den Charakter des Indikators (nicht der Ursache) haben.

Die Umbildung der Arterien zum *Atherom*, dem Endstadium der Arteriosklerose *endet immer* in einer *Ansammlung von Cholesterin, Triglyceriden, Kalciumkristallen* etc., wobei der größte Teil des Cholesterins von der zu Grunde gehenden Gefäßwand selber gebildet wird. Der Ablauf dieses Geschehens ist so stereotyp, daß er überhaupt keine Rolle spielt, ob der Betroffene fettsüchtig oder abgemagert war, Fettstoffwechselstörungen aufwies oder nicht, rauchte oder nicht rauchte. Immer endet das sterbende Gefäß unter dem Bild der fettigen Degeneration in diesem Atherom!

Deshalb dürfte *im Vordergrund der Entstehung von Arteriosklerose* zunächst die *primäre Mediaschädigung* durch einen Risikofaktor stehen, die, wenn sie nicht heilt, den Gefäßuntergang einleitet. Derartige *Gefäßschäden* können durch mechanischen Druck (lokal durch Hypertonie, körperliche Schwerarbeit), durch Stoffwechselkrankheiten (Diabetes, Gicht usw.), chemische und toxische Giftstoffe, Infektionskrankheiten, Nikotin, Syphilis u.a. erfolgen. Zu solchen Noxen könnten auch alle anderen krankhaft veränderten Blutserumspiegel zählen. Für den Grad und die Lokalisation des Defekts dürfte insbesondere auch die *Heredität* maßgeblich sein, die nicht genügend hoch eingeschätzt werden kann.

Bei *Cerebralsklerose im Alter* hat sich hervorragend die Gabe von *Magnesiumsalzen* (Mg-Disporal® 300, 300 mg/tgl.) bewährt und von *Calciumantagonisten* (3 mal 1 Kaps. Adalat®) als Dauertherapie unter denen selbst schwerste Durchblutungsstörungen mit Ausfallserscheinungen gebessert werden konnten. In beiden Fällen geht es um das Therapieprinzip von Ca-Antagonisten.

Die Arteriosklerose kann im Alter alle Organbereiche befallen. Nach Meesen (In: Herzinfarkt und Schock. Hrsg. v. L. Heilmeyer und H.J. Holtmeier. Thieme, Stuttgart 1976) wurden im Düsseldorfer Pathologischen Institut in 87% der Fälle, die an Herzinfarkt gestorben waren, arteriosklerotische Herzkranzgefäßveränderungen gefunden, während der Rest der Todesfälle auf spastische Vorgänge oder auch auf solche Infarzierungen zurückging, bei denen zwar eine Arteriosklerose der Koronargefäße vorlag, die aber nicht das infarzierte Gebiet betraf.

Im Experiment kann man durch Fütterung oder durch wiederholte Adrenalininjektionen Veränderungen der Arterien herbeiführen, die an die menschliche Arteriosklerose erinnern. Eine solche experimentelle Arteriosklerose kann u.U. durch Jodsalze verhindert werden. Früher wurde u.a. der Zufuhr von Jodsalzen, besonders bei älteren Menschen, eine große Bedeutung beigemessen. Sie durfte jedoch nur über einen beschränkten Zeitraum von ca. 3 Wochen durchgeführt werden, weil bei hochgradiger Arteriosklerose Atheromaufbrüche mit Komplikationen beobachtet wurden. Es kam häufig zur Besserung der Durchblutung und einer erheblichen Steigerung des subjektiven Befindens im Alter (Rp. Kalii jodati 0,1 g). Vorsicht ist geboten bei Jodüberempfindlichkeit älterer Leute. Im übrigen gelten für eine Ernährung, die vor Arteriosklerose vorbeugt, auch heute

Tab. 8-28: Einige wichtige Daten über Wasser- und Salzverluste des Menschen

a) Wasseraufnahme
Die tägliche Wasseraufnahme ergibt sich aus der Zufuhr an:

	cm³ Wasser/Tag
1. flüssigen und festen Nahrungsmitteln...	700
2. aus dem Stoffwechsel entstehend........	300
3. Flüssigkeitsaufnahme beim Gesunden ..	1500
Durchschnittliche *Gesamtwasseraufnahme* beim Gesunden	2500

b) Wasserabgabe
Der tägliche Wasserverlust entsteht beim Gesunden aus Abgabe durch:

	cm³ Wasser/Tag
1. Haut	500
2. Lunge (Haut und Lunge bei Fieber 1500–2000 cm³)	400
3. Faeces (Stuhl)	200
4. Harn	1400
Durchschnittlicher *Gesamtwasserverlust* beim Gesunden	2500

c) Unter tropischen Arbeitsbedingungen durch die Haut/Tag 8–10 000 ccm.

Wasserverlust durch Haut und Lunge/Tag bei:

Fieber, Bettruhe, leichtes Schwitzen	1500 ccm
Fieber, Bettruhe, Schweißausbrüche	2000 ccm

(beachte Wasserverlust durch Stuhl und Urin unter a)
Durchfälle, Erbrechen (messen!), evtl. mehrere Liter, hohe Kaliumverluste.

noch die Richtlinien einer möglichst gemischten Ernährung unter Beachtung der oben aufgezeigten Nährwertrelationen, die sowohl Mangelernährung als auch Fehlernährung verhindern. Einen wesentlichen Einfluß scheint die Vorbeugung vor Übergewicht zu besitzen.

Weitere Risikofaktoren sind unzweifelhaft Streß, Nikotinabusus, Hypertonie, Bewegungsmangel usw. Auf die Rolle der Zufuhr von Cholesterin, Calcium und Vitamin D_3 wurde bereits eingegangen. Bis heute besteht kein Anhalt dafür, daß die Bevorzugung einer bestimmten Fettart, etwa die überhöhte Zufuhr von Fetten mit hohen Anteilen «hochungesättigter» Fettsäuren, zur Vorbeugung oder zur Behandlung der Arteriosklerose wirksam wäre. Die diesbezüglich aufgezeigten Statistiken sind durchweg Korrelationen, aber keine Beweise (vgl. Abschnitt 8.2.4.2.2 Fette). In diesem Zusammenhang muß immer wieder darauf hingewiesen werden, daß in den Hungerzeiten des 2. Weltkrieges eine starke Reduktion des Körpergewichtes auftrat, die mit einem fast vollständigen Verschwinden der Krankheiten mit Bluthochdruck, Herinfarkt, Hypertonie, Arteriosklerose der Organe, der Schlaganfälle usw. verbunden war.

Trotz der quantiativ und qualitativ schlechten Ernährung wurde den älteren Leuten oft ein Jahrzehnt des Lebens dazugeschenkt. Erst Mitte der 50iger Jahre nahmen die genannten Krankheiten in Deutschland wieder zu.

Über die Art des Fettverzehrs fand keine Debatte statt. Man war froh, überhaupt etwas «Fett zu besitzen», auch wenn es Schweinespeck war.

In erster Linie scheint die Vielzahl der Risikofaktoren unverändert bedeutsam für die Entstehung der Arteriosklerose zu sein, wobei hereditären Faktoren eine große Rolle zukommt. Solche Faktoren können in den verschiedenen Ländern der Welt auch einen ganz spezifischen Charakter haben. So scheint bei Japanern das genetisch bedingte Vorliegen eines ungleich zarter gebauten Hirngefäßsystems mit zu erklären, daß dort wesentlich häufiger Apoplexien vorkommen (als bei uns) bei weiter verbreiteter Bluthochdruckkrankheit als bei uns.

8.2.8 Wasserbedarf des älteren Menschen

Tabelle 8-28 gibt einen Überblick über den Wasserbedarf und die Wasserverluste beim Menschen. Eine Änderung im Alter tritt nicht ein. Es sollen wenigstens 1,5 Liter täglich an reiner Trinkflüssigkeit in Form von Tee, Kaffee, Mineralwasser, Suppen usw. aufgenommen werden, um das Auftreten von Nierensteinen zu vermeiden.

Wasser kann nicht ohne Kochsalz gebunden werden. Deswegen ist auch bei erhöhtem Blutdruck und bei Neigung zu Ödembildung bei der Herz- und Leberkrankheiten die Wasserzufuhr nicht einzuschränken.

Ein erhöhter Bedarf besteht bei Fieber. Hier können mehrere Liter (3–4 Liter) täglich verloren gehen. Etwa 3,3 g Kochsalz gehen mit einem Liter Schweiß verloren. Bei Vorliegen von calciumhaltigen Nieren- oder Gallensteinen empfiehlt sich die Bevorzugung von Mineralwässern, die einen geringen Gehalt an Calcium aber einen hohen Gehalt an Magnesiumsalzen, dem Antagonisten des Calciums besitzen. Eine erneute Nierensteinbildung ist bei ausreichender Anwesenheit des Antagonisten Magnesium für calciumhaltige Steinbildungen stark erschwert.

8.2.9 Salzbedarf im Alter

Der gesunde Organismus besitzt zu keiner Zeit eine «Kochsalzempfindlichkeit». Bei bestimmten Krankheitszuständen wie erhöhtem Blutdruck, Herzinsuffizienz mit Ödembildung, Leberkrankheiten mit Aszites, Beinödemen infolge von Thrombophlebitiden usw. muß jedoch der Kochsalzkonsum in Form einer kochsalzarmen bzw. streng kochsalzarmen Diät (abgestimmt auf den Natriumgehalt) reduziert werden.

Bis heute ist auch nicht für die Entstehung von hohem Blutdruck ein nachweisbarer Zusammenhang zwischen dem Kochsalzverzehr gegeben; ebenso wie der Genuß von Zucker keine Zuckerkrankheit auslöst (Hauptursache Fettsucht), der Zuckerkranke aber später keinen Zucker essen darf, ebenso wenig besitzt der Gesunde eine Kochsalzempfindlichkeit, obwohl der Hypertoniker unbestritten Kochsalz einschränken muß. Darüber hinaus werden die Natriumchloridionen zu 99% nach Bedarfsdeckung im Organismus im Urin ausgeschieden. Bei Minderzufuhr wird, je nach Bedarf, Aldosteron als Hormon ausgeschüttet und führt in den Tubuli der Nieren zur Retention von Natrium, so daß in diesen Mechanismus nur relativ gering eingegriffen werden kann.

Auch bei der «essentiellen» Hypertonie ist heute noch Übergewicht bzw. Fettsucht häufigste Ursache. Es gehört zu den alten Erfahrungen, daß in Krisen- und Kriegszeiten ein Mangel an Eiweiß und Fett besteht, aber große Mengen an Vegetabilien und Kochsalz verzehrt werden, deshalb bestand noch nach dem 2. Weltkrieg in Deutschland ein hoher Kochsalzkonsum, um (Tab. 8-29) 17,1 g/Tag/Person,

Tab. 8-29: Kochsalzverbrauch in Deutschland je Kopf (Quelle Stat. Jahrbücher)

Jahr	g/Tag	Jahr	g/Tag
1870	21,1	1924	21,6
1875	21,4	1935	20,3
1880	21,1	1938	20,3
1885	21,4	1948	18,6
1890	21,1	1950	18,1
1900	21,1	1955	18,6
1913	22,1	1960	16,2
1914	23,8	1965	15,1
1915	24,3	1970	15,8
1916	29,9	1975	15,4
1917	37,3	1980	15,7
1918	25,6	1981	16,1

der sich bis heute auf ca. 15 g reduzierte. Somit besteht auch keine positive Korrelation zum Anstieg der Zahl der Hypertoniker. Dagegen spricht nicht die Kochsalz- bzw. Natriumempfindlichkeit bei «essentieller» Hypertonie. Seit langem ist bekannt, daß bei «essentieller» Hypertonie Natrium (jedoch auch Calcium) in den Erythrozyten angereichert ist und wahrscheinlich eine Natriumanreicherung zu einer stärkeren Gefäßsensibilisierung der kleinen Arteriolen gegenüber den pressorischen Aminen führt. Die Behauptung, es gäbe gesunde Personen, welche bei vermehrtem Kochsalzkonsum mit Hypertonie reagierten, bezieht sich auf nichts anderes als inzwischen erkrankte Hypertoniker. Nur der Hypertoniker reagiert auf Kochsalzgabe mit Hypertonie.

Ein interessanter neuer Gesichtspunkt in der Hypertoniegenese ist unsere Feststellung (Holtmeier, Heilmeyer, Marongiu Med. Klinik 7 (1967) 240), daß im Erythrocyten von «essentiellen» Hypertonikern neben der bereits von Losse beschriebenen erhöhten Natriumkonzentration vor allem *Calcium doppelt so hoch konzentriert vorkommt.* (Ca^{++} im Ery. Gesunder = $0,26 \pm 0,018$, bei ess. Hypertonie = $0,59 \pm 0,029$ $p < 0,01$). Hypothetisch könnte mit dem wichtigsten Risikofaktor Übergewicht mit zuviel Fett auch zuviel Vitamin D im Fettgewebe mit nachfolgender langfristiger Calciuminkorporierung in die Arteriolen erfolgt sein, welches die Gefäße zur erhöhten Verkrampfungsfähigkeit veranlaßt. Auch die neuerdings erfolgreiche Therapie mit Calciumantagonisten spricht für diese Hypothese.

8.2.10 Prozentual an der Gesamtsterblichkeit an Koronarkrankheiten gesehen nehmen die Todesfälle im mittleren Alter ab und häufen sich extrem im hohen Alter als «natürlicher» Lebensabgang

Da das Leben nicht unsterblich ist, müssen die Menschen im hohen Alter sterben. Die Erfolge der Medizin haben die Möglichkeiten hierzu immer mehr eingeengt; denn gegen Infektionskrankheiten, Altersschwäche usw. stehen ihr genügend Waffen zur Verfügung. So bleibt als natürliches, fragwürdig noch als «krankhaft» zu bezeichnendes *natürliches Ende* neben Krebs das *Kreislaufende*, der akute Myokardinfarkt bzw. der Tod an ischämischen Herzkranzgefäßversagen.

Daß eine Vielfalt von Risikofaktoren die Gesundheit des Menschen und somit auch seine Gefäße und Koronargefäße schädigen kann, bleibt außerhalb jeder Debatte. Wie bedeutsam allerdings diese Einflüsse in den verschiedenen Altersgruppen sind, ergibt sich aus folgender Diskussion.

Der *unverzeihliche Fehler* bei allen bisherigen Studien war die Tatsache, daß sich fast *niemand um die Änderung der Sterblichkeit in den einzelnen Altersklassen kümmerte*, nur die Zunahme der Gesamtsterblichkeit bei uns sah, verbunden mit dem allzu menschlichen unbewußten Gefühl der Unsterblichkeit.

Tab. 8-31 zeigt, daß von 1952–1981 die *Sterbefälle an ischämischen Koronarkrankheiten* von 16 273 auf 73 188 bei den Männern und von 8932 auf 58 898 bei den Frauen zunahmen.

Tab. 8-31: Sterbefälle an «ischämischen» Herzkrankheiten (ICD 410–414) (= Krankheiten der Herzkranzgefäße) Lit. «Daten des Gesundheitswesens» und «Gesundheitswesen der BRD», Kohlhammer Verlag Stuttgart

Jahr	Gesamtsterbefälle Männer	0–65 J.	65–75 J.	über 75 J.
1952	16 273	7010 (43,1%)	5698 (35,0%)	3565 (21,9%)
1961	36 631	16 788 (45,8%)	11 783 (32,2%)	8060 (22,0%)
1968	63 190	20 356 (32,2%)	23 614 (37,4%)	19 220 (30,4%)
1978	76 629	18 740 (24,5%)	28 156 (36,7%)	29 733 (38,8%)
1979	70 210	17 778 (25,3%)	26 302 (37,5%)	26 130 (37,2%)
1981	73 188	18 723 (25,6%)	25 323 (34,6%)	29 142 (39,8%)

Jahr	Gesamtsterbefälle Frauen	0–65 J.	65–75 J.	über 75 J.
1952	8932	2321 (26,0%)	3480 (39,0%)	3131 (35,1%)
1961	20 623	4845 (23,5%)	7881 (38,2%)	7897 (38,3%)
1968	37 010	5625 (15,2%)	12 447 (33,6%)	18 938 (51,2%)
1978	64 899	5078 (7,8%)	17 261 (26,6%)	42 560 (65,6%)
1979	54 825	4776 (8,7%)	16 215 (29,5%)	33 834 (61,7%)
1981	58 898	4949 (8,4%)	15 702 (26,7%)	38 247 (64,9%)

Die Tab. zeigt, daß sich die Zunahme der Sterblichkeit in erster Linie in den höchsten Lebensjahren vollzieht als physiologisches Lebensende denn wir alle müssen irgendwie das irdische Leben beenden.

Tab. 8-31 zeigt aber, daß, prozentual auf die Gesamtsterblichkeit berechnet, bei beiden Geschlechtern von 1952 bis 1981 in der Gruppe von 0–65 Jahren im erwerbsfähigen Alter, *dieser Anteil macht ca. $2/3$ (!) unter den Lebenden aus,* die Sterblichkeit eher abnimmt und die Zunahme sich im wesentlichen nur aus der Zunahme im hohen Alter erklärt. Seit 1968 sterben mehr als 67% der Männer im Alter über 65 Jahren. 1978–1981 waren es mehr als ca. 75%. Schlüsselt man die Gruppen weiter auf, so nimmt die Sterblichkeit prozentual stets in der Gruppe von 0–65 Jahren ab, die Sterbefälle in der Altersgruppe der über 75jährigen (bis zum Lebensende) von 1952 bis 1981 die höchste Zuwachsrate aufweist.

Betrachten wir die Gesamtzahl der Sterbefälle (0–65 J.), so hat sich diese bei den ischämischen Koronarkrankheiten von 1961–1981 kaum nennenswert geändert. 1961 waren es 16 788 Sterbefälle und 1981 18 723 bei den Männern. Fast unverändert liegen die Daten auch bei den Frauen. Aber in der Gruppe der über 75jährigen Greise haben die Sterbefälle von 1952 mit 3565 Fällen bei den Männern auf 29 142 bis 1981 zugenommen und bei den Frauen von 3131 auf 38 247. Eine mäßige Zunahme ist zwischen dem 65.–75. Lebensjahr an Sterbefällen zu beobachten.

Die Zunahme der Sterbefälle an ischämischen Koronarkrankheiten, etwa Herzinfarkt, geht bei uns zunehmend auf Kosten der Zunahme in den höchsten Lebensdezennien im Sterbealter.

Zum Vergleich dient das Verhalten der Sterbefälle an akutem Myokardinfarkt in *Tab. 8-32*.

Tab. 8-32: Sterbefälle an akutem Myokardinfarkt (ICD 410) Lit. «Das Gesundheitswesen der BRD» und «Daten des Gesundheitswesens». Kohlhammer Verlag Stuttgart

Jahr	Gesamtsterbefälle Männer	0–65 J.	65–75 J.	über 75 J.
1969–71	43 366	17 165 (39,6%)	17 143 (39,5%)	9 059 (20,9%)
1978	49 304	15 446 (31,3%)	19 876 (40,3%)	13 982 (28,3%)
1980	49 700	15 032 (30,2%)	19 599 (39,4%)	15 070 (30,3%)
1981	51 043	15 557 (30,5%)	18 907 (37,0%)	16 579 (32,5%)

Jahr	Gesamtsterbefälle Frauen	0–65 J.	65–75 J.	über 75 J.
1969–71	23 039	4 814 (20,9%)	9 081 (39,4%)	9 142 (39,7%)
1978	30 043	3 937 (13,1%)	10 976 (36,5%)	15 130 (50,4%)
1980	31 420	3 800 (12,1%)	11 377 (36,2%)	16 243 (51,7%)
1981	33 079	3 855 (11,7%)	10 925 (33,0%)	18 299 (55,3%)

Die Zahl der *Gestorbenen* betrug 1952 = 536 398, 1961 = 627 561, 1968 = 734 061, 1978 = 723 218, 1980 = 714 117. Die *Bevölkerungszahl* betrug 1952 = 50 843 Mill., 1961 = 56 227 Mill., 1968 = 60 165 Mill., 1969 = 61 502 Mill., 1978 = 61 321 Mill., 1980 = 61 658 Mill. Diese u. a. Daten müßten noch in einer endgültigen Auswertung berücksichtigt werden. Die *Lebenserwartungen* betragen mit 80 Jahren noch ca. 6,15 Jahre i. D.

Obwohl die Gesamtzahl der Sterbefälle zunahm, ging sie in der Gruppe von 0–65 Jahren beim Herzinfarkt von 17 165 auf 15 557 von 1969 bis 1981 bei den Männern zurück. Sie veränderte sich von 65–75 Jahren unwesentlich von 17 143 auf 18 907, verdoppelte sich aber fast in der Gruppe der über 75jährigen Männer von 9059 auf 16 579. Das Verhalten beim weiblichen Geschlecht war ähnlich.

Die aufgezeigten Daten unterstreichen meine eingangs geäußerten Bedenken über die Rolle des Cholesterins. Wir sind *«so alt wie unsere Gefäße»* und Arteriosklerose ist im hohen Alter mit Ursache des natürlichen Gefäßversagens in dem zeitlich begrenzten Leben.

Solange wir nicht die Aufgliederung der Sterbefälle nach Altersgruppen kennen, ist jede Aussage in- und ausländischer Massenstudien ohne Wert für die Schlußfolgerungen.

Literatur

ACKERMANN, P. G., G. TORO: Calcium and Phosphorus Balances in elderly men. J. Geront. 8, 289–300 (1953)

ALBANESE, A. A., R. A. HIGGONS, L. ORTO, -. ROSSY: Utilization and protein-sparing action of carbohydrates in the aged. In: Aging and retirement, hrsg. von I. L. WEBER. Univ. Florida Press, Gainesville 1955, S. 71–79

ALBANESE, A. A. R. A., A. HIGGONS, L. A. ORTO, D. N. ZAVATTARO: Protein and amino acid needs of the aged in health and convalescence. Geriatrics 12, 465–475 (1957)

ALBANESE, A. A., R. A. HIGGONS, B. VESTAL, L. STEPHANSON, M. MALSCH: Protein Requirements in old age. Geriatrics 7, 109–116 (1952)

ARCOLEA, S.: L'alimentation actuelle des femmes âgées vivant seules avant leur hospitalisation. Rev. franç. Géront. 8, 95–99 (1962)

ARMBRUSTER, M.: Die Nahrungszufuhr alter Leute. Diss., Kiel 1958

ARNOLD, B.: Folate intake and status of elderly patients in a hospital. Med. J. Aust. 2, 378 (1968)

ASAGOE, Y., M. HIGUCHI: The influence of gonadotropin upon asorbic acid metabolism in the aged. Yonago Acta med. 4, 57–62 (1959)

ASCHWORTH, U. S., S. BRODY: A study of the age changes and other factors which may influence the vasal or endogenous nitrogen metabolism. Univ. Mo. Agr. Exp. Res. Bull. 189, 190, 191 (1933)

AUB, J. G., E. F. DU BOIS, G. F. SODERSTROM: The basal metabolism of old men. Arch. intern. Med. 19, 823–831 (1917)

BÖHLAU, V.: Alter und Ernährung. Schattauer, Stuttgart 1972

BORELLI, F.: Alimentazione del vecchio nelle case O. N. P. I. In: L'alimentazione nell' età senile, hrsg. von M. PEREZ. Il pensiero scientifico, Rom 1961

BOUR, H.: Les troubles nutritionnels dans l'état grabataire Rev. prat. géront. 14, 299–303 (1968)

BOURLIÈRE, F., H. CENDRON, A. RAPAPORT: Modification avec l'âge des seuils gustatifs de perception et de reconnaissance aux saveurs salées et sucrées chez l'homme. Gerontologia 2, 104–112 (1958)

LE BOVIT, C.: The Food of older persons living at home. J. Amer. diet. Ass. 46, 285–289 (1965)

BÜRGER, M.: Altern und Krankheit. 4. Aufl. Thieme, Leipzig 1960

BURNSIDE, I. M.: Group work among the aged. Nurs. outlook 17, 68 (1969)

BURTON, B. T.: Human Nutrition and Aging. Proceeding of Seminars 1961–65. Dunke University Council of Gerontology, Durham N. C. (1965) S. 24–39

BYRD, E., S. GERTMAN: Taste sensivity in aging persons. Geriatrics 14, 381–384 (1959)

CAMPBELL, V. A., M. L. DODDS: Collecting Dietary Information from Groups of older People. J. Amer. diet. Ass. 51, 29–33 (1967)

CAMPBELL, D. A., E. L. TOUKS: Vitamin A, rotal carotinoids and thymol turbidity levels in plasma. Brit. med. J. II, 1499–1501 (1949)

CARR, C. J., J. T. KING, M. B. VISCHER: Delay of senescence infertility by dietary restriction. Fes. Proc. 8, 22 (1949)

CASATI, A.: Disfagia senile da cifosi cervico-dorsale con atonia esofagea. G. Geront. 7, 725–728 (1959)

CREMER, H. D., L. HEILMEYER, H.-J. HOLTMEIER, D. HÖTZEL, H. A. KÜHN, J. KÜHNAU, N. ZÖLLNER: Ernährungslehre und Diätetik, Bd. II/1 u. 2 und Bd. III. Thieme, Stuttgart 1972, 1974 und 1978

DEUTSCHE GESELLSCHAFT FÜR ERNÄHRUNG: Ernährungsbericht 1972 und 1976. Umschau, Frankfurt 1972 und 1976, 1980

DIEM, K., C. LENTNER: Wissenschaftliche Tabellen, Documenta Geigy, 7. Ausg. Thieme, Stuttgart 1975

DOBERAUER, W., A. HITTMAIR, R. NISSEN, F. H. SCHULZ, J. TUBA: Handbuch der praktischen Geriatrie, Bd. 1 u. 2. Enke, Stuttgart 1965

DRAPER, H. H.: Physiological aspects of aging. V. Calcium and magnesium metabolism in senescent mice. J. Nutr. 83, 65–72 (1964)

Drube, H.C.: Research on food utilization in old age. Dtsch. Arch. klin. Med. 208, 371–388 (1962)
Durnin, J.V.G.A.: The decrement in caloric requirements with increasing age in women. J. Physiol. 135, 13–14 (1956)
Eiselt, E.: Arbeitsleistungen, Kalorienverbrauch und Effektivität der Arbeit im Alter. Z. Alternsforsch. 21, 233–239 (1968)
Evans, E., D.S. Miller: Comparative nutrition, growth and longevity. Proc. Nutr. Soc. 27, 121–129 (1968)
Exton-Smith, A.N.: The problem of subclinical malnutrition in the elderly. In: Vitamins in the elderly, hrsg. von A.N. Exton-Smith, D.L. Scott. Wright, Bristol 1968
FAO: Dietary Surveys, their technique and interpretation. FAO Nutr. Stud. 4, 1 (1949)
FAO: Calorie Requirements. FAO Nutr. Stud. 15, 1 (1957)
FAO: Protein Requiremetns. FAO Nutr. Stud. 16, 1 (1960)
FAO/WHO: Calcium Requirements. FAO Nutr. Meet. Rep. Ser. 30, 1 (1962)
FAO/WHO: Requirements of Vitamin A, Thiamine, Riboflavine and Niacin. FAO Nutr. Meet. Rep. Ser. 41, 1 (1967)
FAO/WHO: Requirement of Vitamin C, Vitamin D, Vitamin B_{12}, Folate and Iron. FAO/WHO, Genf 1970
Fischbach, E.: Grundriß der Physiologie und physiologischen Chemie. 10. Aufl. Müller & Steinicke, München 1967
Glatzel, H.: Die Ernährung des alternden Menschen. Ergebn. inn. Med. Kinderheilk. 19, 203–273 (1963)
Glatzel, H.: Fettverzehr, Plasmacholesterin, Koronar-Krankheit. Arch. Kreisl.-Forsch. 43, 249–296 (1964)
Glatzel, H.: Verdauungsfunktionen und Ernährung des alternden Menschen. Z. Geront. 2, 106–111 (1969)
Glatzel, H.: Verhaltensphysiologie der Ernährung. Urban & Schwarzenberg, München 1973
Grosse-Brockhoff, F.: Pathologische Physiologie. 2. Aufl. Springer, Berlin 1969
Gsell, D.: Untersuchungen über die Nahrung von alten Menschen. Gerontologia (Basel) 2, 321–356 (1958)
Gsell, D.: Besonderheiten der Ernährung alter Menschen. Therapiewoche 13, 553–562 (1963)
Gsell, D.: Evaluation of food consumption and nutrional status. Voeding 25, 92–96 (1964)
Gsell, D.: Absterbekurven und Wachstumscharakteristika einer Alterszucht von Wistar-Ratten. In: Die Umwelt der Versuchstiere und ihre Standardisierung im biologischen Test, hrsg. von W.H. Weihe. Huber, Bern 1964
Gsell, D.: Alterstheorien. In: Hanbuch der praktischen Geriatrie, Bd. 1, hrsg. von W. Doberauer, A. Hittmair, R. Nissen, F.H. Schulz. Enke, Stuttgart 1965
Gsell, D.: Protein and Nitrogen Metabolism in Old Age. Proc. 4. Int. Congr. Diet. Haeggströms, Stockholm 1965
Gsell, D., J. Mayer: Low Blood Cholesterol associated with high calorie, high saturated fat intakes in a Swiss alpine village population. Amer. J. clin. Nutr. 10, 471–479 (1962)
Heilmeyer, L., H.-J. Holtmeier: Hochdruckforschung. Thieme, Stuttgart 1965
Heilmeyer, L., H.-J. Holtmeier, R. Schubert: Geriatrie. Thieme, Stuttgart 1966
Heinkel, K.: Gastritis im Lichte moderner Untersuchungsmethoden. Bibl. gastroent. 5, 101–125 (1962)
Hejda, S.: Nutrition of the elderly. Rev. Czech. Med. 9, 183–188 (1963)
Hejda, S.: Ernährungsverhältnisse während der Kindheit bei langlebenden Personen. Z. Altersforsch. 21, 159–164 (1968)
Hejda, S.: Nutrition in old age. Rev. Czech. Med. 145–149 (1969)
Henning, N., K. Heinkel: Der Magen-Darm-Trakt. In: Handbuch der praktischen Geriatnrie, Bd. 2, hrsg. von W. Doberauer, A. Hittmair, R. Nissen, F.H. Schulz, J. Tuba, Enke, Stuttgart 1967
Heyden, S.: Gesunde Kost – gesundes Herz. 2. Aufl. Thieme, Stuttgart 1975
Holtmeier, H.-J.: Fettsucht. Lehmann, München 1968
Holtmeier, H.-J.: Taschenbuch der Pathophysiologie, Bd. I u. II. Fischer, Stuttgart 1974 und 1977
Holtmeier, H.-J.: Diät bei Übergewicht und gesunde Ernährung. 7. Aufl. Thieme, Stuttgart 1981
Holtmeier, H.-J.: Abmagerungsdiät für übergewichte Zuckerkranke. 2. Aufl. Thieme, Stuttgart 1976
Holtmeier, H.-J., L. Heilmeyer: Rezepttaschenbuch der Diätik. Fischer, Stuttgart 1967
Holtmeier, H.J.: Ernährung des alternden Menschen. 3. Aufl. 1979
Holtmeier, H.J.: Ernährungslehre. Thieme, Stuttgart 1977
Hötzel, D.: Kleine Ernährungslehre. 5. Aufl. Schneider, Hohengehren 1974
Jahnke, K.: Nutrition in old age. In: Recent advances in nutrition, hrsg. von J.F. Brock. Churchill, London 1961
Johannsen, I.: Ernährungsberatung in Altersheimen. Ernährungsumschau 15, 299–301 (1968)
Kaiser, H.: Der Mensch im Alter. Umschau, Frankfurt 1962
Lang, E.: Geriatrie. Fischer, Suttgart 1976
Lang, K.: Biochemie der Ernährung. Steinkopff, Darmstadt 1970
Lang, K.: Wasser – Mineralstoffe – Spurenelemente. Steinkopff, Darmstadt 1974
Lang, K.: Tierexperimentelle Untersuchungen über die Beeinflussung der Langlebigkeit durch die Ernährung. In: Klinische Ernährungslehre, Bd. 2, hrsg. von Deutsche Gesellschaft f. Ernährung. Steinkopff, Darmstadt 1966
Ludwig, H.: Wie beurteilt man Normalwerte für das höhere Alter? In: Experimentelle Alternsforschung, hrsg. von F. Verzár. Birkehäuser, Basel 1956
Martin, E., J.P. Junod: Ein kurzes Lehrbuch der Geriatrie. Huber, Bern 1975
Mederer, W.: Der alternde Mensch und seine Ernährung. Diss., Freiburg 1965
Mehnert, H., H. Förster: Stoffwechselkrankheiten. 2. Aufl. Thieme, Stuttgart 1975
Nöcker, H., F.H. Schultz: Ernährung im Alter. Merck, Darmstadt 1961
Noecker, J.: Ernährung und Ernährungsstörungen. In: Handbuch der praktischen Geriatrie, Bd. 1, hrsg. von W. Doberauer. Enke, Stuttgart 1965
Nordin, B.E.C.: Osteoporosis and calcium deficiency. Proc. Nutr. Soc. 19, 129–137 (1960)
Nordin, B.E.C.: Osteoporosis and Calcium Deficiency. In: Bone as a tissue, hrsg. von K. Rodahl. Graw Hill, New York 1960, S. 46–66
Nordin, B.E.C.: The problem of Osteoporosis. Geront. clin. 4, 19–32 (1962)
Nordin, B.E.C., M.M. Young, L. Bulusu, A. Horsman: Osteoporoeosis redefined. In: Osteoporosis, hrsg. von U.S. Barzel. Grune & Stratton, New York 1970
Oeriu, S., I. Tanase: Biochemische Aspekte der Alterungsprozesse. Z. Alternsforsch. 17, 35–60 (1963)
Oberdisse, K., K. Jahnke: Die Ernährung des alternden Menschen. Verh. dtsch. Ges. inn. Med. 67, 815–832 (1961)
Oberdisse, K., K. Jahnke: Die Ernährung im Alter. Der Internist 3, 156–164 (1962)
Odland, L.M., K.P. Warnick, N.C. Esselbaugh: Co-operative nutritional status studies in the Western region. 2. Bone density. Montana Coll. Bozemann Bull. 534 (1958)
Platt, B.S., T.P. Eddy, P.L. Pellett: Food in Hospitals. Oxford Univ. Press, Oxford 1963

PLATT, B.S., P.G. GRAY, E. PARR, A.H. BAINES, S. CLAYTON, E.A. HOBSON, D.F. HOLLINGSWORTH, W.T.C. BERRY, E: WASHINGTON: The food purchases of elderly womaen living alone. Brit. J. Nutr. 18, 413–429 (1964)

REIN, H., M. SCHNEIDER: Einführung in die Physiologie des Menschen. 17. Aufl. Springer, Berlin 1976

REUTER, H.: Vitamin – Chemie und Klinik. Hippokrates, Stuttgart 1970

RIES, W.: Das Körpergewicht unter Berücksichtigung von Alter und Geschlecht. Z. Alternsforsch. 17, 27–34 (1963)

RIGO, J., I. SZELENYI: Blutdrucksenkung und Herzinfarkt-Prophylaxe durch Magnesium im Tierversuch. Z. Ther. 6, 369–373 (1968)

RUBNER, M.: Das Problem der Lebensdauer und seine Beziehung zu Wachstum und Ernährung. Oldenburg, München 1908

RUDZINSKA, M.: The use of a protozoon for studies on aging. Gerontologia (Basel) 6, 206–226 (1962)

RUFFO, A.: Fabbisogno e metabolismo delle vitamine nel vecchio. In: L'Alimentazione nell' età senile, hrsg. von M. PEREZ. Il pensiero scientifico, Rom 1961

RUHLAND, W., A. KUNZEL, C. BODEN: Die Auswirkungen einer speziellen Altersdiät auf den Broca-Index. Dtsch. Gesund.-Wes. 24, 1282–1284 (1969)

SCHEER, M., J. NICOLAS, A. MEUNIER, H. DUPIN: Study of the nutrition of aged persons living alone. Observations faites au cours d'une enquête alimentaire auprès des personnes âgées vivant seules. Ouest méd. 22, 171–177 (1969)

SCHLETTWEIN-GSELL, D.: Die besonderen Verhältnisse der Ernährung im Alter. Z. Ernährungsw. Suppl. 4, (1965)

SCHLETTWEIN-GSELL, D.: Nutrition as a factor in aging. In: Perspectives in Experimental Gerontology, hrsg. von N.W. SHOCK. Thomas, Springfield 1966

SCHLETTWEIN-GSELL, D.: Calcium intake, incidence of fractures of the neck of the femur and frequency of osteoporosis in different regions in Ssitzerland. Proceedings of the VII. Int. Congr. Nutriion, Bd. 1, S. 296–297, Pergamon Press, Oxford 1967

SCHLETTWEIN-GSELL, D.: Food Habits in Elderly People. Proceedings of the VII. Int. Congr. Nutrition Bd. 2, S. 170–171. Pergamon Press, Oxford 1967

SCHLETTWEIN-GSELL, D.: Nutritional surveys in elderly people with respect to the establishment of standard values. Proceedings of the VII. int. Congr. Nutrition Bd. 4, S. 217–218. Pergamon Press, Oxford 1967

SCHLETTWEIN-GSELL, D.: Untersuchungen über das Altern des Skeletts bei Laboratoriumsuntersuchungen. Praxis 56, 1238–1242 (1967)

SCHLETTWEIN-GSELL, D.: Ernährung im Alter. In: Handbuch Ernährungslehre und Diätetik. Band II/2. Thieme, Stuttgart 1972, hrsg. von CREMER, HEILMEYER, HOLTMEIER, HÖTZEL, KÜHN, KÜHNAU, ZÖLLNER

SCHLETTWEIN-GSELL, D.: Veränderungen in der Ernährung alter alleinstehender Frauen nach dem 70. Lebensjahr. Gerontologia (Basel) 14, 216 (1968)

SCHLETTWEIN-GSELL, D.: Analysen des Gehaltes der Nahrung an Vitamin A, B-Carotin und Vitamin C in Altersheimen aus verschiedenen Gebieten der Schweiz. A. Städtische Heime. Int. Z. Vitamin-forsch. 39, 457–475 (1969)

SCHLETTWEIN-GSELL, D.: Untersuchungen über den Nährstoffgehalt von an alte Menschen ausgeteilte meals on wheels. Int. Z. Vitamin-forsch. 41, 141–157 (1971)

SCHLETTWEIN-GSELL, D., G. BRUBACHER, J.P. VUILLEUMIER: Über die Versorgung eines ausgewählten Kollektivs von 12 alten Frauen mit einigen Nährstoffen durch die Nahrung. Int. Z. Vitamin-forsch. 38, 227–253 (1968)

SCHNEIDER, J.A., G. KLOSS, W. LICHTERFELD, G. SANKOWSKY: Über die Behandlung von Altersheimsinsassen mit Vitaminen und Hormonen. Ärztl. Wschr. (1956) 501 bis 509

STATISTISCHES BUNDESAMT: Das Gesundheitswesen der Bundesrepublik, Bd. V, hrsg. vom Bundesministerium für Jugend, Familie und Gesundheit. Kohlhammer, Stuttgart 1974

STATISTISCHES BUNDESAMT: Bundesgesundheitsblatt Nr. 5 18 (1975)

STATISTISCHES BUNDESAMT: Statistische Jahrbücher über Ernährung, Landwirtschaft und Fosten. Parey, Berlin versch. Jahrgänge

SCHULTZ, F.H., D. SCHMIDT, I. KALBE: Vitaminbedarf und Vitamintherapie bei alten Menschen. In: A. BALÀZS (Hrsg.), Int. Konf. Geront., Akad. Kiadó, Budapest 1965

SCHULZE, W.: Untersuchungen über den Eiweiß-Stoffwechsel im Alter. Z. Alternsforsch. 8, 65–75 (1954)

SELYE, H.: Calciplylaxis. The University of Chicago Press, Chicago 1962

SHERMAN, H.C., L.E. BOOKER: The calcium content of the body in relation to that of the food. J. biol. Chem. 93, 93–103 (1931)

SOUCI, S.W., W. FACHMANN, H. KRAUT: Die Zusammensetzung der Lebensmittel-Nährwerttabellen. Wissenschaftliche Verlagsgesellschaft, Stuttgart 1966–74

VERDONK, G., A. VANDERSCHUREN, A. NOLTE-DE RUYER: Étude critique de l'alimentation des personnes âgées en Belgique. Proc. 7. Int. Congr. Geront., Bd. 3. Wien Med. Akad., Wien 1966

VERZÁR, F.: Experimentelle Gerontologie. Enke, Stuttgart 1965

VERZÁR, F.: Ernährung im Alter. Atti del V Convegno Internazionale sugli aspetti dietetici dell' infanzia c della senescenza. Societa editrice Universo, Rom 1967

VERZÁR, F.: Gerontologia Spermentale: le cause dell' invecchiamento. Enciclopedia dell aScienza e della Tecnica Annario 1968. Mondadori, Mailand 1968

VERZÁR, F., M. ERMINI: Decrease of Creatine-phosphate Restitution of Muscle in old Age and the Influence of Glucose. Gerontologia (Basel) 16, 223 (1970)

VERZÁR, F., D. GSELL: Ernährungs- und Gesundheitszustand der Bergbevölkerung der Schweiz. Eidgenossenschaftl. Gesundheitsamt, Bern 1962

VERZÁR, F., O. GSELL, M. MONNIER, R. BRUECKNER, J. TRIPOD: Longitudinal Gerontological Research in Basel. Geront. clin. 9, 65–98 (1967)

WALKER, A.R.: Can expectation of life in Western populations be increased by changes in diet and manner of life? S. Afr. med. J. 42, 944–950 (1968)

WALKER, A.R.: Can expectation of life in Western populations be increased by changes in diet and manner of life? S. Afr. med. J. 43, 768–775 (1969)

WALKER, G.R., E.H. MORSE, M. POTGLETER: Serum cholesterol levels of young and of elderly women consuming an institution diet. J. Nutr. 60, 517–525 (1956)

WALKER, V.W.: Man, his nutrition and his years. J. clin. Nutr. 1, 552–557 (1953)

WATKIN, D.E., E.J. STIEGLITZ: Nutrition in the Age. In: Modern Nutrtion in Health and Disease, hrsg. von M.G. WOHL, R.S. GOODHEART. Lea & Febinger, New York 1960

WATKIN, D.M.: The impact of Nutrition on the Biochemistry of aging in man. In: Nutrition and Dietetics, Bd. 6, hrsg. von G.H. BOUNE. Karger, Basel 1966

WATKIN, D.M.: Nutrition and aging. In: Nutrition, Bd. 3, hrsg. von G.H. BEATON. Academic Press, New York 1966

WELSCH, A.: Krankenernährung. 3. Aufl. Thieme, Stuttgart 1975

WIDDOWSON, E.M.: Early nutrition and later development. In: Diet and bodily constitution, hrsg. von G.E.W. WOLSTENHOLME. Ciba Found. Study Group 17 (1964)

WIDDOWSON, E.M., R.A. MCCANCE: The reponse of well-nourished old men to starvation and of undernourished old men to unlimited food. Livingstone, London 1955

WILLIAMS, R. J.: individual approach to geriatric nutrition. In: Duke University Council on Aging and Human Development. Proceedings of Seminars 1965–69, hrsg. von F.C. JEFFERS. Dunke University, Durham 1969

WIRTHS, W.: Nahrungsverbrauch und Energieumsatz in bäuerlichen Haushalten. Landwirtschaftsverlag, Hiltrup 1962

WIRTHS, W.: Zur körperlichen Belastung älterer Personen in landwirtschaftlichen Betrieben. Nutr. et Dieta 5, 260–283 (1963)

WIRTHS, W.: In: Ernährungslehre und Diätetik, hrsg. von CREMER/HEILMEYER/HOLTMEIER u.a. Thieme, Stuttgart 1974/78

WIRTHS, W.: Lebensmittel in ernährungsphysiologischer Bedeutung. Schöningh, Paderborn 1972

WIRTHS, W.: Kleine Nährwerttabelle der Deutschen Gesellschaft für Ernährung e.V. 26. Aufl. Umschau, Frankfurt 1976

WUNDERLI, J.: Mensch und Altern. Karger, Basel 1974

ZÖLLNER, N., G. WOLFRAM: Stoffwechsel – Ernährung – Endokrinium. Springer, Berlin 1975

9 Infektionskrankheiten

Ingeborg Falck

9.1 Einleitung

Bei alten Menschen spielen Infektionskrankheiten als Todesursache zahlenmäßig keine bedeutsame Rolle (s. Tab. 9-1 und 9-2). Es starben in der Bundesrepublik Deutschland im Jahre 1977:

136 200 Menschen an ischämischen Herzkrankheiten und 153 250 Menschen an bösartigen Tumoren, aber nur 5233 Menschen an Infektionskrankheiten, von denen 2341 über 65 Jahre alt waren (Statistisches Jahrbuch 1979). Historisch zeigen die Todesursachen durch Infektionskrankheiten die folgende Entwicklung: Es starben an Grippe, Pneumonie und Tuberkulose: 1914 22%, 1950 10,7% und 1973 3,2% der Verstorbenen (Gsell, 1978b).

Viele Infektionskrankheiten spielen heute keine Rolle mehr. Während bei den infektiösen Enteritiden zur Hälfte Jugendliche und alte Menschen an der Sterblichkeit beteiligt sind, überwiegen bei der Tuberkulose die Menschen über 65 Jahre deutlich. Das Geschehen, d. h. der Wandel der Infektionskrankheiten, ist viel komplexer als oft angenommen. Scharlach und Diphtherie wandelten ihr Bild schon vor

Tab. 9-1: Todesfälle in der Bundesrepublik Deutschland 1977 nach dem statistischen Jahrbuch 1979

	Männer	Frauen	Männer und Frauen gesamt	unter 65 Jahre	über 65 Jahre
Ischämische Herzkrankheiten	74176	62024	136200	23322	112878
Bösartige Neubildungen	76967	76283	153250	44281	108969
Infektionskrankheiten	3419	2489	5908	2341	3567

Tab. 9-2: Todesfälle an Infektionskrankheiten 1977 nach dem Statistischen Jahrbuch 1979. Todesfälle der Männer, der Frauen und von Männern und Frauen gemeinsam, sowie Todesfälle vor dem 65. Lebensjahr und nach dem 65. Lebensjahr

	Männer	Frauen	Männer und Frauen gesamt	Verstorbene unter 65 Jahre	über 65 Jahre
Cholera	–	–	–	–	–
Typhus	3	–	3	3	–
Bakterielle und Amöbenruhr	3	–	3	3	–
Enteritis und sonstige Durchfallerkrankungen	213	259	472	206	266
Tbc der Atmungsorgane	1534	542	2058	785	1273
Sonstige Formen der Tbc und Spätfolgen	425	223	648	236	412
Pest	–	–	–	–	–
Diphtherie	1	1	2	1	1
Keuchhusten	3	6	9	9	–
Streptokokkenbedingte Rachenerkrankungen und Scharlach	2	–	2	2	–
Meningokokkeninfektion	43	36	79	76	3
Akute Poliomyelitis	1	1	2	1	1
Pocken	–	–	–	–	–
Masern	12	13	25	25	–
Fleckfieber und andere Rickettsiosen	–	–	–	–	–
Malaria	4	4	8	6	2
Lues und Folgeerscheinungen	73	62	135	48	77
Alle sonsigen infektiösen und parasitären Krankheiten	848	940	1788	836	952
Grippe	250	425	675	104	571

Erkennung ihrer Bekämpfungsmöglichkeiten (Höring, 1976).

Der Hospitalismus ist vielleicht nicht so sehr Folge der intensiven Chemotherapie, sondern der Änderung des Krankengutes: sehr alte Patienten, Intensivpatienten, immunsuppressiv behandelte Patienten, Patienten mit vielen Risikofaktoren usw. Es wird daher diskutiert, ob der Hospitalismus allein durch die Antibiotikaresistenz zu erklären ist, sondern auch durch die entstandene größere Anfälligkeit gegenüber Eitererregern (Raettig, 1976). Dem könnte auch entsprechen, daß unter den alten Menschen gar nicht so häufig eitererregerbedingte Erkrankungen gesehen werden, da die alten Menschen gegen diese von früher her eine gezielte Abwehr entwickelt haben. Dem entspricht, daß bei multimorbiden, sehr alten, chronisch Kranken nicht sehr häufig Erkrankungen durch Eitererreger wie Sepsis, Furunkulose, Karbunkel, Erysipel usw. zu sehen sind (Falck und Muhlack, 1975). Superinfektionen spielen bei der Virusgrippe, bei der Infarktpneumonie, der Aspirationspneumonie, der Pyelonephritis, bei Prostatahypertrophie usw. eine Rolle. Allgemein ist aber die Exposition gegenüber Infektionskrankheiten bei alten Menschen geringer, wie etwa die Beobachtung bei Grippeepidemien zeigt, d.h. alte Menschen, die isoliert leben, erkranken seltener. Wenn allerdings Infektionskrankheiten epidemieartig auftreten, wie bei der Grippe oder den infektiösen Darmerkrankungen, sind alte Menschen ganz besonders gefährdet, und zwar infolge der bestehenden Multimorbidität, und nicht so sehr wegen des Alters an sich. Allein infolge des Alters eine erhöhte Empfänglichkeit für Infektionskrankheiten anzunehmen, ist nach Höring (1965) nicht möglich, denn im Gegenteil liegt infolge der bereits in der Kindheit durchgemachten Krankheiten eine protektive Wirkung der erfolgten Antikörperbildung beim alten Menschen vor. Von Höring (1965) wird auch auf die Immunreifung hingewiesen, da zum Beispiel alte Menschen nicht mehr an einer Herpes simplex-Infektion erkranken. Das Immunsystem reift vom Zeitpunkt der Geburt an. Der Abwehrmechanismus des Menschen ist hochkompliziert und muß ständig trainiert werden (Raettig, 1976).

Heute ist allgemein davon auszugehen, daß beim Kind ein Defizit an immunologischen Impulsen vorliegt, daß daher iatrogen durch Impfungen stimuliert werden muß (Stickl, 1980). Wenn auch mehr immunologische Parameter bekannt sind, wie Häufigkeit von Autoantikörpern, Lymphozytenstimulierbarkeit, Konzentration von Immunglobulinen, so ist die Bedeutung dieser Faktoren im Ablauf der Ätiopathogenese der Infektionskrankheiten noch nicht eindeutig abgeklärt. Es gibt allerdings verschiedenste Faktoren, die ein Immundefizit bei alten Menschen hervorrufen können: Man kann dagegen nicht allgemein sagen, daß im Alter die Resistenz gegenüber Infektionskrankheiten abnimmt, aber die Immunlage zunimmt. Die Funktion der einzelnen Zellkloni ist erhalten, aber die Zahl der Zellen ist geringer. So läßt in vitro die Stimulierbarkeit der peripheren Lymphozyten im Alter nach mit einer prozentualen Verminderung der T-Lymphozyten (Tittor et al, 1980). Dagegen ist beim alten Menschen bei eingetretener Infektion mit einer schnelleren Erschöpfung des Immunsystems zu rechnen, davon abgesehen ist die Letalität bei eingetretener Infektionskrankheit durch die Multimorbidität und die schnellere Dekompensation der verschiedenen Organsysteme größer, wie etwa der Tod durch Nierenversagen bei der infektiösen Enteritis.

Die Beobachtung von akuten Infektionskrankheiten bei Patienten über 60 Jahren zwischen 1955 und 1974 zeigte so auch keine atypischen oder asymptomatischen Verläufe, die allein durch das Alter zu erklären wären, wie bei Typhus, eitriger Meningitis, Herpes zoster und Sepsis, wie es oft angegeben wird (Sznajder, 1976). Allgemein ist ein Immuntraining für den Menschen notwendig, das sieht man z.B. bei Einzelkindern, die in Einzelhäusern am Stadtrand aufwachsen und zu wenig Immuntraining haben (Stickl, 1980). Gerade in hochzivilisierten Ländern haben sich daher Krankheiten wie die Poliomyelitis zu Epidemien entwickelt. Die Immundepression ist daher nicht mehr das eigentliche Problem, sondern die Immunstimulation. Das Problem, daß in alternden Zellen die DNS zur progressiven Anhäufung von Informationsfehlern führt und dadurch ein verändertes Protein Autoantikörper wird, hat etwa zu dem Problem der Antikörperbildung bei Infektionskrankheiten keine Beziehung (Friedel et al, 1979). So war auch keine kausale Beziehung zwischen abgeschwächter zellulärer Immunfunktion in vitro und Autoimmunerscheinungen erkennbar (Tittor et al, 1980). Reaktive Entzündungszeichen sind beim alten Menschen weniger ausgeprägt (K. Morawaski, 1980). Faktoren, die die Gefahr von Infektionen und speziell von chronischen Infektionen – weniger von Infektionskrankheiten – im Alter erhöhen, sind:

Unterernährung: Die Unterernährung schwächt die zelluläre Immunität, (Bistrian, 1977), sie spielt beim alten Menschen durchaus eine Rolle.

Hospitalismus: Als Ursache von chronischen Infektionen spielt der Hospitalismus eine unheilvolle Rolle. Der Patient mit Polytraumen, auf der Intensivstation, unter einer immunsuppressiven Behandlung, mit Diabetes mellitus ist besonders gefährdet; dies ist aber unabhängig vom Alter des Patienten.

Polytraumen: Auch beim jungen Polytraumatisierten fallen die Immunglobuline G und M ab (Petrecic und Zellinka, 1980). 2–22% aller Patienten mit chirurgischen Eingriffen erleiden heute eine Infektion.

Die häufigsten Infektionen sind Harnwegsinfektionen, Wundinfektionen, Atemwegsinfektionen, Sepsis und Infektionen der Haut, Thrombophlebitis durch Venenkatheter und Tracheostoma. Dabei handelt es sich häufig um endogene Infektionen, zwar durch:

1. opportunistische Keine,
2. iatrogene Infektionen,
3. durch Erregerwandel bedingte Seuchen,
4. therapieresistente Infektionskrankheiten,
5. resistente Keime.

Davon spielen 1., 2. und 3. in der Geriatrie eine besondere Rolle.

Lokale Disposition: Die lokale Disposition, wie

die Harnverhaltung bei der Prostatahypertrophie, ist eher maßgeblich für das Auftreten der chronischen Infektion der Harnwege und nicht das Alter allein; die Häufigkeit der Harnwegsinfektionen steigt nicht mit dem Alter allein an (Tauchnitz et al., 1979). Ebenso wie der neurologische Ausfall, z.B. bei einer paretischen Hand, nach einem apoplektischen Insult mehr mit Bakterien besiedelt ist, als die nicht gelähmte Hand (Chin und Davies, 1976). Dieses sind altersunabhängige Dispositionen für Infektionen in der Geriatrie.

Unspezifische Infektionen spielen in der Geriatrie etwa bei Durchfällen nach Chemotherapie, bei einem Teil der Harnwegsinfektionen, beim Diabetes mellitus, bei der eitrigen Parotitis, bei Bewußtlosigkeit usw. eine Rolle. Reinfektion, besonders als endogene Infektion ist der ätiologische Vorgang bei der Alterstuberkulose.

Pflegerische Maßnahmen, besonders bei der Inkontinenz von Blase und Darm, spielen eine wesentliche Rolle zur Vermeidung von Infektionen, auch beim Dekubitus (Itoh, 1978).

9.2 Erkrankungen durch Bakterien

9.2.1 Streptokokkeninfektionen und Scharlach

spielen in der Geriatrie keine bedeutsame Rolle. Die Immunreifung bei alten Menschen ist hierfür sicherlich verantwortlich, so sieht man in der Geriatrie kaum eine Otitis media acuta, Furunkulosen oder eine akute Tonsillitis (Glaninger, 1978). Erkrankungen durch diese Eitererreger, wie Furunkulose oder Karbunkel, sind daher auch bei alten und chronisch Kranken nicht besonders häufig (Falck und Muhlack, 1975).

9.2.2 Erysipel (Wundrose – Streptodermia cutanea lymphatica

Hochfieberhafte Infektionskrankheiten durch Eindringen von β-hämolysierenden Streptokokken der Gruppe A in die Lymphgefäße der Haut. Beim Gesichtserysipel ist die periokuläre Schwellung besonders hervortretend, hier kann es zum nekrotisierenden Erysipel der Augenlider kommen (Abbott und Shekter, 1979). Bei Gesichtserysipel besteht eine Letalität von 3–5%. Trotz allgemeinem Rückgang der Häufigkeit des Leidens tritt es vor allem noch bei älteren Frauen auf (Dowsett et al, 1975; v.d. Molen, 1975), meist sporadisch. Die unteren Extremitäten sind besonders häufig befallen, wenn posttrhrombotische Veränderungen bzw. ein Ulcus cruris und andere Vorschädigungen der Haut vorliegen, wie oft in der Geriatrie. Als Folge entwickelt sich das chronisch rezidivierende Erysipel, manchmal eine Lymphstauung, die etwa an den unteren Extremitäten zum Bild der Elephantiasis nostras führen kann. Auch Allgemeinsymptome bis zu komatösen Zuständen treten auf (Gauwerky, 1976).

9.2.3 Gasbrand

Da die Voraussetzung für die Gasbrandinfektion durch eine starke Zertrümmerung oder Zerstörung des Gewebes und die anaeroben Verhältnisse durch Ischämie des Gewebes oder eine stark sauerstoffzehrende Begleitflora geschaffen werden, können diese Vorbedingungen bei geriatrischen Patienten durchaus gegeben sein, so wurde das Auftreten von Gasbrand nach Nagelung von Hüftgelenkfrakturen bei älteren Frauen beobachtet (Dykes, 1977).

9.2.4 Diphterie

Die Erkrankung ist ubiquitär verbreitet, befällt alle Alter und Rassen. Die überstandene Krankheit hinterläßt eine antitoxische Immunität, die nach Jahren wieder abnehmen kann, daher kommen Zweiterkrankungen durchaus vor. In den USA sind vorwiegend ältere Menschen von Diphterie befallen, bei über 80jährigen fanden sich nur noch in 59% Antikörper; sie reagierten aber auf Toxoid mit deutlichem Antikörperanstieg (Ruben et al., 1978). Der Impfschutz hält etwa 5 Jahre an, besteht also bei alten Menschen, die in der Jugend geimpft wurden, nicht mehr.

9.2.5 Aktinomykose (Strahlenpilzerkrankung)

Die Strahlenpilzerkrankung ist weit verbreitet, das Erkrankungsrisiko beträgt nur 0,01% (Feifel et al., 1977). Der anaerobe Erreger Actinomyces israeli wird erst in Zusammenhang mit sauerstoffverbrauchenden Begleiterregern und Gewebsschädigung pathogen. So können etwa Infektionen nach Hüftendoprothesenoperation entstehen, so z.B. geschehen bei einer 74jährigen Frau, wo eine Schädigung des Gewebes durch das Endoprothesenmaterial angenommen wurde (Petrini und Welin-Berger, 1978). Bei der Seltenheit des Leidens bestehen diagnostische Probleme (Langewitz et al., 1980). Rückfälle sind noch nach langem Intervall möglich, daher lange Nachbeobachtungszeit, evtl. erst im Alter Rückfall.

9.2.6 Tuberkulose

Die Erfolge in der Tuberkulosebekämpfung innerhalb der letzten 50 Jahre haben das Gesicht der Tuberkulose wesentlich gewandelt; so betrug in der BRD das Infektionsrisiko 1910 = 10% und 1980 = 0,1% (Lock, 1975). Dabei hat die Bedeutung der Tuberkulose für das Kindesalter wesentlich abgenommen, während die Tuberkulose in der Geriatrie an Bedeutung gewann, gleichzeitig wurde das Krankheitsbild Tuberkulose unbekannter (Wurbs, 1977).

Die Bedeutung der Alterstuberkulose ist so durch den historischen Ablauf der Tuberkulose für die einzelnen Jahrgänge zu erklären (Vogt, 1967).

9.2.6.1 Epidemiologie

Aktive offene Lungentuberkulosen finden sich jetzt mehr in den höheren Lebensaltern und bilden die Quelle neuer Infektionen unter den jüngeren Altersgruppen der Bevölkerung. Ein chronisch bazillenausscheidender Patient steckt im Laufe seines Leidens 20–40 Menschen an (F. Müller, 1964). Bei dem allgemeinen Rückgang der Tuberkulosemorbidität ist die offene Lungentuberkulose des betagten Menschen die wichtigste intrafamiliäre Infektionsquelle. Der alte Offentuberkulöse ist dabei in der Regel eine größere Gefahr für seine Umgebung als der junge Offentuberkulöse (Winkelmann, 1958). Der Anteil unentdeckter Tuberkulosen im Sektionsmaterial ist dabei noch groß (Schwabe, 1971; Steinbrück, 1964, 1979) (Tab. 9-3).

Die Lungentuberkulose zeigt beim alten Menschen eine absolute und relative Häufigkeitszunahme. Die Tuberkuloseendemie wird so immer noch unterhalten (Birkhäuser, 1963). Die Tuberkulose findet sich vor allem bei Randgruppen etwa Potatoren, psychiatrischen Kranken, Drogensüchtigen und alten Menschen (Burlachenko und Bradishtyan, 1977; Davis et al., 1978; Dufourt, 1957; Fischer, 1971; Hansson, Haranghy et al., 1960; Kögel und Hedinger, 1973; Kreuser und Kentzer, 1963; Neumann, 1961; Suelzen, 1971). Patienten mit chronischen Leiden wie Magenleiden, Diabetes oder Leukosen und Patienten unter immunsuppressiver Therapie erkranken so vor allem an Tuberkulose. Die Kombination Diabetes mellitus und Lungentuberkulose spielt in der Geriatrie eine besondere Rolle (Ludes, 1970). Dies ist nicht nur in der BRD, sondern etwa auch in Moskau so (Poletaev et al., 1978).

9.2.6.2 Altersverschiebung

Über 65 Jahre alte Patienten fanden sich unter 10 422 Patienten einer Lungenheilstätte 1964 in 5,21% und 1973 in 12,78% (Golli et al., 1975, 1976). Dieser Altersanstieg wurde schon 1957 bekannt (Griesbach, 1960). Der Anteil der Patienten über 50 Jahre unter den Patienten mit offener Lungentuberkulose beträgt jetzt fast 60%. 1975 waren in Schottland unter den Tuberkulosekranken 89,8% Männer über 55 Jahre (Heffernan et al.), dementsprechend fand sich bei neuentdeckten Tuberkulosenpatienten ein Durchschnittsalter von 69,4 Jahren. Von 6 424 Sterbefällen an Tuberkulose 1967 waren 65% über 60 Jahre alt (Justus et al., 1969). Norwegen hatte 1972 672 neue Tuberkulosefälle, davon waren die meisten Männer über 50 Jahre (Bjartveit, 1975). In Europa findet man so bei röntgenologischen Reihenuntersuchungen auf Lungentuberkulose bisher unbekannte Lungentuberkulosen in 65% bei Menschen über 40 Jahren. Daher ist es wichtig, die Röntgenreihenuntersuchungen bis in das Greisenalter und vor allem auf Altenheime auszudehnen (Brit. J. Dis. Chest). Es wird daher auch die Errichtung von Altersheimen für Tuberkulöse vorgeschlagen (Steinbrück, 1964; Schwabe und Viehoff, 1973). Die Rezidivwahrscheinlichkeit einer Tuberkulose ist 23mal höher als die Neuerkrankungswahrscheinlichkeit des Gesunden (Steinbrück, 1964).

9.2.6.3 Tuberkulinreaktion

Die Tuberkulinreaktion zeigt, ob zwischen dem betreffenden Organismus und dem Tuberkulosebakterium bereits einmal ein Kontakt stattgefunden hat, das Tuberkelbakterium wirkt praktisch bei allen Menschen allergen, die mit ihm in Kontakt kommen (Freerksen, 1973). Die Tuberkulinreaktion gibt über die Aktivität des tuberkulösen Prozesses keinen Aufschluß, daher ist es nicht günstig, mit einem Begriff «positive Tuberkulinanergie», der z.B. bei der Sarkoidose bzw. dem Morbus Boeck eine große Rolle spielt, zu operieren (Suda, 1963). Der höchste Prozentsatz der positiven Tuberkulinreaktionen soll sich zwischen dem 50. und 60. Lebensjahr finden und dann abnehmen. Es wird diskutiert, ob dies die Folge von Hautveränderungen im Alter ist. Die Untersuchungen der Tuberkulinreaktion bei alten Menschen zeigen unterschiedliche Resultate: Bei 1012 Patienten über 65 Jahre war ein hoher Prozentsatz tuberkulinnegativ, die Röntgenaufnahmen dieser tuberkulinnegativen Menschen zeigten aber in 29% Zeichen einer früheren tuberkulösen Infektion (Bork, 1978). Die Wirksamkeit der T-Lymphozyten beeinflußt die Tuberkulinreaktion.

Bei der Lungentuberkulose alter Menschen handelt es sich in der Regel um eine endogene Reinfektion bzw. Exazerbation von Lymphknotentuberku-

Tab. 9-3: Häufigkeit der unentdeckten Tuberkulosefälle in Sektionsstatistiken

Zahl der Sektionen	Zeitraum	% der Todesfälle	Bemerkungen	Autor
38803	1958–1960	2,2		Kreuser und Kentzer
5184	1965–1969	3,2	meist nicht erkannt	Krückemeyer
18724	1955–1975	4,33		Post u. Schulze-Wartenhorst
3000	vor 1970	5,9	74% vorher unbekannt	Schenk
2767	1957–1961	34,8	aller Veränderungen	Haeflinger (1963)
1687	1957–1961	16,0	aus Altersheimen, aktive Herde	Haeflinger
5433	1965–1974	3,7	51% vorher unbekannt	Seelinger und Gebhardt
	1970	11,0	Geriatrieklinik	Steinmann
19373	1962–1971		40% vorher unbekannt	

losen oder alter abgekapselter Herde im Lungenparenchym. Postprimäre und frühsekundäre Streuherde werden aktiviert (Paetz und Macke, 1969; Stead, 1965). Die Reaktivierung von Lungenspitzenherden erfolgt entweder exogen durch bakterielle oder Virusinfekte der Lungen oder durch Nikotin oder endogen zum Beispiel durch Diabetes mellitus, Leberzirrhose, Magenresektion, Silikose, Alkoholismus, alimentäre Hypoproteinämie usw. Im Alter entwickelt sich oft keine Reaktion des RES etwa in der Milz, daher nimmt die Tuberkulose einen rapiden Verlauf, auch die Funktionsfähigkeit des Knochenmarks nimmt ab (Haranghy et al., 1963). Die Abnahme der Tuberkulinallergie und der humoralen Abwehrlage spielt so für die Aktivierung der Tuberkulose eine Rolle. Der tuberkulinpositive alte Mensch muß daher wegen der Gefahr der Aktivierung überwacht werden (Ranft et al., 1974; 1976). Auf die Virulenz von Tuberkelbazillen in alten Tuberkuloseherden wurde zuerst von Rabinowitsch (1907, 1909) hingewiesen, dann wieder von Chung et al. (1972). Das Auftreten von resistenten Tuberkelbazillen ist dagegen seltener die Ursache der Alterstuberkulose.

9.2.6.4 Tuberkulose der tracheobronchialen Lymphknoten

So ist die Aktivierung der Tuberkulose der tracheobronchialen Lymphknoten die wesentliche Ursache der Tuberkulose im Alter. Arnstein hat dieses Problem 1934 ausführlich dargestellt. Er fand in einem Wiener Alterskrankenhaus unter 1 572 Sektionen 138 Fälle von Lymphknotentuberkulose, dabei lag oft eine Anthrako-Silikose kombiniert mit der Tuberkulose vor, darunter waren 28% Männer und 72% Frauen. Diese Fälle verhielten sich im Hinblick auf ihre Verteilung auf die einzelnen Altersstufen folgendermaßen:
12% unter 60 Jahre,
21% zwischen 60 bis 69 Jahre,
42% zwischen 70 bis 79 Jahre,
23% zwischen 80 bis 89 Jahre,
 2% über 90 Jahre.

Der Mechanismus der lymphadenogenen Streuung ist in allen Lebensaltern gleich, er tritt aber heute vor allem in den höheren Lebensaltern auf im Gegensatz zu den früher häufigeren postprimären und frühsekundären Streuherden (Paetz und Macke, 1969). Die Reaktivierungen betrafen z.B. in Australien 10% aller Lungentuberkulosen und traten nach 15 Jahren bei im Durchschnitt 62 Jahre alten Patienten, meist Alkoholikern auf (Mukerjee, 1978; Rudoy und Shulga, 1978). Der Einbruch eines tuberkulösen Lymphknotens in das Bronchialsystem ruft unter Umständen keine Veränderungen auf dem Röntgenbild hervor. So ist in diesen Fällen die Sputumuntersuchung auf Tuberkulose noch wichtiger als in anderen Fällen. Unter 350 Fällen von Alterstuberkulose wiesen 40, d.h. 11,4%, einen Lymphknoteneinbruch auf; jenseits des 60. Lebensjahres gehen 12–52% (Rudoy und Shulga, 1978) der Tuberkulosen von einer Aktivierung tuberkulöser Hiluslymphknoten aus: Die Perforation in den Bronchus betrifft vor allem den rechten Unterlappenbronchus und ist bei Frauen häufiger. Die schrumpfenden lymphglandulären Tuberkulosen können außerdem folgende Erscheinungen hervorrufen: Rekurrensparese, Haft- und Traktionsdivertikel des Ösophagus, Aushusten von schwärzlichen Beimengungen im Auswurf, rezidivierende Pneumonien in ein und demselben Lungenabschnitt, Übergreifen auf das Perikard, und Mittellappensyndrom.

Die lymphoglanduläre Tuberkulose greift auch auf das Perikard über, es kommt dann zu einer serofibrinösen Perikardtuberkulose, eventuell mit Ausgang in eine Concretio pericardii. Im Rahmen der Aktivierung von Hiluslymphknotentuberkulosen ist ferner die Entwicklung eines Mittellappensyndroms gar nicht so selten (Springett, 1962). Der Mittellappenbronchus wird durch den schrumpfenden, verkäsenden Prozeß in den Hiluslymphknoten rechts stenosiert, es kommt zur Atelektase des Mittellappens und zu poststenotischen entzündlichen Prozessen in demselben. Mittellappensyndrome von einer Dauer über 7–8 Monate sind in der Regel tuberkulöser Genese, dabei werden nur selten Tuberkelbakterien im Auswurf gefunden, wenn nicht gleichzeitig eine Lymphknotenperforation in einem Bronchus vorliegt. Morgendlicher Reizhusten, geringe Auswurfsmengen, gelegentliche Blutbeimengungen im Sputum und rezidivierende Fieberschübe sind neben dem Röntgenbild der Lunge charakteristisch. Da die lymphoglanduläre Tuberkulose auch auf die Lungenarterie übergreift, besteht die Gefahr der tödlichen Lungenblutung, auch Aortenrupturen werden beschrieben (Lahl, 1964; Rosenthal, 1930; Silbergleit et al., 1965). Aktivierungen der mesenterialen Lymphknotentuberkulosen kommen selten vor, werden aber auch beobachtet (McCullough, 1977).

Als Ursache der Aktivierung der lymphoglandulären Tuberkulose werden auch folgende Faktoren in Erwägung gezogen: Narbige Schrumpfung im Gewebe, die zur schlechteren Durchblutung und damit zur Ernährungsstörung führt, sowie Allergien.

9.2.6.5 Diagnostik

Die Lungentuberkulose verläuft beim alten Menschen oft besonders symptomarm. Die Symptome der Tuberkulose im Alter sind maskiert und erfordern oft den Einsatz aller diagnostischen Methoden; auch ist die Tuberkulosediagnose wegen der häufigen komplizierenden Begleiterkrankungen besonders schwierig (Petzold, 1962). So wird z.B. der chronische Husten bei alten Menschen oft als Ausdruck einer kardialen Insuffizienz angesehen (Sighardt, 1961). Andererseits sind auch die Lungentuberkulosen im Alter häufiger mit einer Rechtsherzinsuffizienz kombiniert. So hatten 406 lange bestehende Lungentuberkulosen in 36% ein manifestes oder latent dekompensiertes Cor pulmonale. Bei Patienten in einer Lungenheilstätte hatten dementsprechend die Patienten zwischen 21 und 30 Jahren in 3,6% eine begleitende Herz- oder Kreislauferkrankung und in 0% ein Lungenemphysem, während dies bei den Patienten zwischen 61 und 70 Jahren in 40% bzw. 35,6% der Fall war. Dabei ist darauf hinzuweisen, daß die Tuberkulosemortalität von 1938 bis 1954 von 32% auf 4% absank, während die Zahl der Erkrankungen von Cor pulmonale mit letalem Ausgang von 7% auf 28%, nach anderen Autoren sogar auf 57% anstieg. Funktionsstörungen der Lunge durch Tuberkulose und Alterung spielen so zunehmend eine Rolle (Ulmer, 1973). Ein Teil dieser Fälle mit Cor pulmonale sind Auswirkungen der Heilungserfolge durch die antituberkulöse Chemotherapie. Auch die Kombination mit Herzinfarkt kommt durchaus vor (Gürich, 1961). Kombinationen der Tuberkulose im Alter mit Amyloid sind ebenfalls möglich (Schwartz und Beuttas, 1972). Auch sekundäre Polyzythämien können im Alter die Lungenzeichnung verstärken. Daneben liegt bei der Alterslunge häufig eine Kombination der Lungentuberkulose mit einer Anthrkosilikose vor (Safarov et al., 1965).

Die Diagnostik der Lungentuberkulose im Alter kann auch durch die Kombination mit einem Bronchialkarzinom erschwert werden. Beim alten Mann ist die Kombination von Brochialkarzinom und Lungentuberkulose heute garnicht selten (Blaha, 1974; Chun et al., 1975; Manderli, 1960; Wilkesmann, 1974), dabei kann die Differentialdiagnose durchaus schwierig sein (Nafae et al., 1975). Nicht nur die allgemeine Steigerung des Lebensalters, sondern auch die gesteigerte Lebenserwartung des Tuberkulosekranken infolge der erfolgreichen Tuberkulosebehandlung führt dazu, daß diese Kombination von Lungentuberkulose und Bronchialkarzinom häufiger geworden ist (Rothe und Becker, 1955). Die Bronchoskopie bei älteren Tuberkulosekranken ergab in 8,9% ein Bronchialkarzinom (Pogoreitsev, 1976). Bei Einweisungen alter Patienten wegen Lungenabszeß oder Lungenkarzinom lag in 9% eine Tuberkulose vor (Sunahara, 1978). Tschirkov et al. (1978) sahen bei 77 Patienten mit der Kombination Lungentuberkulose und Lungenkarzinom, daß es sich in 22,1% um ein Narbenkarzinom handelte. Auch das Auftreten einer Virusgrippe kann den Tod von Tuberkulosekranken hervorrufen (Leutner, 1972). Bei der Diagnose Lungentuberkulose stehen die **Röntgenuntersuchung** und der *Erregernachweis im Sputum* an erster Stelle (Yaschenko und Yakimets, 1978). Im Alter ist die röntgenologische Differenzierung von «normalen» Altersveränderungen gegenüber tuberkulösen Veränderungen unter Umständen schwieriger als bei der jugendlichen Lunge. Es ist aber zu erwähnen, daß es ein spezifisches Röntgenbild der Alterslunge nicht gibt (Neff, 1963). Die anderen Laboratoriumsuntersuchungen treten zurück, da z.B. die erhöhte Blutsenkungsbeschleunigung häufig durch die Multiplizität der Leiden in der Geriatrie zu erklären ist.

Bei alten Menschen mit Tuberkulose liegt die Todesursache meist nicht in der Tuberkulose begründet, sondern es bestehen gleichzeitig andere Leiden, die den Tod verursachen.

9.2.6.6 Miliartuberkulose

Im Alter ist auch wieder die Generalisation der Tuberkulose häufiger, d.h. die Miliartuberkulose.

Tab. 9-4: Häufigkeit der Miliartuberkulosen

Zahl der Sektionen				nicht erkannt
14482	1930–1939	in 1,7%	davon	29,6%
24282	1960–1969	in 0,3%	davon	73 %

Die Miliartuberkulose findet sich jetzt im Gegensatz zu der Zeit vor dem 2. Weltkrieg mehr bei älteren Menschen. Früher trat die Miliartuberkulose im Verlauf einer Organtuberkulose auf und wurde vor dem Tod des Patienten diagnostiziert, heute wird die Miliartuberkulose überwiegend erst bei der Sektion diagnostiziert (Enarson et al., 1978; Tala und Mansury, 1976).

Es handelt sich meist um unerkannte Reaktivierungen einer Lymphknotentuberkulose bei konsumierenden Krankheiten bei sehr alten Menschen der 7.–8. Lebensdekade (Hötter, 1975; Krückenmeyer, 1970; Laroche et al., 1976; Post und Schulze-Wartenhorst, 1979; Weigel, 1976). Die meningeale Beteiligung ist dabei aber seltener. Die hämatogene Streuung tritt in Form von afebrilen miliaren Aussaaten auf. Unter 40 Miliartuberkulösen waren 1969 84% älter als 60 Jahre. Die Diagnostik der Miliartuberkulose im Alter kann schwierig sein, so ist röntgenologisch die Überstrahlung bei Emphysem häufig (Blaha, 1974).

9.2.6.7 Organtuberkulose

Außer der Lungentuberkulose und der Aktivierung der Lymphknotentuberkulosen finden sich auch andere Organtuberkulosen im Alter häufiger. Extrapulmonale Tuberkulosen haben bei Männern zwischen 80 und 85 Jahren deutlich zugenommen (Barbey, 1974, 1975; Schwabe und Viehoff, 1971). In 15 Jahren fanden sich unter 71 Frauen mit Genitaltuberkulose 2 mit postmenopausaler Endometritis – ein relativ seltenes Ereignis – (Breznik et al., 1978; Houlne et al., 1976), ebenso wie Peritonealtuberkulose (Corcos und Domart, 1976). So spielt auch die Knochen- und Gelenktuberkulose im Alter eine Rolle, hier sind besonders männliche Patienten in schlechten sozialen Situationen gefährdet. Die Zahl der Fälle von Spondylitis tuberculosa nimmt im hohen Alter zu (Latorzeff et al., 1975; Peschel und Weber, 1975). Für die Knochentuberkulose kommen ätiologisch lokale Traumen, Einnahme von Narkotika, intraartikuläre Corticosteroidanwendung, Alkoholismus, chronische Leiden, etwa Lupus erythematodes usw., infrage (Kaludi, 1974). Es werden auch die Sakroiliakalgelenke und die Trochanteren befallen (Paus, 1977). Bei der Knochentuberkulose kommt auf vier Erkrankungsfälle bei Männern einer bei einer Frau (Brit J. Dis. Chest). Das Auftreten von Gehirntuberkulomen unter den Hirntumoren ist selten, d.h. in 0,16% der Hirntumoren.

Meningitis tuberculosa

Auch hier zeigt sich, daß zunehmend ältere Menschen befallen werden und chronische Verläufe auftreten (Harangy und Szemenyei, 1963; Heissmeyer und Willeroth, 1974; Seelinger und Gebhardt, 1978; Weigel, 1976), dabei waren 40% erst bei der Sektion erkannt worden, und die Lungen waren nicht von einer Tuberkulose befallen (Haas et al., 1977). 1928 wurde die Meningitis tuberculosa schon als Nebenbefund bei Sektionen in Siechenheimen gesehen (Schwabe, 1971).

Urogenitaltuberkulose

Auch diese soll bei alten Menschen vermehrt zu finden sein (Kiss et al., 1970; Rodeck, 1976), andere bestätigen es nicht (Falck, 1975b).

9.2.6.8 Therapie

Der alte Tuberkulosekranke ist länger krank und wird weniger oft geheilt als der jüngere Patient. Im Bestand der älteren ansteckenden Tuberkulösen häufen sich die chronischen Formen. Die Therapie der Tuberkulose im Alter hat ihre besonderen Schwierigkeiten, sie wird durch folgende Faktoren beeinträchtigt:
1. Durch die schlechte Ventilation infolge von Narben, der chronischen Begleitbronchitis und durch Pleuraadhäsionen – gefesselte Lunge;
2. durch die schlechte Diffusion infolge der unspezifischen interstitiellen Fibrose, besonders in dem perikarvernösen Parenchym;
3. Durch Reduktion der Kontaktfläche infolge Vernarbung der Kavernen und Altersatrophie des Lungenparenchyms. Der Altersschwund der Alveolarscheidewände mit der Reduktion der Kontaktflächen Alveole-Kapillare, d.h. das Emphysem ruft außerdem eine Schädigung des Lungenparenchyms und des Lufttransportes hervor.

Wegen dieser narbigen Veränderungen ist die Kombination der Chemotherapie mit Corticosteroiden in Erwägung zu ziehen. Die Begünstigung einer Aktivierung der Tuberkulose durch Corticosteroide darf bei gleichzeitiger antituberkulöser Therapie nicht überschätzt werden (Uehlinger, 1961). Dabei kann eine antituberkulöse Chemotherapie die infektiöse Tuberkulose sanieren und dadurch die Infektionskette durchbrechen. Resorption und Verkleinerung der tuberkulösen Lungenherde gehen beim alten Menschen langsamer vor sich. So sind die Patienten über 50 Jahre nur noch in 2,8 Prozent einer aktiven chirurgischen Behandlung der Lungentuberkulose zuführbar. Allerdings heilen auch Kavernen bei 80jährigen Patienten unter einer antituberkulösen Chemotherapie. Bei Patienten über 60 Jahre kann nur noch in 21% mit einer Heilung der kavernösen Lungentuberkulose gerechnet werden, und bazillenfrei werden bei der antituberkulösen Behandlung nur noch 36% gegenüber 68% bei 30jährigen Patienten, d.h. die Defektheilung ist nicht selten (Haeflinger, 1974; Manderli, 1960). Es liegen im Schrifttum aber auch höhere Erfolgsmeldungen der Therapie von 91% (Cernev, 1979) vor. Bei 60 alten Patienten (38 Männer, 22 Frauen) schlossen sich in 74,7% die Kavernen, und in 82% wurde das Sputum negativ (Golenitsky et al., 1976). Die Einleitung einer Chemotherapie sollte noch in der Regel stationär erfolgen. Bei der ambulanten Behandlung der Lungentuberkulose ist nicht immer sichergestellt, daß der alte Patient seine Medikamente auch regelmäßig zu sich nimmt. Die Konsequenzen der antituberkulösen Behandlung sind allerdings auch erheblich, muß man doch fordern, daß die antituberkulöse Behandlung mindestens über ein Jahr konsequent fortgeführt wird. Eine Resistenzbestimmung ist bei den schon häufig vorbehandelten Patienten immer notwendig.

Zur Chemotherapie der Tuberkulose stehen zur Verfügung: Isoniacid (INH), Paraaminosalicylsäure (PAS), Streptomycin (SM), Ethambutol (EMB), Rifampicin (RMP), Ethionamid (ETH), Prothionamid (PTH), Prazinamid (PZA) und D-Cycloserin (CS); außerdem können noch Capreomycin (CM), Viomycin (VM), Kanamycin (KM) angewendet werden.

Allgemein weisen ältere Menschen eine schlechtere Toleranz diesen Mitteln gegenüber auf. Die verminderte Phagozytose der Monozyten unter Rifampicin spricht für eine immunsuppressive Wirkung des Medikaments (Urbanitz et al., 1974). Die Medikamente werden zur Langzeit- oder auch zur intermittierenden Therapie benutzt. Dreierkombinationen gelten zuerst noch für alle Neuerkrankungen. Die Resistenzbestimmung ist stets zu fordern. Die stationäre Verweildauer bei der Tuberkulose ist bei alten Patienten länger als bei jüngeren, sie hat entsprechende soziale Auswirkungen (Brandt und Nörenberg, 1977).

Die Tuberkulose als Invaliditätsursache hat aber abgenommen (Danzer, 1974). Ob die Tuberkulose heute allein ein Problem der Chemotherapie ist (Freerksen, 1978), muß bezweifelt werden, wenn etwa die Kombination von Tuberkulose und Potatorium in Betracht gezogen wird.

Bei der Streptomycinbehandlung ist zu beachten, daß die Toxizität des Streptomycins bei älteren Patienten größer ist als bei jüngeren, daher sind die Schädigungen des N. statoacusticus, aber auch der Nieren besonders zu fürchten. Chirurgische Therapie kann unter Umständen auch bei über 60jährigen Patienten erwogen werden (Sokolow, 1978). Allgemein roborierende Maßnahmen wie entsprechende Ernährung, allgemein antientzündliche Mittel und Bekämpfung der Sekundärinfektionen sind nicht zu vergessen.

9.2.7 Lepra

Trotz des Tourismus und des endemischen Vorkommens in den Tropen, den Mittelmeerländern und dem vorderen Orient kommt die Lepra bei Europäern, die in den verseuchten Gebieten waren, nur äußerst selten vor (Werner, 1976). So kann die Lepra in der Geriatrie eigentlich nur bei Immigranten eine Rolle spielen.

9.2.8 Tularämie

Infektion durch Hautwunden bei Kontakt mit erkrankten Tieren; vor allem Förster und ähnliche Berufe sind gefährdet. Eine Bedeutung für die Geriatrie ist nicht anzunehmen.

9.2.9 Morbus Bang (Brucellosen)

Häufig berufsbedingte Krankheit, besonders bei Tierärzten (Henderson et al., 1975; Herter et al., 1954; v. Knorre und Kiehne, 1961; Schmidt und v. Sprockhoff, 1954), Melkern usw., aber auch Infektion durch Milch und Milchprodukte erkrankter Tiere bekannt, durch Sanierung des Viehbestandes zum Teil beseitigt (Weber, 1979) und daher auch für die Geriatrie relativ bedeutungslos. Allerdings wurden noch 1975 in England mit ansteigender Häufigkeit Antikörper gegen Brucella abortus bei Tierärzten gefunden (Henderson et al., 1975). Neurologische Manifestationen (Pedro-Pons et al., 1973) können differentialdiagnostische Bedeutung in der Geriatrie haben.

9.2.10 Leptospirosen

(Kanicolafieber, Morbus Weil, Feld-, Schlamm-, Ernte-, Charentefieber, Schweinehütermeningitis), eine Zooanthroponose.
Leptospirosis icterohaemorrhagica: Tierreservoir: Ratten
Leptospirosis canicola Morbus Weil: Tierreservoir: Hund (Stuttgarter Hundeseuche)
Leptospirosis grippotyphosa: Tierreservoir: Feldmäuse
Leptospirosis pomona: Tierreservoir: Schweine
Leptospirosen sind Berufskrankheiten bei Kanal- und Schlachthofarbeitern, Landwirten, Tierpflegern, Tierzüchtern; daher keine Erkrankung älterer Menschen. Da eine kardiale Beteiligung häufig ist, ist die Letalität bei älteren Menschen hoch (Krauss, 1979); es verstarben 3 Patienten von 10 Erkrankungsfällen 1969–1976 in einer Münchner Klinik (Salamander und Holzer, 1978).

9.2.11 Listeriose (Granulomatosis infantiseptica)

Infektionskrankheit durch grampositive Listeria monocytogenes, eine Zoonose. Vorwiegend meningoenzephalitische, aber auch okuloglanduläre, anginös-septische, septisch-typhöse und septisch-granulomatöse Formen. Wichtig ist die Erkrankung in der Schwangerschaft. Die Mutter erscheint gesund, das Neugeborene weist eine Neugeborenensepsis, d.h. Granulomatosis infantiseptica auf. Erkrankungen bei älteren Menschen kommen aber auch vor (Piolino und De Kalbermatten, 1968), wobei 2 von 5 Patienten verstarben (35, 42, 58, 62 und 64 Jahre alt).

9.2.12 Rickettsiosen

9.2.12.1 Typhus exanthematicus (Fleckfieber) und Wolhynisches Fieber (Fünftagefieber)

Die Verbreitung des Fleckfiebers ist an die Durchlausung geknüpft und daher in Europa vor allem eine Erkrankung in Kriegszeiten (Weyer, 1975). In Gegenden, wo das Fleckfieber endemisch – wie in Afrika – ist, erkranken vor allem Kinder, bei denen die Krankheit wesentlich leichter verläuft.

Die Enzephalitis kann eine bulbäre Symptomatik aufweisen, wobei irreversible Dauerschäden des Zerebrums entstehen (Glatzel, 1967). Die Erreger halten sich viele Jahre – 21 Jahre (Wilhelm, 1969) – 30 Jahre (Mohr, 1979) – im erkrankten Menschen, so daß diese wieder erkranken können, diese Autoinfektion wird als Brillsche Krankheit bezeichnet, sie ist so auch für ältere Menschen bedeutsam. Die Prognose wird mit zunehmendem Alter schlechter, Jugendletalität 1–2,7%, während in Kriegsverhältnisse bis zu 30% Letalität. Die Immunität nach Überstehen der Krankheit bleibt lebenslänglich.

9.2.13 Tetanus (Wundstarrkrampf)

Wird durch Clostridium tetani hervorgerufen. Unter 182 Tetanuserkrankten waren 35% über 70 Jahre alt (Quine et al.). Bei alten Menschen liegt eine hohe Letalität über 50% vor (Heitmann und Frühwirth, 1976). Ausgeprägte Wasser- und Elektrolytstörungen dürften dafür mit eine Ursache sein (Holloway, 1970).

Aktive Grundimmunisierung, danach alle 5 Jahre, andere nach 10 Jahren (Peebles et al., 1969), Auffrischungsimpfung mit Tetanusimmunserum wiederholen, da auch alte Menschen mit häufigen Stürzen tetanusexponiert sind. Impfkomplikationen sind nicht selten (Czirner und Beszynàk, 1969). Bei Nichtgeimpften sofort passive Immunisierung mit antitoxischem Schutzserum parenteral oder Simultanimpfung, d.h. gleichzeitig Serum und Toxoid. Bei vorher Geimpften genügt einmalige Injektion von Toxoid als Boosterdosis. Menschen über 60 Jahren haben nur noch in 51% Antikörper gegen Tetanus, reagieren aber gut auf Boosterung (Finger et al., 1975; Ruben et al., 1978), andere fanden sogar nur noch in 15,3% neutralisierende Antikörper gegen Tetanus (Finger et al., 1975). Während nur noch in 39% schützende Tetanus-Antitoxin-Konzentrationen gefunden wurden, konnte durch eine aktive Immunisierung nur ein zeitlich verzögerter Titeranstieg mit geringeren Titerhöhen erreicht werden (Friedel et al., 1979).

9.2.14 Milzbrand (Anthrax)

Zoonose, als Berufskrankheit auf Menschen übertragen, daher bei älteren Menschen seltener.

9.2.15 Botulismus

Keine Infektionskrankheit, sonder Intoxikation durch Nahrungsmittel, in denen sich das ubiquitäre Costridium botulinum vermehrt und Exotoxine gebildet hat. Das Toxin ist besonders neurotrop, es führt zur Hemmung der Acetylcholinsynthese oder -sekretion der cholinergischen Nervenfasern und zur Störung der neuromuskulären Übertragung an den Endplatten. Die letale Dosis für den Menschen liegt bei oraler Aufnahme bei 1µg (Pohle, 1975 a). Die nervalen Symptome wie Schwindel, Ptosis und Augenmuskelparesen evtl. mit Doppelbildern, apoplektische bulbäre Symptome mit Sprach-, Schluck- und Atemstörungen, Versiegen oder Vermehrung der Speichel- und Tränensekretion durch Reizung des Parasympatikus können in der Geriatrie differentialdiagnostisch bedeutungsvoll sein (Lodenkämper und Durchschlag, 1952), ebenso wie die hohe Letalität (Korsukewitz).

9.2.16 Pseudomonas aeruginosa

Infektionen mit Ps. aeruginosa haben wegen ihrer Resistenz gegen Antibiotika eine hohe Mortalität (Liu, 1976), so als Meningitis mit sehr chronischem Verlauf (Lahaye und Leeuw, 1976).

Besondere Vorkommnisse sind etwa eine Aspergillusinfektion der Keilbeinhöhle unter Corticosteroidbehandlung (Ichimura, 1975). Hospitalinfektionen spielen dabei zunehmend eine Rolle.

9.3 Erkrankungen durch Viren

9.3.1 Pocken (Variola)

In einem Lande, in dem Pocken endemisch auftreten und kein allgemeiner Impfzwang besteht, treten die Pocken im Kindesalter auf. Es erkranken alle Menschen ohne ausreichenden Impfschutz. Bei Epidemien in geimpfter Bevölkerung werden vorwiegend ältere Menschen, deren Impfschutz nachgelassen hat, von der Krankheit befallen, dabei kann dann die Pockenletalität 50% betragen. Der alte Mensch ist infolge von Komplikationen, wie bakterielle Superinfektion der Pusteln, Konjunktivalinfektionen, Thrombophlebitiden, Bronchopneumonien usw. besonders gefährdet. Ältere Menschen können bei einer Wiederholungsimpfung erhebliche Reaktionen aufweisen, daher sind regelmäßige Wiederholungsimpfungen dann ratsam, wenn Auslandsreisen in Länder mit Pockenimpfungszwang geplant sind. Die Differntialdiagnose zum Herpes zoster und zu Varizellen kann problematisch sein. Am 1. 1. 1980 bestand noch ein Zwang zur Pockenimpfung bei Einreise in folgende Länder: Äquatorial-Guinea, Angola, Benin, Brunei, Chad, Comores, Democratic Kampuchea, Djibouti, East Timor, Elfenbeinküste, Lesotho, Libyan Arab Jamaluniya, Madagaskar, Mali, Neapel, Ober-Volta, Philippinen. Sao Republic of Cameroon, Zaire. Bei Wiederimpfung von Personen, deren letzte Pockenschutzimpfung länger als 30 Jahre zurückliegt, wird zur Simultanimpfung mit Vakzinaglobulin geraten, besonders, wenn Altersleiden vorliegen (Pöhn, 1970).

9.3.2 Viruserkrankungen der Haut

Es handelt sich um die Varizella-Zoster-Gruppe, die Herpes simplex-Erkrankungen und die Warzen.

9.3.2.1 Molluscum contagiosum

Bei der Virus-Warzenerkrankung zeigt sich deutlich die Immunreifung im Alter. Diese Erkrankung kommt bei Kindern endemisch vor und wird im Erwachsenenalter und auch im Greisenalter nicht beobachtet. Bei 6000 alten chronisch Kranken wurden niemals Warzen gesehen (eigene Beobachtung, Falck, 1975 a). Bei jungen Patienten mit Nierentransplantaten und entsprechender immundepressiver Behandlung bilden die Warzen sich nicht zurück (Hirt, 1976). Zu den Warzen gehören auch die spitzen Kondylome mit verschiedenen Papillomtypen. Ob diese bei der Epidermodysplasia verruciformis ätiologisch eine Rolle spielen, auf der sich dann in 20% nach jahrelangem Verlauf auch Spinaliome bilden, bzw. bei den gigantischen Condylomata acuminata, ebenfalls mit karzinomatöser Entartung, wird diskutiert (Dostal et al., 1977; Nasemann, 1965).

9.3.2.2 Herpes simplex

Dies ist die häufigste Viruserkrankung des Menschen, auch hier zeigt sich die von Höring (1965) beschriebene Immunreifung des Erwachsenen, denn Herpes simplex-Krankheitsbilder gibt es beim alten Menschen nicht. Sie tritt bei jungen Menschen als Gingivostomatitis herpetica bzw. ulcerosa oder Stomatitis aphthosa (Mundfäule) auf, auch im Erwachsenenalter gibt es noch den Herpes labialis oder Herpes vulvoaginalis genitalis recidivans mit anderem Virustyp (Schneeweiß, 1967), den man auch beim alten Menschen selbst beim schweren Immunverlust selten beobachtet, während es beim jüngeren Menschen auch Meningoenzephalitiden gibt. Die Antikörpertiter fallen im Alter ab (Terzin und Masic, 1976).

9.3.2.3 Herpes am Auge

Keratokonjunktivitis ist ebenfalls im Alter selten und weist auch verschiedene Virustypen auf (Dennis und Langlois, 1978). Eine vermutete ätiologische Beziehung zwischen Herpes simplex-Infektion und Parkinsonscher Krankheit hat sich nicht bestätigt (Martila et al., 1978; Martila und Rinne, 1978).

9.3.2.4 Herpes zoster

Der Herpes zoster ist eine in der Geriatrie relativ häufige und bedeutsame Erkrankung, und zwar als:
Herpes zoster ophthalmicus,

Herpes zoster generalisatus in 8% der Fälle (Helle, 1966),
Meningoenzephalitis bei Herpes zoster,
Zoster oticus.

Das Virus tritt universell auf und ist weder klimatisch noch geographisch gebunden, allerdings jahreszeitlich (Mijailovic et al., 1978). In 2–3% gibt es Zosterrezidive. Serologisch gibt es zwischen Varizellen und Zoster keinen Unterschied, nach der Zosterinfektion kommt es zum Auftreten von komplementbindenden Antikörpern und spezifischen Agglutininen im Serum. Der Immunverlust durch T-Zell-Mangel (Runne, 1978) gilt als Prädisposition für den Herpes zoster und kommt in der Geriatrie bei Vorliegen von Karzinomen, Leukosen, Retikulosen, immundepressiver Behandlung und auch durch mechanische oder aktinische Reize der Nervenzellen mit latenten Varizellenviren vor. Auch Zoster nach Pockenvakzination wurde beobachtet (Lyon, 1964). Der Kontakt mit Kindern bzw. Enkelkindern wirkt dabei wahrscheinlich boosternd. Hospitalinfektionen kommen vor (Berlin und Campbell, 1970; Günther, 1975). Die Infektiösität ist gering, in einer Population erkranken 4 von 1000 Infizierten, diese sind vor allem im mittleren und höheren Lebensalter zu finden. Unter 389 Patienten mit Zoster waren 71,4% über 50 Jahre alt (Schubert, 1968; Nasemann, 1965), unter 241 Patienten waren 71,3% über 60 Jahre alt (Helle, 1966). Die über 70jährigen hatten die häufigste Erkrankungshäufigkeit. Nach Schubert (1968) tritt bei über 70jährigen in über 90% eine Neuralgie mit monatelanger Dauer auf, die bis zu 16 Jahre anhalten kann (Schirmer und Regli, 1967; Schubert, 1968). Bei Patienten über 50 Jahre wird in 13% das Auftreten einer Neuralgie beobachtet.

Im Bereich der erkrankten Segmente hinterbleibt eine lebenslange Immunität, es erkranken auch die vegetativen Strukturen wie sympathische Ganglien und Rami communicantes. Es erkranken auch nicht nur die Haut und die Nerven, sondern auch die inneren Organe, etwa als Kapillaritis und Angiitis. Im Sinne der Radikultis werden die Muskeleigenreflexe abgeschwächt oder erlöschen, so tritt ein Verlust des Bauchdeckenreflexes und des Achillessehnenreflexes auf, aber auch motorische Parese etwa des Diaphragmas (Shivalin Goppa, 1970; Schliack und Schneider, 1969) treten auf. Es gibt auch eine viszerale Projektion, so beim Herpes zoster des 3. und 4. Sakralsegmentes akute Harnretention, Zystitis und Mastdarmstörungen (Jellinek und Tulloch, 1976). An der Existenz eines Zoster sine exanthemate kann nicht gezwefelt werden (Pohle, 1975b). Nekrotisierende und hämorrhagische Formen treten vorwiegend bei Patienten über 70 Jahre auf (Helle, 1966).

Zoster ophthalmicus

Bei 20–30% aller Zostererkrankungen handelt es sich um einen Zoster opthalmicus, in 50% der Fälle erkrankt davon das Auge mit (Helle, 1966), besonders wenn der N. nasociliaris befallen ist. Am Lid kann der Zoster in seiner gangränösen Form zu schweren Nekrosen führen, wobei eine harte Infiltration des Oberlidtarsus unvollständigen Lidschluß hervorruft. Am Bulbus oculi findet sich in 80% eine Keratitis. Zoster-Iridozyklitis mit Sekundärglaukom ist eine weitere Komplikationsmöglichkeit, aber auch Chorioretinitis und Retinopathie kommen vor und Rezidive sind häufig (Marsh, 1976). Neuritis des N. opticus ist dagegen selten, führt aber zu Visusbeeinträchtigung und Gesichtsfeldausfällen. In 10% treten Augenmuskellähmungen auf (Schmitt, 1975), die auch myositisch bedingt sein können (Nover, 1970). 50% der an Herpes zoster ophthalmicus Erkrankten behielten einen Dauerschaden am Auge.

Zoster-Meningoenzephalitis

Myelitische Syndrome mit Querschnittssyndrom auch Landrysche Paralyse (Schley et al., 1973) sowie Meningoenzephalitiden kommen vor, besonders mit Stammhirnbeteiligung und Funktionspsychosen. Sie spielen in der Geriatrie bei der Differentialdiagnose des Insultes eine Rolle (Pohle, 1975b). Die Meningoenzephalitis tritt so unter dem Bilde von zerebralsklerotischen bzw. apoplektiformen Bildern bei alten Menschen auf. Letale Verläufe bei 11 von 71 Patienten, d.h. in 15%, die ein Durchschnittsalter von 74 Jahren hatten, zeigen die Bedeutung der Meningoencephalitis zostericus in der Geriatrie (Pohle, 1975b).

Zoster oticus

Blasenbildungen an Ohrmuschel, Gehörgang und Trommelfell mit Neuralgien und in 70% mit Fazialislähmung sowie Geschmacksstörung der vorderen Zweidrittel der ipsilateralen Zungenhälfte sowie vermehrter Speichelfluß, Störungen der Stimmbänder und des Gaumensegels, Vestibularis- und Akustikusstörungen können auftreten, ferner Hypo- und Hyperakusie, Drehschwindel und Erbrechen.

Die Behandlung der postneuritischen Zosterschmerzen ist recht undankbar. Eine Behandlung der Blasen mit 5% Joddesoxyuridin und 100% Dimethylsulfodidoxid hat eine gute schnelle Abheilung der Bläschen zur Folge, die Neuralgien nach Zoster werden nicht beeinflußt. Gammaglobuline vor dem Auftreten der Blasen sollen infrage kommen. Hydantoine, Carbamazepin, Chlorpromazin, Cytarabin und analgetische Röntgenbestrahlungen sind bei alten Patienten zur Therapie der Neuralgien zu diskutieren (Reis et al., 1973).

9.3.3 Varizellen

Wenngleich die Varizellen eine Kinderkrankheit sind, so spielen sie auch in der Geriatrie eine Rolle, und zwar wegen der Möglichkeit des Auftretens eines Herpes zoster im Sinne der Varicella-Zoster-Gruppe. Bei chronischen Leiden bei immunsuppressiver Behandlung können schwerwiegende Formen der Varizellen auftreten, wobei diagnostische Schwierigkeiten auftreten. Eine primäre Varizellenpneumonie ist nur beim Erwachsenen, nicht beim Kind bekannt (Thoenes, 1980). So haben die Varizellen beim Erwachsenen keine günstige Prognose, allerdings meist schon wegen des zugrunde liegenden Immunverlustes. Das gleiche Virus ist für die Varizellen und den Herpes zoster verantwortlich. Bei Immunverlust des alten Menschen entsteht aus den persistierenden

Varizellen der Herpes zoster, eventuell als Herpes zoster generalisatus oder als Zoster-Meningoenzephalitis.

9.3.4 Infektiöse Mononukleose (Monozytenangina, Pfeiffersches Drüsenfieber)

Verbreitete Viruserkrankung des gesamten lymphatischen Systems. Die Krankheit kommt ubiquitär, besonders bei Menschen zwischen dem 15. und 25. Lebensjahr vor, Erkrankungen nach dem 30. Lebensjahr sind selten (Assmus und Wichmann, 1970), es wurde aber auch bei 57- und 80jährigen Patienten das Vorkommen beschrieben (Hadnagy, 1978), auch Antikörper werden bei alten Menschen nachgewiesen (Horwitz et al., 1976). Bei älteren fehlt die exsudative Pharyngitis, und die Leukose ist ebenfalls nicht sehr ausgeprägt (Carter et al., 1978). Neurologische Komplikationen kommen in 1% der Fälle vor (Münter, 1969). Die Erkrankung hinterläßt lebenslange Immunität.

9.3.5 Adenovirusinfektion

Eine uneinheitliche Virengruppe, die 30 Typen umfaßt. Sie erzeugt eine leichte Pharyngitis ebenso wie Tumoren bei Tieren. Der Mensch wird vorwiegend im Kindesalter von dieser Virengruppe befallen. 30% aller Virusinfekte der Luftwege und auch die epidemische Keratokonjunktivitis sind auf Adenoviren zurückzuführen, ebentuell können diese Viren bei älteren Menschen als Lymphadenitis mesenterica eine Rolle spielen.

9.3.6 Poliomyelitis anterior

(Sog. spinale Kinderlähmung). Eine Enteroviruskrankheit durch Typ I (Brunhilde), Typ II (Lansing), Typ III (Leon).

Die Behinderungen, die als Folge der in der Kindheit durchgemachten Poliomyelitis bestehen, können im Alter einen besonderen Krankheitswert erhalten. Nach Immunisierung in der DDR mit Poliomyelitis-Lebendimpfstoff über 10 Jahre zeigte sich bei Typ II und III ein Rückgang der geschützten Personen bei denjenigen über 18 Jahre (Böthig und Hils, 1970). Eine Beziehung der Poliomyelitisinfektion in der Kindheit zur spinalen progressiven Muskeldystrophie und auch zur amyotrophen Lateralsklerose nach einem Intervall von 13–38 Jahren wurde diskutiert (Frick, 1963).

9.3.7 Coxsackievirusinfektionen

Diese Enteroviren umfassen die Coxsackiegruppe A und B, beide mit verschiedenen Serotypen. Typisch ist die fieberhafte Sommergrippe, die unter dem Bild grippalen Infektes mehrere Tage dauert. Aseptische Meningitis und Enzephalitis, Enteritis, Myo- und Perikarditis sowie Exantheme kommen ebenfalls vor. Myalgien kennzeichnen vor allem die Bornholmsche Krankheit (= Myalgia epidemica), sie kommt differentialdiagnostisch besonders bei der rheumatischen Myositis des Greisenalters infrage. Da jede Durchfallserkrankung alte Menschen gefährdet, sind bei Ausschluß einer bakteriellen Durchfallserkrankung auch die Enteroviren in Betracht zu ziehen.

9.3.8 Virusgrippe

Grippeepidemien gefährden den alten Menschen mit seiner Multimorbidität erheblich und führen zur Übersterblichkeit, dabei handelt es sich hier um die häufigste Infektionskrankheit. Das Virus A zeigt eine besondere Variabilität der Antigenstruktur, d.h. einen «Drift». Außerdem kommt es in bestimmten Abständen zu kompletten Antigen-Änderungen, d.h. «Shifts», die neue Vakzine notwendig machen. Die Influenza-Überwachungsprogramme der WHO zum Nachweis spezifischer Antikörper in der Bevölkerung, d.h. zur Früherfassung von Epidemien, und die Beobachtung der auftretenden Virusmutationen zur Ermöglichung der Bereitstellung entsprechender Impfstoffe sind wesentliche Maßnahmen zur weltweiten Grippebekämpfung. Die einzelnen Jahrgänge der alten Menschen müssen in Bezug zu den historisch bekannten Grippeepidemien gesetzt werden, denn alte Menschen haben oft bereits einen Antikörpertiter infolge früherer Epidemien, hier tritt nach Vakzination infolge des Immunitätsgedächtnisses eine Boosterung ein (Aquino et al., 1977, 1979; Cromwell et al., 1969; Falck und Eggert, 1969; Ferry et al., 1976; Friedman und Altschuler, 1962; Masurel, 1979; Miller et al., 1975; Saslaw, 1965).

1968–1970 zeigten so die über 70 Jahre alten Menschen Antikörper gegen das Hongkong-Virus, welches antigene Verwandtschaft mit dem Influenzastamm aufwies, der um die Jahrhundertwende die Kinder infizierte (Henneberg, 1970).

1918 hat der Morbus ibericus Typ A swine sicherlich 20 Millionen Menschen das Leben gekostet (Koch, 1979), 1957 der Morbus asiaticus Virus A_2 in USA 60000 Tote gefordert (Monto, 1970), 1968/69 trat der Hongkong Subtyp Hongkong des A_2-Virus, Variante des Typus von 1957 auf.

Die sehr hohe Grippeletalität bei Influenza wurde in England und Wales in den Wintern 1968 bis 1975 bei Patienten über 65 Jahre – über $^2/_3$ der Patienten starben – festgestellt (Clifford et al., 1977; Howitz et al., 1977). Die hohe Grippeletalität wurde ebenso in USA (Veen et al., 1977), in Holland (Eickhoff et al., 1961), in Rußland (Starshov et al., 1976) beobachtet. Bei der A_2-Virusepidemie in Niedersachsen trat eine Übersterblichkeit von 43%, vor allem bei alten Menschen auf (Willers et al., 1969). Eine Grippeepidemie in einem Altenheim kann zum Chaos führen (Gowda, 1979).

9.3.8.1 Grippeimpfung

Die Indikation zur prophylaktischen Grippeimpfung ist bei der Übersterblichkeit alter Menschen gegeben.

Die Nebenwirkungen der Vakzination sind relativ gering. Es gibt noch keine Alternative zur Grippevakzination (Haas und Stickl, 1977). Trotz kontroverser Diskussion bleibt der Rat zur Grippevakzination alter und chronisch kranker Menschen bestehen (DÄB 77, Heft 2, 10, [1980] und BGN 22, 372 [1979]). Unter 900 sehr alten chronisch kranken Menschen wurden keine Nebenwirkungen gesehen (Ablorhodjidja, 1979; Ambrosch et al., 1979; Douglas et al., 1977; Glüse, 1975).

Auch der alte Mensch zeigt nach der Vakzination eine gute Antikörperbildung, selbst bei Vorliegen einer Hypoproteinämie. Mangelnde Antikörperanstiege in Relation zu drei verschiedenen Vakzinationen sahen Aquino et al (1977, 1979), Cate et al., (1977). Nach Grippevakzination fand sich im Alter ein geringerer Anstieg IgG tragender Zellen (Biro, 1978). T-Zellen waren nicht wie bei jüngeren vorübergehend erhöht, im Alter zeigte sich so eine geringere Proliferationsfähigkeit der immunglobulintragenden B- bzw. T-Zellen (Beregi und Bkro, 1978).

Eine verminderte Reaktion auf Influenzavakzination bei alten Menschen sahen Phair et al (1978), obwohl die alten Menschen einen normalen Spiegel von Immungulobinen, eine intakte T-Zellenfunktion und eine normale Zahl der E-Rosettenzellen hatten, dagegen waren die IgD tragenden peripheren Blutlymphozyten in der Zahl vermindert (Phair et al., 1978). Alte Menschen, die sehr isoliert leben, sind wahrscheinlich weniger gefährdet, wie wir im Zusammenhang mit einer Grippeepidemie in Berlin im Dezember 1968 beobachten konnten. In diesem Sinne wird auch zur Quarantäne alter Menschen bei Grippeepidemien geraten (Koch, 1979). Die Schutzwirkung hält nur ein Jahr an, so daß jährliche Wiederimpfungen notwendig sind (Michel et al., 1979).

Die Impfung wird zu Beginn der Erkältungssaison angeraten, und zwar erfolgt eine intramuskuläre Immunisation mit 0,5 ml eines Impfstoffes; bei Menschen über 25 Jahren wird eine Zweitimpfung im Abstand von 4 Wochen angeraten. 1978 standen 3 Grippeschutzimpfungen zur Verfügung (Holzner und Stickl, 1979):

1. *Vollvirus-Vakzine* bzw. Ganz-Virus-Vakzine enthält den ganzen Antigensatz.
2. *Spaltimpfstoff*. Hier wurde durch Ätherausschüttelung das Lipoprotein entfernt, dadurch sollen die Nebenwirkungen ausgeschaltet werden; der Impfstoff zeigt aber eine geringere Reaktogenität.
3. *Subunit-Vakzine*. Dieser Impfstoff enthält isolierte Oberflächenantigene, die wohl allein für die Schutzwirkung verantwortlich zu machen sind.

Der Spaltimpfstoff liegt in der immunisierenden Wirkung näher zu dem 1. und in seiner Nebenwirkungsfreiheit mehr zum 3. Er ist daher wohl als am geeignetsten anzusehen, was aber von Schell (1980) bezweifelt wird. Die Krankheit geht mit mehr oder weniger ausgeprägtem Fieber einher, oft steiler Fieberanstieg, dabei besteht ausgeprägtes Krankheitsgefühl mit Kältegefühl, Glieder-, Rücken- und Kreuzschmerzen, evtl. Halsschmerzen und Retrosternalschmerzen. Oft liegt gleichzeitig ein Schnupfen, Rachenkatarrh mit Heiserkeit oder eine Tracheobronchitis mit Reizhusten, mitunter auch mit blutig tangiertem Auswurf vor. Ausgeprägte Kopfschmerzen sind nicht selten. Gastoenteritische Erscheinungen kommen vor. Relative Bradykardien können evtl. einen Hinweis auf eine Myokardbeteiligung geben. Herztodesfälle sind allgemein bei der Grippe relativ selten (Kyrieleis, 1969). Vasomotorenstörungen sind häufiger (Barone et al., 1976; Walsh et al., 1958). Eine Enzephalitis, Meningitis, Myelitis, Polyneuritis kommt bei der Grippe vor (H.H. Meyer, 1969). Fazialisparese und retrobulbäre Neuritiden kommen vor. Die tödliche hämorrhagische ödematöse Influenza-Pneumonie tritt vor allem bei jüngeren Menschen auf, bei älteren finden sich Bronchopneumonien. Die alten Menschen sterben bei Grippe vor allem an: Pneumonie, Bronchitis, Emphysem-Asthma und Herzleiden (Howitz et al., 1977; Negomireanu und Serban, 1974; Saslaw, 1965). Dabei treten Lungenabszesse und Lungengangrän auf, schwere Verlaufsformen und Komplikationen der Grippe beruhen meist auf Superinfektionen mit Staphylokokken. Erhebliche Minderung des Allgemeinzustandes, Erbrechen und Tracheobronchitis fanden sich bei älteren, bei jüngeren Menschen fanden sich mehr hohes Fieber, Schüttelfrost und Rhinopharyngitis (Starshov et al., 1976). Stoffwechselentgleisungen beim Diabetes mellitus sind häufig.

9.3.9 Mumps (Parotitis epidemica)

Im Erwachsenenalter selten, die Infektion hat im Lebensablauf unterschiedliche Bedeutung, indem die Orchitis und Oophoritis erst nach der Pubertät als Manifestation der Virusinfektion zu finden sind. Während beim alten und multimorbiden Kranken eine Infektion der Parotitis bei Hyposialie (Rauch, 1967) mit Abszedierung kein seltenes Ereignis ist, so ist aber die Mumpsparotitis beim älteren Menschen sehr selten.

9.3.10 Masern

Im Erwachsenenalter selten, bei Einschleppen der Masern in Gebiete, die bisher von dieser Krankheit verschont waren, z.B. Epidemie auf den Färöer-Inseln, erkrankten ältere Menschen mit Meningoenzephalitiden mit hoher Letalität.

9.3.11 Röteln

Eine exanthematische Viruskrankheit, die bei Kindern und Jugendlichen auftritt und wegen der Rubeolenembryopathie bedeutsam ist, in der Geriatrie aber keine Rolle spielt. Ältere Menschen haben stets Röteln-Antikörper, aber geringere Titer als jüngere Menschen (Remy et al., 1974).

9.3.12 Tollwut (Lyssa, Rabies, Hydrophobie)

Viruskrankheit, die durch den Biß kranker Tiere übertragen wird; jede Verletzung eines Menschen durch ein tollwutkrankes oder verdächtiges Tier oder die unmittelbare Berührung mit einem solchen Tier oder Tierkörper kann zur Erkrankung führen. Die Krankheit ist in den letzten Jahren wieder häufiger geworden. 10–50% der von tollwutkranken Tieren Gebissenen erkranken. Die Krankheit verläuft postexpositionell tödlich, teilweise trotz Impfung wegen der auftretenden Myokarditis (Cheetham et al., 1970). Es kommen die postexpositionelle aktive Tollwutschutzimpfung und die passive Immunisierung infrage. Die Indikation zur passiven Impfung muß wegen der zahlreichen neuralen Nebenwirkungen (Immunenzephalomyelitis) sorgfältig gestellt werden. Die Tollwutschutzimpfung mit HDC-Impfstoffen – S Human Diploid Cell Strain (Kuwert, 1978) hat nur noch geringe Nebenwirkungen.

9.3.13 Marburger Affenseuche

Diese Viruskrankheit aus den Tropen kann auch in Deutschland ähnlich dem Lassafieber eingeschleppt werden. Wegen der hohen Letalität von 24% hat die Krankheit besondere Bedeutung. Der in Deutschland älteste Erkrankte war 64 Jahre alt (Helm, 1978).

9.3.14 Virusenzephalitis

Probleme der Virusenzephalitis in der Geriatrie sind vielfältig. Die Herpes zoster-Enzephalitis kann etwa erhebliche differentialdiagnostische Schwierigkeiten bei zerebrovaskulären Prozessen mit sich bringen (Pohle, 1975b; Schulze, 1978). Allgemein wird bei Karzinompatienten mit aggressiver Therapie mit einer Zunahme der infektiösen Krankheiten des ZNS zu rechnen sein, allerdings nicht nur mit Virusinfektionen, sondern auch mit Pilzinfektionen und Listerien (Chernik et al., 1977; Della Marchina und Serofilli, 1977).

9.3.15 Creutzfeldt-Jakobsche Krankheit

Diese dementielle Krankheit infolge eines unkonventionellen Slow Virus gehört zu den präsenilen Demenzen (Gajdusek et al., 1977; Snoek, 1976). Sie verläuft innerhalb eines Jahres letal (Cathala und Brown, 1979) einige wenige Verlaufsformen dauern 6–7 Jahre.

9.3.16 Arboviren

Diese Virengruppe umfaßt 150 Arten von Viren, die alle durch Arthropoden, meist Zecken (Holzbock), übertragen werden. Es gibt geographisch verschiedene Gruppen:

Amerikanische Gruppe: Westliche, östliche und venezolanische Pferdeenzephalitis, Colorado-Zeckenfieber, St.-Louis-Enzephalitis.
Fernöstliche Gruppe: Japanische Enzephalitis, australische oder Murray-Valley-Enzephalitis, Kyanasur-Waldkrankheit (Indien).
Afrikanische Gruppe: West-Nil-Enzephalitis.
Europäische Gruppe: Russische Frühsommer-(meningo) enzephalitis (FSME), Omsker hämorrhagisches Fieber, Louping ill, zentraleuropäische Zeckenenzephalitis.

Letztere spielt auch in der Bundesrepublik zunehmend eine Rolle. Epidemien in Österreich, in der CSSR und in Jugoslawien sind nicht selten. Endemieherde finden sich in Niederbayern, Franken, Württemberg, Weserbergland, Schleswig-Holstein, im Raum Montabaur, Köln, Münster, Detmold und Oldenburg (Ritter und Seitz, 1969). Es kommt zur Meningitis, Meningoenzephalitis, Myelitis und Polyradikulitis. Schwere Verlaufsformen mit Koma sind nicht so selten, in 10–20% entwickeln sich Paresen (Bodemann et al., 1980; Spiess et al., 1969). Bei Menschen bis zum 40. Lebensjahr überwiegt das meningitische Bild, später werden mehr Enzephalitiden gesehen, und nach dem 60. Lebensjhar finden sich eher Paresen (Plassmann, 1980).

9.3.17 Stomatitis epidemica (Maul- und Klauenseuche)

Weltweit verbreitete Viruserkrankung. Durch tierhygienische Maßnahmen seltener geworden. Schmerzhafte Stomatitis im Bereich von Zunge, Lippen und Wangen kommt vor; erkranken alte Menschen, so kann ihr Allgemeinzustand dadurch schnell beeinträchtigt werden.

9.3.18 Hepatitis infectiosa

Die Hepatitis A und B (Serumhepatitis) bzw. die Non-A-non-B-Hepatitis spielen in der Geriatrie eine unterschiedliche Rolle. Die Hepatitis A ist im wesentlichen eine Krankheit des jugendlichen Alters, während die Hepatitis B durch verschiedenste Maßnahmen bei alten Menschen, die gehäuft ärztlich behandelt werden, auftritt. (Bennett, 1958). Die Hepatitis A macht nur 20% aller Hepatitiden aus, der Morbiditätsgipfel liegt im Kindes- und frühen Erwachsenenalter, sie wird aber auch als Reisekrankheit aus den Hepatitis A-Endemiegebieten, wie dem Mittelmeer, eingeschleppt. Das Risiko der Reisehepatitis ist hoch (Steffen et al., 1977; Schütz und Meyer-Glauner, 1976). Eine Hepatitisprophylaxe vor Reise kommt für ältere Menschen aber eigentlich nicht infrage, da dafür nur eine Indikation bei Entwicklungshelfern, Trampern, die in Länder mit geringen hygienischen Standard reisen, besteht. Reisende in Länder mit hoher Hepatitisinzidenz, wie Mexiko und Westafrika, in Umgebung mit nicht westlichem Hygienestand kommen für ältere Menschen nicht infrage. Mit zunehmendem Lebensalter steigt der Grad der Durchseuchung an, so daß 89% aller 60jährigen Anti-H-A-positiv sind (Frösner et al., 1978). Die Hepatitis B umfaßt 60% der Hepatitisinfektionserkrankungen, hier erkranken vorwiegend Erwachsene zwischen dem 20. und 40. Lebensjahr, außerdem tritt sie vorwiegend bei Patienten mit Immunschwächen auf, hier bekommen auch 10%

der Erkrankten eine chronisch, persistierende oder aggressive Hepatitis. Die Komplikationshäufigkeit ist bei alten Menschen infolge der Multimorbidität bei beiden Hepatitisformen höher. Der Verschlußikterus ist in der Geriatrie wesentlich häufiger als die Virushepatitis als Ursache einer Gelbsucht (Tete et al., 1974). Bei 18 Hepatitisfällen bei Menschen über 60 Jahre lag so nur 2mal das Australia-Antigen vor, aber die Verläufe sind schwerer, so starben 11 von 67 Patienten, d. h. 16,5 % der über 60 Jahre alten Patienten (Boron et al., 1976; Tete et al., 1974). Es kommt überhaupt mehr zu prolongierten und progredienten Verläufen (Fenster, 1965). Unterschiede im Verlauf der Hepatitis bei jüngeren Patienten und solchen über 55 Jahren wurden von einigen Autoren beschrieben, von anderen aber nicht gesehen (Fiorentino et al., 1977). Die Regenerationsfähigkeit der Leber läßt im Alter nach, so findet sich bei der Infektion eine längere Hypergammaglobulinämie und Phosphataseerhöhung (Boron et al., 1976). Bei der chronisch persistierenden Hepatitis muß vermehrt bei alten Menschen auch an Medikamentenwirkungen gedacht werden. Bei chronisch aktiver aggressiver Hepatitis und bei Hepatomentwicklung liegt eher eine Hepatitis B als Ausgangspunkt vor (Blumberg et al., 1976). In der Geriatrie muß auch die reaktiv unspezifische Hepatitis bei extrahepatischen entzündlichen und konsumierenden Leiden in Betracht gezogen werden; bei ihr und der primär chronischen biliären Zirrhose fand sich keine Altersdisposition (Thomas und Lesch, 1978). Bei Hepatitis A ist ein Schutz durch Gammaglobulinpräparate erwiesen, weniger bei Hepatitis B, so daß diese Therapie kaum in der Geriatrie diskutiert werden muß.

9.4 Erkrankungen durch Chlamydien

9.4.1 Trachom

Für die Geriatrie in Europa und Nordamerika bedeutungslos.

9.4.2 Ornithose (Psittakose)

Viruserkrankung, die von Vögeln auf den Menschen übertragen wird und meist mit Lungeninfiltraten einhergeht. Die Tiere können lange Zeit Virusausscheider sein. Durch Tropfen- und Staubinhalation erfolgt die Infektion, alte Leute, die intensiven Kontakt mit Vögeln pflegen, können erkranken. Ältere Menschen sind durch die pulmonalen und kardialen Komplikationen gefährdet, etwa durch die akute virale Myokarditis (Rakshit und Crone, 1975), überhaupt steigt die Empfänglichkeit mit zunehmendem Lebensalter an (Allerdist, 1980).

9.4.3 Katzen Kratzkrankheit (Lymphoreticulosis benigna)

Eine durch Katzen, die nicht selbst erkranken, übertragene Viruslymphadenitis. Trotz engem Katzenkontakt alter Menschen liegen keine Beobachtungen über diese Viruskrankheit bei alten Menschen vor.

9.5 Pilzinfektionen

Bei der Infektion mit Pilzen handelt es sich nicht im strengeren Sinne um eine Infektionskrankheit, sondern in der Regel um eine Zweiterkrankung bzw. ein Saprophytentum, d. h. bei einer chronischen Bronchitis oder einer chemotherapeutisch behandelten Pneumonie tritt eine sekundäre Besiedlung mit Pilzen ein, die dann durchaus eigenen Krankheitswert bekommen kann. Die Änderung des normalen Milieus etwa durch Chemotherapie beim Diabetes mellitus, einer Harnverhaltung, einer Exsikkose, einer chronischen Urämie, einer immundepressiven Therapie sind die Voraussetzungen für eine Pilzbesiedlung. Candida albicans, Torulopsis glabrata und Candida parapsilosis waren die häufigsten Pilzkulturergebnisse bei alten Menschen (Kahanpaa, 1976).

9.5.1 Hefen

(Candida albicans, dieses ist der häufigste Erreger und findet sich in 24,6 % (Hauck, 1980), Cryptococcus neoformans, Torulopsis glabrata, Schimmelpilze, vor allem Aspergillose).

So wird auch diskutiert, daß den Leukoplakien des Mundes eine höhere Candidainfektionsfrequenz parallel geht (Hornstein et al., 1979).

9.5.2 Histoplasmose, Sporotrichose, Kryptokokkose

Sicherlich werden auch bei alten und chronisch Kranken hier manche Pilzinfektionen übersehen, wenn nicht gezielt danach gesucht wird. Bei 370 Ösophagoskopien wurde bei 27 Patienten eine Candidaösophagitis gefunden (Kodsi et al., 1976), davon hatten 14 Patienten auch entsprechende Symptome und positive Antikörpertiter. Systematische Untersuchungen auf Pilze bei alten Menschen liegen nicht vor (Hantschke, 1977). Systemmykosen kommen vor.

9.6 Erkrankungen durch Protozoen

9.6.1 Amöbiasis

Durch den zunehmenden Reiseverkehr ist vermehrt mit dieser Tropenkrankheit zu rechnen, so daß zum Beispiel Leberabszesse, d. h. eine lokale Parenchymnekrose durch Amöbeninvasion der Leber differentialdiagnostisch auch in der Geriatrie erwogen werden müssen (Höfler und Röllinghoff, 1974; Möhrl und Hermann, 1979).

9.6.2 Lambliasis intestinalis

Bei 50% der Infizierten liegen keine Symptome vor, nur 22% haben Beschwerden (Haas und Bücken, 1967). Wahrscheinlich ist die Lambliasis niemals eine primäre Krankheitsursache, sie kommt sekundär bei Subazidität des Magensaftes oder besonders kohlenhydratreicher Kost vor. So sind sie nur fakultativ pathogen; bei einer Durchseuchung von 6% (in tropischen Ländern von 30%) liegt nur eine geringe Morbidität vor (Posselt et al., 1978).

9.6.3 Trichomoniasis

Diese Protozoenerkrankung ist eine venerische Parasitose mit fakultativer Pathogenität, spielt vor allem als Trichomonas vaginalis eine Rolle, auch noch bei der Frau in der Postmenopause (Nicoli und Robic, 1978), ist aber bei Frauen nach 40 Jahren seltener (Korte, 1973).

9.6.4 Malaria

Infolge des intensiven Tourismus muß zunehmend mit importierter Malaria gerechnet werden und diese Tropeninfektionskrankheit auch bei alten Menschen in Betracht gezogen werden. Zwischen 1967 und 1976 stieg die Zahl der eingeschleppten Malariafälle von 839 auf fast 2600 an. Differentialdiagnostisch spielt in der Geriatrie besonders die zerebrale Malaria eine Rolle, die befallenen Erythrozyten verstopfen die Kapillaren, und es kommt zum akuten Sauerstoffmangel des Gehirns mit entsprechenden Folgen (Holzner, Stickl und Werner, 1977). Bei den häufig unklaren Krankheitsbildern – etwa fehlendes Wechselfieber bei der Malaria tropica – kann neben dem Erregernachweis im Ausstrich und dem «Dicken Tropfen» im nicht akuten Fall auch der Antikörpernachweis im indirekten Hämagglutinationstest neben dem Elisa-Test ebenso wie der indirekte Immunofluoreszenztest herangezogen werden.

9.6.5 Toxoplasmose

Weltweit vorkommende Protozoenerkrankung durch Toxoplasma gondii. Die Epidemiologie und der Infektionsweg sind noch umstritten. Bedeutsam sind zwei Formen, die konnatale Toxoplasmose und die erworbene Form im Erwachsenenalter. Wahrscheinlich ist die Durchseuchung der Bevölkerung sehr weitgehend, die Zahl der Krankheitsfälle mit aktiver Toxoplasmose ist dagegen relativ gering. Das Problem der Aktivierung einer latenten Toxoplasmose ist nicht genügend geklärt, bei alten und multimorbiden Patienten sollen Aktivierungen beobachtet werden, die als Meningoenzephalitiden in Erscheinung treten (Braveny, 1979). Alte Mäuse zeigen eine geringe Immunantwort auf die Toxoplasmoseinfektion und daher auch mehr Erreger mit Zysten im Organismus (Gardner und Remington, 1978).

9.7 Erkrankungen durch Parasiten

9.7.1 Skabies

Als Ausdruck mangelnder Hygiene kann es in Pflegeheimen zum Auftreten von Skabies kommen. Auch hier hat in den letzten Jahren die Häufigkeit des Skabiesbefalles deutlich zugenommen (Lieske, 1973; Sönnichsen und Barthelmes, 1971). Durch gleichzeitige andere Hautleiden und verschiedenste Salbenanwendung kann die Diagnose erschwert werden.

9.7.2 Kopfläuse (Pediculosis humanus capitis)

Bei der allgemeinen Zunahme dieser Parasiten muß bei ungünstiger hygienischer Situation (Ridley, 1979) alter Menschen mit dem Auftreten von Kopf- und Filzläusen gerechnet werden.

9.7.3 Trichinose

Durch die Trichinenschau in Deutschland selten, aber in den USA, Kanada und Osteuropa relativ häufig (Nitschke, 1980). Die Prognose wird durch Myokarditis und zentralnervöse Störungen beeinflußt, die auch bei älteren Menschen differentialdiagnostisch öfter in Erwägung zu ziehen sind (Vliegen et al., 1976). Die Abwehrmechanismen gegen die Trichinen ähneln weitgehend denen bei der Abwehr von Tumoren und der Abstoßung von Organtransplantaten. Die Trichinen bleiben in der Muskulatur 30 Jahre lebensfähig! Mortalität bis zu 40% je nach Epidemie.

9.7.4 Schistosomiasis (Bilharziose)

Kommt infolge des Tourismus (Ostasien – Japan, China und Philippinen, aber auch Afrika und Südamerika) auch in Deutschland vor und muß differentialdiagnostisch erwogen werden. Eine Leberzirrhose als Folge der Infektion kann noch nach einer jahrzehntelangen Latenz auftreten (Mörl und Hermann, 1979). Der Befall des Hodens (Schistosoma mansoni) führte erst bei einem 88jährigen Puerto Ricaner zur einseitigen Hodenvergrößerung (Elbadawi et al., 1978), allgemein erkranken die ableitenden Harnwege.

9.7.5 Würmer (Helminthen)

In Europa sind folgende Arten bedeutungsvoll: Ankylostoma duodenale (Hakenwurmkrankheit), Oxyuren, Askariden, Strongyloides, Trichocephalus latus (Peitschenwurm), Trematoden (Saugwürmer).

9.7.5.1 Oxyuris vermicularis

Häufigster, überall vorkommender Darmparasit, besonders bei Kindern und Jugendlichen, aber auch bei älteren Menschen; wird durch Unsauberkeit weiterverbreitet, oft symptomlos.

9.7.5.2 Bandwürmer (Zestoden)

Bothriocephalus latus oder Diphyllobotrium latum (breiter Fischbandwurm) wegen der makrozytären hyperchromen Vitamin-B_{12}-Mangelanämie in der Geriatrie differentialdiagnostisch bedeutsam; Taenia saginata (Rinderbandwurm), Taenia solium (Schweinebandwurm).

Echinococcus cysticus und alveolaris

Die Latenzzeit nach der Infektion mit dem Hundebandwurm ist sehr lang, so daß erst beim alten Menschen die Echinokokkeninfektion Bedeutung gewinnen kann. Leberechinokokkus wurde bei einem 72jährigem Mann 53 Jahre nach der Infektion beobachtet (Maynard und Prat, 1979; Spruance, 1974).

Zystizerkose

Kann durch Selbstinfektion mit Eiern des eigenen Schweinebandwurmes entstehen. Es kommt aber selten dazu, daß die Finne aus den Eiern von Bandwürmern im Menschen entsteht. Da zwischen der Infektion und dem Auftreten klinischer Symptome Jahrzehnte vergehen können, kann die Zystizerkose des Gehirns auch bei älteren Menschen noch bedeutungsvoll sein (Ronge et al., 1978).

9.8 Infektiöse Erkrankungen von Organsystemen

9.8.1 Geschlechtskrankheiten

Geschlechtskrankheiten gehen in der Häufigkeit des Auftretens der sexuellen Aktivität des Menschen parallel, so treten sie bei alten Menschen seltener auf, beachtenswert ist in den letzten Jahren die deutliche Zunahme der Gonorrhoe und Lues (Weisse, 1976). Dabei verteilen sich die Geschlechtskrankheiten 1978 folgendermaßen:
82,0 % Gonorrhoe,
14,0 % Lues,
 0,2 % Weicher Schanker,
 0,0 % Lymphogranuloma inguinale,
 0,2 % Mischinfektionen.

Von allen gemeldeten Geschlechtkrankheiten waren 1973 92 % der Erkrankten unter 40 Jahre alt.

9.8.1.1 Lues

1973 wurden in der Bundesrepublik 5824 Lueserkrankungen, deren Alter bekannt war, gemeldet, davon waren 209, d.h. 3,3 % über 60 Jahre alt. Es wurden 78 105 Gonorrhoeerkrankungen gemeldet, davon waren 326, d.h. 0,38 % über 60 Jahre alt. Unter 120 pathologischen Luesreaktionen bei 3644 geriatrischen Kranken mit einem Durchschnittsalter von 78 Jahren fand sich eine 64jährige Patientin in gutem Allgemeinzustand und einem Korsakoff-Syndrom infolge Potatorium mit einer Lues II, alles andere waren pathologische Serumreaktionen nach behandelter Lues oder Spätstadien (Falck, 1975a).

Der Geriater wird bei alten Patienten durchaus mit Spätstadien der Lues konfrontiert, deren Infektion vor Einführung der Penicillinbehandlung liegt oder bei denen keine antiluische Behandlung durchgeführt wurde. So findet der Geriater kardiovaskuläre Luesformen (Shibata et al., 1976). Die Klinik der Lues ist bei über 60jährigen nicht abweichend gegenüber jüngeren Patienten (Zarmach et al., 1975). Verschiedentlich wurde über vermehrt biologisch falsch positive Luesreaktionen bei allen Patienten berichtet (Carr et al., 1966; Tuffa-Nelli, 1966), andere bestätigten dies aber nicht (S. Morawski, 1980; Shinohara und Sugiyama, 1966).

9.8.1.2 Gonorrhoe

Komplikationen der Gonorrhoe bei älteren Patienten werden kaum beobachtet, so eine akute monartikuläre Arthritis bei einer 60jährigen Patientin, die sich als Gonokokkenarthritis erwies (Strauss et al., 1978).

9.8.2 Enteritis infectiosa (infektiöse Darmerkrankungen)

9.8.2.1 Salmonellosen

Vorwiegend S. paratyphi A und B spielen unter den über 1400 serologischen Salmonellentypen eine Rolle. Laufend steigende Häufigkeit in Deutschland infolge von Lebensmittelimporten; es ist dabei ein Problem der Gemeinschaftsverpflegung. Der Paratyphus kann als Infektionskrankheit (Thypus) und als lokale Darmkrankheit (Enteritis infectiosa) verlaufen, meist aber als rein gastroenteritische Erkrankung. Durch die schweren Durchfälle kommt es zur Exsikkose mit ihren Folgen: trockene, belegte Zunge, aphonische Stimme, Blutdruckabfall, Wadenkrämpfe, trockene, in Falten abhebbare Haut, Thromboseneigung, Hämokonzentration mit erhöhten Hämatokritwerten. Kalium- und Chlorverlust, evtl. extrarenale Urämie, alles Faktoren, die beim alten Menschen besondere Risiken bilden. Alle Grade dieses enteritischen Bildes bis zu leichtesten, ambulant durchgemachten Dyspepsien kommen vor. Das Auftreten von erregerbedingten Durchfallserkrankungen bringt für alte Menschen stets eine vitale Gefährdung mit sich. Die Exsikkose, der Mineralverlust, der Gewichtsverlust usw. können zur Dekompensation des erkrankten alten Organismus führen. Treten somit Salmonelleninfektionen bei alten Menschen auf, dann ist er durch die infektiöse Enteritis gefährdet, die Letalität betrifft vor allem ältere Menschen (Knothe, 1971). Von 66 Patienten über 60 Jahre bekamen 22, d. h. 33 % Nierenkomplikationen und 8, d. h. 12,1 %, starben (Holzner und Walther, 1969). Unter 3812 Patienten waren 25 Todesfälle, davon 14 über 65 Jahre, dabei lagen 3mal ein fortgeschrittenes Karzinom und 1mal eine Nierenamyloidose vor. Neben der Zahl der aufgenommenen Keime und deren Virulenz spielt die Darmökologie ebenso eine Rolle für die Erkrankung sowie spezifische und auch unspezifische Ausscheidermechanismen des Wirtes, alles Faktoren, die beim alten Menschen eher gestört sind (Knothe, 1971). Lactulose hat hier eine positive Wirkung (Knothe, 1971).

9.8.2.2 Weitere Erreger

Für die Enteritis infectiosa kommen vor allem folgende Erreger infrage:
Salmonellen, die etwa 20000 serologisch differenzierbare Typen umfassen,
Salmonella Paratyphus A und C sowie Salmonella paratyphi B Schottmüller,
Typhus abdominalis Salmonella typhi,
Cholera asiatica (Bockemühl et al., 1973),
Shigellen-Ruhr,
Balantidiosis,
Campylobacter fetus.

Viren, wie Enteroviren, Rotaviren, diese mehr beim Kind, aber auch im Erwachsenenalter (Schmidt-Wilke et al., 1976). Die Titer gegen Rotaviren fallen im Alter ab (Elias, 1977).

Escheria coli mit enterophagen Stämmen, besonders bei Reisedurchfällen (Liersch, 1976),
Staphylokokken,
Vibrionen (Nicht-Cholera),
Yersinia enterocolitica und Pseudotuberculosis (Knapp, 1979) sowie Yersinia pestis.

Dabei gehen Typhus und Paratyphus ständig an Häufigkeit zurück, während die Häufigkeit der sonstigen Salmonellen erheblich zunimmt, zwar vorwiegend bei Kollektivverpflegung (Bonard, 1974; Plassmann, 1975), was dann Alteninstitutionen betreffen kann. So sind etwa Epidemien aus psychiatrischen Kliniken bekannt geworden (Pagon et al., 1976). Unter 231 Patienten mit Salmonellengastroenteritis waren 85 über 65 Jahre alt (Füsgen und Summa, 1975).

Infektionen durch Ausscheidung bei Tieren kommen für die Erkrankung infrage, so daß sich alte Menschen auch bei engem Kontakt mit Haustieren wie Tauben infizieren können (Williams und Helsdon, 1965). Das klinische Bild hängt vom Gesundheitszustand des alten Menschen und der Menge der aufgenommenen Keime ab. Vier Krankheitsformen spielen eine Rolle:
1. Typhöse Allgemeininfektion in 8,8 % der Fälle.
2. Septische Allgemeininfektion; diese ist bei alten Menschen häufiger als bei jüngeren, so bei Patienten mit Karzinomen oder unter einer Corticosteroidbehandlung (Eyckmanns et al., 1974). Die Sepsis tritt mit oder ohne extraintestinale lokale Absiedlung, etwa Gelenkempyem, Meningitis, Absiedlung in Aortenaneurysmen (Dequirot et al., 1975) usw. auf, meist ist dies ein Ereignis bei Immundefekt (Oprée, 1975).
3. Gastroenteritis-Salmonellose in 68,3 % der Fälle, diese schon nach wenigen Stunden Inkubationszeit (Germer, 1963).
4. Symptomloses Ausscheidertum.

Dauerausscheider kommen nur selten, d. h. in 2–3 % vor, die Erregerausscheidung sistiert nach 1–2 Monaten unabhängig davon, ob eine Chemotherapie erfolgte oder nicht (Clementi, 1975). Wegen der Gefahr, Dauerausscheider zu provozieren, darf die Chemotherapie nicht kritiklos eingesetzt werden. Bei alten Menschen ist aber die Gefahr, Dauerausscheider zu werden, größer (Armijo et al., 1967; Gärtner, 1966; Holzer und Walter, 1969; Knothe, 1980). Bei der Salmonelleninfektion wird eine zelluläre Immunität erworben (Osawa et al., 1967), diese bildet sich bei alten Menschen häufiger nicht aus, was erklärt, daß hier häufiger ein Dauerausscheidertum entsteht. Bei 80 Salmonellendauerausscheidern wurde 76mal über die Gallenblase bzw. Gallenwege, 2mal über die Niere und 2mal aus Fisteln ausgeschieden (Bremkamp et al., 1966). Die Behandlung der Dauerausscheider kann bei alten Menschen aber aus sozialen Gründen notwendig werden, denn Dauerausscheider können nicht in Altenheimen mit Gemeinschaftsverpflegung und Gemeinschaftstoiletten leben. In der DDR wurde daher bereits ein Feierabendheim für alte Dauerausscheider geschaffen (Bierschenk, 1966). So waren bei 102 Patienten diejenigen mit Behandlung in 160 Tagen frei von Bakterienausscheidung, aber ohne Behandlung nach 52,4 Tagen (Clementi, 1975; Kindler et al., 1977). Die Sanierung von Dauerausscheidern gelang mit Trimethoprimsulfamethoxazol, dabei wurden 81 % von 102 Patienten in 19,2 Tagen keimnegativ.

9.8.2.3 Reisedurchfälle

Durch den ansteigenden Tourismus alter Menschen gewinnen diese ebenfalls an Bedeutung. Sie sind nicht erregerbedingt, so spielen auch psychische Einflüsse eine Rolle, daneben kommen pathogenetisch infrage:
– Änderung des inneren Milieus durch Zeitunterschied bei transkontinentalen Flügen,
– Reizung des Darms durch ungewohnte Speisen, besonders Fette und eisgekühlte Speisen,
– Hypochlorhydrie durch Schwitzen, diese wiederum kann Anazidität des Magensaftes erzeugen, wodurch die Infektionen leichter angehen.

9.8.2.4 Yersinien

Auch hier gibt es enteritische, pseudoappendizitische (mesenteriale Lymphadenitis, Ileitis terminalis acuta) und septische Verlaufsformen, Erkrankungen bei Menschen über 20 Jahre waren aber bei 284 Patienten selten und nur 8 von 284 waren älter als 60 Jahre (Knapp, 1979), Krankenhausepidemien wurden bereits beobachtet (Primavesi, 1980).

9.8.2.5 Koli-Enteritis

Das Enterotoxin von E. coli ist für Enteritiden verantwortlich zu machen. Enterotoxische Koli-Bakterien finden sich in 12% der Gruppe der hämolytischen Keime (Guggenbichler, 1979); sie sprechen vorwiegend bei der Reiseenteritis und der Enteritis von Säuglingen eine Rolle.

9.8.2.6 Staphylokokkenenteritis

Im Verlauf einer Antibiotikabehandlung kann eine derartige Enteritis bei älteren Menschen eine bedrohliche Komplikation mit hoher Letalität sein.

9.8.2.7 Ruhr (Bakterienruhr, bakterielle Dysenterie, Shigellose)

Einzige Infektionsquelle ist der Mensch. Durch den Massentourismus erkranken auch mehr ältere Menschen. Von 3179 Neuerkrankungen zwischen 1968 und 1972 waren 8 Fälle = 0,25% tödlich, (3 Säuglinge und 5 Erwachsene über 60 Jahre) (Knothe, 1980b).

9.8.2.8 Thyphus abdominalis

Heute vermehrt Krankheitsbilder ohne Fieber, Milzschwellung, Roseolen, oft Bronchitis, stark belegte Zunge. Im Beginn meist Obstipation, dann erbsensuppenartige Stühle. Gefahr der Darmblutung und -perforation von der 2. Woche an.
Komplikationen: Venenthrombosen, Pneumonien mit Übergang in Gangrän und Abszeß, Pleuritis, Psychosen, Osteomyelitis typhosa (z.B. an Rippen, Wirbeln), Myositis, Weichteilabszesse. Von 760 Typhuskranken starben 15 = 1,97%, darunter waren 2 über 65 Jahre (Havlik und Kubecova, 1964).

9.8.3 Meningitis infectiosa

Folgende Formen sind zu unterscheiden:
Meningitis tuberculosa,
Meningitis epidemica,
Meningitis purulenta,
Meningitis serosa.
Letztere tritt in folgenden Formen auf: Parainfektiöse Virusmeningitis bei Masern, Mumps, Röteln, Varizellen, infektiöser Mononukleose, Grippe und als postvakzinale Meningitis.

9.8.3.1 Viruskrankheiten mit besonderem Befall des ZNS

Enteroviren- wie Poliomyelitis-, Coxsackie- und Echovireninfektionen; Lyssa, Arbovireninfektion, lymphozytäre Choriomeningitis, letzte wird durch Goldhamster übertragen, die mitunter von alten Menschen gehalten werden.

9.8.3.2 Meningitis purulenta

Fortgeleitete oder hämatogene Meningitis durch Pneumokokken, Staphylokokken, Haemophilus influenzae, E. coli, Bakterien der Proteusgruppe und Pseudomonas aeruginosa. Auch aszendierend über eine Myelitis, z.B. bei Wirbelosteomyelitis oder schwerem Dekubitus. Oft kommt es gleich zum Koma, ohne daß meningeale Symptome auftraten, differentialdiagnostisch kommt so dann auch die intrazerebrale Blutung bei älteren Menschen infrage. Die Pneumokokkenmeningitiden sind prognostisch besonders ungünstig, die unmittelbare Letalität beträgt 39% (Béguin, 1963).

9.8.4 Pneumonieformen

Bronchopneumonien bei chronischer Bronchitis, Infarktpneumonien und Aspirationspneumonien spielen eine große Rolle in der Geriatrie, aber auch durch spezielle Erreger bedingte Pneumonien treten auf, wenn auch hier in den letzten 50 Jahren ein wesentlicher Formwandel eingetreten ist (Stille, 1979). Bei alten Menschen, die in Pflegeheimen oder in der eigenen Häuslichkeit leben, zeigen erstere mehr Klebsiellen-Pneumonien und Staphylococcus aureus-Pneumonien, da sie meist schon verschiedenste Chemotherapie erhalten haben (Garb et al., 1978).

9.8.4.1 Pneumokokkenpneumonien

Bei alten und chronisch Kranken kommen Pneumokokkenpneumonien durchaus noch vor, auch als Bronchopneumonie. Eine Vakzination hat hier eine protektive Wirkung (Valenti et al., 1978), so daß polyvalente Pneumokokken-Vakzine bei 13000 älteren Menschen – ohne wesentliche Nebenwirkung – angewandet wurde (Fiumara und Waterman, 1979). Die Pneumokokkenpneumonien treten wahrscheinlich vor allem bei Eiweißmangelzuständen auf. Bei 839 Patienten zwischen 1970–1978 fand sich noch eine Letalität der Pneumonien von fast 18%; bei 20- bis 50jährigen lag sie bei 16% und stieg auf 21% bei 60- bis 80jährigen Patienten (Muck und Pohle, 1979), bei den Alkoholikern lag sie sogar bei 38%.

9.8.4.2 Streptokokkenpneumonien

Sie spielen heute nicht mehr eine so wesentliche Rolle (Gleckman und Esposito, 1979), sie sind vor allem eine Grippekomplikation.

9.8.4.3 Atypische Pneumonien

Dagegen treten atypische Pneumonien (Mykoplasmen, Ornithose) vor allem bei alten Menschen auf und jetzt auch bei der Legionärskrankheit (Anaerobier-Pneumonie) (s. unten). Es sind in der Geriatrie so vor allem auch die atypischen Pneumonien bedeutungsvoll, zwar durch Rickettsien, Mykoplasmapneumonia, Protozoen oder Pilze hervorgerufen (Gsell, 1978a). Die abszedierende Pneumonie nach Aspirationen ist wiederum in der Geriatrie häufig, ebenso die Klebsiellen-Pneumonie mit chronischen Verläufen.

9.8.4.4 Legionärskrankheit

Diese fieberhafte Infektionskrankheit kann älteren Menschen gefährlich werden, es erkranken alle Altersgruppen, aber vorwiegend ältere Menschen. Der Erkrankte ist durch die atypischen Pneumonien gefährdet, die Letalität beträgt 5–15% (Krech und Pagon, 1979; Leiber, 1980). 90% haben Husten. Männer erkranken häufiger (im Verhältnis 75♂ : 26♀), das mittlere Alter beträgt 54 Jahre. Eine aerogene Infektion durch Legionella pneumophila (R.D. Meyer, 1979) ist anzunehmen. Serologisch lassen sich zwei Typen unterscheiden. In Deutschland, der Schweiz und Österreich (Wewelka et al., 1979) ist die Infektion nur sehr selten.

9.8.5 Sepsis

Verschiedene Sepsisformen spielen in der Geriatrie eine Rolle, zum Beispiel Sepsis ausgehend vom Dekubitus und Urosepsis. Bei der Häufigkeit urologischer Leiden bei alten Menschen spielt die Urosepsis eine besondere Rolle. Unter 1236 Sepsisformen 1968–1973 mit gramnegativen Erregern stammte bei 124 Fällen die Infektion aus den Harnwegen (Seneca und Grant 1976, 1976a; Shimada, 1978), von diesen starben 19. Grampositive Erreger wie Streptokokken, Pneumokokken und Staphylokokken spielen heute eine unbedeutende Rolle gegenüber gramnegativen Keimen wie E. coli, Klebsiellen, Enterobakterspezies und Pseudomonas, sie finden sich so zu 66% bei Sepsisfällen (Knothe, 1971). Jeder 80. Patient im Presbyterian Hospital New York litt an einer Sepsis. Grampositive Sepsiserreger waren häufiger als gramnegative, bei ersteren 1740 Fällen betrug die Letalität 4,4% im Gegensatz zu 15,3% bei 1236 Sepsisfällen mit gramnegativen Erregern. Behandlungserfolge werden durch konsequente Maßnahmen erzielt (Seneca und Grant 1975):
Korrektur der Azidose und Anoxämie,
frühe Anwendung von Antibotika,
Wiederherstellung der Mikrozirkulation durch Anwendung von Corticosteroiden,
β-adrenergische Substanzen und Diuretika.

Temperaturen über 38,5°C können bei älteren Menschen in 13% auf eine Sepsis durch gramnegative Erreger (Proteus, E. coli, Klebsiellen) hinweisen, sie haben eine Mortalität von 52% (Graux et al., 1979), 42% (Shimada, 1978). Bei 32% von 107 Patienten über 70 Jahren (Henry et al., 1979), mit Sepsis war weniger das Alter als die Demenz und die Hypoproteinämie (Shimada, 1978) Ursache für den letalen Verlauf.

In einer geriatrischen Abteilung waren immerhin 10% von 498 Blutkulturen positiv, allerdings waren nur 27 von 49 positiven Kulturen signifikant (Denham und Goodwin, 1977), die Indikation zur Blutkultur war: Luftwegsinfektionen, akutes Einsetzen von Verwirrtheit und allgemeine Schwäche sowie Verdacht auf subakute bakterielle Endokarditis, alles in der Geriatrie sehr vieldeutige Symptome.

Bei alten Menschen über 65 Jahre wurde so auch eine 39mal höhere Frequenz von Bakteriämien als bei den allgemeinen Krankenhauseinweisungen festgestellt (Shimada, 1978). Es handelte sich um die folgenden Erreger:
In 61,1% aerobe gramnegative Erreger, meist Enterokokken,
in 21,5% grampositive, dabei vor allem Staph. aureus,
in 2,3% Pilze.

Die Anwendung von Schrittmachern ist eine der Sepsisursachen bei alten Menschen.

Bei der Sepsis können die bakteriellen Endokarditiden angefügt werden. Die Endocarditis zeigt allgemein einen Rückgang, aber bei alten Menschen – hier oft als marantische – nicht bakterielle – sind Endokarditiden nicht selten. Die allgemeinen Zeichen der Endocarditis: Schweißausbrüche, Herzsensationen, Herzgeräusche, katharrhalische Erscheinungen, Gelenkschmerzen usw. sind allerdings auch bei alten Patienten seltener (Seidel, 1967), dagegen auch plötzliche Bewußtlosigkeit (Denham und Goodwind, 1977).

Literatur

Abott, R.L., W.B. Shekter: Necrotizing erysipelas of the eyelids. Ann. Oophthalmol. 11, 381–384 (1979)

Ablorh-Odjidja, S. (Sefwi-Wiawsi/Ghana): Problematik der Grippe-Impfung. Med. Diss FU Berlin 17, 2 (1972)

Alexander, M., H. Raettig: Infektionsfibel. Thieme, Stuttgart 1968

Allerdist, H.: Infektionen durch Haustiere. Moderne Medizin 8, 952 (1980)

Aquin, J.P., H. Beck, C. Serie, M. Barme: Intérêt d'une vaccination antigrippale systématique dans une collectivité de personnes âgées. Méd. Hyg. 35, 1942–1946 (1977)

Aquino, J.P., Ch. Serie, M. Barme et al.: Vaccination antigrippale. Immunisation avec un vaccin contenant un antigène A/Swine. Rev. Geriat. 4, 13–18 (1979)

Ambrosch, F., R.P. Konigstein, E. Olbrich et al.: Klinische und serologische Untersuchungen zur Wirkung der Influenzaimpfung. Aktuel. Gerontol. 9, 399–404 (1979)

Armijo, R., A. Pizzi, H. Lobos: Prevalence of typhoid carriers after treatment with chlorampehnicol. Bol. Ofic. sanit. panamer. 62, 295 (1967)

Arnstein, A.: Induration und Zerfallsvorgänge in den mediastinalen Lymphknoten im höheren Alter und Schädigung der benachbarten Organe. Beitr. Klin. Tbk. 85, 197–343 (1934)

Assmus, P., G. Wichmann: Untersuchungen über die Häufigkeit Mononukleose-positiver Reagenten in der Bevölkerung. Dtsch. Gesundheitswesen 35, 318 (1970)

Barbey, I.: Tuberkulosemorbidität 1972 und 1973 in der Bundesrepublik Deutschland in Forschung im Geschäftsbereich des Bundesministers für Familie, Jugend und Gesundheit. Jahresbericht 1974, 1975 Teil II

Barone, L., G. Ziliotto, P. Turchetto, R. Giunta: Rilievi suli insorgenza do trube dell'eccitazione miocardia in sogetti anziani in corso di influenzy. G. Gerontol. 24, 105–118 (1976)

Béguin, F.: Les méningites purulentes. Praxis 52, 1426–1432 (1963)

Bennett, H.D.: Hepatitis in the geriatric patient. Geriatrics 13, 345 (1958)

Beregi, E., J. Biro: Immuno-electronmicroscopic stdies after influenca vaccination of young and old individuals. Aktuel Gerontol. 8, 73–75 (1978)

BERLIN, B.S., TH. CAMPBELL: Hospital-acquired Herpeszoster following exposure to chickenpox. J. amer. med. Assoc. 211, 1831 (1970)

BIERSCHENK, H.: Ein Alters- und Pflegeheim für Typhusbakterien-Dauerausscheider. Z. ges. Hyg. 12, 248 (1966)

BIRKHÄUSER, H.: Tuberculosis in the aged. Praxis 52, 345 (1963)

BIRO, J.: Age-related change of the absolute number of IgG-, and IgM-bearing B-lymphocytes and T-lymphocytes in human peripheral blood following influenza vaccination. Aktuel. Gerontol. 8, 81–83 (1978)

BIRO, J., BEREGI: Electronmicroscopical and immunoelectronmicroscopical examination of the lymphocytes of young and old people after influenza vaccination. Aktuel. Gerontol. 9, 235–239 (1979)

BIRO, J., E. BEREGI: The influence of influenza-vaccination on human peripheral blood lymphocytes relating to aging Akutel. Gerontol. 10, 319–322 (1980)

BISTRIAN, B.R.: Cellular immunity in adult marasmus. Arch. int. Med. 137, 1408 (1977)

BJARTVEIT, K.: Tuberculosis in Norway. Tidsskr. Nor. Laegeforen 95, 17–18 (1975)

BLAHA, H.: Pneumologie im Alter. Aktuel. Gerontol. 4, 633 (1974)

BLUMBERG, B.S., B. LAROUZE, W.TH. LONDON, B. WERNER, J.E. HESSER, I. MILLMAN, G. SAIMOT, M. PAYET: Hepatitis B Infektion und primäres Leberkarzinom. Leber-Magen-Darm 6, 309–315 (1976)

BOCKMÜHL, J., E.P. EMMERLING, H. FINGER: Epidemiologie, bakteriologische Diagnostik, Pathogenese und Immunologie der Cholera. Immunität Infekt. 1, 16–21 (1973)

BODEMANN, H., P. HOPPE-SEYLER, H. BLUM, L. HERKEL: Schwere und ungünstige Verlaufsformen der Zeckenenzephalititis (FSME) 1979 in Freiburg. Dtsch. med. Wschr. 105, 921–924 (1980)

BÖTHIG, B., J. HILS: Die Immunitätslage gegen Poliomyelitis in der Bevölkerung der DDR im Jahre 1969. Dtsch. Ges. Wesen 25, 702 (1970)

BONARD, E.C.: Epidemiologie der Salmonellosen. Rév. méd. suisse 94, 271 (1974)

BORK, CARINA, geb. CLAUDIUS (Coswig/Anhalt): Der Tuberkulintest nach Mendel-Mantoux in der Geriatrie. Med. Diss. FU Berlin vom 9.3.1978

BORON, P., T. SZPAKOWICZ, K. NADOWSKA: The clinical picture of viral hepatitis in subjects over 60 years old. Przegl. Epidem. 30, 331–336 (1976)

BRANDT, H.-J., H.-J. NÖRENBERG: Besonderheiten der Tuberkulose im Alter; Z. Geront. 10, 433 (1977)

BRAVENY, I.: Serologie der Toxoplasmose. Neue Methoden und ihre Bewertung. Dtsch. Ärztebl. 76, 1909 (1979)

BREMKAMPF, D., R. HOLZKNECHT, P. LÜBCKE: Salmonellendauerausscheider. Münch. med. Wschr. 2397 (1966)

BREZNIK, R., E. BORKO, V. CUIC: Tuberculous endometritis in postmenopause; Jugosl. Ginekol. Opstet. 18, 43–45 (1978)

BURLACHENKO, M.A., K.Y. BRADISHTYAN: Age and sex specificity and clinical characteristics of respiratory tuberculosis in deceased residents of a rural district in the Moldavian SSR. Probl. Tuberk. 55, 15–17 (1977)

CARR, R.D., S.W. BECKER, C.M. CARPENTER: The biological false-positive phenomenon in elderly men. Arch. Derm. 93, 393 (1966)

CARTER, J.W., R.S. EDSON, C.C. KENNEDY: Infectious mononucleosis in the older patient. Mayo Clin. Proc. 53, 146–150 (1978)

CATE, T.R., J.A. KASEL, R.B. COUCH et al.: Clinical trials of bivalent influenza A/New Yersey/76-A/Vivtoria/75 vaccines in the elderly. J. Infect. Dis. 136, 518–525 (1977)

CATHALA, F., P. BROWN: La maladie de Creutzfeldt et Jakob. Une démence infectieuse souvent méconnue. Concours méd. 101, 2727–2740 (1979)

CERNEV, B.: Treatment of pulmonary tuberculosis in the aged. Pneumonol. Ftiziat 16, 121–125 (1979)

CHEETHAM, B.D., H. HART, N.F. COGHILL, B. FOX: Rabies with myocarditis; Lancet I, 921 (1970)

CHERNIK, N.L., D. ARMSTRONG, J.B. POSNER: Central nervous system infections in patients with cancer. Cancer 40, 268–274 (1977)

CHIN, P., D.G. DAVIS: The skin flora of hemiplegic hand J. Hyg. 77, 93–96 (1976)

CHUN, Y.E., W.C. HAINSWORTH, J. HAN: Coexistence of tuberculosis and carcinoma of the lung. Clin. Med. 82, 32–36 (1975)

CHUNG, M., J. BEUTTAS, PH. SCHWARTZ: Mikrobiologische Beobachtung über schleichende Lungentuberkulose bei alten Patienten. Praxis Pneum. 26, 555 (1972)

CLEMENTI, K.J.: Treatment of salmonella carriers with trimethoprim sulfamethoxalole. Canad. med. Assoc. 112, 28–32 (1975)

CLIFFORD, E.E., J.W.G. SMITH, H.E. TILLETT, P.J. WHERRY: Excess mortality associated with influenza in England and Wales. Int. J. Epidemiol. 6, 115–128 (1977)

COROOS, A., A. DOMART: Sur un aspect inhabituel de la tuberculose du vieillard. Sem. Hop. 52, 701–702 (1976)

CROMWELL, H.A., F.B. BRANDON, I.W. MCLEAN, J.F. SADUSK: Influenca immunisation. J. amer. med. Assoc. 210, 1438 (1969)

CZIRNER, J., G. BESZYNÁK: Myocardinfarktähnliches Bild als seltene Komplikation nach Applikation von Tetanusantitoxin Z. ges. inn. Med. 24, 119 (1969)

DANZER, W.: Tuberkulose als Invaliditätsursache im Jahre 1973. Praxis Pneumol. 28, 639 (1974)

DAVIS, H.L., W.G. WHITE, W.D. SUTLITT: Characteristics of hospitalized tuberculous patients today. South. Med. J. 71, 1401–1403 (1978)

DELLA MACCHINA, M.M., S. SEROFILLI: Febbre ed infezione nei malate neoplastici anziani. Acta gerontol. 27, 198–205 (1977)

DENHAM, M.J., G.S. GOODWIN: The value of blood cultures in geriatric practice. Age ageing 6, 85–88 (1977)

DENIS, J., M. LANGLOIS: L'herpes oculaire. J. Fr. ophthalmol. 1, 655–660 (1978)

DEQUIROT, A., J.J. NAILLON, C. RIOUX et al.: Aneurisme bacterein primitif de l'aorte. Nouv. Press. méd. 4, 1700–1702 (1975)

DOSTAL, V., D. FANTA, R.J. RIESS-GUTFREUND: Die Herpes-Simplex Virus (HSV-1 und HSV-2-)-Infektion ihre klinische und onkogene Bedeutung. Wien. klin. Wschr. 89, 741 (1977)

DOUGLAS jr., R.G., D.W. BENTLEY, M.W. BRANDRISS: Responses of elderly and chronically ill subjects to bivalent influenza A/New Yersey 8/76 (HsO1Nl)-A (Victoria/3/75(H3N2) vaccines. J. infec. Dis. 136, Suppl. 526–532 (1977)

DOWSETT, E., R.N. HERSON, W.R. MAXSTED, J.P. WIDDOWSON: Outbreak of idiopathic erysipelas in a psychiatric hospital; Brit. med. J. I, 500 (1975)

DUFOURT, A.: La tuberculose pulmonaire des vieillards. Rev. lyonn. Méd. 6, 195 (1957)

DYKES, R.G.: Gas gangrene after hip nailing. Aust. N.Z. J. Surg. 47, 790–792 (1977)

EICKHOFF, TH.C., I.L. SHERMAN, R.E. SERFLING: Observations on excess mortality associated with epidemic influenza. J. amer. med. Assoc. 176, 776 (1961)

ELBADAWI, E., R.S. DAVIS, A.T.K. COCKETT: Schistosomiasis presenting with testicular enlargement in elderly male Urology 12, 87–90 (1978)

ELIAS, M.M.: Distribution and titres of rotavirus antibodies in different age groups. J. Hyg. 79, 356 (1977)

ENARSON, D.A., S. GRSYBOWSKI, C. DORKEN: Failure of diagnosis as a factor in tuberculosis mortality. Can. med. Assoc. J. 118, 1520–1522 (1978)

EYCKMANS, R. VROONINKS, J. VANDENGROUCKE: Salmonella bacteremia. Infection 2, 189 (1974)
FALCK, I.: Infektionskrankheiten in der Geriatrie. Z. Geront. 8, 3 (1975 a)
FALCK, I.: Tuberkuloseproblem in der Geriatrie. Z. Geront. 8, 12 (1975 b)
FALCK, I., E. EGGERT: Influenza-Vaccination alter chronisch kranker Menschen. Z. Geront. 2, 75 (1969)
FALCK, I., S. MUHLACK: Septische Komplikationen bei geriatrischen Kranken. Verhandl. Dtsch. Ges. Inn. Med. 81, 683 (1975)
FEIFEL, G., B. WIEBECKE, J. BEYER: Chirurgische Aspekte zur Diagnostik und Therapie der Aktinomykose. Dtsch. med. Wschr. 99, 1016 (1977)
FENSTER, L.F.: Hepatitis viral in the elderly. Gastroenterology 49, 262 (1965)
FERRY, B.J., M.G. EVERED, E.I. MORRISON: Antibody responses to influenzavirus subnuit vaccine in the aged. Med. J. Aust. 1, 540 (1976)
FINGER, H., E. HABERMAN, K. BRACHARZ, H. HOF: Tetanus Immunität im Senium; Zbl. Bakt. Parasitenkd. Infektionskr. Hyg. 161, 188 (1975) Reihe B
FIORENTINO, F., C.M. IZZO, G. MAIO et al.: Virus hepatitis in elderly pateints. Rass. Int. Clin. Ter. 57, 1322–1327 (1977)
FISCHER, P.: Die Tuberkulose im Alter. Z. Alternsforschung 32, 321 (1977)
FIUMARA, N.J., G.E. WATERMAN: Statewide geriatric immunization programm with polyvalent pneumococcal vaccine. Curr. Ther. Res. Clin. Exp. 25, 185 (1979)
FORSCHBACH, G.: Alterstuberkulose. In: J. FALCK, R. FERLINZ, A. HOFSTETTER, H. SCHÖNFELDT (Hrsg.): Infektionen beim alten Menschen. Editiones Roche, Basel 1977
FREERKSEN, E.: Immunbiologie und Aktivität der Tuberkulose. Tuberkulosearzt 17, 495 (1963)
FREERKSEN, E.: Tuberkulose im Wandel. Internist 19, 156 (1978)
FRICK, E.: Das Problem der chronischen Poliomyelitis. Münch. med. Wschr. 105, 953 (1963)
FRIEDEL, E., M. SCHMIDT, E. APOSTOLOFF, W. THILO, F. BODE, J. KUHLMEY: Zum Immunitätsverhalten im Alter. 1. Mitteilung, Ergebnisse der Tetanustoxinbestimmung in Seren von Menschen in höherem Lebensalter nach aktiver Immunisierung mit einem Tetanus-Adsorbatimpfstoff. Z. Alternsforschg. 34, 497–501 (1979)
FRIEDMAN, H., H. ALTSCHULER: Antibody respondes of of eleerly invduivduals following vaccination. J. Einstein med. Center 10, 171 (1962)
FRÖSNER, G., H. WILLERS, R. MÜLLER, D. SCHENZLE, D. DEINHARDT, W. HÖPKEN: Decrease in incidence of hepatitis A infections in Germany. Infection 6, 259 (1978)
FUESGEN, I.S., D. SUMMA: Salmonellen-Gastroenteritis beim alten Menschen. Aktuel. Gerontol. 5, 527–532 (1975)
GÄRTNER, H.: Die heutige epidemiologische Bedeutung und Problematik der Salmonellen-Erkrankung. Dtsch. med. Wschr. 91, 803 (1966)
GANSSEN, O.: «O, du lieber Augustin, alles ist hin. Zur Kulturgeschichte der Pest. Dtsch. Ärztebl. 77, 2508 (1980)
GAJDUSEK, D.C., C.J. GIBBS, D.M. ASHER et al.: Precautions in medical care of, and in handling materials form patients with transmissible virus dementia (Creutzfeldt-Jacob disease). New Engl. J. Med. 297, 1253–1258 (1977)
GARB, J.L., R.B. BROWN, J.R. GARB, R.W. TUTHILL: Differences in etiology of pneumonia in nursing home and community patients. J. amer. med. Assoc. 240, 2169–2172 (1978)
GARDNER, I.D., J.S. REMINGTON: Aging and the immune response. I. Antibody formation and chronic infection in Toxoplasma gondii-infected mice. J. immunol. 120, 939–943 (1978)

GAUWERKY, CH.: Das Erysipel. Dtsch. Ärztebl. 73, 3295 (1976)
GERMER, W.D.: Klinik und Behandlung der Salmonellosen. Internist 4, 441 (1963)
GLANINGER, J.: Sinnvolle antibiotische Therapie von HNO-Krankheiten im Alter. Aktuel. Gerontol. 8, 493–502 (1978)
GLATZEL, I.: Beitrag zur Frage der psychischen Spätschäden nach Fleckfieberencephalitis. Nervenarzt 38, 360 (1967)
GLECKMAN, R.A., A.L. ESPOSITIO: Bacterial pneumonia in the elderly. J. amer. Geriatric. Soc. 27, 345–347 (1979)
GLÜSE, R.: Influenzavakzination bei alten chronischen Kranken. Z. Gerontol. 8, 5 (1975)
GOLENITSKY, A.J., T.V. SHARONINA, A.P. POPOVICH: Effective treatment of tuberculosis in persons of advanced age (russ). Probl. Tuberk. 54, 14–15 (1976)
GOLLI, V., N. FLORICEL, M. KOSINSKI: Prevalence of pulmonary tuberculosis of old people in a sanatorium. Rev. méd. Liège 30, 203–206 (1975)
GOLLI, V., N. KOSINSKI, N. FLORICEL et al.: The present incidence of aged patients among the hospitalized cases in a sanatorium for tuberculosis; Pneumoftiziologia 25, 27–31 (1976)
GWODA, H.T.: Influenza Risk for old people. Postgrad. med. J. 55, 188 (1979)
GRAUX, P., B. FRIGRAD, P.J. GRAUX, P. LECLERC: Etiology of septicemia in elderly people. Lille méd. 24, 225–227 (1979)
GRIESBACH, R.: Röntgenreihenuntersuchungen und ihre Ergebnisse in Deutschland. Dtsch. Zentrale zur Bekämpfung der Tbc, Ausgburg 1960
GROSSGEBAUER, K.: Diagnostik und Prophylaxe menschlicher Viruserkrankungen. Materia Med. Nordmark Nr. 52 (1974)
GROSSGEBAUER, K.: Diagnostik, Prophylaxe und Therapie menschlicher mikrobieller Erkrankungen. Materia Med. Nordmark Nr. 70 (1976)
GROSSGEBAUER, K.: Infektion. Materia Medica Nordmark 32, 69 (1980)
GSELL, O.: Wandel in den Infektionen der tieferen Atemwege. Internist 19, 150 (1978a)
GSELL, O.: Epidemiologische Situation der Infektionskrankheiten in Mittel-Europa. Internist 19, 147 (1978b)
GÜNTHER, S.: Herpes Zoster als Ursache einer epidemischen Ausbreitung von Varicellen und Zoster in einem Kinderkrankenhaus. Zschr. Hautkrht. 50, 947 (1975)
GÜRICH, W.: Das klinische Bild der Lungentuberkulose im höheren Lebensalter des Mannes. Tbkarzt 15, 525 (1961)
GUGGENBICHLER, J.P.: Zur Pathogenese der Koli-Enteritis Münch. med. Wschr. 121, (1979)
GUINE, J.M., J. VIGNERON-BRACHON, PH. CANTON, J.B. DUREUES: Tetanos du vieillard. Rev. Geront. Expression (franc) 1, 13–19 (1976)
HAAS, J., E.W. BÜCKEN: Zum Krankheitsbild der Lamblieninfektion. Dtsch. med. Wschr. 64, 1869 (1967)
HAAS, E.J., T. MADHAVON, E.L. QUINN, F. COX, E. FISHER, K. BURCH: Tuberculous meningitis in a urban general Hospital. Arch. int. Med. 137, 1518 (1977)
HAAS, R., H. STICKL: Grippeimpfung vorläufig ohne Alternative. Dtsch. Ärztebl. 74, 2751 (1977)
HADNAGY, C.: Infectious mononucleosis in the case of two elderly patients. Aktuel. Geront. 8, 153–158 (1978)
HAEFLINGER, E.: Zur Frage der Tuberkulose im Alter. Bibli. tuberc. 18, 75–92 (1963)
HAEFLINGER, E.: Diagnostische und prophylaktische Probleme der Lungentuberkulose. Münch. med. Wschr. 116, 147 (1974)
HANSSON, V.: Tuberkulose og Leukemi, Norske Laegeforen 1, (1971)

Hantschke, D.: Mykosen bei alten Menschen. In: I. Falck, R. Ferlinz, A. Hofstetter und H. Schönfeld (Hrsg.): Infektionen bei alten Menschen. Editiones Roche, Basel 1977

Haranghy, L., I. Mark, P. Racz, K. Szemenyei, A. Meszaros, I. Fleischmann: Pathology of tuberculosis in old age. Geront. clin. **2**, 18 (1960)

Haranghy, L., C. Szemenyei, E. Furedi: The changes in the spleen and bone marrow in tuberculosis in the aged. Folia haemat **80**, 189–199 (1963)

Hauck, H.: Soorinfektionen in der Geriatrie. Dtsch. med. Wschr. **105**, 1447 (1980)

Havlik, J., D. Kubecova: Analyse der Todesfälle beim Bauchtyphus. Med. Klinik **52**, 2060 (1963)

Havlik, J., D. Kubecova, V. Tichy: Analyse der Sterbefälle von Krankheiten mit bakteriologisch nachgewiesener Salmonella Infektion. Med. Klinik **49**, 1940 (1965)

Hefferman, J.F., A.J. Nunn, J. Peto, W. Fox: Pulmonary tuberculosis in Scotland: national sample Survey and follow up (1968–1970). 1. The characteristics of the cases notified in 1968. Tubercle **56**, 253–267 (1975)

Heitmann, D., O. Frühwirth: Zur Therapie des Tetanus. Klinkarzt **5**, 497–502 (1976)

Heissmeyer, U., C. Willeroth: Die Tuberkulose in einem großen Obduktionsgut der Jahre 1962–1971. Zbl. allg. Path. path. Anat. **118**, 90 (1974)

Helle, S.: Zur Klinik, Pathogenese und Therapie des Herpes zoster, insbesondere zur Häufigkeit des Zoster duplex unilateralis. Dtsch. med. Wschr. **91**, 263 (1966)

Helm, E.B.: Klinik der Marburg Virus Infektion. Münch. med. Wschr. **120**, (1978)

Henderson, R.J. et al.: Brucellosis and Veterinary Surgeons. Brit. Med. J. II, 656 (1975)

Henneberg, G.: Über die Grippe 1968–1970. Münch. med. Wschr. **112**, 1229 (1970)

Henry, J.F., A. Gugeneau, F. Forette, P. Berthaux: Risk factors and prognosis of septicemia in the elderly Rev. Geriatr. **4**, 251–253 (1979)

Herter, R., H.H. Jackwitz, E. Schaal: Die Banginfektion des Menschen. Dtsch. med. Wschr. **79**, 1411 (1954)

Hirt, B.: Tumorviren und Warzen. Schweiz. med. Wschr. **106**, 665 (1976)

Höfler, W., W. Röllinghoff: Begutachtung der Amöbiasis. Med. Klinik **69**, 1256 (1974)

Höpken, W.: Was ist los mit den Grippe-Viren? Medical Tribune vom 1.2.1980

Höring, F.O.: Alter und Infektionsbereitschaft. Handbuch der praktischen Geriatrie. Band I. Enke, Stuttgart 1965, S. 341

Höring, F.O.: Infektionen unter moderner Therapie. Münch. med. Wschr. **118**, 66 (1976)

Höring, F.O.: Infektionskrankheiten im Alter. In: A. Strömer (Hrsg.): Geroprophylaxe Infektions- und Herzkrankheiten, Rehabilitation und Sozialstatus im Alter. Veröffentlichungen der Deutschen Gesellschaft für Gerontologie. Steinkopff, Darmstadt 1977

Hötter, G.-J.: Lungenfunktionsstörungen nach Miliartuberkulose. Praxis Pneumol. **29**, 22 (1975)

Holloway, R.: Fluid and electrolyte status in tetanus. Lancet II, 1278 (1970)

Holzer, E., G. Ruckdeschel: Legionärskrankheit in Deutschland. Infection **7**, 1979

Holzner, E., H. Stickl: Drei Impfstoffe für die Grippe-Impfung. Welche Wahl? Fortschr. Med. **97**, 1305 (1979)

Holzner, E., H. Stickl, G.T. Werner: Malaria – Klinik, Diagnostik und Therapie. Dtsch. Ärztebl. **74**, 1709 (1977)

Holzner, E., F. Walther: Die infektiösen Enteritiden der alten Menschen. Z. Geront. **2**, 86 (1969)

Hornstein, O.P., L.R. Grassl, E. Schirner: Prevalence rates of candidosis in leukoplakias and carcinomas of the oral cavity. Arch. Derm. Res. **266**, 99–102 (1979)

Horwitz, C.A., W. Henle, G. Henle et al.: Clinical and laboratory evaluation of elderly patients with heterophil antibody positive infectious mononucleosis. Amer. J. Med. **61**, 333–339 (1976)

Houlne, P., B. Jarrousse, Desprez Le Guyader, M. de la Jartre: Deux cas de tuberculose genitale in the menopausal woman. Quest. Med. **29**, 1525–1526 (1976)

Howtiz, P., J. Otzen, K.W. Andersen: Influenza epicemics and mortality. Ugeskr. Laeg. **139**, 1443–1444 (1977)

Ichimura, K.: Mycosis of the sphenoid sinus. Otologia fukuoka **21**, 683–688 (1975)

Itoh, K.: A study on microorganisms isolated from decubitus ulcers of the aged. JPN. J. Geront. **15**, 471–484 (1978)

Jellinek, E.H., W.S. Tulloch: Herpes zoster with dysfunction of bladder and anus. Lancet IV, 1219–1222 (1976)

Justus, J., D. Schuh, W.R. Hermann: Zur Häufigkeit und epidemiologischen Bedeutung klinisch nicht bekannter Tuberkulosen; Dtsch. Ges. Wes. **24**, 2314 (1969)

Kahanpaa, A.: Significance of yeast fungi in aged persons. Geront. **21**, 53–60 (1976)

Kaludi, M.: Tuberculous arthritis. Un. med. canad. **103**, 1949–1955 (1974)

Kindler, U., W.D. Schoppe, W. Briese: Die Bedeutung der antibiotischen Therapie bei der Salmonellen-Enteritis und bei Salmonellen-Ausscheidern. Dtsch. med. Wschr. **102**, 1420 (1977)

Kiss, G., T. Varady, J. Balint: Über Zusammenhänge zwischen Urogential- und Lungentuberkulose. Prax. Pneum. **24**, 644 (1970)

Knapp, W.: Akute Enteritiden mit «neuen» Erregern. Münch. med. Wschr. **121**, 239 (1979)

Knorre, G.V., R. Kiehne: Ergebnisse einer Reihenuntersuchung auf Brucella abortus Bang. Z. ges. Inn. Med. **16**, 1874 (1961)

Knothe, H.: Aktuelle infektiöse Darmerkrankungen. Therapiewoche **21**, 264 (1971)

Knothe, H.: Zur Therapie bei Salmonellenausscheidern Umweltmedizin **2**, 25 (1980a)

Knothe, H.: Shigellosen. Umweltmedizin 2/6 (1980b)

Koch, M.A.: Epidemiologie und Prophylaxe der Influenza Z. allg. Med. **55**, 1675–1679 (1979)

Kodsi, C.E., P.C. Wickremesinghe, P.J. Kozinn et al.: Candida esophagitis. Gastroenterology **71**, 715–719 (1976)

Kögel, W., Chr. Hedinger: Über die Häufigkeit klinisch unerkannter Miliartuberkulosen in Sektionsgut vor und nach Einführung der tuberkulosestatischen Therapie. Schweiz. med. Wschr. **103**, 793 (1973)

Korsukewitz, J., V. Lenk, V. Schneider: Über eine Botulismus-Gruppenerkrankung nach Genuß von geräuchertem Landschinken. Münch. med. Wschr. **119**, 831 (1977)

Korte, W.: Die Trichomonadeninfektion. Therapiewoche **23**, 2040 (1973)

Krauss, N.: Herz- und Kreislauf bei Leptospirose. Herz-Kreisl. **11**, 397 (1979)

Krech, U., S. Pagon: Untersuchungen zur Legionärskrankheit. 6. Symposion der Deutschen Gesellschaft für Infektiologie 9.–12. 5. 1979

Kreuse, F., A. Kentzer: Über die Moralität und Morbidität an Tuberkulose nach Sektionsbefunden. Dtsch. med. Wschr. **88**, 522 (1963)

Krückenmeyer, K.: Klinisch nicht diagnostizierte Tuberkulosen im Obduktionsgut. Ärztl. Praxis **22**, 5581 (1970)

Kuwert, E.K.: Tollwutschutzimpfungen mit HDCS Gewebekulturvakzine. Dtsch. Ärztebl. **75**, 1495 (1978)

Kyrieleis, Chr.: Oathologische Anatomie der Grippemyocarditis. Med. Klinik **64**, 2171 (1969)

Lahaye, L., I. de Leuw: Méningite choniqé à pseudomonas aeruginosa; Lyon Med. **235**, 215–216 (1976)

Lahl, R.: Aortenbronchialfistel als tödliche Komplikation

einer Lymphknotentuberkulose. Prax. Pneum. 11, 738 (1964)

LANGEWITZ, W., V. GROULS, B. SCHUHMACHER, B. HELPAP: Aktinomykose der Leber. Leber–Magen–Darm 10, 107 (1980)

LAROCHE, C., R. CAQUET, M. DETIELLEUX et al.: Present day aspects of acute miliary tuberculosis in a department of internal medicine. Franz. Bull. Acad. Nat. Med. 160, 248–254 (1976)

LATORZEFF, S., M. PUJOL, R. VIDAL et al.: Mal de Pott et osteóporose; Rev. Méd. Toulouse 11, 383–389 (1975)

LEIBER, B.: Synopsis der sog. Legionärskrankheit. Moderne Medizin 8, 828 (1980)

LEUNTER, R.: Erkrankungen und Sterbefälle an Tuberkulose 1970. Ärztl. Praxis 24, 103 (1972)

LIERSCH, M.: Enterotoxin-bildende Escherichia coli als Erreger des Riesedurchfalls. Inn. Med. 3, 160–164 (1976)

LIESKE, H.: Die wichtigsten Hautparasiten des Menschen und ihre Bedeutung. Materia medica Nordmark 25, 237 (1973)

LIU, P.V.: Biology of Pseudomonas aeruginosa. Hosp. pract. 11, 139–147 (1976)

LOCK, W.: Grundzüge einer modernen Tuberkulosebekämpfung mit besonderer Berücksichtigung der ungezielten BCG-Impfung. Prax. Pneum. 29, 1 (1975)

LODENKÄMPER, H., G. DURCHSCHLAG: Über die Pathogenese der Symptomatologie des Botulismus. Z. Hyg. 135, 439–447 (1952)

LUDES, H.: Innere Medizin und Tuberkulose. Internist 11, 228–236 (1970)

LYON, E.: Zusammenhänge zwischen Pockenschutzimpfung und Herpes zoster. Med. Klinik 59, 328–330 (1964)

MANDERLI, H.: Die Alterstuberkulose. Praxis 49, 289 (1960)

MARSH, R.J.: Current management of ophthalmic herpes zoster. Trans. Ophtalmol. Soc. U.K. 96, 334–337 (1976)

MARTILA, K., O.K. KALIMI, B.R. ZIOLA et al.: Herpes simplex virus subunit antibodies in patients with Parkinson disease. Arch neurol. 35, 668–671 (1978)

MARTILA, R.J., U.K. RINNE: Herpes simplex virus antibodies in patients with Parkinson's disease. J. Neurol. Sci. 35, 375 (1978)

MASUREL, N.: Immunization of aged subjects with subunit and total virus vaccine containing H1N1 influenza virus. Ned. Tijdschr. Geneeskd. 123, 196–199 (1979)

MAYNARD, E.P., J. PRAT: An elderly woman with a mass in the right upper absominal quadrant. New Engl. J. Med. 300, 1429–1434 (1979)

MCCULLOUGH, C.J.: Tuberculosis as a late complication of total hip replacement. Acta orthop. scand. 45, 508–510 (1977)

MEYER, H.-H.: Grippe und Nervensystem. Ärztl. Prax. 21, 5622 (1969)

MEYER, R.D.: Legionärskrankheit. Münch. med. Wschr. 121, (1979)

MICHEL, M., O. MICHEL, R. PAILLARD: Étude en double insu de la séro-conversion spécifique après vaccination Rev. Gériat. 4, 292–293 (1979)

MIJAILOVIC, B., S. ARNERIC, Z. STEFANOVIC, D. KARADAGLIC: Herpes zoster-analysis of 165 cases. Acta dermvenerol. jugosl. 5, 196–199 (1978)

MILLER, L.W., E.B. HUME, F.R. O'BRIEN et al.: Alice starin live attenuated influenza (H3N2) vaccine in an elderly population. Amer. J. epidem. 101, 340 (1975)

MÖRL, M., H.-J. HERMANN: Parasiten der Leber. Dtsch. Ärztebl. 76, 1619 (1979)

MOHR, W.: Probleme der Rickettsiosen und ihre Spätfolgen. Lebensversicherungsmed. 30, 90–97 (1979)

MOLEN, H.R. VAN DER: Les erysipèles des lymphoedémateux Phlebologie 28, 201–205 (1975)

MONTO, A.S.: Grippe Epidemiologie – Klinische Bedeutung und Vorbeugung. Sandorama 26, (1979)

MORAWSKI, Klaus (Berlin): Enzündungsreaktion im Alter. Med. Diss. Berlin FU am 17. 11. 1980

MORAWSKI, SABINE geb. KROSCHEL (Berlin): Beobachtungen zur Lues in der Geriatrie. Med. Diss. FU Berlin am 12. 11. 1980

MUCK, P., H.D. PHOLE: Klinik und Bedeutung der Pneumokokken-Pneumonie. Münch. med. Wschr. 121 (1979)

MÜLLER, B.: Die Virushepatitiden. Intern. Welt 133, (1980)

MÜLLER, F.: Die Lungentuberkulose der älteren Männer. Z. Tbk. 121, 188 (1964)

MÜNTER, M.D.: Querschnittsmyelitis bei infektiöser Mononukleose. Med. Klinik 64, 1752 (1969)

MUKERJEE, C.M.: Reactivation of pulmonary tuberculosos in New South Wales 1975. Med. J. Aust. II, 333–335 (1978)

NAFAE, A., S.P. MISRA, S.N. DHAR, S.N.A. SHAH: Association of pulmonary tuberculosis and lung cancer. Indian. J. Tuberc. 22, 31–36 (1975)

NASEMANN, TH.: Der Zoster. Internist 6, 342 (1965)

NEFF, W.: Die Alters- und Geschlechtsabhängigkeit der Lungentuberkulose im Röntgenbild. Z. Tbk. 120, 311 (1963)

NEGOMIREANU, T., I. SERBAN: Some aspects of influenza in older patients. Clujul. Med. 47, 251–254 (1974)

NEUMANN, G.: Zur Epidemiologie der Tuberkulose. Dtsch. med. J. 22, 57 (1961)

NICOLI, R.M., S. ROBIC: La Trichomonase uro-génitale chez les femmes âgées; Gynécologie 29, 593–595 (1978)

NITSCHKE, W.: Trichinellose. Fortschr. Med. 98, 1051 (1980)

NOVER, A.: Zoster und Auge. Klin. Mbl. Augenheilk. 156, 305 (1970)

OPRÉE, W.: Infektionen mit Enteritis-Salmonellen – nicht enterale Lokalisation. Dtsch. med. Wschr. 100, 1425 (1975)

OSWA, N., M. KARUSHIGE, S. MITSUHASHI: Experimental Salmonellosis. J. Bact. 93, 1534 (1967)

PAETZ, M., H. MACKE: Über die Bedeutung der Hiluslymphknoten für die Pathogenese der Alterstuberkulose. Z. Erkr. Atumungsorg. 130, 89 (1969)

PAGON, S., T. WEGMANN, V. HELBLING: Abklärung einer Epidemie mit Salmonella typhi murium in der Nordostschweiz durch bakteriologische und serologische Methoden. Schweiz. med. Wschr. 106, 543 (1976)

PAUS, B.: The changed pattern of bone and joint tuberculosis in Norway. Acta orthop. scand. 48, 277–279 (1977)

PEDRO-PONS, A., M. FOZ, A. COCHINA, C. REY: Neurobrucellose. Münch. med. Wschr. 115, 531 (1973)

PEEBLES, T.C., L. LEVINE, M.C. ELDREE, G. EDSALL: Tetanustoxoid emergency boosters. New Engl. J. Med. 180, 575 (1969)

PESCHEL, U., M. WEBER: Die Spondylitis tuberkulosa im Alter. Geriatrie 5, 77 (1975)

PETRECIC, B., L. ZELINKA: Verhalten von Immunglobulinen und Faktor XII bei Polytraumatisierten. Die gelben Hefte, Behringswerke 20, 116 (1980)

PETRINI, B., T. WLIN-BERGER: Late infection with Actinomyces israeli after total hip replacement. Scand. J. Infect. Dis. 10, 313–314 (1978)

PETZOLD, J.: Zur Therapie des Cor pulmonale im Rahmen konservativer Tuberkulosebehenadlung. Die med. Welt 2324 (1962)

PHAIR, J., C.A. KAUFMANN, A. BJORNOSN et al.: Failure to respond to influenza vaccine in the aged. J. labor. clin. Med. 92, 822–828 (1978)

PIOLINO, M.J., P. DE KALBERMATTEN: La listeriose du système nerveux central. Schweiz med. Wschr. 98, 822 (1968)

PLASSMANN, E.: Salmonellosen fast nur bei Kollektivverpflegung. Ärztl. Praxis 27, 2497 (1975)

PLASSMANN, E.: Zecken-Encephalitis auch durch infizierte Milch. Ärztl. Praxis. 32, 2025 (1980)
PÖHN, H.PH.: Verwendung von Vaccina-Immunglobulin bei der Pockenschutzimpfung und bei Variola-Erkrankungen. Bundesgesundheitsblatt 13, 180 (1970)
PÖHN, H.PH.: Pockenschutzimpfung. Med. Tribune 15. 2. 1980
POGORELTSEV, A.G.: Changes of the bronchi in elderly and senile patients with tuberculosis of the lungs (Russ). Probl. Tuberk. 54, 48–50 (1976)
POHLE, H.D.: Botulismus. Notfallmed. 1, 33–36 (1975a)
POHLE, H.D.: Die Zoster-Meningoenzephalitis als geriatrisches Problem. Z. Geront. 8, 17 (1975b)
POLETAEV, S.D., I.A. FLIT, YA. M. GURTOVOY et al.: Epidemiological and clinical shifts in tuberculosis for 40 Years (Russ). Probl. Tuberk. 56, 3–6 (1978)
POSSELT, H.-G., U. PAPORISZ, ST. W. BENDER: Lambliasis Dtsch. Ärztebl. 75, 999 (1978)
POST, CH., H. SCHULZE-WARTENHORST: Klinisch nicht erkannte Tuberkulose im Sektionsgut. Dtsch. med. Wschr. 104, 461 (1979)
PRIMAVESI, C.A.: Die Yersioniose und ihre seuchenhygienische Bedeutung. Öff. Ges. Wes. 42, 111–115 (1980)
RABINOWITSCH, L.: Zur Frage latenter Tuberkelbazillen. Bln. Klin. Wschr. 44, 35–39 (1907)
RABINOWITSCH, L.: Experimentelle Unterschungen über die Virulenz latente tuberkulöser Herde. Z. Tuberk. 15, 217–256 (1909)
RAETTIG, H.J.: Die natürliche Entstehung der Infektabwehr und die Möglichkeiten der Nachahmung. Krankenhausarzt 49, 177 (1976)
RAKSHIT, M., P.B. CRONE: Psittacosis in the elderly. Geront. clin. (Basel) 17, 154 (1975)
RANFT, K., H.H. HENNEMANN, T. BECK: Tuberkulinkataster der Patienten einer medizinischen Klinik. Praxis Pneumol. 30, 503–508 (1976)
RANFT, K., H.H. HENNEMANN, K. KROKER: Aktive Tuberkulose in einer Medizinischen Klinik. Dtsch. med. Wschr. 99, 1715 (1974)
RAUCH, S.: Unterschiede im Verlauf der Parotitis chronida bei Erwachsenen und Kindern. Dtsch. med. Wschr. 92, 1379 (1967)
REIS, H.E., U. BRUNTSCH, C.G. SCHMIDT: Die Behandlung des Zoster mit Cytarabin. Dtsch. med. Wschr. 98, 2293 (1973)
REMY, W., H. BOCKENDAHL, G. ANTONIADIS: Rubella antibody titer and IgG concentration in an aging population. Gerontology 20, 83–87 (1974)
RIDLEY, C.M.: Tinea capitis in an elderly woman. Clin. exp. Dermat. 4, 247–249 (1979)
RITTER, G., S. SEITZ: Über eine Arbovirusinfektion im Raum Süd-Niedersachsen. Nervenarzt 40, 39–40 (1969)
RODECK, G.: Klinik der Urotuberkulose. Radiologie 16, 248 (1976)
RONGE, J., G.A. AIDOO, G. KRÜGER: Zystizerkose des Gehirns. Fortschr. Neurol. Psych. 46, 269 (1978)
ROSENTHAL, M.: Über Tuberkulose der Aorta. Z. Kreislauffschg. 22, 721 (1930)
ROTHE, H., R. BECKER: Beitrag zum gemeinsamen Vorkommen von Bronchialcarzinom und Lungentuberkulose. Ärztl. Wschr. 10, 1098 (1955)
RUBEN, F.L., J. NAGEL, P. FIREMAN: Antitoxin responses int he elderly to tetanus-diphtheria immunization. Am. J. Epidemiol. 108, 145–149 (1978)
RUDOY, N.M., T.A. SHULGA: Endogeneous bronchopulmonary tuberculosis in elderly persons (Russ). Ter. Arkh. 50, 109–112 (1978)
RUNNE, U.: Schwere generalisierte Zosterverläufe durch zelluläre Immundefekte eines absoluten und relativen T-Zellmangels. Hautarzt 29, 147 (1978)

SAFAROV, R.N., Z.K. SADEKOVA, A.A. ERMANKOV: Tuberculosis in patients over 50 years aof age. Probl. Tuberk. 11, 43 (1965)
SALAMANDER, B., E. HOLZNER: Klinische Aspekte des Morbus Weil. Münch. med. Wschr. 120, 703 (1978)
SASLAV, S.: Polyvalent influenza vaccination in the aged. Geriatrics 20, 507 (1965)
SCHNELL, K.R.: Influenzavirus- Impfstoffe. Schweiz. med. Wschr. 110, 510 (1980)
SCHENK, K.E.: Über die Häufigkeit der Tuberkulose nach autoptischen Untersuchungen. Med. Welt 21, 2146 (1910)
SCHIRMER, A., F. REGLI: Neurologische Komplikationen bei Herpes zoster. Schweiz. med. Wschr. 97, 731 (1967)
SCHLEY, G., MANLAUF, E. KRATZSCH, W. CREMER, E. KUWERT: Generalisierter Herpes zoster mit aufsteigender Landryscher Paralyse. Med. Klinik 68, 1261 (1973)
SCHLIACK, H., H. SCHNEIDER: Segmentale motorische Paresen beim Zoster. Dtsch. med. Wschr. 94, 1861 (1969)
SCHMIDT, W., H.V. SPROCKHOFF: Über febris undulans bei den Tierärzten Hessen. Ärztl. Wschr. 9, 795 (1954)
SCHMIDT-WILCKE, H.A., G. ZACHARIAS, G. MASS, B. BAUMEISTER: Rotyviren als Erreger der akuten Gastroenteritis bei Erwachsenen. Internist 17, 589 (1976)
SCHMITT, H.: Augenkomplikationen bei Zoster ophthalmicus Med. Klinik 70, 141 (1975)
SCHNEEWEIS, K.E.: Die Typen 1 und 2 des Herpes-simplex-Virus bei verschiedenen Krankheitsbildern. Dtsch. med. Wschr. 92, 23–13 (1967)
SCHOBER, A.: Schutzimpfungen gegen Viruskrankheiten. Medica 1, 285 (1980)
SCHUBERT, H.: Der Zoster, Infektionserkrankung im Senium. Dtsch. Gesundh. Wes. 23, 205 (1968)
SCHÜZ, R., W. MEYER-GLAUNER: Häufigkeit der Virushepatitis bei Tropenreisenden. Münch. med. Wschr. 118, 1093 (1976)
SCHULZE, H.A.F.: On the problem of differential diagnosis of inflammatory and vascular brain diseases. Neurol. Neurochir. pol. 28, 705–710 (1978)
SCHWABE, H.K.: Versagen in der Tuberkulosediagnostik. Praxis Pneum. 25, 313 (1971)
SCHWABE, H.K.: Zur Problematik und Therapieaussicht bei Meningoencephalitis tuberculosa auf Grund von Nachbeobachtungen bis zu 20 Jahren. Prax. Pneum. 31, 569 (1977)
SCHWABE, H.K., A. VIEHOFF: Extrapulmonale Tuberkulose bei älteren Patienten. Prax. Pneum. 27, 427 (1973)
SCHWARTZ, PH., J. BEUTTAS: Morphologische Beobachtungen über schleichende Lungentuberkulose bei alten Personen. Prax. Pneum. 26, 548 (1972)
SEELINGER, H.P.R., P. EMMERLING, H. EMMERLING: Zur Verbreitung der Listeriose in Deutschland. Dtsch. med. Wschr. 93, 2037 (1968)
SEELINGER, H., W. GEBHARDT: Todesursache Tuberkulose im klinischen Obduktionsgut. Med. Welt (Stuttgart) 29, 84 (1978)
SEIDEL, R.: Symptomenwandel bei Endocarditiden in verschiedenen Lebensaltern. Dtsch. Ges. Wes. 22, 1300 (1967)
SENECA, H.: Influenza: Epidemiology, etiology, immunization and management. J. amer. geriatr. Soc. 28, 241 (1980)
SENECA, H., J.P. GRANT jr.: Glucocorticosteroid therapy in sepsis/shock caused by gramnegative microorganisms. J. amer. geriatr. Soc. 23, 493–502 (1975)
SENECA, H., J.P. GRANT JR.: Urologic sepsis/shock. J. amer. geriatr. Soc. 24, 292–300 (1976a)
SENECA, H., J.P. GRANT JR.: The changing patter of bacterial spesis since the introduction of antibiotic therapy. J. amer. geriatr. Soc. 24, 155–164 (1976b)
SHIBATA, H., T. MATSUZAKI, K. SHICHIDA et al.: Syphilis

and its cardiovascular complications in the elderly. Jpn. Heart H. **17**, 452–458 (1976)
SHIMADA, K.: Points at issue in the chemotherapy of the bacterial infection in the field of internal medicine IV. Seßticemia in elderly patients. Jpn. J. Med. **17**, 257–259 (1978)
SHINOHARA, T., H. SUGIYAMA: Serum protein and immune response in the aged. V. Biological false positives in the serum test for syphilis (japn). Acta Geront. jap. **57**, 9 (1973)
SHIVALINGOPPA, G.: Diaphragmatic paralysis following herpes zoster. Geront. clin. **12**, 283 (1970)
SIGHARDT, H.: Besonderheiten der Alterstuberkulose. Wien. med. Wschr. **111**, 625 (1961)
SILBERGLEIT, A., A. ARBULA, B.A. DEFEVER, E.G. NEDWICKI: Tuberculosis aortitis. J. amer med. Assoc. **193**, 333 (1965)
SIMONA, R., H. KELLER: Tollwut. Schweiz. med. Wschr. **110**, 630 (1980)
SNOEK, W.: Creutzfeldt-Jakob disease, an infectious form of presenile dementia? Tidsskr. Nor. Lyegeforen **96**, 141–145 (1976) (norv)
SÖNNICHSEN, H., R. BARTHELMES: Untersuchungen zur Zunahme der Scabies-Erkrankungen des Menschen. Derm. Mschr. **156**, 881 (1970) und **157**, 418 (1971)
SOKOLOV, E.A.: Surgical treatment of patients with pulmonary tuberculosis aged over 60 years. Prob. Tuberk. **56**, 23–27 (1978)
SPIESS, H., M. MUMMENTHALER, S. BURKHARDT, H. KELLER: Zentraleuropäische Encephalitis in der Schweiz. Schweiz. med. Wschr. **99**, 277 (1969)
SPRINGETT, V.H.: Pulmonary tuberculosis in persons aged more than 50years. I. Epidemilogy. II. Treatment. Gerontology and Geriatrics **5**, 347 (1962)
SPURANCE, S.L.: Latent period of 53 years in a case of hydatid cyst disease. Arch. int. Med. **134**, 741–743 (1974)
STARSHOV, P.D., E.B. CHEPIK, Z.N. KASATKINA: Age specific peculiarities of the clinical course of influenza A (Victoria/3/75) russ. Ter. Arkh. **48**, 7–13 (1976)
STEAD, W.W.: The pathogensis of pulmonary tuberculosis among older patients. Amer. Rev. Resp. Dis. **91**, 811 (1965)
STEFFEN, R., R. REGLI, P.J. GROB: Wie groß ist das Risiko einer Reisehepatitis? Schweiz. med. Wschr. **107**, 1300 (1977)
STEINBRÜCK, R.: Die Tuberkulose im höheren Alter in epidemiologischer und klinischer Sicht. Z. Tbk. **121**, 231 (1964)
STEINBRÜCK, P.: Zum Problem von Todesfällen bei unbehandelter Tuberkulose aus der Sicht der proliklinischen Abteilung für Lungenkrankheiten und Tuberkulose. Dtsch. Gesundh. Wes. **34**, 1754–1756 (1979)
STEINMANN, B.: Fehlerquellen in der geriatrischen Diagnostik. Ärztl. Praxis **22**, 3115 (1970)
STICKL, H.: Natürliche und induzierte Immunität. 32. Jahresder Deutschen Gesellschaft für Sozialpädiatrie, München 6.–9.7.1980
STILLE, W.: Pneumonien heute. Prax. Pneum. **33**, 133–138 (1979)
STRASS, S.E., J.V. VEST, R.H. GLEWS: Gonococcal arthritis in the elderly. South. Med. J. **71**, 214–215 (1978)
SUDA, J.: Über anergische Tuberkulose. Tuberkulosearzt **17**, 731 (1963)
SUELZEN, J.: Tuberkulose bei Geisteskranken. Prax. Pneum. **25**, 487 (1971)
SUNAHARA, S.: Tuberculosis in the aged (jap). Tuberculosis (Tokio) **53**, 527 (1978)
SZARMACH, H., B. CHODYNICKA, O. KICMAN, A. ZAREMBA: Syphilis in patients aged over 60 in the material of Dermatology of Medical Academy in Bialystok during 1965–1974 (polish). Przegl. Dermat. **62**, 777–782 (1975)
SZNAJDER, T.: Acute infectious disease in old age (polish) Prsegl. Epidemiol. **30**, 175–181 (1976)
TALA, E., MANSURY, L.: Disseminated tuberculosis in elderly people. Geront. **21**, 36–42 (1976)
TAUCHNITZ, CH., W. RIES, J. ARNOLD, M. DREPHAL: Bakteriuriehäufigkeit im Alter. Aktuel. Geront. **9**, 115–118 (1979)
TERZIN, A.L., M.G. MASIC: Age specific incidence of neutralization antibodies of Herpes simplex virus J. Hyg. (London) **77**, 155–160 (1976)
TETE, R., J. BARTHE, B. VEYRE, A. VACHON: Presumed viral hepatitis in the over sixties, a study of 67 cases. Lyon med. **231**, 225–233 (1974)
THALER, H.: Die Prophylaxe der Virushepatitis. Euromed. **143** (1980)
THOENES, G.H.: Tod durch Varicellen. Z. allg. Med. **56**, 930 (1980)
THOMAS, C., R. LESCH: Zur Differentialdiagnose der chronischen Hepatitis. Internist. Welt **6**, 181 (1978)
TITTOR, W., A. MUNDINGER, P. SEELIG: Altersabhängige immunologische Parameter. Immun. Infektkh. **8**, 5–10 (1980)
TSCHIRKOV, A., B. BERNATH, E. KRAUSE: Zur Problematik der Koinzidenz der aktiven Lungentuberkulose und des Lungenkarzinoms. Prax. Pneum. **32**, 659 (1978)
TUFFANELLI, D.L.: Aging and false positive reactions for syph.lis. Brit. J. vener. Dis. **42**, 40 (1966)
UEHLINGER, E.: Die pathologische Anatomie der Tuberkulose jenseits des 50. Lebensjahres. Wien. med. Wschr. **111**, 893 (1961)
ULMER, W.T.: Funktionelle Gesichtspunkte bei der Lungentuberkulose. Internist **14**, 96–99 (1973)
URBANITZ, D., E. GREGORITZ, I. FECHNER, R. GROSS: Reduced phagocytosis of monocytes from patients with tuberculosis unter treatment. Klin. Wschr. **52**, 544 (1974)
VALENTI, W.M., M. JENZER, D.W. VENTLEY: Type specific pneumococcal respiratory diesease in the elderly and chronically ill. Amer. Rev. Respir. Dis. **117**, 233–238 (1978)
VEEN, J. VAN DER, P.A.M. VAN DER WERF, N. MASUREL, M.F. POLAK: Influenza in a partially vaccinated community of elderly persons (holl.) Ned. Tijdschr. Geneesk. **121**, 1259 (1977)
VLIEGEN, J., W. FRÖSCHER, F. GULLOTTA: Beitrag zur Frage neurologischer Komplikationen bei Trichinose. Nervenarzt **47**, 439 (1976)
VOGT, D.: Die Anfälligkeit für Tuberkuloseerkrankungen nach dem Lebensalter bei der heutigen Epidemielage. Beitr. Klin. Tbk. **136**, (1967)
WALSH, J., G.E. BURCH, A. WHITE, W. MOGABGAB, L. DIETLEIN: A study of the effects of type A influenzy (Asian strain) at the cardiovascular system in man. Ann. int. Med. **49**, 502 (1958)
WEBER, A.: Gegenwärtige Kenntnisse über Epidemiologie, Klinik und Diagnose der Brucellosen. Med. Welt (Stuttgart) **30**, 849–853 (1979)
WEIGEL, B.: Veränderungen der Tuberkulose des Zentralnervensystems seit der Einführung der BCG-Schutzimpfung und der tuberkulostatischen Therapie. Zbl. allg. path. Anat. **120**, 21–33 (1976)
WEISE, H.J.: Meldepflichtige und nichtmeldepflichtige Infektionskrankheiten in der BRD. Zbl. Bakt. I Abt. Org. B **163**, 34 (1976)
WERNER, G.T.: Lepra. Fortschr. Med. **94**, 1861 (1976)
WEWELKA, G., F. MLCZOCH, G. TEINER, K. EIGNER, P.H. CLODI: Legionärskrankheit in Österreich. Münch. med. Wschr. **121**, (1979)
WEYER, F.: Die gegenwärtige Bedeutung der Rickettsiosen. Med. Klinik **70**, 249–254 (1975)
WILHELM, D.: Fleckfieber-Spätrezidiv. Münch. med. Wschr. **111**, 234 (1969)

Wilkesmann, M., H. Blaha: Lungenkrebs und Lungentuberkulose als Kombinationskrankheit. Münch. med. Wschr. **116**, 143 (1974)

Willers, H., W. Höpken, K. W. Knocke: Zur Epidemiologie der Influenza A$_2$ (Asia-Grippe). Münch. med. Wschr. **111**, 878 (1969)

Williams, L. P., H. Heldsdon: Pet turtles as a cause of human salmonellosis. J. amer. med. Assoc. 347 (1965)

Winkelmann, M.: Probleme der Tuberkulose im höheren Lebensalter. Tuberkulosearzt **12**, 439 (1958)

Wurbs, W.: Ein Beitrag zur Klinik generalisierter Tuberkulose der Gegenwart. Dtsch. Ges. Wes. **32**, 31 (1977)

Yaschenko, B. P., V. P. Yakimets: Identification and diagnosis of tuberculosis of the lungs in persons of old age Probl. Tuberk. **56**, 6–9 (1978)

Zakopailo, G. G.: Dynamics of age and sex aspects of mortality due to tuberculosis among urban residents in the years 1959 through 1973 (russ). Prob. Tuberk. **53**, 13–15 (1975)

Bundesgesundheitsblatt **21**, 254 (1978). Influenzaschutzimpfung. Statistisches Jahrbuch 1979 für die Bundesrepublik Deutschland. Kohlhammer, Stuttgart–Mainz 1979

Schutzimpfung gegen Influenza auch weiterhin dringend anzuraten. Dtsch. Ärztebl. **77**, 2355 (1980)

Tuberculosis in the elderly. A report for the Joint Tuberculosis Council. Brit. J. Dis. Chest. **56**, 101 (1962)

10 Wesen und Bedeutung der Polypathie und Multimorbidität in der Altersheilkunde

H. Franke

10.1 Einleitung

Die klinische Regel, alle bei einem Patienten beobachteten Krankheitszeichen und Symptome auf ein und dieselbe Affektion zurückzuführen, hat in der Altersheilkunde keine Gültigkeit. Mit zunehmendem Alter steigt die Zahl der gleichzeitig bei einem Patienten vorhandenen vorwiegend chronisch-werdenden und primär chronischen Erkrankungen («Morbus»), Leiden und Gebrechen («Pathos») an. Diese Polypathie erreicht bei gesunden Höchstbetagten mit über 100 Jahren einen noch mit der Lebensfähigkeit zu vereinbarenden Höchststand. Bei kranken Betagten und speziell bei langlebigen Patienten gilt deshalb die Multimorbidität als ein Grundprinzip der Diagnostik und der Therapie. Dabei darf jedoch nicht vergessen werden, daß alle diese Krankheiten und Leiden die Ganzheit des Menschen betreffen bzw. alterieren können.

10.2 Die Leiden und Krankheiten im höheren Lebensalter

10.2.1 Vorkommen und Häufigkeit der Multimorbidität und Polypathie

Die Tatsache der «Multiplizitäten» (Selberg, 1973) von Krankheiten, Leiden, Gebrechen und krankhaften Organveränderungen im höheren Alter wird durch entsprechende klinische (Curtius, 1959; Franke, 1977; Gsell, 1973; Martin und Junod, 1975; Schubert, 1973) statistische (Horder und Horder, 1954; Hodgkin, 1966; Koller, 1967; Lindner, 1973) und pathologisch-anatomische Untersuchungen (Howell, 1963; Linzbach, 1973; Noltenius et al., 1976; Pomerance, 1976; Rössle, 1932; Schnackenberg, 1969) belegt.

Ähnlich wie Gsell (1973) haben wir in unserem Beobachtungsgut von 7896 ambulanten und 785 stationär betreuten Patienten die Anzahl der anfallenden Diagnosen in verschiedenen Altersgruppen miteinander verglichen (Abb. 10-1 und 10-2). Die Ergebnisse dieser Aufstellung lassen sich folgendermaßen charakterisieren:
1. Bei Kranken unter 29 Jahren werden meist nur ein bis zwei interne Diagnosen gestellt,
2. bei Patienten in den mittleren Dezennien (30 bis 49 Jahre) sind durchschnittliche zwei bis drei Leiden oder Krankheiten zu verzeichnen,
3. in den höheren Altersklassen, vom 50. Lebensjahr an, finden sich beim einzelnen Probanden häufig vier bis sechs verschiedene Affektionen,
4. in der Gruppe der über 70jährigen werden in einzelnen Beobachtungen bis zu 9 Einzelläsionen registriert.

Zu entsprechend detaillierten Angaben über die Multimorbidität der Betagten führte die Computerauswertung der Diagnosen an 11080 Patienten der Medizinischen Universitätsklinik Tübingen. Im gesamten Krankengut hatten 16,5% fünf Krankheitsdiagnosen; in der Altersstufe der über 70jährigen sogar 29%. Umgekehrt war die Unimorbidität bei den Betagten nur mit 5,8%, bei den jungen Patienten jedoch mit 47% vertreten (Bock, 1978).

Zu ähnlichen Ergebnissen kommen aufgrund vielfältiger pathologisch-anatomischer Analysen größere Beobachtungsreihen der Geropathologen (Howell, 1963; Linzbach, 1973; Pomerance, 1976; Schnackenberg, 1969; Selberg, 1973).

Howell fand bereits 1963 unter Berücksichtigung aller Haupt- und Nebenbefunde bei jeweils 100

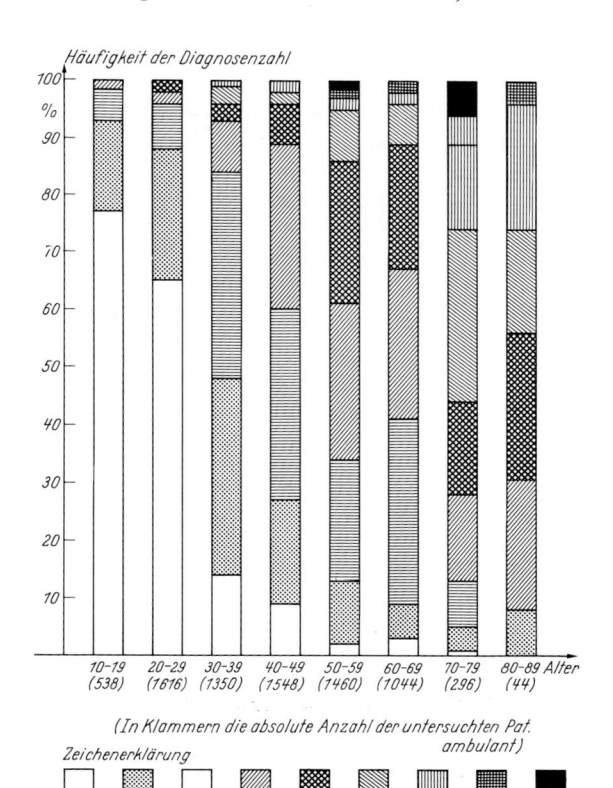

Abb. 10-1: Anzahl der Diagnosen in den einzelnen Altersstufen von 10–89 Jahren bei 7896 ambulanten Patienten

sezierten Patienten verschiedener Altersgruppen: unter den 65- bis 69jährigen 5,7 Affektionen, bei 70- bis 74jährigen 6,4, bei 75- bis 79jährigen 7,6 und bei 80- bis 84jährigen durchschnittliche 8,4 Läsionen pro Proband (siehe Abb. 10-3).

Nach Sektionsstatistiken von Howell (1963), Höpker (1970) und Mikat (1968) kann die Anzahl der pathologisch-anatomischen Gesamtdiagnosen in einzelnen Fällen der Geropathologie sogar die Zahl 40 übersteigen. So stelle jede Obduktion einer älteren Person über 70 Jahre eine Entdeckungsreise dar. Nach Selberg (1973) werden pathologisch-anatomisch im Rahmen der Alterspolypathie etwa 30 % mehr Organveränderungen gefunden als klinisch bekannt waren.

Wegen der großen klinischen und pathologischen Spielbreite der Alterspolypathien ist die Geriatrie eine ausgeprägte Individualmedizin. Die zahlreichen Variationen und Kombinationsmöglichkeiten der gleichzeitig registrierten Krankheiten und Leiden führen zu einem individuell sehr unterschiedlichen Bilde der kranken Betagten. Speziell durch die Summation von chronischen Erkrankungen wird die Gesamtmorbidität der Betagten über 65 Jahre be-

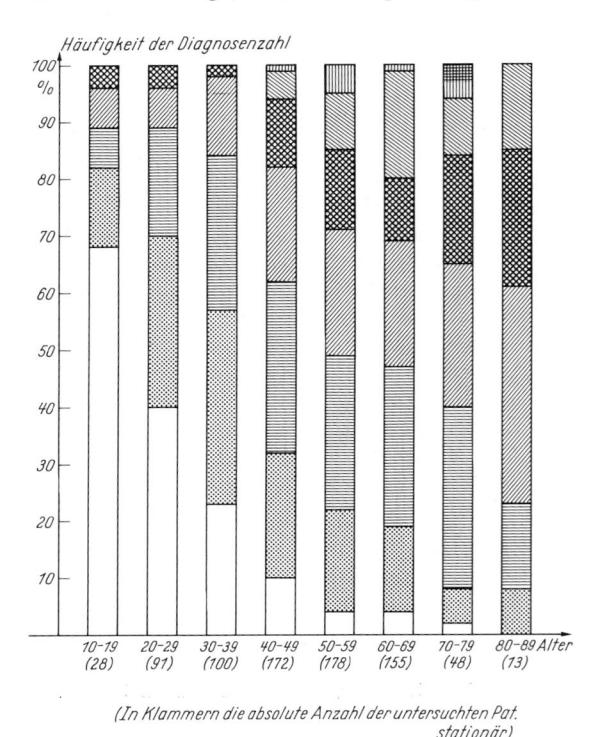

Abb. 10-2: Anzahl der Diagnosen in den einzelnen Altersstufen von 10–89 Jahren bei 785 stationär untersuchten Patienten

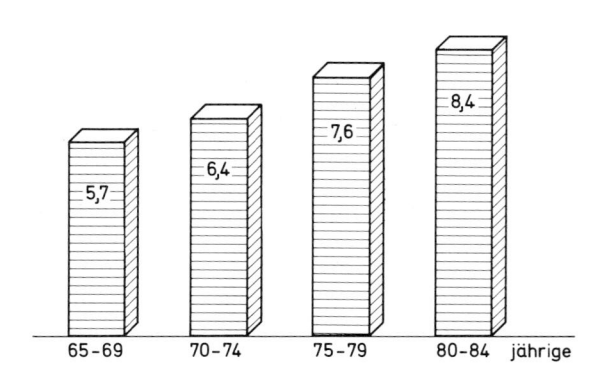

Abb. 10-3: Altersabhängige Zunahme der Organdiagnosen pro Patient bei 100 Sektionen (nach Howell).

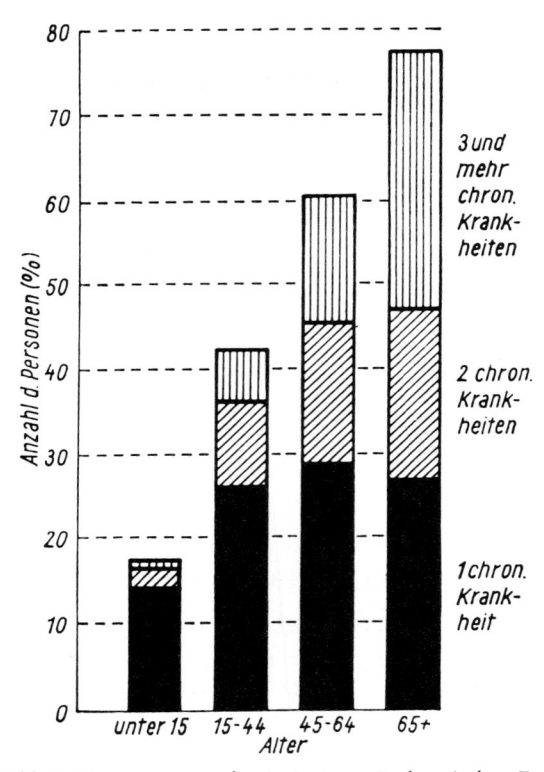

Abb. 10-4: Prozentsatz der Patienten mit chronischen Erkrankungen in 4 Altersgruppen (Health Statistics, USA).

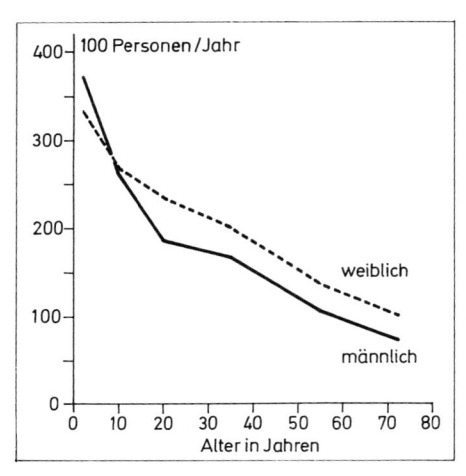

Abb. 10-4a: Auftreten von akuten Affektionen pro 100 Personen während eines Jahres nach Alter und Geschlecht (nach P.P. Lamy. Prescribing for the Elderly, 1980, PSG; Publishing Company, Inc: Seite 118).

lastet (Zilli, 1973). Nach einer Untersuchung des amerikanischen statistischen Gesundheitsressorts leidet ein Patient mit zunehmendem Alter an 3 und mehr chronischen Affektionen (siehe Abb. 10-4). Im Gegensatz hierzu nimmt lehrreicherweise die Neigung zu akuten Infektionen im höheren Alter nicht zu, sondern ab. (Siehe Abb. 10-4a).

Unter dem Einfluß derartiger geriatrischer Untersuchungen sind in dem letzten Jahrzehnt Berichte über Mehrfachaffektionen derart angestiegen, daß eine systematische und allgemein verständliche Aufgliederung des auf das erste recht komplex erscheinenden Gebietes dringend geboten erscheint.

10.2.2 Aktive Krankheiten und ruhende Altersgebrechen

Bei der Aufschlüsselung der Vielfachaffektionen im Alter müssen wir die im Vordergrund stehenden Hauptdiagnosen von den Nebenbefunden trennen (Gsell, 1973; Rössle, 1923; Selberg, 1973; Schnackenberg, 1969). Unter den *Haupterkrankungen* im Alter stehen mit 50% die kardiovaskulären Affektionen in Form der Hypertonie und der koronaren Herzerkrankung und der Thromboembolie an der Spitze, gefolgt von zerebrovaskulären Störungen, Tumoren, Entzündungen (Pneumonie, Zystitis, Cholezystitis) und Stoffwechselleiden (z.B. Diabetes mellitus).

Die *Nebenbefunde* sind zahlenmäßig unter den geriatrischen Gesamtdiagnosen viel beträchtlicher als die Hauptaffektionen. Als Beispiele seien genannt: Varikosis, Emphysem, Osteoporose, degenerative Gelenkleiden, Gefügestörungen der Wirbelsäule (z.B. auch das Syndrom der sog. «Thoraxstarre» (Selberg 1973), Augen- und Hörstörungen u.a.m. Die meisten dieser zweitrangigen Befunde sind als *Altersgebrechen* (Aschoff, 1938) oder «ruhende Organveränderungen oder Leiden» (Rössle, 1923) zu betrachten. Sie schlummern im Gesamtkörper der Betagten, beeinflussen gegebenenfalls deren Vitalität, sind jedoch nicht akut behandlungsbedürftig. Selberg (1973) weist mit Nachdruck darauf hin, daß diese krankhaften Organveränderungen nicht als aktive Krankheit zu bezeichnen sind. Diese Polypathie von *ruhenden Altersgebrechen* kann jedoch durch hinzukommende Krankheiten im Sinne der erwähnten Hauptdiagnosen zu einer lebensgefährlichen Gesamtsituation im Sinne einer *aktiven Multimorbidität* führen.

Über die Wertigkeit von pathologisch-anatomischen Diagnosen im Rahmen der Alterspolypathie haben in jüngster Zeit Noltenius et al. (1976b) anhand einer Analyse von 1385 Obduktionsaufzeichnungen von 80- bis 102jährigen Verstorbenen berichtet. Unter Berücksichtigung der sieben führenden pathologisch-anatomischen Diagnosen wie koronare Herzerkrankungen, zerebrovaskuläre Affektionen, maligne Tumoren, Schrumpfnieren u.a.m. zeigen 80% der betagten Obduzierten die bekannte Multimorbidität mit bis zu 4 gleichzeitig bestehenden Krankheiten.

Bei Ausschluß aller ruhenden Nebenbefunde ist nach Noltenius (1976b) interessanterweise eine Zunahme der gravierenden Multimorbidität der üblicherweise zum Tode führenden Hauptaffektionen im höheren Alter nicht sicher feststellbar.

Nicht selten führen diese aktiven, z.T. fortschreitenden Haupterkrankungen auf dem Boden vielseitiger Altersgebrechen zum Tode der Betagten. So kann z.B. eine Herdpneumonie (Morbus) auf dem Boden eines Lungenemphysems (Pathos) die verminderte Koronarreserve des sog. Altersherzens so belasten, daß es zur Koronarinsuffizienz und kardiovaskulären Dekompensation kommt. Im Gefolge dieser infektbedingten Kreislaufschwäche mit Blutdruckabfall verschlimmert sich dann unter Umständen die bisher latente Durchblutungsinsuffizienz bei larvierter Alterszerebralsklerose bis zum tödlichen zerebralen Koma mit ischämischen Hirnerweichungsherden.

Auch vom Standpunkt der Pathologen V. Becker und Mitarbeiter (1977) gibt es bei Betagten die *isolierte Todesursache nicht*; vielmehr setzt sich jedes Todesereignis, speziell bei Greisen, aus der *Summe* von vielen erworbenen oder hinzutretenden Gebrechen und Krankheitsfaktoren zusammen. Die bei älteren Ptienten bestehenden mannigfachen «Vorkrankheiten» (V. Becker) bedingen das vielfältige klinische und pathologische Bild der Multimorbidität, wobei sich die einzelnen «Multiplizitäten» (Krankheiten und Leiden) gegenseitig beeinflussen können, aber nicht müssen.

Wegen der Bedeutsamkeit dieser häufig bei Betagten festzustellenden *korrelations-pathologischen Wechselbeziehungen und -wirkungen* von Leiden und Krankheiten auf den Gesamtorganismus haben sich bis in die jüngste Zeit vorwiegend deutsche Geriater (Franke, 1977, 1978a; Schubert, 1973; Lindner, 1973; Selberg, 1973) bemüht, die multiplen Altersaffektionen genauer zu differenzieren. Die exakte qualitative Analyse der Vielfachaffektionen im Alter läßt zwei verschiedene Gruppen erkennen (Tab. 10-1)

1. eine **unabhängige Multiplizität** im Sinne von Begleiterkrankungen. Dabei treffen Affektionen zusammen, die zunächst keinen unmittelbaren Kausalzusammenhang aufweisen. Als Beispiel dieser komitierenden Alterationen seien genannt: Prostata- und Harnblasenleiden, Altersosteoporose, Hepatitis, Herdpneumonie und Tumoren.

2. Eine **abhängige oder gebündelte Multiplizität** kausalabhängiger Kombinationskrankheiten. Als Beispiel sei die im Alter allzu sehr bagatellisierte Bronchitis angegeben, die von der akuten Form in die chronische übergehen und zu Altersbronchiektasen führen kann, die wiederum rezidivierende Herdpneumonien auslösen; bei schlechtem Verlauf kommt es letztlich zum Lungenabszeß (Schubert, 1973). Auch die bei älteren Rauchern gleichzeitig auftretenden Mehrfachaffektionen wie Raucherbronchitis,

Tab. 10-1: Einteilung der Vielfachaffektionen im Alter

I unabhängige Multiplizität (häufig)
 = kausalunabhängige *Begleitkrankheiten*

II abhängige Multiplizität (seltener)
 = kausalabhängige *Kombinationskrankheiten*

Lungenkarzinom, periphere Arteriosclerosis obliterans und ein etwaiges Ulcus duodeni gehören in diese Gruppe der mitunter kettenreaktiv sich beeinflussenden Kombinationskrankheiten.

Die skizzierte Unterscheidung des «Morbus compositus» (Curtius 1959) bei Betagten in eine unabhängige Multiplizität (**Begleitkrankheiten**) von einer abhängigen (**Kombinationskrankheiten**) wird in der Fachliteratur durchwegs anerkannt, jedoch von einzelnen Autoren mit verschiedenen Namen belegt. So bewertet Bock (1978) unter den Multimorbiditäten die wahren Doppelerkrankungen ohne primären Zusammenhang als «zweite Krankheiten» (z.B. Serumhepatitis bei Bronchialkarzinom) und spricht von «Zweitkrankheiten» als einer potentiell selbstständigen, aber mit der Erstkrankheit regelhaft verbundenen Folgeaffektion (z.B. Nephritis im Anschluß an eine Scharlachinfektion). Bei Häufung derartiger Kombinationen kann es zu abhängigen «Krankheitsketten» kommen (Beispiel: Thorotrastose – Leberkarzinom – Metastasen – Tod an Thromboembolien auf dem Boden einer Krebskachexie).

So sinnvoll die Bocksche Einteilung auch sein mag, ist eine Verwechslung mit dem von Rössle bereits 1913 geprägten Begriff der «zweiten Krankheit» naheliegend. Rössle machte besonders auf das häufig sekundäre Auftreten eines Magenulkus als zweite Krankheit, z.B. bei Lebererkrankungen, aufmerksam. Bock würde in diesem Fall von einer sog. «Zweitkrankheit» sprechen.

Wie häufig sind nun in einem größeren klinischen geriatrischen Beobachtungsgut die Anteile der beiden skizzierten Multimorbiditätsformen? Nach den statistischen Untersuchungen von Lindner (1973) an einem größeren geriatrischen Krankengut von 2000 Patienten und nach unseren eigenen Erfahrungen, speziell an 575 Überhundertjährigen, wird die Polypathie bzw. Multimorbidität im Alter in fast 95% aller nicht wesentlich vitalreduzierten Betagten durch die genannten Begleitaffektionen beherrscht, wobei die einzelnen Läsionen zunächst keinen unmittelbaren Kausalzusammenhang aufweisen. An der *Altersgesamtmorbidität* sind die kardiovaskulären Affektionen mit Hypertonie und koronarer Herzkrankheit zu 50%, die Emphysembronchitis, Harnwegsleiden, Arthrosis deformans und zerebrale Insuffizienz mit 30% und der Rest in Form eines Altersdiabetes und seniler Krebsformen beteiligt (Keck, 1956).

In dem statistisch ausgewerteten geriatrischen Krankengut der Schubertschen Klinik fanden sich ebenfalls 6 Erkrankungsmultiplizitäten bei Betagten signifikant häufiger, als es dem Erwartungswert entsprochen hatte, wobei interessanterweise auch gewisse Geschlechtsunterschiede zu Tage treten.

Die geschilderte somatische Multimorbidität wird erfahrungsgemäß in individuell unterschiedlicher Weise durch zusätzliche *soziale und psychologische Faktoren* belastet. Bei der Letalität hingegen im höheren Alter, speziell bei den vitalitätsgeschwächten Betagten, spielen jedoch die Kombinationserkrankungen auf dem Boden der geschilderten Alterspolypathie eine zunehmende Rolle. Nach Steinmann (1973) führen auf der Basis einer mehr oder minder ausgeprägten koronaren Herzerkrankung in über 50% der Fälle zusätzliche Infektionen im Sinne von Kombinationskrankheiten, wie Zystopyeltiden, Pneumonien bei Emphysembronchitis, fernerhin in 20% der erkrankten Senioren Apoplexien und in 23% der Fälle metastasierende Tumoren zum Exitus.

10.2.3 Begleitkrankheiten und Kombinationskrankheiten

Bedeutung der kardialen Polypathie im Alter

Die Analyse der organpathologischen Veränderungen bei verstrobenen Betagten, speziell im höchsten Alter, läßt nicht nur die geschilderte Vielfalt der Begleit- und Kombinationserkrankungen des Gesamtkörpers erkennen, sondern überdies die *spezielle Polypathie von einzelnen Organen*, z.B. des Herzens, der Lunge und des Gehirns.

In dieser Beziehung weisen die Geropathologen Linzbach (1973) und Pomerance (1976) auf die Besonderheiten der kardialen Polypathie hin. Die häufigsten gleichzeitig registrierten pathologisch-anatomischen Veränderungen sind:
1. Die koronare Herzkrankheit mit ihren ischämischen Myokardnekrosen aufgrund einer stenosierenden Koronarsklerose,
2. die Arteriolosklerose der intramuralen Gefäße,
3. die Hypertrophie der linken, weniger der rechten Herzkammer.
4. Veränderungen der Mitral- und Aortenklappe,
5. disseminierte degenerative Veränderungen auf dem Boden früher durchgemachter Myokarditiden,
6. das fallweise auftretende Herzamyloid.

Diese zunächst von Pathologen autoptisch bei Greisen festgestellte kardiale Polypathie kann heute klinischerseits anhand von echokardiographischen Daten an einem geriatrischen Krankengut bestätigt bzw. ergänzt werden. So weisen nach den Untersuchungen von Krebs und Mitarbeitern (1980) mit Hilfe der «M-Mode-Echokardiographie» Seniorenherzen signifikant häufiger krankhafte Befunde auf als jüngere Altersgruppen.

Die Herzkrankheiten spielen in der Geriatrie deshalb eine so große Rolle, weil die zunehmende kardiale Alterspolypathie auf die Multimorbidität des alternden Gesamtorganismus trifft.

10.3 Klinik der Mehrfacherkrankungen bei Betagten

10.3.1 Genese der Mehrfacherkrankungen im Alter

Ein großer Teil der Vielfachkrankeiten und -leiden bei Senioren entwickelt sich auf dem Boden der *physiologischen Altersveränderungen* der Organe und des gesamten Körpers.

Bereits bei gesunden Greisen sinkt im Rahmen der Altersinvolution die Funktion der Organe, speziell der Nieren (Shock 1968), ohne daß bei der üblichen Lebensbelastung manifeste Störungen auftreten. Bei stärkeren Anforderungen an die Ausscheidungsfunktion der Niere, z.B. durch eine Pneumonie, kann es relativ rasch zur Niereninsuffizienz kommen, ohne daß eine eigentliche primäre renale Affektion vorliegt.

So hat man es bei den betagten Patienten im Rahmen der Polypathie häufig mit komplexen, zunächst latenten Krankheitssituationen zu tun, wobei die Grundsätze der *Summations- bzw. Korrelationspathologie* zu berücksichtigen sind.

Wegen der latenten Polypathie sind die dem Arzt sich darbietenden geriatrischen Krankheitsbilder oft nicht scharf abgegrenzt und schlecht definierbar. Nach Hodkinson (1980) läßt sich häufig das gesamte klinische Krankheitsbild der Polypathie mit den Worten umfassen: «Den betagten Patienten geht es nicht gut».

Generell sollte man bei der Genese von Mehrfacherkrankungen im Alter drei Gruppen unterscheiden:
1. «Alternde» Krankheiten, die der Patient von der Jugend bis in das hohe Alter mitgenommen hat (z.B. ein rezidivierendes Ulcus duodeni),
2. primär im höheren Alter auftretende Affektionen, z.B. die in höheren Dezinnien erstmals auftretende Zuckerkrankheit,
3. Krankheiten im Alter ohne wesentliche Altersspezifität (z.B. zufällige Infektionen eines Greises an einer Serum-Hepatitis).

10.3.2 Besonderheiten der Anamnese- und Befunderhebung

Die geschilderte Polypathie und Multimorbidität im fortgeschrittenen Lebensalter stellt höchste Ansprüche an die ärztliche Betreuung. Nach Brocklehurst und Mitarbeiter (1980) werden die Erhebung der Anamnese, des ärztlichen Befundes und die Durchführung der Therapie bei Betagten wesentlich von den Prinzipien der Polypathie beherrscht.

So müssen Anamnese und klinische Untersuchung von erkrankten Senioren nicht nur den letzten auslösenden Faktor für den ärztlichen Besuch berücksichtigen, sondern überdies alle weniger vordergründigen Krankheitserscheinungen analysieren; auf diese Weise soll sich der Geriater ein vollständiges Bild der gesamten Behinderung seines ihm anvertrauten Greises auf dem Boden der Polypathie machen.

Das *Erheben der Anamnese* ist nicht selten im Rahmen der Alterspolypathie durch Taubheit, Sprachschwierigkeiten oder geistige Behinderungen schwierig.

Besteht irgendein Zweifel an der Verwertbarkeit der Angaben des Betagten, so sollte man sich über den Grad des Gedächtnisschwundes durch Orientierungstests (z.B. Erkundigung nach der Tagesbeschäftigung oder Rechenprüfungen) informieren. Zweckmäßigerweise kann man sich die anamnestischen Angaben von Verwandten oder Freunden des betagten Patienten bestätigen lassen.

Aus praktischen Gründen beschäftigt sich der Geriater zunächst mit den vordergründigen Problemen des Seniors; so soll man im Rahmen der Alterspolypathien bei der Erhebung der Anamnese speziell auf die Dysurie, etwaige Episoden von Verwirrtheit und die Neigung zum Hinfallen achten. Die eingehende geriatrische Anamnese führt nicht selten zur Aufdeckung von sich summierenden Affektionen in früheren Jahren. Daher können im Rahmen einer latenten Alterspolypathie – ähnlich wie ein Tropfen das Faß zum Überlaufen bringt – eine zusätzliche akute Infektion, ein Herzinfarkt, ein Unfall, eine Blutung, eine Medikamentennebenwirkung, eine subakut verlaufende Anämie oder eine metabolische Störung den bisher mühsam erhaltenen Gleichgewichtszustand zum Erliegen kringen.

Bei der Erhebung des *klinischen Status* bestimme man zunächst das mutmaßliche biologische Alter des Betreffenden, weil manche Betagte bereits aufgrund einer fortgeschrittenen Polypathie mit 60 Jahren sehr alt und manche wiederum mit 80 und 90 Jahren wegen eines geringen Grades der Multimorbidität relativ jung erscheinen können.

Mit Eintritt in die höheren Altersstufen, jenseits der 70er Jahre, kommt es im allgemeinen jedoch aufgrund der oben erwähnten Summation der polypathischen Krankheitsveränderungen zu einer erkennbaren Verstärkung der Altersprozesse (Brocklehurst et al., 1980).

Bei der klinischen Untersuchung von Betagten ist es mitunter schwierig, im Rahmen der Alterspolypathie reine Altersveränderungen (Organinvolutionen), Leiden bzw. Gebrechen und aktive Krankheiten voneinander zu trennen (Brocklehurst et al., 1980).

Ein gutes Beispiel stellt die Altersosteoporose dar, die zunächst als altersbedingtes Leiden unbekannter Ursache angesehen wird; ein Unfall der Betagten führt leicht zu lebensbedrohlicher Krankheit.

Im Rahmen der Alterspolypathie stellen die *fortschreitenden degenerativen und chronischen* pathologischen Veränderungen einen wesentlichen Faktor im klinischen Bilde dar. Einmal erworben, sind sie für den Rest des Lebens nachzuweisen. Sie umfassen: Arthrosen, Bandscheibendegenerationen, Spondylosen, Fußdeformationen, chronische Lungenerkrankungen und arterielle Verschlußkrankheiten; letztere führen in individueller Weise zu stenosierender Koronarsklerose, zur zerebralen Ischämie, Apoplexie und peripheren Verschlüssen von Extremitätenarterien.

Die differentialdiagnostische Erwägung bei erkrankten Betagten unterscheidet sich in vielen Punkten von denen bei jüngeren Patienten. Eine unglückliche Folge dieser multiplen Altersaffektionen ist die jedem Geriater geläufige Tatsache, daß Symptome einer neuen Erkrankungeng fälschlicherweise bereits auf früher bekannte alte Leiden bezogen werden (Hodkinson, 1980). So können betagte Personen mit ausgeprochener Arthrose oder rheumatoider Arthritis bei einem Sturz, begünstigt durch die Altersosteoporose einen Schenkelbruch erleiden. Diese Fraktur wird nur deshalb übersehen, weil der Schmerz und die Unbeweglichkeit der Betroffenen allein auf eine

Verschlechterung der Arthritis bezogen werden. Ein weiteres Beispiel: So darf man z.B. Beinödeme bei Betagten nicht ohne weiteres auf eine kardiovaskuläre Dekompensation beziehen; da auch solche Anschwellungen im Bereich der Unterschenkel ohne Zeichen eines Herzversagens bei Arthritiden speziell übergewichtiger Patienten auftreten können.

Man soll deshalb als Geriater es sich zur Regel machen, *bei akuter Verschlechterung* des gesamten Krankheitsbildes an die Möglichkeit zu denken, daß sich *zusätzlich eine zweite oder dritte Krankheit* entwickelt hat.

Weiterhin vermag die Alterspolypathie bei Betagten manchen latenten Beschwerdekomplex zu *maskieren*. So führt die Multiplizität von Krankheiten und Leiden im höheren Alter häufig zu einer verminderten Fähigkeit, sich körperlich anzustrengen; dabei können Zeichen einer früheren Anstrengungs-Angina pectoris aufgrund einer Koronarsklerose völlig verschwinden, da der Greis sich zunehmend körperlich schont. Die häufig bei Betagten erhöhte Nierenschwelle für einen krankhaft gesteigerten Blutzucker führt nicht selten zum Fehlen einer Glykosurie, obwohl im Rahmen eines Diabetes mellitus im höheren Alter eine pathologisch verminderte Kohlenhydrattoleranz vorliegt.

10.3.3 Klinische Charakteristika bei kranken Betagten

10.3.3.1 Allgemeine Gesichtspunkte

Die Klinik der Mehrfacherkrankungen im Alter ist durch mehrere Faktoren gekennzeichnet:
1. Durch die häufig vorhandene Indolenz der Betagten,
2. durch die Kompensationsfähigkeit der vielfacherkrankten Organe,
3. durch zusätzliche psychische und soziale Faktoren.

Die Kompensationsfähigkeit von vielseitig erkrankten Organen bei Senioren ist weit größer, als den meisten Klinikern bewußt wird (Selberg, 1973). So gibt es im Rahmen der Polypathie bei Betagten krankhafte Organveränderungen wie z.B. eine Choledocholithiasis, die mitunter durchaus vertragen wird, während der Steinbefall des Choledochus bei jüngeren Personen im allgemeinen als stets gefährlich angesehen wird. Die vielseitigsten latenten Gebrechen (Polypathien), aber auch subklinisch verlaufende entzündliche Prozesse können längere Zeit gut toleriert werden und beeinflussen die Vitalität der Betagten zunächst wenig.

Treten jedoch plötzlich zusätzliche aktive Erkrankungen hinzu, wie z.B. ein abortiver Herzinfarkt oder eine passagere zerebrovaskuläre Insuffizienz, so kommt es häufig zu einem *biologischen Knick* in dem vorher relativ gesunden Allgemeinzustand mit Absinken des Vitalitätsgrades.

Deshalb ist eine genaue Berücksichtigung der sich gegenseitig beeinflussenden pathologischen Vorgänge der verschiedenen vorliegenden Altersgebrechen und Krankheiten von seiten des Arztes unabdingbar

(**Korrelationspathologie**), (Bock, 1978; Franke, 1978a; Gsell, 1973; Steinmann, 1973; Zilli, 1973).

Das klinische Bild der Multimorbidität wird jedoch nicht nur von *somatischen*, sondern auch von *psychischen* und *sozialen* Faktoren geprägt. Stirbt z.B. der Ehepartner eines in seiner Rüstigkeit bisher durch seine Polypathie kaum beeinträchtigten betagten Patienten, so tritt häufig wegen der nunmehr fehlenden Hilfe erfahrungsgemäß nicht selten ein merklicher Vitalitätsverlust mit Manifestwerden eines psycho-organischen Syndroms mit nächtlichen Verwirrtheitszuständen auf.

Bei solchen greisen Patienten mit einer zerebralen Gefäßsklerose ist die Großhirnleistung viel stärker von der Herzfunktion abhängig als bei jüngeren Personen. Bei derartig betagten Kranken beseitigt mitunter die abendliche Therapie mit Strophanthin oder Digitalis oder einer Koffeingabe das psychotische Bild eher als die kritiklose Anwendung der modernen Psychosedativa, die nur vorübergehende Abhilfe schaffen.

Im klinischen Bilde der Multimorbidität bei Betagten dürfen die latenten und z.T. subklinisch verlaufenden vielfachen *Entzündungsprozesse* nicht vergessen bzw. bagatellisiert werden. Geiser und Steinmann (1969) fanden unter 340 Obduzierten der Berner geriatrischen Abteilung bei den über 60jährigen männlichen Verstorbenen 3 Infektionen und bei den altersentsprechenden Frauen im Durchschnitt 2,5 Infekte.

Am häufigsten hat der Geriater mit pulmonalen Infekten, wie Emphysembronchitis, lobulären Pneumonien, Harnwegsentzündungen wie Zystitis, Pyelonephritis und intestitieller Nephritis zu tun. Seltener sind: Perikarditis, Divertikulitis und die Cholezystitis bei lavierter Cholelithiasis.

Die im Alter so häufig erhöhte Senkungsgeschwindigkeit der Blutkörperchen sollte der Kliniker nicht als reinen Altersprozeß auffassen, sondern stets als Ausdruck eines pathologischen Geschehens, meist einer Entzündung, seltener eines Tumors (Steinmann, 1973).

In jüngster Zeit wird das Gesamtproblem der Polypathie bei Betagten, je nach der Fachdisziplin des Autors, in Spezialerhebungen über eine vordergründige interessierende Hauptaffektion, z.B. Tumor, Diabetes mellitus, koronare Herzerkrankung, mit gleichzeitig registrierten Begleiterkrankungen aufgeteilt und entsprechend diskutiert. So analysiert Trüb (1978) bei 5000 meist älteren Malignomkranken die Vielfältigkeit komitierender Mehrfacherkrankungen. So fand der Autor in 65% seiner meist älteren 1493 Malignomkranken in 23,4% zusätzlich 2 und in 8% der häufig über 60jährigen Probanden bis 7 gleichzeitig registrierte Affektionen.

10.3.3.2 Lungenerkrankungen

J. Schmidt (1973) hat die mit dem Alter zunehmende Multimorbidität im thorakalen Bereich anhand von 20000 Brustkorbaufnahmen der Medizinischen Universitäts-Poliklinik Erlangen analysiert. Mit ansteigendem Alter von 30–65 Jahren nehmen die drei- bis vierfach registrierten Veränderungen im Thoraxbild deutlich zu (Abb. 10-5). Dies betrifft krankhafte

Größenveränderungen des Herzens, das Bronchialkarzinom und die «verborgene» aktive Lungentuberkulose.

1962 haben bereits Junker und Klima auf die klinische Bedeutung der Greisen-Lungentuberkulose (Großeltern-TBC nach Bacmeister) speziell bei über 60jährigen Männern aufmerksam gemacht.

In der Alterspulmologie des *Asthma bronchiale* spielen ebenfalls Multimorbiditätsprobleme eine große Rolle. Renovanz und Lindner (1973) haben ein Asthmakollektiv von 499 Patienten einer gleichaltrigen Gruppe von Nichtasthmatikern mit einem Durchschnittsalter von 55 Jahren gegenübergestellt. Der Vergleich zwischen zufallsbedingten Begleiterkrankungen und kausalabhängigen Kombinationsaffektionen beim Asthma bronchiale und bei einer Kontrollgruppe läßt lehrreiche Unterschiede erkennen: Beim älteren Asthma bronchiale-Patienten überwiegen statistisch signifikant die unmittelbar vom Asthma abhängigen Kombinationskrankheiten bzw. Krankheitsketten im Sinne von Bock, wie z.B. das Lungenemphysem, die chronische Bronchitis, Bronchiektasen, fernerhin die Herdpneumonie und die Herzinsuffizienz. Die Zahl der Begleit- oder komitierenden asthma-unabhängigen Affektionen, wie Hypertonie, koronare Herzerkrankung, zerebralsklerose mit Insultneigung unterscheiden sich hingegen nicht nennenswert in beiden Gruppen. Einer alten geriatrischen Erfahrung entsprechend, sind die angeführten asthma-abhängigen Kombinationskrankheiten im Rahmen des chronischen asthma-bronchitischen Syndroms in Klinik und Therapie der Alterspulmologie von großer Bedeutung.

10.3.3.3 Alterschirurgie und Traumatologie

Das Problem der Alterspolypathie bzw. der Multimorbidität spielt nicht nur in der geriatrischen Tätigkeit des Internisten, sondern auch auf dem Gebiet der Alterschirurgie und -orthopädie eine bedeutsame Rolle.

Nach Bünte (1973) müssen bei der Planung von Operationen im Greisenalter außer dem lokalen chirurgisch therapierbaren Krankheitsherd alle schwerwiegenden Begleiterkrankungen diagnostiziert und für die Beurteilung der Operabilität und des Risikos herangezogen werden.

Unter den komitierenden Affektionen stehen die *kardiovaskulären* Erkrankungen und die *pulmonalen* Komplikationen an der Spitze bei operativen Eingriffen beim alten Menschen. Ferner gilt der *Diabetes mellitus* als einer der gefährlichsten Begleiterkrankungen bei zu operierenden Greisen.

So hat der Alterschirurg in Zusammenarbeit mit dem Internisten die Pflicht, die gefährlichen multiplen Begleiterkrankungen, wie Affektionen des kardiovaskulären Systems, der Lunge, der Niere, des Stoffwechsels und der Fettsucht nicht nur zu erkennen, sondern präoperativ exakt zu therapieren. Je weiter sich heute die Alterschirurgie bis in die Gruppe der Hochbetagten vorwagt, umso häufiger ist mit den Folgen einer komitierenden renalen Erkrankung, insbesondere des akuten Nierenversagens, zu rechnen. Infolge der Alterspolypathie im Verein mit den geringen Organfunktionsreserven steigt die Komplikations- und Letalitätsrate bereits nach kleineren Eingriffen, wie z.B. einer Appendizitis-Operation mit zunehmendem Alter (Abb. 10-6).

In dieser Beziehung macht Selberg (1973) auf den hohen Grad der Multiplizität von unabhängigen Begleit- und abhängigen Kombinationskrankheiten unter 775 obduzierten, über 80jährigen Verstorbenen einer chirurgischen Abteilung aufmerksam. Er fand neben den chirurgischen Grundleiden, wie starker

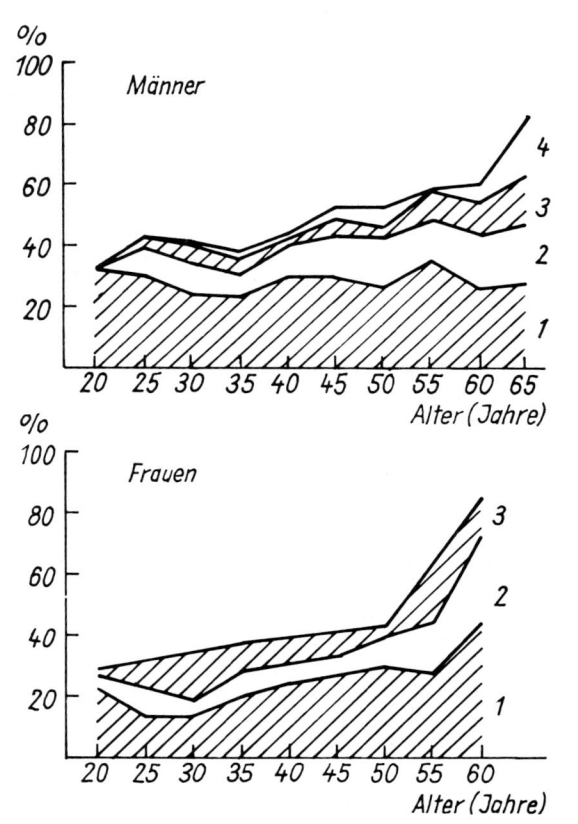

Abb. 10-5: Häufigkeit von einfachen (1), zweifachen (2), dreifachen (3) und vierfachen (4) Throaxbefunden bei Männern und Frauen im Alter von 30–65 Jahren (20000 Untersuchte der Werksbevölkerung in Altersstufen von 20–65 Jahren nach J. Schmidt).

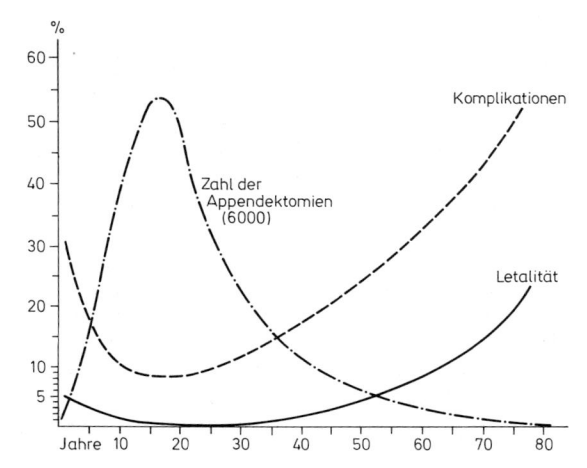

Abb. 10-6: Appendizitiskomplikationen und Letalität in Relation zum Alter (nach Bünte).

Prostatahypertrophie, Steingallenblase, Malignomen, Kolonpolypose, zusätzlich interne Leiden wie Herzaffektionen, Lungenemphysem und Emphysembronchitis, Osteoporose, Gehirnaffektionen und Thromboembolien.

Auch in der **Unfallchirurgie** ist die hohe Letalitätsziffer bei betagten traumatisierten Personen von der Art und Vielfalt der Vor- und Begleitaffektionen im Rahmen der Altersmultimorbidität abhängig. Nach den Untersuchungen von Birkner et al. (1973) spielt die Multimorbidität in der Unfallchirurgie eine nicht zu vernachlässigende Rolle, speziell bei betagten traumatisierten Personen. Zunächst wird der Greis anfälliger für das Unfallgeschehen, weil der Organismus des älteren Menschen zunehmend Vorerkrankungen aufweist. Z.B. führt eine Altersosteoporose eines Seniors bei zerebralsklerotisch ausgelöstem Schwindel und hierdurch bedingtem Sturz leicht zur Fraktur des Oberschenkels. Die dominierenden Vorerkrankungen bei Unfallverletzten in den höheren Altersgruppen sind:
1. Herz-, Kreislauf- und Gefäßerkrankungen,
2. Affektionen der Atmungsorgane,
3. Harnwegs- und Nierenerkrankungen (Abb. 10-7).

So ist nach den Untersuchungen von Birkner et al. (1973) die große Sterblichkeitsrate bei betagten traumatisierten Patienten im Gegensatz zur jüngeren Altersgruppe weit mehr die Folge der Multimorbidität als des reinen Unfalls.

10.3.3.4 Orthopädie

In besonderem Ausmaß wird fernerhin die Geroorthopädie mit dem Problem der Multimorbidität bzw. Polypathie der meist chronisch kranken Betagten konfrontiert.

Drei Gruppen von Altersaffektionen belasten die Operationsfähigkeit, die Gefährdung und den Ausgang von orthopädischen Eingriffen bei Senioren. Es sind dies:
1. Die Altersveränderungen einzelner oder mehrerer Stützgewebsstrukturen, wie die senile Osteoporose und die Altersinvolution der Skelettmuskulatur mit Reduzierung der muskulären Leistungsfähigkeit;
2. die mit dem ansteigenden Alter zunehmende Störungen des Gefüges und der Funktion der Wirbelsäule und der Gelenke, z.B. eines Malum coxae senile und der Spätzustände von angeborenen und erworbenen Form- und Funktionsstörungen, z.B. bei einer Arthrosis deformans oder bei Fehlformen dysplastischer Gelenke;
3. häufig multiple Begleiterkrankungen, z.B. in Form einer Altersadipositas, eines Diabetes mellitus, die Folgen eines apoplektischen Insultes, koronare Herzerkrankungen und fallweise Knochenmetastasen bei speziellen Organtumoren.

10.3.3.5 Alterspsychiatrie

Nach Bergener (1973) sind psychiatrische Alterskrankheiten fast nie auf eine einzige Ursache zurückzuführen, sondern entwickeln sich meist erst aus der Wechselwirkung mehrerer pathogenetischer Faktoren; so ist speziell das häufige Zusammentreffen von psychischen und körperlichen Erkrankungen im Sinne einer wahren Alterspolypathie hervorzuheben. Das Nachlassen der geistigen Fähigkeit ist bei Greisen nicht selten das erste Anzeichen einer drohenden Verschlechterung des physischen Gesamtstatus aufgrund einer zunehmenden Polypathie.

Ein klinisch eindrucksvolles Beispiel einer zerebralen Kombinationserkrankung im höheren Alter stellt das Zusammentreffen einer zerebralen Arteriosklerose mit einem manischen Syndrom dar. Die dabei mehr oder minder vorhandene Antriebssteigerung führt nicht selten zu bedrohlichen Verwirrtheitszuständen.

Körperliche Krankheiten, wie symptomarme postinfektiös auftretende Herzinsuffizienzen, Infekte der oberen Luftwege, chronische Harnwegsinfektionen, Stoffwechselentgleisungen sowie operative Eingriffe wirken sich bereits im normalen Senium auf die häufig vorhandenen leichten psychischen Symptome aus. Bei älteren Patienten kommt es auf der Basis einer Polypathie, speziell bei latenter Zerebralsklerose, häufig im Gefolge akut auftretender Krankheiten z.B. Pneumonie, Herzerkrankung und Infektionen des Urogenitaltraktes zu akuten Verwirrungszuständen. Auch bestimmt die Polypathie in vielen Fällen Verlaufsrichtung und -tempo anderweitiger pathologischer Alterungsprozesse des Gehirns, speziell der senilen Demenz.

Schulte (1973) hat an dem Beispiel der verschiedenen Formen der *Involutionsdepressionen* bei Betagten auf die Bedeutung und spezielle Wechselwirkung dieser erwähnten vielfachen somatischen Begleitaffektionen als einer der Ersten aufmerksam gemacht.

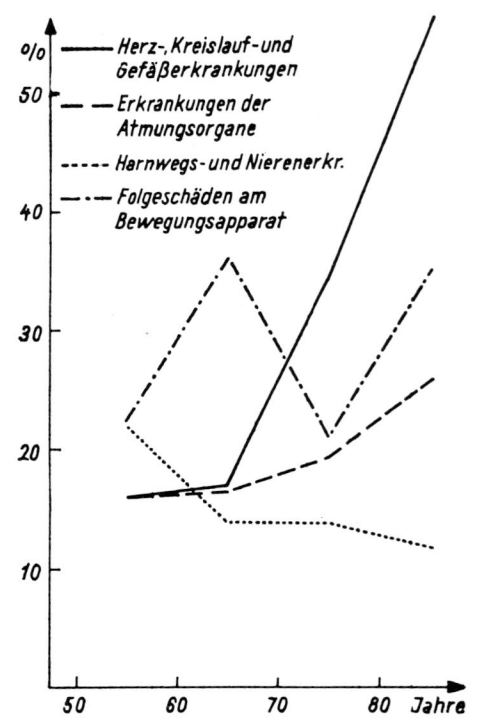

Abb. 10-7: Prozentualer Anteil einiger Erkrankungen an den Folgeerkrankungen bei Unfallverletzten höherer Altersgruppen (nach Birkner und Mitarbeiter).

10.4 Die Polypathie bei Höchstbetagten

10.4.1 Pathologisch-anatomische Befunde

Die Langlebigen, speziell die Überhundertjährigen, befinden sich an der obersten Schwelle der menschlichen Lebensfähigkeit und zeigen trotz nachweisbarer Polypathie in vielen Beispielen eine bewundernswerte Rüstigkeit (Franke, 1977). Zur Beantwortung der Frage, warum diese Höchstbetagten trotz vorhandener, z.T. extremer Häufung von Gebrechen und auch Krankheiten ein derartig hohes Alter erreicht haben, seien zunächst die entsprechenden pathologisch-anatomischen Befunde dieser Probanden kurz skizziert.

Fräulein Schnackenberg hat 1968 und 1970 200 Sektionsbefunde aus dem pathologischen Institut des Allgemeinen Krankenhauses Barmbek in Hamburg (Direktor Prof. Dr. Selberg) von über 90jährigen im Hinblick auf das Vorliegen einer Multimorbidität bzw. Polypathie geprüft. Die Tabelle 10-2 zeigt die Zahl der Todesursachen, Grundleiden und Nebenbefunde.

Danach sind im Durchschnitt 6,8 Krankheitseinheiten bei den Autopsien von über 90jährigen Senioren als Nebenbefund, Grundleiden oder führende Todesursache nachweisbar. Männer zeigen hierbei mehr pahologisch-anatomische Einzelbefunde als Frauen. Wie Tabelle 10-3 zeigt, fand die Autorin der Selbergschen Forschungsgruppe bei 118 obduzierten Frauen über 90 Jahren im Durchschnitt 6,4 Krankheitseinheiten, bei 82 entsprechend alten Männern 7,6 Einzelläsionen. Danach scheint ein gewisser Geschlechtsunterschied im Ausmaß der Multimorbidität im höheren Alter zu bestehen. Anhand einer umfangreichen Morbiditätsstatistik an 18 000 über 80-jährigen Sowjetbürgern (vorwiegend Ukrainer) haben Chebotarev und Sachuk (1965) diese Geschlechtsdifferenzen im einzelnen analysiert (Abb. 10-8 und 10-9).

Tab. 10-2: Zahl der Todesursachen, Grundleiden und Nebenbefunde bei 200 Menschen über 90 Jahre; (Obduktionsanalyse nach Schnackenberg) 118 Frauen und 82 Männer

Organaffektion	Todesursache ♂	Todesursache ♀	Grundleiden ♂	Grundleiden ♀	Nebenbefund ♂	Nebenbefund ♀
Herz und Kreislauf	40	47	87	92	102	129
Respirationstrakt	22	34	75	84	50	59
Intestinaltrakt	10	14	7	13	53	92
Urogenitaltrakt	8	4	22	7	45	13
ZNS	5	13	23	48	39	58
Skelett	9	22	11	22	8	26
Gesamtzahlen	94	134	225	246	299	377
Jew. Todesursachen Grundleiden etc.	228		471		676	

Tab. 10-3: Zahl der Todesursachen, Grundleiden und Nebenbefunde bei 200 über 90jährigen (Obduktionsanalyse nach Schnackenberg) (118 Frauen und 82 Männer)

Krankheitseinheit pro Proband (Männer und Frauen)	1375 : 200 = 6,88	(Männer und Frauen)
Krankheitseinheit pro obduzierter Frau (118 Frauen)	757 : 118 = 6,41	(Frauen)
Krankheitseinheit pro obduziertem Mann (82 Männer)	618 : 82 = 7,57	(Männer)

Männer — 80 bis 89 Jährige — Frauen (0/00)

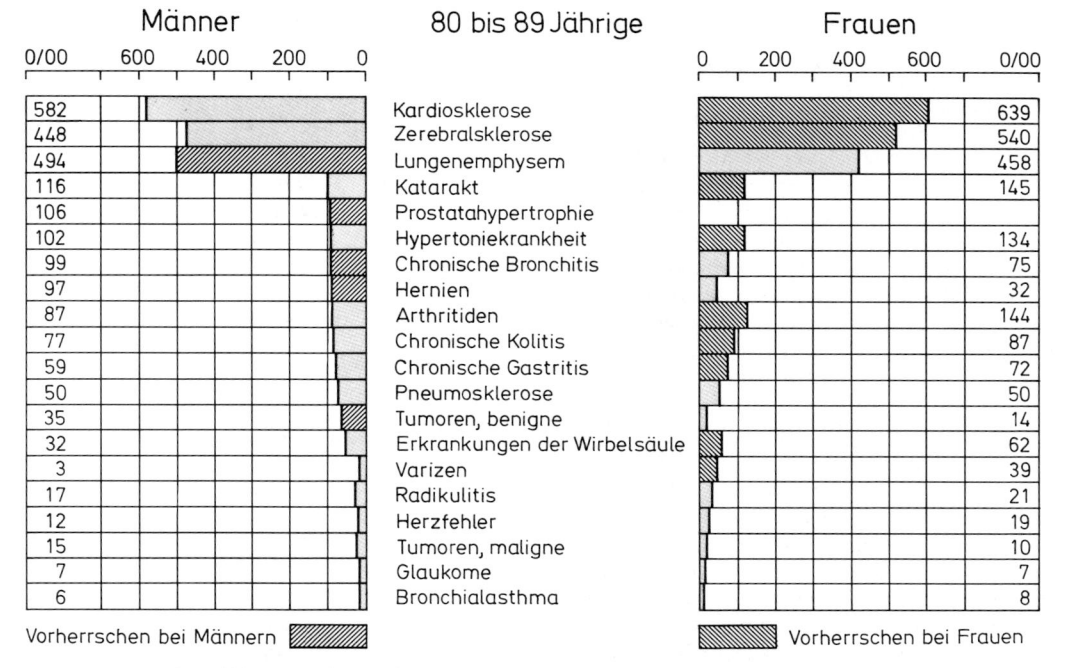

Männer	Affektion	Frauen
582	Kardiosklerose	639
448	Zerebralsklerose	540
494	Lungenemphysem	458
116	Katarakt	145
106	Prostatahypertrophie	
102	Hypertoniekrankheit	134
99	Chronische Bronchitis	75
97	Hernien	32
87	Arthritiden	144
77	Chronische Kolitis	87
59	Chronische Gastritis	72
50	Pneumosklerose	50
35	Tumoren, benigne	14
32	Erkrankungen der Wirbelsäule	62
3	Varizen	39
17	Radikulitis	21
12	Herzfehler	19
15	Tumoren, maligne	10
7	Glaukome	7
6	Bronchialasthma	8

Vorherrschen bei Männern / Vorherrschen bei Frauen

Abb. 10-8: Pathologische Affektionen der 80- bis 89jährigen Männer und Frauen nach Chebotarev und Sachuk (1965).

Männer — 90 u. Ältere — Frauen

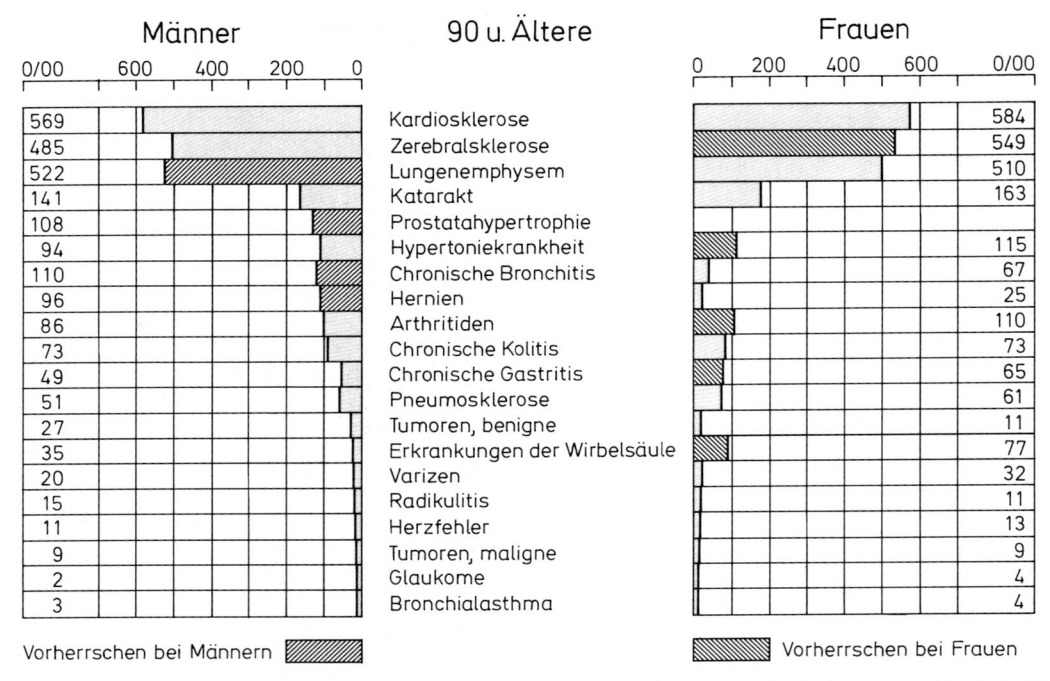

Männer 0/00	Affektion	Frauen 0/00
569	Kardiosklerose	584
485	Zerebralsklerose	549
522	Lungenemphysem	510
141	Katarakt	163
108	Prostatahypertrophie	—
94	Hypertoniekrankheit	115
110	Chronische Bronchitis	67
96	Hernien	25
86	Arthritiden	110
73	Chronische Kolitis	73
49	Chronische Gastritis	65
51	Pneumosklerose	61
27	Tumoren, benigne	11
35	Erkrankungen der Wirbelsäule	77
20	Varizen	32
15	Radikulitis	11
11	Herzfehler	13
9	Tumoren, maligne	9
2	Glaukome	4
3	Bronchialasthma	4

Vorherrschen bei Männern ▨   Vorherrschen bei Frauen ▨

Abb. 10-9: Pathologische Affektionen 90jähriger und älterer Männern und Frauen nach Chebotarev und Sachuk (1965)

Bei den hochbetagten Frauen (zwischen 80 und 89 Jahren) überwiegen die kardiale und zerebrale Form der Atherosklerose, fernerhin die Hypertonie, die Varizen, der Linsenstar und Wirbel- und Gelenkerkrankungen.

Bei 80- bis 89jährigen Männern herrschen hingegen 3 Affektionen vor: Lungenemphysem, Hernien und Neubildungen. Die aufgezeigte Geschlechtsdifferenz in der Morbidität verwischt sich interessanterweise in der Gruppe der Langlebigen, d.h. der über 90-jährigen (Abb. 10-9).

10.4.2 Sektionsbefunde und Todesursachen bei über Hundertjährigen

Bei dem Versuch das Problem der Multimorbidität bei Hundertjährigen in gleicher Weise anhand der jetzt vorliegenden Sektionsbefunde zu lösen, stellt man zu seiner Überraschung folgendes fest: Eingehende Obduktionsberichte über hundertjährige und ältere Personen mit einwandfrei urkundlich belegtem Geburtsdatum sind selten. In Tabelle 10-4 sind die autoptisch festgestellten Einzelbefunde bei 17 überhundertjährigen Verstorbenen fixiert. 12 Befunde haben wir der Literatur entnommen (Frankhausen, 1980; Vischer und Roulet, 2 Berichte 1952; Houcke und Merlen, 1953; Delore, Marin und Lambert, 1957; Braverman, 1965; Haranghy, Beregi und Laszlo, 1965; Steinmann, 1966). 5 Sektionsergebnisse stammen aus unserem eigenen Beobachtungsgut; darunter befindet sich der Obduktionsbefund des ältesten bisher sezierten Menschen von 111 Jahren und 5 Monaten.

Die Zahl und die Art der Autopsiebefunde bei Menschen über 90 Jahren und bei Hundertjährigen unterscheiden sich, soweit es überhaupt die kleine Anzahl der Sektionsbefunde zuläßt, nicht wesentlich voneinander.

Nach Tabelle 10-5 sind bei 15 obduzierten Hundertjährigen und älteren Personen bis 10 und mehr Einzelaffektionen feststellbar, wobei im Durchschnitt pro obduziertem männlichen Überhundertjährigen 10,9 Krankheitseinheiten, bei den hochbetagten Frauen jedoch mit 10,0 Läsionen anscheinend etwas weniger pathologisch-anatomische Diagnosen gestellt werden.

Ein hochbetagter Patient leidet demnach an mehreren recht unterschiedlichen, häufig voneinander unabhängigen Leiden und Krankheiten. Das Ne-

Tab. 10-4: Zahl der Todesursachen, Grundleiden und Nebenbefunde bei 17 obduzierten Hundertjährigen (9♂ und 8♀)

Organaffektion	Todesursache ♂	♀	Grundleiden ♂	♀	Nebenbefunde ♂	♀
Herz und Kreislauf	8	9	6	24	1	1
Respirationstrakt	3	10	4	9	6	5
Intestinaltrakt	0	2	0	6	2	7
Urogenitaltrakt	0	3	1	2	7	9
ZNS	0	0	1	3	5	7
Skelett	0	0	0	0	7	8
Tumoren	0	0	1	0	3	4
Innere Sekretion Drüsen	0	0	0	0	9	3
Nebenbefunde: Organinvolutionen	0	0	0	0	12	10
Gesamtzahlen	11	24	13	44	52	39
jew. Todesursachen Grundleiden etc.	35		57		91	

Tab. 10-5: Zahl der Todesursachen, Grundleiden und Nebenbefunde bei 15 obduzierten Hundertjährigen, aufgeschlüsselt nach Krankheitseinheiten pro Probanden (7 ♂ und 8 ♀)

Krankheitseinheit pro Proband (Männer und Frauen)	156 : 15 = 10,4
Krankheitseinheit pro obduzierter Frau (8 Frauen)	80 : 8 = 10,0 (Frauen)
Krankheitseinheit pro obduziertem Mann (7 Männer)	76 : 7 = 10,86 (Männer)

beneinander mehrerer Begleitaffektionen ist geradezu für das gesamte biologische Verhalten der Uralten kennzeichnend.

Die meisten der bei diesen Hochbetagten vorhandenen Störungen sind im Sinne von Aschoff als *Altersgebrechen* oder nach Rössle als «ruhende Leiden» zu betrachten. So fanden wir z.B. bei einem unserer obduzierten Hundertjährigen folgende Leiden:

Arthrosis deformans, Osteoporose, Lungenemphysen, allgemeine Arteriosklerose, Aortensklerose, Kardiosklerose, Prostatahypertrophie mit Balkenblase, ruhende Cholelithiasis und typische Altersaffektionen wie Schwerhörigkeit (klin. festgestellt) und Altersstar. Sinngemäß bezeichnen wir die Summation dieser vielfältigen Leiden bei unseren Langlebigen als «Polypathie». Diese multiplen Altersgebrechen können jedoch durch hinzukommende Krankheiten, wie z.B. Infekte, aber auch durch seelische Belastungen sofort im Sinne von nunmehr abhängigen Multiplizitäten *dekompensieren*.

Die Polypathie bei Hundertjährigen kann durch hinzukommende Krankheiten zu einer lebensbedrohlichen Multimorbidität werden. Gerade bei den Höchstbetagten vermögen bereits geringfügige aktiv hinzukommende Krankheitsprozesse, wie Herdpneumonien oder Thromboembolien die verminderte Koronarreserve des sog. Altersherzens so zu belasten, daß es zu ausgesprochener letaler kardiovaskulärer Dekompensation kommt.

Nach den bisher vorliegenden Obduktionsbefunden gibt es auch keine Hinweise dafür, daß der Tod des Höchstbetagten an der obersten Schwelle des menschlichen Lebens allein infolge *Altersschwäche* eingetreten ist. Selbst die Leichenöffnung des bisher ältesten sezierten Menschen, einer von uns klinisch beobachteten 111 Jahre und 5 Monate alten Frau (K.B.) ergab keinen Anhaltspunkt für das Vorliegen eines biologischen oder physiologischen Todes (Abb. 10-10). Die vom Pathologischen Institut der Universität Heidelberg (Direktor: Prof. Dr. H. Doerr) vorgenommene Obduktion ergab das klassische Kombinationsbild einer Polypathie des Herzens (mit 7 Leiden) und einer Polypathie der übrigen Organe (14 Leiden) und somit 21 mehr oder minder stark ausgeprägter Gebrechen und Krankheiten. Die eigentliche Todesursache wurde in einer mäßigen Thromboembolie der Lungengefäße bei latenter

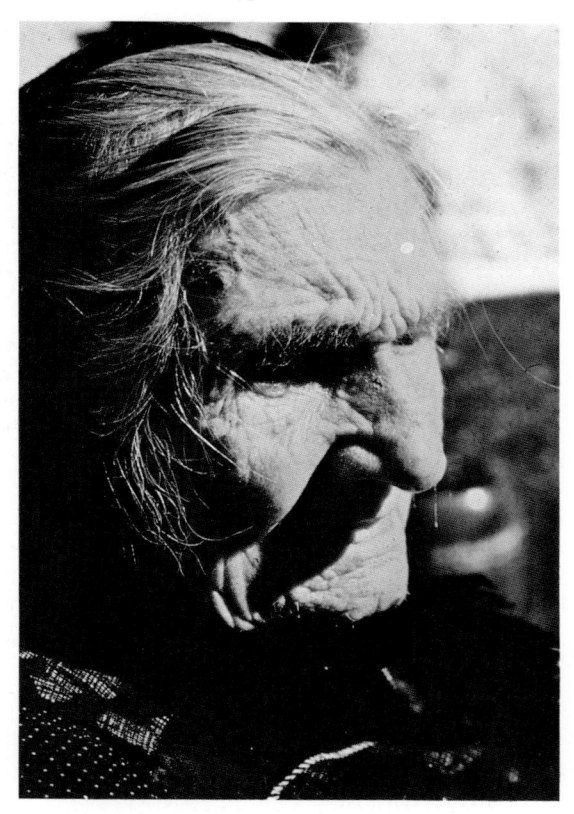

Abb. 10-10: 111 Jahre und 5 Monate alt gewordene Frau (K. Br.).

Tab. 10-6: Polypathie des Herzens einer 111 Jahre und 5 Monate alten Frau

1. Verkalkung des Herzskeletts und der Aortensegel
2. Großflächige Myokardfibrose
3. Isolierte Papillarmuskelfibrose
4. Senile Paramyloidose des gesamten Herzens
5. Endokardfibrose des linken Vorhofs
6. Teils stenosierende, teils dilatative Koronarsklerose mit subtotaler Stenose des rechten Herzkranzgefäßes
7. Braune Atrophie des Herzens (Herzgewicht 150 g)

Tab. 10-7: Polypathie der übrigen Organe einer 111 Jahre und 5 Monate alten Frau

1. Zerebralarteriosklerose
2. Hirnweichungsherde
3. Hämorrhagische Urozystitis mit aszendierender Pyelonephritis
4. Niereninsuffizienz
5. Pleuritis
6. Emphysembronchitis
7. Schrumpfgallenblase mit Pericholezystisis und Cholelithiasis
8. Narben nach Ulcus ventriculi
9. Allgemeine Osteoporose mit Gefügestörung der Wirbelsäule
10. Dermoidzyste des Ovars
11. Alte Pyometra
12. Euthyreote Struma nodosa
13. Alterstaubheit
14. Marasmus senilis bei allgemeiner Organinvolution

460 H. Franke

Tab. 10-8: Polypathie bei einer 111 Jahre und 5 Monate alten Frau (K. Br.)

I. Polypathie des Herzens	II. Polypathie der übrigen Organe
7 Leiden	14 Leiden

= 21 Leiden und Krankheiten im Höchstalter

Thrombose im Bereich der Extremitätenvenen erkannt (siehe Tab. 10-6 bis 10-8).

Die allgemeine biologische Widerstandskraft dieser Hochbetagten ist durch die schicksalsmäßig vorhandenen unabhängigen Polypathien so geschwächt, daß bereits geringfügige hinzukommende Begleiterkrankungen, wie grippale Infekte mit sekundärer Lungenentzündung oder die psychomotorische Rückwirkung eines Knochenbruches oder die Nachricht von dem Tode eines nächsten Verwandten das Ableben hervorrufen können.

10.4.3 Klinische Charakteristika der Überhundertjährigen

Nach diesen vielfältigen Obduktionsbefunden bei Überhundertjährigen fragt man sich als Kliniker und betreuender Arzt, warum diese Langlebigen trotz vorhandener und noch zunehmender Polypathie ein derartig hohes Lebensalter erreicht haben. Zur Klärung dieser Frage haben meine Mitarbeiter und ich in den letzten 15 Jahren 575 urkundlich belegte Überhundertjährige der verschiedenen Vitalitätsgruppen untersucht. Wir unterscheiden bei unseren seinerzeit ausgewerteten 575 Überhundertjährigen je nach dem jeweiligen körperlichen und seelischen Zustand **3 Vitalitätsgruppen**:
a) Die Kategorie der auffallend Rüstigen mit bewundernswerter Lebendigkeit (169 Überhundertjährige – davon 104 Frauen und 65 Männer): Gruppe I.
b) Die Klasse der Hochbetagten mit eingeschränkter, auf das Wohnzimmer beschränkter Lebensfähigkeit (275 Probanden – davon 195 Frauen und 80 Männer): Gruppe II.
c) Die Gruppe III der ständig Bettlägerigen (131 Uralte – davon 111 Frauen und 20 Männer).

Die erste Kategorie der ganz Alten, von denen wir 169 untersucht haben, ist trotz mancher Altersgebrechen noch auffallend rüstig. Diese vitalen Langlebigen sind mit Recht auf das erreichte Alter stolz. Sie sind nicht pflege- und kaum hilfsbedürftig. Sie unternehmen täglich kleinere Spaziergänge und z. T. größere Reisen. Sie stehen als Urahnen im Mittelpunkt einer Familie – oder seltener eines Heimes – und werden wegen ihrer guten Verfassung von der Lokalpresse bis zum Rundfunk und Fernsehen gebührend gefeiert (Abb. 10-11). Die Rüstigen unter den Überhundertjährigen zeigen nach unseren Untersuchungen *keine sog. Risikofaktoren* bei fachinternistischer Untersuchung. Ihr Blutfettgehalt ist normal, sie haben auch keine Hyperurikämie und kaum eine diabetische Stoffwechsellage (Abb. 10-12). Krebs und andere schwerwiegende Leiden sind bei ihnen nicht zu finden. Objektiv sind auch bei diesen munteren Hochbetagten vielfältige, recht unterschiedliche und häufig voneinander unabhängige *Abnützungserscheinungen* im Sinne einer Polypathie nachweisbar; der in Abbildung 10-11 gezeigte 101 jährige (J.S.) hatte eine Alterskardiosklerose, ein Lungenemphysem, eine Gefügestörung der Wirbelsäule, eine Sklerose der peripheren Gefäße und sogar ein latentes Gallensteinleiden. Klinisch war sein Herz nicht krankhaft vergrößert (Abb. 10-13 und 10-15) und das EKG, zumindest in Ruhe, entsprach der Norm (Abb. 10-14). Es handelt sich bei diesem Probanden jedoch, wie gesagt, um *ruhende Altersgebrechen*, die bei der üblichen vorsichtigen Lebensführung die Vitalität wenig beeinträchtigen (Abb. 10-15). An lebensbedrohlichen Krankheiten leiden diese Hochbetagten im allgemeinen nicht.

Die 2. Gruppe der ganz Alten, von denen wir 275 geprüft haben, ist in ihrer Lebensfähigkeit bereits eingeschränkt. Diese Bejahrten sind aber durchaus noch in der Lage, die täglichen Verrichtungen, wie Aufstehen, Anziehen und Verköstigung selbst vorzunehmen. Ihr Lebensraum ist wegen Gehbehinderung infolge eines Hüftgelenkleidens, einer starken Altersosteoporose oder einer zunehmenden Schwerhörigkeit oder eines Starleidens *auf das Zimmer beschränkt* (siehe Abb. 10-16). Viele von ihnen werden später pflegebedürftig und zumindest zeitweise bettlägerig. In geistiger Hinsicht ist ein Kontakt mit der gewohnten Umgebung vorhanden. Größere Belastungen führen aber zu körperlichen und seelischen Ausfallserscheinungen. Geringfügige Unfälle können

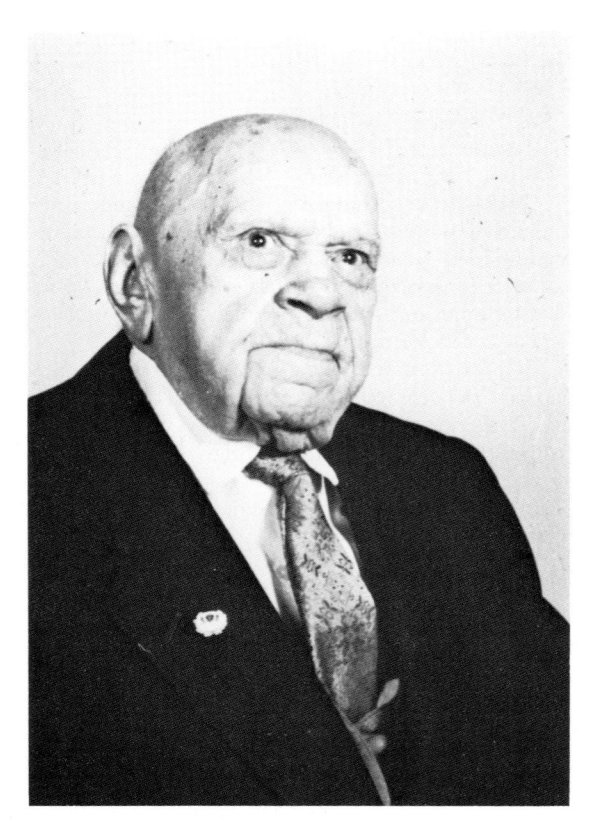

Abb. 10-11: Rüstiger 100jähriger (J.S.).

Polypathie und Multimorbidität   461

infolge der Alterososteoporose häufig Schenkelhalsbrüche verursachen.

Abbildung 10-17 zeigt pathologisch-anatomisch die ausgesprochene Wirbelsäulen-Osteoporose einer dieser bereits vitalitätseingeschränkten Überhundertjährigen. Auch in dieser Kategorie liegt eine ausgesprochene Polypathie von durchschnittlich 10–11 Altersgebrechen vor. Der merkliche Vitalitätsverlust ist aber vor allen Dingen auf zusätzliche Infekte, wie eine Influenza, eine chronische Emphysembronchitis oder eine chronische Zystitis zurückzuführen.

Die 3. Gruppe unserer Langlebigen mit 131 eigenen Probanden umfaßt die *ständig Bettlägerigen und Pflegebedürftigen* (Abb. 10-18). Sie zeigen deutliche Störungen ihrer biologischen Strukturen (Abb. 10-19) Ein Großteil dieser siechen Hundertjährigen weist eine allgemeine Schwäche im Sinne einer Vita reducta minima auf. Geistig sind manche von ihnen zwar noch ansprechbar, aber wie ein Hausarzt uns schrieb: «Auf die Stufe eines Kleinkindes herabgesunken.» Dabei erinnert man sich des treffenden Ausspruches von Tolstoi: «Ein Greis der zweiten Kindheit nahe». In den letzten Monaten bis Wochen vor dem Ableben dieser hinfälligen Betagten im höchsten Lebensalter bildet sich ein eigentümlicher Marasmus auf. Viele nehmen in dieser Phase des geistigen und körperlichen Verfalls nur auf besonderes Drängen flüssige und breiige Speisen zu sich und verweigern schließlich jegliche Nahrungszufuhr. Trotz bester pflegerischer und ärztlicher Maßnahmen ist der Individualtod der erkrankten marastischen Hundertjährigen nicht mehr aufzuhalten. Nach den vorliegenden Obduktionsbefunden sind es, wie betont, immer Krankheiten wie Infekte, speziell Blaseninfekte, oder eine Bronchitis, die das Ableben des Betreffenden bei einer

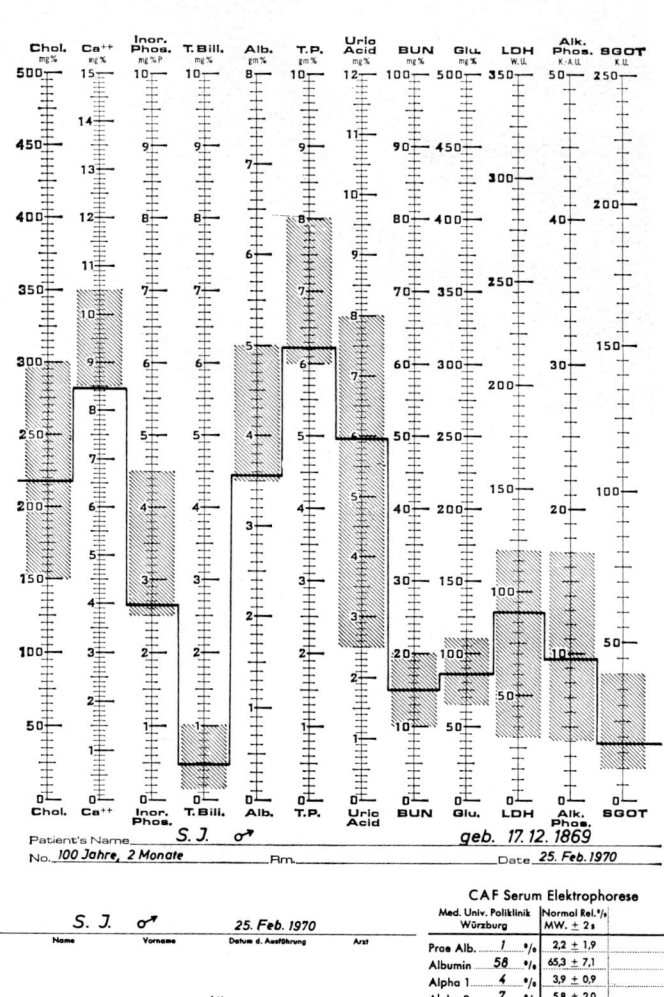

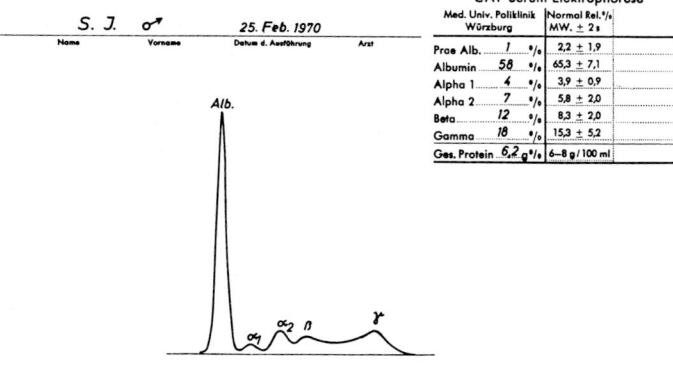

Abb. 10-12: Normales biochemisches Diagramm desselben rüstigen 100jährigen (J.S.)

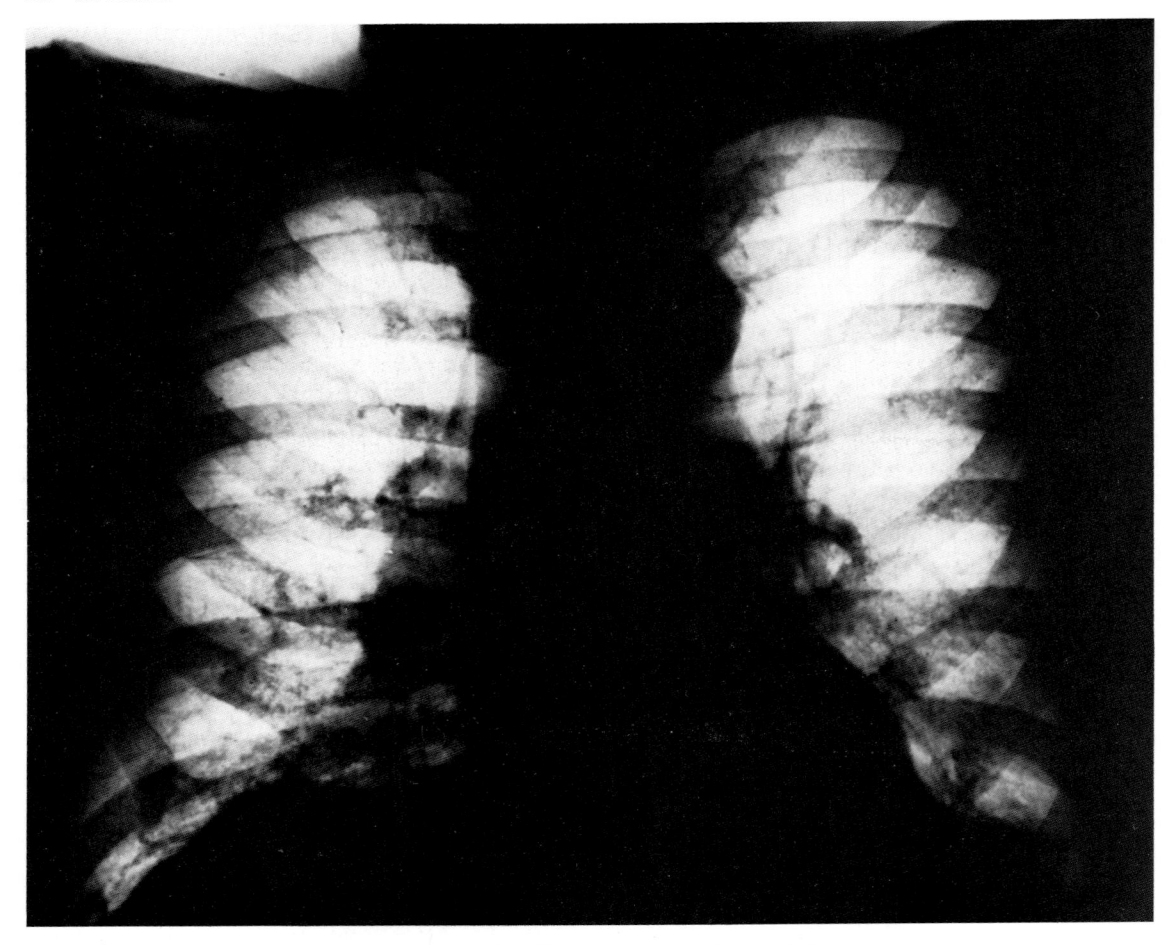

Abb. 10-13: Regelrechtes Thoraxröntgenogramm desselben rüstigen 100jährigen (J.S.)

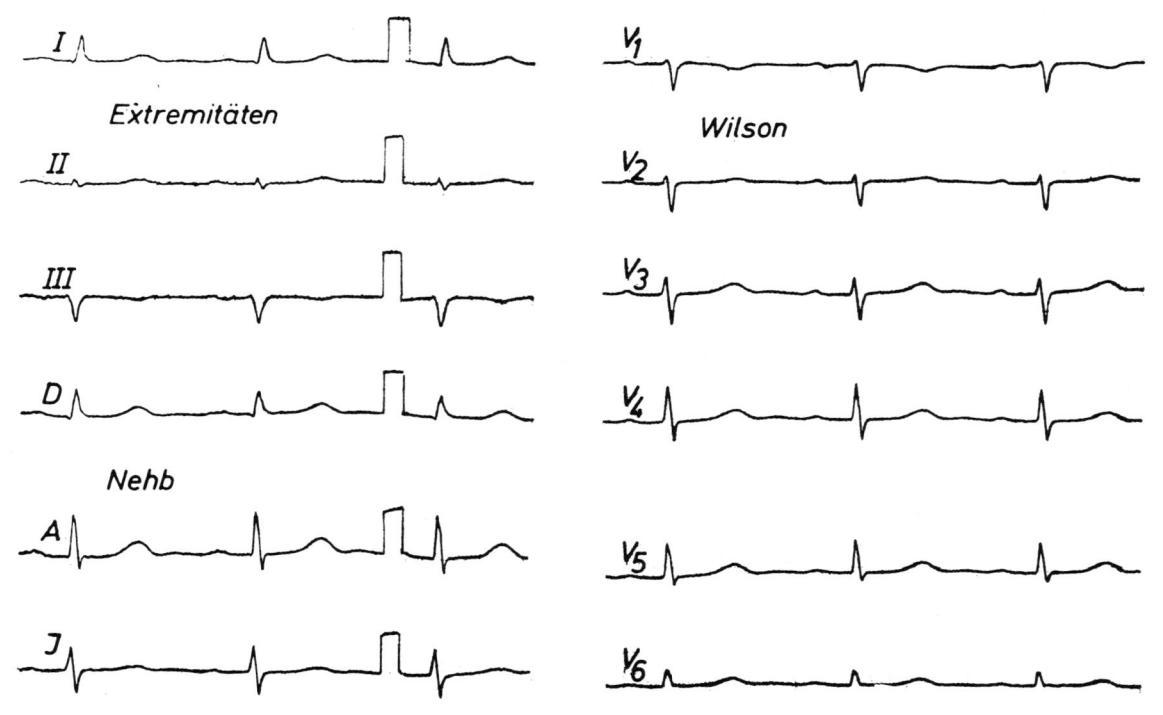

Abb. 10-14: Regelrechtes EKG desselben 100jährigen Mannes (J.S.)

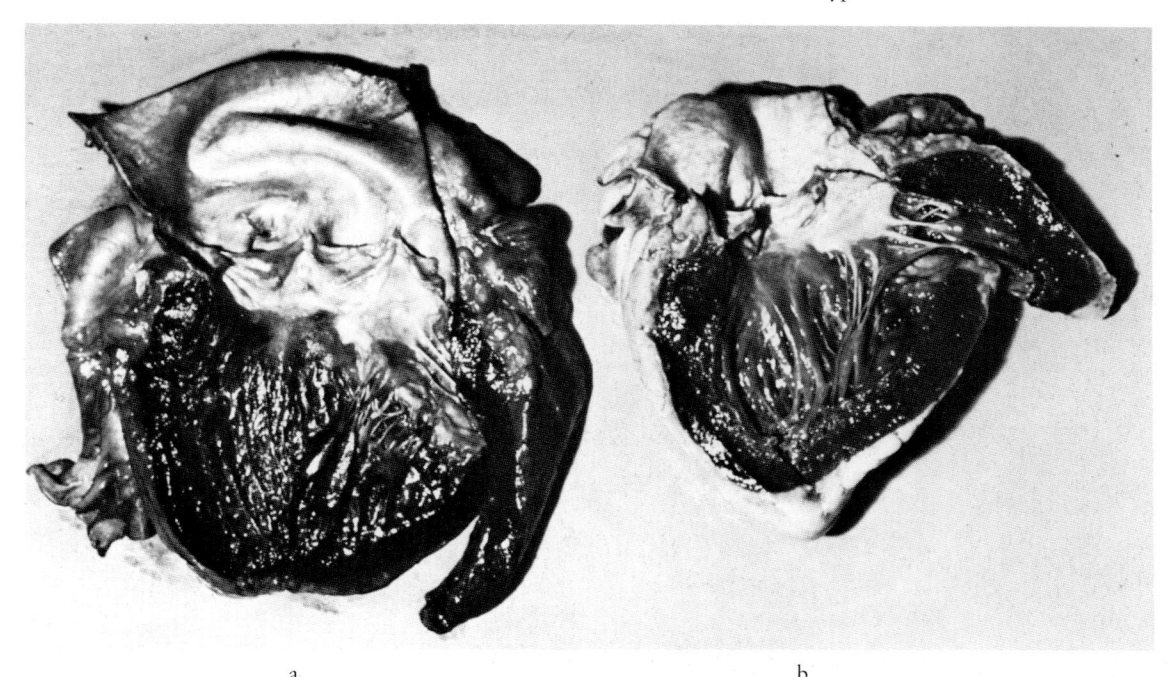

Abb. 10-15: Makroskopische Herzpräparate eines rüstigen 101jährigen (links a) (J.S.) im Vergleich mit dem Autopsieherzen eines tödlich verunglückten 50jährigen (rechts b): Man beachte die Dilation des linken Ventrikels und die kaum ausgeprägte Aortensklerose beim 101jährigen.

Vielzahl von ruhenden pathologischen Veränderungen letztlich ausgelöst haben (Abb. 10-20 und Abb. 10-21).

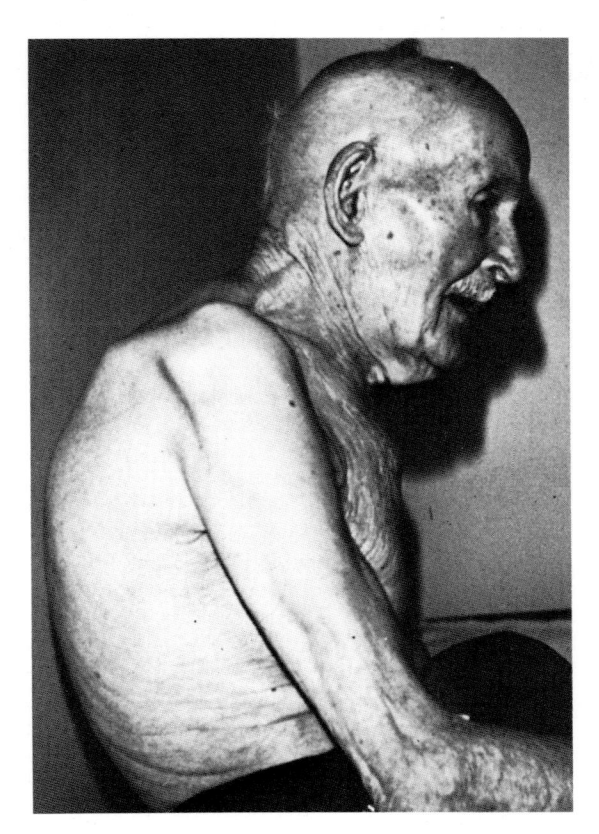

Abb. 10-16: Ausgesprochene Alterskyphose bei einem 104jährigen der Vitalitätsgruppe II

10.4.4 Kriterien der Langlebigkeit

Das biologische Studium an Überhundertjährigen läßt im Rahmen unserer Ausführungen über das Problem der Polypathie bei Langlebigkeit folgende Schlußfolgerung zu:

Die Überhundertjährigen, die sich an der obersten Schwelle der menschlichen Lebensmöglichkeit befinden, stellen trotz einer erheblichen Alterspolypathie eine **spezielle biologische Kategorie** von Individuen dar, die infolge einer optimalen Kombination von endo- und exogenen Faktoren das übrige Gros der Mitmenschen überlebt haben.

Aufgrund unserer vergleichenden Untersuchungen an 50-, 75- und 100jährigen wird Langlebigkeit trotz vorhandener und fortschreitender Polypathie nur durch ein glückliches *Zusammentreffen von verschiedenen günstigen Faktoren* ermöglicht. Hierzu gehören:

1. Die Heredität: 63% unserer befragten 100jährigen (148) stammen aus Familien mit überdurchschnittlicher Lebenserwartung. Wir können das «biologische Horoskop» auf ein langes Leben stellen, wenn der Proband aus einer langlebigen Familie stammt;

2. das Nichtbetroffensein von lebensbedrohlichen Risiken: tatsächlich ist dieser Personenkreis von lebensgefährdenden Situationen verschont geblieben;

3. die Erhaltung der geistigen Fähigkeiten bei relativ geringfügiger Zerebralsklerose. Nach C. und O. Vogt (1942) ist es weniger der schicksalsmäßige Aufbrauch an Gehirnzellen als ihre Inaktivität, welwelche die Seneszenz fördert. Umgekehrt vermag eine rege geistige Tätigkeit den Alternsprozeß der Gehirnfunktion möglicherweise etwas zu bremsen;

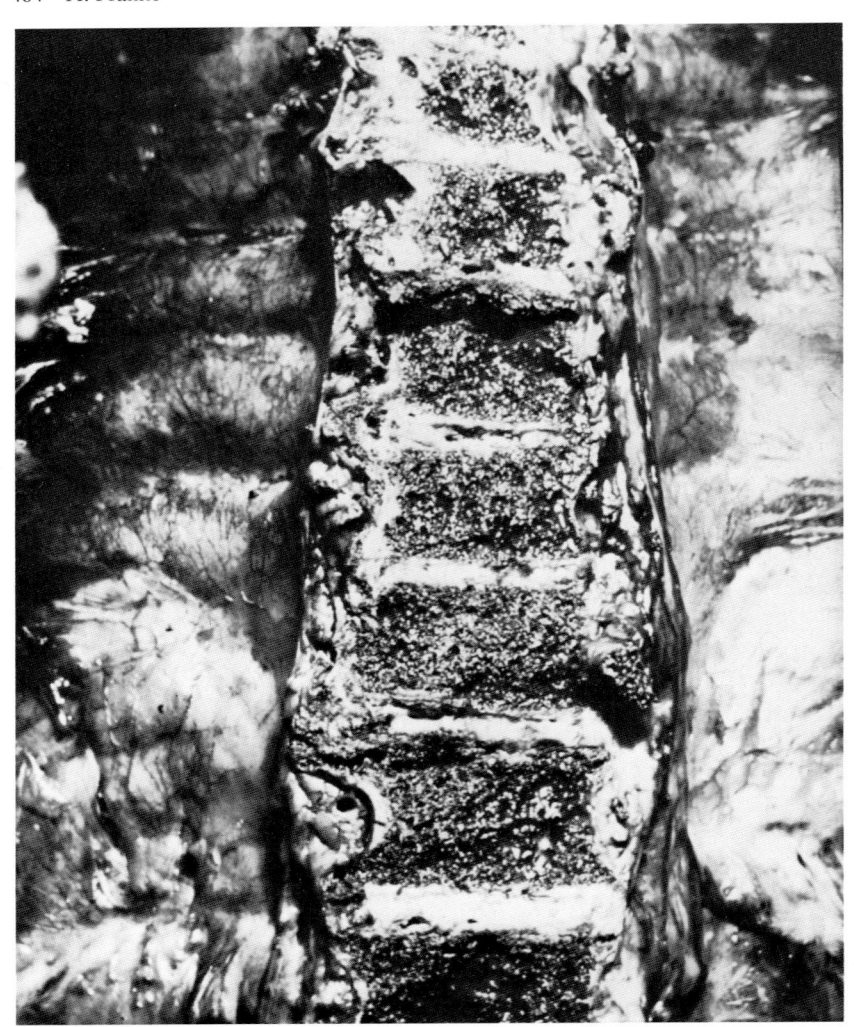

Abb. 10-17: Makroskopisches Präparat der osteoporotischen Wirbelsäule desselben Patienten (P. Sch.).

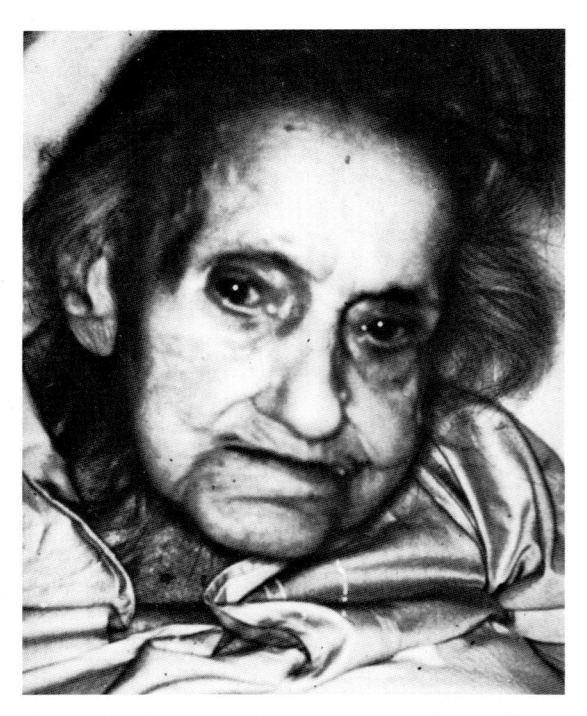

Abb. 10-18: Klinisches Bild einer siechen 100jährigen (W.B.)

4. gewisse pathologisch-anatomisch erfaßbare Momente (Rössle, 1932):

a) Hierbei spielt der konstitutionell gesteuerte Grad und Sitz der Organinvolution eine Rolle. Ein Großteil der rüstigen 100jährigen sieht z.B. viel jünger aus als ihrem kalendarischen Alter entspricht.

b) Die spezielle Gangart mancher pathologisch-anatomischer Veränderungen, z.B. der Arteriosklerose und der Kardiosklerose, beeinträchtigt die gesamte Vitalität unserer Höchstbetagten anscheinend in geringerem Maße als die von Probanden mit üblicher Lebenserwartung. Obwohl man in der Regel bei Überhundertjährigen neben der geschilderten Poypathie eine mehr oder minder ausgeprägte Arteriosklerose findet, scheint die spezielle – wahrscheinlich genetisch veranktere – Manifestationsform der sog. Alterskardiosklerose mit nicht selten lumenerweiternder Form der Koronarsklerose und der Arteriosklerose in der Körperperipherie einschließlich des Gehirns für das Erreichen des Höchstalters mitverantwortlich zu sein (Abb. 10-22). Dabei ist nicht selten eine *spezielle Topik der Arteriosklerose* bei Langlebigen nachweisbar: während sich die Ausprägung der Arteriosklerose im Bereich der Herz- und Gehirngefäße in Grenzen hält, ist in der Regel eine ausgesprochene Atheromatose der Aorta abdominalis, jedoch mit geringeren funktionellen Ausfällen, vorhanden (Abb. 10-23 und Abb. 10-24).

c) Trotz vorhandener Polypathie (Altersgebrechen) und zeitweise auftretender Multimorbiditäten (Mehrfachkrankheiten im Sinne von Kombinationskrankheiten, wie z.B. Emphysembronchitis und Zystitis) finden sich bei unseren Hochbetagten bis ins höchste Alter keine ausgeprochen lebensbedrohlichen Erkrankungen wie z.B. schwerer Diabetes mellitus oder Vorhofkammerblock 3. Grades mit Adams-Stockesschen Anfällen.

Die Neigung zu stärkerer Zerebralsklerose und arteriosklerotischen Komplikationen ist gering. In diesem Sinne stellen die hundertjährigen und älteren Personen eine *positive Selektion der Gesamtbevölkerung* dar, da wahrscheinlich das andere Gros der Mitmenschen vorher an größeren Komplikationen bzw. Begleitkrankheiten verstorben ist.

5. Nach den jüngsten Forschungen der russischen Gerontologen sind für das Erreichen des Höchstalters auch zahlreiche Anpassungsmechanismen verantwortlich zu machen (Frolkis, 1971). Im Laufe des Lebens treten speziell im alternden Körper trotz nachweisbarer Polypathien bestimmte *Adaptionsvorgänge* auf, die dem Alterungsprozeß entgegenwirken, so z.B. ein auf Sparflamme eingestellter Stoffwechsel, eine Empfindlichkeitssteigerung des Gewebes gegenüber den im Alter in geringerem Maße produzierten humoralen Faktoren und schließlich die Ausbildung einer qualitativ neuen Stufe der zerebralen Funktionsregelkreise (nach Frolkis, 1971).

Trotz alledem ist mit fortschreitendem Alter die oberste Schwelle der menschlichen Lebensmöglichkeit dann erreicht, wenn trotz aller erwähnter positiver Momente die Zahl der krankhaften Veränderungen in den Köerporganen und speziell auch am

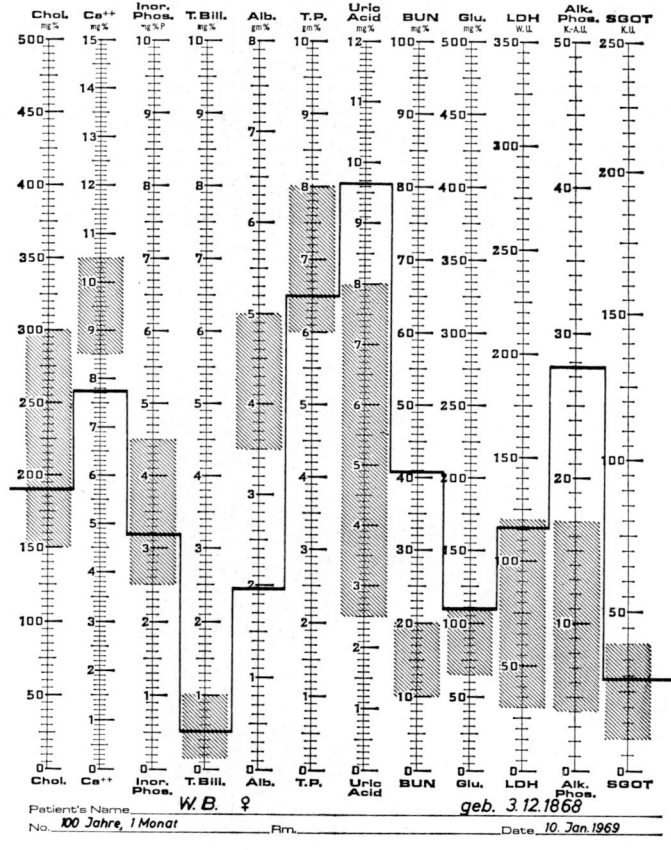

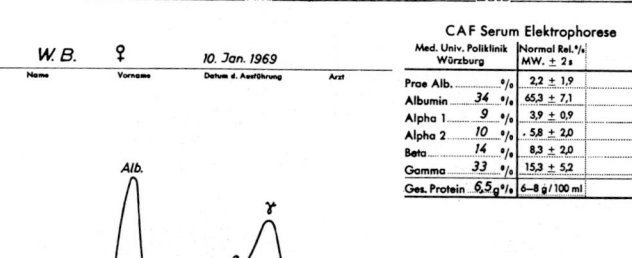

Abb. 10-19: Pathologisches biochemisches Muster derselben 100jährigen siechen Frau (W.B.) mit Zeichen einer Erhöhung des Harnstoff-Stickstoffes und der Harnsäure sowie Erniedrigung des Albumins und des Kalziums im Blutserum.

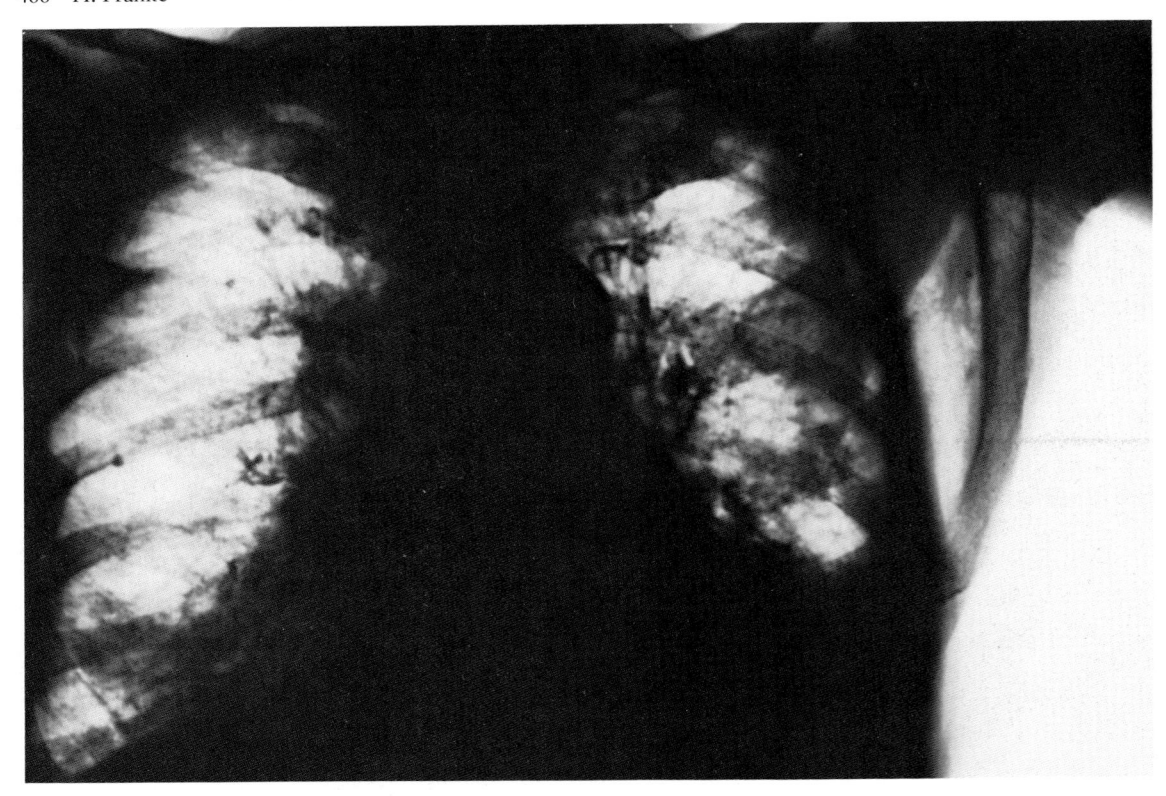

Abb. 10-20: Nach beiden Seiten dilatiertes Herz im Röntgenbild der siechen Hundertjährigen mit Zeichen eines Lungenemphysems und einer begleitenden Pleuritis links unten.

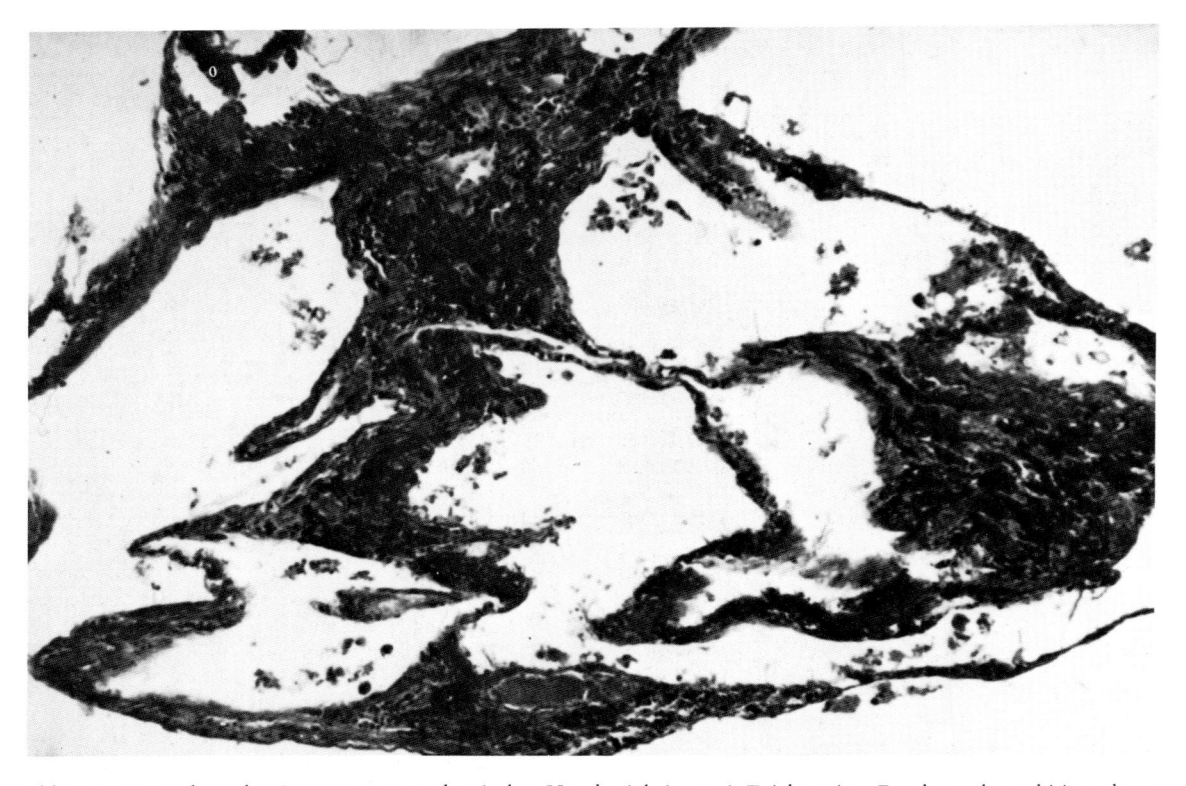

Abb. 10-21: Histologisches Lungenpräparat der siechen Hundertjährigen mit Zeichen einer Emphysembronchitis und ausgesprochener Anthrakose.

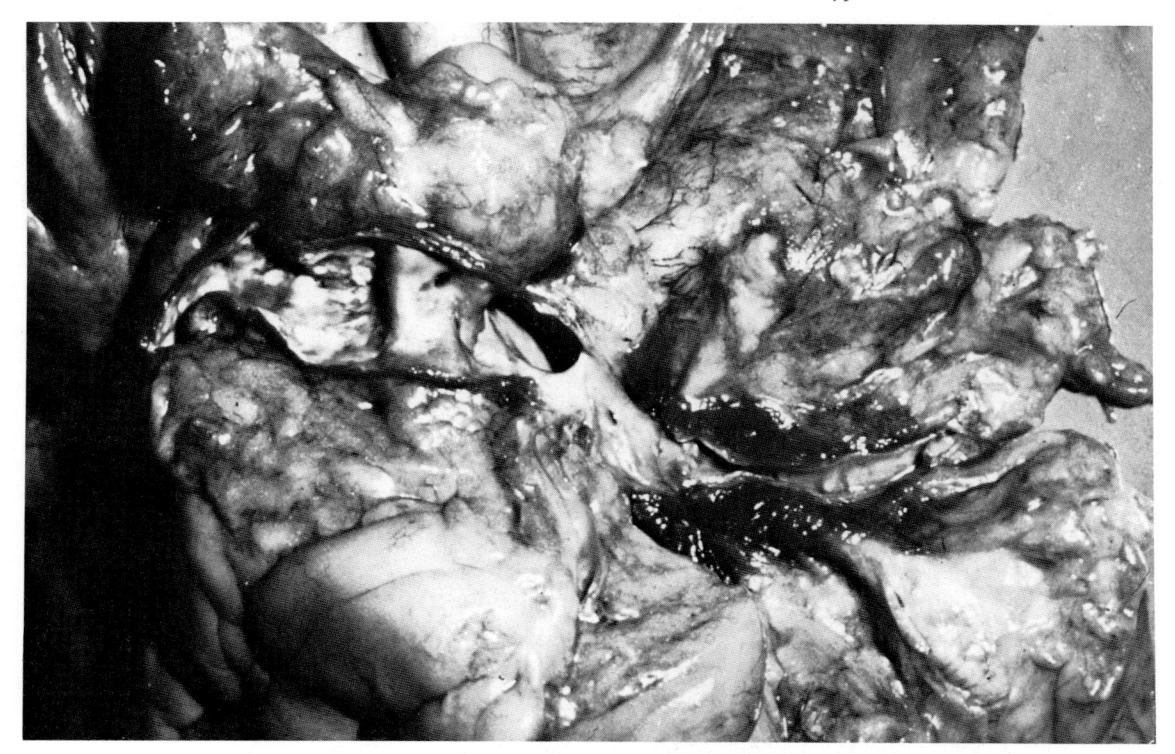

Abb. 10-22: Deutliche dilatative Form der Koronarsklerose bei einem rüstigen 103jährigen.

Herzen derartige Ausmaße annimmt, daß die Gesamtfunktion der lebenserhaltenden Organe nicht mehr gewährleistet ist. Im Sinne Linzbachs scheint nicht die einzelne Krankheit oder isolierte Leiden, sondern ihre *Zunahme* ein wahrer Alterungsvorgang zu sein, zumal die kardiovaskuläre Polypathie und die globale Polypathie eine sehr gute lineare Korrelation im Sinne der Gompertzschen Formel mit dem Lebensalter zeigt (Franke, 1979; Gsell, 1973; Lindner, 1973; Linzbach 1979).

10.5 Therapieprinzipien im höheren Lebensalter unter Berücksichtigung der Polypathie

Trotz der mehr oder weniger ausgeprägten Polypathie hat jeder Betagte noch gewisse allgemeine Leistungsreserven. Nur auf dem Boden einer exakten Erfassung der vorliegenden Multimorbiditäten mit allen Möglichkeiten einer wechselseitigen Beeinflussung der Kombinationsaffektionen können das Ausmaß sowie die Grenzen einer individuellen Besserung in somatischer, sozialer und psychischer Hinsicht beurteilt werden. In der Betreuung von mehrfach erkrankten Betagten läßt sich mit der psychischen und körperlichen Aktivierung viel erreichen, wodurch auch Medikamente eingespart werden können.

Die internistische Therapie der bei einem Betagten vorliegenden Mehrfachaffektionen ist erfahrungsgemäß schwierig; trotz alledem sollte dem geriatrischen Behandlungsplan eine Systematik zu Grunde gelegt werden. Nicht jede Diagnose einer der Mehrfacherkrankungen des Betagten erfordert sofort deren Therapie. Statt einer ratlosen kurativen syn-

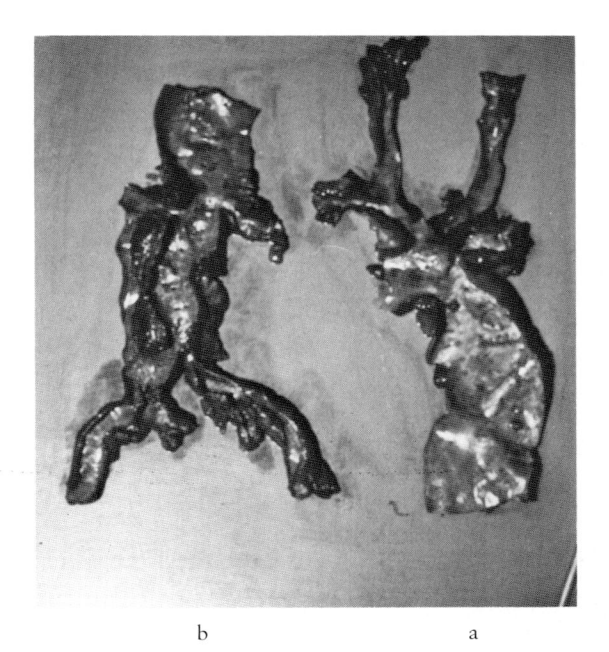

b a

Abb. 10-23: Relativ gering ausgeprägte Atheromatose der Aorta thoracalis (a) im Vergleich mit der ausgeprägten Atheromatose im Bereich der Aorta abdominadis (b) bei einem rüstigen 101jährigen.

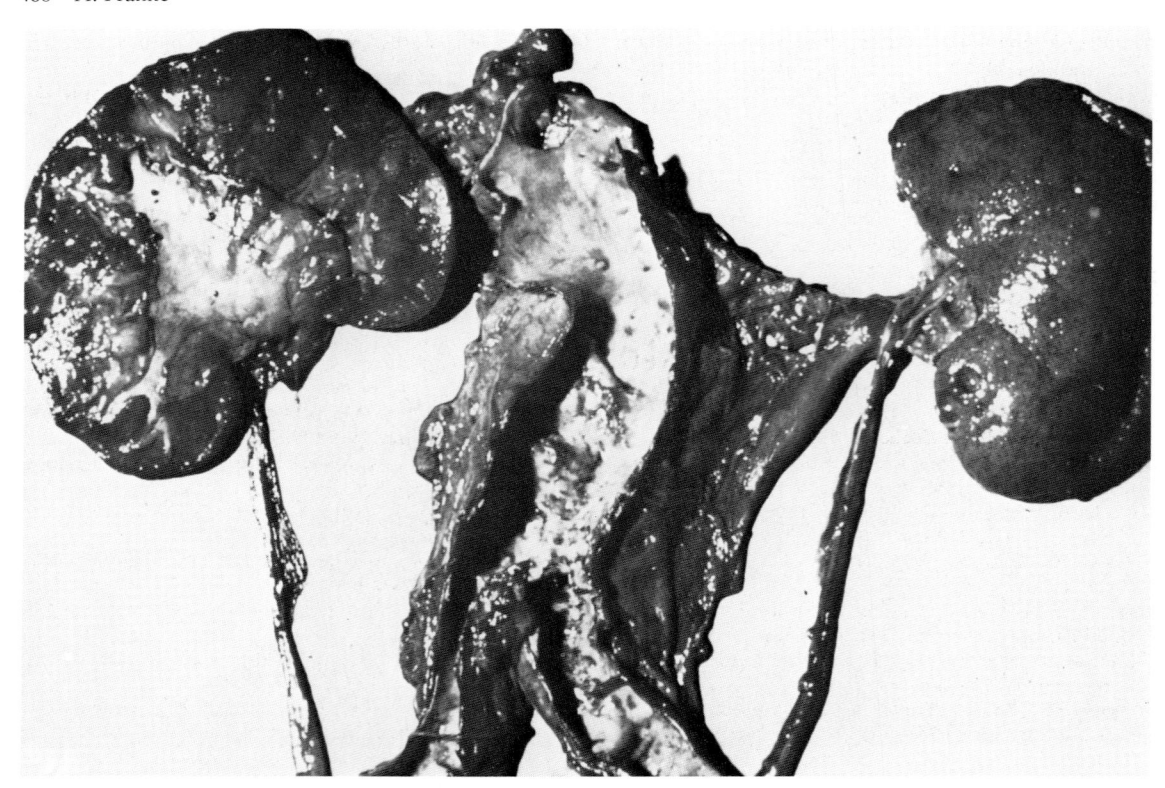

Abb. 10-24: Ausgesprochene Atheromatose der Aorta abdominalis bei einer siechen 100jährigen Frau (B.W.)

chronen Polypragmasie aller Krankheitseinheiten ist eine *gezielte, auf die Schwerpunkte des multiformen Krankheitsgeschehens gerichtete Therapie* anzustreben. Für die Ansprechbarkeit und Reaktionsfähigkeit auf Medikamente bei erkrankten Greisen ist deren biologisches Alter maßgebend. Dabei ist die kunstgerechte Herz- und Kreislaufbehandlung des sog. Altersherzens (ein eigentliches Cor senile im engeren Sinne gibt es nicht) auf der Basis der geschilderten kardialen Polypathie als vordringliche geriatrische Basistherapie anzusehen. Dabei kann eine spezielle Konstellation der Multimorbidität bei betagten Herzkranken zu *unerwarteten Medikamentenreaktionen* führen, die bei jüngeren Patienten unbekannt sind; so bewirkt z. B. das i. v. verabreichte Diuretikum Furosemid (Lasix) bei dekompensierten Herzkrankheiten aller Altersstufen eine rasche Harnausscheidung, die aber bei alten Männern mit einer zusätzlichen Prostatahypertrophie nicht selten eine unangenehme Harnretention mit sog. Überlaufblase hervorrufen kann. Deshalb ziehen wir in solchen Fällen die orale Gabe eines langsam wirkenden Diuretikums, wie z. B. Chlortalidon (Hygroton mite) vor. Bei der Behandlung der Altersmultimorbidität ist mitunter die gleichzeitige Gabe mehrerer Arzneimittel nicht zu umgehen. Der kranke Betagte ist jedoch wegen bereits bestehender Funktionsstörungen, wie verringerter Ausscheidungskraft der Nieren und einer Hypoproteinämie *stärker medikamentengefährdet* als der junge Patient.

So sind nach angelsächsischen Untersuchungen (Exton-Smith und Windsor 1971) bei über 60jährigen in der Langzeittherapie mit fast 16% häufiger unerwünschter Arzneimittelnebenwirkungen zu beobachten als in jüngeren Altersstufen mit nur 6,3%.

Nach der Analyse von 1000 Therapieschäden durch Léry und Léry (1970) liegt das größte Risiko derartiger Komplikationen bei 60- bis 70jährigen; die höchste Rate an therapiebedingten Todesfällen ist hingegen bei den 80- bis 90jährigen feszustellen. Erfahrungsgemäß schlucken Betagte von sich aus unkontrolliert zur Linderung ihrer multiplen Altersgebrechen mehrere, oft 6–8 Medikamente täglich. Man sollte es sich jedoch zur Regel machen, in solchen Fällen *nicht mehr als 3 bis höchstens 4 Medikamente* gleichzeitig einem Senioren zu verordnen. Die Zuverlässigkeit und Mitarbeit der betagten Patienten in der Befolgung ärztlicher Verordnungen im Sinne einer guten Compliance sind ein entscheidender Faktor für den Therapieerfolg bei der Multimorbidität. Bei der Anwendung mehrerer Arzneimittel, speziell bei bestimmten Kombinationen, wie z. B. antirheumatischen Mitteln und Dicumarolpräparaten können Interaktionen, ja sogar Unverträglichkeiten auftreten. Speziell bedeutet die langfristige Corticoidtherapie bei älteren, durch die Multimorbiditäten geschwächten Patienten, stets ein erhebliches Risiko; so werden unter chronisch verabreichter Corticoidmedikation die Alterszuckerkrankheit manifest oder verstärkt, die Involutionsosteoporose ausgeprägter, die latente Altersmyopathie offenbar, die so häufig latenten Harnwegsinfekte und eine stumme Alterslungentuberkulose aktiviert (Kaiser, 1973).

Wahrscheinlich werden in Zukunft die von mir angeschnittenen Probleme der Klinik, Diagnose und Therapie von Altersvielfacherkrankungen noch an

Bedeutung gewinnen, da in den nächsten Jahren nach statistischen Untersuchungen der Anteil der Betagten an der Gesamtbevölkerung noch zunehmen wird.

Mit dankenswerter Unterstützung der Stiftung Volkswagenwerk

Literatur

Aschoff, L.: Zur normalen und pathologischen Anatomie des Greisenalters. Berlin und Wien 1938

Becker, V., G. Brandt, P. Brunner, B. Kaduk, W. Rösch, M. Stolte, P. Thierauf: Todesursache als Summationsphänomen. Therapiewoche 27, 8811–8822 (1977)

Bergener, M.: Multimorbidität und Pathogenität in der Geropsychiatrie unter besonderer Berücksichtigung der senilen Demenz und der cerebralen Gefäßprozesse. In: R. Schubert und A. Störmer (Hrsg.): Schwerpunkte in der Geriatrie 2, 107–113 (1973) E. Banaschwski, München-Gräfelfing 1973

Birkner, H., F. Weist, M. Fischer: Multimorbidiät in der Unfallchirurgie. In: R. Schubert und A. Störmer (Hrsg.): Schwerpunkte in der Geriatrie 2, 66–70 (1973). E. Banaschwski, München-Gräfelfing 1973

Bock, H.E.: Multimorbidität und Multimedikation. In: Festschrift f. H.E. Bock: Der Arzt und seine Zeit; Therapie im Wandel. G. Braun, Karlsruhe 1978, S. 235–251

Braverman, A.M.: Report on the life and death of a woman 101 years of age. Geront. chir. Basel 7, 365 (1965)

Brocklehurst, J.C., T. Hanney, M. Martin: Geriatrie für Studenten. Dr. D. Steinkopff, Darmstadt 1980

Bünte, H.: Multimorbidität in der Chirurgie. In: R. Schubert und A. Störmer (Hrsg.): Schwerpunkte in der Geriatrie 2, 61–65 (1973). E. Banaschewski, München-Gräfelfing 1973

Chebotarev, D.F., N.N. Sachuk: Kliniko-statistische Charakteristik der Morbidität bei Langlebigen in besonderem Bezug auf das Geschlecht. European clinical section of the international Ass. of Gerontology, IV. Congress, San Remo (Italy), Sept. 1965

Curtius, F.: Individuum und Krankheit. Springer, Berlin–Göttingen–Heidelberg 1959

Curtis, F.: Von medizinischem Denken und Meinen. Enke, Stuttgart 1968

Delore, P., A. Marin, R. Lambert: Sur la fin d'une centenaire non cliniquement malade. Presst méd. 65, 557 (1957)

Exton-Smith, A.N., A.C.M. Windsor: Principles of drug-treatment in the aged. In: J. Rossmann (ed.): Clinical geriatrics, Lippincott, Philadelphia–Toronto 1971, S. 369

Franke, H.: Über das Lebensende von hundertjährigen und älteren Personen. act. geront. 4, 619–687 (1974)

Franke, H.: Polypathie und Multimorbidität bei Langlebigen und Hundertjährigen. Ärztliche Praxis 24, 1373–1376 (1977)

Franke, H.: Kriterien der Langlebigkeit mit entsprechenden klinischen Beobachtungen bei 356 Überhundertjährigen der BRD. Internist 19, 399–404 (1978b)

Franke, H.: Mehrfachkrankheiten. Tägliche Praxis 19, 1–14 (1978a)

Franke, H.: Theorien der Langlebigkeit. akta geront. 9, 167–177 (1979)

Franke, H., unter Mitarbeit von W. Chowanetz und A. Schramm: Geriatrie. Springer, Berlin–Heidelberg–New York 1979

Frankhausen, E.: Zur pathologischen Anatomie der Dementia senilis. Mschr. Psychiatr. Neurol. 25, 122 (1908)

Frolkis, W.: Mechanismus des Alterns. Therapie der Gegenwart 110, 244 (1971)

Geiser, B., B. Steinmann: Zschr. Gerontol. 2, 69 (1969)

Gsell, O., P. Merian: Krankheiten der Übersiebzigjährigen. Hans Huber, Bern 1964

Gsell, O.: Multimorbidität als Grundprinzip der klinischen Gerontologie und der praktischen Folgen. In: R. Schubert und A. Störmer (Hrsg.): Schwerpunkte in der Geriatrie 2, 10–12 (1973). E. Banaschewski, München-Gräfelfing 1973

Haranghy, L., E. Beregi, B. Laszlo: Gerontological studies on hungarian centenarians. Budapest 1965

Haranghy, L., E. Füredi: Post mortem examination of five persons over 100 years of age. Acta Morphologica Acad. Soc. Hung. 18, 91 (1970)

Hodgkin, K.: Towards earlier diagnosis. Livingstone, Edinburgh–London 1966

Hodkinson, M.: Geriatrie im Abriß. Hippokrates, Stuttgart 1980

Höpker, W.-W.: Informatik in der Pathologie. Boehringer GmbH, Mannheim 1970

Horder, J., E. Horder: Illness in general. Practioner 173, 177 (1954)

Houcke, E., J.E. Merlen: Bilan histologique viscéral d'une centenaire. Gaz. méd. Fr. 60, 19 (1953)

Howell, F.H.: Multiple pathology in nonagenarians. Geriatrics 18, 899 (1963)

Howell, F.H.: Causes of diagnostic errors in octogenarians. J. Americ. Geriatrics Soc. Baltimore 14, 41 (1966)

Howell, F.H.: Multiple pathology in a septuagenarian. J. of Am. Ger. Soc., Baltimore 16, 760 (1968)

Kaiser, H.: Multimorbidität durch Kortisontherapie. In: R. Schubert und A. Störmer (Hrsg.): Schwerpunkte in der Geriatrie 2, 89–93 (1973). E. Banaschewski, München-Gräfelfing 1973

Keck, E.: Sektionsbefunde von 60 über neunzigjährigen. Zschr. f. Altersforschung 9, 145–155 (1956)

Koller, S.: Mathematisch-Statistische Grundlagen der Diagnostik. Klin. Wschr. 45, 1965 (1967)

Krebs, A., H. Franke, H.-J. Pusch: M-Mode-Echokardiographie in der Geriatrie. Vortrag auf dem IX. Europäischen Kongreß für klinische Gerontologie, 10.–14. September 1980 in Grenoble

Lehr, U., H. Thomae, R. Schmitz-Scherzer: Psychologischer Befund, subjektiver Gesundheitszustand, internistischer Befund. In: R. Schubert, A. Störmer (Hrsg.): Schwerpunkte in der Geriatrie 2, 94–102 (1973). E. Banaschewski, München-Gräfelfing 1973

Léry, N., L. Léry: Accidents therapeutiques. Masson u. Cie., Paris 1970

Lindner, O.: Klinische Multimorbidität, Datenerfassung und Methodik. In: R.Schubert, A. Störmer (Hrsg.): Schwerpunkte in der Geriatrie 2, 46–50 (1973). E. Banaschewski, München-Gräfelfing 1973

Linzbach, A.J., E. Akuamoa-Boateng: Die Alternsveränderungen des menschlichen Herzens. I. Das Herzgewicht im Alter und II. Die Polypathie des Herzens im Alter Klin. Wschr. 51, 156–163, 164–175 (1973)

Linzbach, A.J., E. Akuamoa-Boateng: Das Herz im Alter. Mat. Med. Nordm. 31, 140–154 (1979)

Martin, E., J.-P. Junod: Ein kurzes Lehrbuch der Geriatrie. Huber, Bern–Stuttgart–Wien 1975

Mikat, B.: Geriatrische Wünsche an die Morbiditäts- und Mortalitätsstatistik. Z. Gerontol. 1, 339–341 (1968)

Müller, H.-A.: Zur allgemeinen Pathologie der Mehrfacherkrankungen. Therapiewoche 27, 8677–8682 (1977)

Noltenius, H., H. Giersch, A. Haake: Pathologisch-anatomische Untersuchungen zur Pathologie im Alter. Med. Klin. 71, 2170–2176 (1976a)

Noltenius, H., A. Haake, H. Giersch, M. Buchholz, H.J. Raydt: Pathologisch-anatomische Diagnosen bei 70- bis 102-jährigen Verstrobenen. Med. Klin. 71, 2163–2169 (1976b)

Platt, D.: Biologie des Alterns. Quelle und Meyer, Heidelberg 1976

Pomerance, A.: Die Pathologie des Myokards im Alter. Sandorama, Juni 1975

Pomerance, A.: Pathology of the myocardium and vales. In: F.I. Caird, L.C. Dall, R.D. Kennedy (edts.): Cardiology in old age. Plenum Press, New York–London 1976, S. 11–55

Renovanz, K.D., O. Lindner: Multimorbidität beim Asthma bronchiale. In: R. Schubert und A. Störmer (Hrsg.): Schwerpunkte in der Geriatrie 2, 58–60 (1973). E. Banaschewski, München-Gräfelfing 1973

Rössle, R.: Wachstum und Altern. München 1923

Rössle, R.: Über das Zusammentreffen und die gegenseitige Beeinflussung von Krankheiten. Dtsch. med. Wschr. 163–166 (1932)

Schmidt, J.: Multimorbidität in der Erwerbsbevölkerung (Ergebnisse von Röntengenreihenuntersuchungen). In: R. Schubert und A. Störmer (Hrsg.): Schwerpunkte in der Geriatrie 2, 34–38 (1973). E. Banaschewski, München-Gräfelfing 1973

Schnackenberg von Freyberg, M.: Todesursachen und Grundleiden bei 200 über 90-jährigen. Z. Gerontol. 2, 11 und 79 (1969)

Schubert, R.: Klinische Bedeutung der Multimorbidität in der Geriatrie. In: R. Schubert und A. Störmer (Hrsg.): Schwerpunkte in der Geriatrie 2, 7–9 (1973). E. Banaschewski, München-Gräfelfing 1973

Schulte, W.: Multimorbidität in der Psychiatrie unter besonderer Berücksichtigung der Psychosen. In: R. Schubert und A. Störmer (Hrsg.): Schwerpunkte in der Geriatrie 2, 102–106 (1973). E. Banaschewski, München-Gräfelfing

Selberg, W.: Morphologische Grundlagen der Multimorbidität im hohen Alter. In: R. Schubert und A. Störmer (Hrsg.): Schwerpunkte in der Geriatrie 2, 22–26 (1973). E. Banaschewski, München-Gräfelfing 1973

Shock, N.W.: The physiology of aging. In: J.D. Powers (ed.): Surgery of the aged and debilitated patient. Saunders, Philadelphia 1968

Steinmann, B.: Über Hundertjährige. Geront. clin. 8, 23 (1966)

Steinmann, B.: Multimorbidität der Infektionen im Alter. In: R. Schubert und A. Störmer (Hrsg.): Schwerpunkte in der Geriatrie 2, 27–30 (1973). E. Banaschewski, München-Gräfelfing 1973

Störmer, A.: Das medikamentöse Ordnungsprinzip in der geriatrischen Praxis. In: R. Schubert, A. Störmer (Hrsg.): Schwerpunkte in der Geriatrie 2, 85–89 (1973). E. Banaschewski, München-Gräfelfing 1973

Trott, J.W.: Analyse einer allgemeinen ärztlichen Praxis im Vorspessart. Diss., Würzburg 1971

Trüb, C.L.P.: Multimorbidität bei Krebskranken. Ärztl. Praxis 30, 3035–3037 (1978)

Ulmer: Die Altersabhängigkeit der Diagnosen. Diss., Würzburg 1971

Vischer, A.L.: Medizinische Betrachtungen bei einem Hundertjährigen. Schweiz. med. Wschr. 75, 747 (1945)

Vischer, A.L.: Besonderheiten bei Hundertjährigen. In: O. Gsell (Hrsg.): Krankheiten der über 70-jährigen. Hans Huber, Bern-Stuttgart 1964

Vischer, A.L., F.C. Roulet: Beobachtungen an zwei Hundertjährigen. Virch. Arch. path. Anat. 321, 652 (1952)

Vogt, C., O. Vogt: Morphologische Gestaltungen unter normalen und pathogenen Bedingungen. J. Physiol. und Neurol. 40, (1942)

Wagner, H.: Multimorbidität in der geriatrischen Orthopädie. In: R. Schubert und A. Störmer (Hrsg.): Schwerpunkte in der Geriatrie 2, 71–76 (1973). E. Banaschewski, München-Gräfelfing 1973

Zilli, A.: Vorbeugung, langdauernde Behandlung und Multiborbidität. In: R. Schubert, A. Störmer (Hrsg.): Schwerpunkte in der Geriatrie 2, 77–80 (1973)

11 Pharmakotherapie im Alter

D. Platt

11.1 Einführung

Physiologische Altersveränderungen laufen im Organismus nicht einheitlich, sondern in den verschiedenen Organen unterschiedlich schnell ab. Die als typisch «alternsbedingt» nachweisbaren Veränderungen sind praktisch immer durch Krankheiten überlagert. Die Polypathie im höheren Lebensalter birgt die Gefahr der Polypragmasie in der Pharmakotherapie. Physiologische und pathologische Altersveränderungen können auf den verschiedensten Stufen die Pharmakotherapie beeinflussen (Tab. 11-1).

11.2 Pharmakokinetik

Die Verabreichung von Pharmaka erfolgt auf verschiedenen Wegen: Oral, intramuskulär, intravenös, subkutan. Die Mehrzahl der Pharmaka wird im höheren Lebensalter oral eingenommen. Somit können im Verlauf der Absorption alternsbedingte Veränderungen des Magen-Darm-Traktes die Therapie beeinflussen.

11.2.1 Absorption

Mit zunehmendem Alter nimmt sowohl die basale als auch die maximale histamininduzierte Säurefreisetzung ab (Baron, 1963). Neben der pH-Änderung kann die mit zunehmendem Alter vermehrt nachweisbar atrophische Gastritis die Löslichkeit bestimmter Pharmaka beeinflussen. So zeigten die Untersuchungen von Andreas et al. (1967), daß die schweren Formen atrophischer Gastritis mit einem Verlust der Haupt- und Nebenzellen sowie mit einer verminderten Sekretion von Salzsäure und Intrinsinc-Faktor verbunden war. Neben den Säureverhältnissen des Magens spielt die Motilität für die Pharmakaabsorption eine wichtige Rolle. Eine schnelle Magenentleerung bewirkt z.B. eine gesteigerte und schnellere Pharmakaabsorption im oberen Dünndarm. Beispiele hierfür sind Warfarin (Kekk et al., 1971), Aspirin (Siurala et al., 1969) und Barbiturate (Kojuna et al., 1971). Umbauvorgänge der Magenwand oder Pharmaka, die die Magenenetleerung verzögern, können wesentlich mit zu einem negativen therapeutischen Effekt einer Pharmakotherapie beitragen. Eine häufige Erkrankung im höheren Lebensalter ist der Morbus Parkinson. Bei dieser Erkrankung nimmt die Konzentration von Dopamin im Corpus striatum und Nucleus caudatus ab. Therapeutisch wird die Vorstufe, L-DOPA eingesetzt. Die Untersuchungen von Riviera-Calimlin et al. (1970) zeigten eine schnelle Metabolisierung von L-DOPA im Magen, wobei Patienten mit einer längeren Verweildauer im Magen niedrigere Serumspiegel von L-DOPA aufwiesen. Bianchine et al. (1971) berichteten über die Therapie eines Parkinson-Patienten, bei dem die Magenentleerung um etwa das Dreifache verlängert war. Dieser Patient, bei dem keine Absorptionsstörung im Duodenum bestand, zeigte L-DOPA-Blutspiegel, die etwa ein Drittel der von vergleichbaren Patienten betrugen. Der Patient war gegenüber der L-DOPA-Therapie auf Grund der verzögerten Magenentleerung Therapie-refraktär. Dieses Beispiel zeigt, wie durch Beeinflussung von Pharmakawirkungen fernab vom Zielorgan die Therapie völlig versagen kann.

Alternsbedingte Veränderungen des Dünndarms sind offensichtlich nicht sehr ausgeprägt. Cornes (1965) fand mit zunehmendem Alter eine Abnahme der Peyerschen Plaques im Dünndarm sowie eine Abnahme von Follikeln in einzelnen Plaques. Nach Frey und Mitarbeitern (1965) sowie Lesher und Mitarbeitern [1961] steigt die Halbwertszeit für die Mukosazellen des Dünndarms mit dem Alter an. Im Vergleich zum Magen wird die Absorption von Pharmaka im Dünndarm durch mehrere Faktoren beeinflußt, wie Motilität und Durchblutung des Dünndarms, Intensität der Verdauungsprozesse, Bakterienbesiedlung, Funktion und Zahl an der Pharmakaabsorption beteiligter Zellen sowie durch die Geschwindigkeit der Magenentleerung. Der Übertritt eines Pharmakons vom Darm in das Blut kann passiv oder aktiv erfolgen, wobei die passive Absorption bei der oralen Pharmakotherapie die größere Rolle spielt. Der aktive Transport eines Pharmakons erfolgt über ein in der Membran lokalisiertes Carrier-System. Angaben über eine mögliche alternsbedingte Pharmaka-Absorptionsänderung beziehen sich auf Untersuchungen über den Transport von Xylose (Guth, 1968), Eisen (Dietze et al., 1971), Glucose und Galactose (Bender, 1968; Holloway, 1974; Lamy und Kitler, 1971). Garattini und Mitarbeiter (Garattini et al., 1973) und Klotz und Mitarbeiter (Klotz et al., 1975) untersuchten den Einfluß des Alters auf die Blutspiegel von Diazepam. Die Untersuchungen zeigten nach oraler Gabe einen geringeren Anstieg und eine längere Halbwertszeit des Pharmakons bei älteren Probanden.

Die Durchblutung des Dünndarms nimmt schon allein auf Grund des herabgesetzten Schlagvolumens des Herzens mit zunehmendem Alter ab. Darüber hinaus zeigt sich eine Abnahme des Blutflusses im Splanchnikusgebiet mit zunehmendem Alter (Bender, 1965). Beide alternsbedingten Veränderungen beeinflussen die Pharmakaabsorption.

11.2.2 Verteilung

Nach dem Übertritt der Pharmaka in das Kreislaufsystem werden die Pharmaka an zirkulierende Plasmaproteine gebunden. Der gebundene Anteil steht in einer Gleichgewichtsreaktion mit dem freien Pharmakaanteil, der für die Wirkung am Rezeptor verantwortlich ist. Die Pharmaka werden an Plasmaalbumine gebunden, deren Synthese mit zunehmendem Alter abnimmt (Platt, 1977). Neben dem Albumin spielen andere Plasmaeiweißkörper sowie Erythrozyten als Transportsysteme eine Rolle.

11.2.2.1 Plasmaproteine

Die Bindung von Pharmaka ist sehr unterschiedlich. So gibt es Proteinbindungen bis zu 98% (z.B. Phenylbutazon), während andere Pharmaka, wie Barbiturate, nur leicht an Plasmaeiweißkörper gebunden werden. Die Abnahme der Albuminkonzentration erklärt, daß für einige Pharmaka die Eiweißbindung im Alter herabgesetzt ist. Auf Grund der alternsbedingten Veränderungen von Histonen im Bereich der DNA, der Skleroproteide Kollagen und Elastin ist es denkbar, daß Strukturänderungen von Transportproteinen die Eiweißbindung von Pharmaka beeinflussen können. Bisherige Untersuchungen (Bender et al., 1975; Hayes et al., 1975 a, 1975 b; Wallace et al., 1976) unterstützen diese Vorstellung jedoch nicht. So konnten Bender und Mitarbeiter (1975) für die von ihnen untersuchten Pharmaka Phenytoin, Penicillin G und Phenoabarbitursäure keine alternsabhängige Änderung der Plasmaeiweißbindung nachweisen, obwohl die Plasma-Albuminkonzentrationen bei unter 50jährigen Probanden (4,0 g/100 ml) signifikant über denen der älteren Probanden (3,4 g/100 ml) lagen. Hayes und Mitarbeiter (1975 a, 1975 b) bestätigten diese Befunde durch ihre Untersuchungen mit Warfarin, das ebenfalls hinsichtlich der Eiweißbindung mit zunehmendem Alter keine Änderung aufwies. Die vergleichbaren Studien von Wallace und Mitarbeiter (1976), in denen die Eiweißbindung von Phenylbutazon, Sulfadiazin und Salicylat untersucht wurden, ergaben mit höherem Alter lediglich für Phenylbutazon eine signifikant verminderte Eiweißbindung. Im Vergleich zu Phenylbutazon zeigten jedoch Salicylsäure und Sulfadiazin keine so deutliche Abhängigkeit in der Bindung an Albumin wie Phenylbutazon. Möglicherweise lassen sich die unterschiedlichen Ergebnisse in der Eiweißbindung durch die Affinität an Albumin erklären. Klotz und Mitarbeiter (1975) fanden keine Unterschiede hinsichtlich der Bindung von Diazepam sowie des Metaboliten Desmethyl-Diazepam an Proteine mit zunehmendem Alter. Angaben über Albuminkonzentrationsbestimmungen fehlten jedoch in dieser Studie. Parallel mit einer Abnahme der Plasma-Albuminkonzentration im Alter zeigten Warfarin (Hayes et al., 1975 a) und Carbenoxolon (Hayes und Langman, 1974) eine herabgesetzte Bindung an Eiweißkörper mit zunehmendem Alter. Mather und Mitarbeiter (1975) untersuchten die Bindung von Meperidin an Proteine. Sie fanden eine alternsabhängige Abnahme.

Die Zunahme gleichzeitig auftretender Erkrankungen hat häufig zur Folge, daß eine Vielzahl von Medikamenten verordnet wird, um die einzelnen Erkrankungen gleichzeitig pharmakologisch zu behandeln. Durch die Einnahme mehrerer Medikamente besteht die Gefahr frühzeitiger und gehäuft auftretender Nebenwirkungen sowie von Interaktionen der eingenommenen Pharmaka. Die gleichzeitige Abnahme des Transportproteins Albumin hat zur Folge, daß vor allem diejenigen Medikamente, die eine hohe Eiweißbindung zeigen, um das Transportprotein konkurrieren, wodurch im höheren Alter die Gefahr besteht, daß der freie Anteil bestimmter Pharmaka erhöht ist. Hierfür sprechen die Untersuchungen von Lindup (1975) und Wallace und Mitarbeiter (1976), die zeigen konnten, daß in Gegenwart zusätzlicher Pharmaka die Bindung von Salicylat, Phenylbutazon und Sulfadiazin an Plasmaproteine signifikant abnahm. Inwieweit Strukturänderungen des Albuminmoleküls im Alter mit zu einer veränderten Eiweißbindung beitragen, kann bisher nicht sicher gesagt werden.

11.2.2.2 Erythrozyten

Der Pharmakatransport erfolgt nicht nur an Plasmaproteinen sondern auch an Erythrozyten. Bisher liegen nur wenige Untersuchungen über den Einfluß des Alters auf die Bindung von Pharmaka an Erythrozyten vor (Chan et al., 1975; Nation et al., 1976; Platt und Rieck, unveröffentliche Ergebnisse). So zeigen die Ergebnisse der Untersuchungen mit Pethidin, Chlormethiazol und Piracetam, daß die Bindung an Erythrozyten mit zunehmendem Alter der Spender abnimmt oder konstant bleibt. Keine altersabhängigen Unterschiede zwischen gebundenem und freiem Anteil hinsichtlich der Bindung an Erythrozyten ergaben die Untersuchungen von Ehrenbo und Mitarbeiter (1974) mit Pentazocin sowie von Klotz und Mitarbeiter (1975) mit Diazepam.

11.2.2.3 Gewebezusammensetzung

Neben der Bindung von Pharmaka an Protein spielen alternsabedingte Veränderungen der Transitstrecke zum Erfolgsorgan eine zusätzliche Rolle für die Pharmakawirkung an der Zelle. So kommt es – in den einzelnen Organen unterschiedlich stark ausgeprägt – zu Konzentrationsänderungen der Proteoglykane, der Skleroproteide Kollagen und Elastin sowie des Wasser- und Elektrolythaushalts. Qualitative und quantitative Änderungen der Chondroitinsulfat-, Heparinsulfat- und Keratansulfat-Proteine führen zu Konzentrationsänderungen des intermolekularen Wassers. Diese Veränderungen sind besonders in den Organen ausgeprägt, die reich an Proteoglykanen sind, wie Knorpelgewebe, Gefäßwand und Zwischenwirbelscheiben. Für den Pharmakatransport von Bedeutung ist jedoch auch die Transitstrecke zwischen Gefäßwand und Rezeptor an der Zelle des Zielorgans. Mehr als die Hälfte des menschlichen Körpergewichts besteht aus Wasser, wobei Organe und Gewebe einen unterschiedlich großen Wassergehalt aufweisen. Da sich sämtliche Stoffwechselvorgänge nur in einem wäßrigen Milieu abspielen können, ist eine exakte Regulation des Wasserhaushaltes dringend erforderlich. So werden der Wasserbedarf des Organismus durch die Wärmeerzeugung des Körpers, die Konzentrationsfähigkeit der Nieren, durch Wasserverlust infolge Transpiration und die Wasserabgabe durch die Funktion der Schleimhäute, der Nieren, des Darms und der Lunge beeinflußt. Die umfangreichen intra- und extrazellulären Veränderungen während des Alterns spiegeln sich auch im Wasserhaushalt wider. Änderungen des Wasserhaushaltes haben verständlicherweise einen Einfluß auf den Transport von Pharmaka zum Organ. Nach Snively und Seeney (1958) betragen die festen Bestandteile des Körpers beim Säugling 23%, beim Erwachsenen 40% und beim Greis 45%. Die extrazelluläre Flüssigkeit nimmt dabei beim Säugling 29%, beim Erwachsenen 15% und beim Greis 12% ein, während die intrazelluläre Flüssigkeit von 48% beim Säugling auf 45% beim Erwachsenen und 43% beim Greis nur leicht abfällt. Im Gegensatz zu den von Sniveley und Seeney (1958) erhobenen Befunde ergaben die Untersuchungen von Schwab und Mitarbeiter (1963) jenseits des 50. Lebensjahres eine Abnahme des gesamten Körperwassers (bezogen auf das Gewicht), wobei die Abnahme auf einer Verminderung der intrazellulären Flüssigkeit beruht. Diese Änderungen haben einen Einfluß auf die Verteilung von Pharmaka bei älteren Menschen. Darüber hinaus spielt die Änderung des Körperfettgehaltes mit zunehmendem Alter eine wichtige Rolle. Fettlösliche Pharmaka können sich besser verteilen als Pharmaka mit geringer Fettlöslichkeit, wie durch die Studien mit Diazepam (Klotz et al., 1975) und Chlordiazepoxid (Shader et al., 1977) gezeigt werden konnte. Im Gegensatz dazu weist Propicillin eine alternsabhängige Abnahme in dem Verteilungsvolumen auf (Simon et al., 1972).

Am Zielorgan angelangt, kann das Pharmakon durch qualitative und quantitative Änderungen der Rezeptoren in seiner Wirkung beeinflußt werden. Die Untersuchungen auf diesem Gebiet sind sehr spärlich (Conway et al., 1971; London et al., 1970; Schocken und Roth, 1977). Die Untersuchungen von Vestal und Mitarbeiter (1979) sprechen dafür, daß die Empfindlichkeit der β-Adrenorezeptoren für Isoproterenol und Propranolol mit zunehmendem Alter abnehmen.

11.2.3 Stoffwechsel

Im Zentrum des Pharmaka-Stoffwechsels steht die Leber. Im höheren Alter nimmt das Lebergewicht ab, es zeigen sich vermehrt Einlagerungen des sog. Alterspigmentes «Lipofuszin» (Platt, 1977). Es kommt zu einer Vermehrung der Skleroproteide sowie zu einer Zunahme von Zellüntergängen. Im höheren Alter findet man vermehrt polyploide Zellpopulationen, Chromsomenaberrationen sowie Veränderungen an Mitochondrien (Platt, 1976).

Voraussetzung für die Ausscheidung von Pharmaka durch die Nieren ist ihre Wasserlöslichkeit. Nur wenige Pharmaka besitzen geeignete Gruppen, die eine Konjugation mit Schwefelsäure und Glucuronsäure möglich machen. Die Mehrzahl der Pharmaka muß zunächst hydroxyliert werden. Das enzymatische System des endoplasmatischen Retikulums aktiviert molekularen Sauerstoff zur Oxidation fettlöslicher Verbindungen. Dieser Vorgang findet an dem Cytochrom P_{450}, das sich im endoplasmatischen Retikulum befindet, statt. Die Enzyme, die die Wasserlöslichkeit der Pharmaka bewirken, sind den Lipidanteilen der Membranen angelagert. So wird die Oxidation aliphatischer und aromatischer Gruppen (Barbiturate, Phenothiazine, Phenytoin, Antihistaminika, Antipyrin, Digitoxin) durch Cytochrom P_{450} katalysiert. Die Hydrolyse von Estern und Azidamiden (Lidocain, Procain, Atropin) erfolgt durch Esterasen, während die Bindung an Glucuronsäure durch Transferasen katalysiert wird. Altersveränderungen im Bereich der Mikrosomen, die die Aktivitäten der mikrosomalen Enzyme beeinflussen, können daher einen signifikanten Einfluß auf den steady-state der Pharmakaspiegel im Plasma nehmen. Die Mehrzahl biochemischer Untersuchungen über Alternsveränderungen von Mikrosomen wurden an Tieren durchgeführt. Dabei ergab sich mit zunehmendem Alter eine Abnahme des Phospholipidgehalts. Dies ist insofern von wesentlicher Bedeutung, als für die Mehrzahl von Membransystemen Phospholipide funktionell unter den verschiedenen Lipidkomponenten die wichtigste Rolle spielen. Aktivitätsmessungen mikrosomaler Enzyme an menschlichem Lebergewebe wurden von Kratz (1978) durchgeführt. Aus diesen Untersuchungen geht hervor, daß bei Lebergesunden zwischen 20 und 70 Jahren die Aktivitäten der Cumarin-7-Hydroxylase und der 7-Äthoxycumarin-Hydroxylase keine Änderungen aufweisen. Untersuchungen von Irvine und Mitarbeiter (1974) zeigten, daß der Stoffwechsel von Amylobarbitursäure bei älteren Menschen um etwa 50% gegenüber einer jüngeren Vergleichsgruppe reduziert ist. Dieses Ergebnis bestätigt klinische Erfahrungen, aus denen hervorgeht, daß ältere Menschen besonders gegenüber Barbituraten empfindlich sind und häufig mit Verwirrungen oder Depressionen reagieren.

Die Mehrzahl der Ergebnisse, aus denen geschlossen wird, daß der Pharmakastoffwechsel in der Leber im höheren Alter gestört ist, resultiert aus indirekten Methoden. Durch Bestimmung der Plasma-Halbwertszeiten oder der Clearance von Pharmaka konnten alternsabhängige Unterschiede festgestellt werden. So ist die Halbwertszeit von Aminopryin bei über 75jährigen etwa doppelt so groß wie bei einer Vergleichsgruppe von unter 30jährigen (Jick et al., 1968). Untersuchungen von O'Malley und Mitarbeitern (1971) über die alternsabhängigen Änderungen der Halbwertszeiten von Antipyrin und Phenylbutazon zeigten für Antipyrin einen Anstieg der Plasmahalbwertszeit um 45%, während für Phenylbutazon eine Abnahme um 29% gemessen wurde. Klotz und Mitarbeiter (1975) fanden, daß die Halbwertszeit von Diazepam bei älteren Leuten 90 Stunden im Vergleich zu 20 Stunden bei einer jüngeren Kontrollgruppe betrug. Von den Pharmaka, die in der Leber konjugiert werden, sollen die Untersuchungen mit Paracetamol und Sulfamethizol (Triggs et al., 1975) und Indometacin (Traeger et al., 1973) angeführt werden. Die Plasmahalbwertszeit von Paracetamol war bei älteren Probanden signifikant verlängert. Einige Probanden höheren Alters zeigten bei der renalen Ausscheidung geringere Konzentrationen konjugierter Substrate, ein Befund, der für eine verminderte Konjugierungsfähigkeit der Leber sprechen könnte. Während die mittlere Plasmahalbwertszeit für Indometacin bei jüngeren und älteren Probanden etwas gleich war, zeigten ältere Probanden einen geringeren Anteil des freien Pharmakons, woraus die Autoren auf eine gesteigerte Ausscheidung durch die Galle bei älteren Leuten schlossen. Die Acetylierung von Sulfamethizol ergab zwischen jungen und älteren Probanden keinen signifikanten Unterschied.

Die bereits mehrfach erwähnte Zunahme gleichzeitig auftretender Erkrankungen im höheren Lebensalter, die zu einer Polypragmasie der Pharmakatherapie führen kann, birgt die Gefahr vermehrter Wechselwirkungen und Nebenwirkungen. Ein Pharmakon, das in sehr hohem Maß bei älteren Patienten eingesetzt wird, – Digitalis – kann schon in geringen Konzentrationen zu Nebenwirkungen führen. Begünstigend hierfür sind u. a. niedrige Kaliumspiegel im Blut bzw. in der Herzmuskulatur, die vor allem durch die Anwendung von Diuretika begünstigt werden. Da die Digitaliswirkung am Rezeptor der Herzmuskelzellmembran (K^+-Mg^{++}-ATPase durch die lokale Kaliumkonzentration beeinflußt wird, führt eine Abnahme der Kaliumkonzentrationen zu einer gesteigerten Wirkung. Aber auch im Bereich der Leber selbst kann die gleichzeitige Einnahme mehrerer Medikamente zu einer Beeinflussung des Pharmakastoffwechsels führen. Phenobarbitursäure oder Diphenylhydantoin können die Aktivitäten mikrosomaler Enzyme induzieren und somit den Stoffwechsel für viele Pharmaka, die im Bereich des endoplasmatischen Retikulums metabolisiert werden, wie zum Beispiel Dicoumarole, Phenothiazine etc. beeinflussen. Der therapeutische Effekt von z.B. Tolbutamid kann durch die gleichzeitige Gabe von Chloramphenicol bzw. Phenylbutazon negativ beeinflußt werden, indem es zu hypoglykämischen Reaktionen kommt (Rowland et al., 1974).

Neben den Änderungen der für die Metabolisierung von Pharmaka verantwortlichen Enzymsysteme spielt die Leberdurchblutung eine wichtige Rolle. So kann die Eliminationsrate von Pharmaka, die über die Galle ausgeschieden werden, eher durch die Blutflußrate der Leber als durch das Aktivitätsverhalten pharmametabolisierender Enzyme limitiert werden (Gillette, 1971).

Die Clearance von Pharmaka mit einer niedrigen Intrinsic-Clearance-Rate wird durch Änderungen des Leber-Blutflusses nicht wesentlich beeinflußt (Nies et al., 1976). Alternsabhängige Studien über die Durchblutung der Leber von Sherlock und Mitarbeitern (1950) zeigten eine Verminderung des Blutflusses von etwa 1,5% pro Jahr. Danach beträgt die regionale Durchblutung der Leber bei 65jährigen etwa 40 bis 50% der Durchblutung von 25jährigen. Die angewandte Methode bei diesen Untersuchungen ist jedoch umstritten.

Tab. 11-1: Medikamente, deren Elimination infolge verminderter Metabolisierung (in der Leber) im Alter verlangsamt ist.

Medikament	Auswirkung der alternsabhängigen metabolischen Veränderungen auf die Pharmakokinetik	Klinisch bedeutsame Nebenwirkungen	Literatur
Analgetika und Antiphlogistika			
Aminopyrin	Halbwertzeit von 3,3 auf 8,1 Std. verlängert (!)	Akkumulation mit verstärkten unerwünschten Nebenwirkungen der Antiphlogistika (gastrointestinale Beschwerden, Blutbildveränderungen)	Jori (1972)
Antipyrin	Halbwertzeit von 12 auf 17,4 Std. verlängert	”	Vesell (1981)
Phenylbutazon	Halbwertzeit von 81,2 auf 104,6 Std. verlängert (es wurden aber auch verkürzte Halbwertszeiten beobachtet)	”	O'Malley et al. (1971)
Paracetamol	Halbwertzeit von 1,79 auf 2,27 Std. verlängert	”	Triggs et al. (1975)
Acetaminophen	Verlängerte Halbwertzeit infolge verlangsamter Glucuronidierung	”	Greenblatt (1981)
Barbiturate			
Amylobarbital	Renale Metabolitenausscheidung von 14,2% auf 4,3% vermindert	Gefahr der tox. Wirkung infolge Akkumulation der Ausgangssubstanz	Vesell (1981)
Phenobarbital	Halbwertzeit von 71 Std. auf 107 Std. verlängert	Verwirrtheitszustände und Depressionen infolge toxischer Blutspiegel, Gefahr der Fehldiagnose einer zerebrovaskulären Insuffizienz. Paradoxe Reaktionen	Eadie et al. (1977)

Medikament	Auswirkung der alternsabhängigen metabolischen Veränderungen auf die Pharmakokinetik	Klinisch bedeutsame Nebenwirkungen	Literatur
Psychopharmaka und Sedativa			
Amitriptylin	Erhöhte Plasmaspiegel	Blutdruckabfall, Harnverhaltung, Verwirrtheitszustände, Tachykardien	Nies et al. (1977)
Imipramin	Höhere Plasmaspiegel der Ausgangssubstanz und der Metabolite, verlängerte Halbwertszeit der Metabolite	"	Nies et al. (1977)
Chlordiazepoxid	Verlängerte Halbwertszeit und verringerte Clearance	Benommenheit und Müdigkeit, Doppeltsehen, Inkontinenz, Kopfschmerzen	Roberts et al. (1978)
Diazepam	Halbwertszeit von 20 auf 90 Std. verlängert!	Übermäßige Sedierung, Gefahr der Atemdepression, Verwirrtheitszustände und Somnolenz	Greenblatt et al. (1980)
Lorazepam	Verminderte Clearance (ca. 22%)	"	Greenblatt et al. (1979)
Nitrazepam	Verlängerte Halbwertszeit	"	Iisalo et al. (1977)
Kardiaka			
Propranolol	Plasmaspiegel im Alter um rund das 4fache erhöht! (Verminderter «first-pass-Effekt»)	Gefahr der Bradykardie, lebensbedrohliche kardiale Funktionsstörungen	Castleden et al. (1975)
Chinidin	Verminderte Clearance (um ca. 40%)	"	Vesell (1981) Ochs et al. (1981)
Antiepileptika			
Phenytoin	Serumspiegel um das 2fache erhöht infolge der verringerten Bindung an Plasmaproteine	Wegen geringer therapeutischer Breite erhöhte Gefahr von toxischen Wirkungen. Allergische Hauterscheinungen mit entzündlichen Erscheinungen im Magen-Darm-Trakt, Hyperkinesen, Nausea, Verwirrtheitszustände	Vesell (1981)
Anticoagulans			
Warfarin	Halbwertszeit von 37 auf 44 Std. verlängert	Gastrointestinale Unverträglichkeiten, Hautreaktionen, Alopezie, passagere thrombozytopenische Purpura, Interferenz mit anderen Medikamenten	Hewich et al. (1975)
Testzubstanzen zur Leberfunktionsprüfung			
Bromsulphthalein	Verminderte Speicherkapazität der Leber im Alter		
Indocyaningrün	Verringerte metabolische Clearance im Alter infolge verminderter Leberdurchblutung		Vesell (1981)

11.2.4 Ausscheidung

11.2.4.1 Nieren

Spezifische alternsabhängige Veränderungen der Nieren sind insofern schwer zu beurteilen, da sie – wie bei den meisten anderen Organen – durch krankhafte Veränderungen, die mit zunehmendem Alter vermehrt auftreten, überlagert sind.

Kapides und Zierdt (1967), die mit verschiedenen Methoden die Nierenfunktion gesunder jüngerer und älterer Probanden untersuchten, sehen keine Beziehung zwischen Nierenfunktion und Alter, sondern glauben, daß die bekannte Funktionsminderung im höheren Alter in erster Linie durch die Zunahme von Erkrankungen bedingt ist. Das Nierengewicht nimmt mit zunehmendem Alter signifikant ab. Lichtoptische Untersuchungen haben gezeigt, daß es im höheren

Alter zu einer Abnahme der Zahl der Glomerula und der Nephronen kommt. Gleichzeitig nimmt die Größe der Nephronen ab. Durch den Verlust der Parenchymzellen kommt es einmal zu einer Erweiterung des Interzellularraumes, zum anderen zu einer Vermehrung der interzellulär gelegenen Skleroproteide. Die distalen Tubuluskonvolute lassen mit zunehmendem Alter vermehrt Ausstülpungen erkennen, die nach Darmady und Mitarbeitern (1973) als möglicher Ausgangspunkt für pyelonephritische Veränderungen im höheren Alter angesehen werden können. Für eine Zunahme pyelonephritischer Veränderungen im Alter sprechen auch die Untersuchungen von Brocklehurst (1971). Es ist daher verständlich, daß einmal durch die rein altersbedingten renalen Veränderungen, zum anderen durch die mit zunehmendem Alter vermehrt auftretenden krankhaften Veränderungen die Funktion der Niere im Alter erheblich gestört wird. So findet man eine Abnahme des renalen Blutflusses, der Kreatinin-, Inulin- und PAH-Clearance. Gleichzeitig nimmt die Konzentrationsfähigkeit der Niere ab (Platt, 1976). Die Abnahme der glomerulären Filtrationsrate kann einmal durch einen verminderten renalen Blutfluß, zum anderen durch die herabgesetzte Glomerulazahl und -funktion oder durch beides bedingt sein. Diese Funktionseinschränkung ist für die Pharmakotherapie im höheren Alter von Bedeutung. So werden verständlicherweise die Pharmaka, die vorwiegend renal eliminiert werden, im Blut höhere Konzentrationsspiegel aufweisen und somit möglicherweise früher zu Nebenwirkungen führen. Um diese Nebenwirkungen weitgehend zu vermeiden, scheint es sinnvoll, eine endogene Kreatinin-Clearance durchzuführen, um eine eventuell notwendige Dosierungsänderung bei älteren Patienten vornehmen zu können. In diesem Zusammenhang ist die Studie von Ewy und Mitarbeitern (1970) sowie von Baylis und Mitarbeiter (1972) mit Digoxin zu erwähnen. Hierbei zeigten die Plasmaspiegel von Digoxin bei älteren Patienten signifikant höhere Werte als die einer entsprechenden jüngeren Kontrollgruppe. Während Ewy und Mitarbeiter (1970) eine direkte Beziehung zwischen der Digoxin- und Kreatinin-Clearance fanden, konnten Baylis und Mitarbeiter (1972) eine solche positive Korrelation nicht nachweisen. Pharmaka mit hoher Lipoidlöslichkeit werden durch Hydroxylierungsvorgänge in der Leber in eine wasserlösliche Form gebracht, um eine Ausscheidung durch die Niere zu ermöglichen. Somit können altersbedingte Veränderungen in der Leber, die zu einer veränderten Hydroxylierung von Pharmaka führen, bereits limitierend für die renale Ausscheidung sein. Ausschlaggebend für die Clearance der Pharmaka-Metaboliten ist die Funktion der Glomerula, da diese Substanzen meist nicht mehr im Tubulussystem reabsorbiert werden. Andererseits gibt es Verbindungen, wie Penicillin, die durch spezifische Transportsysteme durch das Tubulussystem ausgeschieden werden. Abnahme und pathologische Veränderungen der Tubuluszellen können daher ebenfalls einen Einfluß auf den Spiegel bestimmter Pharmaka nehmen. Mehrere Studien, bei denen höhere Pharmaka-Plasmaspiegel bei älteren Probanden ge- messen und einer verminderten renalen Elimination zugeordnet wurden, halten einer kritischen Stellungnahme nicht stand. So wurde entweder die Urin recovery nicht bestimmt oder aber nicht ausgeschlossen, ob die Konzentrationserhöhungen im Plasma auf Störungen der Verteilung zurückzuführen sind.

11.2.4.2 Leber

Eine weit geringere Bedeutung als die Elimination von Pharmaka durch die Niere besitzt die Ausscheidung über die Gallenflüssigkeit. Für den Kliniker von Interesse sind 2 Funktionsproben, aus denen eventuelle Hinweise auf die Elimination von Pharmaka gezogen werden können: Die Bromsulphthaleinprobe (BSP) sowie der Indocyaningrün-Test (ICG-Test). Untersuchungen von Thompson (1977) mit BSP bei Probanden unterschiedlichen Alters ergaben eine verminderte Speicherkapazität für Bromsulphthalein. Zu ähnlichen Ergebnissen kommt Kitani (1977), der die Funktion der Leber nach Gabe von ICG untersuchte. In beiden Studien fanden sich bei älteren Probanden signifikant höhere Plasmaspiegel von BSP bzw. ICG. Die herabgesetzte Speicherkapazität für die untersuchten Substanzen erlaubt jedoch keinen Rückschluß auf die allgemeine Funktion der Leber. So konnten Calloway und Merrill (1965) sowie Koff und Mitarbeiter (1973) zeigen, daß die Leberfunktion im Hinblick auf die Pharmaka-Clearance keine altersabhängige Änderung aufweist. Zu ähnlichen Ergebnissen kamen De Leeuw-Israel und Mitarbeiter (1969). Traeger und Mitarbeiter (1973) schließen aus ihren Untersuchungen, daß die Bindung von Indometacin an Glucuronid mit zunehmendem Alter nicht gestört ist und daß die biliäre Ausscheidung des Pharmakons im Alter zunimmt.

11.2.5 Nebenwirkungen

Die Vielzahl der eingenommenen Medikamente im höheren Lebensalter bietet eine gute Voraussetzung für das Auftreten von frühzeitigen Nebenwirkungen. Diese Nebenwirkungen können sowohl pharmakologischer als auch allergischer Natur sein. Die allergischen Nebenreaktionen treten entweder als Folge einer Sensibilisierung durch eine vorausgegangene Behandlung mit dem gleichen Pharmakon auf oder aber sind genetisch bedingt. Nach Caranasos und Mitarbeiter (1974) ist die überwiegende Mehrheit der Nebenwirkungen von Pharmaka auf pharmakologische Reaktionen zurückzuführen. Die Nebenwirkungen nehmen, wie verschiedene Studien gezeigt haben, im höheren Alter zu. So konnte Hurwitz (1969) zeigen, daß bei über 60jährigen die Zahl der Nebenreaktionen 2,5mal höher liegt als bei einer Vergleichsgruppe jüngerer Probanden, wobei die Frauen häufiger Nebenreaktionen aufweisen als die Männer. Nach Pemberton (1954) steigen die Nebenreaktionen während einer Behandlung mit Phenylbutazon im höheren Alter um etwa 30 % pro Lebensdekade, während die Toleranz gegenüber Gold im höheren Alter deutlich abnimmt (De Bosset und

Bitter, 1973). Je höher die Zahl gleichzeitig eingenommener Pharmaka ist, umso stärker treten Nebenreaktionen auf. So konnte Hurwitz (1969) zeigen, daß bei der Einnahme von 1 bis 5 Pharmaka in etwa 3,4 % der Fälle Nebenreaktionen auftreten, während bei Patienten, die 6 oder mehr Pharmaka gleichzeitig einnehmen, die Prozentzahl der Nebenwirkungen auf etwa 25 % ansteigt. Möglicherweise spielt hierbei die übermäßige Beanspruchung des Pharmakastoffwechsels in der Leber durch die verschiedenen Pharmaka eine Rolle.

11.2.5.1 Glykoside

Ein hoher Prozentsatz älterer Patienten nimmt auf Grund einer bestehenden Herzinsuffizienz Glykoside ein. Die Verminderung des Kaliumspiegels im Blut sowie in der Muskelzelle mit zunehmendem Alter führt zu früheren Nebenwirkungen. Um diese Nebenwirkungen zu vermeiden oder möglichst weit hinauszuschieben, ist eine langsame Sättigung mit Glykosiden notwendig, wobei darüber hinaus darauf geachtet werden muß, daß der Kaliumspiegel im mittleren bis oberen Bereich der Norm liegt. Dies kann einmal durch gleichzeitige Verabreichung von Kalium erfolgen oder aber durch Pharmaka (Spironolacton), die den Kaliumspiegel erhöhen. Inwieweit Digoxin oder Digitoxin-Präparate im höheren Alter günstiger sind, müssen zukünftige Untersuchungen zeigen. Solange keine Daten über die Eiweißbindung der einzelnen Glykoside im Alter vorliegen, kann man sich nur schwer für die eine oder andere Digitalisgruppe festlegen. Untersuchungen von Ewy und Mitarbeitern (1970) mit Digoxin ergaben signifikant höhere Plasmaspiegel bei älteren Menschen.

11.2.5.2 Diuretika

Fast immer werden mit den Digitalispräparaten Diuretika verabreicht. Wie bereits in einem früheren Kapitel ausgeführt, besteht bei einer kritiklosen Anwendung und schlechten Kontrolle des Patienten die Gefahr, daß durch die vermehrte Kaliumausscheidung mit dem Urin frühe Nebenwirkungen der Digitalistherapie auftreten können. Darüberhinaus kann der Verlust von Kalium durch Diuretika auch direkt – unabhängig von einer Digitalistherapie – negative Wirkungen am Herzen hervorrufen, zu einer gestörten Glucosetoleranz führen und durch eine Hyperurikämie möglicherweise einen symptomatischen Gichtanfall auslösen. Mit dem verstärkten Flüssigkeitsverlust kommt es über eine Hypovolämie zum Blutdruckabfall, durch die Ausschwemmung aus den Extremitäten kann ein bestehender Thrombus losgelöst werden und zur tödlichen Lungenembolie führen. Nach Caranasos und Mitarbeitern (1974) waren Diuretika in 6 % der Fälle Ursache für Nebenreaktionen.

11.2.5.3 Antihypertonika

Entgegen der üblichen Lehrmeinung steigt der Blutdruck mit dem Alter nicht an (Platt, 1974), sondern es nimmt lediglich die Zahl der an Hochdruck leidenden Patienten zu. Die Therapie des Hochdrucks im Alter muß im Vergleich zu jüngeren und mittleren Lebensabschnitten schrittweise durchgeführt werden, wobei die Blutdruckwerte bei Hypertonikern nicht unter 160 mm Hg bis 170 mm Hg gesenkt werden sollten. Grund hierfür sind die Veränderungen der Gefäßwand im Bereich der Arteriolen. Üblicherweise können bei einer Blutdrucksenkung die kleinen Gefäße durch Erweiterung eine Mehrdurchblutung der Organe ermöglichen. Dies ist im höheren Alter nicht mehr der Fall, d.h. mit einer Blutdrucksenkung würden die hinter den arteriosklerotisch umgebauten Gefäßbezirken liegenden Gewebe schlechter durchblutet und damit auch schlechter mit Nährsubstraten versorgt. So kann man gelegentlich bei einer zu schnellen und starken Blutdrucksenkung feststellen, daß Patienten als Folge dieser Blutdrucksenkung an einem Herzinfarkt oder einem apoplektischen Insult erkranken. Eine alternsbedingte veränderte Reaktion der Barorezeptoren (Gribbon et al., 1971) sowie eine Reduktion des peripheren Venentonus (Caird et al., 1973) sind weitere Faktoren, durch die es bei einer Behandlung mit Antihypertonika zu Nebenwirkungen kommen kann. Eine längere Behandlung mit Methyl-Dopa oder reserpinhaltigen Pharmaka (Dollery und Harington, 1962) kann zu depressiven Zuständen älterer Patienten führen, darüber hinaus können durch Reserpin Schleimhautveränderungen bis zur Ulzeration ausgelöst werden.

11.2.5.4 Analgetika

Alternsbedingte Veränderungen des Bindegewebes, vor allem im Bereich der Gelenke des Bewegungsapparates, osteoporotische und osteomalazische Veränderungen sowie Knochenmetastasen maligner Prozesse tragen wesentlich dazu bei, daß bei älteren Menschen vermehrt Schmerzen auftreten. Es würde den Rahmen dieses Beitrages sprengen, alle Analgetika, die im Handel sind, aufzuführen. Genannt seien Salicylate, Phenacetin, Phenylbutazon, Indometacin und Acetaminophen. Über die einzelnen Pharmaka wurde bereits an anderer Stelle dieses Beitrags berichtet.

11.2.5.5 Antikoagulantien

Mit zunehmendem Alter nimmt die Zahl der Venenthrombosen, parallel dazu die Zahl von Lungenembolien, zu. Als Ursache für den Anstieg der venösen Thrombosen im höheren Lebensalter haben unterschiedliche Faktoren eine pathogenetische Bedeutung: Veränderung der Venenwand im höheren Lebensalter, Abnahme der Kreislaufzeit sowie des Schlag- und Minutenvolumens, eine Erhöhung der Blutviskosität, der Fibronogenkonzentration sowie eine Verkürzung der Gerinnungszeit im höheren Lebensalter (Platt, 1974). Es ist daher – vor allem im Rahmen operativer Eingriffe – erforderlich, eine Antikoagulantientherapie durchzuführen. Das Alter an sich stellt keine Kontraindikation für eine Antikoagulantientherapie dar. Die Kontraindikationen entsprechen im höheren Alter denen anderer Lebensabschnitte. Nach Jick und Mitarbeitern (1968) sowie

O'Malley und Mitarbeitern (1977) sind ältere Menschen gegenüber Heparin und Warfarin empfindlicher. Nebeneffekte von Warfarin sind gastrointestinale Unverträglichkeiten, Hautreaktionen, wie Urtikaria sowie hämorrhagische Hautnekrosen. Die gleichzeitige Verabreichung von Antikoagulantien, wie Warfarin und Antibiotika, mit Sulfonamiden, Phenothiazinen oder Salicylaten führt zu einer gesteigerten Empfindlichkeit gegenüber Warfarin, während die Empfindlichkeit bei gleichzeitiger Gabe von Barbituraten und Corticosteroiden herabgesetzt sein kann. Toxische Nebeneffekte sind urtikarielle oder anaphylaktische Reaktionen, vorübergehende thrombozytopenische Purpura bzw. Alopezie.

11.2.5.6 Sedativa

Es ist ein bekanntes Phänomen, daß es nach Gabe von Sedativa bei älteren Menschen zu paradoxen Reaktionen kommen kann, die von Ruhelosigkeit bis zu Psychosen reichen. Als Ursache wird eine veränderte Metabolisierung in der Leber diskutiert. Barbiturate sollten daher im höheren Lebensalter nicht eingesetzt werden. Veränderungen der Halbwertszeiten von Sedativa sind im Kapitel Stoffwechsel besprochen. Castleden und Mitarbeiter (1977) berichten in einer Studie über eine vermehrte Empfindlichkeit älterer Menschen gegenüber Nitrazepam. Es wird vermutet, daß die Nebenwirkungen auf einer verminderten Clearance beruhen (Evans und Jarvis, 1972). Auf Grund der Untersuchungen von Castleden und Mitarbeitern (1977) scheint jedoch das klinische Bild durch die Reaktion des alternden Gehirns bedingt zu sein, da sowohl die Plasmakonzentrationen als auch die Halbwertszeiten in beiden Altersgruppen nahezu identisch waren.

11.2.5.7 Antiparkinsonpharmaka

Der Morbus Parkinson ist vorwiegend auf eine Störung im Bereich der basalen Ganglien zurückzuführen, die morphologisch durch eine Degeneration der melatoninhaltigen Neuronen in der Substantia nigra charakterisiert sind. Neurochemisch findet sich ein starker Abfall in der Konzentration von Dopamin des Nucleus niger, des Corpus striatum und Corpus pallidum. Die Therapie besteht in der Gabe einer Vorstufe von Dopamin, dem L-DOPA.

Ältere Menschen mit der Parkinsonschen Erkrankung sind häufig überempfindlich gegenüber Antihistaminika und anticholinergen Pharmaka. So kann man Vergeßlichkeit, Konfusion und Schlafstörungen finden, ja es können sogar bei Bestehen einer Demenz depressive Zustände verschlimmert werden und paranoide Zustandsbilder zunehmen. Darüber hinaus sind Urin- und Stuhlinkontinenz beschrieben.

11.2.5.8 Antidepressiva

Die Wirkung trizyklischer Antidepressiva scheint sich von der bei jüngeren Menschen zu unterscheiden. So konnten Nies und Mitarbeiter (1977) zeigen, daß depressive ältere Patienten gegenüber trizyklischen Antidepressiva häufig Nebenwirkungen zeigen, wie Blutdruckabfall Harnverhaltung, geistige Verwirrung, Tachykardie und Zeichen einer Herzinsuffizienz. Ähnlich wie bei anderen Pharmaka konnten diese Autoren bei älteren Patienten höhere Spiegel von Imipramin oder Amitriptylin nachweisen. Ein Vergleich klinischer und pharmakokinetischer Daten von Doxepin wurde von Friedel und Raskind (1975) sowie von Friedel und Mitarbeitern (1979) durchgeführt.

11.3 Allgemeine Prinzipien der Pharmakotherapie

Die Alternsveränderungen sämtlicher Organe machen es erforderlich, daß im höheren Lebensalter noch gezielter, individueller und vorsichtiger mit Pharmaka umgegangen wird als in anderen Lebensabschnitten. Wie bereits in den vorhergehenden Kapiteln angeführt, kann die Reaktion gegenüber dem gleichen Pharmakon auf Grund der großen biologischen Streubreite im Alter völlig unterschiedlich sein. Es ist daher dringend davon abzuraten, ein einheitliches Therapieschema bei der Anwendung von Pharmaka im Alter aufzustellen. Wichtig ist es, individuell zu dosieren und bestimmte Voraussetzungen vor der Therapie mit Pharmaka zu beachten, wie die Erhebung einer exakten Anamnese und die Stellung einer Diagnose mit einer entsprechenden gezielten Pharmakotherapie. Die Multimorbidität verlangt zwangsläufig den Einsatz verschiedener Pharmaka. Wichtig ist daher, nicht nur die bereits verordneten Pharmaka zu kennen, sondern vor allem sich über Wirkung und Nebenwirkungen klar zu werden. Auf Grund der physiologischen und pathologischen Alternsveränderungen erscheint es – bei fehlender Kenntnis pharmakokinetischer Daten – zumindest sinnvoll, die Dosis zu reduzieren. Wichtig für die Pharmakacompliance ist eine gut lesbare Aufstellung der Pharmakaverordnung, mit Hinweis auf die Wirkung des Pharmakons sowie auf den Zeitpunkt der Einnahme. Wegen der Abnahme der Sehleistung im Alter sollten Pharmaka-Verpackungen das Medikament in Großbuchstaben und evtl. noch durch unterschiedliche Farben kennzeichnen. Die Verschlüsse der Büchsen und Flaschen sollten so angebracht sein, daß auch ältere Menschen ohne Schwierigkeiten Pharmaka entnehmen können. Trotz der Vielfacherkrankung im Alter sollte man bemüht sein, Schwerpunkte in der Behandlung zu setzen, um die Zahl der gleichzeitig einzunehmenden Pharmaka reduzieren zu können.

11.4 Geriatrika

Geriatrika sind eine Gruppe von Substanzen, die ein heterogenes Gemisch von Hormonen, Mitteln zur Förderung der Hirndurchblutung, Vitaminen, gefäßaktiven Mitteln und Antiarteriosklerosemitteln darstellen. Als Indikationen für die Anwendung im höheren Lebensalter werden angeführt: Lebensverlängerung, Revitalisierung, psychische Dysharmonie, Dysfunktion des Zellgewebes, Erschöpfung, Störungen von Herz, Kreislauf, Leber, Magen-Darm. Speziell wird darauf hingewiesen, daß Geriatrika gegen Arteriosklerose, altersbedingte Depressionen, senile Demenz, Arthropathien, Erkrankungen der Haut, senile Polyneuropathie u. a. wirken.

Die Mehrzahl der Geriatrika enthält – praktisch als Basistherapie – Vitaminpräparate, obwohl im höheren Alter weder die Zahl von Avitaminosen zunimmt, noch bei einer normalen Ernährung zu niedrige Vitaminkonzentrationen nachweisbar sind. Unter den Geriatrika nehmen 2 Gruppen eine Vorrangstellung ein, nämlich 1. Procain und 2. Ginseng. In einem Review von Ostfeld et al. (1977) wurden die Ergebnisse von 285 Arbeiten die sich mit der Wirkung von Procain befaßten, zusammengestellt – Studien, in denen mehr als 100000 Patienten über 25 Jahre behandelt worden waren. Die Autoren kamen aufgrund dieser Zusammenstellung zu dem Schluß, daß – mit Ausnahme eines möglichen antidepressiven Effektes – kein überzeugender Beweis erbracht werden konnte, daß Procain oder Gerovital, das als Hauptkomponente Procain enthält, irgendeinen Wert in der Behandlung einer Erkrankung bei älteren Menschen hat. Die Anzahl der Arbeiten, die sich mit dem Einfluß von Ginseng auf Alternsphänomene des Menschen befaßt haben, sind im Vergleich zu den Arbeiten mit Procain gering. Darüber hinaus fehlen Doppelblindstudien mit entsprechend wissenschaftlich gesichertem Nachweis der Beeinflussung typischer Alternsphänomene. Auch in der Geriatrie kommt man ohne Placebos nicht aus. Sieht man einmal davon ab, daß Geriatrika teurere Placebos sind, so muß auch bedacht werden, daß im Zusammenhang mit einer Geriatrika-Medikation Nebenwirkungen auftreten können, wie sie u. a. von Michel (1980) für Ginseng beschrieben wurden. So zeigten sich in 35,3% morgendliche Diarrhoen, in 24,8% Hautefforeszenzen, in 19,5% Schlaflosigkeit, in 18,8% Nervosität, in 16,6% Hypertonie und in 10,5% Ödeme.

Eine Hemmung oder Verhinderung typischer Alternsphänomene mit einer Verlängerung der maximalen Lebenserwartung ist bis heute durch Geriatrika nicht möglich. Der therapeutische Wert der derzeit angebotenen Geriatrika, der meist nur auf einer Verknüpfung tierexperimentell erhobener Befunde und klinisch erwünschter Effekte beruht, konnte bisher nicht erbracht werden (Michel, 1980).

Literatur

ANDREWS, G.R., B. HANEMAN, B.J. ARNOLD, J.G. BOOTH, K. TAYLOR: Atrophic gastritis in the aged. Australasian Ann. Med. 16, 230 (1967)

BARON, J.H.: Studies of basal peak acid output with an augmented histamine test. Gut 4, 136 (1963)

BAYLIS, E.M., M.S. HALL, G. LEWIS, V. MARKS: Effects of renal function on plasma digoxin levels in elderly ambulant patients in domiciliary practice. Brit. Med. J. I, 338 (1972)

BENDER, A.D.: The effect of increasing age on the distribution of peripheral blood flow in man. J. Ann. Geriat. Soc. 13, 192 (1965)

BENDER, A.D.: Effect of age on instestinal absorption: Implikations for drug absorption in the elderly. J. Anm. Geriat. Soc. 16, 1131 (1968)

BENDER, A.D., A. POST, J.P. MEIER, J.E. HIGSON, G. REICHARD: Plasma protein binding of drugs as a function of age in adult human subjects. J. Pharm. Sci. 64, 1711 (1975)

BIANCHINE, J.R., L.R. CALMLIN, J.P. MORGAN, C.A. DUJUVNE, L. LASSAGNA: Metabolism and absorption of L-3,4 dihydroxyphenylalanine in patients with Parkinson's disease. Ann. N.Y. Acad. Sci. 179, 126 (1971)

DE BOSSET, P.L., T. BITTER: Near-cytotoxic gold salt therapy in long standing drug refractory rheumatoid arteritis. Schweiz. Med. Wschr. 103, 1153 (1973)

BROCKLEHURST, J.C.: The urinary tract. In: I. ROSSMANN (Ed.): Clinical Geriatrics. J.B. Lipincott Company, Philadelphia–Toronto

CAIRD, F.I., G.R. ANDREWS, R.D. KENNEDY: Effect of posture on blood pressure in the elderly. Brit. Heart Journ. 35, 527 (1973)

CALLOWAY, N.O., R.S. MERRIL: The aging adult liver I. Bromsulphalein and bilirubin cleareances. J. Am. Geriat. Soc. 13, 594 (1965)

CARANASOS, G.J., R.B. STEWART, L.E. CLUFF: Drug-induced illness leading to hospitalization. J. Am. Med. Assoc. 228, 713 (1974)

CASTLEDEN, C.M., KAYE, C.M., PARSONS, R.L.: The effect of age on plasma levels of propranolol and practolol in man, Br. J. Clin. Pharmacol. 2 (1975) 297

CASTLEDEN, C.M., C.F. GEORGE, D. MARLER, C. HALLET: Increased sensitivity to nitrazepam in old age. Brit. Med. J. 91, 10 (1977)

CHAN, K., J.J. KENDALL, M. MITCHARD, W.D.E. WELLS: The effect of aging on plasma pethidine concentration. Brit. J. Clin. Pharmacol. 2, 297 (1975)

CONWAY, J., R. WHEELER, R. SAUMERSTEDT: Sympathetic nervous activity during exercise in relation to age. Cardiovasc. Res. 5, 577 (1971)

CORNES, J.S.: Number, size and distribution of Peyer's patches in the human small intestine. II. The effect of age one Peyer's patches. Gut, 6, 230 (1965)

DARAMDY, E.M., J.OFFER, M.A. WOODHOUSE: The parameters of the ageing kidney. J. of Path. The parameters of the ageing kidney (1973)

DOLLERY, C.T., J. HARINGTON: Methyldopa in Hypertension. Clinical and pharmacological studies. Lancet I 759 (1962)

DIETZE, V.F., J. KALBE, D. KRANZ, G. BRÜSCHKE, H. RICHTER: Geriatrische Aspekte der Eisenresorption. Z. Alternsforsch. 24, 229 (1971)

EHRNEBO, M., S. AGURELL, L.O. BORENS, GORDONIE, U. LONROTH: Pentazocine binding to blood cells and plasma proteins. Clinical Pharmacology and Therapeutics 16, 424 (1974)

EVANS, J.G., E.H. JARBIS: Nitrazepam and the elderly. Brit. Med. J. IV, 487 (1972)

EADIE, N.J., LANDER C.M., HOOPER, W.D., TYRER, J.H.: Factors influencing plasma phenoharbitone levels in epileptic patients, Br. J. Clin. Pharmacol 4 (1977) 541

EWY, G.A., G.G. KAPADIA, L. YAO, M. LULLIN, F.I. MARCUS: Digoxin metabolism in the elderly. Lancet I, 1170 (1970)

FRIEDEL, R.O., M.A. RASKIN: Relationship of blood levels of Sinequan to clinical effects in the treatment of depression in aged patients. In: J. MENDELS (Ed.): SINEQUAN a monograph of Recent Clinical Studies. Exerpta Medica, Princeton.

FRIEDEL, R.O., R.G. VEITH, B. BLOOM, R.J. BIELSU: Desipramine plasma levels and clinical response ind depressed outpatients. Commun. Psychopharmacol. **3**, 81 (1979)

FRY, R. J. M., S. LESHER, H. J. KOHN: Renewal of epithelial cells in the jejunum and ileum of mice of three age groups. Radiat. Res., **12**, 435 (1960)

GARATTINI, S., F. MARCUCCI, P. L. MORSELLI, E. MUSSINI: In: D. S. DAVIES, N. N. C. PRICHARD (Ed.): Biological Effects of Drugs in Relation to their Plasma Concentrations. University Park Press, Baltimore (1973), S. 211

GILLETTE, J. R.: Factors affecting drug metabolism. Ann. N. Y. Acad. Sci. **179**, 43 (1971)

GREENBLATT, D. J., M. D. ALLEN, J. S. HARMATZ, R. I. SHADER: Diazepam disposition determinants, Clin. Pharmacol Ther. **27** (1980) 301

GREENBLATT, D. J., R. I. SHADER: Pharmacokinetics in old age: Pincipels and problems of assessment, in L. F. JARVIK (Hrsg.): Clinical pharmacology and the agest patient (Aging, Vol. 16), Raven Press, New York

GRIBBON, B., T. G. PICKERING, P. SLEIGHT, R. PETO: Effect of age and high blood pressure on baroreflex sensitivity in man. Cirucul. Res. **29**, 424 (1971)

GUTH, P. H.: Physiologic alterations in small bowel function. Am. J. Digest. Diseases **13**, 565 (1968)

HAYES, M. J., M. J. S. LANGMAN: Analysis of carbenocolone plasma binding and clearance in young and elderly people. In: F. A. JONES, D. V. PARKE (Ed.): Symp. Carbenokolone Proc. 4th ed. Butterworth, London 1974, S. 107

HAYES, M. J., M. J. S. LANGMAN, A. H. SHORT: Changes in drug metabolism with increasing age: 1. Warfarin binding and plasma proteins. Brit. J. Clin. Pharmacol. **2**: 69 (1975 a)

HAYES, M. J., J. J. S. LANGMAN, A. H. SHORT: Changes in drug metabolism with increasing age. 2. Phenytoin clearance and protein binding. Br. J. Clin. Pharmacol. **2**, 73 (1975 b)

HEWICK, D. S., T. A. MORELAND, A. M. M. SHEPHARD, I. H. STEVENSON: The effect of age on the sensitivity to warfarin sodium. Br. J. Clin. Pharmacol. **2** (1975) 189P

HOLLOWAY, D. A.: Drug problems int the geriatric patient. Drug. Intell. Clin. Pharmacol. **8**, 632 (1974)

HURWITZ, N.: Predisposint factors in adverse reactions to drugs. Brit. med. J. **I**, 536 (1969)

IRVINE, R. E., J. GROVE, P. A. TOSEKAND, J. R. TROUNCE: The effect of age on the hydroxylation of amylobarbitone sodium in man. Br. J. Invest. **41**, 41 (1974)

ISALO, E., L. KANGAS, I. RUIKKA: Pharmacokinetics of nitrazepam in young volunteres and aged patients, Br. J. Clin. Pharmacol **4** (1977) 646P

JICK, H., D. SLONE, I. I. BORDA, S. SHAPIRO: Efficacy and toxicity of heparin in relation to age and sex. New. Engl. Journ. Med. **279**, 284 (1968)

JORI, A., E. DISALLE, A. QUADRI: Rate of aminopyrine disappearance from plasma in young and aged humans. Pharmacology **8**, 275 (1972)

KAPIDES, J., D. ZIERDT: Compatibility of normal renal function with aging. J. Amer. med. Ass. **201**, 778 (1967)

KEKK, M., K. PYORALA, O. MUSTALA, H. SALMI, J. JUSSILA, M. SIURALA: Multicompartment analysis of the absorption kinetics of warfarin from the stomach and small intestine. Intern. J. Clin. Pharmacol. **2**, 209 (1971)

KITANI, K.: Functional aspects of the ageing liver. In: D. PLATT (Rd.): Liver and ageing. Schattauer, Stuttgart–New York 1977

KLOTZ, U., G. R. AVANT, A. HOYUMPA, S. SCHENKER, G. R. WILKINSON: The effects of age and liver disease on the disposition and elimination of diazepam in adult man. J. Clin. Invest. **55**, 347 (1975)

KOFF, R. S., A. J. GARVEY, S. W. BURNEY, B. BELL: Absence of an age effect on sulfobrmophthalein retention in healthy men. Gastroentoreolgy **65**, 300 (1973)

KOJUMA, S., R. B. SMITH, J. T. DOLUISIO: Drug absorption. V: Influence of food on oral absorption of phenobarbital in rats. J. Pharm. Sci. **60**, 1639 (1971)

KRATZ, F.: Mikrosomaler oxidativer Fremdstoffaufbau der menschlichen Leber. Fortschr. Med. **96**, 393 (1978)

LAMY, P. P., M. E. KITLER: Drugs and the geriatric patient J. Am. Geriat. Soc. **19**, 23 (1971)

DE LEEUW-ISRAEL, F. R., C. F. HOLLANDER, ARP-NEETJES: Hepatic storape and maximal biliary excretion of scromsulphalein (BSP) in young and old rats. J. Gerontol. **24**, 140 (1969)

LEHER, S., R. J. M. FRY, H. J. KOHN: Influence of age on transit time of cells of mouse intestinal epithelium. I. Duedenum. Lab. Invest. **10**, 291 (1961)

LINDUP, W. E.: Drug-albumin binding. Biochem. Soc. Trans. **3**, 635 (1975)

LONDON, G. M., M. D. SAFER, Y. A. WEISS, P. C. MILLIEZ: Isoproterenol sensitivity and total body clerance of propranolol in hypertensive patients. J. Clin. Pharmacol. **16**, 174 (1970)

MATHER L. E., G. T. TUCKER, A. E. PFLUG, M. J. LINDOP, C. WILKERSON: Meperidine kinetics in man: Intravenous injection in surgical patients and volunteers. Clin. Pharmacol. Ther. **17**, 21 (1975)

MICHEL, D.: Über Wert oder Unwert der sogenannten Geriatrika. Bayerisches Ärzteblatt **35**, 327 (1980)

NATION, R. L., D. B. LEAROY, J. BARBER, E. J. TRIGGS: The pharmacokinetics of chlormethiazole following intravenous administration in the aged. Ed. in J. Clin. Pharmacol. **10**, 407 (1976)

NIES, A. S., D. S. ROBINSON, M. J. FRIEDMAN, R. GREEN, T. B. COOPER, C. L. RAVARIS, J. O. IVES: Relationship between age and tricyclic antidepressant plasma levels. Am. J. Psychiatry **134**, 790 (1977)

NIES, A. S., D. G. SHAND, G. R. WILKINSON: Altered hepatic blood flow and drug dispostion. Clin. Pharmacokin. **1**, 135 (1976)

O'MALLEY, J. CROOKS, E. DUKE, J. H. STEVENSON: Effect of age and sex on human drug metabolism. Brit. Med. J. **III**, 607 (1971)

O'MALLEY, K., I. H. STEVENSON, C. A. WARD, A. J. WOOD, J. CROOKS: Determinants of anticoagulatnts control in patients receiving wyrfarin. Brit. J. Clin. Pharmacol. **4**, 309 (1977)

OSTFIELD, A., C. M. SMITH, B. A. STOTSKY: The systemic use of procaine in the treatment of the elderly: A Review. J. Amer. Ger. Soc. **25**, 1 (1977)

PEMBERTON, M.: Use of phenylbutazone in rheumatoid arthritis. Brit. Med. J. **I**, 490 (1954)

PLATT, D.: Prae- und postoperative Therapieprobleme im höheren Lebensalter. Bruns' Beitr. Klin. Chir. **221**, 567 (1974)

PLATT, D.: Biologie des Alterns. Quelle & Meyer, Heidelberg 1976

PLATT, D.: Liver and Ageing. Schattauer, Stuttgart–New York (1977)

PLATT, D., T. RICEK: Einfluß des Alters auf die Bindung von Piracetam an Erythrozyten. Unveröffentlichte Ergebnisse

RIVERA-CALIMLIM, -., J. P. MORGAN, L. A. DUJUVNE, J. R. BIANCHINE, L. LASAGNA: L-dopa metabolism by rat gut in vitro. Clin. Res. **18**, 343 (1970)

ROBERTS, R. K., G. R. WILKINSON, R. A. BRANCH, S. SCHENKER: Effect of age and parenchymal liver disease on the disposition and elimination of chlordiazepoxide (Librium), Gastroenterology **75** (1978) 479

ROWLAND, M., S. B. MATIN, J. THIESSEN, J. KARAM: In: P. L. MORSELLY, S. GARATTINI, S. N. COHEN (Ed.): Drug Interactions. Raven Press, New York 1974

SCHOCKEN, D., G. ROTH: Reduced beta-adrenergic receptor concentrations in aging man. Nature **267**, 856 (1977)

Schwab, M.W., Th. Dissmann, W. Schubert: Der Ein-Einfluß des Alters auf die Flüssigkeiten des Körpers. Klin. Wschr. 41, 1174 (1963)

Shader, R.I., D.J. Greenblatt, J.S. Harmatz, K. Frank, J. Koch-Weser: Absorption and disposition of chlordiazepoxidene in young and elderly male volunteers. J. Clin. Pharmacol. 17, 709 (1977)

Sherlock, S., A.G. Bearn, B. Billing, J.C.S. Paterson: Splanchnic blood flow in man by the bromsulphthalein method: the realtion of peripheral plasma flow. J. Lab. Clin. Med. 35, 923 (1950)

Simon, C., V. Malercyk, G. Müller: Zur Pharmacokinetik von Propicillin bei geriatrischen Patienten im Vergleich zu jüngeren Erwachsenen. Dtsch. Med. Wschr. 97, 1999 (1972)

Siurala, M., O. Mustala, J. Jussila: Absorption of acetyl salicylic acid by a normal and atrophic gastric inucosa. Scand J. Gastroenterol. 4, 269 (1969)

Snively, K.D., M.J. Seedney: Electrolyt- und Wasserhaushalt. Urban & Schwarzenberg, München–Berlin 1958

Thompson, E.: Effect of Age on Liver Function. In: D. Platt (Hrsg.): Liver and Ageing. Schattauer, Stuttgart–New York 1977

Traeger, A., M. Kunze, G. Stein, H. Ankermann: Pharmakokinetik von Indomethazin bei alten Menschen. Z. Alternsforsch. 27, 151 (1973)

Triggs, E.J., R.C. Nation, A. Long, J.J. Ashley: Pharmacokinetics in the elderly. Europ. J. of Clin. Pharmacol. 8, 55 (1975)

Vesell, E.S.: Der Einfluß von Wirtsfaktoren auf die Wirkung von Medikamenten II. Alter. Internist 22 (1981) 99

Vestal, R.E., A.J.J. Wood, D.G. Shand: Reduced β-adrenoceptor sensitivity in the elderly. Clin. Pharmacol. Ther. 26, 181 (1979)

Wallace, S., B. Whiting, J. Runcie: Factors affecting drug binding in plasma of elderly patients. Br. J. Clin. Pharmacol. 3, 327 (1976)

Sachregister

A

Abdominalkrämpfe 383
Abduktor-Adduktor-Webstuhl 22, 30
Abmagerung 377
Abscheidungsthrombus 154
–, muraler 155
Abusus, phenacetinhaltiger 174
Abwehrleistungen 65
Acanthosis nigricans 216
Acetolyt 364
Acetylsalizylsäure s. a. ASS 295
–, Wirkungsmechanismus 298
Achalasie 198, 204, 208
–, hohe 198
Achillessehnenreflexzeit 373, 383
Achlorhydrie 199, 213, 253
Achylie 213
ACTH 365
Adams-Stokesche Anfälle 103, 118, 142
Adaptation 87, 89, 143
Adaptationsfähigkeit im Alter 42
Adaptationsfähigkeitsverlust 14
Adaptationsvermögen 14
– reduziertes 14
Adenokarzinome 207, 208
Adenom 215
–, autonomes 376, 377, 379
– Karzonom-Sequenz 234
–, neoplastische 233
–, tubuläres 234
–, tubulovillöses 234
–, villoses 234
Adenomatosis coli 236
ADH-Produktion, inadäquate 361
– Sekretion 169
– Syndrom, inadäquates 170
Adipositas 138, 317
ADP 161
Adrenalin 362
Adynamie 366
Äste, supraaortische 156
Ätzgastritis 212
Affektionen, komitierende 455
– summierende, Aufdeckung 453
Affenseuche, Marburger 435
afferent loop Syndrom 222
Aggregation 293
Aggregationshemmer des Schlaganfalls 297
akademische Lernen bei alten Menschen 53
Akromegalie 314
Aktinomykose 425
Aktivator 163
Aktivierung, körperliche 467
– psychische 467
Akzeptieren begrenzter Möglichkeiten 41
Alanin 405, 412
Albumin 472
Albuminkonzentration 189, 372
Aldehyd 410
Aldosteron 417

Aldosteronaktivität 363
Aldosteronantagonisten 83, 362
Aldosteronsekretionsrate 169
Alkalisierung des Harns 358
Alkalose, hypochlorämische 212
Alkohol 412
Alkoholabusus 196
Alkoholkalorien 410, 412
Allopurinol als Basistherapie bei Gicht 357
– Benzbromaron-Kombination 358
α_1-Antitrypsinmangel 75
– Lipoproteine 410
– Methyldopa 140
Altenakademie der Universität Dortmund 53
Altenbildung, Zweifel an 53
Altenclubs 54
Altenfürsorge, Aufklärungsarbeit zur 54
Alter als soziales Schicksal 36
–, biologisches 36, 468
–, kalendarisches 36
–, Vorbereitung auf das 56
Altern des bronchopulmonalen Systems, biochemische Basis des 65
–, erfolgreiches 45
– des Immunsystems 313
– der Lunge 65
Altersabhängigkeit, biologische Werte 39
Altersappendizitis 191
Altersatrophie des Herzens 91
Alterschirurgie 455
Altersdemenz 136
Altersdiabetes 314, **315**, 379
–, Epidemiologie 315
–, Therapie 319
Altersdiabetiker, Insulintherapie 322
Altersernährung 405
Altersgebrechen 451, 459
– bei Rüstigen 465
–, ruhende 451
Altersgesamtmorbidität 452
Altersgruppen, Diagnosen in verschiedenen 449
Altersherz 96
Altershyperthyreose 373
Altersinvolution 167
Altersklassen, Sterblichkeit in 418
Alterskrankheiten 35
Alterskyphose bei 104jährigem 463
Altersniere 168
Altersorthopädie 455
Alterspigment 92, 95
Alterspolypathie 454
–, klinische und pathologische Spielbreite 450
Alterspsychiatrie 456
Alterspulmologie des Asthma bronchiale 455
Altersschilddrüse 375
Altersschwäche, kein Hinweis für Tod 459
Alterssuizid 44

Alterstuberkulose 79
Altersturnen 45
Altersulkus 219
Altersveränderungen, physiologische 452
Alterungsvorgang nach Linzbach 467
Aluminiumsucrosesulfat 221
Alveolarinfiltrat 79
Alveolarmakrophagen 66
Alveolarzellkarzinome 77
Alzheimersche Erkrankung 106, 136
Amaourosis intermittens 145
Ambulante Pflegeeinrichtungen in
–, Bayern 54
Amilorid 362
Aminosäuren 405, 406, 410, 412
essentielle 405
Aminosäurepolymerisation 189
Aminosalicylate 318
Amitriptylin 478
Ammoniumausscheidung 169
Amöbiasis 436
Ampicillin 201
Amputationen, Rehabilitation 30
Amylase 194
Amylnitrat 205
Amyloid 194
–, kardiales 92
–, seniles 92
Amyloidose 178
Anabolika 146
Anämie – Anämien 100, 254, 383
– im Alter 252
–, aplastische 260
–, autoimmunhämolytische 279
– bei chronischen Erkrankungen 261
– bei Eiweißmangel 259
–, hämolytische 261, 263
– Indzidenz 252
–, perniziöse 144, 256
–, sideroachrestische 278
–, sideroblastische 259
– bei Vitamin C-Mangel 259
Analgtika 477
Analysen, demographische 34
Anamnese, Erhebung einer gezielten 37
Anamneseerhebung, Besonderheiten 453
Androgene 383
Aneurysma 176
Anfälle, Adams-Stokesche 103
Angehörige, Belehrung der 47
Angina abdominalis 224, 227
– pectoris 103, 119, 120, 140, 145, 327, 376, 383
– –, instabile 106
Angiodysplasie 239
Angiogramme 153
– postlytische 153
– prälytische 153
Angiopathien, kongenitale 100
Angstgefühle 41

484 Sachregister

Anulus fibrosus, Verkalkungen 93
Anpassungsmechanismen, zahlreiche 465
Antazida 201, 207
Anthra 430
Antiarrhythmika 116, 117
Antiarteriosklerosemittel 478
Antibiotika bedingt Enterokolitiden 43
– bei Lungeninfarkt 82
Anticholinergika 205, 232
Antidepressiva 44, 478
Antidiabetika, orale 320
Antihistaminika 473
Antihypertensiva 115, 361
Antihypertonikum 108, 139, 144, 477
Antikoagulantien 477
– Therapie 43, 477
– Wirkung 164
Antikörper 310
Antikörperbildung, Antikörpersynthese 310
– Helfer-T-Zellen 310
– Makrophagen 310
–, Synthese von Antikörpern 310
Antikörperklassen 310
Antikörpermangel 279
Antikörpersynthese 310
– der Primär-Reaktion 311
– der Sekundär-Reaktion 311
Antikonvulsiva 365
Antiparkinsonmittel 144
Antiparkinsonpharmaka 478
Antipyrin 473
Antirheumatika 361
Aorta abdominalis, Atheromatose 468
Aortenaneurysma 228
Aorteninsuffizienz 95, 99, 113, 119, 140
Aortenklappenersatz 119
Aortenklappensklerose 95, 133, 135
Aortenklappenstenose 100
Aortensklerose 93
Aortenstenose 95, 99, 119, 135, 140
–, supravalvuläre 364
Aphagie 203, 206
Aphasien 23
Apoplexia cerebri 325
Apoplexie 8, 139, 326
Apoplexiehäufigkeit 156
Appendizitis 312
Appendizitiskomplikationen und Letalität 455
Appendizitis-Operation 455
Appetitmangel 377
Appetitsteigerung 377
Appositionsthromben 155
Appositionen, thrombotische 154
Arboviren 435
Arginin 405
Arrhythmie 100, 114, 117, 144
–, absolute 101, 377
Arteria carotis interna-Verschlüsse 156
– femoralis-Verschluß 156
– iliaca communis 153
– – Obliterationen 156
– pulmonalis, Druck in der 82
– – Mitteldrucke in der 70
– tib. post.-Verschluß 156

Arterienobliteration 152
Arterienverschlüsse, Verteilungsmuster supraaortaler 157
Arterio-Arteriosklerose 174, 328
– – renale 329
Arteriosclerosis obliterans 151
Arteriosklerose 94–97, 135, 137, 150, 175, 367, 383, 408, 413, 415–418
– mit manischem Syndrom 456
–, spezielle Topik 464
–, Thrombose als Komplikation 284
arteriosklerotisch 132
Arthritis, rheumatoide 310, 383
Arzneimitteltherapie, geriatrische 42
–, multifaktorielle Problematik 42
Arzneimittelnebenwirkungen 42, 474
– bei Hochbetagten 468
Arzneimittel, Wechselwirkungen 474
Arzt-Patienten-Beziehung 39
Asparaginsäure 405, 412
Aspiration, tracheobronchiale 198
Aspirationsbiopsie 376
Aspirin 200
– like disease 289
ASS 295
ASS-Studien, klinische 295
Asthmamittel 362
asthmaunabhängige Affektionen, 455
– Kombinationskrankheiten 455
Asynchronie, pankreatiko-zibale 222
Asystolie 204
Aszites 417
AT 10, 364
Atelektasen 82
Atemgrenzwert 15
Atemmechanik 66
Atemnot bei Lungenembolie 82
Atemübungen 6, 77
Atemwege, Strömungswiderstände in den 67, 72
Atemwegserkrankungen, obstruktive 72
Atemwegsobstruktion 76
–, unspezifische 80
Atherogenese 135
Atherom 416
–, ulzeriertes 150
Atheromatose 93
– der Aorta abdominalis 468
Atheromaufbrüche 416
Atherosklerose 283, 284
Atmungsorgane, Erkrankungen 50
Atrophie 332
– des Herzens 332
Atropin 473
Aufklärungsarbeit zur Altenfürsorge 54
Aufnahmevermögen, defizitäres 39
Augenmuskellähmungen 381
Augenveränderungen bei Gicht 348
Ausdauerleistung, Verbesserung der 45
Ausdauertraining 17
Ausfallserscheinungen, kurzdauernde zerebrale 50
Austreibungszeit 88, 99
Autoaggression 311
Autoantikörper 311

Autoimmuncharakter 381
Autoimmunerkrankungen, Lupus erythematodes 311
– Myasthenia gravis 311
Autoimmungastritis 199
Autoimmunhyperthyreose 379
Autoimmunkrankheit 316
Autoimmunreaktion 316
Autoimmunthyreoiditis 382
Autonomie, disseminierte 379
Av.-Block 118, 131, 140
Av.-Block III. Grades 102, 116
Av.-Blockierung 113, 117, 141
Avitaminosen 479
Azidose, metabolische 324

B
bacterial overgrowth 222
Bakteriurie 331
– asymptomatische 172
Balanitis 317
Ballaststoffe 200, 412
Ballaststoffträger 406
Ballonsonde 205
Bandkreatitis 365
Bandwürmer 438
Barbiturate 321, 473, 478
–, Kontraindikation gegen 45
Barorezeptorenreflexe 89
Barrett-Ösophagus 208
Barrett-Syndrom 206
Basalmembranverdickungen 327
Basedow-Hyperthyreose 381
Basedowifizierung 376
Basilarisstenose 140
Basler Studie 155
Bean-Syndrom 240
Bedarfsgruppen 411
Bedford-Studie 318
Befriedigung, altersentsprechende 42
Befunde, angiographische 152
Befunderhebung 453
Begleiterkrankungen 451
Begleitkrankheiten 452
Begleit-Monozytose 280
Belastbarkeitsgrenze 14, 16
Belastungen, inhalative 75
Belastungen, orthostatische 130, 132
Belastungsdyspnoe 377
Belastungs-Elektrokardiogramm 104
Belastungserfordernis 16
Belastungsinsuffizienz, altersbedingte 97
Belehrung der Angehörigen 47
Behinderter und Bezugspersonen 18
Beinödeme 101, 105
Beipackzettel 48
Beratung, gemeinsame, und sachgemäßes Gespräch 40
Beschäftigungstherapie 22
Beschwerden, gastrointestinale 318
Besorgungsdienste 23, 28
Betagte, kranke, medikamentengefährdet 468
Beta-Lipoproteid 157
Beta-Lipoproteine 410
Betasympathikolytika 115, 116, 117, 140
Betarezeptorenaktivität 89
Beta-Rezeptorenblocker 362
Betrachtung, mehrdimensionale 39

Betreuungszeit, große 40
Bettgymnastik 7
Bettlägerige 461
–, Hochbetagte 460
Bettlägerigkeit 99, 143, 144, 146
Bettruhe 416
Beuger-Strecker-Webstuhl 22, 30
Bevölkerungspyramide 34
Bevölkerungszahl und Gestorbene 418
Bewegungsarbeit 17
Bewegungsbad 30
Bewegungsmangel 417
Bewegungstherapie, aufbauende 21
Bicarbonat 326
Biguanide 321
Bildungsarbeit im Alter 52
Bilharziose 437
Billroth-I-Resektion 221
Bindegewebe 191, 194
– interfollikuläres 369
–, kardiales 92
bindegewebige Organisation 155
Bindegewebsgehalt des Herzens 88
Bindungsproteine 371, 374
Biographie, lebenslange 37
Biosynthese, spezifische Prostaglandine 55
Blande Struma 384
– Hormonbehandlung 385
Blasenpunktion, suprapubische 172
Blastenschub bei CML 279
Blindbiopsien 214
Blut im Auswurf 77
Blutbildung, extramedulläre 280
Blutdruck **129**, 417
–, systolischer 129
Blutdruckanstieg, systolischer, bei körperlicher Anstrengung 17
Blutdruckkrise 132, 361
– als Risikofaktor 140
Blutdruckregulation 131
Blutdrucksteigerungen, situative 130
Blutfluß, renaler 476
Bluthochdruck, arterieller 354
– bei Gichtpatienten 351
– krankheit 417
Blutjodspiegel 369
Blutkörperchen, Senkungsgeschwindigkeit 454
Blutserumspiegel 416
Blutungsanämien 252
Blutungen nach Antikoagulantientherapie 43
Blutung, intrazerebrale 136
Blutungszeit 163, 164
Blutverluste, chronische 254
Blutviskosität 477
Blutzuckerwerte 317, 318
B-Lymphozyten 310
Bobath, Bertha 8
Bolusobstruktion 205
Bonner Längsschnittstudie 36, 52
borderline diabetes 314
– lesion 215
Botulismus 431
Bradyarrhythmie 113
Bradykardie 136
Brachydaktylie 365
Braune Tumoren 365
Broca-Index 68, 69

Bromsulphthalein 189
Bromsulphthaleinprobe 476
Bronchialkarzinom 77
– bei Rauchern 77
–, Sterbealter 78
–, Sterblichkeitskurve 77
Bronchialsystem, überempfindliches 82
Bronchialwiderstand 73
Bronchiektasen 66
Bronchiolitis 71
– Therapie 71
Bronchitiden, chronische 98
Bronchitis 75
–, akute 70
–, chronische 50, 72
– Diagnose 71
–, obstruktive 72
Bronchodilatation 73
Bronchodilatatoren 82
Bronchodilatatorische Therapie 72
Bronchopneumonie 71, 76, 77
bronchopulmonales System, biochemische Basis des Alterns des 65
Brot 396
Brucellosen 430
Buformin 322
Bürstenzytologie 217
Bullae 75
Bundessozialhilfegesetz 54
Butter 395
Butterkonsum 408
Bypass, jejunoilealer 366
– Operationen, aortokoronare 119
–, venoarterieller 82
B-Zell-All 273

C
Calcitonin 365
Calcium 404, 405, 413, 414, 417, 418
Calciumantagonisten 113, 115, 117, 118, 416
Calciumgluconat 367
Calciumkorporierung 418
Calciumkristalle 416
cALL 273
Candida albicans 310
Carbenoxolon 472
– Natrium 225
Cerebralsklerose 415, 416
Chlorid 404
Chlormethiazol 472
Chlorpromazin 321
Chlorthalidon 318
Cholangitis 192
Cholelithiasis 192, 364
Cholesterin 373, 407, 408, 410, 415–417
Cholesterinerhöhung 157
Cholesterinfütterung 151
Cholesterinkonzentration 373
Cholesterinkristalle 150
Cholesterinsenkung 158
Cholesterinspiegel 410
Cholezystitis 191
–, chronische 192
–, akute 191
Chromosomenveränderungen 278, 341
Chvosteksches Zeichen 366

Chymotrypsin 152
Cimetidin 220
Claudicatio 152
–, Häufigkeit der 155
– intermittens 103, 137, 141, 145
Clearance, Inulin- 168
Clindamycin 201
Clomethiazol 200
Clonidin 140, 318
Clostridium difficile 201
Cobalt 405
CO-Inhalation 151
Colchicin 356
Colitis granulomatosa Crohn 236
Colitis ulcerosa 200, 228
– –, totalis 236
Colon irritabile 200, 231
Coma diabeticum 362
Compliance 47, 48, 468
–, diastolische 88
Cor pulmonale 82, 100
– –, chronisches 108
– – –, Therapie 83
– –, subakutes 80
– –, therapeutische Möglichkeiten 83
Corticoidtherapie, langfristige, bei Hochbetagten 468
Coxsackie 316
Coxsackivirusinfektionen 433
Creutzfeldt-Jakobsche Krankheit 435
Cronkhite-Canada-Syndrom 215
CRST-Syndrom 240
c/T-ALL 273
Cumarinprophylaxe 163
Cushing-Syndrom 314
Cytochrom P_{450} 473

D
Darmatonie, hypokaliämische 235
Darmdekontamination, selektive 277
Darmerkrankungen, infektiöse **438**
Darminfarzierungen 112
Darmmotilität 412
–, Störungen 332
Darmsaft 410
Dauerkatheter 7
Dauertachykardie 376, 377
Defäkationsreflex 200
Defektheilung einer Tuberkulose 80
Defizit Modell 3, 4, 36
Degeneration, basophile 92
–, mukoide 93
–, vakuoläre 92
Dehnbarkeit der Lunge 66
Dehydratation, hypertone 326
Dehydration 360
Dehydrierung, isotone 170
Dekompensation des rechten Herzens 83
Dekubitalgeschwüre 6
Dekubitusprophylaxe 6
Demenz 106, 145
dense bodies 150
Depressionen 378, 383
– des alten Menschen 43
–, endogene 43
–, larvierte 43
Desoxyribonucleinsäure 311

486 Sachregister

Determinanten, entscheidende 57
Deutsche Ileostomie-Kolostomie-
  Vereinigung e. V. 52
Diabetes 157
– asymptomatischer 314
– chemischer 314
– latenter 314
– mellitus 134, 136–138, 141, 158,
  314, 341, 379, 368, 414, 416, 455
– – Diagnostik 317
– – nicht insulinpflichtiger 314
– – Komplikationen, chronische
  327
– –, primärer **314**
– –, sekundärer **314**
– –, subklinischer 314
– – Typ I 314
– – Typ II 314
Diabetesdauer 328
Diabetesrisiko 315
Diabetiker 103
–, Gefäßveränderungen 332
– Todesursachen 333
Diabetische Mikroangiopathie 327
Diät 402
– bei Diabetes mellitus 319
– bei Gicht 357
–, kochsalzarme 417
Diätassistenten 20
Diätetiker 402
Diagnostik, Dimensionen der medi-
  zinischen 39
Diagnostische Verfahrensweise 38
Dialysance 183
Dialyse 361, 363
–, veno-venöse extrakorporale 184
Dialyseenzephalopathie 366
Dialyseindikation 183
Diaminosäuren 405
Diarrhoe 377
–, gastrogene 199
Diathese, hämorrhagische 277
Diazepam 471, 472
Diazoxid 318
Dickdarm 410
Dickdarmpolypen 200
Dicumarole 321
Digitalis 83, 108, 110, 111, 118, 142,
  377, 474
Digitalisempfindlichkeit 362, 367
Digitalisierung, probatorische 112
–, prophylaktische 112
Digitalisintoxikation 226, 362
Digitalisplasmaspiegel 115
Digitalistherapie 362, 377
Digitalisüberempfindlichkeit 201
Digitoxin 473
Digoxin 113, 476, 477
Digoxinplasmakonzentration 114
Digoxiumtoxikation 42
Dihydroergotamin 146
25-Dihydroxycholecalciferol 365
1,25-Dihydroxycholecalciferol 365
Dinitrophenylchlorid 310
Diphenylhydantoin 365, 383
2,3-Diphosphoglycerat 251
Diphtherie 425
Dipyridamol 300
disability 18
Disaccharide 410
Disuse-Hypothese 11

Diuretika 108, 110, 112, 115, 138,
  140, 144, 146, 318, 477
Divertikulitis 231
Divertikulose 199, 200, 230
DNA, synthetisch 95, 343
Dolichokolon 199
Doxycyclin 199
Druck in der A. pulmonalis 82
Druckerhöhung im Lungenkreislauf
  69
Drüsenkörperzystenpolypose 215
D-T$_4$-Präparate 384
Dünndarm 201, 471
Dünndarmulzera 199
Dukes-Klassifikation 237
Dumping 222
Duodenalulzera 364
Durchblutungsstörungen 416
–, arterielle 152
Durchfälle 416
Durstgefühl 170
D-Xylose-Test 199
Dyserythropoese 260
Dysharmonie, psychische 479
Dysphagie 198, 204, 205, 208
– oro-pharyngeale 198
Dyspnoe, anfallsweise 103
Dyspragia intermittens 228
Dysproteinämie 177
Dysregulation, orthostatische 116,
  141, 142, 144, 145, 146
Dystrophie, agastrische 222

E

early cancer 216
Eberbach-Wiesloch-Studie 55
Echinococcus alveolaris 438
–, cysticus 438
Echokardiogramm 99
Echoviren 316
Eder-Puestow-Instrumentarium 207
EDTA-Infusionen 365
effective thyroxine ratio 376
efferent loop Syndrom 222
Ei 405, 406
Einhändergeräte 28
Einkaufstraining 30
Einschlafstörung 45
Ein-Sekundenwert 68
Eisen 404, 405, 407, 471
–, Resorption des 253
Eisenmangel 254
Eisenmangelanämie 211, 214, 252
–, Therapie 255
Eisenstoffwechselstörung, infektbe-
  dingte 253
Eiweiß 405, 410, 412
Eiweißbindung 472
Eiweißmangel, Anämie bei 259
Eiweißträger 407
Eiweißversorgung 405
Eiweißwertigkeit, biologische 406
Eiweißzufuhr 405
Ejektionsfraktion, kardiale 86
EKG 383
Eklampsie 367
Elastasen 150
Elastin 66, 150
Elastingehalt 66
Elastizitätshochdruck 132, 134, 139
Elektrokardiogramm 99

Elektrokardiographische Verände-
  rungen 78
Elektrokoagulation 221, 238, 239
Elektrolyte 360
Elektrolythaushalt 195
Elemente, elastische 66
Elimination, exkretorische 42
–, metabolische 42
Embolie s. a. Lungenembolie
Embolien, arterielle 103
Emboliequelle 80
Emeproniumbromid 199
Emphyseme, perifokale 75
Emphysemblasen 79
Endobrachyösophagus 206
Endokarditis 106
Endoxan 76
Energieverbrauch, verminderter 46
Enteritis infectiosa **438**
Enterokolitis, pseudomembranöse
  201
Enteropathie, hämorrhagische 224
–, ischämische 113, 227
Entspannungsreaktion 74, 75
Entwicklungsgang der chronischen
  Erkrankungen 55
Entzündungen, chronische 254
Entzündungsprozesse 454
Enzymanomalien 344
Enzyme, Fehlerrate 311
Enzymdefekte 262
Enzyme, lysosomale 161
Enzymaktivitäten, mitochondriale
  90
Epidemiologie 426
Epithelkörperchenüberfunktion 364
Erbrechen 195, 416
Ergometrie-EKG 14
Ergotherapeutin 20, 22, 27
–, Kooperationsbereiche 23
–, mobile 24, 30, 31
Ergotherapie 22, 29
– mobile 23
Erkrankungen des Herz- und Kreis-
  laufsystems 50
–, karzinomatöse 80
–, rheumatische 51
Ernährung, Allgemeines 402
– alter Menschen 46
– alternder Menschen 402
– Jugendlicher 403
– von Kindern 403
– von Säuglingen 403
– unterkalorische 318
–, vegetarische 407
Ernährungsempfehlungen 393
Ernährungserhebungen 393, 395
Ernährungsfehler und Übergewicht
  46
Ernährungsform, lakto-vegetarische
  406
–, vegetarische 406
Ernährungsgewohnheiten 392, 393,
  394, 395, 396, 397, 400
–, Beeinflussung 395
–, Erhebungsmethoden 393, 394
–, Erhebungstechniken 394
–, Erhebungsverfahren 394, 395
–, Langzeituntersuchungen 394
– im Sozialzusammenhang 400
Ernährungslehre 402

Ernährungsprotokollführung 394, 395
–, Erhebungsmethoden 394, 395
–, Erhebungsverfahren 395
–, Erhebungszeiträume 395
Ernährungssituation 393
Ernährungstherapie 402
Ernährungsverhalten 392
Erschöpfung 479
Erwachsenen-Diabetes 314
Erwerbsfähigkeit 17
Erysipel 425
Erythropoese, ineffektive 278
–, Regulation der 251
Erythrozyten 417, 472
Erythrozytenaplasie 261
Erythrozytenvolumen, mittleres (MCV) 250
Essen auf Rädern 23, 28
ETR 372, 374
Euthanasie, unerlaubte und erlaubte 41
Exazerbationen 384
Exkretion des Jods 369
Exokarenz 46
Exophthalmus 381
– produzierende Faktors 381
Exsikkose 116, 144
Extrasystolen 99, 102, 116
Extrazellulärraum, Einschränkung 42
Extrinsic-Gerinnung 161

F
Färbemethoden, zytochemische 272
Faktor V 164
Faktor VII 164
Faktor VIII 164
Faktor IX 164
Faktoren, psychische 454
–, somatische 454
–, soziale 454
Fasern, kollagene 66
Faßthorax 74
Fatty streak 150
fecal impaction 200
Fehlbesiedlung, bakterielle 222
Feinnadelpunktion 376, 385, 387
Fette 405, 407, 410, 412, 413
Fettarten 395
Fettkalorien 412
Fettkonsum 412
Fettleber 191
– bei Gicht 354
– Hepatitis 354
Fettsäuren 407
–, essentielle 404, 408
–, gesättigte 407, 410
–, hochungesättigte 417
–, ungesättigte 407
Fettspiegelkonzentrationen 415
Fettstoffwechselstörungen 416
– und Gicht 354
Fettsucht 412, 417
– und Gicht 353
Fibrinablagerungen 150
Fibrinbildung 162
Fibrinogen 164
– Gruppe 161
Fibrinolyse 162, 163
–, körpereigene 165

Fibrinolyseaktivatoren 163
Fibrinolysetest 163
fibrinolytische Behandlung 152, 153, 154
fibrinolytische Eröffnung 153
fibrinolytische Therapie 152, 155
fibrinous encrustations 151
Fibrolipomatose 167
Fibrolysemechanismen 161
Fibronogenkonzentration 477
Fibrosen 168, 316
–, retroperitoneale 226
Fibrous plaque 150
Fieber 416, 417
– bei Leukämien 277
–, rheumatisches 356
Filtrationsrate, glomeruläre 476
Fisch 405
Fistel, gastrojejuno-kolische 222
–, vesikokolische 232
Fitness-Training 45
Fleckfieber 430
Fleisch 405
Flüssigkeit, extrazelluläre 169
Flüssigkeitsdefizit 77
Flüssigkeitssubstitution 361
Flüssigkeitsverlust 195
Fluorid 365, 404
Fokalsklerose 178
Follikel, morphokintisch starre 369
Folsäure 404
–, Resorptionsstörungen 258
Folsäurebedarf 257
–, erhöhter 258
Folsäuremangel 257
Folsäurestoffwechsel, Interferenzen 258
Folsäurezufuhr, ungenügende 258
Frakturen, Rehabilitation 30
Framinghamstudie 55, 414
Fremd = «non seef» 310
FT_4-Index 374
Frühmobilisation 21, 22
Führung, psychische 51
Füllungsdruck für Koronardurchblutung 82
Fundoplicatio 207
Furosemid 318, 365
Furunkulose 325
Fuß, diabetischer 332

G
Galactose 471
Galenus von Pergamon 33
Gallenblase 191
Gallenblasenkarzinom 192
Gallensteine 191, 417
Gallensteinleiden 414
Gallenwegkarzinom 192
Gallenwegsreflux 195
Gallenwegssystem 189
Gammopathie, benigne monoklonale 311
Gangart bei pathologisch-anatomischer Veränderung 464
Gangrän, infiziertes 325
Gardner-Syndrom 215
Gasaustausch 68
gas bloat syndrome 207
Gasbrand 425
Gastritis, akute exogene 212

–, atrophische 212
–, chronische 212
–, emphysematöse 212
–, epidemische 212
–, phlegmonöse 212
Gastroileostomie 222
Gastropexie 211
Gastroskopie 219
Gasvolumen, intrathorakales 67, 75
Gedächtnisstörungen 383
Gefäßanschluß 180
Gefäßembolisierung 239
Gefäßmuskulatur 415
Gefäßschäden 416
Gefäßveränderungen bei Gicht 351
Gefäßverschluß 155
Gefäßverschlüsse, chronisch-arterielle 152
Gefäßwiderstand, elastischer 87
–, peripherer 87
Gegenregulationsphase 80
Gehbehinderte Hochbetagte 460
Gehhilfen 21, 28
Gehübungsgelände 26, 30
Gelbes Schwellpolster 150
Gelenkfehlstellungen 16
Gelenkkontrakturen 16
Gelenkveränderungen 414
Gelenkversteifungen 16
Gemeindeschwester 28, 47
Gemüse 395
Genmanipulation 312
Geräusche, systolische 98
Geragogik, Probleme 56
Geriatrie als Individualmedizin 42
Geriatrika 478
–, Aufwand 38
Gerinnselbildung 153
Gerinnung 161
–, intravasale 161
Gerinnungsfaktoren 161
Gerinnungstest 163
Gerinnungsthrombus 153, 154
Gerinnungszeit 477
Gerohygiene 57
Gerontoxon 103
Geroorthopädie 456
–, Multimorbidität 456
Geropathologen, Analysen größerer Beobachtungsreihen 449
Gesamtbevölkerung, positive Selektion 465
Gesamtbindungskapazität 372
Gesamtdiagnosen, pathologisch-anatomische 450
Gesamtfettzufuhr 408
Gesamthämoglobin 87
Gesamthochschule Kassel 53
Gesamtkörperkalium 169
Gesamtmorbidität der Betagten 450
Gesamtthyroxin 372
Gesamtthyroxinkonzentration 370, 374, 380
Gesamttrijodthyronin 374
Gesamttrijodthyroninkonzentration 380
Gesellschaft für Humanes Sterben 41
Gespräch, sachgemäßes, und gemeinsame Beratung 40
Gesichts- und Mundkrebse, Rehabilitation 52

Sachregister

Gestorbene und Bevölkerungszahl 418
Gesundheitserziehung 57
– Aufgaben des Hausarztes 57
– – des praktischen Arztes 57
Gesundheitsleitung 57
Getränke 395
Getreideerzeugnisse 395
Gewebeaktivatoren 162
Gewicht der Schilddrüse 368
Gewichtsabnahme 319, 377
Gewöhnung an ein Präparat 45
Gewohnheiten 392
Gicht 55, 116, 141, 416
– Abgrenzung 356
– als Allgemeinkrankheit 353
Gichtanfall 51, 477
–, akuter 356
– –, Auslösung des 344
–, chronisches Stadium 347
–, erster 346
–, interkritische Phasen 347
–, Prodromalstadium 346
Gicht, Anfallsbereitschaft 357
–, arterielle Hypertension 348, 353
–, Bewegungstherapie 357
–, Biochemie 341
–, Bluthochdruck 351
–, chronische 341
– –, pathogenetische Vorgänge 344
–, chronisches Stadium 357
–, Diät bei 357
–, Diagnose 355
– – Sicherung der 355
Gichtdiagnostik, erweiterte 355
Gicht, Differentialdiagnose 355
–, Früherkennung 355
– als Gelenkerkrankung bei Frauen 345
– –, klinisches Bild 345
– –, soziale Faktoren 345
–, hypourikämisierende Dauerbehandlung 357
–, Häufigkeit 342
–, Häufigkeitszunahme 346
–, im höheren Alter 352, 353
Gichtiker, unbehandelte 352
Gicht, interkritische Phasen 357
– in jungem Alter 352
Gichtknoten, große 358
Gichtkrankheit der Alten 353
Gichtmorbidität bei Männern 345
Gichtnephropathie 348, 349, 354, 358
–, pahtologische Befunde 350
–, Röntgenbefunde 352
Gichtniere 349
Gicht, operative Therapie 358
–, pathologische Anatomie 341
–, Pathophysiologie 341
Gichtperlen 347
Gicht, primäre 341
– –, als Allgemeinkrankheit 351
–, primär chronische 352
Gichtprophylaxe 51
Gicht nach Röntgenbestrahlung 174
– sekundäre 341, 354
– –, bei Blutkrankheiten 355
– –, bei Niereninsuffizienz 355
Gichtspezifisch 350
Gicht und Stoffwechselerkrankungen 353

–, Therapie 356
Gichtophie in den Nieren, Risiko 352
Gicht und Übergewicht 354
–, unspezifisch für 350
Gichtverdächtige Symptome 355
Ginseng 479
Glaukom 118
Gleichgewichtsreaktionen 9
Gleichgewichts- und Hörschäden, irreversible 43
Glibenclamid 320
Glibornurid 320
Gliquidon 320
Glisoxepid 320
Glomerulonephritis, akute 177
– chronische 168, 177
–, idiopathische, rasch progressive 177
–, membranoproliferative 178
–, mesangioproliferative 179
–, Nomenklatur 177
–, perimembranöse 178
Glomerulosklerose 174
– bei Diabetesdauer 328
–, diabetische 329
–, gichtische 350
Glukokortikoide 318, 365
Glukokortikosteroide 76, 177
Glukokortikoid-Langzeittherapie, Nebenwirkungsmuster 73
Glukose 471
Glukosebelastung, intravenöse 314
– orale 314
Glukosemetabolisierung 318
Glukosetoleranz, gestörte 333
– pathologische 318
Glukosetoleranztest, oraler 318
Glukoseutilisation 318
Glukoseverbrauch 14
Glutaminsäure 412
Glutenenteropathie 222
Glycerinester 407
Glykogenspeicherkrankheiten 314
Glykokoll 405, 412
Glykoneogenese 412
Glykosamintyp 66
Glykosidauslaßversuche 111
Glykoside 477
Glykosideffekte, toxische 111
Glykosidempfindlichkeit 365
Glykosidintoxikation 115
Glykosid-Therapie 109
– –, Indikation 111
Glykosidtoleranz 110
Glymidin 320
Gonorrhoe 438
Goutiness 347
Grandmal Anfälle 326
Granularzellmyoblastom 207
Granulozytose 270
Greisenkrankheiten, Klinik der 33
Grippeimpfung 433
Grundumsatz 373
– absinkender 46
Grundumsatzbestimmungen 373
Grundumsätze der Korrelationspathologie 453
– der Summationspathologie 453
Gruppengespräche 40
Guanethidin 140

Gutachten über Unterbringung 49
Gymnastik, Meidung anstrengender 45
Gynäkomastie 115

H

Haarzell-Leukämie 278
Habitus 382
Hämatom, intramurales 228
Haemoccult-Test 238
Hämochromatose 314
Hämodialyse 183, 326
–, chronisch-intermittierende 180
Hämofiltration 183
Hämoglobin 324
Hämoglobinurie, paroxysmale nächtliche (PNH) 264
Hämolysen, mechanische 265
Hämolysine, bithermische 264
Hämopoetisches System, Schädigungen des 43
Hämoptase, primäre 282
hämorrhagische Diathese, 277
Hagemann-Faktor 163
Halbseitensymptomatik 326
Haloperidol 318
handicap 18
Hamartome 215
Harnsäure 341
–, Ausscheidung der 343
–, Ausscheidungsmechanismus 343
–, Bildung der 343
–, biologische Funktion 341
Harnsäureanfall, endogener 343
– exogener 343
Harnsäurebildung, vermehrte 344
Harnsäurebindung an Plasmaeiweißkörper 349
Harnsäurekonzentration bei menstruierenden Frauen 341
Harntransportstörungen 171
Harnwege, Erkrankungen der 55
Harnzuckerselbstkontrolle 323
Hartes-Wasser-Syndrom 364
Hashimoto-Struma 213
– Thyreoiditis 382
Hauptbeanspruchungsformen der Alterstrainierbarkeit 45
Haupterkrankungen im Alter 451
Hausarzt, Aufgabe des, bei Krebs 51
–, eigentliche Geriater 36
–, psychotherapeutische Maßnahme des 44
Hausbesuche, routinemäßige 46, 47
Hautallergien 320
Hautreaktion vom verzögerten Typ 310
Hautveränderungen 377, 382
– bei Gicht 348
HbA_1 324
H_2-Blocker 207
HDL-Cholesterin 319, 410
Herberden-Arthrose 356
Hefen 436
Hefepilze 331
Heilmeyer 402
Heimdialyse 180
Heiserkeit 387
Helminthen 438
Hemikokektomie, rechtsseitige 239
Henning-Starckscher Dilatator 205

Hemiparese 8, 9, 10, 327
Hemiplegie 326
Heparin 478
Hepatitis A 190
Hepatitis B 190
– infectiosa 435
Hepatomegalie 378
Hepatosplenomegalie 378
Heredität 463
Hermie, paraösophageale 209
Herpes-Gastritis 212
– simplex 431
– zoster 430
Herz 86
–, Altersatrophie 91
–, Amyloid des 99
–, Atrophie des 90
–, Bindegewebsgehalt 88
Herzerkrankung, koronare 118
Herzfrequenz 87
Herzgeräusche, systolische 98
Herzglykoside 110
Herzgewicht 91, 96, 97
Herzinfarkt 103, 115, 119, 135, 136, 139, 140, 145, 367, 408, 413, 414, 417
Herzinfarktrisiko 158
Herzinfarkte, stumme 136
Herzinsuffizienz 44, 95–98, 100, 103–108, 111, 112, 115–119, 138, 139, 140, 141, 146, 377, 378, 417, 324, 381
– kongestive 377
–, venöse 98
Herzklappen 93
Herzklappenfehler 106
Herzkonfiguration 100
Herzkrankheiten, ischämische 409
– –, Sterbefälle an 418, 419
–, koronare 107, 329
–, große Rolle der 452
Herzkranzgefäßleiden 409
Herzkranzgefäßveränderungen 416
Herz- und Kreislaufbehandlung, kunstgerechte 468
Herz- und Kreislaufsystem, Erkrankungen 50
Herz-Lungen-Maschine 82
Herzmuskelinsuffizienz 135
Herzpräparate, makroskopische, eines 101jährigen 463
Herzrhythmusstörungen, kardiale 101
Herz im Röntgenbild einer siechen Hundertjährigen 466
Herztod, plötzlicher 105, 106
Herzton, dritter 98, 101
–, zweiter, paradoxe Spaltungen 98
Herzvergrößerung 133
Herzvolumenleistungsquotient 87
Herzzeitvolumen 15
Heterotopien 215
Hiatus leucaemicus 271
Hiatushernie 198, 209
Hilfe beim Sterben 41
Hilflosigkeit 10
Hilfsbedürftigkeit, körperliche 17
– seelische 17
Hilfsmittel-Depot 28
Hippokrates 402
Hirndurchblutung 14, 478

Hirninfarkt 106, 136
Hirninsulte, ischämische 318
Hirnnervenparesen 332
– asymmetrische amyotrophische 332
– motorische 332
Histidin 405
Histone 150
Histoplasmose 436
Historische Aspekte 33
Hitzegefühl 378
HLA-Antigene 312
Hochbetagte Bettlägerige 460
–, Gehbehinderte 460
–, Rüstige 465
Hochdruck, arterieller 329
– renovaskulärer 329
Hör- und Gleichgewichtsschäden, irreversible 43
Hörsturz 145
Hormone 478
– kontrainsulinäre 318
– östrogene 374
– zirkulierende 370
Haemokonzentration, freie biologisch wirksame 371
Hormonproduktion 369
Horner-Syndrom 387
Hospitalismus 424
Humanes Sterben, Gesellschaft für 41
Hundertjährige 458–467
–, Sektionsbefunde 458
– Todesursachen 458
Hyalinose 316
Hypästhesie 330
Hyperaktivität 378
Hyperaldosteronismus 220
Hyperalimentation 317
Hypergastrinämie 199, 213
Hyperglykämie 314
Hyperhydration 361
Hyperinsulinismus 317
Hyperkaliämie 116, **363**
Hyperkalzämie 174, 363, 364
Hyperkalzämiesyndrome 364
Hyperkoagulabilität 153
Hyperlipidämie 105, 157, 356
Hyperlipoproteinämie 55, 341
Hypermagnesiämie 366
Hypernatriämie 170, 363
–, zentrale 361
Hyperosmolarität 324
Hyperparathyreoidismus 364, 366
–, primärer 364
–, sekundärer 364
Hyperplasie, fibromuskuläre 228
– regionale 379
Hypertensiva 318
Hypertension 157
–, arterielle 341
– –, und Gicht 353
Hyperthyreose 101, 115, 368, 375, 376
Hyperthyreoseformen, oligosymptomatische 376
Hyperthyreose, Knotenköpfe mit 376
– präklinische 380
– Schweregrad 380

– senile 378
– subklinische 380
– Therapie 380
Hypertonie 104, 105, 107, 115, **130**, 157, 158, 324, 377, 414, 416, 417, 418
Hypertoniebehandlung 55
Hypertonie, essentielle 130, 139
Hypertoniegenese 418
Hypertonie, renalisierte, essentielle 133
–, sekundäre 131, 133, 175
– –, renale 137
– als Risikofaktor 139
–, systolische 131
–, Therapie **138**
Hypertonus 377
Hypertrophiefähigkeit des rechten Ventrikels 82
Hyperurikämie, asymptomatische 356
–, Biochemie 341
–, Definition 341
–, nichtgichtige 343
–, Pathogenese der primären 343
–, pathologische Anatomie 341
–, Pathophysiologie 341
–, sekundäre 342, 343
–, Therapie 356
Hyperventilationstetanie 366
Hypoaldosteronismus 169
Hypogammaglobulinämie 278
Hypoglykämien 323, 326
– protrahierte 327
Hypokaliämie 116, 361
Hypokalzämie **365**
Hypomagnesiämie 201, 366
Hypometabolismus des Alters 373
Hyponatriämie 170, 361
Hypoparathyreoidismus 213
–, idiopathischer 365
–, parathyreopriver 365
–, pseudoidiopathischer 365
Hypoproteinämie 177
Hypotension 384
Hypothalamus-Hypophysenvorderlappen-System 372
Hypothermie 83, 384
Hypothyreose 115, 144, 368, 373, **381**
–, hypophysär bedingte 382
–, posttherapeutische 382
–, spontane 381, 382
Hypotonie 142
–, essentielle 142
–, iatrogene 144
–, poststenotische 142
–, relative 142
–, Therapie **146**, 383
Hypourikämie, Häufigkeit 342
Hypoventilation 384
Hypoxämie, arterielle 83
Hypoxanthin-Guainin-Phosphoribosyltransferase 344
Hypoxie, arterielle 75

I
IDDM 314
Idealgewicht 413
IgG-Antikörper 316
Ileostonie-Kolostomie-Vereinigung e.V., Deutsche 52

Ileus 195, 231
Ileus, paralytischer 201, 363
Iliaca-externa-Stenose 154
Imipramin 478
Immobilisation 318
Immobilisationssyndrom 4, 14, 16
Immobilisierung 4
Immundefizienz 310
Immunglobuline 311
–, monoklonale 311
Immunisierungen 312
Immunmechanismen 383
Immunologische Reaktionen 65
– Verfahren bei Leukämien 273
Immunreifung 424
Immunsuppressiva 76
Immunsystem 309
–, Altern des 313
–, verzögerte Reifung durch verminderte Kalorienaufnahme 312
Immunthrombozytopenie 291
Immunthyreoiditis 369
impaired glucose tolerance 314
impairment 18
Inaktivierung, körperliche 353
Inappetenz 318, 325
Individualmedizin und Geriatrie 42
Indocyaningrün 189
– -Test 476
Indometacin 356, 474
Indoor-Gehphase 30
Infarkte 119
–, stumme 105
Infarktletalität 106
Infarktpneumonie 82
Infektanfälligkeit 312
Infektionen, akute, im höheren Alter 451
–, manifeste 277
Infektionsgefahr der Lunge 79
Infektionskrankheiten 416, 418, **423**
Infektobstruktion 73, 74
Infiltrate 80
Infiltration, lymphozytäre 369
Information, ärztliche Bedeutung der 48
– – schriftliche 40, 48
–, Überangebot 48
Inhibitoren der Fibrinolyse 163
Initialkoma 318
Inselzellatrophie 316
Insuffizienz, orthostatische 143
–, respisatorische 101
–, ursächliche zerebrovaskuläre 44
–, venöse 101
Insulinitis 316
Insulinmangeldiabetes 213
Insulinmangel 314, 316
– absoluter 314
– relativer 314
Insulinresistenz 317, 319
Insulinrezeptoranomalien 314
Insulinsekretion 317
Insulinstarre 316
Insulintherapie 322, 323
Insult, apoplektisches 156
–, ischämischer 145
–, zerebrovaskulärer 198
Internationale Vereinigung für die Universitäten des dritten Alters 52
Intervall, beschwerdefreie 347

Intimaläsion, arteriosklerotische 155
Intimanarbe 150
Intimaödem 150
Intimaschädigung 154, 161
Intoxikation 113
Intrinsic Activity 362
Intrinsic-Gerinnung 162
Inulin-Clearance 168, 476
Invasion, pseudokarzinomatöse 234
In vivo-Thrombozytenfunktion 163
Involutionsdepressionen 456
Inzidenz einer Apoplexie 156
Ionentransportmechanismus 362
Ischämie, fokale 224, 227
– zerebrale 327
Iso-Antikörper 264, 311

J
JOD 314
Jod 404
Jodaufnahme 369
– absolute 375
Jodausscheidung 369
– durch die Niere 369
Jodexposition 376, 385
Jodination 369
Jod, plasmagebundenes 370
Jod-Pool 369
Jodsalze 416
Jodsalzprophylaxe 386
Jodstoffwechsel 369
Jodüberempfindlichkeit 416
Jodumsatz 369
Jodverteilungsraum 369
Jugendarbeitsschutzgesetz 56

K
Kälteagglutinine 264
Käse 406
Kalium 404, 405, 477
kaliumhaltige Dragees 199
Kaliumintoxikationen 363
Kaliumspiegel 477
Kallikrein 162, 163
Kalkablagerungen 151
Kalorienaufnahme, Begrenzung der 312
–, verminderte und verzögerte Reifung des Immunsystems 312
Kalorieneinnahme 403
Kalorienrestriktion 319
Kalzium 403
Kalziumaufnahme 319
Kalziumbilanz, Störung der 46
Kammerflimmern 363
Kammertachykardien 102
Kapazitätsgefäße 131, 143
Kapillarpermeabilität 96
Kardiochirurgie 119
Kardiodynamik 88
Kardiakarzinom 204
Kardiomyopathie 100
–, hypertroph-obstruktive 107, 113
–, obstruktive 99
Kardiopathie, hypertensive 100, 108, 118, 133, 135
–, hypertone 138
–, koronarsklerotische 103, 108, 115
kardiovaskuläre Erkrankungen 455
Karotissinusdruck 89
Karotissinus, hypersensitiver 103

– Syndrom 142
– – hypersensitives 118
Karotisstenose 140
karzinomatöse Erkrankungen 80
Karzinom, fokales 234
–, kolorektales 235
–, extrapankreatisches 196
Karzinomprophylaxe 234
Katecholaminstimulation 55
Kationenaustauscher 363
Katzen Kratzkrankheit 436
Kaufähigkeit 46, 198
Kavernen 79
Kehlkopflose, Vereinigung der, in der BRD e. V. 52
Keime, gramnegative 277
Keimnachweis bei Leukämien 277
Keton 410
Ketonkörper 324
Kimmelstiel-Wilson-Syndrom 329
Kinderheilkunde 57
Kindesalter, präventive Maßnahmen 56
Klappenstenose 144
Kleinwuchs 365
Kliniken, geriatrische, in der BRD 49
Klinik der Greisenkrankheiten 33
Knick, biologischer 454
Knisterrasseln 71
Knochenmark, rotes, Involution des 251
–, Zelldichte 251
Knochentophie 347
Knoten 385
Knotenbildung 386
Knotenkröpfe mit Hyperthyreose 376
Knotenstruma 378, 386
Kochsalz 417
Kochsalzempfindlichkeit 417
Kochsalzverbrauch 417, 418
Körperwasser 169
Kohlenhydrate 405, 410, 412, 413, 414
Kohlenhydratstoffwechselstörungen und Gicht 354
Koli-Euteritis 440
Kolitiden, pseudomenbranöse 200
Kolitis, ischämische 224, 228
Kollagen 92, 93, 96, 150
Kollagenase 152
kollagene Fasern 66
Kollagengehalt der Lunge 66
Kollateralabgänge 153
Kolokarzinom 235
Kolon-Doppelkontrasteinlauf 234
Kolonpolypen 232
Koloskopie 231, 234
Koma 366
– diabeticum 322, **324**, 327
– – Häufigkeit 324
– – hyperosmolares 324
– –, Komaformen 325
– – Letalität 325
–, hypernatriämisch-hyperosmolares 361
– ketoazidotisches 324
Komamortalität der Diabetiker 333
Komastadien 326
Koma-vigile 325
Kombinationsbehandlung, zytostatische 78

Kombinationskrankheiten **452**
–, kausalabhängige 451
Kommunikationsbereitschaft in geriatrischer Praxis 47
Kompensationsfähigkeit 454
Kompensationstraining 21
Komplikation am Nervensystem 44
–, pulmonale 455
–, thromboembolische 107
Konfusion 478
Konstitutionskrankheiten, Gicht 341
Kontakt, zwischenmenschlicher 37
Kontakt-Gruppe 161
Kontraindikation gegen Barbiturate 45
Kontraktionsanomalien, regionale 88
Kontrakturen 5
Konzentrationsfähigkeit 168, 476
– der Niere 168
Konzentrationsvermögen 141
Kopfläuse 437
Kopfschmerzen 133
Korkenzieher-Ösophagus 205
Koronardurchblutung, Füllungsdruck 82
Koronargefäße 93, 418
Koronargefäßverkalkungen 105
Koronarkalk 103, 133
Koronarkrankheiten 377, 410, 418
Koronarsklerose 96, 134, 377
– einer 103jährigen 467
–, stenosierende 95
Koronartrainingsgruppen 50
Koronarübungsgruppen 50
Kostenträger der Rehabilitation 13
Kost, gemischte 406, 408
Kräftigungsmittel, Aufwand 38
Krankengymnasten 20, 27
Krankengymnastik 20, 22, 29
Krankheiten, aktive 451
– im Alter 35
– im höheren Alter 449
–, alternde 35
–, komitierende 35
Krankheitsbefunde, zweitrangige 451
Krankheitslehre, altersabhängige 33
Kreatinin-Clearance 476
– –, endogene 168
Krebs, epidemischer 214
Krebserkrankungen 412
Krebsfrüherkennung 51
Krebs als natürliches Ende 418
Krebsverhütung 51
Krebszentren 51
Kreislaufende 418
Kreislaufzeit 477
Kreislaufzentralisation 143
Krise, hyperkalzämische 365
–, suizidale 43
Kristallisationskern 349
Kristallsynoviitis 344
Kristianstad-Studie 318
Kropf 385
Kropfträger 386
Kryotherapie, lokale 238
Kryptokokkose 436
Kureinweisungen in onkologische Nachsorgekliniken 52
Kurzatmigkeit 133
Kußmaulsche Atmung 325
Krypho-Skoliosen 76

L
Labordiagnostik 39
Lactatazidose 322, 324
Lactatazidoserisiko 322
Längsschnittstudie, Bonner 36
Lagerung der Patienten 5
Lakritze 362
Lambliasis intestinalis 437
Langlebige, Gruppe 461
Langlebigkeit 312
–, Kriterien der 463
Langzeiteffekt 319
Langzeitkrankenhaus 26
Langzeit-pH-Metrie 206
Langzeitprognose 180
Langzeitrehabilitation 49
Langzeittherapie, systematische 51
Lappenatelektase 77
Laryngospasmus 366
Laufbealstung 17
Laugenverätzung 208
Lauren-Klassifikation 224
Laxantien 7, 115, 362
–, anthrachinonhaltiges 199
Laxantienabusus 200
LDL-Cholesterin 105, 410
L-DOPA 471
Lebensabgang, natürlicher 418
Lebensaktivität, Erhaltung der 52
Lebensalter, biologisches 78
Lebensdauer, gekoppelt mit MHC 212
–, mittlere 309
–, Verlängerung durch Unterkühlung 312
Lebenserwartung 55
– mit 80 Jahren 418
–, allgemeine 34
– mit Lungenembolien 73
– und Übergewicht 312
Lebensfähigkeit, eingeschränkte, Hochbetagter 465
Lebensführung, Funktion der 55
– in der Geriatrie 56
Lebensgewohnheiten, Änderung von 56
Lebensmittelauswahl 393, 395
Lebensmittel, ballaststoffreiche 46
Lebensmittelverbrauch 396
– in der BRD 414
Lebensmöglichkeiten des Behinderten 18
Lebensprobleme, vordergründige 45
Lebensverlängerung 479
Lebensversicherungen 414
Leber 189, 476
Leberbindegewebe 189
Leberdurchblutung 474
Lebererkrankungen 369
–, chronische 261
Leberfunktion 189
Lebergewicht 189
Leber bei Gicht 354
Leberkarzinom 191
Leberkrankheiten 417
Leberparenchymzellzahl 189
Leber, Transportleistung 189
Lehrbuch, erstes deutschpraciges 33
Leiden im höheren Alter 349
–, ruhende 451

Leistungsbreite 15
Leistungsfähigkeit, Meßwerte 15
Leistungsreserven, allgemeine 467
Leistungsschwäche 325
Leistungssport, lebensverlängernd 312
Lepra 429
Leptospirosen 430
Lesch-Nyhan-Syndrom 344
Letalität 384
Leucin 412
Leukämie-Leukämien, Altersverteilung 271
–, akute **271**
– –, lymphatische 272
– –, nicht-lymphatische 272
– –, morphologische Kriterien 273
– –, supportive Maßnahmen 277
– –, symptomatische Therapie 277
– –, undifferenzierte 273
–, Behandlung akuter 276
–, chronisch myeloische 279
–, Diagnose 272
–, Einteilung 272
–, Erhaltungstherapie 275
– im Erwachsenenalter 272
– Fieber 277
–, Häufigkeit 271
–, immunologische Verfahren 273
–, Immuntherapie 276
–, Keimnachweis 277
–, klinische Symptomatologie 272
–, Prognose 274
–, Therapie 274
–, undifferenzeirte, Induktionsbehandlung 275
–, Überlebenszeit 274
Leukopenien 320
–, reaktive 269
Leukozytenkultur, gemischte 310
Leukozytenphosphatase, alkalische 279
Leukozytose **270**
Levodopa 318
Lidocain 473
Lidödeme 381
Limited-Care-Dialyse 180
Lincomycin 201
Linitis plastica 236
Linksappendizitis 232
Linksherzinsuffizienz 76, 78, 82, 88, 117
Linksherzhypertrophie 136
Linkshypertrophie 105, 107, 119
Linksschenkelblock 98
Linolsäure 408
Lipase 196
Lipide 158
Lipidpneumonien 201
Lipidstoffwechsel 416
Lipidtheorien 415
Lipodystrophie 314
Lipofuszin 189, 473
–, kardiales 92
Lipopolysaccharide, bakterielle (LPS) 311
Lipoprotein 373
Liquorschranke 361
Listeriose 430
Lithium 318
Livides Schwellpolster 150

Lobärpneumonie 76
Logopäden 20, 23, 24, 27
Logopädie 23
Lokalisation arteriosklerotischer Verschlüsse 156
LPS 311
L-Stenosen 154, 155
Lues 381, 438
– nach Röntgenbestrahlung 174
Lunge, Altern der 65
–, Kollagengehalt der 66
Lungenembolien 73, 78, 80, 142, 325
–, drei Phasen 80, 81
–, Prognose 82
–, rezidivierende 80
Lungenemphysem 66, 74, 98
–, chirurgische Eingriffe 75
–, Diagnose 74
–, verschiedene Formen 75
Lungenerkrankungen 454
–, restriktive 76
Lungenfibrosen, idiopathische 76
Lungengewebe, Dehnbarkeit 76
Lungeninfarkt 82
Lungenkreislauf 70
–, Druckerhöhung im 69
–, Widerstandszunahme 75
Lungenödeme 105, 326
Lungenpräparat, histologisches, einer siechen Hundertjährigen 466
Lungensklerosen, emphysematöse 75
Lungenstauung 76
Lungentumoren 77
Lungenüberblähung, irreversibler Anteil 75
Lungenvolumina 67
Lupus erythematodes 179, 311
– – disseminatus 356
– – systemicus 207
Luxuskonsum 353
Lymphadenose, chronische 278
Lymphangitis carcinomatosa 76
Lymphdrüsen 387
Lymphoblastenleukämie, akute (ALL), Induktionsbehandlung 275
Lymphozyten **309**
Lysebehandlung 153
Lysin 405
Lysozym 274
Lyssa 434

M
Magen 200
Magenausgangsstenose 219
Magenentleerung 471
Magen-Frühkarzinom, diffuser Typ 217
– –, intestinaler Typ 217
Magenkarzinom 215
Magen, operierter 222
Magensekretionsanalyse 219
Magenschleimhautatrophie 198, 199
Magenstumpfkarzinom 222, 223
Magentumoren, benigne 214
Magenulzera 364
Magenvolvulus 211
Magnesium 404, 405, 413, 417
Magnesiumgabe 366
Magnesiummangeltetanie 366

Magnesiumsalze 416
Mahlzeiten 395
Mahlzeiteneinnahme 393
Mahlzeitengestaltung 398
Mahlzeitenordnung 393
Mahlzeitenstruktur 394
Mahlzeiten, kleine, Syndrom der 228
Mahlzeitensystem 393, 399
Major Histocompatibiliti Complex (MHC) 312
Makroangiopathie des Alters 55
–, diabetische 329
Malabsorptionssyndrome 201, 361, 366
Malakoplakie 173
Malaria 437
Malignitätsverdächtigkeit 385
Malignomkranke 454
Mallory-Weiss-Syndrom 210
Mammatumor 365
Mangelernährung 46, 370
Mangelerscheinungen von Vitaminen 46
Marasmus, eigentümlicher, der hinfälligen Betagten 461
Marburger Affenseuche 435
Margarinekonsum 408
Masern 434
Maskierungseffekt der Alterspolypathie 454
Massensynergien 9
Maßnahmen, gruppen-psychotherapeutische 44
Mastektomiepatientinnen, Rehabilitation der 52
maturity onset diabetes (MOD) 314
– – – in veniles 314
Maus, Immunsystem 309
Mediaverkalkung vom Mönckeberg-Typ 151
Medikamente 402
–, thrombozytenfunktionshemmende 295, 297
–, ulzerogene 199
Medikamenteneinnahme betagter Patienten 468
medikamentengefährdete kranke Betagte 468
Medikamentenreaktionen, unerwartete 468
Megakaryozyten 281
Megaösophagus 205
Mehrfachaffektionen 451
Mehrfacherkrankungen im Alter, Genese der 452
– –, Klinik der 452
– –, Klinik der 454
– –, komitierende, bei Malignomkranken 454
Melanosis coli 199
Meldepflicht über Behinderte 13
Meningiosis leukaemica, Prophylaxe 277
– –, Therapie 277
Meningitis purulenta 440
Menschenführung, Vermögen der 39
Meperidin 472
Merseburger Trias 381
Mesenterialarterienthrombose 225
Mesenterialinfarkt 224
–, nicht-okklusiver 226

Mesenterialvenenthrombose 224, 227
Mesenterikographie 226
metabolisierende Organe 369
Metabolisierung 474
– von Pharmaka 189
Metamorphose, visköse 161
Metaplasie 194
– intestinale 212
Metformin 322
Methyldopa 318
Metoclopramid 207
Metronidazol 201, 232
MHC 312
Mikroangiopathie 354
–, diabetische 327
– des Alters 55
Mikrofollikel 368
Mikrosomenfraktion 189
Miktionsstörungen 118, 332
Milch 405, 406
Milcherzeugnisse 395, 409, 415
Milchfett 410
Milchprodukte 395, 409, 415
Miliartuberkulose 80, 428
Milzbrand 430
Mineralien 406
Mineralokortikoide 146
Mineralstoffe 410, 413
Mineralwässer 417
Minimal changes-Nephrose 178
Minutenvolumen 86, 90, 101, 131, 132, 144, 477
Mischhernie 209
Mithramycin 365
Mitochondrien 473
Mitralinsuffizienz 95, 107
Mitralklappenersatz 120
Mitralklappenprolaps 107
Mitralklappenring, Verkalkungen des 95
Mitralringverkalkungen 100
Mittelalterliche Vorstellungen 33
Mitteldruck, arterieller 129
Mittelschwerarbeiter 405, 413
mixed leukemia 274
MOD 314
MODY 314
Möglichkeiten, Akzeptieren begrenzter 41
Mönckeberg-Typ, Mediaverkalkung vom 151, 329
Molluscum contagiosum 431
Momente, persönlichkeitsspezifische 41
–, soziale 41
Mononukleose, infektiöse 433
Monosaccharide 410
Monotherapie, Bevorzugung einer 43
Morbus Addison 213, 364
– Bang 430
– Boeck 364
– Conn 362
– Crohn 228
– Cushing 362
– Ménétrier 216
– Osler-Weber-Rendu 240
– Paget 131, 140
– Parkinson 143, 471, 478
– Recklinghausen 365

Sachregister 493

– sphincter Oddi 195
– Waldenström 311
– Whipple 365
– von Willebrand 240
Morphium 195
Motilitätsstörungen der Speiseröhre 203
Motivation, fehlende 19
Mucoide 150
– Degenerationen 93
Mucopolysaccharide 150
Mukosakrebs 218
Multiinfarktdemenz 136
Multimedikation 43
Multimorbidität 15, 98, 100, 107, 108, 137, 138, 198
–, aktive 451
– im Alter 35
– –, Zahlenangaben 35
–, alterstypische 15
–, Computerauswertung der Diagnosen 449
–, Geschlechtsunterschied 457
–, Häufigkeit 449
–, lebensbedrohliche 459
–, Vorkommen 449
Multimorbiditätsformen, Häufigkeit der 452
Multiplizität, abhängige, kausalabhängiger Kombinationskrankheiten 451
–, gebündelte, kausalabhängiger Kombinationskrankheiten 451
–, unabhängige 451
Mumps 434
Mumpsviren 316
Mundkrebse 52
Murexidprobe 347
Musiktherapeuten 20
Muskelspasmen 383
Muskeltraining beim Diabetiker 319
Mutationen 311
Myasthenia gravis 311
Myelom, multiples 311
Mykoplasmen-Pneumonien 77
Myogelosen 383
Myokard 91
Myokardinfarkt 105, 318, 377, 418
–, akuter, Sterbefälle an 419
– als natürliches Ende 418
Myokardnekrose 414
Myopathien 377
Myotomie 198, 205
–, krikopharyngeale 204
Myxödemkoma 384
– Geschlechtsverteilung 384

N
Nährstoffzufuhr 404
Nährwertrelationen 405
Nährwertträger 405
Nachbarschaftshilfen 54
Nachsorge 30
–, onkologische 51
Nachsorgekliniken, onkologische 52
Nacht-Urinzuckerbestimmung 323
Nahrungsauswahl 392, 398
Nahrungsmenge 403
Nahrungsmittelverbrauch 412
Nahrungswahl 392, 398
Nahrungszubereitung 393, 398

Nalidixinsäure 318
Narbenemphysem 75
Narkoserisiko 133
Natrium 404, 417
Natriumausscheidung, fraktionelle 182
Natriumbikarbonat 363
Natriumelimination 326
Natriumkonzentrationen, intraerythrozytäre 362
– im Plasma 360
Natriumurat, Löslichkeit 349
Natriumresorption 169
–, tubuläre 169
Natrium-Zellulose-Phosphat (NCP) 365
NCP 365
Nebenerscheinungen 42
Nebennierenrindenhormone 71, 72
– Anstieg der 55
Nebennierenrindenhormontherapie 80
Nebennierenrindeninsuffizienz 363
Nebennierenrindenüberfunktion 361
Nebenwirkungen bei Antihypertensiva 140
– nichttoxische 320
– von Pharmaka 474, 476
– toxische 320
Neoplasien 310
Nephritis, interstitielle 168
– –, akute 173
– –, chronische 174
– – –, sklerosierende 352
Nephrosklerose 137
Nephrosklerose, maligne 175
Nephrosklerose, primär maligne 175
– sekundär maligne 175
Nephropathie, diabetische 178
Nephroangiopathie, diabetische 328
Nephrokalzinose 364
Nervenastem, Komplikation am 44
Neuropathie, diabetische 203, 331
– vegetative 331
Niacin 404
Nicht-Selbst 309
Nicht-wieder-einschlafen-können 45
NIDDM 314
Niederdrucksystem 70
Nieren 475
Nierenbiopsie 176, 178
Nierenerkrankungen im Alter 167
–, chronische 312
Nierenfunktion 475
– im Alter 167
Nierengewicht 167, 475
Nierengicht 349
Niereninfarkt 176
Niereninsuffizienz 113, 145, 363
–, chronische 179, 261, 360
Nierenpunktion 350
Nierenrindenindex 167
Nierensteinbildung 417
Nierensteine 364, 367, 417
Nierenversagen, akutes 178, 181
– – postrenale Form 181
– – prärenale Form 181
– – renale Form 181, 182
Nierenversagen, nicht oligurischer Verlauf 182
–, sekundäres 170

Nifedipin 206
Nightingale, Florence 3
Nikotin 416
Nikotinabusus 417
Nikotinkonsum 55
Nitrate 117
Nitrazepam 478
Nitroglycerin 205
NL-Stenose 154, 155
Non-Compliance 47
Nüchternblutzuckerkontrolle 323
Null-Zell-ALL 273
Nykturie 377

O
O_2-Aufnahme 15, 16
Obduktionsbefund eines 111jährigen 458, 459
Oberflächenantigene 311
– der T-Zellen 311
Oberflächengastritis 212
Oberflächenmarker, spezifischer 273
Obesitas 55
Obliterierende Arteriosklerose 151
Obst 395
Obstipation 377, 383
Obstruktionsanfall 83
Obstruktionsileus 201
Ödembildung 417
Ödeme 377
Ösophagospasmus, idiopathischer, diffuser 198, 205
Ösophago-Trachealfistel 209
Ösophagus 200
Ösophaguskarzinom 205, 208
Ösophagussphinkter, unterer 206
Östrogene 372
Ophthalmoplegie 331, 332
Orbitopathie, endokrine 381
Organinfiltration 271
Organinvolution, Sitz der 464
Organisationsvorgänge 154
Organtuberkulose 428
Organveränderungen, ruhende 451
Ornithose 436
Osmolarität 360
Osteomalazie 223
Osteomyelofibrose-Myelosklerose-Syndrom 280
Osteopathia antiepileptica 365
Osteoporose 73, 201
Ototoxizität 116
Outdoor-Therapie, Abschlußphase 35
Oxalsäure 365
Oxidation 473
Oxyphenisatin 201
Oxyguris vermicularis 438

P
PAH-Clearance 476
PBJ 370
Palpation 379
Palpationsbefunde 379
Panarteriitis nodosa 176, 356
Pankreas 194, 410
–, ektopener 215
–, exokriner 194
Pankreasabszeß 195
Pankreaskarzonom 196
Pankreatitiden 364

Pankreatitis 195
–, akute 195
–, chronische 195
Pankreatographie, retrograde 194
Pantohensäure 404
Papillarmuskeldysfunktion 99, 107
Papillennekrose 174, 325
Paracelsus von Hohenheim 402
Paracetamol 473
Parästehenien 383
Parameter für das freie T$_4$ 374
Parathormon 364
Parenchym-Pyelon-Index 168
Parotitis epidemica 434
Partialinsuffizienz 69
pathologisch-anatomische Diagnosen, Wertigkeit 451
Patientenseminare 40
Patient, geriatrischer 36
PBJ, Altersunabhängigkeit 370
–, Verminderung des 370
Pediculosis 437
Penetration 219
Penicillin G 472
Pensionierung, Vorbereitungskurse 57
Pentazocin 472
Perforation 231
Perfusionsdruck, koronarer 82
Perfusionsischämien 225
Periartriitis nodosa 207
Peridiverfikulitis 232
Perikard 94
Perniziosa 383
Peritonealdialyse 183
– chronisch-ambulant 180
Perniziosa 213
Pethidin 472
Peutz-Jeghes-Syndrom 215
Pflege, aktivierende 24
Pflegebedürftige 461
Pflegebedürftigkeit, Vermeidung 17
Pflegeeinrichtungen, ambulante, in Bayern 54
Pflege-Fachkräfte 54
Pflege, häusliche 53
Pflegeheim mit Rehabilitationsangebot 26
Pflegekräfte, ambulante 53
Phäochromozyten 314
Pharmakaabsorption 471
Pharmaka, Nebenwirkungen 474, 476
Pharmaka, Metabolisierung von 189, 473
– psychoaktive 318
Pharmakastoffwechsel 189, 473
Pharmaka, Wechselwirkungen 474
Pharmakodynamik 42
Pharmakokinetik 42, 471
–, Absorption 471
–, Verteilung 472
Pharmakologie, klinische 42
Pharmakotherapie 471
Phenoabarbitursäure 472
Phenformin 322
Phenolphthalein 201
Phenothiazine 318, 321, 473
Phenylalanin 405
Phenylbutazon 321, 357, 472, 473
Phenytoin 472, 473

Philadelphia-Chromosom 279
Phosphatasen 150
Phosphatinfusionen 365
Phospholipidgehalt 473
Phosphor 404
Phosphormangel 326
Photokoagulation 221, 239
Physikalische Medizin 24
Physiosklerose 94, 150
Physiotherapie 20
Physostgmin 366, 367
Phythämagglutimin 310
Phytin 365
Pilzinfektionen 277
Pilzprophylaxe 278
Piracetam 472
Pirenzepin 220
Plättchen 161
Plättchenadhäsivität 153
Plättchenaggregate, zirkulierende 294
Plättchenaggregation 94
Plättchenhaftneigung 285
Plaques, fibröse 94
–, komplizierte 94
plasma bound iodine 370, 376
Plasmafluß, renaler 168
Plasmahalbwertszeit 473, 474
Plasmaproteine 472
Plasma-Renin-Aktivität 169
Plasmaseparation 177
Plasmavolumen 169
Plasmin 152, 162, 163
Plasminogen 162
Plasminogenaktivatoren 163
Plasminogen-Plasmin-Umwandlung 163
Plasminogenspiegel 165
Plasmozytom 364
Plattenepithelkarzinom 205
Plattenepithelkrebse 208
Pleuraergüsse 77, 78
Pleuraverschwielungen 80
Pleuraverwachsungen 79
Pleuritis 78
– carcinomatosa 78
– exsudativa specifica 78
– sicca 78
Plummer-Vinson-Syndrom 198, 208
Pneumaturie 232
Pneumokokkenpneumonien 440
Pneumologie 65
Pneumonien 76, 312
–, atypische 440
Pneumonieprophylaxe 6
Pneumothorax 79
Pocken 431
Poliomyelitis anterior 433
Polyarthritis, primär chronische 207
–, progrediente chronische 356
Polychemotherapie – Programme 51
Polycythaemia vera 280
Polydipsie 325
Polyglobulien, sekundäre 266
Polyneuropathie 143, 144, 317
– bilateraldistale, sensomotorische 331
–, diabetische 199
– motorisch-amyotrophische asymmetrische 331
– – – – proximale 331

Polypathie 35, 449
–, Häufigkeit 449
– des Herzens 97, 98
– bei Höchstbetagten 457
–, kardiale, im Alter 452
– von einzelnen Organen 452
–, Vorkommen 449
Polyp – Polypen, fibrovaskulärer 207
–, hyperplasiogener 215
–, maligne 234
–, metaplastischer 233
Polypektomie, endoskopische 234
Polyposis ventriculi 214
Polysaccharide 410
Polysymptomatik des Alters 49
Polyurie 325
Polyzythaemia vera 265
Postgastrektomie-Anämie 222
Postgastrektomiesyndrom 222, 365
postkrikoidale webs 208
Postvagotomie-Syndrome 222
Potentia coeundi 42
– generandi 42
Potenzstörungen 141, 332
Präalbumin 372
– Thyroxinbindendes 372
Präkanzerosen 215
Präkoma 322
Präleukämische Zustände 278
Prämyxödem 381
prä-T-Zell-ALL 273
Präventivgeriatrie 55
Prednisolon 357
Presbyösophagus 198, 202, 203
Prinzipien, gnotobiotische 277
Procain 473, 479
Progredienz 387
Prolymphozyten-Leukämie 278
Prophylthiouracil 318
Prostacyclin 94, 300
Prostata 365
Proteasen 66
– Inhibitormangel 66
Protein 404
Proteinbiosynthese 189
Proteineinnahme 403
Proteine, kontraktile 88
Proteinurie 329
Proteinverluste 46
Proteoglykane 472
Prothrombingruppe 161
Prothrombinzeit 163
Pruritus ani 317
– vulvae 317
Pseudo-Bartter-Syndrom 200
Pseudo-Conn-Syndrom 362
Pseudodivertikel 205, 230
Pseudo-Hypoparathyreoidismus 364, 365
Pseudomonas aeruginosa 431
Pseudo-Pelger 278
Pseudoperitonitis diabetica 325
Pseudo-Pseudo-Hypoparathyreoidismus 365
Psittakose 436
psychiatrische Erkrankungen 50
Psychologen 20
Psychologie und Rehabilitation 24
Psychopharmaka 44
Psychotherapeutische Maßnahme des Hausarztes 44

Psychotherapie des praktizierenden
 Arztes 40
Pulsfrequenz 90
– maximale 15
Pulsfrequenzanstieg 80
Pulsionsdivertikel 204
Pupillenstarre, reflektorische 332
Purin – Purine, de novo-Biosynthese
 von 344
–, präformierte, vermehrter Turn-
 over von 344
Pyelitiden 319
Pyelonephritis 330, 350
– abakterielle interstitielle 171
–, akute 172
–, bakterielle interstitielle 171
–, chronische 172
Pyelonephritisinzidenz 331
Pyelonephritis mit Papillennekrose 174
–, prädisponierende Faktoren 172
–, xanthogranulomatöse 173
Pyloroplastik 221

Q
Quark 406
Quermyotomien 232
Quickwert 163
QT-Zeit 364
QT-Zeit, frequenzbezogene 99

R
Radiojod 381, 385
Radiojodtest 376
Radiojodtherapie 375, 380, 384
Radiojod-Zweiphasentest 375
Ranitidin 220
Rauchen 157
Raucher und Bronchialkarzinom 77
Rauchgewohnheiten 69
Rauchverzicht 158
Reaktionen, immunologische 65
–, thrombozytäre 161
Realitätsorientierung 11
Reanimation 106
Rechtsherzdekompensation 80
Rechtsherzinsuffizienz 385
Refluxkrankheit 206, 209
Refluxösophagitis 198, 203
Rehabilitation, allgemeine medizini-
 sche 48
– ambulante 22, 27
–, Ausschlußkriterien 19
– Begriffsbestimmungen 13
–, biologische Grundlagen 14
–, conserving 18
– erhaltende 18
–, geriatrische 13, 49
– gesetzliche Grundlagen 13
– von Gesichts- und Mundkrebsen
 52
– Indikation 17
–, ein Lernprozeß 19
–, Kostenträger 13
–, kurative 17
– von Mastektomiepatientinnen 52
–, Motivation, fehlende 19
– nachgehende 31
– präventive 18
Rehabilitationsbedürftigkeit, Beurteilung 18
– und Wirtschaftlichkeit 18

Rehabilitationsbedürftigkeit 18
Rehabilitationsbemühen 13
Rehabilitationseinrichtungen 13
Rehabilitationsklinik, geriatrische
 19, 25, 26
– –, Kooperationsbereiche 31
Rehabilitationskrankenhaus, geria-
 trisches 28, 29
Rehabilitationsmaßnahmen, ambu-
 lante 27
–, geriatrische, Ergebnisse 31
–, gezielte 50
Rehabilitationsmaximum 19
Rehabilitation, Methoden 20
Rehabilitationsmöglichkeit 18
– Beurteilung 18
Rehabilitationsoptimum 19
Rehabilitationspotential 16, 18
Rehabilitationsstätten 25
Rehabilitationsteam 20
Rehydratation 326
Reintegration 21, 23, **30**
Reisedurchfälle 439
Reiter-Syndrom 356
Reizleitungssystem 93
Rekalzifizierungstetanie 365
Rektitis, ischämische 229
Rektosigmoidoskopie 234
Rektumadenom, elektrolytsezernie-
 rendes 235
Rektumdistension 200
Rektumkarzinom 237
Rekurrensparese 203
Relaxationsdauer 88
Relaxationsperiode 99
REM-Phasen 44
Reninaktivität 363
Renin-Angiotensin-Aldosteron-
 System 131, 142, 143
Reserpin 140, 367
Reserven, ventilatorische 75
Reserve-T_3-Konzentrationen 375
Residualluft 67
Resistenz, osmotische 250
Respirationstrakt, Affektionen des 55
Resorption, intestinale 42
Retention 285
–, kompensierte 179
Reticulin 150
Retikulum, endoplasmatisches 473
Retinopathia diabetica 328, 330
Retinopathie, hypertensive 140
Retraktion nach Benthaus 287
Retraktionskraft, elastische 66
Revitalisierung 479
Rezeptoren 472, 473
–, pulmonale 82
Rezeptorzahl 317
Rezidivhyperthyreose 376
Rezidivprophylaxe 385
Rezidivstrumen 385
Rhema 51
Rheumaknoten 356
Rhythmusanomalien 95
Rhythmusstörungen 83, 105, 107,
 136, 363, 377
–, kardiale 101
Riboflavin 404
riding ulcer 211
Riesenplättchen-Thrombopathien
 288

Riesenulzera 199
Rippenresektionen 76
Risiken, lebensbedrohliche 463
Risikofaktor – Risikofaktoren 113,
 135, 418
– chronisch arterielle 157
– für Herzerkrankungen 105
– Hochbetagter 460
– Hypertonie 139
– krisenhafter Blutdruck 170
RNS 343
Röteln 434
Routinebesuche 47
Rubner, Max 402
Rüstige Hochbetagte 460
Rüstiger 100jähriger 460
– – normales biochemisches Dia-
 gramm 461
– –, regelrechtes EKG 462
– –, regelrechtes Thoraxröntgeno-
 gramm 462
ruhende Leiden 459
Rundgesicht 365

S
Säureclearance 206
Säureresistenztest 265
Saintsche Trias 209, 231
Salicylat 472, 321
Salmonellosen 438
Saluretika 83, 138, 362
–, kaliumsparende 363
Salzmangel 170
Salzüberschuß 170
Sauerstoff 77
Sauerstoffaufnahme, maximale 86, 90
Sauerstoffdifferenz, arteriovenöse
 86, 101
Sauerstoffdruck, arterieller 67, 69,
 75
Sauerstoffpartialdruck 87
Sauerstoffverbrauch, myokardialer
 132
Sauerstoffversorgung 14
Sauerstoffzufuhr 75
Saugdrainage 79
Scharlach 425
Schatzki-Ring 210
Schaumzellen 150
Schenkelblock, trifaszikulärer 102
Schicksal, soziales 36
Schilddrüse **368**
Schilddrüsenantikörper 375
Schilddrüsen-^{131}J-Clearence 369
Schilddrüsendiagnostik 373
Schilddrüsendysfunktion 373
Schilddrüsenentzündungen 381
Schilddrüsenerkrankungen, ent-
 zündliche 381
Schilddrüsenfunktion 370
Schilddrüsenfunktionsteste 373
Schilddrüsengewicht 368
Schilddrüsenhormone 369
– Defizit an 373
– Konversion der 369
– Konzentration 373
Schilddrüsenhormonkonzentration
 371
Schilddrüsenhormonparameter 372
Schilddrüsenhormonsuppressions-
 test 376

Schilddrüsenkarzinome 369
- Klassifikation 386
Schilddrüsenknotenzahl 368
Schilddrüsenmalignom, Diagnose 387
- Häufigkeit 386
Schilddrüsenphysiologie 369
Schilddrüsensekretion 369
Schilddrüsensonographie 375, 379
Schilddrüsenüberfunktion 364
Schilddrüsenzysten 369
Schilling-Test 256
Schistosomiasis 437
Schlafeffekt durch Gewöhnung, Wirkdngsverlust des 45
Schlafstörungen 44, 45, 101, 133, 478
Schlaganfälle 50, 133, 414, 417
Schlagfrequenz 15
Schlagvolumen 15, 86, 90, 377, 477
Schlüsselfigur, praktizierender Arzt 33
Schock, hypoglykämischer 326, 327
-, kardiogener 136 142
Schockniere 181
Schrittmacher 116
-, künstlicher 112, 118
Schrittmacherzellen des Sinusknotens 93
Schwartenbildungen 76
Schweiß 417
Schweißausbrüche 82
Schwellpolster, Gelbes 150
-, Livides 150
-, Weißes 150
Schwerarbeiter 405
Schwerstarbeiter 405, 406, 413
Schwimmen 17
Schwindel 101
Schwindelzustände 133
Schwitzen 416
Screening-Verfahren 238, 381, 382
Scribner-Shunts 183
Sedativa 478
Seelsorger 20
Segmentatelektase 77
Sekretin 221
- Pankreozymin 195
- Test 194
Sekretolytika 77
Sekundärprävention 139
Selbst 309
Selbstbild, positives 37
Selbsteinschätzunge der alten Patienten 37
Selbsthilfe 22
Selbsthilfefähigkeit 13, 17
Selbsthilfegrundtraining 29
Selbsthilfetraining 22, 30
Selbstisolierung, resignative 52
Selbstversorgung 22
Selektion, positive, der Gesamtbevölkerung 465
Seniorenräte 55
Seniorenuniversität Basel 53
- Dortmund 53
- Frankfurt 53
Senkungsgeschwindigkeit der Blutkörperchen 454
Serotonin 161
Serumalbumin, Bindungsvermögen 42

Serumcholesterin 319
Serum-Erythropoetinspiegel im Alter 251
Serumharnsäurekonzentration, Beurteilung 343
-, obere Normgrenze 341
-, Verminderung 342
Serumharnstoffkonzentration 168
Serumkaliumspiegel 326
Serumkreatininkonzentration 168
Serumphosphorwert 326
Sexualität im Alter 42
Sexuelle Beziehungen, Wunsch nach 42
Sézary-Syndrom 278
Sick-Sinus-Syndrom 102, 113, 118
Sigmavolvulus 228
Singultus 204
Sinusknoten, Schrittmacherzellen 93
Situationsanalyse, soziale 18
Skabies 437
Sklerodermie 176
Sklerose 176
-, maligne 175
Sklerosierung in der Lunge 76
Smoldering-Leukämie 278
Sojabohnen 409
Somatostatin 221
Somnolenz 366, 378
Sonderernährung 360
Soorösophagitis 199, 200
Sorbisterit in Aluminium-Phase 364
- in Calcium-Phase 364
Sozialarbeiter 20, 24
Sozialhilfe 54
Sozialstationen 28, 54
Spasmophilie, idiopathische konstitutionelle 367
Spastizität 8
Speichel 410
Speicherkapazität 189
Speiseröhre, Motilitätsstörungen 202, 203
Spiroergometrie 14
Sphärozytose, hereditäre 262
Sphinkter, hypertoner 204
Sphinkterspasmus 200
Splanchnikus-Fluß 189
Splenomegalie 278
Sporotrichose 436
Sprachtherapie 23
Sprechbehinderung 23
Sprue, einheimische 365
Spurenelemente 406, 410, 413
Sputum 77
Stammzell-Erkrankung 280
Staphylokokkenenteritis 440
Starleiden 460
Staub 75
Stauungsergüsse 78
Stealsyndrom, mesenteriales 228
Steatorrhoe 229, 365
Stenokardien 133
Stenosebildung 153
Stenosen, lysefähige 154, 155
-, nicht-lysefähige 154, 155
Sterbealter an Tuberkulose 79
Sterbehilfe 41
-, Mittler der menschlich-ärztlichen 41
Sterben, verschiedene Stadien des 41

Sterblichkeit in Altersklassen 418
Steroide 361
Steroidtherapie 314
Stickstoffzufuhr 406
Störungen, extrapyramidale 44
Stoffwechsel 194, 314
Stoffwechselerkrankungen **414**
- und Gicht 353
Stoffwechselführung 319
Stoffwechselkontrollen 323
Stomatitis epidemica 435
Storage pool disease 289
Strahlen enteriitis 220
Strahlentherapie 277
Streptokonase 152
- Therapie 80, 176
Streptokokkeninfektion 425
Streptokokkenpneumonien 440
Streß 55
Streßulkusprophylaxe 221, 222
Strikturen, peptische 198
Strömungswiderstandsanstiegskapazität der Atemwege 67
Strömungswiderstandsanstiegsvolumen der Atemwege 67
Strömungswiderstand in den Atemwegen 67, 72
-, peripherer 131, 132, 141, 142, 143
- -, arterieller 143, 144, 146
Struma – Strumen 376
- Bildung 386
-, blande 376, 384, 385
-, -, Diagnose 385
- -, Hormonbehandlung 385
- diffusa 370
- maligna 375, 386
- multinodöse toxische 379
- Wachstum 397
Stuhlgang 410
Stuhlgewohnheiten 377
Stuhlinkontinenz 7
Süßigkeiten 396
Suizidalität, Frage einer 44
Sulfadiazin 473
Sulfamethizol 473
Sulfonylharnstoff 320
- Derivat 321, 327
- Therapie 361
Summationspathologie 49
Surfactant-Faktor 82
Symposion an der Universität Oldenburg 52
Symptome einer Exokarenz 46
-, gichtverdächtige 355
Syndrom der kleinen Mahlzeiten 228
-, myelodysplastisches 278
-, nephrotisches 177, 361
-, paraneoplastisches 178, 364
-, postthrombotisches 143
synkopale Zustände 103, 118
Synkopen 119, 120, 378
Synovialflüssigkeit 346
Syphilis 416
Systemerkrankungen 179
System, erythrozytäres 250
-, hämatopoetisches 250
-, -, Schädigungen des 43
Szintigrafie 379, 385, 387

Sachregister

T
T$_3$-Clearence, metabolische 370
T$_3$, freies 374
T$_3$, reverse 380
T$_3$, Sekretion des 370
T$_3$-Serumkonzentration 370
T$_3$ und T$_4$ Gesamtkonzentration 371
T$_3$ und T$_4$ Hormonkonzentration 371
T$_3$ zu T$_4$-Konversion 380
T$_4$-Abbaurate 369
T$_4$, freies 370, 380
T$_4$, Gesamt- 370
T$_4$-Serumkonzentration 370
T$_4$/TBG-Quotienten 374
T$_4$-Toxikose 380
Tachykardie 377
Tagesklinik 49
-, geriatrische 25
Tagesklinik 25
Tagesstätten, geriatrische 25
Tag-Urinzuckerbestimmung 323
TBG 371
Tecumseh-Studie 318
tdT 273
TEG 164
terminale Deoxynukleotidyl-Transferase (tdT) 273
Testosteron 372
Teststreifen 326
Tetanien, normoklazämische 366
Tetaniesyndrom 366
Tetanus 430
Tetracyclin 199, 318
Thalassämien 262
Thanatologie, Gebiet der 40
Therapie, bronchodilatatrische 72
-, fibrinolytische 155
-, internistische, bei Hochbetagten 467
-, tuberkulostatische 78
Therapeuten, physikalische 24
Therapiebewußtsein 48
- des Patienten 78
Therapie, physikalische 24
Therapieprinzipien im höhern Lebensalter 467
Therapieschäden bei Hochbetagten 468
Thiamin 404
Thiaziddiuretika 364
Thiazide 318
Thombusorganisation 284
Thoraxwand, Dehnbarkeit 76
Thrombasthenie Glanzmann 288
Thrombelastographie 163
Somben, obturieren der 152
Thrombogenese 283
Thrombopenien 320
Thrombophlebitiden 417
Thromboplastinzeit, partielle 163, 164
Thrombosen 78, 106, 291, 367
Thrombose und Arteriosklerose 284
Thromboseentstehung 282
Thromboseneigung 292, 295
Thromboseprophylaxe 6, 82
Thrombotest 163, 164
Thrombotisch thrombozytopenische Purpura 292

Thromboxan A 161
Thrombozyten 151, 161, 163, **281**
Thrombozytenablagerungen 151
Thrombozytenadhäsionen 151, 282
Thrombozytenadhäsivität 153, 163
Thrombozytenaggregation 286, 354
-, spontane 294
Thrombozytenaggregationshemmer 94
Thrombozytenaggregationsstörungen 277
Thrombozytenausbreitung 285
Thrombozytenersatz 277
Thrombozyten, Formwandel 285
Thrombozytenfunktion 284
Thrombozyten, Funktionsdeferte, angeborene 288
Thrombozytenfunktionshemmer klin. Studien 295, 296, 299
Thrombozytenfunktionshemmende Medikamente 295, 297
Thrombozytenüberlebenszeit 287
Thrombozytenumsatz 281
Thrombozyten, Volumenverteilung 285
Thrombozytopathien, erworbene 289
Thrombozytopenie 277
- Arzneimittelinduzierte 290
-, erworbene 289
Thrombozytopenische Prupura, toxisch-medikamentöse 291
Thrombozytopoese, verminderte 291
Thrombozytose, Behandlung 292
- und Thrombose 291
Thrombusapposition 153
Thrombusauflagerungen 153
thumbprintings 229
Thymektonie 311
Thymusinvolution 309
Thyphus abdominalis 440
Thyreoidea Stimulierendes Hormon 369
Thyreoidektomie, radikale 387
Thyreoiditis 381
- atrophische 381
Thyreo-Kardipiothie 376, 377
Thyreostatika 238, 380
Thyreotoxikose 378
Thyreotropin Releasing Hormon 369, 374
Thyroxin 374
- bindendes Globulin (TBG) 371, 374
- - Präalbumin 372
- Bindungskapazität 374, 375
- Konzentration 370
-, radioaktives 369
- Sekretion 369, 370
- Turnover-Studien 369
ITA 136
Tiefschlafphasen 44
T-Lymphozyten 310
Todesursachen, Grundleiden u. Nebenbefunde 457
-, isolierte 451
Tolbutamid 320
Tollwut 434
Tophusbildung 345
Totalkapazität bei Lungenemphysem 74

Toxoplasmose 437
Trachea 385
Trachealstenose 385
Trachom 436
Trainierbarkeit im Alter 16, 45
- psychische 16
- des Herzens 90
Trainingsmodalitäten 17
Trainingsprogramm bei Diabetes mellitus 320
Transitstrecke zum Erfolgsorgan 472
Translation 311
Transmineralisation, biorheutische 115, 131
Transport von Pharmaka 473
Transportproteine 472
Transskription 311
Trauma 176
Traumen, Rehabilitation 30
Traumatologie 455
Tremor 366, 377
Treppenbelastung 17
TRH 369
TRH-Test 372
TRH-TSH-Test 373, 374, 375, 380, 383
Triamteren 362
Trichinose 437
Trichomoniasis 437
Trigylceride 157, 319, 416
Trijodthyronin 370
-, Serumkonzentration 371, 375
Trijodthyroninspiegel 371
Trizyklika 144
Trombozytenaggregation 163
Trousseausches Zeichen 366
Trypsin 152, 194
Tryphtophan 405
T$_3$-Serumkonzentration 370
T$_4$-Serumkonzentration 370
TSH 369
- Anstieg 372
- Basalwert 372
- Konzentration 374
- Konzentration, basale 383
- Spiegel, basaler 372, 373
- Stimulationstest 376
- Stimulationswert 372
TSHL-Test 373
T-Stammzellen 310
Tuberkulinreaktion 426
Tuberkulose 72, 277, 312, 381 425
- Defektheilung 80
-, narbige Verziehungen 79
-, Sterbealter 79
Tuberkulosesymptomatik 79
Tubulusschaden, kalipenischer 201
Tularämie 430
Tumore **310**
-, benigne 207
Tumorausbreitung, diskontinuierliche 218
Tumorerkrankungen 254
Tumorresistenz 310
Tumortypen 380
Turnover-Studien 370
T-U-Verschmelzungswellen 363
Tylosis palmaris et plantaris 208
Typhus exanthematicus 430
Tyrosin 405

T-Zacken 363
T-Zell-ALL 273
T-Zell-Depression 310
T-Zell-vermittelter Funktionen 310
T-Zellen 310

U

Uralyt U 363
Uratnephropathie, Entstehung 350
Übergewicht 46, 68, 105, 414, 417
Übergewicht und Gicht 354
Übergewicht und Lebenserwartung 312, 413
Übergewichtigkeit 137
Überlebenszeit, Leukämie 274
Übungsgeräte 21
Ulcus duodeni 218
– jejuni pepticum 222
– kallöser 216
–, peptischer 199, 219
– oesophagi 200
– ventriculi 218
– krankheit 225
– perforation 221
– therapie 220
Ultraschall-Doppler-Sonde 239
Ulzera, medikamenteninduzierte 199
Ulzeration 150
ulzerogene Medikamente 199
Unfallchirurgie 454
Unfallverletzte, Folgeerkrankungen 456
–, Vorerkrankungen 456
Université du troisiènne âge de Toulouse 52
Unmotivierte 19
Unsterblichkeit 418
Unterernährung, Verlängerung der Lebensdauer 312
Untergewicht 113, 115
Unterkühlung, Verlängerung der Lebensdauer durch 312
Unterschenkelarterienobliterationen 156
Untersuchung, genaue körperliche 38
–, klinische, von Betagten 403
Unterzuckerung 321
Unverträglichkeitserscheinungen 198
upside down-Magen 209
Urininkontinenz 6
Urinnatriumkonzentration 182
Urinosmolalität 182
Urin recovery 476
Urokinase 163
U-Welle 363,

V

Vagotomie, selektiv proximale 221
Valsalva-Manöver 89
Vancomycin 201
Varikosis 143
Variola 431
Varizellen 432
Vasodilatation 88
Vasokonstriktion 377
Vasodilatatoren 110, 112, 117, 140
Vasokonstriktion 377
Vasopressinkonzentration 131
Vaskulitis 179
VC 67

Vegetarier 406, 407
Venendruck 82
– zentraler 326
Venensklerose 143
Venenthrombosen 477
Venentonus 144
Ventilation, maximale 15
Ventilationsleistung, maximale 15
Ventilations-/Perfusions-Quotienten 69
Ventrikelrupturen 106
Veränderungen, chronisch pathologische 453
–, fortschreitende degenerative 453
–, irreparable psychische 19
Verbrauchskoagulopathie 277
Verdauungsenzyme 410
Verdünnungsfähigkeit der Niere 168
Vereinigung der Kehlkopflosen in der BRD e.V. 52
Verfahrensweise, diagnostische 38
Vergeßlichkeit 478
Verhaltenssituationen im Alter, Determinanten 36
Verkalkungsprozesse 151
Verkehrsmittelpark 26, 30
Verkehrstraining 30
Verschlechterung, akute 454
Verschlüsse arteriosklerotische 153, 155
–, chronisch-arterielle 154, 155
–, Lokalisation arteriosklerotischer 156
–, Verteilungsmuster chronisch-arterieller 156
Verschlußkrankheit, arterielle 156
–, arteriosklerotische 150
–, chronisch-arterielle 157
–, Fünf-Jahres-Inzidenz der peripheren arteriellen 155
–, periphere arterielle 137, 155, 156
Verschlußprozesse, thrombotische 155
Versorgung, praxisnahe 43
Verstimmungszustände, depressive 141, 145
Vertebralis-Basilaris-Syndrom 143
Verteilungsmuster chronisch-arterieller Verschlüsse 156
– supraaortaler Arterienverschlüsse 157
Verteilungsstörung 362
Verwirrtheit 378
Verwirrtheitszustände 101
–, delirante 44
Verzehrgewohnheiten 393, 395, 396
Vieltherapie bei Interaktionen und Inkompatibilitäten 43
Vitalitätsgrad, Absinken des 454
Vitalitätsgruppen 460, 463
Vitalkapazität (VC) 67, 68
Vitamin – Vitamine 406, 413, 478
– A 364, 404, 413
– B_6 404
– B_{12} 407
– B_{12}-Mangel 255
– B_{12}-Mangelanämie, Häufigkeit 255
– B_{12}-Mangel, Therapie 257
– B_{12}-Resorption 256
– C 404

– C-Mangel, Anämie bei 259
– C-Resorption 199
– D 364, 413, 418
– D_3 413, 417
– D-Malabsorption 223
– E 413
– K 413
– Aufnahme 319
–, fettlösliche 408
–, Mangelerscheinungen 46
–, wasserlösliche 410
Vita reducta minima 461
Virusenzephalitis 435
Virusgrippe 433
Virushepatitis 195
Virusinfekte 312
Virusinfektion 316
Viruspneumonien 76
VLD-Cholesterin 410
Vorbereitung auf das Alter 56
Vorbereitungskurse zur Pensionierung 57
Vorhofflimmern 101, 102, 116, 136, 377
Vorhofton 98
Vor-Insulin-Ära 332
Vorlesungen, universitäre 52
Volkshochschulen 52
Vollremission 274
Volumen, extrazelluläres 360
– pulmonum auctum 74
Volumenstimulation 361
Vorsorgeuntersuchungen 237
–, allgemeine 56
–, Problematik der 56

W

Wärmeantikörper 263
–, inkomplette, bei lymphatischen Systemerkrankungen 263
Wärmeintoleranz 378
Warfarin 472, 478
Wasser 404
Wasserabgabe 416
Wasseraufnahme 416
Wasserbedarf 417
Wasserhaushalt 195
Wasserintoxikation 321
Wasserlöslichkeit von Pharmaka 473
Wassermangel 170
Wasserüberschuß 170
Wasserverlust 416, 417
Webs 198
Wechselbeziehungen und -wirkungen, korrelations-pathologische 451
Wechselwirkungen von Pharmaka 476
Wegenersche Granulomatose 179
Weichteiltophi 347
Weichteilverkalkungen 365
Weißes Schwellpolster 150
Werkstätten, beschützende 28
White arteriosclerotic plaque 150
Wickham-Studie 370
Widerstandskraft, biologische, Hochbetagter 460
Widerstandszunahme im Lungenkreislauf 75
von-Willebrand-Faktor 161

von Willebrandsche Erkrankung 240
Windkessel, aortaler 99
Windkesselfunktion 88
Wirbelsäulenschäden 414
Wirbelsäule, osteoporotische 464
Wirkungsverlust des Schlafeffektes durch Gewöhnung 45
Würmer 438
Wundrose-Streptodermia cutanea lymphatica 425
Wundstarrkrampf 430

X
Xylose 471

Y
Yersinien 439

Z
Zerebralsklerose 144, 383
Zestoden 438
Zigaretteninhalation 151
Zigarettenrauchen 157, **158**
Zink 405, 413
Zirrhose 190
Zitratinfusionen 365
Zitronensäure-Zitrat-Gemisch 358
Zivilisationsschäden 56
Zottentumor 235
Zuckerkonsum 410, 413
Zuckerkrankheit 368, 414, 417
Zuckerstoffwechsel 195
Zuckerwassertest 265
Zukunftsperspektive, eingeschränkte 40
Zunahme der älteren Mitbürger 34
Zustände, synkopale 103, 107, 118
Zweittumoren, metachrone 238
Zylinderzellmetaplasie 206
Zysten 207
Zystenbildungen 375
Zystin 407
Zystizerkose 438
Zytostatika 177

Literatur-Auswahl für die Praxis

Grabow
Postoperative Intensivtherapie
1983. XVIII, 615 S., 63 Abb., und 119 Tab., Kst. DM 158,–

Dunnill/Colvin/Crawley
Daten zur klinischen Notfallbehandlung und Reanimation
1983. XIV, 194 S., zahlr. Tab. und Abb., Kst. DM 38,–

Földi/Földi
Das Lymphödem
1983. X, 189 S., 85 Abb., 8 Tab. DM 18,–

Soyka
Schlaganfall
1983. Etwa 175 S., 11 Abb., kart. etwa DM 16,80

Meyer-Wahl
Anfallskrankheiten
Ein Leitfaden für alle Betroffenen
1980. VIII, 137 S., 14 Abb., 2 Tab., kart. DM 12,80

Brenner
Arzt und Recht
1983. XIV, 391 S., Kst. DM 64,–

Frey/Stosseck
Der Schock und seine Behandlung
1982. XIV, 383 S., 185 Abb., 50 Tab., kart. DM 78,–

Friese/Menger
Die Betreuung des Herzinfarktkranken in der Praxis
1980. IV, 104 S., 27 Abb., Tb. DM 12,80

Johnstone
Der Schlaganfall-Patient
Grundlagen der Rehabilitation
1980. VIII, 92 S., 43 Abb., Ringheftung DM 22,–

Mathies
Rheuma
Ein Lehrbuch für den Patienten.
3., neubearb. und erw. Aufl.
1983. XIV, 258 S., 149 Abb., kart. DM 16,80

Preisänderungen vorbehalten

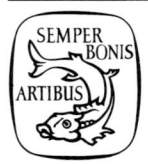

Gustav Fischer Verlag Stuttgart · New York

Weitere Fachbücher aus unserem Programm

Platt
Experimentelle Gerontologie
1974. VIII, 147 S., 46 Abb., 22 Tab., kart. DM 52,–

Sturm
Grundbegriffe der Inneren Medizin
13., völlig neubearb. Aufl., 1984. Etwa 500 S., Etwa 200 Abb., Kst. Etwa DM 98,–

Bärschneider
Kleines Diagnostikon
Differentialdiagnose klinischer Symptome
15., neubearb. Aufl., 1979. VIII, 384 S., Kst. DM 42,–

Gitter/Heilmeyer/Brüschke
Taschenbuch klinischer Funktionsprüfungen
10. völlig neubearb. Aufl., 1978. 724 S., 86 Abb., 76 Tab., Kst. DM 44,–

Völter
Kompendium der Urologie
2., neubearb. und erw. Aufl. 1983. Etwa 220 S., 139 Abb., kart. etwa DM 38,–

Preisänderungen vorbehalten

Shulman/Schlossberg
Differentialdiagnose der Infektionskrankheiten
1982. VI, 275 S., mit einem umfangreichen Tabellenteil, Kst. DM 56,–

Jäger
Klinische Immunologie und Allergologie
in 2 Teilen
2., überarb. und erg. Aufl. 1983. Etwa 1150 S., 288 Abb., 219 Tab., Gzl. cplt. DM 178,–

Lodewick
Die Körperliche Untersuchung
1981. XIV, 278 S., 483 Abb., Kst. DM 48,–

Raskin/Appenzeller
Kopfschmerz
1982. X, 276 S., 22 Abb., 42 Tab., Kst. DM 48,–

Medical English for German Doctors
Englisch für Mediziner.
1982. 2 Tonbandkassetten à etwa 80 Min. Laufzeit und ein Textbuch X, 148 S. in Schuber, DM 78,– (unverb. Preisempf.)

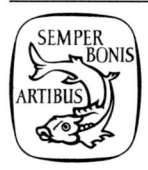

**Gustav Fischer Verlag
Stuttgart · New York**

Bestellkarte

Ich bestelle aus dem Gustav Fischer Verlag, Stuttgart, über die Buchhandlung:

....

00282	.... Expl. Bärschneider, **Diagnostikon,** 15. A., DM 42,–		10684	.... Expl. James, **Arzneimittel-Wechselwirk.,** DM 58,–
10799	.... Expl. Brenner, **Arzt und Recht,** DM 64,–		10609	.... Expl. Johnstone, **Schlaganfall,** DM 22,–
10810	.... Expl. Brüschke, **Innere Erkrankungen, Bd. 5,** etwa DM 144,–		10717	.... Expl. Lang, **Geriatrie,** 2. A., DM 68,–
10631	.... Expl. Creutzfeldt, **Rezepttaschenb.,** 14. A., DM 89,–		10687	.... Expl. Lodewick, **Körp. Untersuchung,** DM 48,–
10800	.... Expl. Dunill, **Notfallbehandl.,** DM 38,–		00382	.... Expl. Mathies, **Rheuma,** 3. A., DM 16,80
10600	.... Expl. Farrer-Brown, **Herzkrankheiten,** DM 128,–		00376	.... Expl. **Medical English,** DM 78,–
10813	.... Expl. Franke, **Gerotherapie,** DM 58,–		00321	.... Expl. Meyer-Wahl, **Anfallskrankheiten,** DM 12,80
10794	.... Expl. Frey, **Schock,** DM 78,–		10735	.... Expl. Platt, **Exp. Gerontologie,** DM 52,–
00313	.... Expl. Friese, **Herzinfarktkranke,** DM 12,80		10768	.... Expl. Raskin, **Kopfschmerz,** DM 48,–
10805	.... Expl. Földi, **Lymphödem,** DM 18,–		10755	.... Expl. Shulman, **Infektionskrankheiten,** DM 56,–
00273	.... Expl. Gitter, **Funktionsprüf.,** 10. A., DM 44,–		00402	.... Expl. Soyka, **Schlaganfall,** etwa DM 16,80
10762	.... Expl. Grabow, **Intensivtherapie,** DM 158,–		00365	.... Expl. Sturm, **Innere Medizin,** 13. A., etwa DM 98,–
10679	.... Expl. Häfner, **Gerontopsychiatrie,** DM 39,–		00411	.... Expl. Völter, **Urologie,** 2. A., etwa DM 38,–
10843	.... Expl. Jäger **Immunologie,** 2. A., (2 Bde.) DM 178,–		10818	.... Expl. Weber, **Arzneiwirkungen,** etwa DM 78,–

Preisänderungen vorbehalten

Datum: .... Unterschrift: ....

Vorderseite

Wenn Sie sich über weitere Neuerscheinungen des GUSTAV FISCHER VERLAGS, STUTTGART, auf Ihrem Fachgebiet unterrichten wollen, schicken wir Ihnen auf Wunsch laufend kostenlos Informationen zu. Interessengebiete bitte ankreuzen und Karte ausgefüllt zurückschicken.

Medizin
- ☐ Biophysik, Physik
- ☐ Biochemie, Physiolog. Chemie
- ☐ Hystochemie, Zytochemie
- ☐ Biologie
- ☐ Genetik
- ☐ Physiol., Ernährungswiss.
- ☐ Anatomie, Embryologie
- ☐ Zytologie, Histologie
- ☐ Pathologie
- ☐ Pathologische Anatomie
- ☐ Pathologische Physiologie
- ☐ Medizinische Mikrobiologie. Virologie, Parasitologie
- ☐ Hygiene
- ☐ Pharmakologie, Pharmakotherapie, Toxikologie
- ☐ Innere Medizin, Allgemeines
- ☐ Herz, Kreislauf, Angiologie
- ☐ Respirationsorg., Tuberkul.
- ☐ Stoffwechsel, Endokrinologie. Verdauungskrankheiten
- ☐ Hämatologie, Serologie
- ☐ Infektionskrankheiten
- ☐ Immunologie, Allergologie
- ☐ Geriatrie
- ☐ Chirurgie, Orthopädie, Unfallheilk., Anästhesie, Urologie
- ☐ Gynäkol., Geburtsh., Perinatol.
- ☐ Pädiatrie
- ☐ Neurologie
- ☐ Psychiatrie, Psychotherapie, Psychosomatik
- ☐ Psychologie
- ☐ Ophthalmologie
- ☐ Oto-Rhino-Laryngologie, Sprachtherapie, Zahnheilk.
- ☐ Dermatologie, Venerologie
- ☐ Röntgenologie, Nuklearmedizin, Strahlenheilkunde
- ☐ Physikal. Med., Rehabilitation
- ☐ Laboratoriums- und Untersuchungsmethoden
- ☐ Med. Ass.-Berufe, Krankenpflege
- ☐ Krankengymnastik, Massage
- ☐ Sozial-, Rechtsmed., Begutacht.
- ☐ Krankenhauswesen
- ☐ Statistik, Dokument., Wörterb.
- ☐ Medizingeschichte
- ☐ Patientenliteratur
- ☐ Veterinärmedizin

Biologie
- ☐ Allg. Biol., Molekularbiol., Zytol.
- ☐ Biochemie, Biophysik
- ☐ Genetik
- ☐ Mikrobiologie
- ☐ Ökologie
- ☐ Evolution, Paläontologie
- ☐ Biogeographie
- ☐ Allg. Botanik (Morphol., Zytol., Histol., Physiol.)
- ☐ Spez. u. angew. Botanik
- ☐ Pharmazeut. Biologie
- ☐ Botan. Praktika, Methoden
- ☐ Allg. Zool. (Morphol., Zytol., Histol., Physiol., Immunol.)
- ☐ Spez. u. angew. Zoologie
- ☐ Zool. Praktika, Methoden
- ☐ Versuchstierkunde und Tierhaltung
- ☐ Verhaltensforschung
- ☐ Wasser-, Boden- und Lufthygiene
- ☐ Philosophie und Geschichte der Naturwissenschaften
- ☐ Statistik, Biometrie
- ☐ Physik, Chemie, Astronomie. Geologie
- ☐ Anthropologie, Ethnologie

Wirtschaftswissenschaften
- ☐ Allgemeines
- ☐ Wirtschaftstheorie
- ☐ Wirtschaftspolitik
- ☐ Wirtschaftsordnung
- ☐ Finanzwissenschaft
- ☐ Statistik und Ökonometrie
- ☐ Außenwirtschaft und Entwicklungsländer
- ☐ Empir. Wirtsch.- u. Sozialforsch.
- ☐ Wirtschafts- u. Sozialgesch.
- ☐ Geschichte der wirtschaftswiss. Lehrmeinungen
- ☐ Soziologie – Polit. Wissensch.
- ☐ Arbeits- u. Wirtschaftsrecht
- ☐ Betriebswirtschaftslehre

Absender
(Studenten bitte Heimatanschrift angeben):

....

....

....

Beruf: ....

Ich bitte um kostenlose Zusendung von

☐ Teilverzeichnis Medizin/Biologie

Platt, Hdb. Geront. 1. IX. 83. 1,7. nn.
Printed in Germany

Bitte
ausreichend
frankieren

Werbeantwort/Postkarte

Gustav Fischer Verlag

Postfach 72 01 43

D-7000 Stuttgart 70

Absender
(Studenten bitte Heimatanschrift angeben):

....

....

....

Beruf: ....

Ich bitte um kostenlose Zusendung von

☐ Teilverzeichnis Medizin/Biologie

Platt, Hdb. Geront. 1. IX. 83. 1,7. nn.
Printed in Germany

Bitte
ausreichend
frankieren

Werbeantwort/Postkarte

Gustav Fischer Verlag

Postfach 72 01 43

D-7000 Stuttgart 70

Rückseite